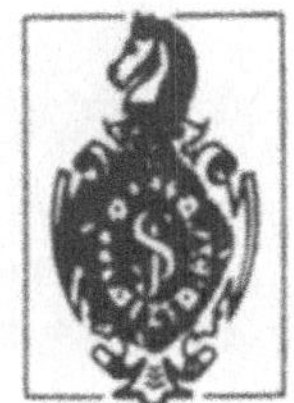

Handbuch der mikroskopischen Anatomie des Menschen

Herausgegeben von Wilhelm v. Möllendorff

Zweiter Band
Die Gewebe

Erster Teil
Epithel- und Drüsengewebe · Bindegewebe und blutbildende Gewebe · Blut

Reprint

Springer-Verlag Berlin Heidelberg New York 1978

ISBN-13: 978-3-642-66442-7   e-ISBN-13: 978-3-642-66441-0
DOI: 10.1007/978-3-642-66441-0

HANDBUCH DER MIKROSKOPISCHEN ANATOMIE DES MENSCHEN

BEARBEITET VON

A. BENNINGHOFF · M. BIELSCHOWSKY · S. T. BOK · J. BRODERSEN · H. v. EGGELING
R. GREVING · G. HAEGGQVIST · A. HARTMANN · R. HEISS · T. HELLMAN
G. HERTWIG · H. HOEPKE · A. JAKOB · W. KOLMER · J. LEHNER · A. MAXIMOW
G. MINGAZZINI · W. v. MÖLLENDORFF · V. PATZELT · H. PETERSEN · W. PFUHL
B. ROMEIS · J. SCHAFFER · R. SCHRÖDER · S. SCHUMACHER · E. SEIFERT · H. SPATZ
H. STIEVE · PH. STÖHR · F. K. STUDNIČKA · A. v. SZILY · E. TSCHOPP · C. VOGT
O. VOGT · F. WASSERMANN · F. WEIDENREICH · K. W. ZIMMERMANN

HERAUSGEGEBEN VON

WILHELM v. MÖLLENDORFF
KIEL

ZWEITER BAND

DIE GEWEBE

ERSTER TEIL

EPITHEL- UND DRÜSENGEWEBE · BINDEGEWEBE
UND BLUTBILDENDE GEWEBE · BLUT

BERLIN
VERLAG VON JULIUS SPRINGER
1927

DIE GEWEBE

ERSTER TEIL

EPITHEL- UND DRÜSENGEWEBE · BINDEGEWEBE UND BLUTBILDENDE GEWEBE · BLUT

BEARBEITET VON

J. BRODERSEN-HAMBURG · A. MAXIMOW-CHICAGO
J. SCHAFFER-WIEN

MIT 305 ZUM TEIL FARBIGEN
ABBILDUNGEN UND 1 TAFEL

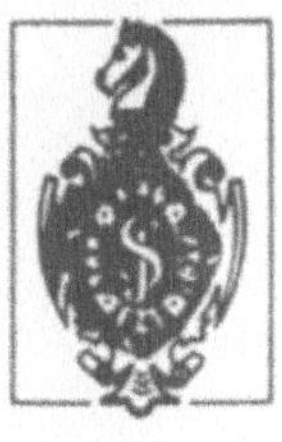

BERLIN
VERLAG VON JULIUS SPRINGER
1927

Inhaltsverzeichnis.

A. Das Epithelgewebe[1].

Von

J. SCHAFFER
Wien.

Mit 117 Abbildungen.

I. Begriffsbestimmung und Nomenklatur.

Unter Epithelgewebe versteht man heute Zellverbände, welche in flächenhafter Ausdehnung die äußere Oberfläche des Körpers bedecken oder Hohlräume bzw. Hohlorgane, welche an der Körperoberfläche ausmünden, endlich auch geschlossene Hohlräume auskleiden. Dieses Gewebe sendet auch Sprossen in die bindegewebige Unterlage, von der es sich im übrigen fast überall scharf abgrenzt und bildet so kompaktere Epithelmassen, die Drüsen, oder es kann auch über die Körperoberfläche vorragende Anhangsgebilde (Haare, Nägel, Klauen, Krallen, Hörner usw.) erzeugen.

Hier soll zunächst von den Epithelien im engeren Sinne die Rede sein, während das Drüsengewebe in einem eigenen Abschnitt besprochen wird. Über die Anhangsgebilde der Oberhaut siehe bei dieser.

Der Umstand, daß dieses Gewebe fast ausschließlich aus Zellen besteht, daher in der Regel auch gefäßlos ist, läßt es als ein sehr primitives erscheinen. Es zeigt darin einerseits große Ähnlichkeit mit dem Pflanzengewebe (Abb. 1), wird daher auch den sogenannten vegetativen Geweben zugerechnet, andererseits läßt es in morphologischer Beziehung eine auffällige Übereinstimmung mit den primären Keimblättern, die auch nur aus Zellen bestehen, erkennen, aus denen das Epithelgewebe größtenteils in unmittelbarer Entwicklungsfolge hervorgeht. In der Tat zeigt z. B. ein Hornhautepithel, dessen Zellgrenzen durch Silberimprägnation sichtbar gemacht sind (Abb. 2), eine gewisse Ähnlichkeit mit einem versilberten oberen Keimblatt (Abb. 3), die sich aber nur auf die pflasterähnliche Anordnung der Zellen nebeneinander bezieht, nicht auf die biologische Bedeutung und die den Zellen innewohnenden Entwicklungsmöglichkeiten (histoblastische Potenz). Keimblätter

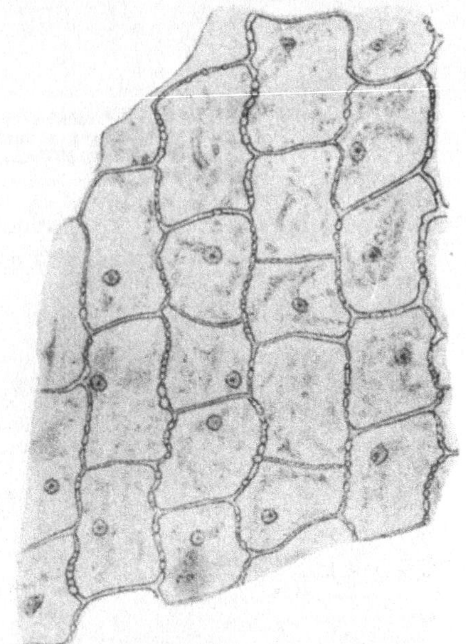

Abb. 1. Aus der abgezogenen zelligen Deckschichte eines Stengels von *Tradescantia*. Form.-Alk. Häm.-Eos. Vergr. 300fach. Die Zellen zeigen infolge des orientierten Längenwachstums vorwiegend rechteckige Formen.

---

[1] Abgeschlossen am 15. November 1926.

Handbuch der mikroskopischen Anatomie. II 1.

und Gewebe sind, wie K. PETER (1926) neuestens bemerkt, zwei Begriffe, die sich genetisch nicht decken, sondern eine gewisse Unabhängigkeit voneinander zeigen, die in ihren verschiedenen Aufgaben begründet ist. Während aus der Zelle eines Keimblattes mannigfache, von der Mutterzelle weit abweichende Bildungen hervorgehen können, stellt die Epithelzelle ein hochdifferenziertes Element dar, welches durch seine Teilung in der Regel nur mehr seinesgleichen erzeugen kann. Wohl aber können Epithelzellen geformte oder ungeformte Produkte liefern und in beschränktem Maße, besonders unter abnormen Verhältnissen oder bei Wirbellosen, eine Umwandlung zu Elementen geänderter physiologischer Funktion erfahren. Die Keimblätter jedoch als primäre Epithelien zu bezeichnen oder aufzufassen (HIS 1900, FÜRBRINGER 1909), könnte leicht zu Mißverständnissen führen. Ebenso kann der Ausspruch C. RABLS (1889), daß alle Gewebe auf Epithel zurückzuführen sind, nur so verstanden werden, daß das ursprüngliche Anlagematerial

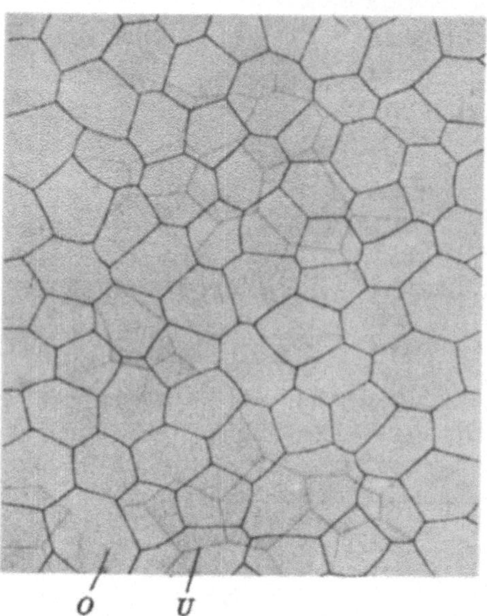

Abb. 2. Vorderes Hornhautepithel, *Frosch*, versilbert. Flächenansicht. *O* oberflächliche Zellage; *U* darunterliegende, durchschimmernd. Vergr. 380fach. (Nach SCHAFFER 1920.)

aller Gewebe aus Zellen in geschlossener, epithelartiger Anordnung besteht.

Das Wort Epithelium hat sich erst allmählich eingebürgert. Ursprünglich wurden von RUYSCH (1701) zur Bezeichnung der äußeren Bedeckung der hohen Papillen an den Lippen und der Auskleidung der Mundhöhle der Name Epithelis oder Epithelia (Fem.) (von $\dot{\epsilon}\pi\acute{\iota}$ und $\vartheta\eta\lambda\acute{\eta}$, Warze) eingeführt, in Anlehnung an das alte Wort Epidermis. Man verstand darunter zunächst nur die widerstandsfähigere Bedeckung einiger Schleimhäute und stellte das Epithelium in einen gewissen Gegensatz zur Oberhaut, die eine verhornte Oberflächenschichte besitzt, in deren unverhornten Teil es sich aber an den äußeren Körperöffnungen, an den Augenlidern und Drüsenmündungen unmittelbar fortsetzt. An diesen Stellen läßt es sich, ähnlich wie die Oberhaut, durch Macerieren oder Kochen als zusammenhängendes Häutchen isolieren. Die zarteren Bedeckungen des Darmkanals z. B. hielt man ursprünglich noch für eine mehr strukturlose Schicht — obwohl schon A. v. LEEUWENHOEK (1722) zylindrische Zellen an der inneren Darmoberfläche gekannt hat —, bis HENLE (1837) auch ihre Zusammensetzung aus zylindrischen Zellen erkannte. Dieser Autor hat dann (1838) die Ausbreitung des Epithels, das er als Oberhäutchen be-

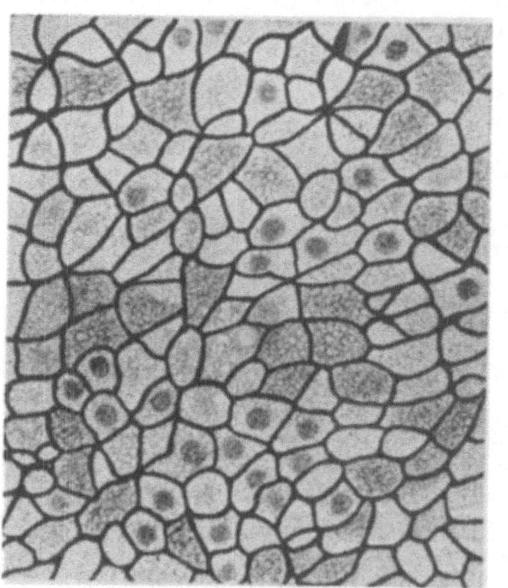

Abb. 3. Ektoderm einer *Hühner*keimscheibe, versilbert. Vergr. 380fach. (Nach SCHAFFER 1920.)

zeichnet, von den Öffnungen des Körpers aus nach innen verfolgt und die Form der Elementarteile in den verschiedenen Gegenden untersucht. Er konnte die allgemeine Verbreitung des Epithels, auch auf den serösen Häuten, wo es von VALENTIN (1835) gefunden worden war, als Auskleidung der Gefäße, des Subdural- und Hyparachnoidalraumes feststellen. In den Schleimbeuteln und Sehnenscheiden hat er ein Oberhäutchen vermißt, dagegen ließ er es in den Gelenkhöhlen sich auf den Knorpel fortsetzen, auf den Synovialfalten fehlen (1856), wo es aber von SCHWEIGGER-SEIDEL (1866) und LANDZERT (1867) mittels der Silbermethode nachgewiesen, von HUETER, C. (1866), HAGEN-TORN, V. (1882), HAMMAR, J. A. (1894) (obwohl er selbst in Abb. 10 eine deutliche Kittlinienzeichnung, die er als „endothelartig" bezeichnet, darstellt) und BANCHI, A. (1901) geleugnet, endlich von TILLMANNS, H. (1875, 1876), SCHNEIDEMÜHL, G. (1884) und PALADINO, G. (1902) bestätigt wurde.

Später wurde auch eine zusammenhängende, zellige Auskleidung in den Schleimbeuteln und Sehnenscheiden, wo WALDEYER noch 1900 ein „Endothel" leugnete, festgestellt (LUSCHKA 1850, 1856, KÖLLIKER 1852, S. 232), so daß ganz allgemein ein Epithel als Bedeckung auch aller inneren Oberflächen nachgewiesen war.

RINDFLEISCH (1862) hat zuerst auf bedeutende genetische, anatomische und physiologische Unterschiede zwischen dem Epithel der serösen Häute und jenem der äußeren Haut und der Schleimhäute aufmerksam gemacht und die Ansicht ausgesprochen, daß man beide Formen trennen müsse. Das Epithel der Binnenräume des Bindegewebes bestehe aus plattgedrückten Bindegewebszellen, welche imstande sind, die frühere Kugelgestalt wieder anzunehmen, wenn sie ein pathologischer Reiz trifft. Anderseits hat AUERBACH (1865) Bedenken getragen, die zellige Auskleidung der Lymphräume, die v. RECKLINGHAUSEN (1862) als Epithelien bezeichnet hatte, mit diesem Namen zu belegen, obwohl er sie mit jener der serösen Häute „in ihrer sehr flachen und dünnen Gestalt", auch denen der Mundschleimhaut sehr ähnlich fand. Er glaubte, daß man das, was man unter Epithelium zu verstehen habe, nicht allgemeingültig beantworten kann, „da diesem Terminus, wie er tatsächlich gebraucht wird, weder eine formelle, noch eine entwicklungsgeschichtliche, noch eine physiologische Einheit zugrunde liegt".

HIS (1865) hat dann diese Gedanken scharf zum Ausdruck gebracht, indem er als echte Epithelien nur jene Zellverbände aufgefaßt wissen wollte, welche aus den Grenzblättern des Keimes (Ekto- und Entoderm) hervorgehen, während er alle anderen zelligen Auskleidungen oder Bedeckungen als unechte Epithelien oder als Endothelien bezeichnete. Dieses Wort sollte auch die Beziehung zu den inneren Körperflächen zum Ausdruck bringen. Wie aber mit Recht betont worden ist (FÜRBRINGER 1909; SCHAFFER 1921) gelten solche Beziehungen auch für ektodermale oder entodermale Epithelien, wie z. B. die Auskleidung des häutigen Labyrinthes oder jene geschlossener Drüsenblasen, des Hypophysenspaltes u. a. Anderseits werden die freien Oberflächen mancher Organe (Eierstock, Leber, Milz, Herz, Lunge) von einem mesodermalen Epithel überzogen.

Die für die Sonderstellung der Endothelien von HIS als maßgebend angeführten Gründe haben sich als wenig stichhaltig erwiesen. Wir wissen heute, daß auch das Mesoderm zweifellos echte Epithelien (in den Harn- und Geschlechtsorganen) erzeugen kann; daß also auch die zellige Auskleidung der aus dem Cölom hervorgehenden Körperhöhlen und des gleichzeitig (DRASCH, O. 1894) mit der primären Leibeshöhle entstehenden Gefäßsystemes dem Epithel zuzurechnen ist. Mit Recht betont O. VEIT (1922), daß histologisch kein prinzipieller Unterschied zwischen den Epithelien der drei Keimblätter besteht. Dieses mesodermale Epithel kann, wie HENLE (Jahresber. 1869) schon SCHWALBE (1870) gegenüber betont hat, prismatische Form annehmen (Abb. 4), Wimperhaare (man vergl. darüber die älteren Angaben bei A. ROLLETT 1871), NICOLSKY, P. (1880), GREEN, ISAB. (1897), PRENANT, A. (1903), der Flimmerzellen mit manchmal langen Cilien, die von Basalknötchen entspringen auf dem Peritoneum der Leber, besonders beim *Triton* beschrieben hat) oder Bürstensäume (KOLOSSOW 1893, BÜTTNER 1899, v. BRUNN 1900, 1901, MÖNCKEBERG 1903) tragen und Drüsen erzeugen, wie das aus den Grenzblättern des Keimes hervorgehende (KÖLLIKER 1889). Auch eine sekretorische Funktion kann nicht bezweifelt werden (COUSIN 1898). Daß die Endothelien sehr leicht verletzbar sind, kann ungezwungen aus ihrer Zartheit erklärt werden; gegen die Annahme, daß sie dem Verwachsen der von ihnen getrennten Wandungen keinen Widerstand entgegensetzen sollen, spricht die bekannte Tatsache, daß es gerade ihre Unversehrtheit ist, welche eine Verwachsung der von ihnen überzogenen Flächen verhindert (v. BRUNN 1901).

Übrigens sind sekundäre Verwachsungen von echtem Epithel überzogener Flächen an mehreren Stellen bekannt; so an der Lidspalte, im Zentralkanal des Rückenmarks, im Duodenum (TANDLER 1900) im Kehlkopf (PATZELT 1923). Auch für das Oesophagusepithel des Menschen ist eine solche Verwachsung behauptet worden (KREUTER 1905), doch konnten dies FORSSNER (1907) und PENSA (1910) nicht bestätigen. Dagegen fand ersterer eine Verwachsung im oberen Teil des Jejunums beim Menschen und im Ösophagus beim *Igel*, während eine sekundäre Obliteration des Oesophagus durch Verwachsen des Epithels bei den *Amammalia*, seit Balfour (1878) diesen Vorgang zuerst bei den *Selachiern* festgestellt hat, allgemein bestätigt werden konnte (de Meuron, Kreuter 1901). Vgl. über diesen Punkt auch Abschn. XIV.

Eine genetische Beziehung der Pleuroperitonealepithelien zum Bindegewebe hat sich experimentell auch nicht feststellen lassen (Hinsberg, V. 1898, Büttner, F. 1899, Mönckeberg 1903). Anderseits kann Epithel die Bedeutung und prospektive Potenz von „Endothel" übernehmen (Dawydowsky, J. W. 1924), auch morphologisch endothelartig werden, wie z. B. in den lufthaltigen Räumen des Warzenfortsatzes (Krainz, W. 1924). Etwas anders liegt die Frage für die zellige Auskleidung der sekundär im Bindegewebe entstehenden Hohlräume (Gelenkspalten, Sehnenscheiden, Schleimbeutel, Subdural- und Hyparachnoidalraum, perilymphatische Räume im Gehörorgan, Augenkammern, die kleinen Spalt-

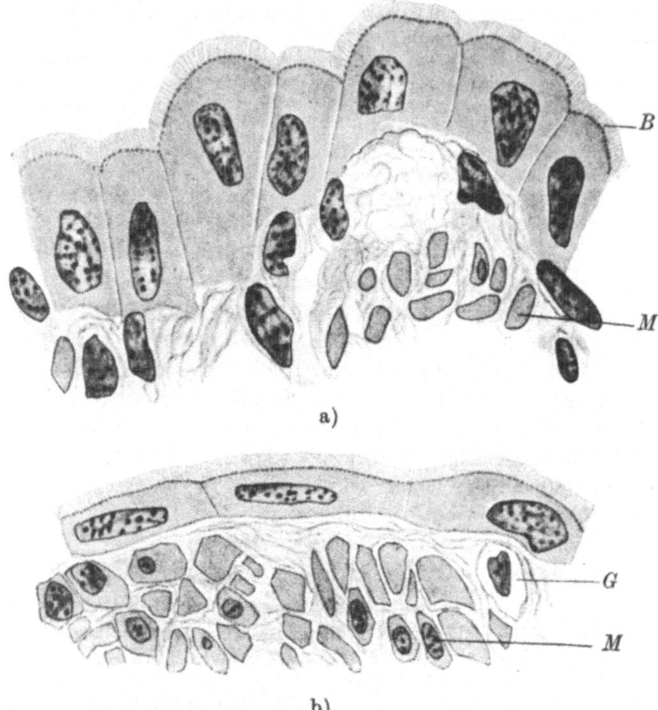

Abb. 4. Serosaepithel des Magens von *Metachirus crassicaudatus*. Zenkers Fl. Delafields Häm.-Eos. Bei a) die Zellen zu hoch prismatischen Formen zusammengeschoben (in einer Einsenkung der Serosa). Bei b) (über einer Vorwölbung) die Zellen platt. *B* Bürstensaum; *G* Capillare; *M* glatte Muskelzellen. Vergr. 1700fach.

räume im lamellären Bindegewebe), sowie die zellige Bekleidung an der Oberfläche der Hodenkanälchen, der kleinsten Nervenstämmchen (sogenannte Henlesche Scheide), der Lamellenkörperchen, gewisser Sehnenabschnitte usw.

Für manche dieser Stellen hat man allerdings das Vorkommen einer besonderen zelligen Auskleidung, die man Endothel nennen könnte, in Abrede gestellt (Waldeyer 1900; Mallory 1920 für die Dura mater).

Dies trifft aber nur zu für die Oberfläche der Gelenkknorpel (siehe diese). Für alle übrigen angeführten Stellen läßt sich der Nachweis einer zelligen, epithelartigen Bedeckung leicht erbringen. Wenn Schwalbe (1870) den von ihm entdeckten Zellbelag an der Oberfläche des Tenonschen Raumes als Endothel zum Epithel in Gegensatz bringt, folgt er eben His. An der freien Fläche der Dura mater hat Kolmer (1925) eine solche in Form platter, durch deutliche Kittleisten miteinander verbundener Zellen, die er auch als zusammenhängendes Häutchen isolieren konnte, nachgewiesen. Auch an allen anderen angeführten Stellen handelt es sich um abgeplattete, epithelartig in einfacher Lage aneinander geschlossene und durch eine mit Silbernitrat darstellbare „Kittsubstanz" verbundene Bindegewebszellen, die zwar morphologisch nicht von anderen, einfachen dünnsten Plattenepithelien zu trennen sind, augenscheinlich, wie in Schleimbeuteln und Gelenkspalten noch eine sekretorische Bedeutung besitzen können (Abb. 5). Diese platten Zellen können aber räumlich und genetisch in Elemente der Binde- oder Stützsubstanz übergehen, wie dies z. B. an der Oberfläche von Sehnen bei ihrem Austritte aus Sehnenscheiden (Abb. 6) oder an

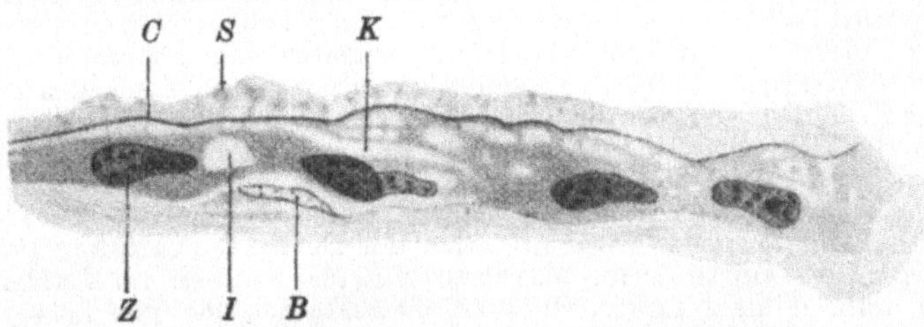

Abb. 5. Epithelüberzug aus der distalen Umschlagsstelle der Gelenkhöhle des Metacarpophalangealgelenkes der rechten vorderen Mittelzehe von *Sciurus vulg.* Formalin. DELAFIELDs Häm.-Eos. *B* eine Bindegewebszelle; *C* Cuticula der Zellen; *I* Intercellularlücke; *K* helle Kanälchen im Cytoplasma; *S* Sekret; *Z* kernhaltiger Zellkörper. Vergr. 1500fach.

den Beugesehnen des *Vogelfußes* (SCHAFFER, J. 1903) oder bei *Fledermäusen* und einigen kletternden Tieren (SCHAFFER, J. 1905) zu sehen ist. KÖLLIKER, ROLLETT und andere haben diese Epithelien daher der Bindesubstanz zugerechnet.

Ich habe vorgeschlagen (1921) diese Epithelien als desmale oder mesenchymale den drei übrigen Arten, dem ekto-, ento- und mesodermalen gegenüberzustellen und den sprachlich verunglückten Ausdruck Endothel ganz fallen zu lassen, womit ich mich auch der Auffassung älterer Autoren (GEGENBAUR, MERKEL, BERGH u. a.) anschließe.

Wie GEGENBAUR (1892) richtig bemerkt hat, ist der Begriff Epithel ein histologischer, d. h. morphologischer und kein genetischer und bei der Vielseitigkeit der physiologischen oder biologischen Leistungen des Epithelgewebes auch kein physiologischer. Auch pathologische Anatomen, wie HANSEMANN (1896) und MARCHAND (1899), haben den Epithelbegriff als einen morphologischen aufgefaßt.

Wir bezeichnen daher jede geschlossene Zellenlage, welche eine freie Körper-, Organ- oder Höhlenoberfläche bedeckt, als Epithel.

Der primitive Charakter des Epithelgewebes geht auch daraus hervor, daß es allein niedere *Metazoen*formen (*Hydroidpolypen*, craspedote *Medusen*) aufzubauen vermag.

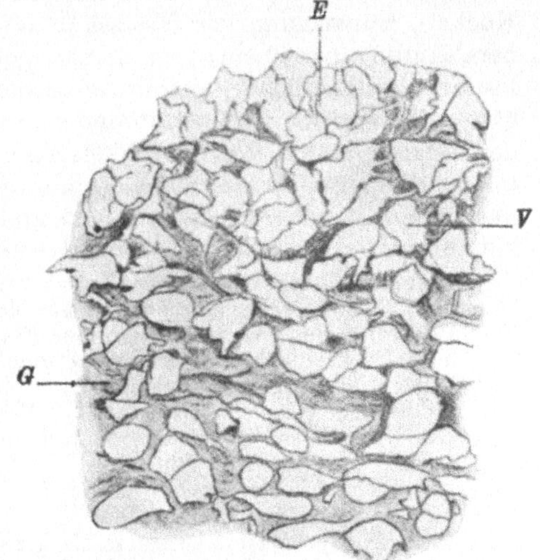

Abb. 6. Epitheliale Bedeckung einer Fingerbeugesehne vom *Meerschweinchen.* Versilbert. Übergang des geschlossenen Epithelbelags *E* in durch Grundsubstanz *G* weit getrennte, bei *V* verzweigte Zellen. Vergr. 300fach.

Bei *Wirbellosen*, aber auch noch niederen *Wirbeltieren* kann bereits nach einer Richtung spezialisiertes Epithel noch ähnlich, wie die wenig differenzierten Zellen der Keimblätter ganz andere, hochspezialisierte Gewebe liefern. So soll nach NUZUM, MIRIAM, F. und HERBERT, W. RAND (1924) das Pharynxepithel des *Regenwurms* (*Allolobophora foetida*) imstande sein regenerativ Gehirnmasse und nach FILATEW (1925) die Epidermis von *Bufo*, über die Augenanlage von *Rana* transplantiert, Linsensubstanz zu erzeugen vermögen.

Wenn man zur Bezeichnung der sekundär entstehenden Epithelbekleidungen statt Endothel desmales oder mesenchymales Epithel annimmt, könnten auch eine Reihe ebensowenig geglückter und nicht einmal eindeutiger Nachbildungen, wie Perithel — womit L. AUERBACH (1865) die epitheliale Auskleidung der Blut- und Lymphgefäße, C. J. EBERTH

(1870) die äußere Grenzschicht der Gefäße im Zentralnervensystem verstanden haben —, Vasothel (K. C. Schneider 1902), Meso-, Ekto- und Hypothel aus der Nomenklatur verschwinden.

Der Ausdruck mesenchymal, gegen den von manchen Seiten Bedenken erhoben werden, wird hier ohne jede phylogenetische Nebenbedeutung, ausschließlich zur Bezeichnung des frühembryonalen Gallertgewebes, welcher er sprachlich vollkommen entspricht, verstanden. Eine solche Unterscheidung vom mesodermalen Epithel scheint mir schon deshalb nötig, weil es sich bei der epithelialen Aneinanderfügung der Mesenchymzellen um einen sekundären Vorgang handelt, der, wie die oben erwähnten Übergangsformen dieser geschlossenen Zellagen in Bindegewebszellen und auch die Explantationserfahrungen zeigen, reversibel ist, während die Elemente des mesodermalen Epithels ihren primären, geschlossenen Zusammenhang während der Ontogenese niemals aufgegeben haben. Ektoderm der Haut, Amnionepithel, wie auch das Pigmentepithel der Netzhaut (Lambert 1912), überhaupt Epithelzellen (Uhlenhuth 1915, Matsumoto 1918) wachsen im Explantat als Membranen aus, während nach Lewis, H. (1922) die Endothelzellen von Leber, explantiert, in Form eines lockeren Reticulums auswachsen, in welchem die Zellen mehr oder weniger mit ihren Fortsätzen aneinander haften.

1. Allgemeine Eigenschaften. Einteilung. Die einzelnen Epithelformen und ihre Verbreitung.

Das Epithel grenzt sich gegen seine Unterlage meist sehr scharf ab, hängt mit ihr aber fest zusammen, besonders dort, wo es sich um sogenannte Deck- oder Schutzepithelien handelt, wie z. B. an der Haut, in der Mundhöhle, Speiseröhre, Scheide.

Trotzdem läßt es sich von seiner bindegewebigen Unterlage durch Maceration, Kochen, Einwirkung von Essigsäuredämpfen (S. Mayer 1892) oder starker Mineralsäuren oft in Form zusammenhängender Häute (Oberhäute) ablösen. Die Ablösung oberflächlicher, verhornter Schichten kann physiologischerweise an der ganzen Körperoberfläche stattfinden, wie z. B. beim Embryo oder der Häutung der *Amphibien* und *Reptilien* (Natternhemd). Unter dem Einflusse gewisser Mittel (Vesicantien, Sonnenbestrahlung) oder unter pathologischen Verhältnissen können auch beim Menschen Epithelien in großer Ausdehnung als zusammenhängende Membranen abgestoßen werden (Dysmenorrhoea membranacea z. B.).

Die epitheliale Auskleidung des Zentralkanals im Rückenmark und die der Hirnventrikel hängt mit ihrer Unterlage, die aber hier keine gewebsfremde, bindegewebige ist, durch Fortsätze der Zellen fest zusammen, eine Erscheinung, die in der eigentümlichen Entwicklung dieser Deckschichte ihre Erklärung findet. Auch die Zellen, welche den Sulcus spir. ext. im häutigen Schneckengang auskleiden, senken sich mit längeren Fortsätzen in das unterliegende Bindegewebe ein (siehe S. 77). Besondere Verhältnisse bietet die Oberhaut bei manchen *Wirbellosen*. Hier können sich die Epithelzellen mit längeren Fortsätzen oft tief in das unterliegende Bindegewebe einsenken (*Cestoden, Trematoden*; Blochmann 1896, aber auch bei *Spirographis* und bei *Schnecken*). Bei *Hirudo* erreichen die Oberhautzellen nur mit einer cuticularen Platte die Oberfläche und senken sich mit beutelförmigen, kernführenden Cytoplasmamassen in die Tiefe (vgl. S. 100 und Abb. 55), eine Einrichtung, die auch bei anderen *Wirbellosen* (*Dendrocoelum*, Jander 1897) vorkommt. Eine innigere Verbindung mit der Unterlage scheint auch bei den Epithelüberzügen der äußeren Darmoberfläche vorhanden zu sein (Schuberg 1893, Nicolas 1895). Die Zellen sollen hier von ihrer Unterfläche eine große Anzahl von faden- oder blätterartigen Fortsätzen aussenden, welche sich zwischen die Muskelbänder einsenken, verzweigen und untereinander verbinden sollen. Eine Fortsetzung dieser Zellfortsätze in die „Bindegewebsbälkchen" zwischen den Muskelfasern, wie sie Nicolas annimmt, findet nicht statt. Überhaupt dürfte die Mehrzahl dieser Fortsätze auf Faltungen des reichen, cytoplasmatischen Anteiles der Deckzellen zurückzuführen sein und bei Ausdehnung der Oberfläche durch Füllung des Darmrohres verschwinden. Denn auch das Pleuroperitonealepithel kann sich gelegentlich in Form zusammenhängender Häutchen ablösen, eine Tatsache, die Kolmer (1925) auch für das mesenchymale Epithel der Dura mater feststellen konnte.

Das Epithelgewebe ist wie schon erwähnt, mit wenigen Ausnahmen, die besonders besprochen werden sollen, gefäßlos. Seine Ernährung erfolgt auf dem Wege der Transsudation von den Gefäßen der bindegewebigen Unterlage aus.

Es besitzt ferner ein eigenes Wachtsum und regeneriert sich, mit Ausnahme des mesenchymalen Epithels, nur aus sich selbst heraus durch Teilung und Vermehrung seiner Zellen. Dies gilt auch für das mesodermale Epithel der serösen Höhlen (PETERSEN, H. 1924).

Die Epithelzellen bewahren auch im Explantat, in dem sie EBELING, A. H. (1924) 19 Monate züchten konnte, ihre pflastersteinartige Anordnung, sowie ihre charakteristischen Fähigkeiten (Bildung von Drüsenschläuchen, Verhornung) (FISCHER, A. 1924).

2. Die Einteilung der Epithelien.

Diese ist von verschiedenen Gesichtspunkten aus vorgenommen worden. HENLE hat ein Pflaster-, Cylinder- und Flimmerepithel unterschieden. Die natürlichste Einteilung ist jene, welche neben der Form der voll ausgebildeten Zellen auch die Art der Anordnung der Zellen berücksichtigt.

Danach unterscheiden wir 1. einfache (einschichtige oder einlagige); 2. mehrstufige, bei denen Zellen verschiedener Höhe nebeneinander auf derselben Unterlage aufsitzen, wobei aber nicht alle Zellen dieselbe Höhenstufe, also die Oberfläche erreichen. Als eine besondere Form wäre hier das verkehrt zweistufige Epithel der Nervenendstellen im häutigen Labyrinth zu erwähnen, bei dem alle Zellen die Oberfläche, nicht aber die Basis erreichen; 3. geschichtete oder mehrlagige, bei denen mehrere Zellagen übereinander geschichtet oder gehäuft sind, wobei dann die oberflächlichste den Charakter des Epithels bestimmt.

Nach der Form der Zellen unterscheiden wir a) platte Zellen, deren Dickendurchmesser wesentlich von ihrer Flächenausdehnung übertroffen wird; b) isoprismatische Zellen, welche fünf- bis sieben-, auch mehrseitige Prismen darstellen, die ebenso hoch als breit sind und daher im optischen oder wirklichen Längsschnitt quadratisch erscheinen, weshalb sie auch unzutreffend als kubische bezeichnet worden sind. Im optischen oder wirklichen Querschnitt zeigen sie aber stets einen fünf- bis sieben-, auch mehrseitigen Umriß.

Wirklich kubische Zellen kommen höchstens ausnahmsweise und vereinzelt zur Beobachtung (Abb. 10).

Wenn TOLDT, C. (1911) von würfelförmigen Epithelzellen spricht, so ist dies nur als Verdeutschung des Wortes kubisch aufzufassen.

c) Hochprismatische (bathyprismatische), deren Längsdurchmesser den Breitendurchmesser übertrifft. Im optischen oder wirklichen Längsschnitt erscheinen sie zylindrisch, aber nur dort, wo sie auf längere Strecken einer ebenen Grundlage aufsitzen. Auf gekrümmten Flächen nehmen sie naturgemäß die Gestalt von Pyramidenstutzen an, und zwar je nach der Krümmung mit dem dünnen Ende gegen die freie Oberfläche (in vielen Drüsenschläuchen und -blasen) oder nach unten (an der Spitze der Darmzotten oder auf anderen konvexen Flächen). Auch dort, wo sie im frischen Zustande isoliert zur Beobachtung kommen, wie sie z. B. HENLE (1838) zuerst im Darmschleim oder in der Galle gesehen hat, können sie durch Abrundung ihrer Kanten eine zylindrische Gestalt annehmen, weshalb man sie auch als zylindrische bezeichnet hat. Auch hier läßt der polygonale Umriß, den sie in zusammenhängenden Verbänden im optischen oder wirklichen Querschnitt zeigen, ihre wahre Gestalt erkennen. Wirklich zylindrische Zellformen mit abgerundetem Querschnitt besitzen aber die meisten Sinnesepithelien (Abb. 7).

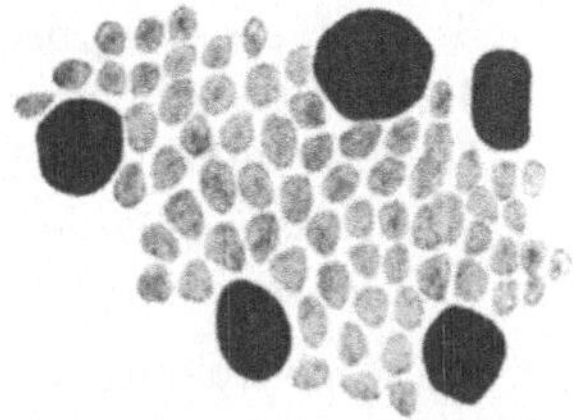

Abb. 7. Sehepithelzellen (Zapfen dunkel, Stäbchen heller) vom Menschen im Querschnitt. MÜLLERS Fl. Vergr. 850fach.

Die Form der Epithelzellen ist aber nur dort eine bis zu einem gewissen Grade gegebene, wo sie einer unveränderlichen Grundlage aufsitzen, wie z. B. in der Hornhaut. Wo ihre Unterlage eine verschiebliche, faltbare ist, können sich ihre Formen verändern, indem platte Zellen in iso- oder sogar bathyprismatische übergehen können. Am ausgesprochensten ist dies dort, wo Epithel Hohlräume auskleidet, deren Volumen durch Muskelwirkung verändert werden kann, wie dies z. B. in den abführenden Harnwegen und zum Teil auch in Blutgefäßen der Fall ist. Bei Drüsenepithelien kann ein solcher Formwechsel durch den Sekretionszustand der Zellen bedingt sein, wofür die großen Schweißdrüsen und die Milchdrüse ein schönes Beispiel geben. Hier besitzen die Epithelzellen vor der Sekretion eine hochprismatische (Abb. 8a), nach ihr eine abgeplattete Gestalt (Abb. 8b), wobei, wie aus einem Vergleich der bei gleicher Vergößerung gezeichneten Stellen allerdings auch die Abflachung der Zellen durch Muskelzug eine Rolle spielt. Bei geschichteten Epithelien wechselt die Form der Zellen mit der Entfernung von der Unterlage. Dieser sitzen stets iso- bis hochprismatische Formen auf, welche gegen die freie Oberfläche allmählich in die ganz abgeplattete übergehen. Man kann also in geschichteten Plattenepithelien auch ausgesprochen hochprismatische oder pyramidenförmige Zellen finden. Maßgebend für die Bezeichnung ist nur die Form der oberflächlichen Zellen.

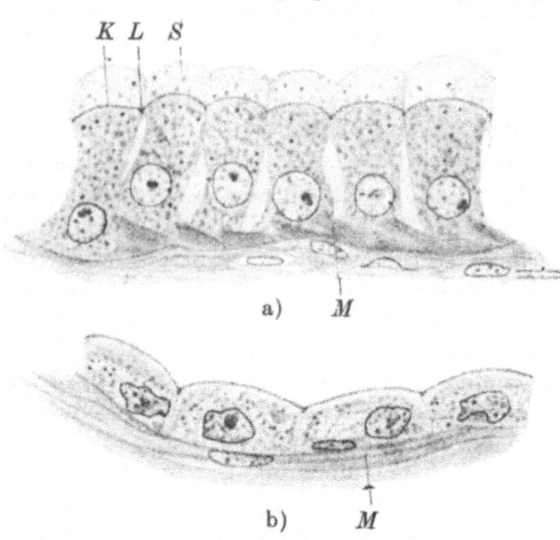

Abb. 8. Epithel apokriner Schweißdrüsen aus der Achselhaut eines Hingerichteten. Zenkers Fl. Delafields Häm.-Congorot. a) sezernierende Zellen mit kugeligem Kern; *K* Knötchensaum; *L* Schlußleiste; *S* Sekret; *M* Muskelzellen. b) Zellen nach der Sekretion, Kerne wie geschrumpft. Vergr. 600fach.

Nach den oben aufgestellten zwei Gesichtspunkten kann man demnach im wesentlichen folgende Epithelarten unterscheiden:

1. Einfaches Plattenepithel.
2. Geschichtetes Plattenepithel.
3. Einfaches isoprismatisches (kubisches) Epithel.
4. Einfaches hochprismatisches (zylindrisches) Epithel.
5. Mehrstufiges hochprismatisches Epithel.
6. Geschichtetes hochprismatisches Epithel.
7. Das sogenannte Übergangsepithel.

Diese Einteilung und die Beziehungen der beiden Einteilungsprinzipien zueinander lassen sich in folgendem Schema ausdrücken:

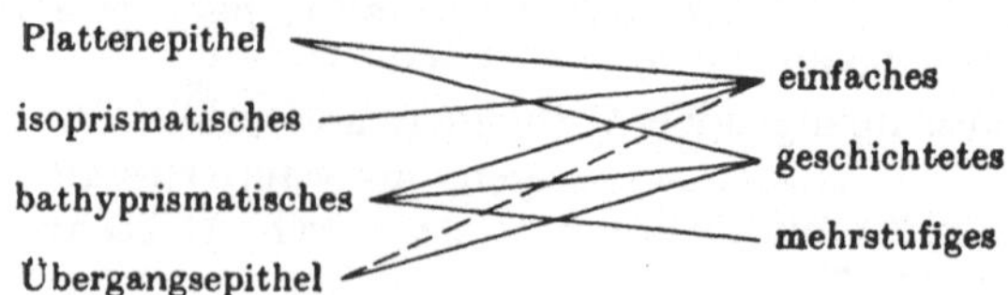

Dieses Schema, welches ich hier gegenüber der Darstellung in meinem Lehrbuche richtigstelle, das aber auch von Petersen (1924) falsch wiedergegeben worden ist, kann von links nach rechts oder von rechts nach links gelesen werden. Im ersten Falle sagt es uns, daß das Plattenepithel ein einfaches oder ein geschichtetes, das isoprismatische nur ein einfaches, das bathyprismatische ein einfaches oder ein geschichtetes oder ein mehrstufiges, das Übergangsepithel ein geschichtetes oder ein einfaches sein kann, was bei der speziellen Besprechung auseinandergesetzt werden soll.

Eine ganz andere Einteilung hat Merkel (1908) gegeben. Sie geht von der Dicke der ganzen Epithelhäutchen (des Oberhäutchens, Derma) aus und unterscheidet danach ein lepto-, metrio- und bathydermales Epithel. Logischerweise müßte man dann dicke geschichtete Plattenepithelien als bathydermale bezeichnen, worunter Merkel aber nur die hochprismatischen versteht. Die Form der Zellen wird nur insofern berücksichtigt, als er Epithelien mit gleichgestalteten Zellen als isomorphe solchen mit verschiedengestaltigen oder anisomorphen gegenüberstellt, während er die Aneinanderfügung der Zellen senkrecht zur Oberfläche durch die Bezeichnungen geschichtete und bodenständige ausdrückt. Merkel verwendet also drei Einteilungsprinzipien und trotzdem kann man in diese Einteilung nicht alle Epithelformen unterbringen, so nicht das Übergangsepithel, das geschichtete hochprismatische und das verkehrt zweistufige in den Nervenendstellen des Gehörorgans.

Der Umstand, daß manche Epithelien an ihrer Oberfläche bewegliche Haare tragen, kann für eine Einteilung keine weitere Rolle spielen, als daß man eben flimmernde und nicht flimmernde unterscheidet. Erstere können aber verschiedenster Art sein.

3. Isolation der Epithelzellen. Untersuchung ihrer Form.

Im Leben sind die Epithelzellen vorwiegend weiche cytoplasmatische Gebilde, welche sich wegen ihres festen Zusammenhaltes, der auf verschiedene Weise, im wesentlichen aber durch eine zähweiche Kittsubstanz, die Merkel geleugnet hat (vgl. weiter unten), bewerkstelligt wird, nicht isolieren lassen. Eine Ausnahme bilden sie dort, wo sie durch eine spezifische Umwandlung erhärtet sind, wie z. B. bei der Verhornung oder an der Oberfläche der nichtverhornten Schutzepithelien in der Mundhöhle, Scheide (Leeuwenhoek 1722), Harnblase. Hier kann man bei der physiologischen Abstoßung (Abschilferung der Oberhaut, im Speichel, Vaginalschleime und Harn) isolierte Zellformen leicht beobachten. Auch in manchen Sinnesepithelien (Stützzellen des Cortischen Organs) ist die Form der Zellen durch einen gewissen Erhärtungsvorgang eine festgelegte. Im allgemeinen muß man aber, um die wahre Form der Epithelzellen kennen zu lernen, entweder — bei einfachen Plattenepithelien — ihre Grenzen durch Imprägnation mit Silbersalpeter sichtbar machen. (Man übergießt das lebende Epithel mit einer $^1/_2$- bis $^3/_4$proz. Lösung und überträgt dann zur Reduktion in leicht ange-

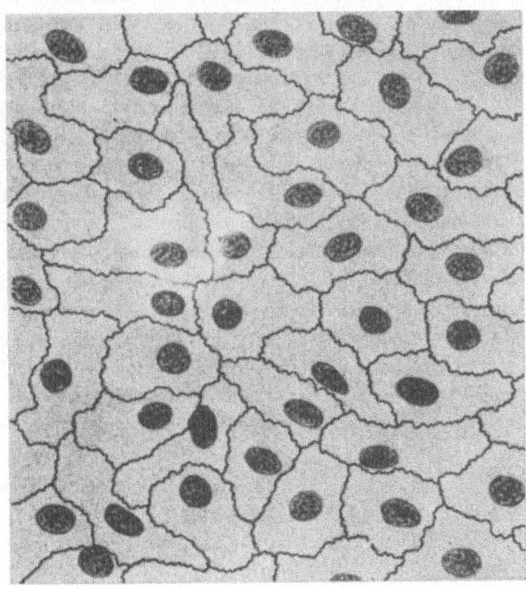

Abb. 9. Versilbertes Epithel des Mesenteriums. *Frosch.* Vergr. 380fach. (Nach Schaffer 1920.)

säuertes Wasser am besten in Sonnenlicht. Es erscheinen dann zwischen den Zellen geschwärzte Linien, da die lebende Zelle kein Silbernitrat aufnimmt. So treten die Zellgrenzen scharf hervor (Abb. 9). Auch frisch bereitete 1 proz. Lösung von Protargol ist zu diesem Zwecke empfohlen worden (Regaud und Dubreuil 1903); oder — bei geschichteten und mehrreihigen Epithelien — man muß das Epithel härten und gleichzeitig den verbindenden Kitt lockern. Letzteres findet nach dem Tode von selbst statt, so daß die Zellen einzeln abfallen können, wobei sie aber ihre Form abrunden und verändern. Am zweckmäßigsten zu ihrer Isolation unter Erhaltung der Form erweisen sich schwacher (sogenannter Drittel-) Alkohol (Ranvier), Müllers Flüssigkeit, Jodserum, 1 prom. Chromsäure oder Osmiumsäure, 2 proz. Lösung von Fluornatrium, mit welcher die Hohlorgane angefüllt werden (Botazzi 1903), 10 proz. Kochsalzlösung (ausgezeichnet für Mollusken).

Die isolierten Epithelzellen können durch das Zentrifugierverfahren auch gefärbt und schließlich in Balsam dauernd eingeschlossen werden.

4. Selbständigkeit der Epithelzellen.

Hier muß auch die Frage gestreift werden, ob im Epithel die Zellen wirklich als selbständige, trennbare Elemente vorhanden sind. Von mancher Seite wird das Epithel als eine einheitliche Cytoplasmamasse mit eingestreuten Kernen aufgefaßt, etwa wie der Überzug der Chorionzotten in einer Plazenta, den wir als Syncytium bezeichnen.

Besonders für die Epidermis, d. h. ihre Stachelzellenschicht haben schon Henle und Billroth (1858) die Ansicht ausgesprochen, daß die Zellen nicht streng voneinander geschieden sind, sondern daß es sich um eine Art Blastem, um eine granulierte Masse handelt, in der Kerne verstreut sind. Ähnlich hat His (1901) das rete Malpighi als ein echtes Syncytium bezeichnet, eine Darstellung, der besonders B. Rosenstadt (1917, 1918), Friboes (1923) und neuestens V. Schmidt (1925), dieser durch Untersuchungen über die Histogenese des Hufes bei Schweineembryonen Geltung zu verschaffen suchten. Aber auch für das Epithel im allgemeinen hat man als den primitiven Zustand „eine einheitliche Protoplasmaausbreitung mit der für den Stoffwechsel nötigen Anzahl von Kernen" hingestellt (Merkel 1904) oder Syncytien außerordentlich verbreitet gefunden (Rohde, E. 1908, 1914). Letzterer führt als Beispiele das Ektoderm der Amphibienlarven, namentlich in der Schwanzflosse, die epitheliale Anlage des Darmkanals (1914), dann die Turbellarien und das Epithel der Nierenkanälchen an. Die Gründe, warum im letzteren Falle an Schnitten Zellgrenzen kaum zu sehen sind, liegen aber bekanntlich in der eigentümlichen Form und gegenseitigen Ineinanderfügung dieser Epithelzellen, die in jedem Isolationspräparat als selbständige Gebilde erkannt werden können.

Den unhaltbaren Darstellungen von Friboes (s. u.) sind W. J. Schmidt (1922), Hoepke (1924), Patzelt (1926) und W. Biedermann (1926) mit guten Gründen entgegengetreten und auch Studnička (1909) und H. Petersen (1924) haben sich für die Individualität der Zellen im Epithel ausgesprochen.

Es finden sich zweifellos Cytoplasmamassen, in denen sich die Kerne vermehren, ohne daß es zu einem Zerfall in Zellindividuen kommt. Man spricht dann von einem Plasmodium oder Symplast. Anderseits können ursprünglich getrennte Zellen verschmelzen, ein Syncytium bilden.

Nach Klaatsch (1898) trennen sich bei der Furchungsteilung die ersten Zellen bei Amphioxus nicht vollkommen voneinander; sie sollen durch einen zarten Oberflächensaum, die Crusta limitans von Hammar (1897) verbunden bleiben. Aus einer Verdichtung einzelner Teile dieser Crusta sollen festere Stränge, die Intercellularbrücken entstehen, die noch im Gastrulastadium erhalten sein sollen.

Das alles kann aber nicht auf das Epithelgewebe als solches angewendet werden. Daß hier die Zellen als selbständige, mehr oder weniger fest miteinander verbundene Individuen vorhanden sind, zeigt jeder Isolationsversuch mit Flüssigkeiten, die Cytoplasma gewiß nicht lösen, zeigt aber auch die physiologische Isolation der Zellen, die oben erwähnt wurde und endlich die Erfahrungen, welche ich über Verschwemmung der geformten Cytoplasmabestandteile bei dem einseitigen Eindringen von gewissen Fixierungsflüssigkeiten gemacht habe (1918). Zur Entscheidung der Frage, ob in einem Epithel isolierbare Zellindividuen vorhanden sind oder nicht, kann die Schnittmethode allein, wie sie z. B. V. Schmidt angewendet hat, nicht maßgebend sein.

Dieselbe Frage, welche hier für das Epithelgewebe aufgeworfen wurde, stand bekanntlich für die Zusammensetzung des *tierischen* Körpers aus Zellen überhaupt in Erörterung, indem Heitzmann (1873) den ganzen Körper als eine einheitliche Cytoplasmamasse mit vielen Kernen, ein Plasmodium oder Syncytium hinzustellen versucht hat. Kölliker (1887) hat sich über diese Hypothese eingehender geäußert und von ihr gesagt, daß sie, soweit sie Gutes enthalte nicht neu sei und daß dasjenige, was sie Neues biete, vor einer genauen Prüfung nicht Stand halte. Daß viele Zellen höherer und niederer Organismen, unter anderen auch die Stachel- und Riffzellen des Oberhautepithels durch Ausläufer zusammenhängen, ist eine lang bekannte Tatsache; ebenso, daß es vielkernige Zellen und ausnahmsweise auch echte Syncytien, wie z. B. an der Oberfläche der Chorionzotten, gibt. Wenn aber Kölliker letzteres mit den anastomosierenden Elementen der Schmelzpulpa, einem Gewebe, das nur eine Modifikation des Oberhautepithels darstellt, zusammenstellt, kann dem nicht zugestimmt werden.

5. Verbreitung und Aufbau der einzelnen Epithelarten.

1. Das einfache Plattenepithel (isomorph. leptodermales nach Merkel). Hierher gehören alle jene flachzelligen Auskleidungen und Bedeckungen, welche His als Endothel bezeichnet haben wollte, also das Epithel der serösen Häute, der Blut- und Lymphgefäße, die innere Bedeckung der Bowmanschen Kapsel, der engen Schleifenschenkel in der Niere, des Hodennetzes. An manchen dieser Orte (Bauchfell, Blutgefäße, Hodennetz) kann es gelegentlich höhere Form annehmen.

Während es sich hier um mesodermale Epithelien handelt, gehören weiter hierher die Auskleidungen der oben angeführten, sekundär im Bindegewebe entstehenden Hohlräume (dermales Epithel), wozu auch das hintere Hornhautepithel zu rechnen ist. Von ektodermalen Epithelien gehört hierher die Auskleidung des häutigen Labyrinthes, mit Ausnahme der Nervenendstellen und der Raphe der Bogengänge und in gewissem Sinne das Pigmentepithel der Netzhaut, von entodermalen jenes der Lungenalveolen und Alveolengänge (zum Teil).

Im einzelnen können Form und besonders Größe dieser Epithelzellen sehr verschieden sein, was entweder von Unterschieden in der physiologischen Funktion oder, besonders beim mesenchymalen Epithel, vom Verhalten der Unterlage abhängt. Für dieses hat schon

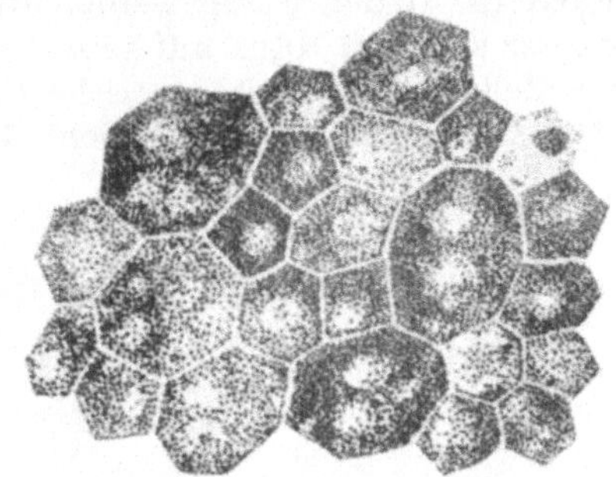

Abb. 10. Pigmentepithel der Netzhaut vom Menschen. Flächenansicht. (Nach M. Salzmann.)

Oedmansson (1863) bemerkt, daß sich zwischen den kolossalen, stark abgeplatteten zackigen Zellen in den Lymphsäcken des *Frosches* bis zu kleinen, mehr kubischen Formen am Herzbeutel des Menschen alle Übergänge finden.

Beim ekto- und entodermalen Plattenepithel handelt es sich meist um regelmäßig polygonale Platten mit geraden Rändern. Auch das leicht ablösbare Pigmentepithel der Netzhaut bietet, von der Fläche gesehen, das Aussehen eines solchen einfachen Plattenepithels (Abb. 10). In Wirklichkeit muß man es eher als prismatisch bezeichnen (Wetzel, G. 1926), da es an der dem Sehepithel zugewendeten Fläche lange protoplasmatische Fortsätze besitzt, in denen die Pigmentstäbchen zwischen die Stäbchen und Zapfen empor wandern können, wodurch dann das Epithel am Querschnitt das Aussehen eines hochprismatischen annehmen kann. Bei der Isolation reißen diese Fortsätze ab und es bleiben die kernhaltigen polygonalen Platten übrig, welche ein zusammenhängendes Häutchen bilden.

Aber auch manche mesodermale Epithelien können aus solchen geradlinigen mehr oder weniger regelmäßigen Polygonen zusammengesetzt sein, wie z. B. das hintere Hornhautepithel (Ballowitz 1900) oder die Deckschichte des Mesenteriums (W. S. Miller 1900). Ja, selbst das mesenchymale Epithel kann da und dort, wie z. B. in der Henleschen Scheide der Nerven (Abb. 11) oder an der Oberfläche der Lamellenkörperchen ziemlich regelmäßige polygonale Zellformen zeigen. In der Regel weisen aber die zwei letzten Epithelformen unregelmäßig gestaltete Zellen mit leicht welligen bis tief eingebuchteten, selbst zackigen Rändern auf und greifen dann wie die Steine eines Geduldspieles ineinander. Dies ist bei der Auskleidung der Lymphgefäße und an der Oberfläche des Netzes der Fall. Auch langgestreckte Formen können die Zellen annehmen, wie in vielen Blutgefäßen, wo allerdings Form und Größe der Zellen mit dem Füllungszustande wechseln können (Klein 1885). Dasselbe ist auch an allen anderen

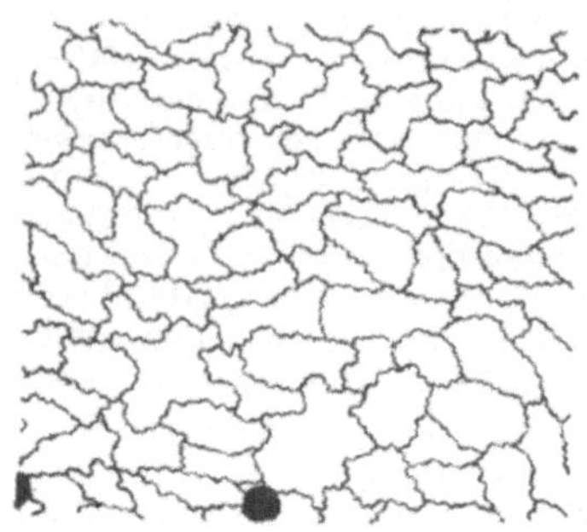

Abb. 11. Versilbertes, mesenchymales Epithel einer Henleschen Nervenscheide vom *Frosch*. Vergr. 160fach. (Nach Schaffer 1920.) Am unteren Rande eine kontrahierte Pigmentzelle.

Epithelbedeckungen der Fall, deren Unterlage eine Vergrößerung oder Verringerung ihrer Oberfläche zuläßt.

Im Überzug des diastolischen Herzens beim *Hund* messen nach Soulié (1897) die Zellen 27—35 μ bei etwa 2 μ Höhe und sind polygonal, mit leicht buchtigen Rändern. In der Systole werden die Zellgrenzen scharf, rein polygonal, der Durchmesser sinkt im Mittel auf 15 μ und die Höhe kann auf ebensoviel steigen, so daß die Zellen eine isoprismatische Form annehmen, was schon Oedmansson und Ribbert (1896) gesehen haben. Beim Menschen kann das Epithel sogar hochprismatisch ($9 \times 13 \mu$) werden. An der Oberfläche einer gefüllten Blase übertrifft das Epithel jenes auf der entleerten Blase um das dreifache an Größe (Schwartz 1893). Im letzteren Falle besitzen die Zellen einen welligen Umriß (Abb. 12 a), über dem gefüllten Organ (Abb. 12 b) einen geradlinigen (Muscatello 1895). Dasselbe gilt für die verschiedenen Füllungszustände des Darmes, für das respiratorische Epithel der Lungenbläs-

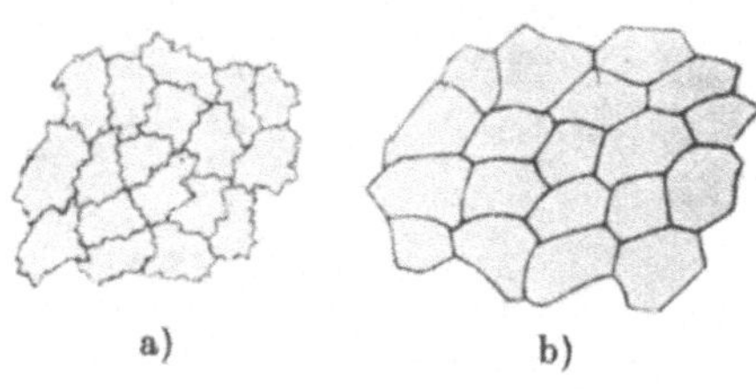

Abb. 12. Versilbertes Peritonealepithel vom Überzug a) einer entleerten, b) einer gefüllten Harnblase. (Nach Muscatello 1895.)

chen usw. Bei ganz blutleeren Gefäßen von ungefähr 40 μ Durchmesser ragen die Zellen so weit ins Lumen vor, daß sie das Aussehen von Drüsenzellen gewähren (Schwartz). Ja, das Epithel kann das Aussehen eines geschichteten annehmen; so hat Van Beneden (1880) in der A. uterina ein Epithel von 8—10 Zellagen gefunden.

Aber auch unter gleichen Bedingungen können in demselben Epithel die Zellen verschiedene Form und Größe aufweisen. Das ist besonders beim Pleuroperitonealepithel der Fall und von funktioneller Bedeutung. So beschreibt Walter, R. (1912) im Peritoneum vom *Flußneunauge* ein ungemein kleinzelliges Epithel, das er als

Mosaikepithel bezeichnet und das über den Blutgefäßen großzellig-polygonal wird (Abb. 13).

Umgekehrt zeigt der peritoneale Überzug des Zwerchfelles beim *Kaninchen* sehr große glattrandige Zellplatten, die dicht aneinanderschließen über den sehnigen Bündeln, während über den Lymphgefäßen die Zellen klein, unregelmäßig, mit vergrößerten Kittsubstanzfeldern werden (Abb. 14). Diese kleinen Zellen sollen contractil und daher imstande sein, die Kittsubstanz zu verbreitern, so daß körperliche Teile durchtreten können.

Ähnliche Verschiedenheiten zeigt die Auskleidung der Lungenbläschen, in denen über den Blutcapillaren große, dünnste, kernlose Zellplatten liegen, während die Zwischenräume von kernhaltigen, mehr isoprismatischen Zellen ausgefüllt werden, die bei der Inspiration an Größe zunehmen und sich ebenfalls abflachen.

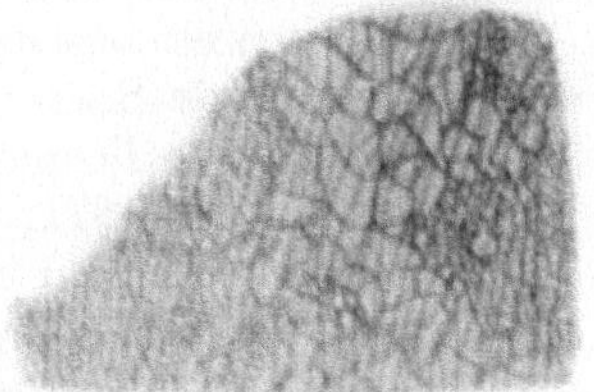

Abb. 13. Großzelliges Epithel über den Gefäßen (deren langgestreckte Epithelzellen durchschimmern) des Peritoneums vom *Neunauge*. Versilbert. Vergr. 190fach. (Nach R. WALTER 1912.)

Als besondere· Zellform müssen hier auch die fünfeckigen erwähnt werden, welche an einer Ecke mit 5—6 Seiten zusammenstoßen, wodurch die bekannten Rosettenformen im Epithel der Cysterna lymphatica vom *Frosch* entstehen (SCHWEIGGER-SEIDEL und DOGIEL 1866, WALTER, R. 1912, WETZEL, G. 1926).

WETZEL hat am Pigmentepithel der Retina das zahlenmäßige Verhältnis der sechsseitigen zu den anderen Polygonen untersucht und gefunden, daß die fünf- und siebenseitigen in manchmal absolut und stets in ungefähr gleicher Anzahl sich finden. Wie BALLOWITZ (1900) beim hinteren Hornhautepithel, fand er die sechsseitigen Formen vorwiegen und neben den mehrseitigen auch spärliche vierseitige. Die Summe der fünf- und siebenseitigen ist gewöhnlich etwas größer, als die der sechsseitigen. Hätten alle Zellen den gleichen Wachstumsdruck, so müßten sie alle sechsseitige Form annehmen. Das Vorkommen der nicht sechsseitigen Formen kann durch gesteigerten Turgordruck für die siebenseitigen, verminderten für die fünfseitigen, allgemein aus den ungleichen biologischen Zuständen der einzelnen Epithelzellen verstanden werden. Die Form der ein Epithel zusammensetzenden Zellen hängt ganz von dem biologischen Zustande und den geweblichen Eigentümlichkeiten der einzelnen Zellen ab. Das isoprismatische Keimepithel an der Oberfläche des Eierstockes stellt auch nur eine Abänderung des platten Peritonealepithels dar, wie die Entwicklung und das übereinstimmende biologische Verhalten lehrt. Wie CUNNINGHAM, R. S. (1922) gezeigt hat, teilt das Keimepithel die Fähigkeit Vitalfarbstoffe zu speichern mit den Serosadeckzellen. In beiden können die Farbstoffteilchen in der Nähe des Kernes — beim Keimepithel zwischen Kern und Basis — als scharf umschriebene Haufen auftreten. In den platten Serosadeckzellen können sie den Kern auch in Form einer Rosette umgeben.

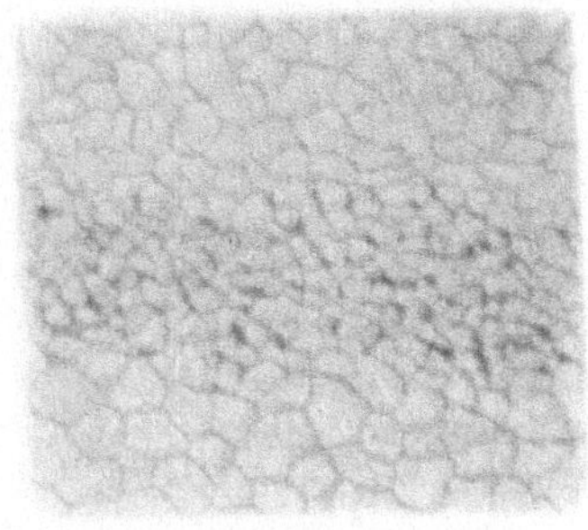

Abb. 14. Epithel des Zwerchfells vom *Kaninchen*. Versilbert. Ein Streifen kleinzelligen Epithels mit typischen Verbreiterungen der „Kittsubstanz". Vergr. 190fach. (Nach R. WALTER 1912.)

2. **Das geschichtete Plattenepithel** (geschichtetes anisomorphes nach MERKEL) findet sich meist als ausgesprochenes Schutzepithel dort, wo stärkere mechanische Beanspruchung und Gebrauchsabnutzung wirksam sind. So gehört hierher die Epidermis, das Epithel der Lippen, Mundhöhle, Rachenhöhle und Speiseröhre, des Analkanals zum Teil, der Scheide, der Fossa navicularis der männlichen Harnröhre, gelegentlich jenes der weiblichen, des Limbus conjunctivae, der Tränenkanälchen, des Kehldeckels auf der vorderen und in großer Ausdehnung an der hinteren Fläche, der wahren Stimmbänder.

Als Typus dieses Epithels ist das **vordere Hornhautepithel** genauer untersucht (W. Krause 1870, G. Lott 1871, 1873, Klebs 1895, H. Virchow 1910). An ihm läßt sich am besten die gegenseitige Beeinflussung der Zellformen durch den Wachstumsdruck untersuchen, da es einer unverschieblichen Unterlage aufsitzt. Bei den meisten anderen geschichteten Pflasterepithelien hängt die Form der Zellen auch von der Spannung oder Faltung der Unterlage ab.

Das Hornhautepithel des Menschen ist fünfschichtig (Ciaccio 1873) (Abb. 15). Es besteht aus einer basalen Lage von Fußzellen (Rollett 1871), womit alle der Bowmanschen Grenzschichte aufsitzenden Zellen verstanden sein sollen. Sie sind durch eine gerade Basis und ein abgerundetes oberes Ende ausgezeichnet, können aber verschiedene Formen aufweisen. Entweder erscheinen sie stark abgerundet (Kugelzellen Lott 1871, 1873) oder höher, fast zylindrisch, d. h. hochprismatisch.

Die zwischen ihnen eingezwängten Zellen zeigen dementsprechend einspringende Begrenzungsflächen, was für einen höheren Turgordruck der ersteren spricht, durch welchen jene in eine höhere Schichte gedrängt werden. Sie zeigen im Profil eine keulenförmige Gestalt (Keulenzellen von Lott) (Abb. 16 b).

Ihr Stiel kann so lang ausgezogen und dünn werden, daß der kernhaltige Zellkörper in eine höhere Zellschichte zu liegen kommt. Die isolierte Zelle erscheint dann lang gestielt, doch zeigt dieser Stiel ebenfalls Eindrücke von den Nachbarzellen, so daß er platte, flächenhaft ausgezogene Kanten besitzt.

Die isolierte Fußzelle läßt an ihrer Basis eine Art meist homogener, stark lichtbrechender Kittleiste, Fußplatte

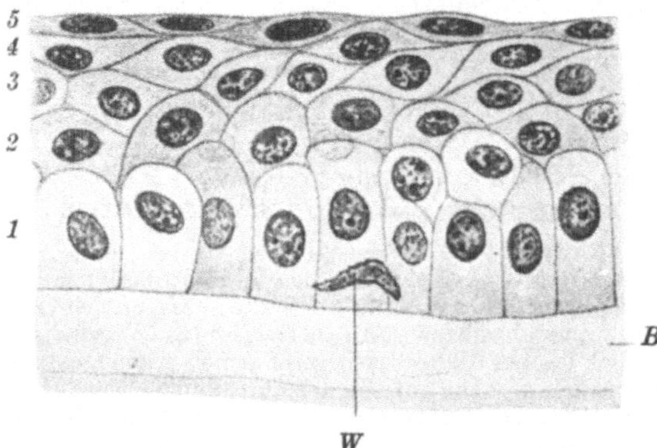

Abb. 15. Hornhautepithel des Menschen (exstirpiertes Auge) am senkrechten Durchschnitt. Formalin. *1—5* die fünf Zellagen. *BM* Bowmansche Membran; *W* Wanderzelle. Vergr. 740fach. (Nach Schaffer 1920.)

(Abb. 16 s) erkennen, welche eine sehr feste Verbindung mit der Unterlage bedingt. Manchmal kann diese Fußplatte eine senkrechte Streifung zeigen, so daß manche Autoren von Zähnchen sprechen, die gleichsam als rudimentäre Wurzelfüßchen, wie wir sie an den Basalzellen der Oberhaut kennen lernen werden, aufzufassen wären. Dementsprechend erscheint auch die Oberfläche der bindegewebigen Grundlage feingezackt.

Die Zellen schließen nicht unmittelbar und dicht aneinander, sondern sind durch ziemlich weite, in den höheren Schichten immer enger werdende Spalten voneinander getrennt. H. Virchow findet das Vorhandensein dieser Spalten unvereinbar mit der Annahme, daß die Gestalt der Zellen durch den gegenseitigen Druck bedingt werde. Man darf aber nicht vergessen, daß die Gewebsflüssigkeit, welche diese Spalten erfüllt, auch unzusammendrückbar ist und so den Wachstumsdruck von einer Zelle auf die andere zu übertragen vermag. Daß gerade die höheren dieser Fußzellen unter einem solchen seitlichen Druck stehen, beweist ferner ihre Doppelbrechung (Ebner 1882, W. J. Schmidt, 1924). Diese ist derart, daß die optische Achse der Zellen mit deren Längsachse zusammenfällt, somit senkrecht steht zur Druckrichtung.

Die nächsthöhere Zellage ist durch die Fußzellen von der Unterlage abgedrängt, besitzt gewölbte obere Flächen, während ihre Unterfläche alle Unebenheiten der oberen Fußzellenenden ausfüllt. Sie erscheint daher im Profil gesehen vielfach in flügelförmige Fortsätze ausgezogen (Abb. 16 c, d), weshalb man diese Zellen auch als Flügelzellen (LOTT) bezeichnet hat. Von der Fläche gesehen zeigen diese Zellen einen polygonalen Umriß und ihre Unterfläche läßt verschieden tiefe Drucknischen erkennen, welche zur Aufnahme der unterliegenden, abgerundeten Köpfe der Fußzellen bestimmt sind.

Schon diese Köpfe zeigen bei den höheren Keulen- oder gestielten Zellen an der Oberfläche kurze stachelförmige Fortsätze oder rippenartige Leisten, durch welche sie mit den Nachbarzellen zusammenhängen, wodurch die sogenannten Intercellularbrücken gebildet werden. Diese Einrichtung ist an den Flügelzellen und jenen der auf sie folgenden nächsthöheren Lage, in welcher die Flügel immer kürzer, die Drucknischen immer flacher werden (Abb. 16 e), noch deutlicher aus-

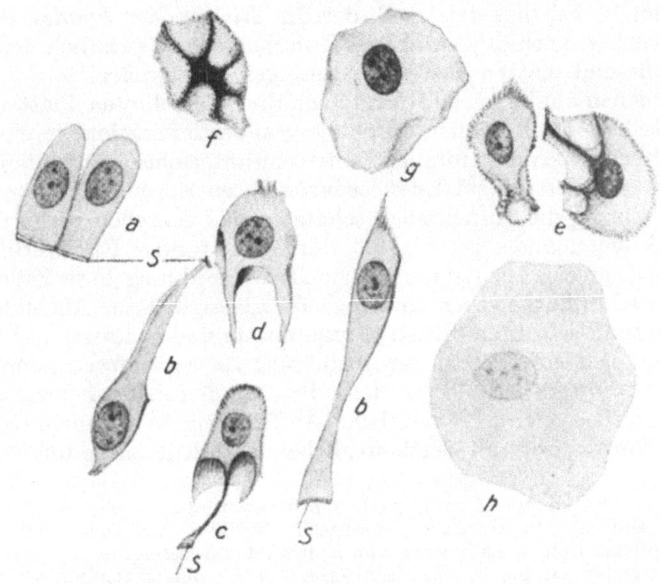

Abb. 16. Isolierte Formen des geschichteten Pflasterepithels der Hornhaut. *Ochs.* MÜLLERS Fl. *a* Fußzellen; *s* Cuticularsaum; *b* Keulenzellen (die linke verkehrt); *c* Flügelzelle noch bis an die Basis reichend; *d* höher gelegene; *e* Stachelzellen im Profil; *f* von der Fläche; *g* höher gelegene Plattenzelle; *h* oberflächliche Deckzelle. Vergr. 740fach. (Nach SCHAFFER 1920.)

gebildet, so daß die isolierten Zellen, welche in der Flächenansicht polygonal erscheinen, ringsum mit kurzen Stacheln besetzt sind. Man hat daher diese Zellen auch als Stachel- oder Riffzellen (M. SCHULTZE 1864) bezeichnet.

Die oberflächlichsten oder Deckzellen endlich sind ganz platte, nur dort, wo der Kern liegt, etwas verdickte Zellschüppchen (Abb. 16 h), die eine bedeutende Flächenausdehnung erreichen, so daß sie eine größere Anzahl unterliegender Zellen bedecken und im isolierten, ungefärbten Zustande von der Fläche kaum wahrnehmbar sind. Ihre Ränder sind nur mehr ganz schwach gezähnt und schließen durch eine Spur von Kittsubstanz dicht aneinander, wodurch ein fester Abschluß des ganzen Epithels und besonders seines intercellularen Lückensystems nach außen erreicht wird. Darin muß die wesentlichste funktionelle Bedeutung dieser Deckzellage gesehen werden. Wie ein Schindeldach das Eindringen von Wasser von außen nach innen verhindert, so erschweren diese Deckzellen durch die **Art** ihrer Übereinanderlagerung — die oberflächliche Lage deckt die Zellzwischenräume der darunter gelegenen — außerdem durch ihre Verkittung den **Austritt** von Gewebeflüssigkeit.

Daß der Abschluß kein vollkommener · ist, zeigt das Silberbild (Abb. 2). Es gelingt durch Übergießen der Hornhautoberfläche nicht nur die Zellgrenzen (Kittlinien) der oberflächlichsten, sondern auch der darunter gelegenen Deckzellen zu imprägnieren. Über die Bedeutung dieser mit Silbersalpeter darstellbaren „Kittlinien" vergleiche den folgenden Abschnitt.

Daß bei der Abflachung dieser Zellen der Druck von unten her eine Rolle spielt, hat MERKEL (1908, S. 50) für unmöglich erklärt. Und doch muß man eine Spannung dieser Zellen, welche ja eine größere Fläche bedecken, als die der basalen Lage, nach ihrem optischen Verhalten annehmen. Sie sind doppelbrechend mit der optischen Achse parallel zur Oberfläche, also in der Zugrichtung, dementsprechend negativ gegenüber den gedrückten Fußzellen. Dieser Zug kann aber ungezwungen durch den festen Zusammenhang der Zellen und den von unten wirkenden Wachstumsdruck erklärt werden.

Die Anzahl der Zellschichten ist bei dünneren Hornhäuten, z. B. der des *Frosches*, geringer, bei dickeren, z. B. der des *Rindes* oder *Pferdes*, größer, und dementsprechend ist auch die Anzahl der Zwischenformen zwischen den hochprismatischen Fuß- und platten Deckzellen geringer oder größer.

Im wesentlichen ähnlich gebaut sind auch die geschichteten Plattenepithelien an anderen Stellen. Doch können durch die geänderte funktionelle, insbesondere mechanische Beanspruchung auffallende Strukturunterschiede auftreten. So sehen wir bei den mechanisch am stärksten beanspruchten Epithelien, jenen der Oberhaut und der Zunge, die vornehmlich schützenden Deckzellen verhornen und in großer Anzahl übereinander geschichtet; durch die stärkere Randverbindung der Zellen entsteht dann eine ausgesprochen lamelläre Anordnung dieser Zellen. Außerdem kann es zum Schutze gegen eindringende Flüssigkeit zur Ausbildung eigentümlicher Dichtungsschichten (Stratum granulosum und lucidum) und infolge der Zugbeanspruchung der Epidermis zur Ausbildung von Spannfasersystemen (Tonofibrillen M. HEIDENHAIN 1899, STUDNIČKA 1902) in den Zellen kommen. Endlich zeigen die Fußzellen hier eine deutliche Auffaserung in sogenannte Wurzelfüßchen zur Verbindung mit der beweglichen Unterlage (siehe unter Epidermis und S. 32).

Geschichtetes Plattenepithel kann pathologischerweise (durch chronische Reize, entzündliche oder andere) oder durch experimentelle Einflüsse aus allen anderen Epithelformen hervorgehen. Solche Fälle sind vom Epithel der Nasenhöhle, der Harnwege vom Nierenbecken angefangen bis in die Harnröhre, der Bronchialschleimhaut, des Uterus (v. ROSTHORN 1894) bekannt. KRIEG (1922) führt noch andere Stellen an.

3. Das einfache, isoprismatische Epithel (metriodermales nach MERKEL) findet sich an der Vorderfläche der Augenlinse, bedeckt die Pars ciliaris und iridica retinae, die Adergeflechte im Gehirn, findet sich an verschiedenen Stellen im häutigen Labyrinth, an der Raphe und im Planum semilunatum der Bogengänge, in der Umgebung der Maculae, in der Stria vascularis, als CLAUDIUSsche Zellen im Ductus cochlearis, an der Oberfläche des Eierstockes als Keimepithel, in vielen Drüsen, in manchen Drüsenausführungsgängen, in den Samenblasen, als Übergangsform zwischen platten und hochprismatischen Zellen in den feinsten Bronchien, den Sammelröhren der Niere, in kleineren Gallengängen. Wie diese Epithelform räumlich den Übergang zwischen plattem und hochprismatischem Epithel bilden kann, kann sie auch mechanisch durch Dehnung, starke Füllung der von hochprismatischen Zellen ausgekleideten Hohlräume (Schilddrüsenalveolen) oder durch Verengerung der von Plattenepithel ausgekleideten Hohlräume (in Gefäßen, Lungenalveolen, Rete testis) hervorgehen, endlich auch funktionell durch Substanzverlust oder Ausdehnung der Unterfläche aus hochprismatischen Zellen, wie z. B. in den großen Schweißdrüsen (Abb. 8) und der Milchdrüse.

Von der Fläche gesehen bietet dieses Epithel oft schon im frischen Zustande deutlich das Aussehen eines zierlichen Mosaiks von fünf- bis siebenseitigen Polygonen, deren Grenzen als stark lichtbrechende Linien hervortreten.

Über die mechanische Bedingtheit der Zellformen und ihr Verhältnis zueinander sei auf das S. 10 Gesagte verwiesen.

Ähnlich verhält sich 4. das einfache hochprismatische Epithel (bathyprismatische nach MERKEL).

Es bedeckt die innere Oberfläche des Darmtraktes von der Kardia bis zum Anus, des Eileiters und der Gebärmutter, kleidet aus die Ductuli efferentes testis, die weiteren Sammelröhren und Ductus papillares der Niere, manche Drüsenausführungsgänge. Gelegentlich findet es sich an der Innenfläche der Amnions. Das innere Schmelzepithel und die Oberhaut des *Amphioxus* gehören hierher.

Wie erwähnt, können unter Umständen isoprismatische, ja selbst platte Zellen zu hochprismatischen werden.

5. Das mehrstufige, hochprismatische Epithel (bodenständige, anisomorphe nach MERKEL) kleidet vor allem die weiteren Luftwege, die Luftröhre und gröberen Bronchien, den Kehlkopf mit Ausnahme der wahren Stimmbänder, den respiratorischen Teil der Nasenhöhle vom Vestibulum nach aufwärts bis zum Rachendach aus, wo es durch kurze Strecken geschichteten hochprismatischen Epithels in das geschichtete Plattenepithel des Schlundkopfs übergeht; weiter die Tuba Eustachii, die Paukenhöhle zum Teil, gelegentlich den Tränennasengang und Tränensack. Ein zweistufiges solches Epithel findet sich im Duc-

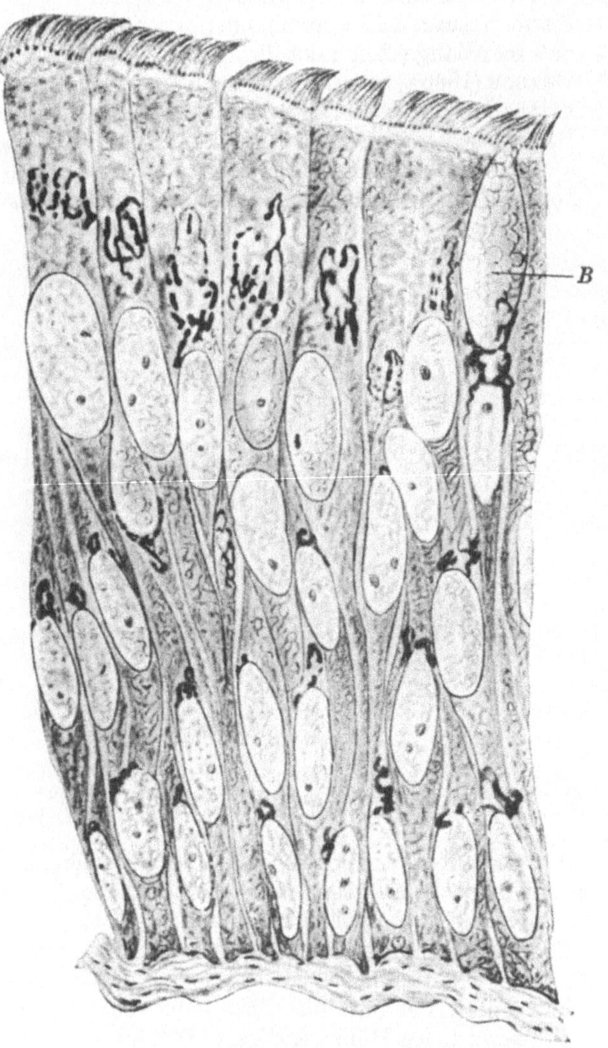

Abb. 17. Flimmerepithel von der häutigen Rückwand der Luftröhre eines Hingerichteten. Chrom-Osmium-Bichromat. Der GOLGI-Apparat durch 1proz. Osmiumsäure (9 Tg) geschwärzt. *B* Becherzelle. Vergr. 1500fach. (Nach F. KOPSCH 1926.)

tus epididymidis und deferens. Es besteht aus einer Lage kleiner basaler pyramidenförmiger Zellen mit kugeligem Kern, zwischen denen die feinen Fortsätze hochprismatischer Zellen mit normal gestellten stäbchenförmigen Kernen bis zur Basis reichen. Ähnlich beschaffen ist das Epithel in den Ausführungsgängen der großen Drüsen, wie CHIEVITZ (1885) für den Ductus parotideus und v. EBNER (1899, S. 43) für den Ductus mandibularis angegeben haben. Die Höhe dieses Epithels kann dort, wo es einer veränderlichen Unterlage aufsitzt, in ziemlich weiten Grenzen schwanken. So erreicht es im kontrahierten Nebenhodengang nach M. Heidenhain und Werner (1924) eine Höhe von 80 μ, während es im ausgedehnten auf 30 μ sinken kann. Ähnlich erscheint es an der muskulösen Rückwand der Luftröhre an fixierten Schnitten meist viel höher, als über den Knorpelringen.

Der Umstand, daß in diesem Epithel mit seinen verschieden hohen Zellen die Kerne naturgemäß übereinander geschichtet erscheinen (Abb. 17), ist der Grund, daß man lange Zeit auch das Epithel für ein geschichtetes gehalten hat. Selbst Drasch (1886a) bezeichnet es noch als solches, obwohl schon Hoyer (1860) erkannt hatte, daß die Zellen aller Lagen mit dem Substrat in der Verbindung sind und Drasch selbst es war, der (1879, 1881) durch eine genaue Analyse der isolierten Zellformen das wirkliche Verhalten im Aufbau dieses Epithels aufgedeckt hat. Er konnte am Trachealepithel nachweisen, daß die an der freien Oberfläche mit einem

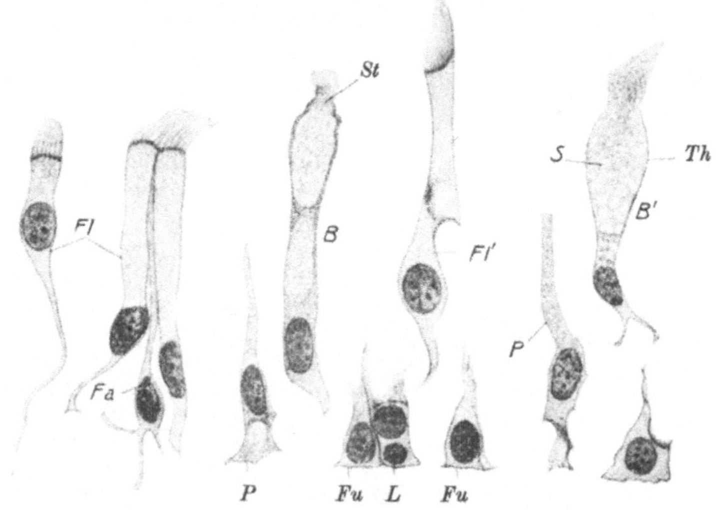

Abb. 18. Isolierte Zellformen aus dem mehrstufigen flimmernden Cylinderepithel der Luftröhre vom *Pferd*. Müllers Fl. *Fl* und *Fl'* Flimmerzellen; *Fa* Fadenzelle; *P* Pfeilerzellen; *Fu* Fußzellen; *L* Lymphocyt, in den Fuß einer Zelle eingepreßt; *B* und *B'* Becherzellen; *Th* Theca; *St* Stoma; *S* Schleimnetz. Vergr. 740fach. (Nach Schaffer 1920.)

Flimmersaum versehenen Zellen mit verschmälerten, oft fadenförmigen oder gespaltenen Fortsätzen, welche eine plattenförmige Endverbreiterung besitzen können, auf der Basalmembran aufsitzen, also durch die ganze Dicke des Epithels reichen. Zwischen diesen Flimmerzellen finden sich dann verschiedene andere Zellformen, teils rundliche, teils breit oder spitz-pyramidenförmige eingekeilt, welche alle ebenfalls der Basalmembran aufsitzen, aber ohne die Oberfläche zu erreichen in verschiedenen Höhen endigen. Drasch konnte so eine ganze Reihe von immer höheren Zellen isolieren und hat sie in seinen Bildern auch nebeneinander gestellt, so daß Schiefferdecker (1891) das Epithel als mehrreihiges, Böhm und v. Davidoff (1894) als mehrzeiliges vom wirklich geschichteten unterschieden haben. Da es sich aber in situ weder um Reihen, noch Zeilen, sondern nur um dicht aneinander gelagerte Zellen von verschiedenen Höhenstufen handelt, habe ich hier den von H. Strasser und K. W. Zimmermann empfohlenen (vgl. Notkin 1920) Ausdruck mehrstufiges Epithel aufgenommen.

Bei der dichten Aneinanderlagerung der einzelnen Zellen kommt es an ihnen wieder zur Ausbildung mannigfacher Drucknischen und diese trennender Kanten und flügelförmiger Fortsätze (Abb. 18), so daß im einzelnen die Form der Zellen eine sehr verwickelte, weit von der pyramidalen Grundform abweichende werden kann.

Auch hier ist es der Wachstumsdruck, welcher diese Formenmannigfaltigkeit bedingt und der wieder im optischen Verhalten der Zellen zwischen gekreuzten Nicols seinen Ausdruck findet. Die Flimmerzellen, welche an ihrem freien Ende stets die Gestalt vielseitiger Prismen zeigen und nur an diesen Enden durch eine eigentümliche Kittsubstanz verbunden sind, welche in der Flächenansicht bei hoher Einstellung ein glänzendes, zierliches Gitter mit 5—7 seitigen Maschen darstellt (vgl. S. 38 u. f.), erscheinen positiv doppelbrechend mit der optischen Achse in ihrer Längsrichtung.

6. Geschichtetes, hochprismatisches Epithel ist wenig weit verbreitet. Es findet sich im Fornix conjunctivae und in der Pars cavernosa urethrae, zwischen den Längsfalten der Pars columnaris des Analkanals; dann auf kurzen Strecken dort, wo einfaches oder mehrstufiges prismatisches Epithel in geschichtetes Plattenepithel übergeht, wie z. B. dort, wo das Epithel der Atemwege in das des Rachens oder des Naseneingangs übergeht, an der Basis des Kehldeckels, auf dessen hinterer Fläche (Abb. 19), bei der Ausmündung mancher Drüsenausführungsgänge in die Mundhöhle. Weiter in der Oberhaut der *Cyclostomen* (Abb. 35).

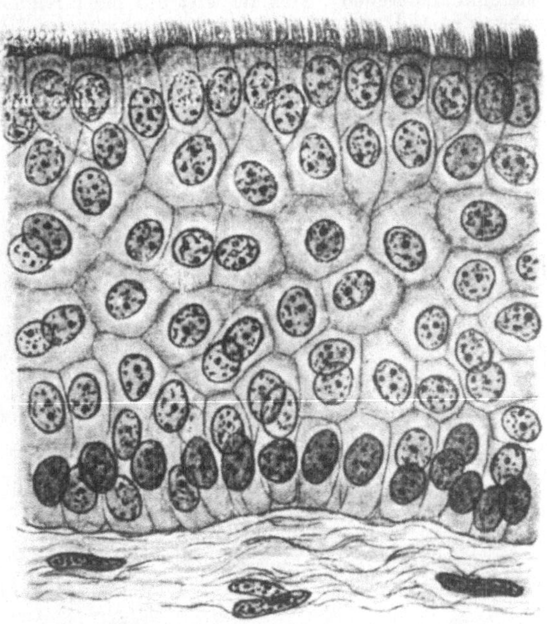

Abb. 19. Geschichtetes prismatisches Flimmerepithel von der Mitte der freien laryngealen Kehldeckelfläche eines etwa 31 Wochen alten menschlichen Embryo. ZENKERS Fl. Vergr. 795fach. (Nach V. PATZELT 1923.)

Die oberflächlichste Zellschichte dieses Epithels besitzt hochprismatische Form und sitzt entweder einem geschichteten oder mehrstufigen Epithel als Unterlage auf. In gewissem Sinne gehört auch das innere Schmelzepithel hierher, das zwar für sich eine hochprismatische Zellage bildet, die aber der intermediären, geschichteten Epithellage aufsitzt. Bei der Entwicklung des Speiseröhrenepithels findet sich vorübergehend eine Form, die aus zwei übereinander geschichteten hochprismatischer Zellagen besteht (SCHAFFER 1904, PATZELT 1923) (Abb. 112).

KRIEG (1922) hat das Vorkommen eines solchen Epithels bezweifelt und geglaubt, daß immer ein mehrstufiges vorliege. Mit Recht hat SPULER in der Diskussion auf das Epithel der nasalen Fläche des weichen Gaumens mit seinen oberflächlichen Flimmerzellen und den dort gelegenen endoepithelialen Gruppen hochprismatischer Schleimzellen verwiesen. MAURER rechnet (ebenfalls in der Diskussion) das Epithel der Highmorshöhle hierher. Wenn er aber dasselbe mit dem Epithel der Nasenhöhle tut, so ist dies ebenso wenig gerechtfertigt, als die Darstellung von CANNIEU et GENTES (1900), welche dieses Epithel als einschichtig schildern. Da handelt es sich, wie erwähnt, um ein mehrstufiges, wie in der Luftröhre.

7. Das sogenannte Übergangsepithel. Dieser von HENLE (1841) eingeführte Ausdruck hat sich im wesentlichen zur Bezeichnung des Epithels der ableitenden Harnwege (von den Nierenkelchen bis zum Blasenausgang) eingebür-

gert, obwohl man ihn anderseits auch auf jene Epithelformen angewendet hat, welche den Übergang zwischen Pflaster- (Platten-) und hochprismatischem (Zylinder-)Epithel vermitteln. In diesem Sinne kann man auch die unter 6 erwähnten meist kurzen Epithelstrecken, in denen ein mehrstufiges hochprismatisches Epithel in geschichtetes Plattenepithel übergeht als Übergangsepithelien bezeichnen.

Henle sagt (l. c. S. 224), nachdem er von Pflaster- und Zylinderepithel gesprochen hat: „Übrigens sind diese Formen nicht strenge voneinander geschieden, sondern es finden sich Mittelstufen, z. B. ovale Zellen, die mit dem längsten Durchmesser senkrecht auf die Schleimhaut stehen. Niemals tritt auf einer Schleimhautfläche die eine Form plötzlich neben der anderen auf und immer geschieht der Übergang allmählich durch solche Zwischenformen, die man, wenn sie in größeren Strecken vorkommen, als Übergangsepithelium bezeichnen kann," und an anderer Stelle (S. 242): „in der männlichen Urogenitalschleimhaut nimmt das Übergangsepithel die Strecke vom Eingang der Blase bis an das Nierenbecken ein, indem es nach der Harnröhre hin zu Zylinderepithel, nach den Nieren

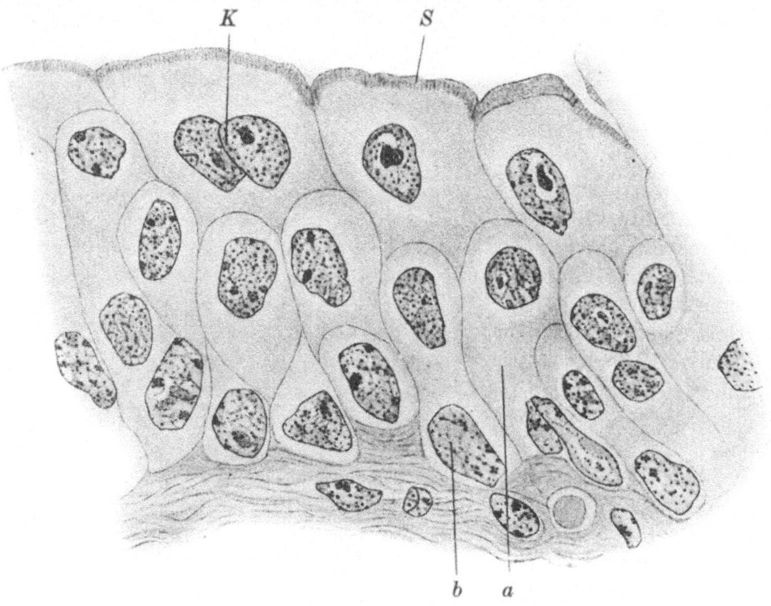

Abb. 20. Senkrechter Durchschnitt durch das Epithel einer kontrahierten Harnblase der *Maus* Zenkers Fl. Delafields Häm.-Eos. *S* oberflächlicher Saum; *K* zweikernige Deckzelle. Bei *a* und *b* anscheinend Zweischichtigkeit des Epithels. Vergr. 1100fach.

hin zu einfachem Pflasterepithel sich umgestaltet". Danach bezeichnet Henle hier ein Epithel als Übergangsepithel, welches zwischen zwei hochprismatische Formen eingeschaltet ist, da ja das Epithel der Ductus papillares ein einfaches, hochprismatisches, jenes der Harnröhre ein geschichtetes solches ist. Offenbar schwebte ihm aber auch der Gedanke vor, daß im Epithel des Ureters oder der Harnblase neben platten auch hochprismatische (spindel- und keulenförmige) Zellen vorkommen (Henle bemerkt in seiner Besprechung der Arbeit von Burkhardt (1859) [Ber. Fortschr. Anat. Phys. S. 19], daß ihm diese Zellen Veranlassung zur Aufstellung eines Übergangsepithels gegeben haben, ein Gedanke, der in dem synonym mit Übergangsepithel von C. Krause (1842), Linck (1863, 1865) u. a. gebrauchten Ausdruck „gemischtes Epithel" (Epithelium compositum) zutage tritt. Diese Bezeichnung wird aber neuestens von N. Loewenthal (1926) und Virieux, A. (1926) auch auf das Epithel des dritten Augenlides, sowie das Oberhautepithel der *Amphibien*larven und schuppenlosen *Fische* übertragen, was dem Wesen des Begriffes „Übergangsepithel" nicht entsprechen würde.

Bei der Bezeichnung „Übergangsepithel" kommt aber heute noch eine andere Erwägung in Betracht. Dieses Epithel bekleidet der Hauptsache nach Flächen von veränderlicher Ausdehnung. Dasselbe Epithel, welches die Oberfläche

z. B. einer vollkommen entleerten Harnblase bedeckt (Abb. 20), muß die einer aufs höchste ausgedehnten auskleiden (Abb. 21). Dabei ergeben sich Formveränderungen an den einzelnen Epithelzellen und somit am Epithel als Ganzem. Es geht das mehr prismatische Epithel in ein ausgesprochenes Plattenepithel über. Dieser Übergang, von dem die älteren Autoren nichts wußten und der erst durch PANETH (1876) und seine Nacharbeiter OBERDIECK (1889), LONDON (1881), KANN (1889) u. a. bekannt wurde, kommt somit in der Bezeichnung „Übergangsepithel" ebenfalls zum Ausdruck.

Ein solcher Übergang einer Zellform in die andere kann aber an allen Epithelien vorkommen, die Hohlräume von veränderlichem Volumen auskleiden, einer durch Einlagerung von Muskeln oder reichlichen elastischen Fasernetzen stark veränderlichen Grundlage aufsitzen, wie dies z. B. auch beim Epithel kleinerer Arterien oder der Lungenalveolen der Fall ist, wo die Zellform je nach dem Kontraktionszustande des Organs zwischen einer platten bis hochprismatischen wechseln kann (RENAUT, J. 1881, SCHWARTZ 1893, MUSCATELLO 1895).

Somit liegt im Epithel der ableitenden Harnwege eigentlich nur ein Grenzfall vor und erscheint eine eigene Bezeichnung dieses weniger auf Grund der von HENLE gegebenen Definition, als dadurch gerechtfertigt, als hier die Beeinflussung

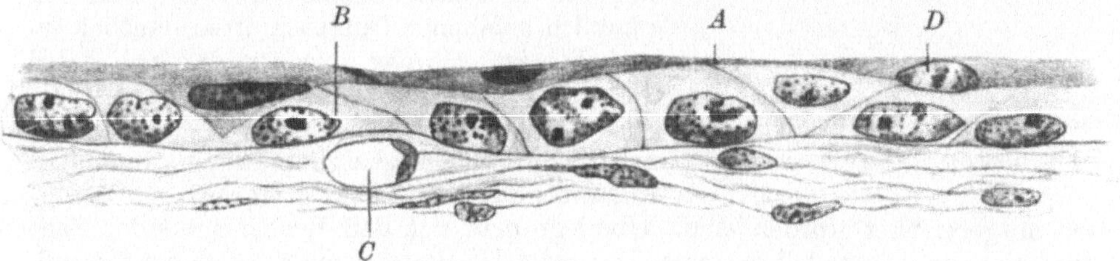

Abb. 21. Epithel einer stark gedehnten Harnblase der *Katze* (Alk.-Form. HELDs Häm.) am senkrechten Durchschnitt. Bei *A* scheinbare Einschichtigkeit; *B* Basalzellen; *C* Capillare dicht am Epithel; *D* stark abgeplattete Deckzellen. Die Zweischichtigkeit ist überall sichtbar. Vergr. 1100fach.

der Zellform, der Übergang platter in iso- bis hochprismatische Formen am auffallendsten in die Erscheinung tritt. Die Mehrzahl der Autoren hat dieses Epithel seit BURKHARDT als ein mehrschichtiges bezeichnet, doch schwanken die Angaben über die Anzahl der Schichten wohl hauptsächlich nach dem Untersuchungsobjekt, dem Dehnungszustande der Unterlage und der Untersuchungsmethode von 3—5 und mehr. Beim *Pferde* soll sie nach DUMONT (1909) 7—10 betragen. Als Grundtypus kann man aber insofern den dreilagigen annehmen, als die meisten Autoren (BURKHARDT, LINCK, v. EBNER, 1899, BAUCH, 1911) eine basale Lage aus kleineren, stärker färbbaren Zellen, die oft nicht deutlich getrennt erscheinen und die CHLOPIN (1924) als germinative bezeichnet, eine Decklage aus je nach dem Dehnungszustande stark abgeplatteten oder mehr prismatischen und eine mittlere Lage aus scheinbar isoprismatischen bis spindel- oder keulenförmigen, langgestreckten Formen annehmen.

Je nachdem in dieser Zwischenlage die spindelförmigen Zellen sich aneinander vorüber zu schieben scheinen, hat man vier (OBERDIECK 1880, DOGIEL 1890) oder fünf Lagen (LONDON 1881, HARVEY 1909) angenommen. Von besonderer Bedeutung ist nun aber die wiederholte Angabe, daß die Zellen der Zwischenlage vielfach mit dünnen Fortsätzen mit der bindegewebigen Grundlage zusammenhängen. Diese Tatsache ist an Schnitten nur schwer festzustellen, da man die vielfach schmalen und hohen Zellen oder ihre dünnen Fortsätze nur selten der ganzen Länge nach treffen wird und bei Schrägstand dieser Zellen auch am senkrechten Durchschnitte mehrere Schichten übereinander erscheinen werden. Dagegen läßt

sich an Isolationspräparaten leichter der Nachweis führen, daß die unter den Deckzellen gelegenen Elemente mit langen Fortsätzen bis an die bindegewebige Grundlage reichen, wie dies auch aus den Bildern, welche Obersteiner (1871) und
v. Ebner (1899) von isoliertem Blasenepithel gegeben haben, hervorgeht (Abb. 22).
Es würde sich dann beim Epithel der ableitenden Harnwege in Wirklichkeit um

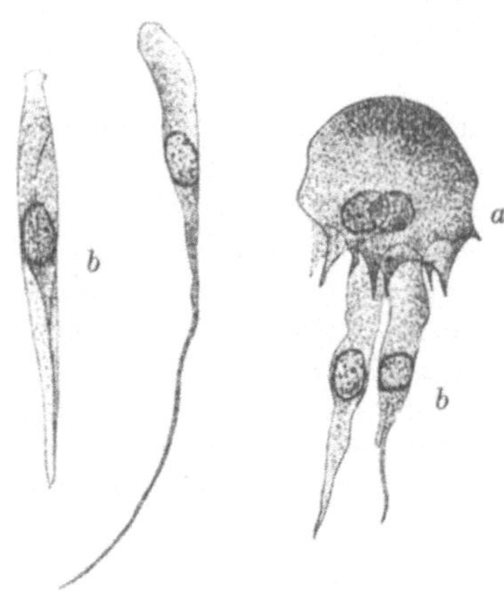

Abb. 22. Isolierte Epithelzellen der kontrahierten Blase. Müllers Fl. *a* Deckzelle mit
zahlreichen Drucknischen an der Unterfläche im Profil; *b* stark verlängerte Zellen
der basalen Lage. (Nach v. Ebner 1899.)

ein zweischichtiges handeln, indem ein ein- bis
zweistufiges von einer Lage von Deckzellen bedeckt wird. In der Tat hat Lendorf (1901) das
Harnblasenepithel im kontrahierten, wie ausgedehnten Zustande für zweischichtig erklärt, eine
Behauptung, für die Notkin (1920) weitere Beweise beigebracht hat, obwohl er die Möglichkeit
einer Mehrschichtung offen läßt. Unter anderem
hat er an einem Schema (Abb. 23) gezeigt, daß
ein solches zweischichtiges Epithel je nach der
Schnittrichtung drei- bis vier- und mehrschichtig
erscheinen müsse, woraus sich die Angaben und
Bilder vieler Autoren erklären würden; weiter,
daß die Zweischichtigkeit auch an manchen
glücklich gefallenen Durchschnitten deutlich er-
kenntlich ist, wie das auch aus der Abb. 4 bei
Gaebler (1921) und Abb. 1 bei Chlopin hervorgeht. Auch in der hier gegebenen Abb. 20 läßt
sich die Zweischichtigkeit herauslesen, wenn man
annimmt, daß Kerne aus untergelegenen Schich-
ten mitgezeichnet worden sind. Überlegt man sich den Mechanismus der Zell-
verschiebung, wie er bei extremer Dehnung der Blasenwand vor sich gehen muß,
wobei diese vom Epithel bedeckt bleibt und dieses fest an der Unterlage haftet, so wird uns die Abflachung hoher, mit der Unterlage von vornherein zusammenhängender Zellen wahrscheinlicher sein, als die Vorstellung, daß Zellen,

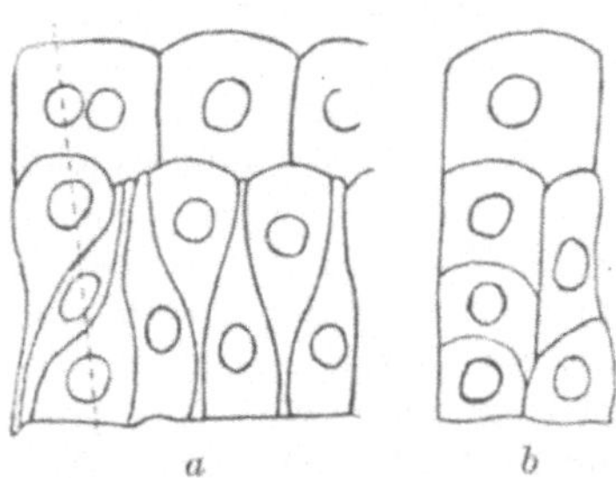

Abb. 23. *a* Schema eines zweischichtigen
Epithels, welches, in der Richtung der gestrichelten Linie durchschnitten, 3—4schich-
tig erscheinen würde, wie in *b*. (Nach Notkin
1920.)

die mit der Unterlage gar nicht zusammenhängen, zu ihrer Deckung herangezogen werden
sollen. Aus diesem Grunde scheinen mir auch
die Angaben von London, daß das Epithel bei
der Dehnung einschichtig werden könne oder
im Prinzip einschichtig sei, wie Danini (1924)
neuestens annimmt, indem er auch die Deckzellen durch lange Fortsätze mit dem Bindegewebe zusammenhängen läßt, wenig wahrscheinlich, um so weniger als Danini für den
Erwachsenen selbst die Zweischichtigkeit zugeben muß und auch an stark gedehnten
Blasen unter den riesigen Deckzellen noch eine
Lage allerdings ebenfalls stark abgeplatteteter

Zellen sichtbar ist (Abb. 21), wie Lendorf auch an Flächenpräparaten, an denen
die Zellgrenzen mit Methylenblau deutlich sichtbar gemacht waren, zeigen konnte.
Diese basalen Zellen können allerdings, wie aus der Beschreibung verschiedener
Autoren hervorgeht und es Harvey (1909) betont hat, so flach werden, daß sie
eine gewisse Ähnlichkeit mit den unterliegenden Bindegewebszellen erlangen, mit
denen sie wiederholt verwechselt worden sind und dann kann es den Anschein
haben, als lägen die Deckzellen unmittelbar auf dem Bindegewebe. Aber auch die
von Harvey festgestellte Abnahme der Kernlagen in der ausgedehnten Blase nur

auf die Hälfte bei einer Dickenabnahme des Epithels um etwa 80 vH, spricht dafür, daß unter den Deckzellen noch eine Zellage übrigbleibt. Wenn LENDORF die Angabe macht, daß man in der gedehnten Blase oft nur eine einzelne Reihe von Kernen sieht, so erklärt sich dies aus dem Umstande, daß bei der starken Längsdehnung, Abflachung der unteren Zellage streckenweise kernlose Zellabschnitte übereinander zu liegen kommen, die aber nicht als getrennt wahrgenommen werden. Die Deckzellen lassen auch im gedehnten Zustande, in dem sie Durchmesser bis zu 100 μ erreichen (beim *Kaninchen* nach OBERDIECK) an ihrer Unterfläche, allerdings ganz seichte, Eindrücke der unterliegenden Zellen erkennen und besitzen fast stets zwei bis vier (OBERDIECK) Kerne (12 und mehr, wie DOGIEL angibt, sind wohl nur Ausnahmen), die nicht selten im Zustande der Amitose getroffen werden, wie dies STÖHR (1910) und SCHAFFER (1920) abbilden. Dagegen zeigen die unterliegenden Zellen oft, wie ich mit DOGIEL am Blasenepithel einer 30jährigen Frau sehe, reichliche Mitosen, die DE ROUVILLE (1896) und LENDORF vermißt haben.

Bei der Kontraktion nehmen die Deckzellen eine mehr oder weniger hochprismatische Form an mit kuppenförmig abgerundeter Oberfläche. Die Kerne rücken dicht aneinander, so daß sie sich optisch durchschneiden und die Unterfläche der Zellen zeigt zahlreiche, flügelförmige Fortsätze mit tiefen Drucknischen, dazwischen zur Aufnahme der Köpfe der unterliegenden keulenförmigen bis hochprismatischen oder spindelförmigen Zellen (Abb. 22 *a*).

Besonders gut an solchen zusammengeschobenen Deckzellen tritt an der Oberfläche eine Art cuticularer Deckmembran hervor (Abb. 20 *S*). Sie wurde zuerst von HAMBURGER (1880), dann von DOGIEL (1890) und HEY (1894, 1895) gesehen, von K. W. ZIMMERMANN (1898), EGGELING (1902) und NOTKIN (1920) bestätigt und genauer beschrieben. Während sie einige Autoren als homogen schildern, sehe ich mit ZIMMERMANN an ihr eine zarte senkrechte Streifung. Sie setzt sich ziemlich scharf gegen die Unterlage ab, welche ein homogenes oder feinkörniges Aussehen zeigt, stark färbbar ist und ohne scharfe Grenze in das lockere, weitmaschige, oft deutlich gekörnte Endoplasma übergeht, das die Kerne und einen LOLGIschen Binnenapparat (CHLOPIN) einschließt. Diese Deckmembran soll sich nach mehreren Angaben leicht als kernloses Schüppchen von der Unterlage ablösen.

Die oberflächlichen Deckzellen werden durch Schlußleisten (siehe S. 39) verbunden (ZIMMERMANN 1898, CHLOPIN), während eine Verbindung der unterliegenden Zellen durch Intercellularbrücken, wie sie von DOGIEL (1890) und DAWSON (1898) behauptet worden ist, schon nach der notwendigen großen Verschieblichkeit der Zellen aneinander sehr unwahrscheinlich ist und auch von einer Reihe von Autoren (BAUCH 1911, CHLOPIN, DANINI) in Abrede gestellt worden ist. Wohl aber treten solche Verbindungen eigentümlicherweise im Explantat auf (CHLOPIN). Die von manchen Autoren (DOGIEL, LENDORF) an diesem Epithel beschriebenen Sekretionserscheinungen erklären sich nach EGGELING als Niederschläge oder Cytoplasmarauhigkeiten an Deckzellen, die ihre Deckmembran verloren haben. Über Becherzellen in diesem Epithel siehe unter jenen.

Literatur I.

Allgemeines; die einzelnen Epithelformen. Endothel.

Auerbach, L.: Untersuchungen über Blut- und Lymphgefäße. Virchows Arch. f. pathol. Anat. u. Physiol. Bd. 33, S. 391. 1865. — **Ballowitz, E.:** Stab- und fadenförmige Krystalloide im Linsenepithel. Arch. f. Anat. u. Physiol., anat. Abt. 1900. S. 253—270. — **Banchi, A.:** Contributo alla conoscenza dell'origine della sinovia. Sperimentale Bd. 55, S. 273—295. 1901. — **Bauch, M.:** Vergleichende anatomische und histologische Untersuchungen über die Harnblase der *Haustiere*. Diss. Leipzig-Dresden 1911. S. 1—93. 8 Taf.

— **Bergh:** Vorlesungen über die Zelle und die einfachen Gewebe. Wiesbaden 1894. S. 81. — **Biedermann, W.:** Vergleichende Physiologie des Integuments der *Wirbeltiere.* Ergebn. d. Biol. Bd. 1, S. 1—342. 1926. — **Billroth, Th.:** Über die Epithelialzellen der Froschzunge, sowie über den Bau der Zylinder- und Flimmerepithelien usw. Arch. f. Anat. u. Physiol. 1858. S. 159. — **Blochmann, F.:** Die Epithelfrage bei *Cestoden* und *Trematoden.* Hamburg 1896. — **Böhm** u. **v. Davidoff:** Lehrbuch der Histologie des Menschen. 1. Aufl. 1894. — **Botazzi:** Une méthode très simple pour obtenir de grandes masses de cellules épithéliales. Cpt. rend. des séances de la soc. de biol. Bd. 55, S. 575—577. 1903. — b) Sur la séparation des cellules épithéliales de divers òrgans. Ebenda Bd. 55, S. 577—588. — **v. Brunn, M.:** a) Zur Histologie der Epithelien der serösen Häute. Vorl. Mitt. Zentralbl. f. allg. Pathol. u. pathol. Anat. Bd. 11, S. 604—607. 1900. — b) Über die Entzündung seröser Häute mit besonderer Berücksichtigung der Rolle der Serosa-Deckzellen. Zieglers Beitr. z. pathol. Anat. u. z. allg. Pathol. Bd. 30, S. 417—456. 1901. — **Büttner, F.:** Untersuchung über das Verhalten der Pleuroperitonealepithelien bei Entzündungen. Diss. Freiburg i. B. 1899. 33 S. 2 Taf. — **Burkhardt:** Das Epithelium der ableitenden Harnwege. Virchows Arch. f. pathol. Anat. u. Physiol. Bd. 17, S. 94. 1859. — **Cannieu** et **Gentes:** Recherches sur l'épithélium cylindrique dit stratifié des fosses nasales. Gaz. hebdom. des sciences méd. de Bordeaux, Oct. 1900. 6 S. — **Chievitz, J. H.:** Beiträge zur Entwicklungsgeschichte der Speicheldrüsen. Arch. f. Anat. u. Physiol., anat. Abt. 1885. S. 401—436. — **Chlopin, N. G.:** Über In-vitro-Kulturen von Geweben der *Säugetiere* mit besonderer Berücksichtigung des Epithels. II. Kulturen der Harnblasenschleimhaut. Virchows Arch. f. pathol. Anat. u. Physiol. Bd. 252, S. 748—773. 1924. — **Ciaccio, G. V.:** Intorno alla minuta struttura della congiuntiva umana. Bull. des sciences méd. 1873, S. 482. — b) Über den Bau der Bindehaut des menschlichen Auges. Moleschotts Unters. z. Naturl. Bd. XI, S. 420—423. 1874. — **Cousin, G.:** Notes biologiques sur l'endothélium vasculaire. Cpt. rend. des séances de la soc. de biol. Ser. 10, Bd. 5, S. 454. 1898. — **Cunningham, R. S.:** The reaction of the cells lining the peritoneal cavity including the germinal epithelium of the ovary, to vital dyes. Americ. journ. of anat. Bd. 30, S. 399 bis 427. 1922. — **Danini, E. S.:** a) Zur Frage über die Struktur des Übergangsepithels. Ber. d. biol. wiss. Inst. Perm Bd. 1, 1922. (Russisch.) — b) Zur Frage über den Bau des Übergangsepithels. Zeitschr. f. d. ges. Anat., Abt. 1: Zeitschr. f. Anat. u. Entwicklungsgesch. Bd. 77, S. 297—317. 1924. — **Dawydowsky, J. W.:** Zur Morphologie der Epithelzellen. Zentralbl. f. allg. Pathol. u. pathol. Anat. Bd. 35, S. 359, 362. 1924. — **Dawson, M. P.:** Observations on the epithelium of the urinary bladder in man. Bull. of Johns Hopkins hosp. Bd. 9, S. 155—158. 1898. — **Dogiel, A. S.:** Zur Frage über das Epithel der Harnblase. Arch. f. mikroskop. Anat. Bd. 35, S. 389—406. 1890. — **Drasch, O.:** a) Die physiologische Regeneration des Flimmerepithels der Trachea. Sitzungsber. d. Akad. Wien, mathem.-naturw. Kl. III, Bd. 80, S. 203—248. 1879. — b) Zur Frage nach der Regeneration des Trachealepithels mit Rücksicht auf die Karyokinese und die Bedeutung der Becherzellen. Ebenda Bd. 83, S. 341—373. 1881. — c) Zur Frage der Regeneration und der Aus- und Rückbildung der Epithelzellen. Ebenda Bd. 93, S. 200—213. 1886. — d) Anhang zu meiner Abhandlung: „Zur Frage der Regeneration und der Ausund Rückbildung der Epithelzellen." Graz: Selbstverlag 1886. 11 S. — e) Die Bildung der Somatopleura und der Gefäße beim *Hühnchen.* Anat. Anz. Bd. 9, S. 567. 1894. — **Dumont, A.:** Vergleichende Untersuchungen über das Nierenbecken der *Haustiere.* Diss. Bern-Dresden 1909. 63 S. 4 Taf. — **Ebeling, A. H.:** Cultures pures d'épithélium proliférant in-vitro depuis dix-huit mois. Cpt. rend. des séances de la soc. de biol. Bd. 90, S. 562 bis 563. 1924. — **Eberth, C. J.:** Über die Blutgefäße des Gehirnes und Rückenmarks. Virchows Arch. f. pathol. Anat. u. Physiol. Bd. 49, S. 49. 1870. — **v. Ebner, V.:** a) Untersuchungen über die Ursachen der Anisotropie organisierter Substanzen. Leipzig: W. Engelmann 1882. S. 1—243. — b) KÖLLIKERS Handb. d. Gewebelehre des Menschen. 6. Aufl. Bd. 3, 1. Hälfte, 1899. — **Eggeling, H.:** Über die Deckzellen im Epithel von Ureter und Harnblase. Anat. Anz. Bd. 20, S. 116—123. 1902. — **Filatew, D.:** Ersatz des linsenbildenden Epithels von *Rana esculenta* durch Bauchepithel von *Bufo vulgaris.* Zeitschr. f. wiss. Biol., Abt. D: W. Roux' Arch. f. Entwicklungsmech. d. Organismen Bd. 105, S. 475 bis 482. 1925. — **Fischer, A.:** The differentiation and keratization of epithelium in vitro. Journ. of exp. med. Bd. 39, S. 585—587. 1924. — **Flemming, W.:** Amitotische Kernteilung im Blasenepithel des *Salamanders.* Arch. f. mikroskop. Anat. Bd. 34, S. 437—451. 1890 und Verhandl. d. anat. Ges., 3. Vers., Berlin 1889. S. 12. — **Forssner, Hj.:** Die angeborenen Darm- und Ösophagusatresien. Anat. Hefte Bd. 34, S. 1—163. 1907. — **Friboes, W.:** Beiträge zur Anatomie und Biologie der Haut. XI. Zeitschr. f. d. ges. Anat., Abt. 1: Zeitschr. f. Anat. u. Entwicklungsgesch. Bd. 68, S. 386. 1923. (Hier auch die früheren Arbeiten des Autors.) — **Fürbringer, M.:** GEGENBAURS Lehrb. der Anatomie des Menschen. 8. Aufl. 1. Bd., S. 388. 1909. — **Gaebler, O. H.:** Bladder epithelium in contraction and distension. Anat. record Bd. 20, S. 129—154. 1921. — **Gegenbaur, C.:** Lehrbuch der

Anatomie des Menschen. 5. Aufl. Bd. 1, S. 97. 1892. — **Green, Isab.**: The peritoneal epithelium of some Ithaka *Amphibia* (*Necturus, Amblystoma, Desmognathus* and *Diemyctylus*). Transact. of the Americ. microscop. soc. Bd. 18, S. 76—106. 1897. — **Hagen-Torn, V.**: Entwicklung und Bau der Synovialmembranen. Arch. f. mikroskop. Anat. Bd. 21, S. 591—663. 1882. — **Hamburger, A.**: Zur Histologie des Nierenbeckens und des Harnleiters. Ebenda Bd. 17, S. 14—20. 1880. — **Hammar, J. A.**: a) Über den feineren Bau der Gelenke. Abt. I. Die Gelenkmembran. Ebenda Bd. 43, S. 266—326. 1894. — b) Über eine allgemein vorkommende Protoplasmaverbindung zwischen den Blastomeren. Ebenda Bd. 49, S. 92—102. 1897. — **Hann, A.**: Bemerkungen über die Entwicklungsgeschichte der Stria vascularis. Anat. Anz. Bd. 30, S. 533—536. 1907. — **Hansemann, D.**: Über die Benennung der bösartigen Geschwülste. Allg. med. Zentralzeit. Nr. 81, S. 973—975. 1896. — **Harvey, R. W.**: Variations with distension in the wall and epithelium of the bladder and ureter. Anat. record Bd. 3, S. 296—307. 1909. — **Heidenhain, M.**: Über die Struktur der Darmepithelzellen. Sitzungsber. d. phys.-med. Ges. Würzburg 26. I. 1899, S. 43—51 und Arch. f. mikroskop. Anat. Bd. 54, S. 184—223. 1899. — **Heidenhain, M.** u. **Werner, Fr.**: Über die Epithelien des Corpus epididymidis beim Menschen. Zeitschr. f. d. ges. Anat., Abt. 1: Zeitschr. f. Anat. u. Entwicklungsgesch. Bd. 72, S. 556—608. 1924. — **Heitzmann, C.**: Untersuchungen über das Protoplasma. Sitzungsber. d. Akad. Wien, Mathem.-naturw. Kl. Bd. 67, S. 141—160. 1873. — **Henle, J.**: a) Symbolae ad anatomiam villorum intestinalium, imprimis eorum epithelii et vasorum lacteorum. Habilitationsschr. Berlin 1837. — b) Über die Ausbreitung des Epithelium im menschlichen Körper. Müllers Archiv 1838. S. 103—128. — c) Allgemeine Anatomie. Leipzig 1841. S. 224, Anm. 2. — **Hey, F.**: a) Über Drüsen, Papillen, Epithel und Blutgefäße der Harnblase. Basel 1894. — b) Die Drüsen der Harnblase usw. Bruns' Beitr. z. klin. Chirurg. Bd. 13, H. 2, S. 427—452. 1895. — **Hinsberg, V.**: Über die Beteiligung des Peritonealepithels bei der Einheilung von Fremdkörpern. Virchows Arch. f. pathol. Anat. u. Physiol. Bd. 152, S. 403—418. 1898. — **His, W.**: a) Die Häute und Höhlen des Körpers. Akad. Progr. Basel 1865. Wieder abgedruckt im Arch. f. Anat. u. Physiol., anat. Abt. 1903. S. 368—404. — b) Lezithoblast und Angioblast der *Wirbeltiere*. Histogentische Stud. Abhandl. d. mathem.-phys. Kl. d. kgl. sächs. Ges. d. Wiss. Bd. 26, S. 173—328. 1900. — c) Über Syncytien, Epithelien und Endothelien. Verhandl. d. Ges. dtsch. Naturforsch. u. Ärzte, 72. Vers., Aachen T. 2, H. 2. Leipzig 1901. S. 273—276. — **Hoepke, H.**: a) Die Epithelfasern der Haut und ihre Verbindung mit dem Corium. Zeitschr. f. d. ges. Anat., Abt. 3: Ergebn. d. Anat. u. Entwicklungsgesch. Bd. 25, S. 185—240. 1924. — b) Epithelfasern und Basalmembran. Verhandl. d. anat. Ges., 33. Vers., Halle 1924. S. 147, 156. — **Hoyer**: Über die mikroskopischen Verhältnisse der Nasenschleimhaut verschiedener Tiere und des Menschen. Arch. f. Anat. 1860; S. 54. — **Hueter, C.**: Zur Histologie der Gelenkflächen und Gelenkkapseln. Virchows Arch. f. pathol. Anat. u. Physiol Bd. 36, S. 25—79. 1866. — **Jander, R.**: Die Epithelverhältnisse des Tricladenpharynx. Zool. Jahrb., Abt. f. Anat. Bd. 10, S. 157—205. 1897. — **Kann, H.**: Über das Epithel des Ureters. Diss. München 1889. — **Klaatsch, H.**: Die Intercellularstrukturen an der Keimblase des *Amphioxus*. Sitzungsber. d. preuß. Akad. d. Wiss. Nr. 52, S. 800—806. 1898. — **Klebs, A.**: Über ödematöse Veränderungen des vorderen Hornhautepithels. 1. Feinere Anatomie und Physiologie des vorderen Hornhautepithels unter Berücksichtigung der einschlägigen Literatur. Zieglers Beitr. z. pathol. Anat. u. z. allg. Pathol. Bd. 17, S. 421 bis 447. 1895. — **Klein**: Nouveaux éléments d'histologie. Trad. franç. Paris 1885. S. 150. — **Kölliker, A.**: a) Mikroskopische Anatomie 1852. — b) Eröffnungsrede bei der 1. Anatomenvers., Leipzig. Anat. Anz. Bd. 2, S. 336—339. 1887. — c) Handb. d. Gewebelehre. 6. Aufl. Bd. 1, S. 82. 1889. — **Kolmer, W.**: Das Endothel der Dura mater. Anat. Anz. Bd. 60, S. 149—152. 1925. — **Kolossow, A.**: a) Über die Struktur des Endothels der Pleuroperitonealhöhle, der Blut- und Lymphgefäße. Vorl. Mitt. Biol. Zentralbl. Bd. 12, S. 87—94. — b) Über die Struktur des Pleuroperitoneal- und Gefäßepithels (Endothels). Arch. f. mikroskop. Anat. Bd. 42, S. 318—382. 1893. — **Krainz, W.**: Über die Auskleidung der lufthaltigen Warzenzellen. Zeitschr. f. Hals-, Nasen- u. Ohrenheilk. Bd. 8, S. 46—92. 1924. — **Krause, C.**: Handbuch der menschlichen Anatomie. 2. Aufl. Bd. 1, T. 2, S. 514. 1842. — **Krause, W.**: Über das vordere Epithel der Cornea. Nachr. v. d. Kgl. Ges. d. Wiss., Göttingen. Math.-physik. Klasse Nr. 8. 1870. Arch. f. Anat. Bd. 2, S. 232. 1870. — **Kreuter, E.**: a) Über den soliden Oesophagus der *Selachier*. Diss. München 1901. Erlangen 1903. — b) Die angeborenen Verschließungen des Darmkanals im Lichte der Entwicklungsgeschichte. Habil.-Schr. Erlangen 1905 u. Dtsch. Zeitschr. f. Chirurg. Bd. 79, S. 1—89. 1905. — **Krieg, H.**: a) Zur Theorie des geschichteten Plattenepithels. Verhandl. d. anat. Ges., 31. Vers., Erlangen 1922. S. 242—250. — b) Über das geschichtete Plattenepithel usw. Arch. f. mikroskop. Anat. u. Entwicklungsmech. Bd. 100, S. 488—516. 1924. — **Lambert, R. A.**: Variations in the characters of growth in tissue cultures. Anat. record Bd. 6, S. 91—108. 1912. — **Landzert**: Zur Histologie der Synovialhaut. Med. Zentralbl. Nr. 24, S. 369—371. 1867. — **Leeuwenhoek, A. v.**: Opera T. I, S. 153, 155; T. III, S. 51—54, 61. 1722. — **Lendorf, A.**: Beiträge zur Histologie der Harnblasenschleimhaut. Anat. Hefte Bd. 17, S. 133—169. 1901. — **Lewis, H.**: Endothelium in tissue cultures. Americ. journ. of anat. Bd. 30, S. 39—49. 1922. — **Linck, H.**: a) De epithelio viarum uriniferarum. Berlin 1863. — b) Über das Epithel· der harnleitenden Wege. Du Bois' Arch. f. Anat. u. Physiol. 1864. S. 137. — **Loewenthal, N.**: De l'épithélium mixte. Bull. d'histol. appl. Bd. 3 S. 165—175. 1926. — **London, B.**: Das Blasenepithel bei verschiedenen Füllungszuständen der Blase. Arch. f. Anat. u. Physiol., physiol. Abt. 1881. S. 317—330. — **Lott, G.**: a) Über das Flimmerepithel der Uterindrüsen. Unters.-Inst. f. Physiol. u. Histol. zu Graz, H. 2, S. 250—255. 1871. — b) Über den feineren Bau und die physiologische Regeneration der Epithelien, insbesondere der geschichteten Pflasterepithelien. Ebenda H. 3, S. 266—294. 1873. — **Luschka, H.**: a) Die Bursa mucosa patellaris profunda. Müllers Arch. 1850, S. 520—528. — b) Die Bursa mucosa sacralis. Zeitschr. f. rat. Med. N. F. Bd. 8, S. 221. 1856. — **Mallory**: The type cell of the so-called dural endothelioma. Journ. of med. research Bd. 41, S. 327. 1920. — **Marchand, F.**: Über die Beziehungen der pathologischen Anatomie zur Entwicklungsgeschichte, besonders der Keimblattlehre. Verhandl. d. pathol. Ges., 2. Tag., München 1899. S. 38. — **Matsumoto**: Contribution to the study of epithelial movement. The corneal epithelium of the *frog* in tissue cultures. Journ. of exp. zool. Bd. 26, S. 545 bis 564. 1908. — **Maximow, A.**: Relation of blood cells to connective tissue and endothelium. Physiol. reviews Bd. 4, S. 533—563. 1924. — **Mayer, S.**: Beiträge zur Histologie und Physiologie des Epithels. Lotos. N. F. Bd. 12, 17 S. 1892. — **Merkel, F.**: a) Über „die Verbindungen der Epithelzellen unter sich". Dtsch. med. Wochenschr. Nr. 16. 1904. — b) Epithelium. Zeitschr. f. d. ges. Anat., Abt. 3: Ergebn. d. Anat. u. Entwicklungsgesch. Bd. 18, S. 1—70. 1908. Wiesbaden 1910. S. 1—70. — **de Meuron, P.**: Sur le développement de l'oesophage. Cpt. rend. hebdom. des séances de l'acad. des sciences Bd. 102, S. 1401. 1886. — **Miller, W. S.**: The epithelium of the peritoneal cavity of the cat. Bull. of the univ. of Wisconsin Nr. 33. Science Bd. 2, S. 235—246. 1900. — **Mönckeberg, J. G.**: Über das Verhalten des Pleuroperitonealepithels bei der Einheilung von Fremdkörpern. Zieglers Beitr. z. pathol. Anat. u. z. allg. Pathol. Bd. 34, S. 489—531. 1903. — **Muscatello, G.**: La signification physiologique de la forme des endothéliums. Anat. Anz. Bd. 10, S. 173—176. 1895. — **Nicolas, A.**: Note sur la morphologie des cellules endothéliales du péritoine intestinal. Cpt. rend. des séances de la soc. de biol. Ser. X, Bd. 2, S. 196—197. 1895. — **Nicolsky, P.**: Über das Flimmerendothel beim *Frosche*. Zentralbl. f. med. Wiss. 1880. S. 641—643. — **Notkin**: Über das Harnblasenepithel des Menschen. Anat. Hefte Bd. 58, S. 423—451. 1920. — **Nuel et Cornil**: De l'endothélium de la chambre antérieure de l'oeil, particuliérement de celui de la cornée. Arch. de biol. Bd. 12, H. 2, S. 235—271. 1890. — **Nuzum, Miriam F. and Rand, Herbert W.**: Can the earth worm pharynx epithelium produce central nervous tissue? Biol. bull. Bd. 47, S. 213 bis 222. 1924. — **Oberdieck**: Über Epithel und Drüsen der Harnblase. Preisschr. Göttingen 1880. 43 S. 4 Taf. — **Obersteiner, H.**: Die Harnblase und die Ureteren. STRICKERS Handb. d. Gewebelehre 1871. S. 517—521. — **Oedmansson, E.**: Beitrag zur Lehre von dem Epithel. Virchows Arch. f. pathol. Anat. u. Physiol. Bd. 28, S. 361—369. 1863. — **Paladino, G.**: A proposito di una classificazione delle ghiandole. Monit. zool. Bd. 13, S. 190. 1902. — **Paneth**: Über das Epithel der Harnblase. Sitzungsber. d. Akad. Wien, Mathem.-naturw. Kl. III, Bd. 74, S. 158—160. 1876. — **Patzelt, V.**: a) Über die menschliche Epiglottis und die Entwicklung des Epithels in den Nachbargebieten. Zeitschr. f. die ges. Anat., Abt. 1: Zeitschr. f. Anat. u. Entwicklungsgesch. Bd. 70, S. 1—178. 1923. — b) Zum Bau der menschlichen Epidermis. Zeitschr. f. mikroskop.-anat. Forsch. Bd. 5, S. 371 bis 462. 1926. — **Pensa, A.**: Osservazioni sullo sviluppo dell'esofago dell'uomo e in altri vertebrati. Anat. Anz.. Bd. 36, S. 299—314. 1910. — **Peter, K.**: Betrachtungen über die Aufgaben der Keimblätter. Zeitschr. f. mikroskop.-anat. Forsch. Bd. 5, S. 95—119. 1926. — **Petersen, H.**: Histologie und mikroskopische Anatomie. 3. Abschn. München 1924. — **Petersen, O.**: Über sekretorische Änderungen im Epithel der ableitenden Harnwege bei einigen *Säugetieren*. Anatom. Anzeiger Bd. 27, S. 187—199. 1905. — **Platen**: Über das Epithelium der Blase. Diss. Greifswald 1867. — **Prenant, A.**: Sur la morphologie des cellules épithéliales ciliées qui recouvrent le péritoine hépatique des *Amphibiens*. Cpt. rend. des séances de la soc. d. biol. Bd. 55, S. 1044—1046. 1903. — **Rabl, C.**: Über die Prinzipien der Histologie. Verhandl. d. anat. Ges., 3. Vers., Berlin 1889. S. 39—62. — **Regaud et Dubreuil**: Sur un nouveau procédé d'argentation des épithéliums au moyen du protargol. Cpt. rend. de l'assoc. anat., 5. sess., Liège 1903. S. 121—123. — **Renaut, J.**: Note sur la forme de l'endothélium des artérioles, des veinules et des capillaires sanguins. Arch. de physiol. norm. et pathol. Bd. 13, S. 191—193. 1881. — **Ribbert, H.**: Über das Endothel in der pathologischen Histologie. Vierteljahrsschr. d. naturforsch. Ges. in Zürich Jg. 41, Jubelband, S. 570—579. 1896. — **Rindfleisch, E.**:

Beiträge zu der Lehre von der Entzündung seröser Membranen. Virchows Arch. f. pathol. Anat. u. Physiol. Bd. 23, S. 519—526. 1862. — **Rohde, E.**: a) Histogenetische Untersuchungen. I. Syncytien, Plasmodien, Zellbildung und histologische Differenzierung. S. 1 bis 88. Breslau 1908. — b) Zelle und Gewebe in neuem Licht. Vortr. u. Aufs. über Entwicklungsmech. d. Organismen H. 20. 133 S. Leipzig u. Berlin: W. Engelmann 1914. — **Rollett, A.**: Über Elementarteile und Gewebe und deren Unterscheidung. Unters. d. Inst. f. Physiol. u. Histol. zu Graz, H. 2, S. 134 u. f. Leipzig 1871. — **v. Rosthorn, A.**: Über Schleimhautverhornung der Gebärmutter. (A. d. Festschr. z. 50j. Jubil. d. Ges. f. Geburtsh. u. Gynäkol., Berlin.) Wien 1894. — **de Rouville, E.**: De la régénération de l'épithélium vésical. Cpt. rend. hebdom. des séances de l'acad. des sciences Bd. 123, S. 1311—1313. 1896. — **Ruysch**: Thesaurus anatomicus I. 1701. Ebenda, 1703. S. 27. — **Schaffer, J.**: a) Über die Sperrvorrichtung an den Zehen der *Vögel* usw. Zeitschr. f. wiss. Zool. Bd. 73, S. 377—428. 1903. — b) Die oberen kardialen Oesophagusdrüsen und ihre Entstehung. Virchows Arch. f. pathol. Anat. u. Physiol. Bd. 177, S. 181—205. 1904. — c) Anatomisch-histologische Untersuchungen über den Bau der Zehen bei *Fledermäusen* und einigen kletternden *Säugetieren* usw. Zeitschr. f. wiss. Zool. Bd. 83, S. 231—284. 1905. — d) Veränderungen an Gewebeelementen durch einseitige Wirkung der Fixierungsflüssigkeit und allgemeines über Fixierung. Anat. Anz. Bd. 51, S. 353—398. 1918. — e) Vorlesungen über Histologie und Histogenese. Leipzig: W. Engelmann 1920. Fig. 64. — f) Vorschläge zur Verbesserung der histologischen Nomenklatur nebst Bemerkungen über die Begriffe „Endothel" und „Vorknorpel". Zeitschr. f. d. ges. Anat., Abt. 3: Ergebn. d. Anat. u. Entwicklungsgesch. Bd. 23, S. 501—534. 1921. — **Schiefferdecker, P.**: Gewebe lehre mit besonderer Berücksichtigung des menschlichen Körpers. 1. Abt. (Mit A. KOSSEL.) Braunschweig 1891. S. 67. — **Schmidt, V.**: Studien über die Histogenese der Haut und ihrer Anhangsgebilde bei *Säugetieren* und beim Menschen. 1. Die Histogenese des Hufes bei *Schweine*embryonen. Zeitschr. f. mikroskop.-anat. Forsch. Bd. 3, S. 500—557. 1925. — **Schmidt, W. J.**: a) WALTER FRIBOES' Anschauungen über den Aufbau der Epidermis im Lichte vergleichend-histologischer Betrachtungen. Dermatol. Zeitschr. Bd. 36, S. 1—28. 1922. — b) Zu WALTER FRIBOES' Entgegnung. Ebenda, S. 88—92. 1922. — c) Die Bausteine des Tierkörpers im polarisierten Licht. Bonn 1924. — **Schneidemühl, G.**: Beitrag zum feineren Bau der Gelenke bei den größeren Haustieren, speziell des Kniegelenks beim *Pferde*. Arch. f. wiss. u. prakt. Tierheilk. Bd. 10, S. 40—69. 1884. — **Schneider, C. K.**: Lehrbuch der vergleichenden Histologie der Tiere. Jena: G. Fischer 1902. — **Schuberg, A.**: a) Über Zellverbindungen. Vorl. Ber. Verhandl. d. naturhist.-med. Ver., Heidelberg. N. F. Bd. 7, S. 395—404. 1902. — b) Untersuchungen über Zellverbindungen. I. Zeitschr. f. wiss. Zool. Bd. 74, S. 155—325. 1903. — **v. Schulte, W. H.**: Early stages of vasculogenesis in the *cat* (*Felis domestica*) with especial reference to the mesenchymal origine of endothelium. Mem. of the Wistar inst. of anat. a. biol. Nr. 3. 1914 und Anat. record Bd. 8, Nr. 2, S. 78—80. 1914. — **Schultze, M.**: a) Stachel- und Riffzellen, neue Zellenformen in den tieferen Schichten der Pflasterepithelien. Zentralbl. med. Wiss. Nr. 12, S. 177—179. 1864. — b) Stachel- und Riffzellen. Ebenda Nr. 17. — c) Die Stachel- und Riffzellen der tieferen Schichten der Epidermis, dicker Pflasterepithelien und Epithelialkrebse. Virchows Arch. f. pathol. Anat. u. Physiol. Bd. 30, S. 260—262. 1864. — **Schwalbe, G.**: Untersuchungen über die Lymphbahnen des Auges und ihre Begrenzung. Arch. f. mikroskop. Anat. Bd. 6, S. 27. 1870. — **Schwartz**: Größen- und Formveränderungen einiger Endothelien durch Dehnung. Anat. Anz. Bd. 8, S. 71—75. 1893. — **Schweigger-Seidel, F. u. Dogiel**: Über die Peritonealhöhle bei *Fröschen* und ihren Zusammenhang mit dem Lymphgefäßsystem. Ber. d. sächs. Ges. d. Wiss. 1. VII, Bd. 1, S. 247. 1866. — **Soulié, A.**: Sur les variations physiologiques que subissent dans leur forme et dans leurs dimensions les cellules endothéliales de l'épicarde et de la plèvre pulmonaire. Cpt. rend. des séances de la soc. de biol., Ser. X, Bd. 4, S. 145—146. 1897. — **Studnička, F. K.**: a) Die Analogien der Protoplasmafaserungen der Epithel- und Chordazellen mit Bindegewebsfasern. Sitzungsber. d. kgl. böhm. Ges. d. Wiss., Prag. mathem.-naturw. Kl. Bd. 14, Nr. 48, 9 S. 1902. — b) Vergleichende Untersuchungen über die Epidermis der *Vertebraten*. Anat. Hefte Bd. 39, S. 1—267. 1909. — **Tandler, J.**: Zur Entwicklungsgeschichte des menschlichen Duodenums in frühen Embryonalstadien. Gegenbaurs Morphol. Jahrb. Bd. 29, S. 107—116. 1900. — **Tillmanns, H.**: Zur Histologie der Synovialmembranen. Bruns' Arch. f. klin. Chirurg. Bd. 19, S. 693—711. 1876. — b) Untersuchungen über die Unzuverlässigkeit der Versilberungsmethode für die Histologie der Gelenke. Virchows Arch. f. pathol. Anat. u. Physiol. Bd. 67, S. 398—414. — **Toldt, C.**: v. LANGERS Lehrbuch der Anatomie. 9. Aufl. 1911. S. 395. — **Uhlenhuth**: a) Cultivation of the skin epithelium of the adult *frog*, *Rana pipiens*. Journ. of exp. med. Bd. 20, S. 614—635. 1914. — b) The form of the epithelial cell in cultures of *frog* skin and its relation to the consistency of the medium. Ebenda Bd. 22, S. 76—104. 1915. — **Valentin, G.**: Handbuch der Entwicklungsgeschichte des Menschen. Berlin 1835. —

Van Beneden: Contribution à la connaissance de l'ovaire des *Mammifères*. L'ovaire du *Vespertilio murinus* et du *Rhinolophus ferrum equinum*. Arch. f. Biol. Bd. 1, S. 475—550. 1880. — **Veit, O.:** Die Lehre von der Spezifität der Keimblätter bei den *Wirbeltieren*. Naturwiss. Rundsch. 1912. — **Virchow, H.:** Mikroskopische Anatomie der äußeren Augenhaut und des Lidapparates. Graefe-Saemisch, Handb. d. Augenheilk. T. 1, Bd. 1, S. 5—37. 1910. — **Virieux, A.:** L'épithélium mixte chez les *Vertébrés*. Arch. d'anat., d'histol., d'embryol. Bd. 5, S. 417—472. 1926. — **Waldeyer, W.:** Kittsubstanz und Grundsubstanz, Epithel und Endothel. Arch. f. mikroskop. Anat. Bd. 57, S. 1—8 und Cinquantennaire soc. de biol., Paris Jub.-Bd. 1899, S. 531. 1900. — **Walter, R.:** Über die „Stomata" der serösen Höhlen. Diese Arbeit wurde am 3. Aug. 1911 von der Univ. Bonn preisgekrönt. Anat. Hefte Bd. 46, S. 275—341. 1912. — **Wetzel, G.:** Zur entwicklungsmechanischen Analyse des einfachen prismatischen Epithels. Zeitschr. f. wiss. Biol., Abt. D: W. Roux' Arch. f. Entwicklungsmech. d. Organismen Bd. 107, S. 177—185. 1926. — **Zimmermann, K. W.:** Beiträge zur Kenntnis einiger Drüsen und Epithelien. Arch. f. mikroskop. Anat. Bd. 52, S. 552—706. 1898.

II. Feinerer Bau der Epithelzellen.

Wie schon erwähnt, besitzen die meisten Epithelzellen den Charakter und somit auch den feineren Bau weicher cytoplasmatischer Zellen. Im einzelnen kann aber ihr Bau besondere, durch die Funktion bedingte Eigentümlichkeiten zeigen.

Der Kern erscheint meist der Form der Zelle angepaßt, ist in isoprismatischen Zellen vorwiegend kugelig, in hochprismatischen ellipsoidisch bis stäbchenförmig, mit der Längsachse parallel zu jener der Zelle gestellt. In stark abgeplatteten Zellen, z. B. in jenen des Peritonealepithels (BRANCA, A. 1900, SOMMER 1903) ist auch der Kern abgeplattet, je nach der Form der Zelle rundlich oder länglich, so daß er im Profil stäbchenartig erscheint. Auch die Größe der Kerne steht im Verhältnis zu jener der Zellen, so daß z. B. höhere Zellen längere Kerne besitzen, als kürzere (MARTIN, PAUL FERD. 1910).

In manchen Epithelzellen kann der Kern eine unregelmäßige, hufeisen- bis sichelförmige Gestalt aufweisen. Nach BALLOWITZ (1900 b, c) ist dies der Fall im hinteren Hornhautepithel und sehr ausgesprochen im Mantelepithel und dem der Pharyngeal- und Cloakenhöhle bei den *Salpen* (1898, Abb. 24); nach H. VIRCHOW (1889) im Epithel der Capillaren der Hyaloidea vom

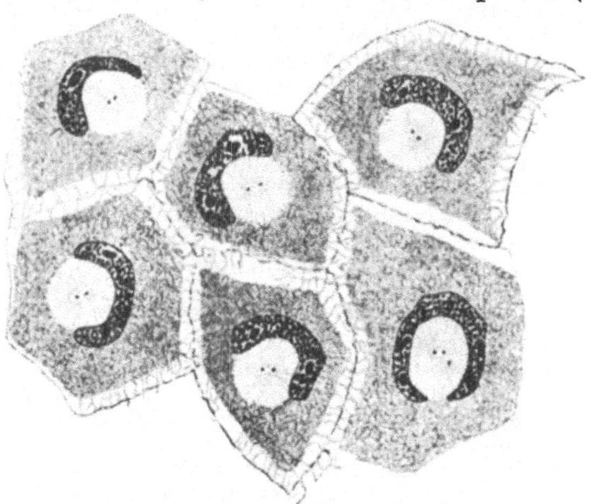

Abb. 24. Eine Gruppe von Zellen aus dem Pharyngeal- und Cloakenepithel einer *Salpa punctata* FORSK. in der Flächenansicht. Sublimat-Eisessig, Eisenhämatoxylin nach M. HEIDENHAIN. Sichelförmige Kerne und große kreisrunde Sphäre mit Centriolen und Radiärstruktur. WINKEL homog. Imm. ¹/₂₄. Ok. 3. (Nach BALLOWITZ 1898.)

Frosch; nach HATSCHEK (1889) können die Kerne in den stark abgeplatteten Kernen der Epidermis von *Amphioxus*-Larven die Form eines platten Ringes oder, wenn dieser einreißt, eines Kringels oder Halbmondes annehmen. Eingeschnürte oder gefurchte Formen hat v. EBNER (1899) in den Zellen des Rete testis vom Menschen und das Auftreten förmlich traubenartiger, in 15—20 Bläschen zerschnürter Kerne GUIEYESSE-PELISSIER (1911) im Darmepithel von *Scyllium catulus* beschrieben. Endlich sind stark gelappte Formen, ganz allgemein in sehr tätigen Drüsenzellen, besonders bei *Dipteren* und *Lepidopteren* (H. MECKEL 1846, KORSCHELT 1896), aber auch bei *Wirbeltieren*, in den Zellen der Plexus chorioides mancher *Selachier*, besonders von *Spinax niger* (KOLMER 1925/26) beobachtet. MURRAY (1926) hat bei der *Grille* zur Zeit gesteigerter sekretorischer Tätigkeit das Auftreten hantelförmiger Kerne (im Eischlauch) beobachtet und deutet dies als eine Anpassung für die sekretorische Tätigkeit, wodurch Kern- und Nucleolusoberfläche vergrößert werden.

In anderen Epithelzellen können zwei oder mehrere Kerne nachgewiesen werden. Meist handelt es sich da um besonders große Zellen, in denen das Verhältnis zwischen Kernvolumen und Zelloberfläche (Kern-Plasmarelation nach R. HERTWIG 1903) eine Vermehrung der Kernmasse oder, vielleicht häufiger, der Kernoberfläche erfordert. Hier sei auf die großen Zellen im Pigmentepithel der Netzhaut, in der Leber (F. Th. MÜNZER 1923, 1925), auf die Belegzellen der Magenfundusdrüsen (S. MAYER 1894), die Deckzellen im Übergangsepithel (siehe dieses, Abb. 22 a) hingewiesen. SEVERIN (1886) findet im Epithel der Mundhöhle beim *Meerschweinchen* häufig und oft reichlich zweikernige Zellen.

Vielkernige Zellen (bis zu 15 Kerne) hat TONKOFF (1899, 1904) im Plattenepithel des Perikards beschrieben, was SOMMER, A. (1903) allerdings bestritten hat. Doch sollen hier nicht selten zweikernige Zellen vorkommen.

Aber auch hochprismatische Zellen können zwei und mehr Kerne besitzen; so z. B. häufig die Zellen des Nebenhodenganges (M. HEIDENHAIN und F. WERNER 1924), besonders im unteren Teil (J. LEHNER 1924, S. 325). PATZELT (1923) konnte in einer auffallend großen Flimmerzelle aus dem Bronchialepithel drei Kerne beobachten.

Für die Beurteilung der Mehrkernigkeit, die meist funktionell bedingt zu sein scheint und, wie MÜNZER gezeigt hat, auch willkürlich beeinflußt werden und wieder verschwinden kann, sei auf die Ausführungen dieses Autors (1925) verwiesen.

Neben dem Kern ist in vielen Epithelzellen eine Sphäre mit Centriol vorhanden, die CORTI (1924) als Idiosoma zusammenfaßt und aus der Idiosphäre, dem Centriol und erstere kranzförmig umgebenden Körnchen, die nicht mitochondrialer Natur sind, bestehen läßt. Diese Körnchen wurden zuerst von K. W. ZIMMERMANN (1898) dargestellt.

Nach diesem liegt das Mikrozentrum in der Regel zwischen Kern und der freien Zelloberfläche, dieser oft stark genähert, besteht nur selten aus einem einzigen Kügelchen, sondern meist aus zwei solchen, die durch einen dünnen Faden (Zentrodesmose) verbunden sind, die er als Diplosom bezeichnet hat. Manchmal können die Diplosomen von stäbchenförmiger Gestalt sein, wie ich mich an Präparaten meines Assistenten, Privatdozenten Dr. J. LEHNER, von den Belegzellen des Magens und den Zellen des Nebenhodenganges überzeugen konnte, und wie es K. W. ZIMMERMANN im Epithel der Tränendrüse, für welche allerdings FLEISCHER (1904) die Angabe nicht bestätigen konnte, und der ableitenden Harnwege beschrieben hat. Wie ZIMMERMANN weiter gezeigt hat, kann von dem der Oberfläche näher liegenden Zentralkörper ein feiner, geißelförmiger Faden frei über die Oberfläche vorragen, wie z. B. in den Nierenkanälchen, im Ausführungsgang des Pankreas, im Epithel der

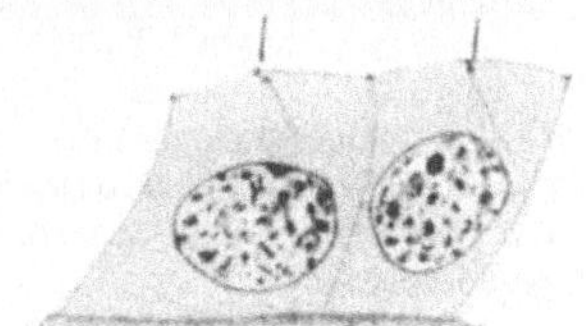

Abb. 25. Zentralgeißelzellen aus dem Sulcus spiralis int. der embryonalen Gehörschnecke von *Cavia cobaya*. PERENYIsche Flüss. Eisenhäm. Orange G. StarkeVergr. (Nach A. JOSEPH 1902.)

Samenblasen. Diese Zentralgeißel (Abb. 25) wurde dann von H. JOSEPH (1902) an anderen Objekten und auch im Leberausführungsgang bestätigt und genauer untersucht. Neben dem Außenfaden konnte meist noch ein vom proximalen Centriol ausgehender, in das Innere der Zelle ziehender Faden festgestellt werden. Außen- und Innenfaden und Centrodesmose bilden den Zentralgeißelapparat. In manchen Zellen liegt das Centriol dicht am Kern, in den hochprismatischen Zellen des Magens und Darms, sowie des Nebenhodens sind sie weit getrennt.

Der oberflächlichen Lage der Zentralkörper in Epithelzellen hat BALLOWITZ (1898a) eine besondere Bedeutung zugemessen, indem er die Vermutung aussprach, daß die Zentralkörper so imstande sein könnten, äußere Reizeinflüsse aufzunehmen und auf das Cytoplasma zu übertragen. Eine besonders scharf abgegrenzte, große Sphäre ist in den Zellen des hinteren Hornhautepithels bei verschiedenen *Säugern* nachgewiesen (BALLOWITZ 1897) und ähnlich in der Konvexität der sichelförmigen Kerne des *Salpen*epithels (Abb. 24). Hier ist sie von kreisrundem Umriß und wird von radiären Fasern durchsetzt, welche meist auf ein Diplosom in der Mitte zentriert sind; gelegentlich kann hier noch ein drittes Centriol vorkommen. Den Flimmerzellen soll nach der Angabe verschiedener Autoren ein Centriol fehlen, doch liegen auch gegenteilige Angaben vor, worüber auf VIGNON (1901) und M. HEIDENHAIN (1907) sowie auf den folgenden Abschnitt verwiesen sei.

Weiter enthalten viele Epithelzellen, vornehmlich jene drüsiger Organe, aber auch Deckepithelien den von C. GOLGI (1898) entdeckten Apparato reticolare interno.

Es handelt sich dabei nach den älteren Untersuchungen von KOLSTER (1913), sowie nach den neueren von NASSONOV (1923, 1924), BOWEN (1924, 1926) und KOPSCH (1925, 1926) um eine regelmäßige und charakteristische Struktur der Zellen und nicht um ein Kunstprodukt, wie KOLOSSOW (1902) geglaubt hat, aber auch nicht, wie man nach dem Namen meinen möchte, um eine netzförmige, sondern um eine dreidimensionale Bildung, welche nach verschiedenen Silberimprägnationsmethoden ein durchbrochenes Balkenwerk darstellt, das sowohl um den Kern, diesen korbartig umgebend, häufiger aber neben dem Kern als mehr oder weniger deutlich abgegrenztes Gebilde gefunden wird (Abb. 17).

Eine circumnucleäre Lage des Apparates wurde von verschiedenen Autoren angegeben. So von BRUGNATELLI (1908) und BASILE (1914) im Epithel der Sammelröhren der Niere, von GOLGI (1909) und D'AGATA (1910) für das Magenepithel, von BIZZOZERO und BOTTESELLE (1909) für die Talgdrüsen, von BIONDI (1911) für die Zellen der Plexus chorioides, von DEINEKA (1912) für das Hornhautepithel des *Pferdes*, für das Epi-

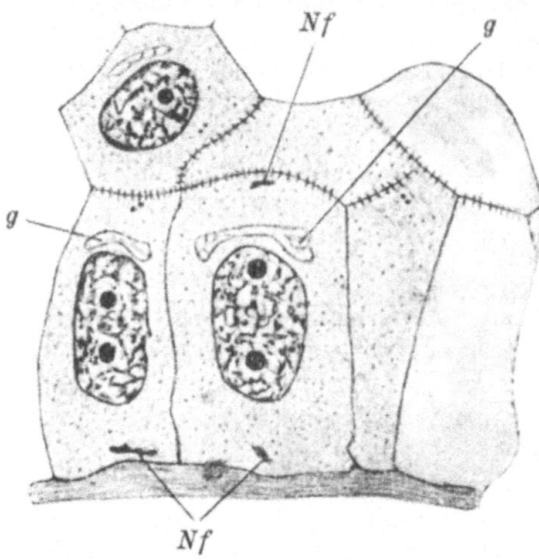

Abb. 26. Aus einem Querschnitt durch das Hornhautepithel des *Frosches*. HERMANNS Fl. + Sublimat. Eisenhämatoxylin. *Nf* Nervenfasern; *g* GOLGIscher Apparat und Centriolen in verschiedenen Zellen. Vergr. 2100fach. (Nach J. BOEKE 1925.)

thel des Oesophagus und der Haut, von R. Y CAJAL (1915) für das Pflasterepithel im kardialen Ende des Oesophagus beim jungen *Kaninchen*, von KOPSCH (1925) in allen Zellen der Epidermis von *Ammocoetes*, wo der Apparat zuerst von MARENGHI (1903) gefunden worden war.

Dagegen hat KOLSTER (1913) das „Netz" mit Ausnahme der Belegzellen des Magens und der Luteinzellen stets zwischen Kern und freier Zelloberfläche festgestellt, auch in den Oberflächenzellen des Magens, während RAMON Y CAJAL (1904) diese Lage für das Darmepithel schon früher als ausnahmslos angegeben hat.

Neuestens findet KOPSCH (1926) in allen untersuchten Epithelzellen des Menschen den Apparat oberhalb des Kernes und zwar auch an Objekten, für die andere Autoren eine circumnucleäre Lage angegeben haben, wie z. B. im Epithel der Adergeflechte und des Magens. Im Hornhautepithel hat J. BOEKE (1925), abweichend von DEINEKA den Apparat ebenfalls zwischen Kern und Zelloberfläche abgebildet (Abb. 26).

In den dünnen Zellplatten liegt er seitlich vom Kern. v. BERGEN (1904) sah ihn in den Epithelzellen kleiner Blutgefäße dicht an dem einen Pol des langgestreckten Kernes, den sie gewöhnlich zu umfassen scheinen. Demnach scheint die circumnucleäre Lage eine Ausnahme zu bilden, wobei an die Verschiedenheit des Materials und der Methode, sowie auf die mögliche Täuschung durch tangentiale Schnittrichtung gedacht werden muß, worauf KOPSCH aufmerksam gemacht hat. Indem der Apparat häufig dem oberen Kernpol kappenartig aufsitzt und seitlich an ihm einige Fortsätze nach abwärts sendet (Abb. 17), kann an Schiefschnitten leicht eine circumnucleäre Lage vorgetäuscht werden. Andererseits können bei Anwendung der von GOLGI geübten Silber-Arsenmethode die Plastokonten ein Netz bilden (KARPOVA, L. 1925).

KOPSCH (1925) hat für den Apparat die Bezeichnung Endopegma, Binnengerüst, vorgeschlagen, was dem Bilde, welches die mit Silber imprägnierten oder auch nach der von KOPSCH (1902) vorgeschlagenen Osmiummethode, die wiederholt modifiziert wurde (KOLATSCHEV 1916, AVEL, M. 1925) dargestellten Apparate bieten, entsprechen würde. Nachdem es sich hier aber um Niederschlagsmethoden handelt, bei denen wahrscheinlich die Silber- oder Osmiumkörnchen in vorgebildete Vacuolen oder durch Zusammenfluß solcher entstehende kanälchenartige, mit einer dünnflüssigen Masse erfüllte Hohlräume ausgeschieden werden, was schon R. Y CAJAL (1904) angenommen, daher auch den Apparat als ein System kommunizierender Vacuolen aufgefaßt hat, wurde diese Einrichtung auch als Vacuolom oder Vacuom (DANGEARD 1919, PARAT et PAINLEVÉ 1924, 1925), auch als Lacunom (CORTI, A. 1924, 1925) bezeichnet. KOPSCH (1926) wendet sich entschieden gegen diese letztere Bezeichnung; doch möchte ich zu bedenken geben, daß das, was er in sekretleeren Trachealdrüsenzellen als Binnengerüst abbildet, nicht mehr einem solchen entspricht, vielmehr aus einzelnen, rundlichen, teilweise getrennten Stücken besteht, die vollkommen mit den Lacunom CORTIS (Abb. 27 B) oder den Vacuolen der anderen Autoren übereinstimmen. Auch

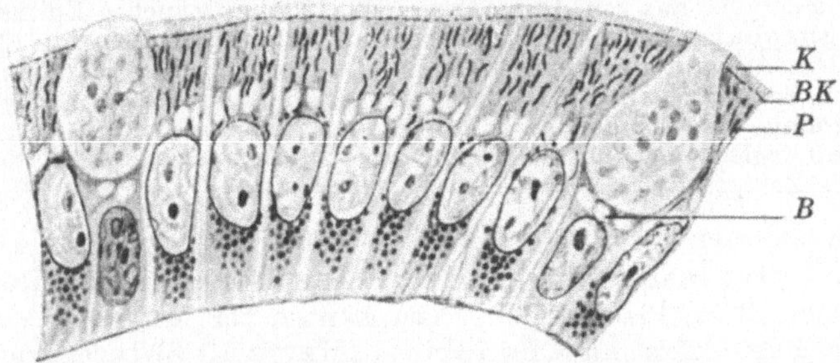

Abb. 27. Dünndarmzottenepithel von einem fastenden Menschen. Abbildung nach REGAUD. Eisenhämatoxylin. *B* Binnenkanalsystem einer Becherzelle; *BK* Basalknötchen des Cuticularsaums *K*; *P* Plastokonten. Vergr. 1000fach. (Nach A. CORTI 1925.)

konnte KOPSCH in den Belegzellen des Magens mit seiner Methode nur zweifellose Kanälchen, die bekannten binnenzelligen Sekretröhren, die aber auch einen Inhalt besitzen, der weder Wasser noch irgendeine dünne Salzlösung ist, darstellen.

Hier sei auch auf den Befund von PATZELT (1923, Abb. 13) hingewiesen, der an den isolierten Flimmerzellen aus der Lunge des Menschen wiederholt zwischen Kern und Oberfläche einen rundlichen Körper beobachten konnte, der aus gewundenen, röhrenförmigen Gebilden bestand, die er als Kanälchen bezeichnet. Auch SAGUCHI (1917) hat sich für die Kanälchennatur des Apparates ausgesprochen. Hier sei auch an die Angabe von O. PETERSEN (1905) erinnert, der im Cytoplasma der oberflächlichen, hochprismatischen Zellen des Übergangsepithels vom *Hund* Kanälchen beschrieben hat, welche den Kern umgeben sollen.

Von besonderem Interesse scheinen mir hier auch die Beobachtungen von RUBASCHKIN (1906), welcher in den Pankreaszellen die Entstehung eines wohlabgegrenzten Knäuels von Kanälchen durch Zusammenfließen von Vacuolen in einem bestimmten Sekretionsstadium sehen konnte. Das Gebilde stimmt in Lage und Form vollkommen mit dem von NEGRI (1899) mittels der GOLGI-Methode dargestellten Binnenapparat überein. BENOIT (1926) läßt den Binnenapparat aus einer besonderen — GOLGIschen — Substanz und aus Lacunen oder Vacuolen mit flüssigem Inhalt bestehen, der unter dem Einfluß der GOLGIschen Substanz abgeschieden werden soll. In den Zellen des Nebenhodenganges läßt er bei manchen

Tieren außer dieser flüssigen Sekretion in der Höhe des Binnenapparates auch Sekretkörner in den Vacuolen des Apparates entstehen, wofür sich in den Untersuchungen von v. LANZ (1926) keine Bestätigung findet. Dieser konnte eine unmittelbare Beteiligung des Apparates an der Sekretbereitung nicht nachweisen, doch schließt er auf eine Beziehung des Apparates zur Zelleistung aus Veränderungen seiner Lage und Größe, die er je nach Form und Größe der Zellen erkennen läßt. In hochprismatischen Zellen ist der Apparat längsoval, größer und weiter vom Kern entfernt.

Aus allen den angeführten Beobachtungen kann ich mich der Ansicht von BOWEN (1926), der den Apparat für etwas festeres als das Autoplasma hält, nicht anschließen.

Man hat verschiedene Ansichten über die Bedeutung dieses Apparates geäußert, ihn mit der Sekretbildung in Zusammenhang gebracht, worüber KOPSCH (1926) eingehend berichtet oder ihm eine Rolle bei der Exkretion zugesprochen (LAGUESSE et DEBEYRE 1925). Ich halte aber mit KOLMER (1916) und KOPSCH solche Behauptungen für verfrüht, so lange man die morphologischen Verhältnisse nicht genauer kennt. Sicher hat der Apparat eine Bedeutung für die Funktion der Zelle und ist er in tätigen Zellen stärker entwickelt, als in ruhenden oder erschöpften. Nach CORTI (1926) soll er im Zottenepithel des Darms die ersten morphologischen Veränderungen der Zelle beim Beginn der Resorption zeigen. Sicher darf man auch das von HOLMGREN (1902, 1904) in manchen Epithelzellen beschriebene Trophospongium nach der kritischen Sichtung durch DUESBERG (1914) als identisch mit dem GOLGI-Apparat auffassen. Dasselbe gilt aber nicht für die in den Spinalganglienzellen durch die Silber- und Osmiumimprägnation darstellbaren Gerüste, wie KOPSCH (1902) annimmt. Hier handelt es sich, wenigstens teilweise, wie ich mit HOLMGREN annehmen muß (vgl. meine Abb. 289, 1920), um Kanalbildungen, welche durch von außen eindringende Zellfortsätze der Trophocyten erfüllt sind.

Als ein weiterer Formbestandteil der Epithelzellen sind schließlich die spezifischen Cytoplasmakörner oder -fäden (Fadenkörner, Mitochondrien von BENDA (1898, 1903), Plastosomen, Plastokonten von MEVES zu erwähnen, deren Gesamtheit heute meist als Chondriom (MEVES 1908) bezeichnet wird. Form und Anordnung dieser Bildungen steht ebenfalls in einer Beziehung zur Form der Zellen, indem in hochprismatischen Zellen die meist langen Plastokonten oder Längsreihen von Körnern (Chondriomiten) parallel zur Längsachse angeordnet sind, wie z. B. im Darmepithel (CORTI, A. 1924) (Abb. 27), während sie in platten Zellen meist eine Zone um den Kern herum einnehmen, wie dies z. B. LEWIS (1922) von den Pleuroperitonealepithelien abbildet.

Wegen weiterer Einzelheiten sei außer den Arbeiten der genannten Autoren auf die zusammenfassenden Darstellungen von DUESBERG (1912) und EKLÖF (1914) verwiesen. Nach letzterem ist die Menge der Plastosomen großen zyklischen Veränderungen unterworfen, welche mit dem funktionellen Zustande der Zelle zusammenhängen, daher besonders bei Drüsenzellen deutlich zum Ausdruck kommen und bei der Besprechung dieser noch erwähnt werden sollen. Sie lassen aber auch Artunterschiede erkennen, indem sie am kleinsten beim Menschen, größer beim *Kaninchen* und besonders beim *Hunde* sind. Im allgemeinen sind sie in Epithelzellen kleiner, als in Mesenchymzellen. Auch ISHIZAWA (1922) hat sich für die Abhängigkeit der Anordnung der Plastosomen einerseits von der Struktur, andererseits von der Funktion der Zellen ausgesprochen.

In manchen Epithelzellen kommt es zur Ausbildung eigentümlicher Faser- oder Fadenstrukturen, die von manchen Autoren in genetischen Zusammenhang mit den Plastosomen gebracht wurden, die aber offensichtlich unter dem Einflusse einer besonderen funktionellen Inanspruchnahme entstanden sind. Hierher gehören die Fasersysteme in den Zellen der Epidermis (Abb. 28), deren Entdeckung gewöhnlich RANVIER (1879a, 1882) zugeschrieben wird. Doch hat schon EBERT (1866) in den basalen Epidermiszellen von *Frosch*larven eigentümliche Gebilde gesehen, welche nach der genaueren Beschreibung von LOEWENTHAL, N. (1911) hierher zu gehören scheinen. Es handelt sich um homogene, geschlängelte, ziemlich dicke Längsfäden, die entweder parallel verlaufen, manchmal auch büschelweise angeordnet sind. Auch quer verlaufende solche Fäden sind vorhanden, so daß es zu förmlichen Knäuelbildungen kommt. Meist bilden die Fäden gewundene Büschel ohne Teilungen einzugehen.

KROMAYER (1890, 1892, 1897) hat diese Faserung in menschlichen Epidermiszellen zuerst als funktionelle Strukturen erklärt und STUDNIČKA (1902a) sie als Tonofibrillen im Sinne M. HEIDENHAINS angesprochen. Sie verlaufen in den hochprismatischen Basalzellen parallel zur Längsachse dieser, während sie in den höher gelegenen Zellen hauptsächlich in deren peripheren Teilen teils tangential, teils mehr oder weniger diagonal auch durch das Innere der Zellen ziehen. Dabei können sie sehr verschieden dick sein, beziehungsweise die feinsten Fibrillen sich zu dickeren Bündelchen zusammenlegen (M. HEIDENHAIN 1911).

Die Fasersysteme aller Zellen scheinen untereinander zusammenzuhängen und eine funktionelle Einheit zu bilden, deren Anordnung der äußeren mechanischen Beanspruchung entspricht, von Zug und Druck abhängig ist, wie die einachsig positive Doppelbrechung dieser Fasern beweist (SCHMIDT, W. J. 1921).

In vielen dieser Zellen kommt es zur Ausbildung einer dichteren Grenzschichte, welche von den einen (RAMON Y CAJAL 1886, MANILE IDE 1887) als Membran, von anderen (M. HEIDENHAIN 1911) nur als Crusta aufgefaßt wurde. Während letzterer hier die Fasersysteme netzartige Differenzierungen bil-

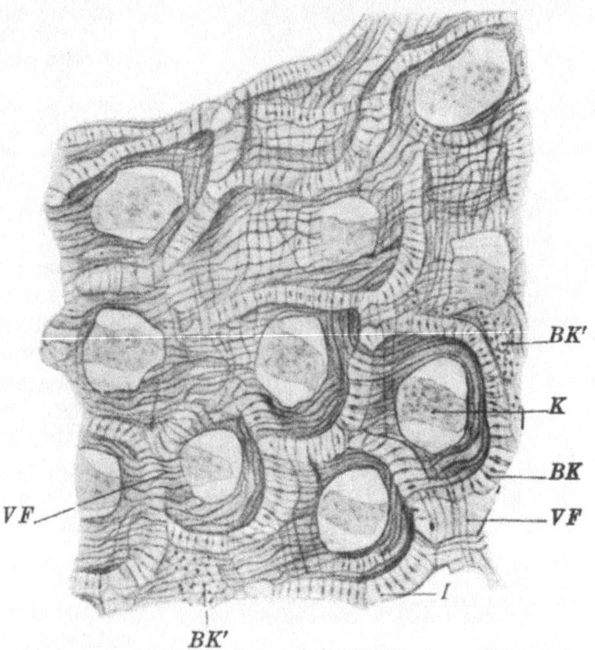

Abb. 28. Aus der Stachelzellenschichte der Oberhaut vom Menschen. Fingerbeere eines 20jährigen Mannes, amputiert und in ZENKERS Fl. fixiert. Celloidineinbettung. HELDS Molybdän-Hämatoxylin (Präparat von Doz. Dr. PATZELT). *BK* Brückenknötchen im Profil; *BK'* im optischen Querschnitt; *I* Zwischenzellbrücken; *K* Kerne, alle geschrumpft (vielleicht infolge der Einbettung); *VF* Protoplasmafasern, aus einer Zelle in die andere ziehend. Bei 1600facher Vergrößerung durchgezeichnet, auf ⁴/₅ verkleinert.

den läßt, hat RAMON Y CAJAL (1925) an der Oberfläche der Pflasterzellen im Zungenepithel des *Kaninchens* ein engmaschiges Oberflächennetz dargestellt, das keinerlei Verbindung weder mit der Cytoplasmafaserung, noch mit den Brücken besitzen soll.

Bei der mitotischen Teilung der Zellen lassen einige die Faserung in Lösung gehen und sich wieder neu bilden, was aber PATZELT (1926) für die Epidermiszellen nicht bestätigen konnte.

An Epithelzellen, die sich aus dem Verbande gelöst haben, wie dies z. B. bei der Überhäutung von Wundflächen zu sehen ist, wobei einzelne Zellen durch aktive Bewegung (OPPEL, A. 1912, 1913) über die bindegewebige Unterlage kriechen, um diese zu bedecken, kommt die Faserung aber zur Lösung, um dann wieder neu und in anderer Zahl und Richtung, je nach der funktionellen Beanspruchung, ausgebildet zu werden (HOEPKE 1924).

Die funktionelle und scheinbare körperliche Einheit dieser Faserung hat Friboes (1923), wie erwähnt, zu der irrtümlichen und mit großer Hartnäckigkeit, aber wenig Kritik und Logik verfochtenen Anschauung geführt, daß die Epidermis eine einheitliche Cytoplasmamasse mit Kernen sei, in welche mesenchymale Elemente, welche die Fasern bilden, eingewandert sind. Die Unhaltbarkeit dieser Theorie ist von verschiedenen Seiten, unter anderen von W. J. Schmidt (1922, 1922a), Hoepke (1924), Shapiro, B. (1924), welcher die Fasern Ereidesmen genannt hat und V. Patzelt (1926) nachgewiesen worden. Die Fasern sind zweifellos Bildungen des Zellprotoplasmas, welche unter dem Einflusse der auf die Zellen einwirkenden mechanischen Kräfte als eine Art Spann- oder Stützfasern entstehen. Als Matrix der Fasern werden von einer Anzahl von Autoren (Regaud et Favre 1910, Firket, J. 1911, Arnold, G. 1912) die Plastosomen angesehen.

Ähnliche faserförmige Differenzierungen sind in verschiedenen hochprismatischen Epithelzellen, so des Darmes und Magens (Klein, E. 1879, R. Heidenhain 1888, Bizzozero, G. 1892, M. Heidenhain 1899) und in ähnlich gestalteten Flimmerzellen beschrieben worden. Nachdem schon Valentin, G. (1842) eine längsstreifige Struktur der Flimmerzellen erwähnt hatte, konnte Friedreich (1859) Fortsetzungen der Flimmerhaare durch den von ihm für homogen gehaltenen Saum der Zellen in diese hinein verfolgen, ähnliche, durch die ganze Zelle gehende Streifungen, aber auch in den Epithelzellen der Gallenblase sehen. Henle (1841, S. 155) hat sie für Kanten-

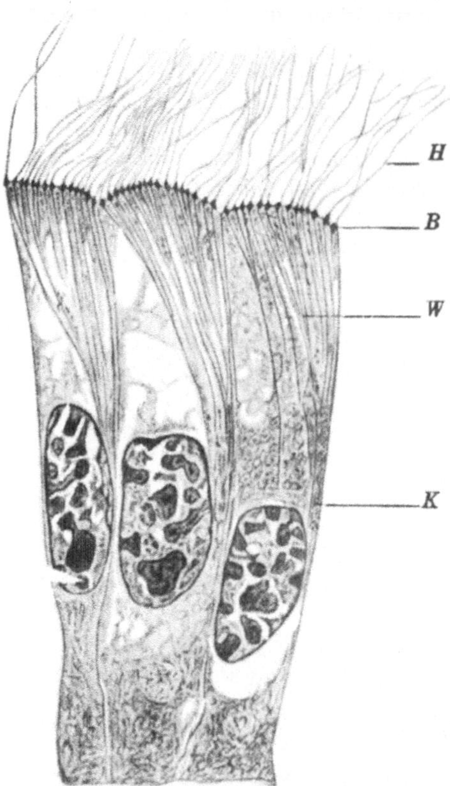

Abb. 29. Drei Flimmerzellen aus dem Lebergang von *Helix hortensis*. *B* Basalknötchen; *H* Flimmerhaare; *K* Fibrillenkegel; *W* Wimperwurzeln. Vergr. 2500fach. (Nach M. Heidenhain 1899.)

ansichten, Ellermann (1899) für den Ausdruck einer Längsfaltung der Zellen gehalten. Es handelt sich aber um wirkliche Faserbildungen, echte fibrilläre Strukturen, von denen M. Heidenhain (1899) in den Darmepithelzellen eine seitliche Symmetrie nachgewiesen hat, indem die Fasern in einem vom Kern an die Seite gedrückten Bogen vom freien Ende der Zelle zu ihrer Basis ziehen. Besonders ausgeprägt finden sich solche Faserstrukturen in den verschiedensten hochprismatischen Zellen bei *Wirbellosen*, wie P. del Rio Hortega (1917) gezeigt hat. Auch in den Zellen des Nebenhodenganges und in jenen des Ependyms sind solche Faserungen beobachtet (H. Fuchs 1902, M. Heidenhain und Werner 1924). In den Flimmerzellen, in denen die längsstreifige

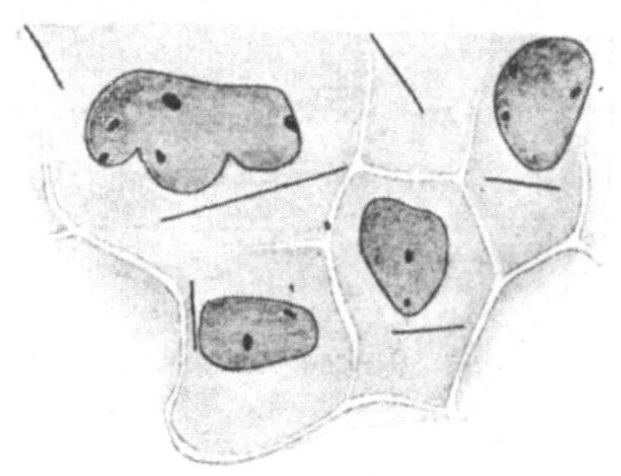

Abb. 30. Zellgruppe aus dem vorderen Linsenepithel vom *Meerschweinchen*. Sublimat fix. Eisenhämatoxylinfärbung des isolierten Epithels. Stabförmige Krystalloide in den Zellen. (Nach Ballowitz 1900.)

Struktur u. a. (Literatur bei Gaule 1881) auch von Eberth (1866a) und Marchi (1866) beobachtet worden war, stellen die Fasern Fortsetzungen der Basalknötchen der Flimmerhaare (siehe diese) dar und bilden die sogenannten Flimmerwurzeln, die sich zu einem Fibrillenconus zusammenlegen, dessen Spitze gegen die Zellbasis gerichtet ist und durch den Kern zur Seite gedrängt wird (Abb. 29).

Betreffs weiterer faser- oder stäbchenförmiger Strukturen in Epithel-, besonders Drüsenzellen, siehe Kap. XIII, S. 170.

Als gelegentliche Befunde in Epithelzellen müssen auch Krystalloide erwähnt werden, wie sie z. B. in den Zellen des hinteren Hornhautepithels und im Linsenepithel (BALLOWITZ 1900) (Abb. 30) oder in den Oberhautzellen von *Amphioxus* (JOSEPH, H. 1904) be-schrieben worden sind und wie ich sie in Form gebogener, eckiger Plättchen, die in der Kantenansicht als Stäbchen erscheinen, in den Zellen der Seitendrüsen gewisser *Spitzmäuse* (*Sorex araneus*) (Abb. 31) und in vereinzelten Zellen der hepatoiden Analdrüsen vom *Hund* (Abb. 75) sehe. In den Zellen des Nebenhodenganges haben J. LEHNER (1924) und BENOIT (1926) ebenfalls krystalloide Einschlüsse beschrieben, wobei ersterer auch auf ältere Beobachtungen hinweist. BENOIT hält das Auftreten dieser krystalloiden Einschlüsse für eine Degenerationserscheinung in „Stiftchenzellen".

Sie gehören zu den paraplasmatischen Einschlüssen der Epithelzellen, als welche noch die Sekretkörner in den Drüsenzellen, außerdem aber auch Fettkügelchen, Glykogentropfen und Pig-

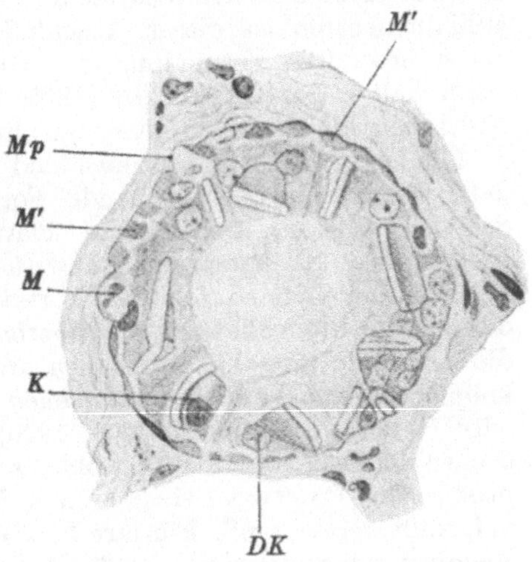

Abb. 31. Querschnitt durch einen Schlauch der Seitendrüse von *Sorex araneus* (7. September). Alk.-Form. Hämalaun-Eosin. *DK* Kern einer Drüsenzelle; *K* krystalloide Einschlüsse; *M* Muskelkern; *M'* Muskelquerschnitte; *Mp* Membrana propria. Vergr. 760fach.

mentkörnchen, bei *Wirbellosen* auch Kalkkonkremente gerechnet werden. Auch in manchen Deckepithelien, wie z. B. in den Zellen des Gefäßepithels sind oxyphile Körnchen beschrieben und geradezu als Zeichen einer drüsigen Funktion dieser Zellen gedeutet worden.

Auch in den Zellen des Hornhautepithels ist das Vorkommen von Körnchen nachgewiesen (FISCHEL, A. 1900, BOEKE, J. 1925) (Abb. 26).

Inwieweit diese Zelleinschlüsse in genetischen Zusammenhang mit den Plastosomen zu bringen, nach der Bezeichnung von MEVES paraplastische Differenzierungen sind, ist vielfach noch fraglich. Für die Granula der Eiweißdrüsen wird eine plastosomale Herkunft angenommen (REGAUD 1909, EKLÖF 1914), aber auch bestritten (BENDA 1899). Ähnliche Widersprüche bestehen betreffs der Pigmentkörnchen (siehe Kap. VI, S. 86) und Fetttröpfchen.

Die Verbindung der Epithelzellen.

Wie erwähnt, sind die Epithelzellen im Leben fest miteinander und mit ihrer Unterlage verbunden. Diese Verbindung ist eine so feste, daß bekanntlich auch starke mechanische Kräfte — man denke nur an die Beanspruchung der Epidermis, der Mundhöhlen — und anderer geschichteter Plattenepithelien, an die des Darmepithels durch die Fortbewegung des oft harten Darminhaltes — sie nicht zu trennen vermögen. Die Art und Weise dieser Verbindung tritt uns aber bei verschiedenen Epithelien in zwei anscheinend ganz verschiedenen Arten entgegen: in den Plattenepithelien, einfachen, wie geschichteten in Form der sogenannten Intercellularbrücken, in den prismatischen Epithelien als sogenannte Schlußleisten oder Kittstreifen.

Die Epithelzellen schließen in der Regel nicht unmittelbar aneinander, sondern sind durch feine Spalten, Intercellularräume, voneinander getrennt. Diese bilden ein Kanalsystem, welches für die Zirkulation plasmatischer Flüssigkeit und damit für die Ernährung der Zellen eine Rolle spielen. (Über die Bezeichnung dieser Flüssigkeit als Lymphe siehe S. 98.) Gegen die freie Oberfläche ist dieses intercellulare Spaltensystem in verschiedener Weise abgeschlossen. Am unvollkommensten ist dieser Abschluß bei den einfachen Plattenepithelien, auf deren besondere Verbindungsart noch eingegangen wird. Sie steht mit der wiederholt und zuerst von His (1865) betonten besonderen Durchlässigkeit dieser Epithelien für Serum in Zusammenhang.

Die Intercellularbrücken sind nun im allgemeinen kurze, an der isolierten Zelle stachelförmig erscheinende Fortsätze, welche besonders in den tieferen Schichten dicker, geschichteter Plattenepithelien dicht und regelmäßig entwickelt sind. Sie entspringen in radiärer Anordnung von der Oberfläche jeder Zelle und treffen so mit den Fortsätzen der benachbarten Zellen zusammen, daß sie die Intercellularräume überbrücken (siehe Abb. 28). An der Stelle, wo die Fortsätze benachbarter Zellen aufeinandertreffen, ist eine knötchen- oder knöpfchenartige Verdickung zu sehen (*BK*), die man als Brückenknöpfchen oder Desmosomen (Schaffer 1920) bezeichnet hat und die mit ihrem Entdecker G. Bizzozero (1870) wohl als eine minimale Menge einer festeren, aber plastischen (Ranvier 1879 b) und in Macerationsmitteln löslichen Kittsubstanz aufgefaßt werden muß. Für ihre Beurteilung scheinen mir die übereinstimmenden Angaben von Studnička (1902), M. Heidenhain (1911, S. 961) und Patzelt, V. (1926) von der stärkeren Färbbarkeit dieser Mittelknötchen mit Eisenhämatoxylin von Bedeutung. Ersterer sah die Intercellularbrücken zwischen den Zellen der Epidermis vom Kopf bei *Carassius auratus* nur mehr in Form dieser mit Eisenhämatoxylin sich stark färbenden Knötchen, was ich so deuten möchte, daß hier die Brücken überhaupt fehlen und nur die Knötchen übrig geblieben sind, welche der Kittsubstanz entsprechen.

Über die verschiedene Deutung, welche diese Brückenknötchen bei den Autoren gefunden haben, unter denen sie manche vermißten (V. Schmidt 1925) oder als Querschnitte von Cytoplasmafasern (B. Rosenstadt 1917/18) oder sogar als Kunstprodukte, auch optische Täuschungen infolge Überkreuzung der Brücken hinstellen wollten (Henle, A. 1887, Meurman 1912, Hoepke 1924a), sei auf die Zusammenstellung bei Patzelt, V. (1926) verwiesen.

Während nun manche Autoren diese Intercellularbrücken als Teile der oben beschriebenen Protoplasmafaserung auffassen, welche, von Zelle zu Zelle ziehend, eine Kontinuität zwischen den Zellen herstellen soll (Merkel 1908, Friboes 1923), wurden sie von anderer Seite (Shapiro 1924, Patzelt 1926), allerdings in verschiedener Weise als selbständige Bildungen aufgefaßt, die von den intracellulären Fasern zu trennen sind. Während Shapiro nur dort, wo die Verlaufsrichtung der Fasern mit jener der Brücken zusammenfällt, erstere in letztere eintreten läßt, laufen nach Patzelt überall, mit Ausnahme der basalen hochprismatischen Zellen und einiger anderer Epithelien Fasern als sekundäre Verstärkungen durch die Brücken. Diese können daher auch nicht, wie Shapiro meint, von den mechanischen Bedingungen unabhängig sein. Beide Autoren halten die Brücken aber für Differenzierungen des interfibrillären Cytoplasmas, die stets senkrecht zur Zelloberfläche verlaufen. Schon Garten (1895) hat die Faserbrücken von einem

Mantel anderen Zellprotoplasmas überzogen sein lassen, während die von W. J. SCHMIDT (1921) und PATZELT (1926) nachgewiesene Doppelbrechung auf die Anwesenheit gespannter Fasern in den Brücken hinweist.

Während die Brücken an den Zellen in den tieferen Lagen dicker, geschichteter Plattenepithelien in der Aufsicht als Punktierung erscheinen (Abb. 28 *BK'*), zeigen jene der oberflächlichen Deckzellen das Aussehen von Liniensystemen, welche den Zellachsen parallel verlaufen und den Ausdruck von Leisten oder Riffen (M. SCHULTZE 1864, BIZZOZERO, G. 1870, 1885) darstellen. Sie bedingen an den isolierten Zellen einen feingezähnten Rand und sind aus der Verschmelzung der in den oberen Schichten immer kürzer werdenden Zellbrücken hervorgegangen.

Es ist nun die Frage, ob bei den einfachen Plattenepithelien, besonders zwischen den Zellen des Pleuroperitonealepithels ebenfalls solche Intercellularbrücken vorhanden sind. Hier könnten sie natürlich nur von den Rändern der Zellen entspringen und die Intercellularräume radiär durchkreuzen.

Nach den ersten Befunden von v. RECKLINGHAUSEN (1862) mit der von ihm eingeführten Silbermethode hat man ziemlich allgemein die schwarzen Silberlinien zwischen den Zellen als Ausdruck einer zähweichen Kittsubstanz aufgefaßt, welche eiweißartiger Natur sein (KOLOSSOW 1893) und die Silbersalpeterlösung aufnehmen sollte, während dies der unversehrte, lebende Zellkörper nicht tut. Daher ist das Silber bei der Reduktion nur in dieser Kittsubstanz ausgefällt. Gegen das Vorhandensein einer solchen Kittsubstanz haben aber verschiedene Autoren u. a. MERKEL (1908) Stellung genommen. Ähnliche Bilder, wie mit Silber, erhält man nämlich auch durch Injektion gelöster (indigschwefelsaures Natron, THOMA 1875, A. ZELLER 1878, Berlinerblau, ARNOLD

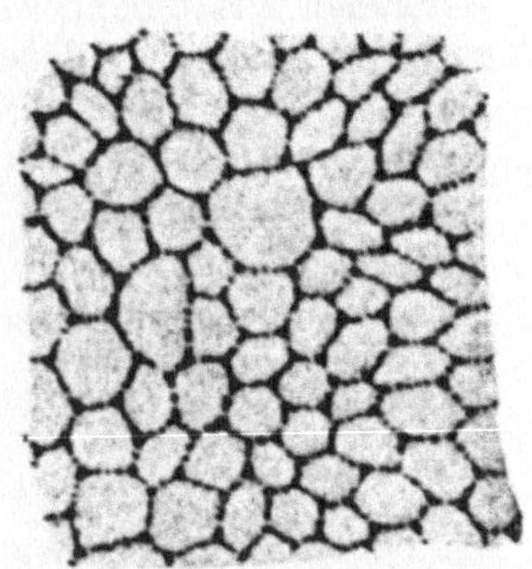

Abb. 32. Hinteres Hornhautepithel vom *Kaninchen*. Infusion von gelbem Blutlaugensalz (1proz.) durch 12—18 Std. in das Subcutangewebe. Nachbehandlung mit 0,05proz. Eisenchloridlösung. Ausscheidung von Berlinerblau zwischen den Zellen. (Nach J. ARNOLD 1876.)

1875 [Abb. 32]) oder körniger Farbstoffe (Zinnober, Tusche; ARNOLD 1876) ins Blut. Auch durch Vorbehandlung geschichteter Epithelien mit Öl und nachfolgende Osmierung (A. HENLE 1887) konnten zwischen den Zellen geschwärzte Straßen nachgewiesen werden; endlich auch durch die Erzeugung eines Farbniederschlages nach der Methode von SCHMORL (1899), indem man die uneingebetteten (Gefrier-) Schnitte zuerst in verdünnter Thioninlösung färbt und dann in gesättigte, wässerige Pikrinsäure überträgt (PATZELT 1926).

Diese Bilder können wohl kaum anders gedeutet werden, als daß zwischen den Zellen Räume vorhanden sind, in welchen sich die flüssigen oder körnigen Farbstoffe ablagern können. Was also gefärbt erscheint, kann nicht eine irgendwie festere Kittmasse sein. SCHWEIGGER-SEIDEL (1866) hat daher die mit Silbersalpeter darstellbare Masse zwischen den Epithelzellen als minimale Mengen von Intercellularflüssigkeit aufgefaßt und FLEMMING (1895) hat sich gegen die Annahme einer irgendwie zähen oder festen Kittsubstanz in den geschichteten Epithelien ausgesprochen, während er für die prismatischen eine solche in der Form der noch zu besprechenden Schlußleisten zugibt. Wie oben gezeigt wurde, muß aber auch den Brückenknötchen in den geschichteten Plattenepithelien die Bedeutung einer solchen Kittsubstanz zuerkannt werden. Auch zwischen den Zellen der einfachen Plattenepithelien lassen sowohl die Silberniederschläge, als die anderen Farbausscheidungen in den Zwischenzellräumen radiäre farblose Straßen zwischen den Zellen erkennen (Abb. 32), welche als Intercellularbrücken mit ihren

Knötchen gedeutet werden können. In der Tat ist dies von manchen Autoren
(Kolossow 1893, Nicolas 1895) geschehen; die intercellularen Verbindungen
der „Endothelzellen" sollten sich in nichts von jenen der wirklichen Epithelien
unterscheiden. Dagegen wurden von anderer Seite (Ballowitz 1900, Walter
1912) Intercellularbrücken zwischen ersteren bestimmt in Abrede gestellt. In
der Tat ist z. B. zwischen den gutfixierten Zellen des hinteren Hornhautepithels nichts von solchen Brücken zu sehen, während bei Schrumpfung der
Zellen infolge unzweckmäßiger Behandlung solche entstehen, von manchen
Autoren auch als solche beschrieben worden, aber wie Ballowitz mit Recht
betont, nur Kunstprodukte sind. Klebs (1864) sah hier die Zellen teils mit
ebenen Flächen, teils mit Zacken (scheinbaren Intercellularbrücken) verbunden
und war geneigt, die Entstehung dieser Zacken auf die Contractilität des Cytoplasmas zurückzuführen. Was man an Silberpräparaten zwischen den Zellen der
einfachen Plattenepithelien sieht, sind nur bei oberflächlicher Betrachtung homogene Linien, in denen von manchen Autoren (Oedmansson 1863) einzelne
Lücken, die v. Recklinghausen (1862) als Stomata bezeichnet hat und von
denen Arnold (1875) kleine schwarze Punkte als Stigmata unterschied, beschrieben worden sind.

Nach Arnold sollten die Stomata vorgebildete Lücken sein, die von einem regelmäßigen, zuweilen flimmernden Epithel begrenzt werden und nur den Lymphgefäßen
zukommen. Diese besitzen daneben aber auch Stigmata, welche allein zwischen den Blut-
gefäßepithelien zu beobachten sind. Sie stellen hier kleine, in die Kittleisten eingebettete
Punkte dar, deren Größe schwankt, aber niemals bedeutend wird und welche keine Begrenzung durch regelmäßig um sie gelagerte Epithelzellen besitzen.

Beide Bildungen wurden, mit Ausnahme der besonderen Einrichtungen in
der Wand der Cysterna lymphatica bei *Anuren* als gelegentliche Kunstprodukte,
teils durch mechanische Einwirkung bei der Präparation, teils durch hindurch-
wandernde Leukocyten erkannt (Kolossow 1892, Ussow 1899, W. S. Miller
1900). Auch Walter, R. (1912) konnte an sorgfältig behandelten Präparaten
nichts davon sehen, ebensowenig von Intercellularbrücken. Wohl aber läßt er
die Kittsubstanz zwischen den Zellen oft rosenkranzförmig angeordnet erscheinen, d. h. wie oben bemerkt wurde, die Silberlinien sind durch helle, radiäre
Straßen unterbrochen. Diese hellen Straßen sind aber nicht, wie Merkel (1904)
angenommen hat, Intercellularbrücken, sondern Kittsubstanz, die den Brückenknötchen analog ist. Wo diese Knötchen sehr dicht gereiht sind, können einfache Kittlinien vorgetäuscht werden, wie sie in der Tat bei den verschiedenen
Formen der prismatischen Epithelien und zum Teil auch im Übergangsepithel
vorkommen.

Hier finden wir nur die der freien Oberfläche zugewendeten Zellenden durch
eine zwischengelagerte Kittsubstanz verbunden. Diese zeigt daher in der Aufsicht
das Aussehen eines flächenhaften Gitters mit polygonalen Lücken, durch welche
die Zellenden gleichsam durchgesteckt sind (Abb. 33). Am senkrechten Durchschnitt müssen die Gitterstäbe als Punkte (Abb. 25 und 34 *Q*) oder kurze Stäbchen (Abb. 34 *L*) erscheinen, je nachdem sie quer oder längs getroffen sind.

Obwohl man diese Kittstreifen schon an den frischen Epithelien als stärker
lichtbrechende Linien und Punkte sehen kann, wie dies z. B. Flemming (1895)
als Abschluß der Intercellularräume nach außen an der Oberhaut von *Amphibien*-
larven beschrieben hat, eine Erscheinung, die von F. E. Schulze (1896) als
Leistengitternetz bezeichnet worden ist, das man auch mit verschiedenen
Farbstoffen färben kann (Nicolas, A. 1891, Solger, B. 1896, S. 240, Prenant
1899), wurde ihre große Verbreitung und Bedeutung doch erst durch die Eisenhämatoxylinmethode von M. Heidenhain (1892) erkannt.

ZIMMERMANN, K. W. (1894) konnte die Kittsubstanz mittels dieser Methode an einer Reihe von prismatischen Epithelien, dann aber auch an dem des Ureters als schwarz gefärbte, scharf begrenzte Kittlinien darstellen, welche, von der Fläche gesehen, ein ziemlich regelmäßiges Netz („oberflächliches Kittnetz") bildeten.

BONNET (1895) hat sie Schlußleisten genannt, COHN zuerst (1895) Kittstreifen, hat dann aber auch die Bezeichnung von BONNET angenommen. Dieser hat sie ebenfalls als Abschluß der Intercellularräume gegen die Oberfläche aufgefaßt. Wenn COHN (1897) auch an anderen Stellen und zwischen nichtepithelialen Elementen mit der Eisenhämatoxylinmethode Bildungen ähnlicher Art schwarz

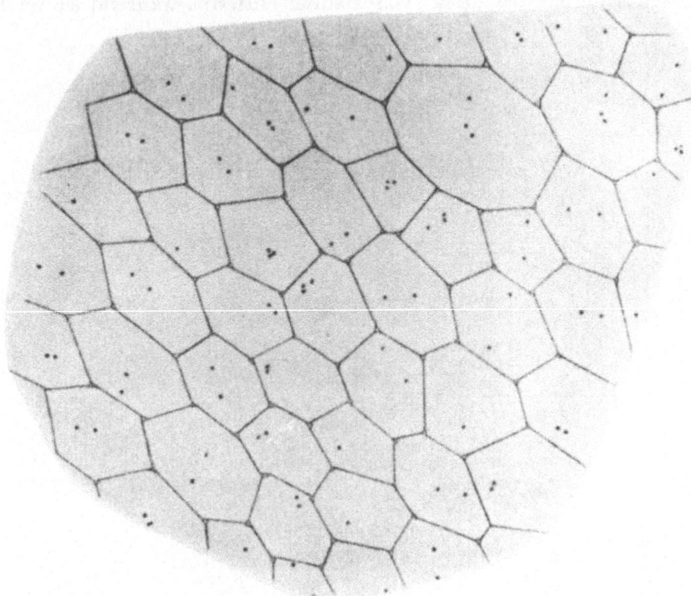

Abb. 33. Flachschnitt durch das Schlußleistengitter des Nebenhodengangepithels vom *Meerschweinchen*. Alk.-Form.-Eisenhämat. n. M. HEIDENHAIN. Man beachte das Auseinanderweichen der Schlußleisten an den Kanten der Zellen. Centriolen. Vergr. 2000fach. (Präp. v. Doz. Dr. J. LEHNER.)

imprägniert erhalten hat, so möchte ich bei der Eigenart dieser Imprägnationsmethode dem nicht so viel Gewicht beilegen, wie es MERKEL (1908, S. 52) getan hat, um so weniger, als er selbst den Zweifel nicht unterdrücken konnte, ob es sich an den verschiedenen Stellen um die gleichen Gebilde gehandelt hat. Wichtig für das Verständnis der Schlußleisten ist die von K. W. ZIMMERMANN (1894) gemachte Beobachtung, daß bei der Trennung zweier Zellen sich auch die Schlußleisten spalten, wie dies auch an der Abb. 33 an den Ecken zwischen zusammenstoßenden Zellen sichtbar ist, daß also an der Bildung dieser stets beide benachbarten Zellen gleichmäßig beteiligt sind. Der weitere Umstand, daß sich die Schlußleisten in Knötchenreihen auflösen lassen (K. C. SCHNEIDER 1902, S. 17) legt die Vermutung nahe, daß es sich um Analoga der Brückenknötchen geschichteter Epithelien handelt, die, wie erwähnt, sich auch mit Eisenhämatoxylin darstellen lassen.

Denkt man sich in diesen die Zellbrücken bis zum Verschwinden verkürzt, dann hätte man ebenfalls schlußleistenartige Bildungen als die wahre Kittsubstanz zwischen den Zellen vor sich.

Von vielen Seiten hat man allerdings außer den Schlußleisten auch noch Intercellularbrücken sowohl zwischen den einfachen Plattenzellen (siehe oben), als auch zwischen prismatischen Epithelzellen beschrieben (R. Heidenhain 1888, Ogneff (1892), K. W. Zimmermann (1898), Garten 1895/96, Carlier 1896, F. E. Schulze 1896, M. Heidenhain 1899, Weigl 1906, Schaeppi 1907, F. P. Martin 1910). Ich konnte mich von ihrem Vorhandensein ebensowenig, wie v. Ebner (1899, S. 184) überzeugen. Allerdings demonstriert mir mein Assistent Priv.-Doz. Dr. V. Patzelt an Flachschnitten durch die Basen von Darmepithelzellen eine sehr ausgesprochene Verbindung durch anscheinend lange, brückenartige Fortsätze, die für echte Intercellularbrücken zu halten ich mich aber erst entschließen könnte, wenn man sie auch an isolierten Zellen nachweisen könnte.

Nach Vaubel, L. (1897) sind die Zellkörper des hochprismatischen Epithels im Jejunum unter den Schlußleisten direkt voneinander entfernt, während sie im Ileum dicht

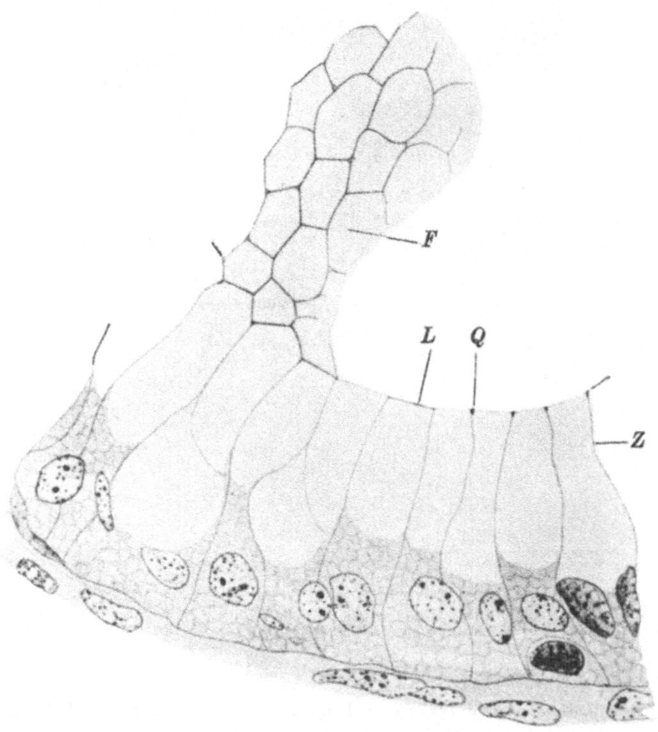

Abb. 34. Senkrechter Durchschnitt durch das Epithel eines Magengrübchens vom Menschen. Pylorus. Lebensfrisch in Kaiserlings Fl. fix. M. Heidenhains Eisenhäm. Der schleimige Inhalt der Zellen farblos, diese erscheinen daher im oberen Teil leer, wodurch die Schlußleisten deutlich hervortreten. Bei *F* diese von der Fläche; bei *L* längs-, bei *Q* quergetroffen; *Z* Zellgrenzen. Vergr. 1030fach. (Präp. v. Doz. Dr. J. Lehner.)

aneinander schließen sollen und sich im Epithel der Speichelröhren unter den Schlußleisten noch deutlich eine differente Kittsubstanz nachweisen lassen soll.

Bei Gerinnung des Inhaltes der Intercellularräume oder bei Schrumpfung der mit energisch fällenden oder direkt auf Schrumpfung berechneten (Kolossow 1898) Fixierungsmitteln behandelten weichen Zellkörper kann es allerdings zu Bildungen fädiger oder stachelähnlicher Art zwischen den auseinander weichenden Zellen kommen, wie schon vom hinteren Hornhautepithel erwähnt wurde oder wie sie z. B. an der Oberfläche von Knorpelzellen oder von glatten Muskelzellen bekannt und auch irrtümlich für Intercellularbrücken gehalten worden sind. Stöhr (1891), Clötta (1893) und Heiderich (1911), der sich mit der Frage besonders befaßt hat, haben denn auch Intercellularbrücken zwischen den Zellen prismatischer Epithelien für Schrumpfungsbilder oder Kunstprodukte erklärt.

Die alte Vorstellung, daß die Epithelzellen durch eine zähweiche Kittsubstanz verbunden sind, kann und muß daher aufrecht erhalten werden, allerdings in einer anderen Form, als sie sich die ersten Vertreter jener Anschauung gedacht haben. Nicht das ist die Kittsubstanz, was bei der Behandlung der frischen Gewebe mit Silbersalpeter geschwärzt erscheint. In den geschichteten Plattenepithelien mit deutlichen Intercellularbrücken sind es die Brückenknötchen, welche diese Kittsubstanz darstellen. Die Brücken können in den oberflächlichsten Schichten der Plattenepithelien oder in anderen Epithelien bis zum Verschwinden verkürzt werden, so daß nur mehr die dicht gedrängten Knötchen die Kittstreifen darstellen. So erklärt sich wohl auch die Angabe von V. SCHMIDT (1925), der in den oberflächlichsten Lagen des geschichteten Plattenepithels der Hufanlagen vom *Schweine* Kittstreifen beschreibt. Sie lassen sich in der Regel durch die Eisenhämatoxylinfärbung gut darstellen. Es gibt aber auch Fälle, wo dies nicht möglich ist; so gelang COHN (1897) der Nachweis nicht am hinteren Hornhautepithel, wo BALLOWITZ (1900) ebenfalls keine Schlußleisten beobachten konnte und am Gefäßepithel, was COHN allerdings auf einen Mangel der Technik zurückzuführen suchte, weshalb v. EBNER (1902, S. 640) hier Schlußleisten annimmt. Aber auch die Kittleisten des Retinapigmentepithels gehören hierher. In diesen Fällen muß man eine vielleicht etwas anders geartete Kittmasse, welche die Zellen zusammenhält, annehmen.

Den ersten Anstoß, in der Kittsubstanz etwas anderes als eine formlose, von den Zellen unabhängige Verbindungsmasse zu sehen, gab SCHRÖN (1865), welcher Porenkanälchen in den Membranen der Zellen des Rete Malpighi beschrieben hat. M. SCHULTZE (1864) hat dann die Stachel- und Riffzellen entdeckt, die er aber nach der Art zweier ineinandergesteckter Bürsten verbunden sein ließ. BIZZOZERO, G. (1870) zeigte dann, daß die Stacheln mit ihren Enden gerade aufeinander treffen, so daß sie Brücken zwischen den Zellen bilden, und beschrieb auch die Brückenknötchen, deren Bedeutung er richtig erkannte.

H. RABL (1896, S. 439) hat diese Brückenknötchen in Homologie mit den Zellplatten bei Pflanzen Dermatosomen genannt. Da sie aber mit dem Derma nichts zu tun haben, schien mir im Einverständnis mit meinem Freunde Prof. H. RABL die Bezeichnung Desmosomen zweckmäßiger.

Die Entwicklung der Intercellularbrücken ist ein sekundärer Vorgang, welcher nach den im wesentlichen übereinstimmenden Untersuchungen von F. E. SCHULZE (1896) und FOÁ (1899) so vor sich geht, daß ursprünglich die Zellen ohne Intercellularräume aneinanderstoßen, wobei sie nach ersterem durch eine ziemlich stark lichtbrechende hyaline Grenzschicht, nach letzterem durch ihre homogenen Membranen verbunden sind. Wie schon erwähnt, fassen manche diese Grenzschicht als Ausdruck einer unvollkommenen Trennung der Zellen bei der Teilung auf (Crusta limitans; HAMMAR 1897, KLAATSCH 1898). Nach FOÁ ist diese Schichte an den basalen Zellen der embryonalen Epidermis sichtbar, die also ohne Intercellularräume aneinanderstoßen. In ihr treten dann kleine und immer größer werdende Vakuolen in einfacher Reihe auf, so daß die höher gelegenen Zellen durch Intercellularspalten getrennt sind, welche von Linien durchsetzt werden. Diese Linien sind der optische Durchschnitt von Lamellen, Seitenflächen polyedrischer Wabenräume. Die Wände werden dann allmählich resorbiert, die Wabenräume treten untereinander in Verbindung und schließlich bleiben nur die Züge, in denen je drei Flächen aufeinanderstoßen, übrig, welche durch Verstärkung und Abrundung zu den Intercellularbrücken des Erwachsenen werden.

Literatur II.

Feinerer Bau und Verbindung.

Bei Arbeiten, deren Titel schon in einem vorhergehenden Schriftenverzeichnis angeführt wurde, verweist die beigesetzte römische Zahl auf dieses.

Arnold, G.: On the condition of the epidermal fibrils in Epithelioma. Quart. journ. of microscop. science Bd. 57, S. 283—300. 1912. — **Arnold, J.**: a) Über die Beziehung der Blut- und Lymphgefäße zu den Saftkanälen. Virchows Arch. f. pathol. Anat. u. Physiol. Bd. 62, S. 157—194. 1875. — b) Über die Kittsubstanz der Epithelien. Ebenda Bd. 64, S. 203. 1875. — c) Über die Kittsubstanz der Endothelien. Ebenda Bd. 66, S. 77 bis 108. 1876. — **Avel, M.**: Quelques méthodes d'imprégnation osmique de l'appareil de Golgi. Cpt. rend. des séances de la soc. de biol. Bd. 93, S. 1500—1502. 1925. — b) Appareil de Golgi et vacuome. Bull. d'histol. Bd. 2, S. 262—272. 1925. — **Ballowitz, E.**: a) Über Sichelkerne und Riesensphären in ruhenden Epithelzellen. Anat. Anz. Bd. 13, S. 602—604. 1897. — b) Zur Kenntnis der Zellsphären. Eine Zellenstudie am *Salpenepithel*. Arch. f. Anat. u. Physiol., anat. Abt. 1898. S. 135—198. — c) Notiz über die oberflächliche Lage der Zentralkörper in Epithelien. Anat. Anz. Bd. 14, S. 369—372. 1898. I. 1900. — d) Eine Bemerkung zu dem von Golgi und seinen Schülern beschriebenen „Apparato reticolare interno" der Ganglien- und Drüsenzellen. Anat. Anz. Bd. 18, S. 177 bis 181. 1900. — e) Über das Epithel der Membrana elastica posterior des Auges, seine Kerne und eine merkwürdige Struktur seiner großen Zellsphären. Arch. f. mikroskop. Anat. Bd. 56, S. 230—291. — f) Kernmetamorphosen in der Hornhaut während des Wachstums und im Alter. Arch. f. Ophthalmol. Bd. 2, S. 360—367. 1900. — **Barinetti, C.**: a) Di una fina particolarità di struttura nelle cellule dell'epitelio della cornea. Boll. d. soc. med.-chirurg. di Pavia 1912. A. 25. S. 5—9. — b) L'apparato reticolare interno e la centrosfera nelle cellule di alcuni tessuti. Ebenda 1912. S. 289—296. — **Basile, G.**: Sulle modificazioni dell'apparato reticolare interno di Golgi nell'epitelio renale di animali nefrectomizzati. Internat. Monatsschr. f. Anat. u. Physiol. Bd. 31, S. 1—9. 1914. — **Benda, C.**: a) Über die Spermatogenese der *Vertebraten* und höheren *Evertebraten*. Verhandl. d. physiol. Ges., Berlin, Jg. 1897/98. Nr. 14—17. 12 S. — b) Weitere Beobachtungen über die Mitochondria und ihr Verhältnis zu Sekretgranulationen nebst kritischen Bemerkungen. Ebenda Nr. 1—4. 12 S. 1899. — c) Die Mitochondria des Nierenepithels. Verhandl. d. anat. Ges., 17. Vers., Heidelberg 1903. S. 123—129. — d) Die Mitochondria. Zeitschr. f. d. ges. Anat., Abt. 3: Ergebn. d. Anat. u. Entwicklungsgesch. Bd. 12, S. 743 bis 781. — **Benoit, J.**: Recherches anatomiques, cytologiques et histophysiologiques sur les voies excrétrices du testicule chez les *Mammifères*. Arch. d'anat., d'histol. et d'embryol. Bd. 5, S. 173—412. 1926. — **Bensley, R. R.**: On the nature of the canalicular apparatus of animal cells. Biol. bull. of the marine biol. laborat., Woods Hole Bd. 19, S. 179 bis 194. 1910. — **v. Bergen, F.**: Zur Kenntnis gewisser Strukturbilder („Netzapparate", „Saftkanälchen", „Trophospongien") im Protoplasma verschiedener Zellarten. Arch. f. mikroskop. Anat. Bd. 64, S. 498—574. 1904. — **Biondi, G.**: Sulla fine struttura dell'epitelio dei plessi coroidei. Arch. f. Zellforsch. Bd. 6, S. 387—396. 1911. — **Bizzozero, G.**: a) Über den Bau der geschichteten Plattenepithelien. Untersuchungen. Moleschotts-Unters. z. Naturl. Bd. 11, S. 31. 1870. Ital. in: Rend. R. ist. Lombardo Bd. 3, H. 16, S. 675—679. 1870. — b) Über den Bau der geschichteten Plattenepithelien. Internat. Monatsschr. f. Anat. u. Histol. Bd. 2, S. 278—283. 1885. — c) Über die schlauchförmigen Drüsen des Magen-Darmkanals und die Beziehungen ihres Epithels zu dem Oberflächenepithel der Schleimhaut. Arch. f. mikroskop. Anat. Bd. 40, S. 325—375. 1892. — **Bizzozero, G. u. Botteselle, B.**: Sull'apparato reticolare interno nelle cellule delle ghiandole sudoripare e sebacee. Arch. per le scienze med. Bd. 33, S. 279—284. 1909. — **Boeke, J.**: Die intercelluläre Lage der Nervenendigungen im Epithelgewebe und ihre Beziehungen zum Zellkern. Zeitschr. f. mikroskop.-anat. Forsch. Bd. 2, S. 391—428. 1925. — **Bonnet, R.**: Über die Schlußleisten der Epithelien. Dtsch. med. Wochenschr. Jg. 21, Nr. 14. V. Beil. Nr. 9, S. 58. 1895. — **Bowen, R. H.**: a) On a possible relation between the Golgi apparatus and secretory products. Americ. journ. of anat. Bd. 33, S. 197—217. 1924. — b) The Golgi apparatus. Its structure and functional significance. Anat. record Bd. 22, S. 151—193. 1926. — **Branca, A.**: Note sur le noyau de l'endothélium péritonéal. Cpt. rend. des séances de la soc. de biol. Bd. 52, S. 319—320. 1900. — **Brugnatelli, E.**: Di una fina particolarità di struttura degli epitelii dei tubuli renali. Boll. d. soc. med.-chirurg. di Pavia 1908. A. 22. S. 16—19. — **Cajal, R. y**: a) Contribution à l'étude des cellules anastomosées des épithéliums pavimenteux stratifiés. Internat. Monatsschr. Anat. Histol. Bd. 3, S. 250—264. 1886. — b) El apparato tuboliforme del epitelio intestinal de los *mamiferos*. Trabajos del laborat. de investig. biol. de la univ. de Madrid Bd. 3, S. 35—38. 1904. — c) Algunas variaciones fisiológicas y patológicas del aparato reticular de Golgi. Ebenda Bd. 12, S. 127—227. 1915. — d) Note sur le réseau péricellulaire de l'épithélium pavimenteux stratifié de la langue. Ebenda Bd. 23, S. 241—244. 1925. — **Carlier:** On intercellular bridges in columnar epithelium. Cellule Bd. 11, S. 263—269. 1896. — **Cloetta, M.:** Beiträge zur mikroskopischen Anatomie des *Vogel*darms. Arch. f. mikrokroskop. Anat. Bd. 41, S. 88—119. 1893. — **Cohn, Th.:** Über Intercellularlücken und Kittsubstanz. Inaug.-Diss. Würzburg 1894 und Anat. Hefte Bd. 4, S. 293—332. 1895. — b) Über epitheliale Schlußleisten an embryonalen und ausgebildeten Geweben. Verhandl. d. physik.-med. Ges., Würzburg. N. F. Bd. 31, Nr. 4, 30 S. 1897. — **Corti, A.:** a) Studi di morfologia cellulare. Lacunoma = Apparato interno di GOLGI (Trofospongio) — Condriosoma. Idiosoma. Ricerche di morfol. Bd. 4, S. 313—422. 1924. — b) Il lacunoma delle cellule dell'epitelio intestinale dell'uomo. Arch. ital. di anat. e di embriol. Bd. 22, S. 457—482. 1925. — c) Le lacunome révêle les premières modifications structurales des cellules absorbantes de l'intestin au cours de leur fonctionnement. Bull. d'Hist. appl. I—III, S. 265—269. 1926. — **d'Agata, G.:** Sur les modifications de l'appareil réticulaire interne dans l'épithélium de la muqueuse gastrique. Arch. ital. di biol.. Bd. 54, S. 425—428. 1910. — **Dangeard, P. A.:** Sur la distinction du chondriome des auteurs en vacuome, plastidome et sphérome. Cpt. rend. hebdom. des séances de l'acad. des sciences Bd. 169, S. 1005. 1919. — **Deineka, D.:** Der Netzapparat von GOLGI in einigen Epithel- und Bindegewebszellen während der Ruhe und während der Teilung derselben. Anat. Anz. Bd. 41, S. 289—309. 1912. — **Duesberg, J.:** a) Plastosomen, „Apparato reticolare interno" und Chromidialapparat. Zeitschr. f. d. ges. Anat., Abt. 3: Ergebn. d. Anat. u. Entwicklungsgesch. Bd. 20, 2. Hälfte, S. 567—916. 1912. — b) Trophospongien und GOLGIscher Binnenapparat. Verhandl. d. anat. Ges., 28. Vers., Innsbruck 1914. S. 11—80. — **Eberth:** a) Zur Entwicklung der Gewebe im Schwanz der *Frosch*larven. Arch. f. mikroskop. Anat. Bd. 2, S. 490—503. 1866. — b) Zur Kenntnis des feineren Baues der Flimmerepithelien. Virchows Arch. f. pathol. Anat. u. Physiol. Bd. 35, S. 477—479. 1866. — **v. Ebner:** I. 1899. — **v. Ebner:** KÖLLIKERs Handb. d. Gewebelehre d. Menschen. 6. Aufl. Bd. 3, 2. Hälfte. 1902. — **Eklöf, H.:** Chondriosomenstudien an den Epithel- und Drüsenzellen des Magendarmkanals und den Oesophagusdrüsenzellen bei *Säugetieren.* Anat. Hefte, Abt. 1, Bd. 51, S. 1—227. — **Ellermann, W.:** Über die Struktur der Darmepithelzellen von *Helix.* Anat. Anz. Bd. 16, S. 590—593. 1899 — **Firket, J.:** Recherches sur la genèse des fibrilles épidérmiques chez le *poulet.* Ebenda Bd. 38, S. 537—549. 1911. — **Fischel, A.:** Zur Histologie der *Urodelen*-Cornea und des Flimmerepithels. Anat. Hefte Bd. 15, S. 233—266. 1900. — **Fleischer, Br.:** Beiträge zur Histologie der Tränendrüse und zur Lehre von den Sekretgranula. Diss. Tübingen 1904. 66 S. 3 Taf. — **Flemming, W.:** a) Beiträge zur Kenntnis der Zelle und ihrer Lebenserscheinungen. Arch. f. mikroskop. Anat. Bd. 16, S. 302—436. 1878. — b) Über Intercellularlücken des Epithels und ihren Inhalt. Anat. Hefte Bd. 6, S. 1—19. 1895. — c) Referat „Zelle". (1895.) Zeitschr. f. d. ges. Anat., Abt. 3: Ergebn. d. Anat. u. Entwicklungsgesch. Bd. 5, S. 233—328. 1896. — d) Dasselbe. Ebenda Bd. 6, S. 184—283. 1896. — e) Morphologie der Zelle. (1897.) Ebenda Bd. 7, S. 403—485. 1898. — **Foá, C.:** a) Sulla fine struttura degli epitelii pavimentosi stratificati. Atti d. R. accad. d. scienze di Torino Bd. 34, S. 1004—1012. 1899. Französisch in Arch. ital de biol. Bd. 32, S. 261—270. 1899. — b) Über die feinere Struktur der geschichteten Pflasterepithelien. Arch. f. mikroskop. Anat. Bd. 55, S. 431—441. 1900. — **Frieboes, W.:** I. 1923. — **Friedreich:** Einiges über die Struktur der Cylinder- und Flimmerepithelien. Virchows Arch. f. pathol. Anat. u. Physiol. Bd. 15, S. 535. 1859. — **Fuchs, H.:** Über das Ependym. Verhandl. d. anat. Ges., 16. Vers., Halle 1902. S. 226—236. — **Garten, S.:** Die Intercellularbrücken der Epithelien und ihre Funktion. Arch. f. Anat. u. Physiol., physiol. Abt. 1895. S. 401. — **Gaule, J.:** Das Flimmerepithel der *Aricia foetida.* Ebenda 1881. S. 153—159. — **Golgi, C.:** a) Intorno alla struttura delle cellule nervose. Boll. d. soc. med.-chirurg. di Pavia 1898. F. 1. S. 16. — b) Sulla struttura delle cellule nervose dei gangli spinali. Ebenda F. 2. 1898. S. 15. — c) Sur la structure des cellules nerveuses. Arch. ital de biol. Bd. 30, S. 278—286. 1898. — d) Di una minuta particolarità di struttura dell'epitelio della mucosa gastrica ed intestinale di alcuni *vertebrati.* Arch. per le scienze med. Bd. 33, S. 1—36. 1909. — **Guieysse-Pelissier:** Etude sur la stucture du noyau des cellules épithéliales de l'intestin de *Scyllium catulus.* Cpt. rend. des séances de la soc. de biol. Bd. 71, S. 553 bis 555. 1911. — **Hammar, J. A.:** I. 1897. — **Hatschek, B.:** Diskussionsbemerkung. Verhandl. d. anat. Ges., 3. Vers., Berlin 1889. S. 12. — **Heidenhain, M.:** a) Über Kern und Protoplasma. Festschr. f. A. v. KÖLLIKER, Leipzig 1892. S. 119. — b) I. 1899. — c) Beiträge zur Aufklärung des wahren Wesens der faserförmigen Differenzierungen. Anat. Anz. Bd. 16, S. 97—131. 1899. — d) Plasma und Zelle. 1. Lief. Jena 1907. — e) Dasselbe. 2. Lief. 1911. — **Heidenhain, M. u. Werner, Fr.:** I. 1924. — **Heidenhain, R.:** a) Beiträge zur Kenntnis des Pankreas. Pflügers Arch. f. d. ges. Physiol. Bd. 10, S. 557—632. 1875. — b) Physiologie der Absonderungsvorgänge. L. HERMANNs Handb. d. Physiol. Bd. 5, S. 345—349. 1883. — c) Beiträge zur Histologie und Physiologie der Dünndarmschleimhaut. Pflügers Arch. f. d. ges. Physiol. Bd. 43, Suppl. II, S. 103. 1888. — **Heiderich, Fr.:**

Zur Histologie des Magens. I. Das Oberflächenepithel. Anat. Hefte Bd. 43, S. 151—200. 1911. — Henle, A.: Das plasmatische Kanalsystem im Stratum mucosum. Nachr. v. d. Kgl. Ges. d. Wiss., Göttingen, Math.-physik. Klasse Nr. 14, S. 400. 1887. — Henle, J.: I. 1841. — Hertwig, R.: Über das Wechselverhältnis von Kern und Protoplasma. Sitzungsber. d. morphol. Ges., München Bd. 18, S. 77—100. 1903. — His, W.: I. 1865. — Hoepke, H.: I. 1924a. 1924b. — Holmgren, E.: a) Einige Worte über das „Trophospongium" verschiedener Zellarten. Anat. Anz. Bd. 20, S. 433—440. 1902. — b) Über die Trophospongien der Darmepithelzellen. Ebenda Bd. 21, S. 477—484. 1902. — c) Zur Kenntnis der zylindrischen Epithelzellen. Arch. f. mikroskop. Anat. Bd. 65, S. 280—297. 1904. — Hoyer: I. 1860. — Ide Manile: La membrane des cellules des corps muqueux de MALPIGHI. Cellule Bd. 4, S. 401—432. 1888 (1887). — Joseph, H.: a) Beiträge zur Flimmerzellen- und Centrosomenfrage. Arb. a. d. zool. Inst. d. Univ. Wien Bd. 14, S. 1—80. 1902. — b) Zur Beurteilung gewisser granulärer Einschlüsse des Protoplasmas. Verhandl. der anat. Ges., 18. Vers., Jena 1904. S. 105—112. — c) Über die Zentralkörper der Nierenzelle. Verhandl. d. anat. Ges., 19. Vers., Genf 1905. S. 178—187. — Ishizawa, M.: On the arrangement of the chondriosomes in the glandular cells. (A contribution on the origin of the chondriosomes and their significance.) Prel. note. Mitt. d. med. Fak. Fukuoka Bd. 6, S. 321—324. 1922. Jap. journ. of med. science Bd. 2, Nr. 2, S. 57. 1925. — Karpova, L.: Beobachtungen über den Apparat GOLGI (Nebenkern) in den Samenzellen von Helix pomatia. Zeitschr. f. wiss. Biol., Abt. B: Zeitschr. f. Zellforsch. u. mikroskop. Anat. Bd. 2, S. 495—514. 1925. — Klaatsch, H.: I. 1898. — Klebs: Das Epithel der hinteren Hornhautfläche. Zentralbl. f. med. Wiss. Nr. 33, S. 513—516. 1864. — Klein, E.: Observations on the structure of cells and nuclei. Quart. journ. of microscop. science Bd. 19, S. 193. 1879. — Kolatchev, A.: Recherches cytologiques sur les cellules nerveuses des Mollusques. Arch. russes d'anat., d'histol., d'embryol. Bd. 1, S. 383—423. 1916. — Kolmer, W.: a) Über einige durch RAMON Y CAJALS Uran-Silbermethode darstellbare Strukturen und deren Bedeutung. Anat. Anz. Bd. 48, S. 506—519, 529—540. 1916. — b) Über Polymorphismus (Amöboidismus?) der Kerne des Plexus chorioideus bei Selachiern. Ebenda Bd. 60, S. 104—109. 1925/26. — Kolossow, A.: a) Über die Struktur des Endothels der Pleuroperitonealhöhle, der Blut- und Lymphgefäße. (Vorl. Mitt.) Biol. Zentralbl. Bd. 12, S. 87—94. 1892. — b) I. 1893. — c) Eine Untersuchungsmethode des Epithelgewebes, besonders der Drüsenepithelien, und die erhaltenen Resultate. Arch. f. mikroskop. Anat. Bd. 52, S. 1—43. 1898. — Kolster, R.: Über die durch GOLGIS Arsenik- und CAJALS Urannitrat-Silbermethode darstellbaren Zellstrukturen. Verhandl. d. anat. Ges., 27. Vers., Greifswald 1913, S. 124—132. — Kopsch, Fr.: a) Die Darstellung des Binnennetzes in spinalen Ganglienzellen und anderen Körperzellen mittels Osmiumsäure. Sitzungsber. d. preuß. Akad. d. Wiss. Bd. 40, S. 929—935. 1902. — b) Das Binnengerüst, Endopegma, in den Zellen der Tränendrüse des Menschen und der Epidermis der Zyklostomen. Zeitschr. f. d. ges. Anat., Abt. 1: Zeitschr. f. Anat u. Entwicklungsgesch. Bd. 76, S. 142—158. 1925. — c) Das Binnengerüst in den Zellen einiger Organe des Menschen. Zeitschr. f. mikroskop.-anat. Forsch. Bd. 5, S. 221—284. 1926. — Korschelt: Über die Struktur der Kerne in den Spinndrüsen der Raupen usw. Arch. f. mikroskop. Anat. Bd. 47, S. 506—569. 1896. — Kromayer, E.: a) Zur pathologischen Anatomie der Psoriasis nebst einigen Bemerkungen über den normalen Verhornungsprozeß und die Struktur der Stachelzelle. Habil.-Schr. Halle, 51 S. 1 Taf. 1890. — b) Die Protoplasmafasern der Epithelzelle. Arch. f. mikroskop. Anat. Bd. 39, S. 141—150. 1892. — c) Zur Epithelfaserfrage. Monatsh. f. prakt. Dermatol. Bd. 24, S. 449—460. 1897. — Laguesse, E. et Debeyre, A.: À propos de chondriome et de grains de sécrétion. Cpt. rend. des séances de la soc. de biol. Bd. 92, S. 445—446. 1925. — v. Lanz, T.: Über Bau und Funktion des Nebenhodens und ihre Abhängigkeit von der Keimdrüse. Zeitschr. f. d. ges. Anat., Abt. 1: Zeitschr. f. Anat. u. Entwicklungsgesch. Bd. 80, S. 177—283. 1926. — Lehner, J.: Über Spermiophagie; nebst Bemerkungen zur Histologie des Nebenhodens. Zeitschr. f. anat. Forsch. Bd. 1, S. 316—361. 1924. — Lewis, H.: I. 1922. — Loewenthal, N.: Zur Kenntnis einiger Fadenstrukturen in den Epidermiszellen von Froschlarven. Anat. Anz. Bd. 38, S. 55—67. 1911. — Marchi, P.: Beobachtungen über Wimperepithelien. Arch. f. mikroskop. Anat. Bd. 2, S. 467. 1866. — Marenghi, G.: Alcune particolarità di struttura e di innervazione della cute dell'Ammocoetes branchialis. Zeitschr. f. wiss. Zool. Bd. 75, S. 421—429. 1903. — Martin, P. F.: Vergleichend-histiologische Untersuchungen über das Oberflächen- und Drüsenepithel der Darmschleimhaut der Haussäugetiere. Diss. Leipzig. Dresden 1910. 130 S. 6 Taf. — Mayer, S.: Adenologische Mitteilungen. Anat. Anz. Bd. 10, S. 182, Anm. 1. 1894. — Meckel, Fr.: Mikrographie einiger Drüsenapparate niederer Tiere. Müllers Arch. 1846. S. 1—73. — Merk, L.: Die Verbindung menschlicher Epidermiszellen unter sich und mit dem Corium. Monatsh. f. prakt. Dermatol. Bd. 38, S. 361—370. 1904. — Merkel, F.: I. 1904 u. 1908. — Meurmann, G.: Über die Entwicklung der Epidermisfibrillen in der menschlichen Sohlenhaut. Anat. Hefte Bd. 45, S. 233—284. 1912. — Meves, F.: Die Chondriosomen als Träger erblicher Anlagen. Arch. f. mikroskop. Anat. Bd. 72, S. 845. 1908. — **Meves** u. **Tsukaguchi:** Über das Vorkommen von Plastosomen im Epithel von Trachea und Lunge. Anat. Anz. Bd. 45, S. 289—292. 1914. — **Miller, W. S.:** I. 1900. — **Münzer, Fr. Th.:** Über die Zweikernigkeit der Leberzelle. Arch. f. mikroskop. Anat. u. Entwicklungsmech. Bd. 98, S. 249—282. 1923. — b) Experimentelle Studien über die Zweikernigkeit der Leberzellen. Ebenda Bd. 104, S. 138—184. 1925. — **Murray, M. R.:** Secretion in the amitotic cells of the cricket egg follicle. Biol. bull. of the marine biol. laborat. Bd. 50, S. 210—234. 1926. — **Nassonow, D.:** a) Das Golgische Binnennetz und seine Beziehungen zu der Sekretion. Untersuchungen über einige *Amphibien*drüsen. Arch. f. mikroskop. Anat. Bd. 97, S. 136—186. 1923. — b) Dasselbe (Fortsetzung). Morphologische und experimentelle Untersuchungen an einigen *Säugetier*drüsen. Ebenda Bd. 100, S. 433—472. 1924. — c) Der Exkretionsapparat (kontraktile Vakuole) der Protozoa als Homologon des Golgischen Apparates der Metazoazellen. Ebenda Bd. 103, S. 437—482. 1924. — **Negri, A.:** a) Di una fina particolarità di struttura delle cellule di alcune ghiandole dei *Mammiferi*. Boll. d. soc. med.-chirurg. di Pavia, 15. Dicemb. 1899. 12 S. — b) Über die feinere Struktur der Zellen mancher Drüsen bei den *Säugetieren*. Verhandl. d. anat. Ges., 14. Vers., Pavia 1900. S. 178—181. — **Nicolas, A.:** a) Recherches sur l'épithélium de l'intestin grêle. Internat. Monatsschr. f. Anat. u. Physiol. Bd. 8, S. 1. 1891. — b) I. 1895. — **Nusbaum, J.:** Über den sogenannten inneren Golgischen Netzapparat und sein Verhältnis zu den Mitochondrien, Chromidien und anderen Zellstrukturen im Tierreich. Zusammenfassendes Referat. Arch. f. Zellforsch. Bd. 10, S. 359—367. 1913. — **Oedmansson:** I. 1863. — **Ogneff:** Einige Bemerkungen über das Magenepithel. Biol. Zentralbl. Bd. 12, S. 689—692. 1892. — **Oppel, A.:** a) Über aktive Epithelbewegung. (Kurzgefaßte Mitt.) Anat. Anz. Bd. 40, S. 398—409. 1912. — b) Kausalmorphologische Zellenstudien. 5. Mitt. Die aktive Epithelbewegung, ein Faktor beim Gestaltungs- und Erhaltungsgeschehen. Arch. f. Entwicklungsmech. d. Organismen Bd. 35, S. 371—456. 1912. — c) Demonstration der Epithelbewegung im Explantat von Froschlarven. Anat. Anz. Bd. 45, S. 173—185. 1913. — **Parat et Painlevé:** a) Constitution du cytoplasme d'une cellule glandulaire: la cellule des glandes salivaires de la larve du *Chironome*. Cpt. rend. hebdom. des séances de l'acad. des sciences Bd. 179, S. 543. 1924. — b) Observation vitale d'une cellule glandulaire en activité. Nature et rôle de l'appareil réticulaire interne de Golgi et de l'appareil de Holmgren. Ebenda Bd. 179, S. 612. 1924. — c) Appareil réticulaire interne de Golgi, trophosponge de Holmgren et vacuome. Ebenda Bd. 179, S. 844. 1924. — d) Sur l'exacte concordance de caractères du vacuome et de l'appareil de Golgi classique. Ebenda Bd. 180, S. 1134 bis 1137. 1925. — e) Vacuome, chondriome et grains de sécrétion. (Réponse à MM. Laguesse et Debeyre.) Cpt. rend. des séances de la soc. de biol. Bd. 92, S. 767—768. 1925. — f) Mise en évidence du vacuome (appareil réticulaire de Golgi) et du chondriome par les coloration vitales. Bull. d'hist. appl. Bd. 2, S. 33—47. 1925. — **Parat, M.** et **Bourdin, J.:** Observations cytologiques sur l'épiderme d'embryons et d'alevins de truite: Vacuome et appareil de Golgi. Cpt. rend. des séances de la soc. de biol. Bd. 93, S. 317 bis 319. 1925. (Die übrige Literatur siehe bei Avel II.) — **Patzelt, V.:** I. 1923. 1926. — **Petersen, O.:** I. 1905. — **Prenant, A.:** Cellules vibratiles et cellules à plateau. Bibl. anat. Bd. 7, S. 21—39. 1899. — **Rabl, H.:** Untersuchungen über die menschliche Oberhaut und ihre Anhangsgebilde mit besonderer Rücksicht auf die Verhornung. Arch. f. mikroskop. Anat. Bd. 48, S. 430—495. 1896. — **Ranvier, L.:** a) Nouvelles recherches sur le mode d'union des cellules du corps muqueux du Malpighi. Cpt. rend. hebdom. des séances de l'acad. des sciences Bd. 89, S. 667—669. 1879. — b) Sur la structure des cellules du corps muqueux de Malpighi. Ebenda Bd. 95, S. 1374—1377. 1882. — **Recklinghausen:** a) Die Lymphgefäße und ihre Beziehungen zum Bindegewebe. Berlin 1862. 98 S. 6 Taf. — b) Das Lymphgefäßsystem. Strickers Handb. d. Gewebelehre Bd. 1, S. 214 bis 262. 1871. — **Regaud, Cl.:** Participation du chondriome à la formation des grains de ségrégation dans les cellules des tubes contournés du rein (chez les ophidiens et les amphibiens). Cpt. rend. des séances de la soc. de biol. Bd. 66, S. 1034—1036. 1909. — **Regaud** et **Favre:** Sur certains filaments ayant probablement la signification de mitochondries de la couche génératrice de l'épidérme. Cpt. rend. hebdom. des séances de l'acad. des sciences Bd. 150, S. 1. 1910. — **Rényi, G.:** Untersuchungen über Flimmerzellen. Zeitschr. f. d. ges. Anat., Abt. 1: Zeitschr. f. Anat. u. Entwicklungsgesch. Bd. 73, S. 338—357. 1924. — **Rio Hortega, P. del:** Contribución al conocimiento de las epiteliofibrillas. Trabajos del laborat. de investig. biol. de la univ. de Madrid Bd. 15, S. 201—299. 1917. — **Rosenstadt, B.:** a) Protoplasmafasern in den Epithelzellen. Arch. f. mikroskop. Anat. Bd. 75, S. 659—688. 1910. — b) Zellstudien. I. Bau der Epidermiszelle. Anat. Anz. Bd. 50, S. 171—177. 1917/18. — **Rubaschkin:** Von den Kanälen des Drüsenepithels. Ebenda Bd. 29, S. 209—216. 1906. — **Saguchi:** Studies on ciliated cells. Journ. of morphol. Nr. 29, S. 217—271. 1917. — **Schaeppi, R.:** Über den Zusammenhang der Epithelzellen des Darmes. Arch. f. mikroskop. Anat. Bd. 59, S. 761—860. 1907. — **Schaffer, J.:** I. 1920. — **Schmidt, V.:**

I. 1925. — **Schmidt, W. J.**: a) Über den Nachweis der Epidermis-Tonofibrillen (bei *Emyda granosa*) mit polarisiertem Licht. Arch. f. Zellforsch. Bd. 16, S. 1—18. 1921. — b) I. 1922 a. — c) I. 1922 b. — d) I. 1924. — **Schmorl**: Darstellung feinerer Knochenstrukturen. Zentralbl. f. allg. Pathol. u. pathol. Anat. Bd. 10, S. 745. 1899. — **Schneider, K. C.**: I. 1902. — **Schridde, H.**: Die Protoplasmafasern der menschlichen Epidermiszellen. Arch. f. mikroskop. Anat. Bd. 67, S. 291—301. 1905. — **Schrön, O.**: Über die Porenkanäle in der Membran der Zellen des rete Malpighii beim Menschen. Moleschotts Unters. Bd. 9 (April 1863), S. 93. 1865. — **Schultze, M.**: I. 1864. — **Schulze, F. E.**: Über die Verbindung der Epithelzellen untereinander. Sitzungsber. d. preuß. Akad. d. Wiss. Nr. 39, S. 971—985. Mathem.-naturw. Mitt. d. preuß. Akad. d. Wiss. H. 7, S. 459—472. 1896. — **Schweigger-Seidel**: Die Behandlung der tierischen Gewebe mit Argentum nitricum. Ber. d. sächs. Ges. d. Wiss. Bd. 18, S. 336. 1866. — **Severin**: Untersuchungen über das Mundepithel bei *Säugetieren*, mit Bezug auf Verhornung usw. Arch. f. mikroskop. Anat. Bd. 26, S. 81—88. 1880. — **Shapiro, B.**: On the epithelial fibres in the skin of mammals. Quart. journ. of microscop. science Bd. 68, S. 101—145. — **Solger, B.**: Über den feineren Bau der Glandula submaxillaris des Menschen usw. Festschr. f. C. Gegenbaur Bd. 2, S. 240. 1896. — **Sommer, A.**: Zur Kenntnis des Perikardialepithels. Arch. f. mikroskop. Anat. Bd. 62, S. 719—726. 1903. — **Stöhr, Ph.**: Über das Darmepithel. Zeitschr. f. d. ges. Anat., Abt. 3: Ergebn. d. Anat. u. Entwicklungsgesch. Bd. 1, S. 173—183. 1891. Wiesbaden 1902. — **Studnička, F. K.**: Über Stachelzellen und sternförmige Zellen in Epithelien. Sitzungsber. d. k. böhm. Ges. d. Wiss., Prag, Mathem.-naturw. Kl. Bd. 14, Nr. 42. 1902. — b) I. 1902. — **Thoma**: Beiträge zur Physiologie der Kittleisten. Zentralbl. med. Wiss. Nr. 2, S. 17—18. 1875 und Virchows Arch. f. pathol. Anat. u. Physiol. Bd. 64, S. 393—422. 1875. — **Tonkoff, W.**: a) Über die vielkernigen Zellen des Plattenepithels. Anat. Anz. Bd. 16, S. 256—260. 1899. — b) Zur Kenntnis des Perikardialepithels. Arch. f. mikroskop. Anat. Bd. 63, S. 628—630. 1904. — **Ussow, P.**: Les vaisseaux lymphatiques du diaphragme et leurs rapports avec la cavité abdominale et avec le processus d'absorption. Arch. russes de pathol. Bd. 7, S. 316. 1899. — **Valentin, G.**: Gewebe des menschlichen und tierischen Körpers. R. Wagner, Handwörterbuch d. Physiol. Bd. 1. 1842. — **Vaubel, L.**: Über die Schlußleisten der Epithelien. Diss. München 1897. 39 S. 1 Taf. — **Vignon, P.**: a) Sur les centrosomes épithéliaux. Cpt. rend. hebdom. des séances de l'acad. des sciences Bd. 133, S. 52—54. 1901. — b) Recherches de cytologie générale sur les épithéliums. Arch. de zool. exp. et gén., Ser. 3, Bd. 9, S. 371—715. 1901. — **Virchow, H.**: Diskussionsbemerkung. Verhandl. d. anat. Ges., 3. Vers., Berlin 1889, S. 12. — **Walter, R.**: I. 1912. — **Weigl, R.**: a) Über die gegenseitige Verbindung der Epithelzellen im Darme der *Wirbeltiere*. Bull. de l'acad. des sciences de Cracovie, Mathem.-naturw. Kl., Nov. 1906. S. 777—792. — b) Über den Golgi-Kopschschen Apparat in den Epithelzellen des Darms von *Wirbeltieren* und über sein Verhältnis zu anderen Strukturen. Festschr. f. J. Nusbaum. Lemberg 1911, S. 267—289. (Polnisch.) Ref. von Hoyer in Schwalbes Jahrb. — c) Vergleichend-cytologische Untersuchungen über den Golgi-Kopschschen Apparat und dessen Verhältnis zu anderen Strukturen in den somatischen und Geschlechtszellen verschiedener Tiere. Bull. de l'acad. des sciences de Cracovie, Mathem.-naturw. Kl. 1912. S. 417—448. — **Zeller, A.**: Die Abscheidung des indigschwefelsauren Natrons in den Drüsen. Virchows Arch. f. pathol. Anat. u. Physiol. Bd. 73, S. 1—16. 1878. — **Zimmermann, K. W.**: Demonstration. Verhandl. d. anat. Ges., 8. Vers., Straßburg 1894, S. 244. — I. 1898.

III. Die freie Oberfläche der Epithelien.

Die freie Oberfläche, welche entweder mit der Umwelt in Berührung steht oder einen Hohlraum begrenzt, kann sich sehr verschieden verhalten. Im ersten Falle ist die Art des umgebenden Mediums von wesentlichem Einfluß. Ist dieses Luft, wie bei der Oberhaut der Landbewohner, so sehen wir die oberflächlichen Zellen in platte Hornschüppchen umgewandelt, welche durch dichte Aufeinanderlagerung die tieferen Schichten vor Austrocknung und auch rein mechanisch, sowie durch Ausbildung von Haaren, Federn, Hornplatten usw. schützen. Nur dort, wo eine Befeuchtung des Epithels möglich ist, kann die Verhornung unterbleiben, wie z. B. an der Hornhaut des Auges oder den Lippen. Dies ist aber, trotz der Befeuchtung nicht der Fall, wenn aus mechanischen Gründen eine Verhornung nötig oder zweckmäßig ist, wie z. B. an der Zunge, bei manchen *Tieren* (*Meerschweinchen*, Joris 1905) in der Speiseröhre, im Magen vieler *Säugetiere* (*Monotremen*, viele *Beuteltiere, Wiederkäuer, Mäuse*), in den äußeren Teilen des Analkanales, nach den Beobachtungen von HÄMMERLE (in meinem Institute) im Milchkanal der *Kuhzitzen* bei einer bestimmten Art des Melkens („Daumenmelken"). Ist das umgebende Medium Wasser, wie bei den *Fischen* und den Larven der *Urodelen* und *Amphibien,* so erscheinen (bei den schuppenlosen *Fischen*) die oberflächlichen Zellen durch eine cuticulare Deckplatte geschützt, welche unter Umständen und ausnahmsweise (bei *Amphibienlarven*) durch einen Wimpersaum (s. dort) ersetzt sein kann. Diese oberflächlichen Zellen können entweder selbst Schleim zum Schutze gegen die Einwirkung des Wassers bereiten, wie bei den *Cyclostomen* oder im geschichteten Epithel der Oberhaut sind reichlich schleimbereitende Elemente eingelagert. Die im Wasser lebenden *Säugetiere* besitzen zwar eine Hornschichte, diese ist aber gegenüber den unverhornten Schichten auffallend gering entwickelt.

An den Lippen und Barteln beim *Stör* (und vieler anderer *Fische*), im Mund der *Petromyzonten* findet sich nach F. E. SCHULZE (1867) ein geschichtetes Pflasterepithel mit Riff- und Stachelzellen ohne eingelagerte schleimbereitende Elemente. Im zweiten Falle kann die Oberfläche der Epithelzellen gegen die Höhlenwandung verschiedene unterscheidende Einrichtungen zeigen. Entweder sie erscheint glatt, durch eine dünnste Grenzschichte, Pellicula, die gleichsam einer verstärkten physikalischen Grenzhaut, nicht aber einer Membran, wie es STUDNIČKA (1925) definiert und unter der man eine beiderseitig scharf begrenzte, isolierbare Schichte versteht, entspricht oder von einer breiteren, weichen Oberflächenschichte, einem verdichteten Cyto-(Exo-)plasma abgeschlossen, die F. E. SCHULZE (1896a) als Crusta bezeichnet hat. Eine eingehende Besprechung dieser Begriffe findet sich bei STUDNIČKA (1925).

1. Deckplatten und Bürstensäume.

Die Oberfläche kann aber auch einen streifigen Saum, eine Deckplatte (STUDNIČKA) zeigen, die meist den Charakter eines Bürstensaumes besitzt, der aus senkrecht zur Oberfläche, bei prismatischen Zellen also parallel zur Längsachse der Zellen gestellten Stäbchen, Fäden oder auch Lamellen zusammengesetzt erscheint, zwischen denen Spalten oder kanälchenartige Bildungen durchgehen.

Am bekanntesten ist eine derartige Streifung an dem verdickten, stark lichtbrechenden Saum der Darmepithelien, über dessen ältere Geschichte auf W. KRUSE (1888) verwiesen sei; sie wurde von FUNKE (1856) und KOELLIKER (1855) sowie WELCKER, H. (1857) gleichzeitig und unabhängig voneinander entdeckt und von letzterem, für den Ausdruck von Porenkanälchen in einer cuticularen Masse gehalten, während FUNKE ihre Ähnlichkeit mit Flimmerhaaren betonte und auch DONDERS (1856) sie als Punktierung im optischen Querschnitt gesehen hat. BRETTAUER und STEINACH (1857) führten die Streifung auf stäbchenartige Fortsetzungen des Zellprotoplasmas zurück, eine Auffassung, für die auch R. HEIDENHAIN (1858, 1888) eintrat. Nach diesem soll es sich um fadenförmige Fortsätze der Protoplasmas handeln, welche durch eine homogene cuticulare Masse zusammengehalten werden, eine Auffassung, der sich heute wohl die meisten Forscher angeschlossen haben (v. EBNER 1899, S. 184).

Verschiedene Erfahrungen zeigen aber, daß es sich hier nicht um eine unveränderliche Struktur, etwa um eine Cuticularbildung schlechtweg, wie wir sie an der Oberfläche mancher Epithelzellen kennen lernen werden, sondern um eine physiologisch tätige und daher veränderliche Einrichtung handelt. Schon die rein körperliche Beziehung des Saumes zu den unterliegenden Zellen kann in verschiedener Weise deutlich werden. Während an den postmortal sich leicht isoliert ablösenden Zellen jede ihren Saum aufweist, der häufig die Zelle seitlich überragt, läßt sich dieser am frischen Darm durch Einwirkung von Wasser, Essigsäure usw.

im Zusammenhang wie eine Membran über viele Zellen hin ablösen. R. Heidenhain konnte bei Einwirkung von 2 vH Kochsalzlösung beim *Salamander* das cuticulare Bindemittel der Protoplasmafortsätze sich in Gestalt einer streifigen Platte
abheben sehen, während jene aus den Kanälchen der Platte herausgezogen wurden
und mit der Zelle in Zusammenhang blieben. Durch Einbringung von Magnesium-
sulfat in den Darm lebender *Kaninchen* konnte er das cuticulare Bindemittel der
Fäden zur Lösung bringen, so daß letztere wie ein Flimmerbesatz an der Oberfläche der Zelle erscheinen. Die Ähnlichkeit mit einem solchen wird noch gesteigert
durch den Nachweis spindelförmiger Anschwellungen an der Basis der Protoplasmafortsätze (Mall 1887, R. Heidenhain 1888, K. W. Zimmermann 1898).
Bunnag (1922) bezeichnet sie als Basalellipsoide. Nach ihm besteht der Saum
aus zwei Hauptschichten: einer oberflächlichen, ausschließlich aus Außengliedern
von Stäbchen zusammengesetzten und einer niedrigen Schicht (0,4 μ beim *Pferd*),
welche eine mit Porenkanälchen versehene Platte darstellt, in der die Innenglieder
der Stäbchen stecken. An der Grenze zwischen Cuticula und Basis liegt die Schicht
der Basalellipsoide.

Die Verwandtschaft dieses Bürstensaumes mit einem Wimpersaum scheint mir
aus der Tatsache hervorzugehen, daß er an manchen Stellen durch echte Flimmerhaare ersetzt sein kann. Wenngleich eine solche Angabe von Gruby und Delafond (1843) über das Vorkommen von Flimmerepithel im Darm des *Hundes* bezweifelt werden darf, so ist es im Darm des *Frosches* und mancher *Vögel* sicher
nachgewiesen, worüber, sowie über Flimmerepithel im Magen auf den folgenden
Abschnitt verwiesen sei.

Ob der Bürstensaum der Darmepithelzellen mit der physiologischen Funktion seine
Dicke ändern kann, ist eine offene Frage, deren Beantwortung aber für das Verständnis
eben dieser Funktion von Bedeutung wäre. Nach Brettauer und Steinach soll er bei
hungernden *Tieren* breiter erscheinen, als während der Resorption, was aber R. Heidenhain bestreitet. Manchmal kann er fast homogen oder sogar parallel zur Oberfläche gestreift erscheinen (Erdmann 1867 und Th. Eimer 1869).

Die physiologische Bedeutung dieses Bürstensaums für die Resorption, bei der er
zweifellos eine Rolle spielt, ist noch nicht ganz klar gestellt. Wahrscheinlich kommt dabei
den veränderlichen Cytoplasmafortsätzen in den Kanälchen der Cuticula eine wichtige
Funktion zu. Bekanntlich wird der Saum auch während der Resorption stets fettfrei befunden, während das Zellprotoplasma reichlich Fetttröpfchen enthält.

Ähnliche parallelstreifige Säume findet man nun noch an anderen Epithel-
zellen, wenngleich feinerer Bau und Bedeutung große Verschiedenheiten aufweisen.
Daher kann auch von einer einheitlichen Auffassung der Bürstensäume (Merkel,
Fr. 1908, S. 57) keine Rede sein.

Am ehesten könnte man noch in dem niedrigen und zarten Bürstensaum, welcher das Epithel der Chorionzotten bedeckt (Fellner, D. 1903), eine, wenigstens zeitweise, mit der Resorption in Zusammenhang stehende Einrichtung
erblicken. Allerdings muß man demselben Saum zur Zeit, wo vom Chorionepithel
aus die Eröffnung der mütterlichen Bluträume geschieht, eine andere Tätigkeit
zusprechen, bei der Stoffe aus der Zelle austreten. Da sei auf die Ausbildung ähnlicher steifiger Säume an der Oberfläche tätiger Ostoklasten, wie wir sie durch
Pommer, G. (1881) kennen gelernt haben, hingewiesen.

Hierher gehört weiter der hinfällige, gestreifte Saum an der Oberfläche der
gewundenen Harnkanälchen, den M. Nussbaum (1878) entdeckt und Tornier (1886), W. Kruse (1888a), Lorenz (1889), Sauer, H. (1895) genauer untersucht haben. Bau und Bedeutung dieses Saumes sind aber zweifelhaft. Während
ihn die einen aus dicht gestellten, feinsten, kaum meßbaren, aber deutlich voneinander unterscheidbaren Härchen zusammengesetzt sein lassen, finden ihn andere so deutlich entwickelt, daß sie von cilientragenden Zellen sprachen (Carlier,
E. W. 1899, 1900); endlich hat man ihn auch für ein Trugbild gehalten, das durch

geronnenes Sekret hervorgerufen wird (TRAMBUSTI 1898). Ein solcher Eindruck kann wohl nur dort entstehen, wo der Saum ein homogenes Aussehen annimmt, was nach LORENZ bei *Raubtieren*, niemals aber beim Menschen und den meisten *Säugetieren* vorkommt. Beim *Karpfen* fand er die Härchen ungleich lang. SAUER (1895) läßt den Saum vom Zellkörper durch eine dunklere Linie geschieden sein, welche bei *Säugetieren* aus gleich weit voneinander entfernten Körnchen besteht, die teils Schlußleisten der bekanntlich mit zahlreichen Einbuchtungen ineinandergreifenden freien Zellenden (M. HEIDENHAIN 1911), teils Basalknötchen entsprechen. Auch dieser Bürstenbesatz kann stellenweise (vgl. das folgende Kapitel) durch einen flimmernden Härchenbesatz ersetzt sein.

Auch das Epithel des Ductus deferens besitzt einen streifigen Oberflächensaum, den E. KLEIN (1871) jenem der Darmepithelien verglichen hat. Streifige Grenzsäume sind ferner auf der Oberfläche des Epithels in den Ausführungsgängen der Schweißdrüsen und auf den Zellen der Plexus chorioidei beschrieben, betreffs welcher auf die folgenden Abschnitte verwiesen wird.

Auch an der Oberfläche des Gallenblasenepithels (R. VIRCHOW 1857) und jenes der Gallengänge ist ein verdickter Saum beschrieben, der mit dem Bürstensaume der Darmepithelien verglichen wurde. Hier scheint es sich aber nur um eine dichtere Ansammlung körnigen Zellmaterials zu handeln. STEINER, H. (1892) konnte einen solchen Saum überhaupt nicht und MORI, O. (1922) bei Amphibien nicht deutlich nachweisen, was mir für eine funktionelle Veränderlichkeit dieses zu sprechen scheint. Auch ASCHOFF (1905) hat die von VIRCHOW beschriebene Cuti-

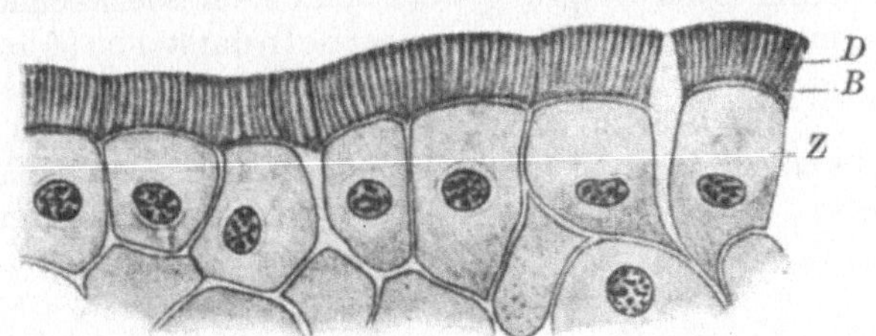

Abb. 35. Oberflächliche Zellen der Epidermis eines *Bachneunauges* (*Petromyzon Planeri*). MÜLLERS Fl. *B* Basalknötchen; *D* Deckplatte; *Z* Zellkörper. Vergr. 740fach. (Nach SCHAFFER 1920.)

cula bezweifelt; dagegen ist ihre Anwesenheit bei *Säugetieren* von SHIKINAMI (1908) und beim Menschen von A. SOMMER (1909) bestätigt worden. Nach letzterem enthalten die hochprismatischen Zellen Schleimgranula, welche von der Oberfläche aber durch einen schmalen hellen Streifen getrennt werden; diesem sitzt dann noch eine einfache Reihe feiner Körnchen oder Kügelchen auf. Diesen Saum hält er im Sinne VIRCHOWS für einen Cuticularsaum mit Porenkanälchen, durch welche der Schleim in Form der kleinen Tröpfchen durchtritt.

Ein sehr breiter, gestreifter Saum ist an der Oberfläche der Epidermiszellen der *Neunaugen* zuerst von LEUKART (1856) gesehen worden.

F. E. SCHULZE (1867) hat ihn für eine cuticulare, von Porenkanälchen durchsetzte Decklage gehalten, eine Auffassung die später viele Autoren übernommen haben. Auch ich (1920) (Abb. 35) habe ihn als Cuticula bezeichnet. Dagegen hat ihn RENAUT (1893) zu den exoplasmatischen Bildungen gerechnet und auch STUDNIČKA (1909, 1925) hat ihn als zur Zelle gehöriges Exoplasma, als eine Deckplatte erklärt, über welcher dann erst eine dünnste, echte cuticulare Lamelle liegen sollte, wie sie G. WOLFF (1889) an der Oberhaut von *Amphioxus*, weniger deutlich bei *Petromyzon*, dessen gestrichelten Saum er auch für eine Cuticula hielt und bei anderen *Fischen*, bei denen ein gestreichelter Saum fehlt, beschrieben hat. Ich muß mich jetzt der Auffassung von STUDNIČKA anschließen und halte den Saum ebenfalls für eine Art einseitiger Crusta, wie auch MERKEL (1908) den Ausdruck angewendet hat und nicht für eine cuticulare Ausscheidung der Zellen. Ich glaube nämlich gesehen zu haben, daß dieser Randsaum sich unter Umständen ganz in schleimiges Sekret auflösen kann, welches in diesen Oberflächenzellen bereitet wird. Des Näheren soll auf diese Frage, sowie auf die Natur der Cuticula von G. WOLFF im Abschnitt XI eingegangen werden.

Dementsprechend wäre auch der analoge streifige Saum an der Oberhaut der *Amphibien*larven aus der Reihe der Cuticularbildungen zu streichen und als Deckplattenbildung zum Zellplasma zu rechnen, was schon Paulicky (1884) getan hat und wofür auch die von Th. Cohn (1894) nachgewiesene oberflächliche Lage seiner Schlußleisten zwischen diesen Zellen spricht, während echte Cuticulae stets über den Schlußleisten liegen. Auch hat O. Schultze (1907) diesen Saum als Ausdruck einer sekretorischen Tätigkeit erkannt.

Endlich ist auch an der Oberfläche der platten Zellen des Pleuroperitonealepithels ein Besatz von kurzen, zarten Härchen nachgewiesen (vgl. Abschnitt I, Abb. 4), der wahrscheinlich mit der sekretorischen Funktion dieser Zellen zu tun hat und stellenweise wieder durch einen Flimmersaum ersetzt sein kann.

Reicher entwickelt finden sich solche Bürstensäume bei *Wirbellosen*, in den Segmentalorganen der *Würmer* (Leydig 1883; Maziarski 1903) und manchen drüsigen Organen — Antennen-, Coxal- und Spinndrüsen —, worüber auf die zahlreichen Untersuchungen von Frenzel (1882, 1885, 1886) und die umfangreiche Arbeit von Vignon (1901) verwiesen sei. Van Gehuchten (1891), der im Darm der Larven von *Ptychoptera contaminata* einen solchen Saum beschrieben hat, betrachtete ihn als eine einfache Schutzvorrichtung, die mit der Sekretion nichts zu tun hat.

2. Der Flimmerbesatz.

Eine andere physiologisch wichtige und leichter verständliche Oberflächenbildung der Epithelien sind bewegliche Härchen, sogenannte Kinocilien (v. Lenhossek 1902), die entweder als ein einzelnes Haar aus der Zelle herausragen und dann ihren Ursprung stets von einem oberflächlich gelegenen Zentralkörper nehmen, sogenannte Zentralgeißeln darstellen (Abb. 36) oder einen dichten Wimpersaum bilden, wodurch das Flimmerepithel gekennzeichnet ist.

Vorkommen. Ein solches findet sich beim Menschen in den Luftwegen, von den feinsten Bronchien angefangen bis in die Luftröhre und den Kehlkopf, mit

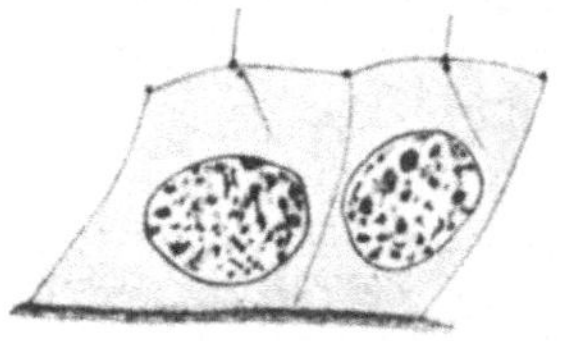

Abb. 36. Zentralgeißelzellen aus dem Sulcus spiralis int. der embryonalen Gehörschnecke von *Cavia cobaya*. Perenyische Flüss. Eisenhäm. Orange G. Starke Vergr. (Nach A. Joseph 1902.)

Ausnahme der wahren Stimmbänder und des größten Teiles des Kehldeckels, in der Regio respiratoria nasi, nach Gegenbaur, Leydig und H. Müller (bei Koelliker 1854) in der Regio olfactoria, in den Eustachischen Röhren, in den Nebenhöhlen der Nase, in der Stirn- und Paukenhöhle mit Ausnahme des Trommelfelles und der Knöchelchen (Koelliker 1854), in den Ductuli efferentes testis (O. Becker 1856, 1857), im Übergangsteil des Nebenhodenganges bis zum Beginn des Schweifes (Fuchs, H. 1902 a, Ikada 1906, Reichel 1921, Lehner 1924), im Eileiter und der Gebärmutter (Nylander 1852, Lott 1871), jedoch nicht immer, wie R. Wolff (1895) geglaubt hat, sondern nur in der prämenstruellen Phase (L. Mandl 1898); gelegentlich in manchen Drüsenausführungsgängen, so in jenen der Nasenschleimhautdrüsen, wo es zuerst von R. Seeberg (1856) gesehen worden ist, in jenen der Zungendrüsen (Bochdalek 1866, 1867, v. Ebner 1873), insbesondere der Schleimdrüsen am Zungengrunde (Stöhr 1884, S. 231), am Boden der Fossulae linguales (M. Heidenhain 1906), der Gaumendrüsen (Klein, E. 1868) und der Uvula (Clara 1922), der Epiglottisdrüsen (Verson 1871), im Ductus thyreoglossus (Patzelt, V. 1924, Shigyo 1925), im Tränennasengang und Tränensack (Henle, J. 1838), im Hodenanhang, im Nebeneierstock; beim Embryo in der Speiseröhre (E. Neumann 1876, 1897, Schaffer, J. 1904), ja noch beim neugeborenen Kinde (E. Klein 1880) und in unregelmäßig verteilten Inseln beim siebenmonatigen (Ernst 1892).

Eine besondere Form des Flimmerepithels stellt das Ependym der Gehirnventrikel und des Zentralkanals im Rückenmark dar. Nach Leydig bei Koelliker 1854) flimmert das Epithel der Gehirnhöhlen nur im Calamus scriptorius. Studnička (1899, 1900) fand einen Flimmerbesatz in der Fossa rhomboidea und im Aquaeductus Sylvii neben Geißelzellen.

Weiter verbreitet findet sich Flimmerepithel bei *Tieren*, und zwar gewinnt es an Größe der Bedeutung und Ausdehnung, je weiter man in der Tierreihe heruntersteigt. So sind bei den *Wirbellosen* ganze Gruppen von Protisten durch ein flimmerndes Kleid an der Oberfläche ausgezeichnet. Ebenso findet sich Flimmerepithel an der äußeren Hautfläche bei *Bivalven* und *Wassergastropoden*. Bei *Landschnecken* ist die Flimmerung auf die Sohlenfläche beschränkt. Auch *Ptero-* und *Heteropoden* besitzen eine teilweise Hautflimmerung (LEYDIG 1857, S. 106). Weiter findet es sich an den Kiemen, im Darm und der Leber von *Mollusken* (BENDA 1900), im Darm der *Seesterne* (IRVING, L. 1924), des *Regenwurms* (GURWITSCH 1900), im Rectum von Murex (GRYNFELTT 1913).

Auch bei *Wirbeltieren* kann sich im frühembryonalen oder larvalen Zustande an der Epidermis eine Flimmerung finden (SHARREY 1830), worüber besonders auf ASSHETON (1896) und S. MAYER (1897) verwiesen sei. Nach ersterem flimmert bei *Frosch*larven von 3 mm Länge die ganze Hautoberfläche vom Kopf gegen die Schwanzgegend; bei 20 mm langen Larven sind die Flimmerzellen schon sehr spärlich und zart, nur an den Seiten der Schwanzflosse finden sich auffallend lange und lebhaft schlagende Haare. Mit der Entwicklung der hinteren Extremitäten schwindet der letzte Rest der Flimmerhaare.

Im Verdauungstrakt wird Flimmerepithel weit verbreitet gefunden. Nach M. SCHULTZE (1851) flimmert der ganze Darm des jungen *Amphioxus*; Flimmerepithel findet sich in der Wimperrinne des Kiemendarms bei *Neunaugen* (SCHAFFER 1895), in der Mundhöhle des *Frosches*, am Rachendach sowohl (PURKINJE und VALENTIN 1834), als an der Oberfläche der Zunge (HOLL 1887, GAUPP 1901, RÉNYI 1924), auf der Zunge und im Oesophagus von *Emys* (MACHATE 1879), im Pharynx und Oesophagus der *Blindschleiche* (PRENANT 1896), im Oesophagus von *Acipenser, Rana* und *Emys* (F. E. SCHULZE 1867). Bei *Schlangen, Schildkröten* und *Eidechsen* hat schon VULPIAN (1857) die Speiseröhre wie beim *Frosch* mit Flimmerepithel ausgekleidet gefunden. Ebenso ist es in den Ausführungsgängen von Mundhöhlendrüsen bei *Haussäugetieren* beobachtet (KUNZE 1885). Bei *Frosch*larven reicht es bis in den Magen (MARCH. A. CORTI 1850, NAGY V. REGÉCZY 1880, BRAUN 1880, BLANCHARD 1880, M. HEIDENHAIN 1900) und das Duodenum, etwas jenseits des Ductus choledochus (A. CORTI). Im Magen ist es auch bei *Selachier*embryonen beobachtet (LEYDIG 1852). Bei *Petromyzon* flimmert nach F. E. SCHULZE (1867) die ganze Magenoberfläche; auch bei *Triion* sah er Flimmerzellen im Magen; ebenso GLINSKY (1883) bei *Batrachiern*, BALLAGI (1881) beim *Frosch*, der *Katze*, dem *Maulwurf* und mehreren *Fischen*; ebenso NAGY V. REGÉCZY. Bei *Ganoiden* fand es HOPKINS (1892, 1895) auch im erwachsenen Zustande. Bei der *Salamander*larve sah M. HEIDENHAIN (1900) an der Oesophagusmagengrenze flimmernde Bezirke in das Oberflächenepithel des Magens eingeschoben. Weitere Angaben siehe bei A. OPPEL (1896).

Im Darmkanal wurde Flimmerepithel zuerst von MARCH. A. CORTI (1850) bei *Frosch-* und *Kröten*larven nachgewiesen. Mit der Ausbildung der Muskulatur sah er die Flimmerbewegung verschwinden; dasselbe Verhalten zeigte das Epithel des Gallenganges, „so daß die Flimmerbewegung hier die noch fehlende Wirkung der Muskeln zu ersetzen scheint", eine Vorstellung, auf die neuestens IRVING (1924) wieder zurückgekommen ist. Nach FORTUNATOW (1876) soll das Darmepithel bei *Petromyzon* flimmern. EIMER (1884) sah bisweilen auch bei erwachsenen *Fröschen* im Darm Flimmerepithel: in seltenen Fällen sogar an einer beschränkten Stelle des unteren Darmes (1869, S. 175, Anm. 1). Im Darm der *Maus* erwähnt es KLEIN (1881). Vgl. auch LEYDIG (1854).

Im Coecum junger *Hühner* und *Enten* fand es vorübergehend EBERTH, J. (1860), im Coecum der *Waldhühner* S. SCHUMACHER (1922, 1925); dieser auch auf den Papillen der Bursa Fabricii (1903). Es kann sich auch auf die Ausführungsgänge von Pankreas und Leber fortsetzen (Joseph 1902) und in den Gallenwegen, wie v. Brunn (1883) gezeigt hat, noch beim erwachsenen *Frosch* vorkommen und sich auf einige Zellen im Darm einerseits und durch den Ductus cysticus in den Beginn der Gallenblase anderseits fortsetzen. Hier konnte Mori (1922) Flimmerhaare bei *Rana nigromaculata* in 70 vH, bei *Hyla arborea* in 50 vH und bei *Rana rugosa* in 90 vH der Fälle in der Nähe des Ausführungsganges nachweisen. Sie scheinen mit zunehmendem Alter immer seltener zu werden.

An der Oberfläche der Leber hat es Prenant (1903) beschrieben und auch an anderen Stellen des Peritoneums bei *Amphibien* ist es von verschiedenen Seiten festgestellt.

Auch in den Harnwegen kommt es vor. So hat es im Hals der Malpighischen Körperchen und in den Anfängen der Harnkanälchen beim *Frosch* zuerst Bowman (1842) entdeckt, was Koelliker (1845) bestätigen und auf die Harnkanälchen von *Eidechsen*embryonen ausdehnen konnte, wo es auch Remak (1845) gesehen hat. Nach Duncan (1867) besitzt das Epithel der Bowmanschen Kapsel beim *Frosch* auffallend lange Cilien. Aber auch noch jenseits der gewundenen Harnkanälchen sah Mecznikow (1866) Flimmerepithel. Es findet sich in der Niere von *Urodelen*, anderen *Anuren* (Regaud et Policard 1902, 1903), *Schlangen* (R. Heidenhain 1873) und sehr schön bei *Fischen*. In den Primordialnieren von *Eidechsen*embryonen ist es von Remak (1845) und Koelliker (1845), in den Harnwegen der *Neunaugen*, *Schlangen* und beim *Salamander* von Regaud und Policard, im Harnsamenleiter von *Torpedo* von Joseph, H. (1902) beschrieben. Beim *Schaf*, *Pferd* und *Kaninchen* sah es H. Hassall (1852, S. 320).

3. Feinerer Bau der Flimmerhaare bzw. -zellen.

Dieser kann große Verschiedenheiten aufweisen, d. h. die Wimperhaare können unter sehr verschiedenen Formen auftreten, wie aus den zusammenfassenden Darstellungen von Engelmann (1880), Studnička (1899b), Vignon (1901), Pütter (1904), Gurwitsch (1904), M. Heidenhain (1907), Erhard, H. (1910) und Prenant (1913) hervorgeht.

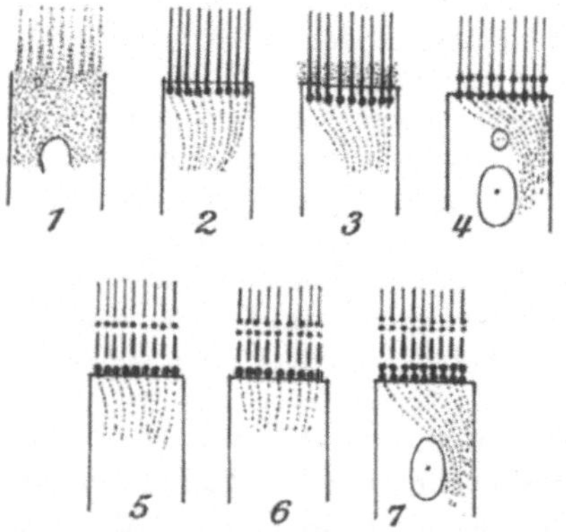

Im einfachsten Falle können Fortsätze des Protoplasmas, die nach Art von Pseudopodien entstanden sind, zu beweglichen Härchen werden (bei vielen *Protozoen*, Engelmann 1880) (Abb. 37, *1*).

Meist sieht man aber diese beweglichen Härchen sich in das Innere der Zelle hinein fortsetzen, wie zuerst Friedreich (1850) gesehen, dann Eberth (1866) und Marchi (1866) bestätigt haben. Diese längsfädigen Strukturen, die sich nicht selten gegen die Basis der Zelle zu in einem einzigen dickeren Faden, wie in einer Kegelspitze vereinigen, einen Fibrillenkonus bilden, hat man,

Abb. 37. Schematische Darstellung der verschiedenen Formen von Kinocilien (größtenteils nach Studnička). (Nach Schaffer 1920.)

wie schon erwähnt, Wimperwurzeln genannt. (Abb. 38.) Ihre Verbindung mit den Flimmerhaaren ist, wie gleich gezeigt werden soll, eine sehr eigentümliche und so feste, daß sich beide Gebilde im Zusammenhang isolieren lassen (Nussbaum, M. 1877, Peter 1899). Über ihre Natur und Bedeutung sind die verschiedensten Ansichten laut geworden. Benda (1899) läßt sie mit großer Bestimmtheit aus seinen Mitochondrien oder einer Verschmelzung dieser (Chondriomiten) bestehen, eine Anschauung, der sich viele Autoren u. a. auch MERKEL (1908, S. 61 u. f.) entschieden angeschlossen haben. Nach der Auffassung, welche BENDA von der Natur seiner Mitochondrien hat, ist er geneigt, auch den Wimperwurzeln eine motorische Funktion zuzuschreiben. STUART (1867) und WATANABE (1925) wollen in ihnen geradezu contractile Gebilde sehen, durch deren Contraction die Wimperhaare passiv bewegt werden, eine Auffassung, welche durch die von ENGELMANN (1880) nachgewiesene positiv einachsige Doppelbrechung dieser Fasern eine geringe Stütze erfährt, da ja auch andere, sicher nicht contractile intracelluläre Faserbildungen dieselbe Erscheinung zeigen. APATHY (1897) und METALNIKOFF (1899) haben die Fasern für nervöser Natur gehalten und auch PRENANT (1899) hat ihnen einen motorischen Einfluß zugesprochen.

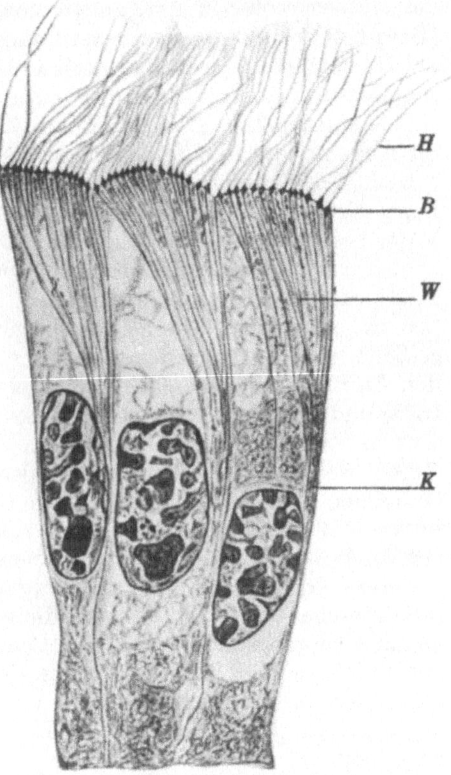

Anderseits hat schon ENGELMANN (1880) hervorgehoben, daß der Fibrillenkonus nichts mit der Flimmerbewegung zu tun hat, da von ihm getrennte Flimmerhaare weiterschlagen. POLOWZOW, W. (1903) hat die Faserkegel nicht als Flimmerwurzeln, sondern als Gebilde sui generis aufgefaßt. Andere (M. HEIDENHAIN 1911, RÉNYI 1924) sehen in ihnen einfach einen Stützapparat oder eine Art Widerlager für die Cilien (PETER 1899, PÜTTER 1904). ERHARD, H. (1910) faßt ihn als ein elastisches, passives Element auf, das zum Vorstoßen der Cilien dienen soll. Nach RÉNYI soll der Fibrillenkonus die Gestaltsveränderungen der Zellen passiv mitmachen, was gegen eine aktive Funktion der Fäden und mehr für ihre Natur als Stützapparat spricht. Auch sollen sie von den Mitochondrien vollkommen unabhängig sein.

TSCHASSOWNIKOW (1914) bringt das Vorhandensein von Flimmerwurzeln mit der Länge der Flimmerhaare in Zusammenhang und läßt sie nur dort, wo letztere lang sind, als Stütze für deren Biegung vorhanden sein. Bei *Amphibien*, bei

Abb. 38. Drei Flimmerzellen aus dem Lebergang von *Helix hortensis*. *B* Basalknötchen; *H* Flimmerhaare; *K* Fibrillenkegel; *W* Wimperwurzeln. Vergr. 2500fach. (Nach M. HEIDENHAIN 1899.)

denen die Wimpern kurz sind, fehlt ein Fadenapparat, trotz der bedeutenden Größe der Zellelemente. Doch fand LUBAN (1918) in den Flimmerzellen des menschlichen Uterus, die ebenfalls kurz sind, deutliche Flimmerwurzeln.

Die Verbindung der Flimmerhaare mit den Wimperwurzeln erfolgt durch eigentümliche Verdickungen, welche durch ihre dichte Aneinanderlagerung den Anschein eines cuticularen Saumes an der Oberfläche der Zellen hervorrufen. EIMER, TH. (1877) hat zuerst diesen für homogen gehaltenen Saum als aus Stäbchen, an die sich die Wimperwurzeln anschließen, zusammengesetzt erkannt. Offenbar hat aber schon LOTT (1871) diese Gebilde am Flimmerepithel des Uterus gesehen, die er „am inneren Epithelrande als regelmäßige, dichtgereihte, knöspchenartige Erhabenheiten, die demselben eine Art von Streifung geben" beschreibt. ENGELMANN (1880) hat die EIMERschen Stäbchen als „Fußstücke" bezeichnet und an ihrem basalen Ende eine zwiebelartige Anschwellung beschrieben, die Apathy (1897) Basalkörperchen benannte.

Diese können in manchen Fällen eine hantelförmige Gestalt besitzen (Gurwitsch 1901a), während das Flimmerhaar, bevor es in das Fußstück übergeht, ein oder zwei übereinander gelagerte Knötchen aufweisen kann (Frenzel 1886). Die verwickelte Ausbildung, welche auf diese Weise der Flimmerapparat erfahren kann, ist in ihren verschiedenen Entwicklungsstufen in der schematischen Abbildung von F. Merkel (1908), die hier modifiziert wiedergegeben ist, dargestellt (Abb. 37).

Eine besondere Bedeutung haben die allen Flimmerepithelien, mit Ausnahme der erstbesprochenen Art, zukommenden Basalkörperchen oder -knötchen (Blepharoplasten, eine Bezeichnung, die von den Botanikern [Webber, W. J. 1897] herrührt und von Studnička (1899) auf die tierischen Flimmerzellen übertragen wurde, besser Blepharosomen, J. Schaffer 1921), erlangt.

Sie wurden fast gleichzeitig von v. Lenhossék (1898) und Henneguy (1898) für Abkömmlinge der Zentralkörperchen erklärt, wofür eine ganze Reihe von sehr gewichtigen Gründen beigebracht werden konnte; so die ähnliche oberflächliche Lage, Größe und Färbbarkeit, das starke Lichtbrechungsvermögen beider Gebilde, besonders aber der Umstand, daß die Autoren in den Flimmerzellen Centriolen vermißten und daß nach der allgemein bestätigten Entdeckung von F. Hermann (1889), die beweglichen Schwänze der Samenfäden sich aus einem Centriol entwickeln. Diese Tatsache gewann durch den Nachweis, daß die Zentralgeißelfäden an verschiedenen anderen Epithelzellen, in den Nierenkanälchen, in den Ausführungsgängen des Pankreas, in den Samenblasen (K. W. Zimmermann 1898) und weiter verbreitert (H. Joseph 1902) in ähnlicher Weise entstehen, wesentlich an allgemeiner Bedeutung. Doch war es gerade Zimmermann, K. W. (1898), welcher neben den Basalkörperchen in verschiedenen Flimmerzellen auch Centriolen nachweisen konnte, eine Beobachtung, der bald analoge von Studnička (1899b), Gurwitsch (1900), Benda (1900), Fischel, A. (1900), Henry (1900), Wallengren (1905 und Erhard (1910) nachfolgten, die allerdings von anderer Seite (Joseph, Rényi) bezweifelt wurden. Henry erklärte daher die Basalkörperchen für selbständige Bildungen des Cytoplasmas und wies auf den Mangel an Übergangsbildern zwischen Centriolen und Basalkörperchen hin. Aber gerade in dieser Hinsicht muß auf die Befunde von Benda (1900) an den Flimmerzellen der Ductuli efferentes testis und neuere Beobachtungen von Rényi (1924) am Trachealepithel menschlicher Embryonen hingewiesen werden. Ersterer hat an seinem Objekt eine Vermehrung der Zentralkörperchen zu förmlichen Ballen und aus diesen das Hervorwachsen von Flimmerhaaren gesehen. Rényi konnte die Entwicklung der Flimmerhaare in der Weise verfolgen, daß er das ursprünglich in der Mitte der freien Zelloberfläche gelegene Diplosom in eine Ecke der Zelle wandern und sich hier teilen sah, wodurch zuerst unregelmäßig, dann in einer einzigen Fläche angeordnete präbasale Körperchen entstanden, aus denen die Flimmerhaare wie die Geißeln aus den Centriolen der Spermiden hervorwachsen. Auch er konnte in den fertigen Flimmerzellen (an der Oberfläche der *Frosch*zunge) niemals Centriolen nachweisen.

Auch Wallengren (1905) hat die Entwicklung der Flimmerhaare bei der Teilung der Flimmerzellen (von *Muscheln*) untersucht, ist aber zu ganz entgegengesetzten Ergebnissen gekommen. Bei der Mitose, die an wohl erhaltenen Flimmerzellen kaum beobachtet ist (Benda 1900), auch von Drasch, Flemming, Bockendahl, Joseph und Tschassownikow vermißt, dagegen von Erhard (1910) bei *Wirbellosen* (Kiemen und Typhlosolis von *Anodonta*, Lebergangzellen von *Helix*) beschrieben wurde, bildet sich der ganze Wimperapparat (Haare, Knötchen und Wurzeln) zurück, die Zelle kehrt auf einen indifferenten Zustand zurück. Nach der Teilung differenzieren die Tochterzellen an ihrer Oberfläche eine neue Cuticula, unter welcher aus einer dichteren Plasmalage die Basalkörperchen unabhängig von den Centriolen, die unverändert erhalten bleiben, entstehen. Dann bilden sich, wahrscheinlich vom inneren Ende der Basalkörperchen ausgehend, die Wurzelfäden im Protoplasma aus und zuletzt wachsen aus ersteren die Flimmerhaare nach außen.

Als eine wesentliche Stütze für die Auffassung der Basalkörperchen als kinetischer Organe und damit ihrer Herkunft von den Centriolen wurde die zuerst von C. SCHMIDT (1882) betonte und u. a. auch von v. SCHUMACHER, S. (1901) bestätigte Tatsache angesehen, daß Flimmerhaare sich bewegen, wenn sie auch nur mit einem winzigen Protoplasmarest in Verbindung bleiben, während ganz isolierte Haare keine Bewegung mehr zeigen sollen, was allerdings bestritten ist (PÜTTER 1904). Dieses Protoplasmaklümpchen muß aber nicht ein Basalkörperchen enthalten, wie z. B. PETERS (1899) angenommen hat, da dieselbe Erfahrung auch für wimpernde Infusorien gilt, denen Basalkörperchen und Wimperwurzeln fehlen (EISMOND 1900). MERTON (1925) schreibt vielmehr der eigentümlichen körnchenfreien, hyalinen Zone unter den Basalkörperchen (hypobasale Zone), auf deren häufiges Vorkommen bei Flimmerzellen SAGUCHI (1917) aufmerksam gemacht hat, die Bedeutung eines Kinoplasma zu. Auch nach ERHARD (1910) soll die Erregung nicht von den Basalknötchen, sondern vom Protoplasma ausgehen. Erstere sollen dem stützenden Achsenfaden der Cilien als eine Art Gelenk zur Führung dienen.

Wie man sieht, gehört die Frage nach der Natur und physiologischen Bedeutung der Basalkörperchen zu jenen, die nicht glatt zu entscheiden sind, vielleicht, weil sie von Anfang an falsch gestellt war. Es handelt sich nicht darum zu entscheiden, ob die Basalkörperchen Centriolen sind oder nicht, vielmehr, wie M. HEIDENHAIN (1907, S. 294) mit Recht betont hat, um die Feststellung, daß es mindestens zweierlei Arten von Flimmerhaaren gibt: solche, deren Basalkörperchen von Centriolen stammen und solche, die mit letzteren gar nichts zu tun haben (M. HEIDENHAIN 1894) Ersteres gilt zweifellos für jene Fälle, in denen aus einem Centriol ein einziger flimmernder Faden hervorwächst, also für die von K. W. ZIMMERMANN (s. oben) beschriebenen und von JOSEPH als Zentralgeißelzellen bezeichneten Gebilde. Dem „steht die ebenso unläugbare Tatsache gegenüber, daß andere Cilienformen auf dem Wege der Pseudopodienbildung entstehen".

Für die polytrichen Flimmerzellen kann jedenfalls die Behauptung nicht aufrecht erhalten werden, daß die Basalkörperchen ausschließlich aus den Centriolen entstehen und allein die kinetischen Zentren der Flimmerhaare sind, wogegen sich schon ERHARD und TSCHASSOWNIKOW gewendet haben, und was neuestens auch WATANABE (1925) und MERTON (1925) entschieden in Abrede stellen, womit aber nicht die Möglichkeit ausgeschlossen sein soll, daß dies bei manchen Epithelien wirklich der Fall ist. Die Tatsache des gleichzeitigen Vorkommens von Basalkörperchen und Centriolen verliert durch die unbewiesene Annahme BENDAS (1900), daß es sich dabei um bei der Umwandlung der Centriolen in Basalkörper übrig gebliebene Centriolen handelt, nicht an Gewicht und anderseits darf man nicht vergessen, daß Zellen, die mit allen morphologischen Attributen von Flimmerzellen ausgestattet sind, wie dies FÜRST (1900) für die Haarzellen der Gehörorgane betont hat, keine Flimmerbewegung zeigen.

In manchen Fällen besitzen die Flimmerzellen außer den Cilien und ihren Gliedern eine cuticulare, für die Haare durchlöcherte Membran oder zwischen den Haaren einen Bürstensaum.

Ein solcher fehlt nach BENDA (1900) sicher den Zellen der Ductuli efferentes und den Ependymzellen; diese sollen beim Menschen, besonders im Rückenmark größtenteils keine Flimmerhaare, wohl aber deutliche Centriolen besitzen.

Die Flimmerbewegung war lange vor dem Epithel bekannt und wurde zuerst bei *Muscheln* (A. de Heide 1683 und A. van Leeuwenhoek 1695) und anderen *Wirbellosen*, dann bei *Wirbeltieren* (W. Sharrey 1830) gesehen. Die wissenschaftliche Grundlage für weitere Untersuchungen dieser Erscheinung und damit des Flimmerepithels verdanken wir Purkynje und Valentin (1834, 1835).

Ein Wimpersaum kann auf jeder Epithelart, unterscheidet man diese nun morphologisch oder histogenetisch, zur Entwicklung kommen (S. Mayer 1897). Er ist kein unveränderliches Zellorgan (Prenant 1899), sondern kann im Laufe eines Funktionswechsels vorübergehend an Zellen auftreten, die zu anderer Zeit eine andere Funktion ausüben, wie z. B. im Uterus (Luban 1918), im Eileiter (Moreaux 1910, 1911) und nach Hammar (1897), Benoit (1926), v. Lanz (1926) in den Ductuli efferentes des Nebenhodens. Greenwood (1892) sah beim *Regenwurm* während der Fettverdauung an Stelle der beweglichen Cilien einen gestreiften oder aus Stäbchen bestehenden Saum auftreten, eine Erscheinung, die Gurwitsch (1902) bestätigt hat.

Er steht zweifellos im Dienste bestimmter mechanischer Aufgaben, die in manchen Fällen leicht erkennbar, in anderen schwer verständlich sind. Für die Erklärung der ersteren ist die Richtung des Flimmerstromes maßgebend, die man durch auf das Epithel aufgestreute Farbkörnchen (wässerige Aufschwemmung von Augenpigment [Purkinje und Valentin 1834], Tusche, Zinnober) oder an der Fortbewegung von Blutkörperchen oder anderen Gewebeelementen feststellen, auch im auffallenden Lichte, bei sehr schräger und starker Beleuchtung wahrnehmen kann (Giorgio 1925).

Die Cilien sind ihrer ganzen Länge nach contractil. Die Contraction erfolgt in Form einer Welle, die von der Basis zur Spitze fortschreitet. Die mittlere Geschwindigkeit dieser Welle ist wenigstens 0,24 mm in der Sekunde (Engelmann 1867).

Bei Wirbeltieren vollzieht sich die Flimmerbewegung in Form einer in der Richtung des wirksamen Schlages fortschreitenden, longitudinalen Welle. Das Flimmerepithel besitzt eine ausgesprochen mechanische Erregbarkeit, bei großer Empfindlichkeit gegenüber dem osmotischen Druck (Zweibaum 1925). Der Reiz wird von einer Zelle auf die andere in der Richtung des Stromes übertragen (Kraft, H. 1891).

Die Bewegung besitzt eine ziemlich große Geschwindigkeit und Kraft und ist vom Leben des Individuums unabhängig, dagegen durch chemische und thermische Einwirkungen stark beeinflußbar.

Pinner (1880) hat *Kaninchen* Tusche, Zinnober usw. in die Bauchhöhle injiziert und fand schon $2^1/_2$ Stunden später die Farbteilchen in den Tuben, im Uterus und der Vagina. In den Bronchien des *Hundes* hat Hach, J. W. (1925) die Geschwindigkeit mit 76 Sekunden-Mikron berechnet.

Jensen, R. (1893) hat an *Paramaecium* einen direkten Messungsversuch der Kraft des Flimmerschlages vorgenommen und gefunden, daß ein solches Protozoon das 9fache seines Gewichtes im Wasser zu heben imstande ist. Seine Fortbewegungsgeschwindigkeit beträgt 1 mm in der Sekunde. Für die Flimmerzelle der Rachenschleimhaut vom *Frosch* hat Bowditch (1876) berechnet, daß sie ihr eigenes Gewicht 4,25 m hoch zu heben imstande ist. Purkinje und Valentin (1842) sahen bei einer *Schildkröte* noch 15 Tage nach dem Tode Flimmerbewegung. Ecker, A. (1855) sah sie in menschlicher Nasenschleimhaut noch 112 Stunden nach dem Tode; Becker (1857) im Nebenhoden vom *Stier*, bei Aufbewahrung im Eiskeller, noch 28 Tage nach dem Tode. Hierher auch v. Schumacher (1901) und Zweibaum (1925), der Flimmerepithel von *Anodonta* unter günstigsten Bedingungen (in Ringerscher Lösung, mit 27 vH Wasser verdünnt) bis zu 63 Tage überleben sah. Schon Kühne (1859) hat festgestellt, daß erhöhte Temperatur (35°) die Flimmerbewegung auf der Zunge des *Frosches* bedeutend beeinträchtigt und Motta Coco (1901) fand, daß der Cilienschlag um so kürzer dauert, je höher die Temperatur steigt. Dagegen machen Calliburcés (1858), Roth (1866), Engelmann (1867), Ranvier (1875, 1889, S. 225) und Wyman jr. (1925) die Angabe, daß Wärme den Cilienschlag beschleunigen, Kälte ihn nicht beeinflussen soll. Das bezieht sich offenbar auf geringere Grade der Erwärmung; Calliburcés fand, daß an der Oesophagusschleimhaut vom *Frosch* eine Erwärmung auf 28° die Bewegung um das 7fache erhöht. Noch höhere Temperaturen führen zum Stillstand. Bei 45° C tritt auch nach Engelmann (1867) Wärmestarre ein, die allerdings durch Alkalien bei Sauerstoffanwesenheit behoben werden kann. Auch Sauerstoff, welcher die Bewegung länger erhält, als Luft, beschleunigt den Schlag, nicht aber sehr verdünnte Säuren oder Alkalien, welche energische Muskelreize sind (W. Kühne, 1866). Während Säurestillstand durch Alkalien behoben werden kann, ist der Alkalistillstand irreversibel (Engelmann 1867). Gegen Kälte ist die Bewegung sehr widerstandsfähig. Aigner (1900) sah sie im wiederholt durchgefrorenen *Stier*hoden wieder beginnen und nach Pictet, R. (1893) stellen beim *Frosch* die Flimmerzellen des Rachens die Bewegung erst bei —90° ein, sind dann aber nicht tot.

Stärkere Alkalien und Säuren vernichten die Bewegung sofort (Purkinje und Valentin), ebenso Süßwasser bei *Meermuscheln* (Sharrey), während Purkinje und Valentin die Bewegung an *Muschel*kiemen selbst bei Maceration in kaltem Wasser erhalten fanden. Äther, Chloroform oder eine Mischung dieser mit Alkohol vermögen in Dampfform noch bei lang dauernder Einwirkung die Bewegung nicht aufzuheben (Giorgio gegen Clemens 1849). Äther soll sogar eine leichte Beschleunigung des Schlages bewirken. Dasselbe vermag nach Hach Coffein, während Morphium die Geschwindigkeit bedeutend herabsetzt. Kalksalze heben den Flimmerschlag in kurzer Zeit auf; doch kann er durch Kaliumsalze wieder hervorgerufen werden, in dessen Lösungen er am längsten andauert (Merton 1923). Verschiedene Anilinfarben bringen nach Ferrari, G. u. Finzi, R. (1898) die Bewegung — weniger rasch, als die der Samenfäden — zum Stillstand. Den geringsten Einfluß hatte Säureviolett. Weitere Angaben über die chemische Reizung des Flimmerepithels siehe bei Weinland (1894) und Pütter (1904). Ersterer will einen Zusammenhang zwischen Molekulargewicht der Stoffe und ihrer schädigenden Wirkung auf die Flimmerbewegung gefunden haben, indem die Schädigung mit der Größe des ersteren zunimmt; doch kommt auch das umgekehrte vor. Fluornatrium schädigt am meisten, Natronlauge mehr als Kalilauge, Ameisensäure mehr als Essigsäure. Die Richtung des Flimmerstromes läßt stets eine Zweckmäßigkeit erkennen. So geht der Cilienschlag des Epithels der Atemwege nach außen gegen die Mundhöhle und Nasenöffnung, offenbar zur Entfernung eindringender Fremdkörper (Staub, Bakterien). Im Eileiter erfolgt die Fortbewegung gegen den Uterus, wodurch die Wanderung des Eies unterstützt wird (Pinner 1880, Lode 1894). Im Uterus schlagen die Haare vom Grunde der Drüsen gegen die Mündung und in der Höhle gegen die Scheide (Lott 1871, Hofmeier 1893, Mandl 1898). In den muskellosen *Ductuli efferentes* des Hodens dürften die noch unbeweglichen Spermien durch den Flimmerstrom vorwärts bewegt werden. Im Darm des *Seesterns*, welcher ebenfalls der Muskulatur entbehrt, läßt ihn Irving eine wichtige Rolle als Verteiler der Nahrung spielen. In den Lebergängen von *Helix* bestehen nach Merton (1923) nebeneinander zwei entgegengesetzte Flimmerströme, wovon der eine auf den Wülsten flüssige Nahrung zu den Leberacini, der andere in den Rinnen zwischen den Wülsten feste Bestandteile dem Darme zutreibt. Die Richtung des Flimmerstromes ist bei *Wirbeltieren* offenbar durch Vererbung so fest gelegt, daß er jene auch beibehält, wenn man ein Stückchen der Trachealschleimhaut z. B. ausschneidet und verkehrt einheilen läßt (Isayama 1924); diese Beobachtung hat schon früher v. Brücke jun. (1917) am *Frosch* gemacht und ist auch von Merton, H. (1923) bestätigt worden. Wie schon das lang andauernde Fortbestehen der Flimmerbewegung nach dem Tode zeigt, ist diese Bewegung dort, wo sie eine gleichmäßige und kontinuierliche ist, wie bei den *Wirbeltieren*, vom Nervensystem unabhängig, eine reine Protoplasmabewegung (Merton 1923, 1923a, 1924). Dagegen ist sie dort, wo sie verwickeltere Leistungen zu vollführen hat, wie bei vielen *Wirbellosen*, nach den Beobachtungen dieses Forschers von der Einwirkung des Nervensystems abhängig.

So haben z. B. schon Purkinje und Valentin beobachtet, daß an den Kiemen der *Flußmuschel* der Flimmerschlag rhythmisch nach 5—7 Sekunden die Richtung wechselt. Willkürlich bewegliche Cilien im Darm der *Naiden* beschreibt O. Schmidt (1862). Schwalbe (1869) sah bei der *Ascidie Perophora* die Cilien des lebhaft flimmernden Kiemenspaltenepithels auf Erschütterung oder andere äußere Reize sich niederlegen und ihre Bewegung einstellen, um nach Aufhören des Reizes sich wieder aufzurichten und zu bewegen. Merton (1923) hat bei *Lungenschnecken* des Süßwassers drei verschiedene Arten von Flimmerepithel an der Körperoberfläche feststellen können, wovon ein Streifen an der Peripherie der Mundlappen aus kurzen dichtstehenden und meist in Ruhe befindlichen Wimpern besteht; diese können aber durch äußere Reize oder durch Impulse der *Schnecke* in Bewegung gesetzt werden, stehen also unter Nerveneinfluß.

Künstlich isolierte Flimmerepithelfragmente nehmen unter günstigen Bedingungen die Form von Kugeln mit nach außen gewendeten Flimmerhaaren an, die v. Schumacher (1901) als Flimmerballen bezeichnet hat, oder die losgelösten Zellgruppen schließen sich zu allseitig geschlossenen Hohlkugeln mit nach innen gewendeten Flimmerhaaren (Flimmercysten). Über die Flimmerkugeln hat Zweibaum (1925a) nähere Untersuchungen angestellt. Sie können sich teilen; die kleinsten gehen oft zugrunde, die großen können bis zu 63 Tagen überleben. In ihnen ist weder eine Proliferation der Epithelzellen, noch des Bindegewebes zu sehen, wodurch sie sich wesentlich von Gewebskulturen höherer Tiere unterscheiden. Sie zeigen vielmehr ein rein vegatives Leben. Wie v. Schumacher gezeigt hat, können auch einzelne Flimmerzellen oder kernlose Bruchstücke von solchen die Form von ringsum mit Cilien besetzten Kugeln (Flimmerkörperchen) annehmen, die z. B. im Rachenschleim des *Frosches* weiterleben und meist rotierende Bewegungen ausführen können. Sie dürfen nicht mit Flagellaten, die beim *Frosch* nicht selten sind, verwechselt werden.

4. Die Stereocilien.

Manche Epithelzellen besitzen einen Besatz von oft auffallend langen Härchen, welche niemals eine Bewegung zeigen, daher nach v. Lenhossék (1902) auch als Stereocilien bezeichnet worden sind.

Am bekanntesten ist diese Oberflächenstruktur vom Epithel des Nebenhodenganges. Man hielt dieses ursprünglich auch für ein flimmerndes Epithel (O. Becker 1857), bis durch die Untersuchungen von J. A. Hammar (1897), Myers-Ward (1898), Aigner (1900), Gurwitsch (1900), H. Fuchs (1901, 1902, 1904) u. a. die sekretorische Natur und die Hinfälligkeit der Haarbüschel nachgewiesen wurde. Hammar und Aigner haben den Mangel an Basalkörperchen festgestellt, während Benda (1900) am untersten Ende eines Protoplasmastranges, welchen er in der Fortsetzung der freien Härchen gesehen haben will, „wie Basalkörper gefärbte Körnchen" beschreibt. Eingehende Untersuchungen dieses Epithels liegen neuestens von M. Heidenhain und F. Werner (1924), Benoit (1926) und v. Lanz (1926) vor. Die ersteren Autoren setzen die sekretorische Bedeutung der Haarbüschel — diese werden geradezu als Pars secretoria der Zelle bezeichnet — auseinander. Eine Fortsetzung der Fibrillen in den Zelleib, wie sie Benda beschreibt, findet nicht statt, sie sitzen vielmehr einer häutchenartigen Grenzschicht, die wie eine Deckelmembran zwischen den

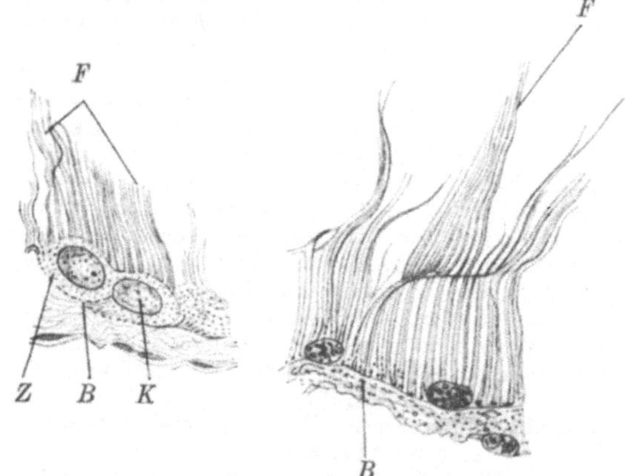

Abb. 39. Amnionepithel der *Katze*. Muttertier beiderseitig nephrektomiert. 36 Std. nach der Operation in ges. NaCl-Subl. fix. Delafields H.-Eos. Links platte Zellen. *Z* mit ovoiden Kernen *K*, einer stärker körnigen Basalschicht *B* und langen peitschenförmigen Fortsätzen *F*. Rechts ein erhöhtes Sekretionsstadium von einer anderen Stelle. Die Zellenkörper scheinen bis auf das basale Körnerlager ganz in Sekretionsfortsätze aufgelöst. Vergr. 730fach. (Nach L. Mandl 1906.)

Schlußleisten ausgespannt ist, auf und können bis zur Freilegung dieser Membran abgeworfen werden. An der Vereinigungsstelle beider können gelegentlich kleine „Basiskörperchen" gesehen werden, die aber nichts mit Centriolen, die stets gut entwickelt sind (vgl. Abb. 33), zu tun haben. M. Heidenhain faßt den Fadenapparat als eine Art motorischer Pumpvorrichtung auf, durch welche das mit Körnchen untermischte Sekret einerseits angesaugt, anderseits aus der Zelle herausgedrückt wird.

Auch nach Benoit inserieren die Stereocilien nicht an Basalkörperchen und haben keine Beziehung zum Diplosom. Sie entstehen mit Wurzeln in der Gegend des Binnenapparates und scheinen in Beziehung mit der Ausstoßung des Sekretes zu stehen. Bei beiderseitiger Kastration verschwinden Stereocilien und ihre Wurzeln. Nach v. Lanz fehlen die Stereocilien in der Jugend und sind im Alter oder (bei Tieren) beim Versiegen der Samenbildung im Winter vergänglich. Sie sind typische Einrichtungen für die Absonderung, kommen und verschwinden mit ihr. Auch er konnte eine unmittelbare Fortsetzung der Cilien unter die Kittleiste nicht nachweisen.

Nach J. LEHNER (1924) kann dieses Epithel unter Umständen auch eine resorptive Tätigkeit entwickeln, indem es in die Zellen eingedrungene Spermien aufzulösen vermag.

Ein ähnlicher Besatz von ungemein zarten und langen Haaren wurde von L. MANDL (1905) an der Oberfläche des Amnionepithels beschrieben und mit der Absonderung der Amniosflüssigkeit in Zusammenhang gebracht. Eine enorme Entwicklung erreichen diese Fortsätze bei Tieren, denen beide Nieren entfernt worden waren (L. MANDL 1906) (Abb. 39). Ich selbst habe diese eigentümlichen Besätze wiederholt gesehen und kann bestätigen, daß man, wie es MANDL schildert, den Eindruck bekommt, als ob der ganze Zellinhalt in diese langen, peitschenförmigen Fortsätze ausströmen würde.

Übrigens haben schon 1864 BROUEFF und EBERTH im Amnion nahezu reifer Katzenfeten die freie Fläche der Epithelzellen mit etwa 8—10 μ hohen glänzenden, steifen, stachelartigen Haaren bedeckt gefunden.

Literatur III.

Freie Oberfläche; Bürstensäume, Kino- und Stereocilien.

Aigner, A.: Über das Epithel im Nebenhoden einiger *Säugetiere* und seine sekretorische Tätigkeit. Sitzungsber. d. Akad. Wien, Mathem.-naturw. Kl. III, Bd. 109, S. 555—581. 1900. — **Apáthy, St.**: Das leitende Element des Nervensystems und seine topographischen Beziehungen zu den Zellen. Mitt. a. d. zool. Stat. zu Neapel Bd. 12, S. 495. 1897. — **Aschoff**: Bemerkungen zur pathologischen Anatomie der Cholelithiasis und Cholecystitis. Verhandl. d. dtsch. pathol. Ges. 1905. S. 41—48. — **Assheton, R.**: Notes on the Ciliation of the Ektoderm of the *Amphibian* Embryo. Quart. journ. of microscop. science Bd. 38, S. 465—485. — **Ballagi, J.**: Über das Magenepithel. Ber. d. k. Akad. ungar. Wiss., Mathem.-naturw. Kl. Bd. 11, S. 56—65. 1881. (Ref. in Schwalbes Jahrb. Bd. 10, S. 51. 1881.) — **Becker, O.**: Über Flimmerepithelium im Nebenhoden des Menschen. Wien. med. Wochenschr. Jg. 6, S. 189. 1856. — b) Über Flimmerepithelium und Flimmerbewegung im Geschlechtsapparat der *Säugetiere* und des Menschen. Moleschotts Unters. Bd. 2, S. 71. 1857. — **Benda, C.**: a) II. 1899. — b) Über neue Darstellungsmethoden der Centralkörperchen und die Verwandtschaft der Basalkörper der Cilien mit Centralkörperchen. Verhandl. d. physiol. Ges., Berlin, Jg. 1900/01, Nr. 1—2. 11 S. — **Benoit:** II. 1926. — **Blanchard, R.**: Sur la présence de l'épithélium vibratile dans l'intestin. Zool. Anz. Bd. 72, S. 637. 1880. — **Bochdalek, V.**: Über das Foramen coecum der Zunge. Österr. Zeitschr. f. prakt. Heilkunde Jg. 12, S. 683. 1866. — b) Nachtrag zum schlauchartigen Apparat der Zunge. Arch. f. Anat. u. Physiol. 1867. S. 775. — **Bockendahl, A.**: Über die Regeneration des Trachealepithels. Arch. f. mikroskop. Anat. Bd. 24, S. 361—373. 1885. — **Bowditch, H. P.**: Force of ciliary motion. Boston med. a. sur. journ. 1876. 10. III. — **Bowman:** On the structure and use of the Malpighian bodies of the Kidney. Phil. transact. Bd. 1, S. 57. 1842. — **Braun, M.**: Zum Vorkommen von Flimmerepithel im Magen. Zool. Anz. Bd. 69, S. 568—569. 1880. — **Brettauer, J.** u. **Steinach, J.**: Untersuchungen über das Cylinderepithel der Darmzotten. Sitzungsber. d. Akad. Wien, Mathem.-naturw. Kl. Bd. 23, S. 303—312. 1857. — **Brouefi** u. **Eberth:** Zur Kenntnis der Epithelien. Würzburger naturwiss. Zeitschr. Bd. 5, S. 34. 1864. — **v. Brücke:** Versuche an ausgeschnittenen und nach einer Drehung um 180° reimplantierten *Frosch*schleimhautstücken. Pflügers Arch. f. d. ges. Physiol. Bd. 166, S. 45—54. 1917. — **v. Brunn:** a) Flimmerepithel in den Gallengängen des *Frosches.* Zool. Anz. Nr. 148, S. 483. 1883. — b) I. 1900. — **Büttner:** I. 1899. — **Bunnag, K.**: Über die Struktur des Darmepithels der *Säuger* unter besonderer Berücksichtigung des *Pferdes.* Diss. Bern 1922. — **Calliburcés, P.**: Recherches expérimentales sur l'influenze exercée par la chaleur sur les manifestations de la contractilité des organes. C. R. Acad. Sc. Paris, T. 47, 638—641. 1858. — **Carlier, E. W.**: Note on the presence of cilia in the convoluted tubules of the mammalian kidney. Veterinarian. July 1899. 9 S. — b) Note on the presence of ciliated cells in the human adult kidney. Journ. of anat. a. physiol. Bd. 34, S. 223—225. 1900. — **Clara, M.**: Kleine histologische Mitteilungen. 1. Über Flimmerepithel in den Drüsenausführungsgängen der Uvula. Anat. Anz. Bd. 55, S. 399—410. 1922. — **Clemens:** 1849. — **Cohn, T.**: II. 1894. — **Corti, A.**: Flimmerbewegung bei *Frosch-* und *Kröten*larven. Würzburger Verhandl. Bd. 1, S. 191. 1850. — **Donders:** Nederl. Lanzet 1856, S. 332. — **Duncan, J.**: Über die MALPIGHISCHEN Knäuel der *Frosch*niere. Sitzungsber. d. Akad. Wien, Mathem.-naturw. Kl. II, Bd. 56, S. 6—12. 1867. — **Eberth, J.**: a) Über Flimmerepithel im Blinddarm der

Vögel usw. Sitzungsber. d. phys.-med. Ges., Würzburg 1860. S. X, 4. — b) Über Flimmer-epithel im *Vogel*darm. Zeitschr. f. wiss. Zool. Bd. 10, S. 373—382. 1860. — c) II. 1866. — **v. Ebner:** a) Die acinösen Drüsen der Zunge und ihre Beziehungen zu den Geschmacks-organen. Graz 1873. S. 1—66. — b) I. 1899. — **Ecker, A.:** Über das Epithelium der Riechschleimhaut. Freiburger Ber. Nr. 12. 1855. — **Eimer, Th.:** a) Die Wege des Fettes in der Darmschleimhaut bei seiner Resorption. Virchows Arch. f. pathol. Anat. u. Physiol. Bd. 48, S. 119—176. 1869. — b) Weitere Nachrichten über den Bau des Zellkerns usw. Arch. f. mikroskop. Anat. Bd. 14, S. 94—118. 1877. — c) Neue und alte Mitteilungen über Fettresorption im Dünndarm und im Dickdarm. Biol. Zentralbl. Bd. 4, S. 580—600. 1884. — **Eismond, J.:** Über die Natur der sogenannten kinetischen Zentren der Zellen. Verhandl. d. anat. Ges., 14. Vers., Pavia 1900. S. 125. — **Engelmann, Th. W.:** a) Über die Flimmerbewegung. Zentralbl. f. med. Wiss. Nr. 42, S. 652—660. 1867. — b) Proto-plasma und Flimmerbewegung. HERMANNs Handb. d. Physiol. Bd. 1, S. 1. 1879. — c) Zur Anatomie und Physiologie der Flimmerzellen. Pflügers Arch. f. d. ges. Physiol. Bd. 23, S. 505—535. 1880. — **Erdmann, L. C.:** Beobachtungen über die Resorptionswege in der Schleimhaut des Dünndarmes. Diss. Dorpat 1867. — **Erhard, H.:** Studien über Flimmerzellen. Arch. f. Zellforsch. Bd. 4, S. 309—442. 1910. — **Ernst:** Über Hyalin, ins-besondere seine Beziehung zum Kolloid. Virchows Arch. f. pathol. Anat. u. Physiol. Bd. 130, S. 377. 1892. — **Fellner, O.:** Zur normalen Struktur des Syncytiums. Vorl. Mitt. Zentralbl. f. Gynäkol. Jg. 27, Nr. 31, S. 937—942. 1903. — **Ferrari, G. et Finzi, R.:** Influenza di alcuni colori d'anilina sui movimenti delle cilia vibratili. Gazz. osped. clin. A. 19. S. 1, S. 132. 1898. Französisch in: Arch. ital. Biol. T. 29, 436—438. — **Fischel, A.:** II. 1900. — **Fortunatow, A.:** Über die Fettresorption und histologische Struktur der Dünndarmzellen. Pflügers Arch. f. d. ges. Physiol. Bd. 14, S. 285—292. 1876. — **Frenzel:** a) Verdauungskanal der Larve des *Tenebrio molitor* usw. Berlin. entomol. Zeitschr. Bd. 26, S. 267—316. 1882. — b) Über den Darmkanal der *Crustaceen* nebst Bemerkungen zur Epithelregeneration. Arch. f. mikroskop. Anat. Bd. 25, S. 137—190. 1885. — c) Einiges über den Mitteldarm der *Insekten* sowie über Epithelregeneration. Ebenda Bd. 26, S. 229 bis 306. 1885. — d) Zum feineren Bau des Wimperapparates. Ebenda Bd. 28, S. 53—80. 1886. — **Friedreich:** Einiges über die Struktur der Cylinder- und Flimmerepithelien. Virchows Arch. f. pathol. Anat. u. Physiol. Bd. 15, S. 535. 1850. — **Fuchs, H.:** a) Bemerkung zur Arbeit von ALEXANDER GURWITSCH „Über die Haarbüschel der Epithelzellen im Vas epididymis(!) des Menschen". Anat. Anz. Bd. 20, S. 270. 1901. — b) Über das Epithel im Nebenhoden der *Maus.* Anat. Hefte Bd. 19, S. 311—347. 1902. — c) II. 1902. — d) Über Beobachtungen an Sekret- und Flimmerzellen. Anat. Hefte Bd. 25, S. 501—679. 1904. — **Fürst, C. M.:** Haarzellen und Flimmerzellen. Ebenda Bd. 18, S. 190—203. 1900. — **Funke, O.:** Beiträge zur Physiologie der Verdauung. Zeitschr. f. wiss. Zool. Bd. 7, S. 315. 1856. — **Gage, S. W. and Gage, S. Ph.:** Changes in the ciliated areas of the alimentary canal of the *Amphibia* during Development and the relation to the mode of respiration. Proc. of the Americ. assoc. advanc. sc. Bd. 39. 1890. — **Gaupp, E.:** Be-merkung, betreffend das Epithel auf den Papillen der *Frosch*zunge. Anat. Anz. Bd. 20, S. 269—270. 1901. — **di Giorgio:** Il movimento delle ciglia vibratili dell'epitelio tracheale durante la narcosi. Arch. di fisiol. Bd. 22, S. 429—433. 1925. — **Glinsky:** Zur Kenntnis des Baues der Magenschleimhaut der *Wirbeltiere.* Zentralbl. f. med. Wiss. 1883. S. 225 bis 227. — **Greenwood, M.:** On retractile cilia in the intestine of *Lumbricus terrestris.* Journ. of physiol. Bd. 13, S. 239—259. 1892. — **Gruby et Delafond:** Resultats des re-cherches faites sur l'anatomie et les fonctions des villosités intestinales etc. Cpt. rend. hebdom. des séances de l'acad. des sciences Bd. 16, S. 1194—1200. 1843. — **Grynfeltt:** Demonstrations spéciales. Cpt. rend. de l'assoc. anat., 15. réun., Lausanne 1913. S. 282. — **Grynfeltt, E. et Euzière:** a) Note sur la structure de l'épithélium des toiles choroïdiennes et l'excrétion du liquide céphalo-rachidien chez le *Scyllium.* Ebenda 1913. S. 101—111. — b) Deux communications sur l'histologie de l'épithélium des plexus choroides. Bull. de la soc. des sciences méd de Montpellier 23. V. 1913. — **Gurwitsch, A.:** a) Zur Entwicklung der Flimmerzellen. Anat. Anz. Bd. 17, S. 49—58. 1900. — b) Die Vorstufen der Flimmer-zellen und ihre Beziehungen zu Schleimzellen. Anat. Anz. Bd. 19, S. 44—48. 1901. — c) Studien über Flimmerzellen. T. 1. Histogenese der Flimmerzellen. Arch. f. mikroskop. Anat. Bd. 57, S. 184—229. 1901. — d) Das Haarbündel der Epithelzellen im Vas epidi-dymis des Menschen. Ebenda Bd. 59, S. 32—62. 1901. — e) Morphologie und Biologie der Zelle. Jena 1904. — **Hach, J. W.:** Zur Frage über die Flimmerbewegung im Organismus homoiothermer Tiere. Zeitschr. f. d. ges. exp. Med. Bd. 46, S. 558—563. 1925. — **Hammar, J. A.:** Über Sekretionserscheinungen im Nebenhoden des *Hundes* usw. Arch. f. Anat. u. Physiol., anat. Abt., Suppl. 1897. S. 1—42. — **Hassall, A. H.:** Mikro-skopische Anatomie des menschlichen Körpers. Deutsch von O. KOHLSCHÜTTER. 1852. — **de Heide:** Anatome mitili 1683. — **Heidenhain, M.:** a) Neue Untersuchungen über die Zentralkörper usw. Arch. f. mikroskop. Anat. Bd. 43, S. 423—758. 1894. —

b) II. 1899. — c) Über die erste Entstehung der Schleimpfröpfe beim Oberflächenepithel des Magens. Anat. Anz. Bd. 18, S. 417—425. 1900. — d) Präparate zur mikroskopischen Anatomie des Menschen. Münchner med. Wochenschr. Nr. 36, S. 1788. 1906. — e) II. 1907. — f) II. 1911. — **Heidenhain, M. Werner:** I. 1924. — **Heidenhain, R.:** a) Die Absorptionswege des Fettes. Allg. med. Zentralzeit. Nr. 14, S. 105. 1858 und Moleschotts Unters. Bd. 4, S. 251—284. 1858. — b) Mikroskopische Beiträge zur Anatomie und Physiologie der Nieren. Arch. f. mikroskop. Anat. Bd. 10, S. 1—50. 1873. — c) II. 1888. — **Henle, J.:** I. 1838. — **Henneguy, L. F.:** a) Sur le rapport des centrosomes avec les cils vibratiles. Cpt. rend. hebdom. des séances de l'acad. des sciences Bd. 126, S. 975—978. 1898. — b) Sur les rapports des ciles vibratiles avec les centrosomes. Arch. d'anat. microscop. Bd. 1, S. 481—495. 1898. — **Henry, A.:** Etude histologique de la fonction sécrétoire de l'épididyme chez les *Vertébrés* supérieures. Ebenda Bd. 3, S. 229—292. 1900. — **Hermann, F.:** Beiträge zur Histologie des Hodens. Arch. f. mikroskop. Anat. Bd. 34, S. 58 bis 106. 1889. — **Hofmeier:** Zur Kenntnis der normalen Uterusschleimhaut. Zentralbl. f. Gynäkol. Jg. 17, S. 764. 1893. — **Holl, M.:** a) Über das Epithel in der Mundhöhle von *Salamandra maculata*. Sitzungsber. d. Akad. Wien, Mathem.-naturw. Kl. III, Bd. 92, S. 187—228. 1885. — b) Zur Anatomie der Mundhöhle von *Rana temporaria*. Ebenda Bd. 95, S. 47—56. 1887. — c) Zur Anatomie der Mundhöhle von *Lacerta agilis*. Ebenda Bd. 96, S. 161—169. 1887. — **Hopkins, G. S.:** a) On the digestive tract of some North American *Ganoids*. Proc. of the Americ. assoc. to the advanc. of science, 41. meet., Rochester, Bd. 41, S. 197. 1892. — b) On the enteron of American *Ganoids*. Journ. of morphol. Bd. 11, S. 411. 1895. — **Ikeda:** Über das Epithel im Nebenhoden des Menschen. Anat. Anz. Bd. 29, S. 1—14, 76—82. 1906. — **Irving, L.:** Ciliary currents in *starfish*. Journ. of exp. zool. Bd. 41, S. 115—124. 1924. — **Isayama, S.:** Über die Flimmerrichtung an verkehrt zur Verheilung gebrachten Abschnitten der Trachea. Zeitschr. f. Biol. Bd. 82, S. 155—156. 1924. — **Jensen, R.:** Die absolute Kraft einer Flimmerzelle. Pflügers Arch. f. d. ges. Physiol. Bd. 54, S. 537—551. 1893. — **Joris, H.:** Revêtement corné de l'épithélium oesophagien. Bibl. anat. Bd. 14, S. 262—266. 1905. — **Joseph, H.:** II. 1902. — **Klein, E.:** a) Der Darmkanal. Strickers Handb. d. Lehre v. d. Geweben 1871. S. 355. — b) Ciliated epithelium of the oesophagus. Quart. journ. of microscop. science Bd. 20, S. 476. 1880. — c) Histological notes. Ebenda Bd. 21, S. 231. 1881. — **Klein, G.:** Über das Epithel der Schleimhaut und die Ausführungsgänge der Drüsen des weichen Gaumens und der Uvula des Menschen. Sitzungsber. d. Akad. Wien, Mathem.-naturw. Kl. I, Bd. 57, S. 67—69. 1868. — **Kölliker, A.:** a) Über Flimmerbewegungen in den Primordialnieren. Müllers Archiv 1845. S. 518. — b) Histologische Studien, angestellt an der Leiche eines Selbstmörders. Würzburger Verhandl. Bd. V, S. 52—60. 1854. — c) Nachweis eines besonderen Baues der Zylinderzellen des Dünndarmes. Ebenda Bd. 6, S. 253. 1856 (1855). — **Kolossow, A.:** a) II. 1892. — b) I. 1893. — c) II. 1898. — **Kraft, H.:** Zur Physiologie des Flimmerepithels bei *Wirbeltieren*. Diss. Straßburg 1891. 41 S. — **Krause, W.:** Nachträge zur allgemeinen und mikroskopischen Anatomie. Hannover 1881. — **Kruse, W.:** a) Über Stäbchensäume der Epithelien. Diss. Berlin 1888. S. 1—29. — b) Ein Beitrag zur Histologie der gewundenen Harnkanälchen. Virchows Arch. f. pathol. Anat. u. Physiol. Bd. 109, S. 193—204. 1888. — **Kühne, W.:** a) Untersuchungen über Bewegungen und Veränderungen der contractilen Substanzen. Arch. f. Anat. H. 6, S. 834. 1859. — b) Über den Einfluß der Gase auf die Flimmerbewegung. Arch. f. mikroskop. Anat. Bd. 2, S. 372. 1866. — **Kunze:** Zur vergleichenden mikroskopischen Anatomie der Organe der Maulhöhle, des Schlundkopfes und des Schlundes der *Haussäugetiere*. Dtsch. Zeitschr. f. Tiermed. Bd. 11, S. 1—44. 1885. — **v. Lanz, T.:** II. 1926. — **Leeuwenhoek, A. van:** Arcana naturae 1695, S. 48 u. f. — **Lehner, J.:** II. 1924. — **v. Lenhossék, M.:** a) Über Flimmerzellen. Verhandl. d. anat. Ges., 12. Vers., Kiel 1898. S. 106. — b) Discussion zum Vortrage von H. Fuchs, II. 1902, S. 236. — **Leukart** bei **Kölliker:** Nachweis von Porenkanälchen in den Epidermiszellen von *Ammocoetes* durch Prof. Leukart in Gießen. Verhandl. d. physik.-med. Ges., Würzburg Bd. 7, S. 193. 1856. — **Leydig, F.:** a) Beiträge zur mikroskopischen Anatomie der Entwicklungsgeschichte der *Rochen* und *Haie*. Leipzig: W. Engelmann 1852. — b) Lehrbuch der Histologie. Frankfurt a. M. 1857. — c) Untersuchungen zur Anatomie und Physiologie der Tiere. Bonn 1883. — **Lode, A.:** Experimentelle Beiträge zur Lehre der Wanderung des Eies vom Ovarium zur Tube. Arch. f. Gynäkol. Bd. 45, S. 295—322. 1894. Vorl. Mitt. Wien. klin. Wochenschr. Jg. 6, S. 572—573. 1893. — **Lorenz, H.:** Untersuchungen über den Bürstenbesatz und dessen Bedeutung an normalen und pathologischen Nieren. Zeitschr. f. klin. Med. Bd. 15, S. 2—42. 1889. — **Lott, G.:** I. 1871. — **Luban, S.:** Über eigentümliche Vorgänge in den Flimmerzellen des menschlichen Uteruskörpers. Anat. Hefte Bd. 56, S. 171—303. 1918. — **Machate, J.:** Untersuchungen über den feineren Bau des Darmkanals von *Emys europaea*. Zeitschr. f. wiss. Zool. Bd. 32, S. 443—459. 1879. — **Mall, J. P.:** Die Blut- und Lymphwege im Dünndarm des *Hundes*. Abh. d. mathem.-physik. Kl. d. k. sächs. Ges.

d. Wiss. Bd. 14, S. 186. 1887. — **Mandl, L.**: a) Über die Richtung der Flimmerbewegung im menschlichen Uterus. Zentralbl. f. Gynäkol. Nr. 13, S. 323—328. 1898. — b) Histologische Untersuchungen über die sekretorische Tätigkeit des Amnionepithels. Zeitschr. f. Geburtsh. u. Gynäkol. Bd. 54, S. 427—447. 1905. — c) Weitere Beiträge zur Kenntnis der sekretorischen Tätigkeit des Amnionepithels. Ebenda Bd. 58, S. 249—257. 1906. — **Marchi, P.**, II. 1866. — **Mayer, S.**: a) Zur Lehre vom Flimmerepithel, insbesondere bei Amphibienlarven. Anat. Anz. Bd. 14, S. 69—81. 1897. — b) Ein Vorlesungsversuch zur Lehre von der Flimmerbewegung. Ebenda Bd. 28, S. 209—216. 1906. — **Maziarski, St.**: Recherches cytologiques sur les organes segmentaires du Vers de terre. Arch. polon. des sciences biol. et méd. Bd. 2, S. 1—81. 1903. — **Mecznikow, El.**: Zur vergleichenden Histologie der Niere. Nachr. v. d. Kgl. Ges. d. Wiss., Göttingen, Math.-physik. Klasse Bd. 5, S. 61—63. 1866. — **Merkel, F.**: I. 1908. — **Merton, H.**: a) „Willkürliche" Flimmerbewegung bei *Metazoen*. Biol. Zentralbl. Bd. 43, S. 157—162. 1923. — b) Studien über Flimmerbewegung. Pflügers Arch. f. d. ges. Physiol. Bd. 198, S. 1—28. 1923. — c) Die verschiedenen Arten der Flimmerbewegung bei *Metazoen*. Naturwissenschaften Jg. 12, S. 452—457. 1924. — d) Experimentelle Untersuchungen über das Kinoplasma der Flimmerzellen. Zeitschr. f. wiss. Biol., Abt. B: Zeitschr. f. Zellforsch. u. mikroskop. Anat. Bd. 2, S. 382—407. 1925. — **Metalnikoff, S.**: *Sipunculus nudus*. Zeitschr. f. wiss. Zool. Bd. 68, S. 261—322. 1899 (1900 erschienen). — **Mönckeberg**: I. 1903. — **Moreaux, R.**: a) Sur la structure et la fonction sécrétoire de l'épithélium de la trompe utérine chez les *Mammifères*. Cpt. rend. des séances de la soc. de biol. Bd. 68, S. 142. 1910. — b) Sur l'existence de phénomènes sécrétoires dans l'épithélium de la trompe uterine chez les *mammifères* et leur cause. Cpt. rend. de l'assoc. anat., 13. réun., Paris 1911. S. 159—163. — **Mori, O.**: Über das Gallenblasenepithel der *Amphibien*. Japan journ. of med. sciences Bd. 2, S. 99. 1925 (1922). — **Motta-Coco, A.**: a) Contributo allo studio del movimento vibratile nelle cellule epiteliali ciliate. Arch. ital. de biol. Bd. 36, S. 130. 1901. — b) Sul movimento vibratile degli epitelii ciliati. Volume in omaggio al Prof. SALV. TOMMASELLI, Catania 1902. 14 S. — c) Beitrag zum Studium der Färbbarkeit lebender Zellelemente. Über das funktionelle Verhalten der Wimperepithelien des *Frosches* gegen Methylenblau. Zentralbl. f. allg. Pathol. u. pathol. Anat. Bd. 13, S. 604—611. 1902. — **Myers-Ward, C. F.**: Preliminary note on the structure and function of the Epididymis und Vas deferens in the higher *mammalia*. Journ. of anat. a. physiol. Bd. 32, S. 135. 1898. — **Nagy v. Regéczy**: Über die Epithelzellen des Magens. Arch. f. mikroskop. Anat. Bd. 18, S. 408—411. 1880. — **Neumann, E.**: a) Flimmerepithel im Oesophagus menschlicher Embryonen. Ebenda Bd. 12, S. 570—574. 1876. — b) Die Metaplasie des fötalen Oesophagusepithels. Fortschr. d. Med. Bd. 15, S. 366. 1897. — **Nussbaum, M.**: a) Ein Beitrag zur Lehre von der Flimmerbewegung. Arch. f. mikroskop. Anat. Bd. 14, S. 390—394. 1877. — b) Fortgesetzte Untersuchungen über die Sekretion der Niere. Pflügers Arch. f. d. ges. Physiol. Bd. 17, S. 580—594. 1878. — **Nylander** bei LEYDIG: Über Flimmerbewegung in den Uterindrüsen des *Schweines*. Müllers Archiv 1852. S. 375. — **Oppel, A.**: Lehrbuch der vergleichenden mikroskopischen Anatomie der *Wirbeltiere*. 1. T. Magen. 1896. — **Patzelt, V.**: I. 1924. — **Pauliĉki**: Über die Haut des *Axolotels*. Arch. f. mikroskop. Anat. Bd. 24, S. 120—173. 1884. — **Peter, K.**: Das Zentrum für die Flimmer- und Geißelbewegung. Anat. Anz. Bd. 15, S. 271—284. 1899. — **Pictet, R.**: De l'emploi méthodique des basses températures en biologie. C. R. Trav. 76. Sess. Soc. Helvét. Sc. Nat. 1893, 5—27 u. Arch. sc. physic. et nat. V. 30, S. 293. 1893. — **Pinner**: Experimentelle Untersuchungen über den Übergang in der Peritonealhöhle befindlicher Stoffe in die weiblichen Genitalien des *Säugetieres*. Zentralbl. f. Chirurg. Jg. 7, S. 247. 1880. — **Policard, A.** et **Regaud, Cl.**: Etude sur le tube urinifère de la *Lamproie*. Cpt. rend. de l'assoc. anat., 14. sess., Montpellier 1902, S. 245—261. — **Polowzow, W.**: Über contractile Fasern in einer Flimmerepithelart und ihre funktionelle Bedeutung. Arch. f. mikroskop. Anat. Bd. 63, S. 365 bis 388. — **Pommer, G.**: Über die lakunäre Resorption in erkrankten Knochen. Sitzungsber. d. Akad. Wien, Mathem.-naturw. Kl. III, Bd. 83, S. 79—81. 1881. — **Prenant**: a) Sur la présence d'amas leucocytaires dans l'épithélium pharyngien et oesophagien d'*Anguis fragilis*. Bibl. anat. Bd. 4, S. 21—26. 1896. — b) II. 1899. — c) I. 1903. — d) Les appareils ciliés et leur dérivés. Journ. of anat. a. physiol. A. 48, S. 545—594, A. 49, S. 88—108, A. 49, S. 344—382, 565—617. — **Pütter, A.**: Die Flimmerbewegung. Ergebn. d. Physiol., Abt. II, S. 1—102. 1904. — **Purkinje u. Valentin**: a) Entdeckung kontinuierlicher, durch Wimperhaare erzeugter Flimmerbewegungen, als eines allgemeinen Phänomens in den Klassen der *Amphibien*. Müllers Arch. f. Anat., Physiol. u. wiss. Med. 1834. S. 391.— b) De phaenomeno generali et fundamentali motus vibratorii continui in membranis cum externis tum internis animalium plurimorum et superiorum et inferiorum ordinum obvio commentatio physiologica. Vratislaviae 1835. c) PURKINJE und VALENTIN in WAGNERS Handwörterbuch der Physiologie. Bd. 1, S. 510. 1842. — **Ranvier, L.**: a) Traité technique d'Histologie 1875. Deutsche Übers. v. NICATI u. v. WYSS. Leipzig 1888. — b) Traité technique. II. éd. 1889. — **Regaud, Cl. et Policard, A.:** a) Les segments à cellules vibratiles du tube urinifère des *Ophidiens*. Bibl. anat. Bd. 11, S. 116—126. 1902. — b) Recherches sur la structure du rein de quelques *Ophidiens*. Arch. d'anat. microscop. Bd. 6, S. 191 bis 282. 1903. — **Reichel, H.:** Die Saisonfunktion des Nebenhodens vom *Maulwurf*. Anat. Anz. Bd. 54, S.129—149. 1921. — **Remak:** Über Wimperbewègung in den Kanälchen des Wolffschen Körpers bei *Eidechsen*embryonen. Frorieps Not. Bd. 35, S. 308. 1845. — **Renaut:** Traité d'histologie pratique 1893. S. 36. — **Rényi:** II. 1924. — **Roth, M.:** Über einige Beziehungen des Flimmerepithels zum contractilen Protoplasma. Virchows Arch. Bd. 37, S. 184—194. 1866. — **Saguchi:** Studies in ciliated cells. Journ. of morphol. V. 29, S. 217—271. 1917. — **Sauer, H.:** Neue Untersuchungen über das Nierenepithel und sein Verhalten bei der Harnabsonderung. Arch. f. mikroskop. Anat. Bd. 46, S. 109—146. 1895. — **Schaffer, J.:** a) Über das Epithel des Kiemendarms von *Ammocoetes* nebst Bemerkungen über intraepitheliale Drüsen. Ebenda Bd. 45, S. 294—338. 1895. — b) I. 1904. c) — I. 1920. — d) I. 1921. — **Schmidt, C.:** Über eigentümliche, aus dem Flimmerepithel hervorgehende Gebilde. Arch. f. mikroskop. Anat. Bd. 20, S. 123—126. 1881. — **Schmidt, O.:** Beiträge zur Anatomie der Gattung *Enchytracus*. Königsb. physik.-ökon. Schriften. Bd. 3, 1862. — **Schultze, M.:** Beobachtung junger Exemplare von *Amphioxus*. Zeitschr. f. wiss. Zool. Bd. 3, S. 416. 1851. — **Schultze, O.:** Über den Bau und die Bedeutung der Außencuticula der *Amphibien*larven. Arch. f. mikroskop. Anat. Bd. 69, S. 544—562. 1907. — **Schulze, F. E.:** Epithel- u. Drüsenzellen. Ebenda Bd. 3, S. 137—203. 1867. — b) Zellmembran, Pellicula, Cuticula und Crusta. Verhandl. d. anat. Ges., 10. Vers., Berlin 1896. S. 27. — **v. Schumacher, S.:** a) Zur Biologie des Flimmerepithels. Sitzungsber. d. Akad. Wien, Mathem.-naturw. Kl. III, Bd. 100, S. 195—224. 1901. — b) Über die Entwicklung und den Bau der Bursa Fabricii. Ebenda Bd. 112, S. 163—186. 1903. — c) Die Blinddärme der *Waldhühner* mit besonderer Berücksichtigung eigentümlicher Sekretionserscheinungen in denselben. Zeitschr. f. d. ges. Anat., Abt. 1: Zeitschr. f. Anat. u. Entwicklungsgesch. Bd. 64, S. 76—95. 1922. — d) Der Bau der Blinddärme und des übrigen Darmrohres vom *Spielhahn* (*Lyrurus tetrix* L.). Ebenda Bd. 76, S. 640—644. 1925. — **Schwalbe, G.:** Kleinere Mitteilungen zur Histologie wirbelloser *Tiere*. II. Eine Beobachtung über Flimmerbewegung. Arch. f. mikroskop. Anat. Bd. 5, S. 256. 1869. — **Seeberg, B.:** Disquisitiones microscopicae de textura membranae pituitariae nasi. Dorpat 1856. — **Sharrey, W.:** Über eine besondere, durch die Oberfläche gewisser *Tiere* in Flüssigkeiten erregte Bewegung. Edinburgh med. a. surg. journ., July 1830. — Frorieps Not. Bd. 29, Nr. 618. 1830. — **Shigyo, S.:** Beiträge zur Kenntnis der Reste des Ductus thyreoglossus usw. Japan. journ. of med. sciences Bd. 2, S. 87. 1925 (1922). — **Shikinami, J.:** Beiträge zur mikroskopischen Anatomie der Gallenblase. Anat. Hefte Bd. 36, S. 551—599. 1908. — **Sommer, A.:** Die Epithelzellen der menschlichen Gallenblase. Verhandl. d. anat. Ges., 23. Vers., Gießen 1909. S. 148—152. — **Steiner, H.:** Über das Epithel der Ausführungsgänge der größeren Drüsen des Menschen. Arch. f. mikroskop. Anat. Bd. 40, S. 484—498. 1892. — **Stöhr, Ph.:** Über Schleimdrüsen. Sitzungsber. d. physik.-med. Ges., Würzburg Bd. 11. 1884. — **Stuart:** Über die Flimmerbewegung. Diss. Dorpat 1867. — **Studnička, F. K.:** a) Über die intercellularen Verbindungen, den sogenannten Cuticulasaum und den Flimmerbesatz der Zellen. Sitzungsber. d. kgl. böhm. Ges. d. Wiss., Prag, Mathem.-naturw. Kl. Bd. 14, Nr. 22. 1898. — b) Über Flimmer- und Cuticularzellen mit besonderer Berücksichtigung der Centrosomenfrage. Ebenda Nr. 35, 22 S., 1 Taf. 1899. — c) Über das Ependym des Zentralnervensystems der *Wirteltiere*. Ebenda Nr. 45, 7 S. 1899. — d) Untersuchungen über den Bau des Ependyms der nervösen Zentralorgane. Anat. Hefte Bd. 15, S. 303—429. 1900. — e) I. 1909. — f) Die Cuticula und die Grenzschichten der tierischen Zellen. Geschichte, Klassifikation und Nomenklatur. Zeitschr. f. wiss. Biol., Abt. B: Zeitschr. f. Zellforsch. u. mikroskop. Anat. Bd. 2, S. 408—452. 1925. — **Tornier:** Über Bürstenbesätze an Drüsenepithelien. Arch. f. mikroskop. Anat. Bd. 27, S. 181—191. 1886. — **Trambusti:** Il mecanismo di secrezione delle cellule renali in condizioni normali e patologiche. Atti d. accad. d. scienze med. e nat. di Ferrara Bd. 72, S. 131—151. Deutsch im Zentralbl. f. allg. Pathol. u. pathol. Anat. Bd. 10, S. 8—16. 1899. — **Tschassownikow:** Über Becherund Flimmerepithelzellen und ihre Beziehungen zueinander. Zur Morphologie und Physiologie der Zentralkörperchen. Arch. f. mikroskop. Anat. Bd. 84, S. 150—174. 1914. — **Verson, E.:** Kehlkopf und Trachea. Strickers Handb. d. Lehre v. d. Geweben 1871, S. 453. — **Vignon:** a) II. 1901. — b) II. 1901. — **Virchow, R.:** Über das Epithel der Gallenblase und einen intermediären Stoffwechsel des Fettes. Virchows Arch. f. pathol. Anat. u. Physiol. Bd. 11, S. 574. 1857. — **Vulpian:** Sur la présence des cellules d'épithélium vibratile dans l'oesophage des *reptiles*. Gaz. méd. 1857. S. 648. — **Wallengren, H.:** Zur Kenntnis der Flimmerzellen. Zeitschr. f. allgem. Physiol. Bd. 5, S. 351. 1905. — **Watanabe, H.:** Studien über Flimmerbewegung usw. Zeitschr. f. d. ges. Anat., Abt. 1: Zeitschr. f. Anat. u. Entwicklungsgesch. Bd. 75, S. 733—759. 1925. — **Weber, H. J.:** Peculiar structures occuring in the Pollen-tube of *Zamia*. Botan. Gaz. Bd. 23, S. 453—459.

1897. — **Weinland, G.:** Über die chemische Reizung des Flimmerepithels. Diss. Tübingen 1894 und Pflügers Arch. f. d. ges. Physiol. Bd. 58, S. 105—132. 1894. — **Welcker, H.:** Bemerkungen zur Mikrographie. Zeitschr. f. rat. Med. N. F. Bd. 8, S. 239. 1857. — **Wolff, G.:** Die Cuticula der *Wirbeltiere*epidermis. Jenaische Zeitschr. f. Naturwiss. N. F. Bd. 16, S. 567—583. 1889. — **Wolff, R.:** Über das Flimmerepithel der Uterusschleimhaut. Diss. Berlin 1895. 30 S. — **Wyman jr., J.:** Neuroid transmission in ciliated épithélium. Journ. of gen. physiol. Bd. 7, S. 545—559. 1925. — **Zimmermann, K. W.:** I. 1898. — **Zweibaum, J.:** a) Sur la survie de l'épithélium vibratile in vitro. Cpt. rend. des séances de la soc. de biol. Bd. 93, S. 782—784. 1925. — b) Analyse histophysiologique de l'épithélium vibratile en état de survie in vitro. Ebenda Bd. 93, S. 785—787. 1925.

IV. Cuticularbildung und Verhornung.

Eine Oberflächenbildung der Zellen, welche von diesen wie ein erstarrendes Sekret abgeschieden wird, eine gewisse Festigkeit und Unveränderlichkeit erreicht, wird als Cuticula bezeichnet. F. E. SCHULZE (1896) hat sie als eine Membran, die der Zelle einseitig, und zwar ihrer freien Oberfläche anliegt, dem Zellkörper nicht mehr angehört, gekennzeichnet.

Diese Cuticularbildungen können die Zellgrenzen einhalten, d. h. den Anteil jeder Zelle an dieser Bildung erkennen lassen, wie z. B. beim Zahnschmelz. Häufiger bilden sie eine zusammenhängende Masse, die in manchen Fällen eine große Mächtigkeit und verwickelte Struktur, durch Einlagerung von Pigment verschiedene Färbungen aufweisen kann. Auch verkalken können sie, ja selbst krystallischen Charakter annehmen.

Gefärbte Cuticularsubstanzen können eine oberflächliche Ähnlichkeit mit gewissen Hornbildungen annehmen; während aber diese stets aus umgewandelten, zugrunde gegangenen Zellen aufgebaut sind und in diese zerlegt werden können, stellen erstere ein Ausscheidungsprodukt der Zellen dar, welche selbst als Matrix erhalten bleiben.

Hornbildungen sind auf die *Wirbeltiere* beschränkt und kommen nur am geschichteten Plattenepithel vor. Sie spielen aber da, besonders bei den *Säugetieren*, eine große Rolle und können eine große Mächtigkeit erreichen. Außer der Hornschicht der Epidermis gehören hierher, als ihre Anhangsgebilde, die Haare, Borsten, Stacheln, Nägel, Klauen, Krallen, Hufe, die Hornscheiden bei den *Cavicorniern* (*Rind, Ziege, Antilopen*), das Horn des *Nashorns*, die Barten der *Walfische*, der Hornschnabel, die Federn, die Hornplatten an den Füßen der *Vögel*, der Panzer (Schildpatt) der *Schildkröten*, die Daumenschwielen der Männchen bei den *Anuren*, die Zähne der *Cyclostomen*, *Amphibien*larven und mancher erwachsener *Amphibien*. Wegen weiterer Vorkommnisse sei auf LEYDIG (1857, S. 95) verwiesen. Bei der Verhornung verlieren die Zellen ihre Lebensfähigkeit, sie erleiden eine chemisch-physikalische Umwandlung, die in einer Verdichtung der oberflächlichen Cytoplasmaschichte, in der Ausbildung einer wirklichen Hornmembran, oder selbst der tieferen besteht, wobei diese wasserarm, dagegen stickstoff- und schwefelhaltig werden (schwefeliger Geruch geriebener Epidermis). Die Kerne der Zellen können nachweisbar bleiben, wie z. B. in den Nägeln, im Kuhhorn (DONDERS 1846) und in den Haaren, nach KOELLIKER (1889) an den Innenflächen der großen Schamlippen, der Eichel und an der Vorhaut oder ganz schwinden, wie z. B. im Schildpatt (DONDERS, l. c. S. 257) und in den ganz abgeplatteten Hornschüppchen der Oberhaut und der Epidermicula des Haares.

Über die morphologisch feststellbaren Veränderungen an den verhornenden Zellen macht LUDFORT (1924) Mitteilungen. Er sieht die ersten deutlichen Anzeichen des Vorganges in der Zerstreuung des Binnenapparates, der zwischen Kern und freier Oberfläche liegt und der Mitochondrien, welche im basalen Zellende angehäuft sind. Nach dieser Veränderung der Zellorgane zerbricht gewöhnlich das Kernkörperchen und stößt Teile in das Cytoplasma aus, welche anscheinend durch Imbibition anschwellen, endlich aber im Zellkörper sich auflösen. Obwohl also zweifellos die Organe des Cytoplasmas und der Kern eine Rolle bei der Verhornung spielen, so ist diese doch hauptsächlich eine Funktion des Grundcytoplasmas.

MERK, L. (1902) ist durch einige experimentelle Erfahrungen an der lebenden oder überlebenden Hornschichte zu der Anschauung gekommen, daß die verhornten Zellen keine abgestorbenen Gebilde seien und daß sich ihr Kern nur in einer Art ruhender, achromatischer Phase befände. Diese Auffassung ist von H. RABL und WEIDENREICH (1900) wohl mit Recht abgelehnt worden, denn die — physiologisch gewiß wichtige — Fähigkeit der Hornzellen, Flüssigkeit aufzunehmen und wieder abzugeben läßt sich auch rein physikalisch erklären.

Auch die Hornzellen lassen nach innen von ihrer Membran eine deutliche Faserung erkennen, welche von manchen Autoren (H. RABL, WEIDENREICH 1900 u. a.) als ein Überrest jener der tieferen Schichten, von anderen (vgl. PATZELT 1926) als eine Neubildung aufgefaßt wird. Die Oberfläche der Hornzellen läßt eigentümliche Leistchen erkennen, welche an den platten Hornzellen oft einen parallelen Verlauf zeigen und am Rande in Gestalt feiner Zähnchen vorspringen, mittels welcher die Hornzellen auch zusammenhängen, so daß wir hier Reste der Intercellularbrücken, durch Verschmelzung dieser entstandene Gebilde (G. BIZZOZERO 1885) vor uns haben.

An vielen Stellen tritt bei der Verhornung in den Grenzlagen zwischen der Keim- und Hornschichte in den Zellen eine Substanz in Form stark lichtbrechender Körner auf, wie zuerst AUFHAMMER (1869) gesehen hat. Doch kann sie gerade dort, wo sehr starke Verhornung stattfindet, z. B. im Nagelbett, fehlen und umgekehrt auch in nicht verhornenden Epithelien (Mund, Zunge, Speiseröhre, SEVERIN 1886) vorkommen. Sie kann daher nicht unmittelbar mit dem Verhornungsvorgang zusammenhängen oder gar als Keratin aufgefaßt werden, wie dies von manchen Autoren (ZABLUDOWSKI 1880, ZANDER 1888) geschehen ist. RANVIER (1879a) hat die Substanz für fettartig gehalten und daher als Eleidin bezeichnet, wofür PATZELT neuestens den sprachrichtigeren Ausdruck Elaidin vorschlägt. WALDEYER (1882), welcher sie mit der Verhornung in Zusammenhang brachte und ihre fettartige Natur mit Recht in Abrede stellte, sie vielmehr für eiweißartiger Natur hielt, bezeichnete sie als Keratohyalin.

Die Körner sind unlöslich in Wasser, Alkohol, Äther, nach KÖLLIKER (1889, S. 194) in Chloroform, Terpentin, Kreosot; Ammoniak und selbst starke Essigsäure (Eisessig) läßt sie deutlich hervortreten (WALDEYER). Dagegen werden sie von starken Mineralsäuren, Natron- und Kalilauge, sowie von Verdauungsflüssigkeiten gelöst. Ebenso bei 100 Stunden langem Liegen in 10 vH. Kochsalzlösung (RANVIER 1899) und durch Einwirkung von Höllensteinlösung auf lebende Haut (MERK 1902).

Sie färben sich stark mit Carmin, Hämatoxylin und basischen Teerfarben (UNNA 1895), verlieren diese Färbbarkeit aber bei jahrelangem Liegen in Alkohol. Sie färben sich aber auch mit Methyleosin (ZANDER 1888) und Pikrinsäure (ZABLUDOWSKY).

Diese körnige Schichte, das Stratum granulosum (UNNA 1876), welche nur eine oder, bei dicker Haut, mehrere Zellagen umfassen kann, wandelt sich durch Zerfließen der Körner zu einer homogenen, stark lichtbrechenden Lage, den Stratum lucidum (OEHL 1857) und dieses in die eigentliche Hornschichte um. Während man für die Körner heute ziemlich allgemein die Bezeichnung Keratohyalin beibehält, wird die Substanz des Stratum lucidum meist als Eleidin (Keratoeleidin, H. RABL) bezeichnet. Das Eleidin zeigt wesentliche Unterschiede gegenüber dem Keratohyalin (BUZZI 1888). Es färbt sich nicht mit Hämatoxylin und basischen Farben, sondern mit sauren (Eosin, Kongorot, sulfosaurem Nigrosin, Indophenol, Orcein), bräunt sich mit Osmiumtetroxyd, aber erst bei nachträglichem Liegen in Wasser oder Alkohol, auch an vollkommen entfetteten Schnitten. Es färbt sich mit keinem der gewöhnlichen Fettfarbstoffe, nur mit Nilblausulfat, mit diesem aber alkoholecht. Doch entsteht es sicher unter Änderung des Aggregatzustandes und Chemismus aus dem Keratohyalin.

Weder letzteres, noch das Eleidin ist fettartiger Natur, noch haben sie etwas mit der Bildung des Keratins zu tun. Betreffs weiterer Einzelheiten sei auf das Kapitel Haut und auf die zusammenfassende Arbeit von V. Patzelt (1926) verwiesen.

Die Hornsubstanz ist unlöslich in Wasser, Alkohol und Äther, aber sehr hygroskopisch, d. h. besitzt eine ziemlich große Aufnahmefähigkeit für Wasser, bindet aber auch Säuren und Alkalien — mit Ausnahme von Ammoniak oder Ammoniumkarbonat, die so gut wie gar nicht aufgenommen werden — in verhältnismäßig beträchtlichen Mengen und in von der Konzentration abhängigen Abstufungen. Am größten ist ihr Bindungsvermögen für Phenol (Pollak, G. 1921). Beim Kochen unter erhöhtem Druck löst sie sich bei 150 bis 200°. Sie ist selbst gegen starke Säuren unempfindlich, wird von kalter konzentrierter Schwefelsäure nur wenig, Essig-, Salz- und Salpetersäure gar nicht angegriffen (F. E. Schulze 1869), löst sich aber beim Kochen in konzentrierter Essigsäure, widersteht der Einwirkung von Verdauungsflüssigkeiten, quillt dagegen in Alkalien und löst sich schließlich in ihnen. Die Einwirkung der Laugen ist allerdings nach der Konzentration und Art des angewandten Alkalis verschieden. Während 1proz. Kali- und Natronlauge nur eine Aufhellung und leichte Quellung bewirken, steigern sich diese Erscheinungen bei 5—25proz. Laugen bis zur starken Erweichung und teilweisen Lösung. Ebenso wirkt noch stärker konzentrierte Kalilauge, während Natronlauge von 25—50 vH keine oder keine nachweisbare Veränderung bewirkt (Broesike 1885).

Die Keratine sind unter sich sehr verschieden; auffallend ist ihr hoher Gehalt an Leucin und der an Schwefel. Dieser soll nach Broesike zwischen 0,7—8 vH schwanken. Für Menschenhaare ist er mit 5 vH, für Nagelsubstanz mit 2,8 vH bestimmt worden. Vom morphologischen Standpunkte kann das sogenannte Koilin, das aus der „Hornschicht" des *Vogel*magens gewonnen wird, ebensowenig Keratin sein, wie die Schalenhaut der *Reptilien*- und *Vogel*eier. Auch die sogenannten Hornscheiden im Knochengewebe (Broesike) sind nicht Keratin; es muß als ein Gesetz betrachtet werden, daß Hornsubstanzen zu liefern nur das obere (und innere; siehe S. 64), nicht aber das mittlere Keimblatt zu liefern imstande ist (Smith 1883).

Die Cuticularbildungen spielen beim Menschen und den *Säugetieren* keine allzugroße Rolle und kommen fast ausschließlich an der Oberfläche prismatischer Epithelien vor, seien sie nun einfach oder geschichtet. An der Epidermis der drei oberen *Wirbeltier*klassen kommen Cuticularbildungen nicht vor (F. E. Schulze 1869) Als mächtigste gehört hierher der Zahnschmelz, welcher im fertigen Zustande die härteste Substanz des *Tier*körpers darstellt. Weiter im Auge die Linsenkapsel, die Membrana Descemeti, die Glashaut der Aderhaut; im häutigen Labyrinth die Membrana tectoria, die Lamina reticularis, die Otolithenmembran und die Cupula. Die Zona pellucida des Eies gehört hierher (Retzius 1889). An der Oberfläche des Darmepithels und mancher Flimmerepithelien wurde eine cuticulare Ausscheidung schon erwähnt. Manche Membranae propriae von Drüsen (Bonnet, bei Merkel 1908), viele Basalmembranen und die innere Glaslamelle des Haarbalges, deren cuticulare Natur, d. h. epitheliale Herkunft Merkel (1909) mit Unrecht in Abrede stellt, gehören hierher. Daß der streifige Saum an der Oberhaut der *Amphibien*larven und *Neunaugen*, den F. E. Schulze (1867, 1869) als cuticulare Decklage aufgefaßt hat, keine echte Cuticula ist, sondern den Deckplatten Studničkas (1909) entspricht, wurde schon erwähnt. Im Gegensatz zu diesem Forscher kann ich aber auch die von G. Wolff (1887) an der Oberfläche dieser Deckplatten bei *Amphioxus* und *Neunaugen* beschriebene dünnste Cuticula nicht für eine solche halten, worüber auf Abschnitt XI verwiesen sei. Allerdings haben F. E. Schulze und G. Wolff auch an der Oberhaut der anderen *Fische*, bei denen nach letzterem der gestrichelte Saum fehlen soll, eine Cuticula beschrieben, die als dünner Saum die ganze Epidermis gleichmäßig überziehen soll. Sicher finden sich echte Cuticularbildungen an der Oberhaut mancher *Fische*. So haben F. E. Schulze und Studnička (1909) an Epidermiszellen des *Seepferdchens* (vgl. auch Hoyer, H. 1901) eigentümliche, flammenartige, cuticulare Aufsätze (Flammenzellen) und hat letzterer am Epithelüberzug des Saugnapfes von *Lepadogaster* eine dicke senkrecht gestreifte Cuticula beschrieben (1906).

Bei den *Vögeln* gehört die sogenannte Hornschicht des Muskelmagens hierher, welche eine fädige Ausscheidung der Drüsenepithelien darstellt (MOLIN 1850, WIEDERSHEIM 1872) und nichts mit einer Hornbildung zu tun hat, vielmehr eine gewisse Ähnlichkeit mit Chitin besitzt (CURSCHMANN 1866). Doch handelt es sich nicht wirklich um Chitin, das bei *Wirbeltieren* überhaupt nicht vorkommt. Wie die genaue quantitative Analyse, welche HEDENIUS (1892) von der „Hornschicht" gegeben hat, zeigt, enthält sie 0,91 Schwefel. Er bezeichnet die Substanz daher als keratinoide; ebenso BAUER, M. (1901), dem wir eine historische Darstellung der älteren Anschauungen über diese eigentümliche Cuticularbildung verdanken.

Schon CUVIER (1805) hat erkannt, daß es sich um eine strukturlose Ausscheidung der Schleimhaut „une gelée durcie" handelt und LEYDIG (1854, 1857, S. 41 und 308) hat sich gegen die Bezeichnung „Hornschicht" gewendet und ebenfalls von einer strukturlosen Ausscheidung der Epithelzellen, welche mehr oder weniger erhärtet, gesprochen. Nach WIEDERSHEIM besteht der Sekretzapfen innerhalb jeder Drüse aus ebenso vielen parallelen geraden oder geschlängelten glashellen Fäden als Drüsenzellen da sind, die ihr Ende in je einem, jede Drüsenzelle kelchartig umfassenden schalenartigen Gebilde, der Sekretschale finden. CATTANEO (1883) hat dann gezeigt, daß das homogene Aussehen der „Hornschichte" nur an stark aufgehellten Präparaten zu sehen ist. In schwach lichtbrechenden Mitteln untersucht zeigt sie nach Färbung mit Silbersalpeter, Hämatoxylin oder Carmin eine sehr ausgesprochene Struktur. Sie erscheint aus einer großen Anzahl sehr langer Prismen gebildet, welche größtenteils aneinanderhaften, nur hier und da, an ihrem oberen Ende getrennt sind. Am Flachschnitt kann man deutlich die Polygone, welche dem Querschnitte jedes einzelnen Prismas entsprechen, dicht aneinandergepreßt sehen. Bei *Melopsittacus* fand er die Prismen getrennt und von welliger Form. Die Verbindung der einzelnen Prismen mit den Epithelzellen hat CATTANEO irrtümlich über letztere hinaus, in die unterliegende Bindegewebsschichte verfolgen zu können geglaubt. Auch CORNSELIUS (1925) läßt die Schichte aus parallelen säulchenförmigen Gebilden in der Verlängerung der Drüsenschläuche und einer verbindenden Zwischensubstanz bestehen. Die Sekretfäden jeder einzelnen Zelle erhärten schon innerhalb jeder Drüse und bilden den Kern der Säulchen; das weiche Sekret der höher gelegenen Drüsenzellen bildet die Querverbindung, die oberflächlichsten bilden die mehr körnige Zwischensubstanz. In dieser finden sich auch mehr oder weniger reichlich zerfallende, abgestoßene Zellen. Die Festigkeit der sogenannten Hornschichte hängt von der Art der Nahrung der *Vögel* ab. Je schwerer verdaulich diese wird, desto härter wird die Schichte. Die Fleischfresser besitzen im allgemeinen eine dünne, weiche Sekretschichte von lockerer Konsistenz und unregelmäßiger Struktur. Beim *Zwergtaucher* ist sie fast homogen und zeigt schon Erhärtung; beim *Kuckuck* zeigt sie schon den Drüsenausführungsgängen entsprechend regelmäßige, parallele Sekretströme, die an der Oberfläche zu einer homogenen Masse werden, das Eindringen von *Raupenhaaren* aber nicht verhindert. Beim *Steinkauz* ist die Sekretschichte hornartig.

Eine große Bedeutung und Ausdehnung gewinnen die Cuticularbildungen bei den *Wirbellosen*; sie bilden die Schalen der *Mollusken*, die Chitinpanzer der *Arthropoden*, *Käfer* und *Crustaceen* (HAECKEL, E. 1857, SUKATSCHOFF 1899, BIEDERMANN, W. 1903), bedecken die Oberhaut vieler *Würmer*. Sie

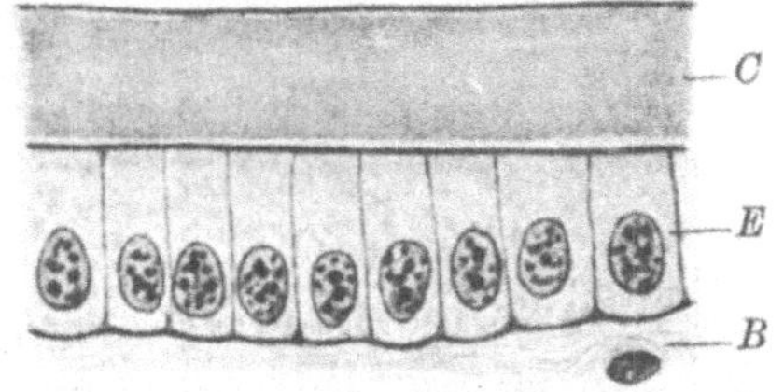

Abb. 40. Einfaches, hochprismatisches Epithel *E* mit dicker, anscheinend strukturloser Cuticula *C*; *B* Bindegewebe. Aus der Mundhöhle einer *Schnecke* (*Buccinum und.*). Vergr. 740fach. (Nach SCHAFFER 1920.)

können hier auch haar- oder borstenartige Anhänge (FERRET, P. 1903), selbst Schuppen bilden. Auf der Reibplatte der *Schnecken* bilden sie scharfe und zierliche Zähnchen.

Diese Cuticularbildungen können teils als anscheinend strukturlose dünnere oder dickere Lagen die Oberfläche der Zellen bedecken (Abb. 40) oder, wie gesagt, sehr

verwickelte Faserungen, Schichtungen und andere, oft schwer aufzulösende Strukturverhältnisse, auch mannigfache Färbungen zeigen.

Manche dieser Cuticularbildungen lassen auffallende Analogien mit bindegewebigen Grundsubstanzen erkennen und ihr Verständnis ist besonders für die schwie-
rige Frage von der Entstehung der letzteren von Bedeutung.

Manche Cuticularsäume (im Mittel-
darm von *Insekten*, im Mundschild von *Chaetoderma*, einem wurmförmigen, marinen *Mollusk*; N. Holmgren) be-
sitzen eine vertikale Streifung, deren einzelne Streifen an ihrer Basis eine knötchenförmige Verdickung.haben und durch diese mit vertikalen Fibrillen der Matrixzellen, wie mit einem Fibrillenkonus zusammenhängen, so daß man diese Cuticulae als chintinisierte Flim-
mersäume aufgefaßt hat.

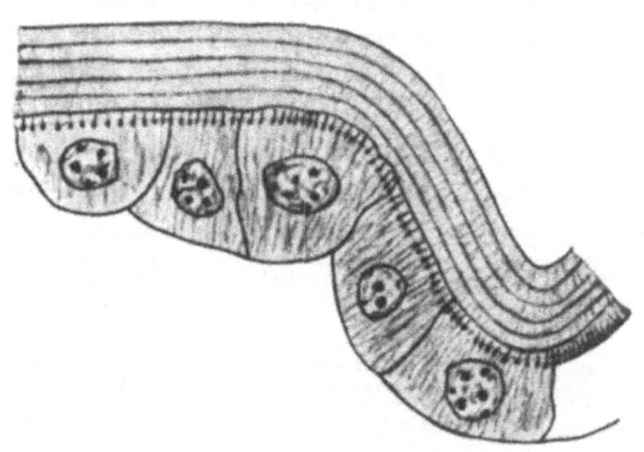

Abb. 41. Cuticula mit Matrixzellen aus der Scheide der *Schmeißfliege* (*Sarcophaga carnaria*). Längsstreifung und Basalknötchen an der Oberfläche der Matrixzellen. (Nach N. Holmgren 1902.)

Diese senkrecht gestreiften Lagen können lamellenartig übereinander ge-
schichtet erscheinen, wie dies N. Holmgren (1902) z. B. aus der Scheide der *Schmeißfliege* abbildet (Abb. 41), wobei wieder die Streifung der untersten Lamelle durch Basalknötchen in eine Längsstreifung der Matrixzellen übergeht. Diese Streifungen sind oft der Ausdruck einer fibrillären Struktur und das optische Verhalten der Fibrillen stimmt mit jenem kollagener überein (Biedermann 1902).

So zeigt bei *Gordius*, einem fadenförmigen, unsere Quellwässer bewohnenden Wurm, die Oberhaut unter einer äußeren, dünnen, faserlosen und areolären Schichte eine Subcuticula, welche eine geschichtete, kreuzstreifige Struktur aufweist (v. Ebner 1910). Diese wird durch leicht isolierbare, dreh-
runde glatte Fäserchen bedingt, welche an zusammenhängenden Hautstücken und Querschnitten von solchen die täuschendsten Bilder von Wabenstruktur darbieten können.

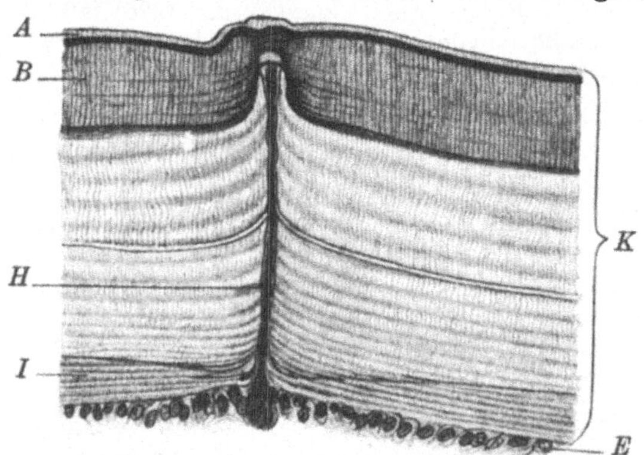

Abb. 42. *Krebs*panzer am senkrechten Durchschnitt. Sublimat, 5proz. HNO₃. *E* Epithel (Matrix); *K* Cuticula; *A* äußerste, farblose, stark glänzende Lage; *B* Pigmentlage (stark färbbar); *H* haarartige Bildung in einem Kanal der Hauptlage; *I* Innenlage. Vergr. 110fach. (Nach Schaffer 1920.)

Auch der *Krebs*panzer besitzt eine fibrilläre Struktur und zeigt am Querschnitt eine ungemein deutlich hervortretende, lamel-
läre Schichtung (Abb. 42). Es handelt sich um annähernd gleich breite, abwechselnd helle und dunkle Streifen, welche von ziemlich dicht stehenden, leicht wellig verlaufenden Porenkanälchen durchsetzt werden. Die hellen Streifen erweisen sich als längsfaserig, die dunklen als punktiert. Wie Biedermann (1902) gezeigt hat, handelt es sich um aus Fibrillen zusammengesetzte Lamellen mit spaltförmigen Lücken. In den aufeinander-
folgenden Lamellen kreuzen sich die Fibrillen annähernd unter rechten Winkeln, so daß am senkrechten Durchschnitt ein Wechsel streifiger und punktierter Lamellen, wie in einem regelmäßigen Haversschen System eines Knochens entsteht. Auch ein

reichlicher Faseraustausch zwischen benachbarten Lamellen findet hier statt. Die spaltförmigen Lücken sind so aufeinandergelagert, daß die Porenkanälchen entstehen, in welche haarartige Bildungen aus der Hypodermis oder Matrix hineinragen (*H*). Die Oberfläche wird von einer glänzenden Emaillage (*A*) bedeckt, unter welcher eine breite pigmentierte und stark färbbare Zone (*B*) folgt.

Einen ungemein verwickelten Schichtenbau haben TOLDT, K. (1899) u. a. auch an der Oberhautcuticula von *Ascaris* nachgewiesen. Hier tritt die fibrilläre Struktur ganz in den Hintergrund, während ein kompliziertes Saftkanalsystem die Cuticula durchsetzt.

Besonders erwähnenswert sind noch die Befunde BIEDERMANNS (1914) am Horn des *Nashornkäfers*, sowie an den Flügeldecken mancher *Käfer*, in welchem die gekreuzt fibrillär gebauten Lamellen röhrenartig ineinander gesteckte Systeme bilden, welche die größte Ähnlichkeit und wohl auch dieselbe mechanische Bedeutung haben, wie die HAVERSschen Systeme im Knochen.

Mit Hinsicht auf die Verhältnisse beim Zahnschmelz, erheischen noch die Schalen gewisser *Muscheln* besonderes Interesse. Bekanntlich zeigt der Zahnschmelz (siehe diesen) eine Zusammensetzung aus verwickelt angeordneten, verkalkten Prismen, welche die Breite der abscheidenden Zellen besitzen. Auch manche *Muschel*schalen, z. B. die der *Seemuschel*, *Pinna*, zeigt eine solche Prismenstruktur, doch läßt sich hier leicht zeigen, daß die einzelnen Prismen nicht das Produkt einzelner Zellen sind. Am senkrechten Durchschnitte sieht man unter einer oberflächlichen, pigmentierten, nicht verkalkten Schichte Prismen, die am Flachschliff (Abb. 43) an die polygonale Felderung eines Epithels in der Aufsicht erinnern. Nach innen von dieser Prismenlage folgt noch eine Perlmutterschichte. Die Prismen besitzen eine Dicke, welche jene der absondernden Zellen um ein Vielfaches übertrifft und das einzelne Prisma verhält sich in physikalischer Hinsicht wie ein einheitlicher Calcitkrystall, dessen Achse senkrecht zur Schalenoberfläche steht. Doch entsprechen die Prismenflächen nicht Krystallflächen, aber sie zeigen die Doppelbrechung von Krystallen und lassen wie solche bei Behandlung mit Säuren die charakteristischen Ätzfiguren erkennen (KARNY 1913 und Abb. 43). Außer der Größe der Prismen spricht auch ihre eigentümliche Entstehungsweise gegen ihre Herkunft aus einzelnen Zellen. Die Matrixzellen scheiden zuerst eine organische Substanz in Form von Tropfen aus, die zu einer homogenen Masse zerfließen. In ihr treten dann Kalkkörner auf, die immer mehr an Größe zunehmen, bis sie sich gegenseitig berühren. Jetzt entstehen erst durch den Seitendruck die Prismen, zwischen denen dünnste Scheidewände organischer Substanz erhalten bleiben.

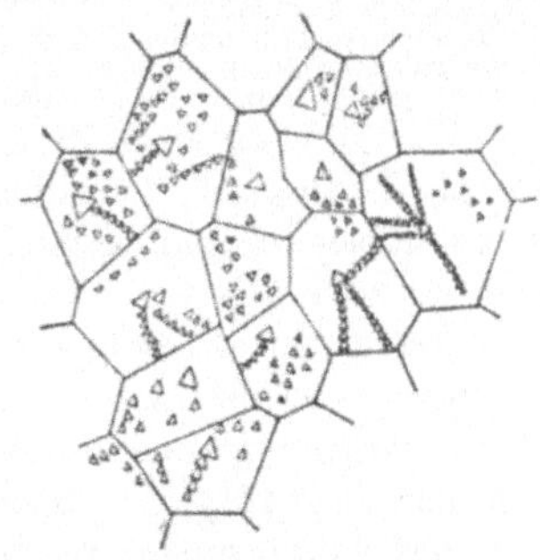

Abb. 43. Flachschliff durch die Prismenschicht einer *Muschel*schale (*Pinna*); durch Behandlung mit Ameisensäure sind an den Querschliffflächen der Prismen deutliche Ätzfiguren entstanden. (Nach KARNY 1913.)

Über den Bau und die Entwicklung anderer *Muschel*schalen vgl. STEMPELL (1900) und RÖMER, O. (1903).

Wie diese Beispiele zeigen, sind auch die massigen Cuticularabscheidungen in der Regel zellenlos, doch können unter Umständen auch Zellen in sie einwandern, wie z. B. im *Tunicaten*mantel (vgl. SCHAFFER, J. 1910, S. 46—51), wodurch sie einen gewebeartigen, knorpelähnlichen Charakter annehmen können.

Diese wenigen Beispiele mögen hier genügen, um auf die große Bedeutung hinzuweisen, welche ein näheres Verständnis der Cuticularbildungen für jenes bindegewebiger Grundsubstanzen, besonders ihrer Histogenese besitzt.

Manche Bindesubstanzen entstehen ursprünglich ganz wie eine Cuticularsubstanz als einseitige Ausscheidung von Zellen, welche Ausscheidungen entweder ebenfalls zellenlos bleiben, wie z. B. der zellenlose Knochen vieler *Knochenfische*, das Zahnbein, die Chordascheiden oder in die dann Zellen einwandern. Wenn auch diese Ausscheidungen ursprünglich unmittelbar aus dem Zellprotoplasma entstehen, so können sie später außer unmittelbare Berührung mit den Bildungszellen geraten und als zunächst noch lebendige Differenzierungsprodukte weiter an Masse zunehmen und faserige Struktur annehmen.

Für eingehenderes Studium dieser Cuticularsubstanzen sei auf die große Monographie von Biedermann (1914) hingewiesen.

Das basale Ende der Epithelzellen.

Auch das basale Ende mancher Epithelzellen kann eine parallelstreifige Struktur aufweisen, die aber ganz verschieden ist von den Bürstensäumen. Es handelt sich meist, wie z. B. in den sogenannten Wurzelfüßchen der basalen Epidermiszellen oder in der zuerst von Henle (1866) gesehenen und von Pflüger (1866) genauer untersuchten Streifung der Speichelröhrenepithelien um eine Auflösung des Zellkörpers in einzelne, stäbchenartige, voneinander vollkommen isolierbare Fortsätze, welche an isolierten Zellen oft pinselartig oder wie die gespreizten Finger der Hand auseinander weichen können (Abb. 44). Diese Stäbchen lassen meist eine

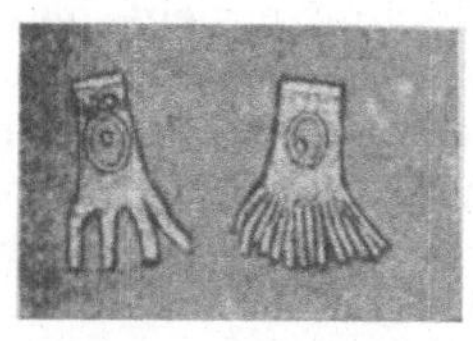

Abb. 44. Frisch isolierte Zellen aus einem Streifenstücke der Gl. mandibularis vom Menschen in 0,7proz. NaCl. Nach einer Zeichnung v. Privatdoz. Dr. H. Plenk. Vergr. 400 fach.

Zusammensetzung aus hintereinanderliegenden Kügelchen oder Körnchen erkennen, was G. Retzius nach eigener Angabe (1912) zuerst gesehen hat und durch Rothstein (1891) genauer untersuchen ließ.

Ähnliche basale Streifungen finden sich auch an den Zellen der gewundenen Harnkanälchen und dicken Schleifenschenkel der Niere (R. Heidenhain 1873). Sie sind hier auch schon an den frischen Zellen zu sehen, doch lassen sich die Streifen erst durch Maceration mit 5 vH Ammoniumchromat voneinander isolieren. Im Leben scheinen sie durch eine vom Cytoplasma gelieferte Zwischensubstanz verbunden. Während manche Autoren sie als homogene, zylindrische (Landsteiner 1903, Takaki 1907) oder höchstens unregelmäßig segmentierte (Benda 1903) Gebilde auffassen, wurde ihnen von manchen Seiten eine körnige Struktur zugeschrieben (siehe oben). Jedenfalls lösen sie sich leicht in eine Reihe kugeliger Körnchen auf, weshalb sie Th. Rothstein (1891) als „Kugelfäden" bezeichnet hat. Benda hat sie mit seinen Mitochondrien in Zusammenhang gebracht, während Mislawsky (1913, Schriftenverzeichnis XIII) die Mitochondrien in paralleler Anordnung, aber zwischen den Plasmafilamenten angeordnet sein läßt.

Zum streifigen Aussehen der basalen Abschnitte dieser Zellen trägt auch das enge Ineinandergreifen der reich gebuchteten Zellränder bei. Böhm und v. Davidoff (Lehrbuch, 1895) wollten auf Grund von Golgi-Präparaten die ganze Streifung darauf zurückführen, wogegen Flemming (Merkel-Bonnets Ergebnisse 1895, S. 269) mit Recht Stellung genommen hat.

Weniger deutlich und von anderer Bedeutung sind solche Stäbchenstrukturen, wie sie an den Zellen des Pankreas, wohl zuerst von R. Heidenhain (1875), C. J. Eberth und K. Müller (1892), dann bei allen *Wirbeltier*klassen von Mathews (1900) und vielen anderen Autoren gesehen worden sind. Es handelt sich hier nicht um isolierbare Stäbchen, sondern um eine protoplasmatische Binnenstruktur, die physiologisch veränderlich und oft kaum nachweisbar ist. An isolierten Zellen hat sie v. Ebner (1899, S. 247) nie gesehen.

Ihre Bedeutung wurde erst klarer, als SOLGER (1894) in den Zellen der menschlichen Mandibulardrüse, E. MÜLLER (1895) beim *Meerschweinchen* und GARNIER (1897) auch in Zellen anderer seröser Drüsenzellen ähnliche Fadenstrukturen entdeckt hatten. Hier sind auch die von K. W. ZIMMERMANN (1898) und PRENANT (1911) an den Hauptzellen der Magenfundusdrüsen und von mir (1897, Abb. 17) in den Drüsen der nasalen Uvulafläche und den Ausführungsgängen der Schleimdrüsen im Schlundkopf beschriebenen Streifungen zu erwähnen (l. c. S. 387), welche letzteren aber mehr an die analogen Bildungen an den Speichelröhren erinnerten. SOLGER nannte sie „Basalfilamente", GARNIER mit P. und M. BOUIN (1898) Ergastoplasma, womit sie sagen wollten, daß in diesen Fadenstrukturen der morphologische Ausdruck einer besonderen Cytoplasmatätigkeit zu sehen sei.

Es handelt sich um derbere oder zartere leicht gebogene Fäden oder stäbchenartige Gebilde, die SOLGER an seinem Objekt mit Hämatoxylin blau färbbar fand, die hauptsächlich radiär zur Zellbasis, manchmal aber auch parallel zu ihr gefunden werden, leichte Anschwellungen und zarte Anastomosen zeigen können und besonders in den sekretleeren Zellen deutlich sind, in den geladenen nur eine schmale Außenzone der Zelle einnehmen. Die Verschmelzung dieser Fäden zu spindel- oder sichelförmigen, kommaähnlichen Körpern, die EBERTH und MÜLLER im Pankreas beschrieben haben, dürfte auf unzweckmäßige Fixation zurückzuführen sein (HOVEN 1910). Schon MATHEWS hat sie mit der Entstehung der Vorsekretkörner in Zusammenhang gebracht. Später wurden dann die Fäden, hauptsächlich auf Grund der Anschauungen von ALTMANN (1894), dem Entdecker jener Gebilde, die später als Mitochondrien, Chondriokonten, Plastosomen und -konten bezeichnet wurden, mit der Entstehung der Vorsekretkörner in Zusammenhang gebracht und die geschilderten basalen Streifungen sämtliche für Reihen von Plastokonten erklärt. Nur REGAUD und MAWAS (1909) haben sich auf Grund verschiedener Fixierungen und Färbungen entschieden gegen die Identität des Ergastoplasmas und der Plastokonten ausgesprochen.

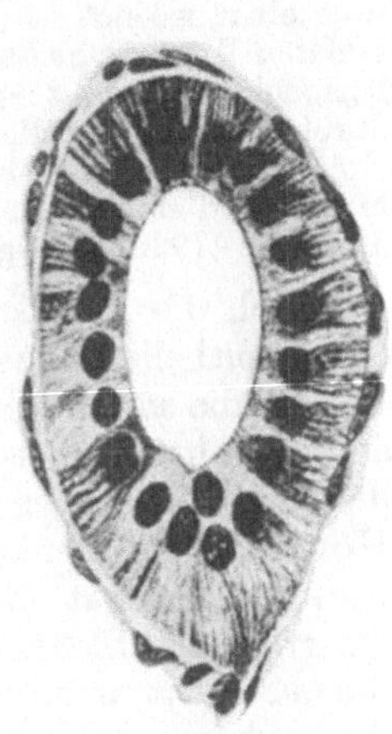

Abb. 45. Ein Streifenstück aus der Ohrspeicheldrüse eines Hingerichteten. Quer. ZENKERS Fl. Eisenhäm. Vergr. 500fach. (Nach SCHAFFER 1920.)

Jedenfalls besteht zwischen den regelmäßigen, die ganze Zellbasis betreffenden, radiären Zerklüftungen oder Streifungen, wie sie die prismatischen Zellen an der Basis der Epidermis, jene der Speichelröhren (Abb. 45) und Nierenepithelien aufweisen und den oft höchst unregelmäßigen, oft nur einseitig entwickelten und nicht auf die Zellbasis beschränkten Fadenbildungen in den Eiweißdrüsenzellen ein wesentlicher Unterschied. Man hat letztere auch als endoplasmatische Strömungsfiguren aufgefaßt.

Nach den Beobachtungen von HAMMAR (1897) an den Zellen des Nebenhodenganges, an denen er ähnliche Streifungen gesehen hat, scheint es sich in allen diesen Fällen um modifizierte Spongioplasmazüge — SOLGER hielt sie für besonders prägnante Züge der Filarsubstanz, HAMMAR nannte sie cytochromatische Fasern — zu handeln. Wie ich an Präparaten J. LEHNERS sehe, bilden sie an Querschnitten durch die Zellen lamellenartige Zusammenhänge, zwischen denen helle Straßen frei bleiben. Das führt mich wieder auf die „Basalfilamente" SOLGERS zurück. Wenn er diese Streifungen einmal im Profil und dann in der Aufsicht von der Zellbasis her als längliche, fadenartige Gebilde darstellt, so scheint es sich hier eben nicht um fädige, sondern auch um lamellenartige Bildungen zu handeln, da man sie sonst auch einmal als Punkte, im optischen Querschnitt, sehen müßte, worauf schon K. W. Zimmermann (1898) hingewiesen hat, der sie daher auch mit Recht als Basallamellen bezeichnet.

Die Basalmembranen. Während Verhornung nur an den freien Flächen von Epithelien vorkommt, können Cuticularbildungen auch vom basalen Ende der Epithelzellen ausgehen. Meist findet dies nur in Form dünnster Häutchen, sogenannten Basalmembranen (basement membrane, Bowman 1845) statt, aber unter Umständen können diese basalen Enden auch massige Cuticularbildungen liefern, wie z. B. beim Schmelzepithel. Auch die Linsenkapsel gehört hierher.

Merkel (1908) hat mit großer Entschiedenheit die epitheliale Herkunft der basalen Grenzhäutchen in Abrede gestellt und sie als Produkt des Bindegewebes erklärt. Studnička (1925) verweist die cuticulare (epitheliale) Basalmembran „in das Reich der histologischen Mythe". Dagegen trat Bonnet (bei Merkel 1908, S. 50) für ihre cuticulare Natur ein.

Zweifellos läßt sich eine solche cuticulare Grenzhaut, wie mir seit langem bekannt ist und Stöhr, Ph. (1903) auch entwicklungsgeschichtlich nachgewiesen hat, am Haarbalg feststellen, wo sich die Glaslamelle aus einer inneren, fest mit dem prismatischen Epithel der äußeren Wurzelscheide zusammenhängenden Schichte und einer dem Bindegewebe angehörigen aufgebaut zeigt. Die erstere, welche sich sowohl am Quer-, wie am Flachschnitt durch Färbung deutlich von der letzteren trennen läßt, bekundet ihre Zugehörigkeit zum Epithel dadurch, daß sie beim Haarwechsel die Bewegung der äußeren Wurzelscheide mitmacht und sich in die dabei entstehenden Epithelbuchten einsenkt, wie neuerdings von Patzelt (1926) gezeigt worden ist.

Auch die Elastica int. der Gefäße scheint eine cuticulare Ausscheidung der Gefäßepithelien zu sein, wie die Elastica chordae eine solche des Chordaepithels ist.

Für die sogenannte Basalmembran der Epidermis, welche Herxheimer (1916) als eine echte, beiderseitig begrenzte, also doppelt-konturierte aufgefaßt hat, haben die Untersuchungen von Friboes (1923), Kogoj, Fr. (1923), Welti, M. (1924), Hoepke (1924a) übereinstimmend die bindegewebige Natur festgestellt. Studnička (1909) hat sie für eine zwar selbständige, aber veränderte und erhärtete Oberflächenschichte des Bindegewebes erklärt. Auch Retterer (1883) bezeichnet die basement membrane Bowmans als Grenzlage des Coriums, sieht aber zwischen ihr und der Epidermis eine vollkommen homogene Lage, die er als Substance amorphe epidermique bezeichnet. Laguesse (1919) ließ diese amorphe Lage aus dem Exoplasma der oberflächlichsten Bindegwebszellen entstehen, aber Fäserchen in sie übergehen. Patzelt faßt sie, wie Hoepke, als eine Verfilzungszone von Fäserchen des Coriums auf, läßt diese aber durch eine wenigstens vorwiegend vom Epithel stammende Kittsubstanz mit diesem verbunden sein. Diese Auffassung, welche mit jener Retterers und der Annahme Kromayers (1899) von einer anscheinend homogenen Grenzschichte zwischen Epithel und Bindegewebe, die er als gemeinsames Produkt beider auffaßt, übereinstimmt, erhält eine Stütze durch die von Born Sofie (1921) betonte Tatsache, daß diese Grenzlage bei der Färbung nach Mallory dicker erscheint, als bei der mit Pikrofuchsin. Dieses färbt nur die kollagene Substanz, jene auch amorphe Kittsubstanzen. Wenn auch diese Kittsubstanz nicht als eine isolierbare Membran, so ist sie doch als eine cuticulare Ausscheidung der basalen Epithelzellen aufzufassen.

Als eine solche müssen wir auch die glänzenden Fußsäume auffassen, welche an manchen isolierten Epithelzellen, wie z. B. an den Sertolischen Zellen der Samenkanälchen, deren Gesamtheit eine Glaslamelle bildet, vorhanden sind. Auch an den Fußzellen des Hornhautepithels (Abb. 16s) hat Rollett (1871) einen solchen Fußsaum beschrieben und abgebildet. Doch hat Langerhans (1873) diesen als anhaftendes Bindegewebe zu erklären versucht, indem es ihm gelungen ist, die Zellen nach zweitägiger Maceration mit konzentrierter Salpetersäure ganz zu isolieren, wobei dann an Stelle des anscheinend homogenen Saumes eine feine Zähnelung zu sehen war, wie an den basalen Epidermiszellen. Da das Epithel aber einer ziemlich breiten, zellenlosen Unterlage, der sogenannten Bowmanschen Membran aufsitzt, möchte ich den Fußsaum der Epithelzellen doch als ein cuticulares Produkt betrachten. Ähnlich faßt Studnička (1902c) den senkrecht gestreiften Basalsaum des Mundhöhlenepithels von *Chimaera monstrosa* auf. Nach Iwakin (1925) wären die Basalmembranen bei niederen, wirbellosen *Tieren* zweifellos epithelialen Ursprungs, auch noch bei *Amphioxus*, bei dem Joseph, H. (1900) mit zwingender Begründung für die cuticulare Natur der Basalmembran der Epidermis eingetreten ist, während sie von den Cyclostomen aufwärts vom Bindegewebe geliefert werden sollen. Homogene, glasartige Membranen leugnet er, worin ich ihm nicht zustimmen kann. Ebensowenig gerechtfertigt scheint mir die Ansicht von Evatt (1924), welcher die Basalmembran der Epidermis von einer eigenen embryonalen Anlage zwischen Ekto- und Entoderm, die er Mesogloea nennt, ableitet.

Auch die Membrana propria der gewundenen Harnkanälchen wie der dicken Schleifenschenkel und damit wahrscheinlich auch jene der Nierenknäuel muß für eine cuticulare Ausscheidung der Epithelzellen gehalten werden. Die Verhältnisse liegen hier ähnlich wie beim Haarbalg: einer bindegewebigen, aus feinsten Fäserchen gewobenen Membran, die von manchen Autoren (Rühle 1897) für die eigentliche Membrana propria gehalten wurde, liegt innen eine Glashaut auf, welche nach E. Bizzozero (1900, 1901) und H. v. Frisch (1915) in Berührung mit den Basen der Epithelzellen eigentümliche Belagreifen trägt. Die Glashaut quillt nicht in Essigsäure und färbt sich nicht mit spezifischen Bindegewebsfärbungen. Möglicherweise läßt sich noch für einige andere Membrana propriae der epitheliale Ursprung nachweisen (siehe unter Eiweißdrüsen).

Bei manchen Drüsen sind sie zweifellos zelliger oder bindegewebiger Natur. Das erstere möchte ich für die Darmdrüsen und die Membrana propria der Darmzotten (vgl. Schaffer, J. 1891) glauben, das letztere wird für die mit Muskeln ausgestatteten Schweißdrüsen (Stöhr 1887a) und die Speicheldrüsen angenommen, deren Membran sich nach M. Heidenhain (1920) nach seiner modifizierten Mallory-Methode scharf blau färbt.

Nicht vollkommen geklärt ist das Verhalten der Membrana propria der Darmzotten, wie die Darstellung, welche v. Ebner (1899, S. 178 u. f.) von dieser Frage gegeben hat, zeigt. Auf Grund der verschiedenen Angaben der Autoren, sowie eigener Beobachtungen, ist er zu dem Schlusse gekommen, daß an der Oberfläche der vom Epithel befreiten Darmzotten außer der von der Mehrzahl der Autoren beschriebenen und sicher vorhandenen verdichteten Grenzschichte des bindegewebigen Zottenstromes, die einen margo limitans darstellt, noch ein äußerst dünnes cuticulares Grenzhäutchen, an dessen Innenseite platte Zellen liegen, vorkommt. Ich habe dieses Grenzhäutchen für die Oberflächenschichte platter Zellen gehalten.

Die hier besprochenen cuticularen Ausscheidungen scheinen hauptsächlich die scharfe Trennung der Epithelien von ihrer bindegewebigen Unterlage zu bedingen. Eine Ausnahme machen, wie erwähnt, das Ependym und das Epithel des Sulcus spiralis ext. im häutigen Schneckengang, wo sich die Epithelzellen mit längeren oder kürzeren Fortsätzen in die Unterlage einsenken und die im 1. Abschnitt berührten Verhältnisse beim Oberhautepithel mancher *Wirbellosen* (Rio-Hortega 1916). Das Epithel der ableitenden Harnwege sitzt unvermittelt dem Bindegewebe auf, welches im kontrahierten Organ in Form feiner Bindegewebslamellen tief ins Epithel dringen kann. Es ist dies eine gleichsam vergröberte Faltenbildung, wie sie auch die Cutis gegen die Epidermis zeigt (Patzelt, V. 1926). Schrägschnitte durch die Epidermis-Cutisgrenze, welche bei den gegenseitigen Reliefverhältnissen unvermeidlich sind, haben daher vielfach zu der irrtümlichen Annahme eines Eindringens von Bindegewebe in das Epithel der Oberhaut geführt (Schütz, J. 1896, Krauss, F. 1905, Friboes, s. oben). Über eine wirkliche Verlagerung von Bindegewebe ins Epithel berichtet Rupprecht (1907). Er findet im Trachealepithel vom *Meerschweinchen* bei anhaltender Durchwanderung von

Leukocyten durchs Epithel eine Lockerung des unterliegenden Bindegewebes, wobei Elemente der Membrana propria ins Epithel gelangen können, so daß man hier wirklich von einem endoepithelialen Bindegewebe sprechen kann.

Literatur IV.
Cuticularbildung; Verhornung. Basale Fläche bei Epithelzellen.

Altmann: Die Elementarorganismen und ihre Beziehung zu den Zellen. 2. Aufl. Leipzig 1894. — **Aufhammer:** Kritische Bemerkungen zu SCHRÖNS Satz: Lo strato corneo trae la sua origine delle ghiandole sudorifere. Verhandl. d. physik.-med. Ges., Würzburg. N. F. Bd. 1. 1869. S. 192—209. — **Bauer, M.:** Beitrag zur Histologie des Muskelmagens der *Vögel.* Arch. f. mikroskop. Anat. Bd. 57, S. 653—676. 1901. — **Benda:** II. 1903. — **Biedermann, W.:** a) Über die Struktur des Chitins bei *Insekten* und *Crustaceen.* Anat. Anz. Bd. 21, S. 485—490. 1902. — b) Geformte Sekrete. Zeitschr. f. allgem. Physiol. Bd. 2, S. 395—481. 1903. — c) Physiologie der Stütz- und Skeletsubstanzen. Handb. d. vergl. Physiol. von H. WINTERSTEIN Bd. 3, S. 319—1188. 1914. — **Bizzozero, E.:** Sulla membrana propria dei canaliculi uriniferi. Arch. per le scienze med. Bd. 25, S. 97—100. 1901. — **Bizzozero, G.:** II. 1885. — **Born, Sofie:** Zur Frage der epidermidalen Basalmembran. Dermatol. Zeitschr. Bd. 34, S. 324. 1921. — **Bouin, M.** et **P.:** Sur la présence du filaments particuliers dans le protoplasme de la cellule mère du sac embryonnaire des *Liliacées.* Bibl. anat. Bd. 6, S. 1—10. 1898. — **Bowman:** In TODD and BOWMAN, The physiological anatomy and physiology of man V. 1, 1845. — **Broesike:** Über die sogennanten Grenzscheiden des Knochenkanalsystems nebst Bemerkungen über die Keratinsubstanzen. Arch. f. mikroskop. Anat. Bd. 26, S. 88—125. 1885. — **Buzzi:** a) Keratohyalin und Eleidin. Monatsh. f. prakt. Dermatol. Bd. 8, S. 1—12, 149—163. 1888. — b) Über Eleidin. Ebenda Bd. 23, S. 53—56. 1896. — **Cattaneo:** Sur l'histologie du ventricule et du proventricule du *Melopsittacus undulatus* (SHAW). Journ. de microgr. Jg. 7, S. 508—513, 571—576. 1883. — **Cornselius, C.:** Morphologie, Histologie und Embryologie des Muskelmagens der *Vögel.* Gegenbaurs morphol. Jahrb. 1925. S. 507—559. — **Curschmann, H.:** Zur Histologie des Muskelmagens der *Vögel.* Zeitschr. f. wiss. Zool. Bd. 16, S. 224—235. 1866. — **Cuvier, G.:** Leçons d'Anat. comp. Bd. 3, S. 407. 1805. Paris. — **Donders:** Mikroskopische und mikrochemische Untersuchungen tierischer Gewebe. Holländ. Beitr. H. 1, S. 39—74, 252—268. 1846. — **Eberth, C. J.** u. **Müller, K.:** Untersuchungen über Pankreas. Zeitschr. f. wiss. Zool. Bd. 53, Suppl., S. 112—135. 1892. — **v. Ebner:** a) I. 1899. — b) Über Fasern und Waben. Eine histologische Untersuchung der Gordiiden und der Knochensubstanz. Sitzungsber. d. Akad. Wien, Mathem.-naturw. Kl. III, Bd. 119, S. 285—326. 1910. — **Evatt, C. J. R.:** The morphology of the basement membrane. Irish journ. of med. sciences, Ser. V, S. 210—215. 1924. — **Ferret, P.:** Observations relatives au développement de la cuticule chez le *Sarcocystis tenella.* Arch. d'anat. microscop. Bd. 6, S. 86—98. 1903. — **Friboes:** I. 1923. — **v. Frisch, B.:** Zum feineren Bau der Membrana propria der Harnkanälchen. Anat. Anz. Bd. 48, S. 284—296. 1915. — **Garnier, Ch.:** Les filaments basaux des cellules glandulaires. Note prél. Bibl. anat. Bd. 5, S. 278—289. 1897. — **Haeckel, E.:** Über die Gewebe des *Flußkrebses.* Arch. f. Anat. u. Physiol. 1857. S. 469—568. — **Hammar, J. A.:** I. 1897. — **Hedenius:** Chemische Untersuchung der hornartigen Schicht des Muskelmagens der *Vögel.* Skandinav. Arch. f. Physiol. Bd. 3, S. 244—252. 1892. — **Heidenhain, M.:** Neue Grundlegungen zur Histologie der Speicheldrüsen. Anat. Anz. Bd. 52, S. 305—351. 1920. — **Heidenhain, R.:** a) II. 1875. — b) II. 1883. — **Henle:** Handbuch der Eingeweidelehre. 2. Bd. des Handb. d. Anat. S. 53. Fig. 31, 1866. — **Herxheimer:** Über die epidermale Basalmembran. Dermatol. Zeitschr. Bd. 23, S. 130—134. 1916. — **Hoepke:** I. 1924. — **Holmgren, N.:** a) Über das Verhalten des Chitins und Epithels zu den unterliegenden Gewebearten bei *Insekten.* Anat. Anz. Bd. 20, S. 480—488. 1902. — b) Über die morphologische Bedeutung des Chitins bei den *Insekten.* Anat. Anz. Bd. 21, S. 373—378. 1902. — c) Studien über Cuticularbildungen. 1. Über Cuticularbildungen bei *Chaetoderma nitidulum* LOVÉN. Ebenda Bd. 22, S. 14—20. 1902. — **Hoven, H.:** Contribution à l'étude du fonctionnement des cellules glandulaires. Du rôle du chondriome dans la sécrétion. Comm. prél. Ebenda Bd. 37, S. 343—351. 1910. — **Hoyer, H.:** Über den Bau des Integuments von *Hippocampus.* Bull. de l'acad. des sciences de Cracovie 1901. S. 143—145. — **Iwakin, A. A.:** Der Bau der Basalmembran (Membranae basilares). Zeitschr. f. d. ges. Anat., Abt. 1: Zeitschr. f. Anat. u. Entwicklungsgesch. Bd. 75, S. 444 bis 460. 1925. — **Joseph, H.:** Beiträge zur Histologie des *Amphioxus.* Arb. a. d. zool. Inst. zu Wien Bd. XII, H. 2. 99—132. 1900. — **Karny, H.:** Optische Untersuchungen zur Aufklärung der Struktur der *Muschelschalen.* 1. Aviculidae. 2. Unionidae. Sitzungsber. d. Akad. Wien, Mathem.-naturw. Kl. III, Bd. 122, S. 207—259. 1913. — **Kölliker, A.:** I. 1889. — **Kogoj, Fr.:** Über die Art der

Verbindung zwischen Epidermis und Cutis. Dermatol. Zeitschr. Bd. 39, S. 203—212. 1923. — **Krauß, F.**: Der Zusammenhang zwischen Epidermis und Cutis bei Sauriern und Krokodilen. Arch. f. mikroskop. Anat. Bd. 67, S. 319—363. 1906. — **Kromayer, E.**: Die Parenchymhaut und ihre Erkrankungen usw. Arch. f. Entwicklungsmech. d. Organismen Bd. 8, S. 253—354. 1899. — **Laguesse, E.**: Sur la membrane vitrée basale sous-épidermique. Cpt. rend. des séances de la soc. de biol. Bd. 82, S. 438—441. 1919. — **Landsteiner, K.**: Über trübe Schwellung. Zieglers Beitr. z. pathol. Anat. u. z. allg. Pathol. Bd. 33, S. 237 bis 280. 1903. — **Leydig, F.**: a) Einige histologische Beobachtungen über den *Schlammpeitzer* (*Cobitis fossilis*). Arch. f. Anat. u. Physiol. 1854. — b) III. 1857. — **Ludford, R. J.**: Cell organs during Keratinization in normal and malignant growth. Quart. journ. of microscop. science Bd. 69, S. 27—57. 1924. — **Mathews**: The changes in structures of pancreas cells. Journ. of phol. Bd. 15, Suppl., S. 171—222. 1900. — **Merk, L.**: Über einige Lebensvorgänge in der menschlichen Epidermis. Wien. med. Wochenschr. 1902. S. 262—268. — **Merkel, F.**: I. 1908. — **Molin, R.**: Sugli stomachi degli uccelli, studii anatomico-morfologici. Wien. Denkschr. Bd. 3, S. 1 (4 Taf.). 1852 (gelesen 11. VII. 1850). — **Müller, E.**: Über Sekretcapillaren. Arch. f. mikroskop. Anat. Bd. 45, S. 463—474. 1895. — **Oehl**: Indagini di anatomia microscopica per servire allo studio dell'epidermide e della cute palmare della mano. Ann. univ. di med. 1857. S. 51, 281, 540. — **Patzelt, V.**: I. 1926. — **Pflüger, E. F. W.**: Über die Endigungen der Sekretionsnerven in den Speicheldrüsen. Zentralbl. f. med. Wiss. Nr. 10, S. 209—212. 1866. — **Pollak, G.**: Über das Verhalten des Klauenhornes bei der Einwirkung chemischer Agentien. Wien. tierärztl. Monatsschr. H. 7, S. 367. 1921. — **Prenant, A., Bouin, P.** et **Maillard**: Traité d'Histologie 1911. S. 802. — **Rabl, H.**: Histologie der normalen Haut des Menschen. Mražek: Handb. d. Hautkrankh. Bd. 1, S. 1—163. 1902. — **Ranvier, L.**: a) Sur une substance nouvelle de l'épiderme et sur le processus de kératinisation du revêtement épidermique. Cpt. rend. hebdom. des séances de l'acad. des sciences Bd. 88, S. 1361—1364. 1879. — b) Histologie de la peau. Sur quelques réactions histochimiques de l'éléidine. Ebenda Bd. 128, S. 201—202. 1899. — **Regaud, Cl.**: II. 1909. — **Regaud, Cl.** u. **Mawas**: Sur la structure du protoplasme (ergastoplasme, mitochondries, grains de ségrégation) dans les cellules séro-zymogènes des acini et dans les cellules des canaux excréteurs de quelques glandes salivaires des *Mammifères*. Cpt. rend. de l'assoc. anat., 11. réun., Nancy 1909. S. 220. — **Retterer, E.**: Sur la génération des cellules de renouvellement de l'épiderme. Cpt. rend. hebdom. des séances de l'acad. des sciences Bd. 97, S. 513—516. 1883. — **Retzius, G.**: Die Struktur des Protoplasmas in den Epithelzellen der Nierenkanälchen. Biol. Unters. N. F. 17, S. 53—71. 1912. — **Rio-Hortega**: El conectivo interepitelial. Trabajos del laborat. de investig. biol. de la univ. de Madrid Bd. 14, S. 233—252. 1916. — **Römer, O.**: Untersuchungen über den feineren Bau einiger *Muschel*schalen. Inaug.-Diss. Rostock. Leipzig: W. Engelmann 1903. 38 S., 3 Taf. und Zeitschr. f. wiss. Zool. Bd. 75, 437—472. 1904. — **Rollett, A.**: Über die Hornhaut. Strickers Handb. d. Lehre v. d. Geweben 1872. S. 1132. — **Rothstein, Th.**: Zur Kenntnis des Nierenepithels. Verhandl. d. biol. Ver., Stockholm, Bd. 3, S. 53—63. 1891. — **Rühle, G.**: Über die Membrana propria der Harnkanälchen und ihre Beziehung zu dem interstitiellen Gewebe der Niere. Arch. f. Anat. u. Physiol., anat. Abt. 1897. S. 153—170. — **Ruppricht, W.**: Bindegewebe im Trachealepithel vom *Meerschweinchen*. Internat. Monatsschr. f. Anat. u. Physiol. Bd. 24, S. 253—275. 1907. — **Schaffer, J.**: a) Beiträge zur Histologie menschlicher Organe. I. Duodenum. II. Dünndarm. III. Mastdarm. Sitzungsber. d. Akad. Wien, Mathem.-naturw. Kl. III, Bd. 100, S. 440—481. 1891. — b) Dasselbe. IV. Zunge. V. Mundhöhle-Schlundkopf. VI. Oesophagus. VII. Cardia. Ebenda Bd. 106, S. 353 bis 455. 1897. — c) Über den feineren Bau und die Entwicklung des Knorpelgewebes usw. 3. T. Die Chorda dorsalis und das chordoide Stützgewebe bei *Wirbellosen* und *Wirbeltieren*. Zeitschr. f. wiss. Zool. Bd. 97, S. 1—90. 1910. — **Schütz, J.**: Über den Nachweis eines Zusammenhanges der Epithelien mit dem darunterliegenden Bindegewebe in der Haut des Menschen. Arch. f. Dermatol. u. Syphilis Bd. 36, S. 111—126. 1896. — **Schulze, F. E.**: a) III. 1867. — b) Über cuticulare Bildungen und Verhornung der Epithelzellen bei den *Wirbeltieren*. Arch. f. mikroskop. Anat. Bd. 5, S. 295—316. 1869. — c) II. 1896. — **Severin**: II. 1886. — **Smith, E. H.**: Enthalten die Knochen Keratin? Zeitschr. f. Biol. Bd. 19, S. 469—482. 1883. — **Solger, B.**: Zur Kenntnis der sezernierenden Zellen der Glandula submaxillaris des Menschen. Anat. Anz. Bd. 9, S. 415—419 u. 455. 1894. — **Stöhr, P.**: a) Über Intercellularbrücken zwischen innerer und äußerer Wurzelscheide. b) Über die Entwicklung der Glashaut des menschlichen Haarbalges. Verhandl. d. anat. Ges., 17. Vers., Heidelberg 1903. S. 24—27. — **Studnička, F. K.**: a) Über die Struktur der sog. Cuticula und die Bildung derselben aus den intercellularen Verbindungen in der Epidermis. Sitzungsber. d. kgl. böhm. Ges. d. Wiss., Prag, Mathem.-naturw. Kl. Bd. 14, Nr. 49, 11 S. 1 Taf. 1897. — b) Über das Epithel der Mundhöhle von *Chimaera monstrosa*. Mit besonderer Berücksichtigung der Lymphbahnen desselben. Bibl. anat. Bd. 11, S. 217—233. 1902. — c) Drüsenzellen und Cuticulargebilde der Epidermis von *Lepadogaster*. Anat.

Anz. Bd. 29, S. 132—144. 1906. — d) I. 1909. — e) III. 1925. — Sukatschoff, B.: Über den feineren Bau einiger Cuticulae und der Spongienfasern. Zeitschr. f. wiss. Zool. Bd. 66, S. 377—406. 1899. — Takaki, K.: Über die Stäbchenstrukturen der Niere. Arch. f. mikroskop. Anat. Bd. 70, S. 245—265. 1907. — Toldt jun., K.: Über den feineren Bau der Cuticula von *Ascaris megalocephala* CLOQUET nebst Bemerkungen über die Subcuticula desselben Tieres. Arb. a. d. zool. Inst. d. Wiener Univ. Bd. 11, S. 289—336. 1899. — Unna, P.: a) Beiträge zur Histologie und Entwicklungsgeschichte der menschlichen Oberhaut und ihrer Anhangsgebilde. Arch. f. mikroskop. Anat. Bd. 12, S. 665—741. 1876. — b) Keratohyalin. Monatsh. f. prakt. Dermatol. Bd. 20, S. 69—78. 1895. — Waldeyer, C.: Untersuchungen über die Histogenese der Horngebilde, insbesondere der Haare und Federn. Beitr. z. Anat. u. Embryol. Festgabe f. J. HENLE, Bonn 1882. — Weidenreich, F.: Über Bau und Verhornung der menschlichen Oberhaut. Arch. f. mikroskop. Anat., Bd. 56, S. 169—229. 1900. — Welti, M.: Über die morphologischen Beziehungen zwischen Epidermis und subepithelialem Stratum. Arch. f. Dermatol. u. Syphilis Bd. 146, S. 497 bis 508. 1924. — Wiedersheim, R.: Die feineren Strukturverhältnisse der Drüsen im Muskelmagen der *Vögel*. Diss. Würzburg 1872 und Arch. f. mikroskop. Anat. Bd. 8, S. 435—452. 1872. — Wolff, A.: Ein Beitrag zur Kenntnis der Struktur der Cuticularmembranen. Anat. Anz. Bd. 15, S. 148—151. 1899. — Wolff, G.: III. 1889. — Zabludowski: Der Verhornungsprozeß während des Embryonallebens. Mitt. a. d. embryol. Inst. d. Univ. Wien 1880. S. 65—75. — Zander: Untersuchungen über den Verhornungsprozeß. II. Mitt. Der Bau der menschlichen Epidermis. Arch. f. Anat. u. Physiol., anat. Abt. 1888. S. 51—96.

V. Ungewöhnliche Epithelformen.

An manchen Stellen des menschlichen und tierischen Körpers können die Epithelzellen unter verschiedenen, meist mechanischen Einflüssen atypische Formen annehmen.

Hierher gehören zunächst die verästelten Epithelzellen, wie sie in der sogenannten Schmelzpulpa von Zahnanlagen des Menschen und der höheren

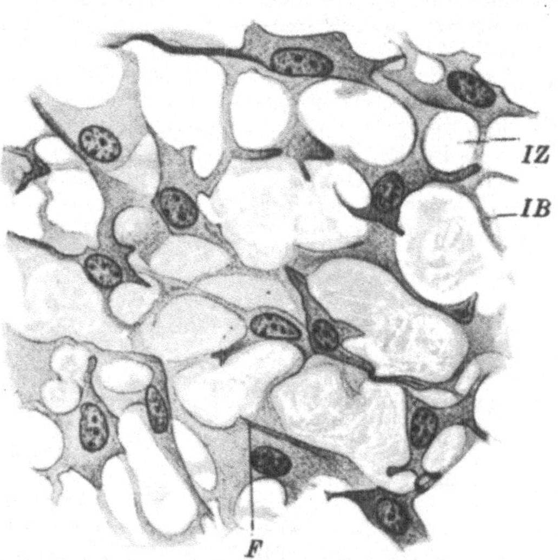

Abb. 46. Verzweigtes Epithel der Schmelzpulpa von der unteren, medialen Schneidezahnanlage eines 5monatigen Embryo. Pikrinsublimat. *IB* stark ausgezogene Intercellularbrücken; *IZ* weit ausgedehnte Intercellularlücken; *F* aufsteigende Flügel einer Zelle. Vergr. 740fach. (Nach SCHAFFER 1920.)

Säugetiere vorkommen. An ungefärbten Schnitten macht dieses Gewebe den Eindruck eines Netzwerkes mit verdickten Knotenpunkten. Es gleicht so einem embryonalen Gallertgewebe (Mesenchym) oder retikulärem Bindegewebe, womit es auch gelegentlich verwechselt wurde, bis HUXLEY (1853) und KÖLLIKER (1863) seine epitheliale Natur erkannten. Die erste gute Abbildung dieses Gewebes hat v. EBNER (1890) gegeben; an ihr ist der Übergang dieser flügelartig verästelten Zellen in typisches geschichtetes Plattenepithel mit kurzen Intercellularbrücken zu sehen. Gewöhnlich läßt man die verästelten Zellen durch enorme Erweiterung der Intercellularlücken und starke Dehnung der Intercellularbrücken

entstehen. In der Tat findet sich eine solche Entstehungsart nach STUDNIČKA (1899 b) in der Haut von *Ophidium barbatum*, im dicken Mundhöhlenepithel von *Chimaera monstrosa*, im einschichtigen Epithel, welches den Schnabel der *Tintenfische* ausscheidet, nach KÖLLIKER (1863) im Granulosaepithel, welches als äußere Hülle das gelegte *Barschei* umgibt. Hier werden die Zellen durch weite

Intercellularräume getrennt und durch lange fadenförmige Brücken verbunden, welche sich entweder zu dickeren Fortsätzen zusammenlegen und diesen ein streifiges Aussehen verleihen oder ganz verschmelzen. Eine ähnliche Umwandlung zeigt das Epithel in der Spitze der Hornzähne von *Myxine* und *Petromyzon*, wo von dem stark zurückgebildeten Zelleib reichlich sich verzweigende Fortsätze ausgehen, die ein kompliziertes intercelluläres Balkennetz bilden.

Beim Epithel der Schmelzpulpa jedoch werden die Zellen selbst sternförmig ausgezogen, so daß sie durch lamellenartige, flächenhafte Fortsätze untereinander zusammenhängen (Abb. 46).

Ähnliche Verhältnisse finden sich in dem Epithel, welches bei Spinax während der Entwicklung den Flossenstachel bedeckt, wo zuerst BLOCHMANN (1897) die Zellen reich verästelt und mit ihren Fortsätzen gegenseitig in Verbindung fand. (KOPPEN 1901.) Weiter nach STUDNIČKA (1902) in der lateralen Wand des Geruchsorgans von *Lebias*, eines *Knochenfisches*, und in der verdickten Epidermis des Kopfes beim *Goldkarpfen*. Der Zweck dieser eigentümlichen Umwandlung ist wahrscheinlich ein verschiedener. Bei der Schmelzpulpa handelt es sich offenbar, wie schon KÖLLIKER angedeutet hat, um eine möglichst rasche Größenzunahme des Schmelzorgans, welches den Raum für den später sich entwickelnden Schmelz frei zu halten hat. Die Intercellularflüssigkeit, welche die Lücken ausfüllt, wird allseitig von geschlossenen Epithellagen abgedichtet und steht so unter genügendem Druck, um die Form des Organes zu erhalten und es wie ein druckelastisches Polster zu schützen.

Bei niederen *Wirbeltieren* (*Tropidonotus*, *Lacerta*) kann man im Schmelzorgan die ontogenetischen Entwicklungsstadien dieses Epithels gleichsam fixiert sehen, indem die Zellen noch ihre polyedrische Form erkennen lassen, aber durch stark vergrößerte Intercellularlücken getrennt und durch verlängerte Brücken verbunden erscheinen (STUDNIČKA 1899 a). Eigentümlich, aber nur einseitig verästelte Epithelzellen kommen, wie schon wiederholt erwähnt, auch im Sulcus spir. ext. der häutigen Gehörschnecke vor.

DEITERS (1860) hat an ihnen zuerst Fortsätze erwähnt, welche in das Lig. spir. eindringen und mit den Elementen der Bindesubstanz in Verbindung treten sollten. BOETTCHER (1869) hat die Fortsätze genauer beschrieben und wegen ihrer deutlichen Längsstreifung für muskulöser Natur gehalten, in welcher Auffassung ihm KATZ (1890), PRENANT (1892), der auch eine Andeutung von Querstreifung gesehen haben will und VAN DER STRICHT (1919) folgten, während GOTTSTEIN (1872) sich gegen eine Contractilität dieser Fortsätze ausgesprochen und diese eigentümlichen Zellen mit den Ependymzellen, die bekanntlich auch verzweigte Fortsätze in die Tiefe senden, verglichen hat. RETZIUS (1893) konnte durch Imprägnation mit der GOLGI-Methode die eigentümlichen, wurzelartig sich verzweigenden Fortsätze, die häufig knopfartig verdickte Enden zeigen, darstellen. HANN (1907) fand sie besonders zahlreich bei der *Katze* und sehr schön beim neugeborenen *Hund*. Bei erwachsenen *Tieren* sieht man sie nicht so leicht, weil das dichte Bindegewebe sie verdeckt. Eine sehr eigentümliche Deutung hat SHAMBOUGH (1909) diesen Zellen gegeben, indem er ihre Fortsätze als Röhrchen auffaßte, durch welche sie ein Sekret absondern sollten. In neuerer Zeit hat IWATA (1925) unter Anleitung von K. W. ZIMMERMANN diesem Epithel eine genauere Untersuchung bei einer großen Reihe von *Säugetieren* gewidmet. Es zieht als spiralig gewundener Streifen durch alle Windungen des Schneckenkanals und seine Elemente senden teilweise wurzelartige Sprossen in das unterliegende Bindegewebe des Lig. spir., weshalb IWATA das Epithel als Wurzelepithel bezeichnet. Er unterscheidet an ihm im wesentlichen zwei verschiedene Zellformen: mehr oder weniger polyedrische, welche postmortal sich leicht verändern, so daß an ihrer Stelle Lücken sichtbar werden und schmale, lange, widerstandsfähige Formen, die eine deutliche, längsfibrilläre Struktur besitzen, sich auch stark färben und verzweigte Fortsätze in die Tiefe senden, während der Kern meist im oberflächlichen Ende der Zellen gelegen ist. Die erste Zellart bildet meist seitlich verdrückte Gruppen, von deren basalen Enden die Wurzelzellen ausgehen, eine Anordnung, die IWATA als Wurzelstock bezeichnet. IWATA spricht sich im allgemeinen gegen die Contractilität dieser Zellen aus, läßt aber doch die Möglichkeit offen, daß sie in geringem Grade eine solche besitzen und dadurch auf die oberflächliche Glashaut und durch diese auf die Basilarmembran einen Zug ausüben können. Zu diesem Wurzelepithel rechnet er auch das Ependym und wohl mit Unrecht das Epithel des Orbiculus ciliaris im Auge, welches die Zonulafasern zum Linsenäquator schickt. Hier wären die „Wurzeln" nach außen gerichtet; doch handelt es sich da ja nur um cuticulare Fortsätze der Zellen.

Zu den verästelten Formen müssen wir auch die sogenannten Korbzellen vieler Drüsen rechnen, welche der Innenfläche der Membrana propria aufliegen

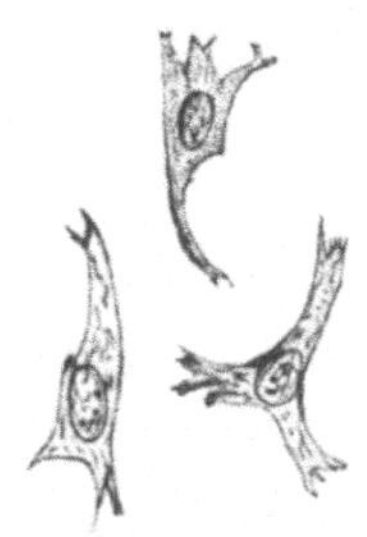

Abb. 47. Drei isolierte Korbzellen aus einer Zungendrüse der *Ratte*. Müllers Fl. Vergr. 440fach. (Nach V. v. Ebner.)

und wie W. Krause (1865) zuerst gezeigt hat, sich von dieser ganz isolieren lassen (Abb. 47). Näheres über diese Zellen siehe unter „Drüsen" (S. 174). Weiter gehören hierher die reich verästelten Zellen, welche K. W. Zimmermann (1915/16) an der Oberfläche der Nierenknäuel dargestellt hat und in gewissem Sinne auch die Epithelzellen der im IV. Abschnitt besprochenen Nierenepithelien, an welchen die prismatische Grundform der Zellen gegen ein Ende hin in eine tief und reich gebuchtete Form übergeht, so daß die Zellen von dieser Fläche aus gesehen durch mäandrisch gewundene Kittlinien verbunden erscheinen (Schachowa, S. 1876, K. W. Zimmermann 1911, Joseph, H. 1918).

Eine verästelte Form, ähnlich den Zellen der Schmelzpulpa besitzen auch die Reticulumzellen der Thymusrinde, welche nach Hammar, J. A. (1905) epithelialer Natur sind.

Eine andere Abart stellt das blasige Epithel dar, dessen Zellen eine Umwandlung in dünn- oder dickerwandige, geschlossene Blasen erfahren haben. Wo diese Blasen sehr dünnwandig sind, wie z. B. in der Oberhaut des *Knochenfisches Trachypterus* (N. Kaschkaroff 1913), können die dicht aneinanderliegenden Zellwände wie einheitliche Lamellen, am Durchschnitt wie lange Zellfortsätze erscheinen. Das Bild kann dann an gewisse Formen der verzweigten Epithelien erinnern, doch kann man sich durch die Isolation der Zellen von ihrer wirklichen Gestalt, welche die geschlossener, dünnwandiger Blasen ist, überzeugen.

Eine ähnliche Umwandlung zeigen die Zellen im Lippenepithel des Neugeborenen (Klein, E. 1868 a, Neustätter, O. 1894). Diese blasigen Zellen sind hier durch deutliche Intercellularbrücken verbunden und bilden den sogenannten Lippenwulst oder -torus, ein druckelastisches Kissen, welches für den dichten Schluß der saugenden

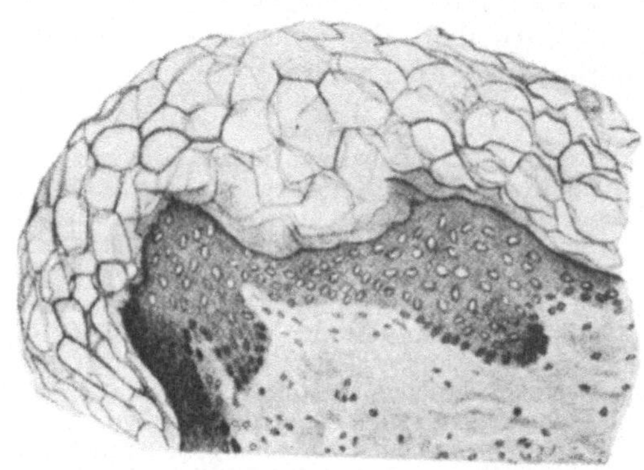

Abb. 48. Aus einem senkrechten Durchschnitt durch die Scrotalhaut eines 45jährigen Mannes. 3 Std. p. m. Zenkers Fl. Delafields Häm.-Eosin. Vergr. 250fach. Das Stratum corneum erscheint in großblasige Gebilde umgewandelt.

Lippen um die Brustwarze von Bedeutung ist. Ein ähnlicher Torus aus blasigen Zellen findet sich nach W. J. Otis (1905) bei Embryonen rings um die Analöffnung, was dafür spricht, daß an beiden Stellen die Tätigkeit der Schließmuskeln für die Umwandlung der Zellen in druckelastische Blasen eine Rolle spielt.

Auch die Zellen der Hornschicht an der Oberhaut können dort, wo diese in tiefen Hautfalten sich gegenseitig berührt oder reibt, wie z. B. in der Achselhöhle, am Scrotum (Abb. 48) in dünnwandige Blasen umgewandelt sein. Patzelt (1926) ist geneigt, diese Umwandlung auf eine stärkere und unmittelbare Einwirkung des Schweißes zurückzuführen. Jedenfalls spielen diese mit Flüssigkeit gefüllten, druckelastischen Blasen auch hier eine mechanische Rolle. Dasselbe ist der Fall mit den verdickten Epithelschichten in der Mundhöhle von Embryonen, wo die Zellblasen von Glykogen erfüllt sind und wahrscheinlich noch in manchen anderen embryonalen Epithelien (Hufanlage vom *Rind*, Epithel des Blättermagens vom *Rind*sembryo; vgl. M. Heidenhain 1911, S. 960 u. f.).

Als besondere Form muß hier auch das **knorpelartige Epithelgewebe** erwähnt werden, wie es z. B. Patzelt, V. (1925) im Pharynx beschrieben hat, wo die Zellen basophile Kapseln und eine mehr oxyphile Zwischensubstanz zeigen können. Schumacher (1925a) hat auch das Epithel der Lippen beim Neugeborenen als knorpelartig bezeichnet.

Eine ganz eigentümliche Form, die er als **gefiedertes Epithel** (Abb. 49) bezeichnet, hat Kolmer an der Innenfläche der Nickhaut bei der *Taube* (1923), sowie

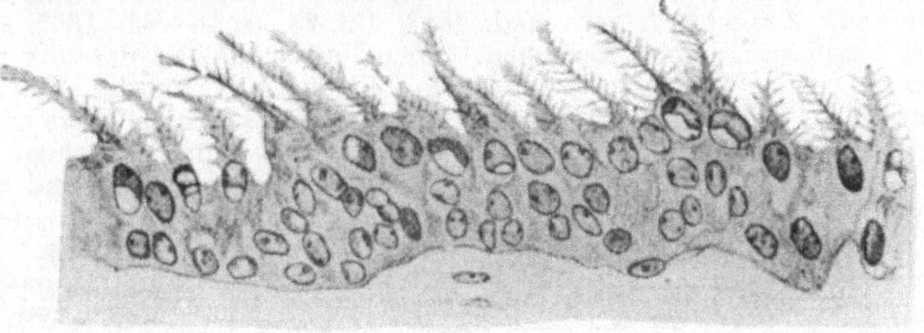

Abb. 49. Gefiedertes Epithel. Mitte der Innenfläche der Nickhaut von *Columba dom.* Bichrom. Formol-Eisessig. Molybdänhäm. nach Héld. Vergr. 750fach. (Nach W. Kolmer 1923/24.)

einigen *Reptilien* (*Varanus* 1925) beschrieben. Die oberflächlichen Zellen erscheinen hier — besonders in der Mitte zwischen dem freien Rande und der Umschlagsstelle — in bis zu 25 μ lange, fadenförmige Fortsätze mit keulenförmig verdicktem Ende ausgezogen. Diese, durch eine Stützfibrille versteiften Fortsätze sind mit seitlichen feinsten protoplasmatischen Fortsätzen besetzt, so daß sie das Bild feinster Federchen oder Moospflänzchen darbieten. Kolmer schreibt ihnen die Aufgabe zu, die Hornhautfläche von Staubteilchen zu reinigen. Kajikawa, J. (1923) hat dann dieses Nickhautepithel bei einer großen Reihe von *Vögeln* untersucht und gefunden, daß gefiederte Formen solche *Vögel* aufweisen, „die am meisten Gelegenheit haben, durch staubende Teilchen bei der Nahrungsaufnahme ihr Auge zu verunreinigen". *Raubvögel* lassen dieses Epithel fast ganz vermissen und *Wasservögel* besitzen Becherzellen im Epithel. In ähnlicher Weise scheinen die biologischen Verhältnisse bei den *Reptilien* für die Ausbildung des gefiederten Epithels maßgebend zu sein (Kolmer 1925).

Literatur V.
Ungewöhnliche Epithelformen.

Blochmann, F.: I. 1896. — **Boettcher, A.:** Über Entwicklung und Bau des Gehörlabyrinths nach Untersuchungen an *Säugetieren*. Verhandl. d. Leopold. Carol. dtsch. Akad. Naturf. T. 1. 1869. Bd. 35, S. 1—203. 12 Taf. 1870. — **Deiters:** Untersuchungen über die Lamina spiralis membranacea usw. Bonn 1860 und Virchows Arch. Bd. 19, S. 445. 1860. — **v. Ebner, V.:** Histologie der Zähne mit Einschluß der Histogenese. Scheffs Handb. d. Zahnheilk. Wien 1890. S. 247. Fig. 103. — **Gottstein, J.:** Über den feineren Bau und die Entwicklung der Gehörschnecke beim Menschen und den *Säugetieren*. Arch. f. mikroskop. Anat. Bd. 8, S. 145—199. — **Hammar, J. A.:** Zur Histogenese und Involution der Thymusdrüse. Anat. Anz. Bd. 27, S. 23—30, 41—89. 1905. — **Hann, A.:** I. 1907. — **Heidenhain, M.:** Plasma und Zelle II. 1911. — **Huxley, Th. H.:** On the development of the teeth and on the nature and import of Nasmyth's „Persistent capsule". Quart. journ. of microscop. science Bd. 1, S. 153. 1853. -- **Iwata, N.:** Über das „Wurzelepithel" des Ligamentum spirale der Schnecke. Fol. anat. japon. Bd. 3, S. 37—85. 1925. — **Joseph, H.:** Auffällige Zellformen in der Niere von *Mustelus* und im Skleralknorpel von *Syngnathus*. Sitzungsber. d. Akad. Wien,

Mathem.-naturw. Kl. I, Bd. 127, S. 35—56. 1918. — **Kajikawa, J.**: Beiträge zur Anatomie und Physiologie des *Vogelauges*. Arch. f. Ophthalmol. Bd. 112, S. 260—346 (338). 1923. — **Kaschkaroff, D.**: Über die Epidermis bei *Trachypterus taenia*. Vorl. Mitt. Anat. Anz. Bd. 44, S. 214—218. 1913. — **Katz, L.**: Histologisches über den Schneckenkanal, speziell die Stria vascularis. Arch. f. Ohrenheilk. Bd. 31, S. 66. 1890. — **Klein, E.**: Zur Kenntnis des Baues der Mundlippen des neugeborenen Kindes. Sitzungsber. d. Akad. Wien, Mathem.-naturw. Kl. Bd. 58, I, S. 575—584. 1868. — **Kölliker, A.**: Die Entwicklung der Zahnsäckchen der *Wiederkäuer*. Zeitschr. f. wiss. Zool. Bd. 12, S. 455—460 (1862 erschienen). **Kolmer, W.**: a) Über eine bisher noch unbekannte Form von Epithelzellen (gefiedertes Epithel) in der Nickhautinnenfläche der *Vögel*. Anat. Anz. Bd. 57, S. 122 bis 125. 1923. — b) Über das innere Nickhautepithel der *Reptilien*. Verhandl. d. anat. Ges., 34. Vers., Wien 1925. S. 248—250. — **Koppen, H.**: Über Epithelien mit netzförmig angeordneten Zellen und über die Flossenstacheln von *Spinax niger*. Diss. Tübingen 1901 und Zool. Jahrb., Abt. f. Anat. u. Ontol. Bd. 14, S. 477—522. 1901. — **Krause, W.**: Über die Drüsennerven. Zeitschr. f. rat. Med. R. 3, Bd. 23, S. 46—62. 1865. — **Neustätter, O.**: Über den Lippensaum beim Menschen, seinen Bau, seine Entwicklung und seine Bedeutung. Inaug.-Diss. München und Jenaische Zeitschr. f. Naturwiss. Bd. 29, 345—390. 1894. — **Otis, W. J.**: Die Morphogenese und Histogenese des Analhöckers nebst Beobachtungen über die Entwicklung des Sphincter ani externus beim Menschen. Anat. Hefte Bd. 30, S. 201—258. 1905. — **Patzelt, V.**: a) Zellen, Gewebe, Fasern und die Spezifität der Keimblätter. Zeitschr. f. mikroskop.-anat. Forsch. Bd. 3, S. 109—145. 1925. — b) I. 1926. — **Prenant, A.**: Recherches sur la paroi externe du limaçon des *mammifères* et spécialement sur la stria vascularis. Internat. Zeitschr. f. Anat. u. Physiol. Bd. 9, S. 6—36, 41—75. 1892. — **Retzius, G.**: Kleinere Mitteilungen von dem Gebiete des Nervensystems und der Sinnesorgane. Über das Epithel des Sulcus spiralis cochleae. Biol. Unters. N. F. Bd. 5, S. 39—40. 1893. — **Schachowa, S.**: Untersuchungen über die Niere. Inaug.-Diss. Bern, 36 S. 2 Taf. 1876. — **Schumacher, S.**: Histologie der Luftwege und der Mundhöhle. Handb. d. Hals-, Nasen- u. Ohrenheilk. v. DENKER u. KAHLER Bd. 1, S. 326. 1925. — **Shambaugh, E. G.**: Über Bau und Funktion des Epithels im Sulcus spiralis externus. Zeitschr. f. Ohrenheilk. Bd. 58, S. 280—287. 1909. — **Studnička, F. K.**: a) Über einige Modifikationen des Epithelgewebes (Schmelzpulpa der Wirbeltierzahnanlage, die Hornzähne der *Cyclostomen*, die Epidermis von *Ophidium barbatum* usw.). Sitzungsber. d. kgl. böhm. Ges., Prag, Mathem.-naturw. Kl. Bd. 14, Nr. 14. 22 S. 1899. — b) II. 1902. — **Van der Stricht, O.**: Sur l'existence d'une rangée de spirale de „foramina" et de „dents" externes au niveau du sillon spiral externe du canal cochléaire. Cpt. rend. des séances de la soc. de biol. Bd. 83, S. 797. 1919. — **Wada, T.**: Über das Epithel des Sulcus spiralis externus. Mitt. a. d. med. Fak. d. k. Univ. Tokyo Bd. 11, S. 447—483. 1914. — **Zimmermann, K. W.**: a) Zur Morphologie der Epithelzellen der *Säugetier*niere. Arch. f. mikroskop. Anat. Bd. 78, S. 191—231. 1911. — b) Über das Epithel des glomerularen Endkammerblattes der *Säugetier*niere. Anat. Anz. Bd. 48, S. 335—341. 1915/16.

VI. Besondere Vorkommnisse im Epithel.

Im Epithel finden sich weit verbreitet verschiedene fremdartige Elemente eingeschlossen, welche teils spezifisch ausgebildete Zellen epithelialer Natur sind, wie z. B. Becherzellen oder die sogenannten LEYDIGschen Zellen in der Epidermis von *Urodelen*larven, die Kolbenzellen der *Teleostier* und *Cyclostomen*, die Faden- und Schleimzellen von *Myxine*, die Körnerzellen von *Petromyzon*; auf diese Gebilde soll hier nicht eingegangen werden und sei betreffs ihrer auf die Monographien von MAURER (1895) und STUDNIČKA (1909) hingewiesen. Weiter gehören hierher die sogenannten LANGERHANSSchen Zellen und Leukocyten, dann Pigment und endlich Gefäße und Nerven.

1. Pigment im Epithel.

Pigment findet sich als Melanin beim Menschen der weißen Rasse hauptsächlich im Hautepithel des Warzenhofes, der Achselhöhle, des Scrotums und Penis, der kleinen Schamlippen, des Anus und in den epithelialen Anhängen der Haut, den Haaren in verschiedener Gestalt und Verteilung; weiter im Pigmentepithel der Netzhaut in Form von zugespitzten Stäbchen (FRISCH, A. 1868), die KÜHNE (1879) als Fuscin bezeichnet hat und in der Pars ciliaris und iridica retinae in Form amorpher Körnchen. Weiter finden sich, wenn auch spärlich, Pigmentkörnchen im Epithel der Stria vascularis (ALEXANDER 1901). Aber auch an anderen Körperstellen (Nacken, Kreuz, Lidhaut) findet es sich in der Haut nach ADACHI (1903), besonders bei Brünetten in der tiefsten Lage der Epidermiszellen. Bei den farbigen Rassen ist die ganze Oberhaut pigmentiert und zeigen besonders wieder die Basalzellen, in manchen Fällen aber auch die höher gelegenen gelbliche bis dunkelbraune Körnchen vom Charakter des Melanins eingelagert. Auch im Epithel der Bindehaut wurde bei Farbigen Pigment nachgewiesen (STEINER, L. 1893, FISCHER, E. 1905, COPPEZ, H. 1905, WAKISAKA 1913).

Eine große Rolle spielt das Pigment in der Haut der *Tiere*, bei denen gelegentlich die ganze Epidermis bis zu den verhornten Plättchen der Oberfläche ein körniges Melanin enthält, wie z. B. bei verschiedenen *Waltieren* (KÜCKENTHAL, W. 1889) oder beim *Delphin* (STIGLBAUER, R. 1913).

Meist liegt das Pigment in der von der Cutis abgewendeten Hälfte der Zellen, dem Kerne als kappenförmige Ansammlung aufsitzend (CH. AEBY, S. EHRMANN 1885, KÜCKENTHAL, LIST 1889, CASPARY, KÖLLIKER 1891, POST 1894, LOEB, L. 1897, 1899, WINKLER 1910, STIGLBAUER). Dieser letztere ist geneigt, darin den Ausdruck einer phototaktischen Erscheinung zu sehen. Bekanntlich zeigen die Pigmentkörnchen in manchen Epithelzellen einen deutlichen Phototropismus, wie er am längsten vom Pigmentepithel der Netzhaut bekannt ist (BOLL 1877). Auch während der Mitose zeigen die Pigmentkörnchen verschiedene Umlagerungen, wie FLEMMING (1882, S. 200) von den oberflächlichsten, pigmentierten Zellen der Epidermis bei *Salamander*larven, NUSBAUM, J. (1893) in Entodermzellen junger *Frosch*embryonen und RABL, H. (1894) in den Daunenfedern des *Hühnchens*, sowie ebenfalls in der Oberhaut vom *Salamander* (1894a) beschrieben haben.

Außer den schwer löslichen Melaninen können auch Pigmente anderer Art gelegentlich in verschiedenen Epithelzellen vorkommen, und zwar fetthaltige, die man als Lipochrome und Lipofuscin (HUECK 1912) oder Lipomelanin (KUTSCHERA-AICHBERGEN 1922) unterscheiden muß und hämoglobinogene.

Das Lipochrom steht den pflanzlichen Carotinen nahe, ist gelb bis orange, doppelbrechend und gibt mit konzentrierter Schwefel- oder Salpetersäure, auch IK eine charakteristische Blaufärbung. Es findet sich zum Teil in verzweigten Zellen der *Salamander*haut, wo sie W. J. SCHMIDT (1918) entdeckt und als Lipophoren bezeichnet hat. Während dieser Autor sie nach der älteren Vorstellung aus dem Bindegewebe ins Epithel einwandern läßt, macht FISCHEL (1919) ihren epithelialen Charakter wahrscheinlich.

Auch das Lutein gehört hierher. Die schwere Löslichkeit dieser Farbstoffe in Alkohol, Äther, Chloroform in der Kälte erlaubt sie auch nach längerer Einwirkung fettlösender Substanzen mit Sudan III zu färben (SEHRT 1904).

Das Lipofuscin, welches HUECK scharf vom Melanin trennen zu müssen glaubte, ist wahrscheinlich nur eine Verbindung von Melanin mit einem veränderlichen fettartigen Körper. Seine chemische Übereinstimmung mit dem Melanin wurde von BRAHN und SCHMIDTMANN (1920) nachgewiesen und von KUTSCHERA-AICHBERGEN auch nach anderer Richtung wahrscheinlich gemacht, weshalb er es als Lipomelanin bezeichnet. Es bildet hauptsächlich die sogenannten Abnutzungspigmente (LUBARSCH 1902), wurde aber von NEUMANN (1902) als Lipochrom bezeichnet, wogegen LUBARSCH mit Recht Einspruch erhoben hat. Es findet sich hauptsächlich in den Drüsenzellen des Nebenhodens, der Samenblasen (OBERNDORFER 1902), der Prostata (SEHRT 1913), der Schilddrüse (V. EBNER 1902), der Nebenniere usw.

Sie sind in Xylol und anderen fettlösenden Mitteln löslich und färben sich mit Sudan III.

Hämoglobinogene Pigmente können gelegentlich durch Leukocyten ins Epithel verschleppt werden (H. RABL 1904b) und können unter pathologischen Verhältnissen in Epithelzellen (z. B. des Perikards, BORST 1897) vorkommen. Über den Mechanismus der hämatogenen Pigmentbildung vgl. REICH, K. (1898). Über das Vorkommen hämoglobinogener Pigmente in Drüsenzellen vgl. auch LIGNAC, G. O. E. (1924) und OBERZIMMER, J. und WACKER, L. (1924).

Auch diffuses Pigment, in gelöster Form kann Epithelzellen durchtränken, wie z. B. in den roten Haaren (VÖRNER 1905).

Außer in den eigentlichen Epithelzellen kann Pigment aber auch in eigentümlichen, ästigen Zellen imnerhalb des Epithels vorkommen, die man als Chromato- oder Melanophoren bezeichnet. Doch haben die Botaniker (Strasburger 1884) den ersten Namen auf verschieden gefärbte Zelleinschlüsse bezogen, so daß es sich empfiehlt, nur den letzteren auf jene ästigen Pigmentzellen anzuwenden, welche eine besondere Struktur und die Erscheinung der Pigmentballung besitzen, während gewöhnliche, pigmentierte Bindegewebszellen als Melanocyten unterschieden werden könnten.

Über die Bedeutung und Herkunft dieser ästigen Pigmentzellen herrschen, geradeso wie über die Herkunft des Pigments im Epithel, die mannigfachsten Anschauungen.

Schon Leydig (1857, S. 97) hat verzweigte Pigmentfiguren in der Epidermis von *Fischen* und *Reptilien* gesehen; ebenso H. Müller (1860) und F. E. Schulze (1867). Diese haben bemerkenswerterweise die Pigmentzellen stets über der basalen, prismatischen Schichte gesehen, während Caspary diese im *Schweine*rüssel fast pigmentfrei und zwischen den Zylinderzellen hauptsächlich die verzweigten Pigmentzellen eingelagert fand.

Kölliker (1860) war der erste, welcher die Vermutung aussprach, daß alle Pigmentzellen in der Oberhaut von der Cutis stammen, indem Fortsätze bindegewebiger Pigmentzellen tief in das Epithel eindringen. Diese Anschauung wurde durch Kerbert, C. (1877) bekräftigt, obwohl er beim Studium der Entwicklung der *Nattern*haut feststellen konnte, daß das Pigment zuerst nicht in der Cutis, sondern in der Epidermis und zwar in Form verzweigter Pigmentzellen auftritt (S. 237). Da er aber außer den verästelten auch kugelige, stark lichtbrechende, stellenweise pigmentierte Gebilde in den untersten Schichten der Epidermis sowohl, als in den obersten der Cutis sah, hat er diese kugeligen Zellen als wandernde Bindegewebszellen aufgefaßt, die in das Epithel eindringen, sich hier verzweigen und Pigmentkörnchen bilden.

Diese Einwanderungs- oder richtiger Einschleppungstheorie fand mit verschiedenen Abänderungen weitere Anhänger in Riehl, G. (1884), welcher verästelte Pigmentzellen in der Papille und dem Bulbus des menschlichen Haares fand und erstere in den letzteren einwandern ließ; in Ehrmann, S. (1884/1886), der sich zwar von dieser Einwanderung nicht überzeugen konnte, aber die Cytoplasmafortsätze der verzweigten Pigmentzellen der Cutis in das Innere der basalen Epidermiszellen eindringen und auf diesem Wege das Pigment ins Epithel gelangen ließ; in Aeby (1885), welcher dem Epithel die Fähigkeit Pigment zu bilden überhaupt absprach und letzteres durch „Wanderzellen" aus dem Bindegewebe einschleppen ließ; in Karg (1887), welcher auf Grund von Transplantationen weißer auf Negerhaut und umgekehrt das Pigment ausschließlich sekundär der Epidermis zugeführt werden läßt, und zwar durch fadenförmige Fortsätze pigmentierter Cutiszellen, die in die Zellzwischenräume eindringen. Dazu bemerkte Fritsch in der Diskussion, daß die verzweigten Pigmentzellen in der Oberhaut schuppenloser *Fische* unzweifelhaft „Wanderzellen" seien. Auch Kölliker (1887a) kam zunächst zu einer Bestätigung der Behauptungen Aebys; ebenso List (1889), der in der Epidermis von *Cobitis* Pigment nicht nur inter-, sondern auch intracellulär abgelagert fand und im Schwanzflossensaum männlicher *Tritonen* das Pigment aus roten Blutkörperchen entstehen und durch Leukocyten in die Coriumschichte geschleppt werden ließ. An anderer Stelle hat Kölliker (1887b, 1889) aber gegen Aeby und Ehrmann hervorgehoben, daß man auch dem Ektoderm die Fähigkeit Pigment zu bilden zuerkennen müsse, indem er auf das Netzhautpigment und auf den Mangel an pigmentierten Bindegewebeszellen an manchen pigmentierten Stellen der Oberhaut hinwies. Ehrmann (1885) hat — mit Unrecht — diese letztere Angabe als unrichtig bezeichnet, mußte sie für den Menschen aber doch als Tatsache anerkennen und versuchte sie durch die Annahme zu erklären, daß an solchen Stellen die Bindegewebszellen ihr Pigment an die Epidermis abgegeben haben, wo es bis zur allmählichen Abstoßung an der Oberfläche festgehalten werde.

So schien die Ansicht Aebys, daß alles Pigment im Epithel eingeschleppt sei und diesem die Fähigkeit Pigment zu bilden fehle, zur herrschenden geworden, wie List, J. H. (1889, 1890) und Halpern (1891), die sich auch auf Grund eigener Untersuchungen Aeby anschlossen, letzterer unter Berücksichtigung der Literatur, besonders über die verzweigten Pigmentzellen, dargetan haben.

1887 ist Retterer durch die Untersuchung der Pigmententwicklung in der Haut von *Säugetier*embryonen zu der entgegengesetzten Anschauung gelangt, daß es die Epithelzellen sind, in denen zuerst das Pigment auftritt, zu einer Zeit, wo es in der Cutis noch fehlt.

Dann erschienen fast gleichzeitig (1889) die Arbeiten von Kodis und Mertsching, welche ebenfalls für eine autogene Pigmentbildung im Epithel eintraten. Doch konnten ihre Behauptungen wegen der groben Irrtümer, welche ihre Beobachtungen sonst aufwiesen, nicht überzeugen. Kodis läßt das Pigment (im *Froschlarvenschwanz*) zuerst im Epithel entstehen und die verzweigten Zellen aus Epithelzellen hervorgehen. Diese sollten aber aus dem Epithel in die Cutis auswandern und hier schließlich zu gewöhnlichen Bindegewebszellen werden. Außerdem ließ er in den Epithelzellen endogen Leukocyten entstehen. Nach Mertsching ist das Pigment ein Produkt der Epithelzellen selbst und stammt weder aus dem Bindegewebe, noch aus dem Blute. Es tritt nicht inter- sondern intracellulär auf. Er identifiziert aber das Pigment mit dem Keratohyalin und läßt es innerhalb des Kernes entstehen. Vorsichtiger ist Caspary (1891), der auch einige bemerkenswerte Beobachtungen mitteilt. So findet er, wie erwähnt, unter der reich pigmentierten Epidermis des *Schweine*rüssels, in der sich basal hauptsächlich verzweigte Pigmentzellen finden, während die eigentlichen Epithelzellen nur in den höheren Schichten pigmentiert sind, im Corium nahezu kein Pigment, nur hier und da in der Adventitia der Blutgefäße eine pigmentierte, fast fortsatzlose Spindelzelle. Von einer Einwanderung pigmentierter Zellen konnte er sich weder an der Haarzwiebel, noch in der Umgebung der Brustwarze oder Achselhöhle, an welchen zwei letzteren Stellen Pigmentkörnchen ausschließlich in der basalen Zylinderzellage zu sehen waren, überzeugen. Wohl aber will er diesen Vorgang an der Scrotalhaut eines an Morbus Addisoni Leidenden gesehen haben. Er glaubt also auch den basalen Epithelzellen die Fähigkeit Pigment zu bilden zusprechen zu müssen. Sehr entschieden ist dann Jarisch (1891, 1892) für die autochthone Entstehung des Pigmentes in Epithelzellen und die epitheliale Natur der verzweigten Pigmentzellen in der Epidermis eingetreten. Als Quelle des Pigmentes hat er das Chromatin oder einen diesem nahestehenden Körper betrachtet. Ihm folgten G. Schwalbe (1892/93), Kromayer (1893) und Post (1894). Ersterer sah beim Haarwechsel des *Hermelins* das Pigment ausschließlich im Bulbus der jungen Papillenhaare auftreten und erklärte die pigmentierten „Wanderzellen" entweder für Epithelzellen oder intercelluläre Pigmentanhäufungen; Kromayer ließ das Pigment aus den Cytoplasmafasern der Epithelzellen entstehen und wollte in den Melanophoren nichts als epitheliale, dem Faserverlauf der Epithelzellen entsprechende Figuren sehen, während Post auf Grund eines ausgedehnten und mannigfachen Beobachtungsmaterials das Pigment einerseits in den Epithelzellen in Form kleiner Stäbchen und die verzweigten Pigmentzellen im Epithel an Ort und Stelle aus gewöhnlichen Epithelzellen entstehen läßt, andererseits auch Beobachtungen anführt, nach denen man den Bindegewebszellen die Fähigkeit Pigment zu bilden zuerkennen muß. Allerdings wurde auch eine Abwanderung von Pigment aus dem Epithel in Zellen des unterliegenden Bindegewebes angenommen (Wätzold 1925).

Die Beobachtungen über autochthone Pigmentbildung im Epithel haben sich dann so gehäuft, daß heute an ihr nicht gezweifelt werden kann (Wätzold), ebensowenig wie an der Fähigkeit bestimmter Mesodermzellen originär Pigment zu bilden, wofür Ehrmann, S. (1896) in einer eingehenden und auf breiteste vergleichende Grundlage gestellten Arbeit eingetreten ist. Dagegen haben sich seine Anschauungen, welche die Pigmententwicklung im Epithel betreffen, als unhaltbar erwiesen.

Die autochthone Pigmentbildung in Epithelzellen ist teils durch vergleichend-anatomische Tatsachen im ganzen *Tier*reiche, teils entwicklungsgeschichtlich, teils auch experimentell sichergestellt. Eine weitere schrittweise Verfolgung der umfangreichen Literatur, die bei Meirowsky (1907), Weidenreich (1912) und Asvadourova (1913), sowie in den Jahresberichten einzusehen ist, kann auch nicht Aufgabe dieses Handbuches sein, weshalb ich mich auf die Ausführung einiger Angaben beschränke.

Das Fuscin im Retinaepithel entsteht bei vielen *Wirbellosen* auch dann autochthon und nicht durch Einschleppung von Melanoblasten, wenn diese *Tiere* keinen Blutfarbstoff besitzen. Dasselbe ist bei *Amphioxus* der Fall (Krückmann, E. 1899). Bei *Aplysia* findet sich Pigment zeitlebens nur im Epithel und auch bei Embryonen der meisten *Tiere* findet man Pigmentbildung nur in der Epidermis. Es entsteht zuerst im Zentrum der Zelle und nicht peripher (d'Evant 1902). Beim *Delphin* ist die Oberhaut allein stark pigmentiert, während die Cutis vollkommen pigmentfrei ist (Stiglbauer). Dasselbe ist der Fall bei der von S. v. Schumacher (1917) beschriebenen „Pigmentdrüse" des *Schneehasen*, einer drüsenartigen Verdickung und Einsenkung des Epithels am Nasenrücken, hinter der Nasenspitze. In der Umgebung des hier bis an die Oberfläche reich pigmentierten Epithels konnten im Corium nirgends pigmentierte Zellen oder freie Pigmentkörner gefunden werden.

Maurer (1895) läßt das Pigment bei sehr jungen *Amphibien*larven primär in den Epidermiszellen auftreten, was Ehrmann und Rabl, H. (1894b) auf die originäre Pigmentierung der Furchungszellen zurückführen, doch konnte Rabl, H. selbst bei *Salamander*larven die autochthone Entstehung von Pigment in Epithelzellen feststellen. Ebenso entsteht das Pigment in der Epidermis von *Barsch* und *Forelle* (Lehmann, A. 1906). In sich regenerierender Haut konnte wiederholt das erste Auftreten des Pigmentes in der Epidermis festgestellt werden; so von Loeb, L. (1897, 1899, 1911) an transplantierter Haut, in der auch die pigmentierten, verzweigten Zellen nur im Epithel entstehen und von Winkler (1910) in der Haut sich regenerierender Schwänze von *Salamander*larven, in denen das Pigment zuerst in den Epidermiszellen in Form einseitiger Kappenbildung über den Kernen auftritt. Solche Zellen sollen sich dann aus dem Zellverbande lösen, Fortsätze aussenden und in die tiefer gelegenen Gewebe auswandern, ein Vorgang, der wohl als unbewiesen gelten muß. In Übereinstimmung mit A. Fischel (1919) konnte derselbe Autor (1909) ein Einwandern von Pigment aus transplantierter pigmentierter Haut in unpigmentierte nicht feststellen. Meirowsky (1906) konnte in der Epidermis durch Finsen-Bestrahlung unter direktem Druck, der die unterliegenden Blutgefäße entleerte, Pigment in der dem Lichte zugewendeten Seite der Zellen entstehen sehen, das er als autogen auffaßt. Bloch (1917) hat durch Behandlung von Haut mit Dioxyphenylalanin (Dopa) ausschließlich in den Zellen des Stratum cylindricum der Epidermis Pigment auftreten gesehen, woraus er den — sicher zu weit gehenden — Schluß zog, daß alles Pigment aus dem Epithel stamme.

Auch die Ergebnisse der Explantation sprechen für die autochthone Entstehung von Pigment in Epithelzellen. Hooker (1914) sah in ausgepflanzter Haut von 3—4 mm langen Embryonen von *Rana pipiens* Pigment in Epithelzellen unmittelbar um den Kern auftreten und sich von da über die ganze Zelle ausbreiten. Diese Zellen nehmen zum Teil verästelte Form an, gelangen dann unter die pigmentlosen Zellen. Auch Ebeling, A. H. (1924) sah besonders in langsamer wachsenden, alten, reinen Epithelkulturen Pigment in großer Menge entstehen.

Nach Versuchen von Steiner-Wourlisch (1925) an grauen *Hausmäusen* tritt die Dopaoxydase zuerst in kutanen Melanophoren auf, die niemals mit Epidermiszellen zusammenhängen. Erst später tritt das Pigment und zwar zuerst in verästelten Zellen der Epidermis an der vom Corium abgewendeten Seite und dann in den Basalzellen auf. Erstere reichen niemals in das Corium hinein.

Wir sehen also, daß die verzweigten Pigmentzellen im Epithel teils als epitheliale, in loco entstandene, teils als eingewanderte Elemente aufgefaßt wurden. Im ersten Falle hat man sie entweder aus einer Umwandlung gewöhnlicher Epithelzellen — außer den schon angeführten Autoren sprechen sich dafür aus Grund (1905) Eyclesheimer (1906), Tanaka (1911), Weidenreich (1912, Kreibich (1914) u. a. — abgeleitet oder als präformierte Elemente sui generis, echte epitheliale Melanophoren, aufgefaßt, wofür besonders Fischel, A. (1919) mit Nachdruck eingetreten ist.

Im zweiten Falle sind als einwandernde Zellen echte bindegewebige Melanophoren, einfach pigmentierte Inocyten (Melanocyten) oder Leukocyten in Betracht gezogen worden, die gelegentlich alle als „Wanderzellen" bezeichnet worden sind.

Daß gelegentlich pigmentführende Leukocyten ins Epithel gelangen können, scheint schon durch die Beobachtungen von Myerson (1889) und H. Rabl (1894a) außer Zweifel. Solche Elemente aber für die Pigmentierung der Epidermis verantwortlich zu machen (Renaut 1897, S. 277, Prenant 1909, Asvadourova 1713), ist nicht gerechtfertigt. Daß bindegewebige Melanophoren oder Melanocyten ins Epithel einwandern, ist vielfach behauptet (Luithlen, F. 1909), aber nirgends direkt beobachtet, wäre auch mechanisch schwer verständlich (Unna 1889). Die Untersuchungen von Adachi (1903) und die von A. Fischel (1919) an abgelöster Epidermis sprechen vielmehr dafür, daß Cutiszellen zu keiner Zeit in das Epithel einwandern, auch nicht einmal ihre Fortsätze hineinsenden. Allerdings konnten solche Bilder bei den älteren Beobachtungen an dickeren Schnitten leicht durch Schrägschnitte vorgetäuscht werden. So bleibt nur die Annahme möglich, daß die Melanophoren im Epithel epithelialer Herkunft sind und ihr ganzes Verhalten, besonders ihre Neigung untereinander sich netzförmig zu verbinden, spricht sehr für die Auffassung Fischels, daß es sich um präformierte, besonders mit der Pigmentbildung begabte Elemente handelt.

Nach Abschluß dieser Darstellung erschien noch eine Arbeit von L. BERWEGER (1926), welche an *Salamander*larven festgestellt haben will, daß das erste Pigment in der Cutis in bindegewebigen Zellen entsteht, daß solche in die Epidermis einwandern und sich hier mitotisch teilen, wie es K. W. ZIMMERMANN (1900) geschildert hat. Aber auch unabhängig von den Melanocyten tritt in den Epithelzellen Pigment auf, das sie als ein Stoffwechselprodukt des Cytoplasmas auffaßt.

Endlich haben diese ästigen pigmentierten Gebilde im Epithel, wie die berührten Auffassungen von G. SCHWALBE und KROMAYER zeigen, noch eine andere Deutung erfahren, indem man sie als eine Ansammlung von Pigmentkörnchen in den intercellularen Spalten des Epithels erklären wollte. Kommt gelegentlich in ihrem Verlauf ein Leukocyt zu liegen, so kann das täuschende Bild einer verzweigten Pigmentzelle zustande kommen (Abb. 50). UNNA, welcher zuerst (1876) diese Anschauung vertreten hat, deutet die epithelialen Melanophoren als Ausgüsse der Saftspalten des Epithels um in Pigment eingebettete „Epithelien", d. h. Epithelzellen. Ihm haben sich COHN (1891) und ADACHI angeschlossen. Daß Pigmentkörnchen in die Intercellularräume zu liegen kommen können, ist gewiß möglich und ebenso, daß dann auf eine der angedeuteten Weisen das Bild endoepithelialer, verzweigter Pigmentzellen entstehen kann. Die Pigmentkörnchen nehmen dann aber eine flächenhafte Anordnung an, umfließen ganze Zellen, worin ein wesentlicher Unterschied gegenüber den fadenförmigen Ausläufern echter Melanophoren liegt. Für die Haarzwiebel, für welche ich (1922) mit G. SCHWALBE ein Vorkommen solcher Pigmentfiguren angenommen habe, wurde es von EHRMANN (1896) entschieden in Abrede gestellt, worin sich ihm H. RABL (1897) und FISCHEL (1919) angeschlossen haben.

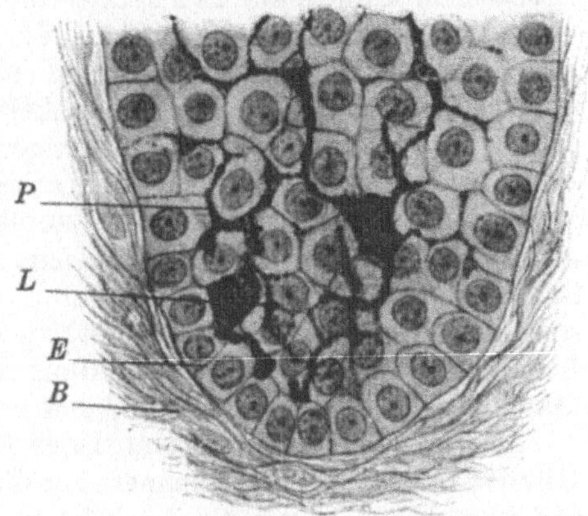

Abb. 50. Pigmentfiguren im Zungenepithel vom *Schaf*. Alkohol, Freihandschnitt. *B* Bindegewebe; *E* basale Epithelzellen; *L* Leukocyt; *P* Pigmentansammlung in [den intercellularen Räumen. Vergr. 500fach. (Nach SCHAFFER 1920.)

Was nun die Herkunft der Pigmentkörnchen selbst anbelangt, so wurden auch für sie die verschiedensten Quellen verantwortlich gemacht. Der Umstand, daß der erste Farbstoff, der bei der Entwicklung der *Säugetiere* auftritt, das Hämoglobin ist, hat viele Forscher verleitet, alle Pigmente, auch das Melanin und Fuscin als ein Umwandlungsprodukt des Blutfarbestoffes anzusehen. Für eine solche hämoglobinogene (G. SCHWALBE) Herkunft haben sich besonders EHRMANN (1892, 1896, 1906), BORST (1897), RENAUT (1897), BROWICZ (1898), ENRIQUES (1904), v. DÜRING (1905), PRENANT und seine Schülerin ASVADOUROVA erklärt. Nach FRIEDMANN, FR. (1899) soll das Pigment in den *Schmetterlings*flügeln aus den Blutzellen ins Epithel gelangen, entweder durch amöboide Beweglichkeit der Blutkörperchen oder in gelöster Form als Seifen, aus denen es sich erst wieder im Epithel in Gestalt geformter Fettkügelchen ausscheidet. (Vgl. dazu Gräfin M. VON LINDEN (1903).)

Gegen diese Entstehung aus dem Blutfarbstoff hat, wie erwähnt, schon KRÜCKMANN geltend gemacht, daß die Augen vieler *Wirbellosen* auch bei Abwesenheit von Blutfarbstoff eine dunkle Pigmentierung zeigen. Nach O. FÜRTH (1920) ließen sich diese Beispiele bei *Wirbellosen* beliebig vermehren. Bei den *Tintenfischen*, welche kein Hämoglobin besitzen, findet eine reichliche Melaninbildung statt. Die vollkommen farblosen Larven des *Aales* (*Leptocephalus*) entwickeln schwarzes Pigment in den Augen und an anderen Körperstellen, so daß man die Ableitung der Melanine aus dem Blutfarbstoff endgültig fallen lassen muß. Gegen eine solche Ableitung haben sich auf Grund chemischer Untersuchungen auch ROSENSTADT (1897) und SPIEGLER, E. (1903) ausgesprochen.

Von anderer Seite wurde dem Pigment eine karyogene Herkunft zugeschrieben. Es sollte direkt mit dem Chromatin im Kern (Mertsching) oder dem Chromatin nahestehenden Stoffen entstehen (Jarisch, Bohn, Pizon, A. 1901, Mulon 1903, Grund 1905, Dyson 1911). A. v. Szily (1911) läßt dem Melanin in den Zellen farblose „Pigmentträger" vorausgehen, die ausschließlich vom Zellkern abstammen und den Chromidien R. Hertwigs entsprechen. Sie sollen sich stark mit allen Kernfärbemitteln färben. Krückmann konnte das Auftreten solcher farbloser Vorstufen im Pigmentepithel der Retina nicht nachweisen.

Auch für eine pyreninogene Herkunft des Pigmentes sind einige Forscher eingetreten; so haben es Meirowsky (1906, 1907), Hellmich (1907) und Staffel (1907) aus dem Kernkörperchen entstehen lassen.

Aber weder für die Herkunft aus dem Chromatin, noch für jene aus dem Kernkörperchen konnte ein zwingender morphologischer Nachweis erbracht werden, so daß man der Ansicht jener Autoren, welche für eine metabole Entstehung aus dem Cytoplasma eingetreten sind (Rabl, H., Loeb, J., Prowazek 1900, Fischel), die größte Wahrscheinlichkeit zusprechen muß. Wie die neueren experimentellen und chemischen Erfahrungen lehren (Fürth, O. 1920), handelt es sich dabei im wesentlichen um fermentative Vorgänge, wobei durch eiweißspaltende Fermente aus dem ungefärbten Cytoplasma zyklische Komplexe (Tyrosin, wahrscheinlich auch Tryptophan, vielleicht auch andere, Brenzkatechin [Kutschera-Aichbergen]) abgespalten und durch oxydative Fermente in Melanin umgewandelt werden. Der Einfluß sauerstoffreichen Wassers (Faussek 1898) und ozonhaltiger Luft auf die Pigmentbildung ist lange bekannt. Vgl. hier auch Baar, Baum und Meyrowski (1923), sowie Bloch, Br. (1923).

Als morphologische Vorstufen der Pigmentkörnchen, die Prenant (1913) als Chromochondrien bezeichnet, hat dieser Autor und vor ihm Mulon (1912) die Mitochondrien aufgefaßt. Auch Luna, E. (1913) hat sich für die plastosomale Herkunft der Fuscinstäbchen der Melaninkörnchen ausgesprochen. Im Explantat sollen nach demselben (1917) die Fuscinstäbchen zerbrechen und sich entfärben, während die Zellen sich durch amöboide Beweglichkeit ausbreiten. In solchen Zellen erkennt man die Plastokonten, die sonst maskiert sind. Eine Umwandlung dieser in Pigmentkörnchen konnte er im Explantat nicht beobachten, wohl aber werden die entfärbten Fuscinstäbchen ähnlich den Plastosomen.

Nach Uyama (1922) entstehen die Pigmentkörnchen nicht direkt aus den Mitochondrien. Diese läßt er als eine Art Gel aus dem Cytoplasma durch die Wirkung gewisser Reagentien sich herausdifferenzieren. Daher ist die Vorstufe der Pigmentkörner nicht sichtbar nachzuweisen. Rényi (1924) hingegen schließt sich der Ansicht von Prenant an, läßt aber das Pigment von diesen „Pigmentbildnern" nur absorbiert werden. Hier sei auch auf die zusammenfassende Darstellung von Gans, O. und Lutz, G. (1925) über die Genese des Melanins und dessen chemische Eigenschaften hingewiesen.

2. Die sogenannten Langerhansschen Zellen.

Langerhans, P. (1868) hat durch Vergoldung von Haut im Epithel Zellen mit „rundlichem, oft mehr oder weniger oblongem Leib" dargestellt, von deren Körper eine wechselnde Anzahl zierlicher Zellausläufer abgeht, deren einer nach abwärts gerichtet ist, während alle übrigen der Hornschicht zugewendet sind. Ihre Zahl kann 2—10 betragen, in der Regel fünf und sie enden mit einer leichten, aber deutlichen knopfförmigen Anschwellung unmittelbar unter der Grenze zwischen Rete und Hornschicht. Langerhans meinte, daß diese Zellen ihrer Gestalt nach nicht Epithelzellen sein können. Er fand sie niemals mit Pigment gefüllt. Da er in einigen Fällen den nach unten ziehenden Fortsatz in eine Nervenfaser übergehen zu sehen glaubte, war er geneigt, sie für Nervenzellen zu halten, hob aber ausdrücklich die Möglichkeit hervor, daß es sich um Bindegewebskörper handeln könnte. Außer in der Epidermis fand er solche verzweigte Zellen auch im Epithelüberzug der Glans penis und in der äußeren Wurzelscheide der Haare.

Diese ästigen Gebilde (Abb. 51) werden seither als Langerhanssche Zellen[1]) bezeichnet und sind Gegenstand vielfacher Erörterungen gewesen, ohne daß man über ihre Bedeutung zu einer endgültigen Auffassung gekommen ist. Als allgemein anerkannt darf heute wohl gelten, daß diese Gebilde ein besonderes Reduktionsvermögen für Gold- und Silbersalze besitzen, daß ihre Zahl unter pathologischen Verhältnissen stark vermehrt erscheint und daß sie nichts mit Nervenendapparaten zu tun haben. Im übrigen hat man sie teils für ins Epithel eingewanderte mesodermale Elemente, Inocyten oder Leukocyten, teils für in loco entstandene, vielleicht degenerierende Epithelzellen, endlich für Kunstprodukte, die durch die

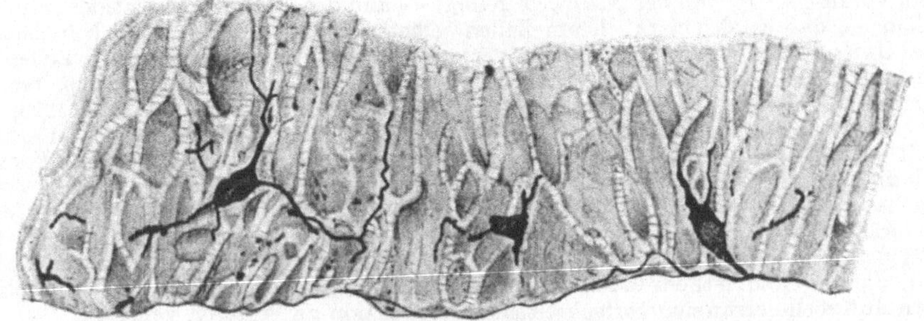

Abb. 51. Basaler Teil des geschichteten Plattenepithels eines Papilloms. Färbung nach Levaditi. Langerhanssche Zellen. Vergr. 470fach.

Imprägnationsmethode entstanden sind, gehalten. Zuletzt hat sich Häggquist (1919) eingehender mit diesen Gebilden beschäftigt und auch eine Zusammenstellung der über sie vorliegenden Anschauungen gegeben, auf die hier verwiesen sei. Doch mögen noch einige, teilweise ergänzende Bemerkungen Platz finden.

Die Auffassung der Langerhansschen Zellen als nervöser Elemente hat außer Leydig (1876), seinem Schüler Ribbert (1878), dann Vollmer (1895), einigen russischen Autoren (vgl. Leontowitsch 1901) und in neuerer Zeit Häggquist (1914, 1915), keine Anhänger gefunden. Der erste, der sich gegen eine solche Deutung ausgesprochen hat, war wohl Eberth (1870), welcher einen Zusammenhang dieser Gebilde mit Nerven nicht sehen konnte, aber auch ihre amöboide Natur in Abrede gestellt hat. Auch Friedländer, C. (1870), der im geschichteten Pflasterepithel der Portio vaginalis zahlreiche spindel- oder sternförmige Zellen sah, die sich mit Osmium oder Gold stärker färbten und die er für Langerhanssche Zellen hielt, hat ihren Zusammenhang mit Nerven bestritten. Verzweigte Zellen im Epithel hat zuerst (Leydig (1857, S. 97) erwähnt; er sah sie in geschichteten Epithelien besonders bei Chromsäurebehandlung deutlich hervortreten und scheint sie damals in Analogie mit ästigen Pigmentzellen im Epithel gebracht zu haben, ähnlich, wie Kölliker (1867, S. 111), der im rete Malpighi der *Maus* ebenfalls verästelte Gebilde, ähnlich sternförmigen Zellen, doch ohne nachweisbare Kerne gesehen und auf deren Ähnlichkeit mit verästelten Pigmentflecken hingewiesen hat. Später (1889, S. 84) hat er sie, wie Merkel (1875), für ins Epithel eingewanderte bindegewebige Elemente erklärt, denen ersterer die Fähigkeit der Pigmentbildung zusprach. Auch Flemming (1882, S. 56) hat im Hautepithel von *Salamander*larven verästelte Zellen, teils pigmentierte, teils pigmentlose beschrieben und abgebildet. Er erklärte sie für kriechende, also Wanderzellen, ohne sich jedoch über ihre Natur näher auszusprechen. Auch Karg (1888) erklärt sie für ins Epithel eingedrungene Wanderzellen. v. Brunn (1882) hat im Eifollikelepithel beim *Sperling* ebenfalls sternförmige Zellen beobachtet, die er für modifizierte Epithelzellen hielt und mit der regressiven Metamorphose der Follikel in Zusammenhang brachte. Stöhr (1884) hat in den tiefsten Lagen des geschichteten Plattenepithels der Mundhöhle einer jungen *Katze*, sowie

---

[1]) Unna (1876) hat auch die Zellen des Stratum granulosum mit diesem Namen belegt.

im Lippenepithel des Menschen Gebilde beschrieben, die allem Anscheine nach ebenfalls hierher gehören. S. MAYER (1892), der im Nickhautepithel des *Frosches* verzweigte, stark lichtbrechende und färbbare Epithelzellen zwischen den gewöhnlichen in den tiefen Schichten niemals vermißt hat, ist geneigt, ihnen und damit den LANGERHANSschen Zellen einen regressiven Charakter zuzusprechen. Auch STÖHR (1910) hat sich für die Mehrzahl der LANGERHANSschen Zellen dieser Anschauung angeschlossen; für einen Teil hält er die Herkunft von aus dem Corium eingedrungenen Wanderzellen für möglich. Für solche und offenbar leukocytärer Natur wurden sie unter anderen auch von ARNSTEIN (1876) und RANVIER (1875, 1888, S. 831) erklärt. Daß Leukocyten ins Epithel eindringen und hier eine ästige Form annehmen können, hat H. RABL (1894a) erwähnt, aber gleichzeitig die prinzipielle Verschiedenheit von Bindegewebszellen betont.

EHRMANN, S. (1885) hat sie als dem Epithel angehörige, aber nach seiner Auffassung offenbar bindegewebige Elemente aufgefaßt, die bald Pigment führen, bald pigmentlos sein sollten. Demnach wären die LANGERHANSschen Zellen pigmentlose Melanophoren, eine Anschauung, der sich auch HERXHEIMER (1896) und KREIBICH (1917) angeschlossen haben. Der Umstand, daß es letzterem gelungen ist, diese Gebilde vital mit Rongalitweiß darzustellen, würde diese, eigentlich älteste, Auffassung als die wahrscheinlichste erscheinen lassen, vorausgesetzt, daß der Nachweis gelingt — und das ist nur an Isolationspräparaten möglich —, daß es sich wirklich um Zellen selbständiger Natur handelt. Nun hat aber schon UNNA (1889) geltend zu machen versucht, daß die LANGERHANSschen Zellen Verwechslungen teils mit endoepithelialen Nerven, teils mit vergoldeten Saftspalten oder ebensolchen Leukocyten seien, eine Ansicht, die nachdrücklich von KROMAYER (1893, 1897) dahin vertreten wurde, daß er die LANGERHANSschen Zellen als Reduktionsbilder erklärte, die oft deutlich von einer Epithelzelle als Zentralkörper ausgehen, während die Fortsätze durch die stark gefärbten faserigen Randpartien angrenzender Zellen vorgetäuscht werden. Dazu hat H. RABL (1897) mit Recht bemerkt, daß ein Unterschied ist zwischen diesen reichverästelten Gebilden und einer Stachelzelle. Im wesentlichen hat sich aber H. RABL (1902) der Auffassung KROMAYERS angeschlossen, nur daß er die Fortsätze um Epithelzellen, die der Goldmethode besonders zugänglich sind, aus der von diesen Epithelzellen in den Intercellularräumen fortschreitenden Reduktion zu erklären versucht.

Auch HÄGGQUIST (1919) und KYRLE (1925) fassen die LANGERHANSschen Zellen nunmehr so auf, doch bringt sie letzterer, der in ihnen nur Teile von Zellen, Fortsätze von Melanophoren oder Basalzellen sieht, ebenfalls mit dem Pigmentierungsvorgang in Zusammenhang.

Demgegenüber sei betont, daß FISCHEL (1919, S. 127) für die Natur der LANGERHANSschen Zellen als an Ort und Stelle entstandener Epithelzellen eingetreten ist.

Literatur VI.

Pigment im Epithel; LANGERHANSsche Zellen.

Adachi, B.: Hautpigment beim Menschen und bei den *Affen*. Zeitschr. f. Morphol. u. Anthropol. Bd. 6, S. 1—131. 1903. — **Aeby, Chr.:** Die Herkunft des Pigments im Epithel. Zentralbl. med. Wiss. Jg. 23, S. 273—275. 1885. — **Alexander, G.:** Das Labyrinthpigment des Menschen und der höheren *Säugetiere*. Arch. f. mikroskop. Anat. Bd. 58, S. 134—181. 1901. — **Arnstein:** Die Nerven der behaarten Haut. Sitzungsber. d. Akad. Wiss. Wien, Mathem.-naturw. Kl. III, Bd. 74, S. 203—232. 1876. — **Asvadourova:** Recherches sur la formation de quelques cellules pigmentaires et de pigment. Arch. d'anat. microscop. Bd. 15, S. 153—314. 1913. — **Baar, Baum** u. **Meyrowsky:** Der gegenwärtige Stand der Pigmentfrage. Zentralbl. f. Haut- u. Geschlechtskrankh. Bd. 8, S. 97—109. 1923. — **Berweger, L.:** Die Entwicklung der pigmentführenden Zellen in der Haut von *Salamandra*. Zeitschr. f. mikroskop.-anat. Forsch. Bd. 7, S. 231—294. — **Bloch, A.:** Le pigment du systéme pileux et son origine. Bull. de la soc. d'anthropol. Paris, Bd. 8, S. 573. 1897. — **Bloch, Br.:** a) Das Problem der Pigmentbildung in der Haut. Arch. f. Dermatol. u. Syphilis Bd. 124, S. 129—208. 1917. — b) Der jetzige Stand der Pigmentlehre. Zentralbl. f. Haut- u. Geschlechtskrankh. Bd. 8, S. 1—10. 1923. — **Bloch** u. **Ryhnier:** Histochemische Studien an überlebendem Gewebe über fermentative Oxydation und Pigmentbildung. Zeitschr. f. d. ges. exp. Med. Bd. 5, S. 179—263. 1917. — **Bohn, G.:** L'évolution du pigment. Scientia Nr. 11. Paris: Carré et Nand 1901. S. 1—96. — **Böll:** Zur Anatomie und Physiologie der Netzhaut. Arch. f. Anat. u. Physiol., physiol. Abt. 1877. S. 4—36. — **Borst:** Über Melanose des Pericardiums. Virch. Arch. f. pathol. Anat. u. Physiol. Bd. 147, S. 418—430. 1897. — **Brahn** u. **Schmidtmann, M.:** Pigmentstudien. Zur Kenntnis des Melanins und des braunen Abnutzungspigmentes. Ebenda Bd. 227, S. 137. 1920. — **Browicz, T.:** Zur Frage der Herkunft des Pigmentes in melanotischen Neubildungen. Anz. d. Akad. d. Wiss. Krakau, Mai 1898. S. 225—231. — **v. Brunn:** Die

Rückbildung nicht ausgestoßener Eierstockseier bei den *Vögeln*. Beitr. z. Anat. u. Embryol. als Festgabe f. J. Henle 1882. S. 1—8. — **Caspary, J.:** Über den Ort der Bildung des Hautpigments. Arch. f. Dermatol. u. Syphilis Jg. 25, S. 3—8. 1891. — **Cohn:** Über die Anatomie der Epheliden, Lentigines und Naevi pigmentosi. Monatsh. f. prakt. Dermatol. Bd. 12, S. 119—144. 1891. — **Coppez, W.:** Etudes sur la pigmentation de la conjonctive. Bull. de l'acad. roy. méd. de Belgique, Ser. 4, Bd. 19, Bd. 443—468. 1905. — **d'Evant, T.:** Intorno alla genesi del pigmento epidermico. Atti d. R. accad. med.-chirurg. di Napoli Jg. 56, Nr. 3. Mon. zool. Nr. 13, S. 313. 1902. — **v. Düring:** Hautpigmentanomalien. Dtsch. Klinik Bd. 10, S. 315—334. 1905. — **Dyson, W.:** An investigation on cutaneous pigmentation in normal and pathological conditions. Journ. of pathol. a. bacteriol. Bd. 15, S. 298—322. 1911. — **Ebeling, A. H.:** I. 1924. — **Eberth:** I. 1870. — **v. Ebner, V.:** II. 1902. — **Ehrmann, S.:** a) Über das Ergrauen der Haare usw. Wien. allg. med. Zeit. Nr. 29, S. 331—332. 1884. — b) Untersuchungen über die Physiologie und Pathologie des Haut- pigments. Vierteljahrsschr. f. Dermatol. u. Syphilis Jg. 17, S. 507—532. 1885; Jg. 18, S. 55—77. 1886. — c) Zur Kenntnis von der Entwicklung der Wanderung des Pigments bei den *Amphibien*. Arch. f. Dermatol. u. Syphilis Bd. 24, S. 195—222. — d) Das mela- notische Pigment und die pigmentbildenden Zellen des Menschen und der *Wirbeltiere* in ihrer Entwicklung usw. Bibl. med. D. II, H. 6, 80 S. 12 Taf. Kassel: Th. G. Fisher & Co. 1896. — **Enriquez:** Über pigmentierte Wanderzellen des *Frosches*. Anat. Anz. Bd. 24, S. 542—544. 1904. — **Eyclesheimer, A. C.:** The development of Chromatophores in *Necturus*. Americ. journ. of anat. Bd. 5, S. 309—313. 1906. — **Faussek, V.:** Über die Ablagerung des Pigmentes bei *Mytilus*. Zeitschr. f. wiss. Zool. Bd. 65, S. 112—143. 1898. — **Fischel, A.:** Beiträge zur Biologie der Pigmentzelle. Anat. Hefte Bd. 58, S. 5—136. 1919. — **Fischer, E.:** Über Pigment in der menschlichen Conjunctiva. Verhandl. d. anat. Ges., 19. Vers., Genf 1905. S. 140—144. — **Flemming, W.:** Zellsubstanz, Kern- und Zell- teilung 1882. — **Friedländer, C.:** Physiologisch-anatomische Untersuchungen über den Uterus. Leipzig 1870. S. 48. — **Friedmann, Fr.:** Über die Pigmentbildung in den *Schmetterlings*flügeln. Arch. f. mikroskop. Anat. Bd. 54, S. 88—95. 1899. — **Frisch, A.:** Gestalten des Chorioidalpigmentes. Sitzungsber. d. Akad. Wien, Mathem.-naturw. Kl. II, Bd. 58, S. 316—320. 1868. — **v. Fürth, O.:** Neuere Forschungen über die Physio- logie und Pathologie melanotischer Pigmente. Wien. med. Wochenschr. Nr. 5 und 6, S. 229—232, 281—288. 1920. — **Gans, O.** u. **Lutz, G.:** Das Melanin und seine Genese. Zeitschr. f. d. ges. Anat., Abt. 3: Ergebn. d. Anat. u. Entwicklungsgesch. Bd. 26, S. 55—86. 1925. — **Grund:** Experimentelle Beiträge zur Genese des Epidermispigmentes. Beitr. z. pathol. Anat., Suppl. (Festschr. f. Arnold) 1905. S. 294—310. — **Häggqvist, G.:** a) Von Zellen nervöser Art in der Epidermis des Menschen. Anat. Anz. Bd. 47, S. 285—288. 1914. — b) Studien über die Temperatursinne der Haut des Menschen. Kgl. svenska vet. akad. handl. Bd. 53, Nr. 2, 20 S. 7 Taf. 1915. — c) Epidermisstudier. 1. De Langerhanska Cellerna. 2. Om den vitala Methylenbláförgningen av Epidermis. Lunds univ. árs. N. F. Avd. 2. Bd. 15, Nr. 9, 50 S. 2 Taf. 1919. Kgl. fisiogr. sällsk. handl. N. F. Bd. 30, Nr. 9. 1919. — **Halpern, J.:** Über das Verhalten des Pigmentes in der Oberhaut des Menschen. Arch. f. Dermatol. u. Syphilis Jg. 23, S. 887—909. 1891. — **Hellmich, W.:** Experimentelle Beiträge zur Genese des Epidermispigmentes. Monatsh. f. prakt. Dermatol. Bd. 45, S. 134, 184. 1907. — **Herxheimer, K.:** Über Pemphigus vegetans nebst Bemerkungen über die Natur der Langerhansschen Zellen. Arch. f. Dermatol. u. Syphilis Bd. 36, S. 141—190. 1896. — **Hooker, D.:** The development of stellate pigmentcells in plasma cultures of *frog* epidermis. Anat. rec. Bd. 8, S. 103—104. 1914. — **Hueck:** Pigmentstudien. Zieglers Beitr. z. pathol. Anat. u. z. allg. Pathol. Bd. 54, S. 68—232. 1912. — **Jarisch:** a) Über die Anatomie und Entwicklung des Oberhautpigmentes beim *Frosche*. Arch. f. Dermatol. u. Syphilis Jg. 23, S. 559—590. 1891. — b) Zur Anatomie und Herkunft des Oberhaut- und Haarpigmentes beim Menschen und den *Säugetieren*. Ebenda, Ergänzungsh. 2, S. 35—55. 1891. — c) Über die Bildung des Pigmentes in den Oberhautzellen. Ebenda Jg. 24, S. 223 bis 234. 1892. — **Karg:** a) Über Hautpigment und Ernährung der Epidermis. Anat. Anz. Bd. 2, S. 377—381. 1887. — b) Studien über transplantierte Haut. 1. Entwicklung und Bedeutung des Hautpigments. Arch. f. Anat. u. Physiol., anat. Abt. 1888. S. 369—406. — **Kerbert, C.:** Über die Haut der *Reptilien* und anderer *Wirbeltiere*. Arch. f. mikroskop. Anat. Bd. 13, S. 205—262. 1877. — **Kodis:** Epithel und Wanderzelle in der Haut des *Frosch*larvenschwanzes. Zur Physiologie des Epithels. Arch. f. Anat. u. Physiol., physiol. Abt., Suppl. 1889. S. 1—40 und Diss. Straßburg. — **Kölliker, A.:** Histologisches über *Rhynocryptis (Lepidosiren) annectens* Pet. Würzb. naturwiss. Zeitschr. Bd. 1, S. 13. 1860. — b) Handb. d. Gewebelehre 5. Aufl. 1867. — c) Woher stammt das Pigment in den Epidermisgebilden? Anat. Anz. Bd. 2, S. 483—486. 1887. — d) Über die Entstehung des Pigmentes in den Oberhautgebilden. Würzb. Sitzungsber., 4. Juni 1887 und Zeitschr. f. wiss. Zool. Bd. 45, S. 714—720. 1887. — e) I. 1889. — f) I. 1891. — **Kreibich:** a) Über das melanotische Pigment der Epidermis. Arch. f. Dermatol. u. Syphilis Bd. 18, S. 837

bis 855. 1914. — b) Nervenzellen der Haut. Ebenda Bd. 24, S. 487—491. 1917. — **Kromayer, F.**: a) Oberhautpigment der *Säugetiere*. Arch. f. mikroskop. Anat. Bd. 42, S. 1—17. 1893. — b) II. 1897. — **Krückmann, E.**: Anatomisches über die Pigmentepithelzellen der Retina. Graefes Arch. f. Ophth. Bd. 47, S. 644—661. 1899. — **Kückenthal, W.**: Vergleichend-anatomische und entwicklungsgeschichtliche Untersuchungen an *Waltieren*. Denkschr. d. med.-naturwiss. Ges. zu Jena Bd. 3, Abt. 1, S. 1—20. 1889. — **Kühne, W.**: Hermanns Handb. d. Physiol. Bd. 3, S. 1. 1879. — **Kutschera-Aichbergen**: Über Melanin und das braune Abnutzungspigment. Frankfurt. Zeitschr. f. Pathol. Bd. 27, S. 21—55. 1922. — **Kyrle, J.**: Vorlesungen über Histobiologie der menschlichen Haut und ihrer Erkrankungen Bd. 1, S. 7. 1925. — **Langerhans, P.**: Über die Nerven der menschlichen Haut. Virchows Arch. f. pathol. Anat. u. Physiol. Bd. 44, S. 325—337. 1868. — **Lehmann, A.**: Über sympathische Färbung und die Pigmentbildung bei *Barsch* und *Forelle*. Diss. Bern, 40 S. 1 Taf. 1906. — **Leontowitsch, A.**: Die Innervation der menschlichen Haut. Internat. Monatsschr. f. Anat. u. Physiol. Bd. 18, S. 142—310. 1901. — **Leydig, F.**: III. 1857. — b) Die Hautdecke und Schale der *Gastropoden*. Troschels Archiv 1876, S. 35. — **Lignac, G. O. E.**: Über hämoglobinogene Pigmente im allgemeinen, das Malariapigment besonders. Zentralbl. f. allg. Pathol. u. pathol. Anat. Bd. 35, S. 129—138. 1924. — **v. Linden, M. Gfin,**: Morphologische und physiologisch-chemische Untersuchungen über die Pigmente der *Lepidopteren*. 1. Die gelben und roten Farbstoffe der *Vanessen*. Pflügers Arch. f. d. ges. Physiol. Bd. 98, S. 1—89. 1903. — **List, J. H.**: a) Zur Herkunft des Pigmentes in der Oberhaut. Eine vorl. Mitt. Anat. Anz. Bd. 4, S. 596—599. 1889. — b) Über die Herkunft des Pigmentes in der Oberhaut. Biol. Zentralbl. Bd. 10, S. 22—32. 1890. — **Loeb, L.**: a) Über Transplantation von weißer Haut auf einen Defekt in schwarzer Haut und umgekehrt am Ohr des *Meerschweinchens*. Arch. f. Entwicklungsmech. d. Organismen Bd. 6, S. 1—44. 1897. — b) Transplantation of skin and the origin of pigment. Medicine Bd. 5, S. 177—183. 1899. — c) Über die Bildung des Pigmentes in der regenerierten Haut. Arch. f. Entwicklungsmech. d. Organismen Bd. 32, S. 87/88. 1911. — **Lubarsch, O.**: Zur Frage der Pigmentbildung. Anat. Anz. Bd. 13, S. 88—90. 1902. — **Luithlen, F.**: Über das Verhalten der Chromatophoren bei der Regeneration pigmenthaltiger Haut. Diss. Berlin 1909. — **Luna, E.**: a) Lo sviluppo dei plastosomi negli anfibi. Nota prev. Anat. Anz. Bd. 45, S. 19—21. 1913. — b) Nota citologica sull epitelio pigmentato della retina cultivato in vitro. Arch. ital. d'Anat. Embr. Bd. 15, S. 542—550. 1917. — **Maurer, F.**: Die Epidermis und ihre Abkömmlinge. Leipzig: W. Engelmann 1895. — **Mayer, S.**: I. 1892. — **Meirowsky**: a) Beiträge zur Pigmentfrage. I. Die Entstehung des Oberhautpigmentes beim Menschen in der Oberhaut selbst. Monatsh. f. prakt. Dermatol. Bd. 42, S. 541—544. 1906. II—IV. Ebenda Bd. 43, S. 155—169. 1906. — b) Beiträge zur Pigmentfrage. Ebenda Bd. 44, S. 111—166. 1907. — **Merkel, F.**: Tastzellen und Tastkörperchen bei den *Haustieren* und beim Menschen. Arch. f. mikroskop. Anat. Bd. 11, S. 636. 1875. — **Mertsching**: Histologische Studien über Keratohyalin und Pigment. Virchows Arch. f. pathol. Anat. u. Physiol. Bd. 116, S. 1—33. 1889. — **Müller, H.**: a) Über ramifizierte Pigmentzellen in dem Conjunctivalepithel der *Ratte*. Verhdl. d. phys.-med. Ges., Würzburg, Bd. 10, S. XXIII. 1860. — b) Bewegungserscheinungen an ramifizierten Pigmentzellen in der Epidermis. Würzb. naturwiss. Zeitschr. Bd. 1, S. 164. 1860. — **Mulon, P.**: a) Sur le pigment des capsules surrénales chez le *cobaye*. Cpt. rend. de l'assoc. anat., 5. sess., Liège 1903. S. 143—151. — b) Modes de formation du pigment figuré dans la corticale surrénale. Cpt. rend. des séances de la soc. de biol. Bd. 72, S. 176—178. 1912. — **Myerson, S.**: Zur Pigmentfrage. Virchows Arch. f. pathol. Anat. u. Physiol. Bd. 118, S. 197—207. 1889. — **Neumann**: Zur Kenntnis der Lipochrome. Ebenda Bd. 170, S. 365—367. 1902. — **Nusbaum, J.**: Über die Verteilung der Pigmentkörnchen bei der Karyokinese. Anat. Anz. Bd. 8, S. 666—668. 1893. — **Oberndorfer**: Beiträge zur Anatomie und Pathologie der Samenblase. Zieglers Beitr. z. pathol. Anat. u. z. allg. Pathol. Bd. 31, S. 325—346. 1902. — **Oberzimmer, J.** u. **Wacker, L.**: Zur Kenntnis hämoglobinogener Pigmente. Virchows Arch. f. pathol. Anat. u. Physiol. Bd. 252, S. 33—38. 1924. — **Pizon, A.**: Origine et vitalité des granules pigmentaires des *Tuniciens*; mimétisme de nutrition. Tagebl. d. 5. internat. zool. Kongr., Berlin 1901. S. 16. Verhandl. 1902. S. 737—738. — **Post, H.**: Über normale und pathologische Pigmentierung der Oberhautgebilde. Virchows Arch. f. pathol. Anat. u. Physiol. Bd. 135, S. 479—513. 1894. — **Prenant, A.**: a) Observations sur les cellules pigmentaires et sur le pigment des *Amphibiens*. Cpt. rend. de l'assoc. anat., 11. réun., Nancy 1909. S. 44—66. — b) Sur l'origine mitochondriale des grains de pigment. Cpt. rend. des séances de la soc. de biol. Bd. 74, S. 926—929. 1913. — **Prowazek, S.**: Beitrag zur Pigmentfrage. Zool. Anz. Bd. 23, S. 477—480. 1900. — **Rabl, H.**: a) Über die Entwicklung des Pigmentes in der Daunenfeder des *Hühnchens*. Zentralbl. f. Physiol. Bd. 8, S. 256. 1894. — b) Über die Herkunft des Pigmentes in der Haut der Larven der urodelen *Amphibien*. Anat. Anz. Bd. 10, S. 12—17. 1894. — c) Haut. Zeitschr. f. d. ges. Anat., Abt. 3: Ergebn. d. Anat. u. Entwicklungsgesch. Bd. 7. 1897. Wiesbaden

1898. S. 339—402. — b) IV. 1902. — **Ranvier, L.:** III. 1875. — **Reich, K.:** Beitrag zur Kenntnis der hämatogenen Pigmentbildung. Diss. Halle a. S. 30 S. 1898. — **Renaut:** Traité d'Histologie pratique Bd. 2. S. 161. 1897. — **Rényi, G.:** Studies on pigment genesis. I. The nature of the so-called „Pigmentbildner". Journ. of morphol. Bd. 39, S. 415—433. 1924. — **Retterer, E.:** Sur le lieu et le mode de formation du pigment cutané chez les *mammifères*. Cpt. rend. des séances de la soc. de biol. Ser. 8, Bd. 4, S. 150—153. 1887. — **Ribbert:** Beiträge zur Anatomie der Hautdecke der *Säugetiere*. Diss. Bonn 1878 und Arch. f. Naturgesch. 44. Jhg. S. 321—350. — **Riehl, G.:** Zur Kenntnis des Pigmentes im menschlichen Haar. Vierteljahrsschr. f. Dermatol. u. Syphilis Jg. 16, S. 33—39. 1884. — **Rosenstadt, B.:** Studien über die Abstammung und die Bildung des Hautpigments. Arch. f. mikroskop. Anat. Bd. 50, S. 350—384. 1897. — **Schaffer, J.:** Lehrbuch der Histologie und Histogenese. 2. Aufl. Leipzig: W. Engelmann 1922. S. 85. — **Schmidt, W. J.:** Zur Kenntnis der Lipochrom führenden Farbzellen in der Haut. Dermatol. Zeitschr. Bd. 25, S. 324—328. 1918. — **Schulze, F. E.:** III. 1867. — **v. Schumacher, S.:** Eine „Pigmentdrüse" in der Nasenhaut des *Hasen*. Anat. Anz. Bd. 50, S. 161—171. 1917. — **Schwalbe, G.:** a) Über die Hautfarbe der Menschen und der *Säugetiere*. Dtsch. med. Wochenschr. Nr. 11, S. 339. 1882. — b) Über den Farbenwechsel winterweißer *Tiere*. Gegenbaurs morphol. Jahrb. Bd. 2, S. 483—606. 1893. — **Sehrt:** a) Zur Kenntnis der fetthaltigen Pigmente. Virchows Arch. f. pathol. Anat. u. Physiol. Bd. 177, S. 248 bis 269. 1904. — b) Über das Vorkommen einer doppelt brechenden Substanz als normaler Bestandteil der Prostataepithelzelle des Menschen und *Farren*. Ebenda Bd. 214, S. 132 bis 136. 1923. — **Smith, D.:** The pigmented epithelium of the Embryo Chicks Eye studied in vivo and in vitro. John Hopkins Hosp. Bull. Bd. 31, S. 239—246. 1920. — **Spiegler, E.:** Über das Haarpigment. Beitr. z. chem. physiol. Pathol. Bd. 4, S. 40—58. 1093. — **Staffel:** Die Genese des Hautpigmentes. Verhandl. d. dtsch. pathol. Ges., 11. Tag., Dresden 1907. Erschienen 1908. S. 136—142. — **Steiner, L.:** Über das Vorkommen von Pigment in der Conjunctiva der Malayer. Geneesk. tijdschr. v. Nederlandsch Ind. D. 33, S. 66—72. 1893. — **Steiner-Wourlisch, Aida:** Das melanotische Pigment der Haut bei der grauen *Hausmaus* (*Mus musculus* L.). Zeitschr. f. wiss. Biol., Abt. B: Zeitschr. f. Zellforsch. u. mikroskop. Anat. Bd. 2, S. 453—479. 1925. — **Stiglbauer, R.:** Der histologische Bau der *Delphin*haut mit besonderer Berücksichtigung der Pigmentierung. Sitzungsber. d. Akad. Wien, Mathem.-naturw. Kl. III, Bd. 122, S. 17—26. 1913. — **Stöhr, Ph.:** a) Über Mandeln und Balgdrüsen. Virchows Arch. f. pathol. Anat. u. Physiol. Bd. 97, S. 211—236. 1884. — b) Lehrbuch der Histologie. 14. Aufl. 1910. S. 205. — **Strasburger:** Botanisches Praktikum. Jena 1884. — **Studnička, F. K.:** I. 1909. — **v. Szily, A.:** Über die Entstehung des melanotischen Pigmentes im Auge der *Wirbeltier*embryonen und in Chorioidealsarkomen. Arch. f. mikroskop. Anat. Bd. 77, S. 87—156. 1911. — **Tanaka:** Beiträge zur Kenntnis der menschlichen Hautpigmentierung. Wien. klin. Wochenschr. Jg. 24, S. 479—483. 1911. — **Unna, P. G.:** IV. 1876. — b) Die Fortschritte der Hautanatomie in den letzten 5 Jahren. VI. Das Pigment der Haut. Monatsh. f. prakt. Dermatol. Bd. 8, S. 366—375. 1889. — **Uyama, Y.:** Zur Pigmentbildung in dem frühembryonalen Retina-Pigmentepithel. Japan journ. of med. sciences Bd. 2, Nr. 2, S. 67. 1922. — **Vörner, H.:** Beitrag zur Kenntnis des Pigmentes. Dermatol. Zeitschr. Bd. 12, S. 374 u. 399. 1905. — **Vollmer:** Nerven und Nervenendigungen in spitzen Condylomen. Arch. f. Dermatol. u. Syphilis Bd. 30, S. 363—380. 1895. — **Wätzold, P.:** Beitrag zur Entstehung des Pigments nach Untersuchungen am menschlichen Auge. Dermatol. Zeitschr. Bd. 42, S. 323—341. 1925. — **Wakisaka:** Über die Pigmentierung der Conjunctiva bei Japanern. Mitt. d. med. Ges. zu Tokyo Bd. 27. 1913. — **Weidenreich, F.:** Die Lokalisation des Pigmentes und ihre Bedeutung in Ontogenie und Phylogenie der *Wirbeltiere*. Zeitschr. f. Morphol. u. Anthropol., Sonderh. 2, S. 59—140. 1912. — **Winkler:** a) Pigmentstudien durch Transplantation. Monatsh. f. prakt. Dermatol. Bd. 48, S. 24. 1909. — b) Studien über Pigmentbildung. 1. Die Bildung der verzweigten Pigmentzellen im Regenerate des *Amphibien*schwanzes. 2. Transplantationsversuche unpigmentierter Haut. Arch. f. Entwicklungsmech. d. Organismen Bd. 29, S. 616 bis 631. 1910. — **Zimmermann, K. W.:** Über die Teilung der Pigmentzellen, speziell der verästelten intraepithelialen. Arch. f. mikroskop. Anat. Bd. 36, S. 404—410. 1890.

VII. Leukocyten im Epithel.

Wenn in den vorhergehenden Abschnitten wiederholt von „Wanderzellen" im Epithel die Rede war, so darf man darunter nicht ohne weiteres Leukocyten verstehen, da manche Autoren unter diesen Wanderzellen auch echte Bindegewebszellen verstanden haben. Daß solche ins Epithel eindringen, ist nach unseren heutigen Erfahrungen wohl ausgeschlossen; immerhin könnte es sich aber um jene

Elemente handeln, die von Maximow (1906) als „ruhende Wanderzellen" bezeichnet und für bindegewebigen Ursprungs gehalten werden.

S. Mayer (1892) hat auch auf die Möglichkeit hingewiesen, daß zugrunde gehende Epithelzellen vielfach für Wanderzellen gehalten worden sind. Daß aber auch echte, aus Blutgefäßen ausgewanderte Leukocyten, und zwar sowohl polymorphkernige Formen als die einkernigen Lymphocyten ins Epithel gelangen können, ist eine alte Erfahrung. Eberth (1864) hat sie zuerst im Darmepithel zwischen und, wie er meinte, sogar in die Zellen eindringen gesehen, eine Angabe, die von Eimer (1867) und Arnstein (1867) bestätigt wurde. Edinger (1877) hat im Darm von *Selachiern* die massenhafte Ein- und Durchwanderung feststellen können und Peremeschko (1879) hat als erster lebende Leukocyten zwischen den Epithelzellen der Oberhaut beobachtet.

Eine solche Einwanderung von Leukocyten ins Epithel findet in reichlicherem Maße stets dort statt, wo es lymphatische Organe überkleidet, wie z. B. die Tonsillen in der Mundhöhle (Stöhr, Ph. 1882, 1884) oder wo es einem diffusen adenoiden Gewebe aufsitzt, wie in der Darmschleimhaut (Stöhr, Ph. 1889) oder jener der Luftröhre (Bockendahl 1884), der Nasenhöhle (Stöhr 1886) usw. Aber auch, wo dies nicht der Fall ist, können vereinzelte Leukocyten jederzeit im Epithel beobachtet werden. So ist ihr Vorkommen im Epithel des Uterus und Eileiters (Bossi 1890, Bindi 1904), im Vaginalepithel (Selle, R. 1922), regelmäßig, wenn auch in geringer Zahl im ganzen Epithel des Nebenhodens (J. Lehner 1924), im Epithel der Zunge und Speiseröhre auch dort, wo das unterliegende Bindegwebe arm an Leukocyten ist, in den verschiedensten Drüsenepithelien und jenem der Drüsenausführungsgänge, im Pflasterepithel der weiblichen Harnröhre (Stöhr 1884) und Blase (1886), in den Geschmacksknospen (Ranvier 1889, S. 729, v. Lenhossék 1893), im Epithel der Hypophysenhöhle (Flesch, M. 1888), im Zentralnervensystem (Kolmer, W. 1921), im Oberhautepithel der Barteln, Oberlippe, Haut von *Cobitis* und im Kloakenepithel der *Rochen* (List 1885) nachgewiesen. Nach Koppen (1901) wandern Leukocyten sogar in das verzweigte Epithel der Schmelzkuppe der embryonalen Flossenstacheln von *Spinax* ein.

Besonders dort, wo sich das Epithel durch eine homogene Basalmembran von der Unterlage abgrenzt, wie z. B. in der Trachealschleimhaut oder in der Epidermis junger *Salamander*larven, bei denen die noch zellenlose Cutisanlage eine solche Membran darstellt (Rabl, H. 1894a), kann man die Leukocyten diese Membran durchbohren und in die Intercellularräume des Epithels eindringen sehen, wo sie sich in ihrer Form diesen Räumen anpassen und daher oft verzweigte Formen annehmen können. An fixierten Präparaten erscheinen sie öfter als rundliche Körper in ebensolchen Räumen. Nicht selten üben sie einen solchen Druck auf die weichen Epithelzellen, zwischen welchen sie sich durchzwängen, aus, daß sie in tiefe Ausbuchtungen dieser zu liegen kommen, was unter Umständen den Eindruck erwecken kann, als seien sie in das Innere der Epithelzelle eingedrungen. Solche Bilder sind ja in der Tat so gedeutet worden und im hochprismatischen Darmepithel, wie es scheint, häufiger als im geschichteten Plattenepithel. Für dieses stellt Stöhr (1884) ein Eindringen der Leukocyten in die Epithelzellen in Abrede, bemerkt aber, daß im zylindrischen Epithel des Darmes etwas Derartiges vorzukommen scheine, eine Ansicht, der sich Paneth (1888, S. 142, Anm. 2) mit Bestimmtheit anschloß. Da der Zelleib, besonders der kleinen Leukocyten (Lymphocyten) oft kaum sichtbar ist, entsteht der Anschein, als läge in einer Epithelzelle neben ihrem noch ein zweiter, meist stärker gefärbter Kern — v. Davidoff (1887) hat sie als Primär- und Sekundärkern unterschieden — und so haben solche Bilder Anlaß zu ganz falschen Anschauungen über die genetischen

Beziehungen zwischen Epithelzellen und Leukocyten gegeben, worauf noch eingegangen werden soll.

Ich (1891) konnte mich an Flachschnitten durch das Dünndarmepithel — und nur solche sind in der Frage entscheidend, da an Längsschnitten die unscharfen Zellgrenzen leicht zu Täuschungen führen — niemals von einer wirklich intracellulären Lage eines Leukocyten in einer Epithelzelle überzeugen, sah sie aber oft in tiefen Nischen einer oder zweier benachbarter Zellen liegen. Die Kerne der durchwandernden Leukocyten zeigen oft eine kompakte, rundliche Gestalt, aber sie können auch verschiedene Formveränderungen erleiden, oft lang, spindel- oder hantelförmig ausgezogen werden (Stöhr 1884, List 1885). Sie sind aber stets durch ihre stärkere Färbbarkeit, größeren Chromatingehalt und ihre geringere Größe von den meist bläschenförmigen, mit deutlichem Kernkörperchen versehenen, schwach färbbaren und großen Epithelzellkernen zu unterscheiden. Der Zelleib ist, wie erwähnt, oft kaum sichtbar, kann aber in manchen Fällen durch körnige Einschlüsse oder phagocytierte Fremdkörper deutlich hervortreten. Diese fremden Eindringlinge können längere Zeit im Epithel verweilen, was man am besten daran erkennt, daß sie sich im Epithel durch Mitose vermehren können (Schaffer, J. 1891, Flemming 1895). An vielen Stellen wandern sie aber durch das ganze Epithel durch und gelangen so an die freie Oberfläche der Mund- oder Darmhöhle, auf welcher man dann einzelne (Rüdinger 1891) oder ganze Klumpen zusammengeballter Leukocyten (Stöhr 1882) finden kann. Die Durchwanderung muß mit Stöhr als ein physiologischer Vorgang betrachtet werden; sie

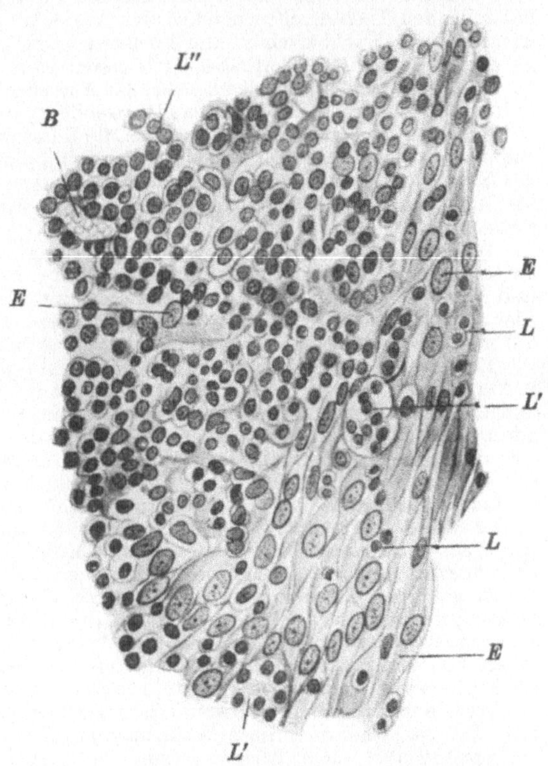

Abb. 52. Geschichtetes Plattenepithel über einem Zungenbalg des Menschen. Durchwanderung von Leukocyten. *E* Epithelzellen; *L* Leukocyten vereinzelt; *L'* in größeren Gruppen; bei *L''* haben sie das Epithel ganz verdrängt; *B* Blutgefäß. Vergr. 500fach. (Nach v. Ebner 1899.)

kann, besonders in der Mundhöhle, eine so reichliche werden, daß die Grenze zwischen Epithel und unterliegendem Bindegewebe ganz verwischt, aber auch der Zusammenhang der Epithelzellen gelockert, zersprengt wird (Abb. 52), so daß letztere nur mehr dünne Stränge bilden oder ganz vereinzelt zwischen den Leukocytenmassen liegen, ja stellenweise ganz zu fehlen scheinen (Prenant 1896). Bei diesem lebhaften Durchwanderungsvorgang können z. B. in den Tonsillen die Epithelzellen oft zu rundlichen Inseln von konzentrischem Gefüge isoliert werden (Kanthack 1889, Dimitriewsky, P. 1891, Gulland, L. 1891).

Diese innige gegenseitige Durchdringung von Epithelzellen und Leukocyten, bei welcher die beiden Elemente in engste räumliche Beziehung geraten, ist von manchen Autoren so gedeutet worden, als entstünden die Leukocyten aus den Epithelzellen.

Retterer hat an den verschiedensten Objekten (Bursa Fabrizii, Mandeln, Peyerschen Haufen, Darmlymphknötchen) in zahlreichen Mitteilungen (1897, wo sie angeführt sind) den Vorgang so dargestellt, daß das Epithel Sprossen treibt, welche in das unterliegende Bindegewebe eindringen, dann von diesem zersprengt und so aufgelockert werden, daß seine Zellen, welche das Aussehen von Leukocyten annehmen, in ein trennendes Balkenwerk von Bindegewebe, welches Blut- und Lymphgefäße führt, zu liegen kommen. So entsteht ein Gewebe sui generis, daß Retterer als angiotheliales bezeichnet hat (1888). Später (1897a) hat er seine Auffassung etwas geändert, indem er auch das Reticulum aus sternförmig werdenden Epithelzellen entstehen läßt. Bei der Entwicklung der Mandeln senken sich zunächst Knospen aus typischem Mundhöhlenepithel in das unterliegende Bindegewebe ein. Die unterste Schichte dieses Epithels wird zu einem Syncytium, während die getrennt bleibenden Zellen der oberen Lagen sich durch Mitose lebhaft vermehren. Die so entstehenden Tochterzellen nehmen das Aussehen von Leukocyten an, lösen ihre Verbindung mit der Nachbarschaft und kommen so in Lücken zu liegen, welche von den umgebenden, ungeteilten Epithelzellen begrenzt werden. Durch Vermehrung und Vergrößerung dieser Lücken nimmt das Epithel das Aussehen eines Maschenwerkes an und die ungeteilten Zellen werden zu sternförmigen Gebilden, den Reticulumzellen.

Wieder etwas anders hat Retterer die Entstehung von Leukocyten und Bindegewebe aus dem Epithel bei der Entwicklung der Lymphknötchen in der Präputial-Schleimhaut des *Hundes* (1898) und der Cutispapillen (1898a) geschildert. Aus den Epithelzellen sollen hier nicht nur die Leukocyten, sondern auch die stärker färbbaren Bindegewebsbalken entstehen.

Im wesentlichen haben sich der Auffassung Retterers auch Prenant (1896) anlangend die Entstehung der Leukocyten im Epithel für die Lymphknötchen im Rachen und der Speiseröhre junger *Blindschleichen* und Naville (1896) für die an der hinteren Fläche der Nickhaut junger *Hunde* angeschlossen. Betreffs letzterer Angaben verweise ich auf meine Bemerkung in der Besprechung der Arbeit (1896 Schwalbes Jb.).

Eine andere Darstellung von der Entstehung von Leukocyten aus Epithelzellen hat v. Davidoff (1887) gegeben. Er unterscheidet im Darmepithel die großen, meist ovalen und chromatinarmen Kerne als Primärkerne und kleinere, stark färbbare als Sekundärkerne und läßt letztere, deren Abstammung von den ersteren er aber nicht erweisen konnte (er sah nicht ein einziges Mal einen Primärkern in Mitose) und deren Lage in den Epithelzellen weder Stöhr (1889) noch ich (1891) bestätigen konnten, zu Leukocyten werden und in das unterliegende Gewebe abwandern. Auf das Unhaltbare einer solchen Auffassung haben Stöhr (1889) und ich (1891, S. 456 u. f.) hingewiesen. Ebenso unhaltbar sind die Angaben von Kodis (1889), welcher im Epithel des sich rückbildenden Schwanzes von *Frosch*larven endogen Leukocyten entstehen ließ. Gegen die Auffassung von Retterer hat besonders Stöhr, teilweise durch Untersuchung derselben Objekte energisch Stellung genommen und gezeigt, daß bei der Entwicklung der Darmlymphknötchen des *Meerschweinchens* das Epithel zunächst durch eine leukocytenfreie Bindegewebsschichte scharf von den in der Submukosa auftretenden Knötchenanlagen, die aus Leukocytenhaufen bestehen, getrennt ist. Letztere treten erst sekundär mit dem Epithel in Beziehung und erst dann beginnt die Einwanderung der Leukocyten. Auch da, wo das Oberflächen- oder Drüsenepithel in inniger Berührung mit Lymphknötchen steht, findet die Teilung der Epithelzellen nur in Ebenen parallel zu deren Längsachse statt, so daß ein Austreten neugebildeter Zellen aus der Reihe der einfachen Epithelschichte ausgeschlossen ist. Ebensowenig konnte Stöhr bei der Mandelentwicklung eine genetische Beziehung zwischen Epithel und Leukocyten feststellen; dagegen hat er auf eine Reihe von Fehlerquellen aufmerksam gemacht, welche den Anschein einer solchen Beziehung vortäuschen können. Eine ganz besondere Rolle in der Frage nach der Beziehung zwischen Epithel und Leukocyten spielen die Thymus und die Bursa Fabrizii der *Vögel*.

In beiden Fällen handelt es sich um rein epitheliale, entodermale Anlagen von Organen, die dann später in eine sie rindenartig umgebende Leukocytenmasse eingeschlossen und auch von Leukocyten durchsetzt werden. Die Frage nach der Herkunft der Leukocyten wird hier wesentlich dadurch erschwert, daß bei der Entwicklung dieser Organe durch eine fortschreitende mitotische Teilung der Epithelzellen der ursprünglichen Anlage kleine cytoplasmaarme Rundzellen mit stark färbbarem Kern entstehen, die von Lymphocyten nicht zu unterscheiden sind. Stöhr (1906, 1910) läßt nun sämtliche kleinen Rindenzellen der Thymus — mit Ausnahme der für die Zusammensetzung des Organes belanglosen echten Leukocyten, die hauptsächlich im bindegewebigen Gerüst vorkommen — auf die angegebene Weise aus den Epithelzellen entstehen, erklärt sie daher folgerichtig für kleine Epithelzellen und stellt ihre Lymphocytennatur in Abrede, obwohl er selbst zugeben muß, daß man sie von echten, d. h. mesenchymalen Lymphocyten nicht unterscheiden kann. Andere Forscher (Kölliker, 1879, S. 878) Beard 1894, Hammar 1907) haben diese aus dem Epithel hervorgehenden Zellen für echte Lymphocyten erklärt, ja nach Beard (1899), sowie Nusbaum, J. und Prymak, Th. (1901) sollte das Epithel der Thymusanlage überhaupt die erste und allgemeine Bildungsstätte aller Lymphocyten sein. Eine dritte Anschauung endlich, die zuletzt hauptsächlich durch.Maximow, A. (1909) vertreten wurde, leitet die kleinen Rindenzellen der Thymus von frühzeitig ins Epithel eingewanderten Leukocyten mesenchymalen Ursprungs ab. Ähnlich liegen die Verhältnisse bei der Bursa Fabrizii. Während Retterer (1885) die Leukocyten der Mark- und Rindensubstanz ihrer Follikel von den Epithelzellen der ursprünglichen Anlage (Bornhaupt 1867) ableitet, indem er diese von Bindegewebe durchwachsen und zersprengt werden, die Epithelzellen zu Leukocyten werden läßt — Retterer beschreibt daher auch in der Marksubstanz Blutgefäße und bindegewebiges Reticulum, eine Angabe, die von keinem anderen Untersucher bestätigt werden konnte und die er später (1910)

dahin änderte, daß er auch das Reticulum aus den Epithelzellen entstehen ließ —, betrachtet Wenckebach (1888, 1896) die Leukocyten der Bursa als zugewanderte, was für die Rindensubstanz der Follikel auch Schumacher (1903) anzunehmen geneigt ist. Die Leukocyten der Marksubstanz läßt dieser allerdings wie Retterer aus dem Epithel entstehen, d. h. er sieht im Zentrum der epithelialen Follikelkeime kleine Rundzellen mit stark färbbaren Kernen freiwerden, die von den Lymphocyten der Rinde nicht zu unterscheiden sind. Osawa (1910) und Jolly (1911) sahen in diesen Rundzellen typische, mesenchymale Lymphocyten, die in das Epithel einwandern. Bei der Involution des Organs verschwinden sie aus dem Epithel und dieses nimmt wieder einen kompakten Charakter an (Unzeitig, H. 1913).

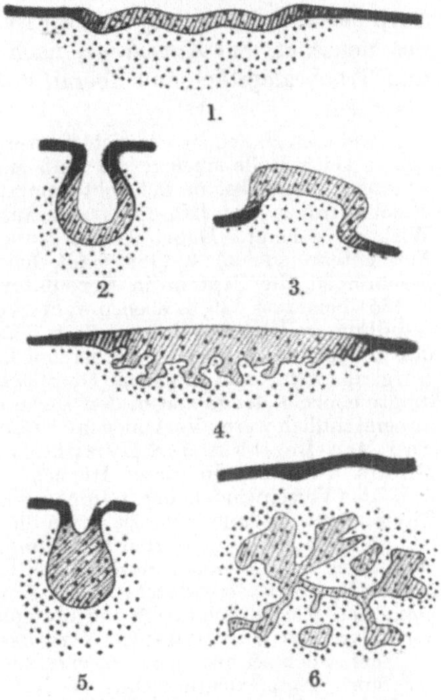

Die physiologische Bedeutung des Ein- und Durchwanderungsvorganges der Leukocyten in und durch Epithel kann schon wegen der allgemeinen und großen Verbreitung dieses Vorganges keine zufällige oder nebensächliche sein. Anderseits kann man mit Stöhr, der diese Bedeutung erörtert hat (1883), schon von vornherein sagen, daß sie nicht überall dieselbe sein wird.

Man kann geradezu eine fortschreitende Reihe von Organen aufstellen, an welchen man diese Symbiose zwischen Epithel und Leukocyten sich immer vollkommener gestalten sieht (Jolly, J. 1913). Von der Einwanderung vereinzelter Leukocyten

Abb. 53. Schematische Darstellung verschiedener Beziehungen der Leukocyten zum Epithel. Schwarz Epithel, punktiert Leukocyten, schraffiert lymphoepitheliales Gewebe. 1. Peyersche Haufen. 2. Zungen- und Gaumenmandeln. 3. Vorgestülpte Follikel der Bursa Fabrizii der *Raubvögel*, Lymphknötchen der Analdrüse bei *Schildkröten*, Falten der Rachentonsillen usw. 4. Plakoidthymus der *Knochenfische*. 5. Follikel der Bursa Fabrizii der meisten *Vögel*. 6. Thymus. (Nach Jolly 1913.)

in flächenhaft ausgebreitete Epithellagen (Abb. 53), zu den solitären und gehäuften Darmfollikeln (1), die ausgestülpte Bursa Fabrizii der *Raubvögel* (3), die Thymusplakode der *Neunaugen* und der *Knochenfische* (4), die Gaumenmandeln (2), die Bursa Fabrizii der übrigen *Vögel* (5), gelangt man so zur Thymus der *Säugetiere* (6), die sich von allen anderen diesen lymphoepithelialen Organen (J. Jolly) dadurch unterscheidet, daß hier der epitheliale Anteil vom ursprünglichen Oberflächenepithel sich vollkommen abgeschnürt hat. Während in den erstgenannten Fällen das Epithel gleichsam die Ausgangspforte für die Leukocyten darstellt, müssen diese bei der Thymus innerhalb des Epithels verarbeitet werden.

Im ersteren Falle muß man weiter unterscheiden, ob es sich in den durchwandernden Zellen um große, phagocytäre, polymorphkernige Leukocyten oder um Lymphocyten handelt. Eine protektive Bedeutung (Aufnahme von Fremdkörpern, Unschädlichmachung von Bakterien) oder eine resorptive Funktion (beim Fetttransport, bei der Resorption überschüssiger Spermien im weiblichen Genitaltrakt (ROSSI, BINDI), wird man nur ersteren zuschreiben können. Eine eigentümliche Rolle hat RANVIER (1889, S. 727) den Leukocyten in den Geschmacksknospen zugeschrieben, indem er sie den Geschmacksporus bilden läßt, eine Rolle, die um so unwahrscheinlicher ist, als bekanntlich dieser Porus sich oft als kreisrundes Loch in einer platten Deckepithelzelle findet, das man sich wohl kaum als durch die aktive Tätigkeit eines durchwandernden Leukocyten entstanden denken kann.

Viel häufiger handelt es sich aber im Epithel um einkernige, cytoplasmaarme Formen, d. h. Lymphocyten. So ist es nach KONDO, K. (1922) in der Epidermis des Menschen und *Kaninchen*, nach anderen und meinen Erfahrungen im Darm und Trachealepithel und überall dort, wo das Epithel lymphoretikuläre Organe überzieht.

In diesen Fällen, wo es sich vorwiegend um Lymphocyten handelt, kann die Phagocytose keine Rolle spielen. Da muß man vielmehr daran denken, daß die Substanz der Lymphocyten selbst in Betracht kommt, sei es, daß sie einen Einfluß auf die chemische Beschaffenheit des Drüsensekretes ausübt (FLESCH 1888) oder in anderer Weise zur Wirkung gelangt. Dabei dachte KUNKEL (in der Diskussion) an das Freiwerden von Fermenten. OPPEL, A. (1897) hat den Darmlymphocyten im Epithel die Aufgabe zugeschrieben, die Peptone in Eiweißkörper zurück zu verwandeln, wozu v. EBNER (1899, S. 185) bemerkt, daß es ebenso wahrscheinlich sei, daß die Epithelzellen selbst diese Umwandlung vollziehen. Keinesfalls möchte ich mich der Anschauung OPPELS anschließen, daß die ins Darmlumen gelangenden Leukocyten belanglos oder verloren sind, da dieser Vorgang, wenn man die große Oberfläche, an welcher er stattfindet, und die dadurch bedingte enorme Menge von in den Darmkanal gelangenden Leukocyten in Betracht zieht, unverständlich wäre. Verschiedene Erfahrungen sprechen dafür, daß die Eiweißkörper und das Lecithin der Lymphocytenkerne als Nährmaterial Verwendung finden können. In dieser Hinsicht sei an die Tatsache erinnert, daß die Involution, d. h. das Verschwinden der Lymphocyten der Bursa Fabrizii (J. JOLLY 1913a) und der Thymus gerade dann einsetzt, wenn die Spermienabsonderung beginnt. Wie ich in einer leider noch nicht ausgeführten Mitteilung (1921a) zeigen konnte, findet bei der accidentellen Involution der Thymus eine massenhafte intracelluläre Verarbeitung der kleinen Rindenzellen (Lymphocyten) durch die epithelialen Reticulumzellen statt und etwas Ähnliches kann man gelegentlich in den Darmlymphknötchen beobachten, wahrscheinlich auch in anderen lymphatischen Organen, Vorgänge. die unsere größte Aufmerksamkeit verdienen.

Schließlich sei hier noch auf eigentümliche Beziehungen von Leukocyten zum Epithel der Chorioidealplexus im Gehirn der *Wirbeltiere* hingewiesen, welche KOLMER, W. (1921) besonders deutlich beim *Frosch*, aber auch bei den meisten anderen *Wirbeltieren* beobachtet hat. Er fand an der Oberfläche des Epithels, diesem dicht anliegend, flach ausgebreitete Leukocyten mit oft auffallend langen Fortsätzen. Sie ließen gelegentlich deutlich phagocytäre Tätigkeit (Aufnahme von Pigment oder Sekretkörnchen) erkennen.

Literatur VII.
Leukocyten im Epithel.

Arnstein: Über Becherzellen und ihre Beziehungen zur Fettresorption und Sekretion. Virchows Arch. f. pathol. Anat. u. Physiol. Bd. 39, S. 527. 1867. — **Beard:** a) The development and probable function of the Thymus. Anat. Anz. Bd. 9, S. 476—486. 1894. — b) The true function of the Thymus. Lancet. Jan. 21, 1899. S. 1002—1013. — **Bindi, G.:** Sopra il significato delle cellule migranti dall'epitelio tubarico dei *mammiferi*. Ann. d. fac. med. di Perugia Ser. 3, Bd. 4, H. 4, S. 127—130. 1904. — **Bockendahl, A.:** III. 1884. — **Bornhaupt:** Untersuchungen über die Entwicklung des Urogenitalsystems beim *Hühnchen*. Diss. Dorpat 1867. — **v. Davidoff:** Untersuchungen über die Beziehungen des Darmepithels zum lymphoiden Gewebe. Arch. f. mikroskop. Anat. Bd. 29, S. 495—525. 1887. — **Dimitriewsky, P.:** Über die konzentrischen Körper der Mandelknoten. Intern. Monatsschr. f. Anat. u. Physiol. Bd. 8, S. 510—513. 1891. — **Eberth:** Über den feineren Bau der Darmschleimhaut. Würzb. naturwiss. Zeitschr. Bd. 5, S. 11. 1864. — **v. Ebner:** I. 1899. — **Edinger:** Über die Schleimhaut des *Fisch*darmes nebst Bemerkungen über die Phylogenie der Drüsen des Darmrohres. Arch. f. mikroskop. Anat. Bd. 13, S. 651—692. 1877. — **Eimer:** Zur Becherfrage. Virchows Arch. f. pathol. Anat. u. Physiol. Bd. 40, S. 282. 1867. — **Flemming, W.:** II. 1895. — **Flesch, M.:** Über Beziehungen zwischen

Lymphfollikeln und sezernierenden Drüsen im Oesophagus. Anat. Anz. Bd. 3, S. 283. 1888. — **Gulland, L.**: The development of adenoid tissue, with special reference to the Tonsil and Thymus. Laborat. rep. of the roy. coll. of phys. of Edinburgh Bd. 3, S. 157 bis 176. 1891. — **Hammar, J. A.**: Über die Natur der kleinen Thymuszellen. Arch. f. Anat. u. Physiol., anat. Abt. 1907. S. 83—100. — **Jolly, J.**: a) La bourse de FABRICIUS et les organes lympho-épitheliaux. Cpt. rend. de l'assoc. anat., 13. réun., Paris 1911, S. 164. — b) Sur les organes lympho-épitheliaux. Cpt. rend. des séances de biol. Bd. 74, S. 540. 1913. — c) L'involution physiologique de la bourse de FABRICIUS et ses relations avec l'apparition de la maturité sexuelle. Ebenda Bd. 75, S. 638. 1913. — **Kanthack, A.**: Epithelial pearls in the tonsils. Illustr. med. news 1889. — **Kodis**: VI. 1889. — **Kölliker, A.**: Entwicklungsgeschichte des Menschen und der höheren *Tiere*. 2. Aufl. Leipzig 1879. S. 878. — **Kolmer, W.**: Über eine eigenartige Beziehung von Wanderzellen zu dem Chorioidealplexus des Gehirns der *Wirbeltiere*. Anat. Anz. Bd. 54, S. 15—19. 1921. — **Kondō, K.**: Studien über die Wanderzellen in der Haut. I. Mitt. Über die Wanderzellen in der Epidermisschicht von Menschen und *Kaninchen*. Japan. journ. of med. sciences Bd. 2, Nr. 2, S. 59. 1925 (1922). — **Koppen, H.**: V. 1901. — **Lehner, J.**: II. 1924. — **v. Lenhossék, M.**: Die Geschmacksknospen. Verhandl. d. med.-phys. Ges., Würzburg, N. F. Bd. 27, S. 191—266. 1893. — **List, J. H.**: Über Wanderzellen im Epithel. Arch. f. mikroskop. Anat. Bd. 25, S. 264—268. 1885. Zool. Anz. Nr. 198. S. 389—390. 1885. Biol. Zentralbl. Nr. 12, S. 369—370. 1885. — **Loeb, L.**: Über die Entstehung von Bindegewebe, Leukocyten und roten Blutkörperchen aus Epithel usw. Chicago: Stern & Co. 1897. — **Maximow, A.**: a) Über die Zellformen des lockeren Bindegewebes. Arch. f. mikroskop. Anat. Bd. 67, S. 680—757. 1906. — b) Untersuchungen über Blut und Bindegewebe. II. Über die Histogenese der Thymus bei *Säugetieren*. Ebenda Bd. 74, S. 525—621. 1909. — **Mayer, S.**: I. 1892. — **Naville, E.**: Sur le développement des follicules clos dans la conjonctive oculaire. Cpt. rend. des séances de la soc. de biol. Ser. X, Bd. 3, S. 451—454. 1896. — **Nusbaum, J.** u. **Prymack, Th.**: Zur Entwicklungsgeschichte der lymphoiden Elemente der Thymus bei den *Knochenfischen*. Anat. Anz. Bd. 19, S. 6—19. 1901. — **Oppel, A.**: Lehrbuch d. vergl. mikroskop. Anat. Bd. 2 (Wanderzellen im Epithel S. 255—264). 1897. — **Osawa, G.**: Über die Bursa Fabrizii der *Vögel*. Mitt. d. med. Fak. d. k. japan. Univ. zu Tokyo Bd. 9, S. 299—341. 1910. — **Paneth**: Über die sezernierenden Zellen des Dünndarmepithels. Arch. f. mikroskop. Anat. Bd. 31, S. 113—191. 1888. — **Peremeschko**: Über die Teilung der *tierischen* Zellen II. Ebenda Bd. 17, S. 168—186. 1879. — **Prenant, A.**: III. 1896. — **Rabl, H.**: VI. 1894a. — **Ranvier, L.**: III. 1889. — **Retterer, E.**: a) Contribution à l'étude du cloaque et de la bourse de Fabrizius chez les *oiseaux*. Journ. d'anat. et de physiol. Jg. 21, S. 369—454. 1885. — b) Origine et évolution du amygdales chez les *mammifères*. Ebenda Jg. 24, S. 1—78, 274—360. 1888. — c) Epithélium et tissue réticulé (Sabot, amygdales). Ebenda Jg. 33, S. 461—522. 1897. — d) Histogenèse du tissue réticulé aux dépens de l'épithélium. Verhandl. d. anat. Ges., 11. Vers., Gent 1897. S. 25—36. — e) Structure et évolution de l'épithélium de la muqueuse glandopréputiale du *chien*. Cpt. rend. des séances de la soc. de biol. Ser. X, Bd. 5, S. 1086—1089. 1898. — f) Sur la structure et l'origine épithéliale des papilles dermiques. Ebenda 1898. S. 1147 bis 1150. — **Retterer, E.** u. **Lelièvre**: Bourse de Fabricius et plaques de PEYER des *oiseaux*. Ebenda Bd. 69, S. 114—117. 1910. — **Rossi**: Sulla distruzione degli spermatozoi negli organi genitali interni femminili del *Mus m.* Internat. Monatsschr. f. Anat. u. Physiol. Bd. 7, S. 196—202. 1890. — **Rüdinger**: Über die Umbildung der LIEBERKÜHNschen Drüsen durch die Follikel im Wurmfortsatze des Menschen. Verhandl. d. anat. Ges., 5. Vers., München 1891. S. 65. — **Schaffer, J.**: a) IV. 1891. — b) Schwalbes Jahrb. 1896. S. 121. — c) Zur Biologie der Thymus. Vortr. in d. Wien. biol. Ges., 15. II. 1921. Med. Klinik Nr. 12, S. 372. 1921. — **v. Schumacher, S.**: III. 1903. — **Selle, R.**: Changes in the vaginal epithelium of the *guinea-pig* during the oestrous cycle. Americ. journ. of anat. Bd. 30, S. 429—449. 1922. — **Stöhr, Ph.**: a) Zur Physiologie der Tonsillen. Biol. Zentralbl. Bd. 2, S. 368. 1882. — b) Über die peripheren Lymphdrüsen. Sitzungsber. d. physik.-med. Ges., Würzburg 1883. S. 86. — c) III. 1884. — d) Beiträge zur mikroskopischen Anatomie des menschlichen Körpers. Verhandl. d. physik.-med. Ges., Würzburg, N. F. Bd. 20, S. 1—8. 1886. — e) Über die Lymphknötchen des Darmes. Arch. f. mikroskop. Anat. Bd. 33, S. 255—283. 1889. — f) Über die Natur der Thymuselemente. Anat. Hefte Bd. 31, S. 409—457. 1906. — g) Über die Abstammung der kleinen Thymusrindenzellen. Ebenda Bd. 41, S. 107—127. 1910. — **Unzeitig, H.**: Über die Einwirkung der Röntgenstrahlen auf die Bursa Fabricii und einige andere Organe junger *Hühner*. Arch. f. mikroskop. Anat. Bd. 82, S. 380—407. 1913. — **Wenckebach, K. F.**: a) De entwikkeling en de bouw der Bursa Fabricii. Proefschr. Leiden, 120 S., 4 Taf. 1888. — b) Die Follikel der Bursa Fabricii. Anat. Anz. Bd. 11, S. 159. 1896.

VIII. Gefäße im Epithel.

Wenn man von der Gefäßlosigkeit des Epithels als einer charakteristischen Eigenschaft dieses Gewebes spricht, meint man in der Regel den Mangel an Blutgefäßen. Man hat daher für die Ernährung des Epithels die Flüssigkeit, welche in den Intercellularräumen zirkuliert, verantwortlich gemacht. Diese Flüssigkeit wird nun von vielen Autoren auch heute noch (HOEPKE 1924) ganz unzutreffend als Lymphe bezeichnet, wogegen schon L. MERK (1902) mit Recht Stellung genommen hat. Als Lymphe kann man nur den Inhalt von Lymphgefäßen bezeichnen; man müßte dann folgerichtig die Spalträume im Epithel als Lymphgefäße auffassen. Das ist nun in der Tat geschehen; es haben verschiedene Autoren das Vorkommen von Lymphcapillaren im Epithel der Oberhaut angenommen. Diese Anschauung ging aus von verschiedenen Versuchen, die Intercellularräume im Epithel vom Subcutangewebe aus zu füllen. Dies gelang ARNOLD (1875), THOMA (1875), AXEL KEY und RETZIUS (1876, 1881), NALEPA (1883), HERXHEIMER (1889) u. a. Man vergleiche auch PATZELT, V. (1926), welcher diese Intercellularräume durch eine Niederschlagsmethode (Thionin-Pikrinsäure) darstellen konnte. Da man in diesen Räumen auch Leukocyten sah, oft sogar in beträchtlicher Menge, lag der Schluß nahe, die Saftbahnen für Lymphgefäße zu halten. So äußerte sich FLEMMING (1882, S. 52 u. f.), daß diese Injektionsversuche sehr dafür sprechen, daß diese Zwischenräume mit Lymphe gefüllt sind und mit Lymphwegen zusammenhängen, was auch A. KEY und RETZIUS (1875, LEYDIG, F. (1876a), PFITZNER (1880) dachten und FLEMMING (1895) hat die Flüssigkeit als Epithellymphe bezeichnet.

In sehr dicker Epidermis kann es durch Ausdehnung und Zusammenfließen der Intercellularräume zur Ausbildung eines eigentümlichen Kanalsystems kommen. Ein solches wurde zuerst von den Brüdern P. und F. SARASIN (1887) in der embryonalen Epidermis von *Ichthyophis glut.* (der ceylonischen *Blindwühle*), dann von MAURER (1895) im Hautepithel von *Knochenfischen* (*Barbe, Forelle*) und von STUDNIČKA (1902c) im Mundhöhlenepithel von *Chimaera monstr.* beschrieben. Bei dieser, wie bei *Ichthyophis* kommt es dabei zur Ausbildung von mehr oder weniger senkrecht aufsteigenden, glattwandigen Kanälen (Kaminen), welche die SARASINs nach unten in Capillaren des Blutgefäßsystems sich öffnen ließen, wozu LEYDIG (1898) bemerkt, daß ihm eine Einmündung in das Lymphgefäßsystem der Lederhaut wahrscheinlicher sei. STUDNIČKA läßt sie frei an der Oberfläche zwischen den Cuticularsäumen der Zellen ausmünden, konnte aber eine direkte Verbindung der Kanäle mit den im Bindegewebe gelegenen Lymphspalten nicht beobachten. Trotzdem glaubt er, hauptsächlich wegen der in den Kanälen vorkommenden Leukocyten, daß das ganze Lückensystem nur dem Lymphstrome seine Entstehung verdankt. MAURER läßt das Kanalsystem, dessen Kanäle weit und unregelmäßig buchtig und von verästelten kleinen lymphatischen Zellen dicht erfüllt sein können, gegen die Oberfläche abnehmen und allmählich in die feineren Intercellulärräume übergehen. Nach unten zu nimmt er eine Verbindung mit Blutcapillaren (1895, S. 114) oder, wie ich aus einer Diskussionsbemerkung MAURERS (1898, S. 155) schließen muß, mit Lymphcapillaren an.

Nach meiner Überzeugung ist die Deutung der Intercellularlücken im Epithel, auch wenn sie zu einem Kanalsystem erweitert sind, als zum Lymphgefäßsystem gehörig, unmöglich. Ist schon der Zusammenhang dieser Intercellularräume mit den „Lymphspalten" der Cutis manchmal deutlich durch eine Basalmembran unterbrochen, daher nicht nachweisbar (STUDNIČKA), was auch aus dem negativen Ergebnis A. HENLES (1887), gerade in den tiefsten Epithelschichten der Haut die Intercellularräume mit Öl zu füllen hervorgeht, so hat FLEMMING (1895) selbst auf das verschiedene Verhalten echter Lymphe und seiner Epithellymphe bei der Versilberung und auf die vom Lymphgefäßsystem unabhängige Anwesenheit von Leukocyten im Epithel hingewiesen. Die Definition, die FLEMMING (S. 12, Anm. 1) von Lymphe gibt, entbehrt des wichtigsten Hinweises, daß es sich um den Inhalt von Lymphgefäßen handeln muß. Sie kann auch auf transsudiertes Blutplasma Anwendung finden. FLEMMING war es hauptsächlich um den Nachweis einer tropfbar flüssigen, an Stelle der vielfach angenommenen festeren Kittsubstanz in den Intercellularräumen zu tun. Setzen wir statt Lymphe den Begriff des transsudierten Plasmas, dann sind die unüberschreitbaren Schwierigkeiten, welche unsere heutigen Kenntnisse von der Entwicklung (FL. SABIN 1908) und dem feineren Bau der Lymphgefäße, sowie die Tatsache, daß die Lymphgefäße der Haut stets unter dem Blutcapillarsystem liegen, einer Annahme von Lymphgefäßen im Epithel entgegenstellen, behoben.

Daher kann ich mich auch mit den neuesten Ausführungen von BAUM und TRAUTMANN (1925), welche die Lymphgefäße der Nasenschleimhaut mit besonderen vorgebildeten Öffnungen im Oberflächenepithel — die übrigens selbst nach den Abbildungen der Autoren deutlich die künstliche Entstehung erkennen lassen — nicht einverstanden erklären.

Anders steht es mit dem Vorkommen von Blutgefäßen im Epithel. Hier können Blutcapillaren so tief eindringen, daß man vielfach von einem gefäßführenden Epithel gesprochen hat. Allerdings muß man sich klar sein, was man

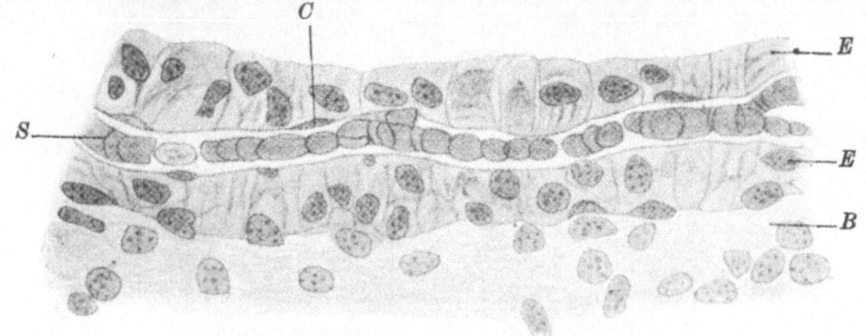

Abb. 54. Epithel der Stria vascularis aus dem Schneckengang eines *Hundes* (?) mit einer der ganzen Länge nach getroffenen Capillare. *C* Kerne der Capillarwand; *B* unterliegendes Bindegewebe; *E* Epithel; *S* Säule von roten Blutscheibchen. ZENKERS Fl. DELAFIELDS Häm.-Eos. Vergr. 670fach.

darunter verstehen will. JOSEPH (1898) hat mit Recht betont, daß man nur dann von Gefäßen im Epithel sprechen kann, wenn sie anastomosierende Schlingenbildungen zeigen, die rings von Epithelzellen umgeben sind und die durch absteigende Ästchen mit den Capillaren der bindegewebigen Unterlage verbunden sind. Damit müßte auch die scharfe Abgrenzung des Epithels gegen die Unterlage und seine Ablösbarkeit von dieser, charakteristische Eigenschaften des Epithelgewebes, aufgehoben sein.

Die älteste Beobachtung dürfte von March. A. CORTI (1851) stammen, welcher im Epithel, das die seitliche Wand des häutigen Schneckenganges bildet, ein Gefäßnetz beschrieben hat, dessen Capillaren ganz von Epithel umgeben sind (Abb. 54), weshalb die ganze Einrichtung als Stria vascularis bezeichnet worden ist. Diese Angabe CORTIS ist teils bezweifelt, teils bestätigt worden, letzteres unter anderen von G. RETZIUS (1882), dem dann vielfach diese Entdeckung zugeschrieben wurde.

Auf enge Beziehungen zwischen Epithel und Blutgefäßen hat dann F. LEYDIG (1876a) in der Haut von *Menopoma* hingewiesen, doch geht aus der Schilderung klar hervor, daß es sich nicht um eine Vaskularisierung des Epithels im engeren Sinne handelt. Von der Oberfläche der Lederhaut sich erhebende Capillaren dringen in die Epidermis ein, nahezu ohne bindegewebige Begleitung. Sie krümmen und schlängeln sich zwar mannigfach, kehren aber nur in Schleifenform in die Lederhaut zurück, ohne sich innerhalb des Epithels netzartig zu verbinden. Ein ähnliches Verhalten hat LEYDIG (1879) bei *Pleurodeles Waltlii* beschrieben und auch bei *Salamandra mac.* sah er die Blutcapillaren mit Höckern in die Epidermis einspringen, doch besaßen sie noch einen bindegewebigen Überzug.

Auf einen weiteren Fundort von Blutcapillaren im Epithel, die Haut des *Regenwurmes* hat dann v. Mojsisovics (1877) hingewiesen, eine Beobachtung, die wiederholt bestätigt (E. Ray Lankaster 1880, Leydig 1885, v. Lenkossék 1892) und auf andere *Anneliden* und *Oligochäten* ausgedehnt wurde. So hat Ray Lankaster auch in der Oberhaut des *Blutegels* einen zusammenhängenden Plexus von Blutcapillaren beschrieben, Beddart (1882) bei *Pleurochaeta* und Leydig (1885) bei *Aulocostomum* (*Haemopis sanguisuga*).

Nach des letzteren Beschreibung müßte man die Epidermis des *Blutegels* zweifellos für ein echtes vascularisiertes Epithel halten: die aufsteigenden Blutcapillaren sollen bis nahe an den freien Saum des Epithels eindringen und nach einfacher Schlingenbildung umkehren, wie es v. Lenhossék an einem Golgi-Präparat, an dem naturgemäß die Zellgrenzen nicht oder nur undeutlich zu sehen sind, abgebildet hat oder sie bilden ein Netz, dessen Maschen oft nur 4—10 Zellen umschließen.

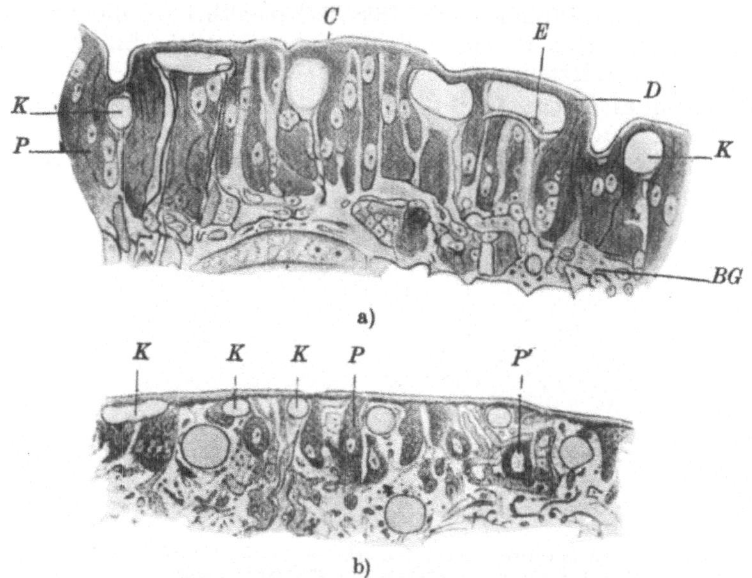

Abb. 55. Haut vom *Blutegel* am senkrechten Durchschnitt. Bei a) leicht, bei b) stark gespannt, fixiert in Zenkers Fl. Bei a) Blutcapillaren *K* scheinbar hoch im Epithel; *C* Cuticula; *D* oberflächliche, kernlose Cytoplasmalage; *P* kernhaltiger Anteil des Epithels; *E* Endothelkern einer Capillare; *BG* Bindegewebe. Bei b) die kernhaltigen Teile des Epithels *P* als flaschenförmige Anhänge der oberflächlichen, kernlosen Zone weit getrennt; bei *P'* ein solcher durch den Schnitt abgetrennt. Vergr. 500fach.

Wie ich an Präparaten meines Assistenten, Privatdozenten Dr. phil. u. med. H. Plenk sehe, bietet aber das Oberhautepithel des *Blutegels*, wie es den Zoologen lange bekannt ist, Verhältnisse dar, welche ganz dazu angetan sind, auf den ersten Blick ein solches Vorkommen von Blutgefäßen im Epithel vorzutäuschen.

Wie Abb. 55a zeigt, reichen die ziemlich weiten Capillaren in der Tat bis nahe an die Oberfläche, welche eine dünne Cytoplasmazone mit einem Cuticularsaum darstellt, in der niemals Kerne gefunden werden. Von dieser Cytoplasmalage senken sich, wie an der stark gedehnten Haut (Abb. 55b) deutlich zu sehen ist, beutelförmige Cytoplasmafortsätze in die Tiefe, deren jeder einen Kern besitzt, mit anderen Worten, die Zellen der Epidermis reichen nur mit einer flächenhaften, dünnen Ausbreitung an die Oberfläche, was schon von Blochmann (1896) und Schneider, C. K. (1902, Abb. 394) richtig erkannt und dargestellt worden ist, während ihre kernhaltigen Körper tief ins Bindegewebe sich einsenken; in diesem Bindegewebe liegen nun die Capillaren, außerdem Fortsätze der Melanophoren, Muskelfaserenden, welche mit den Capillaren bis an die Unterfläche der oberflächlichen Cytoplasmaausbreitung reichen. In der kontrahierten Haut schließen die kernhaltigen Cytoplasmaanhänge dicht aneinander und täuschen eine zusammenhängende kernhaltige Epidermislage vor, in welcher dann die Capillaren eingeschlossen und rings von Epithelzellen umgeben zu sein scheinen. An spezifisch auf Bindegewebe z. B. nach Mallory gefärbten Präparaten sieht man aber zu jeder Capillare einen blau gefärbten Bindegewebsstrang emporziehen, so daß der Ausspruch Blochmanns (1896), daß die im Epithel von *Hirudo* oft zitierten Blutcapillaren nicht ohne weiteres zwischen den Epithelzellen, sondern in dem überall zwischen die Epithelzellen eindringenden Bindegewebe liegen, vollkommen berechtigt ist.

Im Riechepithel des *Meerschweinchens* hat dann BOVIER-LAPIERRE (1888) ein flächenhaftes Netzwerk von Blutcapillaren beschrieben, welches unter den Körpern der Stützzellen sich ausbreiten soll, doch ist VIOLETT (1901) dieser Angabe entschieden entgegengetreten. Eine ähnliche Angabe hat LAGUESSE (1890) für das Darmepithel von *Protopterus* gemacht, welches einer Basalmembran entbehrt und in dessen tiefster Lage sich ein Maschenwerk von Blutcapillaren, quer zur Richtung der Furchen ausbreiten soll.

MAURER (1897) hat dann, ohne Kenntnis der vorliegenden Mitteilungen das verschieden weite Eindringen von Blutgefäßen in das Flimmerepithel der Mundhöhle bei verschiedenen *Amphibien*, urodelen, wie anuren, beschrieben und darin eine neue wichtige Eigenschaft des Epithels, dem man demgemäß eine andere Stellung zuweisen müsse, gesehen. Bei *Anuren* sollten die Capillaren bis an die basale Fläche der Flimmerzellen (wahrscheinlich sind die kernhaltigen Zellabschnitte gemeint) reichen, so daß die Becherzellen zum Teil von diesen Capillaren umspült werden, bei *Triton* und *Salamander* bis über die basale Zellenlage.

Während BETHGE (1898) und LONDON (1898) die Angaben MAURERS bestätigten, haben JOSEPH (l. c.) und FICALBI (1899) darauf hingewiesen, daß die Blutgefäße nur Furchen ins Epithel graben oder zwar tief ins Epithel eindringen können, so daß sie allseitig vom Epithel umgeben erscheinen, aber doch durch einen dünnsten bindegewebigen Überzug mit dem Derma in Zusammenhang bleiben. Auf Schnitten kann es dann den Anschein haben, als ob diese Gefäße der Epidermis angehören würden, eine Anschauung, die FICALBI früher selbst hatte, aber auf Grund von Isolationsergebnissen zurückzog. Auch nach JOSEPH handelt es sich nur um divertikelartige Vorragungen der Blutgefäße ins Epithel, die auf Schrägschnitten ihre Einlagerung ins Epithel vortäuschen und lange bekannt sind, womit er auf die Befunde von C. LANGER (1867) an den Capillaren im Gaumen und Schlund des *Frosches* und der *Kröte* anspielt; hier schicken die Capillaren Divertikel gegen das Epithel, welche dieses sogar verwölben können. MAURER (1898) hat sich gegen die Einwürfe JOSEPHS verwahrt, ließ aber nunmehr das endoepitheliale Capillarnetz nur zur Zeit der Metamorphose nachweisbar sein; kurze Zeit hernach soll dies ohne künstliche Injektion nicht mehr der Fall sein.

BENDA (1895) hat Blutcapillaren im Epithel des Nierenbeckens beim *Meerschweinchen* abgebildet (Taf. 37, Abb. 2) und DISSE (1901) hat hier, wie auch im Epithel des Harnleiters weite Capillaren, teils mit feinen Bindegewebsbälkchen, teils unabhängig von ihnen eindringen und ihre Wandungen ganz oder doch größtenteils vom Epithel berührt sein lassen, so daß er das Epithel als vollständig vascularisiert bezeichnet hat.

Bekanntlich liegen hier aber die Verhältnisse so, daß die ganz oberflächlich gelegenen Capillaren der bindegewebigen Unterlage bei der Kontraktion des Organs, wobei das Epithel, ähnlich wie in der Haut des *Blutegels*, zu einem scheinbar vielschichtigen zusammengeschoben wird, Capillaren hoch hinauf ins Epithel gelangen können. An Schräg- oder Tangentialschnitten kann es dann den Anschein haben, als lägen sie mitten im Epithel. In Wirklichkeit bleiben sie aber stets durch dünnste Bindegewebsfältchen mit der bindegewebigen Unterlage verbunden.

H. VIRCHOW (1898) hat auf die Allantois des *Huhnes* aufmerksam gemacht, wo nach den (nichtveröffentlichten) Untersuchungen FÜLLEBORNS ein dichtes Netz von Capillaren im Ektoderm liegen soll, sowie auf die Netzhaut des *Aales*, welche in der äußeren Körnerschichte ein reiches Gefäßnetz besitzt. Bekanntlich ist bei den *Säugetieren* die Gehirnschicht der Retina, wie ganz allgemein das vom Ektoderm stammende Zentralnervensystem reich an Blutgefäßen, weshalb Angaben über ein tieferes Eindringen von Capillaren z. B. in das Epithel am Boden des IV. Ventrikels (GAD 1890) oder in jenes des subcomissuralen Organes (KOLMER 1918) nichts Überraschendes haben. Das Eindringen von Capillaren zwischen die Ependymzellen hat RENAUT (1882) im IV. Ventrikel bei *Petromyzon* beschrieben, ein Befund, den STUDNIČKA (1898) für *Petromyzon Planeri* bestätigen konnte. Hier fand er die Capillaren sogar etwas über das Ependym in die Ventrikelhöhle vorragen.

Auch in die rein epitheliale Thymusanlage wachsen Gefäße sekundär ein. Nach ZAWARYKIN (1889) ist dies auch bei dem durch Leukocyten rarefiziertem Epithel über den Tonsillen und nach STUDNIČKA (1899) bei dem modifizierten Epithelgewebe an der Spitze der Zähne von *Petromyzon* und *Myxine* der Fall.

Besonders bemerkenswert ist der von J. BOLK (1915/16) mitgeteilte Befund einer reichlichen Vascularisation der Schmelzpulpa bei einem älteren Beuteljungen von *Phascolarctos cinereus*. Hier dringen die Gefäße durch das Schmelzseptum ein und durchsetzen das eigentümliche Epithelgewebe, um bis an die Ganoblastenreihe vorzudringen. Er teilt hier auch die Beobachtungen v. EBNERS mit, daß bei der *Ratte* Gefäßschlingen durch das äußere Schmelzepithel bis an das innere vordringen.

Wie aus den angeführten Angaben über gefäßhaltiges Epithel hervorgeht, kann man nicht daran zweifeln, daß in manche abgeänderte Epithelbildungen Gefäße einwachsen und unmittelbar von den epithelialen Zellen umschlossen werden; andererseits muß das eigentliche Deckepithel beim Menschen und wohl auch bei den *Säugetieren* ganz allgemein als gefäßlos gelten mit Ausnahme der Stria vascularis und eines Falles, der allerdings nicht in das Bereich des Normalen zu gehören scheint, in dem mir aber seit langem das Vorkommen von Blutgefäßen auch nicht capillarer Natur, d. h. größeren Kalibers, bekannt ist, nämlich des Cumulusepithels Graafscher Follikel (Abb. 56). Wie ich finde, hat zuerst G. Häggquist (1921) auf dieses Vorkommen aufmerksam gemacht und haben sich auch v. Winiwarter (1923) und Salazar (1924) dazu geäußert.

Aber auch die Gefäßhaltigkeit der Stria vascularis ist nicht unbestritten und stehen sich hier ganz widerstreitende Auffassungen gegenüber, was bei dem schwer aufzulösenden Bau dieses Epithelstreifens verständlich erscheint.

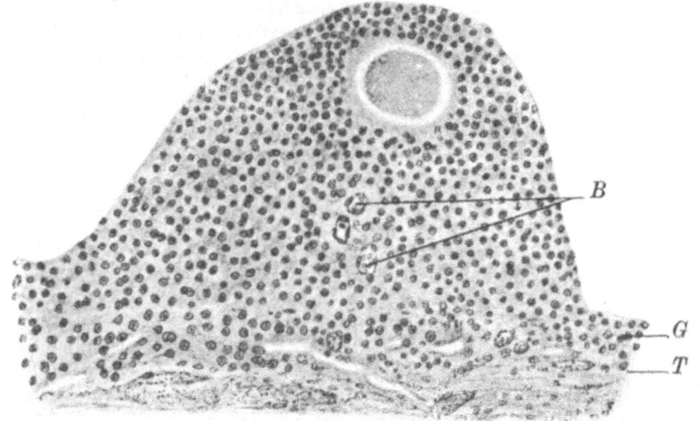

Abb. 56. Eihügel aus dem Eierstock einer Frau. Pikrinsublimat. Delafields Häm.-Eos. *B* Blutgefäße bis zur halben Höhe des Eihügels vorgedrungen. *G* M. granulosa; *T* bindegewebige Theca. Vergr. 100fach.

Zur Geschichte des Epithels der Stria vascularis sei noch auf Ranvier (1875; deutsche Übersetzung 1889, S. 916, Anm.), S. Mayer (1892) und besonders Leimgruber (1902) verwiesen. Kölliker (1852, 2. Bd. S. 759) hat die Angabe Cortis auf eine unrichtige Deutung der die Gefäße umgebenden Zellen zurückführen wollen. Nur die oberflächliche Lage seien Epithelzellen, die tiefen dagegen gehören dem Bindegewebe an, so daß die Capillaren doch direkt dem Periost anliegen würden. Ähnlich lautet die Schilderung Waldeyers (1871), der von der Stria sagte, daß das kubische, aus kleinen Zellen bestehende Epithel den Gefäßwandungen fast unmittelbar aufsitze; „hie und da bemerke man selbst kleine, schlingenförmige Gefäßvorsprünge".

Nach Katz (1890) sollen sich die zylindrischen Zellen der Stria basal in zahlreiche Fortsätze auflösen, welche ohne scharfe Grenze sich mit dem Bindegewebe verbinden. Die Blutcapillaren sollen zwischen den Langseiten der Zellen verlaufen und von spärlichen Bindegewebszügen begleitet zu sein scheinen. Nach Iwata (1924) handelt es sich in der Stria der *Fledermaus* um ein zweistufiges Epithel, dessen basale Zellen cytoplasmaarm und plump sternförmig sind und sich zwischen die Fortsätze der längsgestreiften, an der Oberfläche als regelmäßige Polyeder aneinander grenzenden einfügen. Die Capillaren dringen in der Basalwindung bis 2 μ unter die Oberfläche dieses Epithels ein.

Es wäre also nicht ausgeschlossen, daß wir hier ähnliche Verhältnisse vor uns hätten, wie in der kontrahierten *Blutegel*haut. Hensen (1863) bemerkt allerdings, daß sich die Gefäße mit dem Epithel der Stria leicht abziehen lassen und Pritchard (1881), der dieses vascularisierte Epithel bei *Ornithorhynchus* beschrieben hat, vergleicht das Eindringen der Gefäße ins Epithel jenem der Nerven. Auch Retzius (1882), der in dem hohen Epithelwulst nach außen von der Papilla acustica basilaris des *Alligators* ein besonders günstiges Objekt vor sich gehabt zu haben scheint, sah die Gefäße zwischen den hohen Zylinderzellen sich verzweigen, Anastomosen bilden und beim Ablösen des Epithels die ein- und austretenden Gefäße abreißen.

Damit stünde in Einklang die Darstellung, welche Hann, A. (1907) von der Entwicklung der Stria gegeben hat, nach welcher die Epithelzellen die anliegenden Blutgefäße mit Fortsätzen zu umwachsen scheinen, wodurch jene direkt ins Epithel zu liegen kommen, während Leimgruber das einschichtige Epithel an seiner Basis allerdings auch mit Blutgefäßen in Berührung treten, niemals aber solche in sich aufnehmen läßt. Beim Erwachsenen wird eine Beurteilung der Lage der Gefäße nach Hann dadurch erschwert, daß Epithel und Bindegewebe nicht mehr zu unterscheiden sind, besoders wenn der Streifen pigmentiert ist.

Mag man diese Sache nun auffassen wie man will, jedenfalls liegen hier so innige Beziehungen zwischen Blutgefäßen und Epithel vor, daß man die Stria mit Recht als ein vascularisiertes Epithel bezeichnen kann. Die physiologische Bedeutung dieser endoepithelialen Gefäße wird bald in einer besseren Ernährung des Epithels gesehen, bald mit einer respiratorischen Funktion des letzteren (vgl. darüber Leimgruber) in Zusammenhang gebracht werden dürfen. In der Stria hat sie Retzius wohl mit Recht für die Absonderung der Endolymphe verantwortlich gemacht.

Literatur VIII.

Gefäße im Epithel.

Arnold, J.: II. 1875. — **Baum, H. u. Trautmann, A.:** Die Lymphgefäße in der Nasenschleimhaut des *Pferdes, Rindes, Schweines* und *Hundes* und ihre Kommunikation mit der Nasenhöhle. Anat. Anz. Bd. 60, S. 163—180. 1925/26. — **Beddart, F. E.:** On the anatomy and histology of *Pleurochaeta* Moseley. Transact. of the roy. soc. of Edinburgh. Bd. 30, S. 484. 1882. — **Benda u. Guenther:** Histologischer Handatlas. Leipzig u. Wien: F. Deuticke 1895. — **Bethge:** Das Blutgefäßsystem von *Salamandra maculata, Triton taeniatus* und *Spelerpes fuscus* usw. Zeitschr. f. wiss. Zool. Bd. 63, S. 680—708. 1898. — **Bolk, L.:** Über ein Gebiß mit vascularisierten Schmelzorganen. Anat. Anz. Bd. 48, S. 328—335. 1915/16. — **Bovier-Lapierre:** De la vascularité de l'épithélium olfactiv. Cpt. rend. des séances de la soc. de biol. Ser. III, Bd. 5, S. 833. 1888. — **Corti, A.** Marchese: Recherches sur l'organe de l'ouïe des *mammifères*. I. Partis. Limaçon. Zeitschr. f. wiss. Zool. Bd. 3, S. 109—169. 1851. — **Disse:** Zur Anatomie des menschlichen Harnleiters. Marburger Sitzungsber. 1901. S. 13—22. — **Ficalbi:** Su alcune vasi sanguiferi tegumentali di un *amfibio (Hyla viridis)* e sui loro rapporti con derma e epidermide. Arch. de biol. Jg. 53, S. 1—20. 1899. — **Flemming, W.:** a) VI. 1882. — b) II. 1895. — **Gad, J.:** Über blutcapillarhaltiges Epithel. Du Bois-Reymonds Arch. f. Physiol. 1890. S. 583. — **Hann, A.:** I. 1907. — **Häggqvist, G.:** Einige Beobachtungen über das Verhältnis der Gefäße zum Cumulus oophorus im menschlichen Ovarium. Anat. Anz. Bd. 54, S. 264 bis 267. 1921. — **Henle, A.:** II. 1887. — **Hensen:** Zur Morphologie der Schnecke des Menschen und der *Säugetiere.* Zeitschr. f. wiss. Zool. Bd. 13, S. 481—513. 1863. — **Herxheimer, K.:** Über eigentümliche Fasern in der Epidermis und im Epithel gewisser Schleimhäute. Arch. f. Dermatol. u. Syphilis Bd. 21, S. 645—656. 1889. — **Hoepke:** I. 1924. — **Iwata, N.:** Über das Labyrinth der *Fledermaus* mit besonderer Berücksichtigung des statischen Apparates. Aichi Journ. of exp. med. Bd. 1, S. 1—135. Nagoya, Japan. 1924. — **Joseph, H.:** Einige Bemerkungen zu F. Maurers Abhandlung „Blutgefäße im Epithel". Arch. f. mikroskop. Anat. Bd. 52, S. 167—176. 1898. — **Katz, L.:** V. 1890. — **Key, A. u. Retzius, G.:** a) Studien in der Anatomie des Nervensystems und des Bindegewebes. 1. Hälfte. Stockholm 1875. — b) Zur Kenntnis der Saftbahnen in der Haut des Menschen. Nordisk med. ark. Bd. 8, S. 5—7. 1876 und in Retzius, G.: Biol. Unters. 1881. S. 105. — **Kölliker, A.:** I. 1852. — **Kolmer, W.:** Ein rätselhafter Organkomplex der *Wirbeltiere.* Zentralbl. f. Physiol. Bd. 33, S. 1—8. 1918. — **Laguesse, E.:** Sur la présence de vaisseaux dans l'épithélium intestinal (chez le *Protoptère*). Cpt. rend. des séances de la soc. de biol. Ser. IX, Bd. 2, S. 292. 1890. — **Langer, C.:** Über das Lymphgefäßsystem des *Frosches.* Sitzungsber. d. Akad. Wien, Mathem.-naturw. Kl. I, Bd. 55, S. 24. 1867. — **Lankaster, E. Ray:** On intra-epithelial capillaries in the integument of the medicinal *Leech.* Quart. journ. of microscop. science Bd. 20, S. 303. 1880. — **Leimgruber:** Embryologisch-anatomische Studien über die Stria vascularis. Zeitschr. f. Ohrenheilk. Bd. 42, S. 32—64. 1902. — **v. Lenhossék, M.:** Die intraepidermalen Blutgefäße in der Haut des *Regenwurmes.* Verhandl. d. naturforsch. Ges., Basel, Bd. 10. 8 S. 1892. — **Leydig, F.:** a) Hautdecke und Hautsinnesorgane der *Urodelen.* Gegenbaurs morphol. Jahrb. Bd. 2, S. 290. 1876. — b) Rippenstacheln des *Pleurodeles.* Arch. f. Naturgesch. 1879. S. 226. — c) Zelle und Gewebe. Bonn 1885. § 48. Epithel und Blutgefäße S. 117—120. — d) Vascularisiertes Epithel. Arch. f. mikroskop. Anat. Bd. 52, S. 152—155. 1898. — **London, E. S.:** Contribution à l'étude des vaisseaux épithéliaux. Arch. sc. biol., St. Pétersbourg Bd. 6, S. 344—349. 1898. — **Maurer, F.:** a) VI. 1895. — b) Blutgefäße im Epithel. Gegenbaurs morphol. Jahrb. Bd. 25, S. 190—201. 1897. — c) Die Vascularisierung der Epidermis bei anuren *Amphibien* zur Zeit der Metamorphose. Ebenda Bd. 26, S. 330—337. 1898. — **Mayer, S.:** I. 1892. — **Merk, L.:** IV. 1902. — **v. Mojsisovics:** Kleine Beiträge zur Kenntnis der *Anneliden.* I. Die *Lumbriciden*hypodermis. Sitzungsber. d. Akad. Wien, Mathem.-naturw. Kl. I, Bd. 76, S. 7—20. 1877. — **Nalepa, A.:** Die Intercellularräume des Epithels und ihre physiologische Bedeutung bei den *Pulmonaten.* Ebenda Bd. 88, S. 1180—1189. 1883. — **Patzelt, V.:** I. 1926. — **Pfitzner:** Die Epidermis der *Amphibien.* Gegenbaurs morphol. Jahrb. Bd. 6, S. 469—526. 1880. — **Pritchard, U.:** The cochlea of the *Ornithorhynchus platypus.* Phil. transact. P. II. S. 267—282. 1881. — **Ranvier, L.:** III. 1875. — **Renaut:** Recherches sur les centres nerveux amyeliniques. Arch. de physiol. Ser. IX, Bd. 9, S. 631. 1882. — **Retzius, G.:** Über ein Blutgefäße führendes Epithelgewebe im membranösen Gehörgange. Biol. Unters. Jg. 2, S. 97—102. 1882. — **Sabin, Fl. R.:** Further evidence in the origin of the lymphatic endothelium from the endothelium of the blood vascular system. Anat. record Bd. 2, S. 46—53. 1908. — **Salazar, A. L.:** Les débuts de l'atrésie folliculaire. Cpt. rend. des séances de la soc. de biol. Bd. 90, S. 589—591. 1924. — **Sarasin, P.** u. **F.:** Zur Entwicklungsgeschichte der Anatomie der ceylonesischen *Blindwühle.* Ergebn. d. naturwiss. Forsch. auf Ceylon Bd. 2. Wiesbaden, 40 S., 5 Taf. 1887. — **Studnička, F. K.:** a) V. 1899. — b) III. 1899b. — c) IV. 1902c. — **Thoma:** II. 1875. — **Violet, P.:** Absence de vaisseaux dans l'épithélium olfactif du *cobaye.* Bull. et mém. de la soc. anat. de Paris 1901. S. 153. — **Virchow, H.:** Verhandl. d. anat. Ges., 12. Vers., Kiel 1898. S. 155. — **Waldeyer, W.:** Hörnerv und Schnecke in: STRICKERS Handb. d. Lehre v. d. Geweben Bd. 2, S. 915. 1872 (1871). — **v. Winiwarter, H.:** Les débuts de l'atrésie folliculaire. Cpt. rend. des séances de la soc. de biol. Bd. 89, S. 960—962. 1923. — **Zawarykin, Th.:** Über das Epithel der Tonsillen. Anat. Anz. Bd. 4, S. 467—472. 1889.

IX. Nervöse Elemente im Epithel.

Das Eindringen zahlreicher markloser Nervenfäserchen, besonders in geschichtete Epithelien, wo sie in den Zwischenzellspalten zu verlaufen und nach einfachen, manchmal auch rückläufigen Schlingenbildungen oder nach wiederholter Teilung mit Endknöpfen frei zu endigen scheinen, ist seit der ersten Beobachtung von LEYDIG (1850) und jenen von HOYER (1866), COHNHEIM (1866, 1867) und KÖLLIKER (1866) heute allgemein bekannt.

Aber auch die Umwandlung einzelner Epithelzellen zu spezifischen Sinneszellen in den Sinnesorganen, zu denen auch die Oberhaut gehört, ist eine wohlbekannte Tatsache. Während in den meisten der Sinnesorgane diese Zellen eine mehr oder weniger innige Kontaktverbindung mit den Telodendrien afferenter Nerven eingehen (man vergleiche darüber das Kapitel Sinnesorgane), nimmt das Riechepithel insofern eine Ausnahmestellung, die sich vom vergleichenden Standpunkte als eine sehr primitive Einrichtung erweist, ein, als hier echte Nervenzellen mit efferenten Neuriten zwischen den übrigen Epithelzellen gelegen erscheinen, was durch die Untersuchungen von M. SCHULTZE (1862), C. GOLGI, RAMON Y CAJAL, VAN GEHUCHTEN, KÖLLIKER, G. RETZIUS (1892a, 1902) u. a. erwiesen ist. Für den primitiven Charakter dieser Einrichtung spricht die von v. LENHOSSÉK (1892) gemachte und allgemein bestätigte Entdeckung, daß solche endoepitheliale Nervenzellen auch in der Haut des *Regenwurms* und anderer *Wirbelloser* vorkommen.

In neuerer Zeit hat AGDUHR, E. (1922) auch in der epithelialen Auskleidung des Rückenmarkskanales und der Fossa rhomboidea allgemein verbreitet das Vorkommen verschiedenartiger Zellen beschrieben, welche sich durch ihren feineren Bau (Neurofibrillenstruktur, Nißlschollen, chromatinarmen Kern mit deutlichem Kernkörperchen) und den Umstand, daß sie Fortsätze besitzen können, die mit anderen, entfernter gelegenen Nervenzellen in Berührung treten, als echte Nervenzellen erweisen. Diese Einrichtung legt die Annahme nahe, die ganze Ependymbekleidung als eine sensible Fläche aufzufassen. Die ersten diesbezüglichen

Beobachtungen, die sich auf *Petromyzon* bezogen, hat TRETJAKOFF (1913) mitgeteilt; vgl. auch KOLMER, W. (1918).

Näher auf diese wichtigen und innigen Beziehungen zwischen Epithel- und Nervengewebe, welche ihren stärksten Ausdruck darin finden, daß das ganze zentrale Nervensystem und die Sinnesepithelien aus derselben Anlage entstehen, wie das Epithel der Haut, einzugehen, ist hier nicht der Platz, doch sei auf die folgende Zusammenstellung einiger einschlägiger Arbeiten hingewiesen.

Ein näheres Eingehen erfordert hier aber noch die Frage, ob die letzten Nervenendigungen im Epithel, wie man bisher fast allgemein geglaubt hat, wirklich in den Intercellularspalten gelegen sind oder in das Innere der Zellen selbst eindringen, also intracellulärer Natur sind oder sein können. Für die Zellen der eigentümlichen, von ihm entdeckten Endorgane in der *Maulwurfsschnauze* hat schon EIMER (1871) ein solches Eindringen in das Cytoplasma behauptet und KOLMER (1907) hat es für die Sinneszellen im Gehörorgan nachgewiesen. Auch BOTEZAT (1902) hat eine intracelluläre Lage der Endknöpfchen angenommen, diese Anschauung aber später (1912) auf die Kritik von TRETJAKOFF hin wieder aufgegeben.

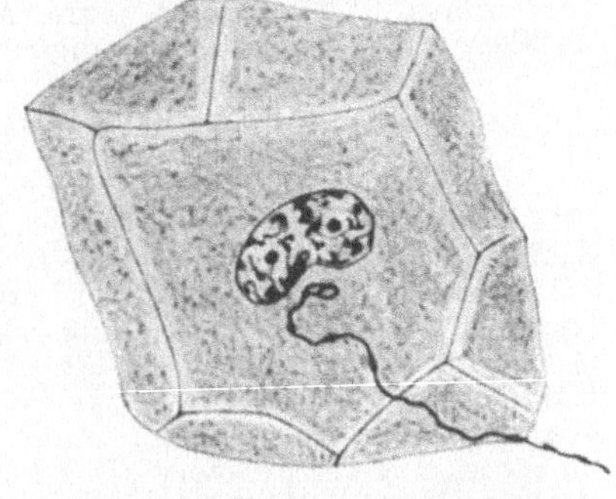

Abb. 57. Oberflächlichste Zellen des Hornhautepithels eines *Baumfalken*. Eine Nervenendigung dellt den Kern ein. (Nach J. BOEKE 1925.)

Die neuesten Mitteilungen J. BOEKES (1925), in denen er auch auf ältere Beobachtungen und Angaben verweist, lassen wohl keinen Zweifel mehr, daß ein Eindringen der letzten Nervenenden in das Cytoplasma der Epithelzellen stattfindet, ja daß die Endretikularen bis in die Nähe des Kernes vordringen und diesen sogar eindellen können, wie die hier wiedergegebenen Abbildungen BOEKES (Abb. 26 u. 57) zeigen.

Literatur IX.

Nervöse Elemente im Epithel.

Agduhr, E.: Über ein zentrales Sinnesorgan (?) bei den *Vertebraten*. Zeitschr. f. d. ges. Anat., Abt. 1: Zeitschr. f. Anat. u. Entwicklungsgesch. Bd. 66, S. 223—360. — **Arnstein:** VI. 1876. — **Atheston:** The epidermis of *Tubifex rivulorum* LAMARCK, with especial reference to its nervous structures. Anat. Anz. Bd. 16, S. 497—509. 1899. — **Bielschowsky:** Über sensible Nervenendigungen in der Haut zweier *Insectivoren* usw. Ebenda Bd. 31, S. 187—194. 1907. — **Boeke, J.:** II. 1925. — **Botezat, E.:** a) Über das Verhalten der Nerven im Epithel der *Säugetierzunge*. Zeitschr. f. wiss. Zool. Bd. 71, S. 211—226. 1902. — b) Die Apparate des Gefühlssinnes der nackten und behaarten *Säugetier*haut. Anat. Anz. Bd. 42, S. 193—250, 273—318. 1912. — **Cajal, R. y:** Textura del sistema nervioso del hombre y de los *vertebrados*. Madrid 1899—1904. — **Cohnheim, J.:** Über die Endigung der sensiblen Nerven in der Hornhaut. Virchows Arch. f. pathol. Anat. u. Physiol. Bd. 38, S. 343. 1867. Vorl. Mitt. im Zentralbl. f. med. Wiss. Jg. 4, S. 401. 1866. — **Crevatin, Fr.:** Beitrag zur Kenntnis der epithelialen Geflechte der Hornhaut der *Säugetiere*. Anat. Anz. Bd. 23, S. 151—154. 1903. — **Della Valle:** Ricerche sulle terminazioni nervosi nella mucosa olfattiva nei *mammiferi* adulti. Ric. d. laborat. anat. norm. di Roma Bd. 8, S. 181—191. 1901. — **Disse, J.:** Freie Endigungen sensibler Nerven in Epithelien. Ergebn. d. Anat. u. Entwicklungsgesch. Bd. 2, S. 86—92, 1892 (1893). — **Eberth, C. J.:** Die Endigung der Hornhautnerven. Arch. f. mikroskop. Anat. Bd. 6, S. 225 bis 228. 1870. — **Eimer, Th.:** Die Schnauze des *Maulwurfs* als Tastorgan. Ebenda Bd. 7, S. 181—191. 1871. — **Flemming, W.:** Zur Kenntnis der sensiblen Nervenendigungen. Ebenda Bd. 19, S. 513—522. 1881. — **Frenkel, S.:** Die Nerven im Epithel. Virchows Arch. f. pathol. Anat. u. Physiol. Bd. 109, S. 424. 1887. — **Fusari, R.:** a) Terminazioni nervose in diversi epiteli. Mem. d. accad. d. scienze med. e nat. di Ferrara. Jg. 67, S. 11, 1 Taf. 1893. Französisch in Arch. ital. de biol. Bd. 20, S. 279—287. 1893. — b) Présentation de préparations microscopiques demonstrant les terminaisons nerveuses dans les muscles striées, dans l'épidérme et dans l'épithélium de la cavité buccale de l'*Ammocoetes branchialis*. C. R. Assoc. Anat. Sess. III. S. 238. Lyon 1901. — **Golgi, C.:** Untersuchungen über den feineren Bau des zentralen und peripherischen Nervensystems. Jena 1894. — **Haykraft, J. B.:** Terminations of nerves in the nuclei of the epithelial cells of *Tortoise*-shell. Quart. journ. of microscop. science Bd. 31, S. 563. 1890. — **Hoyer:** Über den Austritt von Nervenfasern in das Epithel der Hornhaut. Arch. f. Anat. u. Physiol. 1866. S. 180—195. — **Kadanoff, D.:** Beiträge zur Kenntnis der Nervenendigungen im Epithel der *Säugetiere*. I. Nervenendigungen in der Epidermis der Schnauze. II. Nervenendigungen an der äußeren Wurzelscheide der Sinushaare. Zeitschr. f. d. ges. Anat., Abt. 1: Zeitschr. f. Anat. u. Entwicklungsgesch. Bd. 73, S. 431—452. 1924. — **Kallius, E.:** Endigungen sensibler Nerven bei *Wirbeltieren*. Ebenda, Abt. 3: Ergebn. d. Anat. u. Entwicklungsgesch. Bd. 5, S. 55—95. Wiesbaden 1896 (1895). — **Klein, E.:** On the peripheral distribution of non-medullated nerve-fibres. P. III. Quart. journ. of microscop. science Bd. 12, S. 123—129. 1872. — **Kölliker, A.:** Über die Nervenendigung in der Hornhaut. Würzb. naturwiss. Zeitschr. Bd. 6, S. 120—127. 1866. — **Kolmer, W.:** a) Zur Kenntnis des Verhaltens der Neurofibrillen an der Peripherie. Anat. Anz. Bd. 27, S. 416—425. 1905. — b) Beiträge zur Kenntnis des feineren Baues des Gehörorgans usw. Arch. f. mikroskop. Anat. Bd. 70, S. 695—767. 1907. — c) Über Strukturen im Epithel der Sinnesorgane. Anat. Anz. Bd. 36, S. 281—299. 1910. — d) VIII. 1918. — **Krohn, H.:** Om föle nervernes forlöb i mangelags-plade epithelierne. Diss. Kjöbenhavn 1875. Ausführl. Referat von G. Retzius in Schwalbes Jahrb. Bd. 4 (I), S. 136. 1875. — **v. Lenhossék, M.:** Ursprung, Verlauf und Endigung der sensiblen Nervenfasern bei *Lumbricus*. Arch. f. mikroskop. Anat. Bd. 39, S. 102—136. 1892. — **Leydig, F.:** a) Über die Schleimkanäle der *Knochenfische*. Müllers Arch. 1850. S. 170. — b) Über die Haut einiger *Süßwasserfische*. Zeitschr. f. wiss. Zool. Bd. 3, S. 1—13. 1851. — c) Einiges über Endknöpfe der Nerven. Anat. Anz. Bd. 11, S. 393—389. 1896. — **Marill, M. D.:** Innervation of the olfactory epithelium. Journ. of comp. neurol. Bd. 8, S. 180. 1898. — **Merkel:** Über die Endigung der sensiblen Nerven in der Haut der *Wirbeltiere*. Rostock 1880. — **Mitrophanow:** a) Über die Endigungsweise der Nerven im Epithel der *Kaulquappen*. Arch. f. Anat. u. Physiol., physiol. Abt. 1884. S. 190—202. — b) Die Nervenendigungen im Epithel der *Kaulquappen* und die Stiftzellen von Prof. A. Kölliker. Zool. Anz. 1886. S. 548—553. — **v. Mojsisovic, A.:** Über die Nervenendigung in der Epidermis der *Säuger*. Sitzungsber. d. Akad. Wien, Mathem.-naturw. Kl. Bd. 71, S. 242 bis 248. 1875 und Kl. III, Bd. 73, S. 69—81. 1876. — **Pfitzner, W.:** Nervenendigungen im Epithel. Gegenbaurs morphol. Jahrb. Bd. 7, S. 726—745. 1882. — **Pflüger, E. F. W.:** Die Endigung der Absonderungsnerven in den Speicheldrüsen. Bonn 1866. S. 1—64, 3 Taf. — **Pighini, J.:** Zwei vergessene Arbeiten von Giovanni Inzani über die Nervenendigungen in den Epithelien. Monatsh. f. prakt. Dermatol. Bd. 32, S. 337—342. 1901. — **Podkopaëw:** Über die Nervenendigung in der epithelialen Schicht der Haut. Arch. f. mikroskop. Anat. Bd. 5, S. 506—508. 1869. — **Ranvier, L.:** On the terminations of nerves in the epidermis. Quart. journ. of microscop. science Bd. 20, S. 456—458. 1880. — **Retzius, G.:** a) Über die sensiblen Nervenendigungen in den Epithelien bei den *Wirbeltieren*. Biol. Unters., N. F. Bd. 4, S. 37—44. 1892. — b) Die peripherische Endigungsweise des Gehörnerven. Verhandl. d. anat. Ges., 6. Vers., Wien 1902. S. 63—64 und Biol. Unters., N. F. Bd. 3, Nr. 3, S. 26—36. 1892. — c) Einige Beiträge zur Kenntnis der intraepithelialen Endigungsweise der Nervenfasern. Biol. Unters., N. F. Bd. 6, S. 62—64. 1894. — d) Die Smirnowschen freien Nervenendigungen im Epithel des *Regenwurms*. Anat. Anz. Bd. 70, S. 117—123. 1895. — e) Zur Frage von der Endigungsweise peripherischer sensibler Nerven. Biol. Unters. N. F. Bd. 8, Nr. 13. 1898. — **Schultze, M.:** Untersuchungen über den Bau der Nasenschleimhaut. Abh. h. naturf. Ges. Halle. Bd. 7. S. 66. 1862. — **Schulze, F. E.:** Nervenendigung in der Epidermis der *Knochenfische*. Verhandl. d. dtsch. zool. Ges., 2. Vers., Berlin 1892. S. 137. — **Smidt:** Die intraepithelialen freien Nervenendigungen bei *Helix* und ihre Beziehungen zu Sinneszellen und Drüsen. Anat. Anz. Bd. 20, S. 495—506. 1902. — **Smirnow, A.:** Über freie Nervenendigung im Epithel des *Regenwurms*. Ebenda Bd. 9, S. 570—578. 1894. — **Tello, Fr.:** Terminaciones sensitivas en los pelos y otros organos. Trabajos del laborat. de investig. biol. de la univ. de Madrid Bd. 4, S. 49—77. 1905. — **Tretjakoff:** Die zentralen Sinnesorgane bei *Petromyzon*. Arch. f. mikroskop. Anat. Bd. 83, S. 106—111. 1913. — **Van Gehuchten:** a) Les terminaisons nerveuses libres intraépidermiques. Verhandl. d. anat. Ges., 6. Vers., Wien 1892. S. 64—69. — b) Les terminaisons nerveuses intraépidermiques chez quelques *mammifères*. Cellule Bd. 9, S. 301—331. 1893. — **Zelinka, C.:** Die Nerven der Cornea der *Knochenfische* und ihre Endigung im Epithel. Arch. f. mikroskop. Anat. Bd. 21, S. 202—239. 1882.

X. Epithel- und Drüsengewebe.

In den Deckepithelien können einzelne Elemente eine Ausbildung erfahren, welche sie befähigt, Stoffe, die für das Individuum von Bedeutung sind und die man als Sekrete, im Gegensatz zu den unbrauchbaren, oder für den Körper schädlichen Exkreten bezeichnet, abzusondern, ohne dabei selbst zugrunde zu gehen. Der Vorgang ist vielmehr ein zyklischer, indem die Zelle nach der Ausstoßung des Sekretes in einen indifferenten Zustand übergeht (erschöpfte Zelle), um dann aufs neue in ihrem Cytoplasma Sekret auszubilden und abzuscheiden.

1. Die Becherzellen.

Den bekanntesten Typus solcher absondernder Zellen im Epithel stellen die sogenannten Becherzellen (F. E. SCHULZE 1866) dar, die man auch als einzellige Drüsen (LEYDIG 1854, KÖLLIKER 1860, F. E. SCHULZE, SCHIEFFERDECKER 1884, BIEDERMANN 1886), H. VIRCHOW (1910), der S. 606 noch eine Reihe von anderen Autoren anführt, oder als Drüsenzellen des Epithels (KÖLLIKER 1867) bezeichnet hat, weil die vom Epithel stammenden, als Drüsen bekannten Organe der Hauptsache nach aus einer Vergesellschaftung zahlreicher solcher mit sekretorischer Funktion begabter Zellen bestehen, wozu dann allerdings noch bindegewebige Umhüllungen, unter Umständen contractile Elemente, Blutgefäße und Nerven hinzutreten.

Die Becherzellen sind im wesentlichen Schleim absondernde Elemente — RANVIER 1875, 1889, S. 232, FLEMMING 1880 und METZNER 1906/07 bezeichnen sie als einzellige Schleimdrüsen — doch darf man nicht umgekehrt alle solchen als Becherzellen und diese als Schleimzellen schlechtweg bezeichnen, wie dies früher LEYDIG (1851) getan hat. Sie stellen vielmehr einen durch seine Form und Funktion charakterisierten, bis zu einem gewissen Grade selbständigen Zelltypus dar, der aus sich selbst, durch mitotische Zellteilung vermehrungsfähig ist. Andererseits können Becherzellen allerdings auch durch Umwandlung aus gewöhnlichen oder schon höher differenzierten, z. B. mit einem streifigen Oberflächensaum versehenen Epithelzellen, hervorgehen.

Vorkommen. Sie finden sich beim Menschen und den höheren *Wirbeltieren* hauptsächlich im Epithel des Darmes vom Duodenum bis zum After (HENLE 1837, GRUBY und DELAFOND, BRETTAUER und STEINACH, F. E. SCHULZE 1867, ARNSTEIN 1867, EIMER 1868, PANETH 1888, STRUIKEN 1893, BIZZOZERO, G. 1888, 1892, ZIPKIN 1903) und vereinzelt in den Ausführungsgängen seiner großen Anhangsdrüsen (im Ductus cysticus und choledochus beim *Igel*, F. E. SCHULZE 1867), im Gallengang beim Menschen (v. EBNER 1902, Abb. 1021), im Ductus pancreaticus bei *Nagern* (*Kaninchen, Meerschweinchen*, PISCHINGER 1895, v. EBNER 1902). Nach RANVIER (1886) besteht das Oberflächenepithel des Pankreasganges beim *Kaninchen* ausschließlich aus Becherzellen, bei den *Haussäugetieren* mit Ausnahme der *Fleischfresser* (HÖCKE, M. 1907) und beim Menschen (HELLY 1898).

Im Magen wurden Becherzellen, abgesehen davon, daß sein ganzes Oberflächenepithel von manchen Seiten für solche gehalten wurde, worauf noch eingegangen werden soll, von verschiedenen Autoren beschrieben. Zweifellos finden sie sich in den nicht selten vorkommenden Darmepithelinseln im Magen des Menschen (SCHAFFER 1897, P. HARI 1901) und nach der Angabe von OPPEL (1896, S. 464) im Magen von *Lophius* und nach HOPKINS (1895) in dem von *Ganoiden*. Auch für den Magen von *Knochenfischen* (*Cobitis* u. a.) wurde ein solches Vorkommen beschrieben (LEYDIG 1857, S. 310, BIEDERMANN 1875); doch handelte es sich dabei um irrtümlich für Magen gehaltene Darmabschnitte (vgl. SCHAFFER

1897, S. 437). Auch in Ausführungsgängen von Mundhöhlendrüsen sind Becherzellen beobachtet; so von R. KRAUSE (1895) beim *Meerschweinchen*, im Ductus parotideus beim *Igel*, von mir (1897) im Ductus mandibularis (submaxillaris), wo sie auch K. W. ZIMMERMANN (1898, Abb. 31) abbildet; auffallend viele von ILLING (1904) im Ductus sublingualis vom *Schwein*. Weiter fand ich Becherzellen in Ausführungsgängen der Uvuladrüsen und der KRAUSEschen Tränendrüse. In solchen der Tränendrüse von *Ziege* und *Esel* sah sie HORNICKEL (1905). In eigentümlichen, blinden Anhängen des Ductus submaxillaris fand sie H. PLENK (1924), im embryonalen oder persistierenden Ductus thyreoglossus des Menschen PATZELT (1923 a). Weiter finden sie sich im Flimmerepithel der Luftwege (RHEINER 1852, ECKER 1857, GEGENBAUR 1863, F. E. SCHULZE 1867, KNAUFF 1867, DRASCH 1881), im Riechepithel der *Rochen* (M. SCHULZE 1862), in der EUSTACHschen Röhre (F. E. SCHULZE 1867), im Epithel der Bindehaut, auf der Plica semilunaris und Karunkel beim Menschen (LIST 1886, PFITZNER 1897, H. VIRCHOW 1910/11, vgl. auch unter Drüsen) und besonders entwickelt im Bindehautsack der *Säugetiere* (H. MÜLLER 1860, H. VIRCHOW 1910). Im Epithel des Nierenbeckens vom *Pferd* wurden sie von DUMONT (1899), im Harnleiter desselben *Tieres* von PETERSEN, O. V. (1905) beschrieben.

Ziemlich unverständlich erscheint mir die Angabe von AKAGI (1922), der in 9 von 76 untersuchten Fällen bei jungen Mädchen „Becherzellenherde" im Inneren oder an der Oberfläche des Ovariums festgestellt haben will. Auch die Behauptung von SOUBOTTINE (1880), daß auf den Synovialzotten die Zellen den Charakter von Becherzellen annehmen können, erscheint sehr zweifelhaft.

Viel weiter verbreitet sind sie bei niederen *Wirbeltieren*, wo sie besonders in der Oberhaut der *Fische* (LEYDIG 1851, 1853, 1879, KÖLLIKER 1860, F. E. SCHULZE 1867, LIST 1886, MERK 1886 u. a., in der Mundhöhle bei *Amphibien* (F. E. SCHULZE 1867, OEDMANSSON 1883), auf der Zunge dieser (F. E. SCHULZE, BIEDERMANN 1882, 1886, HOLL 1887) und mancher *Reptilien* (Frh. v. SEILLER 1891, 1892), in der Rachenschleimhaut der *Plagiostomen* (LEYDIG 1852), in der Speiseröhre bei *Fischen* (EDINGER 1877) und

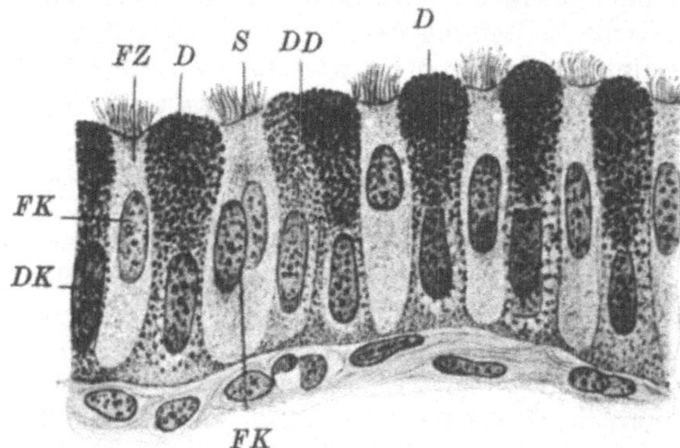

Abb. 58. Epithel aus dem Eileiter des *Kaninchens*. Alkohol-Formalin. DELAFIELDs Häm.-Eos. *D* sezernierende Schleimzellen; *FZ* Flimmerzellen; *DK* Kern der Schleim-, *FK* der Flimmerzellen; *S* Schlußleiste. Vergr. 720fach. (Nach SCHAFFER 1908.)

beim *Frosch* (PARTSCH 1877, HEBOLD 1879, SACERDOTTI 1896), im Kloakenepithel mancher *Haie* (LIST 1884, 1885), sowie der *Amphibien*, *Reptilien* und *Vögel* (F. E. SCHULZE), im Blasenepithel von *Amphibien* (SCHIEFFERDECKER, P. 1884, LIST 1884a) und *Reptilien* (LIST 1885a, 1886a), in der Haut der *Mollusken*, wo sie nach BOLL (1869) eine enorme Verbreitung und Häufigkeit besitzen, nachgewiesen. Bei *Najaden* erwähnt sie APATHY (1885), bei *Prosobranchiern* BERNARD (1890). Sehr gut entwickelt finde ich sie im Flimmerepithel der Hautoberfläche bei *Aplysia* und, wie LEYDIG (1857), bei *Paludina*, während ich sie, nach allerdings oberflächlicher Untersuchungen bei *Helix* vermisse. Hier, bei den *Pulmonaten* sind sie, wie M. SCHULTZE (1867) über eine Arbeit von P. MARCHI berichtend hervorgehoben hat, unter das Epithel, in die Cutis gerückt und zu mächtigen, flaschenähnlichen Gebilden, die aber den Wert einkerniger Zellen bewahren, geworden. Manche Autoren haben auch von Becherzellen im Eileiter gesprochen, obwohl F. E. SCHULZE ihr Fehlen hier ausdrücklich hervorgehoben hat. Allerdings finden sich im Eileiter vieler *Tiere* oft auffallend grobgekörnte Drüsenzellen, die im sekretgefüllten Zustand eine bauchige Gestalt annehmen können (Abb. 58) und sich mit verschiedenen Schleimfärbemitteln färben. Wenn ich selbst solche Zellen als Becherzellen bezeichnet habe (1922, Abb. 87), so muß ich dies richtig stellen, da diese Drüsenzellen niemals ihr Sekret durch ein Stoma so entleeren, daß eine membranartige Umhüllung um einen an Stelle der Theka getretenen Hohlraum sichtbar würde. Übrigens habe ich an anderer Stelle (1908) auf die Verschiedenheit dieser Zellen und echter Becherzellen hingewiesen und bin ich zu dem Schluß gekommen, daß echte Becherzellen im Tubenepithel nur ausnahmsweise bei einigen *Tieren* vorkommen. Auf den großen Reichtum an Becherzellen im Flimmerepithel des Eileiters beim *Frosche* haben Neumann, E. und Grunau (1875) aufmerksam gemacht, ein Vorkommen, das ich mit vielen Nachuntersuchern (Hebold 1879, Stüve 1889, Heyer 1890, Ellermann 1900) bestätigen kann. Wenn Loos, P. (1881) die Becherzellen vermißt hat, so widerspricht dies seiner eigenen Abb. 4c, in der er zweifellose Becherzellen im Flimmerepithel abbildet. Allerdings müssen diese Becherzellen von den Zellen der eigentümlichen Drüsen im Eileiter des *Frosches* scharf unterschieden werden, was nicht immer geschehen ist. Neumann und Grunau haben sie z. B. für identische Gebilde gehalten und darin einen Beweis dafür gesehen, daß Drüsen ganz aus Becherzellen bestehen können, was ja, wie wir sehen werden, in der Tat vorkommen kann. Echte Becherzellen finden sich nach Widakowich (1905) auch im kaudalen Abschnitt des Ovidukts von . *Scyllium*.

2. Form und feinerer Bau der Becherzellen.

Sie stellen bauchige oder becherförmige Gebilde dar, deren Gestalt zwischen jener einer Kugel mit einem nur schwach angedeuteten, spitzenförmigen **Fuß**

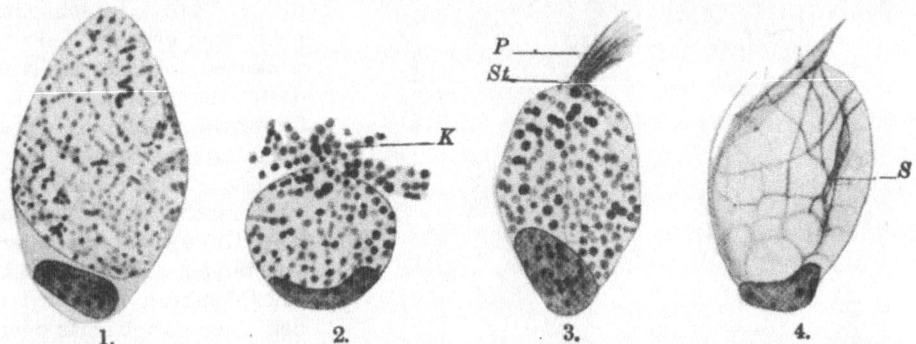

Abb. 59. Becherzellen. 1. Aus der Rachenschleimhaut vom *Frosch*. Fix. in abs. Alk. 2 Formol 1. Mucicarmin. Vergr. 1200fach. 2. Aus der Oberhaut eines *Forellen*-Embryo. Pikrin-Sublimat, Delafields Häm. Bei *K* aus dem Stoma ausgetretene Prämucinkörnchen. Vergr. 1800fach. 3. Aus dem oberen Teil einer Dünndarmkrypte vom Hingerichteten. Eisessig-Sublimat. Hämalaun-Eos. *St* Stoma; *P* längsstreifiger Schleimpfropf. Vergr. 1600fach. 4. Dasselbe Objekt weiter gegen die Zottenbasis. Körnchen verschwunden; *S* Schleimfadennetz. Vergr. 1280fach.

(Abb. 59) bis zu jener langgestielter, stark ausgebauchter, „einem Rheinweinglas (Römer)" ähnlichen Formen, endlich schlanken, an ein Spitzglas erinnernden Zellen

wechseln kann. F. E. Schulze hat auch Schlauch-, Tonnen- oder Sanduhrformen erwähnt, worauf H. Virchow (1910) besonders hinweist. Er sieht in dieser Vielgestaltigkeit ein Hindernis, die Zellen als Becherzellen zu bezeichnen und nennt sie, wie Leydig, Schleimzellen, was, wie schon erwähnt, nicht zweckmäßig ist. Es gibt ja auch sehr verschieden gestaltete Becher und das Wesentliche ist, wie gesagt, daß diese Zellen einen schleimartigen, quellungsfähigen, mit den gebräuchlichen Schleimfärbemitteln in der Regel stark färbbaren Inhalt durch eine apikale Öffnung, das Stoma, entleeren und sich, besonders nach Einwirkung gewisser Reagentien in einen Hohl-

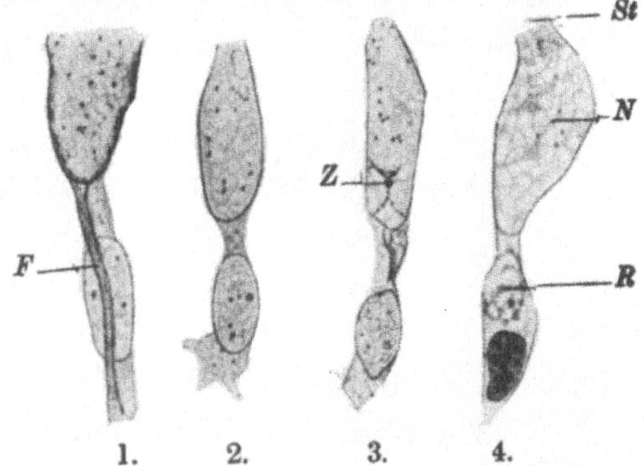

Abb. 60. Becherzellen nach Behandlung mit Müllerscher Fl. isoliert aus dem Trachealepithel, 1—3 des Menschen, ungefärbt, 4 des *Ochsen* mit Delafields Häm.-Eos. gefärbt. 1. Nach oben weit offene Kelchform; *F* ein Druckflügel in der Aufsicht. Vergr. 820fach. 2. Leicht bauchige Form. Vergr. 700fach. 3. Schlauchform; *Z* Centriol. Vergr. 600fach. 4. Stärker gebauchte Form, das Stoma *St* auf verengtem Hals; *N* Schleimfadennetz; *R* Golgis Apparat. Vergr. 930fach.

körper umwandeln, der von einer scharf hervortretenden, membranartigen Wand
begrenzt wird.

Der Fuß enthält bei den kurzstieligen Formen in seinem oberen Ende stets
einen Kern, welcher Druckerscheinungen von seiten des quellungsfähigen Inhalts
zeigt, bei den stark bauchigen Formen, quer gestellt zur Längsachse der Zelle, oft

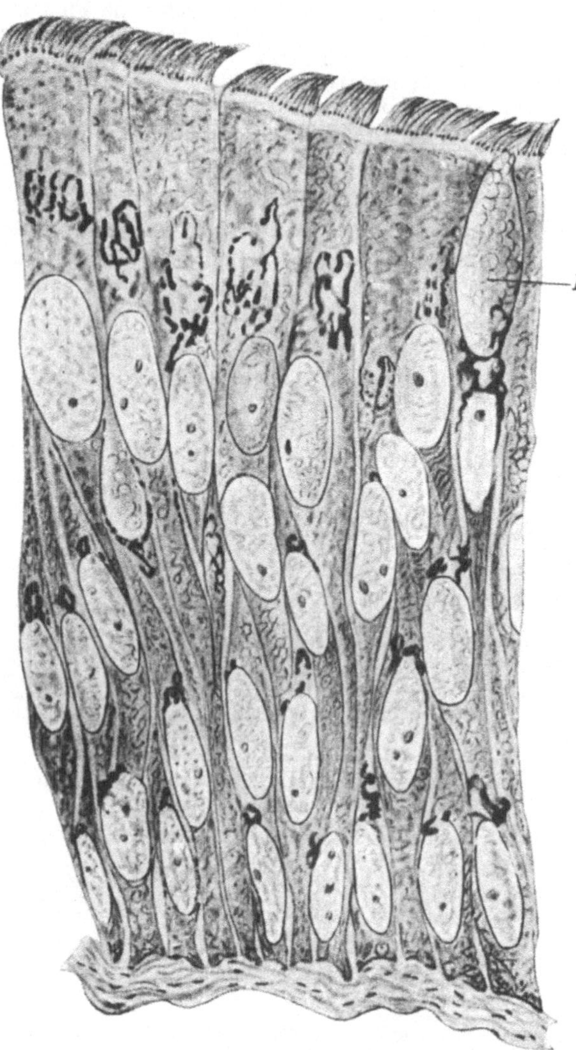

schüsselförmig ausgehöhlt
sein kann (Abb. 59, 2, 4). Bei
den langgestielten Formen
fällt seine Längsachse mit
jener der Zelle zusammen
(Abb. 60). Hier kann der
Fuß nach unten zu gegabelt
oder verästelt, auch schei-
benförmig abgeplattet sein.
Das Cytoplasma, welches
diesen Kern umschließt,
geht nach oben in den er-
weiterten, sekreterfüllten
Teil, die Theca (F. E.
Schulze), über, welche
nach außen als glatt be-
grenzte Hülle erscheint.
Von manchen Autoren wird
diese Hülle allein, die unter
Umständen den Eindruck
einer Membran, dann wieder
den eines Exoplasmas oder
einer Crusta machen kann,
als Theca bezeichnet, was
nicht der ursprünglichen
Definition F. E. Schulzes
entspricht.

Zwischen Theca und Kern
kann man in Müllers Flüssigkeit isolierten, langstieligen
Formen meist einige unregelmäßige Vakuolen sehen, die
gelegentlich zu einem längs-
ovalen, ziemlich deutlich begrenzten, netzartig erscheinenden Körper zusammengefaßt
sind, der sich auch etwas
anders färbt, wie das übrige
Cytoplasma (Abb. 60, 4 R). Die
Ähnlichkeit dieses Gebildes mit
einem Golgischen Apparat ist
nicht von der Hand zu weisen.
In der Tat haben vergleichende
Versuche, bei denen der Golgi-
Apparat mittels der neueren

Abb. 61. a) Flimmerepithel von der häutigen Rückwand der Luftröhre
eines Hingerichteten. Chrom-Osmium-Bichromat. Der Golgi-Apparat
durch 1proz. Osmiumsäure (9 T) geschwärzt. B Becherzelle.
Vergr. 1500fach. (Nach F. Kopsch 1926.)

Methode von Kopsch-Kolatschev im Trachealepithel des *Hundes* ausgezeichnet dargestellt werden konnte, ergeben, daß seine Lage und Form vollkommen mit dem in
Abb. 60, 4 R dargestellten Befunde übereinstimmt. Auch A. Corti (1925) hat in Darmbecherzellen des Menschen zwischen Theca und Kern sein Lacunom abgebildet, das er
dem Golgischen Apparat gleichsetzt (Abb. 61b) und Kopsch (1926) stellt ihn an Becherzellen eines Hingerichteten mittelst seiner Methode an derselben Stelle und ähnlicher
Anordnung dar (Abb. 61a) bei *B*). R. y Cajal (1904) ließ ihn in den Becherzellen des Darmes

fehlen. An den mir vorliegenden Präparaten vom *Hund* tritt er gerade an den Becherzellen am deutlichsten hervor und fällt schon durch seine tiefere Lage gegenüber dem oberflächlich gelegenen und viel zarteren Apparat in den Flimmerzellen auf.

Noch einen anderen Befund konnte ich an den in MÜLLER-Flüssigkeit isolierten Becherzellen machen, den ich ebenfalls, trotz der anscheinenden Unzweckmäßigkeit der Methode, für den Ausdruck einer realen Struktur halte. Wie die Abb. 60, 3 bei *Z* zeigt, erhebt sich vom Grunde des mit Schleimgerinnsel erfüllten Bechers eine kegelförmige Cytoplasmamasse, die in der Achse des Bechers in einen feinen Faden ausläuft, der in seinem Ende ein glänzendes, scharf begrenztes Kügelchen zeigt.

Hier dürfte es sich wohl um den von K. W. ZIMMERMANN (1898) in Becherzellen nachgewiesenen Zentralkörper handeln, den er, wie seine Schülerin R. ZIPKIN (1903) mitten in der Schleimansammlung in einem fadenförmigen Fortsatz des Cytoplasmas oder etwas mehr basal fand. Der einzige, kugelige Zentralkörper soll von einem kleinen, hellen Hof um-

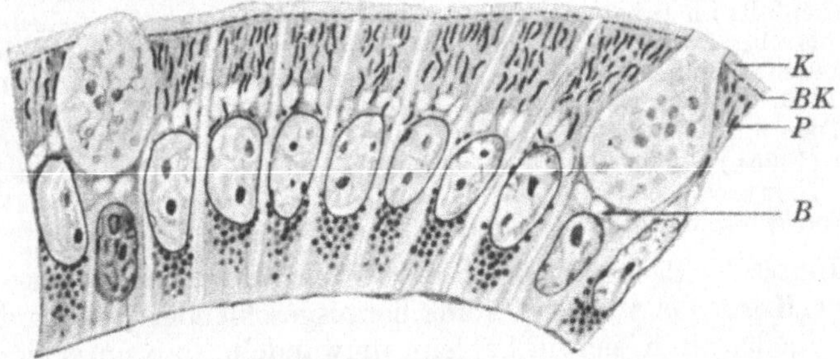

Abb. 61. b) Dünndarmzellenepithel von einem fastenden Menschen. Abbildung nach REGAUD. Eisenhämatoxylin. *B* Binnenkanalsystem einer Becherzelle; *BK* Basalknötchen des Cuticularsaums *K*; *P* Plastokonten. Vergr. 1000fach.
(Nach A. CORTI 1925.)

geben sein und sich noch in einen gegen das Stoma zu laufenden feinen Faden fortsetzen. Nach TSCHASSOWNIKON (1914) handelt es sich um ein Diplosom, das während der Schleimmetamorphose seine Lage beständig in strenger Übereinstimmung mit den verschiedenen funktionellen Zuständen ändert und unter dessen Mitwirkung die Schleimbildung vor sich gehen soll.

Der Inhalt der Theca zeigt ein je nach dem Sekretionsstadium und besonders je nach der Behandlung, verschiedenes Aussehen und wölbt sich vor der Entleerung mit abgerundeter oder mehr zugespitzter Kuppe zwischen den umgebenden Epithelzellen empor.

Bei der Betrachtung von der Fläche erscheinen dann die Becherzellen im frischen, überlebenden Zustande, wie man sie leicht an einem mit der Schere abgekappten Schleimhautstückchen des Rachens oder Darmes vom *Frosch* sehen kann, stets als kreisrunde, bei hoher Einstellung aufleuchtende Gebilde im polygonalen Mosaik der schwächer lichtbrechenden, umgebenden Epithelzellen, ein Bild, dessen Lichtverteilung sich bei tiefer Einstellung umkehrt. Bei der Entleerung entsteht durch eine langsame und konzentrisch fortschreitende Dehiszens (F. E. SCHULZE) eine runde, scharf begrenzte Lücke, das Stoma, das aber unter Umständen, wie es z. B. MERK (1886) in der Oberhaut von *Forellen*embryonen sah, auch spalt- oder schlitzförmig, dreieckig erscheinen kann. Manche Becherzellen, besonders solche, welche zwischen Zellen, die eine streifige Deckplatte tragen, ausmünden, kann diese Ausmündung auch durch einen kurzen, röhrenförmigen Hals stattfinden (Abb. 60, 4).

Der Inhalt der Theca besteht bei lebenden Becherzellen aus mäßig stark lichtbrechenden, matt glänzenden Körnchen oder kann auch homogen erscheinen, offenbar durch dichte Aneinanderpressung der bereits quellenden Körnchen. Am Grunde der Zelle, wo man die jüngsten Entwicklungsstadien der Körnchen findet, liegen sie wahrscheinlich noch in einer cytoplasmatischen, weiter gegen das apikale Ende in einer mehr flüssigen Zwischensubstanz.

Manchmal sind zwischen den Körnchen auch Vakuolen zu bemerken (Ranvier 1884), die gelegentlich mit Kernen oder Öffnungen verwechselt worden sind. Sie zeigen nach den wiederholten Beobachtungen von Ranvier (1887) an den überlebenden Zellen der Rachenschleimhaut vom *Frosch*, welche hinter der Zunge einen Lymphsack bedeckt, eigentümliche Bewegungen, indem sie ihre Stelle verändern, eine in die andere sich öffnen, größer und kleiner werden, auftauchen und verschwinden. Bei elektrischer Reizung konnte er eine Vermehrung dieser Vakuolenbildung sehen, die er mit der Umwandlung des Mucigens in Schleim in Zusammenhang bringt. Wie Ranvier durch ein eigentümliches Räucherungsverfahren, bei dem er die Zellen Osmiumdämpfen bei Gegenwart von Zinn oder bei kurzer Nachbehandlung mit Überrutheniumsäure (1887a) aussetzte, fand, färbt sich wohl das Mucigen, nicht aber der Vakuoleninhalt, den er daher nur aus Wasser und Salzen bestehen läßt. Diese Flüssigkeit scheint die Mucigenkörnchen zur Quellung und Umwandlung in Schleim zu bringen. Auch Biedermann (1886) hat diese Vakuolen als das erste Anzeichen der Mucigenbildung aufgefaßt. Andere Autoren, die ohne Kenntnis von den Beobachtungen Ranviers ebenfalls im Inhalt der Theca eine träge Bewegung feststellen konnten, haben sie mehr als ein Auftauchen und Verschwinden von Körnchen geschildert, weshalb es nicht unwahrscheinlich ist, daß die Vakuolen erst infolge der Präparation auftreten (v. Ebner 1899, S. 190), wenn man sie nicht mit Eimer (1868) geradezu als eine rasch nach dem Tode auftretende Leichenerscheinung auffassen will.

Drasch (1886a) beschreibt die Bewegung sehr eingehend in der Rachenschleimhaut vom *Frosch*, List erwähnt sie in der Kloake der *Plagiostomen* und Merk hat sie in der Oberhaut von *Forellen*embryonen beobachtet.

Dieser Inhalt der Becherzellen wird, wie Merk an seinem Objekte sehen konnte, in Form von Körnchen aus dem Stoma herausgeschleudert, die an der Oberfläche so rasch zerfließen, d. h. sich in Schleim umwandeln, daß unter dem Mikroskope der Eindruck des Körnchenplatzens entsteht. Auch in Gestalt von Pfropfen oder Ballen kann der Inhalt austreten; diese stellen aber noch nicht das fertige Sekret, den Schleim, dar, wie F. E. Schulze geglaubt hat, sondern müssen sich auch erst in Körnchen auflösen, die dann zu Schleim zerfließen. Diese Körnchen in den Becherzellen, welche man als Prämucinkörnchen bezeichnet hat, werden durch Reagenzien ungemein leicht verändert, und zwar ist ihre Empfindlichkeit an verschiedenen Objekten und je nach ihrem Reifezustand verschieden, so daß manche Autoren der Ansicht waren, daß die der Reife nahen Körnchen überhaupt durch kein Fixierungsmittel zu erhalten sind (Merk 1886, Biedermann 1886, v. Ebner 1899, S. 188, Hoyer 1900). Auch wässerige Osmiunsäurelösung ist nicht imstande, sie zu fixieren, sondern bringt sie zur Quellung, läßt die Zellmembran, das Exoplasma deutlich hervortreten und erweitert das Stoma.

Diese große Empfindlichkeit der Schleimkörnchen macht es schwer, zu einer sicheren Auffassung vom feineren Aufbau der Theca zu kommen, da hierzu dünne, gefärbte Schnitte durch fixiertes Material unerläßlich sind.

Nach Langley (1886) besteht der Inhalt 1. aus einem Netzwerk, das in seinen Maschen 2. eine hyaline Substanz und 3. Körnchen enthält.

An dem Vorhandensein der Körnchen, über deren Präexistenz in Schleimzellen man meine Bemerkungen (1908a, S. 22 u. f.) vergleichen möge, kann nach den Beobachtungen am lebenden Objekte, wie sie F. E. Schulze, Eisner (1868, Klose 1880), Langley, Merk, Apathy (1892) u. a. mitgeteilt haben, nicht gezweifelt werden. Sie lassen sich nach Langley (1889) durch Räucherung in Osmiumdämpfen, nach Metzner (1906/07) in Osmiumsäure, die in 2—3 vH Kochsalzlösung gelöst wurde, fixieren. In Darmbecherzellen vom *Salamander* konnte sie M. Heidenhain (1907, S. 357 u. f.) schon mit Sublimat einigermaßen gut, besonders schön aber in einem Sublimat-Osmiumsäuregemisch erhalten. Auch starker Alkohol erhält sie bis zu einem gewissen Grade, da damit behandelte Zellen ihr stärkeres Lichtbrechungsvermögen bewahren (Merk). Nach Langley sollen sie sogar etwas schrumpfen, während Bizzozero (1892) sie quellen und bis auf wenige zu einer homogenen Masse werden läßt. Nachträgliche Behandlung mit wässerigen Flüssigkeiten bringt sie aber wieder zur Quellung und Auflösung, bzw. Umwandlung in Schleim.

Auch Alkohol-Formolgemisch (95 vH Alk. 2, Formol 1) vermag die Schleimkörnchen zu fixieren; doch macht vorangehende Narkose oder Reizung durch andere Einflüsse die Körnchen unsichtbar (SCHAFFER 1908a).

Leichter gelingt ihre Fixierung im jugendlichen Zustande. Darauf beziehen sich offenbar die Angaben von PANETH (1888, S. 127), der in der gesättigten wässerigen Pikrinsäure ein Mittel sah, die Körnchen naturgetreu zu erhalten, was BIZZOZERO, G. (1892) bestätigt hat; weiter die Angabe JELINEKS (von mir 1908 mitgeteilt), daß Sublimat sie zu erhalten vermag, nach MERK und BIZZOZERO soll er sie zur Quellung bringen; in beiden Fällen tritt aber die Quellung bei nachträglicher Wasserbehandlung ein, muß diese also vermieden werden. Auch FLEMMINGS und HERMANNS Gemische erhalten jugendliche Schleimkörnchen gut. Sie sind auch mittels der intravitalen Neutralrotfütterung nachweisbar (ARNOLD 1914), wobei sie in ein ungefärbtes Maschenwerk eingebettet erscheinen. Die Behauptung HOYERS, daß sich die Schleimkügelchen nicht fixieren lassen und (nach Pikrinsäure) ein Reagensprodukt seien, entspricht nicht der Wahrheit. In Abb. 59 habe ich einige Becherzellen verschiedener Herkunft mit den erhaltenen Schleimkügelchen dargestellt.

Sehr eigentümlich ist die Wirkung von Drittel-Alkohol; er bewirkt ein Ausfließen der Körnchen ohne Quellung, so daß die Hülle der Becherzelle sich faltet und das Stoma enge bleibt(MERK). Die meisten sauren Reagentien, besonders Chromsäure und ihre Salze bewirken ein Verquellen der Körnchen und die Entstehung eines groben Netz- oder Wabenwerkes, welche Frh. v. SEILLER (1891) für die Einwirkung der MÜLLERschen Flüssigkeit schrittweise verfolgt und beschrieben hat. Die anfangs noch deutlich sichtbaren Granula bekommen ein verwaschenes Aussehen, die Zellen quellen und in ihrem Inneren wird ein Netzwerk sichtbar, oft nur in der oberen Hälfte, während der untere Abschnitt noch mit Körnchen erfüllt ist, und man erhält den Eindruck, daß dieses Netzwerk durch Zerfließen der Körnchen zustande kommt. Das Netzwerk wird deutlicher und zugleich die Körnchen spärlicher; endlich, nach vierwöchiger Einwirkung erscheinen die meisten Zellen vollkommen homogen, d. h. leer, der gequollene Inhalt liegt meist vor dem Stoma und zeigt Spuren einer netzförmigen Struktur.

Ich habe die Schilderung v. SEILLERS ausführlich wiedergegeben, weil LIST seine Becherzellen größtenteils mit MÜLLERscher Flüssigkeit oder ¹/₄proz. Chromsäure vorbehandelt hat und das dabei in den Zellen entstehende grobe Netzwerk (Abb. 61, 4), welches er nicht sehr glücklich als Filarsubstanz der Interfilarsubstanz entgegensetzte, für den im Leben vorgebildeten Inhalt der Becherzellen gehalten, wie es vor ihm schon SCHIEFFERDECKER (1884) getan hat. Diese Filarsubstanz, die nichts mit dem von FLEMMING (1882) in ganz anderem Sinne verstandenen geformten Bestandteil des Cytoplasmas zu tun hat, mit diesem aber verwechselt werden konnte (STÖHR 1887), färbt sich hauptsächlich mit den Schleimfärbemitteln und hat nichts mit dem Cytoplasmanetze zwischen den Schleimkörnchen zu tun, wie SCHIEFFERDECKER (1884) und BIEDERMANN (1886) vermutet haben. Auch die Vorstellung STÖHRS (1887), daß der Schleim durch die eine Gerinnung bewirkenden Reagenzien auf dem Cytoplasmanetze niedergeschlagen und dieses dadurch unsichtbar werde, ist nicht annehmbar, da zwischen den quellenden Schleimkörnchen ein cytoplasmatisches Netz überhaupt nicht mehr vorhanden ist. Dies überhebt uns auch der Annahme STÖHRS, daß bei der Sekretion nicht metamorphosiertes Cytoplasma mit ausgestoßen werde, was einer Art apokriner Sekretion im Sinne SCHIEFFERDECKERS (1917) entsprechen würde.

Das Schleimfadennetz entsteht vielmehr, wie die Beobachtung am lebenden Objekte unter der Einwirkung verschiedener Reagentien ergeben hat, aus dem Zerfließen der quellenden Schleimkörnchen zu einer homogenen Masse, welche unter dem Einflusse von Alkohol oder Säuren fädig oder membranartig gerinnt.

Daher kann auch das Netzwerk von LANGLEY, das er am deutlichsten nach Behandlung mit verdünnten Mineralsäuren oder einem Gemische von 0,1proz. Chrom- und 0,1proz. Osmiumsäure hervortreten sieht, nicht dem wirklichen Maschenwerk von Cytoplasma zwischen den Schleimkörnchen entsprechen. Die hyaline Substanz LANGLEYS, welche die Schleimkörnchen umgeben soll und nach seiner Angabe in 3proz. Natriumkarbonat quillt und sich zum Teil zu einer zähflüssigen Masse löst, in welcher durch Essigsäure oder Alkohol ein häutchenartiger Niederschlag von Mucin entsteht, kann wohl nichts anderes sein, als die oberflächlichen bereits quellenden Zonen der Körnchen. Sie entsprechen den hellen Streifen, welche METZNER um die Granula beschreibt, aber als Lücken gedeutet hat.

Nach alledem wird man sich den Bau und die Entstehung der Becherzellen so vorzustellen haben, daß im Cytoplasma einer indifferenten Epithelzelle Körnchen heranwachsen — ob diese ursprünglich aus den Plastokonten entstehen, wie MEVES (1918) und seine Anhänger behaupten, möge dahingestellt sein, doch sei betont, daß DUESBERG (1912) ausdrücklich bemerkt, daß die Plastosomen in Schleimzellen sich hauptsächlich in der Nähe des Kernes und auch in den Cytoplasmabalken zwischen den Mucigenkörnern befinden —, die sich anfänglich, wie

Schiefferdecker (1884) und Galeotti (1895) angeben, noch mit saueren Farben färben und nicht quellbar sind. Allmählich nehmen sie an Größe zu auf Kosten des Cytoplasmas, das immer mehr aufgebraucht, zwischen den Körnchen zu einem dünnwandigen Wabenwerk verdrängt wird, was auf ihrer gleichzeitig einsetzenden Quellbarkeit beruht. Diese geht aus den Veränderungen des Kernes hervor, der bei den ungestielten Formen abgeplattet und an die Wand gedrückt wird. Nun werden die Körnchen, welche alle Kugelform annehmen, und zwar zunächst in dem vom Kern entfernteren Abschnitt, wie dies die Abb. 4a bei Metzner gut zeigt, basophil und liegen gegen das apikale Ende der Zelle so dicht aneinander, daß zwischen ihnen nichts mehr vom Cytoplasma sichtbar ist. Dieses bleibt nur in Verbindung mit dem kernführenden Teil und allenfalls in einer fadenförmigen Verlängerung, welche das Centriol einschließt, erhalten. Endlich sprengen die Körnchen die Hülle an der Kuppe der Zelle und strömen durch das so entstehende Stoma aus, um zu Schleim zu zerfließen.

Dieser Vorgang kann durch Pilokarpineinwirkung (Majewski 1894) oder bei den aus Becherzellen zusammengesetzten Drüsenbildungen (Biedermann 1886), nach Ranvier (1887) aber auch an den Becherzellen der Rachenschleimhaut vom *Frosch* durch Nervenreizung beschleunigt und gesteigert werden.

Die hier gegebene Darstellung findet im wesentlichen ihre Bestätigung auch in den Beobachtungen, welche v. Möllendorff (1913) auf Grund von Vitalfärbungen über die Farbstoffausscheidung in den Becherzellen gemacht hat. Die Granula, die er als Tropfen auffaßt, findet er in eine ungefärbte Masse eingebettet. Diese ist durchzogen von einem feinsten Netzwerk, das nach der Zellbasis zu Farbstoff enthält und mit dem basalen, gefärbten Cytoplasma zusammenhängt. Durch Vermehrung und Vergrößerung der Tropfen wächst die Zelle, die ungefärbte Masse, welche er als Schleim auffaßt, mit den gefärbten Tropfen quillt aus der Zelle heraus. Es werden also Tropfen (Granula) und schon fertiger Schleim ausgestoßen. Die schleimige Masse bleibt auch in der entleerten Becherzelle (offenbar als Filarsubstanz) noch zurück und nun wird das feine Netzwerk deutlicher, läßt sich besonders mit Nigrosin färben. v. Möllendorff hat auch das weitere Schicksal der entleerten Becherzelle verfolgt; er läßt das basale Cytoplasma sich gegen den oberen Teil abschließen und diesen hinausdrängen und die Zelle zur „schmalen" Zelle werden, die wieder einen Stäbchensaum entwickelt. Eine solche funktionierthabende Becherzelle braucht eine gewisse Restitutionszeit, um neue Granula zu bilden.

Das Netzwerk, welches v. Möllendorff zwischen Kern und Becher zeichnet, scheint dem Golgischen Binnenapparat zu entsprechen, der also bei der vollständigen Ausstoßung des Becherzelleninhaltes höher hinaufrücken muß und schließlich in der schmalen, mit Cuticularsaum versehenen Zelle viel oberflächlicher gelegen erscheint, was den tatsächlichen Befunden entspricht.

Wie v. Möllendorff hier die Umwandlung von Saumzellen, beschreibt Tschasownikow (1914) jene von typischen Flimmerzellen in Becherzellen; dagegen hält er es für ausgeschlossen, daß diese sich wieder in Flimmerzellen zurückverwandeln.

Wie Arnold (1914) gezeigt hat, färbt sich der Inhalt mancher Becherzellen auch mit Bests Carmin, was er auf Beimengung von Glykogen zum Mucin zurückführen will. Dieser Schluß ist aber nur dann gerechtfertigt, wenn der Glykogengehalt auch durch die Jod- und Speichelmethode erwiesen werden kann, da sich auch glykogenfreie, schleimartige Sekrete mit Bests Carmin färben können. Andere Becherzellen zeigen diese Färbung nach Arnold nicht.

3. Verschiedenheiten der Becherzellen.

Schon daraus kann man schließen, daß die Becherzellen unter sich sehr verschiedene Gebilde sind, was ja auch in der Verschiedenheit ihrer Form zum Ausdruck kommt. Mit Recht hat Drasch (1881) auf die Verschiedenheit der Becherzellen in der Oberhaut von *Amphibien* und *Fischen* von jenen im Trachealepithel der *Säugetiere* hingewiesen, wenngleich seine Behauptung, daß in den Becherzellen von *Cobitis* Essig- oder Chromsäure niemals im Inneren ein Netzwerk erzeugen soll, durch die Abbildungen von List (1886) widerlegt ist. Daß aber die

Schleimkörnchen in den Becherzellen von *Forellen*embryonen auch durch Alkohol oder FLEMMINGs Gemisch fixiert werden können, hat selbst LIST zugegeben. Sie sind viel weniger empfindlich als jene in anderen Becherzellen.

Wie HOYER (1900) angibt, sollen sich die Becherzellen im Rachen des *Frosches* durch kein Schleimfärbemittel färben lassen, auch nicht durch Thionin, was P. MAYER (Enzyklop. mikr. Technik v. KRAUSE, 2. Aufl. 1910, S. 490) als einen ernsten Mangel des Thionins bezeichnet, während ich darin nur den Beweis erblicken kann, daß es sich da um eine besondere Schleimart handelt. Ich habe in diesen Zellen nach Fixierung in Alkohol-Formolgemisch mit Mucicarmin durch viel farblose Zwischensubstanz getrennte Kügelchen, die zum Teil zu fadenförmigen Gebilden aneinandergereiht waren (Abb. 59, 1), rot färben können (1908a).

Auch die Färbbarkeit der Theca ist eine verschiedene. Im allgemeinen färbt sie sich, wie der Inhalt von Schleimzellen überhaupt, mit Hämatoxylingemischen, worüber auf STÖHR (1887) und HOYER (1900) verwiesen sei, und mit allen Schleimfärbemitteln, auch mit saurem Orcein (SCHAFFER 1897), und zwar um so stärker, je „reifer“ die Becherzelle ist. Dabei geben manche Teerfarben, wie Safranin, Thionin und Toluidinblau eine lebhafte Metachromasie. Nach HOYER färbt sich der Inhalt der Becherzellen im Mastdarm von *Kaninchen* mit Thionin mehr schmutzig grauviolett, im Dünndarm schön rotviolett. Mit BESTs Carmin färbt er sich bald rot, bald mehr violett (ARNOLD). Während HOYER die Mucinkörnchen schon in einer sehr frühen Phase sich spezifisch färben läßt, sollen sich nach STÖHR (1906) Mucigenkörnchen überhaupt nicht spezifisch färben. Während ich die Körnchen in Darmbecherzellen des Menschen nach Sublimatfixierung mit DELAFIELDs Hämatoxylingemisch meist stark färbbar fand und nur im Stoma zu einer fädigen Masse zerfließen sah (Abb. 59, 3), waren sie in anderen Fällen (SCHAFFER 1897) mit Schleimfärbemitteln vollkommen ungefärbt geblieben.

Diese Verschiedenheiten sind zum Teil gewiß auf verschiedene Reifezustände der Schleimkörnchen — man vergleiche Abb. 59, 3 und 4 —, auf Verschiedenheiten in der Vorbehandlung und in den Farbstoffen zu beziehen, weisen aber auch deutlich auf spezifische Verschiedenheit im Sekret hin. VIRCHOW, H. (1910, S. 603) hat eine solche Verschiedenheit an technisch vollkommen gleich vorbehandelten Becherzellen verschiedener Herkunft feststellen können.

4. Spezifität der Becherzellen.

Die Frage, ob die Becherzellen von Anfang an als solche entstehen und sich nur aus Zellen ihrer Art erneuern können, ist auch heute noch nicht endgültig entschieden. Auch in dieser Hinsicht wird man nicht alle Becherzellen als gleichwertig betrachten können.

F. E. SCHULZE hat sie als selbständige Gebilde aufgefaßt, aber bei *Neunaugen* Übergangsformen zwischen den mit Randsaum versehenen Zellen und typischen Becherzellen mit weiter Öffnung beschrieben. ARNSTEIN (1867) ließ sie aus den prismatischen Epithelzellen entstehen; ebenso KNAUFF (1868). EIMER (1868) hat sich zunächst sehr energisch gegen die Entstehung von Becherzellen aus gewöhnlichen Epithelzellen gewendet. Später (1884) kommt er aber zu dem Schlusse, daß sie aus solchen hervorgehen „trotzdem sie später selbständige Gebilde sind“. Auch KLEIN (1878) nahm eine Umwandlung gewöhnlicher Epithelzellen in Becherzellen an. DRASCH (1879) hat sie für Übergangsformen seiner Keilzellen zu Flimmerzellen gehalten. Auch PATZELT sen. (1882) und PANETH (1888) lassen sie aus den gewöhnlichen Epithelzellen hervorgehen. Während ersterer sie aber nach ihrer Entleerung verdrückt werden, dann wieder regenerieren und aufs neue Schleim bilden läßt, sollen sie nach letzterem wieder zu Saumzellen werden. Auch STÖHR und HOYER haben nicht an ihre Spezifität geglaubt und MAJEWSKI (1894) hat auf Grund seiner Versuche mit Atropin und Pilokarpin sich für die Umwandlung von Saumzellen in Becherzellen ausgesprochen. Ebenso haben Waller, C. und Björkman, G. (1882) einen Übergang von Flimmer- in Becherzellen angenommen und Busquet, P. (1897) läßt sie im Darm aus gewöhnlichen Epithelzellen hervorgehen und nach Ausstoßung des Schleimes wieder in die frühere Form zurückkehren. Ich selbst habe mich für die Umwandlung von Saumzellen in Becherzellen ausgesprochen (1891), aber auch auf die Unterschiede zwischen letzteren und vakuolisierten Epithelzellen hingewiesen. Später habe ich die Möglichkeit, daß es sich in den Becherzellen um selbständige Gebilde handelt, zugegeben (1897, S. 450, Anmerkung 4) und sie für spezifisch erklärt (1908), soweit es sich um die Becherzellen auf den Darmzotten handelt. Die Anschauungen v. Möllendorffs und von Tschassownikow, die Becherzellen aus Saum- bzw. Flimmerzellen entstehen lassen, sind schon oben erwähnt. Das Schwankende in dieser Auffassung wird verständlich, wenn man bedenkt, daß es G. Bizzozero (1888, 1892) gelungen ist, Mitosen in Becherzellen und damit die Vermehrungsfähigkeit dieser Elemente aus sich selbst heraus nachzuweisen. Diese Entdeckung wurde von Struiken (1893), Sacerdotti (1894), E. Bizzozero (1902/03), Zipkin (1903) u. a. bestätigt und damit gewann auch die Auffassung der Becherzellen als selbständiger Elemente an Boden.

Es fragt sich aber, ob das zweifellose Vorkommen solcher Mitosen, die jedoch nur spärlich angetroffen werden, genügt, um eine Reihe von Tatsachen, welche für die Entstehung von Becherzellen aus gewöhnlichen Epithelzellen oder ihre Rückverwandlung in solche sprechen, zu entkräften.

Da muß zunächst auf die Unregelmäßigkeit des Vorkommens der Becherzellen, auf die schon Arnstein (1867) aufmerksam gemacht hat und auf welche Drasch und Paneth mit Recht großes Gewicht gelegt haben, hingewiesen werden. Arnstein und Paneth finden Becherzellen bei hungernden *Tieren* viel zahlreicher. Auch unter pathologischen Verhältnissen, z. B. katarrhalischer Reizung der Nasenschleimhaut oder Conjunctiva kann ihre Zahl stark vermehrt sein, ohne daß entsprechende Neubildungsvorgänge durch mitotische Teilung nachgewiesen wären. Eimer (1868) und Struiken haben hervorgehoben, daß man niemals zwei Becherzellen nebeneinander findet — v. Ebner scheint ein solches Vorkommen ausnahmsweise für möglich gehalten zu haben —, was der Fall sein müßte, wenn ihre mitotische Teilung wieder nur Becherzellen entstehen ließe. Will man nicht die unwahrscheinliche Annahme machen, daß sich zwischen zwei so geteilte Becherzellen von der Seite her eine gewöhnliche Epithelzelle einschiebt, muß man mit Struiken und Paneth es für möglich halten, daß sich Becherzellen in gewöhnliche Epithelzellen zurückverwandeln können, was auch v. Möllendorff u. a. angenommen haben. Auffallend ist weiter, daß beim Dickdarm die Becherzellen im Grunde der Krypten viel dichter stehen, als gegen ihre Mündung. Während an ersterer Stelle die Becherzellen mit protoplasmatischen abwechseln können, schieben sich gegen die Mündung oft fünf bis sechs der letzteren zwischen zwei Becherzellen ein (Schaffer 1891). Ein ähnliches Verhältnis zwischen beiden Zellformen ist auch in den Dünndarmkrypten und auf den Zotten zu beobachten. Nachdem wir aber durch Bizzozero wissen, daß das Zottenepithel, wie jenes in den oberen Abschnitten der Dickdarmkrypten (Patzelt sen. 1882) durch andauernden Nachschub von den tieferen Teilen her stattfindet, wobei die Zellen oft deutliche Schubformen mit manchmal langen, fadenförmig ausgezogenen, basalen Fortsätzen erkennen lassen, ist es schwer erklärlich, wieso auf den Zotten und im oberen Teil der Dickdarmkrypten mehr protoplasmatische Zellen zwischen zwei Becherzellen stehen, als in den tiefer gelegenen Teilen. Eine Vermehrung der ersteren findet weder auf den Zotten, noch nahe der Mündung der Dickdarmkrypten statt, ebensowenig, wie eine irgendwie regere Ausstoßung von Becherzellen. So bleibt kaum eine andere Annahme, als daß die entleerten Becherzellen, welche zu den bekannten schmalen Stiftchenzellen zusammengedrückt werden, wenigstens teilweise wieder zu gewöhnlichen Epithelzellen oder Saumzellen werden können. Sehr entschieden hat sich in diesem Sinne neuestens CLARA (1926) ausgesprochen, welcher durch seine Untersuchungen am *Vogel*darme zu der Überzeugung kam, daß die Becherzellen keine Zellen sui generis sind, sondern jederzeit aus „Hauptzellen" gebildet werden können. Ein solcher Funktionswechsel zwischen sezernierenden und flimmernden Zellen ist im Uterus und Eileiter mit Sicherheit nachgewiesen (SCHAFFER 1908, MOREAUX 1910, TRÖSCHER 1917, LUBAN 1918) und von HAMMAR (1897) auch für das Epithel der Ductuli efferentes des Hodens angenommen. Umgekehrt ist es aber zweifellos, daß in der Epidermis der *Cyclostomen* z. B. mit Deckelsaum versehene Zellen durch Verschleimung dieses Saumes zu Becherzellen werden können.

Es fehlt auch nicht an Beobachtungen von Übergangsformen zwischen Flimmer- oder Saumzellen zu Becherzellen, welche Angaben allerdings strengste Kritik erfordern. So beschreiben KNAUFF und ARNSTEIN (1867) ziemlich eingehend die Umwandlung von Saum- in Becherzellen und KÖLLIKER (1856) bildet an einer isolierten jungen Becherzelle Reste des Stäbchensaumes ab. ARNSTEIN empfiehlt besonders den Ösophagus vom *Frosch* zum Studium dieser Übergangsformen, wo er häufig an den Becherzellen noch Cilien sah. Auch EIMER (1868) hat an der Oberfläche von Flimmerepithelien manchmal isolierte Becherhüllen gefunden, deren Stoma am oberen Umkreis durch eine einfache Reihe von Flimmerhaaren gekrönt war. BILLROTH (1858) und OEDMANSSON erwähnen etwas Ähnliches. Ich glaube im Mastdarm bestimmt Übergangsformen zwischen Saum- und Becherzellen gesehen zu haben (1891, S. 476) und habe da sicher nicht, wie BIZZOZERO (1892a) vermutet hat, einer Becherzelle den Cuticularsaum einer darunterliegenden Zylinderzelle zugeteilt, sondern sah in einer mit Randsaum versehenen Zelle zwischen Kern und Cytoplasma einen ziemlich großen ovalen Sekrettropfen, der bereits mit DELAFIELDS Hämatoxylingemisch stark blau gefärbt war und die charakteristische Netzstruktur des Becherzelleninhaltes zeigte.

Ich gebe zu, daß diese Beobachtungen zu spärlich sind, um eine ausgedehntere Entstehung von Becherzellen aus anderen Epithelzellen zu beweisen. Das können sie auch nicht, da die Becherzellen im Darm und wahrscheinlich auch in den Luftwegen der Hauptsache nach aus indifferenten Zellen hervorgehen und dann zu spezifischen Elementen werden, welche eine längere Lebensdauer besitzen, wiederholt sezernieren und sich auch vermehren können. Damit befinde ich mich in Übereinstimmung mit v. SCHUMACHER (1901), der in der Rachenschleimhaut vom *Frosch* die Becherzellen als jüngste Formen in den tieferen Schichten des Epithels auftreten und allmählich zwischen den Flimmerzellen an die freie Schleimhautoberfläche gelangen läßt. Einen ähnlichen Vorgang haben wir ja auch in anderen, vornehmlich geschichteten Epithelien (Conjunctiva, *Fisch*epidermis) kennen gelernt. Doch möchte ich ihn nicht als einzigen, für die Entstehung von Becherzellen in Betracht kommenden ansehen. Gelegentlich ist wohl auch die Möglichkeit vorhanden, daß sich differenzierte Epithelzellen in Becherzellen umwandeln und diese wieder zu protoplasmatischen Epithelzellen werden.

Zur Geschichte und Bedeutung der Becherzellen sei auf BRÜHL, EIMER (1867), LIST (1886), PANETH (1888), v. SEILLER (1891), OPPEL (1897) und v. EBNER (1899) verwiesen.

·Die Becherzellen wurden zuerst von J. HENLE (1837) im Darm gesehen und als helle, kugelige Bläschen mit einem kurzen, körnigen Stiel beschrieben. GRUBY und DELAFOND bezeichneten sie als Epithelium capitatum mit Hinsicht auf das Vorragen der rundlichen kopfartigen Pfröpfe, welches an der abgetrennten Schleimhaut bald auftritt. LEYDIG (1851) hat sie in der Oberhaut schuppenloser *Süßwasserfische* beschrieben, allerdings auch mit anderen Gebilden (den Kolbenzellen) verwechselt und als Schleimzellen bezeichnet, später (1854) den einzelligen Drüsen der *Wirbellosen* verglichen. ECKER (1857) hat zuerst ihre Form mit einem Becher, HENLE (1866) mit der bauchiger Trinkgläser oder dem Kelch sogenannter Römer verglichen. KÖLLIKER (1852), der zuerst die Öffnungen (Stomata) der Becherzellen gesehen hat, hielt den glänzenden Inhalt für Fett und hat die Gebilde mit der Resorption in Zusammenhang gebracht, was später in ganz anderer Weise auch von LETZERICH (1866) geschehen ist. Nachdem von DONDERS (1852/53) der ausgeschiedene Inhalt der Becherzellen als ein kernhaltiger Anteil aufgefaßt worden war, eine Auffassung, die später von STEINHAUS (1888) in geänderter Form wieder aufgenommen worden ist, hat KÖLLIKER (1867) die Becherzellen mit der Regeneration des Epithels in Zusammenhang gebracht und auch die Vermutung ausgesprochen, daß diese ausgestoßenen, kernhaltigen Anteile die Schleimzellen des Darmschleims darstellen könnten. Geradezu als Bildungs- und Vermehrungsstätten der Leukocyten hat sie dann EIMER (1867) hingestellt, offenbar in falscher Ausdeutung der auch von H. VIRCHOW (1910) beobachteten Tatsache, daß in absterbende Becherzellen, die sich gelegentlich auch in Cysten umwandeln können, nicht selten Leukocyten einwandern. Gegenüber der vielfach geäußerten Anschauung von der Hinfälligkeit der Becherzellen, sei die Auffassung GEGENBAURS (1863), daß nach der Entleerung aus dem kernhaltigen protoplasmatischen Fuße ein Wiederaufbau der Zelle erfolge, hervorgehoben. Für selbständige Sekretionsorgane wurden die Becherzellen von F. E. SCHULZE und FRIES (1867) erklärt. Dieser hat ihren Inhalt bzw. ihr Sekret als zähflüssige, mucinähnliche Masse bezeichnet. Nachdem v. EBNER (1873) die Färbbarkeit der Schleimdrüsenzellen mit Blauholzextrakt nachgewiesen hatte, wurde von KLEIN (1878) eine Purpurblaufärbung der Becherzellen mit Hämatoxylin betont. Wenn KLOSE (1880) eine solche nie gelungen ist, so waren seine Becherzellen entweder vollkommen entleert oder sein Hämatoxylin enthielt zu viel Alaun und zu wenig Hämatein, wobei sich Schleim nach P. MAYER (Grundzüge der mikr. Technik, 1907) überhaupt nicht färbt.

Endlich sei erwähnt, daß die Becherzellen von manchen Seiten, besonders der Schule S. STRICKERS, für Kunstprodukte gehalten worden sind (BRETTAUER und STEINACH, DÖNITZ 1864, SACHS 1867, LIPSKY 1867).

Literatur X.
Becherzellen.

Akagi, Y.: Über die Becherzellenherde im Ovarium. Japan. journ. of med. sciences Bd. 2, Nr. 2, S. 61. 1925 (1922). — **Apathy, St.**: a) Studien zur Histologie der *Najaden*. Nat. Abh. d. ungar. Akad. Bd. 14, 121 S. 1885. (Ungarisch.) Ref. im Neapler zool. Jahresber. f. 1886. S. 20 (*Mollusken*). — b) Behandlung des Nervensystems für histologische Zwecke. Zeitschr. f. wiss. Mikroskopie Bd. 9, S. 22 (15—37). 1892. — **Arnold, J.**: Über Plasmastrukturen und ihre funktionelle Bedeutung. Jena 1914. S. 1—471. 4 Taf. — **Arnstein**: VII. 1867. — **Bernard**: Recherches sur les organes palléaux des *Gastéropodes* prosobranches. Ann. des sciences nat. (7), Bd. 9, S. 89. 1890. — **Biedermann, W.**: a) Untersuchungen über das Magenepithel. Sitzungsber. d. Akad. Wien, Mathem.-naturw. Kl. III, Bd. 71, S. 377—398. 1875. — b) Über morphologische Veränderungen der Zungendrüsen des *Frosches* bei Reizung der Drüsennerven. Ebenda III, Bd. 86, S. 67—89. 1882. — c) Zur Histologie und Physiologie der Schleimsekretion. Ebenda III, Bd. 94, S. 250—272. 1886. — d) I. 1926. — **Billroth, Th.**: I. 1858. — **Bizzozero, E.**: Sulla rigenerazione dell'epitelio intestinale nei pesci. Atti d. accad. d. scienze di Torino Bd. 38, S. 966—978. 1902/03. — **Bizzozero, G.**: a) Über die schlauchförmigen Drüsen des Magen-Darmkanals usw. 1. Mitt. Arch. f. mikroskop. Anat. Bd. 33, S. 216—276. 1889. — b) Dasselbe II. 1892. — c) Dasselbe. 3. Mitt. Ebenda Bd. 42, S. 82—152. 1893. — **Bolt, F.**: Beiträge zur vergleichenden Histologie des *Molluskentypus*. Ebenda Bd. 5, Suppl., S. 46. 1869. — **Brettauer u. Steinach**: III. 1857. — **Brühl, L. J.**: Beiträge zur Lehre von den Becherzellen. I. Historisch-kritische Darstellung der bisherigen Befunde aus der Zeit von 1837—1867. Diss. Berlin 1867. S. 1—70. — **Busquet, P.**: Cellules sécrétantes et glandes unicellulaires. Bibl. anat. Bd. 5, S. 194—203. 1897. — **Cajal, R. y**: II. 1904. — **Clara, M.**: Beiträge zur Kenntnis des *Vogel*darmes. V. T. Die Schleimbildung im Darmepithel mit besonderer Berücksichtigung der Becherzellenfrage. Zeitschr. f mikroskop.-anat. Forsch. Bd. 6, S. 256—304. 1926. — **Corti, A.**: II. 1925. — **Dönitz, F. C. W.**: Über die Schleimhaut des Darmkanals. Arch. f. Anat. u. Physiol. 1864. S. 367, 393. — **Donders**: Bijdrage tot den fijneren bouw en de verrigting der dunnedarmen. Nederl. Lanzet., Ser. III, Jg. 2, S. 546. 1852/53. — **Drasch, O.**: a) I. 1879. — b) I. 1881. — c) I. 1886a. — **Duesberg, J.**: II. 1912. — **v. Ebner, V.**: a) III. 1873. — b) I. 1899. — c) II. 1902. — **Ecker, A.**: Über die Geruchsschleimhaut des Menschen. Zeitschr. f. wiss. Zool. Bd. 8, S. 303—306. 1857. — **Edinger**: VII. 1877. — **Eimer, Th.**: a) Zur Geschichte der Becherzellen, insbesondere derjenigen der Schleimhaut des Darmkanals. Diss. Berlin 1867. — b) Über Becherzellen. Virchows Arch. f. pathol.

Anat. u. Physiol. Bd. 42, S. 490—545. 1868. — c) III. 1884. — **Ellermann, V.:** II. 1900. — **Flemming, W.:** Beiträge zur Kenntnis der Zelle und ihrer Lebenserscheinungen. T. 2. Arch. f. mikroskop. Anat. Bd. 18, S. 151—159. 1880. — b) VI. 1882. — **Fries:** Über die Fettresorption und die Entstehung der Becherzellen. Virchows Arch. f. pathol. Anat. u. Physiol. Bd. 40, S. 519. 1867. — **Galeotti:** Über die Granulationen in den Zellen. Internat. Monatsschr. f. Anat. u. Physiol. Bd. 12, S. 440—457. 1895. — **Gegenbaur, C.:** Über Drüsenzellen in der Lungenschleimhaut bei *Amphibien*. Arch. f. Anat. u. Physiol. 1863. S. 157. — **Gruby u. Delafond:** III. 1843. — **Hammar, J. A.:** I. 1897. — **Hári, P.:** Über das normale Oberflächenepithel des Magens und über Vorkommen von Randsaum- epithelien und Becherzellen in der menschlichen Magenschleimhaut. Arch. f. mikroskop. Anat. Bd. 58, S. 685—726. 1901. — **Hebold:** Ein Beitrag zur Lehre von der Sekretion und Regeneration der Schleimzellen. Diss. Bonn 1879. S. 1—32. — **Heidenhain, M.:** II. 1907. S. 357 u. f. — **Helly, K.:** Beitrag zur Anatomie des Pankreas und seiner Aus- führungsgänge. Arch. f. mikroskop. Anat. Bd. 52, S. 780 (775—793). 1898. — **Henle, J.:** a) I. 1837. — b) Handb. d. Anat. Bd. 2, S. 165. 1866. — **Höcke, M.:** Beiträge zur verglei- chenden Histologie des Pankreas der wichtigsten *Haussäugetiere* (*Hund, Katze, Schwein, Schaf, Ziege, Rind, Pferd*) mit besonderer Berücksichtigung des „Ausführenden Apparates“ und der „Pankreasinseln“. Diss. Dresden. Zürich 1907. S. 1—126. — **Holl, M.:** a) III. 1885. — b) III. 1887. — c) III. 1887a. — **Hopkins:** III. 1895. — **Hornickel, P.:** Ver- gleichende Untersuchungen über den histologischen Bau der Tränendrüse unserer *Haus- säugetiere*. Diss. Gießen 1905 und Internat. Monatsschr. f. Anat. u. Physiol. Bd. 23, S. 361—377. 1906. — **Hoyer, H.:** Über den Nachweis des Mucins in den Geweben mittels der Färbemethode. Arch. f. mikrosk. Anat. Bd. 36, S. 310—374. 1900. — **Illing, G.:** Vergleichende makroskopische und mikroskopische Untersuchungen über die sub- maxillaren Speicheldrüsen der *Haussäugetiere*. Inaug.-Diss. Zürich 1904. S. 1—141. 4 Taf. — **Klein:** Observations on the structure of cells and nuclei. Quart. journ. of microscop. science Bd. 18, S. 125. 1878. — **Klose, Gr.:** Beitrag zur Kenntnis der tubu- lösen Darmdrüsen. Diss. Breslau 1880. S. 1—30. — **Knauff:** Das Pigment der Respirations- organe. Virchows Arch. f. pathol. Anat. u. Physiol. Bd. 39, S. 442—474. 1867. — **Köl- liker, A.:** a) I. 1852. — b) Nachweis eines besonderen Baues der Zylinderzellen des Dünn- darms, der zur Fettresorption in Bezug zu stehen scheint. Verhandl. d. phys.-med. Ges., Würzburg Bd. 6, S. 253—273. 1856. — c) VI. 1860. — d) VI. 1867. — **Kopsch:** II. 1926. — **Krause, R.:** Zur Histologie der Speicheldrüsen. Die Speicheldrüsen des *Igels*. Arch. f. mikroskop. Anat. Bd. 45. S. 93—133. 1895. — **Langley, J. N.:** a) On the structure of mucous salivary glands. Proc. of the roy. soc. of London Nr. 244, S. 362—367. 1886. — b) On the perservation of mucous granules in secretory cells. Proc. of the physiol. soc. of Cambridge 1889, Bd. 2. — **Letzerich, L.:** Über die Resorption der verdauten Nährstoffe (Eiweißkörper und Fette) im Dünndarm. Virchows Arch. f. pathol. Anat. u. Physiol. Bd. 37, S. 233. 1866. — **Leydig, F.:** a) IX. 1851. — b) III. 1852. — c) Anatomisch-histo- logische Untersuchungen über *Fische* und *Reptilien*. Berlin 1853. 120 S. 4 Taf. d) IV. 1854. — e) III. 1857. — f) VIII. 1879. — **Lipsky, A.:** Beiträge zur Kenntnis des feineren Baues des Darmkanals. Sitzungsber. d. Akad. Wien, Mathem.-naturw. Kl. I, Bd. 55, S. 183—192. 1867. — **List, J. H.:** a) Über Becherzellen im Blasenepithel des *Frosches*. Ebenda III, Bd. 89, S. 186—211. 1884. — b) Das Kloakenepithel von *Scyllium canicula*. Ebenda Bd. 90, S. 159—170. 1884. — c) Über einzellige Drüsen (Becherzellen) im Blasenepithel der *Eidechse* (*Lacerta agilis*). Zool. Anz. Nr. 187, S. 69—70. 1884. — d) Untersuchungen über das Kloakenepithel der *Plagiostomen*. 1. T. Das Kloakenepithel der *Rochen*. 2. T. Das Kloakenepithel der *Haie*. Sitzungsber. d. Akad. Wien, Mathem.-naturw. Kl. III, Bd. 92, S. 270—305. 1885. — e) Über Becherzellen. Arch. f. mikroskop. Anat. Bd. 27, S. 481—588. 1886. — f) Zur Kenntnis des Blasenepithels einiger *Schildkröten* (*Testudo graeca* und *Emys europaea*). Ebenda Bd. 28, S. 48—53. 1886. — **Loos, P.:** Die Eiweiß- drüsen der *Amphibien* und *Vögel*. Zeitschr. f. wiss. Zool. Bd. 35, S. 478. 1881. — **Luban, S.:** III. 1918. — **Majewski:** Über die Veränderung der Becherzellen im Darmkanal während der Sekretion. Internat. Monatsschr. f. Anat. u. Physiol. Bd. 11, S. 177—193. 1894. — **Merk, L.:** Über die Schleimabsonderung an der Oberhaut der *Forellen*embryonen. Sitzungsber. d. Akad. Wien, Mathem.-naturw. Kl. III, Bd. 93, S. 99—126. 1886. — **Metzner, R.:** Die histologischen Veränderungen der Drüsen bei ihrer Tätigkeit. NAGELS Handb. d. Physiol. d. Menschen Bd. 2, S. 899—1024. 1906/07. — **Meves, F.:** Über Um- wandlungen von Plastosomen in Sekretkügelchen, nach Beobachtungen an Pflanzenzellen usw. Arch. f. mikroskop. Anat. Bd. 90, Abt. 1, S. 445—462. 1918. — **v. Möllendorff:** Über Vitalfärbung der Granula in den Schleimzellen des *Säuger*darms. Verhandl. d. anat. Ges., 27. Vers., Greifswald 1913. S. 117—123. — **Moreaux, R.:** a) III. 1910. — b) III. 1911. — **Müller, H.:** VI. 1860. — **Neumann, E.:** Die Beziehung des Flimmerepithels der Bauchhöhle zum Eileiterepithel beim *Frosche*. Anhang: Die Drüsen der *Frosch*eileiter. Von demselben. (Nach in Gemeinschaft mit Herrn H. GRUNAU angestellten Untersuchungen.) Arch. f. mikroskop. Anat. Bd. 11, S. 354—378. 1875. — **Oedmansson:** Studier öfver epiteliernas byggnad. Utdrag ur bref meddeladt af Prof. E. A. KEY. Hygiea, Bd. 25, S. 145—157, 337—344. 1863. — **Oppel, A.:** a) III. 1896. — b) VII. 1897. — **Paneth:** VII. 1888. — **Partsch, K.:** Beiträge zur Kenntnis des Vorderdarmes einiger *Amphibien* und *Reptilien.* Arch. f. mikroskop. Anat. Bd. 14, S. 179—203. 1877. — **Patzelt** sen., **V.:** Über die Entwicklung der Dickdarmschleimhaut. Sitzungsber. d. Akad. Wien, Mathem.-naturw. Kl. III, Bd. 86, S. 145—172. 1884. — **Patzelt** jun., **V.:** Über Anomalien des Ductus thyreoglossus und Schilddrüsenanlagen in der Zunge des Menschen. Verhandl. d. anat. Ges., 32. Vers., Heidelberg 1923. S. 220—232. — **Pfitzner, W.:** Das Epithel der Conjunctiva. Eine histologische Studie. Zeitschr. f. Biol. Bd. 24, S. 397—431. 1879. — **Pischinger:** Beitrag zur Kenntnis des Pankreas. Diss. München 1895. S. 1—129. Taf. — **Plenk, H.:** Über blinde Anhänge an den interlobulären Ausführungsgängen einer menschlichen Glandula submaxillaris. Anat. Anz. Bd. 57, S. 511—514. 1924. — **Ranvier, L.:** a) Les membranes muqueuses et le système glandulaire. Journ. de microgr. Bd. 8, S. 36. 1884. — b) Dasselbe. Le foie. Ebenda Bd. 10, S. 5 u. f. 1886. — c) Des vacuoles des cellules caliciformes, des mouvements de ces vacuoles et des phénomènes intimes de la sécrétion du mucus. Cpt. rend. hebdom. des séances de l'acad. des sciences Bd. 104, S. 819—822. 1887. — d) De l'emploi de l'acide perruthenique dans les recherches histologiques et de l'application de ce réactif à l'étude des vacuoles des cellules caliciformes. Ebenda Bd. 105, S. 145—149. 1887. — e) III. 1889 (1875). — **Rheiner:** Die Ausbreitung der Epithelien im Kehlkopfe. Würzburg. Verhandl. Bd. 3, S. 222—226. 1852. — **Sacerdotti:** a) Über die Entwicklung der Schleimzellen des Magen-Darmkanales. Internat. Monatsschr. f. Anat. u. Physiol. Bd. 11, S. 501—515. 1894. (Franz. in Arch. ital. de biol. Bd. 23, S. 1—12. 1895.) — b) Sulla rigenerazione dell'epitelio muciparo del tubo-gastro-enterico degli *anfibi.* Atti d. R. accad. d. scienze di Torino Bd. 31, Disp. 14a, S. 870—881. 1896. (Deutsch. in Arch. f. mikroskop. Anat. Bd. 48, S. 359. 1896.) — **Sachs, J.:** Zur Kenntnis der sog. Vakuolen oder Becherzellen im Dünndarm. Virchows Arch. f. pathol. Anat. u. Physiol. Bd. 39, S. 493—495. 1867. — **Schaffer, J.:** a) IV. 1891. — b) IV. 1897. — c) Über Bau und Funktion des Eileiterepithels beim Menschen und bei *Säugetieren.* Monatsschr. f. Geburtsh. u. Gynäkol. Bd. 28, S. 526—688. 1908. — d) Zur Histologie der Unterkieferspeicheldrüsen bei Insektivoren. Zeitschr. f. wiss. Zool. Bd. 89, S. 1 bis 27. 1908. — e) VI. 1922. — **Schiefferdecker, P.:** a) Zur Kenntnis des Baues der Schleimdrüsen. Arch. f. mikroskop. Anat. Bd. 23, S. 382—412. 1884. — b) Die Hautdrüsen des Menschen und der *Säugetiere,* ihre biologische und rassenanatomische Bedeutung usw. Biol. Zentralbl. Bd. 37, S. 534—562. 1917. — **Schultze, M.:** a) IX. 1862. — b) Über sezernierende Zellen in der Haut von *Limax.* Arch. f. mikroskop. Anat. Bd. 3, S. 204—205. 1867. — **Schulze, F. E.:** Das Drüsenepithel der schlauchförmigen Drüsen des Dünn- und Dickdarmes und die Becherzellen. Vorl. Mitt. Zentralbl. d. med. Wiss. Nr. 11, S. 161—164. 1866. — b) III. 1867. — **v. Schumacher, S.:** III. 1901. — **Seiller,** Frh. v.: a) Über die Zungendrüsen von *Anguis, Pseudopus* und *Lacerta.* Ein Beitrag zur Kenntnis der einzelligen Drüsen. Arch. f. mikroskop. Anat. Bd. 38, S. 177—264. 1891. — b) Die Zungendrüsen von *Lacerta.* Festschr. z. 70. Geburtst. R. LEUCKARTS. Leipzig: W. Engelmann 1892. — **Soubottine, M.:** Recherches histologiques sur la structure des membranes synoviales. Arch. de physiol. Ser. II, Bd. 7, S. 532—554. 1880 und Gaz. méd. Paris 1880, S. 114—125. — **Steinhaus:** Über Becherzellen im Dünndarmepithel der *Salamandra maculosa.* Arch. f. Anat. u. Physiol., physiol. Abt. 1888, S. 371. — **Stöhr, P.:** a) Über Schleimdrüsen. Festschr. f. A. v. KÖLLIKER. Ebenda 1887, S. 423 bis 444. — b) Lehrbuch der Histologie. 12. Aufl. 1907. S. 210. — **Struiken:** Beiträge zur Histologie und Histochemie des Rectumepithels und der Schleimzellen. Diss. Freiburg i. B. 1893. S. 1—68, 2 Taf. — **Stüve, R.:** Beitrag zur Kenntnis der Eileiterdrüsen bei den *Amphibien.* Arch. f. mikroskop. Anat. Bd. 34, S. 123—131. 1889. — **Tröscher:** Über den Bau und die Funktion des Tubenepithels beim Menschen. Monatsschr. f. Geburtsh. u. Gynäkol. Bd. 45, S. 205—220. 1907. — **Tschassownikoff:** III. 1914. — **Virchow, H.:** a) I. 1910. — b) Über das Conjunctivalepithel des Menschen. Arch. f. mikroskop. Anat. Bd. 78, S. 565—617. 1911. — **Waller, C.** u. **Björkman, G.:** Studien über den Bau der Trachealschleimhaut mit besonderer Berücksichtigung des Epithels. Biol. Unters. v. G. RETZIUS Jg. 2, S. 71—96. 1912. — **Widakowich, V.:** Über Bau und Funktion des Nidamentalorgans von *Scyllium canicula.* Zeitschr. f. wiss. Zool. Bd. 80, S. 1—21. 1905. — **Zimmermann, K. W.:** I. 1898. — **Zipkin, Rachel:** Beiträge zur Kenntnis der gröberen und feineren Strukturverhältnisse des Dünndarms von *Inuus rhesus.* Anat. Hefte Bd. 23, S. 115—186. 1903.

XI. Absondernde Epithelflächen.

Während die Becherzellen einzeln im Oberflächenepithel verstreute, die Drüsen verwickelt gestaltete, scharf abgegrenzte, meist in die Tiefe versenkte Komplexe absondernder Zellen darstellen, können manche flächenhaft ausgebreitete Epithelien in ihrer ganzen Ausdehnung in sezernierende Elemente umgewandelt erscheinen, wodurch große, absondernde Flächen entstehen.

Dies ist z. B. der Fall beim Epithel, welches die Adergeflechte (Plexus chorioidei) bedeckt, beim Oberflächenepithel des Magens, bei jenem des Uterus und Eileiters, beim Amnionepithel, an der Oberfläche der Zunge und der Speiseröhre vieler *Reptilien*, an der Oberhaut der *Cyclostomen*.

Man hat auch dem Epithel der Synovialhäute eine sekretorische Funktion zugeschrieben und SOUBBOTINE, M. (1880) hat sie geradezu als „glande close" bezeichnet. Auch PALADINO (1901) hat die Synovialhäute, die Schleimhaut der Kiefer- und Stirnhöhlen unter die Drüsen gereiht, ja sogar die Synovial- und Darmzotten als eigenen Drüsentypus (a tipo sporgente) aufgestellt. Man vergleiche dazu LIVINI (1902). GREFF (1902) hat die Conjunctiva als eine Flächendrüse aufgefaßt, in der die Becherzellen die Drüsenzellen darstellen. Unter pathologischen Verhältnissen kann fast die ganze oberflächliche Zellage in sezernierende Elemente umgewandelt erscheinen.

PRENANT (1911) bezeichnet Epidermis, Magen- und Darmschleimhaut geradezu als Glandes en nappes, membranförmige Drüsen.

Gelegentlich kann das ganze Epithel der Ausführungsgänge von Schleimdrüsen aus schleimabsondernden Elementen bestehen (SCHAFFER, J. 1897). Nach CLARA (1926) kann das Epithel des Enddarms bei *Vögeln* in seiner Gänze ein schleimbildendes werden; ähnlich jenes des Ductus hepaticus und pancreaticus.

Das Epithel der Plexus chorioidei. Es kann heute wohl nicht bezweifelt werden, daß dieses Epithel eine wesentliche Rolle bei der Bildung des Liquor cerebrospinalis spielt. Wenn schon die Anatomen des 17. Jahrhunderts, wie WILLIS (1664) und NUCK (1696) die Plexus als Drüsen bezeichnet haben, so ist dem, bei der Auffassung, die man damals von den Drüsen hatte, keine Bedeutung beizulegen. Doch schon FAIVRE (1854) brachte sie mit der Bildung des Liquor in Zusammenhang; ebenso LUSCHKA (1855), welcher gezeigt hat, daß der Liquor nicht ein Transsudat ist, sondern ein Sekret sein müsse.

Für die sekretorische Natur des Plexusepithels sprechen auch seine feineren Strukturverhältnisse, welche vielfach Gegenstand der Untersuchung gewesen sind. Besonders eingehend haben sich damit an einem mannigfaltigen, vergleichenden *Tier*material, sowie beim Menschen GRYNFELTT und EUZIÈRE befaßt, denen ich bei der folgenden Darstellung im wesentlichen folge. Wie schon aus den auseinandergehenden Darstellungen der früheren Autoren hervorgeht, können die Zellen der Plexus ein verschiedenes Aussehen darbieten, was zum Teil auf Verschiedenheit des Materials und der Untersuchungsmethode dieses sehr empfindlichen und leicht veränderlichen Gewebes, zum Teil aber sicher auf funktionelle Unterschiede bezogen werden muß.

So haben GALEOTTI (1899) und PETTIT und GIRARD (1901) bei *Tieren*, ENGEL (1909) beim Menschen fuchsinophile Körnchen in den Zellen nachgewiesen; auch OBERSTEINER (1912) erklärt ihr Cytoplasma für grobkörnig. Diese Körnchen wurden als Sekretkörnchen gedeutet; während VONWILLER (1911) solche wohl bei einem älteren Kinde und einem Erwachsenen sah, fand er beim Neugeborenen und bei einem anderen Erwachsenen keine Spur von Sekretkörnern, wohl aber Vakuolen und zwischen ihnen reichlich leicht wellig gebogene Fädchen, welche meist parallel zur Längsachse der Zelle angeordnet waren und die man trotz der Zweifel VONWILLERS wohl für Plastokonten halten muß. In der Tat wurde ein deutliches Chondriom von HWOROSTUCHIN (1911), GRYNFELTT und EUZIÈRE (1912), POLICARD (1912), CIACCIO und SCAGLIONE (1913) und ACCOYER, H. (1924) nachgewiesen. Beim *Pferde* soll es nach Grynfeltt und Euzière (1912) aus langen Fäden bestehen, welche den Zellen ein längsstreifiges Aussehen verleihen. Besonders ausgebildet ist es nach diesen Autoren bei *Scyllium* (1913b), wo es in Gestalt geschlängelter Fäden die ganze Zelle erfüllt oder wie Policard bei der *Ratte* findet, eine lockere Zone um den Kern bildet (Abb. 62).

Diese Plastosomen und -konten werden nun von den Autoren in ziemlich übereinstimmender Weise mit der Sekretbildung in unmittelbaren Zusammenhang gebracht. Sie lassen aus ihnen Bläschen mit einer färbbaren, lipoiden Wand hervorgehen, die sich mit sogenannten Vitalfarbstoffen wie z. B. Neutralrot färben. Sie scheinen es auch zu sein, welche vital injiziertes Pyrrholblau speichern, welches nach den Beobachtungen von Goldmann (1909) im Nervensystem allein die Plexus chorioidei färbt. Das weitere Schicksal dieser Bläschen ist nicht einheitlich beantwortet. Nach Grynfeltt und Euzière sollen sie sich in wandungslose Flüssigkeitsvakuolen umwandeln, welche als Sekret ausgeschieden werden, eine Umwandlung, die Policard nicht beobachten konnte.

Die Oberflächen der Zellen, welche durch Schlußleisten verbunden sind, werden von einem senkrecht gestreiften Saum bedeckt, der von Studnička (1900) als Cuticula bezeichnet wurde, während ihn Grynfeltt und Euzière, Ciaccio und Kalwaryjski (1924) als Bürstenbesatz erkannt haben, der wieder bei *Scyllium* besonders deutlich entwickelt sein soll. Er sitzt einer dünnen, cuticularen Lage auf, die in der Höhe der Schlußleisten liegt und aus dicht gedrängten Basalknötchen gebildet zu sein scheint, wie ihn auch Szymonowicz (1924, Abb. 344b) beim *Hund* darstellt. Noël und Accoyer (1924) vermissen solche Basalkörperchen unter dem Bürstensaum, finden dagegen eine Reihe kleiner siderophiler Körnchen unmittelbar über der Cuticula. Dieser Bürstensaum wird von spärlichen, langen, geißelförmigen Flimmer-

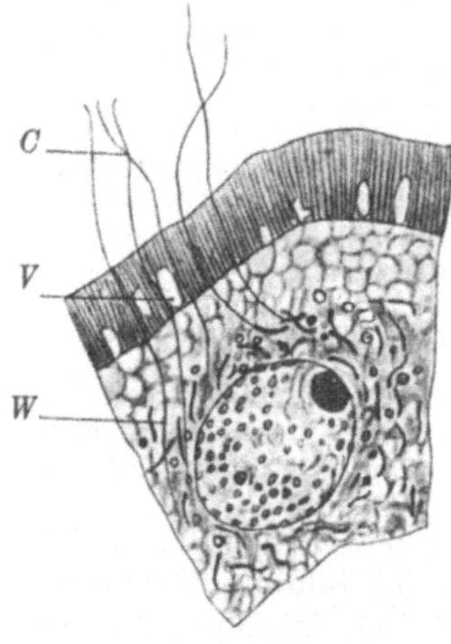

Abb. 62. Eine Zelle aus dem Plexus chorioideus von *Scyllium*. Fix. und gefärbt nach Regaud u. mit Bordeauxrot. Plastokonten u. Vakuolen, sowie Bläschen mit färbbarer Wand im Cytoplasma. *C* Flimmerhaare; *V* ein durch den Bürstensaum durchtretender Sekrettropfen; *W* Flimmerwurzel. Vergr. 2400fach. (Nach Grynfeltt und Euzière 1913 a.)

haaren durchsetzt, die schon Valentin (1847) bei Feten von *Wiederkäuern*, Luschka (1855) bei einem solchen vom *Rind*, Leydig (1854) bei *Fischen, Amphibien* und *Vögeln* gesehen haben. Da ihre Anwesenheit von Purkinje (1834), der die Flimmerhaare an der Oberfläche der Ependymzellen gefunden hat, geleugnet worden war, schrieb man ihr Vorkommen auf den Zellen des Plexus nur Embryonen zu (Haeckel, E. 1859) und ließ sie beim Erwachsenen fehlen (Vonwiller 1911, Kopsch 1926). Doch haben sie Grynfeltt und Euzière (1913) auch beim erwachsenen Menschen festgestellt. Ihre Zahl beträgt fünf bis zehn und sie stehen mehr in der Mitte der freien Zellfläche. Sie entspringen von der distalen Hälfte eines Diplosoms, welches dicht unter dem Basalknötchensaum gelegen ist, während das proximale Körperchen sich mit einem fadenförmigen Fortsatz in den Zelleib einsenkt. Zwischen dem Kern, der manchmal in der Zweizahl vorkommen und bei *Selachiern* einen auffallenden Polymorphismus zeigen kann (Kolmer 1925/26) und der Zelloberfläche hat Biondi, G. (1911) einen Golgi-Apparat beschrieben, der manchmal aber auch den Kern ganz umschließen kann, was Kopsch (1926), der den Apparat auch beschreibt, in Abrede stellt. Endlich sind in den Plexuszellen verschiedene paraplasmatische Einschlüsse, wie fettartige Kügelchen, Pigment — schon von Valentin und Luschka gesehen —, Glykogen und Kalk beschrieben worden (Imamura 1902, Yoshimura

1910, PELLIZZI 1911, CIACCIO 1913), welche auf eine rege, metabole Tätigkeit in diesem Epithel hinweisen.

Die verschiedenen Erscheinungsformen der Zellen (die streifigen, mit Bläschen erfüllten und vakuolisierten — die Körnchen werden als schlecht fixierte Mitochondrien gedeutet —) stellen nun nach GRYNFELTT und EUZIÈRE verschiedene Stadien einer sekretorischen Tätigkeit dieser Zellen dar, wofür die Autoren auch experimentelle Erfahrungen ins Feld führen. Bei *Tieren*, welche unter Steigerung des intrakraniellen Druckes, z. B. durch Erdrosseln getötet wurden, ist in den Zellen vorwiegend das Chondriom nachzuweisen, während bei Verminderung des Druckes, wie sie beim Verbluten geltend wird, oder bei Einwirkung von Pilocarpin, nach PETTIT und GIRARD (1901) nach der von Muscarin oder Äther die Mitochondrien ganz verschwinden und durch eine starke Vakuolisierung ersetzt werden, was NOËL und ACCOYER an dekapitierten *Tieren* bestätigen konnten.

Das Plexusepithel ist, wie erwähnt und schon LUSCHKA betont hat, sehr empfindlich, sein Cytoplasma außerordentlich hygroskopisch (POLICARD 1912), daher entstehen beim Fixieren leicht Kunstprodukte. So kann nach diesem Autor eine für rote Blutkörperchen isotonische Kochsalzlösung am freien Ende der Zellen einen Austritt von Blasen oder hyalinen Tropfen hervorrufen, der aber nicht als Ausdruck des normalen Sekretionsvorganges betrachtet werden darf, wie dies außer von LUSCHKA von verschiedenen Autoren geschehen ist (FINDLAY 1898, GALEOTTI 1899, PELLIZZI 1911). Auf die Schwierigkeiten bei der technischen Behandlung des Plexusepithels dürften auch manche eigentümliche Darstellungen über den Sekretionsvorgang in den Zellen zurückzuführen sein, so wenn man eine Art holokriner Sekretion, mit zugrunde gehen der Zellen (LUSCHKA, FINDLAY, PELLIZZI) oder eine Entstehung der Sekretgranula und -tropfen aus dem Kernchromatin oder den Nucleolen (LUSCHKA, GALEOTTI, PELLIZZI) beschrieben hat.

Schon die feineren Bauverhältnisse des Plexusepithels lassen vermuten, daß es neben der sekretorischen Funktion, für die sich auch SCHLAEPFER (1905) und FRANCINI (1907) ausgesprochen haben, noch eine andere besitzt. MESTREZAT (1912) kam auf Grund des Nachweises, daß die Cerebrospinalflüssigkeit nur Spuren von Eiweiß, Fett oder Lecithin enthält, zu der Anschauung, daß das Epithel nur die Rolle eines Dialysators spiele und GRYNFELTT und EUZIÈRE (1914) lassen den Liquor in Form nicht gerinnungsfähiger Tropfen durch den Bürstensaum hindurch filtrieren. Der Bürstensaum ist kein Sekretionsapparat (VAN GEHUCHTEN, in Verhandl. Anat. Ges. 6. Vers. Wien 1892, S. 259) und seine Ähnlichkeit mit jenem an den Nierenzellen, Chorionzotten (KALWARYJSKI 1924a) und Darmepithelien in Verbindung mit dem regelmäßigen Befunde verschiedener Abbauprodukte im Cytoplasma, lassen es nicht unwahrscheinlich erscheinen, daß dem Epithel auch eine resorptive Wirkung zukommt und daß es bei der Entfernung von Abbaustoffen aus dem Liquor eine Rolle spielt (PELLIZZI). Nach KALWARYJSKI wird es durch die Sekretion fördernde oder behindernde Mittel nicht merklich beeinflußt, erweist sich vielmehr widerstandsfähig gegen diese Mittel, was nicht für seine sekretorische Funktion spricht; vielmehr für eine elektive Resorption oder Ultrafiltration.

Auf die mannigfaltigen Kernformen im Plexusepithel der *Selachier* (KOLMER 1925/26), sowie auf die merkwürdigen Beziehungen dieses Epithels zu Leukocyten (KOLMER 1921) ist schon hingewiesen worden.

Das Magenoberflächenepithel. Es besteht aus hochprismatischen Zellen, deren Höhe für den Menschen mit 20—30 μ (V. EBNER 1899), auf den Leisten mit 35—40 μ angegeben wird (KUPFFER 1883), die aber je nach dem Füllungszustand in weiten Grenzen schwanken kann; beim *Hunde* nach HEIDERICH (1911) zwischen 4—60 μ. Der cytoplasmatische basale Abschnitt der Zellen enthält den runden oder ovalen bis stäbchenförmigen längsgestellten Kern, während der obere Abschnitt im lebenden Zustande bis an das apikale Ende mit groben Körnchen erfüllt und gegen die Lichtung scharf abgegrenzt ist (SCHÜTZ 1809) (Abb. 63, 1). Sie lassen sich mit Plasma- wie mit Schleimfärbemitteln (DELAFIELDS Hämatoxylingemisch, Mucicarmin usw.) nahezu gleichmäßig färben (SCHAFFER 1897, SCHÜTZ), mit letzterem aber nur, wenn sie frisch genug und richtig fixiert wurden. Sie sind nämlich noch viel empfindlicher, als die Schleimkörnchen der Becherzellen und können nur durch energische Fixierungsmittel bei unmittelbarer Einwirkung auf die lebende Zelle erhalten werden. Beim Absterben oder selbst in sogenannter physiologischer Kochsalzlösung erfolgt sehr rasch eine Umwandlung der Körnchen in Schleim. Diese schreitet vom freien Ende der Zellen gegen deren Basis vor, so daß in einem gegebenen Augenblick vor gänzlicher Entleerung des körnigen Inhaltes eine pfropfartige Schleimmasse das obere Ende zu erfüllen scheint (Abb. 63, 2), welche Biedermann (1875) als ein eigenes Organ, das unter dem Namen des Biedermannschen Pfropfes bekannt ist, aufgefaßt hat.

Bei längerem Liegen, weiterer Einwirkung der Kochsalzlösung oder der von Alkohol, Müllers Flüssigkeit, Chromsäure, Formol, schwindet auch dieser Pfropf und die Zelle gewinnt das Aussehen eines leeren, vom Exoplasma wie von einer Membran scharf begrenzten, oben weit offenen, prismatischen Bechers, dessen Inhalt mit Schleimfärbemitteln nicht mehr färbbar ist und an dem nunmehr der bodenständige Kern durch den offenbar quellenden Inhalt dellenförmig eingedrückt sein kann (Abb. 63, 3). Die Zelle ist aber in diesem unfärbbaren Zustande nicht leer, sondern nach K. W. Zimmermann (1898) von einem feinen, wahrscheinlich contractilen Protoplasmagerüst erfüllt, in dessen Mitte er ein Mikrozentrum mit Diplosom entdeckt

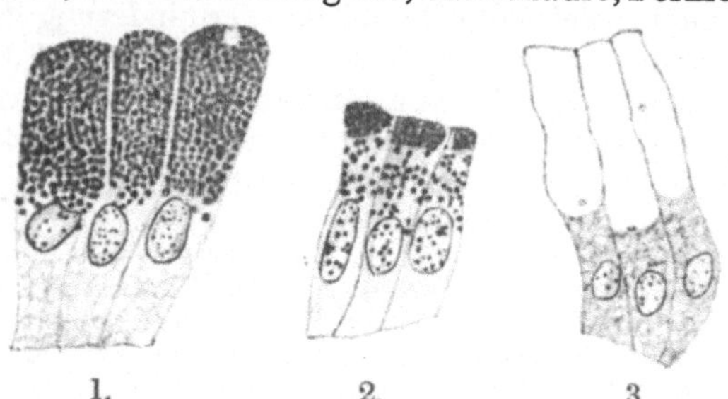

1.   2.   3.

Abb. 63. Epithelzellen von der Schleimhautoberfläche von drei verschieden fixierten menschlichen Magen. 1. Epithelzellen aus dem Fundusdrüsenteil; lebenswarm in Formalin-Alkohol fixiert; Muchämatin. Der obere Teil der Zelle mit kleinen kugeligen Mucigenkörnchen erfüllt. 2. Epithelzellen aus dem Fundusdrüsenteil; lebenswarm in Hellys Flüssigkeit fixiert; Muchämatin. Die Mucigenkörnchen spärlicher, an der Oberfläche zu einer gemeinschaftlichen Masse verklumpt (Biedermannscher Pfropf). Die Zellen selbst bedeutend kleiner als in 1. 3. Epithelzellen aus dem Pylorusteil; sehr frisches Leichenmaterial in Zenkers Flüssigkeit fixiert; Bensleys Kupfer-Chrom-Hämatoxylin. Die Zellen zeigen die Becherform. Die „Becher" anscheinend leer, mit Anilinblau läßt sich aber der Inhalt blau färben. Mikrozentren sichtbar. Imm. 2 mm. Ap. 1,40, Komp.-Ok. 8. Vergr. 640fach.

hat, das durch eine zarte, in der Längsachse der Zelle liegende Centrodesmose verbunden ist (oder ein anscheinend einheitliches Kügelchen bildet, M. Heidenhain 1900). Daß solche scheinbar leere Zellen noch einen Inhalt besitzen, geht auch aus ihrer deutlichen Blaufärbung mit Mallorys Bindegewebsfärbung, sowie der von A. Schmidt (1896) erwähnten Färbbarkeit mit Weigerts Fibrinfärbemethode hervor.

Diese eigentümlichen Verhältnisse des Magenepithels haben dazu geführt, daß man seine Zellen für an ihrem freien Ende offen gehalten hat (F. E. Schulze, Bleier, E. (1874). Doch haben R. Heidenhain (1870) und Ebstein (1870) betont, daß dieses Offenwerden durch die schleimige Metamorphose des Inhaltes erfolgt, also einen funktionellen Zustand darstellt und daß es sich um Zellen mit geschlossenem freien Ende handelt. Auch für Becherzellen wurden die Magenepithelien erklärt (Klein 1890), obwohl schon F. E. Schulze, Eimer, Biedermann, List, Schmidt u. a. auf wesentliche Unterschiede zwischen offenen Magenepithel- und Becherzellen hingewiesen haben. Diese bestehen weniger im Mangel einer bauchigen Theca und deren oberer Verengerung (F. E. Schulze), Erscheinungen, welche auch echte Becherzellen dort zeigen müssen, wo sie durch unmittelbare Aneinanderlagerung verhindert werden, eine bauchige Form anzunehmen (s. unten), als in einer chemischen und färberischen Verschiedenheit des schleimigen Sekretes und der Art des Absonderungsvorganges (A. Schmidt 1896).

Der Magenschleim, welcher ein echter Mucinkörper ist, der sich aber von allen anderen Schleimarten unterscheidet (Cremer, W. 1895), gerinnt nicht bei Essigsäurezusatz (R. Heidenhain 1880), sondern wird durchsichtig, während er nach Heiderich (1911) durch Salzsäure, die gewöhnliches Mucin löst, ausgefällt werden soll. Er verhält sich auch Farbstoffen gegenüber vielfach anders, als jener der Becherzellen. Wenn Hoyer (1900) behauptet hat, daß sich der Inhalt der Magenepithelien mit Schleimfärbemitteln durchaus nicht färbt, so bezieht sich dies auf die entleerten Zellen. Weniger verständlich scheint die Angabe von A. Schmidt, daß sich der Schleim der Magenepithelzellen mit den gewöhnlichen Schleimfärbemitteln, als welche er Safranin, Thionin, Methylgrün bezeichnet, nicht färbe, da er in einer schwach alkoholischen Sublimatlösung, allerdings durch Injektion in den Magen fixiert hat. Der geringe Prozentgehalt an Sublimat (2,5 vH) und der stark wasserhaltige (50 vH) Alkohol scheinen auch da die Oberflächenepithelien zur Entleerung ihres körnigen Inhaltes gebracht zu haben. Wo dieser körnige Inhalt gut fixiert ist, gelingt aber die Schleimfärbung mit allen Schleimfärbemitteln, wie Hári (1901) gezeigt hat, auch mit Thionin, wenn er es in der von ihm modifizierten Methode (Vorbehandlung mit Sublimat) anwandte. M. Heidenhain (1900) hat beim Menschen die in einem Sublimat-Osmiumgemisch fixierten Körnchen mit Gentianaviolett ebenso stark färbbar gefunden, wie in Becherzellen. Wie Biedermann (1875) angibt, färbt sich der Schleimpfropf aber auch mit Anilinblau, das Becherzellen nicht färbt und, wie ich bemerkte, mit Mallorys Bindegewebsfärbung, blau. Der Magenschleim hat zweifellos auch eine große Affinität zu saueren Farbstoffen und Schleimfärbungen versagen oft dort, wo sie Becherzelleninhalt stark färben. So z. B. an in Alkohol-Formalin fixiertem Material bei progressiver Einwirkung stark verdünnter Lösungen von Thionin, Methylviolett, Toluidinblau nach den Erfahrungen Lehners. Das alles deutet eben auf eine wesentliche Verschiedenheit der in beiden Elementen gebildeten Schleimarten hin. Aber auch die Art der Sekretion ist in beiden Fällen eine verschiedene. Beim Magenepithel ist die Umwandlung der Körnchen am freien Ende der Zellen in Schleim ein ununterbrochener Vorgang, so daß in dem Maße, als Körnchen in Schleim zerfließen, neue in den tieferen Zellabschnitten gebildet werden und nachrücken. Zu einer plötzlichen Entleerung des Zellinhaltes, wie ihn Stöhr (1880) angenommen hat und wie er für die Becherzellen feststeht, kommt es hier unter normalen Verhältnissen nicht, was schon v. Ebner (1899) betont hat. Daher findet man, wenigstens im *Säugetier*magen und beim Menschen auch niemals erschöpfte Zellformen, wie bei Becherzellen. Allerdings scheinen die Magenepithelzellen bei andauernder Untätigkeit (Hunger) in ein trübkörniges, protoplasmatisches Ruhestadium übergehen zu können, wie der Befund von Stöhr (1880) an einer winterschlafenden *Fledermaus* und der von M. Heidenhain (1900) bei *Triton taeniatus* zeigen. In beiden Fällen beschreiben die Autoren an diesen Zellen einen cuticularen Saum, den M. Heidenhain senkrecht gestreift fand. Schon Biedermann (1875) hat das streifige Aussehen seiner Pfröpfe erwähnt, was v. Ebner (1899) auf eine Längsanordnung der Schleimkörnchen im freien Zellende zurückführte, während Heidenhain es als Ausdruck eines eigentümlichen Sekretionsvorganges auffaßte, bei dem parallel gestellte Cytoplasmafäden zwischen den Schleimmassen stehen bleiben.

Andere Angaben über streifige Cuticularsäume an Magenoberflächenzellen (Kupffer 1883, Vermaat 1904), sowie solche über den Becherzellencharakter dieser Zellen, sind wohl auf das heterotope Vorkommen von Dünndarmepithel oder jenes von Flimmerepithel (s. Abschnitt III) im Magen zurückzuführen, eine Vermutung, die schon Waldeyer in einer Diskussionsbemerkung zu einem Vortrage von Dekhuyzen und Vermaat (1903) ausgesprochen hat.

Auch die Schleimzellen der Magenoberfläche können sich mitotisch teilen (K. W. Zimmermann 1898, Ascoli 1900, Heiderich 1911), wenngleich die Hauptvermehrungsstätte nach E. Bizzozero und K. W. Zimmermann (1924) in der Tiefe der Magengrübchen gelegen ist.

Schließlich sei erwähnt, daß man den Zellen der Magenoberfläche auch eine resorptive Tätigkeit zugeschrieben hat, hauptsächlich auf Grund von Beobachtungen über das Vorkommen von Fetttröpfchen in den Zellen bei säugenden *Tieren* (Kölliker 1857, Ogneff 1892, Vermaat 1904). Heiderich sah in frischen Magenepithelzellen niemals Fetttröpfchen und hält das Vorkommen von durch Osmiumsäure schwärzbaren Körnchen nicht für einen Beweis für eine Fettresorption durch das Magenepithel.

Die von Dekhuyzen (1903) und Vermaat an der Oberfläche der Magenepithelzellen beschriebene Stäbchenstruktur, welche sie in Anlehnung an ähnliche Befunde an der Oberfläche der Darmepithelzellen von *Ascaris* als Resorptoren beschrieben haben, sind nach Heiderich auf geronnene Schleimfäden zurückzuführen.

Auch im Uterus und Eileiter nimmt das Epithel zeitweilig den Charakter einer absondernden Fläche an. Im Uterus zeigt es an der Oberfläche und in den schlauchförmigen Einsenkungen, die man meist als Drüsen bezeichnet, eine zyklische Veränderung, indem das aus indifferenten, hochprismatischen Zellen bestehende Epithel des Intervalles in der prämenstruellen Zeit vorübergehend in ein Flimmerepithel, dieses dann in ein absonderndes übergeht, um nach der Ausstoßung des Sekretes wieder auf den cytoplasmatischen Zustand zurückzukehren (Hitschmann und Adler 1908). Ähnliche Vorgänge spielen sich am Epithel des Eileiters ab. Während aber das Sekret dieses, wenigstens bei *Tieren* (Schaffer 1908) vorwiegend schleimartiger Natur ist, ist jenes des Uterus mehr ein eiweißreiches, obwohl Hitschmann und Adler auch da eine spezifische Schleimfärbung erzielen konnten. Über die sekretorische Tätigkeit dieser Epithelien sei weiter auf L. Mandl (1908), Holzbach (1908), Keller (1909) hingewiesen.

Am Amnionepithel, welches als einfache Lage bald mehr platter, bald hochprismatischer Zellen die Innenfläche des Amnion bedeckt, lassen sich ebenfalls Strukturverhältnisse nachweisen, welche für eine, auch experimentell (Kreidl und Mandl 1903, Polano 1904) wahrscheinlich gemachte sekretorische Tätigkeit dieser Zellen bei der Abscheidung der Amniosflüssigkeit sprechen.

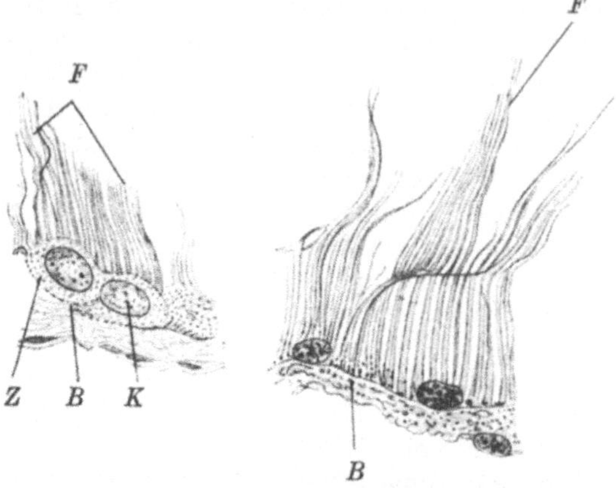

Abb. 64. Amnionepithel der *Katze*. Muttertier beiderseitig nephrektomiert. 36 Std. nach der Operation in ges. NaCl-Subl. fix. Delafields H.-Eos. Links platte Zellen. *Z* mit ovoiden Kernen *K*, einer stärker körnigen Basalschicht *B* und langen peitschenförmigen Fortsätzen *F*. Rechts ein erhöhtes Sekretionsstadium von einer anderen Stelle. Die Zellenkörper scheinen bis auf das basale Körnerlager ganz in Sekretionsfortsätze aufgelöst. Vergr. 730fach. (Nach L. Mandl 1906.)

Wie schon oben erwähnt worden ist (S. 59) haben bereits Broueff und Eberth (1864) die freie Fläche der Amnionepithelzellen bei nahezu reifen *Katze*nembryonen ununterbrochen mit 8—10 μ hohen, glänzenden, steifen, stachelartigen Haaren bedeckt gefunden, die von der Fläche gesehen wie glänzende, runde Körner erschienen. Die Ausbildung dieser Haare hielt Schritt mit der Entwicklung des Embryos, so daß sie jungen, 2—3 cm langen Embryonen noch vollständig fehlten. Über Natur und Bedeutung dieses Besatzes konnten die Autoren zu keiner richtigen Anschauung kommen; sogar eine Beziehung zu Flimmerhaaren wurde erörtert.

Ohne Kenntnis dieser Angaben hat dann Mandl (1905) die Untersuchungen wieder aufgenommen und ist zu Ergebnissen gelangt, welche im Wesentlichen von Bondi (1905) und Polano (1905) bestätigt worden sind. Er konnte an den Zellen einen basalen Teil, welcher von schmalen vakuolenartigen Räumen durchsetzt und dadurch deutlich längsgestreift erscheint und ein kuppenförmig sich vorwölbendes freies Ende unterscheiden. Der Kern liegt manchmal auffallend dieser Oberfläche genähert, die nicht selten durch eine Reihe von Körnchen abgeschlossen wird, welche an Eisenhämatoxylinpräparaten dann wie ein dunkler Saum erscheinen. In anderen Fällen finden wir an seiner Stelle eine pinselartige Auffaserung des oberen Zellteiles, die sich gelegentlich weit in den Zelleib hinein erstrecken kann oder die freie Zellkuppe erscheint mit lappigen oder streifenförmigen, körnigen Anhängen versehen, die den Eindruck eines groben, lockeren Bürstensaumes machen. Dieser kann sich unter Umständen, wie dies Mandl z. B. unter dem Einfluß $^3/_4$proz. Kochsalzlösung auf das frische Amnionepithel des *Kaninchen* sah, in Tröpfchen, endlich Blasen umwandeln, die

verquellen und zerfließen. Die erste Zellform mit ihren grobfädigen Fortsätzen hat eine
große Ähnlichkeit mit den Zellen, welche das häutige Labyrinth des *Frosches* auskleiden
und denen LOEWENTHAL (1904) ebenfalls eine drüsige Funktion, also eine Rolle bei der Abscheidung der Endolymphe zuzusprechen geneigt ist.

Besonders bemerkenswert ist, daß MANDL (9106) an *Tieren*, bei denen durch beider-
seitige Nierenexstirpation eine vermehrte Abscheidung von Amniosflüssigkeit hervorgerufen war, eine exzessive Entwicklung der steifen Säume am Epithel des Amnion beobachten konnte. Der ganze Zellkörper schien bis auf eine schmale, körnige, vom Kern über-
ragte Zone in diese langen, peitschenförmigen Fortsätze, die an die Stereocilien des Nebenhodengangepithels erinnern, förmlich auszuströmen (Abb. 64).

Schließlich muß auch die epitheliale Bedeckung des Nebenhodenganges
(TANIMURA, T. 1922, M. HEIDENHAIN und WERNER 1924, BENOIT 1926, v. LANZ
1926) und die Auskleidung der Gallenblase nach den Beobachtungen von
SHIKINAMI (1908) und SOMMER
(1909) als eine sezernierende Epithelfläche bezeichnet werden.

Das Epithel an der Zun-
genoberfläche mancher *Reptilien* (*Anguis, Pseudopus, Lacerta*)
(Frh. v. SEILLER 1891, 1892) besteht fast ausschließlich aus Becherzellen, ein Verhalten, das ich für
den *Gecko*, das *Chamaeleon* und
Phrynosoma bestätigen kann. Es
besitzt insofern ein allgemeines
Interesse, weil es sich hier im geschichteten Plattenepithel, welches
die Spitzen der Papillen überzieht,
noch um vereinzelte, typische
Becherzellen handelt, welche aber
in den Einsenkungen zwischen den

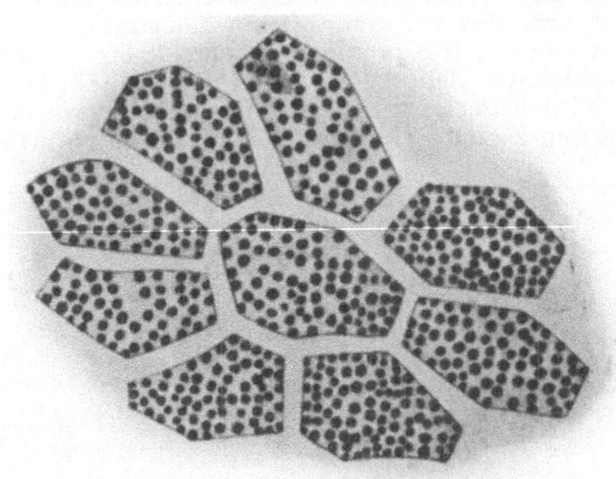

Abb. 65. Becherzellen von der Oberfläche der Zunge des
Gecko im Flachschnitt. Deutliche Granula. Pikrin-Sublimat.
DELAFIELDS Häm.-Eos. Vergr. 1400fach.

Papillen so dicht aneinanderrücken, daß sie alle anderen Zellen vollständig verdrängen und in Folge des gegenseitigen Druckes die Form fünf- bis siebenseitiger
Prismen annehmen müssen (Abb. 65). Man hat hier somit Übergänge zur Bildung
echter Drüsen vor sich, die sich am Zungengrunde dieser *Tiere* auch finden. In
ihnen erfährt aber das Epithel eine weitere, wesentliche Veränderung, die sich
in einer schwächeren Färbbarkeit der Zellen mit Schleimfärbemitteln, besonders
aber darin ausdrückt, daß die Becherzellen deutlich isolierte, stark gefärbte
Körnchen zeigen, die Drüsenzellen unter denselben Verhältnissen nicht.

Ein besonderes Interesse verdient auch das Epithel des Oesophagus.
Während es bei *Amphibien* aus einem Flimmerepithel mit eingestreuten Becherzellen besteht, nehmen letztere bei *Reptilien* (*Gecko, Dryophis*) so zu, daß an
mit DELAFIELDS Hämatoxylingemisch gefärbten Schnitten das ganze Epithel blau-
gefärbt erscheint, weil die eingestreuten Flimmerzellen kaum zur Geltung kommen.
Bei anderen (*Eryx jaculus, Psammophis sibilans*), nach GRESCHIK, E. (1917) auch
im unteren Abschnitt bei *Anguis fragilis*, können die Flimmerzellen streckenweise
ganz verschwinden, was dann bei *Python mollurus* z. B. oder vom mittleren Teil
des Oesophagus ab bei *Tropidonotus* und *Zamenis* nach GIANELLI und GIACOMINI
(1896) in so ausgedehntem Maße der Fall ist, daß eine zusammenhängende
Schleim absondernde Fläche entsteht, die nur aus hohen, schlanken, dicht an-
einandergepreßten Becherzellen besteht. Dasselbe ist nach BÉGUIN, F. (1904)
auch im hinteren Abschnitt des Oesophagus bei *Testudo graeca* und beim *Alligator*
der Fall. Ausschließlich aus Becherzellen besteht nach OPPEL (1897) auch die oberste
Lage im geschichteten Epithel des Oesophagus von *Torpedo* und *Myliobatis*.

Auch die Oberhaut der *Cyclostomen* bildet eine schleimabsondernde Fläche, doch zeigen hier die Zellen ein besonderes Verhalten und weichen die Angaben der Autoren so wesentlich voneinander ab, daß sie einer Klärung bedürfen.

F. E. Schulze (1867) beschreibt und bildet bei *Petromyzon* weit verstreut zwischen den charakteristischen Deckzellen mit porösem Randsaum rundliche Becherzellen ab, welche mit verengtem Halse frei zwischen ersteren münden, ein Vorkommen, das Foettinger (1876) bestätigte. F. E. Schulze beschrieb aber auch Übergangsformen zwischen Randsaumzellen und typischen Becherzellen mit weiter Öffnung, so daß er die Becherzellen durch Auftreibung des oberen Teiles und Schwinden des porösen Randsaumes entstehen ließ. Nach der Darstellung Maurers (1895), Kapelkins (1897), der allerdings sich widersprechende Angaben macht, und Studničkas (1909) sollten Becherzellen fehlen, aber die Deckzellen mit Randsaum verschleimen und als Ganzes abgestoßen werden, wodurch die schleimige Beschaffenheit der Haut bedingt sein soll. Krause, R. (1923) findet die oberflächlichsten, becher- oder schalenförmigen Zellen von einem streifigen Cuticularsaum begrenzt, aber vollgepfropft mit Schleimkörnchen, die sich mit Mucicarmin färben und den Kern nach dem proximalen Zellende hin verdrängen. Ficalbi (1924) läßt auch diese verschleimten Zellen geschlossen bleiben, faßt sie aber als Becherzellen auf. Die Deckplatte soll sich zu einem Hals ausbilden, ihre Poren oder Maschenräume sollen sich erweitern und durch sie der Schleim gleichsam hindurchfiltriert werden.

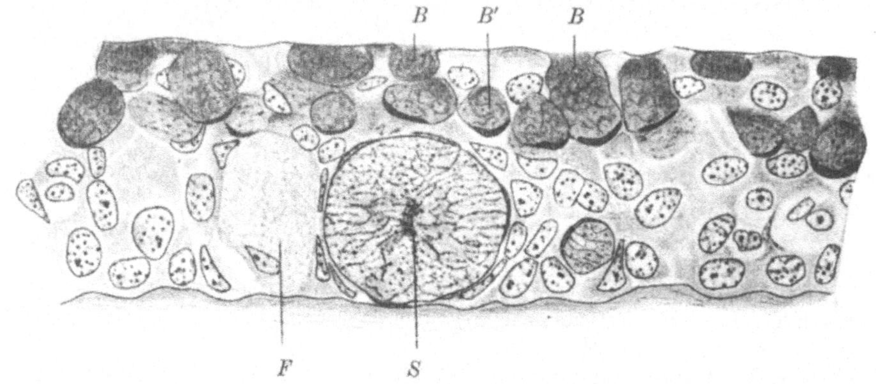

Abb. 66. Epidermis einer *Myxine* von 13 mm Länge. Sublimat-Eisessig. Thionin. *B* An der Oberfläche mündende Becherzellen; *B'* noch geschlossene in der Tiefe; *F* Fadenzelle; *S* Schleimzelle. Vergr. 600fach.

Ich finde nun an meinen größten *Ammocoetes* aus der Donau, die 19—20 cm Länge erreichen, sämtliche Oberflächenzellen in hochprismatische, mit Schleim erfüllte Elemente umgewandelt, deren Kerne ganz an die Basis gedrängt und senkrecht zur Längsachse verbreitert, durch den quellungsfähigen Inhalt von oben her eingedellt sind. Durch die basale Abrundung des schleimführenden Teiles, die mit ihrer Konvexität in den Kern hinein vorspringt, machen die Zellen einen bauchigen Eindruck. Dieser Inhalt färbt sich mit allen Schleimfärbemitteln, auch mit saurem Orcein. Er wird gegen die freie Oberfläche aber allenthalben durch die von Porenkanälchen durchsetzte Deckplatte abgeschlossen. Von offenen Becherzellen kann hier also keine Rede sein. Der streifige Saum ist aber nur an nicht mit Schleimfärbemitteln behandelten Schnitten sichtbar, da er sich sonst wie der schleimige Inhalt, oft sogar, wie z. B. mit Delafields Hämatoxylingemisch oder saurem Orcein stärker als letzterer färbt, was auch für den Durchtritt des Schleimes nach außen spricht. Unter Umständen scheint der Saum aber ganz schwinden zu können. Wenigstens sehe ich an in Müllers Flüssigkeit erhärteter Epidermis die Mehrzahl dieser Zellen in weit offene becherartige Gebilde umgewandelt, ähnlich wie dies Abb. 67 von *Myxine* zeigt. Allerdings können in anderen Fällen bei derselben Behandlung die Porensäume gut erhalten sein (Abb. 35), so daß man unwillkürlich zur Vermutung gedrängt wird, daß es sich hier um verschiedene Funktionszustände der oberflächlichen Saumzellen handelt. Darin wird man bestärkt, wenn man, wie dies Abb. 35 zeigt und es auch Kopsch (1925) abbildet, diese Zellen gelegentlich mit einem großen kugeligen oder ovalen Kern mitten im cytoplasmatischen Leib ausgestattet sieht, was wohl einem Ruhezustand entsprechen müßte, während in anderen Fällen die Zellen mit Schleim erfüllt erscheinen, der den Kern an die Basis gedrängt und eingedellt hat. Ob dieser Schleim durch die erweiterten Poren abfließen kann, wie dies Ficalbi meint, ist mir fraglich, da ich an der Oberfläche niemals Schleimtröpfchen nachweisen konnte. Die Wirkung der Müllerschen Flüssigkeit und die Erfahrungen an der Oberhaut von Myxine lassen es mir denkbar erscheinen, daß in einem gegebenen Zeitpunkt auch die Deckplatte in Schleim umgewandelt und so dieser entleert werden kann, worauf eine Regeneration der Zelle vom kernhaltigen Boden der Zelle aus erfolgt.

Bei einem *Petromyzon Planeri* finde ich die oberflächlichen Zellen viel kleiner und kompakter, den Kern kugelig und in der Mitte gelegen und die Deckplatte niedrig. Bei *P. fluviatilis* konnte ich im Bereich der Schwanzflosse an Flachschnitten durch die Deckzellen ein scharf begrenztes Mosaik polygonaler Zellen, aber keine Becherzelle feststellen.

Bei *Myxine* sehe ich nun, wie Retzius (1905), ausgesprochene Becherzellen zwischen den Deckzellen ausmünden (Abb. 66). Diese Ausmündung erfolgt oft mit einer Art Hals (bei *B*), wie es F. E. Schulze beschrieben hat, welcher der Lage und Ausdehnung nach der Deckplatte entsprechen würde. Diese Zellform scheint mir dafür zu sprechen, daß sich die ganze Deckplatte in Schleim umwandeln kann. Streckenweise sind sie allein noch mit Schleimfärbemitteln färbbar, was dann an Biedermannsche Pfröpfe im Magenoberflächenepithel erinnert.

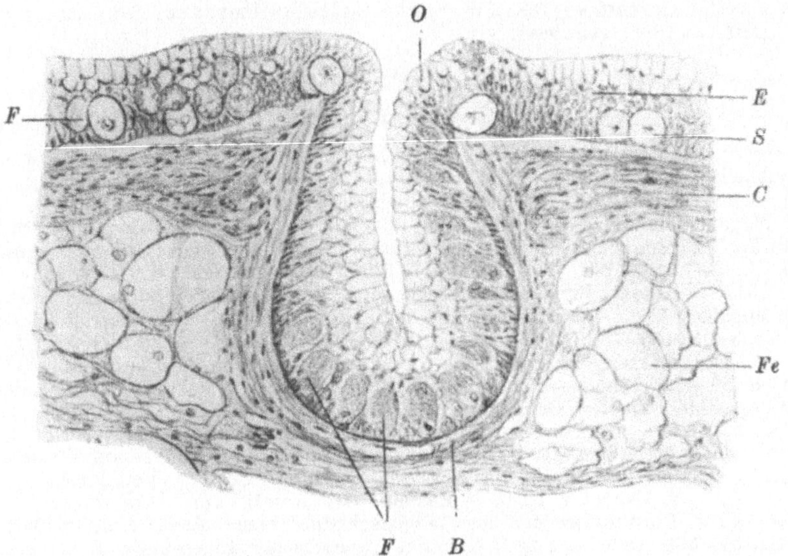

Abb. 67. Beutelförmige Hauteinstülpung an Stelle einer Hautdrüse von der erwachsenen *Myxine*. Pikrin-Sublimat. Delafields Häm.-Eos. *B* Bindegewebe; *C* Corium; *E* Epidermis; *F* Fadenzellen; *Fe* Fettzellen; *O* Oberflächliche Becherzellen; *S* Schleimzellen. Vergr. 110fach. (Nach Schaffer 1925.)

Unter den Saum- und den zwischen ihnen mündenden Becherzellen findet sich eine zweite Lage geschlossener Becherzellen, welche zwischen die Deckzellen emporrücken und zwischen ihnen frei ausmünden können. Unter Umständen können die ganzen Deckzellen in schleimabsondernde Becherzellen mit basalwärts verdrängten, eingedellten Kernen verwandelt erscheinen (Schaffer 1925, Abb. 6, die ich hier wiedergebe). (Abb. 67.)

So können auch hier stellenweise große absondernde Flächen entstehen.

Von einer Abstoßung der Zellen in ausgedehnterem Maße konnte ich mich nicht überzeugen. Wäre eine solche vorhanden, müßte man auch viel zahlreichere Mitosen in den tieferen Epithellagen nachweisen können — wovon weder Maurer noch Studnička sprechen —, als dies in der Tat der Fall ist. An nicht ganz frisch oder unzweckmäßig fixiertem Material fallen die oberflächlichen Zellen aber leicht ab, vielleicht oft auch durch mechanische Einwirkung, wie Kopsch (1925) von einem Fall berichtet. Ebensowenig konnte ich mich vom Vorhandensein einer Cuticula über den Deckplatten, wie sie Studnička mit G. Wolff (1889) annimmt, überzeugen. Wo die Zellen auseinanderweichen, was ich auch an der Oberhaut des

Amphioxus wiederholt gesehen habe, ist außer dem stärker lichtbrechenden Saum der Deckplatten nichts zu sehen, so daß ich diese WOLLFsche Cuticula, die auch bei der sekretorischen Funktion der Oberflächenzellen schwer verständlich wäre, für ein optisches Trugbild halte, dies um so mehr, als G. WOLFF seine vermeintliche Cuticula nur an in Wasser oder Alkohol untersuchten Schnitten sah, in welchen schwach lichtbrechenden Mitteln die Beugungslinien am Rande der Zellen besonders stark hervortreten mußten.

Daß sich außer den Becherzellen in der Oberhaut der Cyclostomen schuppenloser *Fische* und *Urodelen*larven noch andere schleimbereitende Elemente finden, wurde schon erwähnt. Es handelt sich um große kugelige, durch eine deutliche Membran und teilweise flüssigen Inhalt blasige Zellen mit mittenständigem Kern (Abb. 67, *S*), die sich in ihrer Schleimreaktion von den Becherzellen unterscheiden, indem sie sich z. B. im Gegensatz zu diesen mit Methylenblau nicht färben (PAULICKI 1884). Bei *Myxine*, wo ich sie zuletzt (1925) genauer beschrieben habe, zeigen sie am meisten Übereinstimmung mit den LEYDIG-schen Zellen der *Urodelen*larven. Betreffs dieser sei, außer den schon angeführten Arbeiten auf die von P. LANGERHANS (1873), W. FLEMMING (1878), PFITZNER (1879), PAULICKI (1884) und CARRIÈRE (1885) verwiesen.

Literatur XI.
Absondernde Epithelflächen.

Accoyer, H.: Coloration vitale et postvitale du chondriome et des vacuoles des cellules de l'épithélium choroïdien chez le *rat blanc*. Cpt. rend. des séances de la soc. de biol. Bd. 91, S. 665—667. 1924. — **Ascoli, C.**: Über die histologische Entwicklung der menschlichen Magenschleimhaut. Verhandl. d. anat. Ges., 14. Vers., Pavia 1900. S. 149. — **Béguin, F.**: La muqueuse oesophagienne et ses glandes chez les *Reptiles*. Anat. Anz. Bd. 24, S. 337—356. 1904. — **Benoit**: III. 1926. — **Biedermann, W.**: X. 1875. — **Biondi, G.**: II. 1911. — **Bleyer, E.**: Über das Magenepithel und die Magendrüsen der *Batrachier*. Diss. Königsberg 1874. — **Bondi**: Zur Histologie des Amnionepithels. Zentralbl. f. Gynäkol. 1905, Nr. 35, S. 1037—1076. — **Broueff u. Eberth**: III. 1864. — **Carrière, J.**: Die postembryonale Entwicklung der Epidermis von *Siredon pisciformis*. Arch. f. mikroskop. Anat. Bd. 24, S. 19—49. 1885. — **Ciaccio e Scaglione**: Beitrag zur cellulären Physiologie der Plexus chorioidei. Zieglers Beitr. z. pathol. Anat. u. z. allg. Pathol. Bd. 55, S. 131. 1913. — **Clara**: X. 1926. — **Cremer, W.**: Untersuchungen über die chemische Natur des Schleimkörpers der Magenschleimhaut. Diss. Bonn 1895. 25 S. — **Dekhuyzen u. Vermaat**: Über das Epithel der Oberfläche des Magens. Verhandl. d. anat. Ges., 17. Vers., Heidelberg 1903. S. 145—152. — **v. Ebner**: I. 1899. — **Ebstein, W.**: Beiträge zur Lehre vom Bau und den physiologischen Funktionen der sog. Magenschleimdrüsen. Arch. f. mikroskop. Anat. Bd. 6, S. 515—539. 1870. — **Engel**: Über Sekretionserscheinungen in den Zellen der Plexus chorioidei des Menschen. Arch. f. Zellforsch. Bd. 2, S. 191—200. 1909. (Erschien 1908.) — **Faivre**: Étude sur le conarium et les plexus choroïdes chez l'homme et les *animaux*. Ann. des sciences nat., Ser. 4, Bd. 7, S. 74. 1857. — **Ficalbi, E.**: Struttura del tegumento dei *Petromyzonti*. IV. Le cellule epidermiche speciali. Arch. ital. di anat. e di embriol. Bd. 21, S. 1—54. 1924. — **Findlay, J. W.**: Observations on the normal and pathological histology of the chorioid plexuses of the lateral ventricles of the brain. Journ. of mental science Bd. 44, S. 744—754. 1898. — **Flemming, W.**: II. 1878. — **Foettinger**: Recherches sur la structure de l'épiderme des *Cyclostomes* et quelques mots sur les cellules olfactives de ces *animaux*. Bull. de l'acad. roy. de Belgique, Ser. 2, Bd. 41, S. 599. 1876. — **Francini**: Sulla struttura e la funzione dei plessi coroidei. Sperimentale Bd. 61, S. 415—435. 1907. — **Galeotti**: Studio morfologico e citologico della volta del diencefalo in alcuni *Vertebrati*. Riv. d. patol. nerv. e ment., Firenze Bd. 2, S. 481—517. 1899. — **Gianelli e Giacomini**: Ricerche istologiche sul tubo digerente dei *Rettili* (esofago, stomaco, intestino medio e terminale, fegato, pancreas). Reg. accad. fisiocrit., Siena 1896. 31 S. — **Goldmann, E.**: Die äußere und innere Sekretion des gesunden Organismus im Lichte der „vitalen Färbung". Tübingen: H. Laupp 1909. S. 9. — **Greeff, R.**: Auge. ORTHS Lehrb. d. spez. pathol. Anat., Lief. 9, S. 7. 1902. — **Greschik, E.**: Über den Darmkanal von *Ablepharus pannonicus* FITZ. u. *Anguis fragilis* L. Anat. Anz. Bd. 50, S. 70—80. 1917. — **Grynfeitt et Euzière**: a) Recherches cytologiques sur les cellules épithéliales du plexus choroïdes de quelques *Mammifères*. Cpt. rend. de l'assoc. anat., 14. réun., Rennes 1912. S. 64—68. — b) III. 1913. — c) III. 1913a. — d) Recherches sur les variations fonctionnelles du chondriome des cellules des plexus choroïdes chez quelques *Mammifères*. Ebenda 1913. S. 197—205. — e) Histophysiologie des plexus choroïdes. Rev. méd.-thérapeut., Avril 1914. 10 S. — **Haeckel, E.**: Beiträge zur normalen und pathologischen Anatomie der Plexus choroides.

Virchows Arch. f. pathol. Anat. u. Physiol. Bd. 16, S. 253—289. 1859. — **Hári, P.:** X. 1901. — **Heidenhain, M.:** Über die erste Entstehung der Schleimpfröpfe beim Oberflächenepithel des Magens. Anat. Anz. Bd. 18, S. 417—425. 1900. — **Heidenhain, M.** u. **Werner:** I. 1924. — **Heidenhain, R.:** a) Untersuchungen über den Bau der Labdrüsen. Arch. f. mikroskop. Anat. Bd. 6, S. 368—406. 1870. — b) Physiologie der Absonderungsvorgänge. L. Hermanns Handb. d. Physiol. Bd. 5, S. 93—96. 1880. — **Heiderich, Fr.:** II. 1911. — **Hitschmann** u. **Adler:** Der Bau der Uterusschleimhaut des geschlechtsreifen Weibes mit besonderer Berücksichtigung der Menstruation. Monatsschr. f. Geburtsh. u. Gynäkol. Bd. 27, S. 1—82. 1908. — **Holzbach:** Über Sekretionsvorgänge in der Schleimhaut der weiblichen Genitalien. Münch. med. Wochenschr. Nr. 21, S. 1157. 1908. — Studien über den feineren Bau des sezernierenden Uterus- und Tubenepithels. Beitr. z. Geburtsh. u. Gynäkol. Bd. 13, S. 285—296. 1908. — **Hoyer:** X. 1900. — **Hworostuchin:** Zur Frage über den Bau des Plexus chorioïdeus. Arch. f. mikroskop. Anat. Bd. 77, S. 232—244. 1911. (Die Mitt. erschien auch unter dem Namen Chworostuchin in Trav. de la soc. nat. de St. Pétersbourg Bd. 41, S. 269. 1911.) — **Imamura:** Beiträge zur Histologie des Plexus chorioideus. Arb. a. d. neurol. Inst. d. Wiener Univ. Bd. 8, S. 272 bis 280. 1902. — **Kalwaryjski, E. B.:** a) Sur la membrane basale et la bordure en brosse des cellules épithéliales des plexus choroïdes. Cpt. rend. des séances de la soc. de biol. Bd. 90, S. 903—904. 1924. — b) Nouvelle contribution à l'étude cytologique des cellules épithéliales des plexus choroïdes. Ebenda 1924. S. 1362—1364. — **Kapelkin, W.:** Der histologische Bau der Haut von *Petromyzon*. Bull. de la soc. nat., Moscou (2), Bd. 10, S. 481—514. 1897. — **Keller, K.:** Über den Bau des Endometriums beim *Hunde* usw. Anat. Hefte Bd. 39, S. 309—391. 1909. — **Kolmer, W.:** a) VII. 1921. — b) II. 1925/26. — **Kopsch, Fr.:** a) II. 1925. — b) II. 1926. — **Krause, R.:** Mikroskopische Anatomie der *Wirbeltiere* in Einzeldarstellungen. IV, S. 765 u. f. 1923. — **Kreidl** u. **Mandl:** Experimentelle Beiträge zur Lehre von der Absonderung und Entleerung des Harnes im fetalen Leben. Monatsschr. f. Geburtsh. u. Gynäkol. Bd. 20, S. 919—950. 1903. — **Langerhans, P.:** Über die Haut der Larve von *Salamandra maculata*. Arch. f. mikroskop. Anat. Bd. 9, S. 745—752. 1873. — v. **Lanz:** II. 1926. — **Leydig:** IV. 1854. — **Livini, F.:** a) A proposito di una nuova classificazione delle ghiandole proposta dal Prof. G. Paladino. Mon. zool. ital. Jg. 13, S. 41 bis 47. 1902. — b) A proposito di una classificazione delle ghiandole. Replica al Prof. G. Paladino. Ebenda 1902. S. 129—136. — **Loewenthal:** Atlas zur vergleichenden Histologie der *Wirbeltiere*. Berlin: S. Karger 1904. S. 78. — **Luschka:** Die Adergeflechte des menschlichen Gehirns. Berlin 1855 (Vorrede 1854). — **Mandl, L.:** a) III. 1905. — b) III. 1906. — c) Über das Epithel im geschlechtsreifen Uterus. Zentralbl. f. Gynäkol. Jg. 32, Nr. 13, S. 425—429. 1908. — **Maurer, F.:** VI. 1895. — **Mestrezat, W.:** Le liquide céphalo-rachidien normal e pathologique. Thèse Montpellier 1912. — **Noël, R.** et **Accoyer, H.:** a) Sur la structure de l'épithélium des plexus choroïdes chez le très jeune *rat*. Cpt. rend. des séances de la soc. de biol. Bd. 90, S. 772—774. 1924. — b) Sur la structure de l'épithélium des plexus choroïdes chez le *rat* nouveau-né. Ebenda 1924. S. 1253—1254. — **Nuck, A.:** Adenographia curiosa. Lugdunum Batav. 1696. — **Obersteiner, H.:** Anleitung beim Studium des Baues der nervösen Zentralorgane. 5. Aufl. 1912. S. 732. — **Ogneff:** II. 1892. — **Oppel, A.:** VII. 1897. — **Paladino, G.:** a) Per una migliore classificazione delle glandole: nota. Rendic. d. R. accad. d. science fis.-mat. di Napoli 1901, H. 7, S. 5. — b) In difesa della nuova classificazione delle glandole da me proposta. Osservazioni alle considerazioni del dott. F. Livini. Mon. zool. ital. Jg. 13, S. 79—83. 1902. — c) I. 1902. — **Paulicki:** III. 1884. — **Pellizzi, G. B.:** Ricerche istologiche e sperimentali sui plessi coroidei. Riv. sperim. freniatr. Bd. 37, S. 1—114. 1911. Deutsch in: Fol. neurobiol. Bd. 5, S. 305—341. 1884. Franz. in: Arch. ital. de biol. Bd. 55, S. 313—338. 1911. — **Pettit, A.** et **Girard, J.:** Processus sécrétoires dans les cellules de revêtement des plexus choroïdes des ventricules lateraux. Cpt. rend. des séances de la soc. de biol. Bd. 53, S. 825—828. 1901. — **Pfitzner, W.:** X. 1879. — **Polano, O.:** a) Experimentelle Beiträge zur Biologie der Schwangerschaft. Würzburg 1904. — b) Über die sekretorischen Fähigkeiten des amniotischen Epithels. Zentralbl. f. Gynäkol. Jg. 29, S. 1203—1206. 1905. — **Policard:** Sur quelques points de la cytologie des plexus choroïdes. Cpt. rend. des séances de la soc. de biol. Bd. 73, S. 430. 1912. — **Prenant, A.** usw.: IV. 1911. — **Purkinje:** III. 1834. — **Retzius, G.:** Über den Bau der Haut von *Myxine glutinosa*. Biol. Unters. N. F. Bd. 12, S. 65—74. 1905. — **Schaffer, J.:** a) IV. 1897. — b) X. 1908. — c) Zur Kenntnis der Hautdrüsen bei den *Säugetieren* und bei *Myxine*. Zeitschr. f. d. ges. Anat., Abt. 1: Zeitschr. f. Anat. u. Entwicklungsgesch. Bd. 76, S. 320—337. 1925. — **Schlaepfer:** Über den Bau und die Funktion der Epithelzellen des Plexus chorioideus in Beziehung zur Granulalehre usw. Zieglers Beitr. z. pathol. Anat. u. z. allg. Pathol., Suppl. 7, S. 101. 1905. — **Schmidt, A.:** Untersuchungen über das menschliche Magenepithel unter normalen und pathologischen Verhältnissen. Virchows Arch. f. pathol. Anat. u. Physiol. Bd. 143, S. 477—508. 1896. — **Schulze, F. E.:** III. 1867. — **Schütz, E.:** Beiträge zur Histologie des menschlichen Magens. Arch. f. Verdauungskrankh. Bd. 14, S. 241—250. — **Seiller, Frhr. v.:** X. 1891. — **Shikinami, J.:** III. 1908. — **Sommer:** III. 1909. — **Soubottine, M.:** X. 1880. — **Stöhr, Ph.:** Über das Epithel des menschlichen Magens. Verhandl. d. phys.-med. Ges., Würzburg. N. F. Bd. 15, S. 218. 1880. — **Studnička:** a) III. 1900. — b) I. 1909. — **Szymonowicz, L.:** Lehrbuch der Histologie. 5. Aufl. mit R. Krause. 1924. S. 394, Taf. 77. — **Tanimura, T.:** Über die histologische Untersuchung des Nebenhodens bei *Trionyx japonicus.* Japan. journ. of med. sciences Bd. 2, Nr. 2, S. 99. 1922. — **Valentin:** Handbuch der Physiologie 1847 (2. Aufl., T. 2, S. 22). — **Vermaat, P.:** Untersuchungen über das Oberflächenepithel des Magens. 2. Aufl., Bd. 3, S. 175—220. Petrus Camper 1904. — **Vonwiller, P.:** Über das Epithel und die Geschwülste der Hirnkammern. Diss. Zürich 1911 und Virchows Arch. f. pathol. Anat. u. Physiol. Bd. 204, S. 230—265. 1911. — **Willis:** Cerebri anatome 1664. — **Wolff, G.:** III. 1889. — **Yoshimura:** Das histo-chemische Verhalten des menschlichen Plexus chorioideus, zugleich ein Beitrag zur Frage der Plexussekretion. Arb. a. d. neurol. Inst. d. Wiener Univ. Bd. 18, S. 1—12. 1910. — **Zimmermann, K.:** a) I. 1898. — b) Beitrag zur Kenntnis des Baues und der Funktion der Fundusdrüsen im menschlichen Magen. Ergebn. d. Physiol. Bd. 24, S. 281—307. (Erschienen 1925.)

XII. Die Drüsen. 1. Teil.

Wie schon erwähnt, bezeichnen wir als Drüsen deutlich abgegrenzte Gruppierungen oder Vergesellschaftungen absondernder Zellen, welche ihr Sekret auf eine freie Oberfläche ergießen, daher von einer solchen aus entstehen und mit ihr in Zusammenhang bleiben müssen. Sie können eine verschiedene Lage und Form besitzen und auch der Mechanismus ihrer Sekretion und die physiologisch-chemische Beschaffenheit ihres Sekretes kann wesentliche Unterschiede aufweisen. Dabei bleibt es für die morphologische Betrachtung zunächst nebensächlich, ob die ausgeschiedene Flüssigkeit oder Masse im Körper eine weitere Verwendung findet, ob es sich also um ein eigentliches Sekret oder um aus dem Organismus auszuscheidende, weil schädliche Stoffwechsel- oder Abfallprodukte, also ein sogenanntes Exkret (Harn, Schweiß) handelt. Es wäre sehr wünschenswert, daß diese beiden Begriffe in diesem Sinne strenge auseinandergehalten würden, was leider nicht immer geschieht. Manche Autoren, wie z. B. Ranvier und van Gehuchten (1891) bezeichnen auch jene Phase der Sekretion, in welcher die Abstoßung des Sekretes erfolgt, als Exkretion.

Es gibt nun eine Reihe von Drüsenbildungen, welche zwar ursprünglich von einer freien Epithelfläche aus entstehen, dann aber ihre Verbindung mit dieser verlieren und in das Bindegewebe verlagert werden oder, von Haus aus aus zelligen Elementen des mittleren Keimblattes entspringend, epithelialen Charakter und eine absondernde Funktion annehmen, ohne ihr Sekret auf eine freie Oberfläche ergießen zu können. Sie zeigen dann in beiden Fällen vielmehr sehr innige Beziehungen zu einem reich entwickelten Gefäßnetz, in das sie ihr Sekret abgeben und so in die Blutbahn bringen können.

Man hat diese Drüsenbildungen als unechte, auch Blutgefäß- oder endokrine Drüsen den echten oder exokrinen gegenübergestellt und rechnet dazu die Schilddrüse, Thymus, Beischilddrüse, den Hirnanhang, die intertubulären Zellhaufen des Pankreas, die Zirbeldrüse, die Carotidendrüse, die Nebenniere, die Steißdrüse, aber auch Teile der sogenannten Keimdrüsen. Für manche dieser Organe wird die endokrine Funktion zu bezweifeln oder abzulehnen sein (A. Kohn 1924). Über die endokrine Tätigkeit anderer Organe, wie z. B. der Leber, sei, wie auf die ganze Frage, auf den Bd. VI dieses Handbuches (Prof. Dr. B. Romeis) verwiesen.

Da man ursprünglich „jedes weiche, rundliche, gefäßreiche und daher rötliche oder rote Organ" als Drüse bezeichnet hat (J. Henle 1841; über die historische Entwicklung des Drüsenbegriffes vgl. auch Gley (1893) und Laguesse (1895, XIII), zählt man zu den Gefäßdrüsen auch die Milz, periphere und regionäre Lymphknoten, Organe, für die schon Flemming (1888) die Bezeichnung Drüsen fallen zu lassen am besten gefunden hat und die wir heute als lympho-reticuläre (A. KOHN 1925) zusammenfassen, endlich auch den Hoden und Eierstock. Letztere erzeugen die wichtigsten morphologischen Elemente, Samenfäden und Eier, welche zur Erhaltung der Art dienen und nicht als ein Sekret aufgefaßt werden können. So hat sich schon LIVINI (1902) mit Recht gegen die Auffassung des Ovariums als einer Drüse, die Eier sezerniert, gewendet; ebenso M. HEIDENHAIN (1907, S. 335). Es gibt aber noch eine andere Art von unechten Drüsen. Der Zweck der Drüsenbildung ist, wie bereits J. MÜLLER (1830) klar erkannt hat, in erster Linie der, durch Häufung von sezernierenden Elementen an bestimmten Stellen die Möglichkeit der Absonderung größerer Sekretmengen zu schaffen. Dies kann, wie im vorigen Abschnitte gezeigt wurde, durch Umwandlung großer, freier Epithelflächen in sezernierende geschehen oder die Vergrößerung der absondernden Fläche wird durch Bildung grubiger, säckchen- oder schlauchförmiger Einsenkungen einer Haut- oder Schleimhautfläche, die sezernierende Elemente enthält, erreicht. Während bei den echten Drüsen nun dabei das in die Tiefe versenkte Epithel wesentliche Veränderungen gegenüber dem Oberflächenepithel erfährt, so daß es von diesem deutlich verschieden ist, gibt es solche Einsenkungen, welche den Charakter des Oberflächenepithels bewahren. Dies ist z. B. der Fall im Dickdarm, im Uterus, bei den Drüsenbildungen am Zungengrunde beim *Frosch*, wo BIEDERMANN (1886) Flimmerzellen zwischen den sezernierenden (Becher-) Zellen entdeckt hat, und an vielen anderen Stellen.

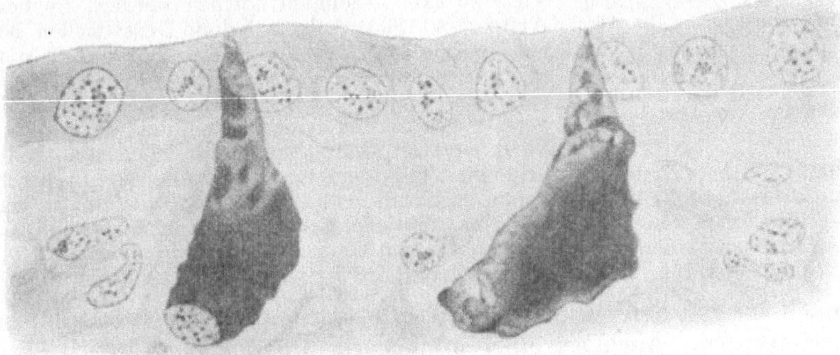

Abb. 68. Zwei einzellige, exoepitheliale Drüsen aus der Haut einer *Schnecke* (*Buliminus detritus*). GILSONs Gem. DELAFIELDS Häm.-Eos. Die Drüsen sind offensichtlich etwas geschrumpft; in der linken der Kern deutlich. Vergr. 900fach. (Präp. v. Privatdoz. Dr. H. PLENK.)

Hier hat man also unechte Drüsen vor sich, die man mit Recht auch als Krypten oder (Uterin-)Schläuche von den echten Drüsen unterschieden hat. Sie bieten aber für das Verständnis der Mechanik und Phylogenese der Drüsenbildungen das größte Interesse. Hier sei auch auf die Ausführungen von M. SACCHI (1886) über die Phylogenese der Magendrüsen hingewiesen.

Daß man sich die Drüsen ganz allgemein als aus in die Tiefe versenkten, modifizierten Epithelbezirken der Haut oder einer Schleimhaut entstanden denken muß, geht aus verschiedenen vergleichend-anatomischen Tatsachen (Präputialsack des *Wiesels*, Kehldrüse von *Mollossus nasutus*; SCHAFFER 1925, 1926), sowie aus gelegentlichen Befunden hervor, bei denen an Stellen, wo sonst echte Drüsen vorkommen, eine solche Einsenkung gefunden wird, in welcher die Zellen des Oberflächenepithels ihren Charakter bewahrt haben und dadurch nicht zu echten Drüsen geworden sind, wie ich einen solchen Fall von der Oberhaut der *Myxine* beschrieben habe (1925) (Abb. 67).

Denkt man sich in solchen Einsenkungen alle Zellen in sezernierende Elemente umgewandelt, dann wird eben die unechte zur echten Drüse.

Die Vereinigung absondernder Zellen zur Bildung von Drüsen kann noch innerhalb des Epithels stattfinden d. h. räumlich auf dieses beschränkt bleiben. Man hat dann von intra- (S. MAYER 1894) oder endoepithelialen (SCHAFFER 1920) Drüsen gesprochen, wie man ja schon die ebenfalls im Epithel gelegenen Becherzellen als einzellige Drüsen bezeichnet hat. Von solchen in der Haut von *Lepidosiren* spricht KÖLLIKER (1860) als den einzigen bisher bekannten Drüsen dieser Art bei *Wirbeltieren* und auch PAULSEN (1865) beschreibt solche bei *Protopterus*.

Wie schon gegen diese letztere Bezeichnung, hauptsächlich wegen des schwankenden Vorkommens der Becherzellen, von verschiedenen Seiten Einspruch erhoben worden ist, so auch gegen die Auffassung solcher endoepithelialer Gruppierungen als Drüsen (H. Virchow 1910), was aber für manche dieser Bildungen sicher nicht gerechtfertigt ist. Wenn wir aber sehen, daß Becherzellen bei verschiedenen *Wirbellosen* (*Würmern*, *Mollusken*) allmählich aus dem Oberflächenepithel so in die Tiefe verlagert werden können, daß ihr wesentlich vergrößerter Körper als flaschenförmige Auftreibung ins Bindegewebe zu liegen kommt, während ein ausgezogener röhrenförmiger Fortsatz als eine Art Ausführungsgang seine Lage innerhalb des Epithels beibehält, wodurch also eine zweifellos echte einzellige Drüse entsteht (Abb. 68; vgl. auch P. Busquet 1897, C. K. Schneider 1902, W. Siebert 1913), wird man auch die Auffassung der endoepithelialen Becherzellen als einzellige Drüsen berechtigt finden.

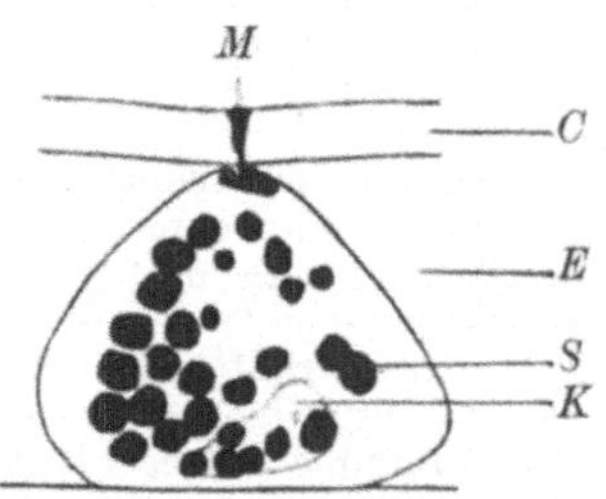

Abb. 69. Eine einzellige endoepitheliale Drüse aus dem Oberhautepithel von *Tubifex rivulorum*. Abs. Alk. Hämatox. *C* Cuticula; *E* Epithel; *K* Kern; *M* Mündung der Drüsenzelle durch die Cuticula; *S* Sekretkörner. Zeiß Apochr. 2 mm Ok. 4 oder 8. (Nach Atheston 1899.)

Aber nicht nur schleimabsondernde Becherzellen, sondern auch andere sezernierende Zellen können endoepitheliale Drüsen darstellen oder durch Verlagerung in die Tiefe zu exoepithelialen solchen werden. So beschreibt Atheston (1899) endoepitheliale Drüsenzellen bei *Tubifex*, welche sich aus Basalzellen entwickeln und dann mit einem engen Ausführungsgang (Abb. 69) die Cuticula durchbrechen. Sie sind die größten Zellen der Epidermis, besitzen eine dünne Wandung, oft unregelmäßige Form und ein Sekret aus zahlreichen dichtgedrängten Kügelchen. Wir haben hier geradezu einen Typus einer endoepithelialen, einzelligen Drüse vor uns. Urban (1902) hat bei einem kalifornischen homocölen *Kalkschwamm* im Oberflächenepithel Zellen von flaschen- oder pilzähnlicher Gestalt beschrieben, welche durch alle Zwischenformen mit den gewöhnlichen, flachen Epithelzellen verbunden sind. Er hält diese Flaschenzellen für einzellige Drüsen, vergleichbar jenen bei *Anneliden* und *Mollusken*.

Ähnlich wie mit den einzelligen Drüsen liegt es nun mit den endoepithelialen Drüsenzellgruppen. Auch bei ihnen können wir Übergänge zu zweifellos echten exoepithelialen Drüsen feststellen, so daß wir in ihnen mit Recht die primitivste

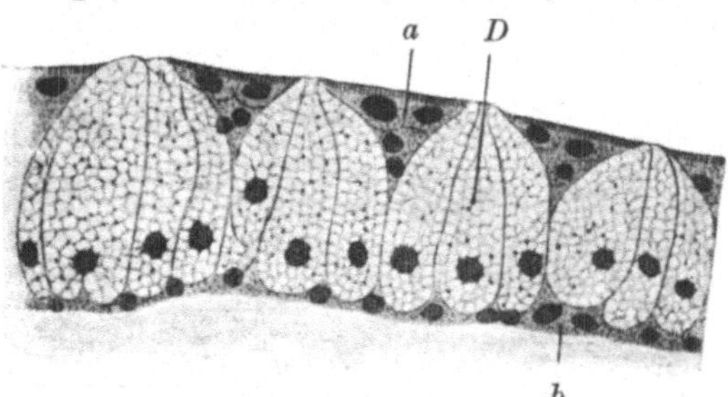

Abb. 70. Endoepitheliale Drüsenknospen aus dem Epithel des Kiemendarms von *Ammocoetes*. *a* die Drüsenknospen trennendes geschichtetes Plattenepithel; *b* Basalzellen; *D* Drüsenknospe. Vergr. 580fach. (Nach Schaffer 1895.)

Form der Drüsenbildungen sehen dürfen. Das geht auch aus der weiten Verbreitung dieser Bildungen und daraus hervor, daß sie nicht selten als ontogenetische Entwicklungsstadien echter Drüsen beobachtet werden.

Auch unter den endoepithelialen Drüsen können wir verschiedene Formen unterscheiden, welche als fortschreitende Entwicklungsstufen zu den exoepithelialen aufgefaßt werden können.

Zunächst können die sezernierenden Zellen solide, knospenartige Gruppen im Epithel bilden, welche ich als endoepitheliale Drüsenknospen bezeichnet habe. Als Beispiel seien jene im Epithel der Kiemensackschleimhaut von *Ammocoetes* und *Petromyzon* erwähnt, die ich am besten im Epithel der lateralen Vorkammerwand junger *Ammocoeten* entwickelt fand (Schaffer 1895).

Im geschichteten Pflasterepithel, dessen oberflächlichste Schichte einen streifigen Saum trägt, sind Gruppen von 5—12 pyramidenförmigen Drüsenzellen eingelagert, welche einer Schichte platter Basalzellen aufsitzen und von da durch die ganze Dicke des Epithels reichen, so daß ihre verschmälerten, dicht aneinander gelagerten Enden zwischen den Deckzellen die freie Oberfläche erreichen. Auch innerhalb des Epithels berühren sich die Drüsenzellen mit ihren Seitenflächen allenthalben, so daß sie kein Lumen einschließen

(Abb. 70), und ihr schleimiges Sekret unmittelbar aus den freien Zellenden auf die Oberfläche gelangt.

Über die Verwechslung dieser Bildungen mit Geschmacksknospen, denen sie oberflächlich gleichen, durch S. Mayer (1894) sei auf meine oben angeführte Arbeit verwiesen.

Ähnliche Bildungen hat F. E. Schulze (1888) zuerst im Epithel des hinteren Rachendachabschnittes von *Pelobates*-Larven beschrieben. Teilweise stimmen diese endoepithelialen Drüsenknospen vollkommen mit jenen bei *Ammocoetes* überein, teilweise zeigen sie eine etwas weitere Entwicklung, als häufig über den Drüsenzellen eine seichte Eindellung (Abb. 71) sichtbar ist, die als erste Andeu-

tung der Bildung eines gemeinsamen Sekretraumes, eines Drüsenlumens gedeutet werden kann.

Dort, wo ein solches deutlich zur Ausbildung kommt, entstehen endoepitheliale Drüsenblasen. Solche wurden zuerst von Ranvier (1887) im Epithel der Gaumenschleimhaut einer nordafrikanischen *Landschildkröte* beschrieben. Sie finden sich in dem relativ dicken prismatischen Epithel und be-

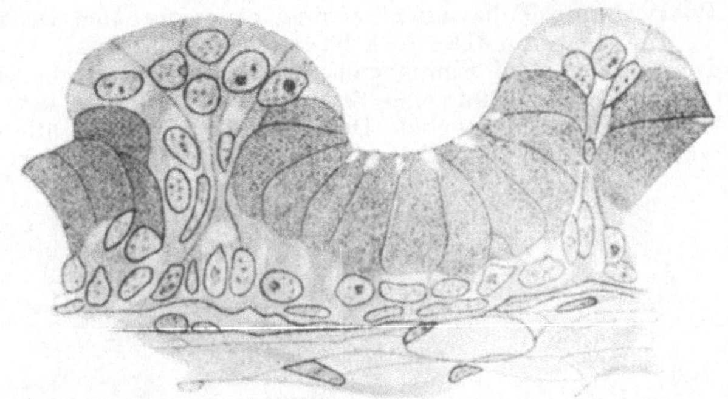

Abb. 71. Eine endoepitheliale Drüsenzellgruppe aus dem Hinterfeld der Rachenschleimhaut einer Larve von *Pelobates*. Die Drüsenzellen münden in eine seichte Grube, welche vom geschichteten Epithel begrenzt wird. Alk.-Form. Mucicarmin. Vergr. 600fach.

stehen aus Becherzellen, welche radiär um einen zentralen Hohlraum gestellt sind, so daß beerenförmige, ausschließlich auf das Epithel beschränkte Drüsenbläschen entstehen.

Noch primitivere Einrichtungen scheinen die von Gegenbaur (1898, Bd. 1, S. 114) in der Oberhaut von *Dipnoern* (*Protopterus*, *Ceratodus*) beschriebenen grubigen Einsenkungen zu sein, die teilweise auf das Epithel beschränkt sind, teilweise seine Grenze nach unten etwas überschreiten. Sie scheinen nur von Oberflächenzellen ausgekleidet zu sein, doch bezeichnet er sie als „jedenfalls auf Drüsen zu beziehende Gebilde". Eine genauere Untersuchung wäre hier sehr erwünscht.

Weiter wären hier die kleinen Talgdrüsen der Sinushaare zu erwähnen, welche das Epithel der äußeren Wurzelscheide nicht überschreiten und die Ranvier (1887 b, S. 66) als „intraépidermiques" bezeichnet hat.

Ähnliche Bildungen kann man nun auch bei höheren *Wirbeltieren* und beim Menschen an vielen Stellen finden, und zwar handelt es sich mit wenigen Ausnahmen meist um prismatische Epithelien, aber nicht, wie G. Kano (1910) gemeint hat, ausschließlich um geschichtetes Cylinderepithel. Sicher handelt es sich aber in den aufzuzählenden Fällen um sehr ungleichwertige Dinge und vielfach um teils pathologische, teils unechte Drüsenbildungen, um kugelförmige Einsenkungen ins Epithel, welche zwar ein eben solches Lumen besitzen, dessen begrenzende Zellen aber nicht immer ausschließlich sezernierenden Charakter erlangt haben. Sie können vielmehr mit unveränderten Oberflächenzellen vermischt sein und so etwa mit den Darmkrypten verglichen werden. Daher hat sich auch vielfach um den Drüsencharakter dieser Bildungen ein lebhafter Streit entwickelt.

Vorzugsweise ist es die Nasenschleimhaut und die angrenzenden Epithelbezirke, wo solche endoepitheliale Drüsenzellgruppierungen beschrieben worden sind.

In der Nasenschleimhaut hat sie zuerst Zarniko (1894), dann Boenninghaus (1895), Okada (1898), Cordes (1899), Zarniko (1903), Glas (1904) und Hajek (1905) beschrieben. Die Mehrzahl dieser Autoren hat sie als pathologische Bildungen aufgefaßt, obwohl sie z. B. Glas in 120 untersuchten Fällen von Polypen und Hypertrophien der Nasenschleimhaut nur zwölfmal gefunden hat. Während die einen ihren Drüsencharakter zugeben, bezeichnet sie Hajek als verschleimte Krypten im hyperblastischen Epithel und wollte sie Cordes überhaupt als Täuschungen durch schräggetroffene verschleimte Drüsenausführungsgänge erklären, eine Auffassung, die aber Zarniko, Hajek und Zurria (1905) zurückgewiesen haben. Letzterer konnte sie im Epithel der Pharynxtonsille einer *Katze* beobachten, betrachtet sie aber auch hier als pathologische Erscheinungen. Derselben Ansicht ist Citelli (1905) für die von ihm in der Tuba Eustachii, im Kehlkopf und im Ventriculus Morgagni eines 7monatigen Kindes beobachteten endoepithelialen Schleimdrüschen. Als einen normalen Befund hat solche Drüschen Ganfini (1905) in der Trommelhöhle bei *Hund* und *Katze*, wo er sie aus soliden Knospen im Epithel entstehen und gegen Pharynx und Tuba hin zu echten, exoepithelialen Drüsen werden läßt, beschrieben.

Im weichen Gaumen habe ich (1897) zuerst, allerdings von gemischtem Epithel, d. h. Becher- und Flimmerzellen ausgekleidete Grübchen beschrieben, während Spuler (Diskussionsbemerkung zu Krieg [1922] und G. Kano [1910]) hier normalerweise vorkommende endoepitheliale Drüsenblasen erwähnen, die letzterer in der Weise entstehen läßt, daß schon beim Embryo vorhandene Becherzellgruppen sich einsenken und daß, je

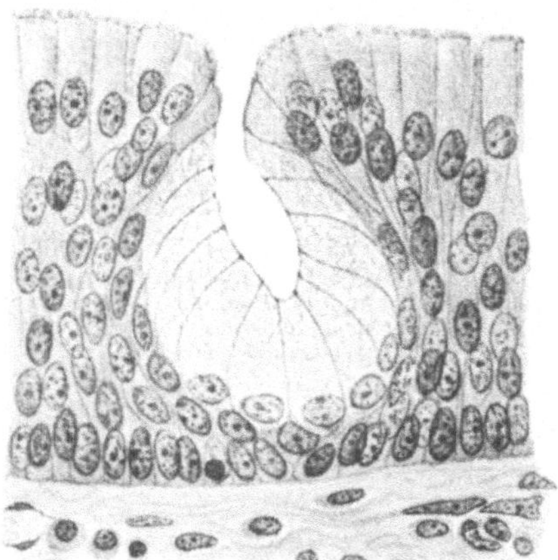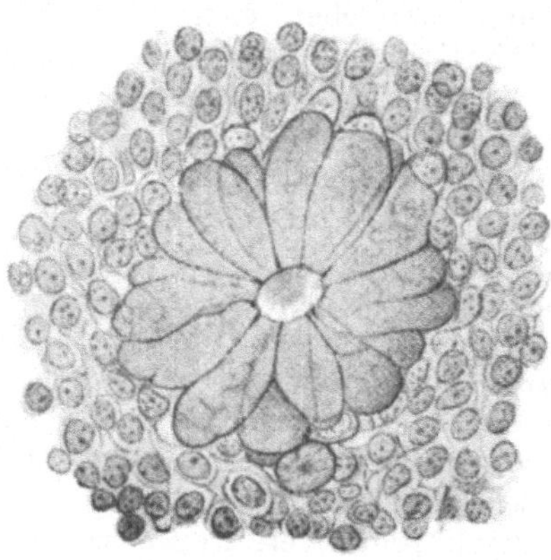

Abb. 72. Ein endoepitheliales Drüsenbläschen im mehrstufigen Flimmerepithel der laryngealen Fläche des Kehldeckels einer 72jährigen Frau. Zenkers Fl. Links im Längs-, rechts im Querschnitt. Vergr. 534fach. (Nach V. Patzelt 1923.)

höher das Epithel wird, desto ausgesprochener ein als Ausführungsgang tätiger, von Flimmer- und vereinzelten Becherzellen, also typischem Oberflächenepithel, ausgekleideter Kanal von den Schleimzellgruppen zur freien Oberfläche sich ausbildet.

Ähnliche Schleimzellengruppen habe ich (1897) in den Ausführungsgängen der kleinen Mundhöhlendrüsen und der Sublingualdrüse und gelegentlich im Uterus gesehen. V. Patzelt (1923) hat an der hinteren Fläche der Epiglottis eine wohlabgegrenzte, birnenförmige Becherzellgruppe mit verengter Mündung auf die Oberfläche beschrieben, ein Bild, das als Typus einer endoepithelialen Drüsenblase gelten kann (Abb. 72).

Weitere Fundstellen solcher Drüsenbildungen sind die Caruncula lacrymalis. Hier hat Stieda (1890) angeblich geschlossene Becherzellgruppen beschrieben, die er ebenso, wie das Vorkommen von Becherzellen überhaupt, für eine pathologische Erscheinung gehalten hat. Dagegen haben andere Autoren (W. Schultz 1901, K. Ischikuro 1903, Enslin 1905) das Vorkommen der Becherzellen für einen physiologischen Befund erklärt und auch die, stets um einen zentralen Hohlraum angeordneten Becherzellgruppen für normale und regelmäßig vorkommende Gebilde, echte endoepitheliale Drüsen erklärt (Enslin), welche W. Fey (1914) auch bei *Hunden* (allerdings nur zweimal unter zehn untersuchten Fällen) feststellen konnte.

Unter pathologischen Verhältnissen sind solche blasenförmige, von Becherzellen umstandene Lichtungen schon von Poncet (1882), E. Fuchs (1892) u. a. beschrieben worden. Ebsenso hat sie H. Virchow in der Bindehaut (1910) und Plica semilunaris (1911) beschrieben; das Eileiterepithel beim *Schwein* und anderen *Tieren* (Gianelli 1907), jenes der Harnröhre, wo Klein und Groschuff (1896) beim Weibe allerdings Cysten als endoepitheliale Drüsen beschrieben haben, wo aber beim Manne nach Paschkis (1903) solche vorkommen, wie auch die Abb. 500 bei Prenant, Bouin et Maillard (1911) zeigt; endlich das Epithel der Ductuli efferentes gehören hierher. Hier habe ich zuerst

(1892) bei einem 34jährigen Hingerichteten das massenhafte Vorkommen grubiger Einsenkungen im Epithel beschrieben, die von einer einfachen Lage mehr isoprismatischer Zellen umstellt und dort, wo sie dichter lagen, von verkehrt kegelförmigen Gruppen flimmernder hochprismatischer Zellen getrennt waren (Abb. 73). Aber auch ganz vereinzelt im faltenlosen Epithel konnte ich sie beobachten. BENDA hat zuerst (1894) infolge der Verwechslung der Ductuli efferentes mit dem Nebenhodenkanal, der ein ganz anderes Epithel besitzt, das Vorkommen solcher Grübchen geleugnet; später (1900) hat er ihre Bezeichnung als Drüsen angefochten, da er stets auch in der Tiefe der Grübchen Wimperhaare gefunden habe, eine Beobachtung, die auch DE GIACOMO (1900) gemacht hat und in der Abb. 247 bei SZYMONOWICZ und KRAUSE (1924), sowie meinen eigenen (1896) ihre Bestätigung findet; doch konnte ich stets nur ganz vereinzelte solche Flimmerzellen zwischen den überwiegend das Grübchen auskleidenden sezernierenden Zellen beobachten, niemals, wie IKEDA (1906), ein Schüler BENDAS, angibt, die Grübchen ganz von Flimmerepithel ausgekleidet finden, so daß ich nur annehmen kann, daß er hier Falten des Oberflächenepithels vor sich gehabt hat.

Steht so einerseits das Vorkommen dieser eigentümlichen endoepithelialen Grübchen im Epithel der Ductuli efferentes beim Menschen außer Zweifel, wie die zustimmenden Darstellungen von STÖHR (1894), v. EBNER (1899) und BÖHM-v. DAVIDOFF (1903) beweisen und auch IKEDA zugibt, so geht aus den Untersuchungen anderer Autoren (HAMMAR 1897, A. HENRY 1897, JELENIEWSKI 1904) hervor, daß bei *Tieren* diese Grübchenbildungen fehlen und es sich, entgegen meiner ersten Vermutung, nicht um ein allgemeines, sondern nur um ein dem Menschen zukommendes Strukturverhältnis handelt. Da diese Grübchenbildung aber schon frühzeitig (beim Neugeborenen nach IKEDA) angelegt erscheint und kaum eine andere Bedeutung haben kann, als die sezernierende Oberfläche zu vergrößern, möchte ich die Grübchen noch immer

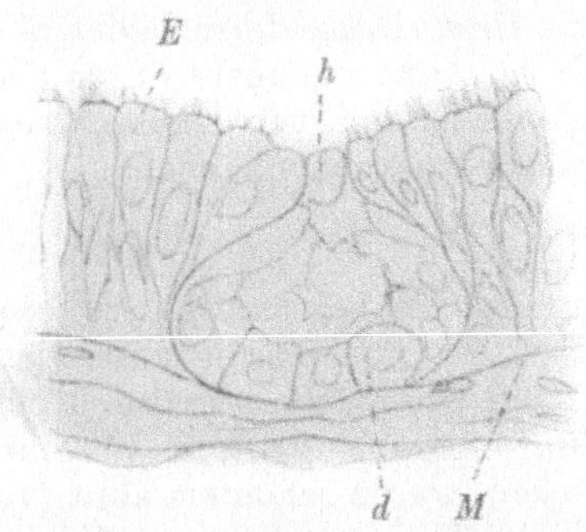

Abb. 73. Endoepitheliale Drüsenblase aus dem Epithel der Ductuli efferentes vom Menschen. *d* Drüsenzelle; *E* Flimmerepithel; *h* Mündung der Drüsenblase; *M* Membr. pr. Vergr. 450fach. (Nach SCHAFFER 1892.)

zu jenen (unechten) Drüsenbildungen rechnen, in denen das Oberflächenepithel noch nicht vollkommen in sezernierende Elemente umgewandelt erscheint, die aber, wie VIRCHOW (1910) für die analogen Bildungen in der Lidbindehaut bemerkt, als eine morphologische Stufe auf dem Wege der Drüsenbildung anerkannt werden können. „Eine solche Auffassung wird gestärkt durch die Tatsache, daß solche Gruppen ins Stroma eindringen können, wie es R. KOCH (1903) von der *Ratte* beschrieben hat" und, wie ich bemerkt habe, durch die Ähnlichkeit, welche diese Grübchen mit den offenen Drüsenanlagen im Magen (C. TOLDT 1880) und Dickdarm (V. PATZELT sen. 1882) besitzen.

Wie mich zahlreiche, seit meiner ersten Mitteilung gemachte Erfahrungen lehren, handelt es sich aber um Bildungen, die eine große Unregelmäßigkeit in ihrem Vorkommen zeigen, was, wie ich schon 1896 bemerkt habe, darauf hindeutet, daß wir es in diesen Nebenhodendrüschen mit individuell und zwar funktionell schwankenden, keineswegs aber pathologischen (CITELLI) Erscheinungsformen des Epithels zu tun haben.

Ich erinnere hier an die oben angeführte Beobachtung von W. BIEDERMANN über Flimmerzellen in den Drüsenbildungen am Zungengrunde beim *Frosch* und verweise auf einen ganz analogen Befund, den A. OPPEL (1897) an den Oesophagusdrüsen von *Testudo graeca* beschrieben hat. Diese Drüsen stellen vollkommen im Bindegewebe gelegene flaschenähnliche Bildungen dar, deren sezernierendes Epithel aber noch vielfach von Flimmerzellgruppen durchsetzt erscheint. Der Ausführungsgang besteht aus immer niedriger werdenden schleimsezernierenden Elementen, die schließlich in isoprismatische Zellen übergehen. Wenn es sich hier auch um ein ganz ausnahmsweises Vorkommen zu handeln scheint, das von anderer Seite noch nicht bestätigt werden konnte (BÉGUIN 1904), so handelt es sich doch sicher um Bildungen, die nicht anders als Drüsen bezeichnet werden können und denen OPPEL mit Recht ein besonderes phylogenetisches Interesse zuschreibt.

Eine dritte Art endoepithelialer Drüsenbildungen sind die **endoepithelialen Drüsenschläuche.**

Solche wurden zuerst von RANVIER (1870) im Oesophagus eines *Vogels* (einer *Rallus*-Art) beschrieben. Sie bilden hier die oberen Abschnitte leicht kolbig gestalteter, ausschließlich aus einer einfachen Lage von Schleimzellen bestehender Drüsen im hohen, geschichteten Plattenepithel, während sie nach unten hin allerdings die Epithelgrenze schon etwas überschreiten.

Auch die BOWMANschen Drüsen der Riechschleimhaut wären hier zu erwähnen, von denen RANVIER (1875) angegeben hat, daß sie teilweise gänzlich im Epithel liegen. Dies soll nach DOGIEL (1887) für die Mehrzahl dieser Drüsen bei *Bufo variegata* der Fall sein, wo nur wenige bis in das Bindegewebe vorragen. Auch DE GIACOMO (1900), der die meisten Angaben über endoepitheliale Drüsen mit Unrecht als durch Trugbilder (Schrägschnitte von Falten) bedingt erklären wollte, läßt die Drüsen der Riechschleimhaut bei *Amphibien* zum Teil als endoepitheliale gelten, die aber vielfach schon mit ihrem unteren Ende in Bindegewebe zu liegen kommen.

Diese Drüsenform bildet also einen Übergang zu den echten exoepithelialen Drüsen, die nur mehr durch einen kürzeren oder längeren, dann oft vielfach gegliederten und verwickelt gebauten Ausführungsgang mit der freien Epitheloberfläche zusammenhängen.

Die exoepithelialen Drüsen.

Daß es bei manchen *Wirbellosen* (*Mollusken*, *Anneliden*) auch einzellige Drüsen gibt, welche unter das Epithel verlagert werden, während sie mit der freien Oberfläche nur durch einen hohlen, ausgezogenen Fortsatz, der als Ausführungsgang dient, in Zusammenhang bleiben, also größtenteils exoepithelial liegen, wurde schon erwähnt (vgl. Abb. 68). In der Regel handelt es sich aber um in die Tiefe versenkte einfache oder verwickelte Zellgruppen.

Mit der Verlagerung der absondernden Zellgruppen in die Tiefe müssen sie in nähere Beziehung zum Bindegewebe treten, die vielfach in der Ausbildung einer dünnsten, membranartigen Grenzschichte aus abgeplatteten Zellen, einer sogenannten Membrana propria bestehen, welche die Drüsenelemente unmittelbar umhüllt. Dort, wo die Drüsenzellgruppen sich zur Bildung höherer Gruppierungen, Läppchen und Lappen vermehren, dringt das lockere Bindegewebe stets in Form von trennenden Scheidewänden zwischen sie ein und ist dann Träger eines reich entwickelten Gefäß- und Nervenapparates. Ausnahmsweise können die Drüsenzellgruppen auch in derbes fibröses Gewebe eingelagert werden, wie z. B. die MEIBOMschen Drüsen in das Tarsusgewebe oder kann das Zwischengewebe reich an muskulösen Elementen sein, wie z. B. bei der Prostata, den Glandulae bulbourethrales, den Perinealdrüsen von *Genetta* (CHATIN 1907) usw.

Man hat die exoepithelialen Drüsen nach sehr verschiedenen Gesichtspunkten eingeteilt und benannt. Abgesehen davon, daß man viele Drüsen nach rein örtlichen Beziehungen z. B. als Haut-, Anal-, Circumanal-, Achsel-, Darm-, Magen-, Mundhöhlen-, Zungendrüsen usw. bezeichnet hat, spricht man je nach der Art ihres Sekretes z. B. von Eiweiß-, Schleim-, Speichel-, Talg-, Schweiß- und Milchdrüsen.

Weder das eine, noch das andere Prinzip kann auf Wissenschaftlichkeit Anspruch erheben, wenngleich der Kürze halber solche Bezeichnungen nicht immer zu umgehen sind. Denn einerseits vereinigt die topische Bezeichnung meist sehr verschiedene Drüsenarten, wie ich dies z. B. für die Anal- und Circumanaldrüsen auseinandergesetzt habe (SCHAFFER 1924), anderseits ist z. B. der Speichel kein einfaches Drüsensekret und sind als Talg- und Schweißdrüsen Organe bezeichnet worden, die weder Talg noch Schweiß absondern (SCHAFFER 1924a). Nur die Begriffe der Schleim-, Eiweiß- und Milchdrüsen decken sich mit ganz bestimmten morphologischen Verhältnissen, die allein für eine wissenschaftliche Einteilung der Drüsen maßgebend sein können.

Als solche kommen einmal die äußere Form der absondernden Zellgruppen, die ich der Kürze halber mit dem von M. HEIDENHAIN (1920) eingeführten Namen als

Adeno meren bezeichnen möchte, ohne damit auch die von ihm daran geknüpften theoretischen Anschauungen zu übernehmen, in Betracht, dann der feinere Bau, das mikrochemische Verhalten und die Anordnung der einzelnen Zellen in diesen Gruppen, schließlich die Veränderungen, welche diese Zellen bei dem Vorgange der Sekretion erleiden, bzw. der Anteil, welchen sie an der Sekretbildung nehmen.

Die Form der Adenomeren ist etwas Sekundäres, vielfach durch die ihnen gebotenen Raumverhältnisse, den Wachstumsdruck der Umgebung oder von den anderen genannten Faktoren Bedingtes. Unter diesen erscheint von größter Wichtichkeit, ob die absondernden Zellen nur in einer einfachen Lage angeordnet oder geschichtet sind. Darnach können wir zwei große Hauptgruppen von Drüsen unterscheiden, welche ich (1924a) als monoptyche und polyptyche (von $\dot{\eta} \pi\tau\upsilon\chi\dot{\eta}$, Lage, Reihe) unterschieden habe, eine Unterscheidung, die übrigens schon MOREL (1859) gemacht hat. Dabei spielt es keine Rolle, daß bei vielen monoptychen Drüsen zwischen der Membrana propria und den sezernierenden Zellen eine Lage flacher, spindelförmiger oder verästelter Zellen gefunden werden kann, die aber nichts mit der Erzeugung des Sekretes zu tun haben.

Diese zwei Begriffe haben sich lange Zeit mit den von RANVIER (1887) eingeführten der merokrinen und holokrinen Drüsen gedeckt. Unter ersteren faßte er jene Drüsen zusammen, bei denen die Zellen ihr Sekret absondern ohne dabei zugrunde zu gehen, deren Zellen vielmehr nach Ausstoßung des Sekretes in einen sekretleeren, erschöpften Zustand übergehen, sich allmählich wieder erholen, d. h. neue Sekretstoffe ausbilden und abermals ausscheiden können.

Als Beispiel für diesen Typus können alle monoptychen Drüsen dienen.

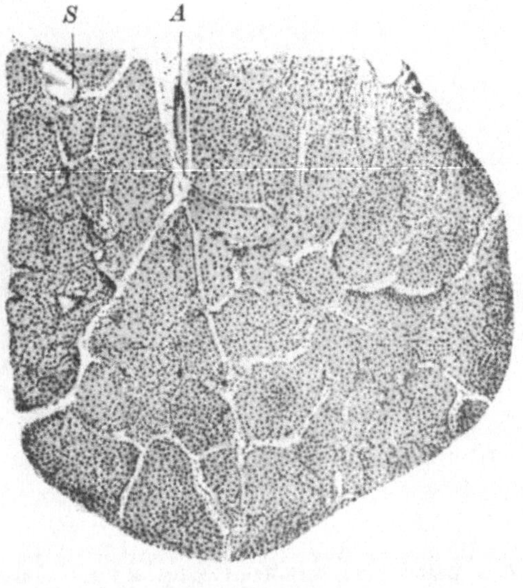

Abb. 74. Teil einer hepatoiden (polyptychen, merokrinen) Drüse aus der Circumanalgegend eines *Wolfes*. Alk. DELAFIELDS Häm.-Eos. *A* Ausführungsgang; *S* ein eingelagerter Schlauchabschnitt einer apokrinen „Schweißdrüse". Vergr. 50fach.

Als holokrinen Typus hat RANVIER die sogenannten Talgdrüsen hingestellt, bei denen die Zellen einen integrierenden Bestandteil des Sekretes bilden, als solche ausgestoßen werden und daher zugrunde gehen, um von der Peripherie der Adenomeren her wieder erneuert und durch Nachschub ersetzt zu werden.

Zu diesem Typus gehören außer den sogenannten Talgdrüsen die bekannten Schleimsäcke der *Myxinoiden* (SCHAFFER 1925), die paraproktischen Drüsen mancher *Marsupialier* (SCHAFFER und HAMPERL 1926), die Schenkeldrüsen der *Lacertilier*, sowie viele Hautdrüsen der *Amammalia*. Aber nicht alle polyptychen Drüsen zeigen diesen Sekretionstypus. Wie ich zeigen konnte (1923 und 1923a), finden sich bei *Carnivoren*, und zwar so weit ich bisher sehe, bei den *Canidae* in der Circumanalgegend Drüsen, welche einen polyptychen Bau besitzen und in ihrer äußeren Form und Entwicklung den sogenannten Talgdrüsen nahe stehen, vielfach auch für solche gehalten worden sind, bei denen aber die Zellen während der Sekretion nicht zugrunde gehen, sondern vielmehr ein offenbar dünnflüssiges Sekret in zwischenzellige Sekretröhrchen absondern und nach außen befördern. Als Typus dieser Drüsen kann auch die Leber gelten, weshalb ich die ähnlich gebauten circumanalen Drüsen des *Hundes* auch als Drüsen von hepatoidem Typus bezeichnet habe.

Diese Drüsen bauen sich aus einzelnen oder einer größeren Anzahl von Läppchen auf, welche durch dichte Aneinanderpressung eine polyedrische Gestalt angenommen haben und daher nur von ganz dünnen Bindegewebsscheidewänden getrennt werden (Abb. 74).

Die einzelnen Läppchen sind solide, durch und durch aus großen polyedrischen, zum Teil auch abgerundeten oder unregelmäßig gestalteten, mit Eosin stark färbbaren Zellen aufgebaute Adenomeren. Ihr Cytoplasma ist fein- bis grobkörnig, wobei die gröberen Körnchen häufig in einer juxtanucleären Gruppe vereinigt erscheinen und so an einen Golgischen Binnenapparat erinnern. Sie können aber auch in größerer Ausdehnung den Kern kalottenförmig umfassen oder die ganze

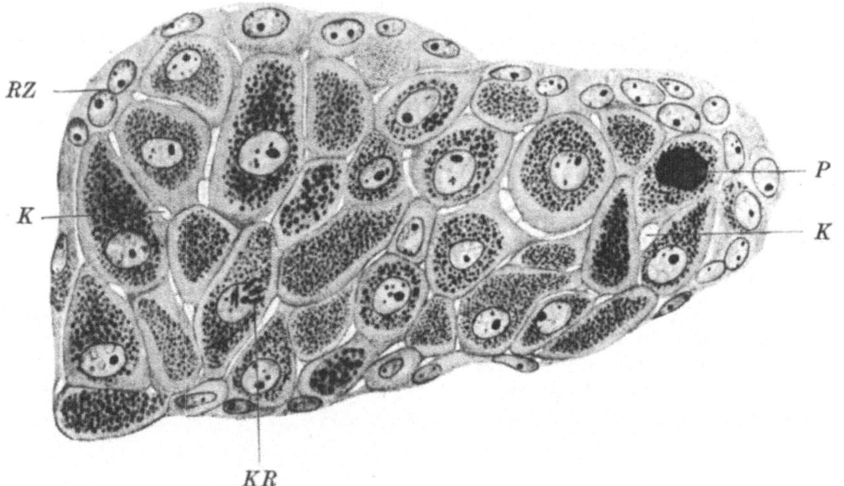

Abb. 75. Läppchen einer polyptychen merokrinen Analdrüse vom *Hund*. (10 J. alte, virginale *Hündin*.) Zenkers Fl. M. Heidenhains Eisen-Hämatoxylin. *K* Sekretkanälchen; *KR* Krystalloide in einer Zelle; *P* pyknotischer Kern; *RZ* indifferente Randzellen. Vergr. 750fach.

Zelle bis an den Rand ausfüllen, in welchem Falle ich sie gelegentlich auch in zierlichen radiären Reihen vom Kern bis an die Oberfläche angeordnet sah. Die Körnchen färben sich stark mit Eisenhämatoxylin (Abb. 75). Gelegentlich enthalten die Zellen auch eine kleinere oder größere kreisrunde Lücke, die von gelöstem Fett herzurühren scheint. Auch stäbchenförmige Krystalloide konnte ich in einem Falle (Abb. 75 *KR*) beobachten.

Eigentümlich ist die scharfrandige Abgrenzung der Zellen gegeneinander, welche schon Mladenowitsch (1907) hervorgehoben hat. Diese wird anscheinend durch feine Spalten (Abb. 76) bewirkt, welche sich aber manchmal deutlich als Kanälchen erkennen lassen, besonders dort, wo die Kanten mehrerer Zellen aneinanderstoßen und die Kanälchen im optischen Querschnitt als kreisrunde, scharfbegrenzte Lücken von 1—2 μ Durchmesser erscheinen (Abb. 76 *SR*).

Diese intercellulären Spalten und Kanälchen lassen sich durch Niederschlagsmethoden, wie mit der Thionin-Pikrinsäure-Methode von Schmorl (1899) oder der Silberimprägnation nach Golgi (Abb. 77) füllen und stellen zweifellos die Wege dar, auf denen ein Sekret, das, wie schon Mladenowitsch bemerkt hat, nur flüssiger Natur sein kann nach außen befördert wird, wofür auch der gelegentliche Befund kleinster Sekretkügelchen zwischen den Zellen spricht. Die soliden Drüsenläppchen schließen sich ziemlich unvermittelt oder durch kurze Schaltstücke an Ausführungsgänge an, welche von einem flachen oder isoprismatischen Epithel ausgekleidet werden und nach kurzem Verlauf in die Haarbälge einmünden (Abb. 78).

Drüsen von diesem eigentümlichen, bisher unbekanntem Typus konnte ich auch in den sogenannten Ant- oder Präorbitalorganen mancher *Antilopen* nachweisen und finden sich wahrscheinlich noch in anderen Hautdrüsenorganen. Die physiologische Bedeutung dieser Drüsen ist noch wenig gekannt und bedarf weiterer Untersuchungen, besonders die Frage, welche Rolle sie bei der Brunst spielen. KRÖLLING hat (in einer seither erschienenen Untersuchung: Entwicklung, Bau und biologische Bedeutung der Analbeuteldrüsen bei der *Hauskatze.* Zeitschr. f. d. ges. Anat., Abt. 1: Zeitschr. f. Anat. u. Entwicklungsgesch. Bd. 82, S. 22—69, 1927) bei der *Katze* ähnliche Drüsen in der Analgegend gefunden, deren solide Läppchen ebenfalls aus protoplasmatischen, dicht gedrängten, polyedrischen Zellen aufgebaut waren, zwischen denen er aber intercelluläre Sekretwege nicht nachweisen konnte. Vielmehr wandelten sich diese Drüsen während der Brunst in lebhaft tätige typische holokrine Talgdrüsen um, so daß diese pseudomerokrinen Drüsen gleichsam nur einen Ruhezustand echter, holokriner Talgdrüsen darstellen würden.

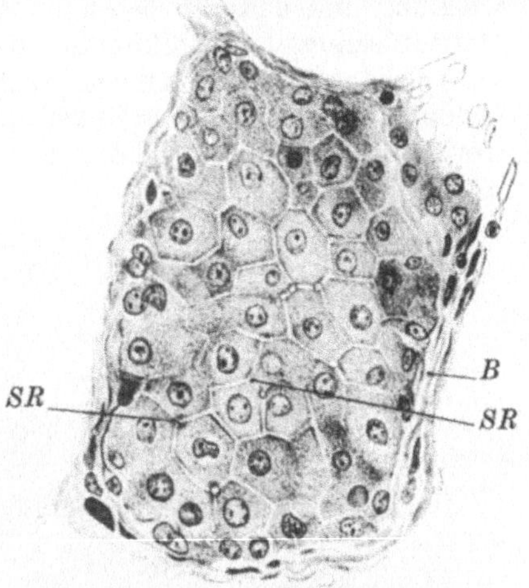

Abb. 76. Ein Läppchen aus der Vilodrüse vom *Fuchs.* Form. MALLORYs Bindegewebsfärbung. *B* bindegewebige Umhüllung. *SR* intercelluläre Spalten und Kanälchen, teilweise im optischen Querschnitt.

Es wäre nun vor allem zu untersuchen, ob sich ähnliche Veränderungen während der Brunst auch bei *Hund* und *Wolf*, bei denen diese polyptychen Drüsen besonders mächtig entwickelt sind, feststellen lassen.

Bis auf weiteres muß ich bei diesen *Tieren* die Drüsen für merokrin sezernierende halten, die wesentlich verschieden sind von den holokrin sezernierenden sogenannten Talgdrüsen.

Talgdrüsen, d. h. holokrine, polyptyche, fettabsondernde Drüsen, finden sich, wie erwähnt wurde, schon als kleine, säckchenförmige endoepitheliale Zellgruppen in der äußeren Wurzelscheide der Tasthaare beim *Kaninchen* (RANVIER 1876), während sie bei den anderen Haaren als einfache, oder aus zahlreichen Adenomeren zusammengesetzte Drüsen in das Bindegewebe verlagert erscheinen und nur durch einen kurzen oder in anderen Fällen lange, verästelte Ausführungsgänge in den Haarbalg einmünden. Die Form der Adenomeren kann eine sehr verschiedene sein; in der Regel ist sie eine rundliche bis säckchen-

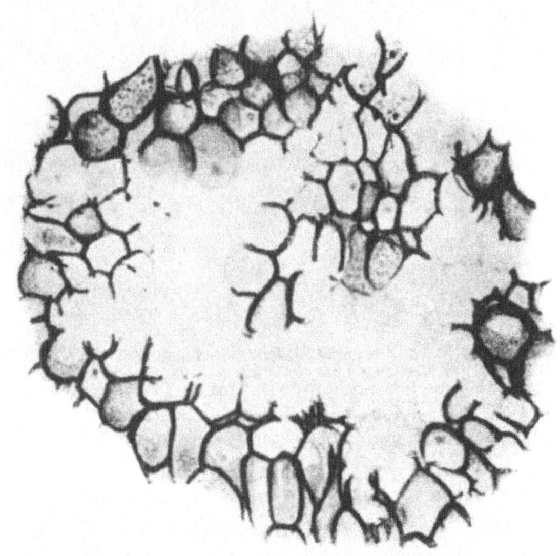

Abb. 77. Aus einem Läppchen einer hepatoiden Drüse vom *Hund.* Die zwischenzelligen Sekretröhrchen und Spalten nach GOLGI imprägniert. Vergr. 320fach.

förmige (Abb. 79). Doch finden sich auch so langgestreckte Säckchen, daß man sie als Schläuche bezeichnen muß. So spricht Harms (1868) beim *Rind* von schlauchähnlichen Bläschen und BONNET hat (1887) darauf aufmerksam gemacht, daß ganz allgemein die Talgdrüsen bei dichter Behaarung lang und schmal, bei schütterem Haarbestand rundlich sind, was allerdings für jene Fälle nicht zutrifft, wo bei weit voneinander stehenden Haaren durch enorme Entwicklung und dadurch bedingte Pressung der Talgdrüsen, wie dies in manchen Hautdrüsenorganen vorkommt, die Talgdrüsen die Gestalt langer, gestreckter, mit seitlichen Ausbuchtungen besetzter Schläuche annehmen (Schaffer 1924 a). Besonders bei *Insectivoren* finden sich ausgesprochen schlauchförmige Talgdrüsen, worüber, sowie über die Form der Talgdrüsen überhaupt, auf meine angeführte

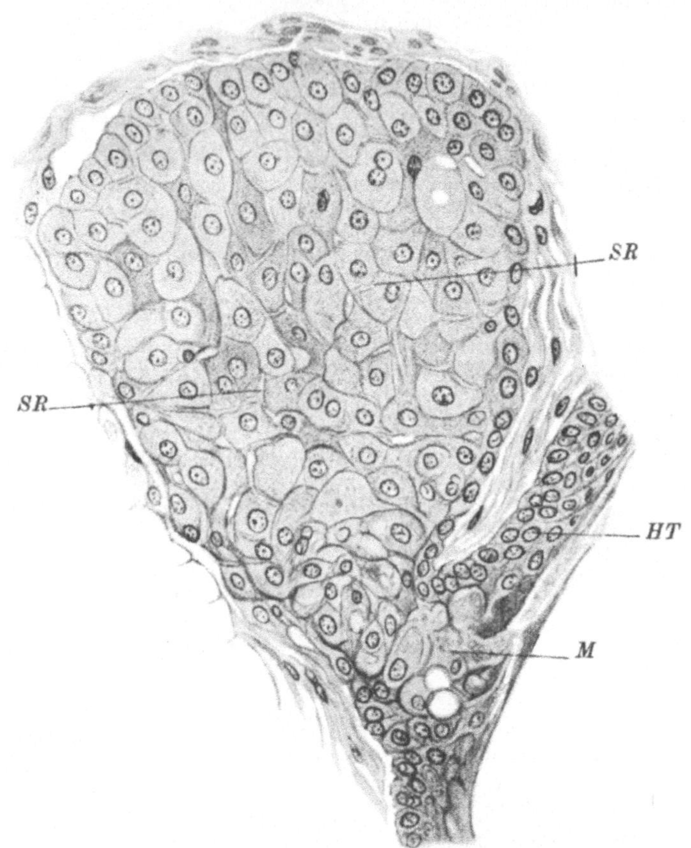

Abb. 78. Ein von oben her an der distalen Seite eines Haarbalges in diesen einmündendes hepatoides Drüsenläppchen aus der Violdrüse vom *Fuchs*. Sagittaler Längsschnitt. Formalin. Helds Molybdän-Hämatoxylin. *HT* Epithel der Haartasche; *M* Mündung des Drüsenläppchens; *SR* intercelluläre Sekretröhrchen. Vergr. 320fach.

Mitteilung, sowie auf Jess (1896), R. Hoffmann (1898), Bab (1904) und Brinkmann (1912) hingewiesen sei. Daß auch bei den Talgdrüsen des Menschen einzelne Adenomeren durch den Druck der Nachbarschaft eine mehr schlauchförmige Gestalt annehmen können, hat schon K. Bauer (1894) gezeigt (Abb. 80 *T*).

Die Talgdrüsen können von der einfachen Bläschenform durch Spaltung, Einschnürung und Vermehrung dieser und Ausbildung eines verzweigten Ausführungsganges bis zu höchst komplizierten traubenartigen Formen sich entwickeln, wie sie z. B. Chatin (1907) bei der *Genettkatze* und Brinkmann (1911) im Antorbitalorgan von *Catoblepas gnu* beschrieben haben. Eine enorme Entwicklung erreichen sie auch in anderen Hautdrüsenorganen der *Säugetiere*, bei denen sie dann oft zu vielen in cysternenartig erweiterte Ausführungsgänge einmünden, die meist nichts anderes sind als stark erweiterte Haarbälge, aus denen das vielfach rudimentär entwickelte Haar ausgefallen ist (BRINKMANN, SCHIEFFERDECKER 1922). Letzterer hat solche Talgdrüsen als „wirklich freie" bezeichnet (l. c. S. 123), eine Auffassung, der ich mich nicht anschließen kann. Als solche kann man meiner Meinung nach nur solche bezeichnen, welche unmittelbar von der Epidermis und nicht von einem Haarkeim aus entstehen. Daß es solche Talgdrüsen gibt, kann nicht bezweifelt werden und wird besonders durch das sekundäre Auftreten von Talgdrüsen infolge äußerer Reize an Stellen, wo Haare fehlen, erhärtet. Ein solches Auftreten hat DELBANCO an der Vorhaut von Männern (1904) und in der Mundhöhle (1899) beschrieben. Diese Formen können scheinbar ebenfalls aus endoepithelialen Anlagen hervorgehen (DEPENDORF 1903), wie sie auch von E. HOFFMANN (1903) und PASINI (1906) beschrieben worden sind.

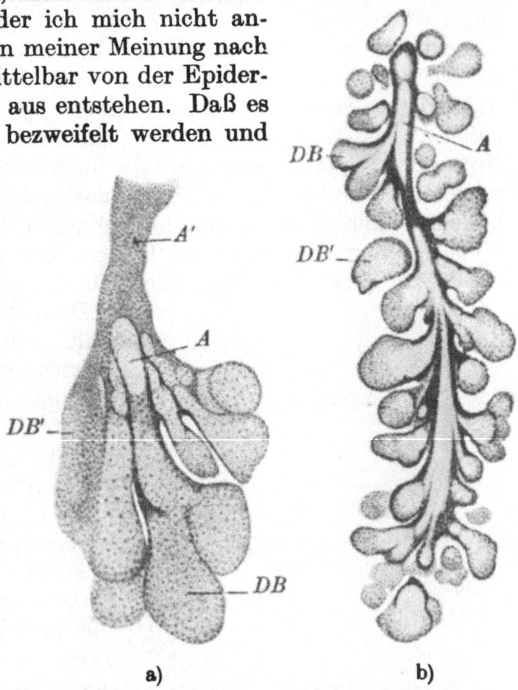

Freie Talgdrüsen finden sich nach den Zusammenstellungen von STIEDA (1902) und BAB (1904) in den Augenlidern, in der Wangenschleimhaut, auf der Eichel und Vorhaut, in den kleinen Schamlippen und an Stellen, wo dieHaut in eine Schleimhaut übergeht, wie am Anus, an den Lippen und der Nasenöffnung. Weitere Angaben finden sich bei UNNA (1883) und BURCKHARDT (1838). KÖLLIKER, der die freien Talgdrüsen im Lippenrot entdeckt hat (1851, 1862), erwähnt auch in der Rückenhaut Talgdrüsen in Gestalt einfacher, flaschenförmiger Säckchen ohne Haare. Für manche dieser als frei bezeichneten Talgdrüsen, wird von anderer Seite trotzdem eine ontogenetische Beziehung zu Haaren behauptet, wenn auch nicht immer bewiesen. Eine solche kann aber dort, wo die Drüsenbildung der Haaranlage vorausgeht, wie dies HENNEBERG (1918) für die Talgdrüsen an der Vorhaut, H. LUSTIG (1915) für jene im Warzenhof des Menschen (Abb. 81) und GISLER (1922) in dem der *Katze* angegeben haben, nicht angenommen werden. Sicher entsteht auch ein Teil der circumanalen Talgdrüsen selbstständig vom Oberflächenepithel aus, wie dies v. EGGELING (1901) für *Echidna* und KRÖLLING (l. c.) für die *Katze* gezeigt haben.

Noch weniger bewiesen erscheint die Vermutung BONNETS (1887), welche von BOVERO (1904), dem sich BRINKMANN (1912) angeschlossen hat, zur Behauptung erhoben worden ist, daß alle freien Talgdrüsen, von denen auch ontogenetisch die Herkunft von Haarbälgen nicht nachweisbar ist, doch phylogenetisch von solchen abstammen, weil diese Autoren die eigentlichen Vorfahren der Talgdrüsen in der *Wirbeltier*reihe nicht kannten.

Abb. 79. Zusammengesetzte Talgdrüsen. Polyptyche Drüsen, alveolärer Typus. a) Von der Kopfhaut des Menschen. Vergr. 42fach. b) MEIBOMsche Drüse. *A* Ausführungsgang; bei *A'* angeschnitten; *DB* Adenomeren; bei *DB'* angeschnitten. Vergr. 32fach. (Nach SCHAFFER 1920.)

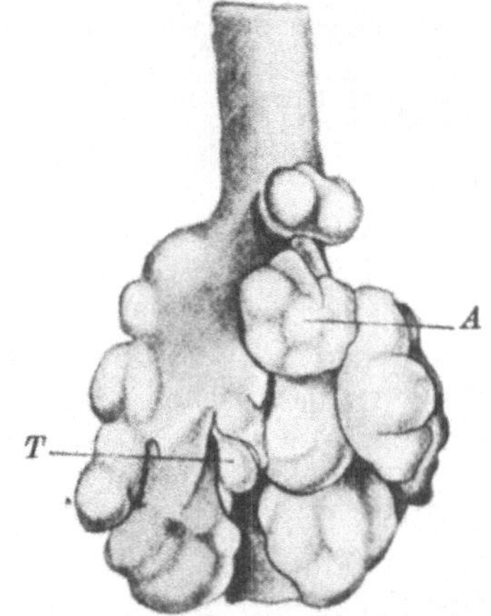

Abb. 80. Modell einer Talgdrüse aus der Kopfhaut vom Hingerichteten. *A* alveoläre, *T* tubulo-alveoläre Endeinheit. Vergr. 40 1/2 fach. (Nach K. BAUER 1894.)

Was nun den feineren Bau der Talgdrüsen anlangt, so stellen ihre Adenomeren kompakte Zellhaufen dar, welche eine unmittelbare Fortsetzung des Stratum Malpighi der Haut sind. Dabei geht das Stratum cylindricum in eine einfache, meist abgeplattete oder isoprismatische Zellage an der Oberfläche der Adenomeren über, in welcher nicht selten — Kyrle (1925) sagt zahlreiche — Mitosen angetroffen werden können (Abb. 82). Diese scheinen allerdings schubweise, wahrscheinlich nach stattgehabter Sekretion, aufzutreten, da man sie manchmal fast vergebens sucht (Brinkmann 1912). Dieser, sowie Bab (1904) wollen sie vorwiegend im Anfangsteil der Ausführungsgänge gefunden haben und sie nehmen daher an, daß von hier aus eine Verschiebung der neugebildeten Zellen gegen den Grund der Adenomeren stattfinde, doch habe ich sie auch hier in manchen Fällen reichlich gefunden. Auch Bizzozero und Vassale (1887), sowie Stamm (1914) bilden sie hier ab und erstere bezeichnen sie als „nicht ganz so spärlich" (wie beim *Hund*), in den Talgdrüsen der Lippe reichlicher, als in jenen des Scrotums. Nach innen von dieser Randlage folgen in tätigen Drüsen schon größere polyedrische

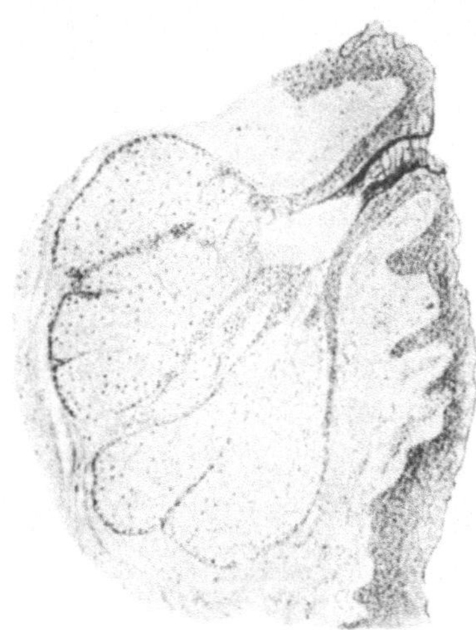

Abb. 81. Durchschnitt durch eine freie mehrfächerige Talgdrüse aus dem Warzenhof einer operativ entfernten Milchdrüse vom Weibe. Zenkers Fl. Hämalaun-Eos. Vergr. 50fach. Man beachte die Veränderung der Kernform von der Oberfläche gegen die Lichtung.

Zellen, deren Cytoplasma Fettkügelchen enthält, welche ersteres auf weiter nach innen zu immer dünner werdende Scheidewände verdrängen, in dem Maße als die Fettkügelchen an Größe zunehmen. Solche Zellen zeigen an entfetteten Schnitten ein charakteristisches, grobvakuoläres oder netzförmiges Aussehen („Netzzellen" von Rosenstadt 1892). Hier sei auch bemerkt, daß G. Bizzozero und Botteselle (1909) in den Talgdrüsenzellen einen Golgischen Binnenapparat beschreiben, der um den Kern herum zu liegen scheint. Im Zentrum der Adenomeren erleiden die kugeligen Kerne der Zellen durch den Druck der sie allseitig umgebenden Fettkügelchen Eindrücke, so daß sie schließlich ein strahlig verzogenes Aussehen annehmen. Sie beginnen durch Chromatolyse zu schwinden, die Fetttröpfchen können zu größeren Kugeln zusammenfließen, die äußerst dünn gewordene und verhornte Zellhülle sprengen und mit dieser als Sekret in den Ausführungsgang gelangen, der, ebenso wie ein Drüsenlumen, vielfach erst durch

diesen Vorgang entsteht, weshalb Eggeling (1900) die Talgdrüsen auch als temporär kanalisierte bezeichnet hat. Doch gibt es zahlreiche Talgdrüsen, die einen ständigen, oft ziemlich langen Ausführungsgang besitzen, wie ich dies z. B. an jenen in der Haut des *Hundes* sehe (Abb. 83). Auch die in Cavernen einmündenden Talgdrüsen gehören hierher. In beiden Fällen sind die Ausführungsgänge teilweise von verhornter Epidermis ausgekleidet, die sich aber unter Umständen an der Sekretion beteiligen kann. Das normale Sekret der Talgdrüsen besteht also aus freiem, flüssigem Fett und aus Zellmembranen (Philippson 1890); es können ihm aber auch jüngere Talgdrüsenzellen und verhornte Zellen von der Oberfläche des Ausführungsganges beigemengt sein.

Die Mehrzahl der Autoren faßt die Entstehung des Fettes als einen nekrobiotischen Vorgang, eine fettige Degeneration infolge schlechter Ernährung auf (R. Hoffmann 1898, Eggeling 1900, Brinkmann 1912), während Altmann (1889, 1900), Nicolas (1891), Plato (1901), Buschke und Fränkel (1905) u. a. für eine echte Sekretion durch Speicherung von Fett in den Protoplasmakörnern, eine granuläre Fettsynthese, eingetreten sind, auf welche dann erst ein Zugrundegehen der Zelle erfolgen soll. Rosenstadt (1892) hat die Körnchen in den jüngsten Zellen für Keratohyalingranula gehalten, was H. Rabl (1902) entschieden abgelehnt hat. Nach M. JOSEPH (1891) soll in den Talgdrüsen neben der Fettsekretion auch eine Umwandlung von Keratinsubstanzen in Cholesterinfette vor sich gehen. In neuerer Zeit hat A. WALTER (1924) im Sekret einer Reihe von „Talgdrüsen" (Analdrüsen des *Meerschweinchens*, im weißen Teil der Präputialdrüse (wie er fälschlich die Inguinaldrüse bezeichnet) beim *Kaninchen*, in den MEIBOMschen Drüsen dieser *Tiere* anisotrope Lipoidsubstanzen (Derivate des Cholesterins, seine Ester oder seine Gemische mit Neutralfetten) nachgewiesen. In den Zellen der Präputialdrüse der *Ratte* sah er neben den Osmium reduzierenden Einschlüssen auch mit Eisenhämatoxylin färbbare Körnchen, die, wie ich sehe, sich mit maximal verdünntem Thionin blau färben; aber auch mit sauren Anilinfarben färbbare Kügelchen finden sich in den Zellen. Sie können nahezu die Größe des Kernes erreichen und fließen nach Ausstoßung der Zellen zu immer größeren Kugeln zusammen oder bilden in den größeren Ausführungsgängen krystalloide Körper von prismatischer, rhombischer oder

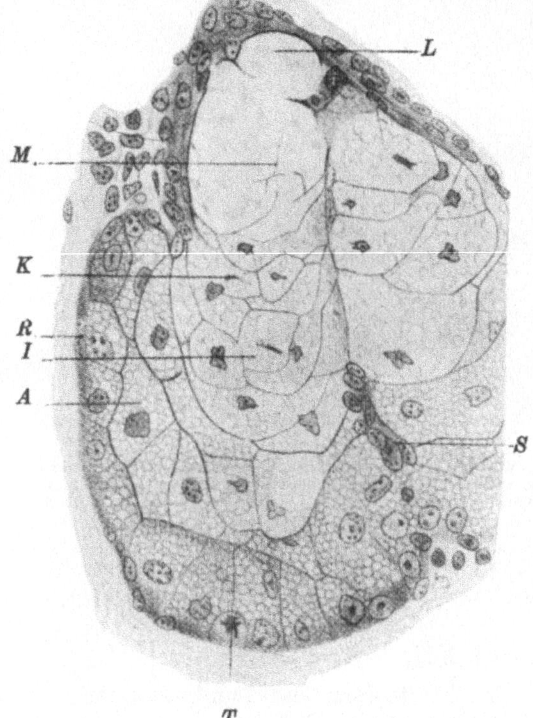

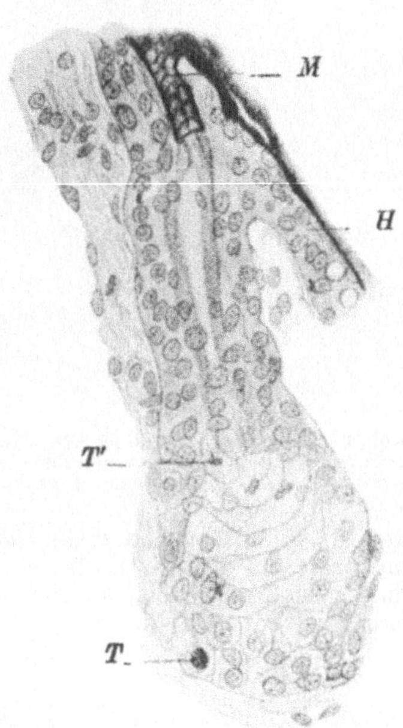

Abb. 82. Zweiteilige Talgdrüse einer *Fledermaus* (*Myotis myotis*) am Durchschnitt. ZENKERS Fl. DELAFIELDS Häm.-Eos. *A* schwächer verfettete Außenzone; *I* stärker verfettete Innenzone; *K* Kernrest; *L* Lichtung; *M* Membranreste im Lumen; *R* protoplasmatische Randzone; *S* Scheidewand zwischen den zwei Teilen; *T* Mitose in einer Randzelle. Vergr. 560fach.

Abb. 83. Eine kleine kugelige Talgdrüse aus der Kehlhaut eines 3mon. *Hundes*. Fix. durch Totalinjektion nach HELD. Hämat.-Eos. *H* Wand der Haartasche; *M* Einmündung des langen Ausführungsganges in die Haartasche; *T* Mitose am Grunde; *T'* eine solche am Hals der Drüse. Vergr. 290fach.

scharf zugespitzter, unregelmäßig pyramidenförmiger Gestalt. Es handelt sich hier nicht mehr um „Talgdrüsen", sondern um spezifische, ein eiweißreiches Sekret absondernde Organe, auf die ich an anderer Stelle näher einzugehen gedenke.

In einigen Hautdrüsenorganen konnte ich eine eigentümliche Mischform der oben geschilderten hepatoiden, merokrin sezernierenden und echter, holokriner Talgdrüsen feststellen. In der Brunstdrüse des *Gemsbockes*, die zuletzt von FR. SCHICK (1913) genauer beschrieben worden ist und in der Violdrüse des *Fuchses*, welche A. RETZIUS (1847) entdeckt hat und die beide überwiegend aus talgdrüsenähnlichen Läppchen aufgebaut sind, bestehen die peripheren Teile der Läppchen aus kleinen, durch Bindegewebssepten abgeteilten Adenomeren, die den Charakter der polyptychen merokrinen Drüsen von hepatoidem Typus zeigen: scharf, meist geradflächig gegeneinander abgegrenzte Zellen mit rundem oder ovalem Kern und feinkörnigem Cytoplasma, das sich stark mit sauren Farbstoffen färbt. Zwischen den Zellen lassen sich helle Spalten oder Röhrchen nachweisen, wie dies an einem solchen Randläppchen aus der Violdrüse des *Fuchses* in Abb. 76 dargestellt ist. Die zentrale Partie der größeren Läppchen, welche sich an die Ausführungsgänge anschließt, grenzt sich meist ziemlich scharf gegen diese Randläppchen ab (Abb. 84) und zeigt das Aussehen einer typischen Talgdrüse, mit Fetttröpfchen erfüllte, im entfetteten Schnitte stark vakuolisierte Zellen, deren Kerne vielfach eingedellt erscheinen können und schließlich degenerieren. Im Lumen der Ausführungsgänge finden sich dann auch abgestoßene, ganz verfettete Zellen, so daß hier ein doppelter Sekretionstypus vorzuliegen scheint, in-

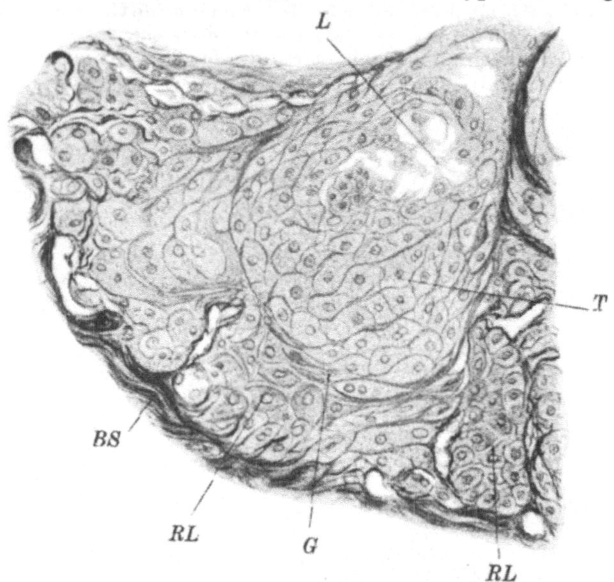

Abb. 84. Ein Läppchen aus der Brunstdrüse eines brünstigen *Gemsbockes*. Formalin. MALLORYs Bindegewebsfärbung. *B S* Bindegewebsseptum mit Blutcapillaren; *G* Grenze zwischen dem hepatoiden und verfetteten Anteil; *L* Lumen; *RL* Randläppchen mit intercellulären Sekretröhrchen; *T* verfettete Talgdrüsenzellen. Vergr. 210fach.

dem die Randläppchen merokrin, die zentralen Teile holokrin abzusondern scheinen. Ich muß mir eine nähere Ausführung dieser Verhältnisse an anderer Stelle vorbehalten, bemerke aber, daß ich sie an Drüsen gefunden habe, die auf der Höhe ihrer Funktion, nämlich der Brunst, standen.

Literatur XII.

Die Drüsen. 1. Teil. Einteilung. Unechte Drüsen, endo- und exokrine, endo- und exoepitheliale, polyptyche Drüsen.

Akos, P.: Über die Schleimdrüsen der Mundhöhle. Sitzungsber. d. Akad. d. Wiss. Wien, Mathem.-naturw. Kl. II, Bd. 60, S. 31—34. 1868. — **Altmann, R.:** a) Über die Fettumsetzung im Organismus. Arch. f. Anat. u. Physiol., anat. Abt. Suppl., S. 86—104. 1889. — b) Die Elementarorganismen. Leipzig: Veit & Co. 1890. 2. Aufl. 1894. — **Atheston:** IX. 1899. — **Bab, H.:** Die Talgdrüsen und ihre Sekretion. Beitr. z. klin. Med., Festschr. f. Senator, 1904. S. 1—37. — **Bauer, K.:** Beiträge zur Kenntnis der Talgdrüsen der menschlichen Haut. Morphol. Arb. v. G. Schwalbe Bd. 3, S. 439—458. 1894. — **Béguin:** XI. 1904. — **Benda, C.:** a) Zülzers Handb. d. Harn- u. Sexualorgane, Abt. 1, S. 80. 1894. — b) III. 1900. — **Biedermann, W.:** X. 1886. — **Bizzozero, G. e Vassale:** Über die Erzeugung und die physiologische Regeneration der Drüsenzellen bei den *Säugetieren*. Virchows Arch. f. pathol. Anat. u. Physiol. Bd. 110, S. 155—214. 1887. — **Bizzozero, G. u. Botteselle:** II. 1909. — **Böhm u. v. Davidoff:** Lehrbuch der Histologie. 3. Aufl. 1903. Abb. 207, S. 249. — **Boenninghaus:** Über Schleimdrüsen im hyperplastischen Epithel der Nasenschleimhaut. Arch. f. Laryngol. u. Rhinol. Bd. 3, S. 372—382. 1895. — **Boldyrew:** Über die Drüsen des Larynx und der Trachea. Rolletts Unters., Graz 1871, H. 2, S. 239. — **Bonnet** in Ellenbergers Vergl. Histologie der *Haussäugetiere* 1887. S. 381—450. — **Brinkmann, A.:** a) Bidrag til Kundskaben om Drøvtiggernes hudkirtel organer. København 1911. S. 1—229, 12 Taf. — b) Die Hautdrüsen der *Säugetiere* (Bau und Sekretionsverhältnisse). Zeitschr. f. d. ges. Anat., Abt. 3: Ergebn. d. Anat. u. Entwicklungsgesch. Bd. 20, H. 2, S. 1173—1231. 1912. — **Bruch, K.:** (Struktur der normalen Magenwände.) Zeitschr. f. rat. Med. Bd. 8, S. 272—284. 1849. — **Burckhardt, A.:** Anatomische Be-

merkungen über die Talg- und Schleimbälge, namentlich in den Nymphen. Froriep,
N. Notizen Bd. 6, Nr. 8 (Nr. 118), S. 117—119. 1838. — Dasselbe (etwas geänderter
Titel). Ber. ü. d. Verhandl. d. naturforsch. Ges., Basel 1835. — Buschke, A. u. Fränkel, A.:
Über die Funktion der Talgdrüsen und deren Beziehung zum Fettstoffwechsel. Berlin.
klin. Wochenschr. 1905, Nr. 12, S. 318—322. — Busquet: X. 1897. — Chatin:
La caryolyse dans les glandes nidoriennes de la *Genette* du Sénégal. Cpt. rend. hebdom.
des séances de l'acad. des sciences Bd. 145, S. 473—475. 1907. — Citelli, S.: Sulla presenza
di ghiandole mucose pluricellulari intraepiteliali nella tromba d'Eustachio e nella mucosa
laringea dell'uomo. Anat. Anz. Bd. 26, S. 480—492. 1905. — Cobelli, R.: Le ghiandole
acinose della parte pilorica dello stomaco. Sitzungsber. d. Akad. Wien, Mathem.-naturw. Kl.
I, Bd. 50, S. 483. 1864. — Cordes, H.: Über die schleimige Metamorphose des Epithels
der Drüsenausführungsgänge in der Nasenschleimhaut. Arch. f. Laryngol. u. Rhinol.
Bd. 10, S. 23—31. 1899. — Delbanco: a) Über die Entwicklung von Talgdrüsen in der
Schleimhaut des Mundes. Monatsh. f. prakt. Dermat. Bd. 29, S. 104—1C5. — b) Über das
Vorkommen von Talgdrüsen in der Schleimhaut des Mundes. Ebenda 1899. S. 353 bis
367. — c) Über das gehäufte Auftreten von freien Talgdrüsen an der Innenfläche des
Präputiums. Verhandl. d. anat. Ges., 18. Vers., Jena 1904. S. 175. — Dependorf, Th.:
Mitteilungen zur Anatomie und Klinik des Zahnfleisches und der Wangenschleimhaut
nach mikroskopischen Untersuchungen an verschiedenen Altersstadien. Österr.-ung.
Vierteljahrsschr. f. Zahnheilk. Jg. 19, S. 9, 247, 337. 1903. — Dogiel: Über den
Bau des Geruchsorgans bei *Ganoiden*, *Knochenfischen* und *Amphibien*. Arch. f. mikroskop. Anat. Bd. 29, S. 131. 1887. — Donders: Physiologie des Menschen. Deutsche
Ausgabe. 2. Aufl. 1859. S. 203—206. — v. Ebner: I. 1899. — v. Eggeling: Über
die Hautdrüsen der *Monotremen*. Verhandl. d. anat. Ges., 14. Vers., Pavia 1900. S. 29
bis 42. — Ellenberger: Handb. d. vergl. mikroskop. Anat. d. *Haustiere* Bd. 1, S. 394.
1906. — Enslin: Die Histologie der Caruncula lacrymalis des Menschen. Arch. f.
Augenheilk. Bd. 51, S. 253. 1905. — Fey, W.: Über die Tränenkarunkel bei *Carnivoren* usw. Diss. Zürich und Arch. f. vergl. Ophth. Bd. 4, S. 182—221. 1914. — Flemming,
W.: Über Bau und Einteilung der Drüsen. Arch f. Anat. u. Physiol., anat. Abt. 1888.
S. 287—303. — Fuchs, E.: Über das Pterygium. Arch. f. Ophth. Bd. 38, S. 1—90. 1892. —
Ganfini, C.: Ricerche istologiche sulla struttura della mucosa della cassa del timpano di
alcuni *Mammiferi*. Anat. Anz. Bd. 26, S. 272—280. 1905. — Gegenbaur, C.: Vergl. Anat.
d. *Wirbeltiere* usw. Bd. 1, S. 114. 1898. — de Giacomo, G.: Contributo alla conoscenza
delle cosidette ghiandole intraepiteliali pluricellulari. Anat. Anz. Bd. 36, S. 370—383. 1910.
Gianelli: Ricerche istologiche sull'ovidutto dei *Mammiferi*. Arch. ital. di anat. e di embriol. Bd. 6, S. 1—39. 1907. — Gisler, E.: Die Entwicklung der Milchdrüse bei der *Katze*.
Diss. Zürich 1922. S. 1—30. 1 Taf. — Glas, E.: Über intraepitheliale Drüsen, Cysten und
Leukocytenhäufchen der menschlichen Nasenschleimhaut. Arch. f. Laryngol. Bd. 16,
S. 236—264. 1904. — Gley: Conception et classification physiologique des glandes. Rev.
scientif. Bd. 52, S. 8—17. 1893. — Hajek, M.: Ein Beitrag zur Kenntnis der sogenannten
„intraepithelialen" Drüsen der Nasenschleimhaut. Arch. f. Laryngol. Bd. 17, S. 95—111.
1905. — Hammar, J. A.: I. 1897. — Harms, C.: Beiträge zur Histologie der Hautdrüsen
der *Haussäugetiere*. Hannover 1868. — Heidenhain, A.: Über die acinösen Drüsen der
Schleimhäute, insbesondere der Nasenschleimhaut. Diss. Breslau 1870. — Heidenhain, M.:
a) II. 1907. — b) IV. 1920. — Henle, J.: I. 1841. — b) Handb. d. Anat. Bd. 1, S. 18. 1847.
— Henneberg, B.: Zur Kenntnis der Entwicklung und der morphologischen Bedeutung
der Hautdrüsenorgane. Zeitschr. f. angew. Anat. u. Konstitutionslehre Bd. 2, S. 338
bis 348. 1918. — Henry, A.: Phénomènes sécrétoires dans l'épididyme des *Reptiles*. Bibl.
anat. Bd. 5, S. 184—188. 1897. — Hoffmann, E.: Über Retention von Talgdrüsensekret
mit Erhaltung des zelligen Charakters innerhalb der Hornschicht. Arch. f. Dermatol. u.
Syphilis Bd. 64, S. 185—198. 1903. — Hoffmann, R.: Über Talg- und Schweißdrüsen.
Diss. Tübingen 1898. S. 44. — Ikeda: III. 1906. — Ishikuro, K.: Über die Becherzellen
in der Conjunctiva. Diss. Jena 1903. S. 1—31. 1 Taf. — Jeleniewski, Z.: Zur Morphologie
und Physiologie des Epithels des Nebenhodens. Anat. Anz. Bd. 24, S. 630—640. 1904.
— Jeß, P.: Vergleichend-anatomische Untersuchungen über die Haut der *Haussäugetiere*. Internat. Monatsschr. f. Anat. u. Physiol. Bd. 13, S. 209—239, 241—269. 1896.
— Joseph, M.: Über Schweiß- und Talgdrüsensekretion. Arch. f. Anat. u. Physiol.,
physiol. Abt. Bd. 3, S. 81. 1891. — Kano, S.: Über das Epithel des weichen Gaumens,
zugleich ein Beitrag von den intraepithelialen Drüsen. Arch. f. Laryngol. u. Rhinol.
Bd. 23, S. 197—205. 1910. — Klein u. Groschuff: Über intraepitheliale Drüsen der Ure-
thralschleimhaut. Anat. Anz. Bd. 12, S. 197—200. 1896. — Koch, R.: Epithelstudien am
dritten Augenlide einiger *Säugetiere*. Arch. f. mikroskop. Anat. Bd. 63, S. 417—459. 1903.
— Kölliker, A.: a) Skizze einer wissenschaftlichen Reise nach Holland und England usw.
Zeitschr. f. wiss. Zool. Bd. 3, S. 88. 1851. — b) I. 1852. — c) VI. 1860. — d) Über das Vorkommen von freien Talgdrüsen am roten Lippenrande des Menschen. Zeitschr. f. wiss. Zool.

Bd. 11, 1862. S. 343. — **Kohn, A.:** a) Über den Begriff der inneren Sekretion. Med. Klinik Jg. 20, Nr. 37, S. 1274—1276. 1924. — b) Vom „adenoiden" Gewebe. Ebenda Jg. 21, Nr. 28, S. 1055—1056. 1925. — **Kyrle, J.:** VI. 1925. — **Latschenberger, J.:** Über den Bau des Pankreas. Sitzungsber. d. Akad. Wien, Mathem.-naturw. Kl. III, Bd. 65, S. 195 bis 202. 1872. — **Livini:** XI. 1902. — **Luschka:** XI. 1855. — **Lustig, H.:** Zur Entwicklungs-geschichte der menschlichen Brustdrüse. Arch. f. mikroskop. Anat. Bd. 87 (I), S. 38—59. 1915. — **Malpighi, M.:** a) Opera omnia 1686. — b) Opera posthuma (De structura glandularum conglobatarum). 1688. — **Mayer, S.:** II. 1894. — **Mladenovitsch, L.:** Ver-gleichende anatomische Untersuchungen über die Regio analis und das Rectum der *Haus-säugetiere.* Diss. Leipzig 1907. 152 S. — **Morel, C.:** Précis d'Histologie humaine. Paris 1859 (1860). S. 64. — **Müller, J.:** De glandularum secernentium structura penitiori earumque prima formatione. Lipsia: L. Voß 1830. S. 1—130. 16 Taf. — **Okada:** Beiträge zur Pathologie der sog. Schleimpolypen der Nase nebst einigen Bemerkungen über Schleim-färbungen. Arch. f. Laryngol. u. Rhinol. Bd. 7, S. 204—228. 1898. — **Oppel, A.:** VII. 1897. — **Paschkis, R.:** Über Drüsen und Cysten im Epithel der männlichen und weib-lichen Harnröhre. Monatsber. f. Urol. Bd. 8, S. 334—341. 1903. — **Pasini, A.:** a) Ghiandole sebacee intraepidermiche subcornee. Giorn. ital. d. malatt. vener. e d. pelle, Milano, Bd. 47, S. 234. 1906. — b) Unter der Hornschicht gelegene intraepidermale Talgdrüsen. Monatsh. f. prakt. Dermatol. Bd. 42, S. 67—76. 1906. — **Patzelt** sen., **V.:** X. 1882. — **Patzelt, V.:** I. 1923. — **Paulsen, C.:** L'epiderme du *Protopterus annectens.* Bull. Acad. St. Petersbourg. T. 8, S. 141. 1865. — **Pflüger:** Über die Nervenendigungen in den Speicheldrüsen. Zentralbl. d. med. Wiss. 1865, Nr. 57, S. 897—901. — **Philippson:** Bemerkungen zur Histo-logie des normalen Sekretes der menschlichen Talgdrüsen. Monatsschr. f. prakt. Dermatol. Bd. 11, Abt. 2, S. 202—209. 1890. — **Plato, J.:** a) Versuche über die Fettsekretion der Haut. Allg. med. Zentral-Zeit. 1901, Nr. 18. — b) Untersuchungen über die Fettsekre-tion der Haut. Verhdlg. d. dtsch. dermatol. Ges. Breslau 1901. 12 S. — **Poncet:** Du ptéry-gion. Arch. d'ophthalmol. Bd. 2, S. 21. 1882. — **Prenant, Bouin** et **Maillard:** IV. 1911. — **Rabl, H.:** IV. 1902. — **Ranvier:** a) III. 1875. — b) X. 1887. — c) X. 1887. — **Retzius, A.:** Om en egen hudkörtel hos rävfen. Ovfersigt af k. vet. akad. förh. XIV. Aarg. Nr. 2, S. 78—79. 1847. Stockholm 1848. — **Rosenstadt, B.:** Untersuchungen über den Bau der Talgdrüsen. Internat. Monatsschr. f. Anat. u. Physiol. Bd. 9, S. 282—296. 1892. — **Sacchi, M.:** Sulla morfologia delle glandule intestinali dei *Vertebrati.* Boll. scientif. Pavia 1886. Nr. 2. 10 S. — **Schaffer, J.:** a) Über Drüsen im menschlichen Nebenhoden. Wien. akad. Anz. 1892, Nr. 14. — Über Drüsen im Epithel der Vasa efferentia testis beim Menschen. Anat. Anz. Bd. 7, S. 711—717. 1892. — b) III. 1895. — c) Bemerkungen über die Epithelverhältnisse im menschlichen Nebenhoden. Internat. Monatsschr. f. Anat. u. Physiol. Bd. 13, S. 317—325. 1896. — d) IV. 1897. — e) I. 1920. — f) Drüsen von einem bisher unbekannten (hepatoiden) Typus beim *Hund.* Wien. akad. Anz. 1923, Nr. 7—8, S. 37—38. — g) Neue Drüsentypen. Verhandl. d. anat. Ges., 32. Vers., Heidelberg 1923. S. 242—252. — h) Über Anal- und Circumanaldrüsen. 1. Mitt. Geschichtlicher Überblick. Zeitschr. f. wiss. Zool. Bd. 122, S. 79—96. 1924. — i) Zur Einteilung der Hautdrüsen. Anat. Anz. Bd. 57, S. 353—372. 1924. — k) XI. 1925. — l) Über die Hautdrüsen. Wien. klin. Wochenschr. 1926, Nr. 1, S. 1—5. — **Schaffer, J.** u. **Hamperl:** Über Anal- und Circumanaldrüsen. 3. Mitt. *Marsupialier.* Zeitschr. f. wiss. Zool. Bd. 127, S. 529—569. 1926. — **Schick, Fr.:** Über die Brunstfeige (Brunstdrüse) der *Gemse.* Zeitschr. f. wiss. Zool. Bd. 104, S. 359—387. 1913. — **Schiefferdecker, P.:** Die Hautdrüsen des Menschen und der *Säugetiere* usw. Zoologica Bd. 27, H. 72, S. 1—154. 1922. — **Schlemmer, A.:** Beitrag zur Kenntnis des feineren Baues der BRUNNERschen Drüsen. Sitzungsber. d. Akad. Wien, Mathem.-naturw. Kl. II, Bd. 60, S. 169—172. 1869. — **Schmidt, J.:** Vergleichend-histologische Untersuchungen über die Ohrmuschel und die Glandulae ceruminales der *Haussäugetiere.* Arch. f. wiss. prakt. Tierheilk. Bd. 28, S. 510—522. 1902. — **Schmorl:** II. 1899. — **Schneider, C. K.:** I. 1902. — **Schultz, W.:** Ein Beitrag zur Kenntnis des Con-junctivalepithels. Diss. Greifswald 1901. S. 1—26. — **Schulze, F. E.:** Über die inneren Kiemen der *Batrachier*larven. 1. Mitt. Über das Epithel der Lippen, der Mund-, Rachen- und Kiemenhöhle erwachsener Larven von *Pelobates fuscus.* Abh. d. k. preuß. Akad. d. Wiss. 1888. S. 1—59. — **v. Schumacher:** III. 1901. — **Siebert, W.:** Das Körperepithel von *Anodonta cellensis.* Zeitschr. f. wiss. Zool. Bd. 106, S. 449—526. 1913. — **Stamm:** Über den Bau und die Entwicklung der Seitendrüse der *Waldspitzmaus* (*Sorex vulgaris* L.). Minde-scrift for JAPETUS STEENSTRUP. København 1914. S. 1—24. 2 Taf. — **Stieda, L.:** a) Über die Caruncula lacrymalis des Menschen. Arch. f. mikroskop. Anat. Bd. 36, S. 307. 1890. — b) Das Vorkommen freier Talgdrüsen am menschlichen Körper. Zeitschr. f. Morphol. u. Anthropol. Bd. 4, S. 443—462. 1902. — **Stöhr, Ph.:** Lehrbuch der Histologie. 6. Aufl. 1894. S. 245. — **v. Szontagh, A.:** Beitrag zur feineren Anatomie des menschlichen Gaumens. Sitzungsber. d. Akad. Wien, Mathem.-naturw. Kl. Bd. 20, S. 3—9. — **Szymonowicz:** XI. 1924. — **Toldt** sen., **C.:** Die Entwicklung und Ausbildung der Drüsen des Magens.

Sitzungsber. d. Akad. Wien, Mathem.-naturw. Kl. III, 1880, S. 57—128. — **Unna, P.:** Entwicklungsgeschichte und Anatomie (der Haut). Ziemssens Handb. d. spez. Pathol. u. Therapie. Hautkrankh. 1. Hälfte, S. 87. 1883. — **Urban, F.:** Über das Dermalepithel der Kalkspongien. Verhandl. d. Ges. dtsch. Naturforsch. u. Ärzte, Karlsbad, Bd. 2, H. 1, S. 159. 1902. — **Van Gehuchten:** a) Le mécanisme de la sécrétion. Anat. Anz. Bd. 6, S. 12—25. 1891. — b) Contribution à l'étude du mécanisme de l'excrétion cellulaire. Cellule Bd. 9, S. 95—116. 1892. — **Virchow, H.:** a) I. 1910. — b) XI. 1911. — **Walter, A.:** Über die Hautdrüsen mit Lipoidsekretion bei *Nagern*. Zieglers Beitr. z. pathol. Anat. u. z. allg. Pathol. Bd. 73, S. 142—167. 1924. — **Weber, M.:** Über neue Hautsekrete bei *Säugetieren*. Arch. f. mikroskop. Anat. Bd. 31, S. 499—540. 1888. — **Zarniko:** a) Lehrbuch der Nasenkrankheiten 1894. 2. Aufl. 1905. 484 S. — b) Über intraepitheliale Drüsen der Nasenschleimhaut. Zeitschr. f. Ohrenheilk. Bd. 45, S. 211—219. 1903. — **Zurria, G.:** Sulla presenza di ghiandole mucose pluricellulari intraepiteliali nella tonsilla faringea di *gatto*. Anat. Anz. Bd. 27, S. 551—558. 1905.

XIII. Die Drüsen. 2. Teil.

Die Tätigkeit der Talgdrüsen kann somit mit jener der Epidermis, ihr Sekretionstypus mit dem Vorgange der Verhornung verglichen werden, bei der ja auch die Zellen der oberflächlichen Lagen eingreifende Veränderungen erleiden, um endlich abgestoßen zu werden, was einen Nachschub neuer Zellen von den Keimschichten der Epidermis her nötig macht.

Ganz anders gestalten sich die Verhältnisse bei den monoptychen Drüsen, deren Sekretionsmodus im wesentlichen ein merokriner ist und mit der Cuticularbildung verglichen werden kann. Von ihnen läßt sich allerdings wieder eine weit verbreitete Drüsengruppe abtrennen, welche durch ihren Sekretionstypus, teilweise auch durch den feineren Bau und die biologische Bedeutung ziemlich scharf charakterisiert ist.

Es handelt sich um meist schlauchförmige, oft locker gewundene, in einigen Fällen auch einfach säckchen- oder ampullenförmige Drüsen, deren Zellen an ihrer Oberfläche gestielte zungen- oder kuppel- (auch kuppen-) förmige Aufsätze bilden, in welche das Sekret, welches meist fettartig ist, aber auch eiweißreich sein kann, sich in Form von Körnchen oder großen Tropfen ansammelt, um dann mit dem umhüllenden Teil des Cytoplasmas abgeschnürt zu werden.

Es wird hier also bei der Sekretbildung auch ein Teil des Zellkörpers abgestoßen, so daß diese Drüsen gleichsam eine Zwischenstufe zwischen dem merokrinen Typus einerseits, dem holokrinen anderseits darstellen. Schiefferdecker (1917, 1922) hat sie als apokrine Drüsen von den anderen unterschieden.

Hierher gehören jene Drüsen, die man beim Menschen gewöhnlich als große Schweißdrüsen beschrieben hat, wie sie in den Augenlidern als Mollsche, im äußeren Gehörgang als Ceruminaldrüsen, in der Achselhöhle, Mammillarhaut, in der Circumanal- und Perinealgegend, in der Scrotalhaut und beim Manne, gelegentlich, beim Weibe, weiter verbreitet, regelmäßig am Mons pubis, dann in den großen Schamlippen und in der Haut unterhalb des Nabels vorkommen. Auch die Milchdrüse gehört hierher.

Eine besondere Entwicklung zeigen sie bei den *Säugetieren*, deren sogenannte Schweißdrüsen bei den niederen Formen ausschließlich, bei höheren überwiegend diesem Typus angehören. Hier sind sie auch häufig in geringerer oder größerer Anzahl zu eigenen Hautdrüsenorganen vereinigt, in welchen sie allerdings oft wesentliche Abänderungen erfahren, wie hauptsächlich die Untersuchungen von Brinkmann (1908, 1910, 1911, 1912, 1914, 1923/24) gelehrt haben.

Die Adenomeren dieser Drüsen sind meist durch ein weites Lumen ausgezeichnet, das besonders dann auffällt, wenn die sezernierenden Zellen stark abgeflacht sind, was teils durch Erschöpfung, teils aber auch durch Dehnung infolge aktiven Muskelzuges verursacht sein kann (Abb. 86, 5).

Die Form der Drüsenzellen kann daher zwischen einer hochprismatischen (30 μ und mehr) und einer ganz abgeflachten wechseln. Das sezernierende Epithel ist stets einschichtig (Herrmann 1880, Spampani 1898, Brinkmann 1911, 1912). Angaben über eine Schichtung der Zellen (Bubnoff 1882, R. Hoffmann 1898) sind nicht nur auf Schrägschnitte zurückzuführen, sondern auch auf eine wirkliche Übereinanderschiebung der Zellen infolge von Muskelkontraktion. Besonders in den flaschenförmigen Drüsen der *Fledermäuse*, für welche R. Hoffmann die Mehrschichtigkeit des Epithels betont hat, können dann am Durchschnitt zottenartige Vorsprünge von anscheinend mehrschichtigem Epithel entstehen, eine Erscheinung, die Ranvier (1887) auch durch elektrische Reizung der Muskeln hervorrufen konnte; doch kann eine Mehrschichtigkeit auch durch die hier häufig zu beobachtende Zweikernigkeit der Zellen (Abb. 85) vorgetäuscht werden. Auch Kölliker, der ursprünglich (1850) eine Mehrschichtigkeit des Epithels für möglich hielt, hat sich später (1889) für die Einschichtigkeit ausgesprochen.

Die Drüsenzellen sitzen einer Lage, schon wiederholt erwähnter, glatter Muskelfasern auf, die ihrerseits wieder einer Glashaut aufliegen. Diese läßt sich manchmal deutlich mit saurem Orcein, nach Mislawsky (1909) aber auch mit Methylenblau färben. Nach Herrmann (1880) soll sie in Säuren stark quellen und rundliche, wenig sichtbare Kerne besitzen, doch scheint es mir fraglich, ob letztere nicht der nach außen folgenden Bindegewebsschichte angehören, welche senkrecht zur Oberfläche abgeplattete Kerne besitzt. Die Muskelfasern haften fest an der Basalmembran, so daß sie bei Loslösung der Drüsenzellen, die hier leicht er-

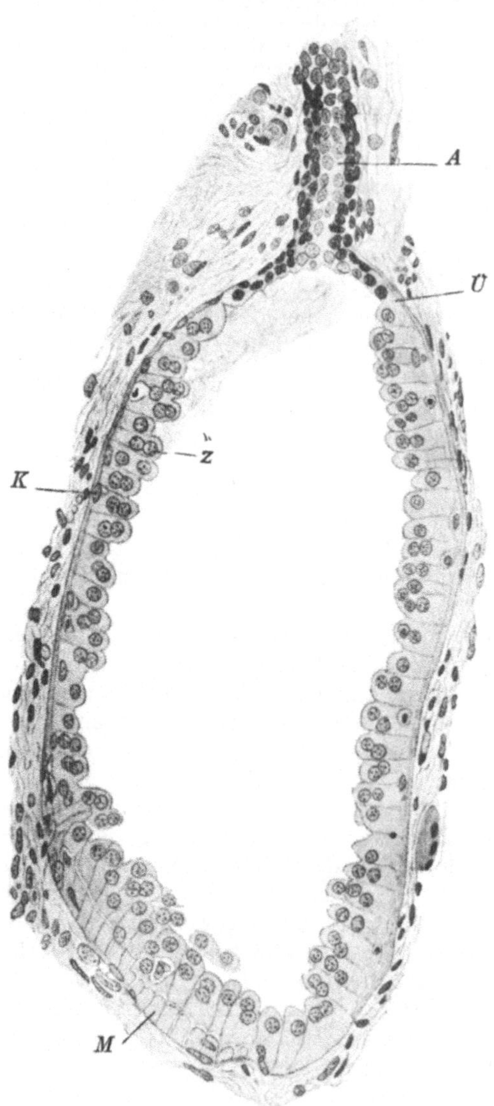

Abb. 85. Eine ampulläre, apokrine Gesichtsdrüse von *Vespertilio serotinus* ♂. 10. August. Alk.-Form. Delafields Häm.-Eos. *A* Ausführgang; *K* Muskelkern; *M* die Muskelfasern durch Schrägschnitt in der Aufsicht; *U* Übergang des sekretorischen in das Ausführgangsepithel; *z* zweikernige Drüsenzellen. Vergr. 300fach.

folgt, stets mit ersterer in Zusammenhang bleiben (Abb. 86, *M*). Die Ausbildung dieser Muskellage bei den meisten dieser Drüsen ist etwas so Charakteristisches, daß Brinkmann (1912) letztere geradezu als Glandulae musculatae den anderen Hautdrüsen gegenüberstellen wollte. Das ist aber nicht zulässig, weil bei einer Anzahl dieser Drüsen, wie zuerst Bonnet (1884), an allerdings nicht durch-

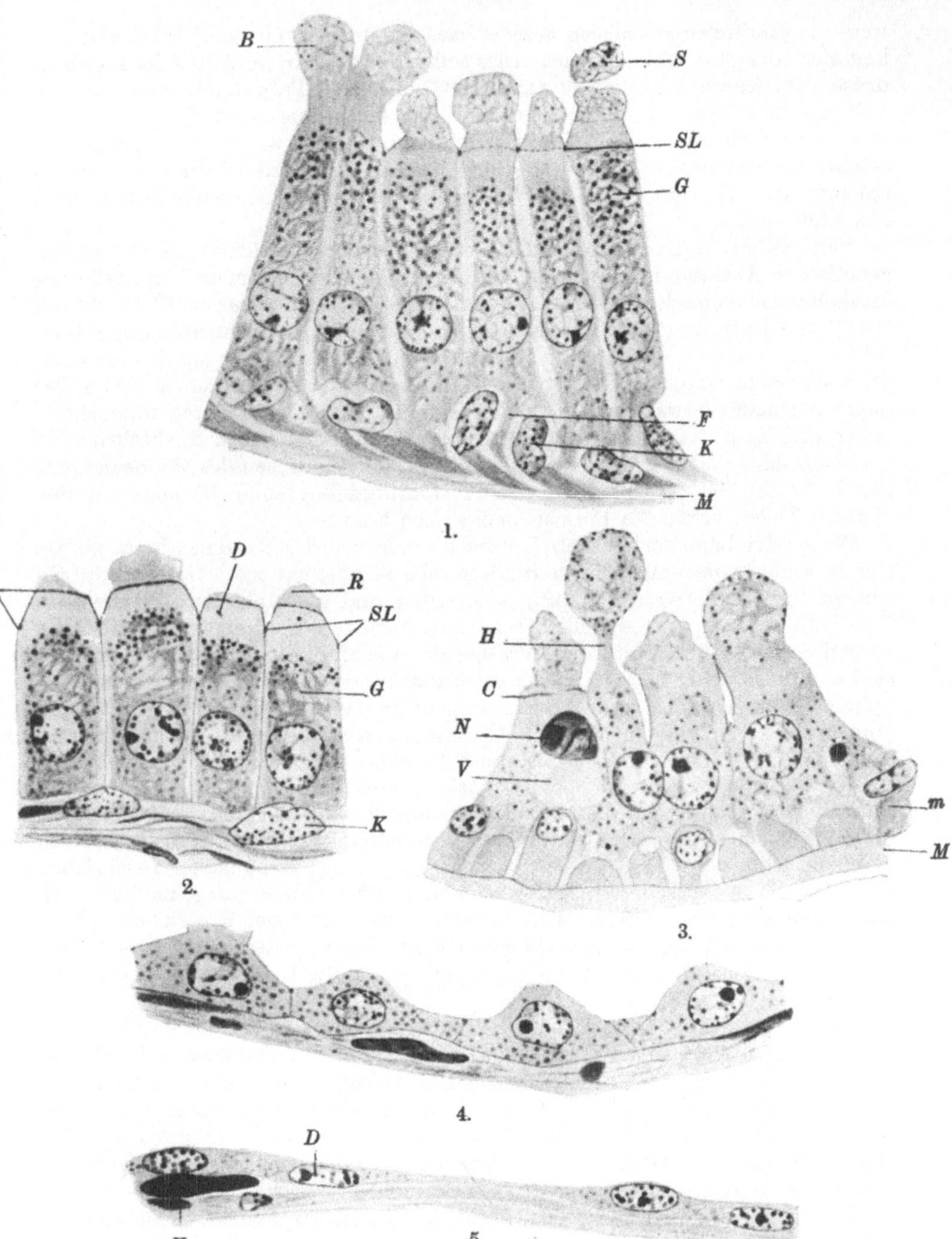

Abb. 86. Fünf verschiedene Funktionsstadien des Epithels der apokrinen Achseldrüsen eines 17jähr. Mannes, lebenswarm in Alk.-Form. fixiert. 1. mit HELDS Molybdän-Häm., 2.—5. mit Eisenhäm. nach M. HEIDENHAIN gefärbt. 1. Die Zellen am höchsten, in voller Sekretion. *B* ballonförmige Aufsätze; *F* gegabelter Zellfuß, die Muskelzellen umfassend; *G* GOLGIscher Binnenapparat; *K* Kern einer Muskelzelle; *M* Membr. propr.; *S* abgeschnürter Sekrettropfen; *SL* Schlußleisten. 2. Die Zellen nach Abschnürung der Sekrettropfen. *C* körniger Saum; *D* Diplosom in schräger Stellung; *R* Sekretrest. 3. Zellen niedriger, Wiederholung der Sekretion. *H* gestielter Sekrettropfen; *m* Muskelfaser; *N* pyknotischer Kern; *V* Vakuole. 4. Zellen niedrig, kegelförmig, teils mit kraterförmigen Aufsätzen als Resten der Abschnürung. 5. Höchste Abflachung der Drüsenzellen *D*; *K* Kern einer Muskelzelle. Vergr. 1100fach.

wegs einwandfreien Beispielen gezeigt hat, die Muskeln nur ganz vereinzelt vorkommen oder ganz fehlen können. Dies soll z. B. im apokrinen Anteil der Inguinaldrüse vom *Kaninchen*, die Courant (1903) fälschlich Präputialdrüse nennt, der Fall sein. Muskeln, wie in den Schweißdrüsen, fehlen hier in der Tat, doch finden sich Korbzellen (s. u.). Ja, in manchen dieser Drüsen, wie in den sogenannten Glandulae areolares (v. Eggeling 1905) oder in den Stinkdrüsen von *Mephitis* (Blackman 1911) sind Übergänge von muskulösen zu muskellosen Schläuchen beobachtet worden.

Bekanntlich besitzt die Milchdrüse, welche nach Sekretionstypus und phylogenetischer Abstammung auch zu den apokrinen Drüsen gehört, an Stelle der Muskelfasern verästelte Korbzellen, wie wir seit R. Heidenhain (1880), Benda (1893) und Lacroix (1894) wissen. Letztere haben ihnen einen contractilen Charakter zugesprochen, nachdem schon Unna (1881) die Korbzellen mit den Schweißdrüsenmuskeln verglichen hatte. Die Muskelnatur dieser Korbzellen wird außer durch die nahe Verwandtschaft beider Drüsenformen noch dadurch wahrscheinlicher, daß K. W. Zimmermann (1898) in der Tränendrüse neben Korbzellen auch spindelförmige und Brinkmann (1914) in den Schweißdrüsen des Perinealorgans bei *Viverriden* im Anschluß an den Ausführungsgang spindelförmige, in den distalen Teilen verästelte Formen nachweisen konnten.

Wegen der Lage der Muskelzellen nach innen von der Basalmembran, welche erstere scharf vom umgebenden Bindegewebe trennt, hat man die Muskeln allgemein für ektodermalen Ursprungs gehalten und auch als myoepitheliale Elemente bezeichnet. Sie stellen meist bandförmige oder dreikantig verdrückte Fasern von eigentümlich starrem Aussehen dar, die oft durch helle Spalten getrennt sind und in einfacher Lage parallel zur Längsachse des Schlauches oder in leichten Spiralturen angeordnet sind. Wo mehrschichtige Muskellagen beschrieben werden (Brinkmann 1911) ist eine ähnliche Übereinanderschiebung, wie bei den Drüsenzellen infolge starker Verengerung des Schlauches nicht ausgeschlossen.

Wo die Drüsenzellen eine hochprismatische Form besitzen, senden sie von ihrer Basis Fortsätze zwischen die Muskelfasern hinein (Abb. 86, 1 *F*), umfassen diese oft wie mit einer Klammer, was schon Heynold (1874) für die Achseldrüsen angegeben, Herrmann (1880) bestätigt und Ficatier (1881) genauer beschrieben hat. Die Basis der isolierten Zellen zeigt dann oft mehrere unregelmäßige, auch gespaltene Fortsätze, welche tiefe Drucknischen begrenzen, in welche die vorgewölbten Muskelfasern eingepreßt erscheinen. Im ausgedehnten Schlauch oder dort, wo die Muskelfasern sehr spärlich sind, sitzen die Drüsenzellen mit ebenen Flächen der Basalmembran auf.

Der Kern ist meist kugelig, nicht selten in der Zweizahl vorhanden (Abb. 85). Auch Zellen mit 6 (Mislawsky 1909a) bis 22 Kernen (Brinkmann 1911) sind beobachtet worden, doch dürfte es sich hier kaum um normale Vorkommnisse handeln. Die Doppel- und mehrfachen Kerne scheinen meist durch Amitose zu entstehen (Brinkmann 1912), da Mitosen nach diesem Autor, entgegen der Angabe von Talke (1903) außerordentlich selten sind oder ganz vermißt wurden (Bizzozero und Vassale 1887, Joseph, M. 1891).

Zwischen Kern und freier Oberfläche kann man in den hochprismatischen Zellen deutlich einen rundlichen, besonders bei schwächerer Vergrößerung (vgl. die Abb. 23 bei Schiefferdecker 1922), ziemlich gut abgegrenzten Bezirk sehen, welcher aus einer Anzahl von anastomosierenden Kanälchen zu bestehen scheint (Abb. 86, 2 *G*), deren homogener Inhalt sich mit Helds Molybdänhämatoxylin oft deutlich rötlich färbt. Es handelt sich hier nach der Entdeckung v. Bergens (1904), die von G. Bizzozero und Botteselle (1909) bestätigt worden ist, um einen Golgischen Binnenapparat. v. Bergen betont ausdrücklich den Kanälchencharakter und läßt diese Kanälchen mit Vakuolen in genetischem Zusammenhange stehen (vgl. S. 31). Auch STAMM (l. c.) bildet diese Kanälchen ab und bezeichnet sie, wohl kaum zutreffend, direkt als Sekretkanälchen. Hier sei als besonders auffallend erwähnt, daß HOMMA, H. (1925) in den Zellen menschlicher Achseldrüsen mit Hilfe der TURNBULL-Reaktion Eisen nachweisen konnte, welche Reaktion nach der ganzen Lagerung an diesen Binnenapparat gebunden zu sein scheint (Abb. 87). Das Cytoplasma der Zellen enthält besonders reichlich in den basalen Teilen Sekretkörnchen, welche niemals in, reichlich aber zwischen den Kanälchen des Binnenapparates gefunden werden. Besonders an mit Eisenhämatoxylin gefärbten Präparaten, an denen die Körnchen tiefschwarz gefärbt erscheinen, tritt dadurch der Apparat scharf begrenzt hervor. Die Körnchen lassen sich auch mit Fuchsin (MISLAWSKY 1909a), mit Eosin und HELDS Molybdänhämatoxylin färben und können die Zellen bis auf einen oberflächlichen homogenen Saum erfüllen. Wie weit diese Körnchen mit den von BIZZOZERO und BOTTESELLE erwähnten Mitochondrien etwas zu tun haben, ist fraglich. Diese Körnchen können in manchen Duftorganen zu großen, mit Osmiumtetroxyd schwärzbaren Kugeln werden, wie dies z. B. BRINKMANN (1908) von der Rückendrüse von *Dicotyles*

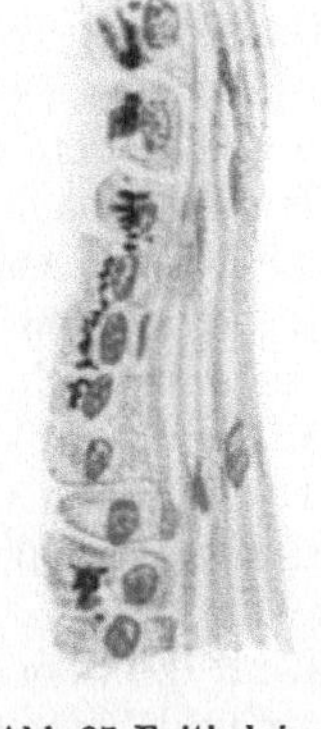

Abb. 87. Epithel einer menschlichen apokrinen Axillardrüse. Lithioncarmin. TURNTULLs Eisenreaktion. (Nach HOMMA 1924.)

beschrieben hat oder ansehnliche Kügelchen von eiweißartiger Natur darstellen, wie ich mit BRINKMANN besonders ausgeprägt in der Wedeldrüse des *Hirsches* sehe. Es handelt sich hier offenbar um besondere Bildungen, mit welchen die individuell spezifische Natur dieser Drüsen zusammenhängt.

Daß zuzeiten in diesen Drüsenzellen reichlich ein eiweißartiges Sekret gespeichert werden kann, beweist am besten der Befund mächtiger krystalloider Einschlüsse, wie ich sie z. B. an den Zellen der Seitendrüse einer Anfang September gefangenen *Spitzmaus* in reichlicher Menge nachweisen konnte (Abb. 88). Vielleicht gehört auch ein Teil der von STAMM am gleichen Objekt abgebildeten „Sekretkugeln" hierher, obwohl ich die Einschlüsse meist als gebogene Plättchen, oft aber auch als dünne, parallel zum basalen Zellabschnitt gelagerte Stäbchen sehe. Sicher möchte ich die von BRINKMANN (1911) in den Zellen des Interdigitalorgans vom *Damhirsch* beschriebenen und auch 1912 abgebildeten spindelförmigen Körper und Basalfilamente als solche krystalloide Einschlüsse auffassen.

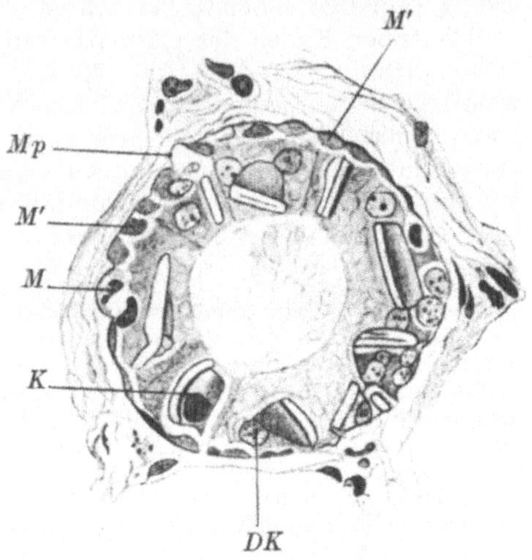

Abb. 88. Querschnitt durch einen Schlauch der Seitendrüse von *Sorex araneus* (7. September). Alk.-Form. Hämalaun-Eosin. *DK* Kern einer Drüsenzelle; *K* krystalloide Einschlüsse; *M* Muskelkern; *M'* Muskelquerschnitte; *Mp* Membrana propria. Vergr. 760fach.

Hier sei auch bemerkt, daß RENAUT (1878) in den „Schweißdrüsen" des *Pferdes* ein durch Alkohol fällbares Sekret beschrieben hat.

Auch Pigmentkörnchen wurden in den Zellen beschrieben (KÖLLIKER 1850); sie sind nach TALKE (1903) in Äther und Xylol unlöslich und zeigen nach HOMMA Eisenreaktion. Über Pigmenteinschlüsse anderer Natur vgl. BRINKMANN (1912).

Die freie Oberfläche der Drüsenzellen kann je nach dem Funktionszustande ein verschiedenes Aussehen darbieten. Als Höhe der funktionellen Tätigkeit muß wohl die erwähnte Abschnürung von Tropfen und Kugeln, welche oft nur mehr durch einen dünnen Stiel mit der Zelloberfläche verbunden sind (Abb. 86, 3 *H*), betrachtet werden. Diese Abschnürung kommt in demselben Objekt — meiner Darstellung liegen verschieden gefärbte Schnitte der lebenswarm in Alkoholformalin fixierten Achselhöhlenhaut eines 17 jährigen Mannes zugrunde — an verschieden hohen Zellen vor; da gleichzeitig verschiedene Zellformen mit fast glatter Oberfläche beobachtet werden können, bis herunter zu nur mehr leicht hügelförmig vorgewölbten (Abb. 86, 2 *R*), ist die Annahme, daß sich die blasige Sekretion an einer und derselben Zelle öfter wiederholen kann, gerechtfertigt. In anderen Schlauchabschnitten kann man dann Zellen sehen, deren Oberfläche von einem geraden stärker färbbaren Saum abgeschlossen wird. Kölliker (1850) und Heynold (1874) haben ihn als Cuticularsaum bezeichnet, in dem ersterer eine undeutliche Streifung senkrecht zur Oberfläche gesehen hat. Joseph, M. (1891) hat einen solchen Saum nur an den Ceruminaldrüsen gesehen, während Talke und Brinkmann ihn überhaupt vermißt haben. Er kommt aber in gewissen Stadien zweifellos vor und besteht, wie ich sehe (Abb. 86, 2) aus dicht gelagerten Körnchen, unter welchen stets eine homogene Zone folgt, in welcher v. Bergen ein Diplosom, von einem hellen Hof umgeben und meist in der Längsachse der Zelle stehend beschrieben hat. Nach K. W. Zimmermann handelt es sich um ein stäbchenförmiges Centriol.

Als letztes Stadium vor der gänzlichen Erschöpfung der Zellen möchte ich jenes betrachten (Abb. 86, 4), in dem sie nur mehr als niedrige Hügel, die sich mit ihren Basen berühren, während ihr Gipfel knapp über dem Kern wie in Auflösung begriffen scheint, betrachten.

Die freien Enden der prismatischen Zellen sind durch ein deutliches Schlußleistengitter verbunden (Abb. 86, 1, 2 *SL*), welche Verbindung auch festhält, wenn die Seitenflächen der Zellen sich vollkommen getrennt haben, was an den hochprismatischen Formen, wie auch Holmgren (1922) erwähnt, nicht selten vorkommt und wohl nicht nur auf eine postmortale Veränderung, sondern eher auf die Reagenswirkung zurückzuführen ist, da ich diese Erscheinung auch an lebensfrisch fixiertem Material beobachten konnte (Abb. 86, 1).

Holmgren, E. wollte in den apokrinen Achseldrüsen zwei Arten von Epithelzellen unterscheiden, welche verschiedene Abschnitte der Schläuche auskleiden und eine verschiedene Funktion besitzen sollten. Die einen sollten nur der Filtration dienen, die anderen eine blasenförmige Sekretion zeigen. Wie schon oben betont wurde, können sicher in ein und demselben Schlauch Strecken aufeinanderfolgen, welche von Epithelzellen in sehr verschiedenen Funktionszuständen, daher auch mit großen morphologischen Unterschieden ausgekleidet werden. So sehe ich in einer Mollschen Drüse einen engen, mit ganz flachen Zellen ausgekleideten Abschnitt unvermittelt in einen weiten, mit hochprismatischen Zellen übergehen. Was jedoch die Darstellung Holmgrens betrifft, so ist schon der Umstand, daß er zwischen den angeblichen Filtrationszellen auffallend tiefe, fast bis zur Basalmembran reichende Sekretröhrchen beschreibt, ein Beweis, daß hier eine Verwechslung vorliegt, da die oberen Enden der Zellen in diesen Drüsen stets durch Schlußleisten verbunden sind, die ja auch Holmgren erwähnt, während Sekretröhrchen nur in den wirklichen, ekkrinen Schweißdrüsen vorkommen, ein Unterschied, der bei der verschiedenen Konsistenz des Sekretes in beiden Fällen auch physiologisch verständlich ist. Ich kann mich aus diesem Grunde der Kritik Brinkmanns (1923/24), welcher die Darstellung Holmgrens als hinfällig bezeichnet hat, nur anschließen. Holmgren hat auch geglaubt, daß diese Drüsen zur holokrinen Sekretion neigen, da er in ihnen auffallend viel ausgestoßene Zellelemente gefunden hat. Auch Talke (1903) und Brinkmann (1908, 1923/24) lassen die meisten Zellen nach der Sekretion zerfallen. Eine solche Annahme kann meiner Meinung nach nur durch nicht einwandfreies Material veranlaßt sein. Es ist bekannt, daß die Zellen dieser apokrinen Drüsen sich nach dem Tode rasch verändern und leicht abfallen (Schiefferdecker). Hamperl, H. (1926) konnte dies für den apokrinen Anteil der Analdrüse

vom *Maulwurf* direkt nachweisen und so die Angaben von Disselhorst (1904) und Rauther (1904) über massenhafte Zellabstoßung in diesen Drüsen aufklären.

Auch ich konnte mich an frisch und gut fixierten Objekten niemals von einem Zugrundegehen der Zellen in einem bemerkenswerten Ausmaße überzeugen und auch das von
Brinkmann selbst betonte außerordentlich seltene Vorkommen von Mitosen spricht dagegen. Wohl aber können die Drüsenzellen einen so hohen Grad von Abflachung erfahren,
daß ihre Kerne in eine Reihe mit den Muskelkernen zu liegen kommen, von diesen kaum
mehr zu unterscheiden sind, wodurch der Anschein epithelloser Schläuche entstehen kann
(Abb. 86, 5). Andererseits können die abgeschnürten Sekretkugeln, welche eine scharfe
membranartige Begrenzung und im Inneren mit Eisenhämatoxylin färbbare Körnchen
zeigen, eine gewisse Ähnlichkeit mit Zellkernen vortäuschen (Abb. 86, 1 *S*).

Das von Brinkmann (1912) in gewissen Duftorganen beschriebene Vorkommen von
in Untergang befindlichen Drüsenläppchen läßt sich ungezwungen auf Rückbildungsvorgänge an den während der Brunst meist stark vergrößerten Organen zurückführen.

Ein charakteristisches Merkmal dieser Drüsen ist ferner die scharfe Absetzung
des Ausführungsganges gegen den sezernierenden Teil, welche durch die plötzliche
Verengerung der Lichtung und des Kalibers des ersteren zustande kommt und
schon von Alzheimer (1888) hervorgehoben worden ist. Besonders auffallend ist
dies an den säckchenförmigen Drüsen der *Fledermäuse* (Abb. 85). Hier sinkt die
Auskleidung des einfachen, dem absondernden Teil an Länge oft gleichkommen-
den Ausführungsganges plötzlich auf eine doppelte Lage niedriger Zellen ab. Benda
(1893) läßt dieses Epithel bei den Axillardrüsen 3—4schichtig sein und Bubnoff
(1882) will einen stark lichtbrechenden Cuticularsaum gesehen haben, während
Brinkmann nur von einer Crusta spricht. Herrmann (1880), Schiefferdecker
(1917) und Brinkmann (1923/24) unterscheiden am Ausführungsgang drei Abschnitte, die letzterer als Schalt-, Mittel- und Endstück bezeichnet. Das Epithel
ist zunächst hoch-, dann isoprismatisch, endlich geschichtet. Auch Muskelzellen
sollen bald vorkommen und das Epithel zweischichtig erscheinen lassen, bald
fehlen. In manchen apokrinen Drüsen kann der Ausführungsgang verästelt sein,
was schon Kölliker (1850) bekannt war und von Talke (1903) bestätigt worden ist.
Besonders an gewissen Stellen (Rückendrüse von *Dicotyles* (Brinkmann 1908),
im *Schweine*rüssel (Flatten 1894) kommen mehrfach verästelte Ausführungsgänge vor. Aber auch eine netzförmige Verbindung der absondernden Schläuche
wurde von Kölliker und Pinkus (1925) festgestellt.

Man hat den eigentümlichen Sekretionsvorgang in diesen Drüsen vielfach auch als
Blasen- oder Ballonsekretion bezeichnet. Eine solche wurde aber auch an anderen
Epithelien, besonders im Darmepithel *Wirbelloser* (van Gehuchten 1891, Henschen 1904),
dann in Geschlechts- und Harnorganen beobachtet, so daß Schiefferdecker (1922) diese
apokrinen Drüsen als eine eigene Gruppe auffaßte, welche sowohl bei *Wirbellosen*, als
Wirbeltieren an verschiedenen Stellen, bei *Säugetieren* eben auch in der Haut vorkommt
und nichts mit den übrigen schlauchförmigen Hautdrüsen (Schweißdrüsen) zu tun hat,
eine Auffassung, gegen welche sich Brinkmann (1923/24) entschieden ausgesprochen hat.

Was die physiologische und biologische Bedeutung dieser apokrinen Drüsen
anlangt, so ist sie eine sehr große und vielfach mit dem Geschlechtsleben in irgendeinem
Zusammenhang, was ja am auffallendsten bei der Milchdrüse ist. Aber auch die apokrinen
Achselhöhlendrüsen sind ausgesprochene Geschlechtsduftdrüsen. Daher entwickeln sie
sich auch verhältnismäßig spät, eben erst gegen die Pubertätszeit zur vollen Funktion, wie
verschiedene Autoren und zuletzt Loeschcke (1925) gezeigt haben. Umgekehrt unterliegen
diese Drüsen beim Erlöschen der Geschlechtstätigkeit, sei es durch Kachexie, durch Kastration oder im Klimakterium einer starken Rückbildung und fast vollständiger funktioneller Untätigkcit. Die Behauptung Loeschckes, daß diese Drüsen eine mit dem men-
struellen Cyklus des Weibes Schritt haltende Entwicklung und höchste Entfaltung ihrer
Tätigkeit während der Menstruation zeigen, wird von Klaar (1926) bestritten.

Sicher findet aber eine solche funktionelle Hyperplasie dieser Drüsen in manchen
sogenannten Brunstdrüsen zur Zeit der Brunst bei *Tieren* statt, worüber auf die angeführten Arbeiten von A. Brinkmann, sowie meine eigenen verwiesen sei.

Die übrigen merokrinen Drüsen lassen sich in zwei große Gruppen einteilen:
in solche, deren Adenomeren aus gleichartigen Zellen bestehen, weshalb ich sie als

homokrine Drüsen bezeichne und solche, in deren Adenomeren Zellen verschiedener Art vereinigt sind, hetero- oder allokrine Drüsen. Erstere kann man wieder in solche unterscheiden, die ein dünnflüssiges, wässeriges Excret absondern, wie die Schweißdrüsen und die Niere, die man als Excretdrüsen zusammenfassen kann oder ein dünnflüssiges, eiweißhaltiges Secret, die gewöhnlich als seröse (A. Heidenhain 1870) oder Eiweißdrüsen (R. Heidenhain 1880), albuminöse, bezeichnet werden und in solche, die ein visköses, schleimiges Sekret ausscheiden und als mucöse oder Schleimdrüsen bekannt sind. Schon Cl. Bernard hat Gl. aqui- und muciparae unterschieden. Sowohl die Eiweiß- wie die Schleimdrüsen können einfache oder zusammengesetzte (lobäre nach Flemming 1888) sein.

Um die Einteilung der Drüsen hier gleich zu Ende zu führen, so lassen sich die heterokrinen Drüsen zunächst ebenfalls in einfache und zusammengesetzte und letztere wieder in mucoalbuminöse und albuminomucöse unterscheiden. Eine besondere Stellung unter den heterokrinen Drüsen nimmt die Hardersche, als vorwiegend fettabsondernde ein. Schwierig ist die Frage, ob man Drüsen, deren Adenomeren zwar aus gleichartig gebauten Zellen zusammengesetzt sind, in deren Zellen sich aber verschiedene Prosekrete nachweisen lassen, deren Zellen also nach meiner Nomenklatur (1917) dikriner Natur sind, auch den heterokrinen Drüsen zurechnen soll. Nach der oben gegebenen Begriffsbestimmung müßte man sie den homokrinen Drüsen zurechnen und könnte sie vielleicht als homodikrine von den homomonokrinen unterscheiden.

Hier sei kurz auch der neuesten Drüseneinteilung von H. Fuchs (1926) gedacht. Sie bedeutet entschieden einen Rückschritt, indem er den „Epitheldrüsen", die schon seit S. Mayer (1894) alle Drüsen sein müssen, Bindegewebsdrüsen = Gl. fibrosae entgegenstellt. Wie der letztere, zwar auch unzweckmäßig gewählte — denn unter fibrös werden die straffen, sehnigen Texturen verstanden — Name zeigt, meint er damit nicht etwa Drüsen, die aus dem mittleren Keimblatt stammen, sondern etwas, was heute wohl niemand als Drüse auffassen wird. Die Epitheldrüsen teilt er in solche ohne Hohlraum, wobei jeder an die Talgdrüsen denken wird, während Fuchs gewisse endokrine Drüsen im Sinne hat, und solche mit Hohlraum. Diese weiter in solche ohne Ausführungsgang (wodurch er einen Teil der endokrinen Drüsen abtrennt) und mit Ausführungsgang. Letztere teilt er in der üblichen Weise in alveoläre, tubulöse und alveotubulöse, worüber auf das folgende verwiesen sei.

Hier wurde der Versuch gemacht, unter der mir unerläßlich scheinenden Berücksichtigung vergleichend-anatomischer Tatsachen, eine Einteilung der Drüsen zu geben, welche von der Form der Adenomeren, die, wie schon erwähnt, etwas Sekundäres und sehr Schwankendes ist, absieht. Ich befinde mich dabei allerdings im Gegensatz zu Maziarski (1901), welcher bei der Einteilung nur die äußere Form der „Sekretionsräume" (worunter er aber die Adenomeren versteht) berücksichtigt und sie für das einzig Entscheidende hält. Er glaubt, daß die Form der Drüse unzweifelhaft nicht ohne Einfluß auf den Modus der Sekretbildung und vielleicht auch auf das Sekret selbst bleibt, während ich der umgekehrten Ansicht bin; es ist kein Zufall, daß die polyptychen Drüsen vorwiegend dem beerenförmigen Typus angehören, d. h. bei geringster Oberfläche die größte Masse besitzen, während wir bei den merokrinen Drüsen fast ausschließlich Formen sehen, welche bei geringster Masse die größte Oberflächenentwicklung, die im monoptychen Bau zum Ausdruck kommt, gewährleisten. Anderseits finde ich mich in Übereinstimmung mit R. Heidenhain (1880) und Flemming (1888), welche die Form geradezu als etwas Gleichgültiges und als das einzig Wichtige die Beschaffenheit des sezernierenden Epithels bezeichnet haben.

Trotzdem sehen wir alle Autoren, wie ein Blick auf die modernen Lehrbücher zeigt, jeder Drüseneinteilung die Form zugrunde legen, obwohl selbst die Anhänger dieses Prinzipes, wie z. B. Renaut und Maziarski die Schwierigkeit, ja oft Unmöglichkeit betonen, die Drüsen nach der Form zu unterscheiden und obwohl auch hier zwei Auffassungen, die durch unklare Ausdrucksweise noch verwickelter werden, einander gegenüberstehen, indem die einen die Form der Sekretionsräume, also des Lumens oder der Lichtung, in welche das Sekret ergossen wird, zum Ausgangspunkt nehmen (Stöhr-v. Möllendorff 1922, Petersen 1924), die anderen die äußeren Umrisse, wie sie meist von der Membrana propria begrenzt werden (Kölliker, Flemming, Maziarski). Wenn Schiefferdecker

(1891) für die Formunterschiede der Drüsen den Drüsenraum für bestimmend erklärt, so meint er damit ebenso, wie MAZIARSKI, der ja auch von den Sekretionsräumen spricht, die äußere Form der Adenomeren, was am besten daraus hervorgeht, daß er die Talgdrüsen zu den alveolären Drüsen rechnet, denen ein Drüsenraum ja in der Regel fehlt, während die äußere Form der acinösen entspricht.

Auch v. MÖLLENDORFF findet es doch zweckmäßig, neben dem Lumen auch die äußere Form zu beachten.

Der Grund, warum immer wieder auf die Form zurückgegriffen wird, liegt, außer in der Überlieferung, offenbar darin, daß in den einfachsten Fällen sich zwei zweifellos grundverschiedene Hauptformen der Adenomeren feststellen lassen: 1. der Schlauch, Tubulus, der entweder einfach, gestreckt oder aufgeknäuelt oder verzweigt sein und endlich durch Vergesellschaftung von vielen solchen Einheiten einen größeren Drüsenkörper zusammensetzen kann und 2. die kugelige oder ampullenartige Anschwellung, den Acinus, der wieder einfach, durch Einschnürungen zerteilt oder mit vielen gleicher Art vergesellschaftet sein kann.

Darnach hat man die Drüsen in tubulöse und acinöse eingeteilt.

Der Ausdruck Acinus war aber von der alten Anatomie übernommen, in welcher er eine ganz andere Bedeutung hatte. Er wurde (MALPIGHI 1686, 1688) zur Bezeichnung der bei der Präparation noch mit freiem Auge sichtbaren Drüsenkörner oder -läppchen gebraucht, war also identisch mit Lobulus (vgl. auch GUTTMANN 1913). Dies blieb er auch später (HENLE 1841), als man ihn auf die mikroskopisch wahrnehmbaren Drüsenendstücke, welche in den Ausführungsgang letzter Ordnung einmünden, anwendete. An anderer Stelle definiert HENLE als Acini ganz klar die kleinsten Gruppen von Bläschen, gewöhnlich Drüsenkörner genannt, die auf einem einfachen oder gespaltenen Zweige des Ausführungsganges sitzen und in ihn einmünden.

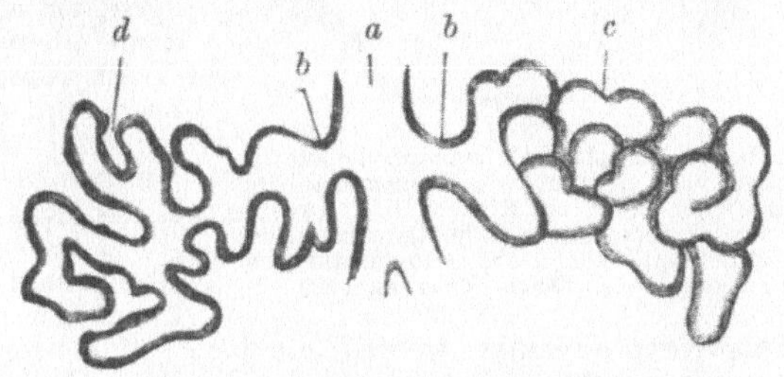

Abb. 89. Schema zweier Gänge eines Schleimdrüsenläppchens. *a* Ausführungsgang. Bei *b* Einmündung des Gangsystems in diesen. In *c* sind die Gangstücke so umeinander gelegt, daß sie den geringsten Raum einnehmen; in *d* ist der Gang entfaltet gedacht. (Nach KÖLLIKER 1852.)

Schließlich hat man die kleinsten, halbkugeligen Vorragungen, die man an der Oberfläche vieler Drüsen (Schleimdrüsen, große und kleine Drüsen der Mundhöhle, BRUNNERsche Drüsen und Pankreas) wahrnehmen kann, als Acini bezeichnet und damit die falsche Vorstellung verbunden, daß es sich um gestielte Beeren, wie bei einer Weintraube handelt, weshalb man diese Drüsen auch traubenförmige nannte. Obwohl KÖLLIKER (1852) als erster erkannt hat, daß in diesen Drüsen wenige oder gar keine solche gestielte Drüsenbläschen da sind, vielmehr die ganzen Läppchen aus gewundenen und vielfach mit einfachen oder zusammengesetzten (blasigen) Ausbuchtungen besetzten Kanälen bestehen, daß also die Acini nichts anderes sind, als die Ausbuchtungen und Enden von Kanälen, wovon er auch ein sehr anschauliches Schema gab (Abb. 89), hat er doch den Begriff der traubenförmigen oder acinösen Drüsen aufrecht erhalten und die Schleimdrüschen zu den einfachen, die Tränen- und Speicheldrüsen, das Pankreas, sowie die Gl. bulbourethrales und vestibulares maj. zu den zusammengesetzten gerechnet. Bald aber wurde der schlauchartige, ja rein tubulöse Charakter vieler dieser Drüsen, so der Pylorusdrüsen, die BRUCH (1849) und COBELLI (1864) als acinös auffaßten, von DONDERS (1856), der Drüsen der Highmorshöhle von LUSCHKA (1855), der Schleimdrüsen des Gaumens von v. SZONTÁGH (1856) erkannt. P. AKOS (1868) hat letztere sowie die Drüsen der Uvula, der Zunge, der Lippen, der Backen und des Kehldeckels tubulös gefunden, so daß er glaubt, daß es gar keine acinösen Schleimdrüsen gibt, ebenso SCHLEMMER, A. (1869) die BRUNNERschen Drüsen, BOLDYREW (1871) die des Kehlkopfs und der Trachea und LATSCHENBERGER (1872) das Pankreas, das er für eine verzweigte schlauchförmige Drüse erklärte, deren Elemente durch Krümmungen und Verschiebungen gegeneinander gedrängt sind. BOLDYREW spricht von Alveolen (ein Ausdruck, den man fälschlich an Stelle von Acinus gesetzt hatte [HENLE (1859) spricht von „Acini oder Alveolen"] und der kleine Mulde, Aussackung bedeutet), welche die Form bald mehr, bald weniger in die Länge gezogener Schläuche besitzen und findet es empfehlenswert, den Ausdruck acinös, „der nunmehr nur noch auf ein nirgends realisiertes Schema zu beziehen ist", gänzlich fallen zu lassen, eine Anschauung, der sich später auch FLEMMING (1888) angeschlossen hat. In der Tat hat dieser Ausdruck viele Verwirrungen verursacht, wie sich durch zahlreiche Beispiele belegen ließe. Ich erwähne nur, daß z. B. WEBER (1888) die Flotzmauldrüsen des *Rindes*

158 J. Schaffer: Das Epithelgewebe.

als solitäre acinöse bezeichnete, worauf sie Schiefferdecker (1922) den Talgdrüsen zugerechnet hat, oder daß Ellenberger (1906) auf Grund einer Arbeit von J. Schmidt (1902), in welcher dieser im äußeren Gehörgange nur von acinösen Drüsen spricht, Ceruminaldrüsen bei *Hund* und *Katze* fehlen ließ, ein Irrtum, den er bald richtig stellte.

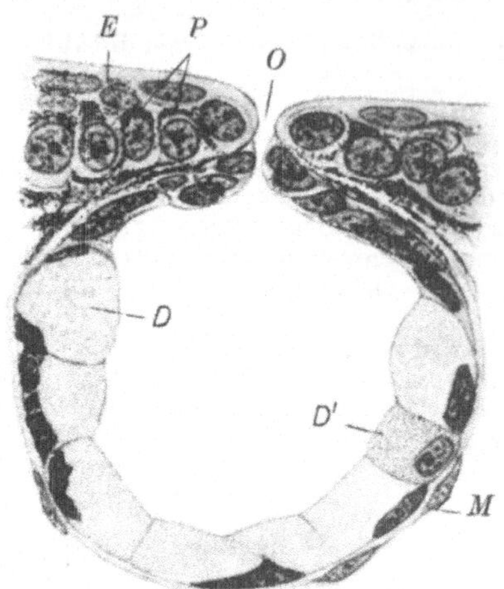

Abb. 90. Exoepitheliale monoptyche Drüsenblase aus der Haut von *Salamandra atra*. *M* Membr. propr. mit Kernen; *D, D'* Drüsenzellen in verschiedenen Funktionszuständen; *O* Mündung; *E* Hautepithel; *P* Pigmentkappen. Vergr. 180/2. (Nach Schaffer 1920.)

Die Verwirrung wurde nicht besser, als man an Stelle des Ausdruckes Acinus den des Alveolus gesetzt hatte und die traubenförmigen Drüsen als ein Mittelding zwischen tubulösen und acinösen, als tubulo-alveoläre oder alveo-tubuläre bezeichnete. Man muß mit M. Heidenhain (1921) fordern, daß man sich bei der Verwendung der Ausdrücke tubulös, alveolär und acinös genau an die Wortbedeutungen der betreffenden Bezeichnungen hält. Was man unter Tubulus zu verstehen hat ist klar: eine Anordnung von Drüsenzellen um eine röhrenförmige, in ausgesprochener Längsrichtung sich erstreckende Lichtung. Acinus ist eine weinbeerenförmige Anschwellung ohne Rücksicht auf das Lumen, bezeichnet also nur die äußere Form; hat das Lumen ebenfalls die Gestalt eines kugeligen, ampullären bis birnförmigen Hohlraumes, dann allein kann man von Alveolus sprechen. Es ist daher falsch, wenn man Acinus als gleichbedeutend mit Endbläschen gebraucht, mit „beerenähnliches Sekretionsbläschen" übersetzt (W. Krause 1844) oder mit Alveolus identifiziert, wie es Gegenbaur (1886) bei den Talgdrüsen getan hat.

Betrachten wir nun die einzelnen Drüsen von diesem Gesichtspunkte aus, so sehen wir, daß als Typus der alveolären Drüsen fast allgemein die Talgdrüsen angeführt werden, die doch solide beerenförmige Adenomeren besitzen, also nur als acinös bezeichnet werden können. Große, zusammengesetzte Talgdrüsen, wie schon die Meibomschen, mehr noch aber solche, wie sie z. B. Brinkmann (1912, Abb. XII) aus dem Antorbitalorgan vom *Gnu* abgebildet hat, können dann am ehesten mit einer Traube verglichen werden, nur daß die einzelnen Beeren nicht durch dünne Stiele am Ausführungsgang hängen, sondern unter allmählicher Verschmächtigung in diesen übergehen.

Dieser Mangel eines Lumens hat ja manche Autoren sogar veranlaßt, die Talgdrüsen nicht zu den Drüsen im engeren Sinne zu rechnen (R. Heidenhain, K. W. Zimmermann), was aber wohl nur auf Grund einer einseitigen Auffassung des Begriffes Sekretion möglich wäre. Denselben Mangel eines Lumens finden wir aber auch bei den Schleimsäcken der *Myxine* und manchen anderen Drüsenbildungen bei höheren *Wirbeltieren* bis zu den *Beuteltieren*, Bildungen, denen man eine sekretorische Funktion ebensowenig absprechen kann, wie den Talgdrüsen. Es handelt sich da eben um polyptyche Drüsen.

Anderseits hat man die ebenfalls kugeligen oder säckchenförmigen Hautdrüsen der

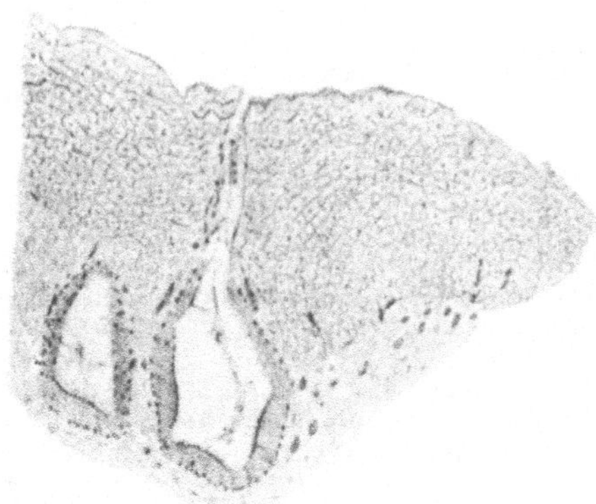

Abb. 91. Eine alveoläre Oesophagus-Schleimdrüse mit längs getroffenem Ausführungsgang · vom *Tannenhäher* (*Nucifraga caryocatactes*). Pikrinsubl. Hl.-Eos. Vergr. 130fach.

Amphibien (Abb. 90) mit den Talgdrüsen zusammengestellt (Flemming 1888), im Gegensatz zu denen sie aber einen der äußeren Form ähnlichen Sekretionsraum besitzen, also wirklich Alveolen darstellen. Dazu gehören auch die apokrinen Drüsen der *Fledermäuse* (Abb. 85), die Gl. sacciformes im vorderen Abschnitt der Speiseröhre von *Testudo graeca* (Béguin 1904), die Schleimdrüsen im Oesophagus der *Vögel* (Schumacher 1926) (Abb. 91), welche im Kropf der *Taube* z. B. durch Entwicklung zahlreicher Scheidewände ein gehäuftes, zusammengesetztes Aussehen annehmen können (Renaut 1881), dann die wirklich zusammengesetzten Drüsen der Prostata und Milchdrüse im tätigen Zustand.

Die sogenannten traubenförmigen Drüsen sind aber, vielleicht mit Ausnahme der

Gl. sublingualis durchweg tubulös. wie am besten eine Imprägnation des Ausführungsgangsystems nach GOLGI zeigt (Abb. 92). Es handelt sich hier um vielfach verzweigte, gewundene Gangsysteme, welche end- und seitenständige beerenförmige Verdickungen besitzen, also bestenfalls als acino-tubulös bezeichnet werden können. Wenn aber M. HEIDENHAIN (1921) die sezernierenden Endabschnitte allgemein die Form rundlicher Körperchei. besitzen läßt, welche an ihrem ausleitenden Röhrchen sitzen, wie die Weinbeeren an ihrem Stiele, so ist dies gewiß nicht zutreffend, wie das Photogramm eines solchen von sekretorischem Epithel ausgekleideten Gangsystems aus dem albuminösen Teil einer menschlichen Unterkieferdrüse zeigt (Abb. 93). Übrigens habe ich schon in das Schema, welches ich von der Gl. mandibularis vom Menschen gegeben habe(1922) solche verzweigte Schläuche des serösen Teiles genau nach dem Schnittpräparate eingezeichnet. In dem Schnitte, von welchem die vorliegende Photographie stammt, war in der Mitte des verzweigten Endgangsystems bei etwas tieferer Einstellung das abführende Schaltstück deutlich im Querschnitt zu sehen (bei *S* in der Umrißskizze), so daß hier von weinbeerenartigen Endstücken keine Rede sein kann.

Wie naturgetreue oder schematische, aber mit Berücksichtigung der natürlichen Verhältnisse gegebene Darstellungen des Ausführungsgangsystems solcher Drüsen zeigen, wie z. B. die Darstellung MERKELS (1883) dieses Gangsystems nach Pyrogallol-Bräunung von der *Kaninchen*mandibularis oder die von FLINT (1903), ist eine Ausfüllung der noch übrigen Zwischenräume einfach mit kugeligen Adenomeren ganz unmöglich und kann nur durch verzweigte, dicht aneinandergedrängte Schläuche gedacht werden. Daher kann ich auch METZNER (1908), der für die Schleimdrüsen diese Schläuche zugibt, die Endstücke der Eiweißdrüsen aber die Beerenformen beibehalten läßt, nicht zustimmen. Auch die Rekonstruktion, welche PISCHINGER (1924) von einigen Schläuchen der Sublingualdrüse gegeben hat (Abb. 94), läßt den tubulösen Charakter erkennen.

Ich gebe ohne weiteres zu, daß man beim Zertrümmern einer solchen Drüse einzelne traubenförmige Aggregate, die gleichsam auf einer embryonalen Entwicklungsstufe stehen geblieben sind, auch einzelne Acini erhalten kann; die Hauptmasse der Drüse besteht aber aus Schläuchen, wie es schon KÖLLIKER (1852) gezeigt hat und entspricht durchaus nicht einer Weintraubenform.

Je dünner die Durchschnitte durch eine solche Drüse sind, desto mehr Schläuche werden bei dem unregelmäßigen Verlauf quer und schräg durchschnitten sein und die Anwesenheit rundlicher Zellgruppen vortäuschen. Die wirklich traubenförmige Gestalt, welche

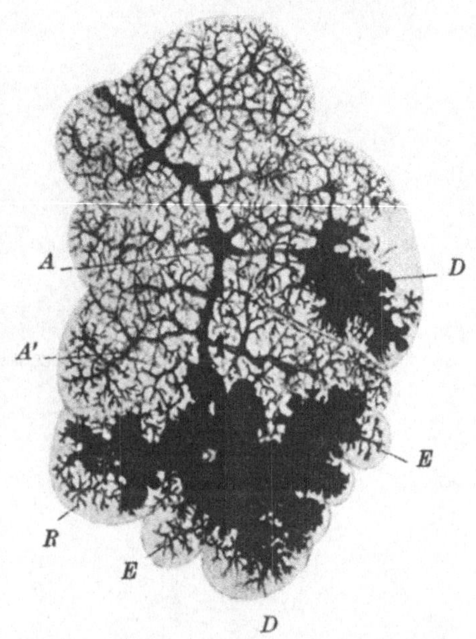

Abb. 92. Durchschnitt durch ein Eiweißdrüschen der Zunge vom *Kaninchen*. Chrom-Silber-Imprägnation nach GOLGI. Das Ausführgangsystem *A, A'* bis in die zwischenzelligen Sekretröhrchen *R* imprägniert. Bei *D* Schwärzung ganzer Gänge mit ansitzenden Endstücken *E*. Vergr. 160fach. (Nach SCHAFFER 1920.)

manche, aber, wie die Rekonstruktionen von W. SCHULTE (1913) zeigen, durchaus nicht alle embryonalen Drüsen zeigen können, kann, wie schon FLEMMING (1888) bemerkt hat, nicht maßgebend für die Beurteilung der ausgewachsenen Drüse sein, da „eine solche Beere ... nicht das ist, was viele jetzt Acinus oder Alveole nennen ... sondern die Anlage eines ganzen Gangsystems, indem sie aus der runden Anlageform erst noch zu verästelten Röhren auszusprossen hat" (FLEMMING l. c.; CHIEVITZ 1885).

Die allgemeine Auffassung M. HEIDENHAINS ist auch durch die Rekonstruktionen MAZIARSKIS nicht bewiesen. Diese kann von kleineren Drüsen von einfacherem Bau gewiß ein richtiges Bild geben, muß aber bei so dicht gedrängten Formen, wie z. B. dem Pankreas, versagen, weil hier die vielen Flachschnitte, an denen eine begrenzende Membran nicht mehr sichtbar ist, es unmöglich machen in der Serie die Grenze eines Gangsystems sicher festzustellen. Darum halte ich auch das Modell, das MAZIARSKI von einem Pankreasläppchen gibt und das einen rein acinösen Typus darstellt, für vollkommen falsch, was schon die weiten Zwischenräume zwischen den beerenförmigen Endstücken beweisen, während jeder gute Pankreasschnitt (Abb. 95) den dichten Aneinanderschluß der Schläuche und auch solche selbst (bei *X*) erkennen läßt. Die Adenomeren des Pankreas besitzen, wie

v. Ebner und Latschenberger gezeigt haben, eine ausgesprochen tubulöse Form mit reichlichen seitlichen und endständigen Anschwellungen.

Auch Takagi (1925) dessen Rekonstruktionen der Unterkieferdrüse mir der Wirklichkeit am meisten nahe zu kommen scheinen, spricht sich gegen das Vorkommen einfach kugeliger Adenomeren aus. Solche sollen sich niemals finden, sondern stets mehr oder weniger zwerchsackförmige, in die Länge gezogene und mit zahlreichen sekundären Ausbuchtungen versehene ,,Blasen". Das Vorkommen von Schläuchen hält er für ein Trugbild, für Längsschnitte durch stark komprimierte und stark in die Länge gezogene Taschen, die er bis zu 250 μ lang fand. Da solche Taschen gelegentlich auch im Flachschnitt getroffen sein und dann große zusammenhängende Epithelflächen darstellen müßten, die ich niemals beobachten konnte, vermute ich, daß auch hier die Rekonstruktion nicht die tatsächlichen Verhältnisse wiedergibt, weshalb ich auch die Auffassung des Autors, daß die Unterkiefer-

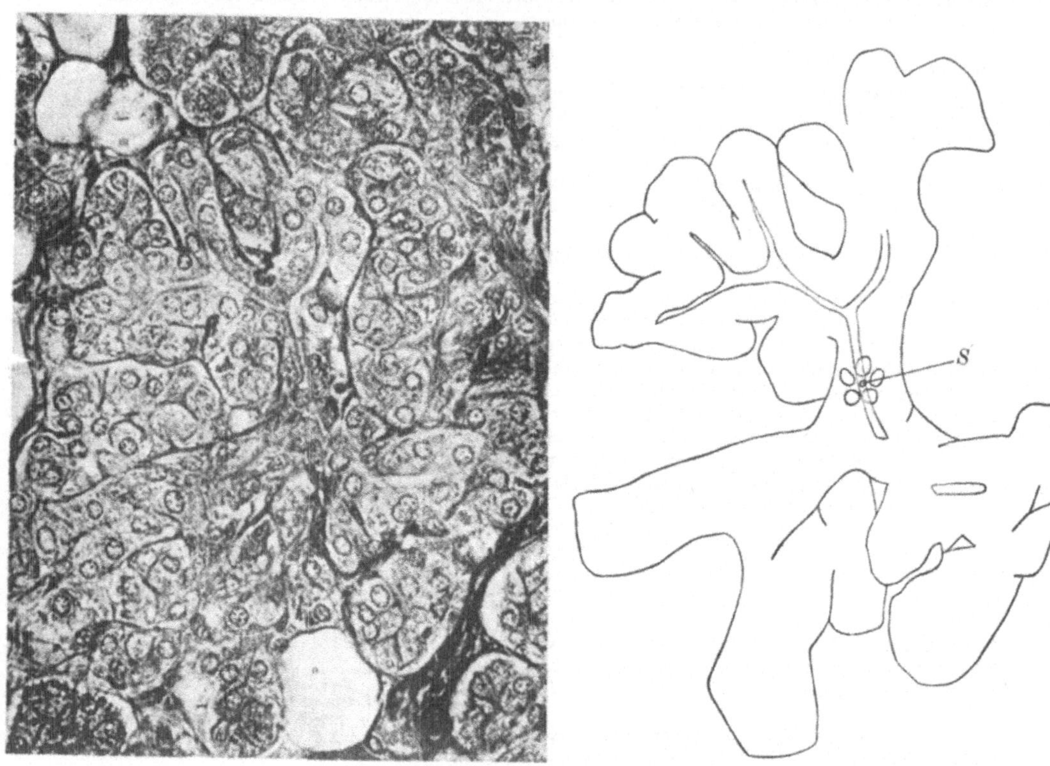

Abb. 93. Verzweigtes Gangsystem aus dem serösen Teil der Gl. mandibularis vom Menschen. Photographie. Rechts die Umrisse des Gangsystems herausgezeichnet und das bei etwas tieferer Einstellung deutlich im Querschnitt erscheinende abführende Schaltstück S eingezeichnet.

drüse der *Katze* eine rein alveoläre Drüse darstelle, nicht teilen kann. Bei der Gl. sublingualis kommen nach den ausgedehnten Beobachtungen von K. W. Zimmermann (siehe den speziellen Teil) gelegentlich blasige Endkammern vor, so daß man da von einer alveotubulären Drüse sprechen könnte.

Diese langen Ausführungen hätten gewiß keine Berechtigung, wenn sie nicht, wie ich glaube, zu dem wichtigen Ergebnisse geführt hätten, daß eine Einteilung der Drüsen nach der Form der Adenomeren nicht empfehlenswert, oft kaum möglich ist. Wie ich gezeigt habe (1924a), kann man nicht einmal so einfache Formen, wie es die Talg- und Schweißdrüsen beim Menschen sind durch die Bezeichnungen acinös und tubulös unterscheiden, da bei vergleichender Betrachtung umgekehrt auch tubulöse Talg- und alveoläre Schweißdrüsen zur Beobachtung kommen. Wenn wir anderseits sehen, daß z. B. die Parotis und das Pankreas bald als tubulös (Flemming, Schiefferdecker), bald als alveolär (Maziarski, Szymonowicz, Böhm, v. Davidoff, Kopsch), dann als acinös (Petersen) oder tubuloacinös (Stöhr, v. Möllendorff, v. Ebner) bezeichnet werden, dann scheint mir nichts anderes übrig zu bleiben, als die Form jeder Drüse im einzelnen Falle zu beschreiben und für eine übersichtliche Einteilung andere Gesichtspunkte heranzuziehen, wie es im vorliegenden gewiß auch nicht einwandfreien und ausbauungsfähigen Versuche geschehen ist.

Ich bin mir wohl bewußt, daß auch meiner Einteilung verschiedene Schwierigkeiten entgegenstehen, von denen eine schon oben berührt wurde. Eine andere liegt in dem Begriffe homokrine Drüsen, da bekanntlich in den Drüsen, welche zwar Adenomeren von gleichartigem und übereinstimmendem Bau besitzen, noch andere sezernierende Teile, wie z. B. die später zu besprechenden Speichelröhren vorkommen können, deren Sekret aller Wahrscheinlichkeit nach von jenem der Adenomeren verschieden ist.

Nachdem aber die Adenomeren die Hauptmasse und den physiologisch wesentlichsten Bestandteil jeder Drüse ausmachen, kann man nach dem Grundsatze a potiori fit denominatio von der sekretorischen Tätigkeit des Ausführungsgangsystemes, die in gewissen Fällen sicher keine geringe Rolle spielt, bei einer unterscheidenden Namengebung wohl absehen. Dasselbe möchte ich für allfällige Einwände gegen den Begriff monoptych geltend machen. Wie wir hören werden,

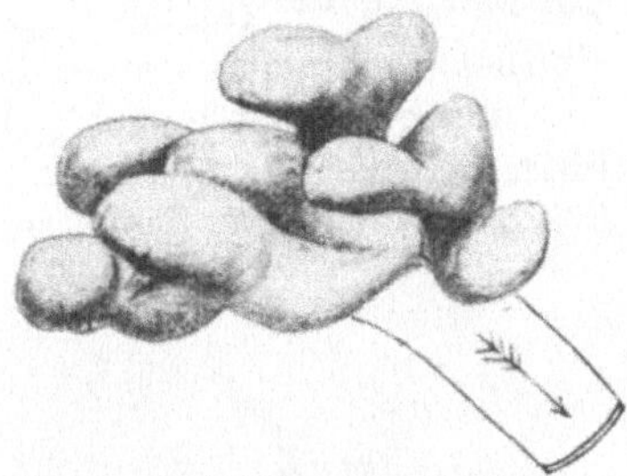

Abb. 94. Modell eines Läppchens der menschlichen Gland. sublingualis mit sekreterfüllten Schläuchen. Der Pfeil zeigt die Richtung des Ausführungsganges. Vergr. 200fach. (Nach PISCHINGER 1924.)

besitzen die meisten der noch zu besprechenden Drüsen außer der einfachen Lage sezernierender Zellen noch eine solche unter ihnen gelegener, eigentümlich umgewandelter epithelialer Elemente (Muskelfasern, Korbzellen), die aber mit der Sekretbereitung nichts zu tun haben. Auch die kurzen Strecken, in welchen sich im Pankreas und in der Parotis ganz abgeplattete Zellen des Ausführsystems über die sezernierenden Elemente schieben, die später zu besprechenden centroacinären Zellen, können wohl den im wesentlichen monoptychen Charakter dieser Drüsen nicht verwischen. Schließlich haftet ja, wie allgemein bekannt ist, jeder Einteilung etwas Künstliches, Gewaltsames an und muß sie in letzter Linie auf einem Übereinkommen beruhen. Es frägt sich nur, welche Einteilung eine schärfere Unterscheidung zuläßt und da scheint es mir nach den vorhergehenden Auseinandersetzungen doch zweckmäßiger, die Drüsen nach dem feineren Baue und Mikrochemismus ihrer Adenomeren, als nach deren Form zu unterscheiden.

Ich kehre nach dieser langen Abschweifung zur Besprechung der verschiedenen Arten merokriner Drüsen zurück.

Die Exkretdrüsen betreffend sei hier nur auf die Schweißdrüsen, die SCHIEFFERDECKER (1917) als ekkrine oder e-Drüsen bezeichnet hat, so weit eingegangen, als es ihre Unterschiede von den apokrinen

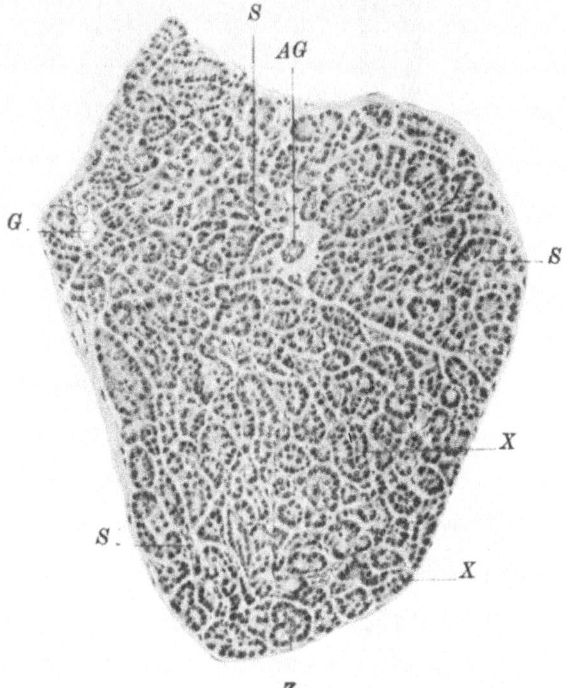

Abb. 95. Ein kleineres, aber noch in Primärläppchen zerfallendes Läppchen vom Pankreas einer Hingerichteten am Durchschnitt. Sublimat-Kochsalz. *A G* Interlobulärer Ausführungsgang; *G* Blutgefäß (Vene); *S* Schaltstücke; *Z* zentroacinäre Zellen. Vergr. 110fach. Man beachte die geknickten Schlauchstücke bei *X*. (Nach SCHAFFER 1920.)

Hautdrüsen, die ja auch vielfach als Schweißdrüsen bezeichnet werden, erfordern. Diese Unterschiede sind von SCHIEFFERDECKER (1917, 1922) scharf, wenn auch nicht erschöpfend hervorgehoben worden. Sie beziehen sich auf die äußere Form, den feineren Bau, die Sekretion, biologische Bedeutung und Entwicklung. Die Schweißdrüsen stellen stets und zwar dünnere Schläuche dar, welche im ausgebildeten Zustande dichte, an Zwischengewebe arme Knäuel bilden (Abb. 96, 2), in welche noch ein Teil des wegen seines zweischichtigen Epithels mit relativ großen Kernen stärker färbbaren Ausführungsganges eingeht. Dieser zeigt dasselbe Kaliber, wie der exkretorische Abschnitt (Abb. 97) und läßt an seiner Innenfläche einen dichteren, besonders

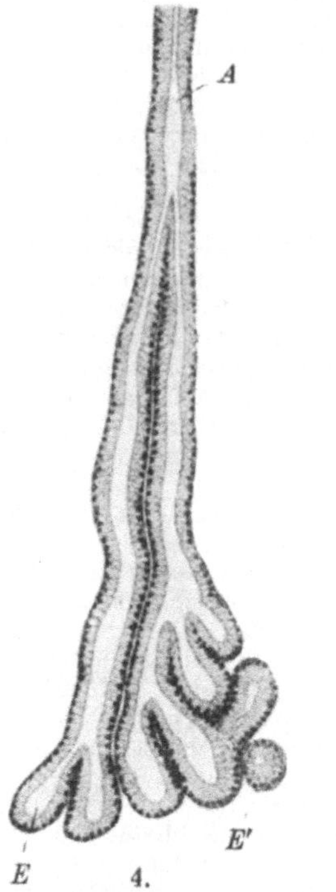

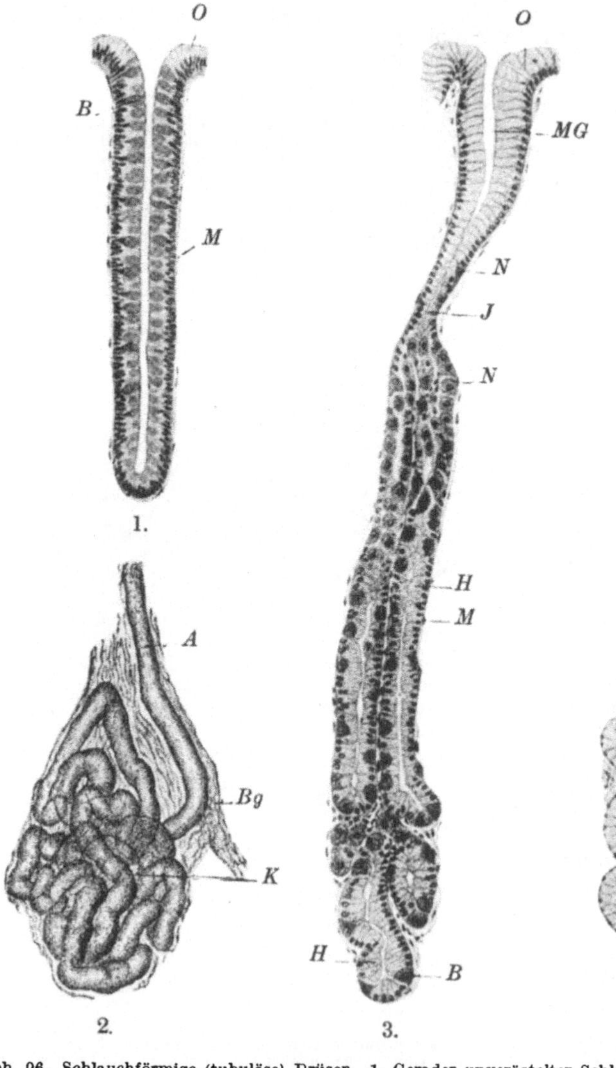

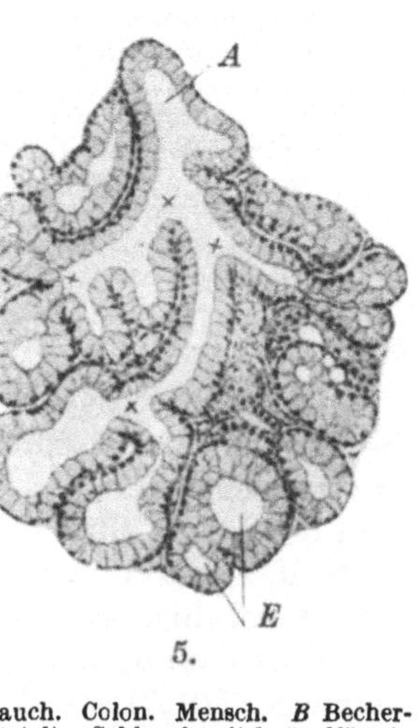

Abb. 96. Schlauchförmige (tubulöse) Drüsen. 1. Gerader unverästelter Schlauch. Colon. Mensch. *B* Becherzelle; *M* Membrana propria; *O* Oberflächenepithel. Vergr. 110fach. 2. Unverästelter Schlauch mit knäuelförmig aufgewundenem Ende. *K* Schweißdrüse, isoliert aus der Haut des Fußrückens mit Salpetersäure. *A* Ausführungsgang; *Bg* Bindegewebe. Vergr. 80fach. (Nach H. Rabl aus Mražek.) 3. Gespaltener Schlauch mit wenig verästeltem Ende. Magenfundusdrüse, Mensch. *B* Belegzellen; *H* Hauptzellen; *N* Nebenzellen; *J* Isthmus der Drüse; *M G* Magengrübchen (Ausführungsgang); *M* Membr. propria. Vergr. 110fach. 4. Gespaltener Schlauch mit reichlicher geteilten und aufgewundenen Enden. Pylorusdrüse, Mensch. *E'* ein gewundenes Ende, quer getroffen. Vergr. 110fach. 5. Reichlich verästelter und gewundener Schlauch, ein Drüsenkorn (acinus) bildend. Duodenaldrüse, Mensch. *A* schräg abgeschnittener Ausführungsgang; *E* blinde Schlauchenden. Die × zeigen die Verästelungsstellen des Schlauches an. Vergr. 110 fach. Diese Zusammenstellung zeigt auch, wie bei einer Einteilung nach der Form die heterogensten Drüsen in einer Gruppe vereinigt werden. (Nach Schaffer 1920.)

mit Eosin stärker färbbaren Saum erkennen (bei 2, *C*) der von HEYNOLD (1874) und KÖLLIKER (1889) als Cuticularsaum bezeichnet wurde, aber nur durch eine Art homogener Crusta der einzelnen Zellen gebildet wird. Die Muskeln (1, *m*), welche der ziemlich dicken Membrana propria, die RENAUT (1881) als starkverdickte Glashaut des Derma auffaßt, aufsitzen, sind zarter, anscheinend auch unregelmäßiger angeordnet und reichen höher zwischen die Drüsenzellen empor. Diese sind stets körnchenfrei, besitzen nach MELCZER (1924) nur selten ganz oberflächlich, meist zwischen Kern und Oberfläche, auch unmittelbar am Kern gelegen eine hellere Sphäre mit einem meist stäbchenförmigen Diplosom, dessen Stäbchen nicht ganz gleich groß sind, zeigen niemals kuppelförmige Aufsätze und werden, worauf BRINKMANN (1923/24) mit Recht besonderes Gewicht legt, durch zwischenzellige Sekretröhrchen getrennt, wie zuerst RANVIER (1879 b) angegeben hat. Solche und sogar binnenzellige wurden auch von K. W. ZIMMERMANN (1898) an den Drüsen

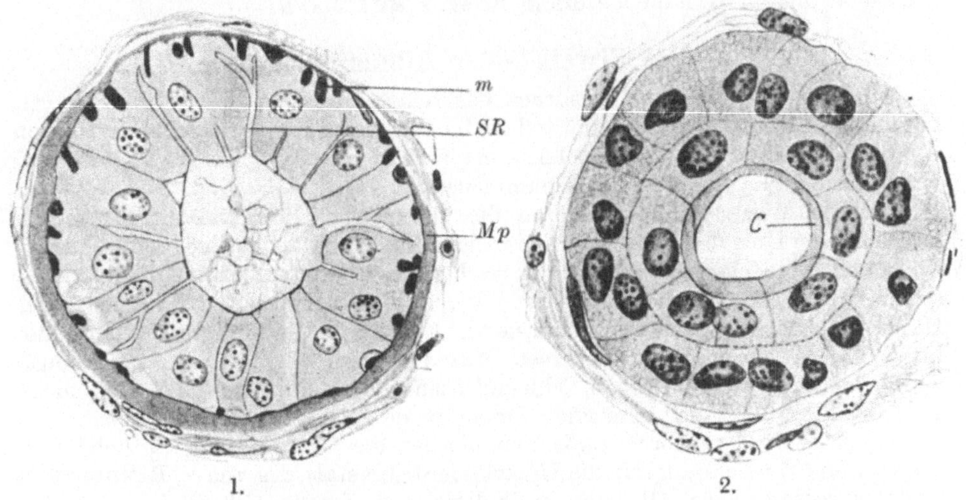

Abb. 97. 1. Ein Schweißdrüsenschlauch vom 17jähr. Manne (wie 2. im Querschn.). Eisenhäm. *m* Muskelfasern; *Mp* Membr. propr.; *SR* Sekretröhrchen. Vergr. 920fach. 2. Ein Ausführungsgang derselben Drüse. DELAFIELDS Häm.-Eos. *C* sog. Cuticula. Vergr. 920fach.

eines *Rhesusaffen* beschrieben, was dafür spricht, daß dieser echte Schweißdrüsen besitzt, was ja nach KLAAR (1924) auch in der Tat der Fall sein soll. Die Drüsenzellen lösen sich nach dem Tode weder voneinander, noch von der Unterlage so leicht ab, wie in den apokrinen Drüsen. Während sie in diesen einen cuticularen Saum als Ausdruck einer bestimmten Phase zeigen können (Abb. 8), haben RANVIER und FICATIER (1881) den Mangel eines solchen an den Zellen der Schweißdrüsen betont. Dagegen können auch diese Zellen öfter zwei Kerne besitzen. Wo beide Drüsenarten nebeneinander vorkommen, wie z. B. in der Achselhöhle, liegen die Schweißdrüsen in der Regel oberflächlicher, als die apokrinen (KÖLLIKER 1889, PINKUS 1925), doch können sie von letzteren auch überlagert werden, so daß beide Schlaucharten gemischt nebeneinander liegen, was vielleicht bei der Annahme von LÜNEBURG (1902), daß sich kleine in große Schweißdrüsen umwandeln können, für die keinerlei Anzeichen sprechen, eine Rolle gespielt hat. Die Schweißdrüsen münden niemals in Haarbälge, stets in die Epidermis, welche sie als wandungslose, geschlängelte Gänge durchbohren. Sie entwickeln sich auch unmittelbar von dieser aus im Gegensatz zu den apokrinen Hautdrüsen, die in der Regel vom Haarkeim ihren Ausgang nehmen und höchstens sekundär und selten frei aus-

11*

münden. Die Schweißdrüsen funktonieren schon frühzeitig, die apokrinen erst gegen die Pubertätszeit hin.

Man möchte meinen, daß diese angeführten Unterschiede genügen, um beide Drüsenarten jederzeit und leicht unterscheiden zu können. Dies wird auch dort, wo beide Arten nebeneinander vorkommen der Fall sein. Wenn es sich aber darum handelt zu entscheiden, ob eine einzelne Drüse dem einen oder dem anderen Typus angehört, machen sich die von Brinkmann im Gegensatz zu Schiefferdecker hervorgehobenen Ähnlichkeiten zwischen den beiden Drüsenarten so geltend, daß eine sichere Entscheidung oft schwer wird. So behauptet Brinkmann mit voller Sicherheit, daß der *Schimpanse* echte Schweißdrüsen besitzt, während Klaar (1924) solche fehlen läßt.

Eine andere Form der Excretdrüsen stellt die Niere dar; vgl. das einschlägige Kapitel in diesem Handbuche.

Im folgenden beschränke ich mich auf eine mehr allgemeine Darstellung und verweise im übrigen auf die eingehende Behandlung der sogenannten Speicheldrüsen in diesem Handbuche durch K. W. Zimmermann.

1. Die Eiweiß- oder Albumindrüsen.

Ich gebrauche letzteren Ausdruck der Kürze wegen statt des längeren „albuminöse" Drüsen. Von Albuminzellen im Gegensatz zu Mucinzellen hat schon Asp (1873) gesprochen; ebenso Langley (1884) von „albuminous glands" und Nicolas (1892) von „Glandes albumineuses".

Vorkommen. Hierher gehören die Ohrspeicheldrüse, die v. Ebnerschen Drüsen in der Umgebung der Papillae vallatae und foliatae der Zunge, die Tränendrüse und ihre Nebendrüschen (Krausesche und v. Wolfringsche), die Bowmanschen Drüsen der Riechschleimhaut. Auch die Bauchspeicheldrüse gehört der Hauptsache nach hierher, wenn man sie nicht wegen der Verbindung mit den endokrinen Zellhaufen zu den heterokrinen Drüsen rechnen will. Die am Ausführungsgang sitzenden, akzessorischen Schleimdrüschen können wohl das Sekret, nicht aber den Charakter der exokrinen Drüse zu einem gemischten machen.

Bei *Säugetieren* gehören außerdem hierher die Gl. mandibularis (ich übernehme diese Bezeichnung für die Unterkieferdrüse statt des von v. Bardeleben (1904) vorgeschlagenen Gl. submandibularis, von Illing (1904), da bei vielen *Tieren* die Drüsen nicht unter, sondern zwischen den Unterkieferhälften oder auch hinter dem Unterkiefer liegen — des *Meerschweinchen* und *Kaninchens*, überhaupt aller untersuchten *Nager*.

Wenn Boll (1869) die Gl. mandibularis des *Meerschweinchens* Schleim in nicht unbeträchtlicher Menge enthalten läßt, so muß man an die dieser Drüse dicht anliegende Gl. retrolingualis denken, die eine reine Schleimdrüse ist. In der Mandibularis der *Ratte* beschreibt Loewenthal (1908) allerdings außer den serösen Drüsenteilen, solche, die von einem Epithel ausgekleidet sind, das von mucösem weder morphologisch, noch färberisch mit Sicherheit zu unterscheiden ist und dann solche, die sich sowohl vom mucösen als albuminösen unterscheiden. Er faßt daher diese Drüse als heterokrine (heterogene) auf.

Über die anatomischen Verhältnisse dieser Drüsengruppe vgl. noch Ranvier (1886b), J. Zumstein (1891), G. Huntington (1913), Carmalt, Ch. (1913, 1913a) und v. Schulte, W. (1913b).

Weiter gehören hierher die ventrale Backendrüse der *Wiederkäuer* (*Rind, Schaf, Ziege*; Ellenberger 1887; Baerner 1893, Hartig 1907), die Tränendrüse der *Equiden*, des *Rindes* und der *Katze* (Fleischer 1904, Hornickel 1905), beim *Kaninchen* und *Meerschweinchen* auch die Gl. infraorbitalis (Loewenthal 1909) und die Nickhautdrüse, welche nach Loewenthal (1892a) auch beim *Schwein* albuminöser Natur ist. Auch in der Pars respiratoria nasi scheinen beim *Kaninchen* reine Eiweißdrüschen vorzukommen (Fuchs-Wolfring 1898). Beim Menschen sind solche von A. Heidenhain (1870) und Stöhr (1886) angegeben worden, doch sollen sie hier ihr Sekret nicht durch eigene Ausführungsgänge, sondern in die Schleimschläuche ergießen.

Bei den *Amphibien* rechnen wir hierher die Körnerdrüsen in der Haut, die Oesophagus- und die Eileiterdrüsen vom *Frosch, Kröten* und *Vögeln* (Loos, P. A. 1881), die Giftdrüsen der *Urodelen* und *Kröten* (WEISS, O. 1898), die Beckendrüsen vom *Triton* (M. HEIDEN-HAIN 1893) und die Magendrüsen dieses *Tieres* (LANGLEY 1879).

Das gelegentliche Vorkommen vereinzelter Schleimschläuche in der Parotis und den Eiweißdrüsen der Zunge, wodurch aber der allgemeine Charakter der Drüsen nicht beeinflußt wird, ist wiederholt beobachtet (SEIDENMANN 1893, R. KRAUSE 1895, J. SCHAFFER 1897). Besonders in der Parotis des *Hundes* sind schleimführende Abschnitte häufig (KAMOCKI 1884, ELLENBERGER 1887), nach METZNER (1906/07) besonders bei jungen *Hunden* und *Katzen* die Regel. In der Gl. mandibularis vom *Kaninchen* hat S. MAYER (1895) eingesprengte Schleim-schläuche beobachtet. An ihnen kann man auch Randzellengruppen albuminöser Natur beobachten. Weitere Angaben finden sich bei OPPEL (1900).

Die Form dieser Drüsen kann eine sehr verschiedene sein. Während die der Hautdrüsen bei *Amphibien* eine ausgesprochen alveoläre ist, stellen die BOWMAN-schen Drüsen einfache, teilweise noch endoepithelial gelegene Schläuche dar. Überwiegend handelt es sich aber bei den Speichel- und ähnlich gebauten Drüsen um vielfach verästelte und gewundene Schläuche mit zahlreichen kürzeren, aci-nösen oder längeren Seitenästen, wodurch ein traubenförmiger Charakter vor-getäuscht wird (v. EBNER 1872, C. SCHMIDT 1882) und eine Anordnung dieser Schläuche zu kleineren Primär- und immer größeren Sekundärläppchen und zu-sammengesetzten Lappen. K. W. ZIMMERMANN (1900) fand in den Eiweißdrüsen der Zunge Anastomosen zwischen den Schläuchen eine ganz gewöhnliche Er-scheinung. ASP (1873) fand durch Maceration mit Salzsäure und Chlorpepsin-wasserstoffsäure, daß die Drüsen aus langen, soliden, umeinander sich winden-den, an verschiedenen Stellen etwas verschieden breiten Zylindern bestehen, welche gewöhnlich gegen das blinde, abgerundete Ende etwas verbreitert sind. Die Endstücke sind nicht einfach sackförmig geschlossene Bildungen, sondern durch tiefe Einsenkungen in mehrere, nebeneinanderliegende, an ihrer Basis zu-sammenhängende und blind endende Säcke oder Röhren geteilt.

Im Gegensatz zu dieser Darstellung, welche sich im wesentlichen mit der meinen deckt, betrachtet M. HEIDENHAIN (1920, 1921) wie oben bemerkt wurde, diese Drüsen als rein acinöse oder tubulo-acinöse, eine Auffassung, die auch METZNER (1908) und andere teilen und gegen die ich auch bereits Stellung genommen habe. M. HEIDENHAIN ist durch die Verfolgung der Ent-wicklung der sezernierenden Endstücke (METZNER), die K. W. ZIMMERMANN als Hauptstücke bezeichnet, zu der Auffassung ge-kommen, daß es sich in ihnen um teilbare Drüseneinheiten, die er daher Adenomeren genannt hat, handelt, welche in Form spezi-fischer Scheitelknospen das gesamte Gerüst des wachsenden Drüsen-bäumchens bedecken. Sie sollen nicht in die Länge, sondern aus-schließlich in die Quere wachsen, sich teilen und auf diese Weise an Zahl zunehmen. Doch scheinen nach den Beobachtungen von METZNER (1908) nicht nur diese Scheitelknospen, sondern auch Gänge erster und zweiter Ordnung, die schon ein Lumen besitzen, junge Sprossen oder Fortsätze treiben zu können.

Anderseits zeigen die Rekonstruktionen, welche W. SCHULTE (1913) von der Anlage der Gl. mandibularis eines 22 mm langen und der Parotis eines 35 mm langen menschlichen Embryos gibt (Abb. 98), im ersteren Falle auch strangförmige Bildungen ohne terminale An-schwellungen, ebenso im letzteren lange zylindrische oder unregel-mäßig verdickte Massen.

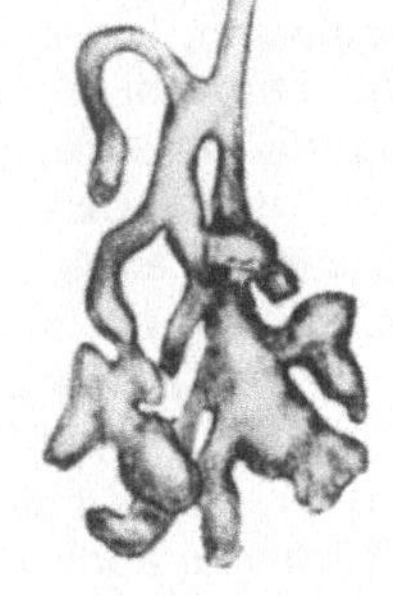

Abb. 98. Rekonstruktion der Parotis-Anlage eines 35 mm l. *Katzen*embryos. Vergr. 40fach. (Nach W. H. v. SCHULTE 1913, Abb. 106.)

Weiter gibt M. HEIDENHAIN selbst zu, daß es durch verschie-dene Widerstände beim Vorwachsen zur Bildung oft hoch kompli-zierter, polymerer Endkolben kommen kann. Von diesen scheint mir nur ein Schritt zu echten Schläuchen, so daß ich auf Grund der bei den fertigen Drüsen, die ja noch immer Wachstumsveränderungen unterworfen sind, beobachteten Formverhältnisse glaube, daß die Adenomeren allerdings der Hauptsache nach als Scheitelknospen vorwärts wachsen, was ja schon CHIEVITZ (1885) gezeigt hat, daß sie sich dabei auch teilen können, daß aber auch von den Gangsystemen aus neue Endsprossen entstehen können, wofür die Entwick-

lung verhältnismäßig spät auftretender akzessorischer Drüschen an verschiedenen Drüsenausführungsgängen spricht, und daß dieses Vorwärtswachsen je nach den Widerständen
der Umgebung erfolgt. So kann es bei freier Bahn bald zum Auswachsen langer Schläuche,
bei behinderter zur Bildung echter Acini, die diesen seitlich ansitzen, kommen oder die
Form der beerenartigen Knospen wird beibehalten. Auf diese Weise können die mannigfaltig gestalteten Hauptstücke entstehen, die aber im wesentlichen doch eine acinotubu-
löse Form besitzen.

Feinerer Bau der Drüsenzellen. Die Eiweißdrüsenzellen sind· in ge-
ladenem Zustande vor allem durch den Gehalt an dicht gedrängten, stark lichtbrechenden, in gewissem Sinne widerstandsfähigen Körnchen ausgezeichnet, wie
sie zuerst Cl. Bernard (1856) im Pankreas gesehen hat und welche als Vorstufen
des Sekretes zu betrachten sind. Sie lassen sich beim Zerzupfen von Leichenmaterial in physiologischer Kochsalzlösung massenhaft isolieren und zeigen Molekularbewegung. Im frischen Zustande verdecken sie die Zellgrenzen und lassen
auch vom Kern kaum etwas nachweisen. Diese Körnchen oder Kügelchen mußten
sich verschiedene Mißdeutungen gefallen lassen, indem sie Kölliker (1854) und
Langerhans (1869) für Fett, Flemming (1882) für Kreuzungspunkte seiner Filarsubstanz hielten. Doch ist jedes Präparat einer frisch zerzupften Eiweißdrüse, in
dem die Körnchen massenhaft frei werden, geeignet, diesen Irrtum richtig zu
stellen, was auch Flemming selbst (Zeitschr. f. d. ges. Anat., Abt. 3: Ergebn. d.
Anat. u. Entwicklungsgesch. Bd. 3, S. 59. 1893) bald getan hat.

Doch finden sich einzelne Fetttröpfchen auch normalerweise in den Drüsenzellen (Garnier und Bouin 1897, Nikolaides 1899, Sata 1900). Auch die von
Guiyesse-Pelissier (1901) in der Mandibularis der *Maus* nach Fixation in Formalin und nachträglicher Osmierung schwarz gefärbten Körner scheinen sich eher
auf Fett, als auf Mitochondrien zu beziehen. Auch Noll (1901) hat in einzelnen
Zellen der Tränendrüse Fetttröpfchen nachgewiesen, doch sieht er darin nur eine
individuelle Eigentümlichkeit, die nicht allen *Tieren* zukommt. Yamaguchi (1924)
findet feine Tröpfchen von Neutralfett in allen Zellen der Speicheldrüsen, entweder
in der Nähe des Kerns oder dem Lumen zugewendet, reichlicher bei Greisen, als
bei Jugendlichen.

Verhalten der Sekretgranula. Schon Pflüger (1866c) hat Versuche über
die Löslichkeit der Granula angestellt und sah sie in sehr verdünnten Säuren rasch
erblassen, im alkalischen Humor aqueus dagegen unverändert bleiben. Nach
R. Heidenhain (1868) lösen sich die Körnchen in Wasser, sehr verdünnter Chrom-
oder Essigsäure; auch in Alkohol sollen sie fast ganz verschwinden, also löslich sein,
was dann Altmann (1890), Solger (1896), sowie Laguesse et Jouvenel (1899)
bestätigt, letztere auch für Flemmings Gemisch angegeben haben. Das gilt aber
nicht für die, allerdings nur schmalen, Randzonen des in Flemmings Gemisch
fixierten Präparates; hier findet man die Sekretkörnchen gut erhalten. Auch in
10 vH Formalin lassen sie sich fixieren (Solger), aber anscheinend nur ihre Vorstufen. Dies gilt nicht für die Mandibulardrüse des *Kaninchens;* hier gehen die
Körnchen auch in 10 vH Formalin in Lösung. Weiter werden sie von Sublimat,
aber nur auf geringe Tiefen, am besten von Orthschem Gemisch (Pischinger
1924) und von Osmium-Bichromat erhalten. Nach R. Krause (1895) soll dies
auch Salpeter- und Osmiumsäure vermögen, während Langley (1879) ausdrücklich betont, daß Osmiumsäure nicht imstande ist, das Aussehen der lebenden
Parotiszelle, wohl aber jenes anderer Eiweißzellen (Infraorbital- und Tränendrüse)
zu erhalten. Mein Alkohol-Formalingemisch wandelt die Granula teilweise in Vakuolen um. Nach Held (1899) werden die Körnchen der *Katzen*-Parotis durch
Carnoys Gemisch (Alkohol 6, Eisessig 1, Chloroform 3) größtenteils unlöslich gefällt, nicht aber die der *Kaninchen*mandibularis. Diese werden durch Altmanns
Chromosmiumgemisch und Osmiumessigsäure (Osmiumsäure 1 vH, Essigsäure

3 vH) fixiert. Eisessig löst die Granula des Pankreas vom *Salamander* (LAGUESSE 1900).

KÜHNE und LEA (1876) haben an dem überlebenden Pankreas kleiner *Kaninchen* unter dem Mikroskope den Absonderungsvorgang beobachtet und dabei gesehen, daß sich die Basen der Zellen gegen die Membr. propr. hin vorwölben und gleichzeitig scharfe Grenzen zwischen den Zellen auftreten, welche die Form meist doppelter Linien, die bis zum Lumen reichen, besitzen. Gleichzeitig konnten sie eine Verschiebung der Granula von der Kernzone nach dem Drüsenlumen hin und ein kleiner und matter Werden, endlich Verschwinden der Körnchen feststellen.

LANGLEY (1879, 1884) konnte dann zeigen, daß die Granula durch Reizung des Sympathicus oder bei Pilokarpinwirkung ebenfalls schwinden, und er ließ, wie die Vorigen und ALTMANN, aus ihnen das Sekret hervorgehen. Dabei sollen sich nach NICOLAS (1892) und TAKAGI (1920) (s. unten) die Körnchen zu Vakuolen lösen, deren flüssiger Inhalt ausgeschieden wird. Dabei trennen sich auch nach LANGLEY die inneren Zellränder oberflächlich, so daß das Lumen sich eine kurze Strecke weit zwischen die Zellen erstreckt; gleichzeitig wird es weiter durch die Verkleinerung der Zellen. In der ganz erschöpften Drüse bleiben nur spärliche Körnchen an den Seitenrändern und an der inneren Oberfläche der Zellen. Nur außerordentlich selten sollen sich nach NICOLAS Körnchen in den Ausführungsgängen finden; doch hat HORNING (1925) in den feinen Kanälchen des Pankreas Sekretkörnchen nachweisen können. Die Körnchen nehmen manchmal, in sehr ausgesprochener Weise beim Pankreas (LANGERHANS 1869, R. HEIDENHAIN 1875), die dem Lumen zugekehrte Seite der Zellen ein (Abb. 99 A). v. EBNER (1873) fand sie in den von ihm entdeckten Zungendrüsen gleichmäßig in den Zellen verteilt, doch konnten FLEMMING (1887) und SCHACHT (1896), sowie ich (1897) auch hier die beim Pankreas erwähnte Lagerung sehen, was sich wahrscheinlich auf ein bestimmtes funktionelles Stadium bezieht, da KÜHNE und LEA (1876) sowie LANGLEY (1879) einen aktiven Transport der Granula von außen nach innen nachgewiesen haben. Auch letzterer fand die geladenen Parotiszellen durchaus körnig und erst durch die Verschiebung der Granula gegen das freie Zellende hin während der Sekretion differenziert sich eine helle, körnchenfreie Außenzone von der körnigen Innenzone. Diese zwei Zonen sah er auch an den Zellen der Infraorbitaldrüse und Tränendrüse beim *Kaninchen* und konnte sie hier auch durch Osmiumsäure fixieren, was ihm bei der Parotis nicht gelang.

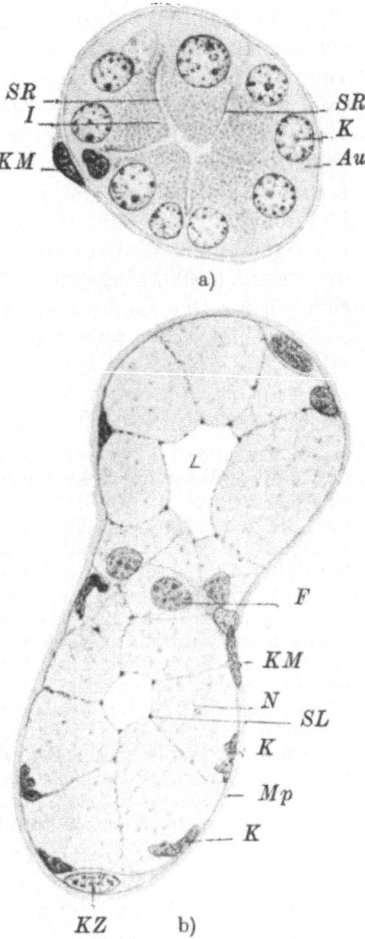

Abb. 99. a) Eiweiß-, b) Schleimdrüsenschlauch am Durchschnitt. Vom Zungengrund des Menschen. *Au* körnchenfreie Außenzone einer Drüsenzelle; *F* Flachschnitt durch eine Knickung des Schleimdrüsenschlauches; *I* körnige Innenzone; *K* Kern der Drüsenzellen; *KM* Kern der Membrana propria; *KZ* Kern einer Korbzelle; *L* Lichtung des Drüsenschlauches; *Mp* Membrana propria; *N* netzige Masse in der Schleimdrüsenzelle; *SR* Sekretröhrchen; *SL* Schlußleisten. Vergr. 740fach. (Nach SCHAFFER 1920.)

Schon im vorstehenden wurde wiederholt auf Unterschiede im Verhalten der Granula in verschiedenen Drüsen hingewiesen, worauf Nicolas, Solger, Kolossow und besonders Pischinger (1924) aufmerksam gemacht haben. Solche Verschiedenheiten lassen sich aber auch in den Zellen einer und derselben Drüse wahrnehmen. So hat E. Müller (1896) in der Gl. mandibularis des *Kaninchens* Tubuli mit hellen und dunklen Zellen unterschieden, die sich am fixierten Objekt schwächer bzw. stärker mit Eisenhämatoxylin färben. Es handelt sich hier um verschiedene Reifezustände der Körnchen, indem die schwächer lichtbrechenden und färbbaren aus den entgegengesetzt sich verhaltenden hervorgehen. Auch Laguesse et Jouvenel (1899) beschreiben in der Mandibularis Granula von zweierlei Art: größere, spärlich verstreute und feinere, stark mit Hämatoxylin sich färbende, die sich in der Rindenzone des Schnittes finden. Die Körnchen sind hier leichter fixierbar, als in der Parotis. Das intergranuläre Cytoplasma muß naturgemäß ein Wabenwerk bilden, worauf schon Nicolas (1892) und Laguesse-Jouvenel (1899) hingewiesen haben. Es ist anscheinend homogen und verdichtet sich an der Oberfläche zu einer stärker färbbaren Grenzlage. Es kann z. B. mit Toluidinblau gefärbt werden, läßt dann aber noch feinste, stark färbbare Körnchen erkennen. Aus diesen entwickeln sich allmählich die Sekretgranula, an denen man also eine Periode der aufsteigenden Entwicklung — der Reifung — und eine der Lösung und des Zerfalles unterscheiden kann.

M. Heidenhain (1890) hat in den Beckendrüsen vom *Triton* die allmähliche Entstehung und Umwandlung der Sekretgranula bis zu ihrer Ausstoßung als Sekret verfolgt und als eine eigentümliche Form der Granula die sogenannten Halbmondkörperchen beschrieben, die dann Nicolas (1892) und Held (1899) auch in anderen Drüsen (der Parotis und Tränendrüse, der Mandibularis des *Kaninchens*) beobachten konnten. M. Heidenhain hat daher die Sekretgranula für lebendige Organellen gehalten (1907), die durch Assimilation wachsen und wenn sie ihre endgültige Größe erreicht haben in Sekret zerfließen. Fleischer (1904) hat diese Halbmondkörperchen, die er, wie Nicolas, in der Tränendrüse beobachten konnte, für Übergangsformen von dem eiweißreichen zum eiweißarmen Stadium der Granula betrachtet. Er unterschied Vollgranula, Halbmondkörperchen mit Kapuze und Träger und Halbmondkörperchen ohne Träger und konnte diese sowohl in der frischen, als mannigfach fixierten Tränendrüse beobachten. Ihre Verteilung ist ganz unregelmäßig. Es dürfte sich beim Zustandekommen dieser Gebilde wohl um den Beginn einer Quellung, Umwandlung in das flüssige Sekret im Zentrum der Granula handeln, wodurch die färbbare Substanz an die Peripherie gedrängt wird und sogenannte Schalengranula (H. Virchow 1910, S. 598) entstehen, ein Vorgang, den A. Fischer (1899) auch an künstlich erzeugten Eiweißgranulis beobachten konnte.

Was die Färbbarkeit der Granula anlangt, so sind sie im allgemeinen oxy-(Krause, R. 1895) und siderophil. Auch mit Carmin färben sie sich lebhaft (Boll 1869, v. Ebner 1872). Aber schon Solger (1896) hat angegeben, daß sich die mit 10proz. Formalin fixierten Eiweißgranula der Mandibularis mit Ehrlichs oder Delafields Hämatoxylin färben und letzteres gilt allgemein als Schleimfärbemittel.

In der Tat lassen sich in einigen Eiweißdrüsen die Granula auch mit sogenannten Schleimfärbemitteln mehr oder weniger stark färben. So habe ich eine solche Färbbarkeit der Eiweißzellen, allerdings nicht dieser Drüsengruppe, sondern in solchen heterokriner Drüsen bei der *Wasserspitzmaus* und dem *Maulwurf* nachweisen können und von einer amphoteren Natur der Granula gesprochen (1908). M. Heidenhain (1920) fand eine solche, von ihm als amphitrop bezeichnete Reaktion an der Mandibularis von *Meerschweinchen* und *Kaninchen*, der Tränendrüse des *Ochsen*, sowie in den Eiweißanteilen der Mandibularis des Menschen, im Gegensatz zur Parotis und des Pankreas, die keine Spur dieser Reaktion zeigen. Diese Angaben fanden größtenteils eine Bestätigung durch die Untersuchungen von Boschkovitch (1922), Petrovitch (1922) und Pischinger (1924). Nur sollen nach diesem auch die Granula der Parotis, wie er sich ausdrückt, amphophil sein, wobei aber an keine Schleimreaktion zu denken wäre. BORISSAVLYEVITCH (1922) nannte solche Zellen serosoide; solche hat PETROVITCH auch in der Sublingualis des Menschen nachgewiesen, was PISCHINGER bestätigt. FRANITCHEVITCH (1924) hat endlich auch an den Eiweißzellen der Drüsen des Respirationstraktes diese amphotere Reaktion feststellen können und diese Zellen nicht sehr glücklich als seromucöse bezeichnet.

M. HEIDENHAIN nimmt an, daß das Anilinblau in seiner modifizierten MALLORY-Färbung (Azanmethode) lediglich die Schleimstoffe färbt. Es ist möglich, daß die blau sich färbende Substanz zu den Schleimstoffen gehört, aber jedenfalls ist sie verschieden vom typischen Mucin, welches sich mit Mucicarmin, Muchämatein usw. färbt. Das geht zweifellos aus der von mir (1917) nachgewiesenen Tatsache hervor, daß sich in den Gl. bulbourethrales und vestibulares die echten Schleimgranula wohl mit den spezifischen Schleimfärbemitteln, nicht aber mit dem Anilinblau färben. Dagegen färben sich mit diesem eigentümliche Einschlüsse in den Zellen, welche ich nach ihrer spindelförmigen Gestalt als Atraktosomen (Abb. 100) bezeichnet habe. Auch darauf habe ich hingewiesen, daß Mucicarmin nicht nur Schleimstoffe anfärbt.

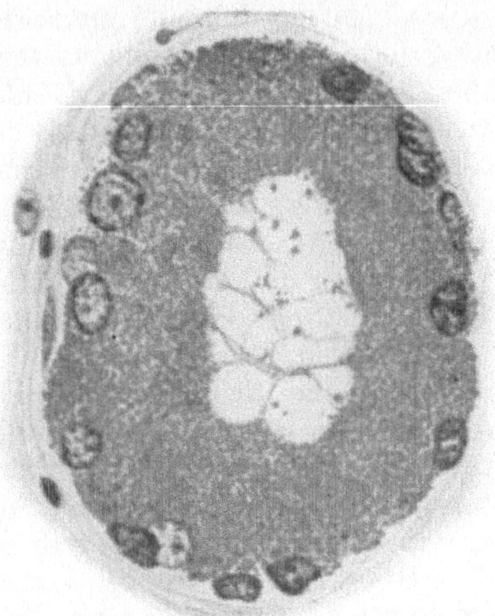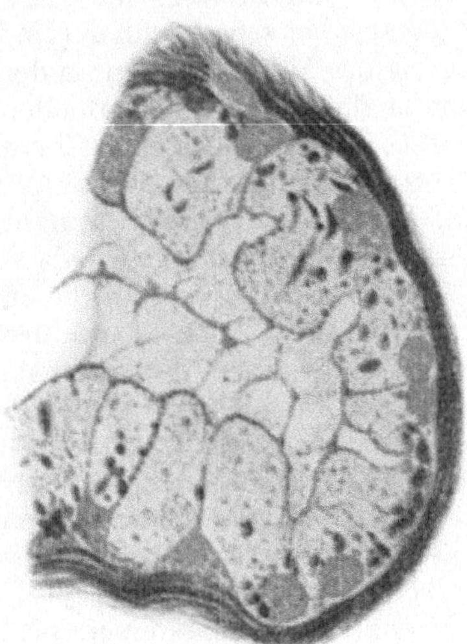

Abb. 100. Zwei Schlauchdurchschnitte aus einer exstirpierten Glandula vestibularis maj. vom Weibe. Alk.-Form. Links Färbung der Schleimkörnchen mit Mucicarmin (Hämalaun), rechts Färbung der Atraktosomen (blau) nach der Bindegewebsfärbung von MALLORY (Vorfärbung mit S-Fuchsin).

Daher möchte ich davor warnen, aus dem amphoteren Charakter mancher Eiweißgranula ohne weiteres auf eine schleimhaltige Komponente dieser oder auf ein schleimhaltiges Sekret zu schließen. Hier kann wohl nur die chemische Untersuchung des Sekretes eine Entscheidung bringen.

Wie schon oben erwähnt wurde, enthalten die Drüsenzellen außer den Sekretgranulis im intergranulären oder körnchenfreien Cytoplasma auch Körnchen oder auch fädige Bildungen anderer Art. Solche Cytoplasmakörnchen hat NOLL (1901) in den frischen Zellen der Tränendrüse gesehen. Er ist geneigt, sie den fuchsinophilen Körnern ALTMANNS zuzurechnen und konnte den Nachweis erbringen, daß sie in der sezernierenden Zelle um so mehr an Zahl zunehmen, je ärmer sie an Sekretmaterial wird. Man vgl. dazu auch die folgenden Bemerkungen über eine Mitteilung von BABKIN, RUBASCHKIN und SSAWITSCH (1909).

Es handelt sich hier wohl zweifellos um echte Mitochondrien, die BENDA (1903) zuerst in den Nierenzellen, P. BOUIN (1905) in den Zellen der serösen Drüsen nachgewiesen haben, um Bestandteile des Chondrioms, dessen Beziehungen zur Sekretbildung schon wiederholt berührt wurden. Die Mehrzahl der Autoren hat den Plastokonten und -somen eine mehr oder weniger unmittelbare Rolle bei der

Bildung der Sekretkörner zugeschrieben. So ließ Altmann (1894) letztere unmittelbar aus seinen Bioblasten hervorgehen, Regaud und Mawas (1909) aus den Chondriokonten, Hoven (1910, 1912) aus den Teilen der Plastokonten, welche der inneren Zelloberfläche zugewendet sind; ebenso O. Schultze (1911), Arnold, G. (1912) und Chaves (1915). Auch Guieysse-Pelissier (1911) hält diese Umwandlung für möglich. Michaelis, L. (1900) konnte in der Parotis und im Pankreas mit Janusgrün fädige Gebilde färben, welche in der frischen, ungefärbten Drüse nicht zu sehen waren. Gleichzeitige Anwendung von Neutralrot färbte hingegen die Sekretkörnchen. In den peripheren Teilen der Pankreaszellen waren teils grün, teils rot gefärbte Körnchen, auch Ringelchen, sichtbar. Die grün gefärbten Fäden sind Plastokonten, welche Körnchen liefern, die sich in Sekretgranula umwandeln. Auch Debeyre (1912) will eine solche Umwandlung an postvital mit Janusgrün und Neutralrot gefärbten Drüsen nachgewiesen haben. Er sah die grün gefärbten Mitochondrien sich allmählich in die rot färbbaren Sekretkörner umwandeln, wobei es auch zur Bildung einer Art Ringkörner kommt. Neuestens hat sich auch Laguesse, der schon früher (1899, 1900), allerdings nur für eine indirekte Beteiligung der Mitochondrien an der Entstehung der Sekretkörner eingetreten war, indem er sie aus den Basallamellen, die er aber, ähnlich wie Bouin, P. (1905) und Arnold, G. (1912), mit dem Chondriom identifizierte (1911) hervorgehen ließ, in einer gemeinsamen mit Debeyre veröffentlichten Mitteilung dieser Anschauung angeschlossen. Als weitere Anhänger dieser seien noch Eklöf (1914), Hauschild (1914), der die Mitochondrien als Vorstufen der Sekretgranula auffaßt und Takagi (1920) genannt. Dieser läßt die ersten Sekretkörnchen in den Pankreaszellen als kleine Körnchen durch Abschnürung oder Zerbrechen der Plastokonten hervorgehen. Sie wachsen dann selbständig zu den großen Sekretkügelchen heran, welche sich im lumenseitigen Zellende anhäufen, so daß das bekannte Bild der geladenen Pankreaszelle entsteht. Weiterhin beginnen sich diese färbbaren Kügelchen an ihrer Oberfläche zu verflüssigen, wodurch sie immer kleiner werdend in Vakuolen zu liegen kommen. In diesen lösen sie sich schließlich ganz auf, so daß die Zellen ein stark vakuolisiertes Aussehen und einen an die Basis gedrängten Kern zeigen, während in den cytoplasmatischen Scheidewänden zwischen den Vakuolen spärliche Plastosomen und kurze Plastokonten nachweisbar sind, die nach der Entleerung des Sekretes wieder an Zahl und Größe zunehmen.

Auch Tanimura (1922) hat an einem anderen Objekte (Zellen des Nebenhodenganges) den Plastokonten eine sekretorische Funktion zugeschrieben.

Im Gegensatz zu dieser Darstellung lassen Benda (1903a) und M. Heidenhain (1907) die Sekretgranula unabhängig von den Plastokonten im Cytoplasma entstehen; ebensowenig konnten Mislawsky und Smirnow (1896), Mislawsky (1913) sowie Levi (1912) einen genetischen Zusammenhang bzw. eine Kontinuität zwischen Plastokonten und Sekretkörnern nachweisen. Auch nach Calabresi (1919), Veratti (1922) und Nassonow (1924) sollen sich die Plastokonten nicht unmittelbar an der Bildung von Sekretkörnchen beteiligen. Bremer (1913) ließ die Chondriosomen zuerst in Lösung gehen und aus der gelösten Substanz die Sekretkörner entstehen. Nach Pensa (1919) muß man bei der Entstehung der Granula sehr verwickelte Vorgänge, einen Austausch von Substanzen zwischen den Kolloiden, die geformte Zellbestandteile bilden und schwer bestimmbare chemische Umsetzungen zwischen diesen und dem von außen kommenden Ernährungsmaterial annehmen. Vorgänge, welche die histologische Untersuchung nicht abzuwerten gestatten.

Außer Sekretkörnern und Plastosomen enthalten die Zellen, am deutlichsten in der körnchenfreien Außenzone der Pankreaszellen, wo sie auch zuerst entdeckt worden sind (vgl. S. 70) Basallamellen. Auch diese zeigen nach K. W. Zimmer-

MANN auffallende Verschiedenheiten in den verschiedenen Zellen. So sind sie in jenen des Pankreas dicht gedrängt und undeutlich getrennt, in der Parotis plump und locker — hier haben sie LAGUESSE und JOUVENEL vermißt —, ebenso in den amphitropen Zellen der Mandibularis — wo sie MAXIMOW (1901) fehlen läßt — und den v. EBNERschen Drüsen, während sie in der Sublingualis und den heterokrinen Mundhöhlendrüsen in zwei Gruppen, über und unter dem Kern, geteilt erscheinen.

HOVEN (1910) hat diese Basallamellen, das Ergastoplasma GARNIERS für schlecht fixierte Plastosomen erklärt und auch LAGUESSE (1911) hat es mit dem Chondriom identifiziert, wogegen REGAUD und MAWAS (1909), sowie DOLLEY (1925) sehr nachdrücklich beide Organellen scharf getrennt haben. MATHEWS (1900) hält eine Entstehung der Basallamellen aus dem Chromatin für möglich — wohl wegen ihrer Basophilie — und läßt aus ihnen durch Zerbrechen die Sekretkörnchen hervorgehen.

BABKIN, RUBASCHKIN und SSAWITSCH (l. c.) konnten in der Verteilung und Menge der fädigen Bildungen in den peripheren Zonen der Pankreaszellen, die sie als Ergastoplasma auffassen, bei verschiedenen funktionellen Zuständen keine auffallenden Unterschiede feststellen. Doch will mir scheinen, daß die Zellen, welche die Verfasser als Beweis dafür abbilden — einige bei Sekretion auf Säurewirkung und eine nach Nervenreizung —, doch insofern verschieden sind, als im ersten Falle, bei dem nach den Beobachtungen der Autoren, die Absonderung eines flüssigen, an Eiweiß und Fermenten armen Saftes erfolgt, im wesentlichen nur ein Flüssigkeitsstrom durch die Zelle geht, welcher spärliche Granula mitschwemmen kann, die innere Körnchenzone viel mächtiger, die Plastokonten viel spärlicher sind, während im zweiten Falle, in dem eine Verarbeitung der Sekretgranula innerhalb der Zelle und die Ausscheidung eines sehr aktiven, an Fermenten und Eiweiß reichen Sekretes stattfindet, die Körnchenzone viel schmäler, die Körnchen auch größer und die Plastokonten viel reichlicher sind. Dies scheint mir mit der Beobachtung von KÜHNE und LEA (1876) zu stimmen, welche in der tätigen Drüse die PFLÜGERschen Strichelungen mehr ausgeprägt fanden, als in der ruhenden und doch für eine Beziehung zwischen Plastokonten und Basallamellen zu sprechen.

Der Kern der Eiweißzellen ist meist kugelig und nur bei starker Ladung der Zellen mit Körnchen an die Basis gedrängt, niemals stärker abgeplattet. In sekretleeren Zellen liegt er höher und ist er größer, weniger stark färbbar. Manche Autoren lassen ihn an der Sekretion aktiven Anteil nehmen. So z. B. OGATA (1883) und MAXIMOW (1901) durch Ausstoßung von Kernkörperchen, allenfalls auch Kernsubstanz. Ähnliche Anschauungen vertraten u. a. VIGIER (1901) und MAZIARSKI (1910. 1911), während z. B. VAN GEHUCHTEN (1892) den Kern keinen Anteil an den Sekretionsvorgängen nehmen läßt. Das ist natürlich nicht wörtlich zu verstehen, da der Kern als Ernährungs- und Erneuerungszentrum der Zelle bei einem so wichtigen Vorgange nicht unbeteiligt sein kann; doch braucht diese Beteiligung nicht grob morphologisch nachweisbar zu sein. Übrigens sind Veränderungen des Volumens, der Form und der Färbbarkeit der Kerne bei der Sekretion zweifellos zu beobachten (C. SCHMIDT 1882, MURRAY 1925), können aber durch rein mechanische Momente (NUSSBAUM 1882), Schwankungen im osmotischen Druck durch Austritt von Kernsaft erklärt werden. Wogegen sich M. HEIDENHAIN (1907) mit Recht gewendet hat, ist die Annahme, daß die Sekretgranula als solche aus dem Kern austreten (GALEOTTI 1895) oder durch Austritt von Nucleolen oder Chromiolen entstehen. Des weiteren sei auf METZNER (1906/07, S. 990) und K. W. ZIMMERMANN verwiesen.

DOLLEY (1925) findet im Pankreas die Hälfte der sekretorischen Zellen zweikernig und schreibt diesen zwei Kernen — in Anlehnung an GOLDSCHMIDT (1904) — verschiedene Funktionen zu, indem er den einen, der mehr basophil ist, als propagativen, den anderen, der eine fortschreitende Oxyphilie zeigt, als somatischen, der Funktion dienenden auffaßt.

Der sogenannte Nebenkern, welcher in den Pankreaszellen in der Ein-, Zwei-, seltener Mehrzahl angetroffen werden kann und hier zuerst und fast gleichzeitig von M. Nussbaum (1881) und Gaule (1881) entdeckt wurde, ist Gegenstand vielfacher Deutungen. Er oder sie liegen nach Nussbaum (1882) im basalen Abschnitte des Zellkörpers, zwischen Kern und Basalmembran und stellen solide — Laguesse (1900) konnte sie beim *Salamander* isolieren —, ovale oder spiralig gedrehte, oft auch locker gewundene oder lamellär geschichtete Gebilde dar, welche nicht selten ein stärker glänzendes Korn als Mittelpunkt besitzen. Sie färben sich ähnlich, aber stärker wie das Cytoplasma. Über die Geschichte dieser Gebilde sei auf Laguesse (1906) verwiesen, der sich wiederholt (1899 a, 1900) mit ihrer Untersuchung befaßt hat. Abgesehen davon, daß man sie für parasitärer Natur gehalten hat (Gaule), wurden sie als ein Kunstprodukt, eine klumpige Zusammenballung der körnigen und fädigen Bestandteile der Außenzone der Zellen (v. Ebner 1899), als ausgetretene Kernkörperchen (Ogata 1893, Ver Ecke 1895, Vigier 1901), als verfilzte Teile der Basallamellen (Ergastoplasmafäden) (Mouret 1895), endlich als durch Kernknospung entstandene Gebilde (Platner 1886, Laguesse 1900) gedeutet. Auffallend ist, daß der Nebenkern bei gesteigerter Zelltätigkeit (Pilokarpininjektion) sehr rasch verschwinden soll. (Laguesse 1900). Das spricht gegen seine echte Kernnatur. Doch könnte es sich um mit flüssigen Kernsubstanzen imprägnierte Teile der Basallamellen, zu denen auch Plastosomen hinzukommen, handeln, die in geladenen Zellen nach Art eines Krystalloids gespeichertes Sekretmaterial bilden. Das würde die Auffassung jener Autoren, die den Nebenkern mit der Bildung der Sekretkörner in Zusammenhang bringen, verständlicher erscheinen lassen. Jedenfalls hat der Nebenkern der Drüsenzellen nichts mit den gleichbenannten Gebilden in Ei- und Samenzellen zu tun.

Ein Mikrozentrum wurde zuerst von K. W. Zimmermann (1898) in sekretleeren Zellen der v. Ebnerschen Zungendrüsen, und zwar als nahe der Oberfläche in der Zellachse liegendes Diplosom gesehen. In den Zellen der Tränendrüse schreibt er ihm eine stäbchenförmige Gestalt zu, während Fleischer (1904) sie als runde Doppelkörperchen sah.

Einen Binnenapparat (Golgi) hat zuerst Negri (1899) in Eiweißdrüsenzellen (Parotis, Pankreas) dargestellt. Kolossow (1902) hielt ihn für den Rest des nicht entleerten Sekretes, da er stellenweise statt des Apparates nur fixierte und gefärbte Sekrettropfen sah. Im Pankreas gelang ihm die Darstellung hauptsächlich nur in den zentralen Partien, wo die Zymogenkörnchen gelöst waren, in den oberflächlichen Partien, wo sie erhalten waren, nicht. Wie Negri fand ihn auch Kolster (1913) in den Pankreaszellen zwischen Kern und Sekretkörnern und zwar recht grob und scharf abgegrenzt. Saguchi (1920) läßt ihn, wie erwähnt, eine Flüssigkeit liefern, welche mit den spezifischen Enzymkörnchen das Sekret bilden soll. Daß ihn Rubaschkin (1906) in Pankreaszellen, sowie in Eiweißzellen der *Katzen*mandibularis während der Sekretion aus Vakuolen entstehen und in ersteren zwischen Kern und freiem Zellende einen Knäuel von hellen Spalten bilden läßt, wurde schon erwähnt.

Pensa (1919) hält den Binnenapparat wie das Chondriom, für die Veratti (1922) intime Kontinuitätsbeziehungen annimmt, für Gel gewordene Kolloide, ein Gemisch von Lipoiden und Eiweißkörpern, die aber als zwei unabhängige Bildungen in der Zelle vorkommen können. Er hat aber gezeigt, daß im Zustande erhöhter funktioneller Tätigkeit (bei Pilokarpinwirkung) eine solche Durchdringung beider Substanzen stattfindet, daß es fast unmöglich wird, beide zu unterscheiden. Wie schwer es ist, aus den histologischen Bildern, Schlüsse auf die gegenseitigen Beziehungen der Zellorganellen zu ziehen, geht aber am besten aus dem von Pensa erbrachten Nachweise hervor, daß die Bilder wesentlich von der Art der Fixierung und auch Färbung abhängen. So zeigt die Pankreaszelle z. B. nach Fixierung in dem Kaliumbichromat-Sublimat-Formol-Osmiumsäuregemisch von Maximow-Levi deutliche Sekretgranula und Plastokonten, während Hermanns-Flüssigkeit keine Spur von den Granulis, dagegen an ihrer Stelle einen sehr ausgeprägten, das ganze innere Zellende erfüllenden Binnenapparat und Plastokonten nur wie Bruchstücke dieses in der Basis der Zelle erkennen läßt.

Die Zellen sind untereinander durch Schlußleisten und nicht durch Intercellularbrücken, wie Kolossow (1898, 1902) behauptet hat, verbunden und schließen zwischen sich feinste, drehrunde Röhrchen ein (Abb. 99 a, *S R*), welche mehr oder weniger weit gegen die Zellbasis — bald bis gegen die Membrana propria, bald (bei der Parotis nach Laguesse und Jouvenel) etwas über den Äquator des Kerns — hin eindringen und die ersten Abfuhrwege des Sekretes darstellen. Sie erscheinen scharf begrenzt, schwächer lichtbrechend, daher bei tiefer Einstellung heller.

Diese Sekreröhrchen (Solger 1896) oder Sekretkanälchen (Braus 1903), welche weniger zweckmäßig auch als Sekretcapillaren bezeichnet worden sind, lassen sich in ausgezeichneter Weise durch die Golgische Methode darstellen, wie dies von R. y Cajal (1889), G. Retzius (1892), Langendorff und Laserstein (1894) u. a. geschehen ist. Doch kann man sie auch an in gewöhnlicher Weise fixierten und gefärbten Präparaten sehen, wie zuerst E. Müller (1894) gezeigt hat. Ihre zwischenzellige Lage wurde zuerst von K. W. Zimmermann (1898) und dann von Braus (1903) auf Grund ihres Verhaltens gegen die Schluß-leisten festgestellt, während R. Krause (1895) mit der Eisenhämatoxylin-Methode und Küchenmeister (1895) mit der Hämatoxylin-Kaliumbichromat-Methode sie auch in die Zellen selbst eindringen, also eine binnenzellige Lage besitzen ließen, eine Angabe, die für das Pankreas auch von E. Müller (1894), Dogiel (1889) und Laserstein (1893) gemacht worden ist. Es scheint sich hier aber im wesentlichen um sogenannte Sekretvakuolen zu handeln, die wenig tief in die seitlichen Randbezirke der Zellen eindringen, sich in die binnenzelligen Röhrchen öffnen und diesen ein gebuckeltes Aussehen verleihen (Laguesse und Jouvenel 1899). Bei tangentialen Schnittrichtungen können sie eine binnenzellige Lage der Sekreröhrchen vortäuschen, sind aber eine transitorische Erscheinung.

Doch gibt es Drüsenzellen mit echten binnenzelligen Sekreröhrchen (Leydig 1890), wie wir sie z. B. in den Belegzellen der heterokrinen Magenfundusdrüsen kennen lernen werden und wie sie z. B. Wigert, V. und Ekberg, H. (1903) in gewissen Zellen der *Frosch*niere, die keinen Bürstenbesatz besitzen, beschrieben haben. Hartig (1907) will sie auch in der Orbitaldrüse nachgewiesen haben, die doch eine reine Schleimdrüse ist.

Der erste, welcher eine Andeutung der Sekreröhrchen gesehen hat, scheint Giannuzzi (1865) gewesen zu sein, welcher zwischen den Zellen der Speicheldrüsen spaltförmige Gänge gegen das Zentrum des „Speichelbläschens" ziehen sah. Diese Spalten zeigten einen konstanten Durchmesser und eine glatte, doppelt konturierte Wand. Alle radiären Spalten sah er schließlich in einen engen zylindrischen Kanal im zentralen Teil des „Speichelbläschens" münden. Langerhans (1869) hat dann durch Injektionen von Berlinerblau im Pankreas gezeigt, daß in den Endstücken sich nicht ein einfacher, zentraler Hohlraum füllt, sondern daß von dem zentralen Gange aus noch feine Kanälchen zwischen die einzelnen Zellen eindringen, um schließlich unter der Membr. propr. mit blinden, häufig birnförmig angeschwollenen Enden aufzuhören. Auch v. Ebner (1872a) hat das Eindringen der feinsten Ausführungsgänge, „die mit Capillaren einige Ähnlichkeit haben" in die Drüsenalveolen des Pankreas beschrieben. Saviotti (1869) fand, daß diese kanälchenförmigen, radiären Fortsetzungen des Zentrallumens auch durch Kanälchen dicht an der Membr. propr. in Verbindung stehen, so daß jede Drüsenzelle von einem Kanälchennetz umgeben würde, eine Vorstellung, der sich vorübergehend auch Boll (1868), Giannuzzi (1868) und Pflüger (1869) anschlossen, welch letzterer dieses System äußerst feiner Sekretionsröhrchen, das er zuerst (1866c) für Nerven gehalten hatte, nunmehr als „Speichelcapillaren" bezeichnete. Lavdowsky (1876) schloß sich wieder der ursprünglichen Auffassung Giannuzzis von der Spaltennatur dieser Kanälchen an, wohl weil er eine Schleimdrüse, die Orbitalis untersucht und die hier vorhandenen, stark lichtbrechenden und dicht an einanderschließenden Zell-wände dafür gehalten hat.

Eine ganz andere Bedeutung haben die intercellulären Gänge, welche A. Zeller (1878) im Pankreas und der Intermaxillardrüse des *Frosches* (einer Schleimdrüse) durch Infusion von indigschwefelsaurem Natron dargestellt hat. Hier handelt es sich lediglich um Intercellularräume, die gegen das Lumen zu von den Schlußleisten abgeschlossen sind, was auch daraus hervorgeht, daß die Blaufärbung gewöhnlich gegen den freien Rand der Zellen, d. h. eben an den Schlußleisten halt machte.

Kolossow (1902) läßt die Sekreröhrchen dadurch entstehen, daß er an den Kanten der Drüsenzellen die Verbindung durch intercelluläre Lamellen, die er zwischen den Seitenflächen annimmt, fehlen läßt. Dadurch entstehen Kanäle, die er Wasserkanäle nennt, in die sich das Sekret entleert. Hornickel (1905) läßt in der Tränendrüse von *Hund* und *Schwein* Sekretröhrchen fehlen.

Die Drüsenzellen werden gegen das umliegende Bindegewebe durch eine glashelle, zarte (Pflüger 1866c, v. Ebner 1872) **Membrana propria** scharf abgegrenzt. Sie erscheint an frisch isolierten Adenomeren als feiner Doppelkontur, an ihrer Außenfläche stets vollkommen glatt; von der Fläche kann sie überhaupt nicht wahrgenommen werden, da sie vollkommen strukturlos ist (Schmidt, C. 1882, Hornickel 1905). Pflüger (1866c) sah sie nach Behandlung mit Chromsäure streifig und doppelt konturiert werden. Sie wurde von manchen (v. Ebner 1872a, Illing 1904, Hamecher 1906) als ein Produkt des Epithels, eine echte Cuticula aufgefaßt, wofür ihre innige Verbindung mit den epithelialen Elementen und ihre scharfe Abgrenzung gegen das Bindegewebe spricht. Allerdings lassen sie einzelne Autoren (Asp 1873, Nadler 1897, Schaffer 1920) Kerne enthalten, doch könnte es sich auch um abgeplattete, dicht angelagerte Bindegewebskerne handeln. Der von M. Heidenhain (1920) betonte Umstand, daß sie sich nach seiner Azanmethode scharf blau, wie Bindgwebe, färbt, kann nicht als Beweis ihrer bindegewebigen Natur aufgefaßt werden; ebensowenig ist die Schlußfolgerung Stöhrs (1887a), der in der Tatsache, daß in den großen Schweißdrüsen Muskelfasern zwischen Drüsenzellen und M. pr. liegen, einen unabweisbaren Grund für die bindegewebige Natur der letzteren sehen will, eine zwingende, da ja die Elemente, welche der M. pr. nach innen aufliegen ebenfalls epithelialer Herkunft sind. Immerhin lassen sich mit den neuen Silbermethoden (Rio Hortega) in den M. pr. feinste Faserstrukturen darstellen, wie ich an Präparaten meines Assistenten Dr. Plenk, welcher sie als bindegewebiger Natur deutet, sehe.

v. Ebner (1873) hat die Membr. propr. als zusammenhängende Haut erkannt, die er allerdings zuerst aus eigentümlich verästelten Zellen bestehen ließ, welche Verdickungen der geschlossenen Membran bilden, nicht etwa ihr aufgelagert sein sollten. Doch ließ er Teile dieser Zellen nach außen bereits von einem zweiten Doppelkontur begrenzt werden, der später als Ausdruck der eigentlichen Membr. propr. erkannt wurde (vgl. Ebner, 1899, S. 46). Boll (1868) und Lavdowsky (1877) hielten sie für durchlöchert. Ersterer hat daher den Hauptstücken der Speicheldrüsen und der Tränendrüse eine Membr. propr. überhaupt abgesprochen und ließ sternförmige Zellen eine korbartige, durchbrochene Umhüllung um die Adenomeren bilden und so im optischen Querschnitt eine Membr. propr. vortäuschen. Saviotti (1869) hat sich dieser Anschauung für das Pankreas angeschlossen, obwohl er von einer homogenen Umhüllungsmembran spricht, die hier und da Kerne zeigen soll. Damit näherte er sich der Auffassung v. Ebners, was dann auch Boll (1896) tat. Eine echte, doppeltkonturierte Membr. propr. hat dieser nur für die Nierenkanälchen angenommen. Asp (1873) läßt die Membr. propr. einerseits eine zusammenhängende, homogene, teilweise ablösbare Haut sein, anderseits aus Endothel-Oberhäutchenzellen bestehen, eine Beschreibung, die natürlich nur auf verschiedene Bildungen anwendbar ist.

Die Drüsenzellen liegen der M. pr. nicht mit ihrer ganzen basalen Fläche unmittelbar an, sondern zwischen beiden Elementen finden sich jene eigentümlichen verästelten Zellen eingeschaltet (Abb. 47), welche wir schon als **Korbzellen** erwähnt haben und die K. W. Zimmermann als **Basalzellen** bezeichnet. Er widmet ihnen in diesem Handbuche eine so eingehende Bearbeitung, daß ich mich hier kurz fassen kann.

Sie wurden zuerst von W. Krause (1865) aus der Parotis der *Katze* isoliert und für nervöse Gebilde gehalten. Fast gleichzeitig sah sie Pflüger (1865) an längere Zeit in Jodserum oder 24 Std. in stark verdünnter Chromsäure macerierten Drüsen als durchsichtige blasse Zellen mit verhältnismäßig großem Kern, welche durch zahlreiche sich verästelnde Fortsätze ein vielstrahliges Aussehen besaßen. Er erklärte sie geradezu für multipolare Ganglienzellen, die er einerseits mit Nervenfasern, anderseits mit den Drüsenzellen durch Fortsätze zusammenhängen ließ (1866). Später (1866c) verlegte er diese Zellen nach außen von der M. pr.

Auch KÖLLIKER (1867) hat sie zu den indifferenten Umhüllungsgebilden der „Drüsenbläschen" gerechnet, ebenso LAVDOWSKY (1877), der sie als „ästige Membranzellen" beschrieb und sie aus den Gaumendrüsen und der Sublingualis leicht isolieren konnte. BOLL (1869) und v. EBNER (1873) hielten sie für rippenartige Verdickungen der M. pr. und ersterer hat eine feine Längsstreifung ihrer Fortsätze beschrieben, was LACROIX (1894), RENAUT (1897) und K. W. ZIMMERMANN (1898) bestätigt haben, letzterer in diesem Handbuche eingehend erörtert. W. KRAUSE (1870) und RANVIER (1888), sowie K. W. ZIMMERMANN (1898) haben dann die Unabhängigkeit der „Korbzellen" von der M. pr. und die Tatsache festgestellt, daß sie dieser als isolierbare Elemente innen anliegen. E. MÜLLER (1893) hat sie mittels der GOLGISCHEN Methode imprägniert und auf Grund dieser Bilder einen Zusammenhang der einzelnen Zellen geleugnet. Doch kann man auch an solchen Präparaten wirkliche Anastomosen zu Gesicht bekommen, wenn eben die Imprägnation vollkommen gelungen ist, was ja bekanntlich bei dieser Methode von unberechenbaren Zufällen abhängt. Daß solche Anastomosen vorhanden sind, zeigen am besten nach der alten Methode von BOLL und v. EBNER ausgepinselte und gefärbte Präparate. Solche Anastomosen scheinen mir ja auch für die physiologische Funktion dieser Zellen nötig, die wohl kaum eine andere sein kann, als daß die Zellen durch ihre Kontraktion die Austreibung des Sekretes aus den Drüsenzellen befördern. Zugunsten dieser Contractilität spricht vor allem die erwähnte fibrilläre Struktur der Zellen und ihr bereits oben (S. 152) erwähnter gelegentlicher Übergang in zweifellose, glatte Muskelzellen. So haben sich auch für die contractile Natur der Korbzellen eine Reihe von Forschern (TH. ENGELMANN 1871, wie erwähnt UNNA 1881, KOLOSSOW 1898 und K. W. ZIMMERMANN 1898) ausgesprochen.

Eine wesentliche Stütze erhält diese Auffassung, die v. EBNER (1899) wegen der Form der Zellen für kaum wahrscheinlich erklärt hat, durch die wichtige, vergleichend-histologische Tatsache, daß in anderen Drüsen, und zwar außer in den schon besprochenen Schweißdrüsen, in den Hautdrüsen vom *Frosch* (ENGELMANN 1872) und den Giftdrüsen des gefleckten *Salamanders* (DRASCH 1892, 1894, M. HEIDENHAIN 1893, NICOGLU 1893) zwischen Membr. propr. und Drüsenzellen ebenfalls eine Lage von contractilen Elementen nachgewiesen ist, welche zweifellos teils bandförmige, teils verästelte und netzartig anastomosierende Muskelfasern darstellen, deren Contraction experimentell durch Nervenreizung nachgewiesen werden konnte (DRASCH 1899).

Daß es sich in den Korbzellen um epitheliale Elemente handelt, hat schon v. EBNER (1873) wahrscheinlich gemacht und wurde auch von RENAUT (1897), KOLOSSOW (1898) und K. W. ZIMMERMANN (1898) teils behauptet, teils erwiesen. Letzteres besonders durch den allmählichen Übergang der Korbzellen in die basale Zellage des zweischichtigen Epithels der Ausführungsgänge, ein Beweis, den M. HEIDENHAIN (1921) für die embryonalen Speicheldrüsen erbracht hat, obwohl er in den ausgebildeten Drüsen diesen Korbzellen einen bindegewebigen Charakter zusprechen zu müssen glaubt.

Den Adenomeren des Pankreas werden von einigen Autoren, wie KOLOSSOW (1898) und K. W. ZIMMERMANN, Korbzellen abgesprochen, während andere, wie v. EBNER (1899), solche annehmen. Es muß zugegeben werden, daß in dieser Hinsicht das Pankreas ein ganz anderes Aussehen bietet, als die anderen Speicheldrüsen oder die kleinen, mit deutlichen Korbzellen ausgestatteten Mundhöhlendrüsen, indem man nur sehr spärlich dunklere und abgeplattete Kerne zwischen die Basen der Drüsenzellen eingepreßt findet. Diese möchte ich aber doch als Korbzellen zugehörig betrachten. Die hier vielleicht sehr zarte und lange Fortsätze besitzen, die bei der Isolation, bei welcher man sie meist nur als kleine plumpeckig verzweigte Bruchstücke zu sehen bekommt, leicht abreißen. Eine solche Annahme würde auch die oben berührte eigentümliche Erscheinung, daß sich in der sezernierenden Drüse die Zellbasen festonartig verwölben (KÜHNE und LEA 1876) befriedigend erklären. Einen ähnlichen Gedankengang hat METZNER (1906/07) entwickelt, indem er mit Recht auch auf die Tatsache, daß die Membr. propr. an gekerbten Läppchen nicht in die Tiefe der Kerben eindringt, sondern diese überspannt, Gewicht legt und zugunsten „dort vorhandener, mit Fortsätzen weit gespannter contractiler Elemente" sprechen läßt. Vielleicht könnte die Untersuchung pathologischen Materials in dieser Frage eine Entscheidung bringen. YAMAGUCHI (1924) findet nämlich die Korbzellen der Mundspeicheldrüsen bei

Diabetes, Typhus usw. mit gelblich-braunen Pigmentkörnchen ganz erfüllt, besonders in der Sublingualis. Es kann weder extrahiert, noch gebleicht werden. Nach Illing (1904) sollen auch der Mandibularis des *Kaninchens* Korbzellen fast ganz fehlen.

2. Die Schleim- oder mucösen Drüsen.

Vorkommen. Beim Menschen sind reine Schleimdrüsen viel weniger weitverbreitet. Sie finden sich am Zungengrunde, hinter den umwallten Papillen, wo sie in enge nachbarliche Beziehung zu den Eiweißdrüsen treten, so daß ihre Schläuche sich oft mischen. Solche Stellen eignen sich am besten, um die auffallenden Unterschiede beider Drüsenarten festzustellen. Bermann (1878) hat an diesen Schleimdrüsen allerdings „Halbmonde" (s. unten) beschrieben. Diese besitzen aber nicht die Bedeutung von Eiweißzellengruppen und sind auch von Stöhr (1887) in Abrede gestellt worden. Weiter finden sie sich im Pharynx, an der vorderen Fläche des weichen Gaumens, auf der Mundhöhlenseite der Uvula (Schaffer 1897) und in der Submucosa der Speiseröhre bis an die Kardia heran. Die Drüsen in der Cervix uteri des Weibes und als ein besonderer Typus die Gl. bulbourethrales und vestibulares gehören hierher. Wesentlich verschieden in mikrochemischer Hinsicht, aber trotzdem den Schleimdrüsen auch in morphologischer Beziehung nahestehend, sind die Kardia-, Pylorus- und Duodenaldrüsen, die man als mucoide zusammenfassen könnte.. Eklöf (1914) rechnet die letzteren zwei zu den echten Schleimdrüsen.

Weiter verbreitet sind sie bei *Tieren*. So sind beim *Hund* auch die Drüsen an der dorsalen Seite des weichen Gaumens rein mucös (Grundmann 1894); ebenso bei der *Katze* (Seidenmann 1893). Weiter werden hierher gerechnet die Lippendrüsen von *Schaf, Ziege* und *Schwein* (Hartig 1907), *Hund* und *Katze* (Baerner 1893, Hartig), die Backendrüsen von *Hund* und *Katze* (Baerner, Hartig), — Metzner (1907) erwähnt speziell die ventrale Backendrüse der *Katze* —, nach Ellenberger (1887) auch die des *Schweines* und *Pferdes*, während er die des *Hundes* „Halbmonde" (s. unten) besitzen läßt, die dorsale und mittlere Backendrüse von *Rind, Schaf* und *Ziege* (Baerner, Hartig), die Mundhöhlenbodendrüsen — unweit der Caruncula sublingualis — der *Ziege* (Hamecher 1906), die von Lange (1900) beschriebenen Zungenranddrüsen der *Haussäugetiere*, was Hamecher betätigt hat, die Nuhnsche Drüse des *Schafes* (Podwisotzky 1878) und der *Ziege* (Hamecher), die Orbitaldrüse des *Hundes* (Kultschizky 1885) und der *Katze* (Baerner) (während sie nach Hartig gemischter Natur sein soll), die Tränendrüse beim *Schwein* (Hornickel 1905); die Retrolingualis der Insektivoren (Kultschitzky 1885, Ranvier 1886, Maximow 1901, Schaffer 1908), der *Nager* und *Fledermäuse* (Metzner 1906/07); nach Kulschtizky die Sublingualis der Mehrzahl der *Säugetiere*, von denen Metzner die *Nager, Fledermäuse, Igel, Rind* und *Ziege* anführt. Er rechnet auch die Mandibularis der *Carnivoren* hierher, welche doch Endkomplexe von Eiweißzellen besitzt (Laguesse et Jouvenel 1899); die Gl. sublingualis min. des *Kaninchens*. Stöhr (1905) hat auch die des Menschen teils für eine reine, teils vorwiegend für mucös gehalten, doch sind sie nach Borissavlyevitch (1922) nur vorwiegend aus Schleimschläuchen aufgebaut, also heterokrin, wie die Sublingualis maj. (Stöhr) des Menschen. Schleimdrüsen finden sich auch in der ständig von Wasser umspülten Haut des *Flußpferdes* (*Hippopotamus amphibius* L.) an Stelle der Schweißdrüsen (Schumacher, S. 1917).

Bei den *Vögeln* sind in der Propria des Oesophagus reichlich Schleimdrüsen eingelagert (Schumacher, 1926). Solche finden sich auch im vorderen Abschnitt des Oesophagus bei manchen *Reptilien*, im Oesophagus mancher *Saurier* (*Uromastix acanthinurus*, Béguin 1904), sowie in dem der *Chelonier* (*Testudo graeca*, Oppel 1897, S. 86 u. f.). Bei den *Amphibien* gehören hierher die Zungendrüsen des *Frosches* (Biedermann 1882), die Nickhautdrüsen (Biedermann 1886, Drasch 1889), sowie die Hautdrüsen, sofern sie nicht „Körneroder Giftdrüsen" sind (Engelmann 1872, Weiss, O. 1898).

Die Form dieser Drüsen kann wieder eine sehr verschiedene sein. Während die Hautdrüsen der *Amphibien* einfach beerenförmig (Abb. 90), die Nickhautdrüsen des *Frosches* kolbenförmig sind, eine Gestalt, welche auch die Oesophagusdrüsen mancher *Vögel* und *Reptilien* besitzen — Béguin bezeichnet sie bei letzteren als sacciformes —, können sie bei diesen auch mehr schlauchförmig werden. Auch die Zungendrüsen des *Frosches* sind einfache Blindschläuche mit mehrfachen

Aussackungen am blinden Ende (BIEDERMANN 1882). Ähnlich gestaltet sind die mucoiden Pylorusdrüsen (Abb. 96, 4), während die Drüsen der Mundhöhle, sowie die mucoiden Drüsen der Kardia und des Duodenums (Abb. 96, 5) ausgesprochen den Charakter vielfach verästelter, stark hin und her gekrümmter Schläuche be-sitzen, denen die zahlreichen, seitlichen Aus-buchtungen von meist rundlicher Gestalt, wie sie die Eiweißdrüsen der Mundhöhle charakteri-sieren, fehlen (v. EBNER 1872). Was an Durch-schnitten durch diese Drüsen als Acini oder Alveolen imponiert, sind Quer- oder Schräg-schnitte durch Schläuche, die aber manchmal auch im Längsschnitt getroffen werden können (Abb. 96, 5). In diesem Sinne, d. h. auf die Mund-höhlendrüsen beschränkt, besteht der Ausspruch von P. AKOS (1868), daß es keine azinösen Schleimdrüsen gibt, zu Recht.

Feinerer Bau. Um einen Überblick über die wesentlichen Unterschiede zwischen den Schleim- und Eiweißdrüsen zu gewinnen, emp-fiehlt es sich beide Formen an gewöhnlich, etwa in ZENKERS Flüssigkeit fixierten und mit DELA-FIELDS Hämatoxylingemisch-Eosin doppelt ge-färbten Schnitten durch die Zungenwurzel des Menschen, wo sie dicht nebeneinander liegend gefunden werden, zu vergleichen (Abb. 101 b).

Zunächst fällt das größere Kaliber der Schleimschläuche und ihre teilweise lebhafte Blaufärbung, sowie die deutliche, oft ziemlich weite Lichtung auf, welche den Schlauchdurch-schnitten das Aussehen wirklicher Alveolen ver-leihen kann. Außer mit DELAFIELDS Häma-toxylingemisch färbt sich der Inhalt dieser Zellen mit allen Schleimfärbemitteln, auch sauerem Orcein und metachromatisch mit Thionin usw. Er stellt gewöhnlich eine fein- oder gröber-maschige, gerüstartige Substanz dar, wie sie SCHIEFFERDECKER (1884) als „retikuläre", LIST (1886) als „Filarmasse" beschrieben hat (vgl. unter „Becherzellen"). Daneben können aber auch fast ganz ungefärbte Schläuche oder auch einzelne solche Zellen zwischen den gefärbten zur Beobachtung kommen, endlich auch solche Schläuche, welche von mit Eosin färbbaren protoplasmatischen Zellen ausgekleidet werden und meist durch ein besonders weites Lumen ausgezeichnet sind. Auch einzelne solche proto-plasmatische, oxyphile, dann meist schmale, wie zusammengepreßt erscheinende Zellen können zwischen die blau- oder ungefärbten eingeschaltet erscheinen, wodurch sehr bunte Bilder entstehen können, wie STÖHR (1887a) ein solches dargestellt hat. Es handelt sich hier teilweise um verschie-dene Funktionszustände der Zellen, d. h. um verschiedene Reifezustände des in den Zellen bereiteten Sekretes.

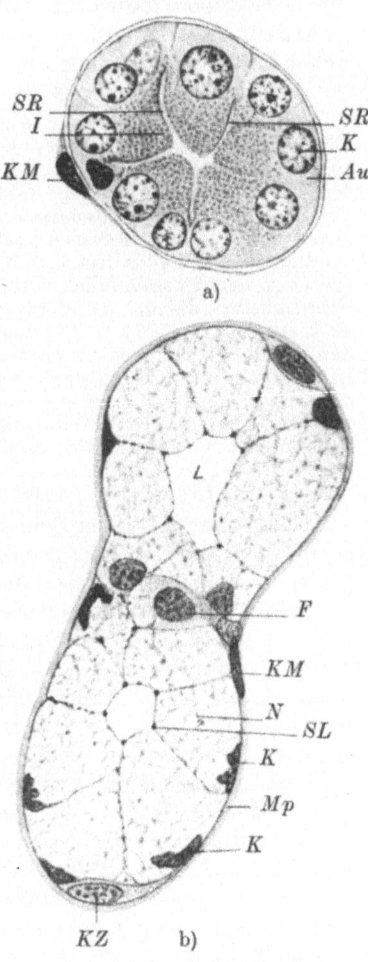

Abb. 101. a) Eiweiß-, b) Schleimdrüsen-schlauch am Durchschnitt. Vom Zungen-grund des Menschen. *Au* körnchenfreie Außenzone einer Drüsenzelle; *F* Flach-schnitt durch eine Knickung des Schleim-drüsenschlauches; *I* körnige Innenzone; *K* Kern der Drüsenzellen; *KM* Kern der Membrana propria; *KZ* Kern einer Korb-zelle; *L* Lichtung des Drüsenschlauches; *Mp* Membrana propria; *N* netzige Masse in der Schleimdrüsenzelle; *SR* Sekretröhr-chen; *SL* Schlußleisten. Vergr. 740fach. (Nach SCHAFFER 1920.)

Besonders an den Schläuchen, deren Zellen schwach oder ungefärbt geblieben sind, sieht man, daß diese mit ihren Seitenflächen bis an die Lichtung dicht aneinandergrenzen, so daß sie wie durch stark glänzende, doppelt konturierte Linien getrennt erscheinen, während ihre dem Lumen zugewendeten, offenen Enden durch deutliche, ganz oberflächlich gelegene Schlußleisten, die auch an gewöhnlich gefärbten Präparaten hervortreten (Abb. 101b, *SL*) verkittet sind. Es fehlen also hier die für die Eiweißdrüsen so charakteristischen Sekretröhrchen, da sich das Sekret aus dem offenen Zellende in den Drüsenraum ergießt.

Diesen Mangel an zwischenzelligen Sekretröhrchen hat schon G. Retzius (1892) im Gegensatz zu Stöhr (1896) betont. Dieser nahm auch zwischen gefüllten Schleimzellen Sekretröhrchen an, die allerdings meist nur an der gereizten Drüse sichtbar sein sollten. Auch R. Krause (1895, 1897) will zwischen echten Schleimzellen (in der Retrolingualis des *Igels* und der Mandibularis bei *Mangusten*) Sekretröhrchen nachgewiesen haben. Hingegen hat K. W. Zimmermann (1897) den Mangel von Sekretröhrchen in allen Schleim-produzierenden Zellen festgestellt, ein Mangel, welcher durch die Mechanik der Schleimsekretion leicht verständlich wird. Diese scharf hervortretenden Zellgrenzen zwischen den Schleimzellen, die nichts anderes sind, als die Ektoplasmen oder Crustae der Zellen und die R. Heidenhain (1868, S. 13) u. a. direkt als Membranen aufgefaßt haben, treten an den Schlauchdurchschnitten als netzartige Zeichnungen hervor und haben zur Annahme eines intraalveolären Netzwerkes (Boll 1869, v. Ebner 1873) geführt, das sehr verschiedene Deutungen erfahren hat (vgl. S. 174). Boll hat es geradezu für den Ausdruck der zwischen die Drüsenzellen eindringenden Fortsätze seiner verästelten Korbzellen gehalten, während Lavdowsky (1877) es teils durch die netzförmig verbundenen Korbzellen, teils durch die Zellgrenzen der Schleimzellen erklärt hat. Auf letztere, die Grenzen der Zellmembranen, hat es auch Stöhr (1887a) zurückgeführt.

Die Korbzellen der Schleimdrüsen sind derber und deutlich ausgeprägt; daß sie eine reich verästelte Form besitzen können, zeigt die Abbildung, die v. Ebner (1899, Abb. 880) von diesen durch Abpinseln der Drüsenzellen freigelegten Zellen aus einer Zungenschleimdrüse des *Kaninchens* gibt. K. W. Zimmermann beschreibt sie in Schleimschläuchen als platte, längliche Gebilde, die sich seitlich mehr oder weniger berühren. Daß Übergänge der verästelten Korbzellen in solche, mehr glatten Muskelfasern gleichenden Bildungen vorkommen, wurde schon oben erwähnt. Die verästelten Formen jedoch den Schleimschläuchen überhaupt absprechen zu wollen, ist nicht angängig. Auch die Membrana propria ist an den Schleimschläuchen gewöhnlich dicker, so daß die ganze Abgrenzung letzterer nach außen schärfer ausgeprägt erscheint, als bei den Eiweißdrüsen.

Ein auffallend verschiedenes Verhalten gegenüber den Eiweißdrüsen zeigt auch gewöhnlich der Kern der Schleimzellen. Er ist meist ganz an die Zellbasis gedrängt, wie geschrumpft, stark färbbar und oft deutlich quer zur Längsachse der Zelle gestellt, abgeplattet (Abb. 101b, *K*). Nicht selten erscheint er in eine ausgezogene Ecke der Zellbasis gedrängt, am Durchschnitt dreieckig (Nadler 1897). Diese Zellbasis kann oft zu einem, im Profil faserförmig erscheinenden Fortsatz verlängert erscheinen (v. Ebner 1873).

Man hat diese Abplattung der Kerne auf den Druck des quellungsfähigen Sekretes in der Zelle zurückgeführt, eine Annahme, für die auch der Umstand spricht, daß die Kerne in Schleimzellen, die ihr Sekret entleeren, wieder eine rundliche Gestalt und geringere Färbbarkeit annehmen bzw. wieder ein zierliches Chromatingerüst erkennen lassen (F. Hermann (1888). Es gibt aber auch Schleimzellen, die im sekretgefüllten Zustande einen rundlichen, höchstens quer ovalen Kern mit deutlichem Kerngerüst und Kernkörperchen besitzen, wie ich dies z. B. in den Schleimzellen der Gl. vestibularis maj. gefunden habe (1917). (Abb. 100.)

Boll (1869) hat das geschrumpfte Aussehen der Schleimzellenkerne für den Ausdruck nicht mehr lebensfähiger, degenerierender Zellen gehalten, da er die Schleimzellen mit R. Heidenhain (1868) bei der Sekretion zugrunde gehen ließ (s. das folgende Kapitel). Auch Paulsen (1886) und Hermann (1888) ließen den Kern einer regressiven Metamorphose verfallen, was ROSENHAUCH, E. (1907) wegen des Befundes von Mitosen in Schleimzellen der fetalen Mandibularis abgelehnt hat.

Zu diesen aufgeführten, an gewöhnlich behandelten Präparaten wahrnehmbaren Unterschieden zwischen Schleim- und Eiweißdrüsen gesellt sich noch ein weiterer, den ein Vergleich der lebensfrisch untersuchten Objekte erkennen läßt, wobei allerdings auch ein scheinbar auffallender Unterschied, nämlich der Mangel an Sekretkörnchen in den Schleimzellen eine Aufklärung erfährt.

Die Sekretgranula der Schleimzellen. Schon Asp (1873) fand die Mucinzellen. die er als größer und von hellem, fast durchsichtigem Aussehen beschreibt, von einer feinkörnigen Masse erfüllt, welche durch Essigsäure und verdünnte Mineralsäuren getrübt, undurchsichtig, durch verdünnte Alkalien aufgehellt wird. Auch nach v. EBNER (1873) erscheinen die „Schleimalveolen" im frischen Zustande sehr hell, weil die zahlreichen Körnchen, die sie enthalten, nur ein geringes Lichtbrechungsvermögen besitzen. LAVDOWSKY (1877) hat dann in den Zellen der Orbitaldrüse vom *Hund* helle, durchsichtige, ziemlich grobe Körnchen und LANGLEY (1879, S. 276, 279) die körnige Beschaffenheit der Schleimzellen in der Mandibularis von *Hund* und *Katze* beschrieben. Er bemerkt, daß die Schleimdrüsen im frischen Zustande weder in der Ruhe, noch während ihrer Tätigkeit deutliche Körnchen zeigen, wie die Eiweißdrüsen. Die „Schleimalveolen" lassen keine Zellgrenzen erkennen — auch MICHAELIS (1900) konnte sie nur unter günstigen Umständen erkennen, wogegen v. EBNER (1899, Abb. 872*B*) solche deutlich darstellt —, ihre Masse erscheint glasartig. Aber bald, nachdem man Flüssigkeit zugesetzt hat, treten die Granula hervor. Die Körnchen sind, also wahrscheinlich in der lebenden Zelle vorhanden, aber wegen der gleichen Lichtbrechung mit der umgebenden Zellsubstanz nicht sichtbar. Später (1889) hat LANGLEY das Verhalten der Körnchen, über deren Größe in verschiedenen Zellen er Angaben macht, gegenüber Reagenzien eingehend beschrieben. Er findet die Granula in der Mandibularis des *Hundes* kleiner $(1—1,5\,\mu)$ als in der Orbitalis und den Rachendrüsen $(1,25—1,75\,\mu)$. 0,6proz. NaCl bringt sie zum Quellen und schließlich zum Verschwinden, indem sie wie Blasen platzen, eine Erscheinung, die vollkommen mit der Beobachtung MERKS (1886) an lebenden Becherzellen (s. dort) übereinstimmt. Stärkere NaCl-Lösungen machen sie sehr deutlich. Bei Zusatz einer 5 proz. Lösung bilden sich Schleimblasen, die mit Körnchen besetzt sind. Wasser, Alkalien, Mineralsäuren, Essigsäure und eine Anzahl anderer Reagenzien bringen sie zum Verschwinden und an ihre Stelle tritt ein Netzwerk, ganz ähnlich, wie in den Becherzellen. Niemals konnte er Granula und Netzwerk gleichzeitig in einem und demselben Präparate beobachten. Auch 70proz. Alkohol löst die Körnchen. Hämatoxylin färbt die frischen Körnchen nicht, wohl aber Methylenblau manchmal sehr deutlich. Weitere Angaben über das Verhalten der Schleimkörnchen verdanken wir SOLGER (1896), der sie an Gefrierschnitten durch frische Drüsen als „matt glänzende Tropfen" beschreibt. Auch er sah sie in neutralen und alkalischen Salzlösungen (5proz. NaC, 3proz. Na_2CO_3) sehr deutlich hervortreten, nach einiger Zeit aber — früher in alkalischen — undeutlich werden. Verdünnte Alkalien, ebenso Mineralsäuren oder Wasser bringen sie zum Schwinden „wie platzende Luftblasen". In Osmiumsäure quellen sie und werden schwächer lichtbrechend. Alkohol oder Essigsäure erhält sie, doch schrumpfen sie ein wenig; 10proz. Formalin vermag sie im Gegensatz zu den Eiweißkörnchen nicht zu erhalten. Überhaupt ist es ihm auch auf keine andere Weise gelungen, sie zu fixieren, was schon v. EBNER (1873, S. 21) betont hatte. Auch NOLL (1902) fand die frischen Zellen der *Hunde*-Mandibularis durchaus granuliert, die Granula größer und schwächer lichtbrechend als in den Eiweißzellen und mit den gewöhnlichen Fixierungsmitteln (Sublimat, 10proz. Formalin, angesäuerter absoluter Alkohol) nicht zu erhalten; nur teilweise gelang ihm dies mit ALTMANNS Osmium-Bichromatgemisch. Ich (1908a) konnte die Körnchen in der Retrolingualis des *Maulwurfs* (Abb. 102) oder einigen anderen Schleimdrüsen mit einem Alkohol-Formalingemisch (abs. Alk. 2. Formalin 1) gut erhalten,

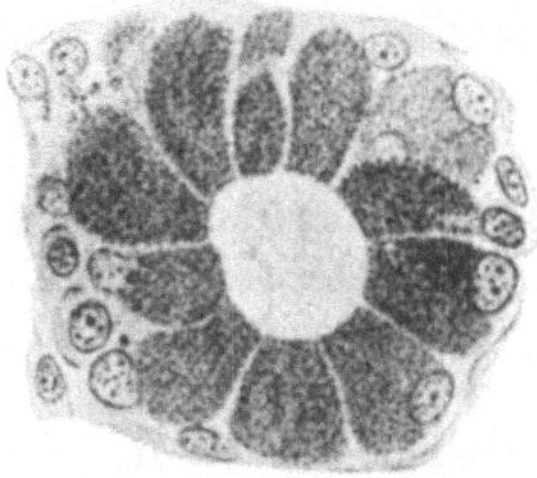

Abb. 102. Ein homokriner Schleimdrüsenschlauch (Glandula retrolingualis vom *Maulwurf*) mit fixierten Mucigenkörnchen im Querschnitt. Alkohol-Formalin, alkoholisches Mucicarmin. Vergr. 720fach. (Nach SCHAFFER 1908.)

doch darf das Objekt vor der Fixierung nicht chemischen (Narkose) oder physikalischen Einflüssen oder gar postmortalen Veränderungen ausgesetzt werden, eine Bedingung, die eigentlich für jede Fixierung gelten sollte, aber für die Schleimgranula unerläßlich ist. Auch PISCHINGER (1924) hat die Fixierbarkeit der Schleimkörnchen mit Alkohol-Formalin bestätigt, während er sie in ORTHS Gemisch oder Sublimat nicht erhalten konnte. Nach TAKAGI (1925) lassen sich die Schleimkörner nur in dem Bichromat-Chromalaun-Formolgemisch von KOLSTER einigermaßen gut fixieren und sind dann mit Fuchsin färbbar.

Wir sehen also, daß die Schleimzellen, ähnlich wie die Becherzellen, ein körniges Vorstadium des Sekretes besitzen. Diese Körnchen sind aber eher noch empfindlicher und schwerer zu fixieren, als jene der Becherzellen. Darauf sind auch die Angaben verschiedener Autoren zurückzuführen, welche Granula in den Schleimzellen vermißt oder entschieden in Abrede gestellt haben, wie STÖHR (1887), R. KRAUSE (1895), LAGUESSE und JOUVENEL (1899), Angaben, die METZNER (1906/07) und ich (1908a) auf mangelnde Frische und unzulängliche Fixierung der Objekte zurückgeführt haben.

Als weitere Übereinstimmung mit den Becherzellen ist zu erwähnen, daß die Schleimdrüsenzellen, wie jene im entleerten Zustande oder wenn sie mit Reagenzien behandelt wurden, welche die Körnchen nicht zu fixieren vermögen (10proz. Formalin, Chromsäure, MÜLLERS Flüssigkeit), die Gestalt durchsichtiger, blasiger Gebilde annehmen, welche gegen die Drüsenlichtung weit geöffnet sind, während ihr Inneres entweder ein färbbares Schleimnetz enthält oder sowohl mit Schleimfärbemitteln als Eosin ungefärbt bleibt, Verhältnisse, wie sie ähnlich schon bei den Becherzellen (S. 113) erörtert wurden. So geben M. HEIDENHAIN und NICOGLU (1893) an, daß sich die Granula in den Hautdrüsen der *Tritonen* wohl mit Eisenhämatoxylin und sauren Farben, nicht aber mit Schleimfärbemitteln färben, obwohl sie dann zu gut färbbarem Schleim zerfließen. Sie stellen also hier ein unfärbbares Prämucin dar. Auf eine ähnliche Erfahrung bezieht sich offenbar auch die Behauptung STÖHRS (Lehrbuch, 12. Aufl., S. 210), daß sich Mucigenkörnchen nicht färben. Daß dies in dieser allgemeinen Fassung nicht zutrifft, habe ich schon erwähnt und auch M. HEIDENHAIN und NICOGLU geben an, daß die Schleimgranula in anderen Fällen schon in den Zellen die Schleimreaktion geben. In der Retrolingualis vom *Maulwurf* z. B. lassen sie sich ausgezeichnet färben (Abb. 102), ebenso nach TAKAGIS angeführter Beobachtung. Anderseits habe ich (1917) an den Schleimzellen der Gl. vestibularis maj. gezeigt, daß sich die Körnchen mit DELAFIELDS Hämatoxylingemisch nicht, wohl aber mit Mucicarmin färben (Abb. 100), während der fertige Schleim sich auch mit ersterem stark färbt. Das deutet wieder auf eine verschiedene Natur der Schleimkörnchen in verschiedenen Drüsen hin, die deshalb so schwer zu erforschen ist, weil dabei die Art der Fixierung und Färbung, sowie der Reifezustand der Körnchen eine große Rolle spielt. Nach KOLOSSOW (1902) z. B. sollen die Schleimzellen der Lippen- und Gaumendrüsen von denen der Mandibularis verschieden sein. Das Sekret der letzteren soll sich in dem Fixierungsmittel, in dem es in ersteren gut erhalten wird, lösen. Etwas weniger ausgesprochen soll diese Löslichkeit auch bei der Retrolingualis vorhanden sein. Anderseits lassen sich Verschiedenheiten der Schleimkörnchen in den Becherzellen und jenen echter Schleimdrüsenzellen feststellen. So ändern die Becherzellen, welche die Oberfläche der *Frosch*zunge bedecken, dort, wo sie sich zur Bildung echter, schlauchförmiger Drüsen einsenken, ihre Färbbarkeit und verlieren die Granula ihre leichte Fixierbarkeit. Sie färben sich schwächer und in einem etwas anderen Ton als die Becherzellen.

Daß die Granula bei der Abgabe des Sekretes verbraucht werden, konnte METZNER (1907) sehr schön in der ventralen Backendrüse der *Katze* nachweisen. Dabei schwinden die Körnchen von der Peripherie gegen das Lumen, was zuerst LANGLEY (1879, S. 276) nachgewiesen hat und was ich auch von den Zellen der Gl. vestibularis maj. feststellen konnte (1917), so daß man die Granula nicht selten, wie z. B. BIEDERMANN (1886) an den Nickhautdrüsen des *Frosches* zeigen konnte, nur mehr im lumenseitigen Abschnitt der Zelle sieht, wo sie eine pfropfartige Vorragung bilden können.

Haben die Schleimzellen ihre Körnchen ganz entleert, was auch durch andauernde Reizung oder Pilocarpininjektionen erzielt werden kann, dann nehmen sie unter Verkleinerung ihres Körpers ein protoplasmatisches Aussehen an, der Kern wird rund, schwächer färbbar und rückt von der Basis ab. Solche Zellen sind dann oft schwer von Eiweißzellen zu unterscheiden, ja E. MÜLLER (1898, S. 641) hat behauptet, daß dies überhaupt nicht möglich ist, während LAVDOWSKY (1877) betont hat, daß erschöpfte Schleimzellen niemals ganz den Eiweißzellen gleichen. Echten Schleimzellen fehlen stets die Basallamellen. In den eigentümlichen Schleimzellen der Sublingualis sollen sich solche allerdings finden (K. W. ZIMMERMANN), aber nicht nur zwischen Kern und Zellbasis, sondern auch über ersterem, so daß man mit Recht fragen darf, ob es sich da um die gleichen Bildungen handelt. Weitere Unterscheidungsmerkmale sind dort, wo die Zellen im Verband sind, der Mangel von Sekretröhrchen, die im Niveau der die Drüsenlichtung begrenzenden Zellflächen gelegenen Schlußleisten und das meist weite Lumen, das die Zellen begrenzen.

Die Plastosomen treten besonders in den entleerten Schleimzellen hervor (ALTMANN 1894, E. MÜLLER 1896). MICHAELIS (1900) konnte sie aber auch in sekreterfüllten Zellen mit Safraninazodimethylanilin färben. Doch gelingt dies schwerer und sind die Fäden unregelmäßiger gestaltet, als bei den Eiweißzellen. Auch REGAUD und MAWAS (1909) konnten in den Cytoplasmascheidewänden zwischen den Schleimkörnchen Körnchen oder kurze Stäbchen nachweisen. O. SCHULTZE (1911) und HOVEN (1912) schreiben dem Chondriom auch in den Schleimzellen eine unmittelbare Beteiligung an der Bildung der Sekretgranula zu, wogegen sich EKLÖF (1914) entschieden gewendet hat. Ein schwacher Punkt seiner Beweisführung scheint mir jedoch der Umstand zu sein, daß er den Schleimdrüsen des Oesophagus einen granulären Typus abspricht. Er beschreibt aber selbst, daß bei der Sekretion in diesen Zellen die Plastosomen bis auf kleinste Reste in der äußersten Basis aufgebraucht werden. Von diesen geht die Neubildung aus. In den ganz entleerten Zellen wandert der Kern bis nahe an die Oberfläche.

Das Mikrozentrum scheint in reinen Schleimdrüsenzellen ziemlich schwierig darzustellen zu sein; mein Assistent Dr. J. LEHNER hat es mir in den Zellen der menschlichen Pylorusdrüsen (siehe Kapitel Magen) demonstriert. In solchen heterokriner Drüsen hat es K. W. ZIMMERMANN (1898), ROSENHAUCH, E. (1907) in Schleimzellen der Mandibularis vom *Schweine*fetus nachgewiesen. Ebenso ist es in den spezifisch Schleim bildenden Becherzellen bekannt (s. dort).

Einen Binnenapparat hat v. BERGEN (1904) in den Schleimzellen der Mandibularis der *Katze*, NASSONOW (1923) in Schleimzellen des *Axolotls* und *Tritons* nachgewiesen. KOPSCH (1926) hat ihn in den Schleimzellen der Trachealdrüsen des Menschen dargestellt. In den vollkommen sekretgefüllten Zellen nimmt er eine Querzone des basalen Zellabschnittes ein, so daß er die Zelloberfläche erreicht. Bei der Entleerung der Schleimkörnchen rückt er weiter gegen die Zellmitte empor, immer dem Kern dicht anliegend. In den völlig sekretleeren Zellen erscheinen die Kerne kugelig, von der Zellbasis abgerückt. Der Binnenapparat liegt im mittleren Zellabschnitt, oberhalb des Kernes und nimmt hier entschieden die Gestalt unregelmäßiger, teilweise getrennter, rundlicher Stücke (Vakuolen) an.

Auch Fetttröpfchen kommen in den Schleimzellen, trotz der negativen Behauptung von SATA (1900) vor. So erwähnt sie KOLOSSOW (1902) und METZNER (1906/07) beschreibt sie in der Unterkieferdrüse eines mit Milch gefütterten jungen *Kätzchens*. YAMAGUCHI (1924) findet sie an den beiden Polen des Kernes als halbmondartige Gruppen oder diffus verteilt. Sein Material stammte allerdings von an den verschiedensten Krankheiten Verstorbenen, doch bemerkt er, daß die Anwesenheit der Fettkügelchen die Tätigkeit der Drüsen nicht zu schädigen scheine.

Glykogen hat derselbe Autor (1924a) in den Schleimzellen regelmäßig vermißt.

3. Die heterokrinen oder gemischten Drüsen.

Der gemischte Charakter dieser Drüsen kann in sehr verschiedener Weise zum Ausdruck kommen.

Einen der Form nach einfachen und am längsten bekannten Typus stellen die Fundusdrüsen des Magens dar (Abb. 96, 3). Es sind einfache oder am Grunde gespaltene, manchmal, nach der Entdeckung K. W. Zimmermanns (1898), durch Anastomosen verbundene Schläuche, welche meist zu mehreren (2—8) in einen längeren, immer weiter werdenden Gang, das Sammelröhrchen von K. W. Zimmermann (1925), einmünden, der sich an der Magenschleimhautoberfläche trichterförmig zum Magengrübchen erweitert. Diese sowohl, wie das Sammelröhrchen sind von dem einfachen, hochprismatischen Schleimepithel ausgekleidet, das im Abschnitt XI besprochen wurde (Abb. 34 und 63). Die schlauchförmigen Adenomeren lassen einen inneren und äußeren, nicht scharf getrennten Abschnitt erkennen. Ersterer hängt durch ein kurzes, halsartiges Stück, das Rollett (1871a) als inneres Schaltstück, K. W. Zimmermann als Isthmus bezeichnet haben, mit dem Ausführungsgange zusammen und wird von K. W. Zimmermann Nebenstück genannt. Es geht ohne scharfe Grenze in das blind endigende, gegabelte Hauptstück über.

Diese Drüsenschläuche werden nun nach den sehr entschiedenen Feststellungen K. W. Zimmermanns (1925) von drei und nicht von zwei, wie man vielfach bisher geglaubt hat, verschiedenen Zellarten ausgekleidet. Diese lassen zum Teil eine besondere Lokalisation erkennen, zum Teil (gegen das Hauptstück) sind sie durcheinandergemischt, lassen sich aber färberisch scharf trennen. Diese Zellen werden als Haupt- (R. Heidenhain 1870) oder adelomorphe Zellen (Rollett 1870) und als Beleg- oder delomorphe Zellen unterschieden. Dazu kommen als dritte Art die Nebenzellen (Liebert, K. W. Zimmermann 1903), welche letzterer anfänglich (1898) als Schleimzellen aufgefaßt und bezeichnet hat.

Sie sind hauptsächlich im Nebenstück vorhanden, können aber gelegentlich bis zum blinden Ende reichen; sie sind durch stark färbbare, plattgedrückte, oft sogar konkav eingedrückte, an die Basis gedrängte Kerne, eine bald lockere, bald dichtere, bis zum Kern reichende Körnung, die sich mit Mucicarmin lebhaft rot färbt, ausgezeichnet (Damnyanowitch 1918). Diese Zellen sind schon von verschiedenen Autoren gesehen worden, worüber auf die Zusammenstellung bei K. W. Zimmermann (1925) verwiesen sei.

Die Hauptzellen sind im frischen Zustande durch eine grobe, stark lichtbrechende Körnung und große Hinfälligkeit ausgezeichnet, weshalb man sie im Leichenmagen nur ausnahmsweise — in säurefreien Mägen (Schaffer 1922) — erhalten, meist in Kern und Körnchen zerfallen findet. Da sie sich auch mit Carmin nicht färben, hat sie Rollett (1870) als adelomorphe Zellen bezeichnet. Sie besitzen eine deutliche Basalstreifung und nach K. W. Zimmermann (1898) zwischenzellige Sekretröhrchen.

Die Belegzellen finden sich auch im Leichenmagen gut erhalten, färben sich lebhaft mit Carmin (delomorphe Zellen) und sauren Anilinfarben, besitzen eine viel feinere Körnung, binnenzellige Sekretröhrchen (Korbcapillaren) und sind vielfach durch die anderen Zellen vom Lumen abgedrängt, so daß sie sich nach außen vorwölben (Abb. 103).

Über die Beziehung der Plastosomen in den Magendrüsenzellen zur Sekretion vgl. Lim, R. und Ma, W. C. (1926). Sie soll nur eine indirekte sein. Es gelangen also in diesen Drüsen ganz verschiedene Sekrete, über deren Bedeutung auf K. W. Zimmermann (1925) und das Kapitel „Magen" verwiesen sei, in den Ausführungsgang.

Eine andere Gruppe der heterokrinen Drüsen zeigt die zusammengesetzte lobuläre Form und besteht aus verzweigten, gewundenen Schläuchen, welche im wesentlichen von Eiweiß- und Schleimzellen in verschiedener Anordnung und Verteilung aufgebaut werden. Doch sind in diesen Drüsenschläuchen die beiden Zellformen niemals so durcheinandergewürfelt, wie in den Fundusdrüsen, sondern zeigen eine bestimmte, allerdings sehr verschiedene Lokalisierung.

Die Einreihung der Drüsen in diese Gruppe stößt aber auf große Schwierigkeiten, weil es, wie im vorstehenden gezeigt wurde, oft schwer ist, den Charakter der einzelnen Drüsenzellen mit Bestimmtheit festzustellen, erschöpfte Schleimzellen und Eiweißzellen mit Sicherheit auseinanderzuhalten. Dazu kommt noch als weitere Schwierigkeit der amphotere Charakter mancher Eiweißzellen. So sehen wir auch manche Drüsen von dem einen Autor als gemischt bezeichnet werden, die von anderen den reinen Schleim- oder Eiweißdrüsen zugerechnet werden.

So haben z. B. LAVDOWSKY (1877) und HARTIG (1907) die Orbitaldrüse vom *Hund* als gemischt und zwar vorwiegend mukös bezeichnet, während sie nach R. HEIDENHAIN (1883), BAERNER (1893) und METZNER 1906/07) rein mukös ist. Nach BOLL (1869), v. EBNER (1873) und R. HEIDENHAIN (1883) soll die Mandibularis des *Meerschweinchens* aus Schleim- und Eiweiß„alveolen" bestehen, während METZNER u. a. sie für eine reine Eiweißdrüse erklären. Ähnliche Meinungsverschiedenheiten bestehen auch über die Schleimdrüsen am Zungengrunde, in denen BERMANN (1878) Gruppen von Eiweißzellen beschreibt, während STÖHR (1887) mit Recht solche in Abrede stellt und die Drüsen mit v. EBNER (1892) u. a. für reine Schleimdrüsen erklärte. Ähnlich will KLEIN (1879) in den Oesophagusdrüsen des *Hundes* „Halbmonde" (s. unten) in geringer Zahl gesehen haben und werden solche auch von RENAUT (1897) und BÖHM-V. DAVIDOFF (1894) beim Menschen erwähnt, während es sich um reine Schleimdrüsen handelt (vgl. SCHAFFER 1897, S. 408).

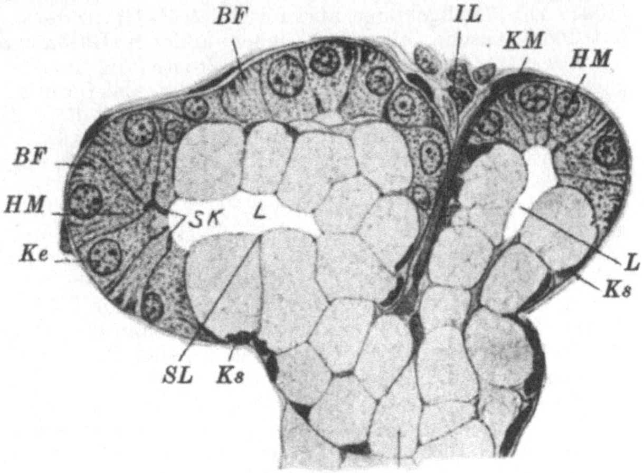

Die Eiweißzellen bilden in diesen Drüsen häufig kleinere Gruppen, welche das blinde Ende, den Boden von Schleimschläuchen darstellen oder seitlich in sie eingeschaltet sind und im optischen Durchschnitt mondsichel- oder halbmondförmige Gestalt besitzen (Abb. 104). Das sind die sogenannten Halbmonde, lunulae, welche zuerst von GIANNUZZI (1865) gesehen worden sind. Er ließ sie aus einer krümeligen Masse bestehen, die sich lebhaft mit Carmin färbte (wie Eiweißzellen) und mehrere Kerne enthielt. Über ihr Wesen und ihre Bedeutung hat sich ein lebhafter Streit entsponnen, der auch

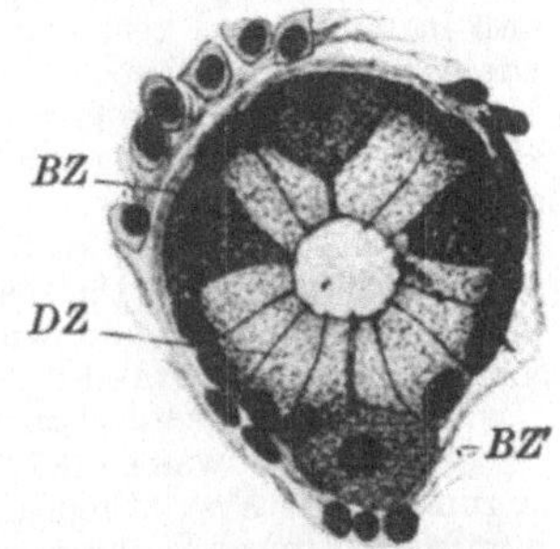

Abb. 103. Heterokriner Drüsenschlauch aus dem Magen (Cardia, Mensch) im Querschnitt. *DZ* gewöhnliche Drüsenzellen; *BZ* Belegzellen; *BZ'* eine solche von der Drüsenlichtung abgedrängt. Vergr. etwa 560fach. (Nach SCHAFFER 1897.)

Abb. 104. Verzweigtes Ende eines Schleimschlauches, teils axial, teils tangential (bei *F*) getroffen, mit endständigen Halbmondbildungen *HM*. Aus der Sublingualdrüse einer Hingerichteten; ERLICKIS Flüss. mit Eisessig. *BF* Basalfilamente der Halbmondzellen; *IL* interlobuläres Bindegewebe; *KM* Kern der Membrana propria; *Ke* Kern der Eiweiß-, *Ks* Kern der Schleimzellen; *L* Lichtung des Schleimschlauches; *SK* Sekretröhrchen des Halbmondes; *SL* Schlußleisten. Vergr. 500fach. (Nach SCHAFFER 1920.)

heute noch nicht zu einer vollkommen einheitlichen Auffassung geführt hat, weil im Laufe der Zeit die verschiedensten Dinge als „Halbmonde" aufgefaßt und bezeichnet worden sind.

R. Heidenhain (1866, 1868) sah in ihnen die Keimstätten für die Schleimzellen, welche bei der Sekretion zugrunde gehen sollten. Das schloß er aus der physiologischen Erfahrung, daß in andauernd gereizten Schleimdrüsen keine Schleimzellen mehr zu finden sind, d. h., wie wir gesehen haben, die Schleimzellen sich in protoplasmatische Elemente mit rundem Kern umwandeln, die R. Heidenhain eben mit den Halbmondzellen gleichstellte, wogegen Ranvier (1894) selbst nach 7stündiger Reizung Schleim- und Halbmondzellen noch unterscheiden konnte.

Dieser Auffassung R. Heidenhain, der sogenannten Ersatztheorie, schlossen sich unter anderen Boll (1869) an, welcher zuerst die Halbmonde für den Ausdruck verdickter Korbzellen gehalten hat, wie er sie in der Tränendrüse besonders von *Hund* und *Kalb* gesehen hat, eine Auffassung, die später auch Illing (1904)) für die Sublingualis maj. von *Carnivoren* und *Wiederkäuern*, sowie des *Kaninchens* geteilt hat.

Auch Lavdowsky (1877), Beyer (1879), Schiefferdecker (1884) u. a. sprachen sich zugunsten der Ersatztheorie aus, wobei Lavdowsky eine lebhafte Vermehrung der Halbmondzellen durch Teilung annahm. Doch haben die Untersuchungen von Bizzozero und Vassale (1885) gezeigt, daß sich in den Randzellen keine oder nur sehr spärliche Mitosen nachweisen lassen, womit auch der Ersatztheorie der Boden entzogen war. Pflüger (1886a) wollte zunächst die Halbmonde von Giannuzzi für ein Kunstprodukt erklären und hat sie beim *Kaninchen*, von dem er eine Eiweißdrüse untersuchte, vollkommen vermißt (1866c), was heute leicht verständlich ist. Später (1871) wollte er in ihnen die peripheren, protoplasmatischen Teile halb entleerter Schleimzellen sehen, die sich allerdings wie Eiweißzellen mit Protoplasmafärbemitteln färben und am Durchschnitt die schleimführenden Teile der Schleimzellen halbmondförmig umfassen können. Solche Halbmonde, die als Pflügersche bezeichnet werden — Metzner (1906/07) will diese Bezeichnung unzutreffend für die sogenannten Übergangshalbmonde (s. unten) verwendet wissen —, hat Stöhr (1887a) besonders schön in den Zungenschleimdrüsen der *Katze* gesehen und auch Nadler (1897, Abb. 7) abgebildet, aber fälschlich als Giannuzzische bezeichnet. Auch Noll (1902) hat Pflügersche, allerdings neben anderen Halbmonden angenommen.

Der erste, welcher sich gegen die Vorstellung einer Neubildung aus diesen Halbmonden gewendet hat, ist Ewald (1870). Er hielt sie aber für nur durch geringere Größe und stärkere Körnung von den anderen Zellen verschieden, mit diesen für gleichwertig und nur durch den Mangel an Schleim gekennzeichnet, hat sie also als Drüsenzellen aufgefaßt, die durch Reizung ihren Schleim verloren haben, eine Auffassung, der wir in der sogenannten Phasentheorie von Hebold und Stöhr wieder begegnen werden.

v. Ebner (1872) hat dann auf die Verhältnisse bei den Lab- oder Fundusdrüsen des Magens, wie sie eben (1871) durch R. Heidenhain und A. Rollett aufgedeckt worden waren hingewiesen, bei denen an Querschnitten durch die Drüsenschläuche, die mit Carmin gefärbt waren, die Belegzellen als halbmondähnliche Belege auf den das Lumen direkt umstehenden, ungefärbten Hauptzellen erscheinen. Er hat es für wahrscheinlich gehalten, später (1873) den Nachweis erbracht, daß man es, wie hier, auch in der Mandibularis des *Hundes* mit zweierlei spezifisch verschiedenen, dauernden Sekretzellen zu tun hat, die man an der gereizten Drüse wegen äußerlicher Übereinstimmung nicht mehr unterscheiden kann.

Dieser Spezifizitätstheorie schlossen sich dann zahlreiche Forscher an; so Langley (1880), welcher die Halbmondzellen für identisch mit den Eiweißzellen erklärte; weiter Klein (1882), aber nur für die *Hunde*mandibularis, während er die Halbmonde in der Sublingualis aus entleerten Schleimzellen bestehen ließ, wie Ewald und später Hebold und Stöhr (s. unten). Er machte aber noch auf eine dritte Möglichkeit der Entstehung von Halbmondbildern, und zwar in der menschlichen Mandibulardrüse, aufmerksam. In ihr sollten einzelne Schleimschläuche mit Eiweißschläuchen zusammenhängen. An den Übergangsstellen, besonders wenn sich an ihnen eine Knickung befindet, sollen nun durch Schräg- oder Tangentialschnitte Halbmondbilder entstehen (Übergangshalbmonde), die aber vollkommen verschieden sind von den echten der *Hunde*mandibularis. Auch Nadler hat solche Übergangshalbmonde angenommen, macht aber mit Recht darauf aufmerksam, daß an solchen Stellen oft das Lumen des Schleimschlauches am Schnitt fehlt oder die Kerne der einen oder der anderen Zellart.

Als weitere Anhänger der Spezifizitätstheorie seien genannt Ranvier (1884, 1888), Retzius, G. (1892), welche als wesentliches Merkmal des albuminösen Charakters der Halbmondzellen zwischenzellige Sekretröhrchen, wie in den Eiweißdrüsen nachwiesen; Laserstein (1894), E. Müller (1894, 1895), besonders nachdrücklich B. Solger (1894, 1896), welcher auf die Körnung der Halbmondzellen hinwies, die ganz jener der Eiweißzellen entspricht, auf die Anwesenheit von Basallamellen und zwischenzelligen Sekretröhrchen, Verhältnisse, welche für die Identität der Halbmond- und Eiweiszellen sprechen, für die sich auch KÜCHENMEISTER (1895), sowie MISLAWSKY und SMIRNOW (1896) ausgesprochen haben. Auch KOLOSSOW (1898) hat sich für die Spezifität der Halbmondzellen erklärt, sie aber für verschieden von den Eiweißzellen gehalten. Nach FLINT (1903a) sind die Halbmondzellen schon frühzeitig als spezifische Elemente angelegt und bewahren diese Spezifität durch das ganze Leben. Auch ROSENHAUCH (1907) hat sie als spezifisch aufgefaßt, da in ihnen die Granula viel später auftreten als in den Schleimzellen. In neuerer Zeit sind unter anderen auch M. HEIDENHAIN (1920) und PISCHINGER (1924) für die Identität der Halbmonde und Eiweißacini eingetreten, worauf bei der Besprechung des Ausführungsgangsystemes noch zurückgegriffen werden soll. Nach YAMAGUCHI (1924a) sollen die Halbmondzellen bei der Abscheidung von Zucker, Glykogen, vielleicht auch anderer Substanzen eir.e große Rolle spielen und ihre zwischenzelligen Sekretröhrchen eine funktionelle Struktur darstellen. Nach diesen Feststellungen kann an dem Vorhandensein spezifisch verschiedene Sekrete absondernder Zellgruppen in diesen Drüsen nicht gezweifelt werden.

Der Vollständigkeit wegen sei noch mit einigen Worten der von EWALD inaugurierten Phasentheorie gedacht. HEBOLD (1879) hat auf die Bedeutung ungleicher Phasen in der Sekretionstätigkeit der Zellen für die Entstehung der Halbmonde hingewiesen. Letztere können einerseits durch das Zurückkehren der Schleimzellen in den protoplasmatischen Zustand entstehen, was er an den Zungendrüsen des *Kaninchens* gesehen haben will, die in der Regel keine Halbmonde zeigen, wohl aber nach starker Reizung solche erkennen lassen; andererseits können aber auch in Entwicklung befindliche Schleimzellen als Halbmonde imponieren (Entwicklungshalbmonde).

STÖHR hat sich anfänglich, besonders auf Grund seiner Beobachtungen am Magenepithel (1880) der Auffassung von PFLÜGER angeschlossen und die Halbmonde für die cytoplasmatischen Abschnitte der halbentleerten Schleimzellen gehalten, später (1884) aber, in Übereinstimmung mit HEBOLD sie durch Zusammenpressen und Abdrängen sekretleerer (untätiger) Schleimzellen durch schleimerfüllte entstehen lassen. Bei dieser Entstehungsweise müßte man aber in allen Schleimdrüsen Halbmonde erwarten. Wie STÖHR (1887) aber selbst angibt, fehlen sie z. B. den Schleimdrüsen des Zungengrundes und des weichen Gaumens. Um dies zu erklären, mußte er zu der mit Recht von R. KRAUSE (1897) als haltlos bezeichneten Annahme greifen, daß diese Schleimzellen eine besonders starre Beschaffenheit besäßen, welche ein Abdrängen vom Lumen nicht gestattet. Zugunsten STÖHRS hat sich auch SEIDENMANN (1893) ausgesprochen, doch beschreibt er in den Gaumendrüsen der *Katze* auch PFLÜGERsche Halbmonde. Auch NOLL (1902) nimmt solche an, schließt sich aber im übrigen der HEBOLD-STÖHRschen Auffassung an, indem er in der *Hunde*mandibularis die Halbmondzellen für Schleimzellen hält, die entweder vollkommen schleimfrei sind oder sich im Anfangsstadium der Sekretbildung befinden; doch gibt er selbst an, daß er in diesen Halbmonden, die er als GIANNUZZIsche bezeichnet, mit 10proz. Formalin Granula fixieren konnte, was für deren albuminöse Natur sprechen würde, während NOLL sie für verschieden von solchen erklärt. Endlich nimmt er auch von Eiweißzellen gebildete Halbmonde an, die er EBNERsche nennt. Auch ARIMA (1918) erklärt die Halbmondzellen für verschieden von den Eiweißzellen und hält sie für Schleimzellen „in gewissem funktionellen Zustande", weil er in ihnen Körner gefunden hat, welche sich wie Mucigenkörner der „Alveolen" färben. Mir scheint aber die Fixierbarkeit dieser Granula mit Formalin entscheidender, als ihre Färbbarkeit mit Schleimfärbemitteln, über deren Verläßlichkeit auf weiter unten Gesagtes verwiesen sei. METZNER (1906/07) spricht sich für die von ihm untersuchten Drüsen — Mandibularis und teilweise auch Retrolingualis der *Katze* — ebenfalls zugunsten der Phasentheorie aus, ohne sie aber verallgemeinern und die Richtigkeit der v. EBNERschen Auffassung für andere Drüsen in Abrede stellen zu wollen.

KOLOSSOW (1902) hat das Vorkommen HEBOLD-STÖHRscher Halbmonde bezweifelt und ILLING (1904) will solche nie gesehen haben.

Wir sehen also, daß in Schleim bereitenden Drüsen außer echten, spezifischen albuminösen Zellgruppen, die wir mit K. W. ZIMMERMANN als Endkomplexe bezeichnen, verschiedenartige Bilder vorkommen, welche solche albuminöse Anteile vortäuschen können. Das sind 1. PFLÜGERsche Halbmonde. Ich (1920) habe sie auch als Phasenhalbmonde bezeichnet, womit man aber besser 2. die HEBOLD-STÖHRschen Erschöpfungshalbmonde bezeichnet; 3. Übergangshalbmonde von KLEIN; 4. Entwicklungshalbmonde (HEBOLD) und 5. Korbzellenhalbmonde (BOLL).

Von allen diesen Gebilden können für die heterokrinen Drüsen nur die Übergangs-, allenfalls Entwicklungs- und Korbzellenhalbmonde in Betracht kommen. Daß letztere, die ja nur aus einer Zelle bestehen, und auch in reinen Eiweißdrüsen vorkommen können, nicht charakteristisch für die heterokrinen Drüsen sein können, ist klar. Auch die Entwicklungshalbmonde können wohl nur bei in Entwicklung befindlichen, nicht aber bei den vollkommen ausgebildeten Drüsen eine Rolle spielen. Bleiben die Übergangshalbmonde. Für diese wäre festzustellen, ob in der Tat Schleimschläuche in längere Eiweißschläuche oder umgekehrt übergehen können, wie dies Klein für die Mandibularis angibt und wie ich für die Drüsen des Respirationstraktes annehmen möchte. Jedenfalls wären sie stets für den heterokrinen Charakter einer Drüse bestimmend. Von einem echten Endkomplex müssen wir aber verlangen, daß er aus typisch granulierten Eiweißzellen mit Basallamellen und kugeligem Kern besteht und daß diese Zellen ihr Sekret durch zwischenzellige Sekretröhrchen in den Schleimschlauch ergießen.

Eine genaue Prüfung aller von den Autoren als gemischt bezeichneten Drüsen auf die angeführten Verhältnisse hin, liegt nicht vor, so daß ich ein Verzeichnis dieser Drüsen nur mit Vorbehalt geben kann.

Vorkommen der heterokrinen Drüsen. Der gemischte Charakter dieser Drüsen kann nicht nur dadurch zum Ausdruck kommen, daß

1. alle Adenomeren aus Schleimschläuchen bestehen, denen albuminöse End- oder Seitenkomplexe ansitzen und wie dies nach Illing (1904) bei der Mandibularis vom *Rind, Schaf, Schwein, Katze* und der Sublingualis maj. vom *Pferd* der Fall sein soll;

2. können auch rein seröse Schlauchgruppen neben Schleimschläuchen mit Endkomplexen vorkommen; nach Illing in der Mandibularis des Menschen und der *Ziege*, in der Sublingualis maj. von *Katze* und *Schwein*, nach Fuchs-Wolfring (1898) in den Drüsen des Respirationstraktes beim Menschen;

3. können rein muköse und gemischte Schläuche nach Illing in der Mandibularis des *Hundes*, die vorwiegend mukös ist und in der das albuminöse Element nur durch schmale Halbmonde vertreten ist (Laguesse und Jouvenel 1899), der Sublingualis von *Schaf* und *Ziege* und in der Sublingualis min. von *Katze* und *Schwein* beobachtet werden;

4. rein muköse und albuminöse neben gemischten Schläuchen in der Mandibularis von *Pferd* und *Esel*, der Sublingualis von *Rind* und *Hund*, sowie in den kleinen Unterzungendrüsen vom *Esel* vorkommen;

5. endlich können rein muköse und rein albuminöse Anteile in einen gemeinsamen Ausführungsgang ausmünden, wie dies z. B. Stöhr (1886) für die Drüsen der Pars respiratoria nasi angibt. Doch scheint dies nach Fuchs-Wolfring nur beim *Kaninchen*, nicht beim Menschen der Fall zu sein. Auch die Mandibularis des *Meerschweinchens* scheint hierher zu gehören, bei der manche Autoren von Schleimschläuchen sprechen, denen aber nach Boll und v. Ebner Halbmonde fehlen.

Als gemischt werden weiter bezeichnet die Lippendrüsen (R. Heidenhain 1883, Nadler 1897), und zwar überwiegt hier der muköse Charakter (K. W. Zimmermann); die Nuhnsche (Zungenspitzendrüse) (Podwissotzky 1878); die Backendrüsen von *Pferd* und *Schwein*, die dorsale des *Rindes* (Ellenberger 1887), die dorsale und mittlere Backendrüse von *Schaf* und *Ziege* (Baerner 1893), auch die Buccaldrüsen und meisten kleineren Unterzungendrüsen des Menschen gehören hierher, und zwar besitzen diese vorwiegend mukösen Charakter, während in den Mundbodendrüsen das albuminöse Element vorwiegt; nach Fleischer (1904) und Hornickel (1905) soll die Tränendrüse von *Hund, Schaf* und *Ziege* gemischt sein, nach Asp (1875) die Suborbitalis, die Loewenthal (1909) bei der weißen *Ratte* als „heterogen" bezeichnet, im Gegensatz zu der „serösen" Drüse beim *Meerschweinchen* und *Kaninchen*.

Besondere Verhältnisse bietet die Mandibularis bei *Insektivoren* und *Mangusten*.

KULTSCHIZKY (1885) hat in ihr beim *Igel* zweierlei Zellen beschrieben, die er als albuminöse und mucinoide unterscheidet, welche sich von echten Schleimzellen durch eine energische Färbbarkeit mit Carmin unterscheiden. Doch sollen sie sich nicht mit Hämatoxylin färben, wohl aber die albuminösen Zellen, wodurch das Bild einer gewöhnlichen, gemischten Drüse mit stark entwickelten Halbmonden entsteht; doch sind die albuminösen Zellen hier nicht in Form von solchen angeordnet, sondern nehmen einen bestimmten, oft ziemlich großen Teil des Drüsenröhrchens ein. R. KRAUSE (1895) läßt Eiweißschläuche mit körnigen, oxyphilen Zellen in direkter Fortsetzung sich an solche mit basophilen anschließen. Diese sollen niemals Körnchen enthalten, ihre Kerne nicht selten eckig und der Membr. propr. dicht angelagert sein. Diese Zellen sollen halbmondförmig die ersteren umgeben, aber auch Sekretröhrchen besitzen. Wenn KRAUSE hier auch noch nicht von Halbmonden, die aus Schleimzellen bestehen sollen, spricht, so tut er dies ausdrücklich bei Besprechung der Mandibularis vom *Ichneumon*. Hier sollen sich die Halbmondzellen mit allen Schleimfärbemitteln färben, aber Sekretröhrchen besitzen, während er den Zellen der eigentlichen Drüsenschläuche albuminösen Charakter zuspricht, obwohl seine Beschreibung eher für Schleimschläuche sprechen würde. Er läßt sie aus ungekörnten Zellen mit deutlichen Zellgrenzen, ziemlich dichtem fädigen Netzwerk, der basalen Fläche dicht anliegenden Kern, fehlenden Sekretröhrchen bestehen, die ein ziemlich weites Lumen begrenzen. Man kann kaum zweifeln, daß KRAUSE hier Schleimschläuche vor sich gehabt hat, während die Färbbarkeit seiner „Halbmonde" mit Schleimfärbemitteln durchaus nicht unbedingt auf einen Schleimgehalt dieser Zellen bezogen werden muß. Wie er selbst angibt, ist das Sekret der *Igel*mandibularis schleimfrei, aber sehr reich an Kalksalzen. Letztere können aber auch mit allen Schleimfärbemitteln gefärbt werden, so daß ich diese Färbung darauf beziehe.

Eingehend hat sich LOEWENTHAL, N. (1908) mit der Unterkieferdrüse des *Igels* befaßt. Sie ist nach ihm von ausgesprochen „heterogenem" Bau, indem sie nicht nur Adenomeren mit zwei verschiedenen Zellarten besitzt, sondern auch solche, die nur eine Zellart enthalten, die bald mehr mucinösen, bald mehr albuminösen Charakter besitzen; endlich münden in ihren Ausführungsgang auch akzessorische Drüschen (1907). Die zwei Zellarten unterscheidet er als trübkörnige (acidophile), welche das Lumen der Drüsensäckchen umgeben, sich aber auch mit basischen Farben (Methylenblau, Thionin) färben, jedoch ohne Metachromasie, und einen an der Membr. propr. gelegenen, abgeplatteten Kern besitzen. Die zweite Zellart bezeichnet er als basophile, mucinoide, die aber nicht mit jenen von KULTSCHIZKY identisch sein sollen, indem sie sich nicht mit Carmin färben, was allerdings auch der Angabe von R. KRAUSE widerspricht. Die Zellen liegen nach außen von den vorigen, weshalb er sie Beleg- oder Randzellen nennt. Sie bilden aber nicht nur Randkomplexe (R. KRAUSE), sondern auch Seitenkomplexe bis in die Nähe der Schaltstücke und endlich können sie auch sprossen- oder schlauchförmige Verlängerungen der Hauptstücke darstellen. Diese mucinoiden Zellen stimmen aber nicht vollkommen mit echten Schleimzellen überein. Ihr Kern, der oft in der Mitte der Zellen liegt, ist nie so stark abgeplattet, wie in den trüben Zellen, wenn er auch nahe der Basis liegt. In gewissen Zuständen der Funktion können beide Zellarten einander sehr ähnlich werden, woraus die Auffassung R. KRAUSES, daß es sich überhaupt nur um eine Zellart handelt, verständlich wird. Sie lassen aber ihre Verschiedenheit stets erkennen.

Meine eigenen Erfahrungen über die Mandibularis beim *Igel* (1908a) stimmen im wesentlichen mit jenen von KULTSCHIZKY überein, doch finde ich in der Submaxillargegend drei verschiedene Drüsen: eine rein muköse, die offenbar der Retrolingualis entspricht und spärliche Speichelröhren (s. unten) besitzt, eine rein albuminöse mit auffallend vielen solchen und eine gemischte. In diesem Teile finde auch ich die Drüsenschläuche aus einer modifizierten Art von Schleimzellen gebildet, die sich mit gewöhnlich Schleim färbenden Mitteln (DELAFIELDS Hämatoxylingemisch, Mucicarmin) nicht färben, wohl aber mit Eosin ziegelrot, auch mit Hämalaun und die Pyrogallolreaktion geben. An diese Zellen schließen sich solche an, die sich mit DELAFIELDS Hämatoxylingemisch stark, schwach auch mit Mucicarmin färben. So entsteht das Bild einer Drüse mit Halbmonden, die ich hier aber ebensowenig wie KULTSCHIZKY annehmen kann. Keinesfalls könnte man diesen Halbmonden den Charakter von Schleimzellen zusprechen, denn wie schon v. EBNER (1899) bemerkt hat und wie ich und auch K. W. ZIMMERMANN speziell für das Mucicarmin gezeigt haben, sind die Schleimfärbemethoden nicht unbedingt verläßlich.

Für das Verständnis dieser eigentümlichen Verhältnisse scheinen mir meine Erfahrungen an der Mandibularis vom *Maulwurf* von Bedeutung (1908a). Hier finden sich in den Hauptstücken ebenfalls zweierlei Zellen: helle, körnige, die — vielleicht auch durch Kalkgehalt — modifizierte Schleimzellen darstellen und Schläuche bilden, denen Zellen als Endkomplexe halbmondförmig aufsitzen, die gleichsam den Charakter von Schleim- und Eiweißzellen vereinigen, amphoterer Natur sind.

Hier muß noch der bei manchen *Tieren* vorkommenden HARDERschen Drüse gedacht werden, welche eine heterokrine Drüse darstellt, die aber nicht aus Eiweiß- und Schleimschläuchen gemischt, sondern vorwiegend fettabsondernder Natur ist.

Wendt (1877) hat sie als fettig-seröse Traubendrüse bezeichnet und auch nach Loewenthal (1892) soll sie Inselchen von mehr albuminösem Aussehen enthalten und sollen nach demselben Beobachter (1892a) in ihren Ausführungsgang Drüsenschläuche von albuminösem Charakter einmünden, wenigstens beim *Igel, Schwein* und *Kaninchen*. Außer bei diesen *Tieren* findet sie sich nach Miessner (1910) auch noch beim *Meerschweinchen, Ratte, Maus*, besonders stark entwickelt beim *Hirsch* und *Damhirsch*, bei denen sie Harder (1694) entdeckt hat. Dagegen fehlt sie den *Carnivoren* (*Hund, Katze, Iltis*, beim *Pferd, Schaf, Reh*, der *Ziege* und dem *Rind*, bei dem aber Peters (1890) eine, allerdings sehr kleine, solche Drüse gefunden haben will.

Die Drüse ist von „acinösem" (Loewenthal 1892) oder tubulo-acinösem (Miessner) Bau, aber durch weite Lumina der Drüsensäckchen von anderen solchen Drüsen (Pankreas, Tränendrüse) unterschieden. Das Drüsenepithel, welches nach Miessner oft deutliche Zellgrenzen vermissen läßt (Wendt 1877, Taddei 1900), ist einschichtig und die Höhe seiner Zellen kann in sehr weiten Grenzen — von 40 μ hohen prismatischen bis auf 3,5 μ abgeplatteten Zellen — wechseln und enthält in Osmiumsäure färbbare Körnchen (Loewenthal). Beim *Kaninchen* konnte Taddei (1920) diese Osmiumreaktion nicht erhalten, wohl aber eine Färbung der Sekrettropfen mit Sudan III. Weiter beschrieb er an der freien Oberfläche der Zellen eine Abschnürung von knospen- oder keulenartigen, homogenen Tropfen, die er mit einer sekundären Eiweißsekretion in Zusammenhang brachte. Auch Walter (1924) läßt die Sekretion bei der *grauen Ratte* ausdrücklich vom Zerfall des distalen Zellteiles begleitet sein. Im Übrigen zeigen die Zellen ein sehr wechselndes Aussehen: Ringkörner, vollkommen osmierte Tropfen, isotrope Körner, die sich mit Eisenhämatoxylin schwarz, mit Safranin rot färben. Sie enthalten also anscheinend hauptsächlich Neutralfette, sowie Gemische von Cholesterin mit Fettsäuren, vielleicht freie Fettsäuren und Seifen.

Die Drüse steht somit offenbar den apokrinen Drüsen nahe und Taddei, wie Loewenthal vergleichen ihre Sekretion jener der Milchdrüse, die Loewenthal allerdings irrtümlich als eine holokrine auffaßte. Das ist ebenso unrichtig, wie die Auffassung von Moisse-jeff (1925), der in ihr ein Derivat der Hauttalgdrüsen sehen will oder der Vergleich der Drüse bei den *Nagern* mit einer großen, zusammengesetzten Talgdrüse durch Wendt. Sie stellt vielmehr eine Abart der apokrinen „Schweißdrüsen" dar.

Die Drüse zeigt bei verschiedenen Tieren ein verschiedenes Verhalten. Bei der *Maus* enthalten die Zellen Oleinsäure; ihre Sekrettröpfchen schwärzen sich also mit Osmiumsäure (Loewenthal 1892a; Kuč-Staniszewska 1914) und lassen bei der Behandlung mit fettlösenden Mitteln kleine Vakuolen zurück. Nach ersterem soll hier auch Pigment ausgeschieden werden. Über die Drüse der *Ratte* siehe oben. Beim *Meerschweinchen* handelt es sich nach Kuč-Staniszewska um gesättigte Fettsäuren (Palmitine, Stearine), die keine Osmiumreaktion geben (Hauschild 1914) und viel größere Vakuolen zurücklassen. Nach Walter sind hier die großen Sekretkörner alle anisotrop. Doch läßt er sie vorzugsweise aus Cholesterinestern bestehen; in ihrer Mitte dürfte sich aber irgendeine lipoide, isotrope Substanz finden. Beim *Kaninchen* besteht die Drüse aus einem kleineren, oberen, weißen und einem größeren, unteren, mehr rötlichen Lappen (Wendt, Taddei, Mukai 1926). Während ersterer stets einförmig ist, können in letzteren ganz weiße Läppchen eingesprengt erscheinen (Taddei, Mukai). Den Zellen des rötlichen Teiles wollte Wendt einen körnigen Bau zuschreiben, doch hat auch in ihnen Taddei kleinste Fetttröpfchen erkannt. Nach Mulon und Duboc (1924) handelt es sich um 4—6 μ große Tropfen, welche sich mit Scharlach färben, dagegen Osmiumsäure nicht reduzieren, während sie Walter für Neutralfett erklärt. Loewenthal (1892a) beschreibt allerdings hyaline Körner, die von schwarzen Halbmonden oder Ringen umschlossen sind. Im weißen Teil sind die Schläuche viel weniger durchsichtig, die Zellen nach Wendt mit großen Fetttröpfchen erfüllt, nach Loewenthal mit feinen, stark lichtbrechenden und festen Körnchen vollgepfropft, die sich in Äther, Xylol lösen, aber weder mit Scharlach noch Osmiumsäure färben. Walter läßt sie aus Cholesterinestern, bzw. aus einem Gemisch von solchen mit Fettsäuren bestehen. Beide Sekrete mischen sich im Ausführungsgange (Mulon et Duboc). Taddei hielt sie für identisch und ließ die kleinen Tröpfchen zu großen werden.

Es handelt sich also hier um Cholesterin, bzw. Cholesterinester, deren Menge Moisse-jeff bei verschiedenen Versuchen (Entfernung einer Drüse, Hungern, Fütterung mit Cholesterin) prozentuell ziemlich konstant fand. Er faßt daher die Hardersche Drüse als eine echte, Cholesterin absondernde auf. Kuč-Staniszewska läßt die Fettkügelchen aus den Mitochondrien auf synthetischem Wege hervorgehen und auch Mukai hält eine Beziehung der Plastosomen zur Bildung der Sekretkörner für wahrscheinlich. Er findet in beiden Zellarten neben den Vakuolen und Plastosomen auch Sekretkörner.

Beim *Igel* gibt die Drüse starke Sudan- und Osmiumreaktion (HAUSCHILD). Sie zeigt hier, wie ich gegen LOEWENTHAL bemerken muß, einen deutlich tubulösen Bau mit weiten, verästelten Schläuchen, deren hochprismatisches Epithel Zeichen einer apokrinen Sekretion erkennen läßt. Dagegen kann ich das von LOEWENTHAL beobachtete, verstreute Vorkommen einer zweiten Art von Drüsenelementen, die deutlich „serösen" Charakter aufweisen, zwischen den apokrinen Schläuchen bestätigen. Über die sehr eigentümlichen Beziehungen beider Drüsenelemente gedenke ich anderwärts zu berichten.

Beim *Schwein*, bei dem die Drüse nach WENDT mehr den Bau der Tränendrüse besitzen soll, zeigt sie nach LOEWENTHAL (1892a) eine Zusammensetzung aus Läppchen und jedes Läppchen einen radiären Bau durch die gegen die Peripherie ausstrahlenden Ausführungsgänge. Die Schläuche (Alveolen) sind eng und von zweierlei Art, oxyphile und leicht mit Hämatoxylin färbbare.

4. Das Ausführungsgangsystem der Drüsen.

Es verhält sich in den verschiedenen Drüsen sehr verschieden. Am einfachsten gestaltet es sich in den kleinsten Drüschen, in denen das sezernierende Epithel ziemlich unvermittelt in nicht absondernde, indifferente Zellen übergehen kann, ohne daß das Kaliber des Rohres sich wesentlich ändert. Dies ist der Fall z. B. bei den kleinen Schleimdrüsen der Speiseröhre (vgl. Abb. 97 in meinem Lehrbuche [1922]) oder den gemischten Drüschen des Respirationstraktes. HARTIG (1907) rechnet noch hierher die dorsale und ventrale Backendrüse des *Rindes*, die mittlere Backendrüse und den mukösen Anteil der ventralen Backendrüse des *Schafes* und der *Ziege*, Lippen- und Backendrüsen, sowie die Gland. zygomatica der *Katze*. Kleinste Drüschen besitzen nur einen einfachen Ausführungsgang; bei etwas größeren können sich die Abführwege der einzelnen Läppchen zu einem baumartig verästelten Gange vereinigen. Weiter gegen die Mündung zu kann sich der Gang erweitern und ein geschichtetes Epithel erhalten. OBERTI (1899) hat ganz allgemein festgestellt, daß Drüsenausführungsgänge, welche auf eine von geschichtetem Epithel bedeckte Fläche münden, ebenfalls von geschichtetem, mindestens zweischichtigem Epithel ausgekleidet sind, während es auch stets einfach ist, dort, wo der Ausführgang auf eine von einfachem Epithel bedeckte Fläche mündet. STÖHR (1886) jedoch gibt an, daß das Epithel in den Ausführgängen der Nasenschleimhautdrüsen je nach der Dicke der Schleimhaut verschieden, und zwar in dicken Schleimhautteilen geschichtet, in dünnen einfach ist. Die Angabe OBERTIS stimmt auch nicht für die Ausmündung der Oesophagusdrüsen von cardialem Typus im Bereich des geschichteten Pflasterepithels, wo das einfache prismatische Epithel bis an die Oberfläche reicht (SCHAFFER 1897, Abb. 28, 29).

Ist die Schleimhaut, durch welche der Ausführgang zieht, ein lymphoretikuläres Gewebe, so wird er vor seiner Mündung häufig von knötchenartigen Ansammlungen von Leukocyten sphincterartig umschlossen und zeigt dann nicht selten zwischen diesen Lymphknötchen und dem Drüsenkörper eine ampullenförmige Erweiterung.

Diese Lymphzellenansammlungen um den Ausführungsgang sind zuerst von FLESCH (1888) und seinem Schüler RUBELI (1890) an den Oesophagusdrüsen des *Hundes* beobachtet, von RUBELI vereinzelt auch beim Menschen. Hier habe ich (1897) sie sowohl um die Ausführungsgänge der Speiseröhren-, wie Schlundkopfdrüsen beobachtet; ebenso die ampulläre Erweiterung, die sich bei den Pharynxdrüsen oft auf längere Strecken in die Verzweigungen des Ausführungsganges fortsetzen kann (l. c. Abb. 22). Zunächst scheint diese Erweiterungen KUNZE (1885) bei den Drüsen des weichen Gaumens vom *Pferd* gesehen zu haben, dann RUBELI an den Oesophagusdrüsen, wo er sie als Cysternen bezeichnet hat und DOBROWOLSKI (1894). Mit diesen ampullären Erweiterungen hängt offenbar auch die Darstellung zusammen, welche RENAUT (1881) von den Ausführungsgängen der Drüsen im Oesophagus und Pharynx gegeben hat. Die Schläuche dieser Drüsen, die er Acini nennt, sollen sich niemals an ein gesondertes Ausführungssystem anschließen, sondern in eine gemeinsame Höhlung öffnen, welche von demselben sezernierenden Epithel ausgekleidet ist, wie die Drüsenschläuche. Der Ausführungsgang dieser in der Submucosa gelegenen Drüsen durchbricht bekanntlich die Muscularis mucosae. Über ihr läßt ihn sich Renaut (1897) nun plötzlich verengen, nahezu fadenförmig werden, aber aus einem zweischichtigen Epithel bestehen, dessen basale Zellen platt, dessen oberflächliche isoprismatisch sind.

An Stellen, wo Ausführungsgänge durch geschichtetes Epithel münden, setzen sich ihre prismatischen Zellen häufig auf die Oberfläche des geschichteten Epithels fort, so daß hier kurze Strecken eines geschichteten, prismatischen Epithels entstehen (vgl. Abschnitt I). Daß in solchen Ausführungsgängen gelegentlich Flimmerepithel (Klein 1868, Verson 1871, Kunze 1885) oder Becherzellen (Hornickel 1905, Höcke 1907) vorkommen kann, wurde ebenfalls schon erwähnt.

Mit der Größenzunahme des Drüsenkörpers sehen wir auch das Ausführsystem verwickelter werden, indem es in ihm zur Ausbildung verschiedener Abteilungen kommt, die sich durch ihre epitheliale Auskleidung unterscheiden. Hartig (1907) hat geglaubt, daß die Ausbildung der einzelnen Abschnitte parallel mit der Länge des Ausführungsganges geht, was schon mit Hinsicht auf die Verhältnisse im Pankreas nicht zutrifft, dessen langes Ausführungsgangsystem weniger verschiedene Abteilungen erkennen läßt, als viel kleinere Drüsen. Im allgemeinen sehen wir in den größeren lobulären Drüsen die sezernierenden Endschläuche plötzlich in ein ganz niedriges, oft plattenartiges, wie in der Parotis und im Pankreas, manchmal mehr isoprismatisches Epithel übergehen, wie in der Mandibularis und ähnlich gebauten Drüsen (Abb. 105, S), welches bald kürzere, bald längere Röhren auskleidet. v. Ebner (1872a) hat sie als Schaltstücke bezeichnet, welchen Ausdruck ich dem neuerlich (Borissavlyevitch 1922, K. W. Zimmermann) gebrauchten Fremdwort Isthmus vorziehe. An diesen Stellen findet wohl eine Verdünnung der Rohrwand, nicht aber eine Verengerung der Lichtung, wenigstens bei den Eiweißdrüsen, statt. Diese Schaltstücke treten durch ihre verhältnismäßig großen und nahe aneinander gerückten Kerne bei Färbung mit Hämatoxylin oft deutlich dunkler gefärbt hervor. Sie sind in der Parotis viel länger als in der Mandibularis, wenigstens in der Regel; doch können sich in letzterer neben kurzen oder ganz fehlenden (M. Heidenhain 1920, Borissavlyevitch 1922), auch auffallend lange Schaltstücke beobachten lassen (Abb. 105).

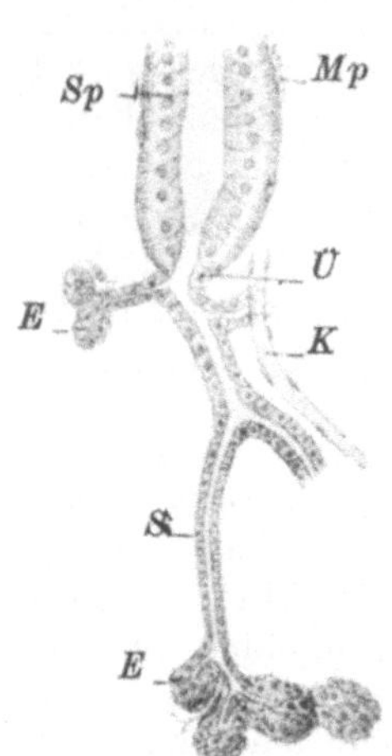

Abb. 105. Durch Zerzupfen einer frischen menschlichen Submaxillaris in ³/₄proz. NaCl-Lösung isoliertes Gangsystem (Schülerpräparat aus dem Übungssaal). Speichelrohr (Sp) übergehend (bei U) in die wiederholt sich teilenden Schaltstücke (S) und diese in die Anfänge der sezernierenden Endstücke (E). K anliegende Capillare; Mp Membrana propria. Vergr. 160fach. (Nach Schaffer 1920.)

Dieses schwankende Verhalten, verbunden mit den Befunden von mit Schleimfärbemitteln färbbaren Körnchen in den Schaltstückzellen oder von vereinzelten, auch zu Gruppen vereinigten „Becherzellen" in den Schaltstücken (Borissavlyevitch) haben M. Heidenhain (1920, 1921) und Pischinger (1924) veranlaßt, die selbständige Natur der Schaltstücke in der Mandibularis und Sublingualis zu leugnen und sie als identisch mit den Schleimschläuchen aufzufassen, von denen sie nur eine funktionelle Phase darstellen sollen. Nach M. Heidenhain wären also die Schleimschläuche der Mandibularis verschleimte Schaltstücke des albuminösen Anteiles, und zwar soll die Verschleimung vom Endstück gegen den Ausführungsgang fortschreiten. Die albuminösen Endstücke, die er als Beeren auffaßt, müßten dann naturgemäß als Halbmonde erscheinen. Auch Petrovitch (1922) läßt in der Sublingualis sich zwischen Eiweißzellen und typischen Schaltstücken beliebig viele Schleimzellen einschieben. Pischinger lehnt für diese

Drüsen Schaltstücke überhaupt ab und spricht nur von präterminalen Tubulis. In der Sublingualis findet er sie länger, als in der Mandibularis und sollen sie hier vollkommen verschleimen.

Diese Auffassung kann aber die Bedeutung der Schaltstücke als einer besonderen Einrichtung nicht berühren. Ihr Vorkommen ist ein regelmäßiges und ich habe noch nie eine Mandibularis gesehen, in der sie fehlen. Nebenbei sei erwähnt, daß eine Verschleimung der Schaltstückzellen schon LAGUESSE und JOUVENEL (1899) erwähnt haben. Die Autoren sahen sie stellenweise beim Übergang des Schaltstückes in den Endschlauch, so daß der Eindruck verschleimter „centroacinärer" Zellen entstand, von denen gleich gesprochen werden soll.

Schaltstücke finden sich außer in den genannten großen Mundspeicheldrüsen und dem Pankreas in einzelnen oberflächlichen Zungenranddrüsen vom *Pferd* (HAMECHER 1906), in den Flotzmauldrüsen des *Rindes* (KORMANN 1906), in den Lippen- und Backendrüsen des *Pferdes* und *Esels*, in der mittleren Backendrüse des *Rindes*, in den Lippen- und dorsalen Backendrüsen, sowie dem Eiweißteil der ventralen Backendrüse vom *Schaf*, in den Lippen- und Backendrüsen des *Affen* (HARTIG 1907). In den Lippendrüsen des Menschen erwähnt sie NADLER (1897), während sie HARTIG in jenen des *Affen* und *Rindes*, sowie in den Backendrüsen vom *Hund* vermißt. Nach ILLING (1904) fehlen sie in der Sublingualis min. von *Hund, Katze, Rind, Schaf* und *Ziege*, während sie in der des Menschen beobachtet sind (BORISSAVLYEVITCH). In der Sublingualis maj. können sie nach diesem länger sein als in der Mandibularis. Während BOLL (1868) sie in der menschlichen Tränendrüse in geringer Zahl gesehen haben will, sollen sie hier nach FLEISCHER (1904) fehlen. Ebenso bei den *Haussäugetieren*, mit Ausnahme des *Stieres* (HORNICKEL, 1905). Beim Pankreas und weniger häufig auch bei der Parotis (v. EBNER 1872a; weitere Angaben bei LAGUESSE und JOUVENEL 1899) schieben sich die platten Zellen der Schaltstücke, nachdem sich diese zwei- bis viermal vor ihren Übergang in das Endstück geteilt haben, eine Strecke weit in letzteres auf die Oberfläche der Drüsenzellen hinein, so daß das Ende bzw. der Anfang des Ausführungsganges im „Alveolus" steckt, „wie der Stiel im Apfel" (BOLL 1869, v. EBNER 1872a). An Querschnitten durch die Drüsenschläuche, welche den Acinis oder Alveolen der Autoren entsprechen, erscheint dann das Epithel zweischichtig, indem die ganz abgeflachten Schaltstückzellen, die das Lumen begrenzen, außen von den Drüsenzellen umfaßt werden, weshalb erstere von ihrem Entdecker LANGERHANS, P. (1869) als centroacinäre Zellen bezeichnet worden sind. Wie v. EBNER gezeigt hat, reichen sie nicht sehr weit in die Schläuche hinein, so daß im überwiegenden Teil der Drüsengänge der monoptyche Charakter gewahrt bleibt. Gegen die Drüsenmündung zu gehen beim Pankreas diese platten Zellen in isoprismatische Zellen der interlobulären Ausführungsgänge über (SAVIOTTI 1869). Diese Zellen nehmen allmählich an Höhe zu, werden mit der Kaliberzunahme der Gänge auch geschichtet, um in den größten Gängen ein geschichtetes, hochprismatisches Epithel darzustellen. Einzelne dieser oberflächlichen Zellen beim Menschen, zahlreiche bei *Meerschweinchen* und *Kaninchen* können eine Umwandlung in Becherzellen erfahren (HELLY 1898). Bei *Hund* und *Katze* konnte v. EBNER (1899), bei dem auch über akzessorische Drüschen in der Wand dieser Gänge nachzusehen ist, nichts davon finden. ILLING hat besonders im Ausführungsgange der Sublingualis maj. vom *Schwein* auffallend viele Becherzellen gefunden.

In den übrigen großen lobulären Drüsen des Menschen ist zwischen die Schaltstücke und das interlobuläre Gangsystem ein eigentümliches Röhrensystem eingeschaltet, welches durch seine intralobuläre Lage, die Form und den feineren Bau ausgezeichnet ist. Es handelt sich um die seit PFLÜGER (1866a) als

Speichelröhren bezeichneten Abschnitte. Mit diesem, wie er sagt, „unverfänglichen" Namen hat er allerdings die Ausführungsgänge überhaupt belegt, doch zeigt die nähere Beschreibung, daß er damit vornehmlich das zwischen Schaltstücke und interlobulären Ausführungsgängen eingeschaltete Röhrensystem gemeint hat. „Jene Röhren haben nun schwächere und stärkere alveolenartige, mit ähnlichem, oft vielschichtigem Epithel versehene Erweiterungen." Diese verleihen dem ganzen Röhrensystem ein rosenkranzartiges Aussehen, was M. Heidenhain (1920) neuerlich mit besonderem Nachdruck hervorgehoben und auch Takagi (1925) bestätigt hat. Es ist ferner durch ein auffallend weites Kaliber, das jenes der anschließenden interlobulären Ausführungsgänge übertrifft, ausgezeichnet und wird von hochprismatischen Zellen in einfacher Schichte ausgekleidet. „Das Wunderbarste an diesem Cylinderepithel" — sagt Pflüger (1866c) — „ist die dem Lumen abgekehrte Seite. Hier entspringen unendliche Mengen der allerfeinsten, immer varikösen Härchen, so daß die Oberfläche des

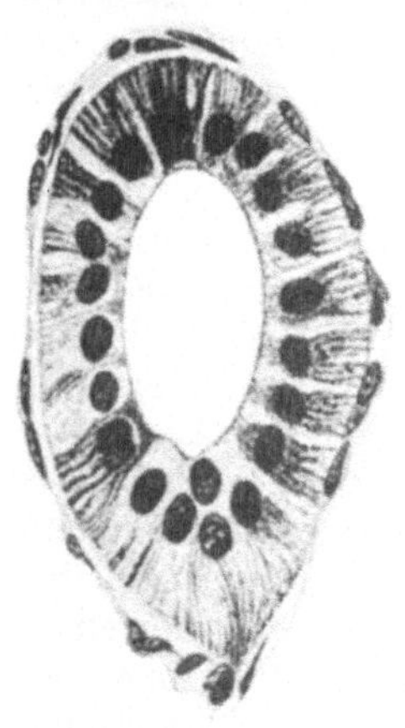

Abb. 106. Ein Streifenstück aus der Ohrspeicheldrüse eines Hingerichteten. Quer. Zenkers Fl. Eisenhäm. Vergr. 500fach. (Nach Schaffer 1920.)

sich leicht isolierenden Schlauches wie eine dichte Bürste aussieht". Außer dieser peripheren Aufpinselung (Abb. 106), welche zuerst von Henle (1866) erwähnt und von Boll (1869) bei allen untersuchten Drüsen, auch der Tränendrüse, gesehen worden ist und die Pflüger zuerst (1866b) für Enden von Nervenfasern gehalten hat, beschrieb dieser noch das Hervorquellen klarer „Schleimtropfen" an der inneren Oberfläche der Zellen im frischen Zustande, ein Bild, das er den Schweißtropfen über ihren Poren verglich. Deutet schon diese Beobachtung auf die nun auch von Pflüger betonte und von v. Ebner (1873) für wahrscheinlich gehaltene sekretorische Bedeutung dieser Röhren, so wird eine solche Funktion durch den Nachweis von Körnchen in den Zellen noch wahrscheinlicher (Abb. 105 *Sp*). So beschrieb Langley (1879) in den Schaltstücken und Speichelröhren der Mandibularis vom *Kaninchen* eine viel dichtere und gröbere Körnung, als sie die Endstücke zeigen. Auch Solger (1896) sah in frischen Speichelröhrenzellen deutlich kleine Granula, die aber bei der Behandlung mit 10proz. Formalin verschwanden. Maximow (1900) hat aus der Anwesenheit dieser Körner auf die sekretorische Bedeutung der Streifenstücke geschlossen.

Ein eigentümliches Verhalten dieses Epithels wurde von Merkel (1883) nachgewiesen. Er sah es sich mit 1—2proz. Pyrogallollösung bei Zutritt von Luft bzw. Sauerstoff lebhaft bräunen und schloß daraus auf eine kalkabsondernde Tätigkeit dieses Epithels, da nur Kalk- und Magnesiaverbindungen diese Reaktion zeigen. Verdünnte Essig- oder Salpetersäure löst die braune Verbindung rasch auf, starke Salpetersäure läßt sie intakt. Werther (1886) hat sich gegen einen Kalkgehalt dieser Epithelien ausgesprochen. Bei gewöhnlicher Färbung zeigen sie eine auffallende Oxyphilie und färben sich lebhaft mit Eosin, Aurantia, Orange, Kongorot usw. Der Kern liegt in der Mitte der Zellen, an der Grenze des aufgefaserten und oberflächlichen Teiles, in dem, knapp unter der Oberfläche, ein Diplosom (K. W. Zimmermann 1898) nachgewiesen ist. Zwischen Kern und freier Oberfläche hat Solger (1894) größere und kleinere hellgelbe Kügelchen beschrieben, die wahrscheinlich mit einem Binnenapparat zusammenhängen, der hier von Kolster (1913) als meist verklumpt und schwer darstellbar nachgewiesen worden ist. Nach Stöhr (1896) sollen sich zwischen den Stäbchenzellen Sekretröhrchen befinden, was aber mit der Beobachtung von Pflüger von an der Zelloberfläche austretenden Tropfen und dem oberflächlichen, von K. W. Zimmermann nachgewiesenen Schlußleistennetz in Widerspruch steht.

Die basale Streifung löst sich schon an frisch isolierten Zellen oft in gegen die Basis kegelförmig auseinanderweichende, vollkommen isolierte, fingerförmige Fortsätze auf (Abb. 107), die im Leben sicher durch ein zartes Bindemittel verbunden sind. Regaud und Mawas (1909), sowie Duesberg (1912) haben sie auf Plastokontenreihen zurückgeführt, während die ersteren ein Ergastoplasma, also Basallamellen, fehlen lassen.

Nach Zerner (1887) und R. Krause (1902) sollen die Streifenkanälchen Indigocarmin ausscheiden, was aber Mislawsky (1896) bestritten hat.

Was das Vorkommen der Streifenstücke anlangt, so sind sie besonders reich in der Mandibularis entwickelt, was Merkel (1883) für den Menschen, R. Krause (1895) für den *Igel* hervorgehoben haben. Beim *Kaninchen* nehmen sie nach Boll (1868a) ein Viertel des Drüsenvolums ein.

Sie finden sich in einzelnen oberflächlichen Zungenranddrüsen vom *Pferd* (Hamecher 1906), in den Lippen- und Backendrüsen dieses und des *Esels*, in der mittleren Backendrüse des *Rindes*, Lippen-, dorsalen Backendrüsen und Eiweißteil der ventralen Backendrüse vom *Schaf*, Lippen- und Backendrüse vom *Affen* (Hartig 1907).

Ihr Fehlen in den Zungendrüsen wie im Pankreas hat v. Ebner (1873, 1872a) festgestellt; in letzterem wollte sie Saviotti (1869) beim *Hunde*, nicht aber beim *Kaninchen* gesehen haben. Die Sublingualis maj. der *Katze* soll auch keine besitzen (Illing), ebenso die Sublingualis minor von *Hund, Katze, Rind, Schaf* und *Ziege* (Illing), während Borissavlyevitch in der Sublingualis maj. beim Menschen kürzere, vollständig von Streifenzellen ausgekleidete Gänge beschreibt, in der Sublingualis min. nur selten einen vollständigen Belag von Streifenzellen in den Speichel-

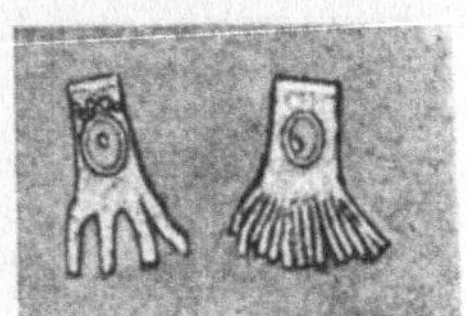

Abb. 107. Frisch isolierte Zellen aus einem Streifenstücke der Gl. mandibularis vom Menschen in 0,7proz. NaCl. Nach einer Zeichnung v. Privatdoz. Dr. H. Plenk. Vergr. 400fach.

röhren findet. Ich sehe in der Retrolingualis des *Igels* die basale Auffaserung, die hier deutlich aus reihenweise, parallel angeordneten Körnchen besteht, auch an den Gängen im interlobulären Bindegewebe. In der Parotis der *Ratte* fehlen Streifenstücke.

Auch Korbzellen wurden an den Streifenstücken beobachtet (Klein 1879, Renaut 1897, R. Krause 1911), während sie Kolossow (1898), der sie in den Schaltstücken und interlobulären Ausführungsgängen, mit Lavdowsky (1877) erwähnt, in jenen fehlen läßt, ebenso wie M. Heidenhain (1911). Illing läßt die Schaltstücke eine Membrana propria mit Korbzellen besitzen, den Streifenstücken eine solche fehlen.

Die physiologische Funktion der Schalt- und Streifenstücke ist bisher von den meisten in einer sekretorischen Tätigkeit gesehen worden. Langley (1879) beschreibt Granula in den Zellen der ersteren. Nach Merkel (1883) sollten sie Wasser oder ein ihm nahestehendes Transsudat ausscheiden. Nussbaum (1882) und Ranvier (1886a) sahen in ihnen eigentümliche, mit Osmiumsäure sich stark bräunende Körnchen.

Den Streifenstücken hat Merkel (1883), wie erwähnt, eine kalkausscheidende Funktion zugeschrieben, während M. Heidenhain (1911) sie mit der Wasserausscheidung in Zusammenhang bringt. Loewenthal (1908) hat funktionelle Unterschiede im Aussehen der Epithelien — in der Mandibularis der *Ratte* — beschrieben, die er mit der sekretorischen Tätigkeit der Streifenkanäle in Zusammenhang bringt. Auch Pischinger (1924) ist für ihre sekretorische Funktion eingetreten und schildert den Vorgang als einen granulären, welcher Ansicht sich auch Takagi (1925) angeschlossen hat. Neuestens sind Stimmen laut geworden, welche den Ausführungsgängen eher eine resorbierende Tätigkeit zuzusprechen geneigt sind. Policard (1926) kommt zu dieser Vermutung durch die Beobachtung, daß an veraschten Schnitten die Ausführungsgänge (Streifenstücke) auffallend ärmer an mineralischer Substanz sind, als die Hauptstücke, und Tupa (1926) schließt dies aus der vollkommenen Übereinstimmung des Binnenapparates und Chondrioms in den Zellen der Ausführungsgänge mit den von Corti (1925) beschriebenen Verhältnissen dieser Zellorganellen in den Darmepithelzellen. Tupa findet, im Gegensatz zu Kolster, den Binnenapparat in den Ausführgängen einfacher gebaut und leichter rein darzustellen, als in den Drüsenzellen. Er besteht aus einigen C, S, O-förmig gebogenen oder gewundenen Strängen, die mitunter sehr körnig sein können und der dem Lumen zugewendeten Konvexität der Kerne unmittelbar, wie eine Kappe, aufliegen, ohne an ihrer Seite herabzureichen.

Aber auch das Epithel der großen interlobulären Ausführungsgänge soll sich an der Sekretion beteiligen (Kolossow 1902, Pischinger 1924). Takagi findet in ihm reichlich verschieden große Sekretkörnchen, häufig Vakuolen verschiedener Größe, stäbchenförmige Plastokonten und Körnerstäbchen. Bei starker Sekretion soll es im Ausführungsgangsystem zur Abstoßung von Zellen kommen (Pischinger), die wohl nur in der Abnutzung einzelner Elemente ihren Grund haben kann. Die Stäbchenstruktur setzt sich, wie ich oben für die Retrolingualis des *Igels* bemerkt habe, auf weite Strecken auch auf die interlobulären Gänge fort (M. Heidenhain 1920), womit deren sekretorische Funktion ohne weiteres verständlich wird. Die Mandibularis des *Kaninchens* soll Ausführungsgänge ohne Stäbchenepithel gar nicht besitzen (Illing). Auch im Ductus mandibularis, welcher ein zweischichtiges Epithel besitzt, sollen nach diesem Autor die oberflächlichen, hochprismatischen Zellen eine basale Auffaserung zeigen.

Eigentümliche Verhältnisse zeigt das Ausführungsgangsystem nach meinen Beobachtungen (1908a) in der Mandibularis der *Wasserspitzmaus* (*Crossopus fodiens*). Die Speichelröhren, welche man hier nicht ohne weiteres als Streifenstücke bezeichnen kann, nehmen hier einen unverhältnismäßig großen Raum ein. Sie bestehen teilweise aus grobgekörnten Zellelementen, welche der Stäbchenstruktur entbehren und deren Granula stark oxyphil sind und sich mit Chromotrop leuchtend hochrot färben. Während sich an die interlobulären Ausführungsgänge typische, körnchenfreie, mit an der Basis aufgefaserten Zellen ausgestattete Röhren anschließen, gehen diese gegen die End- oder Hauptstücke in die grobgekörnten über und diese durch dünne Schaltstücke in die ersteren. Diese bestehen aus Eiweißzellen, die aber an ihrer Oberfläche eine mit Schleimfärbemitteln färbbare Zone erkennen lassen, die unmittelbar an die Sekretröhrchen grenzt. Es handelt sich hier also, wie erwähnt, um amphitrope Zellen.

Wegen des interlobulären Bindegewebes, in dem Illing besonders in der Sublingualis maj. der *Carnivoren*, *Wiederkäuer* und des *Kaninchens* reichlich entwickelte glatte Muskelfasern beschreibt, der Gefäß- und Nervenversorgung der Drüsen, sei auf Flint (1903) und K. W. Zimmermann in diesem Handbuche verwiesen.

Zum Schluß sei der Versuch meiner Drüseneinteilung übersichtlich wiedergegeben:

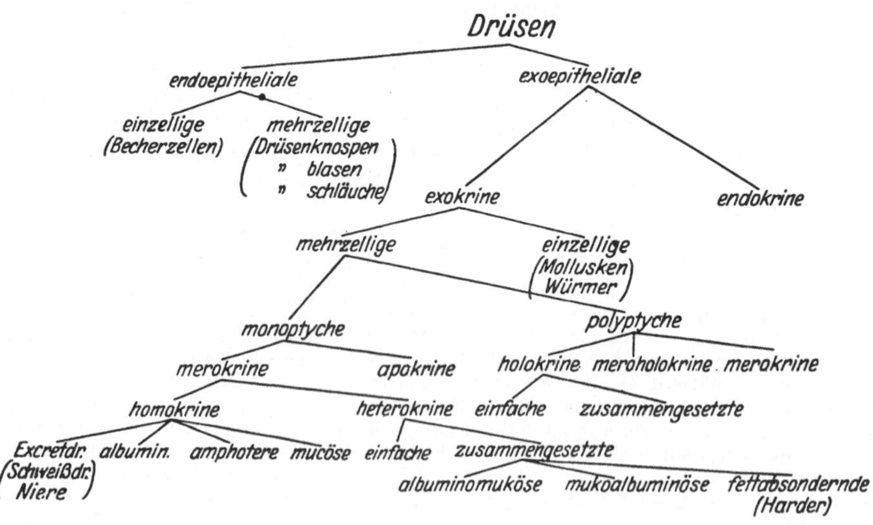

Literatur XIII.

Die Drüsen. 2. Teil. Einteilung nach der Form. Merokrine, homokrine, albuminöse, muköse, heterokrine, Magenfundusdrüsen, Halbmonde. Ausführungsgangsystem. Schaltstücke. Streifenstücke.

Akos, P.: XII. 1868. — **Altmann:** a) XII. 1890. — b) IV. 1894. — **Alzheimer, A.:** Über die Ohrenschmalzdrüsen. Verhandl. d. physik.-med. Ges., Würzburg. N. F. Bd. 22, S. 221. 1880. — **Arima, H.:** Über die paradoxe Speichelsekretion bei chronischer Atropinvergiftung. Arch. f. exp. Pathol. u. Pharmakol. Bd. 83, S. 1—116. 1918. — **Arnold, G.:** The rôle of the chondriosomes in the cells of the *Guinea-pig's* pancreas. Arch. f. Zellforsch. Bd. 8, S. 252—271. 1912. — **Asp, G.:** Bidrag till spottkörtlarnes mikroskopiska anatomie. Akad. Abh. Helsingfors 1873. Ref. von G. Retzius in Schwalbes Jahrb. II, S. 195. 1875. — **Babkin, Rubaschkin** u. **Ssawitsch:** Über die morphologischen Veränderungen der Pankreaszellen unter der Einwirkung verschiedenartiger Reize. Arch. f. mikroskop. Anat. Bd. 74, S. 68—104. 1909. — **Baerner, M.:** Über die Backendrüsen der *Haussäugetiere.* Diss. Berlin und Arch. f. Tierheilk. Bd. 19, S. 149—179. 1893. — **v. Bardeleben:** Einige Vorschläge zur Nomenklatur. Anat. Anz. Bd. 24, S. 301—304. 1904. — **Béguin:** XI. 1904. — **Benda, C.:** a) Das Verhältnis der Milchdrüse zu den Hautdrüsen. Dermatol. Zeitschr. Bd. 1, S. 94. 1893. — b) II. 1903a. — **Bernard, Cl.:** Mémoires sur le pancréas etc. Cpt. rend. hebdom. des séances de l'acad. des sciences Bd. 1, Suppl., S. 379. 1856. — **v. Bergen:** II. 1904. — **Bermann, J.:** Über die Zusammensetzung der Glandula submaxillaris aus verschiedenen Drüsenformen und deren funktionelle Strukturveränderungen. Würzburg 1878. 40 S. 2 Taf. — **Beyer:** Die Glandula sublingualis, ihr histologischer Bau und ihre funktionellen Veränderungen. Beitr. zur Lehre von den Speicheldrüsen. Breslau 1879. S. 1—39. — **Biedermann:** a) X. 1882. — b) X: 1886. — **Bizzozero e Botteselle:** II. 1909. — **Bizzozero** u. **Vassale:** XII. 1887. — **Blackman, H. W.:** The anal glands of *Mephitus* (!) *mephitica.* Anat. record Bd. 5, S. 491—515. 1911. — **Boldyrew:** XII. 1871. — **Boll, F.:** a) Über den Bau der Tränendrüsen. Arch. f. mikroskop. Anat. Bd. 4, S. 146—153. 1868. — b) On the structure of the lachrymal glands. Proc. of the roy. microscop. soc. N. S. Bd. 8, S. 262—267. 1868. — c) X. 1869. — **Bonnet:** Über die glatte Muskulatur der Haut und der Knäueldrüsen. Ges. f. Morphol. u. Physiol., München, 11. Nov. 1884. Bayr. Intelligenzbl. 1885. S. 30. — **Borissavlyevitch, M. G.:** Besitzt die Glandula sublingualis des Menschen Schaltstücke? Diss. Bern 10. V. 1922. — **Boschkovitch:** Über das Verhalten der Unterkieferdrüse des Menschen bei Färbung mit Mucicarmin. Diss. Bern 8. XI. 1922. — **Bouin, P.:** Ergastoplasme et mitochondries dans les cellules glandulaires séreuses. Cpt. rend. des séances de la soc. de biol. (Réun. biol. de Nancy, 16 mai) 1905. S. 916—917. — **Braus, H.:** Sekretkanälchen und Deckleisten. Anat. Anz. Bd. 22, S. 368—373. 1903. — **Bremer, F.:** Contribution à l'étude histophysiologique de la sécrétion externe du pancréas chez le *chien.* Trav. de l'inst. Solvay Bd. 12, 1913. Ann. et bull. de la soc. roy. des sciences méd. et natur. de Bruxelles Nr. 4, S. 1—23. — **Brinkmann, A.:** a) Die Rückendrüse von *Dicotyles.* Anat. Hefte Bd. 36, S. 281—307. 1908. — b) Om hudens bygning paa haand og fod hos *Chironectes variegatus.* Vidensk. medd. fra nath. foren. København 1910. S. 1— 17. 1 Taf. — c) XII. 1911. — d) XII. 1912. — e) Über die Hautdrüsenorgane, die bei den *Viverriden* an den Geschlechtsapparat geknüpft sind. Mindesskrift for Japetus Steenstrup. København 1914. S. 1—28. 2 Taf. — f) Nachlese zu meinen Hautdrüsenuntersuchungen. Bergens mus. aarbok N. R. 1923/24, Nr. 3, S. 1—30 (S. A.) 1 Taf. — **Bruch, C.:** XII. 1849. — **Bubnoff, N.:** Zur Kenntnis der knäuelförmigen Hautdrüsen der *Katze* und ihrer Veränderungen während der Tätigkeit. Arch. f. mikroskop. Anat. Bd. 20, S. 109—123. 1882. — **Cajal, R. y:** Nuevas aplicaciones del metodo di coloración de Golgi. Barcelona 1889. 8 S. — **Calabresi, E.:** Sul comportamento del condrioma nel pancreas e nelle ghiandole salivari del riccio durante il letargo invernale e l'attività estiva. Arch. ital. di anat. e di embriol. Bd. 17, S. 29—47. 1919. — **Carmalt, Ch.:** a) A contribution to the anatomy of the human adult salivary glands. Studies in cancer Bd. 4, S. 5—23. New York: Col. Univ. Press 1913. — b) The anatomy of the salivary glands in *Carnivora.* Ebenda 1913. S. 155—190. — **Chaves, P. R.:** Sobre a cellula serosa pancreatica. Arch. di anat. e anthropol. Bd. 4, S. 1—131. 1915. — **Chievitz, J. H.:** I. 1885. — **Cobelli:** XII. 1864. — **Courant:** Über die Präputialdrüsen des *Kaninchens* und über Veränderungen derselben in der Brunstzeit. Arch. f. mikroskop. Anat. Bd. 62, S. 175—193. 1903. — **Damnyanowitch:** Über die Nebenzellen der Fundusdrüsen des Magens. Diss. Bern 1918. — **Debeyre, A.:** Sur la diversité de forme des chondriosomes dans les glandes salivaires. Bibl. anat. Bd. 22, S. 243—251. 1912. — **Disselhorst:** Ausführapparat und Anhangsdrüsen der männlichen Geschlechtsorgane. Oppels Lehrb. d. vergl. mikroskop. Anat. Bd. 4, S. 200. 1904. — **Dobrowolski:** Lymphknötchen (Folliculi lymphatici) in der Schleimhaut der Speiseröhre, des Magens, des

Kehlkopfes, der Luftröhre und der Scheide. Preisgekr. Schrift. Zieglers Beitr. z. pathol. Anat. u. z. allg. Pathol. Bd. 16, S. 43—101. 1894. — **Dolley, D. H.**: The general morphology of pancreatic cell function in terms of the nucleocytoplasmatic relation. Americ. journ. of anat. Bd. 35, S. 153—197. 1925. — **Donders**: XII. 1859. — **Drasch, O.**: a) Beobachtungen an lebenden Drüsen mit und ohne Reizung der Nerven derselben. Arch. f. Anat. u. Physiol.. Leipzig 1889. S. 96—136. — b) Über die Giftdrüsen des *Salamanders*. Verhandl. d. anat. Ges., 6. Vers., Wien 1892. S. 244—253. — c) Der Bau der Giftdrüsen des gefleckten *Salamanders*. Arch. f. Anat. u. Physiol., anat. Abt. 1894. S. 225—268. — **Dubreuil**: Les glandes lacrymales des *mammifères* et de l'homme. Lyon 1907. S. 1—152. — **Duesberg**: II. 1912. — **v. Ebner, V.**: a) Über die traubenförmigen Drüsen der Zungenwurzel. Sitzungsber. d. naturwiss.-med. Ver., Innsbruck, 23. Okt. 1872. 3 S. — b) Über die Anfänge der Speichelgänge in den Alveolen der Speicheldrüsen. Arch. f. mikroskop. Anat. Bd. 8, S. 481—513. 1872. — c) III. 1873. — d) I. 1899. — **v. Eggeling**: Über die Drüsen des Warzenhofes beim Menschen. Jenaische Zeitschr. f. Naturwiss. Bd. 39, S. 423 bis 444. 1905. — **Eklöf**: II. 1914. — **Ellenberger**: a) Vergl. Histologie der *Haussäugetiere* 1887. S. 647. — **Engelmann**: Über das Vorkommen und die Innervation von kontraktilen Drüsenzellen in der *Frosch*haut. Pflügers Arch. f. d. ges. Physiol. Bd. 4, S. 1. 1871. — b) Die Hautdrüsen des *Frosches*. Ebenda Bd. 5, S. 500—513. 1872. — **Ewald, A.**: Beiträge zur Histologie und Physiologie der Speicheldrüse des *Hundes*. Diss. Berlin 1870. S. 1—32. — **Ficatier, J.**: Etude anatomique des glandes sudoripares. Thèse de Paris. Auxerre 1881. Ref. von HENNEGUY im Neapler zool. Jahresber. 1881, Vert. S. 18. — **Fischer, A.**: Fixierung, Färbung und Bau des Protoplasmas. Jena 1899. S. 1—362. — **Flatten, W.**: Untersuchung über die Haut des *Schweines*. Diss. Gießen 1894. 48 S. 4 Taf. — **Fleischer**: II. 1904. — **Flemming**: a) VI. 1882. — b) Neue Beiträge zur Kenntnis der Zelle. Arch. f. mikr. Anat. Bd. 29, S. 389—463. 1887. — c) XII. 1888. — **Flesch, M.**: Über Beziehungen zwischen Lymphfollikeln und sezernierenden Drüsen im Oesophagus. Anat. Anz. Bd. 3, S. 283—286. 1888. — **Flint, J. M.**: a) Das Bindegewebe der Speicheldrüsen und des Pankreas und seine Entwicklung in der Glandula submaxillaris. Arch. f. Anat. u. Physiol., anat. Abt. 1903. S. 61—106. — b) The angiology, angiogenesis and organogenesis of the submaxillary gland. Americ. journ. of anat. Bd. 2, S. 417—444. 1903. — **Franitchevitch, R.**: Über das Verhalten der dem Respirationsapparat des Menschen angehörigen Drüsen bei der Färbung mit Mucicarmin. Diss. Bern 1924. — **Fuchs, H.**: Von der Glandula interposita s. Glandula inclusa des *Frosches* (Ein neues Organ). Nebst einigen Bemerkungen über die Gewebe und Drüsen im allgemeinen. Anat. Anaz. Bd. 61, S. 97—128. 1926. — **Fuchs-Wolfring, S.**: Über den feineren Bau der Drüsen des Kehlkopfes und der Luftröhre. Arch. f. mikroskop. Anat. Bd. 52, S. 735—761. 1898. — **Galeotti**: X. 1895. — **Garnier** et **Bouin**: Sur la présence de granulations graisseuses dans les cellules glandulaires séreuses. Cpt. rend. des séances de la soc. de biol. Ser. X, Bd. 4, S. 654—656. 1897. — **Gaule**: Kerne, Nebenkerne und Cytozoen. Zentralbl. d. med. Wiss. 1881. S. 561—564. — **Gegenbaur, C.**: Zur Kenntnis der Mammarorgane der *Monotremen*. Leipzig: W. Engelmann 1886. S. 1—39. 1 Taf. — **Giannuzzi, G.**: a) Von den Folgen des beschleunigten Blutstroms für die Absonderung des Speichels. Ber. d. kgl. sächs. Ges. d. Wiss. Bd. 17, S. 68—84. 1865. — b) Recherches sur la structure intime du pancréas. Cpt. rend. hebdom. des séances de l'acad. des sciences Bd. 68, S. 1280 bis 1282. 1869. — **Goldschmidt, R.**: Der Chromidialapparat lebhaft funktionierender Gewebszellen. Biol. Zentralbl. Bd. 24, S. 241—251. 1904 und Zool. Jahrb., Abt. f. Anat. u. Ontol. Bd. 21, S. 41—140. 1904. — **Grundmann**: Das Gaumensegel des *Hundes*. Dtsch. tierärztl. Wochenschr. 1894. S. 413. — **Guttmann**: Medizinische Terminologie Berlin, Wien: Urban u. Schwarzenberg 1913, S. 12. — **Guiyesse-Pelissier, A.**: Grains osmophiles et grains fuchsinophiles dans les cellules séreuses de la glande sous-maxillaire de la *souris*. Cpt. rend. des séances de la soc. de biol. Bd. 70, S. 363/364. 1901. — **Hamecher, H.**: Ein Beitrag zur Frage des Vorkommens einiger Mundhöhlendrüsen (der Gl. parafrenularis, paracaruncularis sublingualis und der Glandulae marginales linguae) und eigenartiger Epithelnester im Epithel der Ausführungsgänge von Mundhöhlendrüsen. Anat. Anz. Bd. 28, S. 405—409. 1906. — **Hamperl, H.**: Über Anal- und Zirkumanaldrüsen. 4. Mitt. *Insectivoren*. Zeitschr. f. wiss. Zool. Bd. 127, S. 570—589. 1926. — **Harder**: Glandula nova lachrymalis una cum ductu excretorio in *Cervis* et *Damis detecta*. Acta eruditorum publ. Lipsiae 1694. — **Hartig, R.**: Vergleichende Untersuchungen über die Lippen- und Backendrüsen der *Haussäugetiere* und des *Affen*. Diss. Zürich 1907. S. 1—79. — **Hauschild, M. W.**: Zellstruktur und Sekretion in den Orbitaldrüsen der *Nager*. Ein Beitrag zur Lehre von den geformten Protoplasmagebilden. Anat. Hefte Bd. 50, S. 533 bis 629. 1914. — **Hebold, O.**: X. 1879. — **Heidenhain, A.**: XII. 1871. — **Heidenhain, M.**: a) Beiträge zur Topographie und Histologie der Kloake und ihrer drüsigen Adnexa bei den einheimischen *Tritonen*. Arch. f. mikroskop. Anat. Bd. 35, S. 173—274. 1890. — b) Über die Hautdrüsen der *Amphibien*. Würzburg. Sitzungsber. 1893. S. 52—64. —

c) II. 1907. — d) II. 1911. — e) IV. 1920. — f) Über die teilungsfähigen Drüseneinheiten oder Adenomeren, sowie über die Grundbegriffe der morphologischen Systemlehre. Zugleich Beitr. V zur synthetischen Morphologie. Arch. f. Entwicklungsmech. d. Organismen Bd. 49, S. 1—178. 1921. — **Heidenhain, R.**: a) Über einige Verhältnisse des Baues und der Tätigkeit der Speicheldrüsen. Zentralbl. d. med. Wiss. 1866, Nr. 9, S. 130—133. — b) Beiträge zur Lehre von der Speichelsekretion. Stud. physiol. Inst. Breslau 1868, H. 4, S. 8, 57, 102. — c) XI. 1870. — d) Bemerkungen über einige die Anatomie der Labdrüsen betreffende Punkte. Arch. f. mikroskop. Anat. Bd. 7, S. 239—243. 1871. — e) II. 1875. — f) XI. 1880. — g) II. 1883. — **Held, H.**: Beobachtungen am tierischen Protoplasma. I. Drüsengranula und Drüsenprotoplasma. Arch. f. Anat. u. Physiol., anat. Abt. 1899. S. 284—312. — **Helly, K.**: Beiträge zur Anatomie des Pankreas und seiner Ausführungsgänge. Arch. f. mikroskop. Anat. Bd. 52, S. 773—793. 1898. — **Henle, J.**: a) I. 1841. — b) Jahresbericht S. 95, 1859. — c) IV. 1866. — **Henschen, F.**: Zur Kenntnis der blasenförmigen Sekretion. Anat. Hefte Bd. 26, S. 575—594. 1904. — **Hermann, F.**: Über regressive Metamorphosen des Zellkerns. Anat. Anz. Bd. 3, S. 58—62. 1888. — **Herrmann, G.**: Contribution à l'étude des glandes sudoripares. Gaz. méd. de Paris 1880. S. 48. — **Heynold, H.**: Über die Knäueldrüsen des Menschen. Virchows Arch. f. pathol. Anat. u. Physiol. Bd. 61, S. 77—90. 1874. — **Höcke**: X. 1907. — **Hoffmann, R.**: XII. 1898. — **Holmgren, E.**: Die Achseldrüsen des Menschen. Anat. Anz. Bd. 55, S. 553—565. 1922. — **Homma, A.**: Über positive Eisenbefunde in den Epithelien der apokrinen Schweißdrüsen menschlicher Axillarhaut. Arch. f. Dermatol. u. Syphilis Bd. 148, S. 463—469. 1925. — **Hornickel**: X. 1905. — **Horning, E. S.**: Histological observations on pancreatic secretion. Austral. journ. of exp. med. a. med. sciences Bd. 2, Nr. 3. 1925. — **Hoven**: a) IV. 1910. — b) Contribution à l'étude du fonctionnement des cellules glandulaires. Arch. f. Zellforsch. Bd. 8, S. 555—611. 1912. — **Huntington, G.**: The macroscopic anatomy of the salivary glands in the lower primates. Stud. in cancer Bd. 4, S. 73—114. New York 1913. — **Illing**: X. 1904. — **Joseph, M.**: XII. 1891. — **Kamocki, V.**: Über die Entstehung der BERMANNschen tubulösen Drüsen. Internat. Monatsschr. f. Anat. u. Histol. Bd. 1, S. 384—394. 1884. — **Klaar, J.**: a) Über die axillaren Knäueldrüsen der *Affen*. Zeitschr. f. d. ges. Anat., Abt. 1: Zeitschr. f. Anat. u. Entwicklungsgesch. Bd. 71, S. 609—627. 1924. — b) Zur Kenntnis des weiblichen Axillarorgans beim Menschen. Wien. klin. Wochenschr. Nr. 5, S. 127—131. 1926. — **Klein, E.**: a) III. 1868. — b) II. 1879. — c) On the lymphatic system and minute structure of the salivary glands and pancreas. Quart. journ. of microscop. science Bd. 22, N. S., S. 154—175. 1882. — **Kölliker, A.**: a) Mikroskopische Anatomie Bd. 2, H. 1. S. 159. 1850. — b) I. 1852. — c) III. 1854. — d) VI. 1867. — e) I. 1889. — **Kolossow**: a) II. 1898. — b) Zur Anatomie und Physiologie der Drüsenepithelzellen. Anat. Anz. Bd. 21, S. 226—237. 1902. — **Kolster**: II. 1913. — **Kopsch**: II. 1926. — **Kormann**: Über die Modifikationen der Haut und die subcutanen Drüsen in der Umgebung der Mund- und der Nasenöffnung, die Formationes parorales und paranaricae der *Haussäugetiere*. Anat. Anz. Bd. 28, S. 113—137. 1906. — **Krause, C.**: Haut, in WAGNERS Handb. d. Physiol. Bd. 2, S. 108. 1844. — **Krause, R.**: a) X. 1895. — b) Beiträge zur Histologie der Speicheldrüsen. Die Bedeutung der GIANUZZIschen Halbmonde. Arch. f. mikroskop. Anat. Bd. 49, S. 707—769. 1897. — c) Beiträge zur Histologie der Speicheldrüsen. Über die Ausscheidung des indigschwefelsauren Natrons durch die Glandula submaxillaris. Arch. f. mikroskop. Anat. Bd. 59, S. 407—417. 1902. — d) Kursus der normalen Histologie. 1911. S. 250—258. — **Krause, W.**: a) V. 1865. — b) Über die Endigungen der Drüsennerven. Arch. f. Anat. 1870, H. 1, S. 9. — **Kuč-Staniczewska, A.**: Cytologische Studien über die HARDERsche Drüse. Zugleich ein Beitrag zur Fettsynthese. Anat. Anz. Bd. 47, S. 424—431. 1914. — **Küchenmeister, H.**: Über die Bedeutung der GIANUZZIschen Halbmonde. Arch. f. mikroskop. Anat. Bd. 46, S. 621—631. 1895. — **Kühne u. Lea, A. Sh.**: Über die Absonderung des Pankreas. Verhandl. d. naturh.-med. Ver., Heidelberg, Bd. 1, H. 5, S. 3—8. 1876. — **Kultschitzky, N.**: Zur Lehre vom feineren Bau der Speicheldrüsen. Zeitschr. f. wiss. Zool. Bd. 41, S. 99—106. 1885. — **Kunze**: III. 1885. — **Lacroix, E.**: De l'existence de „cellules en panier" dans l'acinus et les conduits excréteurs de la glande mammaire. Cpt. rend. hebdom. des séances de l'acad. des sciences Bd. 119, S. 748—751. 1894. — **Laguesse, E.**: a) Les glandes et leur definition histologique. Semaine méd. Jg. 15, Nr. 25, S. 213—215. 1895. — b) Origine du zymogène. Cpt. rend. des séances de la soc. de biol. Bd. 51, S. 823. 1899. — c) Corpuscules paranucleaires (parasomes), filaments baseaux et zymogène dans les cellules sécrétantes (pancréas, sous-maxillaire). Vol. jubil. cinquant. de la soc. de biol. 1899. S. 309. — d) Sur les paranuclei et le mécanisme probable de l'élaboration dans la cellule pancréatique du *Salamandre*. XIII. congr. internat. méd., Paris, sect. d'histol. et d'embryol. 1900. 6 S. — e) Le pancréas. Rev. gén. d'histol., Lyon 1906. 462 S. — f) Ergastoplasme et chondriome dans les cellules sécrétantes séreuses. Bibl. anat. Bd. 21, S. 273—286. 1911. — g) **Laguesse et Debeyre**: II. 1925. — **Laguesse et Jouvenel**: Description histologique des glandes salivaires chez un supplicié. Bibl. anat. Bd. VII, S. 124—140. 1899. —

Lange, E.: Untersuchungen über Zungenranddrüsen und Unterzunge bei Mensch und *Ungulaten*. Arch. f. wiss. prakt. Tierheilk. Bd. 26, S. 266—300. 1900 und Diss. Gießen 1900. — **Langendorff** u. **Laserstein:** Über die Anfänge der Absonderungswege in den Speicheldrüsen und im Pankreas. Pflügers Arch. f. d. ges. Physiol. Bd. 55, S. 578—588. 1894. — **Langerhans, P.:** Beiträge zur mikroskopischen Anatomie der Bauchspeicheldrüse. Diss. Berlin 1869. — **Langley, J. N.:** a) On the changes in seroses glands during secretion. Journ. of physiol. Bd. 2, S. 261—280. 1879 und Proc. of the roy. soc. of London 1879, Nr. 198. — b) Transact. of the internat. med. congr., London 1880. — c) On the structure of secretory cells and on the changes which take place in them during secretion. Internat. Monatsschr. f. Anat. u. Histol. Bd. 1, S. 69—76. 1884. — d) X. 1889. — **Laserstein:** Über die Anfänge der Absonderungswege in den Speicheldrüsen und im Pankreas. Pflügers Arch. f. d. ges. Physiol. Bd. 55, S. 417—473. 1893 und Diss. Rostock. Bonn 1893. — **Latschenberger:** XII. 1872. — **Lavdowsky:** Zur feineren Anatomie und Physiologie der Speicheldrüsen, insbesondere der Orbitaldrüse. Arch. f. mikroskop. Anat. Bd. 13, S. 281—365. 1877 (vollendet 1876). — **Levi, G.:** I condriosomi nelle cellule secernenti. Anat. Anz. Bd. 42, S. 576—592. 1912. — **Leydig, F.:** Intra- und intercellulare Gänge. Biol. Zentralbl. Bd. 10, S. 392—396. 1890. — **Liebert, A.:** Über die Fundusdrüsen des Magens beim *Rhesusaffen*. Anat. Hefte Bd. 23, S. 495—540. 1903 und Diss. Bern 1903. 46 S. — **Lim, R.** u. **Ma, W. C.:** Mitochondrial changes in the cells of the gastric glands in relation to activity. Quart. journ. of exp. physiol. Bd. 16, S. 87—110. 1926. — **List:** X. 1886. — **Loeschcke, H.:** Über zyklische Vorgänge in den Drüsen des Achselhöhlenorgans und ihre Abhängigkeit vom Sexualzyklus des Weibes. Virchows Arch. f. pathol. Anat. u. Physiol. Bd. 255, S. 283—294. 1925. — **Loewenthal, N.:** a) Notiz über die HARDERsche Drüse des *Igels*. Anat. Anz. Bd. 7, S. 48—54. 1892. — b) Beitrag zur Kenntnis der HARDERschen Drüse bei den *Säugetieren*. Ebenda Bd. 7, S. 546—556. 1892. — c) Note sur la glande sous-maxillaire du HÉRISSON. Bibl. anat. Bd. 16, S. 167—172. 1907. — d) Drüsen studien. III. Die Unterkieferdrüse des *Igels* und der *weißen Ratte*. Arch. f. mikroskop. Anat. Bd. 71, S. 588—666. 1908. — e) Nouvelles recherches sur la glande sous-orbitaire. Bibl. anat. Bd. 18, S. 257—269. 1909. — f) Nouvelles recherches sur les glandes sous-orbitaires. Orbitaire externe et lacrymale. Ebenda Bd. 19, S. 101—114, 301—315. 1909. — **Loos, P. A.:** X. 1881. — **Lüneburg, E.:** Beiträge zur Entwicklung und Histologie der Knäueldrüsen in der Achselhöhle des Menschen. Diss. Rostock 1902. S. 1—34. — **Luschka:** Zur normalen und pathologischen Anatomie der Oberkieferhöhlen. Virchows Arch. Bd. 8, S. 422. 1855. — **Malpighi, M.:** a) XII. 1688. — b) XII. 1688. — **Mathews:** IV. 1900. — **Maximow, A.:** Beiträge zur Histologie und Physiologie der Speicheldrüsen. Arch. f. mikroskop. Anat. Bd. 58, S. 1—134. 1901. — **Mayer, S.:** II. 1894. — **Maziarski, St.:** a) Über den Bau der Speicheldrüsen. Bull. de l'acad. des sciences de Cracovie. Juli 1900. 41. 22 S. 1 Taf. — b) Über den Bau und die Einteilung der Drüsen. Anat. Hefte Bd. 18, S. 173—237. 1901. — c) Sur les changements morphologiques de la structure nucléaire dans les cellules glandulaires usw. Arch. f. Zellforsch. Bd. 4, S. 444—601. 1910. — d) Recherches cytologiques sur les phénomènes sécrétoires dans les glandes filières des larves des *Lepidoptères*. Ebenda Bd. 6, S. 397—442. 1911. — **Melczer, N.:** Über das Mikrozentrum der menschlichen Schweißdrüsenzellen. Dermatol. Zeitschr. Bd. 40, S. 213 bis 224. 1924. — **Merk:** X. 1886. — **Merkel, F.:** Die Speichelröhren. Rektoratsprogramm. Leipzig: C. W. Vogel 1883. 28 S. — **Metzner, R.:** a) X. 1906/07. — b) Beiträge zur Morphologie der Speicheldrüsen (Autoreferat). Korresp.-Blatt f. Schweizer Ärzte 1907, 16. V. — c) Beiträge zur Morphologie und Physiologie einiger Entwicklungsstadien der Speicheldrüsen carnivorer Haustiere, vornehmlich der *Katze*. Verhandl. d. naturforsch. Ges., Basel, Bd. 20, S. 1—16. 1908. — **Michaelis, L.:** Die vitale Färbung, eine Darstellungsmethode der Zellgranula. Arch. f. mikroskop. Anat. Bd. 55, S. 558—575. 1900. — **Mießner, H.:** Die Drüsen des dritten Augenlides einiger *Säugetiere*. Diss. Greifswald. Berlin 1901. 33 S. 2 Taf. — **Mislawsky, A. N.:** a) Beiträge zur Anatomie der tubulösen (merokrinen) Hautdrüsen bei den *Säugetieren*. Der Drüsenapparat in der Unterkieferhaut des *Kaninchens*. Diss. Kasan 1909. (Russisch.) — b) Zur Lehre von der sogenannten blasenförmigen Sekretion. Arch. f. mikroskop. Anat. Bd. 73, S. 681—698. 1909. — c) Beiträge zur Morphologie der Drüsenzelle. Anat. Anz. Bd. 39, S. 497—505. 1911. — d) Über das Chondriom der Pankreaszellen. Arch. f. mikroskop. Anat. Bd. 81, S. 394—429. 1913. — **Mislawsky, A. N.** u. **Smirnow:** a) Zur Lehre von der Speichelabsonderung. Arch. f. Anat. u. Physiol., physiol. Abt., Suppl., 1893. S. 29—39. — b) Weitere Untersuchungen über die Speichelsekretion. Ebenda 1896. S. 93—104. — **Moissejeff, E.:** Zur Bedeutung der HARDERschen Drüse im Cholesterinstoffwechsel. Zeitschr. f. d. ges. exp. Med. Bd. 47, S. 359—368. 1925. — **Mouret:** Contribution à l'étude des cellules glandulaires (pancréas). Journ. de l'anat. et de la physiol. 1895. S. 221. — **Müller, E.:** a) Zur Anatomie der Speicheldrüsen. Nord. med. arkiv Nr. 19, Ny föld Bd. 3, H. 4, S. 1—8. 1893. — b) Om inter- och intracellulära Körtelgångar. Akad. afhdlg. 58 S. Stockholm: Samson & Wallin 1894. —

c) IV. 1895. — d) Drüsenstudien. Arch. f. Anat. u. Physiol., anat. Abt. 1896. S. 305—323. — e) Drüsenstudien. II. Zeitschr. f. wiss. Zool. Bd. 64, S. 624—647. 1898. — **Mukai, H.**: Über die feinere Struktur der Harderschen Drüse beim Kaninchen. v. Graefes Arch. f. Ophth. Bd. 117, S. 243—272. 1926. — **Mulon et Duboc, Th.**: Les sécrétions de la glande de Harder du *lapin*. Cpt. rend. des séances de la soc. de biol. Bd. 91, S. 1376—1378. 1924. — **Murray, M. R.**: Secretion in the amitotic cells of the cricket egg follicle. Biol. bull. of the marine biol laborat. Bd. 50, S. 210—234. 1925. — **Nadler, J.**: Zur Histologie der menschlichen Lippendrüsen. Arch. f. mikroskop. Anat. Bd. 50, S. 419—437. 1897. — **Nassonov**: II. 1924. — **Negri**: II. 1899. — **Nicoglu, Ph.**: Über die Hautdrüsen der *Amphibien*. Zeitschr. f. wiss. Zool. Bd. 56, S. 409—487. 1893. — **Nicolas, A.**: a) Contribution à l'étude des cellules glandulaires. I. Les éléments des canalicules du rein primitif chez les *Mammifères*. Internat. Monatsschr. f. Anat. u. Phys. Bd. 8, S. 279. — b) Contribution à l'étude des cellules glandulaires. Le protoplasma des éléments des glandes albumineuses (lacrymale et parotide). Arch. de physiol. norm. et pathol. Jg. 24, Ser. 5, Bd. 4, S. 1—16, 193—208, 601. 1892. — **Nikolaides, R.**: Über den Fettgehalt der Drüsen im Hungerzustande und über seine Bedeutung. Arch. f. Anat. u. Physiol., physiol. Abt. 1899. S. 518 bis 523. — **Noll, A.**: a) Morphologische Veränderungen der Tränendrüse bei der Sekretion. Arch. f. mikroskop. Anat. Bd. 58, S. 487—558. 1901. — b) Das Verhalten der Drüsengranula bei der Sekretion der Schleimzelle und die Bedeutung der Gianuzzischen Halbmonde. Arch. f. Anat. u. Physiol., physiol. Abt., Suppl.-Bd., 1. Hälfte, S. 166—202. 1902. — **Nußbaum, M.**: a) Über den Bau und die Tätigkeit der Drüsen. Arch. f. mikroskop. Anat. Bd. 13, S. 721—755. 1877. — b) Dasselbe. Ebenda Bd. 15, S. 119—133. 1878. — c) Dasselbe. Ebenda Bd. 16, S. 532—544. 1879. — d) Einige Beobachtungen, den Nebenkern der Zellen anlangend. Sitzungsber. d. niederrhein. Ges. f. Natur- u. Heilk., Bonn 1881. S. 183. — e) Über den Bau und die Tätigkeit der Drüsen. Arch. f. mikroskop. Anat. Bd. 21, S. 296—351. 1882. — **Oberti, C. M.**: Sugli strati epiteliali di rivestimento dei dotti escretori ghiandolari. Boll. d. R. accad. med. di Genova Jg. 14, S. 113—115. 1899. — **Ogata, M.**: Die Veränderungen der Pankreaszellen bei der Sekretion. Arch. f. Anat. u. Physiol., physiol. Abt. 1883, S. 405—437. — **Oppel, A.**: Verdauungsapparat. Anat. Hefte. Ergebn. Bd. 15, S. 207—288. 1906. — **Pensa, A.**: Osservazioni di morfologia e biologia cellulare (La cellula pancreatica esocrina). Mon. zool. ital. Jg. 30, S. 181—198. 1919. — **Peters, A.**: Beitrag zur Kenntnis der Harderschen Drüse. Arch. f. mikroskop. Anat. Bd. 36, S. 192—203. 1890. — **Petersen**: I. 1924. S. 144. — **Petrovitch, J.**: Wie verhalten sich die Unterzungendrüsen des Menschen bei der Färbung mit Mucicarmin. Diss. Bern 1922. — **Pflüger**: a) XII. 1865. — b) IX. 1866. — c) IX. 1866. — d) Über eine neue Endigungsart der Sekretionsnerven der Speicheldrüsen. Zentralbl. d. med. Wiss. 1866, Nr. 14, S. 209—212. — e) Die Endigungen der Absonderungsnerven in den Speicheldrüsen. Bonn 1866. 64 S. — f) Die Endigung der Absonderungsnerven in den Speicheldrüsen und die Entwicklung der Epithelien. Arch. f. mikroskop. Anat. Bd. 5, S. 193—195. 1869. — g) Die Speicheldrüsen. Strickers Handb. d. Lehre v. d. Geweben 1871. S. 306—352. — **Pinkus, F.**: Zur Kenntnis der menschlichen Schweißdrüsen. Dermatol. Zeitschr. Bd. 43, S. 253—259. 1925. — **Pischinger, A.**: Beiträge zur Kenntnis der Speicheldrüsen, besonders der Glandula sublingualis und submaxillaris des Menschen. Zeitschr. f. mikroskop.-anat. Forsch. Bd. 1, S. 437—489. 1924. — **Platner, G.**: Über die Entstehung des Nebenkerns und seine Beziehung zur Kernteilung. Arch. f. mikroskop. Anat. Bd. 26, S. 343—369. 1886. — **Podwissotzky**: Untersuchungen über die Zungendrüsen des Menschen und der *Säugetiere*. Diss. Dorpat 1878. 144 S. 1 Taf. — **Policard, A.**: Part prise par les canaux excréteurs dans la formation des composés calcaires de la salive. Bull. d'histol. appl. Bd. 3, S. 286—287. 1926. — **Ranvier, L.**: a) Sur la structure des glandes sudoripares. Cpt. rend. hebdom. des séances de l'acad. des sciences Bd. 89, S. 1120—1123. 1879. — b) X. 1884. — c) X. 1886. — d) Le mécanisme de la sécrétion, leçons faites au Collège de France en 1886/87. Journ. de microgr. Bd. 10, S. 544. 1886. — e) Etude anatomique des glandes connues sous le noms de sous-maxillaire et sublinguale chez les *Mammifères*. Arch. de physiol. Ser. 3, Bd. 7, S. 223 (18. Jg., 2. sém.). 1886. — f) X. 1887. — g) Le mécanisme de la sécrétion etc. Journ. de microgr. Bd. 11, S. 7—527. 1887. — h) X. 1888. — i) Expériences sur le mécanisme histologique de la sécrétion des glandes granuleuses. Cpt. rend. hebdom. des séances de l'acad. des sciences Bd. 118, S. 168—172. 1894. — **Rauther, M.**: Über den Genitalapparat einiger *Nager* und *Insectivoren*, insbesondere die akzessorischen Genitaldrüsen derselben. Jenaische Zeitschr. f. Naturwiss. Bd. 38, S. 377—472. 1904. — **Regaud et Mawas**: a) IV. 1909. — b) Sur les mitochondries des glandes salivaires chez les *Mammifères*. Cpt. rend. des séances de la soc. de biol. Bd. 66, S. 97—100. 1909. — c) Ergastoplasme et mitochondries dans les cellules de la glande sous-maxillaire de l'homme. Ebenda 1909. S. 461—463. — **Renaut, J.**: a) Note sur l'épithélium des glandes sudoripares. Gaz. méd. de Paris 1878. S. 295. — b) I. 1881. — c) VI. 1897. — **Retzius, G.**: IX. 1892. — **Rollett, A.**: a) Über die blinddarmförmigen Drüsen des Magens. Zentralbl. d. med. Wiss.

1870, Nr. 21, S. 22. — b) Bemerkungen zur Kenntnis der Labdrüsen und der Magenschleimhaut. Unters. d. Inst. f. Physiol. u. Histol., Graz, 1871, H. 2, S. 143—193. — **Rosenhauch, E.**: Über die Entwicklung der Schleimzelle. Bull. de l'acad. des sciences de Cracovie 1907. S. 529—549. — **Rubaschkin**: II. 1906. — **Rubeli**: Über den Oesophagus des Menschen und der *Haustiere*. Diss. Bern und Arch. f. wiss. prakt. Tierheilk. Bd. 16, S. 1—28, 161—197. 1890. — **Saguchi**: a) Studies on the glandular cells of the *frog's* pancreas. Americ. journ. of anat. Bd. 26, S. 347—411. 1920. — b) Cytological studies of Langerhans's Islets, with special reference to the problem of their relation to the pancreatic acinus tissue. Ebenda, Bd. 28, S. 1—44. 1920. — **Sata, A.**: Über das Vorkommen von Fett in der Haut und in einigen Drüsen, den sog. Eiweißdrüsen. Zieglers Beitr. z. pathol. Anat. u. z. allg. Pathol. Bd. 27, S. 555—574. 1900. — **Saviotti, G.**: Untersuchungen über den feineren Bau des Pankreas. Arch. f. mikroskop. Anat. Bd. 5, S. 404 bis 414. 1869. — **Schacht, E. H.**: Zur Kenntnis des Baues der sezernierenden Zellen in den v. Ebnerschen Drüsen. Kiel 1896. 13 S. — **Schaffer, J.**: a) IV. 1897. — b) X. 1908. — c) X. 1908. — d) Beiträge zur Histologie menschlicher Organe. VIII. Glandula bulbo-urethralis (Cowperi) und vestibularis major (Bartholini). Sitzungsber. d. Akad. Wien, Mathem.-naturw. Kl. III, Bd. 126, S. 1—19. 1917. — e) I. 1920. — f) XII. 1924. — g) XII. 1924. — **Schiefferdecker, P.**: a) X. 1884. — b) I. 1891. — c) X. 1917. — d) XII. 1922. — **Schlemmer**: XII. 1869. — **Schmidt, C.**: Über Kernveränderungen in den Sekretionszellen. Diss. Breslau 1882. S. 1—39. — **Schmidt, J.**: XII. 1902. — **Schulte, H. W.**: a) The development of the human salivary glands. Stud. in cancer Bd. 4, S. 25—72. New York 1913. — b) The development of the salivary glands in the *cat*. Ebenda 1913. S. 191—315. — c) The mammalian alveo-lingual salivary area with special reference to the development of the greater sublingual gland of the *Pig*, together with a review of the literature. Ebenda 1913. S. 325—356. — **Schultze, O.**: Über die Genese der Granula in den Drüsenzellen. Anat. Anz. Bd. 38, S. 257—265. — v. **Schumacher**: a) VI. 1917. — b) Über die Entwicklung der Oesophagusdrüsen beim *Huhn*. Verhandl. d. anat. Ges., 34. Vers., Wien 1925. S. 58—63. — c) Die Entwicklung der Glandulae oesophageae des *Huhnes*. Zeitschr. f. mikroskop.-anat. Forsch. Bd. 5, S. 1—22. 1926. — **Seidenmann**: Beitrag zur Mikrophysiologie der Schleimdrüsen. Internat. Monatsschr. f. Anat. u. Physiol. Bd. 10, S. 599—613. 1893. — **Solger**: a) IV. 1894. — b) II. 1896. — **Stamm**: XII. 1914. — **Stöhr**: a) XI. 1880. — b) III. 1884. — c) VII. 1886. — d) X. 1887. — e) Über Schleimdrüsen. Festschr. f. A. v. Kölliker. Leipzig: W. Engelmann 1887. S. 423—444. — f) Über Randzellen und Sekretcapillaren. Arch. f. mikroskop. Anat. Bd. 47, S. 447—461. 1896. — g) Über die menschliche Unterzungendrüse. Sitzungsber. d. phys.-med. Ges., Würzburg 1905. S. 76—78. — **Stöhr-v. Möllendorff**: Lehrbuch der Histologie 1922. S. 295. — v. **Szontagh**: XII. 1856. — **Taddei, D.**: Contributo alla conoscenza istofisiologica della ghiandola dell'Harder nel *coniglio*. Arch. per le scienze med. Bd. 24, S. 319—336. 1900 und Gazz. d. osp. e clin., Milano 1900. Nr. 45, 10 S. — **Takagi, K.**: a) Zur Kenntnis der Pankreassekretion. Festschr. f. A. Sata. Osaka 1920. S. 1—12. — b) Untersuchungen über die Unterkieferdrüse der *Katze* mit besonderer Berücksichtigung des Chondrioms. Zeitschr. f. mikroskop.-anat. Forsch. Bd. 2, S. 254—323. 1925. — **Talke**: Über die großen Drüsen der Achselhöhlenhaut des Menschen. Arch. f. mikroskop. Anat. Bd. 61, S. 537—555. 1903. — **Tanimura**: XI. 1922. — **Tupa, A.**: Sur l'appareil réticulaire interne de Golgi dans les cellules des canaux excréteurs de la glande sous-maxillaire. Bull. d'histol. appl. Bd. 3, S. 283—285. 1926. — **Unna, P. G.**: Zur Theorie der Drüsensekretion, insbesondere des Speichels. Eine physiologische Hypothese. Zentralbl. d. med. Wiss. 1881. S. 257—263. — **van Gehuchten**: a) XII. 1891. — b) XII. 1892. — **Veratti, E.**: Sulla interna struttura di alcuni elementi ghiandolari. — Libro en honor D. S. Ramon y Cajal. Madrid. 2, S. 311—353. 1922. — **Ver Eecke**: Modifications de la cellule pancréatique pendant l'activité sécrétoire. Arch. de biol. Bd. 13, S. 61—88. 1893 (1895 erschienen). — **Verson**: III. 1871. — **Vigier, P.**: a) Sur l'origine des parasomes ou pyrénosomes dans les cellules de la glande digestive de *l'écrevisse*. Cpt. rend. hebdom. des séances de l'acad. des sciences Bd. 132, S. 855—857. 1901. — b) Les pyrénosomes (parasomes) dans les cellules de la glande digestive de *l'écrevisse*. Cpt. rend. de l'assoc. anat., 13. sess., Lyon 1901. S. 140—146. — **Virchow, H.**: I. 1910. — **Walter, A.**: XII. 1924. — **Weber**: XII. 1888. — **Weiß, O.**: Über die Hautdrüsen von *Bufo cinereus*. Arch. f. mikroskop. Anat. Bd. 53, S. 385—396. 1898. — **Wendt, E. C.**: Über die Harderssche Drüse der *Säugetiere*. Diss. Petersburg 1877. S. 1—28. — **Werther, M.**: Einige Beobachtungen über die Absonderung der Salze im Speichel. Pflügers Arch. f. d. ges. Physiol. Bd. 38, S. 293—311. 1886. — **Wigert, V. u. Ekberg, H.**: Über binnenzellige Kanälchenbildungen gewisser Epithelzellen der *Frosch*nieren. Anat. Anz. Bd. 22, S. 364 bis 368. 1903. — **Yamaguchi, S.**: a) Studien über die Mundspeicheldrüsen. I. Über das Fett. Zieglers Beitr. z. pathol. Anat. u. z. allg. Pathol. Bd. 73, S. 113—122. 1924. — b) Studien über Mundspeicheldrüsen. II. Über das Glykogen mit besonderer Berücksichtigung der Ausscheidung von Zucker und Glykogen. Ebenda 1924. S. 123—141. — **Zeller, A.**: II. 1878. —

Zerner: Beitrag zur Theorie der Drüsensekretion. Zentralbl. d. med. Wiss. 1887. S. 6. — Zimmermann, K. W.: a) I. 1898. — b) Über Anastomosen zwischen den Tubuli der serösen Zungendrüsen des Menschen. Anat. Anz. Bd. 18, S. 373—376. 1900. — c) XI. 1924.

XIV. Über die Entwicklung, Rückbildung und Regeneration von Epithel und Drüsen.

1. Epithelien.

Die Epithelien stammen der Hauptsache nach in gerader Linie von den drei primären Keimblättern ab, in dem sich die Zellen dieser, stets in geschlossenem Verbande bleibend, vermehren, um sich früher oder später zu den spezifischen Funktionen, als Deckzellen im Epithel der Oberhaut und der abführenden Harnwege, in Flimmerzellen im Respirationstrakt und Eileiter, als resorbierende im Darmkanal, als sezernierende an der Magenoberfläche und als Sinnesepithelien auszugestalten. Mit Ausnahme der letzteren bewahren sie auch fernerhin ein selbständiges Wachstum, eine Regenerationsfähigkeit aus sich selbst heraus, die bald deutlich, bald nur wenig auffallend in die Erscheinung tritt, was wesentlich vom funktionellen Verbrauch an Zellen abhängt.

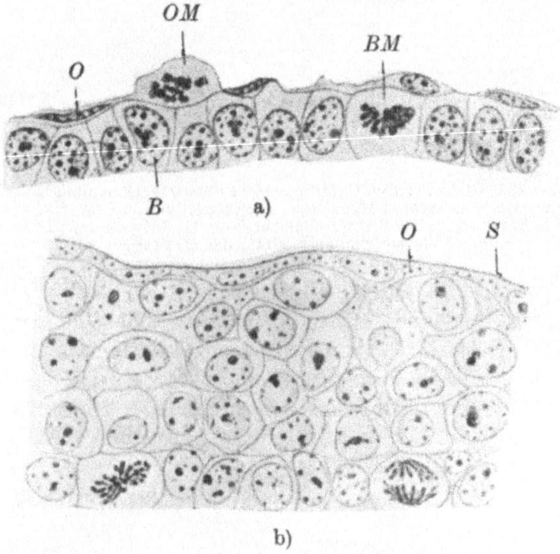

Eine Ausnahme machen die mesenchymalen Epithelien (vgl. Abschn. I), welche über das Stadium verästelter Zellen, die sich aus dem epithelialen Verband gelöst haben, erst sekundär wieder zu aneinander schließenden Zellplatten werden. Die Anlage des Oberhautepithels wird bald zweischichtig, indem die Zellen sich mitotisch parallel zur Oberfläche teilen. Die oberflächliche Schichte nimmt sofort eine stark abgeplattete Form an (Abb. 108a O), während die basale Lage zu einem oft auffallend hochprismatischen bis isoprismatischen Epithel wird.

Abb. 108. Hautepithel von *Mäuse*embryonen am senkrechten Durchschnitt; Flemmings Gem.-Safranin. a) von einem 8 mm l. Mitosen in der oberflächlichen (*OM*) und tiefen Lage (*BM*), *B* basale, *O* oberflächliche Zellage; b) von einem 16 mm l. Mitosen nur mehr in der Tiefe. Die oberflächlichen Zellen *O* mit basophilen Körnchen erfüllt, die besonders in einem Saume (*S*) dicht gereiht sein können (hier nicht dargestellt). Vergr. 740fach. (Nach Schaffer 1920.)

Dieses Verhalten habe ich in Abb. 108 an der *Maus* dargestellt, doch konnte ich es in Übereinstimmung mit Pinkus (1910) auch an der Oberhaut menschlicher Embryonen von 24 mm Länge an der Hand, wo ich auch die weiteren Entwicklungsvorgänge verfolgt habe, feststellen. Beide Zellagen sind reich an einem ziemlich schwer löslichen Glykogen, dessen Vorhandensein man noch an in Zenkers Flüssigkeit fixierten Schnitten in Gestalt von Vakuolen wahrnehmen kann.

Beide Lagen wachsen nun selbständig in die Fläche, indem sich die Zellen senkrecht zur Oberfläche mitotisch teilen (Abb. 108), wie es Pfitzner (1880) für die Epidermis der *Amphibien* beschrieben hat. Bald treten aber in der basalen Reihe wieder parallel zur Oberfläche Teilungen auf, wodurch ein zunächst drei-, dann

mehrschichtiges Epithel entsteht. Die oberflächlichen Zellen, welche die sogenannte Peridermal- (W. Krause 1902) (Epitrichial-, Kerbert 1877) schichte
bilden, nehmen bei Embryonen vom Beginne des dritten Monats (34 mm Scheitel-
Steißlänge) durch reichliche Glykogeneinlagerung eine blasige Gestalt, mit an die

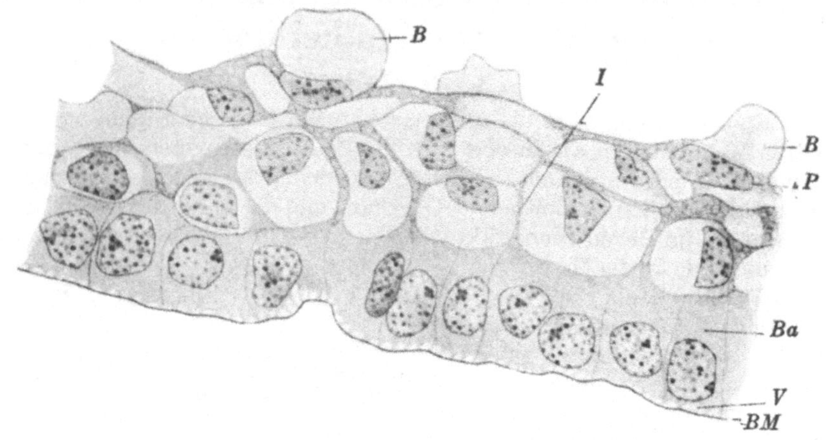

Abb. 109. Oberhaut vom Goldfinger eines etwa 9 Wochen alten menschlichen Embryo (34 mm Sch.-St.-L.). Pikrin-
sublimat. Delafields Häm.-Eos. *B* blasige Glykogenzellen in der Abstoßung; *Ba* hochprismatische Basalzellen;
BM Basalmembran; *I* Intercellularbrücken in Entwicklung; *P* Peridermalschicht; *V* ausgezogene Cytoplasmafortsätze zur Verbindung der Basalzellen mit der Basalmembran. Vergr. 1400fach.

freie Oberfläche gedrängten Kernen an (Abb. 109). Die Basalzellen schließen dicht
aneinander und stehen durch zähnchenartige Fortsätze mit einer gleichmäßig dünnen, stark mit Eosin färbbaren Basalmembran, die Bonnet (1912) als eine cuticulare Ausscheidung der Zellen aufgefaßt hat und welche der oben (Abschn. IV) beschriebenen dünnsten Kittlage zwischen Epidermis und der bindegewebigen Rand-
schichte des Coriums entspricht. Zwischen den blasigen Zellen der oberen Schichten

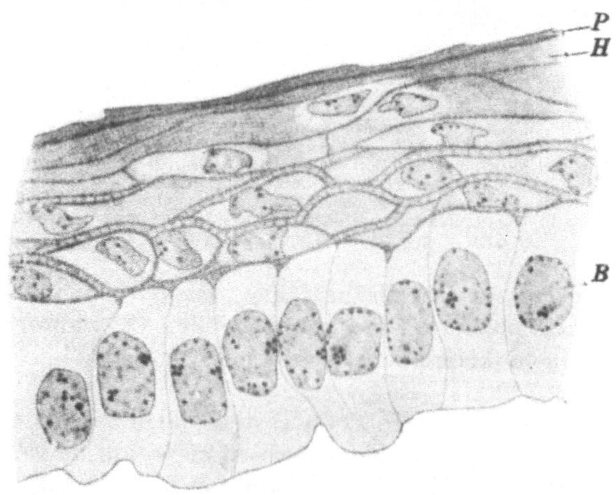

Abb. 110. Fingerhaut eines 6mon. Embryo. Zenkers Fl. Delafields Häm.-Eos. *B* auffallend hohes und helles Basalzellenlager;
H verhornte Zellen; *P* Peridermalschichte. Vergr. 1400fach.

sind Reihen kleinster Vakuolen
sichtbar, die mit der Entstehung der Intercellularbrücken
zusammenhängen, worüber auf
das S. 41 Gesagte verwiesen sei.

Ein Teil der blasigen Zellen wird abgestoßen und dem
Fruchtwasser beigemengt. Sie
sollen bei älteren Embryonen
an der Oberfläche, besonders
der Hand- und Fußsohle und
in der Genitalgegend eine
schmierige Masse bilden, die
sich besonders auch in den
Furchen an den Beugestellen
ansammelt und als Vernix caseosa bezeichnet wird, welche
auch einen geringen Fettgehalt
aufweist. Am Handrücken, aber
auch in der Vola konnte ich mich von dieser Bildung nicht überzeugen, so daß
ich eher geneigt wäre, hier die Vernix caseosa für eine Niederschlagsbildung zu
halten. Bei 5 monatigen Embryonen zeigt die Basalschichte das Aussehen eines
einfachen, auffallend hochprismatischen Epithels (Abb. 110) von hellem Aussehen,

während die blasigen Zellen der oberen Lagen stark zusammengedrückt und abgeplattet, sowie lebhaft mit Eosin gefärbt erscheinen.

Beim 6 monatigen Embryo hat die Zahl der Schichten über der hochprismatischen Basallage auf 3—4 zugenommen; die Zellen erscheinen nicht mehr blasig, sondern kompakt, mit deutlicher Faserung im Zelleib, während der Kern in einer zentralen, offenbar durch Schrumpfung entstandenen Höhle liegt und zwischen den Zellen deutliche Intercellularbrücken sichtbar sind. Die oberste Schichte besteht aus zwei bis drei Lagen ganz abgeplatteter, fast nur mehr aus einer Hornmembran gebildeter Zellen, deren Kerne klein, pyknotisch oder ganz degeneriert sind und die sich auffallend lebhaft mit Eosin färben.

Wir sehen also hier eine Verhornung eintreten, ehe es zur Ausbildung von Keratohyalin kommt. Dieses tritt erst gegen Ende des 6. Monats in den Zellen unterhalb der verhornten Zellen in Gestalt feinster, basophiler Körnchen auf.

Kurz vor oder bald nach der Geburt wird die ganze Peridermalschichte, bei den niederen *Wirbeltieren* bei der ersten Häutung (PFITZNER 1880) abgestoßen. Über die besonderen Verhältnisse dieser Schicht bei verschiedenen *Säugetieren* vergleiche KÖLLIKER (1879). Von der Zeit an, wo die Epidermis vielschichtig wird und die oberflächlichen Zellen verhornen, findet man Mitosen nur mehr in den tieferen Lagen (Abb. 108b). Dasselbe gilt für alle geschichteten Plattenepithelien des Erwachsenen, was FLEMMING (1878) zuerst ausgesprochen hat. Er hat aber auch betont (1883, 1884), daß diese Teilungen in der Epidermis überall lokal gruppiert auftreten, was auf eine schubweise Vermehrung der Zellen hindeutet und es verständlich macht, daß man oft im gleichen Objekt lange Strecken des Epithels ohne eine Vermehrungserscheinung findet, wie es FLEMMING selbst und anderen Autoren geschehen ist.

Da diese Epithelien fast ausschließlich zum Schutze an Stellen dienen, welche mechanischen Schädigungen ausgesetzt sind, an denen daher oberflächlich Zellen fortwährend zugrunde gehen, gehören sie zu jenen, in denen jederzeit eine physiologische Regeneration, eine Neubildung von Ersatzzellen beobachtet werden kann. Auch in nicht verhornenden, geschichteten Epithelien, wie dem der Horn- und Nickhaut, lassen sich fortwährend miteinander abwechselnd Rückbildung und Regeneration von Zellen beobachten (S. MAYER 1892). Die Energie dieser Regeneration soll von der Stärke des Stratum germinativum abhängig, daher bei dicker Epidermis größer sein, als bei dünner (ADDISON und LOEB 1913). Man hat vielfach die Basalzellen, das sogenannte Stratum cylindricum als Keimschichte bezeichnet (RANVIER 1899, PINKUS 1910, UHLENHUTH 1917), was aber nicht den Tatsachen entspricht. Während FLEMMING (1885) Mitosen in den tiefen, in der Epidermis des *Schwein*rüssels (1883) in den tiefsten zwei bis drei Lagen der MALPIGHIschen Schichte, PFITZNER (1882) bei einem jungen *Hund* gar nur in den basalen Zellen und nur in der Tiefe zwischen den Cutispapillen auch in etwas höher gelegenen Zellen fand, HANSEMANN (1891) in der dritten Zellreihe von unten in normaler Epidermis nur ein einziges Mal eine Mitose gesehen hat, sollen sich nach THURINGER (1924) im Gegenteil die meisten Mitosen in den höheren Lagen finden.

Teilt man mit diesem Autor den unverhornten Teil der Epidermis in drei übereinander liegende Schichten, ein äußeres, mittleres und inneres Drittel, welches einer vierten, dem einschichtigen Epithel der prismatischen Basalzellen, aufsitzt, so entfallen nach den Zählungen THURINGERS auf die letztere 12 vH, auf das innere 30 vH, auf das mittlere 40 vH. und auf das äußere wieder 12 vH aller Mitosen, so daß man als Stratum germinativum die ganze MALPIGHIsche Schleimschichte und vorwiegend ihre mittleren Anteile bezeichnen müßte, was auch schon von FLEMMING (1880) geschehen ist. Dieser hat im vorderen Hornhautepithel Mitosen so weit nach aufwärts nachweisen können, als die Zellen nicht eigentlich abgeplattete Form besitzen. Indem er diese Schichten dem Stratum MALPIGHI der Haut gleichstellt, schlägt er für dieses die Bezeichnung Keimschichte vor.

Die Basalzellenschichte scheint weniger der Bildung neuer Zellen zu dienen, als die Integrität des Epithels aufrecht erhalten zu haben, d. h. beim Ersatz von Epitheldefekten eine wichtige Rolle zu spielen, worüber noch gesprochen werden soll.

Im geschichteten Plattenepithel der Zunge hat Drasch (1886) Mitosen hauptsächlich in den tiefen, vereinzelt aber auch in den höheren Lagen gefunden.

Eine ganz andere Darstellung des physiologischen Regenerationsvorganges in Epithelien hat Lott (1873), bei dem auch die ältere Literatur angeführt ist, gegeben. Er sah in den Fußzellen die Stammzellen aller höher gelegenen und ließ von ihnen durch Abschnürung kernlose Cytoplasmareste, sogenannte Rudimentzellen entstehen, aus denen sich durch endogene Kernbildung neue Zellen entwickeln sollten. Doch wurde durch Flemming (1878, 1800) und seine Schüler das Unhaltbare einer solchen Vorstellung nachgewiesen und gezeigt, daß die Regeneration der Epithelien durch mitotische oder indirekte Zellteilung in den tieferen Schichten „mit ziemlicher Wahrscheinlichkeit" die einzige Art der normalen Regeneration darstellt. Viel bestimmter haben sich Ziegler und vom Rath (1891) ausgesprochen, welche die Regeneration stets auf mitotischer Zellteilung beruhen lassen.

Nach Karpow (1897) findet in den oberen Schichten der *Amphibien*epidermis auch Amitose statt, die aber nur zur Bildung mehrkerniger Zellen führt. Diese kehren aber im Explantat zur Mitose zurück (Uhlenhuth 1917).

Das innere Keimblatt behält den Charakter eines einschichtigen, hochprismatischen Epithels an der Magen- und Darminnenfläche zeitlebens bei, aber nicht

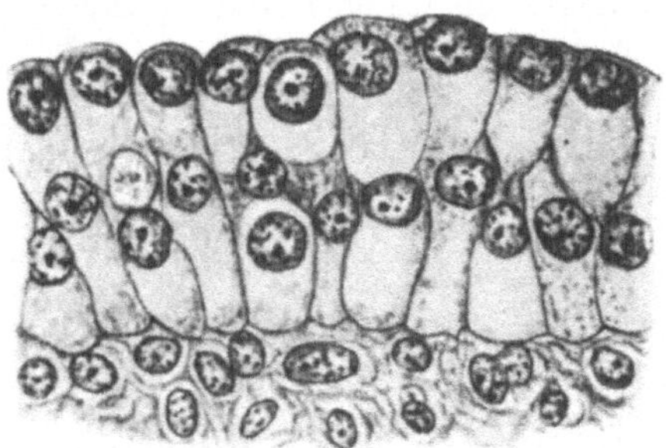

Abb. 111. Zweischichtiges hochprismatisches Epithel von der Epiglottis eines etwa 7wöchigen Embryos. (Nach V. Patzelt 1923.) Vergr. 755fach.

ohne daß stellenweise oder vorübergehend Wucherungserscheinungen zur wirklichen oder scheinbaren Schichtung des Epithels führen würden. In den Luftwegen wird es, ebenso wie in der Speiseröhre, wo es Schridde (1907) noch bei einem 10—11-wöchigen Embryo in letzten Resten sehen konnte und an der Epiglottis zu einem zweischichtigen hochprismatischen Epithel (Abb. 111), an dem die Kerne der stark glykogenhaltigen Zellen sämtlich an das freie Zellende gedrängt sind. Wie Patzelt (1923) sah, teilen sich zunächst sowohl die basalen wie oberflächlichen Zellen mitotisch, weiterhin vermehren sich nur mehr die basalen. Dieses Epithel weist nun im Bereiche der Luftwege eine andere Weiterentwicklung auf, als in der Speiseröhre und an der lingualen, sowie im oberen Teil der laryngealen Fläche der Epiglottis. Es ist von allen Beobachtern beschrieben. Wenn es Jahrmaerker (1906) als zweireihiges bezeichnet, so ist dies nur eine unrichtige Ausdrucksweise, denn er spricht dann von einer „oberen" Zellreihe und nennt auch das Oesophagusepithel des Neugeborenen ein mehrreihiges.

Zunächst zeigen die weiteren Schicksale dieses zweischichtigen, hochprismatischen Epithels in den Luftwegen und im Oesophagus einen gewissen Parallelismus, bald aber treten die wesentlichen Unterschiede in der Fortentwicklung hervor, welche im ersten Falle zur Bildung eines mehrstufigen Flimmerepithels, im letzteren zu der eines geschichteten Plattenepithels führen.

Zunächst scheinen sich fast sämtliche oder wenigstens die Mehrzahl der oberflächlichen Zellen in Flimmerzellen umzuwandeln, während die basalen Zellen sich vermehren und zu blasigen Elementen mit deutlicher Membran werden, so daß ein geschichtetes, hochprismatisches Epithel entsteht. Laguesse (1885) läßt die oberflächlichen Zellen eine schleimige Umwandlung erfahren und viele von ihnen, wie es von der Epidermis geschildert wurde, als kernlose Blasen mit dicker, stark lichtbrechender Membran an der Oberfläche platzen und ihren Inhalt entleeren. Immer mehr nimmt das Epithel den Charakter eines geschichteten, hochprismati-

schen an, dessen Oberflächenzellen verschleimen, während ein bis zwei basale Lagen
kleiner, cytoplasmatischer Zellen hauptsächlich zur Vermehrung dienen. Die
Oberflächenzellen werden nicht mehr in Form von Blasen abgestoßen, sondern
es wachsen von der Keimschichte Zellen empor, ohne ihre Verbindung mit der
Basalmembran zu verlieren, um teilweise die freie Oberfläche zu erreichen und sich
zunächst mit zarten, kurzen, dann immer länger werdenden Flimmerhaaren zu
bedecken. Diese Flimerzellen treten zuerst vereinzelt auf, nehmen immer mehr
an Zahl zu und heben sich durch ihre dunklere Färbung von den Schleimzellen ab,
bringen diese, besonders an der Oberfläche durch Druck zur Atrophie, so daß sie
schließlich, da von unten keine mehr nachgebildet werden, verschwinden. Ein Teil
der von unten empor wachsenden Zellen erreicht die Oberfläche nicht, sondern
endet in verschiedenen Höhen zwischen den Flimmerzellen und so entsteht das
typische, mehrstufige Epithel, das schon vor der Geburt vollkommen ausgebildet
ist. Während LAGUESSE bei 30 cm langen *Schaf*feten auch echte Becherzellen
aus Schleimzellen hervorgehen läßt, sollen jene nach PATZELT (1923) kurz vor der
Geburt aus den Ersatzzellen entstehen. Bemerkenswert ist die Angabe dieses
Autors, daß die Zellvermehrung in diesem Epithel nur durch amitotische Teilung der noch indifferenten und bewegungsfähigen, basalen Ersatzzellen erfolgt.
Die schleimige Degeneration der Flimmerzellen führt er auf pathologische Ursachen zurück, was jedoch für die von LAGUESSE untersuchten *Schaf*embryonen
kaum Geltung haben dürfte. PATZELT spricht sich daher gegen ein Zugrundegehen
der oberflächlichen Flimmerzellen aus, läßt diese vielmehr gegen die Basis auswachsen und so das mehrstufige Flimmerepithel entstehen.

Die Entwicklung des Speiseröhrenepithels ist von vielen Seiten (SCHAFFER
1904, JAHRMAERKER 1906, SCHRIDDE 1907, BÖRNER-PATZELT 1922 und PATZELT
1921, 1923) untersucht worden und die Untersuchungen haben zu einer im wesentlichen ziemlich übereinstimmenden Auffassung dieser Entwicklung geführt. Wenn
die Darstellungen im einzelnen etwas voneinander abweichen, so ist dies teilweise
auf individuelle und lokale Schwankungen der Entwicklungsvorgänge zurückzuführen. Als wesentlich muß hervorgehoben werden, daß auch hier, sowie in den
später von geschichtetem Plattenepithel bedeckten Teilen des Kehldeckels ein
Flimmerepithel auftritt, das im Oesophagus zuerst von NEUMANN (1876) und
KLEIN (1880) nachgewiesen worden ist und daß dieses nicht vom vorwachsenden,
. ektodermalen Pflasterepithel verdrängt wird, wie LAGUESSE (1885), EBERTH (1897)
und SCHRIDDE (1904), gegen dessen Auffassung sich F. KEIBEL (1904) ausgesprochen hat, geglaubt haben, sondern durch eine Umwandlung an Ort und
Stelle entsteht. Das hat NEUMANN (1897) zuerst betont, wobei er allerdings
eine echte Metaplasie, eine Umwandlung der Flimmerzellen in Plattenzellen annahm, während ich (1904), JAHRMAERKER (1906) und die neueren für einen
Umbau in loco durch Ausstoßung der Flimmerzellen und Neubildung der Platten-
und Pflasterzellen eingetreten sind.

Gehen wir von dem zweischichtigen hochprismatischen Epithel, das verschieden lange
zu bestehen scheint, aus, so läßt PATZELT die oberflächliche Lage schon in der neunten
Woche sich in Flimmerzellen umwandeln, JAHRMAERKER vom 65. Tage an. Die übrigen Beobachter erwähnen das Flimmerepithel erst bei etwas älteren Embryonen (10.—13. Woche),
doch ist es fraglich, ob es sich hier um das primäre, aus den oberflächlichen Zellen hervorgegangene handelt. Zwischen den Flimmerzellen treten bald (nach PATZELT in der elften
Woche) blasige Glygokenzellen auf und das Flimmerepithel wird mehrstufig, welche Umwandlung PATZELT wieder durch ein Auswachsen der ofberflächlichen Flimmerzellen in die
Tiefe erklärt. Doch wäre es auch denkbar, daß letztere zugrundegehen und durch von der
Basis emporwachsende Flimmerzellen ersetzt werden. Dafür scheinen mir die Angaben von
BÖRNER-PATZELT zu sprechen, welche zwischen den oberflächlichen Flimmerzellen kleinere
und größere Gruppen von Schleimzellen auftreten sah, die ziemlich gleichmäßig über die
ganze Oberfläche verteilt sind und sich etwas schwächer mit Schleimfärbemitteln färben,

als Becherzellen. Sie werden schon von der 16. Woche an merklich kürzer, finden sich später nur mehr vereinzelt oder in kleineren Gruppen zwischen den Flimmerzellen, um schließlich, oft unter Bildung kleiner Schleimzystchen ganz zu verschwinden. Da auch ich die Flimmerzellen inselweise, aber nahezu gleichzeitig in der ganzen Ausdehnung des Oesophagus auftreten sah, und eine Degeneration von Flimmerzellen unter Bildung von förmlichen Einschmelzungscysten beobachten konnte, halte ich es für möglich, daß die Schleimzellen von Boerner-Patzelt auf eine Degeneration der oberflächlichen Flimmerzellen zurückzuführen sind, während die aus Ersatzzellen von unten nachwachsenden Flimmerzellen bis zur Geburt nachweisbar bleiben, was alle Beobachter angegeben haben. Zwischen ihnen drängen sich immer mehr blasige Zellen in mehrfacher Schichte empor und erheben sich vielfach in Form rundlicher Kuppen über die Oberfläche empor (Abb. 112 *P*), die aber bei flächenhafter Ausbreitung der Schleimhaut verschwinden. Während Schridde (1907) die endgültigen Zellen des Pflasterepithels, die er als „Faserzellen“ (wegen ihrer Protoplasmafaserung) bezeichnet, aus indifferenten Basalzellen entstehen und nach oben rücken läßt, wobei sie die blasigen, wie Flimmerzellen verdrängen, sollen nach Patzelt die blasigen Zellen zum Teil sich verdichten, kompakt und an der Oberfläche abgeplattet werden, so daß ein geschichtetes Plattenepithel entsteht, teils sollen sie sich in Flimmerzellen umwandeln, die in einzelnen Gruppen bis zur Geburt erhalten bleiben.

Sicher ist, daß durch die von unten nachrückenden Zellen die Flimmerzellen einzeln oder in Gruppen massenhaft ausgestoßen werden. Ich konnte am Umfang eines Querschnittes durch die Speiseröhre eines 7 monatigen Embryos zwischen den einzelnen oder Gruppen von Flimmerzellen etwa 116 Hügelchen von blasigen Zellen zählen, von denen sich die Flimmerzellen durch ihre dunklere Färbung und das kompaktere Cytoplasma deutlich abheben (Abb. 112 *F*). Nach Schridde kann die Ausstoßung der Flimmerzellen, die man oft nur mehr mit ihrer unteren Hälfte im Epithel stecken oder ganz außerhalb dieses, quer zur Oberfläche liegen

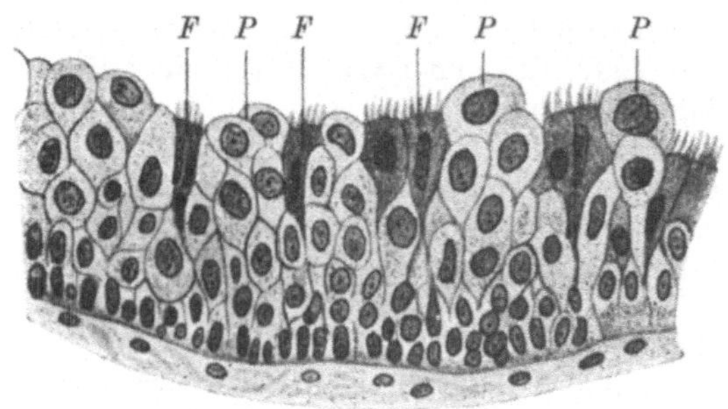

Abb. 112. Speiseröhrenepithel eines 13—14wöchigen Embryos im Umbau. Müllers Fl. Häm.-Eos. *F* zur Ausstoßung bestimmte Flimmerzellen; *P* Plattenepithelhügel. Vergr. 520fach. (Nach Schaffer 1904.)

sieht, im neunten Monat beendet sein. Doch hat eine Reihe von Autoren noch beim Neugeborenen vereinzelte Flimmerzellen oder kleine Gruppen von solchen im geschichteten Plattenepithel nachweisen können (Neumann 1876, Klein 1880, Eberth 1897, O. Schultze 1897).

Besonders bemerkenswert ist, daß an gewissen Stellen der Speiseröhre, vornehmlich in den oberen Seitenbuchten in der Höhe des ersten bis dritten Trachealringes (und wahrscheinlich auch in der Nähe der Kardia) das Epithel inselweise und scharf begrenzt den Charakter eines auffallend hochprismatischen einfachen Epithels bewahren oder aufweisen kann (Schaffer 1897, d'Hardiviller 1897). Ich konnte eine solche Insel zuerst (1904) bei einem Embryo von 16 Wochen abbilden, Schridde (1907) bei einem solchen von 14—15 Wochen und Boerner-Patzelt bei einem 13wöchigen. Diese Epithelinsel hob sich hier durch die lebhafte Färbung mit Bests Carmin vom umgebenden geschichteten Flimmerepithel deutlich ab und wurde von der Autorin mit Recht, wie es in den anderen Fällen von mir und Schridde geschehen ist, als erste Anlage einer Magenschleimhautinsel aufgefaßt. Boerner-Patzelt läßt diese Zellen aus ihren Schleimzellen zurzeit, wo sich das zweischichtige hochprismatische Epithel zu differenzieren beginnt, hervorgehen, doch ist die Möglichkeit, daß es sich um einen direkten Abkömmling des ursprünglich einschichtigen entodermalen Epithels handelt, nicht abzuweisen. Diese eigentümlichen „Inselzellen“ können sich nach Boerner-Patzelt entweder zurückbilden, d. h. gewöhnlichem Epithel Platz machen, oder aber zu Magenschleimhautinseln entwickeln, über deren Vorkommen im Oesophagus auf meine, Schriddes und Boerner-Patzelts Mitteilungen verwiesen sei.

Viel einfacher gestalten sich nach den Beobachtungen von S. Schumacher (1926) die Verhältnisse bei der Entwicklung des Oesophagusepithels beim *Huhn*. Hier wird das einschichtige Enteroderm zu einem mehrstufigen, hochprismatischen Epithel, das eine Zeitlang (beim 5 tägigen Embryo) den oberen Teil des Oesophagus zur Obliteration bringt. Es wird zu einem soliden, nur von wenigen Vakuolen unterbrochenen Strang. Durch Größerwerden und zusammenfließen dieser Vakuolen wird das Lumen wieder hergestellt, das nun an Weite beträchtlich zunimmt, so daß das Epithel ein niedriges, einfach prismatisches dann zwei- bis dreischichtiges wird. Dieses wandelt sich durch Abplattung der oberflächlichen und Vermehrung der basalen Zellen in das typische geschichtete Plattenepithel um, ohne daß es hier zu einem Zellverlust kommt.

Auch im mesodermalen Epithel des Harnleiters vom *Pferde* konnte ich ähnliche Umbauerscheinungen des ursprünglich einfachen, hochprismatischen Epithels nachweisen (1904). Dabei werden die körnigen, stark färbbaren Zellen des letzteren von hellen, blasigen Zellen überwallt oder emporgehoben und entweder abgestoßen oder durch schleimige Degeneration, bei der es auch zur Bildung kleiner Cystchen kommen kann, zum Verschwinden gebracht.

Die physiologische Regeneration des fertigen, mehrstufigen Epithels, als dessen Vertreter jenes der Luftröhre am genauesten untersucht ist, zeigt andere Verhältnisse, als sie für das geschichtete Plattenepithel geschildert wurden. Während hier Mitosen verhältnismäßig zahlreich angetroffen werden können — FLEMMING (1885) sah oft mehrere in jedem Gesichtsfeld bei 300facher Vergrößerung, in manchen allerdings gar keine; THURINGER (1924) gibt sie mit durchschnittlich 10 auf den Quadratmillimeter an — sind sie bei jenem so spärlich, daß sie von aufmerksamen Beobachtern ganz übersehen werden konnten. Das hängt offenbar damit zusammen, daß in diesem Epithel keine regelmäßige Zellabstoßung stattfindet, die einzelnen Zellen vielmehr eine lange Lebensdauer besitzen und daher neue Zellen nur spärlich gebildet zu werden brauchen, ein Zusammenhang, auf den zuerst HENLE (1882) hingewiesen und den auch BOCKENDAHL (1884) bestätigt hat.

So ist DRASCH bei seinen ersten Untersuchungen ähnlich, wie LOTT für das geschichtete Plattenepithel der Hornhaut, zu der Anschauung gekommen (1879, 1881), das auch im Trachealepithel eine Erneuerung der Zellen aus kernlosen Rudimenten, die von Basalzellen abgeschnürt werden und endogen einen Zellkern bilden, erfolge. Da er aber auch vereinzelte Bilder einer echten Zellteilung sah — unter Hunderten von Schnitten allerdings nur einmal eine Mitose in einer Basalzelle —, schloß er auch diesen Regenerationsvorgang im Trachealepithel nicht aus. Gegen diese Rudimenttheorie hat FLEMMING (1880) Stellung genommen und durch den Nachweis von Mitosen auch für das Trachealepithel die indirekte Kern- und Zellteilung als den normalen Regenerationsvorgang hingegestellt, worin sich ihm sein Schüler BOCKENDAHL (1884) angeschlossen hat. Doch hat auch er nur ein vereinzeltes Vorkommen von Mitosen in der ganzen Dicke dieses Epithels nachweisen können und an vielen Schnitten vergeblich darnach gesucht, was eine Erklärung für die negativen Befunde von DRASCH ergibt, der übrigens später (1886) seine Rudimenttheorie aufgegeben und selbst die mitotischen Teilungen überwiegend in den tiefsten Schichten des Trachealepithels gefunden hat. PATZELT (1923) konnte in seinen zahlreichen Präparaten keine Mitosen im mehrstufigen Flimmerepithel finden und nimmt daher an, daß die wenig rege Zellvermehrung durch Amitose der Ersatzzellen erfolge. Er weist dabei auch auf Fälle von Amitose in fertigen Flimmerzellen und auf eine einschlägige Beobachtung von CORTI (1854) hin. Eine Abstoßung von Flimmerzellen im Trachealepithel scheint überhaupt kaum oder höchst selten vorzukommen. BOCKENDAHL konnte in Übereinstimmung mit einer Untersuchung von ROSSBACH (1882), die er erwähnt, niemals auch nur eine einzige Flimmerzelle im Trachealschleim nachweisen.

Im mesodermalen Harnblasenepithel findet nach DOGIEL (1890) die Regeneration ebenfalls durch Mitose in der basalen Zellschichte statt, während in der oberflächlichen Deckzellenschichte, wie schon gezeigt worden ist (Abschn. I) vielfach Amitose beobachtet wird, die aber nur zur Bildung mehrkerniger Zellen führt.

Wir sehen also, daß die Neubildung von Zellen in geschichteten und mehrstufigen Epithelien stets entfernt von der Stelle der Zellenabnutzung und Abstoßung stattfindet. Dies ist ein Gesetz, welches auch bei der Regeneration einschichtiger Epithelien Geltung hat und hier in besonderer Weise zum Ausdruck kommt.

Zu den einfachen Epithelien, welche einen stärkeren Zellverbrauch aufweisen, gehört vor allem das Magen-Darmepithel und jenes des Uterus.

Über die Regeneration des ersteren haben besonders die Untersuchungen von G. Bizzozero (1885, 1888, 1892, 1893) und Bizzozero und Vassale (1887), sowie Sacerdotti (1896) Aufklärung gebracht. Die oberflächlichen Magenepithelzellen werden bei manchen *Tieren* in höherem, bei anderen in geringerem Grade abgestoßen. Die Vermehrung findet in der Tiefe der Magengrübchen statt, hier allein trifft man Mitosen, und die neugebildeten Zellen gelangen allmählich als fertige Schleimzellen zum Ersatz an die Oberfläche. Auch Harms (1910) teilt Befunde von Mitosen in der Gegend des Drüsenhalses mit, bezieht sie aber teils auf eine Regeneration der Haupt-, teils auf eine solche der Belegzellen. Da Harms der Nebenzellen keine Erwähnung tut und diese gerade die oberen Drüsenabschnitte einnehmen, müßte man auch an diese Zellen denken. Die Belegzellen scheinen sich nach den Beobachtungen von K. W. Zimmermann (1925), der in ihnen Mitosen sieht, selbst zu regenerieren. Nach Debernardi (1912) erfolgt die Regeneration durch Proliferation aller drei Epithelzellarten. Die delo- und adelomorphen, wie die Schleimzellen vermehren sich durch Mitose. Ähnliche Verhältnisse, die aber leichter zu beurteilen sind, finden sich auch im Darm, wo die Desquamation des Zottenepithels nach den Beobachtungen von Ramond (1904) eine sehr beträchtliche ist. Schon Pazelt sen. (1883) hat den Epithelüberzug der Zotten von Brutzellen abgeleitet, welche am Grunde der Krypten gelegen sind. Bizzozero, G. und sein Schüler Vassale konnten dann zeigen, daß Mitosen sich nur in den tieferen Teilen der Krypten finden, während sie im Zottenepithel vollkommen fehlen. Die in Mitose befindlichen Kerne rücken stets aus der übrigen Kernreihe gegen das freie Zellende empor und stets ist ihre Spindelachse parallel zur Längsachse der Krypte gestellt, so daß bei der Teilung die Einschichtigkeit des Epithels gewahrt bleibt. Die neugebildeten Zellen rücken allmählich gegen die Zottenspitze vor und differenzieren sich auf diesem Wege teils zu Saum- teils zu Becherzellen. Nach Oppel (1912) soll es sich dabei nicht oder wenigstens nicht ausschließlich um eine passive Verschiebung des Epithels, sondern um eine aktive Wanderung handeln, was allerdings bei dem enggeschlossenen Verbande der verschiedenaltrigen Zellen schwer verständlich wäre. Daß in der Tat ein allmähliches Emporschieben der Zellen, wahrscheinlich durch die Kraft der sich neubildenden in dieser Richtung stattfindet, beweisen die eigentümlichen Schubformen der Zellen, von denen bereits (S. 116) die Rede war.

Auch für die *Fische* konnte E. Bizzozero (1902/03) die Tatsache feststellen, daß die Erneuerung des Darmepithels in den Blindsäcken der Drüsenschläuche stattfindet. Ebenso geht nach Kingsbury (1899) bei *Bufo* die Regeneration von den Krypten aus. In Därmen, welche der Zotten und Krypten entbehren (*Petromyzon, Frosch*) findet die mitotische Zellteilung in geschützten Buchten der hier befindlichen Längsfalten statt (G. Bizzozero 1893). Bei *Tritonen* kommen nach demselben Beobachter (1892) allerdings spärliche Mitosen auch im Oberflächenepithel vor, die Mehrzahl aber in eigentümlichen Epithelzapfen, die sich vom Epithel aus in die Tiefe senken und als ein Analogon der Krypten bei höheren *Tieren* aufgefaßt werden können. Nicolas (1894) hat sie beim *Salamander* als bourgeons germinatiefs beschrieben. Der von diesem Autor betonte Mangel an Krypten bei den *Anuren* trifft für *Bufo* (s. oben) nicht zu.

Übereinstimmende Erscheinungen zeigt die Regeneration des die Kiemenblätter von *Ammocoetes* bedeckenden einfachen Epithels. Wie ich (1895) zeigen konnte, findet der Ersatz zugrundegehender Zellen, die ich hier direkt beobachten konnte, ausschließlich durch Mitosen am Grunde der Buchten zwischen den Basen der Kiemenblätter statt. Hier ist das

Epithel zweischichtig und die basalen Zellen zeigen Mitosen, deren Teilungsachsen senkrecht zur Oberfläche stehen, so daß eine Verschiebung der Zellen gegen das einschichtige Deckepithel der Kiemenblätter hin erfolgen muß.

Das Epithel des Uterus wird bald nach der Menstruation, bei welcher Oberflächenzellen in geringem Ausmaße zugrundegehen (Mandl, L. 1896, Hitschmann und Adler 1908), eine Tatsache, die gegenüber den zwei anderen extremen Ansichten, nach welchen entweder das ganze Epithel zugrundegehen soll (Williams 1875, v. Kahlden 1880) oder jeglicher Epithelverlust geleugnet wird (Sinéty 1881, Möricke 1882), betont sei, hauptsächlich von den Drüsen aus erneuert (Leopold 1893). Dies geschieht durch Mitosen in diesen sogenannten Drüsen (Uterinschläuchen) und die damit verbundene Neubildung von Zellen, die allmählich gegen die Oberfläche verschoben werden. Mandl hat allerdings vereinzelte Mitosen auch im Oberflächenepithel gefunden und Strahl (1894), sowie Kiersnowski (1894) lassen den Defekt durch Vorschieben der sich abplattenden Oberflächenzellen und nachfolgende mitotische Zellteilung in der Nachbarschaft gedeckt werden, so daß Bizzozero (1893) wohl mit Recht sich für das Vorkommen beider Regenerationsarten, einerseits aus den Drüsenelementen, anderseits vom Uterusepithel selbst aus, entschieden hat.

An manchen Orten findet eine stärkere periodische Abstoßung oder ein Zugrundegehen größerer Epithelmassen statt. So geht bei der Schwangerschaft das ganze Uterusepithel sammt seinen schlauchartigen Einsenkungen bis auf deren blinde Enden, die bis in die Muscularis reichen, zugrunde. Von diesen letzteren aus erneuert sich dann nach der Ausstoßung der Frucht das Oberflächenepithel und die „Drüsen". Ebenso geht das Vaginalepithel nach O. Grosser (1903) bei *Vesperugo noctula* nach der Begattung im oberen Teil, ebenso wie das Epithel der Cervix vollkommen zugrunde und wird im Frühjahr vom Uterus und dem restlichen Epithel der Scheide her erneuert. Beim *Maulwurf* geht es während der Schwangerschaft durch Verschleimung größtenteils zugrunde und wird nach dem Wurfe vom Grunde der interpapillären Furchen aus erneuert (Tourneux 1903). Beim *Meerschweinchen* wird es bis auf ein bis zwei Zellagen ausgestoßen, rasch aber von diesen aus auf zehn bis zwölf Lagen erneuert.

Hier sei auch auf die bekannte Tatsache hingewiesen, daß bei manchen *Insekten*, besonders *Käfern* das ganze Mitteldarmepithel periodisch ausgestoßen und neugebildet wird. Bei *Hydrophilus* erfolgt diese Erneuerung nach G. Bizzozero (1891/92) durch mitotische Zellteilung von den Darmdrüsen aus, eine Beobachtung, die von C. Rengel (1896, 1898) bestätigt und auf einige andere *Käfer* ausgedehnt wurde. Möbusz, A. (1897) konnte feststellen, daß auch während des Larvenlebens, und zwar zur Zeit der Häutung eine totale Epithelregeneration im Mitteldarme stattfindet. Sie geht von den bei der Epithelabhebung zurückbleibenden „Krypten" aus, deren Zellen sich flächenhaft ausbreiten. Leger et Dubosq (1902) fanden in diesen Krypten Mitosen und betrachten sie ebenfalls als Sitz der Regeneration für das Epithel. Dieses kann sich aber auch von Basalzellen aus regenerieren.

Das Epithelgewebe zeichnet sich nicht nur durch die rasche Regeneration seiner unbrauchbar gewordenen Elemente aus, sondern auch durch das Bestreben, von ihm entblößte Bindegewebsflächen sehr rasch zu überhäuten, eine Eigenschaft, die Oppel (1912) als Desmophilie bezeichnet hat, und weiter dadurch, daß es diese ausgesprochene Regenerationsfähigkeit lange, bis über den Tod des Individuums hinaus bewahrt.

Aus praktischen Gründen sind diese Eigenschaften des Epithelgewebes besonders an der Epidermis und am Hornhautepithel untersucht worden.

Im Hornhautepithel hat Heiberg, H. (1871) das Epithel mit dem Messer an einer Stelle entfernt und die Regenerationserscheinungen studiert. Er sah die den Substanzverlust begrenzenden Zellen unter allmählicher Abflachung sich auf den unbedeckten Teil der Hornhaut hinziehen. Dabei senden sie Fortsätze aus, an denen er bei Beobachtung in vivo (unter Bespülung mit Blutserum) sehr langsame Formveränderungen, das Aussenden von länger oder breiter werdenden Fortsätzen beobachten konnte. Diese Bewegung, bemerkt Heiberg, verträgt aber wegen ihrer Langsamkeit keinen Vergleich mit der amöboiden.

Peters (1885) konnte dann mit vollkommeneren Methoden feststellen, daß der Defekt zunächst durch einschichtige Lage flacher Epithelzellen gedeckt wird, die er durch eine aktive, amöboide Bewegung dorthin gelangen läßt, dann treten Mitosen im umgebenden Epithel, zunächst reichlich, dann immer weniger auf, was schon Eberth (1876) gesehen hat. Diese Darstellung wurde von Ribbert (1889), F. Salzer (1910, 1911) und Jusélius, E. (1910) bestätigt. Auch Hanke (1915) läßt den Defekt durch Wucherung vom alten Epithel her gedeckt werden, wobei in den ersten Tagen Mitosen fehlen, dann aber auftreten und bis zum 9. Tage zu sehen sind. Oppel (1912a, 1912b) konnte diesen Vorgang auch an explantierter Hornhaut beobachten. Nach 24 Stunden waren die vorher von Epithel entblößten Flächen mit einschichtigem, ganz niederem Plattenepithel überkleidet. Hier wendet sich Oppel auch gegen die Bezeichnung dieser Bewegung als einer „amöboiden" und führt als wesentliche Unterschiede an, den Mangel eines Aussendens von Fortsätzen, den Umstand, daß die Epithelbewegung ganze Zellgruppen betreffen kann und im wesentlichen auf die Oberfläche bindegewebiger Flächen beschränkt ist. Er unterscheidet sie als aktive Epithelbewegung von der passiven Epithelverschiebung. Dagegen sind Matsumoto, G. 1918a) und Matsumoto und Hajime (1922) wieder für den amöboiden Charakter der Bewegung eingetreten. Das Epithel breitet sich vom durchschnittenen Ende rasch über größere Flächen, auch die hintere, mit „Endothel" bedeckte Fläche der *Frosch*hornhaut aus, wobei mitotische Zellteilungen durchaus nicht nötig sind. Verschiedene Versuche haben gezeigt, daß die Bewegung weniger auf Chemo- als Thigmotaxis beruht, daß bei ihr Stereotropismus eine große Rolle spielt. Die Zellen zeigen im Explantat auch zweifellos phagocytäre Eigenschaften (Aufnahme von Melanin- oder Carminkörnchen).

Implantiert man Hornhaut in die Bauchhöhle oder in Lymphknoten, so schließt sie sich, ähnlich wie dies vom Flimmerepithel der Trachea bekannt ist (v. Schumacher 1901) zu einer vom Epithel ausgekleideten Cyste, in welcher die abfallenden Epithelzellen mannigfache Degenerationserscheinungen zeigen, worüber auf Kittower S. (1897) verwiesen sei.

Ganz analog gestalten sich die Regenerationsvorgänge an verletzter Oberhaut; auch hier spielt die aktive Epithelbewegung die Hauptrolle.

Die erste einschlägige Beobachtung scheint von Klebs, E. (1874) herzurühren. Nach ihm kommt die Regeneration ausschließlich durch ein Auswachsen der den Defekt begrenzenden Epithelzellen, und zwar jener der tiefsten Schicht zustande. Er läßt sie sich loslösen, contractil werden, pseudopodienartige Fortsätze treiben und sich zu „epithelialen Wanderzellen" umgestalten. de Snoo (1879) sah dann unter dem Schorfe, mit dem sich ein Hautdefekt nach Ausschneiden eines Stückchens Nackenhaut beim *Hunde* alsbald bedeckt hatte, eine ausgebildete Epithellage auftreten. Da er aber das Fortkriechen von Proliferationsprodukten der Wundränder bis ins Zentrum bei der andauernden Behandlung dieser mit dem Thermokauter für unmöglich hielt, kam er zu der Annahme, daß das Epithel aus dem unterliegenden Bindegewebe entstanden sei. Bei *Siredon* sah Fraisse (1885) eine Wundfläche von 2 mm Breite und beliebiger Länge in fünf bis sechs Stunden von Epithelzellen völlig bedeckt. Die mitotische Zellteilung beginnt erst später und zu verschiedenen Zeiten bei verschiedenen *Tieren*, worüber Barfurth (1891, S. 131) Angaben macht. Auch die Ausbildung der feineren Epithelstrukturen, wie Intercellularbrücken und Cuticula tritt erst später ein.

Ribbert (1891) fand die an der Mamilla künstlich erzeugte Wundfläche nach 24 Stunden mit einem zusammenhängenden Schorf bedeckt, der dem Bindegewebe dicht aufliegt und über dessen vorwiegend epitheliale Herkunft sich L. Loeb (1898) ausgesprochen hat. Nach Barfurth (1891) wird der erste Epithelbelag der Wundfläche von den übrigbleibenden Epithelzellen der Wundränder durch einfache Verschiebung geliefert. Später setzt dann eine mitotische Zellvermehrung ein. Schon Kromeyer (1899) hat hier ein Überwandern der Zellen auf die Wundfläche für das Wahrscheinlichste erklärt, während Branca (1899) das

Gleiten der Zellen als konstante Erscheinung sehr früh und dann erst die mitotische Zellteilung eintreten läßt. Beim Menschen findet man Mitosen von der basalen bis in die sechste Zellreihe hinauf, beim *Triton*, bei dem sie schon neun Stunden nach der Operation auftreten, im ganzen Stratum MALPIGHI und bei *Siredon* selbst in der obersten, abgeplatteten Zellschichte, worauf offenbar die größere Regenerationsfähigkeit des Epithels bei diesen niederen *Wirbeltieren* beruht. BARDELEBEN (1901) läßt die den Defekt deckenden Epithelzellen durch die kinetische Energie der mitotischen Zellteilung vorgeschoben werden. Letztere liefert vom Wundrande aus neue Zellen im Überschuß, und zwar ausschließlich aus der basalen und nächstfolgenden, nur ausnahmsweise auch aus der dritten Zellreihe. Das Auftreten der Mitosen führt E. GODLEWSKI jun. (1910) auf eine Zunahme der Plasmamasse im Beginne der Regeneration zurück, wodurch eine Kernplasmaspannung eintritt. Die Teilung der Kerne dauert so lange an, bis am Ende der Regeneration die Kernplasmaspannung zur Norm zurückkehrt. Dabei kommt es zur Zellteilung mit nachträglichem Zuwuchs an Kernsubstanz oder die Kernteilung erfolgt ohne Zellteilung, endlich können Kernverschmelzungsprozesse beobachtet werden oder mehrkernige Riesenzellen entstehen. In der Regel werden mehr Zellen erzeugt, als für die Regeneration nötig sind und diese gleichsam auf Vorrat erzeugten Zellen später verschoben. Am Rande des Regenerates erhält sich lange Zeit ein Zellherd mit mehr Cytoplasma. Die Plastosomen der Epidermiszellen erfahren nach RoMEIS (1913) bei der Regeneration hinsichtlich ihrer Form und Zahl mancherlei Veränderungen. In der ersten Zeit der Regeneration, während der Periode lebhafter Zellteilung, ist die Körnerform vorherrschend, während es später zur Bildung langer, gewundener Plastokonten kommt. Auch UHLENHUTH (1917) läßt bei der Regeneration zuerst Zellen auf die Wundfläche überwandern und erst nach längerer Zeit Mitosen auftreten. Ein Teil dieser ist verklumpt, wie dies auch in explantierter *Frosch*haut der Fall ist, in der sich die Zellen auch auf mitotischem Wege vermehren. In der normalen *Frosch*haut, in welcher er ebenfalls zweikernige Zellen findet, soll die Spindelachse der Mitosen senkrecht zur Oberfläche stehen, in der regenerierenden und explantierten parallel zu ihr. Sämtliche Epithelzellen — manchmal sogar die Drüsenzellen — können sich mitotisch teilen, während er normalerweise nur die basalen Zellen für teilungsfähig hält. Die Mitosen treten erst am sechsten Tage auf und schon am neunten sind keine mehr zu sehen, da bereits viele neugebildete Zellen angehäuft sind. Die Erscheinungen der Regeneration zeigen nicht vollständige Übereinstimmung mit jenen der Explantation. Daß bei dieser jedoch die Natur des Mediums eine große Rolle spielt, hat UHLENHUTH selbst gezeigt. So fand er (1914), daß die polyedrischen Epidermiszellen spindel- oder fadenartige Gestalt annehmen und so vollkommen Bindegewebszellen ähnlich werden können. Dies beruht hauptsächlich auf der Konsistenz des Mediums und tritt ein, wenn dieses halbweich oder weich ist. In flüssigen Medien nehmen die Zellen eine runde Form an, während sie in festen, wenn sie in diese einwandern, ihre polyedrische Form und Schichtung in Gestalt von Membranen bewahren. Hier findet eine Abtrennung und Wanderung vereinzelter Zellen überhaupt nicht statt (UHLENHUTH 1915). Hier sei auch erwähnt, daß nach RIBBERT (1898) bei der Transplantation in fremdartiges Gewebe die aus mehrschichtigen oder mehrstufigen Epithelien neu gebildeten Zellen sich dauernd einschichtig anordnen und auch im übrigen eine indifferente Beschaffenheit annehmen, ihre Spezifität verlieren.

Für das **mehrstufige** Flimmerepithel der Trachea hat DRASCH (1879) zuerst gezeigt, daß künstlich hervorgerufene Epitheldefekte durch platte, flimmerlose Zellen, welche sich vom Rand des unversehrten Epithels her über die entblößte Fläche ausbreiten, gedeckt werden. Daß es sich hier um Zellen der basalen Reihe handelt, welche sich zu langen Platten ausziehen und über den Defekt vorschieben, konnte OPPEL (1912b) am Explantat feststellen.

Auch über die Regeneration des **mesodermalen** Harnblasen- und Pleuroperitonealepithels liegen Beobachtungen vor. BELTZOW (1884) sah 24 Stunden nach mechanischer Reizung (Behandlung des freigelegten **Blasenepithels** mit einem steifen Borstenpinsel) beim *Kaninchen* nicht nur in den tiefsten, sondern auch in den mittleren Schichten, wenn sie erhalten waren, reichlich Mitosen auftreten, deren Entwicklung nach 48 Stunden ihren Höhepunkt erreichte. Er sah dann 10—15 Mitosen im Gesichtsfeld. Es bildeten sich so „wahre Epithelauflagerungen" von 7—10 Schichten. Bei mäßigem Reize regenerierte sich das Epithel gewöhnlich in 48 Stunden vollständig. CORNIL und CARNOT (1899) machten auf die leblafte Erneuerungsfähigkeit dieses Epithels durch mitotische und amitotische Zellteilung aufmerksam, wobei streckenweise das Bindegewebe auch von einer einfachen Zellschichte überzogen erscheint. Ähnlich lauten die Angaben von

Lasio, G. (1904), nur läßt er den Defekt gegen die Mitte zu von einem einschichtigen Epithel bedeckt werden, während die Mitosen weiter gegen den Wundrand zu sehen sind. Die neu entstandenen Zellen rücken allmählich von den Peripherie gegen das Zentrum hin vor, ganz analog, wie in einer granulierenden Hautwunde. Er betont gegen DE ROUVILLE (1896, 1897), der das neugebildete Epithel vom Bindegewebe ableitet, daß die epithelialen Elemente sich stets von den bindegewebigen unterscheiden lassen. Im Explantat bewahrt das Blasenepithel nach CHLOPIN (1924) vielfach den Zusammenhang seiner Zellen oder sie zeigen ein aktives Wachstum in Form von Membranen, kompakten Massen oder einzelnen Zellen, die in das Fibrin eindringen. Solche können Fibroblasten sehr ähnlich werden, unterscheiden sich aber von ihnen durch die Kernform und die Fähigkeit durch Amitose mehrkernig zu werden. Dabei können in den basalen Zellen die Grenzen teilweise verschwinden, so daß syncytiumartige Gruppen entstehen. Meistenteils sind aber deutliche Intercellularbrücken vorhanden. Für das Pleuroperitonealepithel gibt OPPEL (1901) an, daß die Deckung von Defekten nicht durch ein Überwandern der Zellen, sondern durch das Hinüberschieben der proliferierenden Zellen vom Rande her vermöge ihrer Wachstumsenergie stattfinde, wobei die Teilungsebenen der sich teilenden Zellen stets senkrecht zur Oberfläche stehen.

Dagegen soll in Übereinstimmung mit dem allgemeinen Schema bei der Regeneration des mesenchymalen, hinteren Hornhautepithels nach PETERS (1889) eine Verschiebung der Zellen über den Defekt stattfinden und, wenn dieser gedeckt ist, in der Umgebung indirekte Zellteilungen auftreten, durch welche die Zellen allmählich wieder in den epithelialen Verband gelangen.

Auch bei *Wirbellosen* ist die Epithelregeneration durch Vorschieben der Zellen über die Wundfläche in dünner Lage beobachtet, und zwar von P. LANG (1912) bei *Planaria polychroa*. Die weitere Vermehrung der Zellen erfolgt hier allerdings durch Amitose und Zuwanderung von Zellen aus dem Parenchym.

Alle diese Beobachtungen zeigen auf das deutlichste, daß das Epithelgewebe nur aus sich selbst, autoplastisch (homotypisch, BRANCA) sich erneuert und entwickelt und stehen im strikten Widerspruche mit den Behauptungen einer Reihe von Autoren, welche einerseits dem Bindegewebe eine Rolle bei der Regeneration des Epithels zuschreiben, anderseits Bindegewebe aus Epithel hervorgehen lassen, wobei sogenannte Übergangsformen eine Rolle spielen, in denen Epithelzellen verästelte Formen annehmen können.

Hier kann nicht näher auf diese Frage eingegangen werden, doch sei unter anderen auf die Arbeiten von TALMA (1882), L. LOEB (1899), SABATIER et ROUVILLE (1898), DUVAL (1890), ROUVILLE (1900), BERLESE (1901), KROMEYER (1902) und RETTERER (1903, 1903a und b) hingewiesen. Dagegen sei betont, daß sogar für die Pleuroperitonealepithelien Beobachtungen vorliegen, daß sie nicht die geringste Neigung besitzen, Bindegewebe zu erzeugen (HINSBERG 1898, BÜTTNER 1899).

Überlebensdauer des Epithelgewebes. Was nun die Dauer der Lebensfähigkeit und damit der Regenerationsfähigkeit von Epithelzellen anlangt, so sei auf die bereits (S. 57) besprochene Lebensdauer des Flimmerepithels hingewiesen. ZIELONKO (1874) hat Mundschleimhaut vom *Frosch* in dessen Rückenlymphsack eingeführt und das Epithel noch nach fünf Monaten flimmernd gefunden.

WENTSCHER (1898) hat Epidermisläppchen, wie sie für die THIERSche Transplantation gebraucht werden bis zu 22 Tagen trocken aufbewahrt und dann auf frische Haut transplantiert. Wie die im Transplantat auftretenden Kernteilungsfiguren bewiesen, war die Lebensfähigkeit der Epithelzellen erhalten geblieben. Nach LUSK (1897) kann selbst vollständig pergamentartig eingetrocknete Epidermis ihre Lebensfähigkeit bewahren. Dasselbe ist nach WENTSCHER auch bei Oberhaut der Fall, die er 14 Stunden frieren ließ. Derselbe hat auch Untersuchungen über die Anzahl der Mitosen in ruhender und transplantierter Haut angestellt (1903) und konnte zeigen, daß die Teilungsfähigkeit der Epidermiszellen noch lange Zeit nach Ausschneiden des Hautstückchens und Aufbewahrung dieses in physiologischer Kochsalzlösung oder Trocknen, erhalten bleibt. So enthielt die Epidermis eines 22jährigen Mannes im frischen Zustande auf 16 mm Schnittlänge keine Mitose. Nach 22 Tagen dauernder trockener Aufbewahrung auf ein angefrischtes Ulcus verpflanzt, fanden sich sieben Tage nach der Verpflanzung in einem Schnitte von 5 mm Länge 28 Mitosen. LJUNGREN (1898) hat ähnliche Erfahrungen mit Epidermis gemacht, die er sechs bis acht Tage in Ascitesflüssigkeit aufbewahrt hatte. NOESSKE (1906) konnte feststellen, daß losgelöste Epidermiszellen, die er durch Abschaben der Basalzellen des Stratum MALPIGHI erhalten hatte, auf granulierenden Wundflächen selbständig anheilen, ohne daß der Papillarkörper auch nur in Bruchstücken vorhanden ist. Hierher vergleiche auch v. SCHUMACHER (1914).

Verwachsung und Spaltung von Epithellagen. Während der Entwicklung können Epithellagen verwachsen und so zur vorübergehenden Vereinigung früher getrennter Flächen führen. Dies ist z. B. der Fall bei den epithelialen Überzügen der Augenlidränder, bei denen im dritten Fetalmonat eine Verwachsung eintritt, welche beim Menschen kurz vor der Geburt wieder gelöst wird, bei manchen *Tieren* aber erst nach dieser. Den Vorgang der Lösung hat SCHWEIGGER-SEIDEL (1866) in der Weise beschrieben, daß es die Haarkanäle der Cilien sind, welche durch Zusammenfließen die Trennung der einheitlichen Epithelmasse bewirken, während BONNET (1912) einen von der Oberfläche in die Tiefe vordringenden Verhornungsprozeß mit gleichzeitiger Sekretbildung in den MEIBOMschen Drüsen dafür verantwortlich machte. Auch im Darmtrakt kann es zu Epithelwucherungen kommen, welche zu einer vorübergehenden Atresie des früher wegsamen Rohres führen. LIVINΓ (1910) hat bei Embryonen von *Bufo vulgaris* und bei *Hühner*embryonen einen epithelialen Verschluß des kranialen Oesophagusabschnittes beschrieben. Der Zustand dauert sehr kurz. In der soliden Epithelmasse sollen durch Degeneration von Zellen Lücken entstehen, durch deren Zusammenfließen das Rohr wieder wegsam wird. Am Duodenum haben, wie schon erwähnt, HELLY (1900), TANDLER (1900), KREUTER (1925), FORSSNER (1907), dann noch JANOSIK (1909) und PENSA (1912) diesen Vorgang bei Embryonen zwischen dem 30. und 60. Tage beobachtet. Um die letztere Zeit ist der Verschluß gelöst und das Epithel wieder einschichtig. PERNKOPF (1922) fand bei einem 7 mm langen Embryo den Hohlraum des Duodenum infolge starker Epithelwucherung, die verschiedene kleinste Höhlungen zeigen konnte, nahezu undurchgängig.

Eine ausgedehnte Atresie des Oesophagus durch Epithelwucherung tritt bei der Metamorphose des *Ammocoetes* in *Petromyzon* ein (A. SCHNEIDER 1879). Der neue Oesophagus entsteht als solider Epithelstrang, der erst sekundär hohl wird. Über die vorübergehende Atresie des Oesophagus beim *Huhn* (S. SCHUMACHER 1926) wurde schon gesprochen. Auch Frühstadien von *Selachier*embryonen (nach A. SCHNEIDER solche von 11—40 mm Länge) zeigen ein durch Epithel verschlossenes Oesophaguslumen (BALFOUR).

Verschiedene Teile der Gallenwege machen nach PENSA (1912) auch ein solides Stadium durch. Der Ductus hepaticus ist, wie die meisten Drüsenausführungsgänge von Haus aus solide, während der Ductus choledochus, cysticus und die Gallenblase sekundär durch Epithelwucherungen obliterieren.

Beim 11,5 mm langen Embryo ist die Gallenblase vollkommen von einem Epithel erfüllt, dessen äußerste Lage eine regelmäßig angeordnete Schichte von iso- bis hochprismatischen Zellen darstellt. Die Lichtung entsteht bei 25 mm langen Embryonen durch Auftreten von unregelmäßigen Lücken im soliden Epithel, die noch beim 32 mm langen Embryo sich nicht vollkommen vereinigt haben. Dabei scheint ein Teil der Zellen zugrunde zu gehen, wie der Befund von abgestoßenen solchen im Lumen beweist.

Auf eine epitheliale Verklebung im Kehlkopf hat zuerst W. ROTH (1878) beim Menschen, bei dem er sie für primär hielt, PUTELLI (1888) beim *Hunde* aufmerksam gemacht, bei dem er die MORGAGNIschen Taschen durch eine Epithelwucherung vorübergehend atresieren läßt. Beim Menschen handelt es sich aber nicht um eine Wucherung des Epithels, sondern um eine sekundäre Verlötung zweier Epithelflächen infolge stärkeren Wachstumsdruckes der mesodermalen Umgebung.

Sie beginnt bei Embryonen der vierten Woche und soll nach Kallius (1897) in der zehnten bis elften Woche wieder gelöst sein, und zwar durch Auftreten von Lücken im Bereiche der Epithelplatte. Im Gegensatz zu Kallius findet Fein (1904), daß dieses Verklebung, welche die Form einer sagittal gestellten, schräg von oval- und dorsalwärts nach caudal- und ventralwärts gerichteten Epithelplatte besitzt, eine vorübergehende vollkommene Trennung der Rachenhöhle von der Luftröhre bedingt.

Eine epitheliale Verklebung des äußeren Gehörganges hat Urbantschitsch (1878) beschrieben. Bei *Mäusen* legt sich die Ohrmuschelspitze auf die vordere Umrandung der Ohröffnung und verwächst mit dieser epithelial. Ebenso sind die Ränder der Ohrmuschel gegenseitig miteinander epithelial verklebt und der äußerste Teil des Gehörganges durch eine epitheliale Wucherung geschlossen.

Bekanntlich ist das innere Blatt der Vorhaut beim Embryo mit der Eichel durch eine einheitliche Epithelmasse verbunden, eine Verbindung, die bis in die ersten Tage nach der Geburt vorhanden ist (Bokai 1860, bei Schweigger-Seidel). Der Epithelverschluß kann sogar die Urethralmündung betreffen. Nach Schweigger-Seidel (1866) erfolgt die Lösung durch das Auftreten konzentrischer Epithelgruppen oder -perlen, die in der Mitte hohl werden, etwa wie degenerierende konzentrische Körper in der Thymus, und durch Zusammenfließen der so entstandenen Höhlen.

Nach Miller jun., E. G. (1895) erscheint bei einer Reihe von amerikanischen *Mäuse*arten der Zugang zur Vagina durch eine Epithelwucherung verschlossen, die offenbar erst sekundär wegsam wird.

2. Drüsen.

Alle exokrinen Drüsen entstehen aus dem Oberflächenepithel jener Stelle, an welcher sie später münden, aber in verschiedener Weise. Es kann an der Stelle eine flache Vorwölbung durch Höhenzunahme der Basalzellen gegen das unter-

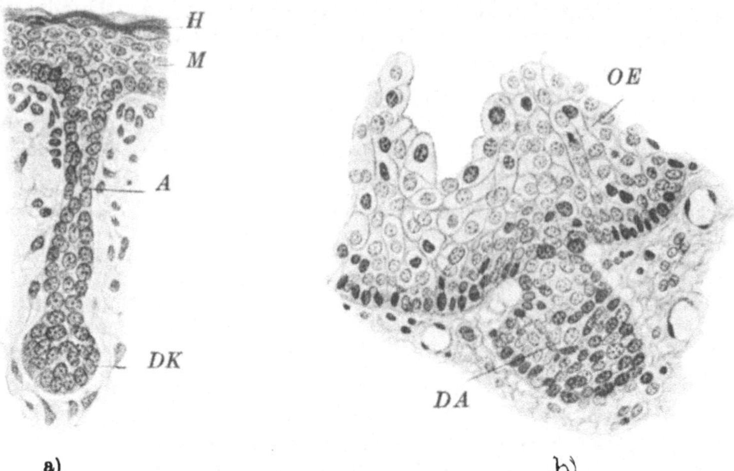

Abb. 113. a) Solide Anlage einer Schweißdrüse vom Finger eines 4 ½ mon. Embr. Erlickis Fl. u. Eisessig. *A* Ausführungsgang; *DK* Anlage des Drüsenknäuels; *M* tiefe, *H* oberflächliche (Horn-) Schicht der Haut. Vergr. 380/2. (Nach Schaffer 1920.) b) Solide Anlage einer Schleimdrüse des Oesophagus. 7 mon. Embr. Zenkers Fl. Eisen-H. *DA* Drüsenanlage; *OE* Epithel der Speiseröhre. Vergr. 380/2. (Nach Schaffer 1920.)

liegende Bindegewebe auftreten, welche durch mitotische Teilung dieser Zellen entweder zu einem soliden Zapfen, wie bei den Schweißdrüsen (Abb. 113 a) oder mehr zu einer beerenförmigen Knospe wird, wie z. B. bei den Schleimdrüsen des Oesophagus (Abb. 113 b).

Die erste Anlage kann aber auch eine hügelförmige Vorwölbung des Epithels über die Oberfläche darstellen, die sich erst sekundär zu einer soliden Knospe in die Tiefe einsenkt, wie dies Rein (1882) und Gisler (1922) von der Milchdrüse beschrieben haben. Oder die Drüsenbildung geht von einem endoepithelialen Grübchen aus, dessen begrenzende Zellen sich bald als solider Zellstrang in die Tiefe einsenken, an dessen Mündungsstelle noch längere Zeit eine einspringende Falte als Rest des ursprünglichen, endoepithelialen Grübchens sichtbar ist. So hat Patzelt (1923) die Entstehung der Drüsen auf der laryngealen Fläche der Epiglottis bei Embryonen der achten Woche geschildert. Eine vierte Entstehungsart zeigen endlich die Magen - Darmdrüsen, welche von Haus aus als hohle Einstülpungen im Epithel, endoepitheliale Grübchen (Toldt sen., K. 1800) entstehen, ihr Lumen aber bewahren und zu langen geraden Schläuchen, wie im Dünndarm, auswachsen oder zu sich mannigfach verästelnden Röhren, wie bei den Magendrüsen und den Duodenaldrüsen, werden. Abb. 114 stellt eine solche endoepitheliale Anlage einer Fundus-, Abb. 115 die eines älteren Stadiums einer unteren kardialen Oesophagusdrüse dar, an welcher schon die Differenzierung der hellen Drüsenzellen sichtbar ist. Besondere Verhältnisse liegen bei

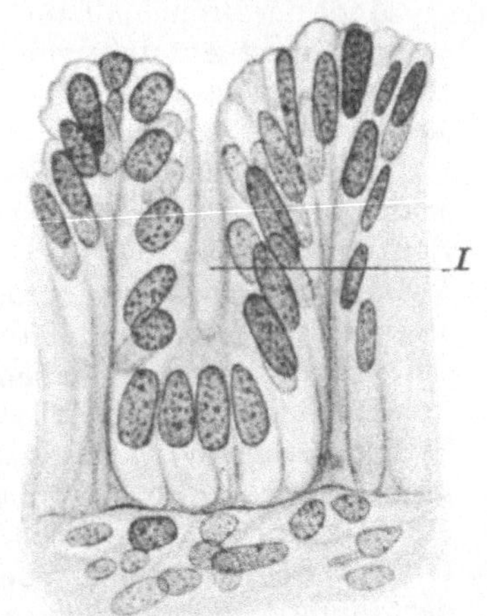

Abb. 114. Endoepitheliale Anlage einer Magenfundusdrüse bei einem Embryo von 21 mm größter Länge (8. Woche) Alkohol-Formalin; Delafields Häm.-Eos. *L* Lichtung der Drüsenanlage. Vergr. 740fach.

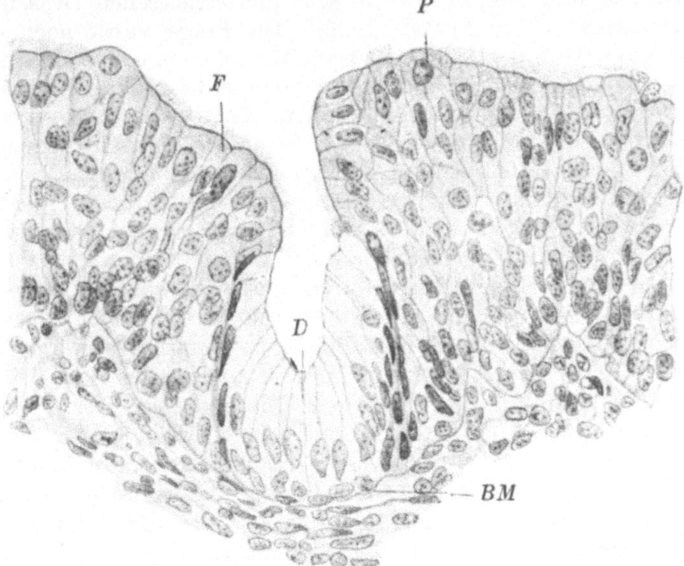

Abb. 115. Anlage einer unteren Oesophagusdrüse von kardialem Typus. 5mon. Embr. Pikrinsubl. Delafields Häm.-Eos. *D* helle Drüsenzellen; *BM* Basalmembran; *F* geschichtetes Flimmerepithel; *P* eine oberflächlich eingeschobene flimmerlose Zelle. Vergr. 450fach.

der Entwicklung der Dickdarmdrüsen vor. Hier nimmt an der Verlängerung der Schläuche auch die von unten nach aufwärts fortschreitende Verwachsung der beim Embryo vorhandenen, von Pazelt sen. (1884) beschriebenen Zottenanlagen teil, was die größere Länge oder Tiefe der Dickdarmkrypten gegenüber jenen des Dünndarms erklärt.

Auch der Bronchialbaum, der in seiner Verästelung an einen Drüsenausführungsgang erinnert, entsteht von Hause aus als ein hohles Röhrensystem. Ist dieses einmal angelegt, so findet das weitere Wachstum, wie Aeby (1880) angibt, ausschließlich durch Vergrößerung der bereits zur Zeit der Geburt vorhandenen Elemente statt.

Was nun die Entwicklung der soliden Drüsenanlagen betrifft, so hat man über die der Schweißdrüsen erst klarere Vorstellungen gewonnen, seit Schiefferdecker (1917, 1922) nachdrücklich auf den Unterschied der ekkrinen, kleinen und apokrinen, großen aufmerksam gemacht hat. Früher ergaben sich Widersprüche daraus, daß die Einen die Entwicklung beim Menschen, die Anderen bei *Tieren* untersucht haben. Nun besitzen die beim Menschen vorwiegend vorkommenden ekkrinen Drüsen eine andere Entwicklung, als die nur an gewissen Stellen (Augenlid, äußerer Gehörgang, Achselhöhle, Hodensack, Leistenbeuge, große Schamlippen, Circumanalgegend) erhaltenen apokrinen, wie Alzheimer (1888) zuerst nachgewiesen hat. Erstere entstehen auch an behaarten Stellen (Diem 1907) unmittelbar von der Epidermis aus, münden also frei aus, letztere von der Haaranlage, bzw. dem „primären Epithelkeim" von Marks (1895), der gemeinsamen Anlage von Haar, Talg- und Schweißdrüse aus, münden daher in den Haarbalg (Backmund 1904, Diem, Wimpfheimer 1907). Da Marks ursprünglich alle Schweißdrüsenanlagen aus diesem Epithelkeim entstehen ließ, nach Alzheimer beim Neugeborenen fast alle Schweißdrüsen, beim Kinde noch die Mehrzahl, beim Erwachsenen aber nur mehr 20 vH in die Haarbälge einmünden, mußte man für die freie Ausmündung der 80 vH Schweißdrüsen entweder eine Wanderung der Anlagen nach aufwärts, wodurch sie allmählich die freie Oberfläche erreichen sollten oder eine Rückbildung der an Haaranlagen angeschlossenen Drüsenanlagen annehmen (Carossini 1912, Pinkus 1925). Die Frage wurde noch verwickelter durch die Angabe Stöhrs (1903), daß beim Menschen einzelne ekkrine Drüsen in Haarbälge einmünden, während anderseits auch, entgegen der Meinung von Pinkus, apokrine Drüsen frei ausmünden können. Alzheimer hat dies mit Recht als einen sekundären Vorgang erklärt, der sich durch das Flächenwachstum der Haut erklären dürfte. Eine Rückbildung der am Haare gebundenen Schweißdrüsenanlagen, wie sie Carossini annimmt, konnte Steiner, K. (1926) nicht feststellen, vielmehr nimmt er eine Zunahme der Zahl der Anlagen beider Schweißdrüsen während der Ontogenese an. Die auffallende Zunahme der ekkrinen Drüsen beim erwachsenen Menschen müßte man dann durch eine Umwandlung apokriner in ekkrine Drüsen erklären, einen Vorgang, den Lüneburg (1902) zuerst angenommen hat und den auch Steiner für möglich hält. Bei der bekannten Wandlungsfähigkeit der „Schweißdrüsen", die sich bald in Schleimdrüsen, wie in der Haut des *Flußpferdes* (Schumacher 1917), bald in reich verästelte Eiweißdrüsen, wie im Flotzmaul des *Rindes* (Kormann 1906) umwandeln können, ist ein solcher Vorgang nicht ohne weiteres von der Hand zu weisen, anderseits aber auch durchaus unbewiesen.

Die freie Ausmündung der apokrinen Drüsen, die nach Chodakowski (1871) und Diem (1907) ausnahmsweise nur selten vorkommt, erklärt Steiner durch eine Aufwärtsverschiebung während der Fetalzeit am Haare, kann aber auch die von Alzheimer angegebene Ursache haben.

Was die eigentliche Histogenese der Schweißdrüsen anlangt, so wachsen sie als solide, immer länger werdende Epithelzapfen und -stränge in die Tiefe; ihr vorwachsendes Ende ist kolbig aufgetrieben und weist stets Mitosen auf. Während bei den ekkrinen Drüsen dieser Kolben schließlich (im sechsten Monat) zu einem knäuelförmig aufgewundenen Schlauch wird, kann sich der Epithelstrang bei den apokrinen Drüsen wiederholt gabeln.

Eine Lichtung soll in den apokrinen Drüsen nach STEINER bereits gegen Ende des fünften, in den ekkrinen nach PINKUS (1910) im siebenten Monate auftreten, und zwar durch eine intercelluläre Flüssigkeitsausscheidung und dadurch bedingte Erweiterung der Intercellularräume. Durch Vereinigung dieser Höhlungen, welche im Drüsenschlauch und Mündungsstück getrennt entstehende Lumina bedingen und durch Zusammenfließen beider erfolgt die endgültige Kanalisation der Schläuche. Sie besitzen zunächst durchwegs ein zweischichtiges Epithel gleichartiger Zellen. Während dieses in den Ausführungsgängen erhalten bleibt, differenziert sich im Drüsenteil die basale Zellschicht zu den myoepithelialen Elementen, die oberflächliche zu den sezernierenden Drüsenzellen. Diese sollen nach STEINER bereits am Beginne des siebenten Monates Zeichen von Zelltätigkeit zeigen, welche jedoch nicht als ein Beweis für eine sekretorische Funktion angesehen werden können, die erst zur Pubertätszeit einsetzt. Daß die ekkrinen Drüsen schon sehr frühzeitig zu sezernieren beginnen, ist bekannt. Während bei diesen Mitosen fehlen (JOSEPH 1891), will TALKE (1903) an den großen Achselhöhlendrüsen solche mehrfach gefunden haben.

Eine in manchen Punkten abweichende Darstellung der Schweißdrüsenentwicklung hat LIVINI, F. (1914, 1914a) gegeben. Er läßt in den ekkrinen die Lichtung früher auftreten, als in den apokrinen, und zwar durch Ausscheidung einer fixierbaren Substanz in der Achse der soliden Epithelstränge zwischen deren Zellen hinein. Diese Masse soll sich dann spalten, so daß sie die Oberfläche der Zellen wie ein Saum bedeckt, der in den Ausführungsgängen erhalten bleibt, während er in den sezernierenden Gängen verschwindet. In diesen sollen sich die Zellen schließlich in einer einfachen Reihe anordnen, jedoch verschieden differenzieren. Während die einen die prismatische Form bewahren, durch reichliches Cytoplasma und einen ovalen Kern ausgezeichnet sind, verdünnen und verlängern sich die anderen, während ihr Kern chromatinreicher, länglich wird und nach innen in eine Ausbuchtung des Zellleibes zu liegen kommt. So differenzieren sich die Drüsenzellen und myoepithelialen Elemente. Diese Darstellung würde die im fertigen Zustande vorhandene Verbindung der ersteren mit der Basalmembran erklären. Die apokrinen Drüsen sollen in den letzten Tagen des intrauterinen Lebens Sekretionserscheinungen zeigen.

Die Talgdrüsen entstehen als solide Epithelzapfen vorwiegend von den Haarbälgen, nur wenige, sogenannte freie Talgdrüsen entwickeln sich direkt von der Epidermis aus (KYRLE 1913). Dies ist bei der Anlage der MEIBOMschen Drüsen der Fall, die erst nach jener der Cilien erfolgt (KÖNIGSTEIN, L.1884, KLEE, F. 1921). An den kleinen Schamlippen treten diese Anlagen erst zwischen dritten und sechsten Lebensjahre auf, erreichen aber ihre volle Entwicklung erst zur Zeit der Pubertät (LAVATELLI 1914).

Die solide Epithelknospe vergrößert sich fast ausschließlich durch mitotische Teilung der Basalzellen und die Lichtung des Ausführungsganges entsteht durch fettige Degeneration der zentralen Zellen, die bereits im fünften Monate (BROMANN 1911) als Sekret ausgestoßen werden. Der Drüsenkörper kann durch oberflächliche Einschnürungen und Austreiben neuer Knospen in manchen Fällen ein reich gelappter werden.

Auch die alveolären, aber monoptychen Oesophagusdrüsen der *Vögel* entstehen als solide Epithelknospen, die reichlich Mitosen aufweisen und am Oberflächenepithel weder eine Vorwölbung, noch eine Einziehung erkennen lassen (SCHUMACHER 1925, 1926). Die Lichtung beginnt bald mitten in der soliden Epithelknospe in Form getrennter, mit Flüssigkeit erfüllter Hohlräume, die dann zusammenfließen, aufzutreten. Im späteren Ausführungsgang können diese Blasen das Epithel als dünnste Lage gegen das Lumen des Oesophagus vorwölben. Durch Einriß dieser häutchenartigen Scheidewände entleert sich die Flüssigkeit und wird die Verbindung mit dem Oesophaguslumen hergestellt. Das auskleidende Epithel flacht sich zu einer einfachen Lage hochprismatischer Schleimzellen ab, die sich, immer niedriger werdend, aber ihren sekretorischen Charakter bewahrend, auf das geschichtete Plattenepithel des Oesophagus schließlich als ganz platte Zellschichte fortsetzen, so daß hier der Ausführungsgang teilweise endoepithelial verläuft.

Als Beispiel für die Entwicklung kleinerer, lobulärer Drüschen mit verzweigtem Gangsystem sei jene der Epiglottisdrüsen besprochen, welche Patzelt (1923) genauer untersucht hat. Hier wächst die solide, knospenartige Drüsenanlage, die aus dem ursprünglich endoepithelialen Grübchen (s. oben) hervorgegangen ist, zu einem dünnen, soliden Zellstrang aus, der ein keulenförmig verdicktes Ende besitzt und bald ein spaltförmiges Lumen erhält. Ist dieses weiter und der Strang damit zum Rohr geworden (14. Woche), beginnt sich dieses zu verzweigen und bald darauf (16. Woche) histologische Differenzierungen zu zeigen, indem stellenweise Schleimzellen auftreten. Nahe der Mündung ist das Epithel ein zweischichtiges, weiter gegen die vorsprossenden Enden ein einschichtiges.

Die Verzweigung schreitet immer weiter vor, wobei die Enden der meisten Drüsenschläuche und auch einzelne größere Abschnitte lange noch aus indifferenten Zellen bestehen, bis das ganze Gallertgewebe, welches den Raum für die sprossende Drüse freigehalten hat, bis auf zarteste Züge zwischen den Schläuchen verdrängt ist. Die Schleimzellenbildung nimmt zu, und zwar scheinen sich diese Zellen aus glykogenhaltigen zu entwickeln. Eiweißzellen entwickeln sich erst viel später (29. Woche), erlangen aber in den Drüschen der Epiglottiswurzel die Oberhand, während in den Drüschen des freien oberen Randes die Schleimzellen überwiegen, ja manche Drüschen ganz aus solchen bestehen.

So entstehen Schleimschläuche mit Endkomplexen von Eiweißzellen. Sobald diese gebildet sind, zeigen sie keine selbständige Vermehrung mehr, so daß man sie nicht mehr als Adenomeren im Sinne M. Heidenhains (1920, 1921) auffassen kann. Ebensowenig ist dies für die fertigen Eiweißschläuche möglich, welche aus spezifisch differenzierten Drüsenzellen bestehen und von den sprossenden Enden wachsender Drüsen unterschieden werden müssen. Letztere kann man auch in reinen Schleimdrüsen beobachten, wo sie zur Annahme von Endkomplexen (Entwicklungshalbmonden) Veranlassung gaben, schließlich aber durch Umwandlung in Schleimzellen ganz verschwinden.

Ein anderes kleines Drüschen mit verzweigtem Ausführungsgang, dessen Entwicklung M. Heidenhain (1921) genau verfolgt hat, ist die seitliche Nasendrüse (Steno). Hier läßt das Drüsenbäumchen nicht jenen streng gesetzmäßigen dichotomischen Verästelungstypus erkennen, wie ihn Heidenhain für die Mandibularis annimmt. Der Hauptgang der Drüse, der schon in frühen Embryonalstadien ein weites Lumen und einfaches, hochprismatisches Epithel besitzt, läuft in mehrfach verzweigte, mit allerhand Wulstungen und Buckelungen in unregelmäßiger Weise besetzte Endstücke aus. Diese zeigen lebhafte, mitotische Vermehrung ihrer Zellen und lassen zahlreiche Seitenknospen, die Heidenhain adventive nennt, entstehen. Diese stellen zweifellos aus einer einzigen Zelle durch Teilung hervorgehende Gruppen von wenigen pyramidenförmigen Zellen vor, deren Spitzen dem Lumen zugekehrt, deren kernhaltige Basen nach außen gerichtet und durch tiefe Spalten von den benachbarten Zellen getrennt sind. Durch Vermehrung der Zellen und Streckung des ganzen Gebildes entsteht ein seitlicher beutelförmiger Anhang des Ganges. Der halsartige Teil dieses Beutels wird zum präterminalen Gang, seine basale Auftreibung zur Scheitelknospe, die sich durch eine Furche vom Gang absetzt, durch Breitenwachstum vergrößert und in zwei Teile teilt. Das Gangepithel wird dann zweischichtig, während sich die Elemente der Adenomere in Drüsenzellen von amphitropem Charakter mit intercellulären Sekretröhrchen umwandeln. Die weitere Entwicklung der Adenomeren ist hier durchaus nicht so regelmäßig und führt zu Mehrlingsbildungen, unvollkommen voneinander getrennten Aussackungen, unvollständig entwickelten Drüsenästchen mit kleinen Drüsenbeeren, ja blumenkohlartigen Figuren, deren Scheitel gegen die Drüsenoberfläche gewendet sind, „gleich als ob sie hier im Wachstum angehalten worden wären", d. h. nach meiner Meinung, die Sprossung findet nach Maßgabe des vorhandenen Raumes statt und da dieser bei der seitlichen Nasendrüse ein sehr beschränkter ist, muß das ausschließliche Scheitelwachstum an den Enden der vorsprossenden Gänge bald ein Ende finden. Bei den Teilungen der Adenomeren können sich jene Drüsenzellen, welche in der Teilungsebene eingekeilt werden, zu Gangzellen zurückverwandeln. Die Gänge selbst können sich durch Längsspaltung vermehren.

Was endlich die großen sogenannten Speicheldrüsen anlangt, so ist deren erste Entwicklung unter anderen von CHIEVITZ (1885), HAMMAR (1901), BUJARD (1911), MORAL (1912), SCHULTE (1913), jene des Pankreas von K. W. ZIMMERMANN (1889), O. HAMBURGER (1892), LAGUESSE (1895/96, 1897), HELLY (1900) und PENSA (1912, 1914) (weitere Angaben siehe bei J. A. WEBER [1903] und den letzteren Autoren) untersucht worden.

Die Speicheldrüsen entstehen entweder als einfache Epithelsprossen oder diese gehen, wie bei den drei großen Mundspeicheldrüsen aus einer kielförmigen Verdickung des Mundhöhlenepithels hervor, welche nach SCHULTE (1913a) einer Anzahl verschmolzener Einzelsprossen entsprechen soll. Die Anlage der Parotis soll nach HAMMAR (1901) schon am Ende des ersten Monats als eine den Drüsengang vorbildende Rinne entstehen, während nach MORAL (1912) die Mandibularis vor der Parotis angelegt wird, was CHIEVITZ auch für das *Schwein* angegeben hat. Sicher eilt sie in der späteren Entwicklung der Parotis immer bedeutend voraus. Ihre erste Entstehung schildern HAMMAR und SCHULTE übereinstimmend als die einer soliden Leiste entlang der Alveololingualrinne, die später abgeschnürt wird. Während SCHULTE die Sublingualis in ähnlicher Weise entstehen läßt, soll sie nach HAMMAR in Form multipler Knospen an der Wand der Alveololingualrinne in der Gegend des frenulum linguae auftreten.

Das Pankreas entsteht bekanntlich aus zwei Anlagen, einer zuerst auftretenden dorsalen, taschenförmigen Ausstülpung des Darmes, die zum Ausführungsgange (Ductus Santorini) wird, der also ähnlich, wie der Ductus parotideus nach HAMMAR von Hause aus hohl ist, dann aber als eigentliche Drüsenanlage ebenfalls eine solide Knospe treibt. und einer sekundär auftretenden, die sofort als solide knospenartige Verdickung des Leberdivertikels entsteht (LAGUESSE, PENSA). Bei den Amphibien finden sich nach GÖPPERT (1891) zwei ventrale Anlagen. Die dorsale, deren ursprünglich angelegten Gang GÖPPERT sich zurückbilden läßt, vereinigt sich mit der rechten ventralen.

Es sind also auch die Anlagen aller dieser Drüsen ursprünglich solide, zunächst hügelförmige Knospen, die bald zu flaschen- oder kolbenartigen Bildungen auswachsen und weiterhin baumartig zu sprossen beginnen. Zur freien Entfaltung dieser ersten Verästelungsvorgänge, sehen wir um die Drüsenanlage einen Raum ausgespart durch zartes, embryonales Gallertgewebe, welches den auswachsenden Epithelsprossen keinen Widerstand leistet. Dieses ist aber bei der Mandibularisanlage durch eine dichte, bindegewebige Kapsel abgeschlossen, eine Einrichtung, die der Parotisanlage fehlt, weshalb sich diese auch freier entwickeln kann.

Die Sprossung findet zunächst ganz unregelmäßig statt; bei der Mandibularis nach SCHULTE einseitig, dorsalwärts, indem einzelne, zwei oder dreiteilige, halbkugelige Knospen hervorwachsen. Bei der Parotis tritt diese Knospung etwas später ein und wandelt die kolbenförmige Endauftreibung zunächst in eine pferdehufartige Verbreiterung mit eingezogenem Boden um. Weiterhin treten Sprossen in Form gebogener Stränge, dicker, unregelmäßiger Zellmassen mit Knospen- und schuhartigen Auswüchsen auf (Abb. 116). Bujard beschreibt an der Parotisanlage des 10wöchigen Embryo verlängerte und einfach verzweigte Äste, wodurch ein traubenförmiges Gebilde entsteht, da die Enden dieser Äste zunächst kugelige Verdickungen zeigen, die den Weinbeeren gleichen. Bei der Mandibularis, die kurze, unregelmäßig abgesetzte Äste besitzt, ist dieser traubenförmige Charakter verwischt.

Diese Verästelungen entsprechen zunächst nur der Anlage der Ausführungsgänge; die der sezernierenden Endstücke erfolgt erst später in Gestalt von Scheitelknospen, die sich in einem gewissen Stadium der Entwicklung in sehr bestimmter Weise gegen den vorhergehenden Gang absetzen.

Die Bildung des Lumens soll bei der Parotis nach Moral schon einsetzen, ehe die Drüsenanlage sich zu verzweigen beginnt und nimmt ihren Anfang in der Mitte des Epithelstranges durch Auseinanderweichen der Zellen. Auch Chievitz ließ in den soliden Epitheltsträngen das Lumen zuerst in der Nähe der späteren Ausmündungsstelle auftreten und von da aus nach beiden Seiten hin sich weiter ausbreiten. Peripherwärts geht die Bildung neuer Äste in Form solider Sprossen fort. Wenn das Lumen auch diese letzten Äste eingeholt hat, fangen die Zellen an, sich als spezifische Drüsenzellen zu differenzieren. Diese histologische Differenzierung geht nun in sehr verschiedener Weise vor sich, wodurch eben die verschiedenen Drüsenarten aus einer ursprünglich anscheinend gleichartigen Anlage, dem soliden Drüsenknopf, entstehen.

Es ist ein unzweifelhaftes Verdienst M. Heidenhains (1920/21), die feineren Vorgänge bei dieser weiteren Entwicklung genau untersucht zu haben. Doch stehen seine Ausführungen vielfach deutlich im Dienste einer Theorie und müssen die als Gesetzmäßigkeiten hingestellten Vorgänge durch Ausnahmen und Abweichungen eingeschränkt werden, so daß ich mich vielfach des Eindruckes einer künstlichen Konstruktion nicht erwehren kann.

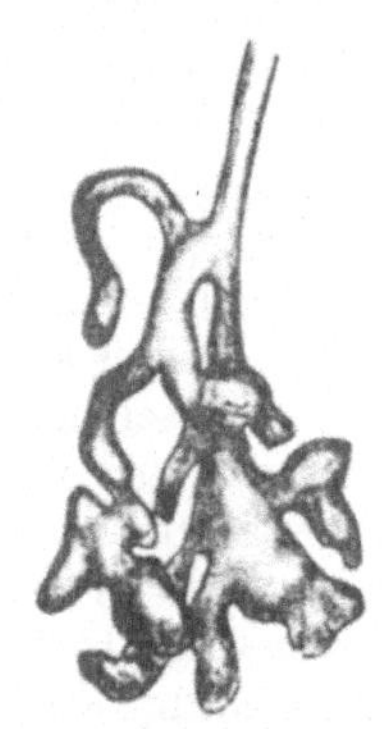

Abb. 116. Rekonstruktion der Parotis-Anlage eines 35 mm l. *Katzen*embryos. Vergr. 40fach. (Nach H. v. W. Schulte 1913, Abb. 106.)

Die Entwicklung des Astwerkes soll nach M. Heidenhain ausschließlich an die Zweiteilung von Scheitelknospen gebunden sein. Er sieht in ihnen besondere Organe, die er Adenomeren nennt, welche durch das Vermögen der Zweiteilung eine streng dichotomische Verästelung des Drüsenbäumchens bewirken sollen, was für die erste Entwicklung nach dem Gesagten sicher nicht Geltung hat. Da diese aber in weiterer Folge zu einer unmöglichen und nirgend verwirklichten Form führen würde, indem keine längeren gestreckten Ausführungsgänge entstehen könnten, läßt er sehr bald da und dort einen Zweig im Wachstum zurückbleiben, den anderen, stärkeren, in der ursprünglichen Richtung weiter wachsen und dann anscheinend schwächere Seitenäste abgeben, was Heidenhain als „Umsetzung auf die sympodiale Form" bezeichnet. Manche Scheitelknospen bleiben schon unmittelbar bei oder nach der Teilung im Wachstum zurück, geraten dadurch in eine seitliche Stellung am Scheitel einer Verzweigung, können aber später zu einem Teil des Drüsengeästes auswachsen. Diese Adenomeren sollen nun während der ganzen Entwicklung die Form einer Drüsenbeere bewahren, was nur möglich ist, wenn sie nicht in die Länge, sondern nur in die Breite wachsen, um sich zu teilen. Dies geschieht in der Weise, daß in der künftigen Teilungsebene sich typische Drüsenzellen in indifferente Gangzellen zurückverwandeln sollen und sich spornartig zwischen die zwei Teilungshälften einschieben. Davon gibt es aber verschiedene Ausnahmen; es können Mehrlingsbildungen entstehen oder die Scheitelknospe kann einseitig auswachsen und sich am zuführenden Gang emporkrümmen, was ich so deuten möchte, daß sie hier den geringeren Widerstand gefunden hat. Die Sprossung geht im wesentlichen nach Maßgabe des verfügbaren Raumes vor sich.

Wächst ein solcher Teilungssporn in die Richtung gegen die Mündung weiter, so kommt es zu einer Längsspaltung des präterminalen Ausführungsganges. Die Zweiteilung der Adenomeren kann aber auch durch einfache Epithelspaltung und Einschiebung von Bindegewebszellen, bzw. Einfaltung der Basalmembran stattfinden. Die von HEIDENHAIN aus dem zuerst besprochenen Teilungsvorgang abgeleitete Äquipotenz der Gang- und Knospenzellen scheint mir nicht für typisch differenzierte Drüsenzellen, sondern nur für noch indifferente Zellen der vorwachsenden Scheitelknospen annehmbar, während die Gangepithelien, wie Re-

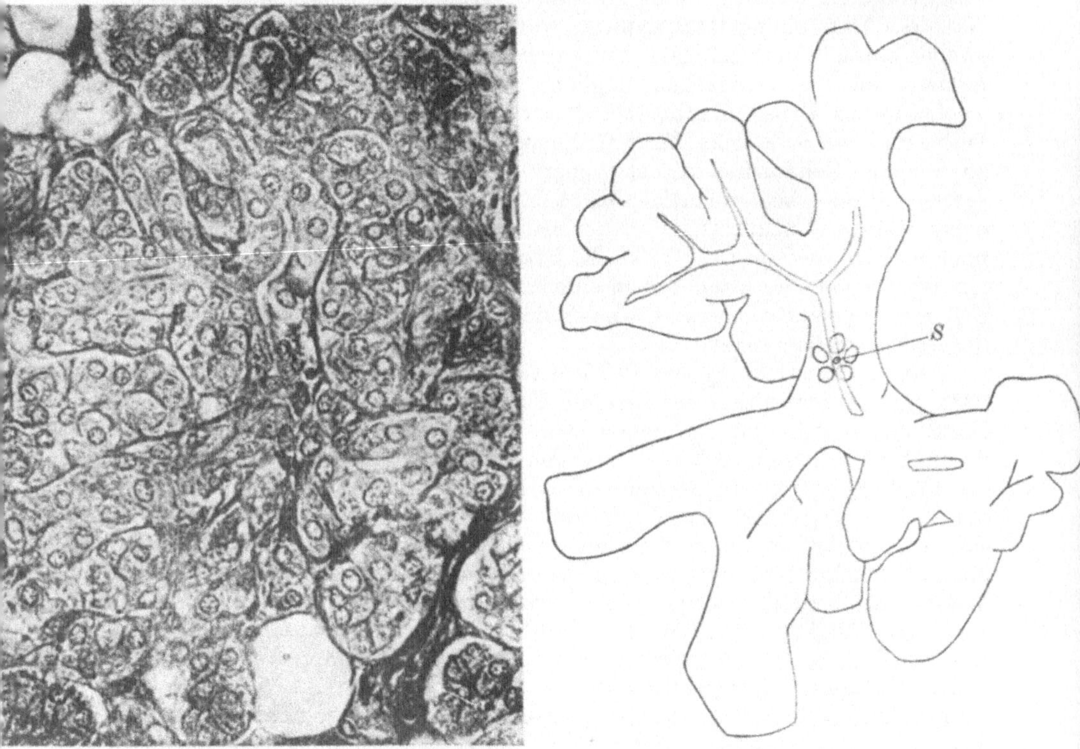

Abb. 117. Verzweigtes Gangsystem aus dem ＿＿＿＿ der Gl. mandibularis vom Menschen. Photographie. Rechts die Umrisse des Gangsystems herausgezeichnet und das bei etwas tieferer Einstellung deutlich im Querschnitt erscheinende abführende Schaltstück *S* eingezeichnet.

generationsversuche zeigen, wohl länger ihre Drüsenzellen bildende Potenz bewahren, wie auch die sekundäre Entstehung von soliden Seitensprossen aus ihrer Wand beweist (CHIEVITZ, METZNER 1908). Sobald ein Lumen gebildet ist, besitzen die Gangsysteme ein zweischichtiges, hochprismatisches Epithel, dessen Basalzellen in den präterminalen Gängen spärlicher werden, aber auch noch in die Adenomeren hinein verfolgt werden können. Hier muß man in ihnen die Anlagen der Korbzellen erblicken. Die etwas größeren Gänge zeigen eine eigentümliche „Rosenkranzform" ihres Lumens, die vielleicht in der Varicosität der späteren Streifenkanäle erhalten bleibt. Die präterminalen Gänge werden zu den Schaltstücken, deren Zellen sich in der Mandibularis in Schleimzellen umwandeln können. Dadurch sollen die den Scheitel bildenden Adenomeren zu Halbmonden, während sie in den Eiweißdrüsen zu den Acinis werden.

Wie schon oben bemerkt, halte ich diese Auffassung nicht für zulässig, da aus den Scheitelknospen zweifellos auch längere und verzweigte Schläuche auswachsen können, wie Befunde an den fertigen Drüsen zeigen (Abb. 117). Auch nach Chievitz sind die „Alveolen" der Parotis nicht sehr lange, etwas verästelte Schläuche, während bei den mukösen Drüsen die Endknospen zu Schläuchen auswachsen, die so lang werden können, daß sie sich in Windungen umeinanderlegen, aber auch noch seitliche Auswüchse treiben (Metzner 1908). Ist der Drüsenbaum im fünften bis sechsten Fetalmonat einmal angelegt, so hat Chievitz eine Bildung neuer Ausführungsgänge für unwahrscheinlich gehalten, da er weder für eine solche Entstehung durch Seitensprossen von den alten Gängen aus, noch für eine Umwandlung von Scheitelknospen in Ausführungsgänge Anhaltspunkte gefunden hat. Nach der Darstellung Heidenhains wäre eine Neuentstehung von Ausführungsgängen einmal durch Längsspaltung und dann durch Rückverwandlung von Adenomerenzellen in Gangzellen möglich. Sicher aber beruht das weitere Größenwachstum der Drüsen hauptsächlich auf einer Zunahme der Gänge an Länge und Weite und der Endstücke durch Größenzunahme ihrer Zellen und ihr Auswachsen zu längeren Schläuchen mit seitlichen Ausbuchtungen. Das Ausführungsgangsystem hat noch bei 5monatigen Kindern seine völlige histologische Differenzierung nicht erlangt (Chievitz). Von der basalen Streifung der „Speichelröhren" ist noch nichts zu sehen (Asp 1875, E. Bizzozero 1903). Nach Takagi (1925) tritt erst bei drei Monate alten Katzen eine radiäre Anordnung der Plastokonten in den Zellen der Speichelröhren auf, was zu der Entstehung der Stäbchenstruktur, d. h. der Basallamellen führt.

Was die Entwicklung des Pankreas anlangt, so ist hier auch nach Heidenhain jene strenge Form der Zweiteilung der Scheitelknospen, wie er sie für die Mandibularis annimmt, auf keiner Stufe der Entwicklung sichtbar. Er sucht dies dadurch zu erklären, daß die Teilungen so rasch aufeinanderfolgen, daß, ehe die erste Teilung vollständig abgelaufen ist, schon die zweite folgt und es nur zur vielfachen Lappung der Endstücke kommt. Auch nach Pensa (1914) zeigt die Sprossung eine höchst unregelmäßige Form von teils hohlen Schläuchen mit oberflächlichen Verdickungen, teils soliden Strängen oder größeren kompakten Epithelmassen, die ebenfalls knospenartige Verwölbungen zeigen, die aber durchaus nicht die Regelmäßigkeit sich zweiteilender Adenomeren besitzen. Laguesse hat ferner eine netzförmige Anastomose dieser langen, gewundenen und unregelmäßig gebuckelten Röhren festgestellt.

Die Röhren bestehen vielfach aus einer einzigen Lage niedrig prismatischer Zellen. Aber von Stelle zu Stelle erscheinen zwischen ihnen stärker färbbare Elemente, welche oft an den Rand gedrängt erscheinen, wie Belegzellen. Aus ihnen entstehen durch Vermehrung solide Zellhaufen, die Anlagen der Langerhansschen Inseln, die manchmal miteinander verschmelzen können. Dann beginnen von den primären Gängen aus in Gestalt rundlicher Bläschen die sezernierenden Endstücke auszusprossen, deren hohe Zellen Pyramidenstutzen gleichen und dem Lumen zugekehrt Zymogenkörnchen erkennen lassen. Später scheinen Langerhansssche Inseln nur mehr durch Umwandlung von Drüsenzellen zu entstehen. Die Endstücke teilen sich weiterhin und werden sehr breit und vielfach gelappt.

Die beiden Anlagen entwickeln sich gleichartig, nur scheint die dorsale in der Entwicklung etwas voranzugehen. Schließlich verschmelzen beide zu einem Körper.

Während Laguesse die centroacinären Zellen einerseits aus der inneren Lage eines zweischichtigen Epithels, anderseits durch Hineinwachsen von den präterminalen Gängen aus entstehen läßt, führt sie Heidenhain teils auf Trennungszellen bei der Zweiteilung der Adenomeren zurück oder er läßt sie durch Überwallung der Endgänge von Seite der Adenomeren, die sich über erstere stülpen, etwa wie der knorpelige Gelenkkopf des *Frosch*oberschenkels über die Knochenröhre, entstehen.

Eine **Rückbildung von Drüsen** findet regelmäßig dort statt, wo die Tätigkeit der Drüsen in Zusammenhang mit dem Geschlechtsleben steht, also bei jenen Drüsen, die sich zu bestimmten Zeiten, z. B. während der Laktation, bei *Tieren* zur Brunstzeit am stärksten entwickeln. So zeigt vor allem die Milchdrüse nach der Laktationsperiode Involutionserscheinungen, welche zu einer Einschmelzung und Auflösung der Drüsenläppchen bis auf geringe Reste des Ausführungsgangsystems führen, so daß die Drüse gleichsam auf einen embryonalen Zustand zurückkehrt. Ebenso zeigen die Talgdrüsen an den kleinen Schamlippen, sowie die apokrinen Achselhöhlendrüsen beim Erlöschen der geschlechtlichen Funktionen Rückbildungen, die bei ersteren bis zum vollkommenen Schwunde führen. Für die großen Achselhöhlendrüsen hat Loeschke (1925) eine starke Rückbildung und fast vollkommene funktionelle Ausschaltung nach Erlöschen der Geschlechtstätigkeit, sei es durch Kachexie, Kastration oder im Klimakterium nachgewiesen.

Brinkmann (1908) konnte in Untergang befindliche Drüsenläppchen in der Rückendrüse von *Dicotyles*, sowie Degeneration und Atrophie einzelner Abschnitte in Duftdrüsen von *Reh* und *Schaf* beobachten, was eben auf eine Rückbildung der während der Brunst stark vergrößerten Organe zurückzuführen ist.

Bermann (1878) hat in der Mandibularis des *Kaninchens*, für welche Langley (1879) den Befund bestätigt, dann aber auch in der des Menschen und verschiedener anderer *Tiere* auffallend weite Drüsengänge mit niedrigem Epithel beschrieben und für eine eigene, tubulöse Drüsenform gehalten. Kamocki (1884) konnte ähnliche Bilder in der Tränendrüse beobachten und sie durch Unterbindung der Ausführungsgänge und dadurch bedingte Sekretstauung hervorrufen, so daß er die Bermannsche Drüse ebenfalls auf eine solche lokale Sekretstauung zurückführt, die bei längerer Dauer zur Rückbildung von Drüsensubstanz unter gleichzeitiger Vermehrung des umgebenden Bindegewebes führt. Doch sei erwähnt, daß Chievitz (1885) schon während der Entwicklung Gruppen von Alveolen mit erweitertem Lumen und mehr oder weniger plattgedrückten Zellen beobachten konnte. Ich (1897, S. 395 u. f.) konnte in Zungendrüsen, und zwar sowohl in den Eiweiß- wie Schleimdrüsen Rückbildungsvorgänge beobachten, als deren Endergebnis man ebenfalls verästelte, weite Schläuche, die von plattem Epithel ausgekleidet und in reichliches Bindegewebe eingegraben sind, finden kann.

Die feineren Vorgänge bei dieser Rückbildung haben große Ähnlichkeit mit jenen bei der Involution der Milchdrüse, nur daß hier im Bindegewebe, an Stelle der zugrunde gegangenen Drüsenläppchen, eine reichliche Entwicklung von Fettzellen stattfindet. Die ersten Anzeichen der Rückbildung machen sich an den Drüsenzellen bemerkbar, die ihre spezifische Struktur verlieren und deren Kerne der Chromatolyse verfallen. Die Korbzellen werden auffallend stark mit Eosin färbbar, die Membr. propr. verdickt und gleichzeitig vermehrt sich das umliegende Bindegewebe, in dem Leukocyten in großer Zahl auftreten, die auch zwischen die Drüsenzellen eindringen. Einzelne Schläuche werden zu soliden Zellsträngen zusammengedrückt, in denen Zellen und Kerne der Auflösung verfallen. Diese Veränderungen schreiten von der Peripherie der Läppchen gegen die Ausführungsgänge fort, die teils ähnliche Rückbildungserscheinungen zeigen, teils besonders deutlich als weite, mit platten Zellen ausgekleidete Schläuche hervortreten, und an ihren Enden in solide Zellstränge oder Reihen vereinzelter, zersprengter Zellen übergehen können, welche mit Leukocyten verschiedener Art und Plasmazellen gemischt im Bindegewebe liegen.

In den reinen Schleimdrüsen konnte ich auch eine eigentümliche Quellung und körnige Degeneration der Zellen mit gleichzeitiger Pyknose und amitotischer Vermehrung der Kerne beobachten. Solche Zellen nehmen eine auffallende Färbbarkeit mit Eosin oder Kongorot an, gelangen ins Bindegewebe und können den Eindruck von Plasmazellen machen, in denen aber der pyknotische Kern durch größere kugelige Inhaltskörper des Cytoplasmas, die aus den Körnchen hervorgehen, sternförmig verdrückt und zum Schwunde gebracht wird. Das Bindegewebe solcher Drüsen erscheint dann in gewissen Stadien mit degenerierenden Drüsenzellen, Leukocyten, eosinophilen und Plasmazellen förmlich überschwemmt.

Eine eigentümliche Rückbildung von „Darmdrüsen" im Wurmfortsatz von Embryonen des fünften und sechsten Monates hat Ph. Stöhr (1897/98) beschrieben. Bei ihr kommt es zur Abschnürung einzelner Schläuche durch Verdickung der Membr. propr., Einwanderung von Leukocyten und Zerfall des Epithels. Auch Lauteschläger (1887) hat im Oesophagus vollkommen vom Oberflächenepithel abgeschnürte Schleimdrüsen beschrieben, welche ähnliche Rückbildungserscheinungen zeigen.

Daß Unterbindung oder Ausschaltung des Ausführungsganges eine Rückbildung des Drüsengewebes bewirkt, haben die Versuche am Pankreas gelehrt, über welche auf Laguesse (1902, 1906, 1911) und seinen Schüler Gontier de la Roche (1902) verwiesen sei.

Hier sei auch daran erinnert, daß beim Funktionswechsel der Leber im Laufe der Ontogenese ihr linker Lappen eine Rückbildung erfährt und daß sich embryonale Drüsenanlagen zurückbilden können, wie dies Carossini (1912/13) für die an Haaranlagen gebundenen Schweißdrüsenanlagen beim Menschen wahrscheinlich gemacht hat.

Eine physiologische Regeneration ist nur in jenen Drüsen zu beobachten, deren Tätigkeit einen stärkeren Verbrauch von zelligen Elementen bedingt oder zu bestimmten Zeiten erhöht ist. Dazu gehören nach G. Bizzozero und Vassale (1887) die Talgdrüsen, die Milchdrüse während der Schwangerschaft, die Magendrüsen, sowie die Darmkrypten und Uterinschläuche. In allen anderen finden Regenerationserscheinungen in nur geringem Maße oder gar nicht statt.

Podwyssotzki (1886) und Hansemann (1893) haben Mitosen in „echten" Drüsen vermißt, doch sind gelegentlich vereinzelte auch in ihnen beobachtet, was begreiflich ist, da ja alternde Drüsenzellen ausgestoßen und durch neue, die durch Teilungen entstehen, ersetzt werden (M. Nussbaum 1882).

Daß die Drüsenzellen unter pathologischen Verhältnissen ein selbständiges Wachstum und eine gewisse, bei verschiedenen Drüsen sehr verschiedene Regenerationsfähigkeit besitzen, haben verschiedene Trans- bzw. Implantations- und Explantationsversuche erwiesen. Dabei kommt auch hier die allgemeine Regel zur Geltung, daß die Regenerationsfähigkeit um so größer, je primitiver das Gewebe ist, bzw. je tiefer sein Träger im System steht.

So sah Fraisse (1885) sich bei *Pleurodeles* Hautdrüsen im Regenerat des abgeschnittenen Schwanzes neu bilden, und zwar nach embryonalem Typus aus einer Einsenkung des Rete. In den Magendrüsen sah Centanni (1886) eine Regeneration der Hauptzellen in geringem Grade, und zwar wie die physiologische, von den indifferenten Zellen des Drüsenhalses aus. Nach Debernardi (1912) sollen sich bei der pathologischen Regeneration von Magenfundusschleimhaut die Haupt-, Beleg- und Schleimzellen durch Mitose vermehren, die ersteren aber nicht mehr ihresgleichen erzeugen. Hierher auch Harms (1910). Nach Podwyssotzki jun. (1886) setzt die Regeneration bei Drüsen sehr rasch, aber bei verschiedenen *Tieren* sehr verschieden ein. Je höher differenziert eine Drüse ist, desto geringer ist ihr Regenerationsvermögen. Am raschesten reagieren die Talgdrüsen, über deren sekundäre Entstehung in gereizter Schleimhaut bei Erwachsenen verschiedene Beobachtungen vorliegen (Audry 1899, Delbanco 1899, 1904, 1905, Ribbert 1924, Kyrle 1913, Planner 1923), am langsamsten das Pankreas auf einen traumatischen Reiz. Bei den Speicheldrüsen geht die Regeneration hauptsächlich vom Epithel der Ausführungsgänge aus; die gelieferten Zellmassen wandeln sich allmählich in „Acini und Tubuli" um. Auch eine Wucherung der Sekretionszellen soll stattfinden und durch diese zwei Vorgänge ein Ersatz vernichteter Drüsensubstanz stattfinden. Auch Ribbert (1897) hat an der Mandibularis vom *Kaninchen* einen solchen Ersatz von Drüsensubstanz durch Wucherung vom Epithel der Ausführungsgänge aus festgestellt.

Marzocchi (1904) hat dasselbe Objekt von seiner Nachbarschaft vollkommen getrennt, den Ausführungsgang mit den zuführenden Gefäßen unterbunden und die Drüse wieder an ihre Stelle zurückgebracht. Während das Drüsenparenchym degeneriert und teilweise durch Phagocyten aufgelöst wird, beginnen die Korbzellen zu wuchern, zuerst solide Stränge, dann Schläuche zu bilden. Auch die Ausbildung einzelner „Eiweißacini" konnte er beobachten, doch glaubt er, daß sie schließlich verschwinden. Er hält es aber für sicher, daß von den Korbzellen aus Drüsenelemente und Endstücke neu gebildet werden können. CHAMPY (1912) sah an ausgepflanzten Speicheldrüsen im Inneren Nekrose, an den Rändern reichlich Mitosen auftreten, die zur Bildung neuer Kanälchen führen, die aber einen mehr indifferenten Charakter besitzen und schließlich zugrunde gehen. Es findet also nach CHAMPY (1913) eine Entdifferenzierung der Drüsenzellen statt; ihre Spezifität geht verloren. Sie hängt eben von verschiedenen Faktoren ab. Daß einer davon die Konsistenz des Mediums ist, hat UHLENHUTH (1915) gezeigt. Auch CHLOPIN (1923) sah im Explantat der Mandibularis eines zwei Tage alten *Kaninchens* zuerst Zerfallserscheinungen auftreten. Nach Auffrischung des Nährbodens sprossen aber von den Drüsenabschnitten neue „Alveolen" in Form von Knospen in das Bindegewebe unter mitotischer Teilung der Zellen aus. Über ähnliche Erfahrungen an in- und explantierten Speicheldrüsen berichtet MITSUDA (1923). Auch er läßt von den Gangsystemen zunächst solide Zellstränge an der Peripherie ausgehen, die dann hohl werden. Das Bindegewebe wirkt dabei hemmend auf das Wachstum des Epithels. Für die Regenerationsfähigkeit der Speicheldrüsen spricht auch die kompensatorische Hypertrophie einer Drüse die nach KRAHÉ (1888) eintritt, wenn die andere Mandibularis entfernt wurde. Eine Vergrößerung der Endstücke fand dabei nicht statt.

Während HEINEKE (1909) der Niere eine enorme Proliferationstätigkeit und -fähigkeit zuschrieb, konnte PODWYSSOTZKI eine Entstehung neuer Nierenkanälchen nicht sehen. RIBBERT (1904) sah zwar von den nicht geschädigten Kanälchen junge, platte Epithelzellen in die Schläuche der Membr. propr. einwachsen und zu iso- bis hochprismatischen Formen werden; doch nehmen diese neu entstandenen Kanälchen nicht den Charakter normaler an, so daß es nicht zu einem funktionellen Wiederersatz kommt. Auch nach CHAMPY (1912) kommt es nur zur Bildung indifferenter Epithelröhren, die durch Entdifferenzierung und Vermischung der Epithelzellen mit dem Bindegewebe zugrunde gehen. Die Epithelwucherung erfolgt an explantierter Niere nach POLICARD (1925) durch Amitose; wenn er überhaupt Mitosen in explantiertem Epithelgewebe für Ausnahmen hält, so steht dies mit verschiedenen hier schon berührten und noch folgenden Angaben in Widerspruch.

Für die Leber hat zuerst PONFICK (1889), der den Ersatz operativ entfernter Leberteile untersuchte, auf eine „schier schrankenlose" Vermehrungsfähigkeit des zurückgebliebenen Leberparenchyms aufmerksam gemacht. Das neu gebildete Lebergewebe hat zwar gewisse Eigentümlichkeiten gegenüber dem ursprünglich vorhandenen, darf aber doch im wesentlichen als Ersatz für das entfernte angesehen werden. Auch nach RIBBERT (1904) tritt die Regeneration der Leberzellen rasch, schon am zweiten Tage beginnend, unter mitotischer Vermehrung der erhaltenen ein. Auch eine Wucherung der Gallengangepithelien konnte er beobachten, doch wandeln sich die neu gebildeten Zellen nicht in sezernierende Leberzellen um. Dieser Ansicht schloß sich auch OPPEL (1908) an. Er findet Mitosen anfangs nur in der Nähe der V. centralis, dann auch in der Peripherie der Läppchen. Hauptsächlich die ersteren liefern junge Leberzellen und von diesem Proliferationsherd aus setzt sich die Neubildung jungen Lebergewebes gegen die Peripherie des Läppchens allseitig radiär fort. So kann es zu einer totalen Neubildung des gesamten (durch Phosphor zerstörten) Leberzellnetzes kommen.

Im Pankreas will MARTINOTTI (1888) nach Ausschneidung kleiner Stückchen eine, wenn auch nur teilweise und unvollkommene Regeneration unter mitotischen Teilungserscheinungen gesehen haben, während CIPOLLINA (1899) niemals eine echte Regeneration, sondern nur einen Versuch zur Sprossung von seiten des vorhandenen Parenchyms gefunden hat. Nach LAGUESSE (1902) kann es zur Bildung von Schläuchen mit plattem bis isoprismatischem Epithel und einer solchen von Endstücken mit deutlichem Lumen und wenig entwickelten Enzymkörnchen kommen, die er als rudimentäre Acini auffaßt. KYRLE (1907/08) hat durch seine zahlreichen Versuche an *Hunden* und *Meerschweinchen* gefunden, daß sowohl das Parenchym, als auch die LANGERHANSschen Haufen befähigt sind, regeneratorisch aus ihrem eigenen epithelialen Zellbestand neues, gleichartiges Material zu schaffen. Hauptsächlich findet aber von den Ausführungsgängen her eine Neubildung von Parenchym einerseits, von Inseln anderseits statt. Ein Übergang von ersterem in letztere oder umgekehrt, wie es KARAKASCHEFF (1904) und G. HERXHEIMER (1906) für die Regeneration des menschlichen Pankreas beschrieben haben, findet beim *Tiere* nicht statt.

Über Beobachtungen an explantierten Milchdrüsen (*Kaninchen*) berichtet MAXIMOW (1925). Das Epithel wächst vielfach ganz unabhängig vom Bindegewebe aus, und zwar von den durchschnittenen Ausführungsgängen durch oft sehr reichliche mitotische Zellteilung. Dann tritt auch Hyperplasie der Zellen und Kerne, die Bildung mehrkerniger Zellen durch Amitose und eine solche vielpoliger Mitosen auf. Die gewucherten Epithelzellen können sich zu Epithelperlen ähnlichen Nestern zusammenschließen. Wo die Zellen allein liegen, haben sie pseudopodienartige Fortsätze. Das wuchernde Epithel kann auch ein gewissermaßen schrankenloses Wachstum aufweisen, indem es in das Bindegewebe eindringt. Dies ist aber nur bei noch nicht ganz ausdifferenziertem Epithel der Fall. Die myoepithelialen Elemente bleiben in der Regel ziemlich unverändert, treten nur im Explantat noch deutlich hervor.

Wegen weiterer Angaben über Regeneration und Involution von Epithel und Drüsen sei auf die Berichte von D. BARFURTH in den Ergebnissen der Anatomie und Entwicklungsgeschichte Bd. 1, 1901 bis Bd. 22, 1916 und über Explantation auf die Zusammenstellungen von RH. ERDMANN (1921, 1925) verwiesen.

Literatur XIV.
Entwicklung, Rückbildung und Regeneration von Epithel und Drüsen.

Addison u. Loeb: Beiträge zur Analyse des Gewebewachstums. X. Über Beziehungen zwischen Struktur der Epidermis der *Taube* und des *Meerschweinchens* und der Proliferation der normalen und regenerierenden Epithelzellen. Arch. f. Entwicklungsmech. d. Organismen Bd. 37, S. 635—658. 1913. — **Aeby:** Der Bronchialbaum der *Säugetiere* und des Menschen 1880. 98 S. 10 Taf. — **Alzheimer:** XIII. 1888. — **Asp:** XIII. 1873. — **Audry:** Über eine Veränderung der Lippen- und Mundschleimhaut, bestehend in der Entwicklung atrophischer Talgdrüsen. Monatsh. f. prakt. Dermatol. Bd. 29, S. 101—104. 1899. — **Backmund, K.:** Entwicklung der Haare und Schweißdrüsen der *Katze*. Anat. Hefte Bd. 26, S. 315—383. 1904. — **Balfour:** Development of *Elasmobranch fishes*. Journ. of anat. a. physiol. Bd. 10, S. 377—555. 1876. — **v. Bardeleben, W.:** Die Heilung der Epidermis. Virchows Arch. f. pathol. Anat. u. Physiol. Bd. 163, S. 498—550. 1901. — **Barfurth, D.:** Zur Regeneration der Gewebe. Arch. f. mikroskop. Anat. Bd. 37, S. 406 bis 491. 1891. — **Beltzow, A.:** Zur Regeneration des Epithels der Harnblase. Virchows Arch. f. pathol. Anat. u. Physiol. Bd. 97, S. 279—288. 1894. — **Berlese, A.:** Intorno alla rinnovazione dell'epitelio dell'mesenteron negli *artropodi tracheati*. Mon. zool. ital. Jg. 12, S. 182—185. 1901. — **Bermann:** XIII. 1878. — **Bizzozero, E.:** a) X. 1902/03. — b) Sullo sviluppo dell'epitelio dei dotti escretori delle ghiandole salivari. Nota prelim. Giorn. d. accad. med. di Torino Jg. 66, S. 207—208. 1903. — **Bizzozero, G.:** a) II. 1885. — b) Über die Regeneration der Elemente der schlauchförmigen Drüsen des Epithels des Magen-Darmkanals. Anat. Anz. Bd. 3, S. 781—784. 1888. — c) Sulle ghiandole tubulari del tubo gastroenterico e sui rapporti del loro epitelio coll'epitelio di rivestimento della mucosa. Atti d. accad. di Torino Bd. 27, S. 988—1004. 1891 u. Bd. 28, S. 103—117. 1892. — d) X. 1893.

— **Bizzozero, G. u. Vassale:** XII. 1887. — **Bockendahl:** III. 1884. — **Bonnet, R.:** Lehrbuch der Entwicklungsgeschichte. 2. Aufl. 1912. S. 251. — **Boerner-Patzelt, D.:** Die Entwicklung der Magenschleimhautinseln im oberen Anteil des Oesophagus von ihrem ersten Auftreten beim Fetus bis zur Geburt. Anat. Anz. Bd. 55, S. 162—187. 1922. — **Branca, A.:** a) Recherches sur la cicatrisation épithéliale. Thése. Paris 1899. — b) La karyokinése dans la cicatrisation du tégument externe. Cpt. rend. des séances de la soc. de biol. Ser. 11, Bd. 1, S. 359—360. 1899. — c) Recherches sur la cicatrisation épithéliale (épithélium pavimenteux stratifié). Journ. de l'anat. et de la physiol. 1899. S. 257—310. — d) Dasselbe (épithéliums cylindriques stratifiés). La trachée et sa cicatrisation. Ebenda Jg. 35 S. 764—807. 1899. — **Brinkmann, A.:** XIII. 1908. — **Broman, J.:** Normale und abnormale Entwicklung des Menschen. Wiesbaden 1911. S. 151. — **Bujard, E.:** Reconstructions plastiques des glandes salivaires d'un fœtus humain de 10 semaines environ (longueur tête-siège cm 3,5; totale cm 5). Anat. Anz. Bd. 38, S. 115—127. 1911. — **Büttner:** I. 1899. — **Carossini, G.:** Lo sviluppo delle ghiandole sudoripare etc. Arch. di anat. e di embriol., Firenze Bd. 11, S. 545—603. 1912/13. — **Carrière, J.:** Die postembryonale Entwicklung der Epidermis des *Siredon pisciformis.* Arch. f. mikroskop. Anat. Bd. 24, S. 19—49. 1885 (1884 erschienen). — **Centanni, E.:** Ricerche intorno alla reazione e alla rigenerazione sperimentale degli epitelii di rivestimento e ghiandolari dello stomaco. Gazz. d. osp. e d. clin. Jg. 7, Nr. 48. 1886. — **Champy, C.:** a) Sur les phénomènes cytologiques qui s'observent dans les tissus cultivés en dehors de l'organisme. I. Tissus épithéliaux et glandulaires. Cpt. rend. des séances de la soc. de biol. Bd. 72, S. 987. 1912. — b) Dédifférentiation des tissus cultivés en dehors de l'organisme. Bibl. anat. Bd. 23, S. 184—206. 1913. — **Chievitz, J. H.:** Beiträge zur Entwicklungsgeschichte der Speicheldrüsen. Arch. f. Anat. u. Physiol., anat. Abt. 1885. S. 401—436. — **Chlopin, N. G.:** Über in vitro-Kulturen von Geweben der *Säugetiere* mit besonderer Berücksichtigung des Epithels. I. Kulturen der Submaxillaris. Virchows Arch. f. pathol. Anat. u. Physiol. Bd. 243, S. 373—387. 1923. — **Chodakowski, L.:** Anatomische Untersuchungen über die Hautdrüsen einiger *Säugetiere.* Diss. Dorpat 1871. — **Cipollina:** Experimentaluntersuchungen über die partielle Regeneration des Pankreas. Rif. med. Bd. 2, S. 440. 1899. — **Cornil, V. et Carnot, P.:** Régénération cicatricielle des cavités muqueuses et de leur revêtement épithélial. Arch. de méd. exp. 1899. S. 413—433. — **Corti, A. March.:** Histologische Untersuchungen, angestellt an einem *Elefanten.* Zeitschr. f. wiss. Zool. Bd. 5, S. 1. 1854. — **Debernardi, G.:** Über die Regeneration der Schleimhaut des Magengrundes. Zentralbl. f. allg. Pathol. u. pathol. Anat. Bd. 23, S. 33. 1912. — **Delbanco:** a) XII. 1899. — b) XII. 1904. — c) Über das gehäufte Auftreten freier Talgdrüsen an den kleinen Labien (Etat ponctué). Monatsh. f. prakt. Dermatol. Bd. 40, S. 81—87. 1905. — **de Snoo:** Over de entwikkeling van de epitheliumcel. Diss. Utrecht 1879. — **Diem, F.:** Beiträge zur Entwicklung der Schweißdrüsen an der behaarten Haut der *Säugetiere.* Diss. Würzburg 1907. 52 S. — **Dogiel:** I. 1890. — **Drasch, O.:** a) I. 1879. — b) I. 1881. — c) I. 1886. — **Duval, M.:** De la régénération de l'épithélium des cornes utérines après la parturation. Cpt. rend. des séances de la soc. de biol. Ser. 9, Bd. 2, S. 697—698. 1890. — **Eberth, C.:** a) Über Kern- und Zellteilung. Virchows Arch. f. pathol. Anat. u. Physiol. Bd. 67, S. 523—541. 1876. — b) Verirrtes Magenepithel in der Speiseröhre. Fortschr. d. Med. Bd. 15, S. 254. 1897. — **Erdmann, Rh.:** a) Einige grundlegende Ergebnisse der Gewebezüchtung aus den Jahren 1914—1920. Zeitschr. f. die ges. Anat., Abt. 3: Ergebn. d. Anat. u. Entwicklungsgesch. Bd. 23, Epithelgewebe, S. 465—489. 1921. — b) Verzeichnis der in den Jahren 1920 bis 1924 erschienenen Arbeiten aus dem Gebiete der Explantation. Arch. f. exp. Zellforsch. usw. Bd. 1, S. 130—144. 1925. — **Fein, J.:** Die Verklebungen im Bereiche des embryonalen Kehlkopfes. Arch. f. Laryngol. u. Rhinol. Bd. 15, S. 94—113. 1904. — **Flemming, W.:** a) II. 1878. — b) X. 1880. — c) Zur Kenntnis der Regeneration der Epidermis beim *Säugetier.* Arch. f. mikroskop. Anat. Bd. 22, S. 148—154. 1883. — d) Über die Regeneration verschiedener Epithelien durch mitotische Zellteilung. Ebenda Bd. 24, S. 371—398. 1885. — **Forßner:** I. 1907. — **Fraisse, P.:** Die Regeneration von Geweben und Organen bei den *Wirbeltieren,* besonders bei *Amphibien* und *Reptilien.* Kassel u. Berlin 1885. 164 S. — **Gisler:** XII. 1922. — **Godlewski** jun., **E.:** Plasma und Kernsubstanz im Epithelgewebe bei der Regeneration der *Amphibien.* Beitrag zur Analyse der Regenerationserscheinungen. Arch. f. Entwicklungsmech. d. Organismen Bd. 30, T. 2, S. 81—100. 1910. — **Göppert:** Die Entwicklung und das spätere Verhalten des Pankreas der Amphibien. Morph. Jahrb. Bd. 17, S. 100—122. 1891. — **Großer, O.:** Die physiologische, bindegewebige Atresie des Genitalkanals von *Vesperugo noctula* nach erfolgter Kohabitation. Verhandl. d. anat. Ges., 17. Vers., Heidelberg 1903. S. 129—132. — **Hamburger, O.:** Zur Entwicklung der Bauchspeicheldrüse des Menschen. Anat. Anz. Bd. 7, S. 707—711. 1892. — **Hammar, J. A.:** Notiz über die Entwicklung der Zunge und der Mundspeicheldrüsen beim Menschen. Anat. Anz. Bd. 19, S. 570—575. 1901. — **Hanke, V.:** Studien über die Regeneration des Hornhautgewebes und die wahre Natur der Keratoblasten. v. Graefes Arch. f.

Ophth. Bd. 89, S. 350—385. 1915. — **Hansemann, D.:** a) Über Zellteilung in der menschlichen Epidermis. Festschr. f. R. VIRCHOW 1891. 11 S. 1 Taf. — b) Studien über die Spezifität, den Altruismus und über die Anaplasie der Zelle. Berlin 1893. S. 1—96, 13 Taf. — **d'Hardiviller:** Sur l'existence d'un épithelium prismatique simple dans la partie supérieure de l'œsophage du fœtus humain. L'Écho méd. du Nord 1897. 4 S. — **Harms, W.:** Über den Ersatz der Haupt- und Belegzellen im Magen der *Maus*. Anat. Hefte Bd. 41, S. 391—398. 1910. — **Heiberg, H.:** Über die Neubildung des Hornhautepithels. Wien. med. Jahrb. 1871. S. 7—21. — **Heidenhain, M.:** a) IV. 1920. — b) XIII. 1921. — **Heineke, A.:** Die Veränderungen der menschlichen Niere nach Sublimatvergiftung mit besonderer Berücksichtigung der Regeneration des Epithels. Zieglers Beitr. z. pathol. Anat. u. z. allg. Pathol. Bd. 45, S. 197—244. 1909. — **Helly, R.:** a) Zur Entwicklungsgeschichte der Pankreasanlagen und der Duodenalpapillen des Menschen. Arch. f. mikroskop. Anat. Bd. 56, S. 291—308. 1900. — b) Zur Pankreasentwicklung der *Säugetiere*. Ebenda Bd. 57, S. 271 bis 335. 1900. — **Henle:** Zur Entwicklungsgeschichte der Krystallinse und zur Teilung des Zellkerns. Arch. f. mikroskop. Anat. Bd. 20, S. 413—430. 1882. — **Herxheimer, G.:** Über Pankreascirrhose (bei Diabetes). Virchows Arch. f. pathol. Anat. u. Physiol. Bd. 183, S. 328—341. 1906. — **Hinsberg:** I. 1898. — **Hitschmann u. Adler:** XI. 1908. — **Jahrmaerker, E.:** Über die Entwicklung des Speiseröhrenepithels beim Menschen. Diss. Marburg 1906. 44 S. — **Janošik, J.:** Sur les rapports du conduit cholédoque et des conduits pancréatique chez l'homme. Bull. internat. de l'acad. des sciences Bohème 1909. S. 14. — **Joseph:** XII. 1891. — **Jusélius, E.:** Experimentelle Untersuchungen über die Regeneration des Epithels der Cornea unter normalen Verhältnissen usw. v. Graefes Arch. f. Ophth. Bd. 75, S. 350—400. 1910 — **v. Kahlden:** Über das Verhalten der Uterusschleimhaut während und nach der Menstruation. Beitr. z. Geburtsh. u. Gynäkol., Festschr. f. HEGAR 1889. 1 Taf. Stuttgart: F. Enke. — **Kallius:** Beiträge zur Entwicklungsgeschichte des Kehlkopfes. Anat. Hefte Bd. 9, S. 301—362. 1897. — **Karakascheff:** Über das Verhalten der LANGERHANSschen Inseln des Pankreas bei Diabetes mellitus. Dtsch. Arch. f. klin. Med. Bd. 82, S. 60—89. 1904 (1905 erschienen). — **Karpow, Wl.:** Sur la division directe dans les cellules des tissus différenciés. Cpt. rend. d. congr. intern. de méd., Moscou Bd. 2, S. 101—107. 1897. — **Keibel, F.:** Bemerkung zu dem Aufsatz von H. SCHRIDDE „Über Magenschleimhautinseln usw. im obersten Oesophagusabschnitt". Virchows Arch. f. pathol. Anat. u. Physiol. Bd. 177, S. 368—369. 1904. — **Kerbert:** VI. 1877. — **Kiersnowski, A.:** Zur Regeneration des Uterusepithels nach der Geburt. Anat. Hefte Bd. 4, S. 479—530. 1894 u. Diss. Dorpat 1894. — **Kingsbury, B. F.:** The regeneration of the intestinal epithelium in the *Toad* (*Bufo lentiginosus americanus*) during transformation. Transact. of the Americ. microscop. soc. Bd. 20, S. 45—48. 1899. — **Kittower, S.:** Über regressive Veränderungen an Epithelzellen. Diss. Zürich 1897. 22 S. — **Klebs, E.:** Die Regeneration des Plattenepithels. Arch. f. exp. Pathol. Bd. 3, S. 125—156. 1874. — **Klee, F.:** Zur Entwicklung der MEIBOMschen Drüsen und der Lidränder. Arch. f. mikroskop. Anat. Bd. 95, S. 65—82. 1921. — **Klein:** III. 1880. — **Kölliker:** Entwicklungsgeschichte des Menschen. Leipzig: W. Engelmann 1879. S. 776. — **Königstein, L.:** Cilien und MEIBOMsche Drüsen. v. Graefes Arch. f. Ophth. Bd. 30, S. 135—145. 1884. — **Kormann:** XIII. 1906. — **Krahé, S.:** Experimentelle und histologische Untersuchungen über die kompensatorische Hypertrophie der Speicheldrüsen. Diss. Bonn 1888, 25 S. — **Krause, W.:** Die Entwicklung der Haut und ihrer Nebenorgane. O. HERTWIGS Handb. d. vergl. u. exp. Entwicklungsgesch. d. *Wirbeltiere* Bd. 2. 1. T. S. 253—348. 1906. — **Kreuter:** I. 1905. — **Kromayer:** a) IV. 1899. — b) Neue biologische Beziehungen zwischen Epithel und Bindegewebe. Desmoplasie. Arch. f. Dermatol. u. Syphilis Bd. 62, S. 299—328. 1902. — **Kyrle, J.:** Über die Regenerationsvorgänge im tierischen Pankreas. Arch. f. mikroskop. Anat. Bd. 72, S. 141 bis 160. Autoref. im Zentralbl. f. Physiol. Bd. 21, Nr. 17, S. 581. 1907 (1908). — **Laguesse, E.:** a) Recherches sur le développement embryonnaire de l'épithélium dans les voies aériennes. Thèse. Paris 1885. 108 S. — b) Recherches sur l'histogénie du pancréas chez le *mouton*. Journ. de l'anat. et de la physiol. Jg. 31, S. 475—500. 1895; Jg. 32, S. 171—198, 209 bis 255. 1896. — c) Sur les principaux stades du développement histogéniques du pancréas. Verhandl. d. anat. Ges., 11. Vers., Gent 1897. S. 43—47. — d) Structure d'une greffe pancréatique chez le *chien*. Cpt. rend. des séances de la soc. de biol. Bd. 54, S. 852 bis 854. 1902. — e) Etude d'un pancréas de *lapin*, transformé en glande endocrine pure deux ans après résection de son canal excréteur. Arch. d'anat. microscop. Bd. 9, S. 89 bis 131. — f) Résultats éloignés de la résection du canal pancréatique chez le *lapin*. Journ. de physiol. et de pathol. gén. Jg. 13, S. 673—688. 1911. — **Laguesse, E. u. Gontier de la Roche:** Les îlots de LANGERHANS dans le pancréas du *cobaye* après ligature. Cpt. rend. des séances de la soc. de biol. Bd. 54, S. 854—857. 1902. — **Lang, P.:** Über Regeneration bei *Planaria*. Arch. f. mikroskop. Anat. Bd. 79, S. 361—426. 1912. — **Langley:** XIII. 1879. — **Laslo, G.:** Über die Regeneration der Schleimhaut der Harnblase usw. Virchows Arch. f. pathol. Anat. u. Physiol. Bd. 178, S. 65—81. 1909. — **Lauteschläger:**

Beiträge zur Kenntnis der Halseingeweide des Menschen. Diss. Würzburg 1887. — **Lavatelli, C.:** Sulle ghiandole delle piccole labra. Arch. ital di anat. e di embriol. Bd. 12, S. 349—366. 1914. — **Léger et Dubosq:** Sur la régénération épithéliale dans l'intestin moyen de quelques *Arthropodes*. Arch. de zool. exp. et gén. Bd. 10, S. 36—42. 1902. — **Leopold:** Studien über die Uterusschleimhaut während Menstruation, Schwangerschaft und Wochenbett. Arch. f. Gynäkol. Bd. 11, S. 110—144. 1877. — **Lewis, W. H. and McCoy, Ch.:** The survival of cells after the death of the organism. The Johns Hopkins hosp. bull. Bd. 23, S. 284—293. 1922. — **Livini, F.:** a) Della secondaria temporanea occlusione di un tratto della cavità del canale intestinale durante lo sviluppo embrionale. Atti d. soc. ital. d. sc. nat. Bd. 49. 15 S. 1910. und Anat. Anz. Bd. 35, S. 587—590. 1910. — b) Risultate di ricerche intorno alla minuta struttura delle grosse ghiandole sudoripare ascellari umane. Nota riass. Atti d. soc. ital. d. scienze nat. e museo civ. st. nat. di Milano Bd. 53. 12 S. 1914. — c) Nota riassuntiva intorno alla istogenesi delle ghiandole sudoripare umane. Rendic. d. ist. lomb. d. scienze e lett. Bd. 47, S. 879—889. 1914. — **Ljungren:** Von der Fähigkeit des Hautepithels, außerhalb des Organismus sein Leben zu behalten, mit Berücksichtigung der Transplantation. Dtsch. Zeitschr. f. Chirurg. Bd. 47, S. 397 bis 405. 1888. — **Loeb, L.:** a) Über Regeneration des Epithels. Arch. f. Entwicklungsmech. d. Organismen Bd. 6. S. 297—365. 1898. — b) An experimental study of the transformation of epithelium to connective tissue. Medicine Bd. 5, S. 286—294. 1899. — c) On the growth of epithelium. Journ. of the Americ. med. assoc., Oct. 1901. Deutsch in: Arch. f. Entwicklungsmech. d. Organismen. Bd. 13, 1902, 487—506. — d) Über das Wachstum des Epithels. Ebenda Bd. 13, S. 487—506. 1902. — **Loeschcke:** XIII. 1925. — **Lott, G.:** a) I. 1871. — b) I. 1873. — **Lüneburg:** XIII. 1902. — **Lusk:** Some additional facts relating to skin grafting. Journ. of the americ. med. assoc. 1897, 16. X. — **Mandl, L.:** Beitrag zur Frage des Verhaltens der Uterusmucosa während der Menstruation. Arch. f. Gynäkol. Bd. 52, S. 556—578. 1896. — **Marks, P.:** Untersuchung über die Entwicklung der Haut, insbesondere der Haar- und Drüsenanlagen bei den *Haussäugetieren*. Diss. Gießen. Berlin 1895. S. 1—64. 4 Taf. — **Martinotti:** a) Sulla estirpazione del pancreas. Giorn. d. R. accad. med. di Torino Nr. 4. 1888. — b) Sui fenomeni consecutivi all' estirpazione totale e parziale del pancreas. Ebenda 1888. — c) Über Hyperplasie und Regeneration der drüsigen Elemente in Beziehung auf ihre Funktionsfähigkeit. Zentralbl. f. allg. Pathol. u. pathol. Anat. Bd. 1, S. 633—638. 1890. — **Marzocchi, V.:** a) Sui processi rigenerativi delle ghiandole salivari sierose. Sperimentale Jg. 57, S. 751—752. 1904. — b) Sui processi rigenerativi nelle ghiandole sotto mascellari del *coniglio*. Arch. per le scienze med. Bd. 28, S. 437—447. 1904. — c) Über die Regenerationsvorgänge bei den eingepflanzten Submaxillardrüsen des *Kaninchens*. Zentralbl. f. allg. Pathol. u. pathol. Anat. Bd. 16, 1905. — **Marzocchi, V. u. Bizzozero, E.:** a) Sulle conseguenze della legatura del dotto di Wharton nel *cane*. Arch. per le scienze med. Bd. 29, S. 351—356. 1905. — b) Sul trapianto delle ghiandole salivari mucose. Giorn. d. accad. med. di Torino Jg. 68, S. 589—592. 1905 und Arch. per le scienze med. Bd. 29, S. 347—350. 1905. — **Matsumoto, S.:** a) Contribution to the study of epithelial movement. I. The corneal epithelium of the *frog* in tissue culture. Journ. of exp. zool. Bd. 26, S. 445—564. 1908. — b) Demonstration of epithelial movement by the use of vital staining with observations on phagocytosis in the corneal epithelium. Ebenda Bd. 27, S. 37—46. 1918. — **Matsumoto, S. u. Hajime, J.:** A contribution to the study of epithelial movements. The corneal epithelium of warm blooded animals in tissue culture. Acta scholae med. Kyoto Bd. 5, S. 167—173. 1922. — **Maximow, A.:** Über krebsähnliche Verwandlung der Milchdrüse in Gewebskulturen. Virchows Arch. f. pathol. Anat. u. Physiol. Bd. 256, S. 813—844. 1925. — **Mayer, S.:** I. 1892. — **Metzner:** XIII. 1908. — **Miller jr., G. S.:** On the introitus vaginae of certain *Muridae*. Proc. of the Boston soc. N. H. Bd. 26, S. 459—468. 1895. — **Mitsuda, T.:** Über die Beziehungen zwischen Epithel- und Bindegewebe bei Transplantation und Explantation. Virchows Arch. f. pathol. Anat. u. Physiol. Bd. 242, S. 310—344. 1923. — **Möbusz, A.:** Über den Darmkanal der *Anthrenus*-Larve nebst Bemerkungen zur Epithelregeneration. Arch. f. Naturgesch. Jg. 63, Bd. 1, S. 89—128. 1897 u. Diss. Leipzig 1897. — **Möricke:** Die Uterusschleimhaut in den verschiedenen Altersperioden und zur Zeit der Menstruation. Zeitschr. f. Geburtsh. u. Gynäkol. Bd. 7, S. 84—137. 1882. — **Moral, H.:** Über die ersten Entwicklungsstadien der Glandula parotis. Anat. Hefte Bd. 47, S. 383—491. 1912. — **Neumann, E.:** a) III. 1876. — b) III. 1897. — **Nicolas, A.:** Les „bourgeons germinatifs" dans l'intestin de la larve de *Salamandre*. Bibl. anat. Bd. 2, S. 37—42. 1894 (1895 erschienen). — **Noeßke, K.:** Klinische und histologische Studien über Hautverpflanzung, besonders über Epithelaussaat. Dtsch. Zeitschr. f. Chirurg. Bd. 83, S. 213—254. 1906. — **Nußbaum, M.:** XIII. 1882. — **Oppel, A.:** a) Über die Regeneration der Deckzellen am Epikard und Endokard. Virchows Arch. f. pathol. Anat. u. Physiol. Bd. 165, S. 1—14. 1901. — b) Kausal-morphologische Zellenstudien. 1. Mitt. Über totale Regeneration des Leberzellennetzes nach Phosphorvergiftung und über dabei stattfindende Anpassungs- und Auslesevorgänge.

Med.-naturwiss. Arch. Bd. 2, S. 61—80. 1908. — c) IIa. 1912. — d) IIb. 1912. — e) IIc. 1913. — f) Über die Kultur von Säugetiergeweben außerhalb des Organismus. Anat. Anz. Bd. 40, S. 464—468. 1912. —'Patzelt sen., V.: X. 1884. — Patzelt jun., V.: a) I. 1921. — b) X. 1923. — Pensa, A.: a) Lo sviluppo delle vie biliari e del pancreas in alcuni embrioni umani. Anat. Anz. Bd. 41, S. 155—183. 1912. — b) Lo sviluppo del pancreas e delle vie biliari in *Bos taurus*. Boll. d. soc. med.-chirurg. di Pavia 1914, Nr. 2. 14 S. — Pernkopf: Die Entwicklung der Form des Magen-Darmkanales beim Menschen. Zeitschr. f. d. ges. Anat., Abt. 1: Zeitschr. f. Anat. u. Entwicklungsgesch. Bd. 64, S. 96—275. 1922. — Peter, A.: a) Regeneration des Epithels der Cornea. Diss. Bonn 1885. — b) Über die Regeneration des Endothels der Cornea. Arch. f. mikroskop. Anat. Bd. 33, S. 153—162. 1889. — Pfitzner: a) VIII. 1880. — b) IX. 1882. — Pinkus, F.: a) Die Entwicklungsgeschichte der Haut. Handb. d. Entwicklungsgesch. d. Menschen v. Keibel u. Mall Bd. 1, S. 249—295. 1910. — b) XIII. 1925. — Planner, H.: Beitrag zur Frage der Neubildungsmöglichkeit der Hautdrüsen. Arch. f. Dermatol. u. Syphilis Bd. 146, S. 28—47. 1923. — Podwyssotzki jun., W.: a) Experimentelle Untersuchungen über die Regeneration der Drüsengewebe. I. Die Regeneration des Lebergewebes. II. Die Regeneration des Nierenepithels. III. Die Regeneration an den Meibomschen Drüsen. IV. Die Regeneration an den Speicheldrüsen. Beitr. z. pathol. Anat. u. Physiol. (Ziegler u. Nauwerck) Bd. 1, S. 259—360. 1886; Bd. 2, S. 1—27. 1887. — b) Die Gesetze der Regeneration der Drüsenepithelien unter physiologischen und pathologischen Bedingungen. Fortschr. d. Med. Bd. 5, S. 443/444. 1887. — Policard, A.: Sur les phénomènes nucléaires au cours de développement in vitro des tissus conjonctifs et épithéliaux. Cpt. rend. des séances de la soc. de biol. Bd. 93, S. 535/536. 1925. — Ponfick, G.: Über das Maß der Entbehrlichkeit und der Wiederersatzfähigkeit des Leberorgans. Zentralbl. d. med. Wiss. 1889, Nr. 35, S. 641—642. — Putelli, F.: Über einige Verklebungen im Gebiete des Kehlkopfes des Embryo. Wien. med. Jahrb. N. F. Jg. 3, S. 323—328. 1888 u. Mitt. d. embryol. Inst. d. Univ. Wien, 2. F., H. 3, S. 74—79. 1888. — Quénu et Branca: a) Processus de cicatrisation épithéliale dans les plaies de l'intestin. Cpt. rend. de l'assoc. des anat., I. sess., Paris 1899, S. 79—86. — b) Recherches sur la cicatrisation épithéliale dans les plaies de l'intestin. Arch. de méd. exp. Bd. 14, S. 406—426. 1902. — Ramond, F.: La desquamation de l'épithélium de l'intestin grêle au cours de la digestion. Cpt. rend. des séances de la soc. de biol. Bd. 56, S. 171 bis 173. 1904. — Ranvier, L.: Histologie de la peau. Définition et nomenclature des couches de l'épithélium chez l'homme et les *Mammifères*. Cpt. rend. hebdom. des séances de l'acad. des sciences Bd. 128, S. 67—70. 1899. — Rein, G.: Untersuchungen über die embryonale Entwicklungsgeschichte der Milchdrüse. I. Arch. f. mikroskop. Anat. Bd. 20, S. 431—501. 1882. — Rengel, C.: a) Über die Veränderungen des Darmepithels bei *Tenebrio molitor* während der Metamorphose. Zeitschr. f. wiss. Zool. Bd. 62, S. 1—60. 1896. — b) Über die periodische Abstoßung und Neubildung des gesamten Mitteldarmepithels bei *Hydrophilus*, *Hydrous* und *Hydrobius*. Ebenda Bd. 63, S. 440—456. 1898. — Retterer, E.: a) Recherches expérimentales sur l'hyperplasie épithéliale et sur la transformation de l'épithélium en tissu conjonctif. Cpt. rend. hebdom. des séances de l'acad. des sciences Bd. 136, S. 511—514. 1903. — b) Sur les transformations et les végétations épithéliales que provoquent les lésions mécaniques des tissus sous-cutanés. Ebenda 1903. S. 697—699. — c) Génèse et évolution de quelques néoplasies expérimentales. Journ. de l'anat. et de la physiol. Bd. 39, S. 663—664. 1903. — Ribbert: a) Regeneration des Epithels der Cornea. Berlin. klin. Wochenschr. Bd. 26. Nr. 38. S. 943. 1889. — b) Über die Regeneration der Mamilla nebst Bemerkungen über ihre Entwicklung. Arch. f. mikroskop. Anat. Bd. 37, S. 139—158. 1891. — c) Über Veränderungen transplantierter Gewebe. Arch. f. Entwicklungsmech. d. Organismen Bd. 6, S. 131—147. 1897 (1898 erschienen). — d) Zur Regeneration der Leber und Niere. Ebenda Bd. 18, S. 267—288. 1904. — Romeis: Das Verhalten der Plastosomen bei der Regeneration. Anat. Anz. Bd. 45, S. 1 bis 19. 1913. — Roßbach, M. J.: Über die Schleimbildung usw. in den Luftwegen. Festschr. z. 3. Säkularfeier Alma Jul. Max. v. d. med. Fak. Würzburg. Leipzig 1882. S. 85 bis 134. — Roth, W.: Der Kehldeckel und die Stimmritze im Embryo nebst einigen Bemerkungen über die Entwicklung der Schleimdrüsen. Mitt. d. embryol. Inst. d. Univ. Wien 1878, H. 2, S. 145—162. — de Rouville, E.: a) De la régénération de l'épithélium vésical. Cpt. rend. hebdom. des séances de l'acad. des sciences Bd. 123, S. 1311 bis 1313. 1896 u. Sém. méd. 1897. S. 103. — b) Du tissu conjonctif comme régénérateur des épithéliums. Thèse. Paris 1900. 160 S. 11 Taf. — Sabatier, A. et de Rouville, E.: Sur la génèse des épithéliums. Cpt. rend. hebdom. des séances de l'acad. des sciences Bd. 127, S. 704—706. 1898. — Sacerdotti: X. 1896. — Salzer, F.: Über Implantation konservierter Pferdehornhaut in normale Cornea des Kaninchens. Sitzungsber. d. Ges. f. Morphol. u. Physiol., München Bd. 25, S. 35—41. 1910 und: Über die Regeneration der Kaninchenhornhaut. Arch. f. Augenheilk. Bd. 69, S. 272—318. 1911; Bd. 70, S. 166—184. 1912. — Schaffer, J.: a) III. 1895. — b) IV. 1897. — c) I. 1904. — Schiefferdecker, P.:

a) X. 1917. — XII. 1922. — **Schneider, A.**: Beiträge zur vergleichenden Anatomie und Entwicklungsgeschichte der Wirbeltiere. Berlin 1879. S. 94 u. f. — **Schridde, H.**: a) Über Magenschleimhautinseln, vom Bau der Kardialdrüsenzone und Fundusdrüsenregion und den unteren oesophagealen Kardialdrüsen gleichende Drüsen im obersten Oesophagusabschnitte. Virchows Arch. f. pathol. Anat. u. Physiol. Bd. 175, S. 1—16. 1904. — b) Die Entwicklungsgeschichte des menschlichen Speiseröhrenepithels und ihre Bedeutung für die Metaplasielehre. Wiesbaden: Bergmann 1907. — **v. Schulte, W. H.**: a) XIIIa. 1913. — b) XIIIb. 1913. — c) XIIIc. 1913. — **Schultze, O.**: Grundriß der Entwicklungsgeschichte des Menschen und der *Säugetiere*. Leipzig: W. Engelmann 1897. S. 363. — **v. Schumacher, S.**: a) Die Individualität der Zelle. Antrittsvorl. Jena: G. Fischer 1914. S. 12. — b) VI. 1917. — c) XIIIb. 1925. — d) XIIIc. 1926. — **Schweigger-Seidel, F.**: Anatomische Mitteilungen. 1. Zur Entwicklung des Präputiums. 3. Über die Vorgänge bei Lösung der miteinander verklebten Augenlider des Fetus. Virchows Arch. f. pathol. Anat. u. Physiol. Bd. 37, S. 219—230. 1866. — **Selle, R.**: Changes in the vaginal epithelium of the *Guinea-pig* during the oestrous cycle. Americ. journ. of anat. Bd. 30, S. 429—449. 1922. — **de Sinéty**: Recherches sur la muqueuse utérine pendant la menstruation. Ann. de gynécol. A. de toxic. S. 295. 1881. — **Somya, R.**: Über die Regeneration des Epithels der Cornea. Diss. Bonn 1889. S. 1—28. — **Soulié et Bardier**: Recherches sur le développement du larynx chez l'homme. Journ. de l'anat. et de la physiol. Jg. 43, S. 137—240. 1907. — **Steiner, K.**: Über die Entwicklung der großen Schweißdrüsen beim Menschen. Zeitschr. f. d. ges. Anat., Abt. 1: Zeitschr. f. Anat. u. Entwicklungsgesch. Bd. 78, S. 83—97. 1926. — **Stöhr, Ph.**: a) Über die Rückbildung von Darmdrüsen im Processus vermiformis des Menschen. Verhandl. d. anat. Ges., 11. Vers., Gent 1897. S. 54—56. — b) Über die Entwicklung der Darmlymphknötchen und die Rückbildung von Darmdrüsen. Arch. f. mikroskop. Anat. Bd. 51, S. 1—55. 1898. — c) Entwicklungsgeschichte des menschlichen Wollhaares. Anat. Hefte Bd. 23, S. 1—66. 1903. — **Strahl**: a) Der Uterus post partum. Ebenda Bd. 3, S. 511—517. 1894. — b) Vom Uterus post partum. Zeitschr. f. d. ges. Anat., Abt. 3: Ergebn. d. Anat. u. Entwicklungsgesch. Bd. 15, S. 581—627. 1906. — **Takagi**: XIII. 1925. — **Talke**: XIII. 1903. — **Talma, S.**: Beitrag zur Histogenese der weiblichen Brustdrüse. Arch. f. mikroskop. Anat. Bd. 20, S. 145—159. 1882. — **Tandler, J.**: I. 1900. — **Thuringer, J. M.**: Regeneration of stratified squamous epithelium. Anat. record Bd. 28, S. 31—38. 1924. — **Toldt sen., K.**: XII. 1880. — **Tourneux, F.**: Modifications que subit l'épithélium du vagin de la *taupe*. Cpt. rend. de l'assoc. des anat., sess. 5, Liège 1903. S. 59—62. — **Uhlenhuth**: a) I. 1914. — b) The form of the epithelial cells in cultures of *frog* skin and its relation to the consistency of the medium. Journ. of exp. med. Bd. 22, S. 76—104. 1914. — c) Die Zellvermehrung in den Hautkulturen von *Rana pipiens*. Arch. f. Entwicklungsmech. d. Organismen Bd. 42, S. 168—207. 1916 (1917 erschienen). — **Urbantschitsch**: Das Lumen des äußeren Gehörgangs bei Embryonen und Neugeborenen Mitt. d. embryol. Inst. d. Univ. Wien Bd. 2, S. 131—136. 1878. — **Weber, J. A.**: L'origine des glandes annexes de l'intestin moyen chez les *Vertébrés*. Thèse. Paris 1903. 247 S. — **Wentscher, J.**: a) Experimentelle Studien über das Eigenleben menschlicher Epidermiszellen außerhalb des Organismus. Zieglers Beitr. z. pathol. Anat. u. z. allg. Pathol. Bd. 24, S. 101—163. 1898. — b) Das Verhalten der menschlichen Epidermismitosen in exstirpierten Hautstücken. Ebenda Bd. 34, S. 410—444. 1903. — **Werner, R.**: Experimentelle Epithelstudien. Über Wachstum, Regeneration, Amitosen- und Riesenzellenbildung des Epithels. Bruns' Beitr. z. klin. Chirurg. Bd. 34, S. 1—84. 1902. — **Williams**: On the structure of the mucous membrane of the uterus and its periodical changes. Obstetr. journ. of Great Brit. a. Ireland 1875 und Proc. of the roy. soc. of London. Bd. 22, S. 297—298. 1874. — **Wimpfheimer, C.**: Zur Entwicklung der Schweißdrüsen der behaarten Haut. Anat. Hefte Bd. 34, S. 431—503. 1907. — **Ziegler, H. E.**: a) Die biologische Bedeutung der amitotischen (direkten) Kernteilung im Tierreich. Biol. Zentralbl. Bd. 11, S. 372—389. 1891. — **Ziegler, H. E. u. vom Rath**: Die amitotische Kernteilung bei den *Arthropoden*. Ebenda Bd. 11, S. 744—757. 1891. — **Zielonko, J.**: Über die Entwicklung und Proliferation von Epithelien und Endothelien. Arch. f. mikroskop. Anat. Bd. 10, S. 351—376. 1874. — **Zimmermann**: Rekonstruktionen eines menschlichen Embryo. Verhandl. d. anat. Ges., 3. Vers., Berlin 1889. S. 139—142. — **Zimmermann, K. W.**: Beitrag zur Kenntnis des Baues und der Funktion der Fundusdrüsen im menschlichen Magen. Ergebn. d. Physiol. Bd. 24, S. 281—307. 1925. — **Zur Strassen, O.**: Über die Mechanik der Epithelbildung. Verhandl. d. dtsch. zool. Ges., Würzburg 1903. S. 91—112.

B. Bindegewebe und blutbildende Gewebe[1].

Von

ALEXANDER MAXIMOW

Chicago

Mit 133 Abbildungen.

I. Das Mesenchym als Quelle der verschiedenen Arten der Bindesubstanzen, des Blutes, der blutbildenden Gewebe und des Endothels.

Unter der Bezeichnung „Gewebe der Binde- und Stützsubstanzen" wird eine große Anzahl verschiedenartiger Gewebe zusammengefaßt. Viele von ihnen weisen nach Bau und chemischer Natur so große Verschiedenheiten auf, daß ihre Einreihung in eine Gruppe auf den ersten Blick befremdend und unbegründet erscheinen mag. Doch lehrt uns die ontogenetische Entwicklung des Organismus, daß nicht nur sie, sondern auch die Gewebe des Skelets der *Wirbeltiere* und das Blut in Wirklichkeit aus ein und derselben Quelle hervorgehen, aus einem besonderen embryonalen Gewebe, das zwar einen scheinbar einfachen Bau besitzt, in seinen Elementen jedoch mit einer überaus großen und reichhaltigen Entwicklungspotenz ausgestattet ist.

Die verschiedenen Arten von Bindegewebe, Knorpel und Knochen, das Blut mit den blutbildenden Organen und den Blut- und Lymphgefäßen, auch die glatte Muskulatur entwickeln sich aus dem Mesenchym (O. HERTWIG und R. HERTWIG 1881, O. HERTWIG 1902), dem embryonalen Zwischen- oder Stützgewebe, welches die Räume zwischen den Keimblättern ausfüllt.

Während die Zellen der Keimblätter, besonders in Ekto- und Entoderm, nach Art des Epithels, mehr oder minder regelmäßig membranförmig zusammengefügt erscheinen, sind sie im Mesenchym in allen drei Richtungen des Raumes ohne Unterschied angeordnet. Die Zellen sind verschieden gestaltet, können platt, spindel- oder sternförmig sein, und sind stets mit Fortsätzen versehen; nur während der Mitose runden sie sich ab. Sie sind nicht amöboid im eigentlichen Sinne des Wortes und es wird an ihnen dementsprechend auch keine Bildung echter Pseudopodien beobachtet. Trotzdem sind sie aktiv beweglich und verändern fortwährend ihre Lage zwischen den Keimblättern im Laufe der Entwicklung. Die Bewegung besteht in einem eigentümlichen Gleiten, das ohne rasche Veränderung der äußeren Gestalt unter Wahrung der Fortsätze einhergeht. An günstigen Objekten können diese Bewegungen — so besonders in den durchsichtigen Randteilen desSchwanzes der *Fisch-* oder *Amphibien*larven (LAGUESSE 1901, E. R. CLARK und E. L. CLARK 1920), oder in Gewebskulturen — leicht beobachtet werden.

---

[1] Abgeschlossen am 15. März 1927.

Durch ihre 'Ausläufer sind die Mesenchymzellen in Form eines schwammartigen, oder, an Schnitten, netzartigen, dichteren oder lockeren Gerüstes miteinander verbunden. Ob es sich dabei um ein richtiges Verschmelzen der einzelnen Zellkörper zu einem Syncytium oder bloß um enge Aneinanderlagerung handelt, ist schwer zu entscheiden und mag auch je nach Zeit und je nach Stelle im Körper wechseln. Einerseits können die Zellen in manchen Fällen, z. B. in den Knorpelanlagen, so dicht zusammentreten, daß der Eindruck einer echten symplasmatischen, kernreichen Masse gegeben ist. Andererseits scheint sich das Mesenchym unter besonderen Bedingungen sehr leicht in einzelne selbständige Zellkörper auflösen zu können (W. Lewis 1922, Levi 1923).

Die Neigung einiger Autoren (Ranke 1913, 1914, 1915 u. a.), dem symplasmatischen Charakter der Zellverbindungen im embryonalen Mesenchym und im Bindegewebe des erwachsenen Organismus eine besondere prinzipielle Bedeutung zuzuschreiben und auf Grund dieses Umstandes den zelligen Charakter des Mesenchyms überhaupt zu leugnen, ist durch Tatsachen nicht genügend begründet. Die entwicklungsgeschichtliche Einheit des Mesenchyms (sowie der anderen Gewebe) ist jedenfalls die Zelle. Die Tatsache des gelegentlichen Verschmelzens der Zellelemente zu Syncytien und des mehr oder minder selb-ständigen Verhaltens größerer Zellverbände ("Partialsysteme") als "Ganzes", ist nicht imstande, die herrschende Vorstellung vom primär zelligen Aufbau des Mesenchyms zu erschüttern.

Die Räume zwischen den Zellen des Mesenchyms sind mit einer flüssigen oder halbflüssigen, gallertartigen, oft deutlich schleimhaltigen Masse ausgefüllt. Sie ist als von den Zellen ausgeschieden anzusehen und offenbart im lebenden Zustande keinerlei Struktur. An fixierten Präparaten kann sie netzige oder fädige Gerinnsel enthalten. Je nach der Dichtigkeit des betreffenden Mesenchymbezirkes unterliegt ihre Menge großen Schwankungen.

Das Mesenchym taucht in der Entwicklung schon sehr früh, sofort nach der Ausbildung der Keimblätter auf. Bei den *Vertebraten* ist es ein ausschließliches Produkt des mittleren Keimblattes, des Mesoderms.

Die Angaben älterer Autoren über die Beteiligung der anderen Keimblätter an seiner Erzeugung scheinen unbegründet zu sein. Immerhin ist zu erwähnen, daß nach den neuen, experimentellen, an Amphibienlarven ausgeführten Untersuchungen von Stone (1922) und Harvey und Burr (1926) einige Kopfknorpel und das Gewebe der weichen Hirnhäute aus den Elementen der Ganglienleiste hervorgehen sollen. Auch Peter (1926) äußert sich neuerdings gegen die Spezifität der Keimblätter.

Bei den *Wirbeltier*klassen, wo das Mesenchym im Embryo reichlich vertreten ist — z. B. bei den *Selachiern*, aber auch bei den *Reptilien, Vögeln* und *Säugetieren* — können bestimmte Abschnitte des Mesoderms sehr deutlich als die Hauptquellen des Mesenchyms erkannt werden. Außerhalb des Körpers, im extraembryonalen Gebiete, zeigen die Ränder des sogenannten peripheren Mesoblasts, d. h. der aus dem Primitivstreifen hervorwachsenden und sich zwischen Ekto- und Entoderm vorschiebenden Mesodermflügel, Verlust der regelmäßigen epithelartigen Zellenanordnung. Sie erscheinen in ihrer ganzen Masse in eine mesenchymatische, lose angeordnete Zellschicht verwandelt. Hier entstehen später die Blutinseln.

Im Körper findet sich die ergiebigste Quelle des Mesenchyms im medialen, segmentierten Mesodermabschnitte — im ventromedialen Teil der Somitenwand (Abb. 1 *us*), in dem sogenannten Sklerotom. Aus dem zuerst epithelialen Zellverbande lösen sich Scharen spindeliger oder eckiger, mit Fortsätzen versehener Zellen (*mch*) heraus, die sich überall in den Spalten zwischen den Keimblättern verbreiten und besonders in der Umgebung des Nervenrohrs und der Chorda das sogenannte axiale Mesenchym bilden. Ferner liefert — wenigstens bei niederen Wirbeltieren — auch die dorsolaterale Somitenwand, die sogenannte Cutisplatte, einen Teil des Hautmesenchyms. Endlich entsteht das Mesenchym der Darmwand

und der äußeren Körperwand und der Extremitäten aus dem visceralen bzw.
parietalen Blatt des lateralen, unsegmentierten Mesoderms. Auch hier sieht man
aus dem epithelartigen Zellverband des mittleren Keimblattes an vielen Stellen
einzelne polymorphe Elemente ausscheiden und sich in den Spalten zwischen den
Keimblättern ansammeln.

Nach v. Szily (1908) und Studnička (1912) sollen die Räume zwischen den Keim-
blättern noch vor dem Auftreten der Mesenchymzellen von dünnen, verzweigten, von den
Zellen der Keimblätter ausgehenden Cytoplasmafäden durchzogen sein. Die sich aus dem
Mesoderm herauslösenden Mesenchymzellen sollen mit diesem „Mesostroma" sekundär

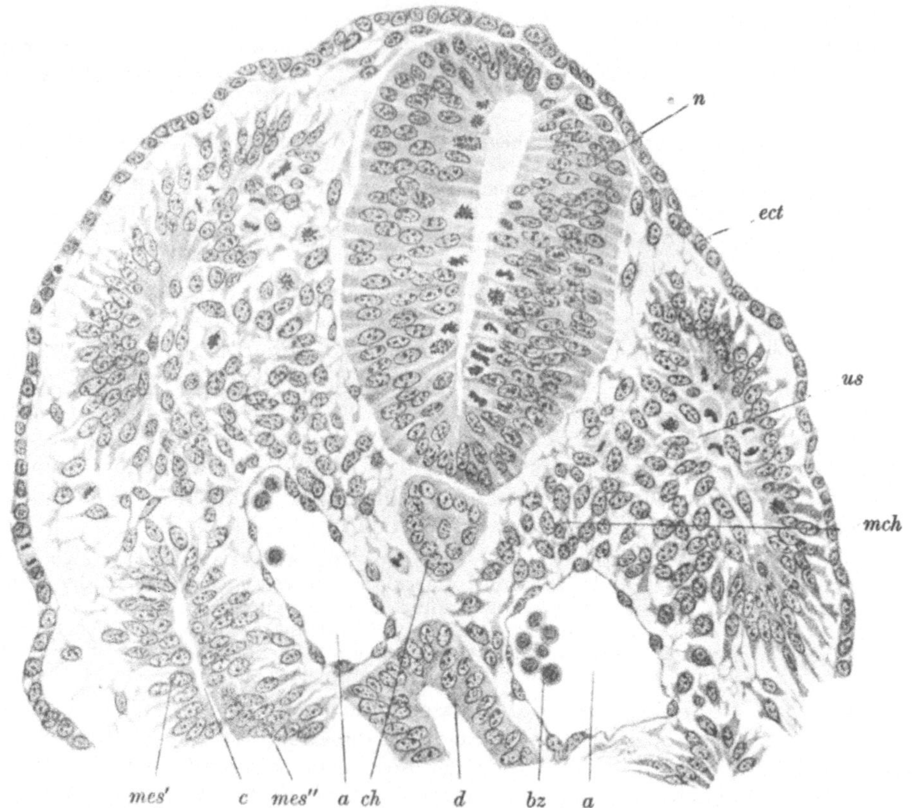

Abb. 1. Querschnitt des dorsalen Körperteils eines *Meerschweinchen*embryos von 12 Somiten. Entwicklung des
Mesenchyms (*mch*) aus der medialen Wand der Somiten (*us*); *n* Nervenrohr; *ch* Chorda; *a* Aorten; *d* Darm; *c* Cölom; *ect* Hornblatt des Ektoderms; *mes'* parietales, *mes''* viscerales Mesoderm; *bz* Blutzellen. Vergr. 220fach,
um ¹/₄ verkleinert.

verschmelzen. Nach Laguesse (1923 r, 1926 u) soll auch noch in viel späteren Entwicklungsstadien (bei der Bildung der Cornea) das Mesenchymgewebe zum Teil aus „meso-
stromatischen" Ausläufern von (ektodermalen) Epithelzellen entstehen.

Beim Menschen sind die ersten Stadien der Entwicklung des Mesenchyms noch nicht
bekannt. In den jüngsten untersuchten Embryonen ist das Mesenchym, bzw. das Mesoderm bereits vorhanden und besonders üppig entwickelt. Es umhüllt die ektodermale
Amnionblase und den hier sehr kleinen entodermalen Dottersack; auch an der inneren
Oberfläche des Chorions bildet es eine dicke Schicht, die sich in die Achse der Zotten fortsetzt und das mächtige extraembryonale Cölom umgrenzt.

Während die Embryonalanlage, solange sie nur aus den Keimblättern besteht,
ein dünnes membranartiges Gebilde vorstellt, verdickt sie sich mit dem Auftreten
des Mesenchyms, nimmt an Turgor zu und verwandelt sich allmählich in den

Embryonalkörper. Mit der weiteren Entwicklung gewinnt das Mesenchym noch mehr an Masse und von seiner Verteilung im Körper zusammen mit den aus den Myotomen entstehenden Muskeln hängt in erster Linie die Ausgestaltung der äußeren Körperform ab. Die Keimblätter und die aus ihnen hervorgehenden Organe bekleiden nur die Mesenchymmasse von außen und innen.

Bei den *Amphibien* und den *Knochenfischen* ist das Mesenchym sehr spärlich. So sehen wir z. B. auf einem Querschnitt durch eine *Axolotl*larve zwischen den dotterbeladenen Keimblättern nur einzelne spindlige oder polymorphe Zellen, die ebenfalls Dotterkörner enthalten. Aus ihnen entstehen später — wie bei den *Vögeln* oder *Säugern* — das embryonale Bindegewebe und die Blutgefäße. Nach der herrschenden Anschauung stammen diese Zellen auch hier vom Mesoderm. Der dem peripheren Mesoblast der höheren *Wirbeltiere* entsprechende ventrale Rand der Mesodermflügel bildet hier eine deutliche Verdickung, die die Form eines medianen, sich nach vorn gabelförmig teilenden Stranges besitzt und tief in die dotterreiche Masse der Entodermzellen eingesenkt ist. Bei den *Teleostiern* hingegen besitzt der entsprechende Teil des Mesoderms eine andere Lage — er bildet die sogenannten intermediären Zellmassen, die zwischen Entoderm, Somiten und Seitenplatten eingeschaltet sind und bald zu einem medianen, unpaaren Zellstrang verschmelzen, der zwischen Darm und Chorda liegt (RÜCKERT und MOLLIER 1906).

Die Anlage des Blutes und der ersten Blutgefäße entsteht sehr früh, gleichzeitig mit dem Erscheinen des Mesenchyms. Sie ist eigentlich, wie schon hervorgehoben, als Teilerscheinung der Entwicklung des letzteren zu betrachten. Sie entwickelt sich bei den *Selachiern*, *Reptilien* und *Vögeln* im außerembryonalen Gebiet, d. h. in der dem Dotter flach anliegenden Area opaca des Keimes, die sich später zur Wand des Dottersackes ausbildet; dies geschieht in unmittelbarer Nachbarschaft des angehäuften Nährmaterials, das zum Körper des wachsenden Embryos transportiert werden muß. Bei den *Säugetieren*, deren Ei keinen Dotter besitzt, zeigt die erste Blutanlage trotzdem genau dieselbe extraembryonale Lage; der fehlende Dotter wird hier eventuell durch die von der Uterusschleimhaut gelieferten Stoffe ersetzt. Bei den *Amphibien* wird sie von den bereits erwähnten verdickten medialen Rändern des Mesoblasts, bei den *Knochenfischen* von der sogenannten intermediären Zellmasse vertreten (RÜCKERT und MOLLIER 1906).

Diese erste Blutanlage sollte nach der Anschauung von W. HIS (1900) eine selbständige Bildung von ganz besonderer Art und Herkunft, den sogenannten Angioblast, darstellen. Seine Elemente sollten vom Mesoderm und Mesenchym unabhängig sein, in die Gewebe des Embryonalkörpers von außen nach innen einwachsen und so die Gefäße liefern. Wir wissen jetzt, daß das Gefäßsystem und das Blutgewebe von Anfang an und für das ganze Leben mit dem Mesenchym und mit dem aus demselben entstehenden Bindegewebe genetisch aufs innigste verbunden sind und daß man zwischen den beiden Gewebsgruppen oft überhaupt keine scharfe Grenze ziehen kann. Die noch in neuerer Zeit gemachten Versuche, der Angioblasttheorie wieder zu ihrem alten Rechte zu verhelfen (C. S. MINOT 1911, SABIN 1920, FINLEY 1922), sind erfolglos geblieben und auch der Name „Angioblast" erscheint entbehrlich.

Als erste Anlage des Blut- und Gefäßsystems sind die sogenannten Blutinseln anzusehen (Abb. 2 *a*), die z. B. beim *Kaninchen*embryo in der zweiten Hälfte des achten Tages (MAXIMOW 1907, 1909), beim *Meerschweinchen*embryo am Ende des dreizehnten Tages, beim *Hühnchen* zu Beginn des zweiten Bebrütungstages (DANTSCHAKOFF 1908, SABIN 1920) in der Area opaca auftauchen. Genau dieselben Verhältnisse findet man auch bei *Reptilien*- und *Selachier*embryonen entsprechenden Alters (DANTSCHAKOFF 1916g, MAXIMOW 1923dd). Sie können bequem sowohl an Flächenpräparaten, wie an Schnitten beobachtet werden. Die sich zwischen dem Ekto- und Entoderm vorschiebenden, wuchernden Zellen des peripheren mesenchymatösen Mesoblasts sammeln sich in unregelmäßig begrenzten, eckigen Gruppen — den Blutinseln — an; sie sind miteinander durch schmale Zellzüge verbunden, so daß ein flächenhaft ausgebreitetes Zellnetz entsteht. Die in den Inseln dicht zusammengedrängten Zellen sind zumeist polygonal oder rund, zum Teil spindelförmig oder eckig; in den Zellzügen herrschen lang ausgezogene Elemente vor. Die Zellgrenzen in den Inseln sind nicht immer deutlich, besonders beim *Hühnchen*. Hin und wieder trifft man Zellen mit unregelmäßig zackigen, pseudopodienartigen Umrissen. Während der Mitose runden sich die Zellen voll-

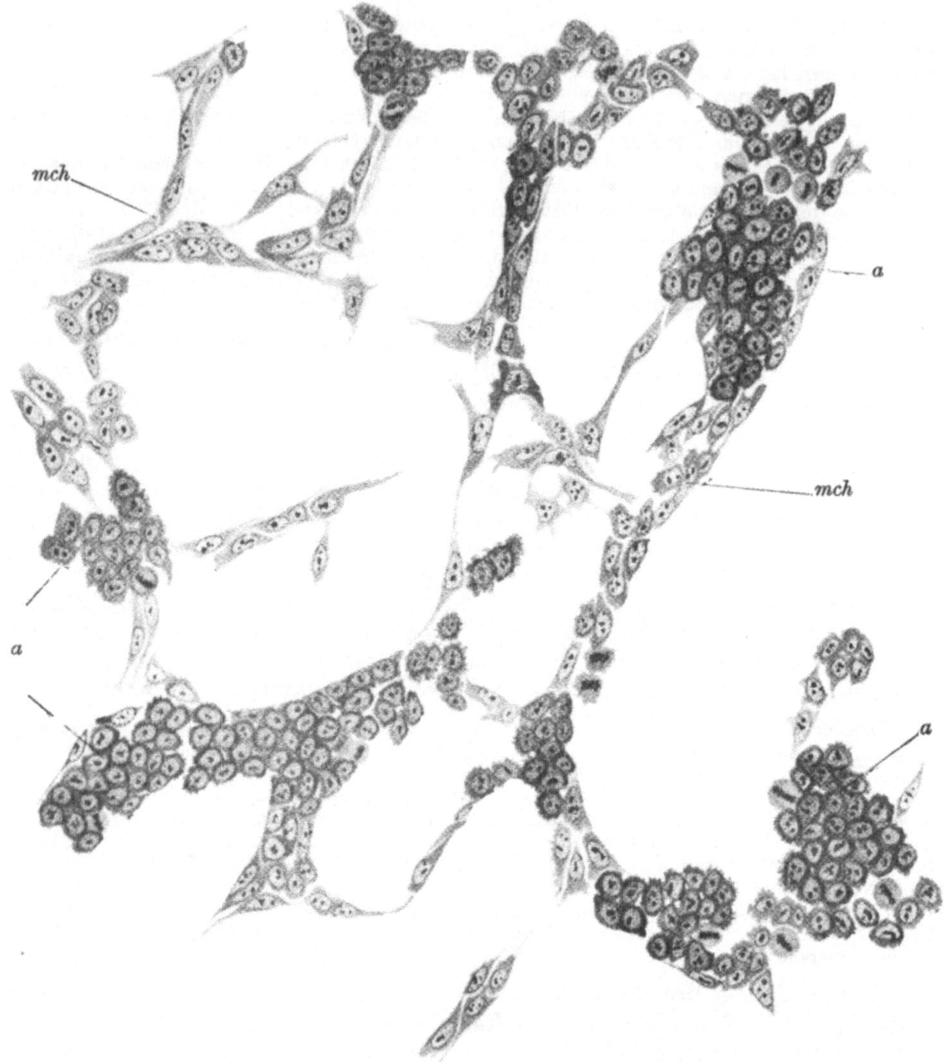

Abb. 2. Flächenpräparat der Keimblasenwand eines *Meerschweinchen*embryos von 13 Tagen. Entstehung von Blutinseln (*a*) aus den Zellen des peripheren, mesenchymatösen Mesoblasts (*mch*). Vergr. 220fach.

ständig ab. Die Zahl und der Umfang der Blutinseln vergrößern sich rasch. Die ersten Blutinseln erscheinen bei den *Reptilien, Vögeln* und *Säugetieren* im hinteren Teil der Area opaca; später gliedern sich ihnen neue in den seitlichen Teilen der Area an und schließlich ist der Embryo allseitig von einem breiten Blutinselhofe umringt, der Area vasculosa.

Auf Querschnitten liegen die Blutinseln hart über dem Entoderm, oft in kleinen Grübchen des letzteren. Die Verbindung mit dem Entoderm ist manchmal so innig, daß einige

Forscher auch in der neueren Zeit für einen Teil der Blutinseln die Entstehung aus dem inneren Keimblatt für möglich halten (RÜCKERT und MOLLIER 1906). Allmählich differenziert sich eine Schicht platter Mesodermzellen zwischen den Blutinseln und dem Ektoderm — diese Schicht spaltet sich später in zwei Zellschichten, das parietale und viscerale extraembryonale Mesoderm; zwischen diesen beiden Schichten treten bald mit Flüssigkeit gefüllte Hohlräume auf — das extraembryonale Cölom. Die Blutinseln und die sie verbindenden Zellstränge werden auf diese Weise aus dem eigentlichen Mesoderm ausgeschaltet. Von der dem Entoderm zugekehrten Fläche des visceralen Blattes können sich aber scheinbar auch weiterhin für eine Zeitlang neue Mesenchymzellen loslösen, um sich den Blutinseln anzugliedern.

Mit dem Wachstum und der Vermehrung der Zahl der Blutinseln geht auch ihre innere Differenzierung einher. Ein Teil ihrer Zellen — besonders die in den tieferen Abschnitten der Inseln gelegenen — rundet sich ab und bildet größere und kleinere, dichte, maulbeerartige Haufen; an vielen Stellen lockern sich die Haufen und zerfallen in einzelne runde Zellen. Zugleich erscheint zwischen den Haufen und den Zellen Flüssigkeit, in der die freien runden Zellen schweben. Andere Zellen — vor allem die am Rande der Inseln gelegenen — platten sich, im Gegenteil, ab und fügen sich zusammen zu dünnen Zellmembranen, die die Haufen der runden Zellen umscheiden. In den die Blutinseln miteinander verbindenden Zellzügen verwandeln sich die lang ausgezogenen Zellen fast sämtlich in platte Elemente, so daß hier sofort dünnwandige Zellröhren entstehen. Oft liegen kleinere oder größere Haufen runder Zellen eine Zeitlang frei zwischen visceralem Mesoblast und Entoderm. Sie werden erst nachträglich von den platten Zellen umhüllt.

Auf die beschriebene Weise entstehen netzartig auf dem Dotterentoderm angeordnete Röhren mit einer dünnen, aus platten Zellen bestehenden Wand — die ersten Blutgefäße der Area vasculosa, mit ihrem vorerst noch nicht überall vollständigen Endothel (Abb. 3 *ed*). Ihr Inhalt ist von den Blutinselzellen ausgeschiedene Flüssigkeit, das Blutplasma, in dem größere und kleinere Gruppen und auch einzelne runde Zellen frei schweben oder an der Innenfläche des Endothels kleben. Diese runden Zellen sind die ersten Blutzellen des Embryos, die primitiven Blutzellen (*pBz*) (MAXIMOW 1907, 1909). Sie enthalten kein Hämoglobin, ihr Cytoplasma ist stark basophil, der große, oft exzentrisch gelegene helle Kern enthält eine wechselnde Anzahl von Nukleolen und auf seiner einseitig eingedellten Oberfläche erscheint ein zumeist deutliches Zellenzentrum (Abb. 4 *pBlz*).

Wie aus der angeführten Schilderung hervorgeht, entsteht das Gefäßlumen zwischen den Zellen durch Ausscheidung von Flüssigkeit in intercelluläre Räume. Daß die Flüssigkeit in den Blutinseln gelegentlich zuerst innerhalb von Zellen in Form von Vakuolen auftritt, die sich dann nach außen öffnen, ist möglich. Die von SABIN (1920) vertretene Anschauung über eine ausschließlich intracelluläre Entstehung des Gefäßlumens und über eine zu gleicher Zeit in großem Maßstabe einhergehende autolytische Verflüssigung und Zerstörung von Blutinselzellen wird von den meisten Forschern nicht geteilt.

Die ersten Stadien der Blutbildung beim menschlichen Embryo sind nicht beobachtet worden. Die Blutinseln entstehen hier jedenfalls aus derselben Quelle, wie bei den übrigen Säugern und da beim Menschen der Dottersack sich schon sehr früh absondert, finden sich bei den jüngsten bekannten Embryonen die Blutinseln überall in der Mesenchymschicht, die das Dottersackentoderm umhüllt, zerstreut (MINOT 1911). BREMER (1914) hat außerdem selbständige Entstehung von Blutinseln auch im Mesenchym des Bauchstiels und der Allantois beschrieben.

In grundsätzlich ähnlicher Weise verwandelt sich auch die ventrale Blutinsel der *Amphibien*larven (MIETENS 1909, MAXIMOW 1910, HILTON 1913) und die intermediäre Zellmasse der *Knochenfische* (STOCKARD 1915) in ein primitives Blutgefäß mit endothelialer Wand und mit kugeligen, zuerst dicht zusammengedrängten, später sich lockernden primitiven Blutzellen. Diese letzteren sind bei den *Amphibien* besonders umfangreich und enthalten zahlreiche große Dottereinschlüsse. Bei den urodelen *Amphibien* mit besonders großen, dotterreichen Eiern (HILTON 1913) und auch bei einigen *Knochenfischen* finden sich eine Zeitlang auf der Oberfläche der Dottermasse Gruben, die einzelne primitive Blut-

zellen enthalten, eine endotheliale Wand aber vermissen lassen. Sie werden von platten
Gefäß- bzw. Mesenchymzellen erst allmählich umhüllt.

Die primitive Blutzelle und die primitive Endothelzelle sind beide ihrem Ursprunge und ihrem Wesen nach in besonderer Weise differenzierte Mesenchymzellen. In der ersten Zeit ihrer divergierenden Entwicklung ist ihre gegenseitige
Entfremdung noch nicht weit gediehen und dementsprechend kann man neue primitive Blutzellen nicht nur durch selbständige mitotische Wucherung, sondern
auch durch lumenwärts gerichtete Schwellung, Abschnürung und Isolierung von
Endothelzellen entstehen sehen (Abb. 4 *m*). Nach BONNET (1891) soll beim *Schaf*

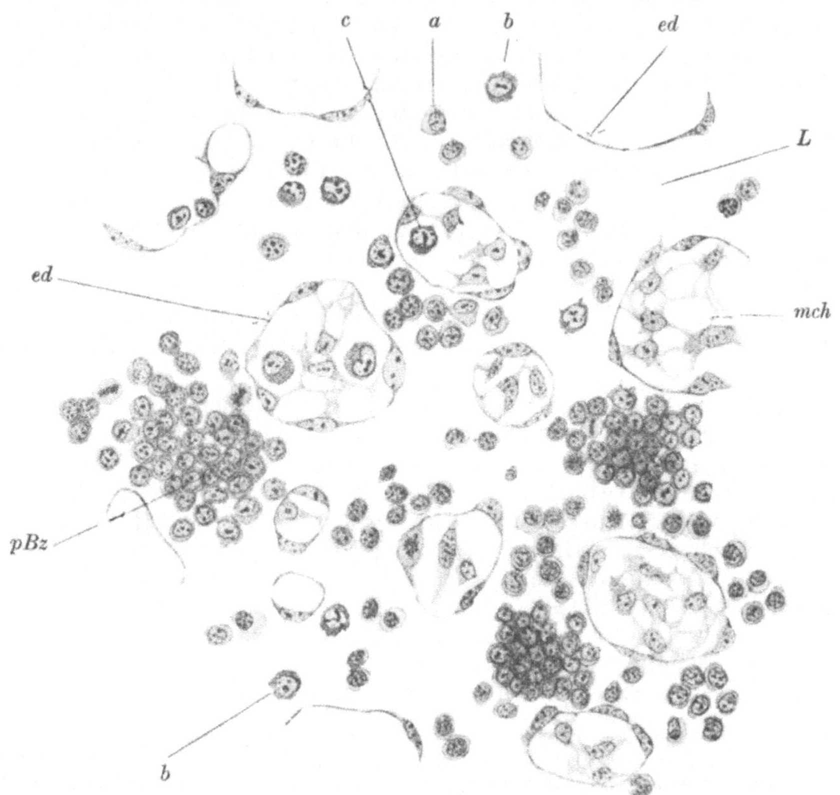

Abb. 3. Flächenpräparat der Keimblasenwand eines *Meerschweinchen*embryos von 7 Somiten; aus den Blutinseln
der Abb. 2 ist ein Gefäßnetz mit Blut entstanden. *L* Gefäßlumen; *ed* Endothel; *pBz* primitive Blutzellen; *a* primitive Erythroblasten; *b* Hämocytoblasten; *mch* extravasculäre Mesenchymzellen in den „Substanzinseln";
c extravasculäre primitive Blutzellen. Vergr. 220fach.

die Mehrzahl der primitiven Blutzellen auf diese Weise hervorgehen. Dasselbe ist
nach SCHRIDDE (1907) auch beim Menschen der Fall. Diese Verhältnisse erfordern
neue Untersuchungen.

In den Maschen des primitiven Gefäßnetzes der Area vasculosa — den sogenannten Substanzinseln — bleibt stets eine je nach der Tierart wechselnde Anzahl
von zur Bildung der Blutinseln nicht benutzten, gewöhnlichen fixen Mesenchymzellen liegen (Abb. 3 *mch*, Abb. 4 *Mz*). Sie haben zumeist die gewöhnliche spindel-,
sternförmige oder platte Form. Außerdem sieht man hier regelmäßig auch runde
Zellen, die den intravasculären primitiven Blutzellen völlig gleichen und auch tatsächlich solche sind, mit dem einzigen Unterschiede, daß sie bei der Ausbildung
der Endothelwand in das Gefäßinnere nicht mit aufgenommen wurden, sondern

draußen liegen geblieben sind (Abb. 3 c). Bei den *Säugetieren* sind sie sehr spärlich, bei den *Vögeln* und besonders den *Selachiern* dagegen sehr zahlreich. Sie zeigen hier sofort energische amöboide Bewegungen auf und kriechen zwischen den Keimblättern und an der äußeren Endotheloberfläche umher.

Nach der Bildung der Blutinseln in der Area opaca entstehen sehr rasch auch die Anlagen der Blutgefäße in der Area pellucida und im Körper des Embryos. Zum Unterschiede von den ersten werden sie jedoch zumeist als leere, nur mit Flüssigkeit erfüllte und der primitiven Blutzellen entbehrende Endothelsäcke und

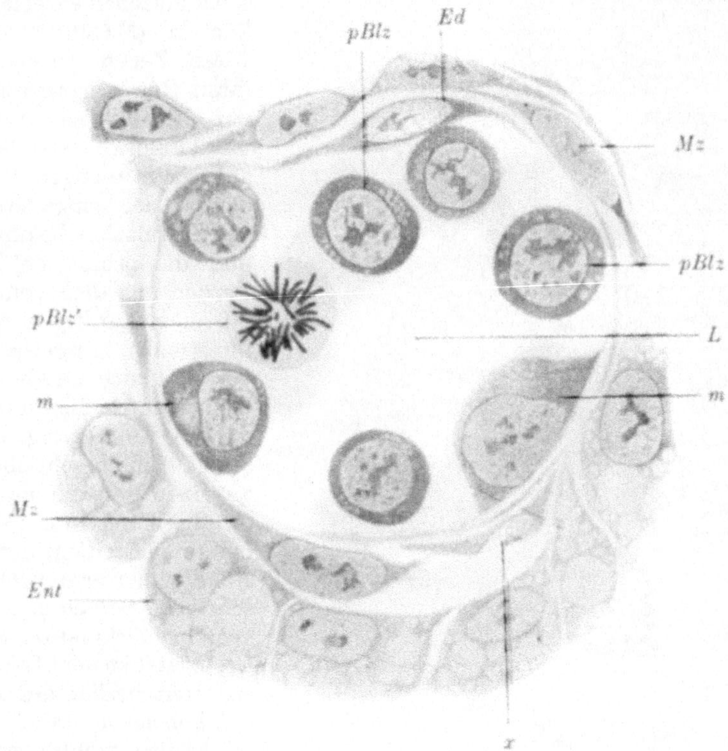

Abb. 4. Querschnitt eines Gefäßes der Area vasculosa von einem *Kaninchen*embryo von 8¹/₂ Tagen (5 Somiten).
Ed Endothel; *pBlz, pBlz'* primitive Blutzellen; *Mz* Mesenchymzellen; *x* angeschnittene Mesenchymzelle; *L* Gefäßlumen; *Ent* Entodermepithel; *m* Abrundung von Endothelzellen und ihre Verwandlung in primitive Blutzellen. ZENKER-Formol (ZF), Eosin-Azur (EAz). Zeiß Ap. Hom. Imm. 2, Komp.-Ok. 8. (Nach MAXIMOW 1909.)

Röhren angelegt. Nur in den frühesten Stadien — und auch dann sehr selten — erscheinen im Körper des Embryos blutinselähnliche Gebilde (MAXIMOW 1909, S. 511, SABIN 1920, 1922).

Das Auftreten der Gefäßanlagen in der Area pellucida und dem Körper ist, wie bereits erwähnt, nicht als Folge eines Einwachsens der Gefäße von außen, aus der Area vasculosa her, zu betrachten. Auch in den genannten Gebieten entstehen die ersten Gefäße an Ort und Stelle, aus dem hier zu dieser Zeit bereits vorhandenen Mesenchym (Mc CLURE 1921 u. a.). Einige seiner Zellen — die man als Gefäßzellen bezeichnen kann — verwandeln sich in flache Endothelzellen, die sich an ihren Rändern zusammenfügen und unregelmäßige, mit Flüssigkeit gefüllte Räume umschließen. Zuerst entstehen das Herz und die verschiedenen größeren Gefäße, z. B. die Aorten, an den entsprechenden Stellen des Mesenchyms, als unabhängige, geschlossene Säcke. Später vereinigen sie sich alle miteinander und mit den früher

entstandenen und die primitiven Blutzellen enthaltenden Dottersackgefäßen zu
einem gemeinsamen, ununterbrochenen Gefäßnetz, in dem infolge der Herzkon-
traktionen sofort die Zirkulation beginnt. Die kompakten Blutzellenhaufen im
Lumen des Dottersackgefäßnetzes bleiben für eine kurze Zeit erhalten; bald lösen
sie sich in einzelne Zellen auf, die dann in der Zirkulation erscheinen.

Auch bei den *Amphibien* entstehen das Herz und die ersten Gefäße aus besonderen, zwischen den Keimblättern zerstreuten, platten „Gefäßzellen", die
eigentlich als gewöhnliche Me-
senchymzellen aufgefaßt werden
können (MARCINOWSKI 1906).
Diese Zellen fügen sich mit
ihren Rändern aneinander; die
auf diese Weise entstehenden,
mit Flüssigkeit erfüllten Gefäßanlagen vereinigen sich sekundär mit der ventralen Blutinsel;
die Zirkulation beginnt alsbald
und die primitiven Blutzellen
werden aus dem ventralen Gefäß, der künftigen Vena sub-
intestinalis, ausgewaschen und
verteilen sich gleichmäßig über
das ganze Gefäßsystem.

Die Entstehung neuer Ge-
fäße auf die beschriebene Weise
aus fixen Mesenchymzellen bzw.
Gefäßzellen ist nur auf die aller-
frühesten Stadien, auf die Entstehung der ersten Gefäße beschränkt. Sobald einmal die allgemeine Zirkulation angebahnt
ist, entstehen neue Gefäße in den
späteren Stadien des embryonalen Lebens und auch beim Erwachsenen wohl ausschließlich
durch Sprossenbildung präexi-
stierender Gefäße aus ihrem Endothel. Auch die gleichzeitige
Entstehung von Blutzellen und
Gefäßendothel scheint nach der
Bildung der ersten Blutinseln für
immer aufzuhören.

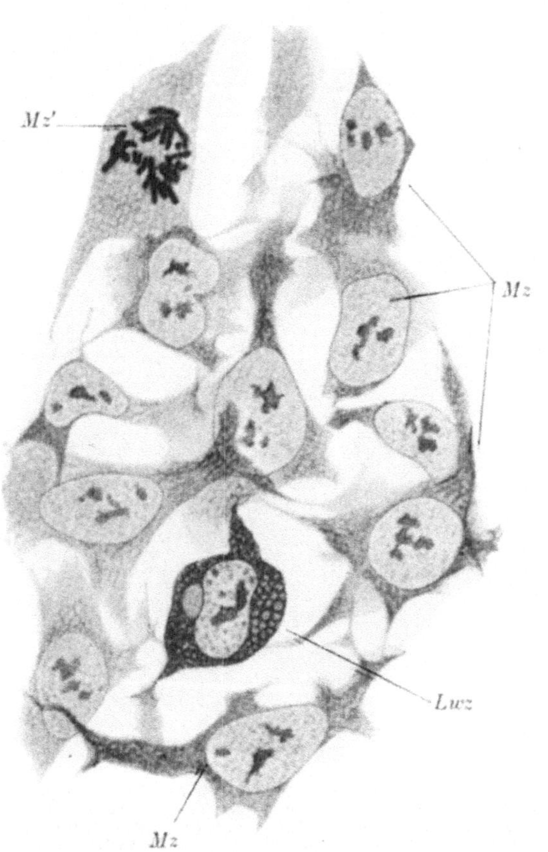

Abb. 5. Kopfmesenchym eines *Kaninchen*embryos von 9³/₄ Tagen. Entstehung großer lymphocytoider Wanderzellen (*Lwz*) aus
den Mesenchymzellen (*Mz, Mz'*). ZF, EAz. Vergr. wie in Abb. 4.
(Nach MAXIMOW 1909.)

Die Angaben von FINLEY (1922) über Blutinselbildung im Unterhautbindegewebe des
Kopfes bei menschlichen Embryonen von 19 bis 45 mm Länge sind mit Vorsicht aufzunehmen.
Es scheint sich vielmehr um Stauung von Blutzellen in Capillarsprossen zu handeln.

Das Mesenchym im Körper besteht, wie gesagt, zuerst ausschließlich aus gleichartigen, miteinander durch Ausläufer netzartig verbundenen Zellen. Aber bereits
in sehr frühen Stadien, sofort nach Beginn des allgemeinen Blutkreislaufes, erscheinen in ihm, und besonders im Kopfmesenchym, bei allen untersuchten *Wirbeltieren*, freie, amöboide Elemente, die ersten bindegewebigen Wanderzellen (MAXI-
MOW 1907, 1909, 1923dd, DANTSCHAKOFF 1909, 1916e, g, LAGUESSE 1921, KIYONO
und NAKANOIN 1919). Sie entstehen an Ort und Stelle, einzeln, aus den gewöhn-

lichen, fixen Mesenchymzellen, durch Einziehung der Ausläufer, Abrundung und Freiwerden (Abb. 5 *Lwz*). Die jetzt in den Maschen des zelligen Gerüstwerkes liegenden amöboiden Zellen sehen histologisch den oben beschriebenen primitiven Blutzellen in den Gefäßen der Area vasculosa und besonders deren extravasculären Geschwistern durchaus ähnlich aus — dasselbe amöboide, basophile Protoplasma, derselbe große, exzentrische, einseitig eingedellte helle Kern mit den großen Nukleolen und dieselbe der Kerneinkerbung anliegende acidophile Sphäre. Wegen ihrer äußeren Ähnlichkeit mit den gewöhnlichen großen Lymphocyten des erwachsenen Organismus nannte sie MAXIMOW (1907, 1909) „lymphocytoide Wanderzellen" oder „große Lymphocyten".

Auf die beschriebene Weise differenziert sich das Mesenchym in einem bestimmten Stadium der frühen Embryonalentwicklung, sowohl extra- als auch intraembryonal, zu vier äußerlich verschiedenen Zellstämmen (s. Schema 8): 1. zu den gewöhnlichen **fixen**, gerüstartig verbundenen **Mesenchymzellen** (*1*), 2. den **Endothelzellen der Blutgefäße** (*2*), 3. den (intravasculären) **primitiven Blutzellen** (*3*) und 4. den **extravasculären** „lymphocytoiden" **Wanderzellen** (*12*). Es sind sämtlich Mesenchymzellen, die sich bloß ihren neuen verschiedenen Funktionen und ihrer verschiedenen Lage angepaßt haben und entsprechende Strukturabänderungen eingingen. Die Endothelzellen sind zu dieser Zeit noch als gewöhnliche, nur abgeplattete fixe Mesenchymzellen, die primitiven Blutzellen bloß als runde, in Flüssigkeit frei schwebende, die extravasculären Wanderzellen als ebenfalls runde, aber in den Maschen des Mesenchyms herumkriechende Mesenchymzellen anzusehen. Alle diese Zellarten sind vorläufig noch als wesensgleich aufzufassen. Ihre ursprünglichen Entwicklungspotenzen sind ganz oder fast ganz gleichwertig und wohl noch kaum geschmälert. Dementsprechend sehen wir sie auch zu dieser Zeit noch in weitem Umfange ineinander übergehen. Wie erwähnt, können neue primitive Blutzellen aus den Endothelzellen intravasculär neugebildet werden (Schema 8, *4*). Aus fixen Mesenchymzellen entstehen neue lymphoide Wanderzellen (*12*). Gefäßendothelzellen können ebenfalls nach außen als lymphoide Wanderzellen abrücken (besonders deutlich beim *Hühnchen*, DANTSCHAKOFF 1909). Neue Gefäße entstehen in loco durch Abplattung von Mesenchymzellen. Dieser Zustand währt nur kurze Zeit und die in verschiedenen Richtungen fortschreitende Differenzierung schafft sehr bald neue und schärfer voneinander abgegrenzte Zellarten.

Nach der Auflösung der Blutinseln im Lumen der Dottergefäße beginnt, wie wir es weiter unten sehen werden, sofort die Differenzierung der primitiven Blutzellen. Da sich andererseits die soeben beschriebene Wanderzellenbildung im Körpermesenchym etwas verspätet, so wird man in Wirklichkeit — zur Zeit des Auftretens der ersten lymphoiden Wanderzellen im Kopfmesenchym — im Dottergefäßnetz meist schon vorgeschrittenere Stadien auffinden (Abb. 3).

II. Bindegewebe.

Nach Entstehung des Gefäßsystems mit seinen Endothelwandungen und dem zirkulierenden Blut verwandelt sich das Mesenchym allmählich — abgesehen von denjenigen Abschnitten, die später zu knorpeligen und knochigen Skeletteilen und zu glatter Muskulatur werden — in das eigentliche Bindegewebe. Seine Zellen beginnen eine weitgehende, in verschiedenen Richtungen verlaufende Differenzierung; zwischen den Zellen wird Zwischen- oder Intercellularsubstanz ausgearbeitet.

Das Bindegewebe entwickelt sich jedoch nicht überall in gleicher Weise. Es entstehen verschiedene Abarten desselben, die sich in ihren äußeren Eigenschaften voneinander so weit entfernen können, daß auf den ersten Blick nur Unterschiede wahrzunehmen sind, so z. B. beim Vergleich einer Sehne mit einem Lymphknoten. Trotzdem sind die Abarten voneinander sowohl anatomisch, als auch ontogenetisch nur unscharf abgegrenzt und können im erwachsenen Organismus in bestimmten Grenzen ineinander übergehen.

Eine Einteilung läßt sich rein morphologisch, auf Grund der verschiedenen Beschaffenheit der Zellen einer- und der Zwischensubstanz andererseits, etwa folgendermaßen durchführen.

Einteilung der verschiedenen Bindegewebsarten.

Bindegewebe													Blutbildende Gewebe		
Gewöhnliches					Mit besonderen Eigenschaften										
Ungeformtes		Geformtes													
Lockeres	Dichtes	Sehnen und Bänder	Faserhäute	Lamelläres Bindegewebe	Schleimgewebe	Elastisches Gewebe	Retikuläres Gewebe (Gitterfasern)	Fettgewebe	Pigmentgewebe	Bindegewebe der Darmschleimhaut	Bindegewebe der Uterusschleimhaut	Interstitielles Bindegewebe von Lunge, Hoden, Eierstock usw.	Lymphoides Gewebe	Myeloides Gewebe	Rote Milzpulpa

A. Gewöhnliches Bindegewebe.

1. Lockeres ungeformtes Bindegewebe.

Das gewöhnliche lockere ungeformte Bindegewebe füllt überall die Räume zwischen den Organen des Körpers aus und kann sich dabei in den verschiedenen Stellen in wechselnder Menge anhäufen. Zusammen und in engster Verbindung mit den Blutgefäßen und den sich von den letzteren in relativ späten Embryonalstadien abspaltenden Lymphgefäßen dringt es auch überall in das Innere der verschiedenen Organe ein. Es verteilt sich in mehr oder minder gleichmäßiger Schicht zwischen der Haut und den darunter liegenden Teilen und ist gerade hier, oder auch in den Räumen zwischen den flachen Muskeln der Bauchwand, zur Untersuchung besonders geeignet.

Bei Betrachtung mit freiem Auge stellt es eine weißliche, weiche, klebrige, leicht zerreißliche Masse vor, die sich beim Abpräparieren eines Hautlappens in Form von dünnen Membranen, Bändern und Fasern ausdehnt; zwischen diesen letzteren erscheint eine Menge schwammartiger Hohlräume, die sich alsbald mit Luft füllen. Die Anwesenheit dieser zellenartigen Hohlräume hat dem lockeren ungeformten Bindegewebe den Namen „Zellgewebe" oder „areoläres Gewebe" gegeben. Wenn sich die Hohlräume auf natürliche oder künstliche Weise mit Flüssigkeit füllen, schwillt das Gewebe an, wird „ödematös". Bläst man durch ein ins Gewebe eingeführtes spitzes Röhrchen Luft ein, dringt die letztere auch überall in die Spalten und Hohlräume ein und das „Zellgewebe" bläht sich auf. Die lamelläre Beschaffenheit des diffusen lockeren ungeformten Bindegewebes ist fast überall im Körper nachzuweisen (Key und Retzius 1873, 1875, Laguesse 1914, 1918, 1919 g—l, 1921), tritt aber an den verschiedenen Stellen mit verschiedener Deutlichkeit hervor. Sie ist besonders im sogenannten lamellären Bindegewebe ausgeprägt, wo die Membranen mit den in ihnen enthaltenen Fasern in regelmäßigen konzentrischen Schichten angeordnet erscheinen (siehe unten).

Das lockere ungeformte Bindegewebe ist das unmittelbare Verwandlungsprodukt des diffusen Mesenchyms im Embryo, der Restteil, der nach Ausschaltung aller anderer Bindegewebsarten aus dem Mesenchym als stützendes und ernährendes Substrat für die Organe übrig bleibt. Es enthält die verschiedensten, auch in den anderen Bindegewebsarten vorkommenden Teile, sowohl Zellen, als auch Intercellularsubstanz und kann daher als Prototyp des Bindegewebes überhaupt angesehen werden.

Zur mikroskopischen Untersuchung des lockeren ungeformten Bindegewebes kann man zweckmäßigerweise die von Ranvier (1889) herrührende Methode des künstlichen lokalen Ödems gebrauchen. Mittels einer kleinen Spritze mit spitzer Nadel werden in das frische Gewebe einige Tropfen einer mit etwas Neutralrot oder einer anderen nicht toxischen basischen Anilinfarbe angefärbten physiologischen Kochsalz- oder Ringerlösung eingeführt; mit einer kleinen krummen Schere wird ein Stückchen der ödematösen, geleeartigen Substanz herausgeschnitten und untersucht. Die durch die injizierte Flüssigkeit auseinandergedrängten, noch lebenden, „supravital" gefärbten Elemente können dabei bequem in ihren Einzelheiten studiert werden. Für Dauerpräparate leistet die Halbaustrocknungsmethode von Ranvier vorzügliche Dienste. Ein kleines Stückchen frischen Gewebes wird auf einem Objektträger mittels zwei Präpariernadeln flach ausgebreitet. Seine antrocknenden Ränder bleiben am Glase sofort haften; es wird beliebig fixiert und weiter behandelt. Endlich können auch in gewöhnlicher Weise nach Fixierung und Einbettung (vornehmlich Celloidin) Schnittpräparate angefertigt werden. Hier muß jedoch stets darauf geachtet werden, daß die Teile nicht verlagert und mechanisch geschädigt werden. Zu diesem Zwecke ist eine vorsichtig abpräparierte Gewebsschicht vor der Fixierung in ihrer natürlichen Lage auf einem Korkrahmen auszuspannen; die Schnitte müssen parallel der Oberfläche geführt werden.

a) Zwischen- oder Interzellularsubstanz.

Nach Masse nimmt die Zwischensubstanz im Vergleich mit den Zellen zweifellos den ersten Platz ein; es fallen in ihr sofort zwei verschiedene Arten von Fasern auf: 1. die **weißen oder kollagenen Fasern** oder Bindegewebsfasern und 2. die **gelben oder elastischen Fasern.** Außerdem befindet sich zwischen den Fasern eine **amorphe Grundsubstanz,** in der jene eingebettet sind.

Die angeführten Bezeichnungen Intercellularsubstanz, Grundsubstanz usw. werden von den verschiedenen Autoren nicht in gleichem Sinne gebraucht. Schaffer (1901) nennt z. B. alles, was sich im Bindegewebe zwischen den Zellen befindet, also Fasern und amorphe Masse zusammen, Intercellularsubstanz oder Grundsubstanz, und bezeichnet die amorphe Masse, zum Unterschied von den Fasern, als Kittsubstanz. In der vorliegenden Schilderung wird dieser letztere Ausdruck nur für die die Fibrillen in den Bündeln zusammenhaltende und allenfalls an der Oberfläche der Bündel eine dünne Scheide bildende Substanz beibehalten; die amorphe Substanz zwischen Fasern jeglicher Art soll als Grundsubstanz bezeichnet sein.

α) Kollagene oder weiße Fasern.

Diese Gebilde sind die charakteristischen Bestandteile jeder Art von Bindegewebe überhaupt. Im lockeren ungeformten Bindegewebe haben sie das Aussehen von langen Strähnen oder Bändern wechselnder Dicke, die in den verschiedensten Richtungen des Raumes, anscheinend ganz regellos, verlaufen und dabei oft nach Art von Haarlocken wellenförmig angeordnet erscheinen (Abb. 10 und 11 C). Ihre natürlichen Enden sind in der Regel nicht aufzuzeigen. An Querschnitten sind die Fasern manchmal kreisrund, meistens jedoch vieleckig, linsen- oder stäbchenförmig. Ihre Form kann also zylindrisch sein, in der Regel ist sie prismatisch oder flach, bandartig.

Die Substanz der Fasern ist farblos, blaß und schwach lichtbrechend. Sie erscheint stets mehr oder minder deutlich längs gestreift; an Querschnitten fixierter, oder auch gefrorener oder getrockneter Fasern ist sie feinkörnig. Dies rührt davon her, daß jede Faser ihrerseits aus äußerst dünnen, feinsten, glatten, parallel angeordneten kollagenen Fäserchen oder primitiven Fibrillen besteht; diese sollen nach der herrschenden Meinung durch eine besondere Kittsubstanz zusammengehalten werden. Die Dicke der primitiven Fibrillen ist sehr gleichmäßig; sie beträgt 0,3—0,5 μ (Schaffer 1922). Von der Zahl der Fibrillen in einer Faser hängt die Dicke der letzteren ab. In dem gewöhnlichen lockeren ungeformten

Bindegewebe ist diese Dicke, wie gesagt, sehr verschieden (1—12 μ). In dem weiter unten beschriebenen geformten Bindegewebe der Sehnen ist sie im allgemeinen bedeutender und gleichmäßiger; in anderen besonderen Abarten des ungeformten lockeren Bindegewebes (Zahnpulpa), erscheinen die Fibrillen isoliert und machen mikroskopisch durch ihren regellosen welligen Verlauf den Eindruck eines zarten Filzwerkes. Die Substanz der Fibrillen ist homogen. Die Angaben einiger Autoren (Zachariadès 1901/2, 1904c, d) über ihren angeblich komplizierten Bau sind nicht bestätigt worden. Sie scheinen sich nicht zu verzweigen oder netzartig zu anastomosieren. Die aus ihnen aufgebauten Bündel oder Fasern können sich hingegen sehr oft verschiedenartig verzweigen, wenn ein Teil der Fibrillen die eine, der andere eine andere Richtung einschlägt; sie können sich stellenweise auch in einzelne Fäserchen auflösen. Beim Zerzupfen frischen Gewebes gelingt es nur selten, die Fasern in ihre Bestandteile, die primitiven Kollagenfibrillen,

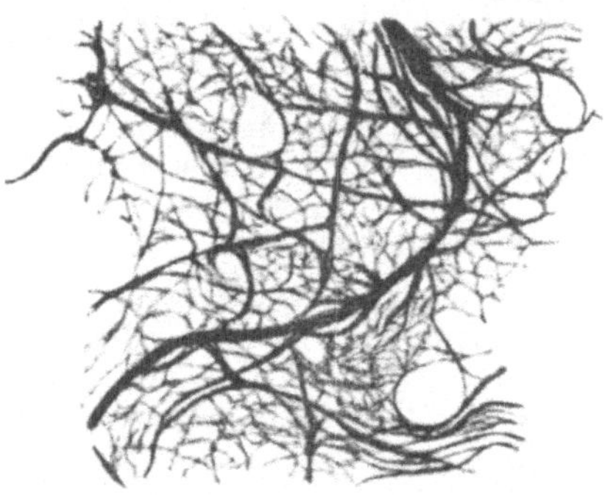

Abb. 6. Netz feinster Bindegewebsfasern aus dem lockeren Bindegewebe der *Ratte*; Gefrierschnitt nach interstitieller Injektion von Flüssigkeit nach Ranvier. (Nach Nageotte 1922.)

aufzusplittern. Dies gelingt hingegen leicht, wenn man die verbindende Kittsubstanz (z. B. durch Maceration in einer 1 proz. Lösung von Osmiumsäure, einer konzentrierten Lösung von Pikrinsäure, Kalk- oder Barytwasser) auflöst.

Während an in gewöhnlicher Weise hergestellten Präparaten die Umrisse der Bindegewebsfasern stets scharf und die Zwischenräume zwischen ihnen leer erscheinen, und auch die sich von den Bündeln gelegentlich ablösenden Primitivfibrillen isoliert verlaufen, und sich, wie gesagt, nicht verzweigen, gelingt es bei Anwendung besonders elektiver Färbungsmethoden zwischen den Fasern überall noch ein äußerst zartes, dichtes Netzwerk feinster, verzweigter und anastomosierender Fäserchen darzustellen — die „tramule" der französischen Autoren (Abb. 6); sie lassen sich mit den gewöhnlichen Methoden nicht färben (Renaut 1903a, b, Laguesse 1914, 1919 h—k, 1920, 1921). Die sich von den Kollagenfasern absplitternden Primitivfibrillen treten in dies Netzwerk über und verlieren sich darin. Nach Laguesse sind es kollagene Fibrillen von embryonalem Charakter, sogenannte präkollagene oder penekollagene, d. h. an Kollagen arme Fasern, die zum Teil den weiter unten beschriebenen Gitterfasern entsprechen dürften. Aus ihnen können sich auch im erwachsenen Organismus jederzeit echte Kollagenfasern differenzieren. Nach Nageotte (1922h—k) sollen diese feinsten Netze noch viel reichlicher ausgebildet sein, als gewöhnlich angenommen und chemisch mit gewöhnlichen kollagenen Fasern identisch sein. Die mikroskopische Struktur des kollagenen Bündels setzt sich nach Nageotte — wie auch in anderen Fällen, z. B. bei den Muskelfibrillen (M. Heidenhain 1911) — allmählich in das ultramikroskopische Gebiet fort; die dünnsten Fäserchen des Netzes stehen an der Grenze des Sichtbaren.

Eine wichtige physikalische Eigenschaft der kollagenen Fäserchen und Fasern ist ihre Anisotropie, d. h. die verschiedene molekulare Anordnung ihrer Substanz in der Längs- und in der Querrichtung (Schaffer 1922). Bei Erhitzen der Fasern (z. B. einer Sehne), auch ohne Zusatz von Wasser, verkürzen sie sich in der Längsrichtung bei gleichzeitiger Dickenzunahme. In Zusammenhang damit steht auch die optische Anisotropie der kollagenen Fasern. Sie zeigen doppelte Lichtbrechung als optisch positiv einachsige Körper, mit der optischen Achse in ihrer Längsrichtung. Im dunklen Feld des Polarisationsmikroskops bei gekreuzten Nicolschen Prismen erscheinen sie hell, außer wenn ihre Längsachsen mit den Polarisationsebenen zusammenfallen. Durch die Wirkung heißen Wassers geschwollene und verkürzte Fasern verlieren die Doppelbrechung.

Die Kollagenfasern zeichnen sich durch ihre große Biegsamkeit, zugleich aber auch Zugfestigkeit aus, d. h. sie setzen der Trennung ihrer Teilchen in der

Längsrichtung einen großen Widerstand entgegen. Dabei sind sie kaum dehnbar und besitzen eine sehr geringe Elastizitätsbreite — Eigenschaften, die besonders für die funktionellen Leistungen der Sehnen von großer Bedeutung sind (SCHAFFER 1922, PETERSEN 1925 c, 1926).

Das Kollagen, die Substanz der die weißen Bindegewebsfasern oder Bündel zusammensetzenden Fibrillen, ist ein Proteinoid (STRAUSS und COLLIER 1923), unter dessen Spaltprodukten sich Glykokoll in großer Menge befindet; Tyrosin und Tryptophan fehlen. Es ist in Wasser, Salzlösungen, verdünnten Säuren und Alkalien unlöslich; Wasser und verdünnte Säuren oder starke Alkalien lassen es aufquellen. Durch Gerbsäure, Eisenchlorid, Eisenvitriol und Sublimat schrumpft es; so behandeltes Kollagen fault nicht (Lederbildung). Von alkalischer Trypsinlösung wird das Kollagen erst angegriffen, nachdem es in Säuren gequollen oder mit Wasser über 70° behandelt ist. Pepsinsalzsäure greift Kollagen leicht an. Die wichtigste, für das Kollagen charakteristische Reaktion ist seine Fähigkeit, sich in kochendem Wasser oder Säuren unter Quellung zu lösen und in Leim (Glutin, Gelatine) überzugehen, eine Eigenschaft, die dem Kollagen seinen Namen gegeben hat. Dieser Vorgang ist als Hydratation und das Kollagen folglich als Anhydrid des Glutins aufzufassen. Glutinlösungen geben die üblichen für native Proteine charakteristischen Reaktionen.

Die die kollagenen Fibrillen in den Fasern oder Bündeln miteinander verbindende Kittsubstanz, ebenso wie die weiter unten geschilderte amorphe Grundsubstanz, scheint in chemischer Beziehung zum größten Teil aus Mucoid zu bestehen.

Eine für die Kollagenfasern sehr typische mikroskopische Reaktion erhält man bei Einwirkung verdünnter Essigsäure oder Ameisensäure auf das frische Bindegewebe. Die die Fasern bildenden Fäserchen quellen auf, werden dicker und verkürzen sich. Die Fasern verlieren die Längsstreifung, werden vollkommen homogen und schwellen an; die Schwellung ist jedoch nicht gleichmäßig, sondern geschwollene, bauchige Teile wechseln mit queren oder schrägen, glänzenden Einschnürungen ab (Abb. 7). Die Erklärung dieser Erscheinung ist in verschiedenen Richtungen gesucht worden. Nach RANVIER (1889) sollen die Kollagenbündel von besonderen sogenannten Ringfasern (Fibres annulaires) umsponnen sein, die selbst nicht quellen, sich aber beim Schwellen des Bündels in dessen Substanz einschneiden. Die übliche Erklärung nimmt an, daß die zwischen den primitiven kollagenen Fibrillen des Bündels befindliche mucoide Kittsubstanz an der

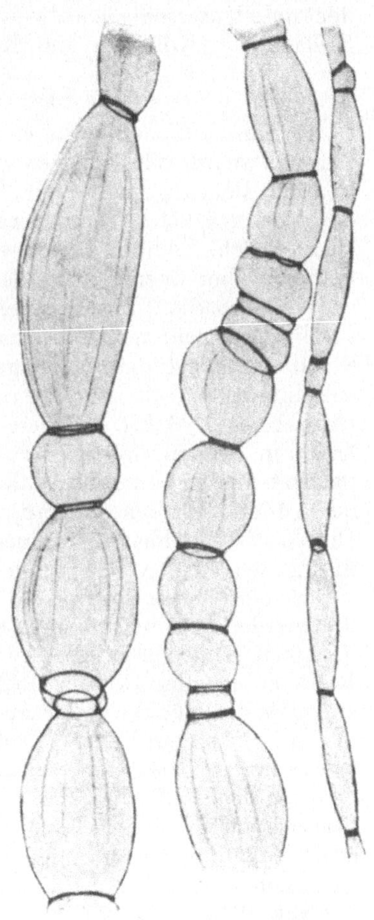

Abb. 7. Schwellung der Kollagenfasern aus dem lockeren Bindegewebe des *Kaninchens* unter Einwirkung $^1/_2$proz. Ameisensäurelösung. Zeiß Ap. 8, Komp.-Ok. 8. Vergr. 250fach.

Oberfläche des Bündels ein Häutchen bildet (FLEMMING 1876 d, e); dieses wird beim Anschwellen der Fibrillen an vielen Stellen zerrissen, zwischen den bauchig aufgetriebenen Abschnitten aber rollt es sich in Form von tiefen Einschnürungen zusammen. Nach NAGEOTTE sollen die Einschnürungen bloß verzerrte, verdichtete Teile des diffusen kollagenen Grundnetzes sein, die sich um die schwellenden Bündel schlingen und sich in ihre Substanz einschneiden. Bei Neutralisierung der Säure können die geschwollenen Fasern wieder ihre frühere Gestalt annehmen.

Das Kollagen zeigt keine besonders typischen histologischen Farbreaktionen. Es läßt sich im allgemeinen mit sauren Anilinfarben färben, aber für Kollagenfasern spezifische Färbungen gibt es nicht; als eine der elektivsten Methoden zu seiner Darstellung wird das Verfahren von Mallory angesehen, wobei die Kollagenfasern mit Anilinblau eine grellblaue Färbung annehmen. Es ist hervorzuheben, daß das Kollagen in verschiedenen Körperteilen und Organen und noch mehr bei verschiedenen *Tieren* in chemischer und physikalischer Beziehung bedeutende Unterschiede aufweist. In seniler Haut verwandelt es sich in basophiles Kollagen, in Kollastin und Kollacin (Unna 1894b).

β) Elastische oder gelbe Fasern.

Im gewöhnlichen lockeren ungeformten Bindegewebe sind sie spärlich und schwach entwickelt. Ebenso wie die Kollagenfasern durchziehen sie das Gewebe in allen Richtungen. Sie sind von verschiedener Dicke, die einen kaum sichtbar unter den stärksten Vergrößerungen, die anderen den feineren Kollagenfasern an Dicke gleichkommend. Im Querschnitte sind sie meistens rund, punktförmig; es kommen aber überall auch flache, bandartige Fasern vor.

Während die die kollagenen Bündel zusammensetzenden Fibrillen sich nicht verzweigen, sieht man die elastischen Fasern sich überall teilen und anastomosieren, so daß echte, die Kollagenfasern locker umspinnende, unregelmäßige Netze aus dünnen und dicken Fasern, mit größeren und kleineren Maschen entstehen (Abb. 10 und 11 *El*). Dickere Fasern können sehr dünne Zweige abgeben; die letzteren können sich wiederum zu dickeren vereinigen; an den Verzweigungsstellen befinden sich sehr oft kleine Löcher und Spalten in der Substanz der Fasern; auch dünne Platten sind an den Verzweigungsstellen gelegentlich anzutreffen. Die elastischen Fasern scheinen nirgends frei zu endigen und ihre Netze hängen durch den ganzen Körper kontinuierlich zusammen (Petersen 1925c, 1926).

Die elastischen Fasern sind in hohem Grade dehnbar und elastisch; nach Aufhebung der Dehnung nehmen sie sofort ihre frühere Länge wieder an; ihre Zugfestigkeit hingegen ist gering. Ihre Elastizität spielt eine wichtige mechanische Rolle im lebenden Gewebe, indem sie bei Verschiebungen der Gewebsteile gegeneinander die Rückkehr der im physikalischen Sinne nicht elastischen Kollagenfasern in ihre gewöhnliche Lage sichert. In neuester Zeit wird jedoch von seiten Sternbergs (1925f) gegen diese geläufige Auffassung von der mechanischen Bedeutung der elastischen Fasern Einspruch erhoben. Nach ihm sollen sie eher als Stützgerüst für die weicheren Gewebe und vor allem für das Kollagen anzusehen sein. Außerdem sollen innige Wechselbeziehungen zwischen Kollagen und Elastin bestehen, so daß sich beide gegenseitig durchtränken und ineinander übergehen (Hueck 1920). In Präparaten des lockeren ungeformten Bindegewebes, die mit Wahrung der natürlichen Lageverhältnisse der Teile in ausgespanntem Zustande fixiert wurden, verlaufen die elastischen Fasern mehr oder minder geradlinig. Im Zupfpräparat erscheinen viele von ihnen bei der Durchtrennung ihrer Verbindungen rankenförmig gewunden oder korkzieherartig zusammengeschnurrt. Die von Ranke (1925) ausgesprochene Vorstellung, daß das mechanische Verhalten des elastischen Materials nicht auf dessen elastischer Dehnung, sondern auf Biegungen der Fasern und Platten beruhe, wird von Redenz (1926) bestritten.

Im Gegensatz zu den aus Fibrillen zusammengesetzten Kollagenfasern sind die elastischen Fasern homogen, ohne Längsstreifung. Infolge starker Lichtbrechung erscheinen sie unter dem Mikroskop als glänzende Fäden; bei Ansammlung in größeren Mengen (s. weiter unten, elastisches Gewebe) sind sie undurchsichtig und gelblich. Nach Einwirkung von Osmiumsäure bietet ihre Substanz ein körniges Aussehen dar. Beim Zerfall infolge von Einwirkung gewisser Reagentien und auch bei pathologischen Veränderungen zerbröckeln sie und lösen sich in Körner auf. Übrigens soll die elastische Substanz an einigen Stellen, z. B. im Bindegewebe des Epineuriums (RANVIER 1889) oder im Knorpel der Epiglottis beim *Rind* (SCHAFFER 1922), schon physiologischerweise in Form von Körnchen auftreten.

Nach einigen Autoren (MALL 1896) bestehen die elastischen Fasern aus zwei Substanzen — einer besonderen Hülle an der Peripherie und einem axialen Teil. Im normalen Zustande ist an den elastischen Fasern keine Doppelbrechung zu bemerken. Gedehnt erweisen sie sich jedoch als positiv einachsig doppelbrechend.

In chemischer Beziehung stellt die Substanz der elastischen Fasern, das Elastin, ebenso wie das Kollagen, ein Proteinoid vor (STRAUSS und COLLIER 1924); es zeichnet sich durch einen nur sehr geringen Schwefelgehalt aus und kann je nach der Herkunft des Gewebes eine etwas wechselnde Zusammensetzung zeigen. Es erweist sich als ziemlich widerstandsfähig den verschiedenen Reagentien gegenüber, und zwar betrifft dies besonders die Rindenschicht der Fasern. In Wasser löst sich das Elastin nur bei lange dauerndem Kochen unter erhöhtem Druck; schwache Säuren und Alkalien greifen es auch in der Hitze kaum an. Durch Kochen in schwacher Kalilauge sind infolgedessen die elastischen Elemente eines Stückes Bindegewebe rein darstellbar. Beim Kochen mit starken Säuren und Alkalien geht das Elastin ebenfalls in Lösung; durch Pepsin und Trypsin wird es leicht verdaut.

Es gibt eine Reihe von histologischen Färbungsmethoden, die für die elastische Substanz ziemlich elektiv sind. Die VAN GIESONsche Pikrinsäure-Säurefuchsinmischung färbt die Kollagenfasern rot, die elastischen gelb. Saure Lösungen von Orcein und Resorcin-Fuchsin geben eine besonders scharfe und elektive braune, bzw. tiefdunkelblaue Färbung der elastischen Gebilde auf hellem, kaum gefärbtem Grunde. Die an den elastischen Fasern des Nackenbandes ausgeführten Färbungsexperimente v. MÖLLENDORFFs (1924) mit basischen Farbstoffen haben gezeigt, daß es sich dabei um sogenannte Niederschlagsfärbungen an der Oberfläche der Fasern handelt.

Bei verschiedenen regressiven Prozessen der Haut zeigen die elastischen Fasern des Bindegewebes deutliche Veränderungen; ihre Substanz gibt abweichende Färbungsreaktionen und wurde von UNNA (1894c) Elacin genannt (RODLER 1908).

γ) Amorphe Grundsubstanz.

An gewöhnlichen Zupf- oder Schnittpräparaten des ungeformten lockeren Bindegewebes gelingt es im allgemeinen nicht zwischen den kollagenen und elastischen Fasern etwas Geformtes zu entdecken, außer den verschiedenen im folgenden beschriebenen Zellen; man erhält folglich den Eindruck, als ob sich zwischen allen diesen Gebilden nur gewöhnliche Gewebsflüssigkeit befinden würde. Der herrschenden Meinung zufolge entspricht dies jedoch keineswegs dem Tatbestand. Die Intercellularsubstanz des lockeren ungeformten Bindegewebes soll vielmehr, außer den beiden beschriebenen Faserarten, noch aus einer besonderen, vollständig amorphen und homogenen Masse, der Grundsubstanz, bestehen, in welcher die Fasern eingebettet liegen (RENAUT 1903b, LAGUESSE 1914, 1919g–l, 1921). In einigen besonderen Fällen, wie z. B. in der Zahnpulpa, scheint diese Masse ununterbrochen zu sein. Für das gewöhnliche lockere ungeformte Bindegewebe indessen wird, wie schon oben erwähnt, angenommen, daß die amorphe Substanz in Form einzelner, breiter und dünner, homogener und durchsichtiger, schichtenweise übereinandergelagerter Membranen oder Lamellen nach Art von Blätterteig angeordnet ist (LAGUESSE 1921, MOREL 1924). Die Membranen enthalten die Fasern, während die Zellen zum Teil vielleicht ebenfalls in ihrer Substanz, zum größten Teil aber wohl auf deren Oberfläche gelagert sind. Die amorphe Grundsubstanz kann an auf Objektträgern ausgebreiteten, stark überfärbten und ausgetrockneten Zupfpräparaten sichtbar gemacht werden, besonders wenn die trockene Gewebsschicht mit einem scharfen Messer irgendwo durchtrennt wird; sie tritt manchmal auch am Rande von intensiv gefärbten Flächenschnitten deutlich hervor (Abb. 8). An Querschnitten sehen die Membranen, wenn sie aufrecht stehen bleiben, wie dünne wellige Linien aus, die an vielen Stellen punkt- oder linsenförmige Verdickungen

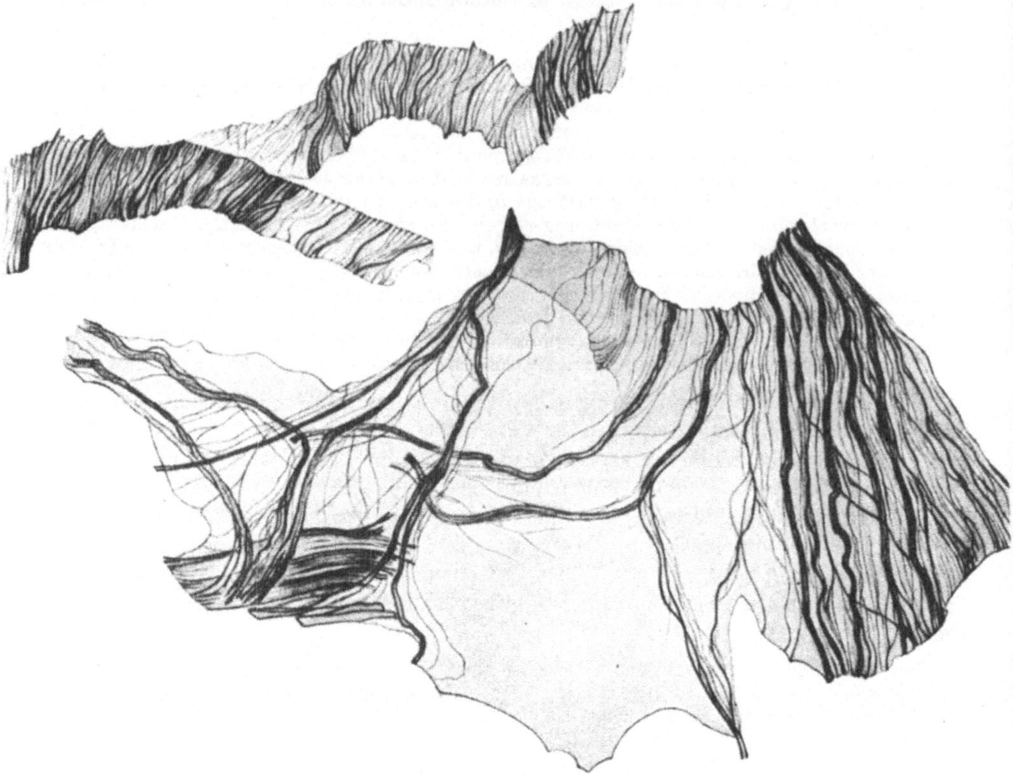

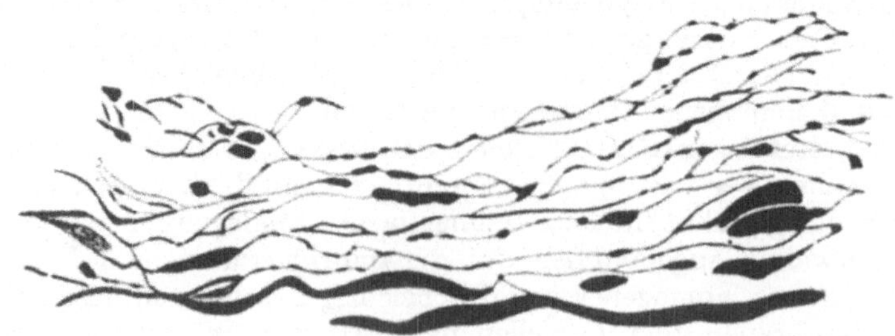

Abb. 8. Flachschnitt durch das subcutane lockere Bindegewebe von der Dorsalfläche des Fingers beim Menschen. Vergr. 667fach. (Nach Laguesse 1921.)

aufzeigen — die durchschnittenen Fasern (Abb. 9). Wo sie im Schnitte gefallen sind, erscheinen durchsichtige Bänder mit Abschnitten von Fasern. An solchen Präparaten sind (Laguesse, Morel) die Membranen miteinander an vielen Stellen

Abb. 9. Querschnitt einer ödematösen lockeren Bindegewebsschicht aus der Umgebung eines Fettläppchens vom Menschen. Nachet Obj. 7, Ok. 3 (um ⅓ reduziert). (Nach Morel 1924.)

durch schräg abzweigende, längere oder kürzere, ebenfalls amorphe band- oder membranartige, faserhaltige Fortsätze verbunden. Dadurch werden also die spaltförmigen Räume zwischen den Membranen in einzelne Kammern zerteilt; nach Laguesse sollen die letzteren einzeln vollkommen abgeschlossen sein und der Austausch ihres flüssigen Inhalts mit dem Inhalt der Nachbarspalten nur auf dem Wege des Osmose erfolgen. Bei der raschen Ausbreitung des durch Injektion künstlich hervorgerufenen Ödems im Unterhautzellgewebe ist dies jedoch wenig wahrscheinlich (NAGEOTTE l. c.). Es ist vielmehr anzunehmen, daß die Spalten alle miteinander zusammenhängen. Sie erscheinen im normalen Zustande vollkommen zusammengefallen und enthalten außer den Zellen eine nur sehr geringe Menge Gewebsflüssigkeit. Bei Ödem sammelt sich in ihnen reichliche Flüssigkeit an und auch die amorphe Substanz der Membranen selbst schwillt an. Jedenfalls soll das lockere Bindegewebe nach MOREL (1924) auch bei Ödem die lamelläre Struktur bewahren. Wenn beim Zerreißen des lockeren Zellgewebes während des Präparierens oder bei Einblasen von Luft die oben erwähnten dehnbaren, klebrigen, weichen Fäden und Bänder zwischen den sich mit Luft füllenden Räumen, den „Zellen", schon mit bloßem Auge unterscheidbar sind, so entsteht eben diese schwammartige Masse infolge des gewaltsamen Zerreißens und Zusammenklebens unzähliger amorpher Membranen. Wo das lockere Bindegewebe besonders locker und die durch dasselbe verbundenen Organe besonders leicht gegeneinander verschiebbar sind, können die interlamellären Räume die Größe von 1 mm und darüber erlangen; hier sind die Gleitbewegungen in weiten Grenzen möglich. An weniger lockeren Stellen werden die Räume kleiner, bis sie schließlich z. B. im Stratum papillare der Haut nur mikroskopische Dimensionen von einigen μ aufweisen. Hier ist das Gewebe gar nicht mehr verschiebbar, während seine Konsistenz von der Menge und der Dicke der kollagenen und elastischen Fasern abhängt.

Die chemische Natur der amorphen Grundsubstanz ist unbekannt. Es ist möglich, daß sie, ebenso wie die die Fibrillen in den Kollagenfasern zusammenhaltende Kittsubstanz, zum großen Teil aus Mucin oder Mucoiden besteht. In der Nabelschnur von *Torpedo* fand LAGUESSE (1919 g) die interlamellären Räume stark erweitert und mit mucinhaltiger Gallerte erfüllt, während die Lamellen selbst keine deutliche Mucinreaktion gaben.

An der Berührungsfläche des Bindegewebes und anderer Gewebe — vornehmlich Epithelschichten und epithelialer Drüsenräume — befindet sich in der Regel ein dünneres oder dickeres Häutchen, das im Querschnitt als scharfe, manchmal doppeltkonturierte Grenzlinie zwischen den beiden Geweben auftritt. Dies ist die sogenannte Membrana propria, limitans oder terminans oder die Grenzhaut (Basalmembran). Sie ist ein Produkt des Bindegewebes, nicht des Epithels, wenigstens bei den *Wirbeltieren* (IWAKIN 1925), und kann als Verdichtung der amorphen Zwischensubstanz aufgefaßt werden (MERKEL 1909). LAGUESSE (1923r, 1926u) läßt allerdings auch das Epithel bei der Bildung einiger Basalmembranen (in der Cornea) eine wichtige Rolle spielen. Besondere zellige Elemente scheinen den Grenzhäuten — trotz gegenteiliger Angaben — nicht zuzukommen. In einigen Fällen lassen sie sich nach Maceration isolieren, meistens bleiben sie jedoch mit dem Bindegewebe fest verbunden.

In frühen Entwicklungsstadien sind die Grenzhäute homogen (MERKEL 1909). Im fertigen Zustande lassen sich in ihrer Substanz fast immer reichliche netzartige Fasersysteme nachweisen, die hierher aus dem darunterliegenden Bindegewebe zu verfolgen sind und manchmal die homogene Substanz überwiegen. So ist es für die Haut (LAGUESSE 1919h), für die Darmmucosa (SPALTEHOLZ 1897), und für die verschiedensten Drüsen, wie Niere (MALL 1891 und 1901, RÜHLE 1897, RUSSAKOFF 1909, v. FRISCH 1915, KRAUSPE 1922), Pankreas und Speicheldrüsen (FERGUSON 1911 b), Lunge (RUSSAKOFF 1909), Thyreoidea (KOLMER 1917/18), Ovarfollikel (HÖRMANN 1907) usw. nachgewiesen worden. Zum Teil sind die Fäserchen kollagener, zum Teil elastischer Natur (DE KERVILY 1924 a); in der weitaus größten Mehrzahl der Fälle handelt es sich jedoch um die unten beschriebenen Gitterfasern.

Äußerst dünne Membranellen setzen das interstitielle Bindegewebe der glatten Muskeln zusammen (Schaffer 1899, M. Heidenhain 1911, Walter 1926). Sie umhüllen die einzelnen Muskelzellen und werden noch in der Querrichtung durch besondere entsprechend verlaufende Häutchen verstärkt. Sie enthalten dichte Netze feinster Gitterfasern (Mabesch 1905, Krauspe 1922) und elastische Fäserchen. Kasakoff (1912) findet jedoch zwischen den glatten Muskelzellen des Darmes nur Gitterfasernetze, nicht aber Membranellen. Auch das Sarkolemm der quergestreiften Muskelfasern wird von manchen Autoren (Merkel 1909) nicht als Produkt der Muskelzelle, sondern als bindegewebige Membran mit faseriger Struktur angesehen.

Nageotte (1922h—k) hat in der letzten Zeit eine sehr bestimmte Stellung gegen die geschilderte Anschauung bezüglich der amorphen Grundsubstanz im lockeren Bindegewebe eingenommen. Er verneint ihre Existenz und findet im lockeren Bindegewebe und auch im Sehnengewebe als ausschließliche intercelluläre Gebilde die Fasern. Das Kollagen soll überall ein diffuses Flechtwerk von feinsten Fäserchen bilden; aus diesem diffusen Netzwerk entspringen die Fibrillen, um sich ihrerseits zu Bündeln oder Fasern zu vereinigen. Zwischen ihnen gibt es aber keine zementartige Substanz und auch die Oberfläche der Fasern zeigt keine membranartige Hülle. Die angeblich schichtenweise angeordneten Lamellen der amorphen Grundsubstanz mit den darin verlaufenden Fasern werden vorgetäuscht durch das Aneinanderpressen von unzähligen feinsten verfilzten Fäden zu flächenhaften Netzen und können jederzeit, z. B. bei Einspritzen von Flüssigkeit in das Gewebe, mehr oder minder vollkommen in ihre einzelnen Bestandteile zerlegt werden. Es gibt demnach auch keine abgeschlossenen Räume im „Zellgewebe" und die „Zellen" sind nur besonders große Maschen im diffusen Filzwerk und stehen alle miteinander in direkter Verbindung. Der Auffassung von Nageotte schließt sich im wesentlichen Petersen (1924) an. Nach ihm stellt die Grundsubstanz, in die die Zellen und Fasern eingebettet sind, ein Eiweißsol von wechselnder Zähigkeit vor.

b) Die Zellformen des lockeren ungeformten Bindegewebes.

Im lockeren ungeformten Bindegewebe ist eine ganze Reihe von verschiedenartigen, wohl charakterisierten Zellen zu unterscheiden (Maximow 1906).

α) Fibrocyten (Fibroblasten).

Mit diesem Namen werden heutzutage die sogenannten „gewöhnlichen Bindegewebszellen", „Spindelzellen" oder die „Bindegewebskörperchen" der alten Autoren bezeichnet. Zusammen mit den Kollagenfasern machen sie den wesentlichsten Bestandteil des Gewebes aus. Sie werden Fibrocyten (auch Fibroplasten oder Fibroblasten) genannt, weil sie bei der Erzeugung der faserigen Zwischensubstanz die Hauptrolle spielen sollen. Sie können, wie das Studium der Histogenese der verschiedenen Bindegewebsarten lehrt, als das unmittelbare Verwandlungsprodukt der Mehrzahl der gewöhnlichen fixen Mesenchymzellen der jungen Embryonalstadien angesehen werden und sind in allen Bindegewebsarten des erwachsenen Organismus anzutreffen. Im lockeren ungeformten Bindegewebe sind sie besonders charakteristisch ausgebildet und infolgedessen leicht zu untersuchen (Abb. 10 und 11 *Fbl*).

Die Fibrocyten sind große, platte Elemente mit mannigfaltigen Umrissen; in der Mitte, der Kernlage entsprechend, sind sie verdickt, zu den Rändern hin verdünnen sie sich. Bei Betrachtung von der Oberfläche ist der Zellkörper polygonal, in die Länge gezogen oder sternförmig; seine Ränder gehen in eine verschiedene Anzahl von breiten oder schmalen, spieß-, segel- oder flügelförmigen, an den Enden spitzen oder gezackten, aber immer glatt begrenzten Ausläufern über. Im Profil machen diese Zellen den Eindruck langer, spindelförmiger Elemente. Der große,

stark abgeplattete Kern zeichnet sich durch eine regelmäßige ovale oder nierenförmige Gestalt und sehr zarte glatte Umrisse aus. Die Kernmembran zeigt im
allgemeinen keine Falten, gelegentlich kommen aber doch kleine Einkerbungen
vor und in seltenen Fällen sogar amitotische Zerschnürungen (BENNINGHOFF 1923,
v. MÖLLENDORFF 1926 e, W. und M. v. MÖLLENDORFF 1926). Wenn die Zelle einer
kollagenen oder elastischen Faser besonders eng anliegt, kann an der Kernoberfläche eine tiefe Rinne entstehen (Abb. 11 *Fbl'*). Am fixierten und gefärbten
Präparat enthält der Kern zahlreiche, sehr feine und blasse, staubförmige Chromatinteilchen und ein oder mehrere große, eckige oder runde Kernkörperchen.

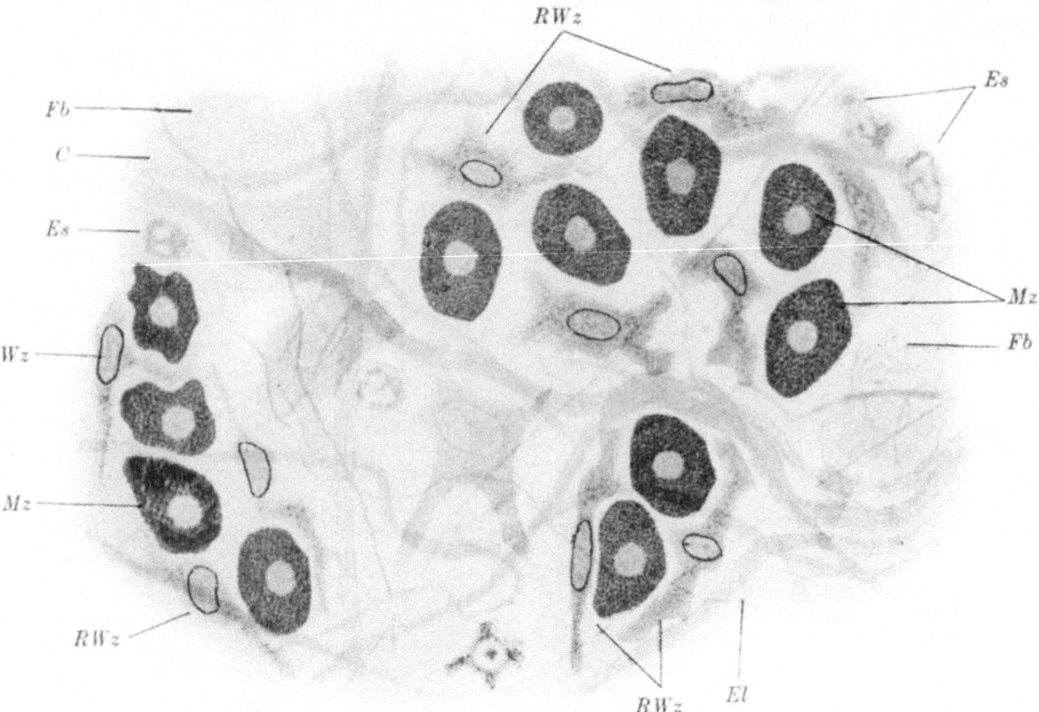

Abb. 10. Lockeres ungeformtes Bindegewebe der *Ratte*. Supravitale Färbung mit Neutralrot. *C* Kollagenfasern; *El* elastische Fasern; *Fb* Fibrocyten; *RWz* ruhende Wanderzellen (Histiocyten); *Mz* Mastzellen; *Es* eosinophile Zellen. Zeiß Ap. Hom. Imm. 2, Komp.-Ok. 8. (Nach MAXIMOW 1906.)

Im lebenden Zustande, z. B. in Gewebskulturen, erscheint das Cytoplasma ganz
durchsichtig und homogen und seine Umrisse sind hier meistens nur mit Mühe
festzustellen, zumal die ruhende Zelle der Oberfläche der kollagenen und elastischen Fasern eng anliegt. Nach Fixierung und Färbung gibt es in den zentralen
Partien, um den Kern herum, wo es dicker ist, einen feinkörnigen oder netzartigen
Eindruck und ist etwas dunkler gefärbt, besonders wenn basische Anilinfarben,
z. B. Methylenazur, in Anwendung kommen. Die dünnen, platten Ausläufer sind
indessen auch hier meistens vollständig farblos und durchsichtig.

Neben dem Kern ist in jeder Zelle ein deutliches Cytocentrum vorhanden, in
Form eines typischen, aus zwei Centriolen bestehenden Diplosoms, oft von einem
kleinen hellen Cytoplasmahof umgeben. Das Cytoplasma enthält weiterhin eine
mäßige Anzahl von Plastosomen, die hier als kürzere oder längere, oft gebogene,
um das Cytocentrum manchmal deutlich radiär angeordnete Stäbchen, Chondriokonten, auftreten. In den dünnen platten Ausläufern sieht man sie in weiten Ab-

ständen voneinander, meist parallel angeordnet. In Fällen, wo sich die lebende
Zelle in besonders günstigen Beobachtungsbedingungen befindet, z. B. in Gewebs-

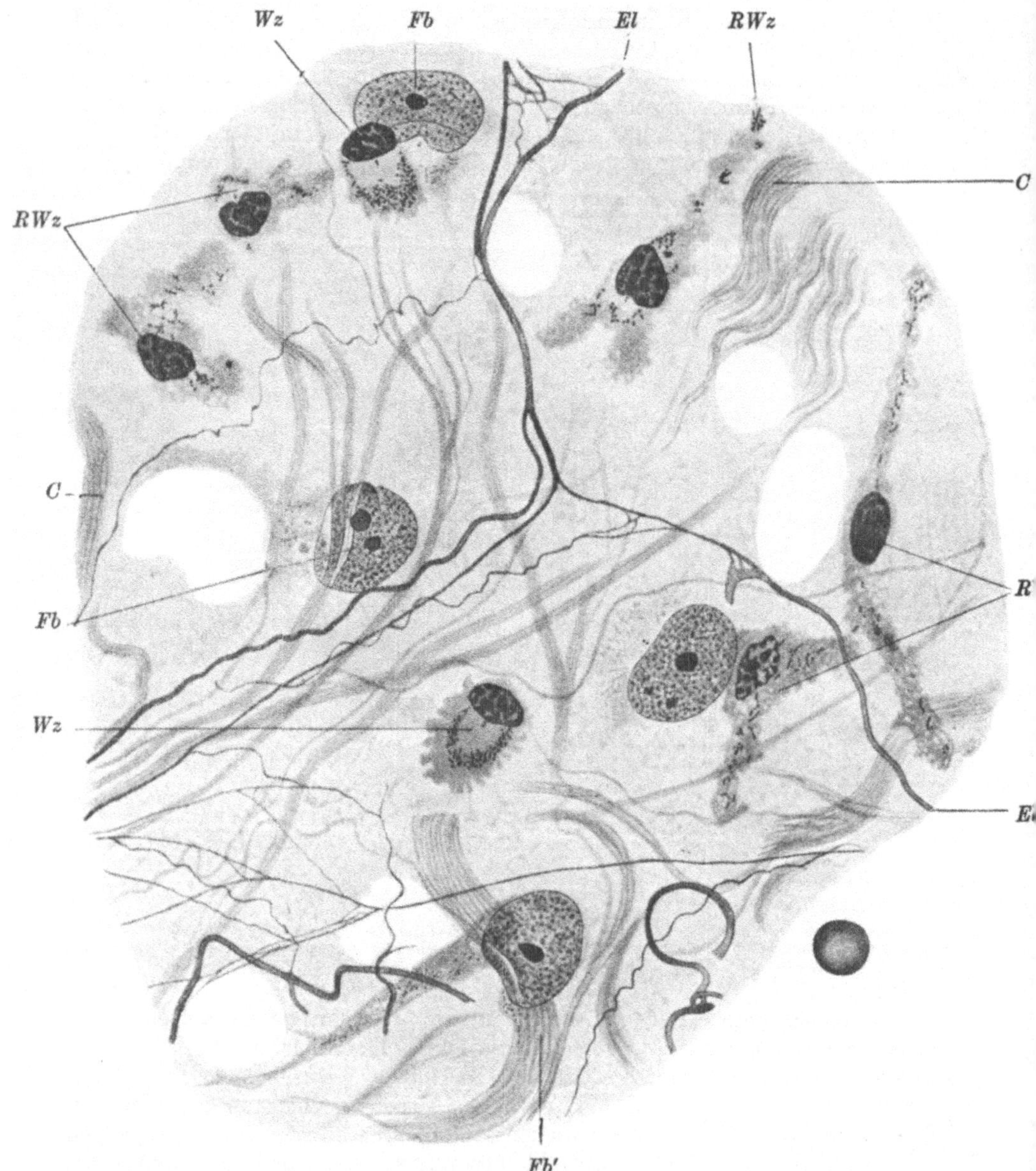

Abb. 11.   Flachschnitt durch das leicht ödematöse subcutane lockere ungeformte Bindegewebe vom Oberschenkel
des Menschen.   C Kollagenfasern; El elastische Fasern; Fb Fibrocyten; Fb' Fibrocyt mit rinnenförmig einge-
drückter Kernmembran; RWz ruhende Wanderzellen (Histiocyten); Wz Wanderzellen. ZF, Eisenhämatoxylin
(EH). Zeiß Ap. Hom. Imm. 2, Komp.-Ok. 8[1]).

[1]) In den meisten Abbildungen sind Erythrocyten aus demselben Präparat und bei derselben Vergrößerung
eingezeichnet worden. Aus dem Vergleich mit diesen Elementen wird sich der Leser die richtige Vorstellung von
der Größe der anderen Zellen leicht bilden können.

kulturen auf der unteren Deckglasoberfläche flach ausgebreitet, können diese
Plastosomen ohne jede künstliche Bearbeitung gesehen und gelegentlich mit Janus-

grün intravital gefärbt werden (M. R. Lewis und W. H. Lewis 1915, Levi 1919, Maximow 1916, Evans und Scott 1921). Auch ein Netzapparat von Golgi ist in den Fibrocyten vorhanden (von Bergen 1904, Deineka 1912, Gil y Gil 1922). Von Zweibaum und Elkner (1926) wird er dem Vakuolenapparat (dem sogenannten „Vakuom" der französischen Autoren), der sich im frischen Zustande mit Neutralrot anfärbt, gleichgestellt — ein Gedanke, der schon früher von Bensley (1910, 1911/12) ausgesprochen wurde.

Im Cytoplasma der Fibrocyten kommen in den späteren Stadien der Entzündung, im jungen Narbengewebe, auch in Gewebskulturen, seltener in normalem Bindegewebe, eigentümliche grobe und lange, gerade oder geschwungene, oft in parallelen Bündeln angeordnete Fasern vor (Abb. 129 *Fb*); sie schwärzen sich mit Eisenhämatoxylin und verlaufen unmittelbar an der Oberfläche des Zellleibes bis weit in die Enden der durchsichtigen Ausläufer hinein (Maximow 1902). Sie scheinen den Charakter von Tonofibrillen zu haben und die Folgeerscheinung besonderer Spannungsverhältnisse zu sein; es ist möglich, daß sie genetisch zu Plastokonten in Beziehung treten. Von den Fasern der Intercellularsubstanz sind sie unabhängig. Sie entsprechen wohl den von Mallory (1904) unter dem Namen „Fibrogliafasern" beschriebenen Gebilden. Ihre von Laguesse (1920) angenommene Übereinstimmung mit den sogenannten Gitterfasern (s. unten S. 326) ist unwahrscheinlich.

An Einschlüssen ist das Cytoplasma der Fibrocyten äußerst arm. Im lebenden Zustande sind höchstens ein paar kleine Fetttröpfchen und Vakuolen zu unterscheiden. Unter abnormen Verhältnissen, wie z. B. in alten Gewebskulturen, kann es sich in kürzester Zeit mit zahlreichen grobkörnigen oder vakuolenartigen Einschlüssen, auch mit Fetttröpfchen erfüllen (Maximow 1916, W. H. Lewis 1919).

Bei supravitaler (agonaler) Färbung der ruhenden Fibrocyten im erwachsenen Körper mit Neutralrot bleiben sie — im Gegensatz zu den weiter unten beschriebenen ruhenden Wanderzellen — meistens ganz farblos oder enthalten nur ganz spärliche rote Körner (Abb. 31 *Fb*) oder Vakuolen (Maximow 1906 i). Embryonale Fibrocyten, oder Fibrocyten in aktivem Zustande, z. B. in Gewebskulturen, können reichliche Neutralrotvakuolen aufweisen (Carrel und Ebeling 1926 b). Bei vitaler (intravenöser oder intraperitonealer) Allgemeinfärbung des *Tierkörpers*, besonders mit den sauren, der Benzidinreihe gehörenden Farbstoffen, wie Trypanblau oder Isaminblau, erscheinen in ihnen bei genügend hochgetriebenen *Tieren* in wechselnder Anzahl gefärbte Einschlüsse, die sehr oft die Form kurzer perlschnurartiger Fäden besitzen (Abb. 13 *a*). Von einigen Forschern wurden diese für vital gefärbte Plastosomen gehalten (Tschaschin 1912, Levi 1916 b); wahrscheinlicher ist, daß es sich in diesen Fällen um im Protoplasma ausgeflockte Farbstoffteilchen handelt (v. Möllendorff 1920, Evans und Scott 1921). Allerdings könnte es sich um Ausflockungen an der Oberfläche der Plastosomen handeln. Bei unmittelbarer Einführung vitaler Farbstoffe in das lockere Bindegewebe können auch die Fibrocyten sehr große Mengen davon in ihrem Cytoplasma speichern.

Im lockeren ungeformten Bindegewebe liegen die Fibrocyten an die Fasern angeschmiegt und zwischen ihnen einzeln zerstreut, oder sie erscheinen in kleinen Gruppen mit dicht gedrängten und übereinander gelagerten Kernen und oft ohne deutliche Zellgrenzen angeordnet. Die gegenseitigen Beziehungen der einzelnen Zellen untereinander werden verschiedenartig beurteilt. Während einige Forscher (Dominici 1920/21, Heringa 1924, v. Möllendorff 1926 e, W. und M. v. Möllendorff 1926) einen ununterbrochenen, netzartigen, syncytialen Zusammenhang annehmen, wollen andere die Fibrocyten bloß in inniger gegenseitiger Berührung wissen (W. H. Lewis 1922, Benninghoff 1923); W. H. Lewis (1926 d, e) betont neuerdings mit besonderem Nachdruck die zellige Selbständigkeit der Fibrocyten. Wieder andere nehmen eine vermittelnde Stellung ein (Levi 1918, 1923). Tatsache ist, daß sowohl bei Entzündung (Maximow 1902), als auch in Gewebskulturen (Maximow 1916) die Fibrocyten des erwachsenen lockeren Bindegewebes sofort als einzelne, wohl begrenzte, spindel- oder sternförmige Zellkörper auftreten, deren Verwandlungen in lebendem Zustande leicht verfolgt werden können. Ohne ihre charakteristische äußere Gestalt mit den langen, spitzen Ausläufern einzubüßen, bewegen sie sich sehr energisch. Es ist ein eigentümliches Gleiten auf der Oberfläche passender fester Substrate; Pseudopodienbildung wird dabei nicht beobachtet.

Die beschriebene Grundform der Fibrocyten kann an verschiedenen Stellen des lockeren ungeformten Bindegewebes im Körper gewisse Abweichungen aufzeigen, so z. B. im Gewebe der serösen Membranen (s. unten S. 297). Die zwischen den Fettzellen in den Fettläppchen gelegenen Fibrocyten sind meistens klein und haben eine gedrungenere spindel- oder sternförmige Gestalt, kurze und dicke Ausläufer. Beim Übergang in dichtere Gewebspartien werden die Fibrocyten auch kleiner und nehmen unregelmäßige, eckige Formen an.

Bei den niederen *Wirbeltieren* bieten die Fibrocyten zumeist dieselbe Beschaffenheit dar, wie soeben für die *Säugetiere* beschrieben ist. Es scheinen aber hier — so bei *Vögeln* (Mjassojedoff 1926) und *Amphibien* (Benninghoff 1923) — besonders oft Formen mit zahlreichen reich verzweigten fadenförmigen Ausläufern vorzukommen, die an embryonale Mesenchymzellen erinnern. Auch sollen die Fibrocyten bei den *Amphibien* nach Benninghoff besonders häufig polymorphe, zerschnürte Kerne besitzen.

Die einzige durch sichere Beobachtungen festgestellte Vermehrungsart der Fibrocyten ist die Mitose. Die oben erwähnten Kernzerschnürungen führen nicht zu Zellvermehrung.

Die Veränderungen der Fibrocyten während der mitotischen Teilung sind sehr charakteristisch. Der Zellkörper kontrahiert sich und nimmt eine runde oder eckige Form an, die Ausläufer verkürzen sich zu zipfelartigen Spitzen und die Zelle scheint oft ihren Zusammenhang mit den benachbarten Elementen für eine Zeitlang einzubüßen. Unmittelbar nach der vollendeten Zerschnürung des Zellleibes wird in den Tochterzellen die frühere Gestalt mit den dünnen platten Ausläufern sofort wieder hergestellt. Runde, amöboide, Pseudopodien treibende Zellen können aus typischen differenzierten Fibrocyten im allgemeinen nicht hervorgehen (S. 531).

Außer den gewöhnlichen Fibrocyten gibt es aber im lockeren ungeformten Bindegewebe des erwachsenen Organismus auch Zellen, die für das ganze Leben in embryonalem Zustande verharren (Maximow 1926). Es sind mit reichlichen Entwicklungsfähigkeiten ausgestattete, unter gewöhnlichen Bedingungen ruhende Mesenchymzellen (s. unten S. 546). Morphologisch können und müssen sie dabei von gewöhnlichen Fibrocyten nicht immer zu unterscheiden sein, da ja auch die gewöhnlichen fixen embryonalen Mesenchymzellen den späteren Fibrocyten sehr ähnlich sehen. Sie dürften wohl überall im Bindegewebe zerstreut aufzufinden sein, allerdings in sehr ungleichen Mengen je nach der Körperstelle. Sie häufen sich vornehmlich, wenn auch nicht ausschließlich, in unmittelbarer Nähe der Endothelwand der kleinen Blutgefäße an, wobei sich ihre länglichen Kerne der Endothelmembran von außen eng anlagern (Abb. 12 *m*). Sie unterscheiden sich von den ruhenden Wanderzellen (Histiocyten) dadurch, daß sie selbst bei mit Vitalfarbstoffen hochgetriebenen *Tieren* keine oder nur sehr spärliche Farbstoffeinschlüsse enthalten. Ein Teil der sogenannten „Pericyten" (s. unten S. 285) wird wohl sicherlich als solche embryonale Elemente anzusehen sein. Viele von den kleinen, zwischen den Fettzellen in den Fettläppchen befindlichen fibrocytenähnlichen Elementen dürften wohl auch hierher gehören. Besonders zahlreich sind die undifferenzierten Mesenchymzellen im Netz (S. 297).

Bei den niederen *Wirbeltieren* verbleibt möglicherweise eine besonders große Anzahl von embryonalen Mesenchymzellen in unverändertem Zustande. Deswegen sind hier bei

Entzündung (s. unten S. 530) die amöboiden Polyblasten oder Makrophagen von den fixen Bindegewebszellen nicht so leicht zu unterscheiden, wie bei den *Säugetieren* (MAXIMOW 1906, EBERHARD 1907/08, SOLUCHA 1908, WEIDENREICH 1911).

β) Amöboide Wanderzellen.

Runde, freie, nach Art von Amöben wandernde Zellen sind im lockeren Bindegewebe zuerst wahrscheinlich von v. RECKLINGHAUSEN (1863) gesehen worden. Ihre Beziehungen zu den unbeweglichen „fixen" Bindegewebszellen einer- und zu den weißen Blutkörperchen andererseits sind seitdem Gegenstand zahlreicher Untersuchungen und Diskussionen gewesen (MAXIMOW 1902, 1906i, RENAUT 1907, WEIDENREICH 1911, DUBREUIL 1913, BENNINGHOFF 1923).

Unter normalen Verhältnissen sind sie im subkutanen oder intermuskulären Bindegewebe der *Säugetiere* und des Menschen spärlich und ungleichmäßig verteilt. Viele Gesichtsfelder müssen durchsucht werden, um sie zu finden. Häufiger sind sie in der Umgebung der Gefäße und der Fettläppchen anzutreffen. Sie haben verschiedene Größe und mannigfaches Aussehen. Die kleinsten bieten das deutliche Bild eines kleinen oder mittelgroßen Lymphocyten dar, wie sie im zirkulierenden Blute zu finden sind (Abb. 12 kL); sie führen einen runden, oft einseitig eingekerbten Kern mit groben, dunkel färbbaren Chromatinteilchen und einen sehr schmalen, meist einseitig angehäuften Cytoplasmasaum mit spärlichen winzigen Plastosomen. Sie zeigen träge amöboide Bewegungen, wobei sich Zellleib und Kern in die Länge strecken können. Bei supravitaler Neutralrotanwendung enthalten diese Zellen keine oder nur sehr spärliche rotgefärbte Einschlüsse; bei vitaler Farbstoffspeicherung bleiben sie farblos. Von diesen kleinen amöboiden lymphocytenähnlichen Wanderzellen führt eine Reihe von Übergängen zu größeren Zellen (MAXIMOW 1902, WEIDENREICH 1911) hinüber (Abb. 11 Wz); die letzteren entsprechen dabei nicht den „großen Lymphocyten" des lymphoiden Gewebes, sondern führen den Charakter von Monocyten und Polyblasten auf dem Entzündungsfelde (S. 530). Es sind lebhaft amöboide Zellen mit umfangreichem, hellem, schwach basophilem Zelleib und einem exzentrisch gelegenen, meist nierenförmigen Kern, einem deutlichen hellen Cytocentrum mit Centriolengruppe und zahlreichen körnigen oder kurz stäbchenförmigen Plastosomen. Die größeren Formen weisen bei supravitaler Neutralrotbehandlung eine wechselnde Menge von gefärbten Einschlüssen auf (MAXIMOW 1906i, RENAUT 1907, CARREL und EBELING 1926c), desgleichen bei vitaler Allgemeinspeicherung von kolloidalen Farbstoffen, wie Trypanblau oder Lithiumcarmin.

Die lymphocytoiden und monocytoiden Wanderzellen des diffusen lockeren Bindegewebes sind den entsprechenden Arten der weißen Blutkörperchen nicht nur äußerlich ähnlich, sondern mit ihnen auch wesensgleich. Das bedeutet natürlich keineswegs, daß sie alle in Wirklichkeit aus den Blut- bzw. Lymphgefäßen ausgewandert sind. Das embryonale Mesenchym ist, wie wir sehen werden, selbst eine Stätte der Bildung von lymphocytoiden und monocytoiden Wanderzellen. Diese „histiogenen" Wanderzellen können, ohne jemals mit dem Blute in Berührung gestanden zu haben, zeitlebens im Bindegewebe verbleiben und wandern; andererseits können sie aber auch jederzeit in die Blutbahn als gleichberechtigte ungekörnte weiße Blutkörperchen gelangen. Es liegt demnach kein Grund vor zur Unterscheidung zwischen „hämatogenen" und „histiogenen" Wanderzellen.

Bei niederen *Wirbeltieren* enthält das lockere Bindegewebe dieselben Wanderzellen (Abb. 14, Wz). Bei den *Vögeln* (SOLUCHA 1908, MJASSOJEDOFF (1926) sind sie außergewöhnlich zahlreich und mannigfaltig, so daß das Bindegewebe von ihnen oft dicht infiltriert erscheint. Bei den *Amphibien* (MAXIMOW 1906i, ASVADOUROVA 1913, VIERLING 1926) enthalten die größeren Formen in ihrem Cytoplasma oft Pigmentkörnchen; eine besondere Art von ihnen führt im Cytoplasma große, kugelige, acidophile Körner, die aber mit den Körnern der eosinophilen Leukocyten nicht identisch sind.

γ) Ruhende Wanderzellen oder Histiocyten.

Diese Elemente sind im Bindegewebe zuerst von METSCHNIKOFF (1892, 1901, 1905) gesehen und als Makrophagen bezeichnet worden. Als eine selbständige Zellart im lockeren Bindegewebe des Netzes bei den *Säugern* hat sie zuerst RAN-VIER (1890b, 1900) unterschieden und unter dem Namen „Klasmatocyten" beschrieben. MARCHAND (1899, 1902) identifizierte sie mit seinen, ebenfalls im Netz beobachteten „Adventitiazellen". MAXIMOW (1902, 1906i) fand sie als regelmäßigen Bestandteil, sowohl im Netz als auch überall im diffusen lockeren ungeformten Bindegewebe, bei verschiedenen *Säugetieren* und gab ihnen den Namen „ruhende Wanderzellen".

Vor dem Erscheinen der genannten Untersuchungen sind sie wohl meist den Fibrocyten zugerechnet worden, denn bei gewöhnlichen Kernfärbungen können sie von den letzteren nicht immer unterschieden werden. Zum Teil sind sie zuerst auch mit den Mast-

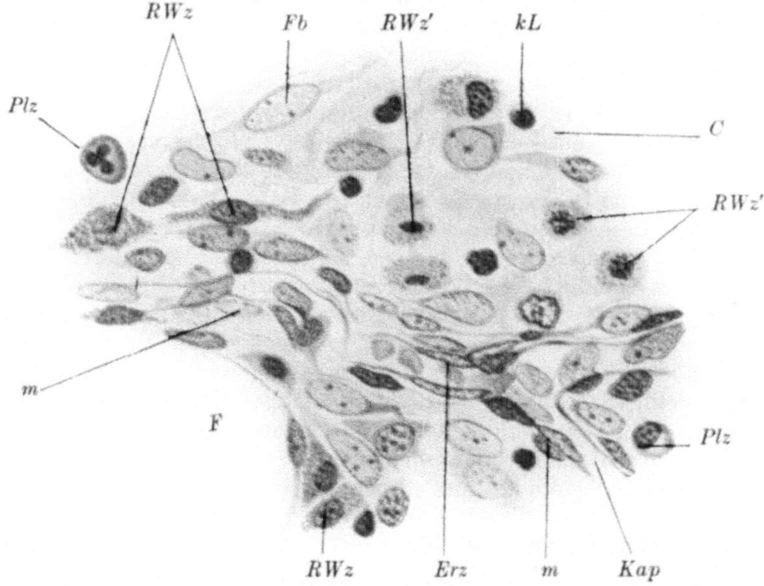

Abb. 12. Interstitielles Bindegewebe der Brustdrüse von einem mit Carmin gespeicherten *Kaninchen*; *Fb* Fibrocyten; *RWz* ruhende Wanderzellen (Histiocyten); *RWz'* Mitosen in denselben; *kL* kleine Lymphocyten; *Plz* Plasmazellen; *F* Fettzelle; *Kap* Capillare; *Erz* Erythrocyten; *C* Kollagen; *m* undifferenzierte Mesenchymzellen. ZF, Hämatoxylin, EAz. Zeiß Ap. Hom. Imm. 2, Komp.-Ok. 4.

zellen verwechselt worden, so von RANVIER selbst bei den *Amphibien*. Die modernen vitalen und supravitalen Färbungsmethoden einerseits und vollkommene Fixierung, besonders mit nachfolgender Eosin-Azur- oder Eisenhämatoxylinfärbung andererseits lassen sie jedoch stets sehr deutlich hervortreten.

Ihre Zahl im gewöhnlichen lockeren Bindegewebe schwankt bedeutend je nach der Körperstelle, nach der Tierart usw.; Zählungen sind niemals gemacht worden, doch scheinen sie meistens an Zahl den Fibrocyten ungefähr gleichzukommen; oft sind sie spärlicher, so besonders in den gefäß- und zellarmen Partien des lockeren Bindegewebes, wo sie sich durch ihre Größe auszeichnen; manchmal aber auch zahlreicher, wie z. B. in den gefäßreichen Partien, besonders im Fettgewebe, wo sie aber dafür kleiner sind und wo ihre typischen Eigenschaften bei der dichten Lagerung nicht so gut hervortreten. Sie liegen im Gewebe entweder einzeln, oder in kleinen Gruppen, zu zweien und zu dreien zerstreut, treten aber normalerweise, wenigstens bei den *Säugetieren*, trotz der Angaben mancher, besonders französischer Autoren (DOMINICI 1920/21, neuerdings auch v. MÖLLENDORFF

1926e und W. und M. v. MÖLLENDORFF 1926) nicht zu Syncytien zusammen, und bewahren stets ihre Selbständigkeit. Bei Beobachtung in lebendem Zustande (in Gewebskulturen), bei supravitaler Färbung (mit Neutralrot) und nach zweckmäßiger Fixierung und Färbung erscheinen sie, abgesehen von den weiter unten erwähnten Übergangsformen, von den Fibrocyten vollkommen unabhängig.

Es sind sehr polymorphe Zellen (Abb. 10, 11, 12 *RWz*); von platten, rundlichen oder eckigen, nur im Profil kurz spindelförmigen Körpern findet man alle Übergänge zu in die Länge gezogenen, unregelmäßig spindelförmigen Elementen mit sehr langen, manchmal verzweigten Ausläufern. Bei den einen *Tieren* herrschen die ersteren Formen vor (*Ratte, Maus, Igel*), bei den anderen die letzteren (*Kaninchen, Katze, Hund*, Mensch). Zum Unterschied von den Fibrocyten ist der Kern stets kleiner und dunkler; er besitzt eine unregelmäßige, rundliche, ovale oder nierenförmige Gestalt und eine gröbere, gefaltete Membran. Im Inneren

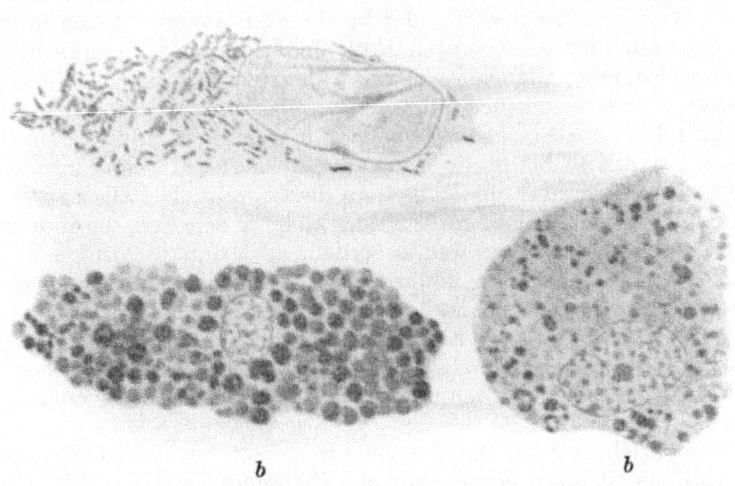

Abb. 13. Aus dem lockeren subcutanen Bindegewebe einer mit Isaminblau vital gefärbten *weißen Ratte*. *a* Fibrocyt; *b* ruhende Wanderzellen, Histiocyten. Formalinfixierung, Nachfärbung der Kerne mit Fuchsin. Vergr. 1500fach. Zeiß Ap. Hom. Imm. 2, Komp.-Ok. 12.

zeigt er am fixierten Präparat ein nur sehr undeutliches Kernkörperchen, dafür aber gröbere, unregelmäßig zerstreute Chromatinteilchen. Das Cytoplasma zeigt im Leben eine stärkere Lichtbrechung und erscheint schärfer begrenzt als in den Fibrocyten. Auch nach Fixierung erscheint es dunkler, als in den letzteren und kann hier außerdem eine dichte körnige oder netzige Struktur aufweisen. Es färbt sich auch viel dunkler, als das Cytoplasma der Fibrocyten und seine oft deutlich zackigen Umrisse treten infolgedessen viel deutlicher hervor. Es enthält, besonders in der Umgebung der Sphäre, Plastosomen in Form von kurzen Plastokonten oder granulären Mitochondrien und außerdem meistens, als Zeichen eines regen Stoffumsatzes, verschiedenartige Einschlüsse in wechselnder Menge — mehr oder minder feste runde oder eckige, glänzende Granula von verschiedener Größe (*Kaninchen*), Vakuolen, oft mit einem festen Körnchen im Inneren, endlich auch Tröpfchen von Neutralfett oder von Lipoiden. Neben dem Kern tritt im Cytoplasma stets — günstige Lage der Zelle im Präparat vorausgesetzt — ein wohl entwickeltes Cytocentrum hervor, in Form einer typischen, manchmal von einem hellen Hof umgebenen Centriolengruppe. Auch ein innerer Netzapparat wird sich wohl darstellen lassen.

Bei supravitaler Färbung mit Neutralrot, d. h. bei Einspritzung einer sehr schwachen Lösung dieses Farbstoffes in physiologischer Kochsalzlösung in das lockere Bindegewebe des eben getöteten *Tieres* und bei nachfolgender Beobachtung in frischem Zustande in einem Tropfen derselben Farblösung (Maximow 1906i, Renaut 1907, Sabin, Doan und Cunningham 1925), treten die ruhenden Wanderzellen sehr klar hervor, da ihre körnigen und vakuolären Einschlüsse sich rasch anfärben (Abb. 10 *RWz*). Dies ist ein typisches Beispiel der Wirkung eines basischen Farbstoffes (v. Möllendorff 1918, 1920).

Viel charakteristischer für die ruhenden Wanderzellen ist jedoch ihre elektive vitale Färbung mit elektronegativen sauren Anilinfarben — Pyrrholblau oder Isaminblau, Trypanblau usw. (Bouffard 1906, Goldmann 1909, 1912, Tschaschin 1912, 1913c, H. Evans 1915, H. Evans und Schulemann 1915, H. Evans und Scott 1921) und mit Lithiumcarmin (Ribbert 1904, Kiyono 1914a'). Bei mehrmaliger Einführung genügender Mengen der kolloidalen Lösungen der genannten Farbstoffe einem lebenden *Tiere* — auf subkutanem, intraperitonealem oder intravenösem Wege — färben sich außer bestimmten anderen Zellen in den verschiedenen Organen (den sogenannten Reticulumzellen usw.) überall im. diffusen ungeformten lockeren Bindegewebe die ruhenden Wanderzellen (Abb. 12 *RWz*, Abb. 13 *b*). Zuerst erscheinen in ihrem Cytoplasma spärliche, kleine, runde, homogene und relativ blaß gefärbte Tröpfchen um den Kern herum. Im folgenden erfüllt sich der Zelleib bis in die Enden der Ausläufer mit einer immer wachsenden Menge farbiger Granula; die Größe derselben nimmt ebenfalls zu und es entstehen bald unregelmäßige, eckige, größere oder kleinere Schollen, die zum Teil eine ganz bedeutende Größe erreichen und außerdem noch dunkle körnige, scheinbar feste Farbniederschläge enthalten können. Bei genügend hochgetriebenen *Tieren* erscheint das Bindegewebe schon bei Betrachtung mit bloßem Auge stark gefärbt. Da, wie oben erwähnt, die Fibrocyten bei vitaler Färbung mit sauren Farbstoffen im allgemeinen nur sehr wenig Farbe speichern, bietet diese Methode die Möglichkeit, die ruhenden Wanderzellen schon im lebenden Zustande leicht zu unterscheiden.

Die beschriebene intravitale Speicherung wird nicht von chemischen Affinitäten reguliert, sondern ist ein rein physikalischer Vorgang (Schulemann 1917, v. Möllendorff 1920, H. Evans und Scott 1921). Im Gegensatz zu der Wirkung der basischen Farbstoffe, z. B. des Neutralrots, die in beliebigen Zellen tote Einschlüsse anfärben, kommt die Speicherung der sauren Anilinfarben und des Carmins auf solche Weise zustande, daß die ultramikroskopischen Farbteilchen aus der kolloidalen Lösung ins Cytoplasma ganz bestimmter Zellen, in unserem Falle der ruhenden Wanderzellen, auf unsichtbarem Wege aufgenommen und nach ihrem Eintritt in die Zelle ausgeschieden werden. Sobald die ausgeflockten Teilchen genügende Größe erreichen, werden sie mikroskopisch sichtbar, können sich weiter durch Angliederung neuer Teilchen vergrößern und schließlich durch Erhöhung der Konzentration auch feste, körnige Niederschläge, manchmal sogar Kristalle bilden.

Die Verteilung der sauren Farbstoffe im Körper und ihre Speicherung in den ruhenden Wanderzellen ist vor allem von ihrem Lösungszustande abhängig, ferner vom Weg und der Schnelligkeit der Einführung, von den gebrauchten Dosen usw. Höchste Speicherungsgrade ergeben sich für die ruhenden Wanderzellen, wenn hochkolloidale Farbstoffe direkt in das lockere Bindegewebe, z. B. subkutan eingespritzt werden. Auf dieselbe Weise kann man diese Elemente übrigens auch kolloidales Silber (Kollargol) speichern lassen (Tschaschin 1913 b, c).

Wenn feinkörnige Substanzen, wie z. B. Tusche, Carminpulver, Zinnober usw. auf irgendeine Weise ins Bindegewebe gelangen und mit den ruhenden Wanderzellen in Berührung kommen, werden sie vom Cytoplasma derselben sofort aufgenommen. Zum Speicherungsvermögen kolloidaler Stoffe gesellt sich folglich in diesen Elementen auch die Fähigkeit zur Phagocytose. Wenn dabei der Reiz nicht allzu stark ist, brauchen die Zellen aus dem ruhenden, unbeweglichen Zustande gar nicht herauszukommen. Sie können folglich als „fixe Phagocyten" im Sinne METSCHNIKOFFS (1905) angesehen werden.

Obzwar die Untersuchung in frischem Zustande, nach supravitaler (agonaler) oder vitaler Färbung und am fixierten Präparat die ruhenden Wanderzellen als eine sehr typische, konstante Zellart des lockeren ungeformten Bindegewebes der *Säugetiere* erscheinen läßt, kommen in diesem Gewebe doch, bei den einen *Tier*-arten in größerer (*Ratte, Maus*), bei den anderen in geringerer Anzahl, häufiger bei jungen, sehr spärlich bei älteren Individuen, Zellen vor, die unbestimmte Eigenschaften aufweisen und als Übergangsformen zwischen den kleinen amöboiden Wanderzellen und den ruhenden Wanderzellen einerseits und den ruhenden Wanderzellen und den Fibrocyten andererseits angesehen werden müssen (RANVIER 1890 b, 1900, MAXIMOW 1902, 1906 i, WEIDENREICH 1911, BENNINGHOFF 1923, v. MÖLLENDORFF 1926 e, W. und M. v. MÖLLENDORFF 1926).

Wie bereits oben erwähnt, findet man im lockeren Bindegewebe eine ununterbrochene Reihe von Formen, die von den kleinsten, lymphocytenähnlichen Zellen zu großen, monocytenähnlichen herüberführen. Diese letzteren offenbaren schon, wie erwähnt, eine wenn auch geringe Fähigkeit zur Speicherung von Trypanblau, Isaminblau und Carmin. Von ihnen läßt sich die Reihe der Übergangsformen bis an die typischen ruhenden Wanderzellen weiterführen. Der runde, amöboide Zelleib plattet sich ab, breitet sich auf der Oberfläche der Kollagenfasern aus und stellt seine Bewegungen ein. Statt der Pseudopodien erscheinen kürzere oder längere, oft verzweigte fixe Ausläufer mit scharfen, manchmal zackigen Umrissen. Im Cytoplasma häufen sich die oben beschriebenen Einschlüsse an.

Andererseits kommen Zellen vor, von denen man trotz Anwendung aller möglichen Untersuchungsmethoden nicht bestimmt aussagen kann, ob sie ruhende Wanderzellen oder Fibrocyten sind. Der Kern vergrößert sich, nimmt eine regelmäßigere ovale Form an, sein Chromatin verteilt sich in feinen, staubförmigen Körnchen und es erscheinen deutliche Nukleolen. Der Zelleib und seine Ausläufer platten sich stärker ab, erscheinen blaß und die scharfen Umrisse werden undeutlich.

Ob diese Übergangsformen im Sinne einer im erwachsenen normalen Organismus fortwährend stattfindenden Verwandlung von amöboiden Wanderzellen in ruhende Wanderzellen und weiter in Fibrocyten, oder bloß als sichtbarer Ausdruck einer auf verschiedenen Entwicklungstufen stehen gebliebenen ontogenetischen Differenzierung oder einer funktionellen Wirkung angesehen werden sollen, ist nicht zu entscheiden. Nach den neuesten experimentellen Erfahrungen ist eine solche Verwandlung auch im erwachsenen Organismus als durchaus möglich zu betrachten. Allerdings kann dies nicht auf so einfache Weise und nicht in so ausgedehntem Maße stattfinden, wie es sich viele Autoren der französischen Schule vorstellen, nach welchen überall im Bindegewebe aus Lymphocyten fortwährend durch fortschreitende Entwicklung Klasmatocyten und Fibrocyten entstehen sollen (RENAUT 1907, DUBREUIL 1913, DOMINICI 1920/21). Die Abwesenheit deutlicher Degenerationserscheinungen an den Fibrocyten im normalen Bindegewebe bietet für die Annahme einer fortgesetzten Neubildung von Fibrocyten aus Wanderzellen schon an und für sich bedeutende Schwierigkeiten.

Bei der Beurteilung der Übergangsformen zwischen Fibrocyten und ruhenden Wanderzellen im normalen Bindegewebe muß auch an die entgegengesetzte Entwicklungsrichtung gedacht werden — an die Möglichkeit der Neuentstehung ruhender Wanderzellen aus den erwähnten, im embryonalen Zustande verharrenden Mesenchymzellen, die histologisch von den Fibrocyten nicht deutlich abzugrenzen sind. v. MÖLLENDORFF, der, wie erwähnt, alle Fibrocyten des lockeren Bindegewebes ein zusammenhängendes „Fibrocytennetz" bilden läßt, bestreitet die Individualität der ruhenden Wanderzellen und faßt sie bloß als gereizte bzw. geschädigte, aus dem Verbande temporär herausgelöste Teile des Fibrocytennetzes auf.

Was die Bezeichnung „ruhende Wanderzellen" betrifft, so ist sie von MAXIMOW (1906 i) geschaffen und eingeführt worden, um eine der wichtigsten Eigenschaften der fraglichen Zellen hervorzuheben — ihre schon von RANVIER vermutete enge Verwandtschaft mit den amöboiden, beweglichen Wanderzellen.

Dies sollte keineswegs bedeuten, daß sie alle aus den Gefäßen emigrierte Lymphocyten sind, wie in der Literatur oft fälschlich angeführt wird. Diese Vorstellung erscheint jetzt durch histogenetische und experimentelle Untersuchungen genügend erhärtet. Wie die embryonale Histogenese des lockeren Bindegewebes lehrt (Maximow 1907k, Alfejew 1924), entstehen die ruhenden Wanderzellen zum Teil aus den sogenannten primären Wanderzellen des embryonalen Mesenchyms durch Einstellung der amöboiden Bewegung und Übergang in den Ruhezustand, zum Teil direkt aus fixen Mesenchymzellen (S. 502). Während des ganzen Lebens können fernerhin neue ruhende Wanderzellen aus aktiven lymphocytoiden oder monocytoiden, hämatogenen oder histiogenen Wanderzellen entstehen — ein Teil der beschriebenen Übergangsformen im normalen lockeren Bindegewebe wird wohl jedenfalls in diesem Sinne zu deuten sein. Aber auch die fertigen, vollentwickelten ruhenden Wanderzellen bewahren für immer im latenten Zustande die Fähigkeit zum Wandern. Bei genügend starken Reizen, z. B. bei Entzündung, erwachen sie wieder, werden mobilisiert und verwandeln sich in amöboid bewegliche, phagocytierende und Farbstoffe speichernde aktive Wanderzellen, in die sogenannten Polyblasten (Maximow 1902, 1903, 1904, 1905, 1906h, 1909q, Weidenreich 1911) (S. 530).

Die von Ranvier (1890b, 1900) stammende Bezeichnung „Klasmatocyt“ hatte ihre Begründung in einer eigentümlichen Erscheinung, die er an diesen Zellen nach Fixierung mit Osmiumsäure und Färbung mit Methylviolett beobachtete. An der Oberfläche des dunkelviolett gefärbten Cytoplasmas schnürten sich kleine runde Teilchen ab, die sich in der Gewebsflüssigkeit auflösten und, nach Annahme Ranviers, anderen Bindegewebszellen als Nahrungsmaterial zugute kamen. Diese sogenannte „Klasmatose“ wird jedoch im lebenden Zustande der Zellen, z. B. in Gewebskulturen, nicht beobachtet. Es ist wahrscheinlich, daß sie ein mit der Untersuchungsmethodik zusammenhängendes Artefakt darstellt. Infolgedessen kann der Name „Klasmatocyt“ wohl kaum als zweckmäßig angesehen werden.

Renaut (1907) hielt die bei supravitaler Neutralrotfärbung hervortretenden vakuolären und körnigen Einschlüsse in den ruhenden Wanderzellen (Abb. 10 RWz) für den Ausdruck einer sekretorischen Tätigkeit und nannte die letzteren dementsprechend „rhagiokrine Zellen“. Es ist jedoch keineswegs bewiesen, daß die Einschlüsse Sekretkörner sind und daß ihre Substanz aus den Zellen ausgeschieden wird. Außerdem kann die supravitale Neutralrotfärbung der Einschlüsse für diese Zellen gar nicht charakteristisch sein, da ja bekanntlich basische Anilinfarben in allen möglichen Zellarten überhaupt Einschlüsse anfärben können (v. Möllendorff 1918, 1920).

Die Marchandsche Bezeichnung (1899, 1902, 1913), „Adventitiazellen“, wäre passend, wenn es sich wirklich nachweisen ließe, daß diese Zellen in ihrer Verteilung ausschließlich an die Gefäße gebunden sind. Dies ist jedoch keineswegs der Fall. Sehr oft erscheinen zwar die Gefäße, sowohl die Capillaren, als auch die kleinen Venen und Arterien, von großen Scharen solcher Zellgebilde umgeben und besonders im Netz, dem Hauptuntersuchungsobjekt von Marchand, sieht man recht oft — wenn auch nicht immer — die Capillaren von spindelförmigen, längs angeordneten ruhenden Wanderzellen begleitet (Abb. 32 und 33 RWz). Andererseits erscheinen aber ruhende Wanderzellen auch überall sonst im Bindegewebe zerstreut und gerade im Netz finden sie sich massenhaft in den gefäßlosen Bezirken (Abb. 31 RWz). Es könnte sich also höchstens um eine manchmal hervortretende vorzugsweise Lagerung an den Gefäßen handeln, ein Umstand, der wohl kaum für die Namengebung maßgebend sein dürfte.

Metschnikoff (1905) schuf den Ausdruck „Makrophagen“ für die großen phagocytischen Zellen, die von ihm in verschiedenen Körperteilen im Bindegewebe gesehen wurden und die bei Abwehrerscheinungen eine wichtige Rolle spielen. Vom morphologischen Standpunkte aus war dieser Begriff allerdings ziemlich unbestimmt, da METSCHNIKOFF an der Bildung seiner Makrophagen sowohl fixe Zellen als auch Leukocyten teilnehmen ließ. Unter Berücksichtigung der oben hervorgehobenen hochgradigen phagocytischen Eigenschaften der ruhenden Wanderzellen des Bindegewebes haben H. EVANS (1915) und H. EVANS und SCOTT (1921), nach dem Vorgange von DOMINICI (1902 d) und anderen, für sie den Namen „Makrophagen" gewählt. Die Fähigkeit zur Phagocytose ist allerdings eine von den Grundeigenschaften dieser Zellen. Doch dürfte sie kaum genügen, um die histologische Eigenart und die morphologische Stellung derselben festzulegen.

Die Untersuchungen von GOLDMANN (1909, 1912), TSCHASCHIN (1913 b, c) und KIYONO (1914 a) haben zur einer Erweiterung des Begriffes der ruhenden Wanderzellen geführt. Es steht fest, daß diese Elemente zum großen, über den ganzen Körper zerstreuten Stamme der Histiocyten („Reticuloendothelien") gehören, dem weiter unten (S. 448) ein besonderer Abschnitt gewidmet ist. Sie sind die Histiocyten des lockeren Bindegewebes.

Bei den niederen *Wirbeltieren* sind entsprechende Zellen im ungeformten lockeren Bindegewebe ebenfalls zweifellos vorhanden, doch sind sie hier nicht besonders eingehend untersucht worden. Das lockere Bindegewebe der *Vögel*, welches außerordentlich große Mengen amöboider Wanderzellen verschiedener Art enthält, ist auch an ruhenden Wanderzellen sehr reich (SOLUCHA 1908, KIYONO und NAKANOIN 1919, MJASSOJEDOFF 1926); Übergangsformen zwischen den beiden Zellarten sind

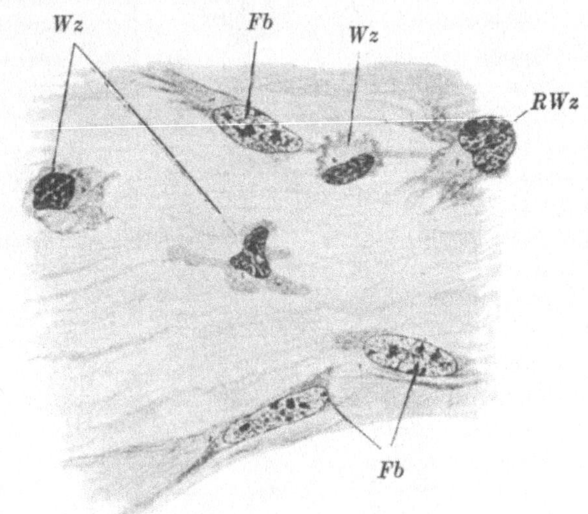

Abb. 14. Schnitt durch das subcutane lockere Bindegewebe des *Rochens Raja punctata*. *Fb* Fibrocyten; *Wz* Wanderzellen; *RWz* ruhende Wanderzellen; in allen Zellen Centriolen. ZF, EH. Zeiß Hom. Imm. $^1/_{12}$, Komp.-Ok. 6. (Nach MAXIMOW 1923.)

überall vorhanden. Daß bei den *Reptilien* im lockeren Bindegewebe den ruhenden Wanderzellen der *Säuger* entsprechende Elemente vorkommen, ist von EBERHARDT (1907/08) gezeigt worden. Die ruhenden Wanderzellen des lockeren Bindegewebes bei den *Amphibien* sind von MAXIMOW (1906 h) und BENNINGHOFF (1923) beschrieben worden. Im allgemeinen stimmen ihre Besonderheiten mit den Befunden bei den *Säugetieren* ziemlich gut überein. Übergangsformen zu amöboiden Wanderzellen und andererseits zu Fibrocyten sind besonders zahlreich. Doch scheint hier die intravitale Färbung mit sauren kolloidalen Anilinfarben und mit Carmin im Bindegewebe lange Zeit zu erfordern und bei weitem nicht so elektive Resultate zu geben, wie bei den *Säugetieren* (WISLOCKI 1916, McCLURE 1918, SSYSSOJEW 1924 b). MAXIMOW (1923 dd) fand im lockeren ungeformten Bindegewebe der *Selachier* typische ruhende Wanderzellen (Abb. 14, *RWz*). Die von WISLOCKI (1917) unternommenen Versuche mit Vitalfärbung bei *Teleostiern* haben für das Bindegewebe unbestimmte Resultate ergeben.

δ) Mastzellen.

Die Mastzellen sind zuerst von EHRLICH (1877, 1878/79) in ihrer Eigenart erkannt und von seinem Schüler WESTPHAL (1880) genauer beschrieben worden. Seitdem sind sie der Gegenstand zahlreicher Untersuchungen gewesen, so in den

Arbeiten von MAXIMOW (1906 i) und WEIDENREICH (1911) und erst vor kurzem in der ausführlichen Monographie von LEHNER (1924) und in der den Mastzellen der niederen *Wirbeltiere* gewidmeten Abhandlung von MICHELS (1923).

Sie kommen im lockeren ungeformten Bindegewebe bei allen *Säugern* vor; ihre Zahl wechselt bedeutend sowohl nach der *Tierart*, als auch nach der Körperstelle. Sie sind auch fast bei allen niederen *Wirbeltieren* gefunden worden. Nur bei einigen *Fischarten* gelang es bis jetzt noch nicht sie nachzuweisen.

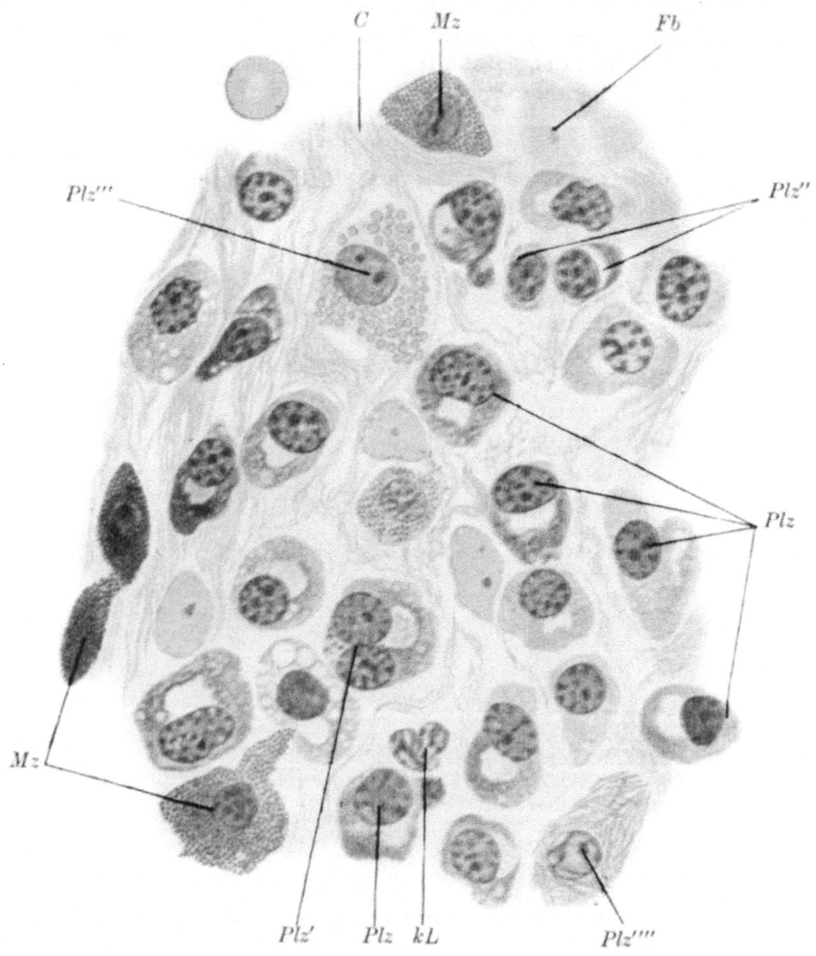

Abb. 15. Lockeres Bindegewebe aus der Umgebung der Tonsille, Mensch. *Fb* Fibrocyten; *Mz* Mastzellen; *kL* kleine Lymphocyten; *Plz* Plasmazellen; *Plz'* zweikernige Plasmazelle; *Plz''* Übergangsformen von kleinen Lymphocyten zu Plasmazellen; *Plz'''* Plasmazelle mit kugeligen acidophilen Einschlüssen; *Plz''''* Plasmazelle mit krystalloiden acidophilen Einschlüssen; *C* Kollagen. ZF, Häm., EAz. Zeiß Ap. Hom. Imm. 2, Komp.-Ok. 8.

Das einzige untrügliche, charakteristische Merkmal einer Mastzelle ist das ständige Vorhandensein von besonderen Körnchen im Cytoplasma, welche sich mit basischen Anilinfarben metachromatisch, d. h. in einem von der Farbe der Lösung oder des färbenden Moleküls des Farbstoffes abweichenden Tone färben, z. B. purpurrot mit Thionin oder Methylenblau. Im übrigen können die Mastzellen je nach *Tier*art, zum Teil auch nach Körperstelle, große Verschiedenheiten darbieten.

Da die Körnung in manchen Fällen sehr schwer zu erhalten ist, sind die Mastzellen gelegentlich mit anderen Bindegewebszellen — vor allem den ruhenden Wanderzellen oder Histiocyten — verwechselt worden. So hat RANVIER (1900b) die Mastzellen der *Amphibien* als Klasmatocyten beschrieben, SCHREIBER und NEUMANN (1901) umgekehrt die ruhenden Wanderzellen (Klasmatocyten) des *Kaninchens* für Mastzellen erklärt. Bei Anwendung geeigneter Untersuchungsmethoden bereitet die Unterscheidung der Mastzellen von den anderen Zellformen des Bindegewebes keine Schwierigkeit.

Die äußere Form der Mastzellen ist sehr verschieden. Die besonders großen Mastzellen der *Ratte* und der *Maus* sind kugelig oder oval, bei dichter Anordnung in Gruppen, infolge gegenseitigen Druckes, vieleckig (Abb. 10 und 16 *Mz*). Beim Menschen und den meisten *Säugetieren* sind es plumpe, unregelmäßig rundliche, ovale oder platte, manchmal mit kurzen lappenförmigen Auswüchsen versehene Zellen; seltener sind sie spindelförmig ausgezogen oder mit mehreren längeren Ausläufern versehen (Abb. 15 *Mz*). Sie scheinen sich in ihrer Größe und Form den im Gewebe vorhandenen freien Räumen anzupassen. Auf der Oberfläche dicker Kollagenbündel platten sie sich ab; eng anliegende kollagene oder elastische Fasern schneiden sich tief in ihr Cytoplasma ein; an den Gefäßen und in schmalen Gewebsspalten sind sie in die Länge gezogen, zwischen den Fettzellen eckig zusammengepreßt.

Bei den niederen *Wirbeltieren* erscheinen sie polymorpher; den höchsten Grad erreicht diese Vielgestaltigkeit bei den *Amphibien*, besonders den *Urodelen* (Abb. 17). Bei *Triton* oder *Amblystoma* z. B. entspringen von der den Kern umhüllenden Cytoplasmaschicht dünne, sehr lange, reichlich verzweigte, mit Einschnürungen und Anschwellungen versehene Ausläufer, die nach allen Richtungen im Gewebe verlaufen und sich über eine Entfernung von mehr als 1 mm erstrecken können, so daß der Eindruck von Nervenzellausläufern erweckt wird (McKIBBEN 1914). Diese Formen werden von LEHNER als „klasmatocytäre Mastzellen" bezeichnet. Dies dürfte jedoch irreführend sein, da Klasmatocyten, d. h. ruhende Wanderzellen oder Histiocyten, solche Ausmaße niemals erreichen und auch der Form nach keine Ähnlichkeit zeigen.

Im lockeren Bindegewebe können die Mastzellen ohne jede sichtbare Ordnung zwischen den anderen fixen Zellen, den Fibrocyten und ruhenden Wanderzellen, einzeln und weit voneinander zerstreut liegen. Meistens bilden sie aber kleine Gruppen, die an die „isogenen" Gruppen der Knorpelzellen erinnern (LEHNER). Mit besonderer Vorliebe sammeln sie sich, z. B. bei *Maus* und *Ratte*, in dichten Scharen und langen Reihen an den Gefäßen an.

Der relativ kleine, oft exzentrisch gelegene Kern der Mastzellen ist rund, oval, seltener zerschnürt; in den spindelförmigen und verzweigten Mastzellen der niederen *Wirbeltiere* hat er eine längliche Form; manchmal werden zweikernige Mastzellen angetroffen. Im Kerninneren befinden sich Chromatinteilchen von verschiedener Größe, die sich mit basischen Anilinfarben nur schwach, mit Eisenhämatoxylin dagegen stark färben; echte Nukleolen scheinen nicht vorhanden zu sein. Die an fixierten Präparaten mitunter sehr deutliche metachromatische Färbung des Kerninneren wurde von den einen Autoren als Kunstprodukt, als Resultat einer Durchtränkung des Kernes mit künstlich aufgelöster Körnchensubstanz angesehen (MAXIMOW 1906i). DOWNEY (1913f) erblickt hingegen in der Anwesenheit metachromatisch gefärbter Teilchen im Kern junger Mastzellen einen Beweis für die aktive Teilnahme des Kernchromatins an der Ausarbeitung der spezifischen Körnung. Neben dem Kern kann bei günstiger Lage der Zelle durch Eisenhämatoxylin ein Centriolenpaar nachgewiesen werden (MAXIMOW 1906i).

Die Mastzellenkörner sind nach LEHNER nicht absolut basophil und lassen sich unter Umständen auch mit Hämatoxylin und mit sauren Anilinfarben darstellen. Die Intensität der Färbung und der Grad der Metachromasie können nach *Tierart*, nach Körperstelle und vielleicht auch nach dem Alter der Mastzelle oder des betreffenden Körnchens wechseln. Die chemische Natur der Granula ist unbekannt. Die auf Grund der metachromatischen Färbung mit basischen Anilinfarben mehrfach geäußerte Vermutung, es handle sich um Schleim oder um einen schleimähnlichen, unter anderem auch Lipoide enthaltenden Stoff, ist nicht bewiesen, ebenso wie die angebliche Verwandtschaft mit Chondroitinschwefelsäure oder Amyloid. Die Substanz der Mastzellengranula ist auch verglichen worden mit den im Körper der *Protisten* vorkommenden metachromatisch färbbaren Einschlüssen, dem sogenannten Volutin (Guilliermond und Mawas 1908).

Wichtig ist die Löslichkeit der Körner in Wasser, die bei den einen *Tieren*, z. B. *Ratte* und *Maus*, nicht sehr hervortritt, während sie bei anderen *Tieren*, z. B. beim *Kaninchen*, so hochgradig ist, daß die kürzeste Einwirkung von wässerigen Fixierungs- oder Farblösungen genügt, um die Körner zum Verschwinden

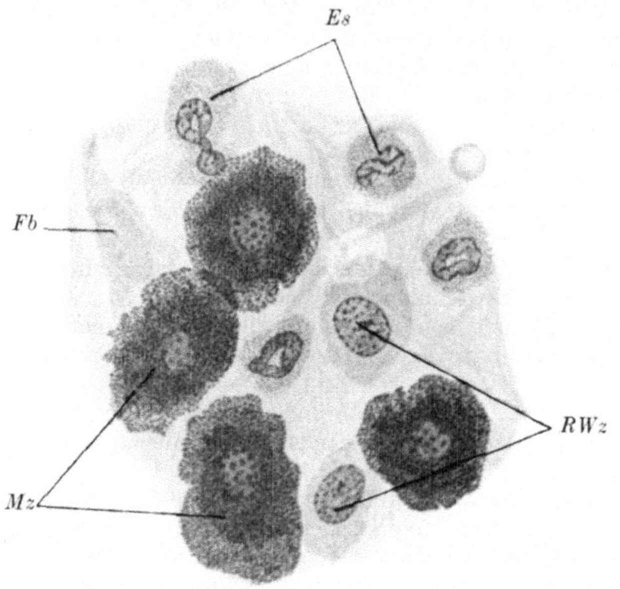

Abb. 16. Zerzupftes lockeres subcutanes Bindegewebe der *Ratte*. *Fb* Fibrocyten; *RWz* ruhende Wanderzellen; *Mz* Mastzellen; *Es* eosinophile Zellen.   ZF, Häm., EAz. Zeiß Ap. Hom. Imm. 2, Komp.-Ok. 6.

zu bringen. Aus diesem Grunde kann das mikroskopische Bild der Mastzellenkörnung, außer bei Beobachtung in lebendem Zustande, nur dann Anspruch auf Naturtreue erheben, wenn die Fixierung in starkem Alkohol erfolgte und das Präparat auch während der weiteren Behandlung, vor allem der Färbung, nicht mit Lösungen von weniger als 70 vH Alkoholgehalt in Berührung kam. Auch die üblichen Einbettungsmethoden, vor allem mit Paraffin, sind zu vermeiden.

Im lebenden Zustande treten die Körnchen in den Mastzellen nicht sehr deutlich hervor, da sie schwach lichtbrechend sind. Bei supravitaler Färbung mit Neutralrot fallen sie sofort durch ihren gelbroten Ton auf (Abb. 10 *Mz*). Sie sind hier kugelig, von annähernd gleicher Größe und erfüllen den Zelleib ziemlich gleichmäßig, in den großen verzweigten Mastzellen der *Urodelen* in kleinen, perlschnurartig unterbrochenen Häufchen bis an die Enden der feinsten Ausläufer. Nur der Kern und allenfalls noch das Cytocentrum neben dem Kern bleiben als helle Höfe frei. Lehner beschreibt in lebenden Mastzellen körnchenfreie Flecke und Straßen, die ihre Form langsam verändern und von ihm als Abflußbahnen für gelöste Körner betrachtet werden.

Auch an gut fixierten und gefärbten Präparaten erscheinen die Körner in den meisten Fällen regelmäßig kugelig, von annähernd gleicher Größe und dunkler oder heller, aber stets scharf gefärbt, während das Cytoplasma zwischen ihnen ganz farblos bleibt. Die Größe der Körner wechselt bedeutend nach der *Tierart* — so haben z. B. *Ratte* und *Maus* grobkörnige, der Mensch und besonders die *Katze* feinkörnige Mastzellen. Unterschiede in dieser Beziehung können übrigens auch von der Körperstelle oder vielleicht vom Alter der betreffenden Zelle abhängen und bei ein und demselben *Tier* können folglich in bestimmten Grenzen fein- und grobkörnige Mastzellen vorkommen.

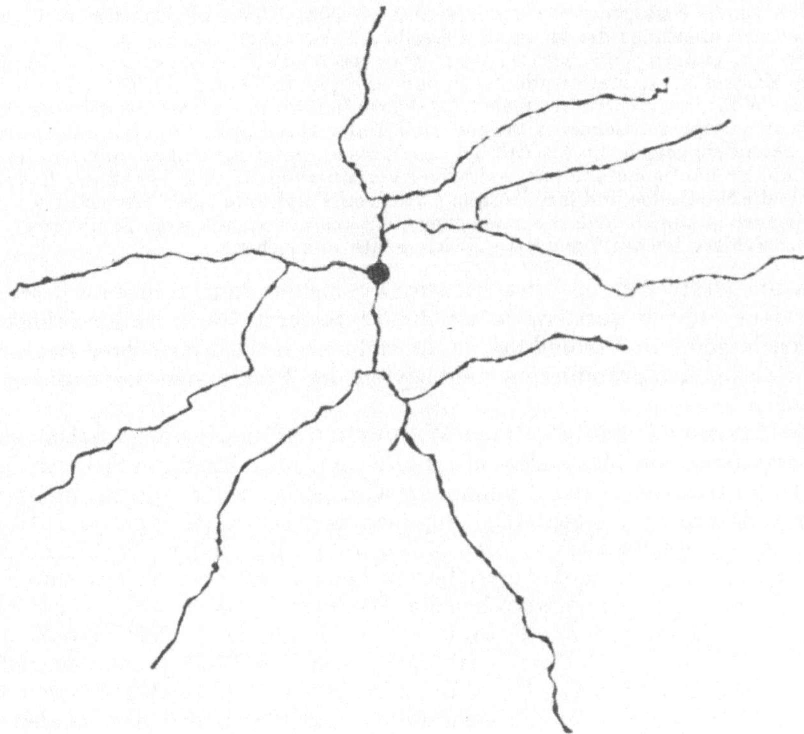

Abb. 17. Mastzelle aus dem Mesenterium von *Amphiuma means*. ZF, EAz. Vergr. 94fach. Zeiß Ap. 16, Komp.-Ok. 6.

Nach LEHNER sollen die Granula auch in derselben Mastzelle niemals von gleicher Größe sein. Bei Beurteilung solcher Befunde an fixierten Präparaten ist Vorsicht geboten. Die durch Reagentien hervorgerufene partielle Zerstörung der Körner äußert sich in Verklumpung, Blasen- oder Ringbildung, in Vakuolisierung und Auflösung von Körnern, außerdem in diffuser metachromatischer Färbung des intergranulären Cytoplasmas.

Außer den spezifischen Körnern sind in den Mastzellen als Regel keine anderen Einschlüsse vorhanden. In Präparaten von chronischen Entzündungen, in der Umgebung von Geschwülsten usw. sollen in ihnen nach CIACCIO (1913e) Fett und Lipoide vorkommen. Die Befunde von MEIROWSKY (1908) und anderen über die Anwesenheit von Pigmenteinschlüssen in den Mastzellen der Haut beim Menschen und die daran geknüpfte Anschauung von der nahen genetischen Beziehung der Mastzellen und Pigmentzellen sind nicht bestätigt worden.

Die Mastzellen sind nicht nur chemischen, sondern auch rein mechanischen Einflüssen gegenüber äußerst empfindlich. Die in der Literatur so oft vorkommenden Angaben über „Klasmatose" oder über Zerstreuung der Körner der Mastzellen im Gewebe sind wohl in den meisten Fällen auf künstliche Zerstörung des Mastzellenleibes bei unvorsichtigem Präparieren oder Zerzupfen zurückzuführen.

Man findet in der Literatur sehr zahlreiche Angaben über die Beweglichkeit der Mastzellen. Dieser Schluß wurde jedoch meistens auf indirektem Wege gewonnen, und zwar auf Grund der im fixierten Präparat sichtbaren unregelmäßigen Form dieser Zellen (Brack 1925 u. a.). Unmittelbare Beobachtungen an lebendem Gewebe sind von Lehner (1924) angestellt worden. In den meisten Fällen waren an den Mastzellen der Kalt- und Warmblüter keine deutlichen Bewegungen zu vermerken, außer den oben bereits erwähnten intracellulären Verschiebungen der Körnchen. An einem Teil der verzweigten Mastzellen des *Frosches* wurden dagegen deutliche, wenn auch langsame Formveränderungen der Ausläufer festgestellt, jedoch keine Klasmatose im Sinne Ranviers. Daß den Mastzellen amöboide Beweglichkeit und unter Umständen auch Wanderungsfähigkeit zugesprochen werden muß, wird durch ihr häufiges Eindringen in das Epithel des Magen-Darmkanals bewiesen (Samssonow 1908, Weill 1920d, Lehner 1924). Daß die Mastzellen des Bindegewebes zum großen Stamm der Wanderzellen im allgemeinen gehören, wird vor allem durch ihre embryonale Histogenese bewiesen (s. unten S. 506). Unter physiologischen Umständen befindet sich allerdings die Mehrzahl derselben in ruhendem Zustande.

Die von einigen Forschern (Pappenheim 1905—1912) ausgesprochene Vermutung, daß die Mastzellen degenerierende Zellen darstellen, kann nicht durch Tatsachen bekräftigt werden. Wohl kommen im normalen Bindegewebe hin und wieder degenerierende Mastzellen vor, mit pyknotischem Kern und zum Teil verklumpter, zum Teil aufgelöster Körnung; besonders zeigen die ins Epithel des Magendarmkanals eingewanderten Mastzellen nach Lehner häufig Befunde degenerativer Veränderungen; auch bei akuter Entzündung zerfallen die Mastzellen und ihre Körnung wird von Polyblasten gefressen (Maximow 1904). Im allgemeinen sind jedoch die Mastzellen, wie aus der angeführten Schilderung erhellt, als lebensfähige, hochdifferenzierte Zellelemente anzusehen.

Da die Mastzellen im erwachsenen Organismus immerhin eine beschränkte Lebensdauer haben dürften, so ist die Frage ihrer Regenerationsfähigkeit zu berücksichtigen. In Verbindung damit steht auch die Frage ihrer Beziehungen zu den basophilen granulierten Leukocyten des Blutes, den sogenannten Blutmastzellen.

Wie Maximow (1906i, 1913) und Weidenreich (1908f) gezeigt haben, sind bei den *Säugetieren* die Mastzellen des Blutes und des Bindegewebes streng voneinander zu trennen. Diese Anschauung wird gegenwärtig von den meisten Forschern vertreten und gegenteilige Angaben sind selten (G. Herzog 1916, Marchand 1924 l, Brack 1925). Nach Maximow (1913) stellen die Blutmastzellen einen besonderen Stamm der granulierten Leukocyten vor, die sich durch mitotische Wucherung aus entsprechenden Myelocyten im Knochenmark regenerieren, den beiden anderen Granulocytenarten durchaus gleichgestellt werden können und auch im Embryo unabhängig von den Bindegewebsmastzellen zu entstehen scheinen (S. 402). Unter Umständen (beim *Kaninchen*) können sie aus den Gefäßen ins Bindegewebe auswandern und hier neben den lokalen Mastzellen gefunden werden; sie unterscheiden sich von den letzteren vor allem durch den zerschnürten Kern. Für die Regeneration der Bindegewebsmastzellen kommen also bei den *Säugetieren* die basophilen Leukocyten nicht in Frage. Die beiden Zellarten scheinen sich hier gegenseitig gewissermaßen auszuschließen. So sind die Mastzellen im Bindegewebe bei *Ratte* und *Maus* sehr zahlreich, während die basophilen Leukocyten im Blute äußerst spärlich sind. Beim *Kaninchen* sind die Blutmastzellen, im Gegenteil, häufig, während die Bindegewebsmastzellen an Zahl ganz zurücktreten.

Mitotische Figuren in Mastzellen des Bindegewebes bei erwachsenen *Säugetieren* sind von Maximow (1906 i) gefunden worden. Wenn sie auch selten sind, so ist dadurch für diese Zellen die Möglichkeit einer homoplastischen Regeneration durch selbständige mitotische Teilung gesichert. Neuerdings tritt Lehner (1924) außerdem auch für eine rege amitotische Vermehrung ein (im Mesenterium der *Ratte*).

Außer der homoplastischen, selbständigen Vermehrung ausgebildeter, körnerreicher Mastzellen wird jedoch von den meisten Forschern auch heteroplastische Neubildung von Bindegewebsmastzellen im erwachsenen *Säugetierorganismus*, besonders im lymphoiden Gewebe, angenommen, d. h. eine Neubildung von Mastzellen aus ungekörnten Zellen durch Ausarbeitung der spezifischen Granula. KANTHAK und HARDY (1894/95) und JOLLY (1899/1900) sahen sie in der Peritonealflüssigkeit der *Ratte*, SAMSSONOW (1908) in der Tunica propria der Darmschleimhaut. DOWNEY (1911 c) beschrieb in Lymphdrüsen der *Katze* Entstehung von Mastzellen durch Ausarbeitung der metachromatischen Körnung in Lymphocyten und Plasmazellen. Beim erwachsenen *Meerschweinchen* findet DOWNEY (1913 f) heteroplastische Entstehung von Mastzellen auch im gewöhnlichen lockeren Bindegewebe, wobei die Granula im Cytoplasma der ruhenden Wanderzellen (Klasmatocyten) unter aktiver Beteiligung des Kernes entstehen sollen. WEILL (1919 c) und STAEMMLER (1921) treten auch für die Entstehung der Mastzellen aus ungranulierten Zellen ein; LEHNER (1924) beschreibt eine sehr rege heteroplastische Neubildung von Mastzellen aus kleinen Lymphocyten während der Altersinvolution in der Thymus des *Rindes* und aus Lymphocyten oder Plasmazellen in der Magendarmschleimhaut.

Was die Regeneration der Mastzellen bei den niederen *Wirbeltieren* betrifft, so konnte MAXIMOW (1906 i) zeigen, daß bei den *Amphibien (Axolotl)* Mitosen in den großen verzweigten Mastzellen des Bindegewebes, besonders bei der entzündlichen Neubildung von Bindegewebe, ziemlich häufig sind. EBERHARDT (1907/08) und MICHELS (1923) fanden dasselbe in der Milz einiger *Reptilien*. Daß also homoplastische Vermehrung der Mastzellen durch Mitose auch bei den niederen *Wirbeltieren* vorkommen kann, ist erwiesen. Ob auch Amitose eine Rolle spielt (LEHNER), ist fraglich.

Außerdem wird bei den niederen *Wirbeltieren* die Frage noch dadurch kompliziert, daß hier sehr enge Beziehungen zwischen den basophil granulierten Leukocyten des Blutes, d. h. den Blutmastzellen, und den Bindegewebsmastzellen bestehen. Im entzündeten Bindegewebe des *Axolotl* sah MAXIMOW (1906 i) neue Mastzellen, außer durch Mitose anderer Mastzellen, auch dadurch entstehen, daß die basophil granulierten Blutleukocyten — nach Auswanderung aus den Gefäßen — im Gewebe als fixe Zellen liegen bleiben; sie bilden ein System verzweigter, sich allmählich verlängernder Ausläufer, ihre Körner werden feiner und verteilen sich gleichmäßig auf die Fortsätze. Die Verwandlung der ins Gewebe emigrierten Blutmastzellen in Bindegewebsmastzellen ist von SOLUCHA (1908) und neuerdings von MJASSOJEDOFF (1926) auch für die *Vögel* und von EBERHARDT (1907/08) für die *Reptilien* bestätigt worden. MICHELS (1923) hält diesen Vorgang sogar für die gewöhnlichste Regenerationsart der Bindegewebsmastzellen bei den niederen *Wirbeltieren*. Die Blutmastzellen ihrerseits scheinen sich hier zumeist auf heteroplastischem Wege zu vermehren, d. h. durch Ausarbeitung von spezifischen Körnern in ungranulierten lymphocytoiden Elementen, wie es schon FREIDSOHN (1910) angegeben hat und MICHELS (1923) neuerdings wieder bestätigt. Nach MICHELS sollen übrigens Mastzellen auf heteroplastischem Wege auch aus ruhenden Wanderzellen (Klasmatocyten) und sogar aus Fibrocyten entstehen. Die Körnchen in den jungen Mastzellen unterscheiden sich oft in ihrem Verhalten gegenüber Farbstoffen von den Körnchen reifer Mastzellen.

Über die funktionelle Bedeutung der Mastzellen läßt sich nichts Bestimmtes aussagen, da die chemische Natur der Granula unbekannt ist. Ihre phagocytäre Tätigkeit ist unbedeutend. Die Annahme, daß die Körner gespeicherte Nahrungsstoffe sind, veranlaßte EHRLICH, den fraglichen Zellen den Namen Mastzellen zu geben; sie wird auch in der neueren Literatur sehr oft wieder ausgesprochen (MICHELS), kann aber nicht durch überzeugende Tatsachen gestützt werden. Wie bei allen Zellen, die Körner in ihrem Cytoplasma ausarbeiten, könnte auch eine sekretorische Tätigkeit in Betracht gezogen werden. Allerdings sind die von vielen Autoren beschriebene Ausstreuung der Körner im Gewebe, ihre Aufquellung und Blasenbildung und vor allem die sogenannten „metachromatischen Höfe", die die Zellen in fixierten und gefärbten Präparaten so oft umgeben, nur als Artefakte anzusprechen. Doch scheint die Verteilung der Mastzellen im Gewebe und besonders ihre Einwanderung ins Epithel der Darmdrüsen für eine sekretorische Funktion zu sprechen (LEHNER). Ferner kann in der *Froschzunge* das Einwandern zahlreicher Mastzellen in das Endothel der großen Lymphgefäße beobachtet werden, wobei die großen, körnerbeladenen Zellkörper buckelförmig ins Lumen vorspringen und die Körnersubstanz in die Lymphe abzugeben scheinen. Jedenfalls muß die Körnchensubstanz, wenn sie aus dem Zelleib ausgeschieden wird, das Cytoplasma in irgendeiner durch die Färbung nicht nachweisbaren Form verlassen. Es wäre noch zu erwähnen, daß UNNA und GOLODETZ (1913) in den Mastzellenkörnern Träger einer Peroxydase sehen.

ε) Plasmazellen.

Waldeyer lenkte im Jahre 1875 die Aufmerksamkeit auf besondere große, meistens runde Zellen, die sich im Bindegewebe an verschiedenen Stellen des Körpers zerstreut finden; er nannte sie wegen ihres Reichtums an Cytoplasma Plasmazellen. Später stellte es sich heraus, daß er unter dem Namen Plasmazellen verschiedenartige Zellgebilde zu einer Gruppe vereinigt hatte, z. B. Mastzellen, Zwischenzellen des Hodens, Zellen der Nebennierenrinde, die Schlauchzellen der Carotisdrüse usw. Der von Waldeyer geschaffene Begriff der Plasmazellen löste sich also in mehrere andere Zellarten auf, die unter sich zum Teil gar nichts Gemeinsames hatten. Im Jahre 1891 wurde dann der Name „Plasmazellen" von Unna wieder aufgenommen, um eine besondere neue Zellart im Bindegewebe zu bezeichnen, die er zuerst in der menschlichen Haut bei Lupus auffand. Gleichzeitig und unabhängig von Unna hat auch R. y Cajal (1906) dieselben Zellen in Condylomen gesehen und beschrieben.

Der Begriff der Plasmazelle, wie er von Unna aufgefaßt wurde, ist nachträglich von v. Marschalkó (1895) eingeengt und präzisiert worden. Während nämlich Unna, ausschließlich auf Grund der Basophilie des Cytoplasmas, dieser Zellkategorie auch die weiter unten beschriebenen atypischen Plasmazellenformen und wohl auch einen Teil der sogenannten Polyblasten, vielleicht sogar basophile gewucherte Fibrocyten zurechnete, hat v. Marschalkó hieraus eine gewisse Zellgruppe noch besonders abgegrenzt, die sich nicht nur durch die Basophilie des Cytoplasmas, sondern auch durch andere charakteristische Merkmale auszeichnet. Wenn jetzt von Plasmazellen gesprochen wird, so werden meistens gerade diese „echten" Plasmazellen vom „Marschalkóschen Typus" verstanden.

Seit dem Erscheinen der angeführten Arbeiten ist die Plasmazellenfrage sehr oft behandelt worden (Krompecher 1900, Maximow 1902, 1906i, Pappenheim 1901, 1902, 1905 (Atlas, s. 63—79), 1906, Veratti 1905, Joannovics 1909, Schaffer 1910, Downey 1911b, Marchand 1913, Dubreuil und Favre 1914, Ferrata 1918).

Die Unnaschen Plasmazellen wurden, wie erwähnt, zuerst unter pathologischen Verhältnissen gesehen, vor allem bei chronischen Entzündungen, in der Umgebung bösartiger Geschwülste usw. Allmählich wurde es jedoch klar, daß sie auch im gesunden Organismus vorkommen und bei pathologischen Vorgängen nur besonders zahlreich sind. Im. gewöhnlichen ungeformten lockeren Bindegewebe kommen sie physiologischerweise nur äußerst selten vor; sie sind aber ganz gewöhnlich im Netz, im interstitiellen Bindegewebe verschiedender Drüsen, z. B. der tätigen Brustdrüse (Abb. 12 *Plz*), der Speicheldrüsen usw., in der Tunica propria der Darmschleimhaut, im lymphoiden Gewebe der Lymphknoten, im myeloiden Gewebe des Knochenmarks usw.

Die Plasmazellen sind bei allen üblichen Fixierungs- und Färbungsmethoden leicht zu erkennen. Besonders deutlich treten ihre Eigenschaften nach Färbung mit basischen Anilinfarben (polychromes Methylenblau, Thionin, Toluidinblau) und mit Romanowsky-Mischungen hervor; auch die Methylgrün-Pyroninmischung von Pappenheim (1901) gibt vorzügliche Bilder.

Die Größe der Plasmazellen (Abb. 15 *Plz*) ist verschieden. Es kommen alle Übergänge vor von Zellen, die an Größe einem mittelgroßen Lymphocyt gleichkommen, zu Zellen, deren Durchmesser das Mehrfache eines Erythrocyten beträgt. Ihre Grundform ist kugelig oder oval. Da sie jedoch im Gewebe meistens in dichten Haufen, mit besonderer Vorliebe in der Umgebung von Gefäßen, liegen, erhalten sie infolge gegenseitigen Druckes eine polygonale Form. In engen Bindegewebsspalten sind sie länglich; auf der Oberfläche von Kollagenbündeln oder Fettzellen, an der Wand von Gefäßen usw. sind sie oft abgeplattet. Die Umrisse des Zelleibes sind meistens ganz glatt, die Ecken abgerundet. An platt ausgebreiteten Plasmazellen, besonders in jungem Narbengewebe, erscheint der Rand des Zelleibes oft gezähnelt. Dies kann zum Teil als Zeichen amöboider Bewegung aufgefaßt werden. Auch die Lage der Plasmazellen im Gewebe, z. B. im Pflasterepithel der Tonsillen, kann oft nur in diesem Sinne gedeutet werden (SCHRIDDE 1906). Bei Beobachtung in lebendem Zustande können manchmal träge Bewegungen beobachtet werden.

Der Kern ist verhältnismäßig klein, regelmäßig rund oder oval und exzentrisch gelegen. An der Innenseite der dunkel umschriebenen Kernmembran befinden sich in regelmäßigen Abständen grobe, eckige, dunkle Chromatinteilchen. Die von manchen Autoren hervorgehobene radiäre Anordnung der Lininfäden im Kern mit peripher gelegenen dreieckigen Chromatinteilchen, der sogenannte „Radkern", ist keineswegs als charakteristisch anzusehen. Im Inneren des Kernes ist unter Umständen ein oxyphiles Kernkörperchen nachzuweisen. Mitosen kommen in den jüngeren Plasmazellen wohl vor, sind aber selten. Dagegen trifft man sehr oft — besonders in den älteren und größeren Plasmazellen — amitotische Kernzerschnürungen, die zur Entstehung zweier oder mehrerer kugeliger Kerne von verschiedener Größe in einer Zelle führen und wohl als ein Merkmal des Alterns aufgefaßt werden können (Abb. 15 *Plz'*) (MAXIMOW 1902, WEIDENREICH 1909, DUBREUIL und FAVRE 1914).

Das Cytoplasma ist im lebenden Zustande homogen; nach Fixierung und Färbung zeigt es gewöhnlich eine verschwommene Körnelung oder eine fleckige, „krümelige" (v. MARSCHALKÓ 1895) Beschaffenheit, was nach UNNA von der reichlichen Durchtränkung der Grundsubstanz des Zelleibes, des „Spongioplasmas", mit färbbarem, basophilem „Granoplasma", einem besonderen hypothetischen Eiweißkörper, abhängen soll. Das Granoplasma ist jedoch nicht für die Plasmazellen allein spezifisch; eine ähnliche Anhäufung basophiler „paraplastischer" Substanzen kommt auch in verschiedenen anderen Zellen des Bindegewebes und anderer Gewebe vor (MARCHAND 1913). Was die Plasmazellen besonders auszeichnet, ist die dunkle Färbung des Cytoplasmas in der Außenschicht des Zelleibes, während im Inneren, neben dem Kern, ein mehr oder minder scharf umschriebener runder heller Hof hervortritt. Er liegt dem exzentrischen Kerne seitlich an, oder umfaßt denselben. Wie MAXIMOW (1902, 1906 i) fand und WEIDENREICH (1909) und WALLGREN (1911 b) bestätigten, ist der Hof als eine besonders große Attraktionssphäre aufzufassen; in seinem Inneren kann durch Eisenhämatoxylinfärbung eine Centriolengruppe nachgewiesen werden, die ihrerseits von einem kleinen, dichteren Hof umgeben sein kann. Das dunkle periphere Cytoplasma der Plasmazellen enthält keine Einschlüsse, außer gelegentlichen Vakuolen (in den größeren Formen), die sich bei supravitaler Anwendung von Neutralrot in der üblichen Weise färben (DUBREUIL und FAVRE 1914). Wohl aber können in ihm mit Hilfe entsprechender Methoden Plastosomen dargestellt werden, zum Teil als runde Körnchen, Mitochondrien, zum Teil als körnige Fäden, Chondriomiten (WALLGREN 1911 b, DUBREUIL und FAVRE 1914); sie sind von SCHRIDDE (1905 a, b) als eine besondere Körnerart in den Plasmazellen beschrieben worden.

Was die Entstehung der Plasmazellen betrifft, so nehmen sowohl UNNA, als auch CAJAL ihre Entstehung aus den gewöhnlichen Bindegewebszellen, d. h. den Fibrocyten an. Ihnen sind L. EHRLICH (1904) und zum Teil JOANNOVICS (1909) gefolgt und in der neueren Zeit stellt sich auch KINGSLEY (1924) auf diesen Standpunkt. Diese Anschauung kann ihre Erklärung nur darin finden, daß die betreffenden Autoren zu den Plasmazellen, außer den Zellen vom „echten", sogenannten v. MARSCHALKóschen Typus, auch die atypischen Plasmazellen rechnen.

Es dürfte heutzutage wohl allgemein anerkannt sein, daß die Plasmazellen aus kleinen und mittelgroßen Lymphocyten durch individuelle, d. h. von mitotischer Vermehrung gewöhnlich nicht begleitete und durch besondere, unbekannte, wahrscheinlich chemische Reize hervorgerufene Differenzierung und Reifung entstehen (v. Marschalkó 1895). Überall, wo Plasmazellen getroffen werden, so besonders in den Herden kleinzelliger Infiltration bei chronischen Entzündungen, sind auch Lymphocyten und Übergangsformen von ihnen zu den Plasmazellen leicht zu finden (Abb. 15 *Plz"*). Der Kern der betreffenden Zellen bleibt klein, dunkel und rund, das Cytoplasma wächst einseitig an und entwickelt eine deutliche helle Sphäre, während an der Peripherie die Basophilie allmählich zunimmt. In Gewebskulturen von lymphoidem Gewebe (Maximow 1923 bb) oder von Milzgewebe (Fazzari 1926) entstehen Plasmazellen aus schon vorhandenen Lymphocyten im Laufe von zwei Tagen; der Vorgang kann in lebendem Zustande klar verfolgt werden. Ähnliches geschieht beim Explantieren der weichen Hirnhaut des *Kaninchens*. Die um die Arterien herum in Haufen gelagerten Lymphocyten verwandeln sich in kürzester Zeit in Plasmazellen.

Während also die lymphocytäre Abstammung der Plasmazellen im allgemeinen anerkannt ist, sind die Meinungen der Autoren hinsichtlich des Ursprungs der betreffenden Lymphocyten geteilt. Die meisten nehmen an, daß diese Lymphocyten ausschließlich oder wenigstens zum größten Teil histiogener Natur sind. Sie sollen aus den ruhenden Wanderzellen oder den perivasculären Histiocyten, den sogenannten „adventitiellen Clasmatocyten", nicht aber aus Fibrocyten hervorgehen (Pappenheim 1905, Schridde 1905 a, Marchand 1913, Ferrata 1918 u. A.). Andere dagegen schreiben den aus den Gefäßen emigrierenden Blutlymphocyten, zusammen mit den im Gewebe schon früher vorhandenen „histiogenen" Lymphocyten, ununterschiedlich die Fähigkeit zu, Plasmazellen zu bilden, ohne die Lymphocyten in loco zu diesem Zwecke erst durch Wucherung entstehen zu lassen (Maximow 1902, 1906 i, 1923 bb, Weidenreich 1911, Jolly 1923). In den um die Gefäße herum angeordneten Plasmazellenherden vermißt man allerdings gewöhnlich Emigrationsbilder; bei besonders rasch verlaufender eiteriger Entzündung sind sie aber doch vorhanden (Maximow 1905). Andererseits findet man in den Plasmazellenherden keinerlei Anzeichen einer besonders deutlichen Wucherung der Histiocyten oder anderer Zellen; Mitosen sind hier überhaupt sehr selten und Amitose führt, wie erwähnt, nur zu Kernzerschnürungen und Mehrkernigkeit in schon alternden Plasmazellen.

Seitdem durch genaue embryologische Untersuchungen nachgewiesen ist, daß im Embryo polymorphe, aber durchaus gleichwertige lymphocytoide Wanderzellen von den frühesten Entwicklungsstadien an sowohl innerhalb der Gefäße, als auch im Bindegewebe existieren (S. 472) (Maximow 1907 k, 1909 m, r, 1923 dd, Dantschakoff 1908, 1909 c, d, 1916 e, g, h, Marchand 1913) ist der Streit über die hämatogene oder histiogene (Schridde 1905 a) Abstammung der Plasmazellen eigentlich gegenstandslos geworden. Es gibt eben nur eine Art Lymphocyten; hämatogene und histiogene können nicht unterschieden werden. Wo Lymphocyten im Bindegewebe — gleichgültig ob aus dem Blute ausgewandert oder im Gewebe schon früher ansässig — vorhanden sind, werden aus ihnen, die nötigen äußeren Bedingungen vorausgesetzt, Plasmazellen entstehen können.

Außer den kleinen und mittelgroßen Lymphocyten können sich auch andere lymphoide Zellen, bei passenden chemischen Bedingungen der Gewebsflüssigkeit, in Zellen verwandeln, die den typischen „v. Marschalkóschen" Plasmazellen mehr oder minder ähnlich sehen (Maximow 1902, Weidenreich 1909, 1911). Dies gilt vor allem für die großen Lymphocyten (Lymphoblasten) oder „Myeloblasten" — aus ihnen entstehen sogenannte „lymphoblastische Plasmazellen" (Schridde

1907 f, HUEBSCHMANN 1913). Aber auch in Monocyten kann das Cytoplasma an der Peripherie des Zelleibes gelegentlich eine besonders starke Basophilie entwickeln (KROMPECHER 1898, WEIDENREICH 1907, 1911). Solche „atypische" Plasmazellen (MAXIMOW 1902, S. 147/48) sind sehr gewöhnlich in den späteren Stadien der Entzündung und erscheinen stets durch Übergangsformen mit den verschiedenen Polyblasten und besonders mit den epithelioiden Zellen verbunden, die ja auch zum Teil aus Lymphocyten und Monocyten entstehen. Von diesem Standpunkte aus könnte man die Plasmazellen als einen besonderen, spezifisch entwickelten Seitenzweig des Polyblastenstammes betrachten (Schema 8, 56).

Die von TÜRK (1904—1912) im Blute bei einigen Krankheiten beschriebenen sogenannten „Reizungsformen" sind nach Ansicht der Mehrzahl der klinischen Hämatologen Plasmazellen (NÄGELI 1923). Nach v. JUSPA und NEGREIROS-RINALDI (1913) wären sie jedoch als in ihrer Entwicklung gehemmte Hämocytoblasten (Lymphoidocyten) anzusehen.
Die Plasmazellen kommen auch bei den niederen *Wirbeltieren* vor. MJASSOJEDOFF (1926) findet sie, in Bestätigung der älteren Befunde SOLUCHAS (1908), in großen Mengen im subkutanen Bindegewebe und in den serösen Membranen beim *Huhn*. DOWNEY (1911b) gibt eine genaue Beschreibung der Plasmazellen bei den *Kaltblütern*, bei *Amphibien* und bei einigen *Fischen*. Hier scheinen besonders oft „atypische" Plasmazellenformen, d. h. Übergangsformen vom v. MARSCHALKóschen Typus zu den gewöhnlichen epithelioiden Polyblasten oder Makrophagen vorzukommen.

Nur wenige Autoren lassen für die Plasmazellen die Möglichkeit einer progressiven Entwicklung, einer Verwandlung in dauernde Bestandteile des Bindegewebes gelten (UNNA, R. Y CAJAL). Sie werden fast allgemein als Zellen aufgefaßt, die im Gewebe verhältnismäßig rasch entstehen und wieder vergehen. Daraus erklärt sich, daß ihre Zahl nicht nur unter pathologischen, sondern auch unter physiologischen Verhältnissen in bestimmten Organen, z. B. im Netz oder in der Darmschleimhaut, außerordentlich schwanken kann. Beim Embryo findet man noch keine Plasmazellen. Sie erscheinen allmählich erst im extrauterinen Leben. Das endgültige Schicksal der typischen Plasmazellen scheint Degeneration zu sein. An Stellen, wo Plasmazellen zahlreich sind, ist es meistens leicht, Zellen mit Anzeichen der Alterung und der Entartung zu finden (MAXIMOW 1902, DUBREUIL und FAVRE 1914). Je nach dem Einzelfall kann die Degeneration verschiedentlich verlaufen. Sie beginnt sehr oft mit den oben erwähnten Kernzerschnürungen in den älteren Plasmazellen. Weiterhin verfällt der Kern der Pyknose oder Chromatolyse. Das Cytoplasma verliert die Basophilie und wird durch große Vakuolen ausgedehnt. Solche degenerierende Plasmazellen können schließlich von benachbarten mobilisierten ruhenden Wanderzellen (Histiocyten) gefressen werden.
Sehr oft findet sich in Plasmazellenherden eine besondere Degenerationsart dieser Zellen, die sich im Auftreten eigentümlicher acidophiler Einschlüsse von unbekannter chemischer Zusammensetzung äußert (Abb. 15 *Plz'''* und *Plz''''*) (DUBREUIL und FAVRE 1914). Zuerst tauchen im basophilen Cytoplasma der Plasmazelle grobe, homogene, kugelförmige oder kristallinische Körper auf, die sich mit Eosin stark färben. Die runden Einschlüsse sehen manchmal den Körnelungen der eosinophilen Leukocyten ähnlich, sind aber mit ihnen nicht wesensgleich. Zugleich rundet sich der Zellkörper ab, die Basophilie des Cytoplasmas wird schwächer und der Kern zeigt besonders oft Fragmentierung. Die weitere Entwicklung des Vorganges führt zur Entstehung großer, oft riesiger, runder oder vieleckiger, homogener, acidophiler Klumpen in der Plasmazelle, deren Leib dabei stark aufgebläht wird. Das Cytoplasma bildet zwischen den Einschlüssen dünne Scheidewände, der eckig zusammengedrückte oder platte Kern liegt meistens an der Oberfläche. Nach Zerfall des Cytoplasmas gelangen die acidophilen Einschlüsse ins Gewebe. Sie sind in der pathologischen Anatomie als RUSSELLsche Körper bekannt (RUSSELL 1890).

Von einer Anzahl von Autoren (Krompecher 1898, Schridde 1905a, Downey 1911c, Dubreuil und Favre 1914) wurden Plasmazellen beschrieben, die in ihrem Cytoplasma basophile metachromatische Körnchen enthielten — sogenannte Plasmamastzellen.

Über die Funktion der Plasmazellen können nur Vermutungen geäußert werden. Viele Autoren halten sie für sezernierende Zellelemente. Andere (Huebschmann 1913) erblicken in ihnen eine Vorrichtung für Schutzstoffbildung. Nach Schaffer (1910) sollen sie die Produkte des Gewebsabbaues intracellulär verarbeiten und entfernen. Dadurch erklärt sich ihr reichliches Vorkommen im Stroma der Carcinome, wo die Anwesenheit von Zerfallsstoffen zelliger Elemente in besonders großer Menge angenommen werden kann (Marchand 1924 l).

ζ) Eosinophile Zellen.

Im gewöhnlichen lockeren ungeformten Bindegewebe unter der Haut, zwischen den Muskeln usw. bei den meisten erwachsenen *Säugetieren* kommen physiologischerweise eosinophilgranulierte Zellen nicht vor. Bei einigen Arten, z. B. beim *Meerschweinchen*, bei der *Ratte* und der *Maus*, sind sie regelmäßig und in großen Mengen vorhanden (Maximow 1906 i). Im interstitiellen Bindegewebe verschiedener Drüsen, z. B. der Brustdrüse oder der Lungen, ferner in den serösen Membranen, können sie in wechselnden Mengen bei allen *Säugetieren* und auch beim Menschen gefunden werden. In der Tunica propria der Darmschleimhaut sind sie stets in besonders großer Anzahl vorhanden. Hier herrschen jedoch, wie wir weiter unten (S. 330) sehen werden, besondere Bedingungen vor. Unter pathologischen Verhältnissen endlich kann sich das lockere Bindegewebe bei allen *Säugetieren* und an den verschiedensten Körperstellen mit eosinophilen Zellen stark anreichern.

Abgesehen von der Darmschleimhaut scheinen die eosinophilen Zellen in allen anderen Fällen der Gewebseosinophilie ihrem Bau und Aussehen nach vollkommen mit den gewöhnlichen eosinophilen Leukocyten des zirkulierenden Blutes übereinzustimmen. Bei *Ratte* und *Maus* sieht man sie überall im Bindegewebe gleichmäßig zerstreut (Abb. 10 und 16 *Es*). Sie haben eine runde, oft platte Form und deutliche, oft wellige Umrisse. Der Kern hat, wie in den eosinophilen Blutleukocyten bei diesen Tieren, die Form eines dicken, unregelmäßig zerschnürten Ringes. In der Mitte des Ringes liegt das Zentriolenpaar. Das Cytoplasma in der Öffnung des Ringes und außerhalb desselben enthält eine Menge eosinophiler Körnchen, die die Form von kurzen Stäbchen haben und nur eine äußere homogene exoplasmatische Zone und manchmal einen kleinen die Centriolen umgebenden Hof frei lassen. Beim *Meerschweinchen* sind die eosinophilen Zellen in großen, voneinander oft weit entfernten, zum Teil perivasculären Haufen angeordnet. Hier ist der Kern zwerchsackförmig oder zweilappig mit einer fadenförmigen Verbindung zwischen den beiden Anschwellungen. Die Körnchen haben die Form dicker, plumper, an den Enden abgerundeter Stäbchen. Wenn beim Menschen im Bindegewebe eosinophile Zellen erscheinen, haben sie in der Regel auch einen zerschnürten Kern und die gewöhnlichen, glänzenden runden acidophilen Körner.

Für die Entscheidung der Frage der Herkunft der eosinophilen Zellen im Bindegewebe sind — außer ihrer genauen Übereinstimmung im Bau mit den eosinophilen Leukocyten des Blutes — zwei Tatsachen maßgebend: erstens das Fehlen von proliferierenden granulahaltigen kompaktkernigen Formen, also von Myelocyten, zweitens das Fehlen von Übergangsformen zwischen den ungekörnten lymphoiden Vorstufen zu den reichlich gekörnten reifen Zellen. Es lassen sich demnach weder für die lokale homoplastische, noch für die lokale heteroplastische Bildung im Gewebe Beweise erbringen. Zugunsten der hämatogenen Theorie spricht ferner die von E. Homma (1921) gefundene Anhäufung eosinophiler Leukocyten in den Capillaren und deren Auswanderung bei experimentell hervorgerufener Eosinophilie. Selbst in Fällen, wo im Gewebe (nach anaphylaktischem Schock) eosinophile Zellen mit kompakten Kernen auftreten, könnte die Möglichkeit einer Emigration von im Blute kreisenden eosinophilen Myelocyten erwogen werden (PHOTAKIS 1915 b). Dementsprechend nimmt heutzutage die Mehrzahl der Forscher an, daß die eosinophilen Zellen des Bindegewebes bei den *Säugetieren* einfach aus dem Blute emigrierte eosinophile Leukocyten sind (MAXIMOW 1906 i, W. FISCHER 1913, E. SCHWARZ 1914, STERNBERG 1914, UYEYAMA 1916, CATTANEO 1920, E. HOMMA 1921, JIMENEZ DE ASUA 1922, NÄGELI 1923).

Die von den Anhängern der histiogenen Entstehung der Eosinophilen angeführten Beweise (BARBANO 1914 u. a.) sind nicht stichhaltig. Die Angaben von v. MÖLLENDORFF (1926 e) und W. und M. v. MÖLLENDORFF (1926) über ihre Ablösung aus dem Fibrocytennetz sind mit ihrer besonders im frischen, noch lebenden Präparat unter allen Umständen ganz unzweideutig hervortretenden Natur als runde, freie Zellen schwer vereinbar. Daß bei Vorhandensein reichlicher Gewebseosinophilie die eosinophilen Leukocyten im Blut äußerst spärlich sein können, darf auch keineswegs gegen den hämatogenen Ursprung der Gewebseosinophilen angeführt werden. Die eosinophilen Leukocyten werden nämlich aus dem Blute durch besondere im Gewebe wirkende unbekannte chemotaktische Faktoren angelockt und im Gewebe meistens nur ganz allmählich in größeren Mengen angesammelt. Sie bleiben hier vermutlich für längere Zeit liegen, um schließlich entweder zu degenerieren — Zerfallserscheinungen kommen vor — oder um vielleicht wieder in die Blutgefäße abzuwandern. Eingeschaltet sei, daß man im Bindegewebe bei *Meerschweinchen-*, *Ratten-* und *Mäuse*embryonen keine eosinophilen Zellen findet. Letztere erscheinen erst nach der Geburt und häufen sich hier in größeren Mengen erst nach einigen Wochen an. In den Fällen, wo im Bindegewebe unzweifelhafte kompaktkernige myelocytenähnliche eosinophile Zellen vorkommen — so vor allem im Darm (SAMSSONOW 1908 u. a.) — handelt es sich wahrscheinlich um Reste embryonalen myeloiden Gewebes oder myeloider Potenzen an den Orten einstmaliger fötaler Hämatopoese (E. SCHWARZ 1914). Eine Fehlerquelle bei der Beurteilung des Ursprungs der eosinophilen Zellen im Bindegewebe sind die im vorigen Abschnitt erwähnten Plasmazellen mit acidophilen Körnern, die ihrerseits den „Schollenleukocyten" von WEILL (1920 d, 1921) nahestehen.

Die neuesten Angaben von v. MÖLLENDORFF (1927) über die Verwandlung der „histiogenen" eosinophilen Leukocyten in Spezialleukocyten bei Entzündung befinden sich in schroffem Gegensatz zu unseren bestbegründeten Vorstellungen von der Spezifität der myeloiden Blutzellen.

Es ist selbstverständlich, daß die in diesem Abschnitt behandelte Gewebseosinophilie nichts Gemeinsames hat mit dem Auftreten eosinophiler Myelocyten und Leukocyten im Bindegewebe als Teilerscheinung der sogenannten myeloiden Metaplasie oder heterotopen Bildung von myeloiden Zellen (s. darüber im entsprechenden Abschnitt, S. 417).

Bei den niederen Wirbeltieren sind eosinophile Blutleukocyten als Wanderzellen im Bindegewebe recht häufig. Beim *Huhn* sind sie von SOLUCHA (1908) und neuerdings von MJASSOJEDOFF (1926) beschrieben worden. Hier scheinen allerdings im Bindegewebe auch Myelocyten vorzukommen, außerdem aber — bei Infektion mit *Zecken* (MJASSOJEDOFF) — auch zahlreiche acidophil gekörnte Plasmazellen ähnliche Elemente. EBERHARDT (1907/08) fand eosinophile Zellen im Bindegewebe erwachsener *Schildkröten*. Bei *Amphibien* hat DEKHUYZEN (1891) eosinophilgekörnte Zellen, zum Teil mit Mitosen, also vermutlich Leukocyten und Myelocyten, in den serösen Membranen gesehen. MAXIMOW (1906 h) fand beim *Axolotl* im Bindegewebe rundkernige Wanderzellen mit sehr groben acidophilen Körnern im Protoplasma, die sich von den gewöhnlichen eosinophilen Leukocyten, die hier ebenfalls vorkommen, deutlich unterscheiden und vielleicht den „Schollenleukocyten" der Darmschleimhaut nahestehen.

Über die von den eosinophilen Leukocyten im Bindegewebe verrichteten Funktionen etwas Bestimmtes auszusagen, ist nicht möglich. Nach den Arbeiten von SCHLECHT (1912), SCHLECHT und SCHWENKER (1912) u. a. ist es bekannt, daß nach parenteraler Einführung von artfremdem Eiweiß eine Überschwemmung des Bindegewebes mit Eosinophilen, in gewissen Körperbezirken, vor allem im Respirationsapparat, ausgelöst wird. Dies muß als Reaktion des Körpers gegen die durch Zerfall artfremden Eiweißes gebildeten toxischen Substanzen angesehen werden. Es ist auch längst bekannt, daß *Wurmgifte* eine Eosinophilie im Gewebe hervorrufen. Damit könnte vielleicht auch das oben erwähnte Fehlen der eosinophilen Leukocyten im Bindegewebe des Embryo und ihre allmähliche Anhäufung im extrauterinen Leben in Zusammenhang gebracht werden.

η) Pigmentzellen oder Chromatophoren.

Im Bindegewebe der *Vertebraten* — sowohl im lockeren ungeformten, als auch in den dichteren Abarten, z. B. im Corium — kommen Zellen vor, deren Cytoplasma körnige Einschlüsse von im Organismus erzeugten, endogenen gefärbten Stoffen oder Pigmenten enthält. Es lassen sich mehrere Pigmentarten unterscheiden, wobei jedoch jede Art nicht eine in chemischem Sinne einheitliche Substanz, sondern eine Gruppe von nahe verwandten Stoffen vorstellt: 1. Melanine, 2. Lipofuscine oder Abnutzungspigmente, 3. Lipochrome, 4. hämoglobinogene Pigmente; außerdem kommen bei den niederen *Wirbeltieren* als Zelleinschlüsse noch 5. braunrote, alkoholbeständige Pigmente und 6. Guanin hinzu.

Die Melanine treten als braune bis schwarze Körnchen von gleichmäßiger, je nach der Zell- oder *Tier*art verschiedener Größe und von runder, manchmal aber auch stäbchenförmiger, krystallinischer Gestalt auf. Das Melanin ist, außer in konzentrierter Salpetersäure, weder in Säuren noch Alkalien oder Fettlösungsmitteln löslich. Es wird gebleicht durch Chlor und Wasserstoffsuperoxyd, reduziert Silbernitrat und verhält sich negativ gegen Eisenreagenzien, gegen basische Farbstoffe, wie Nilblausulfat und gegen Fettfarbstoffe (Hueck 1912, Oberndorfer 1921). Es wird angenommen, daß das Melanin ein proteinogenes Pigment ist, d. h. durch Abbau von Eiweißstoffen aus deren Spaltprodukten (Tyrosin) durch Oxydation entsteht. Nach B. Bloch (1917, 1923), Moncorps (1924) u. a. soll das Dioxyphenylalanin (Dopa) oder ein ihm nahe stehender Körper die Muttersubstanz des Pigments sein und das letztere durch Oxydation aus dem Dopa entstehen; bei Behandlung pigmentzellenhaltiger Gewebe mit einer Dopalösung erhält man in Zellen, die Pigment zu erzeugen imstande sind, eine intensive Schwärzung, was von der Anwesenheit eines besonderen oxydierenden Fermentes, der Dopaoxydase, abhängen soll. Nach Meirowsky (1923, 1925) und W. J. Schmidt (1919 b) ist jedoch das Wesen der Dopareaktion nicht geklärt und, obwohl ihre fermentative Natur feststeht, ist die Spezifität abzulehnen.

In vielen Fällen, wo Melaninkörnchen im Cytoplasma entstehen, sind als Vorstufen derselben zuerst farblose, sich erst später allmählich bräunende Körnchen gefunden worden (Torraca 1914, Prenant 1923, Faris 1924, Rényi 1924, H. Goldmann 1926). Bei künstlicher Bleichung des Pigmentes verschwinden die Körnchen nicht spurlos, sondern hinterlassen farblose Reste. Auch aktive Beteiligung des Zellkernes an der Erzeugung des Melanins, durch Austreten von Nucleolarsubstanz oder Chromatin ins Cytoplasma, ist behauptet worden (v. Szily 1911, Meirowsky 1923, 1925, Oberndorfer 1921).

Die Lipofuscine oder fetthaltigen Abnutzungspigmente (Lubarsch 1902, 1922) erscheinen in den Zellen als Tropfen oder Körner von gelblicher oder brauner Farbe. Sie sind unlöslich in Säuren und Alkalien, teilweise löslich in Fettlösungsmitteln. Mit Fettfarbstoffen geben sie eine je nach dem Fall mehr oder minder deutliche Färbung; mit Nilblau und Neutralrot färben sie sich stark. Die Lipofuscine sind vermutlich Gemische von Pigment und fettähnlichen oder lipoiden Stoffen. Ob das Pigment in ihnen, wie Hueck (1912) es will, selbst ein Abbauprodukt von Fettstoffen ist, erscheint fraglich. Nach Lubarsch (1922), Staemmler (1924) und König (1926) soll es sich chemisch vom Melanin kaum trennen lassen und ebenfalls proteinogenen Ursprungs sein. Melanine sowohl wie Lipofuscine können als Stoffwechselschlacke aufgefaßt werden.

Die Lipochrome sind zweifelsohne lipoidogene Pigmente und treten im Cytoplasma in Form von gelben oder roten Tropfen oder Körnern auf. Hier ist das Pigment stets an einen Fettstoff gebunden und die Lipochromkörner lösen sich infolgedessen in allen Fettlösungsmitteln restlos.

Von den hämoglobinogenen Pigmenten kommt in Bindegewebszellen — allerdings zumeist nur unter pathologischen Verhältnissen — das sogenannte Hämosiderin vor (Lubarsch 1925). Es tritt in Form von goldgelben bis bräunlichen Schollen, Tropfen oder Körnern auf, kann jedoch das Protoplasma auch diffus durchtränken. Es wird durch Wasserstoffsuperoxyd nicht gebleicht, reduziert das Silber nicht, ist unlöslich in Fettlösungsmitteln und gibt die typischen Eisenreaktionen.

Das Guanin lagert sich im Cytoplasma in Form von farblosen eckigen Körnern oder nadelförmigen Krystallen ab.

Wenn das eine oder das andere Pigment in einer Zelle bloß zeitweise, als vorübergehende Erscheinung eines besonderen Stoffwechselzustandes, auftritt, spricht man von „pigmentierten Zellen". Wenn es hingegen von der Zelle selbst ausgearbeitet ist, einen konstanten Bestandteil derselben ausmacht und wenn seine Anwesenheit im Cytoplasma mit der spezifischen Funktion der Zelle unmittelbar verbunden ist, handelt es sich um echte „Pigmentzellen" oder „Chromatophoren". Die einen sowie die anderen kommen unter normalen Bedingungen im Bindegewebe vor.

In den pigmentierten Zellen des Bindegewebes kann Lipofuscin, Hämosiderin oder Melanin vorkommen. Beispiele dafür findet man gelegentlich in den serösen Membranen, im Fettgewebe, im interstitiellen Gewebe verschiedener Drüsen, z. B. in der Brustdrüse, ferner im Pankreas bei Säuglingen, wo das Pigment eisenhaltig ist (LUBARSCH 1925e). Das Hämosiderin stammt aus Erythrocyten kleiner Blutergüsse oder aus innerhalb der Blutgefäße zugrunde gehenden Erythrocyten. Auch die Pigmentzellen der *Amphibien*leber gehören nach BERG (1914) hierher; in ihnen entsteht das Pigment aus gefressenen Erythrocyten und soll am Anfang auch Eisenreaktion geben.

Zur Kategorie der pigmentierten Zellen gehören vielleicht auch die melaninführenden, spindelförmigen oder verzweigten Zellen der oberflächlichen Cutisschichten beim Menschen und bei den *Säugetieren*. Beim Menschen kommen sie in der Circumanalgegend, im Warzenhof, im Scrotum usw. vor. Es wird wenigstens von einigen Autoren, z. B. B. BLOCH (1921, 1923), MIESCHER (1922), STEINER-WOURLISCH (1925) u. a. auf Grund des negativen Verhaltens dieser Zellen gegenüber der Dopareaktion behauptet, daß sie selbst kein Pigment erzeugen können, sondern daß sie es aus den epidermalen Pigmentzellen beziehen und entweder in körniger oder in gelöster Form aufnehmen. Nach den genannten Autoren wären sie also eigentlich als Chromatophoren nur im Sinne von „Pigmentträgern" zu bezeichnen. Ihre Zahl kann in weiten Grenzen schwanken. Durch Injektion von gelöstem Melanin in die Cutis oder durch intensive Röntgenbestrahlung können große Mengen von ihnen künstlich erzeugt werden. Nach MEIROWSKY (1923, 1925) soll jedoch die Trennung dieser Zellen von den echten Pigmentzellen des Bindegewebes der Cutis nicht zu Recht bestehen und sie sollen trotz des negativen Ausfalls der Dopareaktion doch als selbständige Melaninerzeuger funktionieren können.

Über die Frage, welche Zellen des Bindegewebes als pigmentierte Zellen auftreten, trifft man in der Literatur keine genauen Angaben. Wahrscheinlich handelt es sich in den meisten Fällen um histiocytäre Elemente, um ruhende oder aktive Wanderzellen des Bindegewebes (KIYONO und NAKANOIN 1919). Dies würde mit der Beweglichkeit der letzteren und mit ihrer Fähigkeit zur Phagocytose und zur Speicherung gut übereinstimmen.

Echte Pigmentzellen oder Chromatophoren im Bindegewebe sind beim Menschen selten; sie führen braune bis schwarzbraune Melaninkörnchen im Cytoplasma und können dementsprechend als Melanophoren bezeichnet werden. Nach B. BLOCH und STEINER-WOURLISCH (1925) sollten sie, da sie das Pigment selbst erzeugen, eigentlich Melanoblasten heißen. Im Integument sind sie beim Menschen — immer vorausgesetzt, daß die oben erwähnten, in den oberflächlichen Schichten des Coriums vorhandenen, Pigment enthaltenden Zellen nicht echte Chromatophoren (Melanoblasten) sind — nur in einigen wenigen Stellen, in den tieferen Partien des Coriums, an der Grenze des Unterhautzellgewebes, z. B. beim Menschen im Bereich des sogenannten Mongolenflecks (ADACHI 1903) gefunden worden.

Größere Mengen sind im schon makroskopisch schwarz oder braun erscheinenden lockeren Bindegewebe der Aderhaut und der Regenbogenhaut des Auges vorhanden. Hier könnte man von „Pigmentgewebe" sprechen. Endlich kommen Pigmentzellen auch im Bindegewebe der weichen Hirnhäute des verlängerten Markes vor, wo sie besonders die Blutgefäße umflechten. Bei den anderen Säugetieren scheinen sie eine gewöhnliche Erscheinung auch im Bindegewebe der Cutis zu sein (STEINER-WOURLISCH 1925). Es sind spindelförmige, in den Hirnhäuten

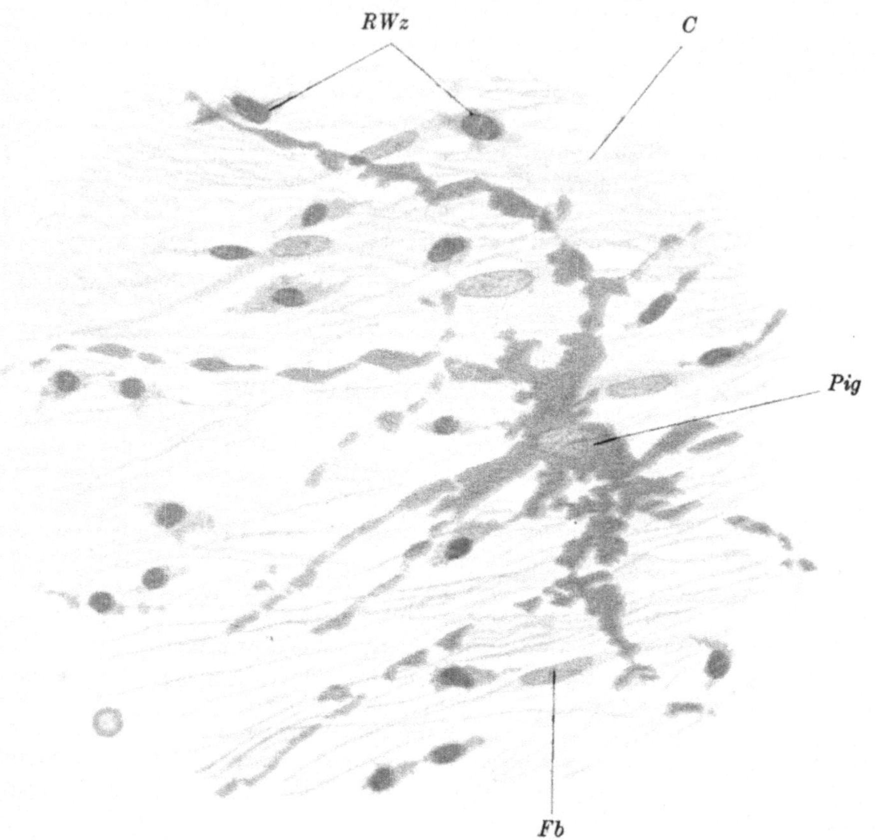

Abb. 18. Verzweigte Chromatophore aus der weichen Gehirnhaut der ventralen Oberfläche der Medulla oblongata vom *Kaninchen* (*Pig*); *Fb* Fibrocyten; *RWz* ruhende Wanderzellen (Histiocyten); *C* Kollagenfasern. ZF, Häm., EAz. Zeiß Ap. Hom. Imm. 2, Komp.-Ok. 4.

mit oft sehr langen, dünnen, reichlich verzweigten Ausläufern versehene (Abb. 18 *Pig*) oder (in der Aderhaut) platte, mit kurzen, plumpen Fortsätzen ausgestattete Zellen. Die hell- bis dunkelbraunen, runden oder stäbchenförmigen, regelmäßigen Melaninkörnchen erfüllen das Cytoplasma aufs dichteste und lassen den Kern als hellen ovalen Fleck durchscheinen.

Ähnlich beschaffen sind die Melanin enthaltenden Chromatophoren auch bei den *Vögeln*. Bei bestimmten *Hühner*rassen erreichen sie eine ganz ungewöhnliche Entwicklung und durchsetzen das Bindegewebe aller Organe (KUKLENSKI 1915, STIEFEL 1926).

Sehr zahlreich, mannigfaltig und hoch entwickelt sind die Pigmentzellen im Körperbindegewebe der niederen *Wirbeltiere*, der *Fische*, *Amphibien* und *Reptilien*. Die Hauptrolle wird auch hier von Melanin führenden Zellen gespielt, den

Melanophoren oder Melanocyten. Je nach *Tierart* und Körperstelle kann es hier aber sogar unter den Melanophoren Abarten geben, die sich durch äußere Gestalt, Größe und Form der Körner usw. unterscheiden (BALLOWITZ 1914 d, 1920, W. J. SCHMIDT 1918, 1920 d, f, g, 1921 i, BECHER 1924). Sie sind größer als bei den *Säugetieren* und stellen meistens sternförmige, platte Gebilde vor, mit zahlreichen, radiär auseinanderlaufenden, breiten, am Rande gezackten oder langen und dünnen, oft äußerst reich verzweigten Ausläufern (Abb. 19), die sich mit den Ausläufern der Nachbarzellen netzartig durchflechten und nach einigen Autoren (FISCHEL 1920) echte syncytiale Netze bilden können. Im Schwanze der *Urodelenlarven* kommen eigentümliche

große Chromatophoren vor mit zwei an den entgegengesetzten Epitheloberflächen ausgebreiteten Sternen (W. J. SCHMIDT 1920 h). Das Cytoplasma erscheint stets durch und durch von Melaninkörnchen erfüllt; neben dem Kern tritt oft eine deutliche Sphäre hervor. Diese Melanophoren sind besonders zahlreich im Bindegewebe der Cutis und bedingen die dunkle Färbung der Haut; sie kommen aber auch im Inneren des Körpers vor. Mit besonderer Vorliebe umflechten sie die Blutgefäße.

Nach WEIDENREICH (1912) lassen sich im Körper vier Verbreitungsgebiete der Chromatophoren unterscheiden, die bestimmte Organsysteme hüllenartig umgeben. Es sind dies 1. das Hautsystem, welches alle Chromatophoren im Bindegewebe der Haut

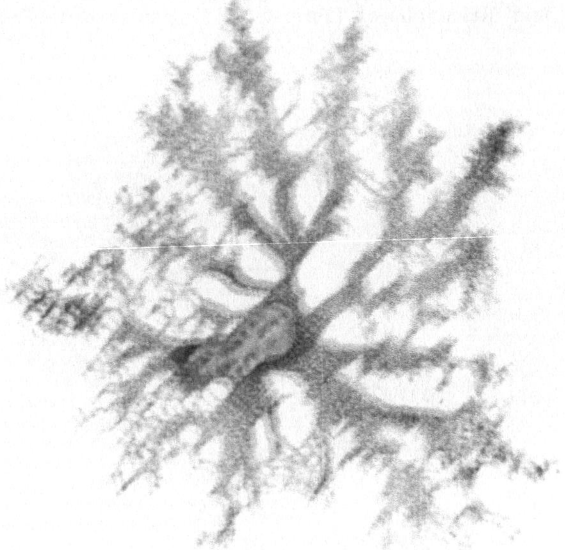

Abb. 19. Chromatophore aus der Haut einer *Axolotllarve*; im unteren Abschnitt der Zelle eine Anzahl von rosa gefärbten Dotterkörnern. ZF, EAz. Vergr. 750fach. Zeiß Ap. Hom. Imm. 2, Komp.-Ok. 6.

umfaßt, 2. das perineurale System — die Chromatophoren in den Hüllen des Zentralnervensystems und in den Sinnesorganen, 3. das pericölomische System — die Chromatophoren in den die Körperhöhlen auskleidenden serösen Häuten und 4. das perivasculäre System — die die Blutgefäße begleitenden Chromatophoren. Bei den höheren *Vertebraten,* den *Säugetieren* und dem Menschen, treten bloß die ersten zwei Systeme deutlich hervor.

In der Haut der *Reptilien, Amphibien* und *Fische* gibt es außer Melanophoren noch anders geartete Chromatophoren. Die roten und gelben Farbentöne werden hier meistens durch die Anwesenheit von Zellen mit Lipochromeinschlüssen, von sogenannten Xantho- oder Lipophoren bedingt (BALLOWITZ 1916, W. J. SCHMIDT 1919 c, 1921 k, BECHER 1924, SCHNACKENBECK 1925). Seltener sind es Zellen mit roten bis braunen, alkoholbeständigen Pigmenten, die sogenannten Allophoren (W. J. SCHMIDT 1918) oder Erythrophoren. Die Form dieser Zellgebilde ist sehr mannigfaltig; meistens sind sie auch platt und mit Ausläufern versehen; diese letzteren sind aber kürzer und nicht so verzweigt, wie in den Melanophoren.

Die im Bindegewebe der Haut bei den *Kaltblütern* zerstreuten, mit Guanineinschlüssen versehenen Zellen — die Leuko- oder Guanophoren, Iridosomen, Iridocyten, Flitterzellen — sind meistens platte, vieleckige, mit nur kurzen Ausläufern versehene Gebilde (W. J. SCHMIDT 1918, 1919 c, 1920 e, 1921 k, BECHER 1924). Durch Interferenz des Lichtes in den farblosen Guaninkrystallen, die ihr

Cytoplasma aufs dichteste erfüllen, bedingen sie die schillernden Farbentöne oder den Silberglanz des Integuments.

Alle die beschriebenen verschiedenen Pigmentzellenarten können sich in der Haut der *Kaltblüter* zu kleinen, äußerst kompliziert und verschiedenartig, aber stets in gesetzmäßiger Weise gebauten Organen vereinigen (Abb. 20) (Ballowitz 1913 a, 1914 d, 1917, Becher 1924, W. J. Schmidt 1919 c, 1920 d, f, 1921 k, Jost 1926).

Die morphologische Stellung der Pigmentzellen ist nicht vollständig geklärt. Sie müssen jedenfalls als in besonderer Weise differenzierte Bindegewebszellen angesehen werden, die als Regel nicht ineinander übergehen können und nur bestimmte Pigmentarten führen. Gegenteilige Angaben, z. B. über direkte Verbindungen zwischen Xanthophoren und Melanophoren (Prenant 1923) oder über Verwandlung der ersten in die zweiten (Pernitzsch 1913) sind mit Vorsicht aufzunehmen. Die genetischen Beziehungen der Pigmentzellen zu den anderen Elementen des Bindegewebes bleiben aber unsicher. Einige Autoren (Rabl 1895, Asvadourova 1913, Millot 1922, Chrustschoff 1926) glauben sie aus leukocytären Zellen herleiten zu können, doch wird dies von den meisten geleugnet. Melanin-pigmentierte Wanderzellen kommen aber im Bindegewebe der *Amphibien* sicherlich vor. Kiyono und Nakanoin (1919) und N. Chlopin und A. Chlopin (1925) halten die Melanophoren für eine Abart der Histiocyten und finden bei den niederen *Wirbeltieren* Übergangsformen zwischen Histiocyten und Chromatophoren, die neben Melaninkörnern Vitalfarbstoffe speichern können. Die herrschende Anschauung ist, daß die Chromatophoren im Embryo aus gewöhnlichen indifferenten Mesenchymzellen entstehen. Besonders deutlich tritt dies bei der embryonalen Entwicklung der *Fische* (Stockard 1915 a, b) und *Amphibien* hervor, wo sie sehr früh als spezifisch differenzierte Zellen auftauchen. Sie scheinen sich vom übrigen Mesenchym endgültig abzuspalten und sich weiterhin auf homoplastischem Wege zu vermehren. Mitosen werden in ihnen oft gefunden (W. J. Schmidt 1920 e, 1921 i). Andererseits ist es aber wohl als sicher anzunehmen, daß echte Chromatophoren gelegentlich auch im erwachsenen Organismus auf heteroplastischem Wege, d. h. aus nicht pigmentierten Zellen, durch intracelluläre Ausarbeitung von Pigmenteinschlüssen, entstehen können (Torraca 1914). Die betreffenden Mutterzellen werden dabei wohl der Kategorie der im Bindegewebe in latentem Zustande verbleibenden Mesenchymzellen mit embryonalen Potenzen zuzurechnen sein.

In der Haut der *Larven* der anuren *Amphibien* befindet sich in bestimmten Entwicklungsstadien, unmittelbar unter der Epidermis, ein eigentümliches mesenchymatisches syncytiales Cytoplasmanetz, welches außer Kernen verschiedene vital färbbare Einschlüsse, Pigmentkörner usw. enthält (Asvadourova 1913, Borrel 1913, 1914, Nageotte 1914 a, b, Prenant 1923). Seine Bedeutung ist unklar. Während Borrel die Chromatophoren durch Isolierung einzelner Abschnitte dieses Netzes entstehen läßt, sollen nach Prenant umgekehrt die Melanophoren früher entstehen und sich dem Netze später einfügen.

Was die Funktion der Pigmentzellen anbelangt, so ist zu vermuten, daß sie außer ihrer biologischen Bedeutung als Faktoren der Färbung des Integuments, durch Absorption der Licht- und Wärmestrahlen eine Schutzwirkung denselben gegenüber ausüben und in der Wärmeregulierung eine Rolle spielen (Weidenreich 1912, Bauer 1914). Wenn *Amphibien* oder *Fische* längere Zeit im Dunkeln gehalten werden oder hungern, so werden die Melanophoren in der Haut und in den serösen Membranen von phagocytischen Wanderzellen

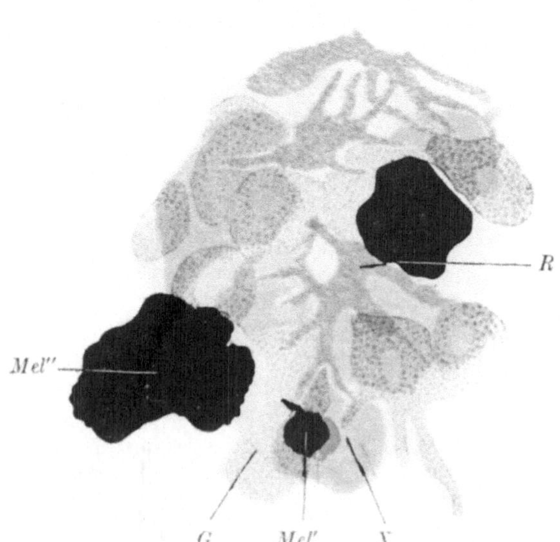

Abb. 20. Gruppe von verschiedenartigen Pigmentzellen nach einem Balsamtotalpräparat der Rückenhaut von *Rana fusca*. *Mel'* epidermale Melanophore; *Mel''* subepidermale Melanophore; *R* Erythrophore; *X* Xanthophore; *G* Guanophore. Vergr. 500fach. (Nach W. J. Schmidt 1920 a.)

angegriffen und zerstört (OGNEFF 1908). Das Cytoplasma der Chromatophoren ist contractil und die Zellen besitzen, wenn auch in beschränktem Maße, die Fähigkeit der Ortsbewegung; dies kann an günstigen Objekten, z. B. an den durchsichtigen Eiern einiger *Knochenfische*, im Leben beobachtet werden; bei ihren Bewegungen werden die Chromatophoren von Blutgefäßen mit zirkulierendem Blute angelockt (STOCKARD 1915, TAYLOR 1919). In früherer Zeit wurde den Chromatophoren der *Amphibienlarven* von mehreren Autoren die Fähigkeit zugesprochen, in die Epidermis einzuwandern (RABL 1895, W. J. SCHMIDT 1918). Wenn dies nach den neueren Untersuchungen auch nicht in vollem Umfange aufrecht erhalten werden kann, so steht es doch fest, daß bei *Amphibienlarven* verzweigte Ausläufer bindegewebiger Chromatophoren weit zwischen die Zellen der Epidermis hineindringen können (KORNFELD 1920, SCHNACKENBECK 1922, BERWEGER 1926).

Es ist bekannt, daß der Farbenwechsel der Haut bei den *Reptilien, Amphibien* und *Fischen*, der unter anderem auch durch Gesichtseindrücke stark beeinflußt wird (FISCHEL 1920), von Veränderungen der Hautchromatophoren abhängt. Die aktive Rolle wird dabei vor allem von den Melanophoren gespielt, während sich die anderen Chromatophorenarten mehr passiv verhalten (HIMMER 1923). Beim Hellerwerden der Haut sieht man die Melanophoren sich zu kleinen runden schwarzen Körpern zusammenballen. Beim Dunklerwerden breitet sich das pigmenthaltige Cytoplasma wieder über eine große Fläche aus. Dies hängt nach den Angaben der meisten Forscher nicht von dem Einziehen der pigmenterfüllten Ausläufer, sondern von einer intracellulären Verlagerung der Pigmentkörner ab (BALLOWITZ 1913 a, b, 1914 c, d, 1916, 1917, W. J. SCHMIDT 1920 f, 1921 l, DAWSON 1920, HIMMER 1923). Bei der Zusammenballung strömen die Körner alle zum Kerne hin und sammeln sich hier in einem dichten Haufen an, während die Umrisse des Zelleibes unverändert bleiben. Die pigmentfreien Ausläufer sind an fixierten und gefärbten Präparaten zu sehen (W. J. SCHMIDT 1921 l). Bei einigen *Knochenfischen*, deren Körperhaut im Leben sehr rasche Farbveränderungen darbietet, scheint das Cytoplasma der flachen, runden Chromatophoren radiär vom Kerne ausstrahlende Kanälchen zu besitzen, in deren Innerem die Pigmentkörnchen sehr rasch, ruckweise, nach außen, zum Zellrande hin abrücken oder, umgekehrt, dem Kerne zuströmen (BALLOWITZ 1913 b, 1914 c, 1916, 1917). Es gibt aber auch Angaben darüber, daß die Chromatophoren, besonders bei den *Amphibien*, ihre Ausläufer wenigstens teilweise einziehen können (W. J. SCHMIDT 1920 f, FISCHEL 1920). Nach HOOKER (1914) sollen die Chromatophoren beim *Frosch* in besonderen, scharf begrenzten, der Form der Zelle angepaßten Hohlräumen der bindegewebigen Zwischensubstanz liegen und innerhalb derselben sich ausbreiten oder kontrahieren.

ϑ) Fettzellen.

Neutralfett in Form von kleinen Tröpfchen kann gelegentlich im Cytoplasma aller Zellen des Bindegewebes vorkommen. Es gibt jedoch im Bindegewebe Zellen, in denen die Anwesenheit von Fett in Form von tropfigen Einschlüssen verschiedener Größe der Ausdruck einer besonderen Funktion ist und die dementsprechend als Fettzellen zu bezeichnen sind. Sie kommen sehr oft im gewöhnlichen lockeren ungeformten Bindegewebe, einzeln oder in kleinen Gruppen, besonders in der Nähe der Blutgefäße, vor. Wenn sie sich im Gewebe in großen Mengen anhäufen, spricht man von „Fettgewebe" (s. Abschnitt über „Stützsubstanzen").

Das Neutralfett ist ein je nach der *Tierart* wechselndes Gemisch von Glyzerinestern der Fettsäuren, von welchen die gewöhnlichsten die Olein-, Palmitin- und Stearinsäure sind. Das Triolein ist die flüssigste Fettart, während das Tripalmitin und besonders Tristearin eine festere Konsistenz haben und bei *Warmblütern* nur bei Körpertemperatur flüssig bleiben, bei Erkaltung jedoch erstarren. Je mehr Olein das Fett enthält, desto leichter bleibt es flüssig. Nach dem Tode scheidet sich sehr oft ein Teil des Fettgemisches in der Zelle in Form von Drusen nadelförmiger Krystalle aus. Dem Neutralfettgemisch beigemengt finden sich oftmals verschiedene Lipoide, besonders freie Fettsäuren und deren Kalksalze, ferner Pigmente, Lipochrome, die die mehr oder minder deutlich hervortretende natürliche Färbung des Fettes und folglich auch des Fettgewebes bedingen; sie sind besonders in dem sogenannten braunen Fettgewebe ausgeprägt. Durch Fütterung der *Tiere* mit besonderen Fettarten läßt sich die chemische Zusammensetzung der Fettsubstanzen in den Fettzellen ändern. Es ist auch möglich, durch Verfütterung von Fett, welches mit Scharlach oder Sudan rot gefärbt ist, das Fett im Körpergewebe intravital rot zu färben (JACOBSTHAL 1909, GAGE und FISCH 1924).

Verdünnte Säuren und Alkalien greifen die Fetteinschlüsse nicht an, absoluter Alkohol, Äther, Chloroform, Benzol und ähnliche Stoffe lösen sie jedoch auf, so daß an in Balsam eingeschlossenen Präparaten an Stelle der Fetttropfen im Cytoplasma leere vakuolenartige Räume erscheinen. Das klassische histologische Reagens für Fett ist Osmiumsäure; sie wird durch das Fett in Form eines ultramikroskopisch feinen schwarzen Niederschlages reduziert und färbt die Tropfen tief schwarz oder grau. Es muß jedoch berücksichtigt werden, daß die Osmiumsäure erstens für Fett nicht spezifisch ist, da sie gelegentlich auch andere Substanzen schwärzt, und zweitens, daß sie nicht durch jedes Fett, sondern nur durch die Olein- und oleinsäurehaltigen Substanzen direkt reduziert wird. Palmitin und Stearin werden bloß fixiert und erhalten die schwarze Färbung erst nachträglich, bei Nachbehandlung mit Alkohol (ALTMANN 1894, STARKE 1895). Empfindlicher und genauer als Fettreagenzien erscheinen einige fettlösliche Anilinfarbstoffe. Sudan III und Scharlach R, die dem Fett (am besten nach Formolfixierung) eine gelbe bzw. ziegelrote Färbung (Abb. 21 *Fz*), verleihen und Nilblausulfat, welches alle anderen Gewebselemente blau, Neutralfett aber rot färbt.

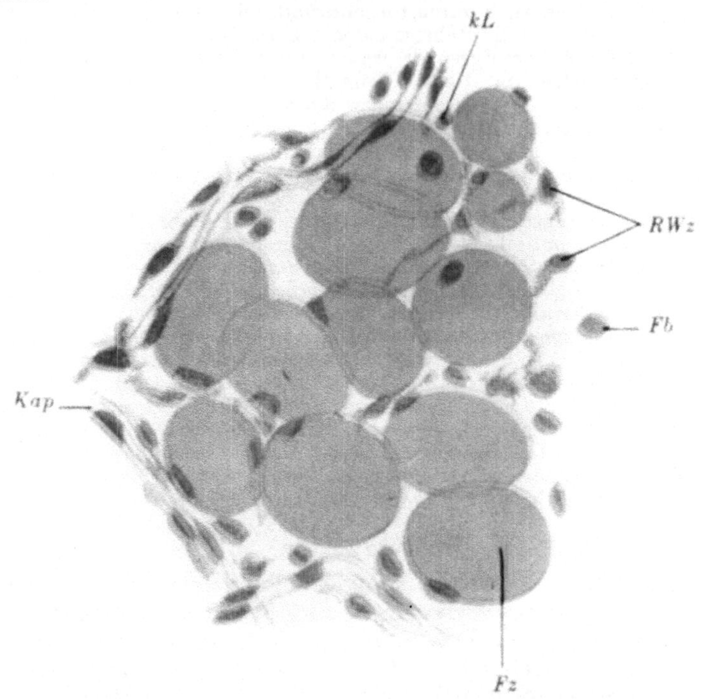

Abb. 21. Gruppe von Fettzellen (*Fz*) aus dem Netz eines mit Carmin intravital gespeicherten *Kaninchens*; *Fb* Fibrocyten; *RWz* Carminkörnchen enthaltende ruhende Wanderzellen (Histiocyten); *Kap* Capillaren; *kL* kleine Lymphocyten. Formalinfixierung; Hämatoxylin, Scharlach R. Vergr. 375fach. Zeiß Ap. 4, Komp.-Ok. 6.

In voll entwickeltem Zustande stellen die Fettzellen große kugelförmige Körper von 40—120 μ im Durchmesser vor (Abb. 21 *Fz*). Bei dichter Lagerung verwandeln sie sich in polyedrische Gebilde. Im frischen Zustande sieht man nichts als mattglänzende Kugeln, da das stark lichtbrechende Fett die anderen Bestandteile verdeckt. Nur bei günstiger seitlicher Lage und in den jüngeren, noch nicht ganz ausgebildeten cytoplasmareicheren Fettzellen ist hier der Kern zu unterscheiden; solche Gebilde werden dann oft als Siegelringformen bezeichnet. Wenn beim Zerzupfen ein Teil des Fettes freigeworden ist, tritt es in der Umgebung der Zellen als scharf umgrenzte, regelmäßige, kreisrunde glänzende Tropfen von sehr verschiedener Größe auf.

Meistens enthält die ausgebildete Fettzelle einen einzigen großen Fetttropfen; er ist von einer sehr dünnen Cytoplasmaschicht unmittelbar umgeben, an deren äußerer Oberfläche noch das Vorhandensein einer dünnen, durchsichtigen, aber elastischen, widerstandsfähigen Zellmembran angenommen wird. Nach Auflösung des Fettes bei der Anfertigung des Präparates legt sich diese Membran mit der

Cytoplasmaschicht in Falten. An irgendeiner begrenzten Stelle erscheint das Cytoplasma verdickt und hier liegt der runde, mehr oder minder abgeplattete Kern. In der um den Kern herum angesammelten Cytoplasmamasse befinden sich außer gelegentlichen kleinsten Fetttröpfchen ein Netzapparat (DEINEKA 1912) und Plastosomen, meistens in Form von Chondriokonten (TSCHASCHIN 1912, DUBREUIL 1913). Neuerdings sind Plastosomen auch im Bereich der übrigen, stark verdünnten Cytoplasmaschicht gefunden worden (GUYON 1924 a, b) (Abb. 22). Der Kern enthält feine Chromatinkörnchen, die sich zumeist in der Umgebung eines zentral gelegenen Kernkörperchens ansammeln. Seine Membran erscheint sehr oft einseitig durch einen kleinen, scharf umschriebenen, schwer löslichen Fetttropfen tief eingedellt, wodurch eine intranukleäre Lage des letzteren vorgetäuscht werden kann (H. RABL 1896).

Nach den Untersuchungen von POLICARD (1922 a, b), dem sich in der Hauptsache GRYNFELTT (1922) und VOLTERRA (1923) anschließen, soll in vollentwickelten Fettzellen das Cytoplasma nur in der nächsten Umgebung des Kernes vorhanden sein und in vielen Fällen soll der Kern mit den letzten Spuren des Cytoplasmas sogar vollkommen verschwinden. Der große Fetttropfen ist nicht von einer Cytoplasmaschicht, sondern unmittelbar von einer dünnen, kollagenen Membran umschlossen, die der intercellulären Zwischensubstanz angehört. Während nach allgemeiner Annahme das Fett in die Fettzelle unsichtbar, in Form löslicher Spaltungsprodukte aufgenommen und erst innerhalb der Zelle wieder aufgebaut wird, möglicherweise mit Hilfe oder in der Substanz der Plastosomen (ALTMANN 1894, DUBREUIL 1913; ARNOLD 1914, SHELDON 1924), soll diese Art und Weise der Fettspeicherung nach POLICARD nur auf die frühen Embryonalstadien beschränkt sein; in die entwickelte Fettzelle gelangt das Fett in corpusculärer Form, in Form von

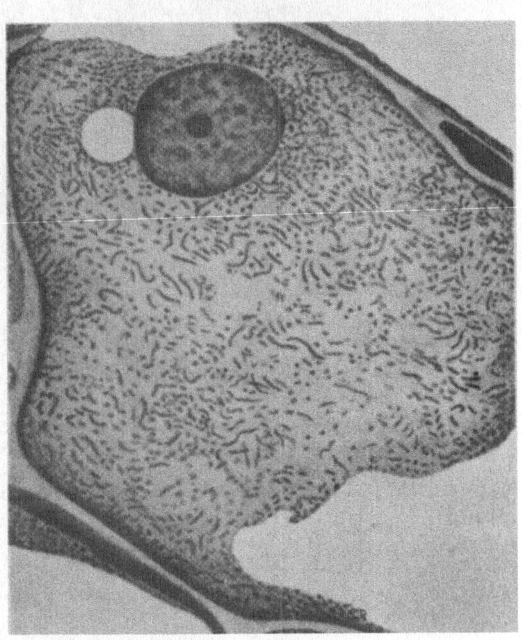

Abb. 22. Tangentialschnitt der Membran einer Fettzelle von der *Ratte*. Neben dem Kern der juxtanucleäre Fetttropfen. Im Cytoplasma Plastosomen. Fixierung mit Bichromat-Formol-Uran, EH. Vergr. 2000fach. (Nach GUYON 1924.)

kleinsten Fetttröpfchen, Hämokonien, die im Blute zirkulieren; sie dringen durch die kollagene Hüllmembran in die Fettzelle ein und verschmelzen mit dem großen Fetttropfen.

Demgegenüber bestehen NAGEOTTE und GUYON (1923) auf der Richtigkeit der früheren Anschauung, daß der große Fetttropfen einer Fettzelle überall von einer plastosomenerfüllten Cytoplasmaschicht umkleidet ist. Eine besondere Zellmembran an der äußeren Oberfläche des Cytoplasmas existiert nicht. Wohl aber befindet sich hier statt dessen ein dichtes, feinfibrilläres Netz, welches die kugeligen Zellkörper korbartig umgibt und mit einem diffusen Fasernetz zwischen den Zellen direkt zusammenhängt (Abb. 23). Ähnliche Verhältnisse wurden neuerdings auch von ALFEJEW (1924) im embryonalen Fettgewebe beobachtet. Die beschriebenen Netze haben durchaus den Charakter von Gitterfasern (s. unten) und sind auch mit Silber imprägnierbar, sollen jedoch nach NAGEOTTE nicht aus einer besonderen Substanz, dem Reticulin oder Präkollagen, bestehen, sondern gewöhnliches Kollagen sein.

Nach WASSERMANN (1926) entspricht die geschilderte geläufige Vorstellung vom Bau der reifen Fettzellen nicht den Tatsachen. Im gewöhnlichen Fettgewebe soll es überhaupt keine selbständigen kugeligen Fettzellen geben; diese letzteren werden vielmehr durch die Ablagerung großer Fetttropfen im Protoplasma eines syncytialen („retikuloendothelialen")

Zellreticulums vorgetäuscht und zwischen den kugelig aufgetriebenen Reticulumabschnitten müssen überall Plasmabrücken angenommen werden.

Außer dem „gewöhnlichen" oder „weißen" Fettgewebe ist bei gewissen *Säugetieren,*

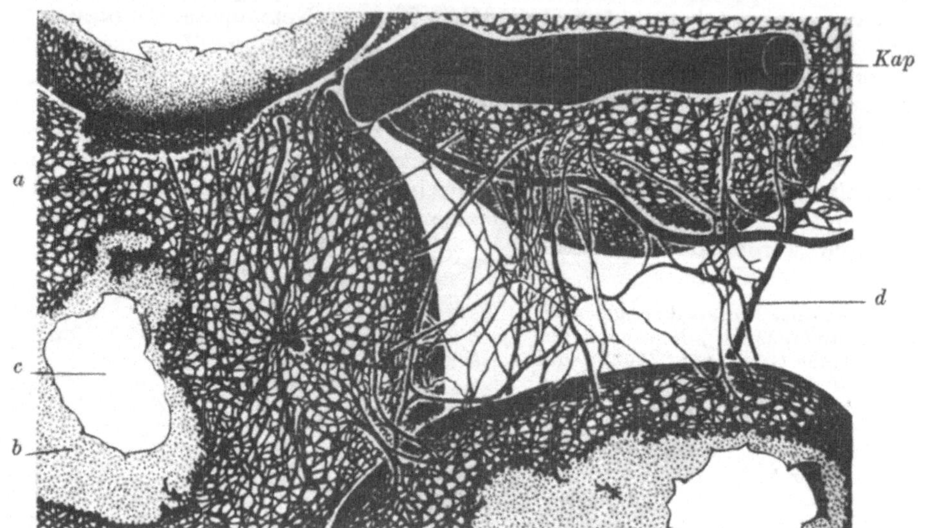

Abb. 23. Aneinandergrenzende Teile von vier Fettzellen aus der Bauchwand der *weißen Ratte. Kap* Capillare; *d* intercelluläres Fasernetz; *a* pericellulärer Faserkorb; *b* Cytoplasmamembran der Fettzelle; *c* angeschnittene Öffnung in derselben. Silberimprägnation nach Hortega. Vergr. 2700fach. (Ap. Hom. Imm. 2, Komp.-Ok. 18, auf die Hälfte reduziert.) (Nach Nageotte und Guyon 1923.)

z. B. einigen *Nagern (Murmeltier, Ratte),* eine zweite Art Fettgewebe zu unterscheiden, das sogenannte „braune" Fettgewebe (Hammar 1895, Auerbach 1902) oder die „Interscapular-" oder „Winterschlafdrüse" (Rasmussen 1923, Sheldon 1924). In diesem sind die vollentwickelten Fettzellen zum Teil oder sämtlich nicht mit einem großen, sondern mit

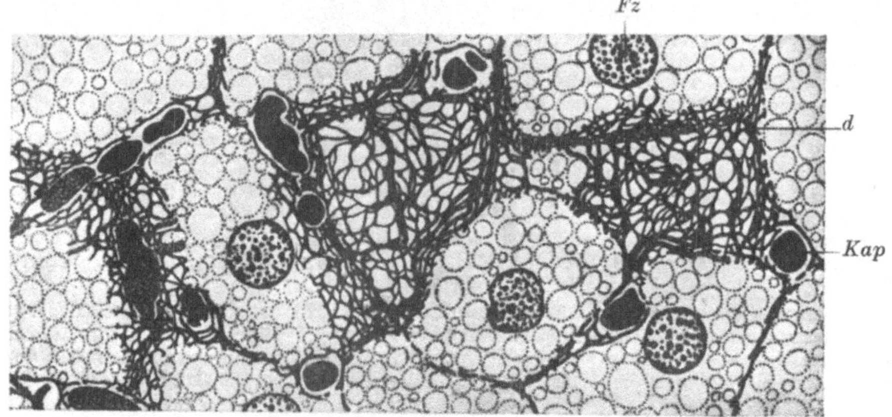

Abb. 24. „Braunes" Fettgewebe aus der „Winterschlafdrüse" der *weißen Ratte. Fz* Fettzellen; *Kap* Capillaren mit schwarz gefärbten Erythrocyten; *d* intercelluläres Fasernetz. Technik und Vergr. wie in Abb. 23. (Nach Nageotte und Guyon 1923.)

mehreren, entsprechend kleineren Fetttropfen versehen, die einen besonders hohen Gehalt an Lipochrom aufweisen. Die äußere Form solcher Zellgebilde ist oft nicht kugelig, sondern unregelmäßig eckig oder maulbeerförmig. Das Cytoplasma ist meistens reichlich vorhanden, bildet Scheidewände zwischen den Fetttropfen und sammelt sich in der Umgebung des Kernes an, welcher hier gewöhnlich eine zentrale Lage einnimmt und nicht abgeplattet, sondern kugelig oder, infolge des Druckes von seiten der Fetttropfen, vieleckig erscheint.

Die Plastosomen sind sehr zahlreich und haben alle den Charakter von runden Körnchen, Mitochondrien (GUYON 1924a). Die Zellkörper werden auch von Gitterfasernetzen umflochten, in denen man jedoch keine besonderen pericellulären Kapseln und intercelluläre Partien unterscheiden kann (NAGEOTTE und GUYON 1923) (Abb. 24).

Bei den niederen *Wirbeltieren* sind Fettzellen mit mehreren, miteinander nicht zusammenfließenden Fetttropfen eine gewöhnliche Erscheinung. Bei den *Vögeln* sind sie erst vor kurzem von CLARA (1923) beschrieben worden.

Abgesehen von der vermuteten endokrinen Funktion des braunen Fettgewebes, kann den Fettzellen im Organismus eine doppelte physiologische Bedeutung zugeschrieben werden. In großen Massen, als Fettgewebe vereinigt, erlangen sie die Bedeutung eines druckelastischen Stützgewebes (SCHAFFER 1922) (s. den Abschnitt über Stützsubstanzen). Im übrigen stellen die Fettzellen Stapelplätze von Reservenährmaterial in Form von Neutralfett vor; als solche sind sie im Körper, sogar im Rahmen der normalen Verhältnisse, fortwährenden, von dem allgemeinen Ernährungszustande abhängigen Veränderungen ausgesetzt. Wenn der Organismus Fett ansetzt, sieht man die schon vorhandenen Fettzellen größer werden; außerdem können dabei aber in allen Perioden des extraembryonalen Lebens auch neue Fettzellen entstehen. Bei mangelhafter Ernährung, bei marantischen Zuständen usw. nimmt umgekehrt der Fettgehalt der Fettzellen ab, oft bis zum völligen Schwunde. Die Histogenese dieser Vorgänge, ebenso wie die der embryonalen Entwicklung der Fettzellen (s. unten), ist nicht genügend geklärt. Sie wird noch besonders dadurch erschwert, daß die Erscheinungen der progressiven und der regressiven Verwandlung der Fettzellen einander sehr ähnlich sein können. Außer bei solchen, den Organismus als Ganzes betreffenden Stoffwechselveränderungen, wie das Hungern, lassen sich auch bei verschiedenen Prozessen lokalen Charakters im Bindegewebe, z. B. bei Entzündung, Rückbildungserscheinungen an den Fettzellen der betreffenden Körperstelle beobachten (CZAJEWICZ 1866, FLEMMING 1871b, 1872, MAXIMOW 1904).

Die geläufigste Vorstellung von der Entstehung neuer Fettzellen bei Fettansatz während des extrauterinen Lebens ist, daß sie aus gewöhnlichen, vornehmlich an den Gefäßen gelagerten, fixen Bindegewebszellen, d. h. Fibrocyten, durch Anhäufung von Fett im Cytoplasma entstehen (FLEMMING 1871a, 1876d, e, 1879). Im Cytoplasma tauchen zuerst einzelne, spärliche, kleine und größere Tröpfchen von Fett auf; sie nehmen an Umfang und Zahl zu und fließen endlich rasch zu einem größeren Haupttropfen zusammen. Von POLICARD (1922a) wird dieser Vorgang als eine unter Abnahme der Oberflächenspannung der einzelnen Fetttröpfchen plötzlich eintretende Veränderung des kolloidalen Gleichgewichtes in der Cytoplasma-Fettemulsion aufgefaßt. In Verbindung damit schwillt der Zellkörper an, die Zellenausläufer werden allmählich eingezogen und die Zelle nimmt zuerst ein eckiges, dann aber ein regelmäßig kugelrundes, im optischen Schnitt siegelringförmiges Aussehen an. Bei der weiteren Vergrößerung des Fetttropfens und der Dehnung und Verdünnung der Cytoplasmaschicht scheint sich an der äußeren Oberfläche der letzteren allmählich eine Cuticularmembran zu differenzieren. Der Kern rundet sich zuerst, in den frühen Stadien dieser Verwandlung, kugelförmig ab, während die Chromatinkörnchen gröber werden und sich um ein zentrales Kernkörperchen sammeln; später wird er durch den großen Fetttropfen an die Oberfläche gedrückt und plattet sich ab. Mitosen werden in den Fettzellen, sogar in den jungen, im allgemeinen nicht gefunden.

Beim Schwund des Fettes erhält man scheinbar dieselbe Bilderreihe, nur in umgekehrter Folge. Durch lipolytische Enzyme wird das Neutralfett gespalten und die löslichen Spaltprodukte durch die Zellmembran auf unsichtbarem Wege abgeführt. Die Cytoplasmaschicht zwischen Zellmembran und Fett wird dicker, der Fetttropfen wird wieder in mehrere kleine Tropfen zerteilt. Dann erscheinen an der Zelloberfläche wieder kleine, zipfelförmige, sich allmählich ausdehnende und abplattende Ausläufer, und mit dem Schwunde des letzten Fetttropfens soll man eine solche gewesene Fettzelle von einem gewöhnlichen Fibrocyten nicht mehr unterscheiden können. Es wird vermutet, daß sich solche zu Fibrocyten rückgebildete Fettzellen unter Umständen wiederum zu Fettzellen umwandeln können (KÖLLIKER 1886).

Die beschriebene Verwandlung der Fibrocyten im extrauterinen Leben in
Fettzellen und umgekehrt läßt sich mit unseren heutigen Vorstellungen von den
gewöhnlichen Fibrocyten als spezifisch differenzierten Zellen nicht leicht vereinigen. Wie oben erwähnt, liegt guter Grund vor, überall im lockeren Bindegewebe, besonders in der Umgebung der Gefäße, das Vorhandensein von undifferenzierten, embryonalen, histologisch von den Fibrocyten nicht leicht zu
unterscheidenden Mesenchymzellen anzunehmen. Die Entstehung neuer Fettzellen im extrauterinen Leben ist hauptsächlich wohl auf diese Elemente zurückzuführen. Eine ähnliche Anschauung wird in neuester Zeit unter anderen auch
von Wassermann (1926) vertreten. Er identifiziert allerdings die betreffenden
embryonalen Elemente mit den „Retikuloendothelien" (Histiocyten).

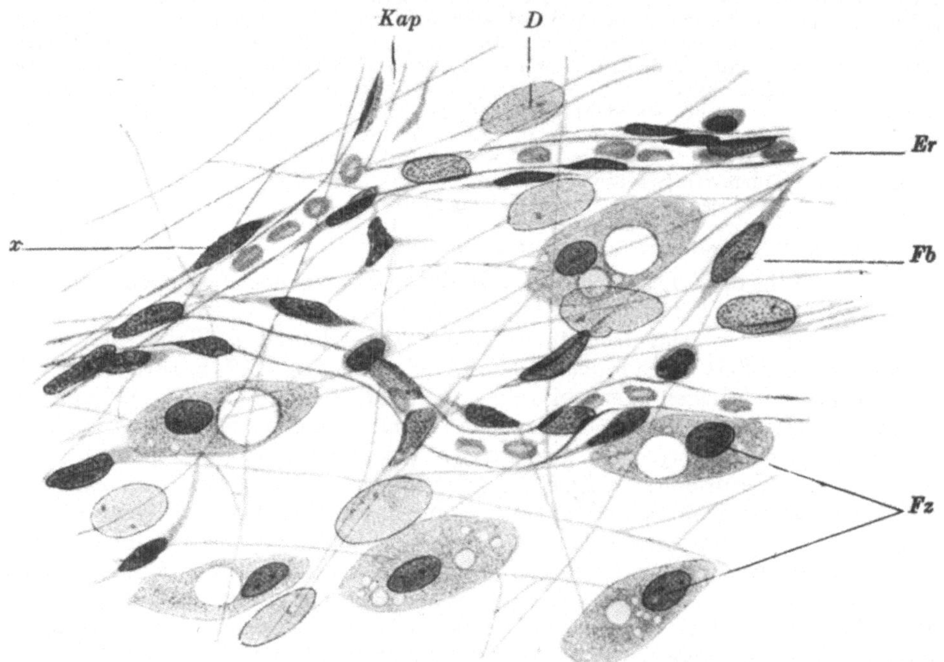

Abb. 25. Netz eines abgemagerten *Kaninchens*. Die Fettzellen (*Fz*) haben das Fett größtenteils verloren und
stellen große, cytoplasmareiche Elemente vor. *Kap* Capillaren; *Erz* Erythrocyten; *Fb* Fibrocyten; *x* undifferenzierte, perivasculär gelagerte Mesenchymzellen; *D* Deckzellen (Mesothelzellenkerne). ZF, Häm., EAz. Zeiß
Ap. Hom. Imm. 2, Komp.-Ok. 4.

Wie bei der embryonalen Entstehung der Fettzellen (s. unten), so kommen unter Umständen auch im extrauterinen Leben, sogar beim Menschen (Huebschmann 1923), Gebiete
vor, in denen die Fettzellen nicht aus gewöhnlichen spindel- oder sternförmigen Bindegewebszellen, aus Fibrocyten bzw. Mesenchymzellen, sondern aus besonderen, von den
übrigen Bindegewebselementen von Anfang an verschiedenen, epithelioiden, cytoplasmareichen und fortsatzlosen, runden oder polyedrischen, in Läppchen angeordneten Zellen
zu entstehen scheinen. Was das für Zellen sind, in welcher Beziehung sie zu dem braunen
Fettgewebe und zu den anderen Bindegewebszellen stehen, bleibt unentschieden. Maximow
(1903) hat in altem Narbengewebe beim *Kaninchen* die Verwandlung eines Teiles der perivasculären ruhenden Polyblasten, also zum Histiocytenstamm gehörender Zellen, in junge
Fettzellen gesehen. Von Flemming ist die Beteiligung von Wanderzellen an der Fettzellenbildung schon im Jahre 1879 vermutet worden und neuerdings berichtet Seifert (1923)
über Entstehung von Fettzellen aus „Wanderzellen" im Netz des Menschen.

Was die Rückverwandlung der ausgebildeten Fettzellen in gewöhnliche Fibrocyten betrifft, so erscheint auch hier die wirkliche Fibrocytennatur der betreffen-

den durch Fettschwund entstehenden Zellen nicht sichergestellt. Bei der Rückbildung, besonders während Entzündung (MAXIMOW 1904), behalten die Fettzellen, oft auch nach Schwund des Fettes, eine scharf konturierte Membran an der Oberfläche des Zelleibes; die Form des letzteren ist plumper und die Ausläufer nicht so dünn und bandförmig, wie in den echten Fibrocyten. In manchen Fällen treten auch bei der Rückbildung des Fettes während Inanition, bei *Tieren* und beim Menschen, dieselben epithelioiden, cytoplasmareichen, fettlosen Zellen auf (PASINI 1903) (Abb. 25, *Fz*). Ob die Fettzellen bei Verlust des Fettes wieder in undifferenzierte Elemente mit embryonalen Eigenschaften übergehen können, wie es WASSERMANN (1926) behauptet, ist fraglich.

FLEMMING beschrieb seinerzeit (1871b, 1872) eine eigentümliche Rückbildungsart der Fettzellen, die besonders bei Entzündung zu beobachten ist. In dem von dem großen Fetttropfen eingenommenen Hohlraum erscheinen zahlreiche, polygonale, eng zusammengedrängte, fetthaltige Zellen; wenn sie den ganzen Raum eingenommen haben, ist das Fett verschwunden. Nach FLEMMING sollten diese Zellen durch Teilung der Fettzelle selbst entstehen; dieser Vorgang erhielt den Namen „Wucheratrophie". Ähnliche Angaben wurden von FRANCO (1911), REHN (1912b), EISLEB (1916) und erst vor kurzem wieder von TORRACA (1920) und MARCHAND (1920) gemacht; MARCHAND nimmt für die Zellen im Hohlraum der Fettzelle amitotische Vermehrung an. Demgegenüber ist von MAXIMOW (1904, 1912w), K. ZIEGLER (1904) und v. VEREBÉLY (1907) gezeigt worden, daß es sich dabei nicht um eine Vermehrung der Fettzelle handelt, sondern um Resorption des Fettes der letzteren durch fremde Zellen, durch sogenannte Polyblasten (s. S. 530), die zum Teil aus lokalen ruhenden Wanderzellen oder Histiocyten, zum Teil aus hämatogenen und histiogenen Lymphocyten und Monocyten entstehen. Sie wandern zu den Fettzellen, umringen sie von allen Seiten, brechen durch die Membran durch und resorbieren das Fett; dabei erfüllt sich ihr eigenes Cytoplasma mit zahlreichen feinen Fetttröpfchen und erhält an in Balsam eingeschlossenen Präparaten eine wabige Struktur. Der Zelleib kann bedeutend hypertrophieren und die Kerne zeigen oft Mitosen. In vielen Fällen können solche Polyblasten im Hohlraum der gewesenen Fettzelle zu mehrkernigen Riesenzellen verschmelzen. Das endgültige Schicksal des Kernes und des Cytoplasmas der auf die beschriebene Weise zerstörten Fettzelle bleibt dabei unaufgeklärt. Es ist möglich, daß der kernhaltige Abschnitt als platte, verästelte Zelle im Gewebe liegen bleibt.

ι) Gefäßwandzellen (Endothel, Perithel, Pericyten).

Das Endothel der ersten Blutgefäße entsteht — wie eingangs ausgeführt — aus dem Mesenchym, zugleich mit den ersten primitiven Blutzellen; zwischen den Gefäßen verbleiben die übrigen Mesenchymzellen als embryonales Bindegewebe. Die Gefäßwandzellen gehören daher ihrem Ursprung nach dem Bindegewebe an; auch im erwachsenen Körper sind sie mit dem lockeren Bindegewebe unzertrennbar verbunden — die Gefäßverzweigungen werden bis in das Gebiet der Capillaren überall von Bindegewebe begleitet. Daraus erhellt, daß beim Studium der zelligen Elemente des lockeren Bindegewebes auch die Elemente der Gefäßwand und vor allem der Capillarwand berücksichtigt werden müssen. Die engen Wechselbeziehungen zwischen den beiden Zellgruppen treten besonders deutlich unter pathologischen Verhältnissen, z. B. bei Entzündung hervor.

Der Bau der Endothelien der Capillarenwand ist im Abschnitt über das Gefäßsystem beschrieben. Hier mag nur erwähnt werden, daß die platten, in den typischen Capillaren durch scharfe, mit Silber darstellbare Grenzlinien ausgezeichneten Endothelzellen in ihrer morphologischen Erscheinung schon unter gewöhnlichen Verhältnissen den Fibrocyten sehr nahestehen. Der platte, der Gefäßlichtung entsprechend gebogene und manchmal längs gefaltete, meistens ovale Kern enthält, wie der Fibrocytenkern, feine, staubförmige Chromatinteilchen; zum Unterschiede vom Fibrocytenkern fehlen aber die großen dunklen Nukleolen. Bei Verwandlung der Endothelzellen in Fibrocyten (s. unten) gleichen sich die Verschiedenheiten rasch aus.

In der früheren histologischen Literatur (v. Ebner 1902) wurde vielfach an den Capillaren außerhalb der eigentlichen Endothelwand eine besondere Gewebsschicht — die sogenannte Adventitia capillaris oder das Perithel (Eberth) — beschrieben. Die morphologische Zusammensetzung dieser Schicht, die jedenfalls dem die Capillaren begleitenden Bindegewebe angehört, wurde in verschiedener Weise geschildert. In den einfachsten Fällen schien sie ein einfaches strukturloses Häutchen zu sein. Manchmal handelte es sich um eine Verdichtung des faserigen Reticulums des umgebenden Gewebes. Meistens wurde aber noch eine das Endothelrohr umhüllende Zellscheide angenommen, über deren Zusammensetzung jedoch keine genauen Angaben vorlagen. Es ist bekannt, daß sehr verschiedene Arten von den oben aufgezählten und beschriebenen Bindegewebszellen den Capillaren entlang angeordnet vorkommen können — Fibrocyten, ruhende Wanderzellen oder Histiocyten, Mastzellen, Plasmazellen usw. Sie alle werden wohl gelegentlich als „Perithel" von diesem oder jenem Beobachter gedeutet worden sein. In der neueren Zeit gewann die Frage des Capillarperithels eine besondere Bedeutung in Verbindung mit dem erneuten Studium der Physiologie der Capillaren (Krogh 1924). Die schon lange bekannte Contractilität der Capillaren wurde bereits von Rouget (1873) und dann von S. Mayer (1902) durch das Spiel besonderer, verästelter, das Endothelrohr von außen umflechtender Perithelzellen erklärt. Diese Rougetschen Zellen sind in der neueren Zeit wieder Gegenstand eingehender Untersuchungen geworden. Vimtrup (1922, 1923) beschreibt sie beim *Frosch* in Zunge und Harnblase als auf der Endotheloberfläche platt ausgebreitete Zellen; vom ovalen Kern laufen meistens zwei, dem Endothel angeschmiegte bandförmige Cytoplasmafortsätze das Gefäß entlang, während ihre zahlreichen, quer verlaufenden Seitenäste das Gefäßrohr reifartig umfassen. Zimmermann (1923), der für sie den Namen Pericyten schuf, gibt, hauptsächlich auf Grund von Chromsilberimprägnationspräparaten, eine erschöpfende Darstellung ihrer Formen in den verschiedensten Capillargebieten einer langen Reihe von *Tierarten* und beim Menschen. Nach seiner Schilderung sind es zum Teil sehr große, sich oft bis über 200 μ erstreckende, reich verzweigte, die Capillaren dicht umflechtende Zellelemente (Abb. 26).

Die morphologische Natur, die Histogenese und die Funktion der Pericyten sind nicht geklärt. Vimtrup und Zimmermann heben hervor, daß sie in beiden Richtungen, nach den Arterien und den Venen hin, durch Zwischenformen allmählich in glatte Muskelzellen übergehen. Während nun Vimtrup sie tatsächlich als besonders geartete glatte Muskelzellen auffaßt und sie für die Kontraktion der Capillaren verantwortlich macht, wird dies von Zimmermann angezweifelt, besonders weil die Querfortsätze der Pericyten in den meisten Fällen das Capillarrohr nicht vollständig umgreifen. Auch nach Ohno (1924), Florey und Carleton (1926) und Benninghoff (1926) soll ihre muskuläre Natur nicht zu beweisen sein. Nach Marchand (1923) sind es gewöhnliche adventitielle Klasmatocyten oder Histiocyten, die durch Teilung und Abspaltung von den Endothelzellen an der Außenfläche des Gefäßrohres entstehen. Für die Capillarkontraktion kommen sie nicht in Betracht. Neuerdings haben endlich E. R. Clark und E. L. Clark (1925 c) durch sehr sorgfältige Beobachtungen an lebenden Capillaren der Schwanzflosse von *Amphibienlarven* bewiesen, daß die aktiven

Kontraktionen der Capillaren sich vollständig unabhängig von den Pericyten vollziehen. Andererseits geben aber HEIMBERGER (1925) und TANNENBERG (1925, 1926) übereinstimmend an, daß an lebenden *Säuger*capillaren „sattel-" bzw. „spornartige" Einbuchtungen auftreten, die kaum anders als durch Kontraktion besonderer, dem Endothelrohr aufsitzender Elemente erklärt werden könnten.

Als Pericyten werden auch heutzutage wahrscheinlich verschiedenartige Elemente zusammengefaßt. Es darf vermutet werden, daß viele, vielleicht die meisten von ihnen zum Stamme der embryonalen Bindegewebszellen gehören, der, wie oben erwähnt, auch sonst überall im Körper zerstreut vorkommt(MAXIMOW 1926, BENNINGHOFF 1926, VOLTERRA 1925 b). Als undifferenzierte Zellen besitzen sie ungeschmälerte Entwicklungsfähigkeiten und können sich in verschiedenen Richtungen differenzieren und sowohl Fibrocyten, als auch Histiocyten, vielleicht auch andere Zellen erzeugen. Wenn in späteren Embryonalstadien oder im erwachsenen Organismus neue Arterien oder Venen aus Capillaren entstehen, werden sie vermutlich auch neuen glatten Muskelzellen den Ursprung geben können. Diese Entstehungsweise der glatten Muskelzellen der Arterienwand ist wahrscheinlicher, als die Anschauung von RENAUT und DUBREUIL (1913), die eine Entwicklung aus lymphocytoiden Wanderzellen annehmen.

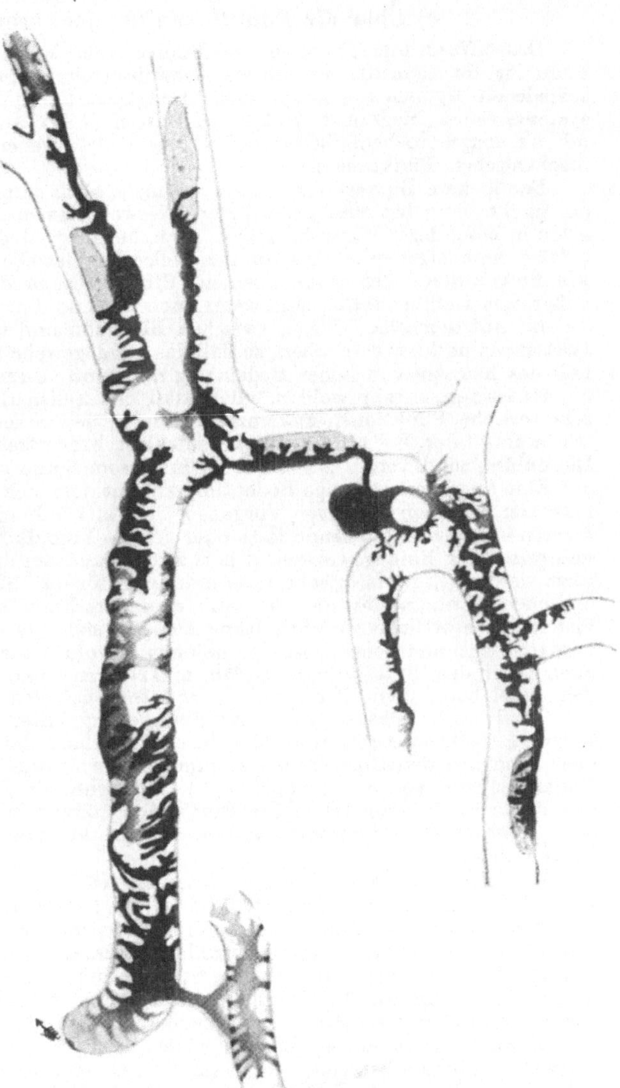

Abb. 26. Arterielle Capillaren aus dem Herzen eines 43jährigen Mannes. 4 Pericyten von recht mannigfaltiger Gestalt, zu den Capillarpericyten überleitend. Der Pfeil zeigt, wo die Arterie zu suchen ist. Chromsilberimprägnation. Vergr. 1500fach, um ¹/₅ verringert. (Nach ZIMMERMANN 1923.)

Während die contractile Funktion der Pericyten, wie gesagt, unbewiesen erscheint, glaubt ZIMMERMANN (1922) sie als Regulatoren der aus den Capillaren ins Gewebe austretenden Flüssigkeitsmenge ansehen zu können. Bei Injektion einer Karminleimmasse in die Glaskörpergefäße des *Frosches* sah er die Carminlösung nur dort heraustreten, wo Pericyten dem Capillarrohr anliegen. In Verbindung damit können die neuen Experimente von STILWELL (1926) erwähnt werden, die zeigen, daß nach intravenöser Tuscheinjektion beim *Frosch* die Kohlepartikelchen in den Capillaren der Zunge, außer von Leukocyten, auch vom Endothel aufgenommen werden, dann aber durch dessen Cytoplasma hindurch in die Pericyten übertreten, sich dort ansammeln und weiter, bei Abwanderung der Pericyten vom Gefäßrohr, ins umgebende Gewebe gelangen.

c) Über die Funktionen des lockeren Bindegewebes.

Das diffuse ungeformte lockere Bindegewebe ist das stützende und umhüllende Medium für die Elemente der anderen Gewebsarten; es füllt die Räume zwischen den verschiedenen Organen aus und ermöglicht zugleich, durch die Verschieblichkeit der Maschensysteme seiner biegsamen kollagenen Fasern (PETERSEN 1925 c, 1926), eine mehr oder minder ausgesprochene Beweglichkeit der Teile gegeneinander. Darin äußern sich seine mechanischen Funktionen.

Das lockere Bindegewebe spielt wahrscheinlich eine wichtige Rolle in der Ernährung der in ihm eingebetteten andersartigen Gewebselemente. Ob sich dabei bestimmte Zellarten in besonderer Weise betätigen, ist unbekannt. Jedenfalls müssen alle aus den Blutgefäßen heraustretenden und von den Zellen der Gewebe aufgenommenen Stoffe — ebenso wie die von den Zellen ausgeschiedenen Stoffwechselprodukte auf ihrem Wege ins Blut — außer dem Gefäßendothel eine wenn auch noch so dünne Schicht von Bindegewebe passieren. Auf demselben Wege, zwischen Blutbahn und Gewebe, wird beständig auch das Wasser hin und her geschoben, so daß das Bindegewebe folglich auch für den Wasserhaushalt des Körpers von hoher Bedeutung sein muß (PETERSEN 1924).

Es ist ferner sehr wohl möglich, daß den Zellen des lockeren Bindegewebes innersekretorische Funktionen zukommen. Die in den ruhenden Wanderzellen (Histiocyten) bei supravitaler Behandlung mit Neutralrot hervortretenden vakuolären und körnigen Einschlüsse sind von RENAUT (1907) in diesem Sinne gedeutet worden.

Eine besonders wichtige Bedeutung kommt dem lockeren Bindegewebe als dem Schauplatz der örtlichen reaktiven Vorgänge, der Entzündung, zu. Schon im gesunden Körper können endogen entstehende feste oder gelöste Fremdkörper auftreten, die eine Reaktion von seiten der Bindegewebszellen hervorrufen und durch die letzteren abgebaut und resorbiert werden („physiologische Entzündung", RÖSSLE 1923). Bei der eigentlichen „pathologischen" Entzündung löst der vom exogenen Fremdkörper ausgeübte Reiz eine noch viel stärkere örtliche Abwehrleistung aus, die sich aus einer Reihe komplizierter Einzelvorgänge zusammensetzt. An ihr nehmen sowohl örtliche Zellen des Bindegewebes, als auch Zellen des Blutes und der Gefäß- und Nervenapparat teil (S. 530). Das Ziel wird von den dabei beteiligten Elementen — hauptsächlich den Histiocyten und Leukocyten — zum Teil durch Phagocytose und Speicherung unter intracellulärer Verarbeitung der fremden Stoffe erreicht, zum Teil durch außerhalb der Zellen wirkende, letzten Endes aber auch aus denselben Zellen stammende fermentartige Substanzen. Das Wesen des Vorganges wird von RÖSSLE (1923 a, b) als parenterale Verdauung der Fremdstoffe durch das Bindegewebe aufgefaßt. Die Fibrocyten können in den späteren Stadien das ihrige zur Abwehrleistung beitragen, indem sie um den Fremdkörper herum eine isolierende Kapsel bilden.

Bei Schädigungen allgemeiner Natur ist wiederum das diffuse lockere Bindegewebe — zugleich mit den weiter unten behandelten besonderen Bindegewebsarten — berufen, die Abwehrleistung zu vollführen, die Fremdkörper abzubauen und unschädlich zu machen, den Körper zu reinigen. Die Hauptrolle fällt dabei wohl den Histiocyten zu, wie es ja so deutlich bei der oben besprochenen Speicherung von Vitalfarbstoffen hervortritt. Wie jede erhöhte Funktion überhaupt den unmittelbar beteiligten Körperteil „aktiviert" und unter Umständen Wachstums- und Wucherungserscheinungen in dessen Zellen hervorruft, so sind auch die Bindegewebszellen höchst reizbar; und vor allem wieder in den undifferenzierten Bindegewebszellen und im Histiocytensystem sind Erscheinungen der Zellvermehrung bei allgemeinen Reizzuständen des Mesenchyms, z. B. bei genügend hochgetriebener Farbstoffspeicherung, sehr gewöhnlich. Die Bestrebungen der Therapie in entsprechenden Krankheitsfällen laufen heutzutage auf die Erhöhung der Abwehrfähigkeit des Bindegewebes, auf die Aktivierung seiner regulativen Abwehrvorrichtungen im Sinne der Vermehrung der beteiligten Zellen und der Steigerung ihrer Funktionen hinaus (Cellulartherapie, PFEILER 1924, v. GAZA 1925).

Die sogenannte Konstitution, die inneren individuellen Krankheits- und Gesundheitsbedingungen des Organismus, die unter anderem gerade den Verlauf der Entzündungsvorgänge und der Allgemeininfektionen so deutlich beeinflussen, werden in erster Linie mit der Beschaffenheit des „Mesenchyms" in Verbindung gebracht (SAUERBRUCH 1923, ROESSLE 1923 b, BOGOMOLEZ 1924, ALEXEIEFF 1925 u. a.). Die Umstimmung des Organismus bei Allergie wird wohl ebenfalls zum Teil mit entsprechenden Veränderungen des Bindegewebes zusammenhängen (GERLACH 1923 u. a.).

Bei Entwicklung von Tumoren hängt das Schicksal des Gewächses in hohem Grade von der allgemeinen Beschaffenheit und der Reaktionsfähigkeit des lockeren Bindegewebes ab. Bei Einimpfung maligner Geschwülste bei *Immuntieren* können bestimmte Abwehrvorgänge von seiten der lokalen Bindegewebselemente und der aus dem Blute stammenden Leukocyten mikroskopisch festgestellt werden (DA FANO 1910, DANTSCHAKOFF 1921 u. a.). Beim Anwachsen eines übergeimpften Karzinoms liefert hingegen dasselbe Bindegewebe das Stroma für die Epithelzellen und beide Zellarten vereinigen sich dann zu einer gewerblichen Einheit.

2. Gewebe der serösen Membranen.

a) Allgemeines.

Eine Abart des ungeformten lockeren Bindegewebes sind die Gewebsschichten, die die Wände der serösen Höhlen und die Oberfläche der darin enthaltenen Organe bekleiden — die serösen Membranen, das Peritoneum, die Pleura und das Perikard. Sie stellen in einer Fläche ausgebreitete Bindegewebsschichten vor, die eine freie, von einer Lage platter Zellen, der sogenannten Deckzellen oder Mesothelzellen, bedeckte Oberfläche haben. An vielen Stellen erscheinen Organe, z. B. der Darm, mit der Rumpfwand durch dünne Falten der serösen Membran verbunden, die sogenannten Mesenterien. Hier hat die seröse Membran zwei freie, von Mesothel bekleidete Oberflächen. Bei den *Säugetieren* kommt in der Peritonealhöhle noch eine große, in die Höhle schürzenförmig frei herabhängende Falte hinzu, das Netz. In den Höhlen ist schon unter physiologischen Bedingungen eine geringe Menge seröser Flüssigkeit enthalten; die darin schwebenden Zellen stammen aus den serösen Membranen, vornehmlich aus ihren zellreichen Teilen.

Die Grundlage der serösen Membranen bilden flächenartig ausgebreitete Geflechte von Kollagenfasern, untermischt mit zarteren oder gröberen elastischen Netzen, mit Gitterfasern (besonders in der Umgebung der Gefäße und in den Milchflecken) (ALFEJEW 1925), und eingebettet in amorphe Zwischensubstanz (Abb. 30). An vielen Stellen, besonders im Perikard, nimmt das Gewebe infolge der dichteren und regelmäßigeren Aneinanderlagerung der kollagenen Fasern eine straffere, fibröse Eigenschaft an und nähert sich in seinem Bau den Fascien. Manchmal sind Züge glatter Muskeln vorhanden, so z. B. in der Pleura des *Meerschweinchens* oder im Mesenterium der niederen *Wirbeltiere*. Die Membranen werden von zahlreichen Blutgefäßen, Lymphgefäßen und Nerven durchzogen und enthalten eine mit dem Ernährungszustande des Organismus in weiten Grenzen wechselnde Menge von Fettzellen.

Der vom histologischen Standpunkte interessanteste Abschnitt der serösen Membranen ist das Netz, welches, seiner Entstehung nach, aus mehreren, miteinander teilweise verwachsenen Membranen besteht; man unterscheidet in ihm dickere Partien, besonders am Ansatz an den Magen, wo reichlich große Gefäße von Fettgewebe begleitet verlaufen, und dünnere, durchsichtige, mit spärlicheren und kleineren Gefäßen versehene, die die Hauptmasse des Organs ausmachen. Die Capillaren zeichnen sich meistens durch besondere Länge und gewundenen Verlauf bei relativ spärlicher Verzweigung aus; sie bilden keine regelmäßigen, diffusen, dichten Netze, wie in anderen Körperteilen, sondern große Schleifen; an vielen Stellen, besonders in Verbindung mit den sogenannten Milchflecken, erscheinen sie in der Ebene der Membran als inselförmige Knäuel oder Büschel angeordnet. Doch auch große gefäßlose Abschnitte sind vorhanden. Hier ist die Membran mit Löchern versehen, so daß das Gewebe den Eindruck eines Netzes mit mehr oder weniger regelmäßigen Maschen macht. Bei kleinen *Tieren*, z. B. beim *Kaninchen*, wo die Durchlöcherung nicht den höchsten Grad erreicht, oder beim *Meerschweinchen*, wo, im Gegenteil, ein sehr ausgedehntes und zartes Fasergeflecht vorliegt, ist das Netzgewebe zum größten Teil so dünn, daß es leicht nach Fixierung in ausgespanntem Zustande in toto gefärbt und montiert werden kann. Bei großen *Tieren* und beim Menschen können dazu nur beschränkte, durchsichtigere Teile verwendet werden. Auch in letzteren sind hier die Balken viel dicker und enthalten zum Teil auch axial verlaufende Gefäße.

Den wichtigsten Bestandteil des Netzes bilden die von v. Recklinghausen und Ranvier zuerst gefundenen sogenannten Milchflecke oder ihnen analoge Gebilde. Sie sind besonders deutlich beim *Kaninchen*, dem klassischen Objekt für Studien am Omentum, und in diesem Falle trifft auch der Name zu. Am ausgespannten Netz sieht man sie als graue, weniger durchsichtige Flecke von verschiedener Größe, von kaum unterscheidbaren bis zu 3—4 mm im Durchmesser. Man findet sie in den gefäßlosen, zum Teil sogar in den durchlöcherten Abschnitten des Netzes. Die meisten sind aber mit Endverzweigungen der Gefäße, den erwähnten Capillarknäueln, verbunden. Die die Capillarschlingen versorgenden Arterien und Venen erscheinen auch von einem Gewebssaum begleitet, der mikroskopisch dem Gewebe der Milchflecken entspricht und — wenn an den Gefäßen Fettscheiden vorhanden — an deren Außenrand angeordnet erscheint.

Den Milchflecken des *Kaninchens* entsprechende Gebilde sind bei allen *Säugern* und beim Menschen vorhanden, jedoch meistens nicht als typische opake Flecke in den dünnen Netzteilen, wie beim *Kaninchen*, sondern als dickere oder dünnere, die Gefäße bis zu ihren letzten Verzweigungen begleitende, zellreiche Gewebsscheiden (adventitielle Milchflecke nach Hamazaki 1925), die — bei Vorhandensein perivasculären Fettgewebes — mit demselben innig verbunden sind oder es von außen umsäumen und an vielen Stellen spindelförmige, perivasculäre Verdickungen aufweisen (*Katze, Hund, Opossum*); die Verdickungen entwickeln sich manchmal zu scharf umschriebenen, dicken, ovalen Gebilden, die sich an der Netzoberfläche hervorwölben oder an einem Gefäßstiel wie Beeren sitzen (follikuläre Milchflecke nach Hamazaki 1925). Dies trifft z. B. für das *Meerschweinchen* zu. Beim Menschen wurden diese „Milchflecke" in der neuesten Zeit besonders von Seifert (1921) genau beschrieben und von Marchand (1924 k) in ihrer embryonalen Entwicklung verfolgt. Die Milchflecken sind unbeständige Gebilde. Sie können im erwachsenen Netz neu entstehen und wieder vergehen.

Außer dem großen Netz gibt es Abschnitte von gleichem Gewebsbau auch an anderen Stellen der serösen Höhlen. So wurde es von Seifert (1922) für die Mesenteriolen der Appendices epiploicae des Menschen beschrieben. Gelegentlich findet man kleine, Milchflecken ähnliche Bezirke im Mesenterium. Besonders deutlich tritt dies aber in der Pleura, wenigstens bei einigen *Tieren*, wie z. B. *Kaninchen, Meerschweinchen, Ratte, Hund, Katze* und *Opossum* hervor. Zwischen Perikard und Diaphragma befindet sich hier eine ziemlich große seröse Höhle, die den Lobus intermedius oder azygos der rechten Lunge enthält und mit der rechten Pleurahöhle durch eine dorsal von der unteren Hohlvene gelegene Öffnung zusammenhängt. Die lateralen Wände der Höhle sind dargestellt durch dünne, beim *Meerschweinchen* sehr ausgedehnte, gefaltete Membranen, die zwischen den lateralen Oberflächen des parietalen Perikards und der thorakalen Oberfläche des Diaphragmas ausgespannt sind und den Nervus phrenicus enthalten. Sie haben durchaus den Bau des Netzes, wie es bereits Ranvier (1889) beim *Hunde* beschrieb, und können auch eine wechselnde Anzahl von Milchflecken enthalten. Letztere werden übrigens bei *Tieren* gelegentlich auch in den Pleuramembranen gefunden, die die hinteren Ränder der Lungenlappen mit der Pleura parietalis und die Aorta mit der Speiseröhre verbinden, ferner in den Membranen, die zwischen Leber und Zwerchfell ausgespannt sind. Beim *Opossum* findet man in der Pleura sogar zellreiche papillomatöse Auswüchse.

Das Gewebe des Netzes enthält dieselben Bestandteile, wie die übrigen Teile der serösen Membranen und wie das lockere Bindegewebe überhaupt. Jedoch ist der Zellreichtum, besonders der histiocytären und sonstigen wandernden Elemente und besonders in den Milchflecken und den ihnen entsprechenden Gebilden, unvergleichlich höher und erinnert zum Teil an entzündliche Erscheinungen. Außerdem unterliegt die zellige Zusammensetzung außerordentlichen Schwankungen und Veränderungen, und zwar nicht nur unter pathologischen, sondern auch schon unter physiologischen Verhältnissen, wenn auch in engeren Grenzen. Bei verschiedenen, anscheinend gesunden Individuen von Menschen und *Tieren* kann das Netz sehr große Verschiedenheiten darbieten. Sie werden zum Teil vielleicht mit den Konstitutionsverhältnissen des Organismus zusammenhängen (SEIFERT 1921). Zum Teil können sie aber als Ausdruck der Reaktion des Gewebes auf physiologische Schwankungen des Chemismus des inneren Milieus und als Resorptionserscheinungen aufgefaßt und unter den Begriff der sogenannten „physiologischen Entzündung" (RÖSSLE 1923 a) eingereiht werden. Unter pathologischen Bedingungen und bei den verschiedensten Experimenten spielt das Netz eine wichtige Rolle in der Abwehr örtlicher Schädlichkeiten (SEIFERT 1921, VOGT 1923, PORTIS 1924 u. a.). Bei Einführung entzündungserregender Agenzien in die Bauchhöhle spielen sich reaktive Erscheinungen am schnellsten und am intensivsten im Netze ab. Alle in die Bauchhöhle gelangenden Fremdkörper, auch Bakterien, werden vom Netz aufgefangen und verarbeitet. Verwachsungen im Peritoneum gehen zum größten Teil vom Netz aus. Das Netz scheint auch an der Ausarbeitung von Antikörpern teilzunehmen (PORTIS 1924).

b) Die Deckzellen oder Mesothelzellen.

Die freie Oberfläche der serösen Membranen wird überall von einer Lage platter Zellen bedeckt, den Deckzellen oder Mesothelzellen. Sie scheinen ihrem Bau und ihren Entwicklungspotenzen nach überall gleich zu sein, bieten aber doch stellenweise gewisse lokale Besonderheiten dar. An den gewöhnlichen Flächenpräparaten sieht man meistens nur ihre Kerne in regelmäßigen Abständen voneinander angeordnet und von einem kaum angedeuteten Cytoplasmahof umgeben (Abb. 30—33 *Mes*). Nach Behandlung mit Lösungen von Silbernitrat treten die bekannten schwarzen Grenzlinien hervor und man kann sich leicht davon überzeugen, daß die Deckzellen normalerweise ein ununterbrochenes mosaikartiges Häutchen auf der Oberfläche des Bindegewebes bilden und sowohl im Gebiet der Milchflecken, als auch in den durchlöcherten Teilen des Netzes vorhanden sind; an der letzteren Stelle sieht man sie die dünnsten Trabekeln umscheiden, wobei die Kerne der Oberfläche der Kollagenfasern entsprechend gebogen sind und die

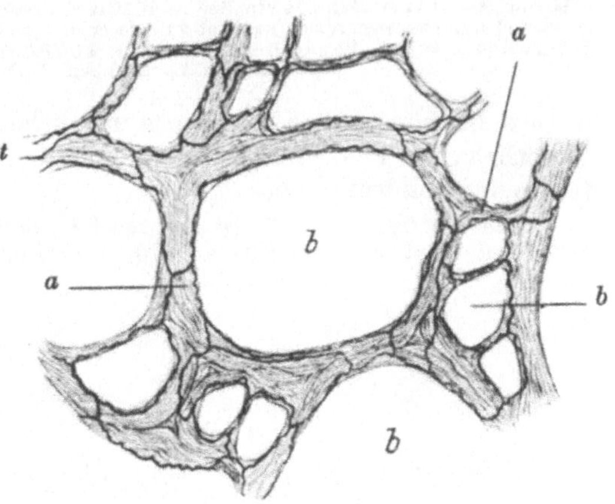

Abb. 27. Großes Netz eines erwachsenen *Hundes* mit Silber imprägniert; *a* imprägnierte Zellgrenzen; *b* Maschen; *t* Kollagenbündel. (Nach RANVIER 1889.)

schwarzen Grenzlinien die Löcher in verschiedener Weise umsäumen (Abb. 27).

Die Größe, d. h. die Flächenausbreitung und die Dicke der Deckzellen wechseln je nach der Stelle der serösen Membranen; außerdem hängen sie mit dem mechanischen Dehnungszustand der Membran zusammen. An der peritonealen Oberfläche des Diaphragmas und an der Oberfläche der Milz scheinen die Zellen besonders dick und hoch; an der ersteren Stelle haben sie oft ein epithelartiges Aussehen (Abb. 28); andererseits haben hier RANVIER (1889) und später WALTER (1912) Inseln auffallend kleiner vieleckiger Mesothelzellen über den im darunter-

liegenden Bindegewebe verlaufenden Lymphgefäßen beschrieben. Im ausgespannten Mesenterium sind die Zellen dünne Platten; an einem herausgeschnit-
tenen und sich selbst überlassenen Stück derselben Membran, wie man es z. B.

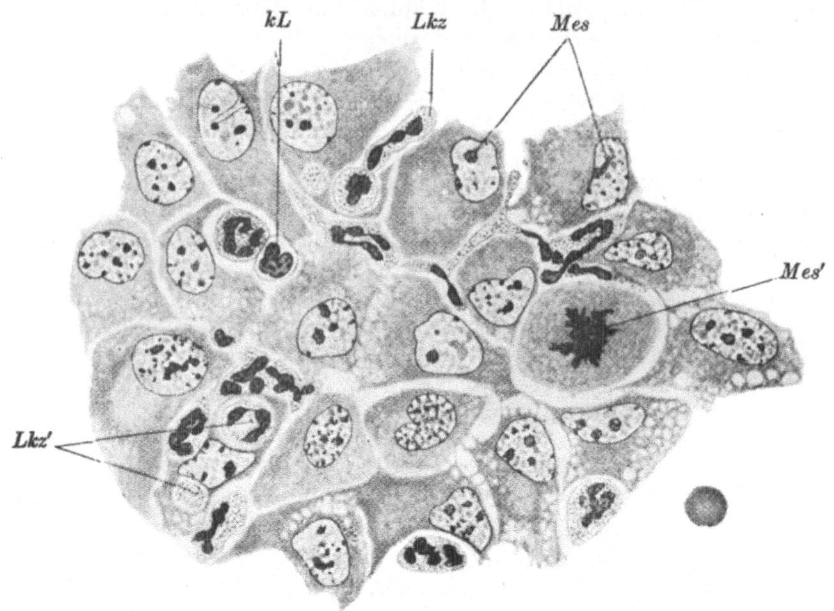

Abb. 28.   Flachschnitt der Deckzellenschicht (Mesothel) der peritonealen Seite des Centrum tendineum des Zwerchfells vom *Meerschweinchen*, 24 Stunden nach intraperitonealer Injektion von Tuberkulin; das an Spezialleukocyten und Lymphocyten reiche Exsudat wird resorbiert und die Spezialleukocyten dringen zwischen (*Lkz*), zum
Teil auch in (*Lkz'*) die Mesothelzellen (*Mes*) ein; *kL* kleiner Lymphocyt; *Mes'* Mitose einer Mesothelzelle. ZF,
Häm., EAz. Zeiß Ap. Hom. Imm. 2, Komp.-Ok. 6.

in Gewebskulturen des Mesenteriums zu beobachten Gelegenheit hat, nehmen die
Mesothelzellen eine viel geringere Fläche ein, springen aber dafür auf der Oberfläche buckelförmig vor.

Nach Kolossow (1893) ist die oberflächliche Schicht des Cytoplasmas in den Deckzellen zu einer Art Cuticularmembran verdichtet, während der tiefere, den Kern um-

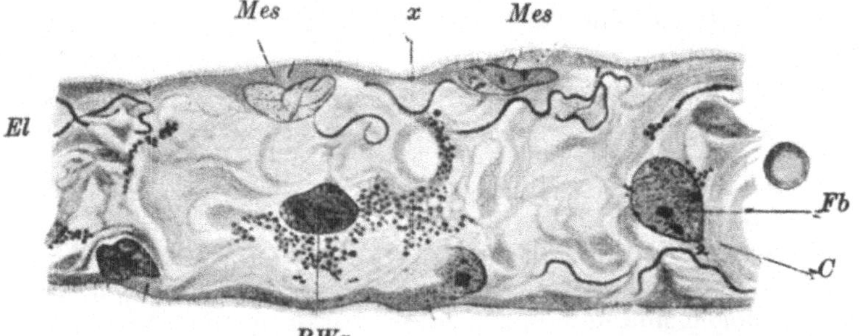

Abb. 29. Querschnitt durch das Mesenterium des *Kaninchens*, 24 Stunden nach Explantation in Blutplasma mit
Embryonalextrakt. *Fb* Fibrocyt; *RWz* ruhende Wanderzelle (Histiocyt) mit körnigen Einschlüssen; *C* Kollagenfasern; *El* elastische Fasern; *Mes* Mesothelzellen mit Bürstenbesatz und Zentralgeißel; *x* Querschnitt durch Zell-
grenze. ZF, EH. Zeiß Ap. Hom. Imm. 2, Komp.-Ok. 6.

gebende Teil des Zelleibes aus gewöhnlichem, weicherem Cytoplasma besteht und besonders
um den Kern herum reichlicher angehäuft erscheint. Während ferner die Ränder der
oberflächlichen Cuticularplatten in den Nachbarzellen sich bloß berühren — wobei im
Spaltraum zwischen den Rändern bei Silberbehandlung der schwarze Niederschlag entsteht — sollen die tieferen, weicheren Teile der Nachbarzellen miteinander durch cyto-

plasmatische Brücken zusammenhängen. Letzteres wird jedoch von CUNNINGHAM (1922e) geleugnet, der bloß eine enge Anlagerung der Zelleiber annimmt.

Es ist bekannt, daß bei niederen *Wirbeltieren* das Mesothel der Peritonealhöhle auf größeren oder kleineren Strecken Cilien tragen kann (PRENANT 1904/05). Kurze, bürstenförmige, scheinbar unbewegliche, etwas unregelmäßige Wimpern sind aber auch auf der Oberfläche der Mesothelzellen bei den *Säugetieren* zu sehen (Abb. 29 *Mes*) (KOLOSSOW 1893, MÖNCKEBERG 1903, 1924, CUNNINGHAM 1920). Ob sie in den serösen Membranen überall oder nur an bestimmten Stellen und ob sie bloß temporäre oder ständige Gebilde sind, bleibt vorerst unentschieden.

Als Regel besitzt jede Mesothelzelle nur einen Kern. TONKOFF (1899) hat jedoch im Perikardmesothel große vielkernige Zellen beschrieben, deren Entstehung er auf Kernamitose zurückführt. In den dünneren Teilen des menschlichen Netzes findet man gelegentlich die Kerne der Deckzellen an der Oberfläche der Kollagenbündel in dichten, buckelförmig hervorragenden Gruppen versammelt. Ob diese offenbar durch Gleiten der Zellen auf den Kollagenbündeln zustande kommenden mehrkernigen Cytoplasmamassen echte Syncytien sind, ist fraglich. Die Kerne der Deckzellen haben ein sehr charakteristisches Aussehen. Sie sind oval, platt und dünn; bei Betrachtung von der Oberfläche zeigt die Kernmembran, besonders an nicht gedehnten Präparaten, feine linienartige Fältchen; das Chromatin ist in äußerst feinen staubartigen Körnchen verteilt, auch sind ein paar kleine, unscheinbare Nukleolen vorhanden. In Profilstellung zeigt der Kern sehr oft an seiner der freien Oberfläche zugekehrten Seite eine dellenartige Vertiefung (Abb. 29 *Mes*). Hier bildet das Cytoplasma einen kleinen hervorragenden Buckel und enthält an Eisenhämatoxylinpräparaten das Cytocentrum in Form eines Centriolenpaares; letzteres ist in den meisten Fällen aufrecht oder geneigt zur Oberfläche orientiert und weist eine deutliche ZIMMERMANNsche Zentralgeißel auf. Das Cytoplasma enthält Plastosomen in Form von kleinen, gebogenen Fäden — Chondriokonten. Bei allgemeiner (intravenöser) Vitalfärbung des Organismus mit Trypanblau oder Carmin können die Deckzellen geringe Mengen des Farbstoffes in Form von feinen, rosettenförmig um den Kern herum gelegenen Körnchen speichern (CUNNINGHAM 1922b); dasselbe kann auch in Gewebskulturen des Mesenteriums oder Omentums beobachtet werden, wenn dem Nährmedium Vitalfarbe beigefügt ist. Diese Speicherungsart ist ganz verschieden von den Fibrocyten, wo der Farbstoff sich in spärlichen Körnchen in den Ausläufern ablagert (Abb. 31—33 *Fb*). In den verschiedenen Abschnitten der Peritonealhöhle kann diese vitale Speicherung geringe Verschiedenheiten zeigen. Eine charakteristische Eigenschaft der Deckzellen, besonders nach Einwirkung verschiedener Reize, sind nach CUNNINGHAM (1922 c) eigentümliche glänzende, sehr leicht lösliche Körner im Cytoplasma, die sich mit Vitalfarben nicht darstellen lassen, im frischen Zustand sich aber mit Sudan III hellrosa, mit Osmiumsäure hellgrau färben; sie sind fettartiger Natur (Abb. 39 *Mes*).

Die Deckzellen bilden, wie gesagt, überall einen ununterbrochenen Belag auf der Oberfläche der serösen Membranen. Wenn größere Flächen der letzteren von ihnen durch Schädigungen irgendwelcher Art entblößt werden und Regeneration nicht rasch genug eintritt, entstehen Verwachsungen (WJERESZINSKI 1925). Stomata, präformierte Öffnungen zwischen den Deckzellenrändern, sind nirgends vorhanden (WALTER 1912). Das hindert aber die Deckzellen bei Wirkung verschiedenartiger milder Reize nicht daran, sich zusammenzuziehen und zwischen sich zeitweilig Lücken entstehen zu lassen (CUNNINGHAM 1922e). Zwischen den Deckzellen und dem darunterliegenden Bindegewebe wurde von einigen Autoren eine besondere Grenzhaut beschrieben (VINCENZI 1902).

Die Deckzellen, und zwar vor allem diejenigen an der peritonealen Oberfläche des Centrum tendineum des Diaphragmas gelegenen, spielen eine wichtige Rolle bei der Resorption verschiedener corpusculärer und gelöster Stoffe aus den serösen Höhlen. Es ist bekannt, daß bei Einführung fein verteilter Substanzen in die Bauchhöhle diese in überraschend kurzer Zeit, nach wenigen Minuten, ihren Weg in die Lymphgefäße des Diaphragmas und weiter in die Lymphknoten des Mediastinum anticum nehmen. Sie legen diesen Weg vorerst nicht als in Zellen eingeschlossene, phagocytierte, sondern als freie Teilchen zurück; erst später, allerdings auch relativ sehr rasch, nach 30 Minuten, werden sie dann in den Lymphknoten zumeist schon im Innern von Zellen liegend vorgefunden. Auch in der serösen Höhle werden die Körner bald von Zellen gefressen und können innerhalb derselben in die Lymphgefäße gelangen; solange es aber freie Körner im Peritoneum gibt, dauert ein Strom derselben durch die Mesothelien des Diaphragmas und durch die Endothelien der Lymphgefäße fort (Cunningham 1922d). Während man früher zumeist annahm (Mac Callum 1903, Walter 1912), daß die corpusculären Teilchen zwischen den Deckzellen und zwischen den Lymphgefäßendothelien hindurch in das Lumen der Lymphgefäße des Diaphragmas gelangen, hat Cunningham (1922d, 1926) gezeigt, daß die Teilchen durch die Zellen hindurchtreten und daß es sich dabei also gewissermaßen um eine Art Phagocytose handelt. Die Deckzellen liegen im Diaphragma dem Lymphgefäßendothel eng an und auch durch dies letztere scheinen die Teilchen anstandslos hindurchtreten zu können. Was dabei für Kräfte tätig sind, bleibt unbekannt.

Die morphologische Bedeutung und die Entwicklungsfähigkeiten des Mesothels sind strittig. Es wird im allgemeinen angenommen, daß seine Zellen direkte Abkömmlinge des ursprünglichen, die Cölomhöhle bekleidenden Mesoderms sind. Nun ist aber die Zellage des Mesoderms vom darunterliegenden Mesenchym niemals so scharf durch eine Membrana propria getrennt, wie dies beim Ekto- und beim Entoderm der Fall ist. Dies ist ja auch natürlich, wo doch das embryonale Bindegewebe, das Mesenchym, vom Mesoderm abstammt. Auch das Epithel der aus dem Mesoderm entstehenden drüsigen Organe zeigt besonders enge genetische Beziehungen zum Bindegewebe. Es mag an das metanephrogene Gewebe, welches histologisch ganz wie dichtes Mesenchym aussieht und doch das Epithel der gewundenen Harnkanälchen erzeugt, oder an das Epithel der Eierstockfollikel, das nach Mjassojedoff (1925) in vitro zum Teil epithelähnlich, zum Teil fibroblastenähnlich wuchert, erinnert werden. Beim Embryo zeigt das Mesothel, die die Wände der Cölomhöhle bekleidende Zellschicht, sehr enge Beziehungen zum Mesenchym. Sie gibt durch mitotische Wucherung freie amöboide Zellen ab, die in die Cölomhöhle abfallen (Emmel 1916c, Alfejew 1924) und andererseits fixe Zellen, die in das darunterliegende Mesenchym abrücken. Im embryonalen Netz findet Marchand (1913), daß auch nach dem Auftreten der fibrillären Zwischensubstanz im Mesenchym diese engen Wechselbeziehungen bestehen bleiben; die Bindegewebszellen können sich zu dieser Zeit noch frei in Deckzellen und umgekehrt verwandeln. Bei einem Menschenembryo von 70 mm Länge besteht die Anlage des Netzes aus einem stark ödematösen, sehr zellarmen Mesenchym (Abb. 110). Die an der Oberfläche befindlichen Zellen unterscheiden sich nicht von den in der Tiefe zerstreuten gewöhnlichen Mesenchymzellen. Systematische Untersuchungen über die ersten Stadien der embryonalen Differenzierung der Deckzellen, so wie sie uns im erwachsenen Organismus entgegentreten, mit Hilfe der Silbermethode liegen nicht vor. Seifert (1921) hat bei Silberbehandlung des Netzes früher Embryonalstadien beim Menschen kein Gitterbild erhalten können. Es darf uns also nicht wundernehmen, wenn das Mesothel auch beim Erwachsenen — obzwar histologisch einem einschichtigen Plattenepithel sehr ähnlich — unter wechselnden physiologischen, besonders aber unter abnormen Verhältnissen, zum Teil Eigenschaften von Bindegewebszellen, zum Teil von Epithelzellen offenbart. Jedenfalls ist es nicht statthaft, die Deckzellen als „Endothel" zu bezeichnen, da dieser Name ausschließlich den aus dem Mesenchym entstehenden Wandzellen der Blut- und Lymphgefäße zukommt.

Wenn in die Bauchhöhle entzündungserregende Substanzen oder Fremdkörper eingeführt werden, erleiden die Deckzellen sofort tiefgehende Veränderungen. Sie sind äußeren Schädlichkeiten gegenüber sehr empfindlich und viele gehen dabei zugrunde, indem die Kerne schrumpfen und der Zelleib sich von der Unterlage abhebt. Wo größere Fremdkörper die Deckzellenschicht unmittelbar berühren, ist diese Degeneration die Regel (Tschaschin 1913b). Wo die Deckzellen erhalten bleiben, sieht man sie in den frühen Stadien anschwellen, während ihre gegenseitigen Verbindungen gelockert werden; mitotische Teilungen setzen ein, die Zellkörper nehmen verschiedenartige, eckige, rundliche oder plump spindelförmige Gestalten an. Das Wesen und der weitere Ausgang dieser Reaktion werden von den Autoren verschieden beurteilt.

Mönckeberg (1903, 1924) spricht sich entschieden für die Epithelnatur der Deckzellen aus. Andere Forscher (Schott 1909, Weidenreich 1911, Dominici 1902c, 1920/21, W. und M. v. Möllendorff 1926) nehmen an, daß die Deckzellen zusammen mit den Fibrocyten und den Clasmatocyten (d. h. den ruhenden Wanderzellen oder Histiocyten) in vollkommen ununterschiedlicher Weise reagieren, eine einheitliche Zellwucherung geben und sowohl fibrocytenähnlichen Elementen, als auch amöboiden Makrophagen Ursprung geben. Jolly (1923) läßt aus ihnen bei Entzündung ausschließlich amöboide phagocytische Makrophagen entstehen. Wieder andere (Ranvier 1891, Wjereszinski 1925) machen in der entzündlichen Reaktion keinen Unterschied zwischen ihnen und den Fibrocyten. Clarke (1916) und W. Lewis (1923) halten die Mesothelzellen überhaupt für nichts anderes als abgeplattete Fibrocyten. Marchand (1898, 1921f), Herzog (1916) und Kiyono (1914a) trennen die Deckzellen scharf von den wandernden phagocytischen Elementen vom Charakter der Makrophagen und stellen sie den Fibrocyten sehr nahe; andererseits beschreiben sie doch wieder Bildung von mehrkernigen Riesenzellen aus den Deckzellen, was für die Fibrocyten im allgemeinen nicht charakteristisch ist.

Während in den gewöhnlichen Abschnitten der normalen serösen Membranen die Abgrenzung des Mesothels vom darunterliegenden Bindegewebe — trotz des Fehlens einer Membrana propria — ziemlich scharf ist, begegnet man in den dünnen, durchlöcherten Partien des Netzes Verhältnissen, die ein Auseinanderhalten der Fibrocyten und der Deckzellen außerordentlich erschweren, ja sogar unmöglich machen können. Wie oben bereits angedeutet, erscheinen hier die dünnsten, aus einem Kollagenbündel bestehenden Trabekeln von den platten dünnen Deckzellen eng umscheidet bei Abwesenheit anderer Zellen, auch der Fibrocyten. Die Kollagenfasern müssen hier also von den Deckzellen erzeugt worden sein. Es ist also kein „Bindegewebe ohne Bindegewebszellen", wie Grönroos (1903) dachte, sondern ein Bindegewebe mit besonders gearteten Zellen.

Die Mesothelzellen scheinen in einer ganzen Reihe von Fällen sehr eigenartig, als spezifische Elemente, zu reagieren. Von den Histiocyten sind sie jedenfalls ganz verschieden, was besonders deutlich an mit Trypanblau oder Carmin vital gefärbten Tieren klar hervortritt. Aber sie sind auch mit den Fibrocyten nicht identisch. Bei Entzündung verhalten sie sich anders (Tschaschin 1913b, Cunningham 1922e, 1926), ebenso, wie schon oben erwähnt, bei Vitalfärbung.

Eine der besten Methoden zur Klarstellung der morphologischen Beziehungen und der Entwicklungspotenzen von Zellen ist die Methode der Gewebskultur. Hier kann man die Verwandlungen der verschiedenen Zellarten Schritt für Schritt in lebendem Zustande verfolgen. Fremde, z. B. aus dem Blute hinzukommende Zellen können dabei mit Sicherheit ausgeschlossen werden. Mit den Deckzellen gibt diese Methode sehr deutliche Resultate (Maximow 1927mm).

Wenn von der peritonealen Oberfläche des *Kaninchen*diaphragmas abgeschabte Mesothelzellen in der gewöhnlichen Weise explantiert werden, erhält man in der Regel kein Wachstum. Die scheinbar sehr empfindlichen platten Zellen verfallen nach dem gewaltsamen Abtrennen von der Unterlage der fettigen Degeneration, während der Kern schrumpft. Das Bild dieser Degeneration entspricht vollkommen dem oben erwähnten von Tschaschin (1913b) beobachteten Untergang der Deckzellen der Serosa bei unmittelbarer Berührung mit einem in die Bauchhöhle eingeführten Fremdkörper. Wenn kleine Stücke der vom Mesothel bedeckten serösen Membran — des Centrum tendineum, des Mesenteriums, des Omentums — ausgepflanzt werden, bleibt die größte Mehrzahl der Deckzellen am Leben und offenbart je nach der Kulturserie oder sogar je nach den einzelnen Kulturen ein verschiedenes Verhalten; die Ursachen dieser Verschiedenheit bleiben, wie meistens in ähnlichen Fällen, unklar. Ein Teil der Deckzellen zeigt starke Kontraktion und vollkommene Abrundung; in diesem Zustande verhalten sie sich passiv und können lange Zeit unverändert bleiben. Eine ähnliche Erscheinung ist schon von Chlopin (1922) am Mesothel der ausgepflanzten Embryonendärme beobachtet worden. In vielen Fällen zeigen die Zellen epithelartige Verwandlungen — sie schwellen an, und erhalten das Aussehen von scharf umgrenzten, eckigen, kubischen Epithelzellen; mitotische Wucherung tritt ein und es entstehen oftmals auf der gefalteten Oberfläche der Bindegewebsmembran Inseln großer cytoplasmareicher polyedrischer Zellen, mit saftigen, kugeligen Kernen und mit großen Nukleolen. In anderen Fällen zeigen dieselben Zellen im Gegenteil fibrocytenähnliche Veränderungen. Es entstehen zuerst — wie gewöhnlich bei Entzündung — plumpe spießartige Formen, die sich von dem Bindegewebe abheben und sich, einzeln oder in netzförmig verbundenen Gruppen oder in Form von senkrecht stehenden Pfeilern angeordnet, in das Nährmedium vorschieben. Auch hier beobachtet man zahlreiche Mitosen. Bei dem weiteren Auswachsen ins Nährplasma ziehen sich die Zellkörper unter teilweiser Verflüssigung des Fibrins zu langen, fadenförmigen Gebilden mit spindelförmigen Kernanschwellungen aus; andererseits kommen daneben auch wieder zeitweise kontrahierte Zellen mit gleichmäßigen, abgerundeten, knopfförmigen Unebenheiten an der Oberfläche vor. In den späteren Stadien, nach 7—8 Tagen, erhält man in den meisten Kulturen eine deutliche Verwandlung aller oder der meisten vorhandenen Deckzellen in typische, langgestreckte, spindelförmige Fibrocyten, die ins Plasmamedium auswachsen und von echten Fibrocyten dann nicht mehr unterschieden werden können. Daß den freien Mesothelzellen fibrocytische Potenzen innewohnen, hat Wjereszinski (1924) experimentell bewiesen (s. unten).

Die nach Abfallen der Deckzellen entstehenden Defekte werden vermutlich sehr rasch regeneriert. Ob dabei im Sinne von Clarke (1916), W. Lewis (1923) und Wjereszinski (1925) die neuen Deckzellen durch Verwandlung der darunterliegenden Fibrocyten oder durch Gleiten und nachfolgende selbständige Wucherung der erhalten gebliebenen Deckzellen entstehen, ist noch unsicher. Die rasche Regeneration der Deckzellenschicht ist jedenfalls nötig, da sonst, bei Anwesenheit größerer Defekte und verhinderter Regeneration, die einander anliegenden Flächen der serösen Membranen verwachsen und bindegewebige Adhäsionen entstehen.

Es erhellt aus der angeführten Schilderung, daß die Mesothelzellen, wenn sie auch tatsächlich den Fibrocyten sehr nahe stehen (Ranvier, Herzog, Marchand, Wjereszinski), doch Zellen besonderer Art und nicht bloß abgeplattete Bindegewebszellen sind. Trotz des spezifischen Aussehens, der Cuticula, des Bürstenbesatzes, der Zentralgeißel, scheinen sie zugleich mit reichen embryonalen Potenzen ausgestattet zu sein. Ob dies für das ganze Leben bleibt oder mit der Zeit erlischt und ob die Deckzellen in allen Abschnitten der Peritoneal- und Pleurahöhle gleichwertig sind, bleibt allerdings ungewiß. Im Netz junger *Tiere* sind sie von den Mesenchymzellen nicht zu unterscheiden und scheinen durchweg an der Bildung neuer Milchflecken und folglich auch Histiocyten teilzunehmen. Beim erwachsenen *Tier* ist diese Fähigkeit zur Bildung von Histiocyten zum größten Teil oder vollständig erloschen. Bei Entzündung verwandeln sie sich hier jedenfalls nicht in phagocytische Makrophagen (Exsudatpolyblasten). Sie besitzen im erwachsenen Zustande Potenzen zweierlei Art. Einerseits können sie sich, bei Vorhandensein genügend intensiver Reize, bei Entzündung und in vitro, in Fibrocyten verwandeln; abgeschilferte (aber nicht abgeschabte) Deckzellen geben Fibrocytenkolonien Ursprung (MAXIMOW 1916, WJERESZINSKI 1924). Allerdings behalten sie dabei ihre Eigenschaften ziemlich zähe bei und lassen sich in den ersten Stadien dieser Verwandlung während einer gewissen Zeit von den gewöhnlichen Fibrocyten doch noch ziemlich deutlich unterscheiden. Andererseits können sie, unter besonderen, nicht näher definierbaren Umständen, Epithelcharakter annehmen. CUNNINGHAM (1924) hat gezeigt, daß nach wiederholten Injektionen von Glykose oder Blut in die Peritonealhöhle sie oftmals ein kubisches, manchmal zweischichtiges Epithel bilden; BINET und VERNE (1925) sahen ihre Verwandlung in kubisches Epithel bei Resorption von Fett aus der Pleurahöhle; ähnliches ist — wie oben beschrieben — auch in Gewebskulturen zu beobachten. Es ist bekannt, daß das Mesothel zur Ausgangsquelle epithelialer Geschwülste (LAUCHE 1923, TOBLER 1923, KRUMBEIN 1924, R. MEYER 1924, DE JOSSELIN DE JONG 1924, 1925, WALZ 1926) oder von Psammomen (SEIFERT 1924) werden kann. Bei einigen *Reptilien* besitzt das Mesothel schon normalerweise an bestimmten Stellen der Körperhöhle den Charakter eines hohen zylindrischen Epithels. Endlich mag noch erwähnt werden, daß bei *Vögeln* und *Amphibien* die Deckzellen sich in bestimmten Abschnitten der Peritonealhöhle im erwachsenen Organismus, unter Umständen, in Geschlechtszellen verwandeln können (GATENBY 1916, 1923, 1924).

c) Fibrocyten und Bindegewebszellen mit embryonalen Potenzen (Mesenchymzellen).

Wie oben hervorgehoben, sind die Fibrocyten in den verschiedenen Körperstellen nicht überall als gleich hoch und spezifisch differenzierte Elemente anzusehen. Gerade im Falle der serösen Membranen scheinen sie weniger hoch differenziert zu sein, als z. B. im gewöhnlichen subcutanen oder intermuskulären lockeren Bindegewebe oder erst recht in den Sehnen. In den serösen Membranen sehen sie zum Teil auch anders aus — statt der bekannten breiten, durchsichtigen, membranartigen Ausläufer sendet der Zelleib hier öfters dünne, fadenförmige, reich verzweigte Ausläufer aus (Abb. 31—33 *Fb*); die äußere Erscheinung erinnert dabei an embryonale Mesenchymzellen oder an Fibrocyten niederer *Tiere*, z. B. der *Amphibien*.

Im Netz sind die Fibrocyten in den dickeren, nicht durchlöcherten Abschnitten und auch in den Milchflecken zahlreich vorhanden und deutlich wahrnehmbar (Abb. 30, 32 und 33 *Fb*); in den dünneren, besonders den durchlöcherten Partien sind sie spärlicher (Abb. 31 *Fb*). Von den oberflächlich gelegenen Deckzellen sind sie durch einen kleineren, weniger regelmäßigen, oft gefalteten Kern, durch spinnenförmige, fadenförmige Ausläufer, und bei Vitalfärbung durch spärliche, den Ausläufern entlang angeordnete Farbstoffgranula zu unterscheiden. In den dünnsten, netzartigen Abschnitten können sie, wie gesagt, vollständig fehlen und durch Deckzellen ersetzt sein.

Wie es oben erörtert wurde, ist überall im lockeren Bindegewebe das Vorhandensein von undifferenzierten Mesenchymzellen anzunehmen, die für das ganze Leben ihre embryonalen Potenzen ungeschmälert beibehalten (MAXIMOW 1926). Es sind kleine, unscheinbare, spindelförmige Zellen, die wie kleine Fibrocyten aussehen und vornehmlich, aber nicht ausschließlich, an den kleinen Gefäßen entlang liegen. Hierher gehört ein Teil der sogenannten Pericyten. Sie dürfen nicht mit den Histiocyten verwechselt werden. In den serösen Membranen und vor allem im Netz sind diese Mesenchymzellen besonders zahlreich und deutlich. Im embryonalen

Netz und im Netz neugeborener *Tiere* erscheinen die kleineren Gefäße und Capillaren von dichten Zügen solcher Zellen begleitet. Man kann sie aber auch im
erwachsenen Netz an den Gefäßen und in den Milchflecken leicht demonstrieren
(Abb. 30, 32 und 33 *m*).

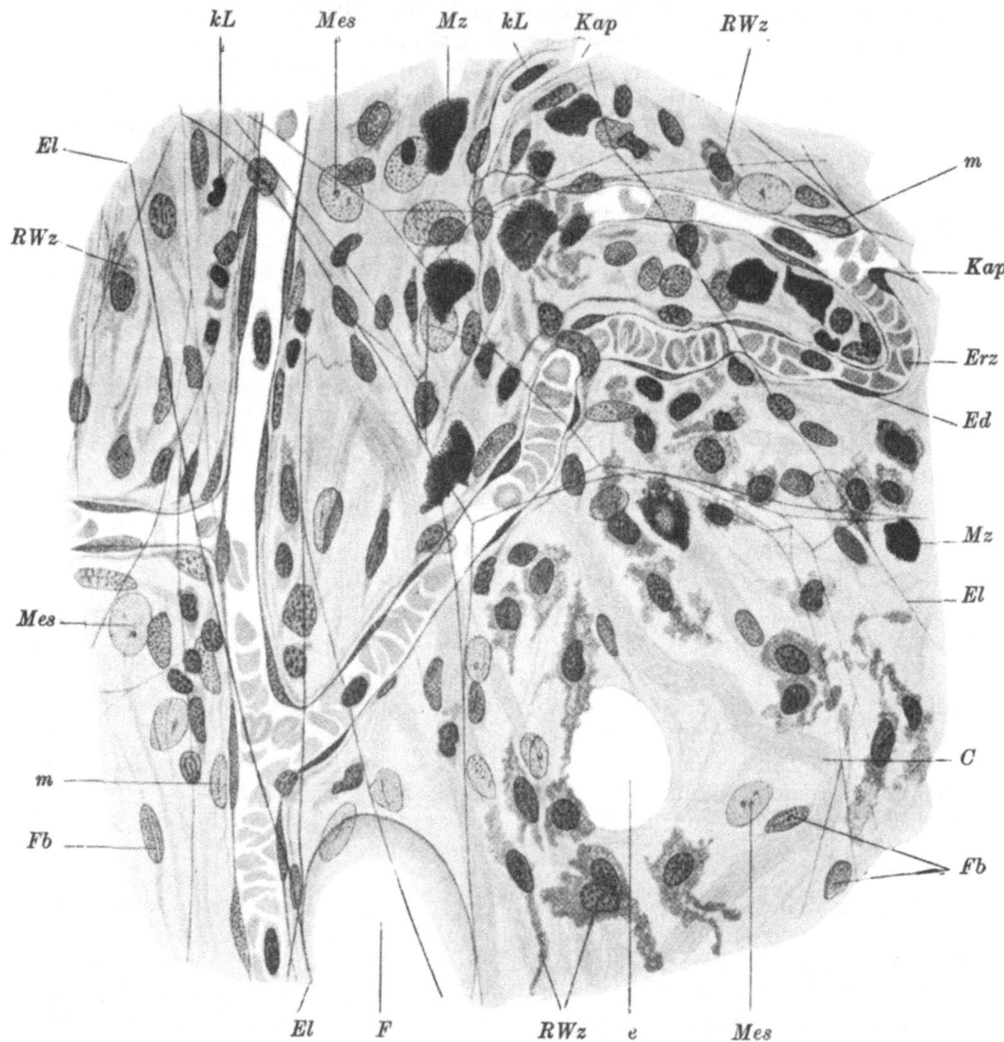

Abb. 30. Netz vom erwachsenen Menschen (Hingerichteter). Flächenpräparat eines dünnen Abschnittes. *Mes*
Deckzellenkerne; *Fb* Fibrocyten; *RWz* ruhende Wanderzellen (Histiocyten, Clasmatocyten); *Mz* Mastzellen;
F Fettzelle; *e* Lücke in der Membran; *C* Kollagen; *El* elastische Fasern; *Kap* Capillare; *Erz* Erythrocyten; *kL*
kleine Lymphocyten (extra- und intravasculär); *Ed* Endothel; *m* undifferenzierte, perivasculäre Mesenchymzellen.
ZF, Häm., EAz. Zeiß Achr. Hom. Imm. $^{1}/_{12}$, Komp.-Ok. 4.

Während MARCHAND früher (1898, 1901, 1913) im Netz unter dem Namen
Adventitialzellen die jetzt so genannten Histiocyten beschrieb und sie für die indifferenten Embryonalzellen hielt, hat G. HERZOG (1916) gezeigt, daß unter den
die Gefäße im Omentum begleitenden Zellen zwei Arten zu unterscheiden seien.
Der äußeren Oberfläche des Endothelrohrs liegen platte, lang ausgezogene, spindel-
oder sternförmige Zellen mit spitz zulaufenden Ausläufern, hellem Cytoplasma
und ovalen, endothelähnlichen Kernen eng an. Sie scheinen meistens dem unter

dem Namen „Adventitia capillaris" bekannten Häutchen einverleibt zu sein. Bei vital gefärbten Tieren enthalten sie keine oder nur äußerst spärliche Farbstoffeinschlüsse. Die anderen Zellen liegen weiter nach außen, haben eine äußerst mannigfaltige Gestalt, dunkleres, vakuoläres Cytoplasma, an den Enden rundlich abgestutzte Ausläufer; sie speichern Vitalfarbstoffe; es sind die weiter unten beschriebenen ruhenden Wanderzellen oder Histiocyten. Im normalen Zustande brauchen zwischen den beiden Zellarten keine Übergänge zu bestehen. Bei Entzündung und auch unter sonstigen abnormen Verhältnissen (Gewebskultur) werden die Histiocyten mobilisiert, wuchern und wandern ab. Aus den Zellen erster Art entstehen dabei neue Histiocyten, indem das Cytoplasma dunkler und von Vakuolen durchsetzt wird und Vitalfarbstoffe zu speichern anfängt. Die Zellen der ersten Art sind folglich undifferenzierte, embryonale Elemente mit ungeschmälerten Potenzen — Mesenchymzellen. Sie können sich jedoch im erwachsenen Organismus nicht nur in ruhende oder aktive histiocytäre Wanderzellen verwandeln Auch Fibrocyten können aus ihnen entstehen. Außerdem ist wohl sicher anzunehmen — wie dies auch HERZOG (1916) hervorhebt —, daß aus ihnen, bei Einwirkung besonderer Reize, unter Wucherung, große lymphoide basophile Zellen, Hämocytoblasten, und durch weitere differenzierende Wucherung, lymphoide und myeloide Blutelemente entstehen können. Endlich stellen sie die Quelle für die Fettzellen dar.

Im Bereich der Milchflecke, besonders ihrer „follikelähnlichen" Formen, erscheinen sternförmige, Vitalfarbstoffe nur sehr schwach speichernde Zellen, oft zu einem deutlichen Zellnetz vereinigt, in dessen Maschen die mobilisierten Histiocyten, Lymphocyten und andere freie Zellen liegen. Es mag sich auch hier nicht um echte Fibrocyten, sondern um undifferenzierte Mesenchymzellen handeln. HAMAZAKI (1926) vergleicht sie mit dem retikulären Syncytium des lymphoiden Gewebes und läßt die Histiocyten aus ihnen hervorgehen.

Da es, wie oben erwähnt, noch nicht sicher feststeht, ob und in welchem Grade im erwachsenen Organismus die Deckzellen und eventuell auch ein Teil der Fibrocyten des Netzes embryonale Eigenschaften bewahren, können die Wechselbeziehungen der beschriebenen adventitiellen Mesenchymzellen, der „Reticulumzellen", der Milchflecke und der anderen Elemente des Netzes noch nicht als vollständig geklärt gelten.

Während MARCHAND früher (1898, 1901, 1913) seine Adventitialzellen, d. h. die perivasculär gelagerten ruhenden Wanderzellen oder Histiocyten, von den Gefäßendothelien im erwachsenen Netz streng trennte, nahm HERZOG (1916) an, daß die beschriebenen adventitiellen Mesenchymzellen und folglich auch die MARCHANDschen Adventitiazellen aus dem Gefäßendothel durch Wucherung und Abspaltung entstehen. Ihm schloß sich in dieser Beziehung in der neueren Zeit auch MARCHAND an (1924 k).

Beim Embryo und beim Neugeborenen läßt sich in bestimmten Körperabschnitten — an der endochondralen Verknöcherungslinie (S. 484), in neuentstehenden Milchflecken (S. 307) — in der Tat zwischen Gefäßendothel, perivasculären undifferenzierten Mesenchymzellen und Histiocyten nicht immer eine deutliche Grenze ziehen. Für den erwachsenen Organismus ist hingegen die Entstehung von Histiocyten, geschweige denn von undifferenzierten Mesenchymzellen aus dem Gefäßendothel nicht bewiesen.

d) Ruhende und aktive Wanderzellen, Histiocyten.

In allen Teilen der serösen Membranen sind sie sehr zahlreich. Eine ganz außerordentliche Menge findet sich im Netz und in den wie das Netz gebauten Abschnitten der Pleura.

In den gefäßlosen Teilen des Netzes sind die Histiocyten mehr oder minder
gleichmäßig zwischen den Fibrocyten zerstreut (Abb. 31 *RWz*). Sie sind hier
noch viel mannigfaltiger in ihrer äußeren Erscheinung, als die ruhenden Wanderzellen im gewöhnlichen lockeren Bindegewebe. Ein Teil ist platt, rundlich, polygonal epithelioid oder mit kurzen, breiten, am Rande verschiedenartig gezackten
Ausläufern versehen; die meisten — diese Formen sind für das *Kaninchennetz*
besonders charakteristisch — erscheinen jedoch stark in die Länge gezogen,

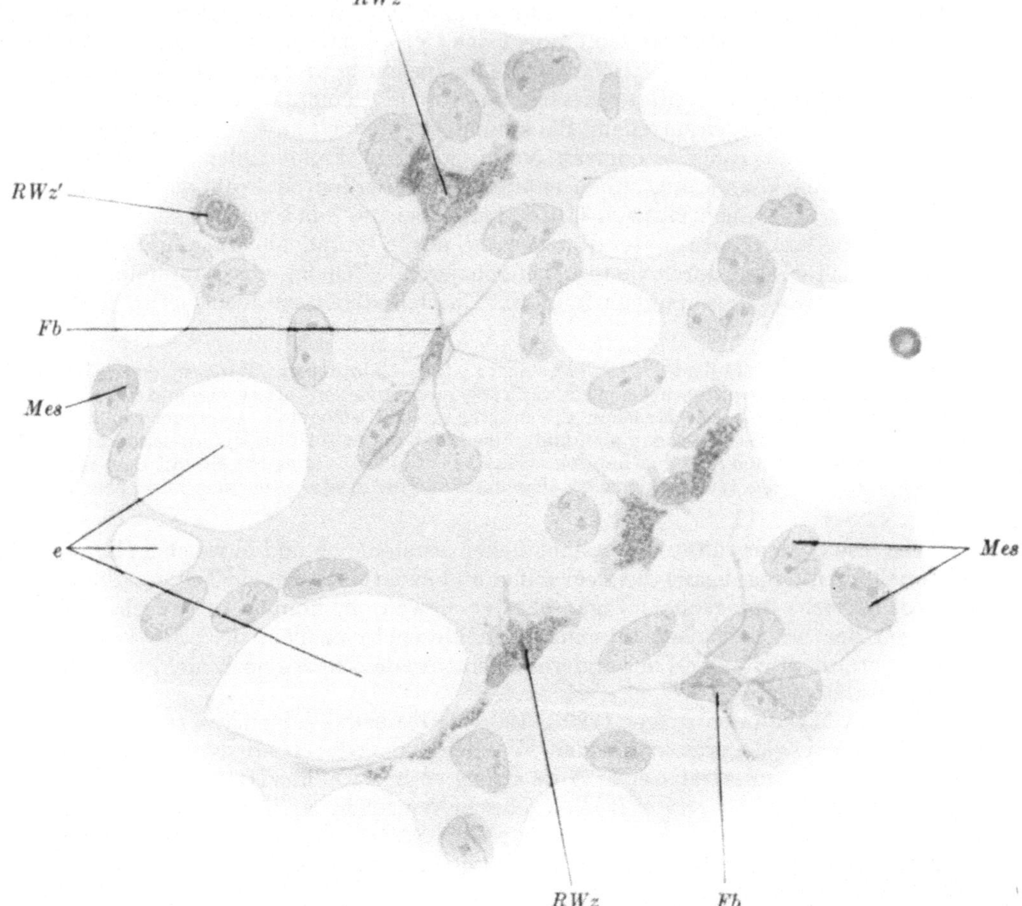

Abb. 31. Flächenpräparat der durchlöcherten Partie des Netzes von einem mit Carmin gespeicherten *Kaninchen*.
Bezeichnungen wie in Abb. 30; *RWz'* kontrahierte ruhende Wanderzelle. Sublimat-Formol, Hämatoxylin nach
Delafield. Zeiß Ap. Hom. Imm. 2, Komp.-Ok. 4.

schlank spindelförmig oder sternförmig, mit verzweigten Ausläufern versehen.
In den durchlöcherten Partien des Netzes liegen die Histiocyten in den Trabekeln, zwischen den oder auch scheinbar innerhalb der Kollagenbündel. Der
rundliche oder ovale Kern ist meist eingebuchtet oder gefaltet und mit unregelmäßigen, dunklen Chromatinkörnchen versehen. Vom Cytoplasma ist dasselbe
zu sagen, was oben für die ruhenden Wanderzellen des lockeren Bindegewebes
angeführt wurde. Die Plastosomen, das Cytocentrum und auch die mit Neutralrot bei supravitaler Anwendung färbbaren Vakuolen und Körner sind ganz gleich.
Bei intravenöser vitaler Trypanblau- oder Carminfärbung, wenn dieselbe ge-

nügend hochgetrieben ist, sind diese verzweigten Histiocyten bis in die Enden ihrer Ausläufer hinein mit Farbkörnern erfüllt. Dadurch lassen sie sich von den anderen Zellarten sofort unterscheiden.

In den gefäßhaltigen Teilen des Netzes sind die Histiocyten noch viel zahlreicher (Abb. 30, 32 und 33 *RWz*). An den kleinen Gefäßen, den Capillaren und präcapillaren Arterien und Venen liegen sie zum Teil als lange, spindelige, zum Teil als runde oder ganz unregelmäßige, dem Verlauf der Gefäße angepaßte Elemente den soeben beschriebenen adventitiellen Mesenchymzellen (*m*) eng an.

In den Milchflecken, bzw. in den dieselben ersetzenden perivasculären Gewebsverdickungen, erreicht die Zahl der Histiocyten außerordentliche Höhen (Abb. 33); sie liegen hier zwischen den Fibrocyten, Fettzellen und Kollagenfasern angehäuft und machen, zusammen mit den Fettzellen, den Hauptbestandteil der Anschwellungen aus; durch ihre dichtgedrängten Massen bedingen sie die

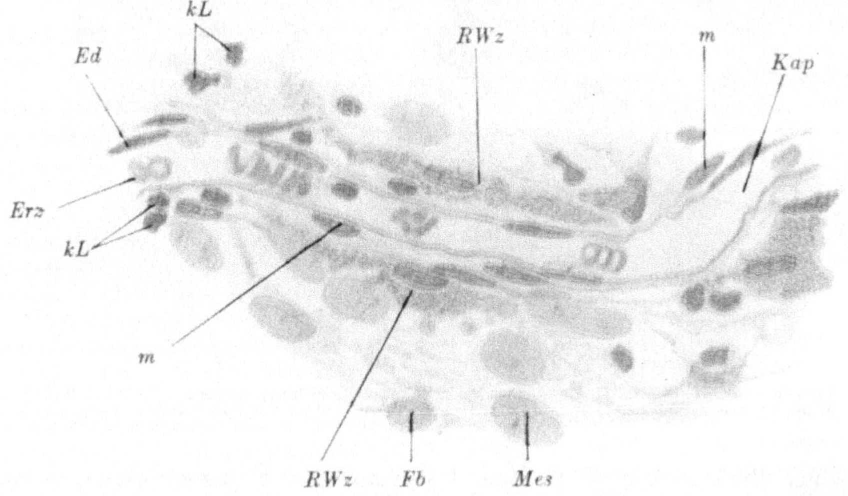

Abb. 32. Dasselbe Netz, wie in Abb. 31, gefäßhaltiger Teil. Bezeichnungen wie in Abb. 30. Bearbeitung und Vergr. wie in Abb. 31.

Undurchsichtigkeit der Netzmembran. Die größte Mehrzahl befindet sich hier in aktiviertem Zustande — statt der „ruhenden Wanderzellen" sind hier „aktive Wanderzellen" vorhanden (Abb. 33 *RWz'*). Nach Analogie mit echter Entzündung könnte man sie als Polyblasten (Makrophagen) bezeichnen. Die Größe dieser amöboiden, meistens runden oder eckigen Elemente wechselt bedeutend. Der Kern ist groß, unregelmäßig gefaltet, oft nierenförmig und exzentrisch gelagert; er enthält dunkle, unregelmäßig verteilte Chromatinkörnchen und kleine, undeutliche Nukleolen. Das reichliche Cytoplasma enthält dieselben Einschlüsse, wie oben für die spindelförmigen ruhenden Histiocyten beschrieben und zeichnet sich durch eine ganz außergewöhnliche Speicherungsfähigkeit aus (GOLDMANN 1909, 1912, TSCHASCHIN 1913b, c, KIYONO 1914a). Bei supravitaler Neutralrotfärbung tritt der Kernbucht gegenüber eine große rosettenförmige Anhäufung von zumeist sehr feinen, manchmal aber auch großen roten Vakuolen hervor. An der freien Oberfläche der Milchflecken und der perivasculären Fettgewebsträubchen sieht man sie sich buckelförmig hervorwölben und durch die Schicht des Mesothels hindurch in die seröse Höhle abwandern. Diesen Vorgang kann man in lebendem Zustande in Kulturen des Omentum beobachten (Abb. 34). Stellenweise kann im Bereich der Milchflecke die Mesotheldecke durch die mobilisierten Histiocyten ersetzt sein.

Die Menge der in den Milchflecken versammelten mobilisierten Histiocyten wechselt schon normalerweise in weiten Grenzen. Bei mit Carmin gespeicherten *Tieren* und nach Einführung reizender Stoffe ins Peritoneum kann in ihnen rege

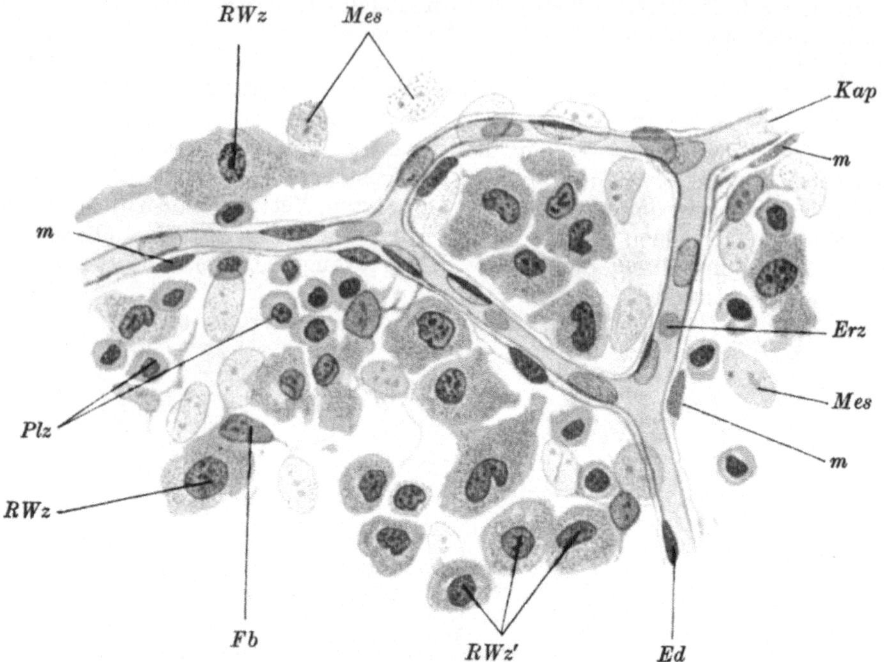

Abb. 33. Dasselbe Netz wie in Abb. 31, Rand eines Milchfleckens. Bezeichnungen wie in Abb. 30; *RWz′* kontrahierte (mehr oder minder mobilisierte) ruhende Wanderzellen, Histiocyten; *Plz* Plasmazellen. Bearbeitung und Vergr. wie in Abb. 31.

mitotische Teilung festgestellt werden. Dabei entstehen kleinere Formen, die zum Teil den Monocyten des Blutes ähnlich sehen und meistens die Fähigkeit zur

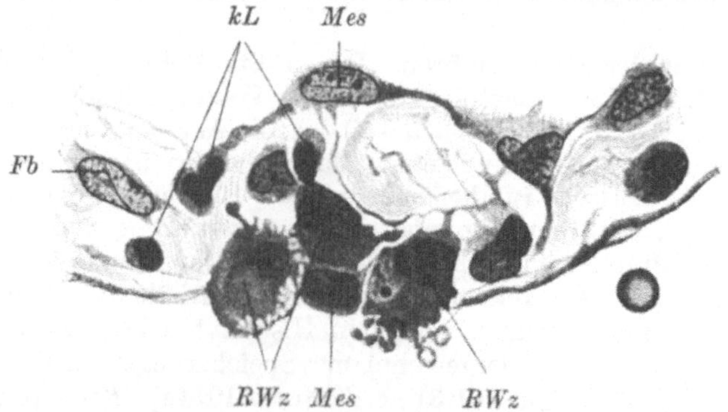

Abb. 34. Querschnitt durch ein Stück vom *Kaninchennetz* 4 Stunden nach Explantation in Blutplasma mit Embryonalextrakt. Auswanderung der Histiocyten (ruhenden Wanderzellen) (*RWz*) durch die Mesothelschicht (*Mes*) in das Nährmedium. *Fb* Fibrocyten; *kL* kleine Lymphocyten. ZF, Häm., EAz. Zeiß Ap. Hom. Imm. 2, Komp.-Ok. 6.

Speicherung vitaler Farbstoffe bewahren. Bei Entzündung entstehen aber (G. Herzog 1916, Marchand 1924k) amöboide Histiocyten auch neu aus den oben beschriebenen adventitiellen und aus den sonst im Gewebe verstreuten indifferenten Mesenchymzellen, in derselben Weise, wie beim Embryo überall im Mesenchym phagocytische „histioide" Wanderzellen entstehen (MAXIMOW 1909 m, r). Der undeutlich konturierte Zelleib kontrahiert sich, das Cytoplasma färbt sich deutlicher und bekommt scharfe gezackte Grenzen, es erscheinen Vakuolen und zugleich damit die Fähigkeit zur Farbstoffspeicherung. Infolgedessen erscheinen die normalerweise so deutlichen Unterschiede zwischen den Histiocyten und den Mesenchymzellen bei entzündlichen Reizungen oft verwischt.

Die mobilisierten polyblastischen Histiocyten entfalten eine ganz außerordentliche phagocytische Tätigkeit. Ins Peritoneum gelangende fein verteilte Fremdkörper — Tusche- oder Karminkörnchen, Erythrocyten, Bakterien usw. — werden in kürzester Zeit an der Oberfläche des Netzes niedergeschlagen und von den histiocytären Polyblasten gefressen, wobei sich die letzteren mitunter in riesige Makrophagen und oft, durch Zusammenfließen der einzelnen Zellkörper, in vielkernige Riesenzellen verwandeln.

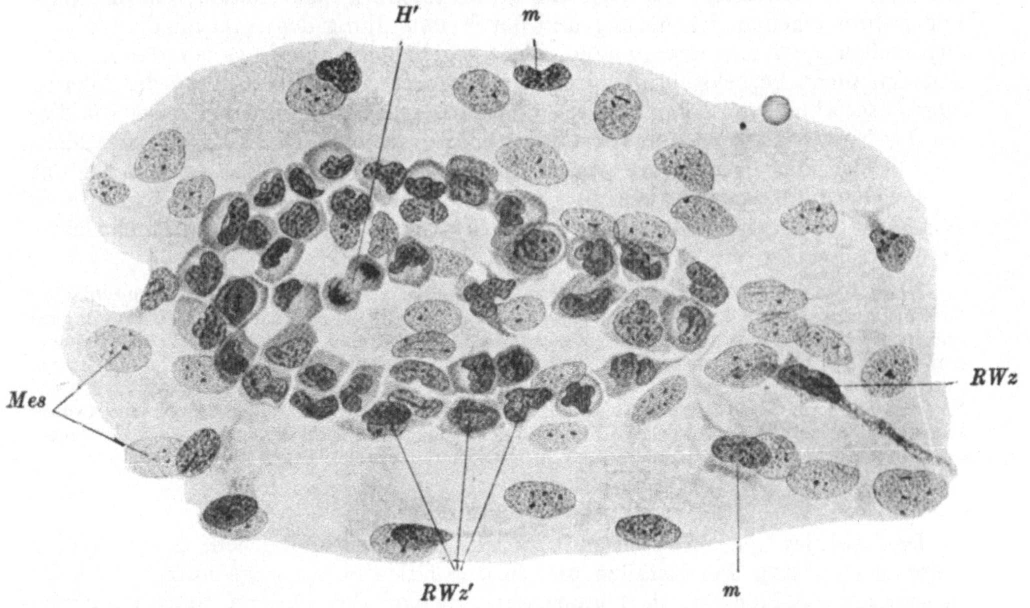

Abb. 35. Flächenpräparat vom Netz eines jungen *Kaninchens* von 20 Tagen. Entstehung eines gefäßlosen, aus mobilisierten, mitotisch wuchernden Histiocyten (*RWz'*) bestehenden Milchfleckens aus den noch undifferenzierten Mesenchymzellen *m*; *H'* Mitose eines Histiocyten; *RWz* lang gestreckte ruhende Wanderzelle (ruhender Histiocyt); *Mes* Deckzellenkerne. ZF, Häm., EAz. Zeiß Achr. ¹/₁₂, Hom. Imm. Komp.-Ok. 4.

Man findet mitunter scheinbar normale Netze, die an mobilisierten Histiocyten, an Polyblasten, sehr arm sind und den Eindruck eines verödeten Gewebes machen. In solchen Fällen müssen die Polyblasten alle aus dem Gewebe ins Exsudat abgewandert sein, während die Regeneration durch Wucherung und Neubildung mit dem Verbrauch nicht Schritt hielt.

Die Frage der Herkunft der Histiocyten im Netz ist bloß ein Teil der allgemeinen Frage über ihre Histogenese im Körper überhaupt (s. unten S. 500). Die weitaus größte Mehrzahl dieser Zellen entsteht im Netz allmählich und relativ spät, bei Embryonen ältester Stadien und besonders beim Neugeborenen. Das Wesen des Vorganges ist dabei eine herdförmige, mitotische, mit entsprechender Verwandlung, verbundene Wucherung der embryonalen Bindegewebszellen (Mesenchymzellen), vornehmlich, aber nicht ausschließlich, in der Umgebung der Gefäße. Sie führt meistens zur Entstehung neuer Milchflecken, die entweder von Anfang an mit einem eigenen Capillarnetz versehen sind oder der Gefäße entbehren und in diesem Fall als scharf umschriebene Inseln von rundlichen, mitosenhaltigen Histiocyten auftreten (Abb. 35). Es ist sicher, daß auch im erwachsenen Zustande einzelne Histiocyten und aus Histiocyten bestehende, gefäßhaltige oder gefäßlose Milchflecken aus den embryonalen Bindegewebselementen im Netz jederzeit neu hervorgehen können. Ob sich daran die Deckzellen beteiligen können, ist eine unentschiedene Frage. Sie fällt zusammen mit der Frage über die Zeit der spezifischen Differenzierung der Deckzellen und über die Gleichwertigkeit der Deckzellen in den verschiedenen Abschnitten der serösen Membranen.

Die Anschauung von Ranvier (1890 b, 1900), daß die Histiocyten (seine Clasmatocyten) einfach verwandelte Leukocyten sind, ist in dieser ursprünglichen Form fallen zu lassen, ebenso die von Renaut (1907), der in etwas modifizierter Weise die Histiocyten (seine cellules rhagiocrines) auch für in das Netz aus der Peritonealhöhle eingewanderte, gewissermaßen kolonisierte, Lymphocyten erklärte. Trotzdem ist aber für die Neuentstehung der Histiocyten im Netz, außer ihrer eigenen Wucherung und der Verwandlung der embryonalen Mesenchymzellen, noch eine andere Möglichkeit gegeben, die allerdings von den meisten Autoren nicht berücksichtigt wird — die progressive Verwandlung der lokalen oder ausgewanderten Lymphocyten und Monocyten in derselben Weise, wie dies bei der Entzündung oder in Gewebskulturen geschieht. Der kleine dunkle Kern wird größer, das Cytoplasma wird heller, häuft sich exzentrisch an und beginnt zu speichern (Maximow 1923 bb). Solche Formen sind von den kleinen, durch Wucherung der großen mobilisierten Histiocyten entstandenen Zellen nicht leicht zu unterscheiden.

Nach Renaut (1907) und Seifert (1921) sollen sich die freien Exsudatpolyblasten (s. weiter unten) aus der Peritonealhöhle wieder an die Oberfläche des Netzes anlagern und in die Bestandteile der Milchflecke aufgenommen werden können. Bei Vorhandensein einzelner oder kleiner Gruppen solcher Zellen an der Oberfläche der Trabekel ist es jedoch sehr schwierig zu entscheiden, ob Anlagerung oder, im Gegenteil, Abwanderung vorliegt. Es muß auch im Auge behalten werden, daß beim Auseinanderbreiten des Netzes zwecks Fixierung Zellen, die zwischen den Falten lagen, sehr leicht künstlich auf Stellen der Oberfläche verlagert werden können, wo sie in Wirklichkeit nicht hingehören.

e) Lymphocyten.

Die Zahl der Lymphocyten im Netz schwankt außerordentlich. Sie erscheinen besonders entlang den Gefäßen und in den Milchflecken angehäuft, manchmal in sehr großen Mengen; sie können aber auch in den übrigen Netzabschnitten gelegentlich vorkommen. Sie gehören fast ausschließlich der Kategorie der kleinen und mittelgroßen an. Typische große Lymphocyten — wie in den Keimzentren — sind sehr selten, wenn aber, hauptsächlich in der Umgebung der Gefäße zu finden.

Die Frage der Entstehung der Lymphocyten außerhalb des echten lymphoiden Gewebes wurde von vielen Autoren gerade bei Untersuchung des Netzes geprüft. In dieser Beziehung herrscht jedoch in der Literatur keine Einigkeit (Marchand 1913, 1924 k, Herzog 1916, 1923, Wjereszinski 1924). Die Ansicht von Renaut und Dubreuil (1906) und Renaut (1907), daß der kleine Lymphocyt die eigentliche embryonale Bindegewebszelle sei, aus der nach ihrer Kolonisation im Netz die anderen Zellen, die ruhenden und aktiven Wanderzellen usw., entstehen, ist, wie gesagt, in ihrem vollen Umfange nicht haltbar.

Ein Teil der Lymphocyten des erwachsenen Netzes wird sicherlich von den embryonalen und frühen postembryonalen Stadien her, wo man sie durch Wucherung der Mesenchymzellen entstehen sieht, ins Gewebe mit herübergenommen worden sein. Nach Marchand (1913, 1924 i) stammen viele von ihnen aus den Lymphgefäßen des embryonalen Netzes. Diese stets vorhandenen autochthonen Lymphocyten bilden oft follikelähnliche Anhäufungen an den Arterien (Wjereszinski 1924).

Nach der Mehrzahl der Autoren sollen die Lymphocyten des Netzes (und des Peritonealexsudates) auch im erwachsenen Organismus ausschließlich oder fast ausschließlich aus lokalen Elementen neugebildet werden (MARCHAND 1913, 1924 k, HERZOG 1916, HERZOG und MARCHAND 1921, PAPPENHEIM 1913 o, PAPPENHEIM und FUKUSHI 1913 b, KAMIYA 1924 u. a.). Als Stammzellen gelten dabei vor allem die Histiocyten bzw. das Gefäßendothel, zum Teil (HERZOG 1916) auch die indifferenten, adventitiell gelagerten Mesenchymzellen. Daß ausgebildete Histiocyten, besonders bei Entzündung im Peritonealraum, durch mitotische Teilung kleinere runde Zellformen vom Charakter der Polyblasten erzeugen können, ist sicher: die Entstehung von kleinen und großen Lymphocyten aus ihnen ist hingegen höchst unwahrscheinlich (s. Schlußabschnitt, S. 547). Für die Beteiligung des Gefäßendothels an der Lymphocytenbildung sind einwandfreie Beweise niemals beigebracht worden. Als lokale Quelle für die Lymphocyten im Netz kommen demnach nur die undifferenzierten Mesenchymzellen in Betracht.

Außerdem gibt es aber sicherlich noch eine andere Quelle für die Lymphocyten und Monocyten des Netzes, des Peritonealexsudats und der serösen Membranen überhaupt — die Emigration aus den Blutgefäßen (SCHWARZ 1905, WJERESZINSKI 1924). Gerade im Netz findet man schon unter normalen Verhältnissen, noch vielmehr unter abnormen Bedingungen, sehr oft eine deutliche, manchmal außerordentliche Stauung von ungranulierten Leukocyten, Lymphocyten und Monocyten in den Blutgefäßen. Permigrationsbilder sind dabei leicht aufzuzeigen. Da das Gewebe bei experimentell hervorgerufener Entzündung zuerst an Lymphocyten sehr arm sein kann, während die Gefäße von stauenden Lymphocyten strotzen, sind diese Bilder meistens wohl als Auswanderung, nicht als Einwanderung aus dem Gewebe in die Blutbahn aufzufassen.

Es muß also im Gewebe des Netzes Lymphocyten und Monocyten verschiedenen Ursprungs geben, und in keinem anderen Falle im *Säugetier*organismus tritt die Unmöglichkeit der Scheidung der lymphoiden Rundzellen in histiogene und hämatogene so deutlich hervor, wie im Netz.

Wie über die Herkunft der Lymphocyten des Netzes, so ist auch über ihre weiteren Schicksale keine Einigkeit erzielt worden. Die moderne klinische Hämatologie spricht den kleinen Lymphocyten die Fähigkeit der progressiven Entwicklung ab und betrachtet sie als spezifisch differenzierte Elemente. In Übereinstimmung damit werden die erwähnten Übergangsformen zwischen Lymphocyten, Monocyten und größeren, Farbstoffe speichernden und phagocytischen Zellformen von Polyblasten- oder Makrophagencharakter im Netz von den meisten Forschern im Sinne der Wucherung der Histiocyten mit Erzeugung kleiner monocytoider und besonders lymphocytoider Zellen gedeutet. Über das Schicksal der Lymphocyten werden — abgesehen von Degeneration — keine näheren Angaben gemacht.

Wenn jedoch — und dazu liegen gute Gründe vor (s. unten S. 540) — die kleinen Lymphocyten für undifferenzierte, entwicklungsfähige Zellen gehalten werden, erscheint die Bedeutung der genannten Übergangsformen in einem anderen Lichte. Die Möglichkeit einer Entstehung von weniger differenzierten Zellen (Lymphocyten) durch Teilung höher differenzierter (Histiocyten) ist von diesem Standpunkte aus von vornherein abzulehnen. Das Umgekehrte ist vielmehr der Fall — die Lymphocyten hypertrophieren und verwandeln sich in große speichernde und phagocytierende polyblastische Elemente. Sie tun dies manchmal noch vor der Auswanderung, im Lumen der Gefäße. In diesem Sinne — als eine für einen Teil der Lymphocyten des Netzes offenstehende Möglichkeit — gelangt die RENAUTsche Anschauung wieder zu ihrem Rechte. Bei Entzündung des Netzes spielen sich die Verwandlungen der Lymphocyten in großem Maßstabe und in beschleunigter Weise ab und können leicht verfolgt werden.

f) Plasmazellen.

In den meisten Fällen, obzwar nicht immer, enthält das Netzgewebe im erwachsenen Zustande Plasmazellen. Ihre Zahl unterliegt außerordentlichen individuellen Schwankungen, ebenso wie die Zahl der Lymphocyten; auch sie häufen sich vornehmlich im Gebiete der Milchflecken und der perivasculären Fettscheiden an und sind überall zusammen mit den Lymphocyten und sonstigen lymphoiden Zellformen zu finden (Abb. 33 *Plz*). Stets sind zwischen ihnen und den kleinen und mittleren Lymphocyten fließende Übergangsformen vorhanden. Wie in allen anderen Körperteilen, so kann es auch im Netz keinem Zweifel unterliegen, daß die Plasmazellen durch individuelle, mit Wucherung meist nicht verbundene, spezifische Verwandlung der Lymphocyten entstehen. Die Abstammung der letzteren in jedem gegebenen Fall, ob hämatogen oder histiogen, macht keinen Unterschied. Auch atypische Plasmazellen (s. oben) können vorkommen, ferner degenerative Formen mit acidophilen tropfigen Einschlüssen.

g) Mastzellen.

Außer beim *Kaninchen*, wo die Mastzellen überhaupt sehr schwach entwickelt sind, findet man sie im Netz und in den sonstigen serösen Membranen, hauptsächlich in unmittelbarer Umgebung der Gefäße, bei allen untersuchten *Säugetieren* (Abb. 30 *Mz*). Besonders zahlreich sind sie bei *Ratte* und *Maus*. Sie unterscheiden sich nicht von den oben für das gewöhnliche ungeformte lockere Bindegewebe beschriebenen. Bei jungen Tieren sieht man sie relativ oft in mitotischer Teilung begriffen. Auch kommen, z. B. beim neugeborenen *Meerschweinchen*, an den Gefäßen des Netzes junge, noch körnchenarme Mastzellen vor, die auf heteroplastische Weise, durch Ausarbeitung der Körnung, entweder aus lymphoiden Wanderzellen oder aus den perivasculären Mesenchymzellen entstehen.

h) Fettzellen.

Das Netz neugeborener *Säugetiere* ist bekanntlich eins von den besten Objekten zur Untersuchung der Entstehung der Fettzellen. Sie entwickeln sich hier in der Dicke der Membran in nächster Nähe der Gefäße und erscheinen entweder in regelmäßigen, bandartigen, die Gefäße begleitenden Scheiden angeordnet, oder sie bilden dicke, linsen- oder eiförmige Körper von verschiedener Größe, die an kleinen Gefäßen wie Beeren am Stiele sitzen und auf der Oberfläche der Membran hervorragen. Zwischen ihnen, besonders an der Oberfläche der Fettläppchen, befinden sich stets, wie schon erwähnt, große Mengen von ruhenden und aktiven Histiocyten und Lymphocyten. Alles oben über den Bau und Entwicklung der Fettzellen Gesagte bezieht sich auch auf diese Zellen im Netz. Hier gelingt es manchmal mit außerordentlicher Klarheit, ihre Entstehung aus den den Gefäßen angeschmiegten adventitiellen Mesenchymzellen zu verfolgen. Obwohl sie manchmal dunkle Kerne besitzen, können sie von den fixen, spindelförmigen und von den runden amöboiden Histiocyten doch deutlich unterschieden werden.

i) Myeloide Elemente.

Bei Embryonen und neugeborenen *Tieren*, besonders beim *Meerschweinchen*, aber auch bei menschlichen Embryonen und Säuglingen, läßt sich im Netz sehr häufig die Anwesenheit von myeloiden Elementen feststellen. Es handelt sich sowohl um Myelocyten der speziellen und der eosinophilen Art, als auch um Erythroblasten; letztere erscheinen, wie gewöhnlich, immer in kleinen dichten Haufen angeordnet. Bei erwachsenen *Tieren* kommen in seltenen Fällen Myelocyten der beiden genannten Arten vor. Zusammen mit den Myelocyten und Erythroblasten werden stets auch große schmalrandige basophile Zellen vom Charakter der Hämocytoblasten gefunden. Sie sind die Stammzellen der myeloiden Elemente und man sieht die letzteren aus ihnen durch differenzierende mitotische Wucherung entstehen.

Es kann kein Zweifel darüber herrschen, daß, während die Anwesenheit der myeloiden Elemente im Netz beim Embryo und auch beim Neugeborenen lediglich ein Spezialfall der auch sonst überall im embryonalen Mesenchym auftretenden herdartigen Blutbildung ist, dieselbe Erscheinung im erwachsenen Organismus in die Kategorie der sogenannten myeloiden Metaplasie fällt und daß ihre Erklärung in derselben Richtung gesucht werden muß, wie bei diesem Prozeß im allgemeinen (S. 417). Nach G. HERZOG (1916) sollen die Myelocyten bei *Tieren* im entzündeten Netz und auch beim Menschen im Perikardium (1921) aus wuchernden Gefäßendothelien entstehen. Die dafür beigebrachten Beweise sind aber ungenügend und es wird wohl wahrscheinlicher sein, daß die Hämocytoblasten entweder aus dem Blute stammen (S. 420), oder im Gewebe aus den adventitiellen Mesenchymzellen durch Wucherung entstehen. Beim Neugeborenen können Hämocytoblasten nach MARCHAND (1924i) ins Netz auch mit der Lymphe zugeführt werden.

k) Endothel der Blut- und Lymphgefäße.

Trotz der gerade für das Netz von einer Reihe von Untersuchern geforderten
engen genetischen Beziehungen zwischen den Blutgefäßendothelien einer- und
den Histiocyten und den lymphoiden Zellen andererseits läßt sich beim Erwachsenen eine Bildung solcher Zellen aus dem Endothel nicht nachweisen.
Anders mögen die Verhältnisse bei älteren Embryonen und bei neugeborenen
Tieren liegen. Das Bindegewebe im Netz und mit ihm vielleicht auch das Endothel

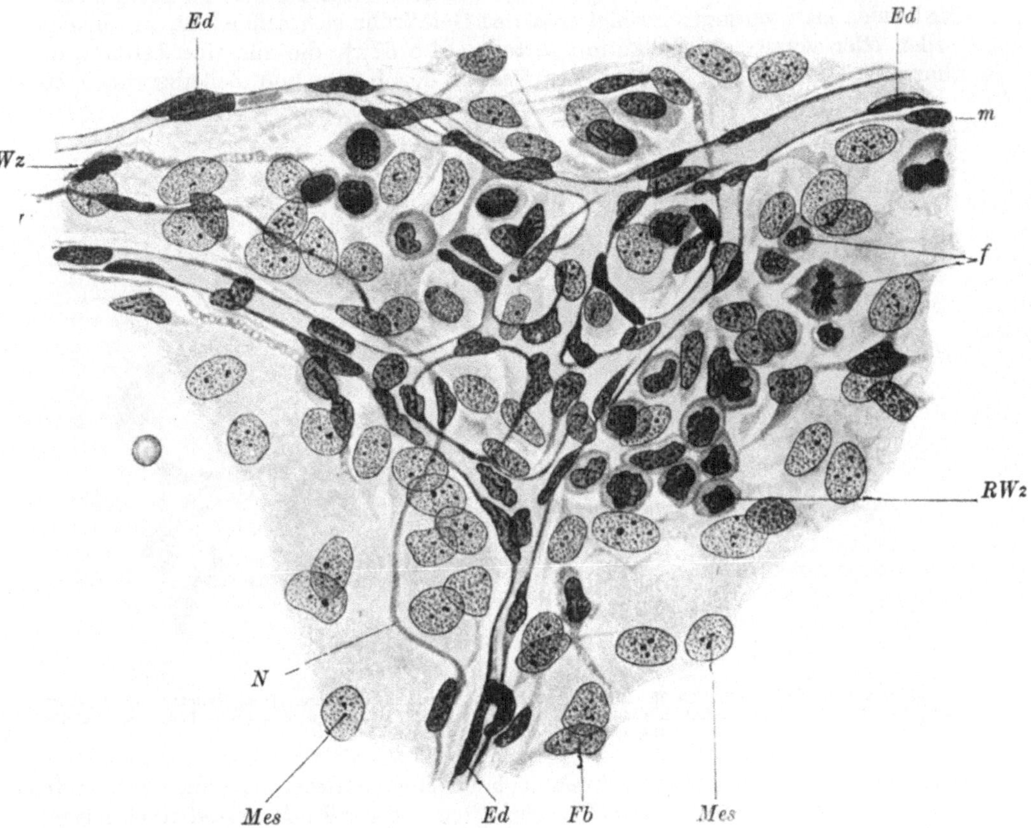

Abb. 36. Dasselbe Netz wie in Abb. 35. Ein mit einem Capillarnetz versehener junger Milchfleck. In der nächsten
Umgebung des Capillarendothels (*Ed*) befinden sich undifferenzierte Mesenchymzellen (*m*), langgestreckte ruhende
Wanderzellen (Histiocyten, Clasmatocyten) (*RWz*) und abgerundete, mobilisierte Histiocyten (*RWz'*) mit Mi-
tosen (*f*); *Mes* Deckzellenkerne; *Fb* Fibrocyt; *N* marklose Nervenfaser. ZF, Häm., EAz. Zeiß Ap. Hom. Imm. 2,
Komp.-Ok. 4.

bewahren besonders lange den embryonalen Charakter. In den mit Capillarnetzen versehenen Milchflecken neugeborener *Säugetiere* scheinen bei oberflächlicher Beobachtung Mesenchymzellen und Histiocyten zum Teil aus wuchernden
Endothelzellen zu entstehen (Abb. 36). Bei genauerer Prüfung läßt sich zwar
diese Möglichkeit nicht vollkommen ausschließen, andererseits können aber die
Bilder ebensogut auch einfach durch besonders energische Wucherung der dem
Endothel anliegenden Mesenchymzellen erklärt werden.

Besonders schwierig ist die Abgrenzumg zwischen Endothel und den extravasculären Elementen im Falle der Rückbildung von Gefäßen, wie man sie im
rasch wachsenden Netz neugeborener und junger Tiere häufig findet. RANVIER
hatte seinerzeit in solchen Netzen eigentümliche Zellgebilde von unregelmäßiger,

spindelartiger oder verästelter Form beschrieben, die in ihrem Inneren rote Blutkörperchen enthielten; er, und nach ihm François (1895) und Schaefer (1912),
faßten sie als Anlagen von Gefäßen auf mit intracellulärer Bildung von Erythrocyten und nannten sie „cellules vasoformatives". Seitdem ist durch viele Untersuchungen (G. Schwarz 1905, Martinoff 1907 und andere) bewiesen worden,
daß die fraglichen Gebilde nicht Anlagen von Gefäßen, sondern Reste rückgebil-
deter Capillaren sind. Beim raschen Wachstum der Netzmembran werden viele
Capillarschlingen mit den sie umgebenden Zellen so stark in die Länge gezogen, daß
ihr Lumen sich verengt, verödet und das Gefäßrohr sich schließlich in einzelne
Zellen oder verzweigte Zellketten zerteilt (Abb. 37 x), die für eine Zeitlang die
charakteristische stark ausgezogene Gestalt der Kerne und Zelleiber noch be-

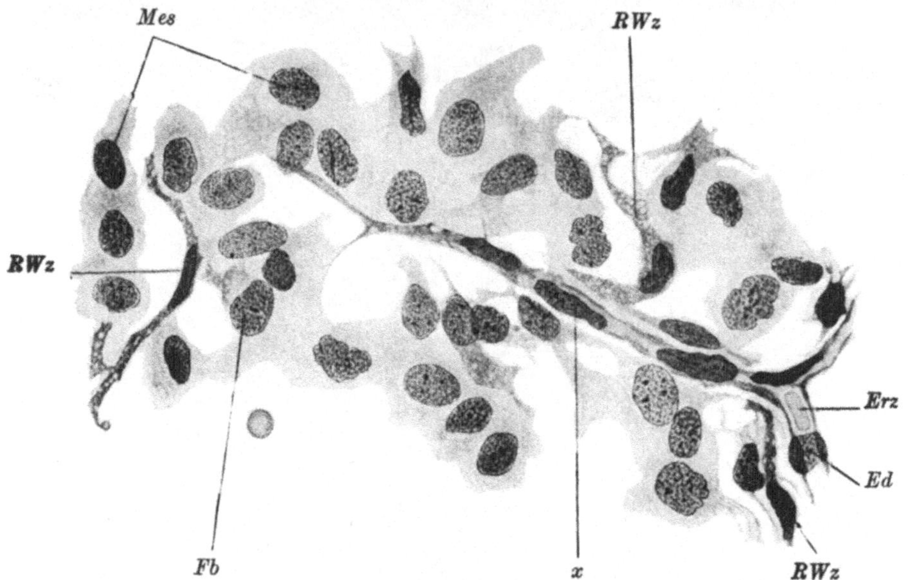

Abb. 37. Dasselbe Netz wie in Abb. 35. Eine in Rückbildung begriffene Capillare (x); *Ed* Endothel; *Erz* Erythrocyten; *RWz* ruhende Wanderzellen (Histiocyten, Clasmatocyten); *Fb* Fibrocyten; *Mes* Deckzellenkerne. Bearbeitung und Vergrößerung wie in Abb. 36.

wahren und im spaltförmigen Lumen noch einzelne, meistens zusammengedrückte
und zerfallende Blutkörperchen (*Erz*) enthalten. Diesen Endothelzellen schmiegen
sich von außen fast immer besonders lang ausgezogene ruhende Wanderzellen
(Histiocyten) mit typischem vakuolärem Cytoplasma an (*RWz*). Es ist sehr
schwer zu entscheiden, was aus den Endothelzellen der rückgebildeten Capillaren
wird. In den einen Fällen scheinen sie allmählich den Charakter der umgebenden
gewöhnlichen Bindegewebszellen anzunehmen; ob sie dabei im Gewebe als indifferente Mesenchymzellen oder als spezifisch differenzierte Fibrocyten liegen
bleiben, ist unsicher. In anderen Stellen desselben Netzes können aber die rückgebildeten Endothelzellen, wie es schon Pardi (1909) gesehen hat, den ebenso
lang ausgezogenen spindelförmigen Histiocyten zum Verwechseln ähnlich aussehen. Hier könnten Experimente mit Vitalfärbung an neugeborenen *Tieren*
eine Lösung bringen.

1) Seröse Membranen bei den niederen Vertebraten.

Beim *Huhn* findet Mjassojedoff (1926) im lockeren Bindegewebe der Mesenterien
und sonstigen serösen Membranen außer den Fibrocyten und ruhenden Wanderzellen
(Histiocyten) eine außerordentliche Mannigfaltigkeit von Zellen, die zum Teil an die Ver-

hältnisse im Netz der *Säuger* erinnert. Es sind große Mengen von lymphoiden und myeloiden Zellen vorhanden. Sie sind vornehmlich den Gefäßen entlang angeordnet und scheinen hier, ebenso wie im subcutanen Bindegewebe, die bei den *Vögeln* bekanntlich fehlenden Lymphknoten zu ersetzen. Unter den lymphoiden Zellen, die zum Teil im Gewebe diffus zerstreut, zum Teil größere, kompakte, follikelähnliche Ansammlungen bilden, sind die großen basophilen schmalrandigen Formen, die Hämocytoblasten, sehr zahlreich. Außerdem findet man aber auch alle Übergänge zwischen ihnen und mittelgroßen und kleinen Lymphocyten. Die myeloiden Zellen sind hauptsächlich durch große, grobgekörnte Spezialmyelocyten vertreten. Die Histiocyten befinden sich zum großen Teil — ebenso wie im Netz der *Säugetiere* — in mobilisiertem, amöboidem, phagocytierendem Zustande.

Bei den *Reptilien* und *Amphibien* enthält das Bindegewebe des Mesenteriums, der perioesophagealen Membran (RANVIER 1890 d) usw., außer Kollagenfasern, elastischen Netzen und gewöhnlichen Fibrocyten und ruhenden Wanderzellen Züge glatter Muskelfasern und den Gefäßern angeschmiegte große verästelte Chromatophoren. Ferner gibt es auch hier sehr zahlreiche verschiedenartige freie wandernde Zellen, so daß in einigen Fällen sogar von Milchflecken gesprochen werden kann (DOWNEY 1911 b). Außer zahlreichen kleinen, mittelgroßen und großen Lymphocyten und Monocyten sind auch granulierte Zellen vorhanden, die jedoch meistens nicht dem Myelocyten-, sondern dem Leukocytentypus angehören und dementsprechend meistens wohl aus den Gefäßen ausgewandert sein mögen. Plasmazellen in typischer und atypischer Ausbildung sind auch sehr häufig und sollen hier ununterschiedlich sowohl aus den Lymphocyten und anderen lymphoiden Zellen, als auch aus Histiocyten, Fibrocyten und sogar Mesothelien hervorgehen können (DOWNEY 1911 b).

Das Mesothel der serösen Membranen bei den *Kaltblütern* (*Amphibien* und *Reptilien*) bietet an vielen Stellen, vor allem in der retroperitonealen Membran, eine eigenartige, zuerst von RANVIER (1889) beobachtete Anordnung seiner Zellen dar — die sogenannten „puits lymphatiques“, die von RANVIER als direkte Verbindungsöffnungen zwischen den serösen Höhlen und den Lymphgefäßen gehalten wurden. An den betreffenden Stellen sind die Mesothelzellen um eine kleine Öffnung herum rosettenförmig radiär angeordnet. Die Öffnung führt jedoch nicht direkt in ein Lymphgefäß; wie überall, so sind die Lymphgefäße auch hier vollständig geschlossen und die Mesothelrosetten liegen ihnen nur eng an. Unter der Öffnung befindet sich eine Gruppe von eigentümlichen rundlichen oder eckigen Zellen mit acidophilem Cytoplasma, die nach RANVIERS Anschauung die Öffnung wie Stopfen zeitweise verschließen sollen. Die Natur dieser Zellgebilde ist unbekannt (CARRASCO 1911, LOEWENTHAL und CARRASCO 1912).

m) Die freien Zellen des serösen Exsudats.

Die Flüssigkeit, die sich in den serösen Höhlen normalerweise nur in minimaler, unter pathologischen Bedingungen aber oft in großer Menge ansammelt, enthält freischwebende Zellen, die sogenannten Exsudatzellen. Auch ihre Zahl kann außerordentlich schwanken; wenn sie reichlich vorhanden sind, z. B. bei entzündlichen Reizungen, erscheint das Exsudat trübe. Die Zellen zeigen Verschiedenheiten je nach der *Tierart* und je nach dem Zustande der angrenzenden serösen Membranen. Sie stammen in der Peritonealhöhle hauptsächlich, wenn auch nicht ausschließlich, aus dem Netz; in den Pleurahöhlen ist für ihre Entstehung eine ergiebige Quelle in den erwähnten milchfleckenartigen Gebilden der Pleura gegeben.

Die Exsudatzellen der serösen Höhlen sind sehr oft Gegenstand sorgfältiger Untersuchungen gewesen (RANVIER 1890c, RENAUT und DUBREUIL 1906, MAXIMOW 1906i, SCHOTT 1909, WEIDENREICH 1907, 1911, SCÉCSI 1912, SCÉCSI und EWALD 1913, PAPPENHEIM 1913o, PAPPENHEIM und FUKUSHI 1913b, WJERESZINSKI 1924, 1925, CUNNINGHAM 1922c, KAMIYA 1924 und andere). Allerdings können diejenigen von ihnen, die das Gewebe der serösen Membranen, besonders des Netzes, nicht berücksichtigten und zum Teil ausschließlich mit Hilfe der Methode der trockenen Ausstriche ausgeführt wurden, nur von beschränkter Bedeutung sein.

Bei allen untersuchten *Säuger*arten und auch bei den niederen *Vertebraten* (*Amphibien*) sind in der normalen Flüssigkeit der serösen Höhlen freie kugelrunde Zellen vom Charakter der Makrophagen oder Polyblasten vorhanden —

Exsudatpolyblasten (Wjereszinski 1924, 1925) (Abb. 38 *Exp*). Sie sind die hauptsächlichste, manchmal die einzige Zellart in der Flüssigkeit. Sie können von verschiedener, manchmal recht bedeutender Größe sein und enthalten einen meistens exzentrisch gelagerten, nierenförmigen, oft tief eingeschnürten Kern mit unregelmäßiger Oberfläche, deutlichen Chromatinteilchen und schwach entwickeltem Nucleolus. Mitosen kommen oft vor (Maximow 1906 i, Schilling 1909 b). In einigen besonders großen Zellen finden sich zwei oder mehr an der Peripherie gelagerte Kerne (*Exp'*). In der Mitte des Zelleibes ist ein deutliches Cytocentrum vorhanden. Das Cytoplasma enthält Plastosomen und bildet an der Peripherie eine dichtere, mit kurzen, platten, abgerundeten oder spitzen Pseudopodien besetzte Ektoplasmaschicht. Die kleineren Formen sehen den Blutmonocyten ähnlich aus. Bei allgemeiner intravenöser Vitalfärbung des *Tieres* mit Trypanblau oder Lithiumcarmin enthalten die meisten Zellen eine wechselnde Anzahl farbiger Körnchen, die um die Sphäre herum angeordnet sind. Bei lokaler, d. h. intraperitonealer, Anwendung von kolloidalen Farbstofflösungen werden die Farbstoffe von den Zellen naturgemäß in besonders großer Menge gespeichert. Bei supravitaler Neutralrotfärbung zeigen die Exsudatpolyblasten eine wechselnde Menge von rot gefärbten vakuolären Einschlüssen, die meistens in Form einer die Sphäre umgebenden Rosette, ähnlich wie in den Monocyten, angeordnet sind. In den

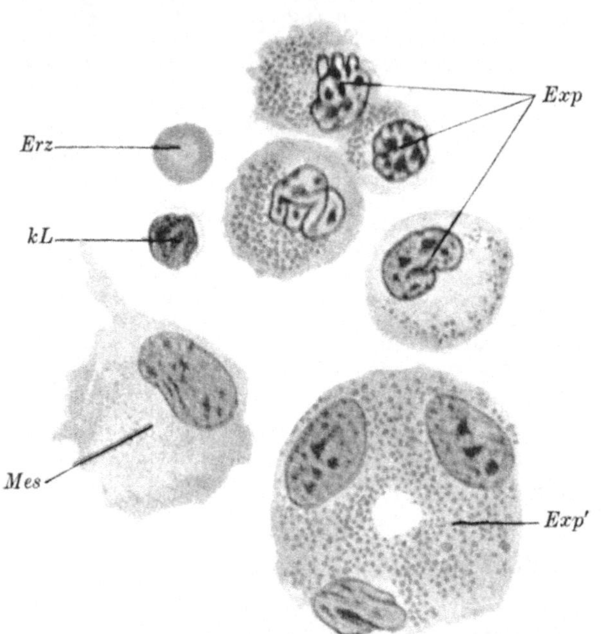

Abb. 38. Zellen aus dem Bauchhöhlenexsudat eines mit Carmin intravenös gespritzten *Kaninchens*. *Mes* abgelöste Mesothelzelle (Deckzelle); *kL* kleiner Lymphocyt; *Erz* Erythrocyt; *Exp* carminspeichernde Exsudatpolyblasten; *Exp'* Exsudatpolyblast mit drei Kernen (Riesenzelle). Feucht mit Sublimat-Formol fixierter Deckglasausstrich, Hämatoxylin nach Delafield. Zeiß Ap. Hom. Imm. 2, Komp.-Ok. 8.

größten Zellen vom sogenannten Makrophagentypus wird diese Rosette gewöhnlich von umfangreicheren tropfigen rotgefärbten Einschlüssen verdeckt. Eine scharfe Scheidung der Zellen in verschiedene Gruppen auf Grund der Neutralrotfärbung läßt sich nicht durchführen.

Sabin, Doan und Cunningham (1924) ziehen neuerdings auf Grund ihrer Untersuchungen mit Hilfe der supravitalen Janusgrün-Neutralrot-Färbung eine scharfe Grenze zwischen den monocytoiden und den histiocytären oder clasmatocytären freien Zellen in der Peritonealhöhle. Die mit derselben Technik ausgeführten neuesten Untersuchungen von McJunkin (1925 d) führten jedoch zu widersprechenden Resultaten. Im Peritonealexsudat vom Kaninchen fand er drei Arten von freien phagocytischen Zellen mit Übergängen untereinander. Die genannte Methode, die sich für die Darstellung verschiedener funktioneller Zustände der Histiocyten und verwandter Zellen gewiß sehr eignet, scheint eben für die histogenetische Scheidung der Zellstämme ungenügend zu sein.

In der serösen Flüssigkeit sind außerdem Zellen vom Charakter gewöhnlicher kleiner und mittelgroßer Lymphocyten vorhanden (Abb. 38 *kL*). Unter nor-

malen Bedingungen sind Übergänge zwischen ihnen und den Exsudatpolyblasten
sehr selten. Bei einigen *Säugetierarten* (*Meerschweinchen, Ratte, Maus*) sind
auch eosinophile Zellen in wechselnder Anzahl vorhanden. Bei *Ratte* und *Maus*
kommen ferner zahlreiche freie, abgerundete, große und kleine Bindegewebsmastzellen vor. Endlich findet man im Exsudat schon normalerweise, noch mehr
bei Entzündungen, einzelne oder in kleinen Verbänden von der Oberfläche der
Serosa, besonders des Netzes, abgelöste Mesothelzellen (Abb. 38 *Mes*) (CUNNING-
HAM 1922c, WJERESZINSKI 1924, MAXIMOW 1927); sie sind bereits von RANVIER
(1891) gesehen worden. Erythrocyten kommen in einzelnen Exemplaren auch vor.

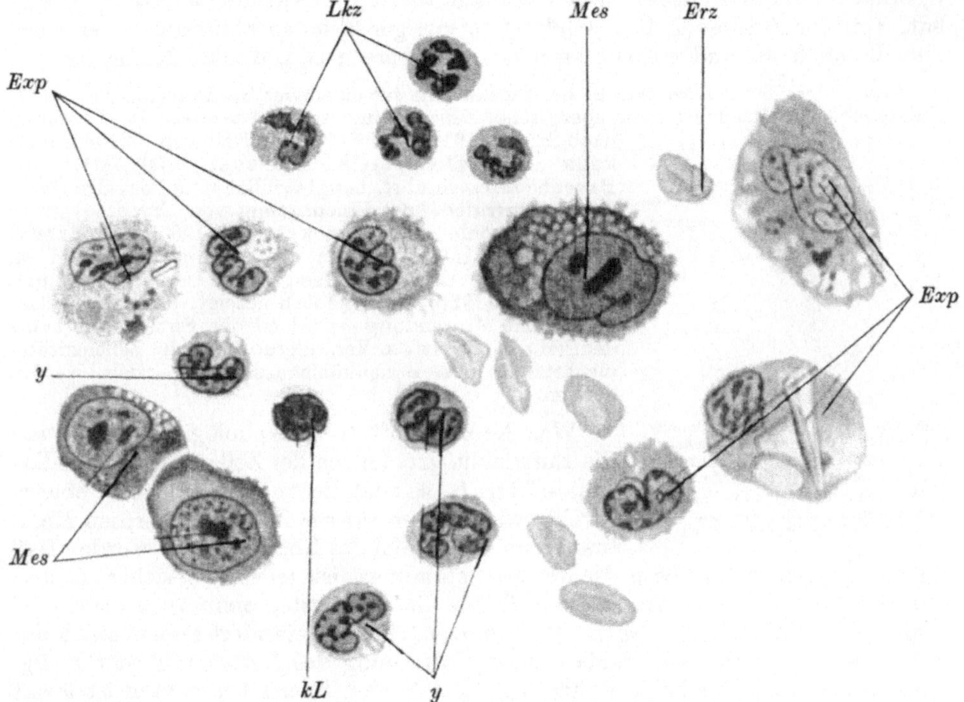

Abb. 39. Zellen aus dem Bauchhöhlenexsudat eines *Kaninchens*, das 2 Tage vorher intraperitoneal mit sterilem
Kieselgur gespritzt wurde. *Lkz* Spezialleukocyten; *y* Übergangsformen zwischen kleinen Lymphocyten und Ex-
sudatpolyblasten; übrige Bezeichnungen wie in Abb. 38. Feucht mit ZF fixierter Deckglasausstrich, Häm., EAz.
Vergr. wie in Abb. 38.

Bei Vorhandensein experimentell erzeugter entzündlicher oder chemotakti-
scher Reizungen in den serösen Höhlen erscheinen vor allem polymorphkernige
Spezialleukocyten in der Flüssigkeit (Abb. 39 *Lkz*). Dann steigt aber rasch auch
die Zahl der Exsudatpolyblasten, wobei die größten Formen (bei *Katze* und
Kaninchen, CUNNINGHAM 1922c) erst am dritten bis vierten Tage auftreten. Sie
entfalten dabei eine außerordentlich aktive phagocytische Tätigkeit; wenn Fremdkörper irgendwelcher Art vorhanden sind, werden sie von den Polyblasten sofort gefressen (Abb. 39 *Exp*); es steigt auch die Farbstoffspeicherung. In den
späteren Stadien beherrschen die mittelgroßen Exsudatpolyblasten das Feld,
während die Spezialleukocyten, wie bei jeder anderen Entzündung, degenerieren
und verschwinden. Die Zahl der Lymphocyten kann in vielen Fällen auch stark
wachsen. Wichtig ist ferner, daß Übergangsformen zwischen Polyblasten und
lymphoiden Zellen vorhanden sind (WJERESZINSKI 1924, MAXIMOW 1927)
(Abb. 39 *y*).

Bei entzündlichen Reizungen in der Bauchhöhle sind stets auch abgefallene Deckzellen in großer Anzahl vorhanden. Sie sind besonders genau von Wjere-szinski (1924, 1925) und Maximow (1927) untersucht worden. In den einen Fällen haben sie noch das typische Aussehen von freien, dünnen, platten, oft rinnenförmig gekrümmten oder zerknüllten Gebilden mit einem großen, ovalen, platten, gefalteten Kern mit staubartigem Chromatin und kleinen Nukleolen (Abb. 40 *Mes*). In anderen Fällen erscheinen sie aber verdickt und abgerundet, plump spindel-, birn- oder auch kugelförmig (Abb. 39 *Mes*). Ihr Cytoplasma zeichnet sich dann durch sehr starke Basophilie und durch kleine knopfförmige Pseudopodien an der Oberfläche aus und enthält helle Vakuolen, die, wie Cunningham (1922c) gezeigt hat, von der Anwesenheit besonderer fettartiger Tropfen abhängen. Der Kern schwillt auch an und enthält zwei oder mehrere große, dunkle Nukleolen.

Von einigen Forschern wurde bei Einführung verschiedener Stoffe in die Bauchhöhle Entstehung von Exsudaten von spezifischer Zellzusammensetzung beobachtet. So sollten nach Szécsi (1912) und Szécsi und Ewald (1913) Tuberkulin und Impflymphe, nach Bergel (1920) Fett, in die Bauchhöhle eingeführt, hauptsächlich lymphocytäre Reaktion hervorrufen. Bei Einspritzung von Erythrocyten in die Bauchhöhle sahen Stschastnyi (1905) und Sternberg (1914) eine Zunahme der eosinophilen Zellen im Exsudat. Die Untersuchungen von Kamiya (1924) und Wallbach (1926) haben jedoch gezeigt, daß durch intraperitoneale Anwendung verschiedener Substanzen keine deutlichen qualitativen Veränderungen in der Zellenzusammensetzung des Bauchhöhlenexsudates erzielt werden können.

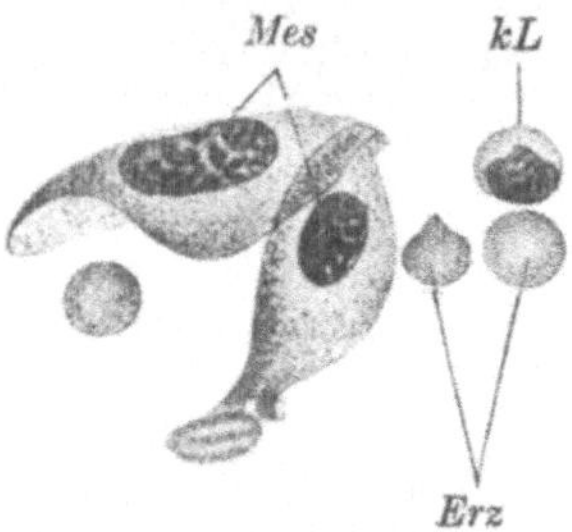

Abb. 40. Zellen aus dem Bauchhöhlenexsudat eines *Kaninchens*, dem vor 24 Stunden intraperitoneal Olivenöl eingespritzt wurde. Bezeichnungen wie in Abb. 38. ZF, EAz. Leitz Hom. Imm. ¹/₁₂, Ok. 4. (Nach Wjereszinski 1924.)

Was die Herkunft, die morphologische Natur und die Entwicklungspotenzen der Zellen der serösen Exsudate betrifft, so sind die Ansichten darüber ebenso geteilt, wie es oben für die Zellen der serösen Membranen und vor allem des Netzes gezeigt wurde. Daß die Zellen aus den serösen Membranen stammen, ist jedenfalls sicher, ebenso daß das Netz dabei in der Peritonealhöhle die wichtigste, wenn auch nicht ausschließliche Rolle spielt. Nach Cunningham (1922c) verändert sich nämlich der Zellgehalt des Peritonealexsudats nach Entfernung des Netzes nur sehr wenig.

Der Ursprung der bei Entzündung auftretenden Spezialleukocyten ist leicht zu entscheiden — sie kommen wohl sämtlich aus dem Blut und nur ein verschwindend geringer Teil könnte eventuell von den lokal im Netz entstehenden Myelocyten abstammen. Ihr Schicksal ist stets Degeneration, wie auch sonst bei Entzündung. Die eosinophilen Zellen stammen zum größten Teil auch aus dem Blute (Sternberg 1914).

Die Exsudatpolyblasten entsprechen in ihrem Aussehen und ihren biologischen Eigenschaften vollkommen den oben beschriebenen aktivierten Wanderzellen oder Histiocyten des Netzes (Pappenheim 1913o, Pappenheim und Fukushi 1913b, Cunningham 1922c, Wjereszinski 1924, Maximow 1927). An Querschnitten durch das entzündete Netz, ferner, wie oben erwähnt, in Gewebskulturen des Netzes (Abb. 34), kann die Abwanderung dieser Zellen durch das Mesothel hindurch in die Bauchhöhle direkt beobachtet werden. Die von Szécsi, Szécsi und Ewald, Schott, Jolly (1923) und anderen behauptete Verwandlung der Mesothelzellen (bzw. Endothelzellen) in Exsudatpolyblasten ist abzulehnen (Wjereszinski 1924, Cunningham 1922b, c, e, Maximow 1927). Die scheinbar beweisenden Experimente von Lippmann und Plesch (1915), die an durch Thorium X aleukocytär gemachten *Tieren* in der Pleurahöhle polyblasten- und lymphocytenhaltiges Exsudat erhielten und daraus auf den Ursprung dieser Zellen aus

den Deckzellen schlossen, verlieren ihre Bedeutung in Anbetracht der in den
Milchflecken der Pleura (s. oben) massenhaft vorhandenen und vom Thorium
gar nicht betroffenen histiocytären und lymphocytären Zellen. Die Schlußfolgerungen dieser Experimente sind auch von ROSENOW (1914) und SKLAWUNOS (1925)
angezweifelt worden.

Das Schicksal der freien Exsudatpolyblasten in der Bauchhöhle ist nicht klargestellt. Oben ist bereits die Möglichkeit ihrer nachträglichen Wiedereinver-
leibung in das Gewebe des Netzes besprochen worden. Viele gelangen sicherlich
durch die Mesothel- und Endothelschicht in die Lymphgefäße des Zwerchfells

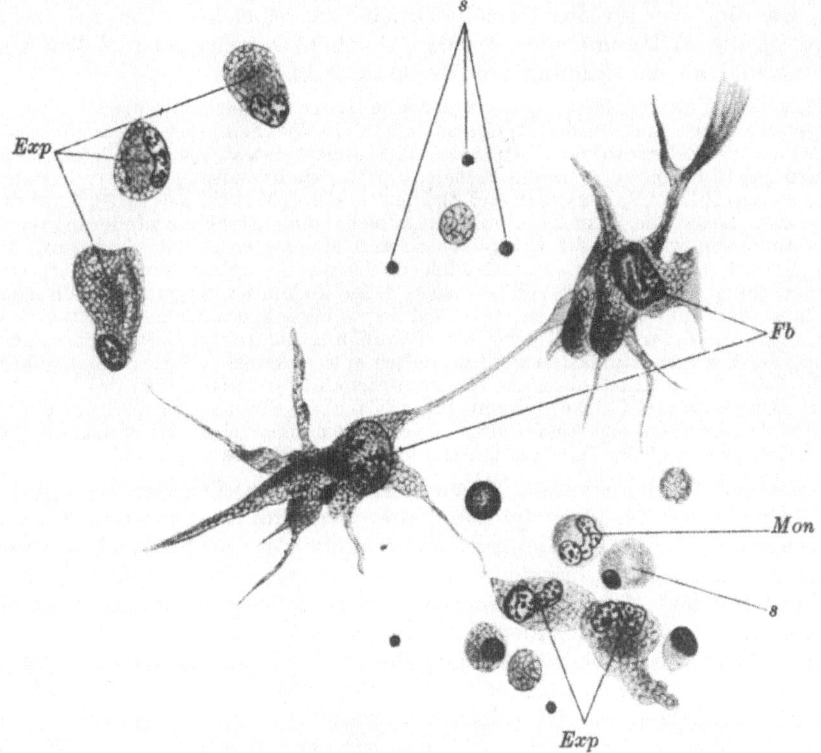

Abb. 41. 3tägige Kultur vom Peritonealexsudat eines vorher intraperitoneal mit Tuberkulin gespritzten *Kaninchens*. *Fb* zwei aus Mitose einer abgelösten Deckzelle hervorgegangene Fibrocyten, miteinander noch durch eine
Cytoplasmabrücke verbunden; *s* Reste degenerierter Zellen; *Mon* Monocyt; *Exp* Exsudatpolyblasten. Bearbeitung und Vergrößerung wie in Abb. 40. (Nach WJERESZINSKI 1924.)

(Abb. 28). Viele müssen aber wohl auch an Ort und Stelle zugrunde gehen.
Bei Auspflanzung in Gewebskulturen bleiben sie lange Zeit als amöboide phagocytische carminspeichernde Elemente erhalten (Abb. 41 *Exp*) (WJERESZINSKI
1924). Eine Verwandlung in andere Zellformen wird hier nicht beobachtet.

Das Verhalten der abgelösten Mesothelzellen im Exsudat ist von WJERE-
SZINSKI (1924, 1925) geklärt worden. Beim Explantieren von kleinen zellreichen
Tropfen des Peritonealexsudats in Blutplasma mit Gewebsextrakt gelingt es
leicht, ihre Verwandlungen zu verfolgen. Sie sind von den amöboiden Exsudatpolyblasten immer leicht zu unterscheiden. Im Laufe des ersten Tages bewahren
sie zum Teil noch ihre platte Form oder erscheinen, wie erwähnt, als kontrahierte, basophile, mit knopfförmigen Hervorragungen an der Oberfläche versehene Elemente mit großem hellem Kern und mit dunkel gefärbten Nukleolen.

Im Laufe des zweiten Tages sieht man sie sich unter Auftreten zahlreicher Mitosen in die Länge strecken, abplatten, lange, fixe, glattrandige, spitz zulaufende Ausläufer entwickeln und sich in typische Fibrocyten verwandeln, die in Form von einzeln zerstreuten oder, später, netzförmig zusammenhängenden, sternförmigen Bindegewebskolonien angeordnet sind (Abb. 41 *Fb*). Solche aus abgelösten Deckzellen entstehende Fibrocytenkolonien haften besonders gern kleinen Fibrinflocken, wie sie im entzündlichen serösen Exsudat häufig vorkommen, an. Dadurch ist in den serösen Höhlen stets eine Möglichkeit für die Entwicklung von bindegewebigen Adhäsionen gegeben.

Daß die lymphoiden und monocytoiden Zellen des Exsudats dieselben Zellen sind, wie die oben für das Netz beschriebenen, ist sicher. Die unentschiedene Frage ist die Teilnahme von aus den Gefäßen emigrierenden Zellen an ihrer Bildung und an der Bildung der Exsudatpolyblasten.

Hier sind dieselben Meinungsverschiedenheiten zu verzeichnen, wie sie oben für das Netzgewebe angedeutet wurden. Während Helly (1905) für eine ausschließlich hämatogene Entstehung der Zellen während der ersten 24 Stunden eintrat, sprechen jetzt die meisten Autoren den Blutlymphocyten und Blutmonocyten jede Bedeutung in dieser Beziehung ab. Pappenheim (1913o), Pappenheim und Fukushi (1913b), Marchand (1913), Kamiya (1924) und andere lassen die Exsudatpolyblasten ausschließlich durch Abwanderung der Histiocyten entstehen, während die Lymphocyten und Monocyten durch Wucherung der letzteren gebildet werden; diese ausschließlich histiogenen Lymphocyten und Monocyten des Exsudats sollen nach Pappenheim denselben Zellen im Blute zwar ganz ähnlich sehen, sich von ihnen aber durch Fähigkeit zur Carminspeicherung unterscheiden. Weidenreich (1907, 1911) und Schott (1909) geben eine Beteiligung emigrierter Blutlymphocyten an der Bildung der Exsudatpolyblasten wohl zu, halten aber andererseits, wie oben erwähnt, auch die Möglichkeit der Entstehung der letzteren aus allen anderen Zellen des Netzes für erwiesen. Cunningham (1922c) nimmt für die frühen Stadien der Entzündung in der Bauchhöhle eine ausgiebige Auswanderung von Blutmonocyten an, leitet aber die Exsudatpolyblasten zum größten Teil von den Histiocyten des Netzes ab.

Ein vermittelnder Standpunkt wird hier wahrscheinlich das Richtige treffen. Die Mehrzahl der Exsudatpolyblasten sind zweifellos abgewanderte Histiocyten des Netzes und der serösen Membranen überhaupt. Wie im Netze selbst, so werden aber auch im Exsudat, besonders bei Entzündung, Übergangsformen zwischen Lymphocyten und Monocyten einer- und den großen phagocytischen farbstoffspeichernden Polyblasten andererseits gefunden (Abb. 39 *y*). Daß sie im Sinne der zweifellos vorhandenen Wucherung der großen Zellen zu deuten wären (Pappenheim, Marchand) ist in Anbetracht der erwiesenen Emigration von Lymphocyten und Monocyten und der sonstigen über Entzündung im allgemeinen (s. unten S. 530) und über die Verwandlungsfähigkeiten der Lymphocyten und Monocyten in Gewebskulturen (Maximow 1925hh) bekannten Tatsachen unwahrscheinlich. Ein Teil der Exsudatpolyblasten wird wohl sicherlich im Exsudat selbst, oder noch im Netz, aus Lymphocyten und Monocyten entstehen können, und zwar nicht nur aus autochthonen, sondern zum Teil auch aus hämatogenen, ausgewanderten Zellen. Die Fähigkeit der Exsudatlymphocyten zur Carminspeicherung ist nicht ein Zeichen ihrer besonderen histiogenen Abstammung (Pappenheim), sondern ihrer Verwandlung in carminspeichernde Polyblasten, wie dies auch in Gewebskulturen beobachtet werden kann (Maximow 1925hh).

3. Die weichen Hirnhäute.

Eine besondere Abart des ungeformten lockeren Bindegewebes ist in den beiden weichen Gehirnhäuten — der Pia mater und der Arachnoidea — zu finden. Die eine sowie die andere besteht aus einem lockeren Geflecht von kollagenen Fasern und feinen elastischen Netzen. Während die äußere, der Dura mater zugewandte Oberfläche der Arachnoidea glatt ist, entsendet ihre innere, der Pia zugekehrte Oberfläche dünne, verzweigte, freie Kollagenbündel und Membranen, die sich mit der Pia verbinden und in ihrer Gesamtheit ein zwischen den beiden weichen Häuten befindliches, einem Spinngewebe ähnliches Geflecht bilden;

in seinen Maschen — den sogenannten Subarachnoidalräumen — zirkuliert die Cerebrospinalflüssigkeit (KEY und RETZIUS 1873, 1875). Die Pia mater liegt dem Gehirn eng an und begleitet die in die Gehirnmasse eindringenden Gefäße. Die äußere Oberfläche der Arachnoidea und die gesamte Oberfläche der die Subarachnoidalräume begrenzenden Häute sowie der dieselben durchziehenden Bindegewebstrabekel ist von besonderen, einschichtig angeordneten, platten Zellen bekleidet; ihre Grenzen können mit Silbernitrat dargestellt werden. Unter dieser Zellschicht zeigen die Bindegewebsbündel der Arachnoidea eine Umspinnung mit feinen elastischen Fasern. Das Gewebe der weichen Hirnhäute erinnert sehr an die serösen Membranen, besonders an das Netz, ist aber physiologischerweise nicht so zellreich; die Cerebrospinalflüssigkeit könnte mit dem Exsudat der serösen Höhlen verglichen werden.

Zwischen den sich verflechtenden Kollagenfasern der Arachnoidea und Pia befinden sich gewöhnliche Fibrocyten. Auch undifferenzierte Mesenchymzellen sind vorhanden, besonders in der Adventitia der Gefäße, in der sie als dicht zusammengedrängte, blasse, ovale Kerne mit spindelförmigen Zellkörpern auftreten. Hierher gehören wahrscheinlich auch die von ESSICK (1920) in der Arachnoidea der *Katze* gefundenen Kernhaufen. Daß im Gewebe der Pia mater, besonders an der ventralen Gehirnoberfläche, und beim Menschen besonders in höherem Alter, oft sehr zahlreiche große, verzweigte, Melanin führende Chromatophoren vorkommen, ist bereits oben im Abschnitt über Pigmentzellen erwähnt.

Die ruhenden Wanderzellen oder Histiocyten sind zahlreich (Abb. 18 *Rwz*); sie zeichnen sich durch scharfe Umrisse des dunklen, rundlichen oder spindelförmigen, seltener in Ausläufer zerteilten Zelleibes aus. Sie begleiten die Gefäße, erscheinen aber auch in der gefäßlosen Arachnoidea und in den freien Trabekeln des Subarachnoidalraumes zerstreut. Während sie sonst, auch unter pathologischen Verhältnissen, in ihren biologischen Eigenschaften den Histiocyten in den anderen Körperteilen — vor allem im Netz — entsprechen, verhalten sie sich intravenös injiziertem Trypanblau oder Lithiumcarmin gegenüber merkwürdigerweise sehr refraktär. Selbst bei hochgetriebenen *Tieren*, bei welchen alle Histiocyten, z. B. im Netz und sogar im perivasculären Bindegewebe des Plexus choroideus, mit Farbstoffkörnern überfüllt sind, sind in Pia und Arachnoidea (beim *Kaninchen*) nur äußerst spärliche farbstoffhaltige Zellen anzutreffen. Dasselbe Gewebe, in ein Nährmedium mit Lithiumcarmin explantiert, erscheint nach einigen Tagen von unzähligen, lang spindelförmigen, sternförmigen, oft verzweigten Zellen mit massenhaften groben roten Körnern im Cytoplasma erfüllt. Bei Einführung von Trypanblaulösung (bei *Katzen*) unmittelbar in den Subarachnoidalraum (WOOLLARD 1924, KUBIE und SCHULTZ 1925) scheinen diese Zellen den Farbstoff auch in üblicher Weise intrazellulär zu speichern. Dasselbe geschieht auch bei entzündlichen Vorgängen, wo sie sich in große, farbstoffspeichernde Makrophagen verwandeln (C. MACKLIN und M. MACKLIN 1920, KUBIE und SCHULTZ 1925). Beim Menschen wird in den Histiocyten der weichen Gehirnhäute auch unter scheinbar physiologischen Verhältnissen sehr oft körniges oder scholliges, gelbes, zum Teil eisenhaltiges Pigment gefunden.

Lymphocyten sind in den weichen Hirnhäuten stets vorhanden, aber in stark wechselnder, zumeist geringer Anzahl. Sie sind vornehmlich in der Umgebung der Gefäße angehäuft. Plasmazellen dagegen finden sich physiologischerweise nur sehr spärlich.

Bei entzündlichen Prozessen verschiedener Art — insbesondere bei Tuberkulose — enthalten die Subarachnoidalräume eine manchmal außerordentliche Menge von Exsudatzellen; letztere besitzen zum Teil lymphocytoiden und monocytoiden Charakter, zum Teil sind es große Polyblasten oder Makrophagen bzw. epithelioide Zellen. Plasmazellen können ebenfalls reichlichst vorhanden sein, wobei sie die Piagefäße epithelartig umscheiden. Bei akuten Entzündungen erscheinen selbstverständlich auch Spezialleukocyten. Über den Ursprung all dieser Zellarten und ihre genetischen Wechselbeziehungen gilt dasselbe, was oben für das Netz angeführt ist. Vor allem ist der Ursprung eines Teils der Lymphocyten und Monocyten aus dem Blute möglich, ebenso wie die Verwandlung dieser emigrierten Zellen in Plasmazellen, oder in phagocytische Polyblasten (SPERONI 1906, v. FIEANDT 1911). Die derzeit herrschende Meinung läßt allerdings diese Exsudatzellen ausschließlich aus lokalen Elementen durch Wucherung entstehen; dafür werden zumeist die perivasculären Histiocyten oder auch das Gefäßendothel verantwortlich gemacht (ROTH 1915, SPIELMEYER 1919, 1922, C. MACKLIN und M. MACKLIN 1920, G. HERZOG 1922). Mehrere Autoren nehmen auch die Verwandlung der platten Zellen der arachnoidalen Maschen in phagocytische und farbstoffspeichernde Polyblasten oder Makrophagen an. Dies wurde z. B. bei der durch Einspritzung von lackfarbenem Blut in die Subarachnoidalräume hervorgerufenen sterilen Meningitis von ESSICK (1920) und nach Einführung von Trypanblaulösungen von WOOLLARD (1924) beobachtet.

Die morphologische Stellung der platten einschichtigen Wandzellen der Subarachnoidalräume und der äußeren Oberfläche der Arachnoidea ist nicht geklärt. Da die Gehirnhäute aus embryonalem Mesenchym, die subduralen und subarachnoidalen Räume durch Spaltenbildung in demselben entstehen (WEED 1917), können die platten Zellen — die von manchen auch unzweckmäßigerweise „Endothel" genannt werden — den Serosa-deckzellen, die Derivate des Mesodermepithels sein sollen, nicht ohne weiteres gleich-gestellt werden. Daher erscheint auch die von vielen Autoren (Weed 1920) für sie gebrauchte Bezeichnung „Mesothel" ungeeignet. Die Mesothelzellen verwandeln sich auch nicht in Makrophagen (s. oben). Allerdings ist eine gewisse Ähnlichkeit der subarachnoidalen, platten Zellen mit den Serosadeckzellen nicht zu verkennen. Aus ihnen können ebenfalls endotheliomähnliche Geschwülste entstehen (Mallory 1920, Weed 1920). Vitalfarbstoffe (Trypanblau) werden von ihnen — im Gegensatz zu den Histiocyten — ebenso in Form von spärlichen und feinen Körnchen gespeichert (Woollard 1924). Neuerdings leugnen Kubie und Schultz (1925) überhaupt ihre Beteiligung an der Bildung der histiocytären Makrophagen. Möglicherweise entsprechen also die platten Zellen der Arachnoidea in ihren Lebensäußerungen — trotz ihres etwas verschiedenen Ursprungs — den Deckzellen der se-rösen Membranen.

Im Liquor cerebrospinalis kommen physiologischerweise nur äußerst spärliche Zellen vom Charakter der Lymphocyten vor. Nach Kubie und Schultz (1925) sollen (bei *Katzen*) auch spärliche Makrophagen vorhanden sein. Unter pathologischen Bedingungen kann der Zellgehalt außerordentlich steigen, so daß die Flüssigkeit trübe wird. Die Zellarten ent-sprechen im allgemeinen den in den Maschen des Subarachnoidalraumes und sind je nach dem Falle verschieden (Szécsi 1911, Klien 1914, 1919, Rotstadt 1916 u. a.). Es werden Lymphocyten, Plasmazellen, Monocyten, große Makrophagen, seltener Specialleukocyten, eosinophile Leukocyten, Bindegewebsmastzellen und fibrocytenähnliche Zellen vorge-funden. Der Ursprung all dieser Zellen ist nicht klar, da bei der Untersuchung des Liquor eine Paralleluntersuchung der Hirnhäute mittels geigneter Methoden meistens versäumt wurde. Hier ist das oben für die Exsudatzellen in den serösen Höhlen Gesagte zu wieder-holen. Die größte Mehrzahl der Autoren läßt die Zellen ausschließlich durch Wuche-rung aus den fixen Zellen der weichen Hirnhäute — vornehmlich aus den „adventitiellen Histiocyten" — entstehen. Die Möglichkeit einer Emigration von Lymphocyten und Monocyten aus den Blutgefäßen wird nicht in Betracht gezogen. Klien (1914) hebt jedoch hervor, daß sich die Lymphocyten im Liquor bedeutend vergrößern und in Makrophagen (Polyblasten) verwandeln können.

4. Dichtes ungeformtes Bindegewebe.

Die gleichen Gewebselemente, wie sie im lockeren ungeformten Bindegewebe unter der Haut, zwischen den Muskeln usw. vorhanden sind — kollagene Fasern, elastische Netze und die amorphe Zwischensubstanz — bilden auch das dichte ungeformte Bindegewebe. Letzteres findet sich im bindegewebigen Teil der Haut, der Lederhaut oder dem Corium und stellt ein filzartiges Geflecht von zumeist dicken, drehrunden oder platten, bandförmigen Kollagenbündeln vor (Abb. 42 *C*). Sie setzen sich hierher unmittelbar aus dem lockeren Unterhautzellgewebe fort, so daß eine scharfe Grenze zwischen den beiden Geweben, dem dichten und dem lockeren, nicht gezogen werden kann, sondern ein allmählicher Übergang vorliegt. Zum Unterschied vom lockeren Gewebe sind die Bündel im Corium sehr dicht zu-sammengefügt, was die feste Konsistenz des Gewebes bedingt. Obwohl die meisten Kollagenfasern der Oberfläche der Haut parallel, manchmal deutlich schichten-weise verlaufen, ist in ihrer Anordnung keine besondere Regelmäßigkeit wahrzu-nehmen. Sie werden überall von dicken und dünnen, verzweigten elastischen Netzen (*El*) umflochten, die sich besonders in der Nachbarschaft von Gefäßen, Drüsen und Haarbälgen verdichten; stellenweise sind auch durchlöcherte elasti-sche Bänder und Membranen vorhanden. Zwischen den Fasern beiderlei Art bleiben meistens nur sehr schmale, spaltförmige, unregelmäßige Räume übrig. Diese sind von der amorphen Grundsubstanz und von Zellen eingenommen. An-statt der im lockeren Bindegewebe vorhandenen dünnen, großen, freigleitenden Lamellen (s. oben) soll die homogene Grundsubstanz hier eine mehr kompakte Masse vorstellen, die von größeren und kleineren, miteinander zum Teil verbun-denen und Gewebsflüssigkeit enthaltenden Hohlräumen durchsetzt ist (Laguesse 1919 a). In der oberflächlichen, Papillen tragenden Schicht des Coriums — der sogenannten Pars papillaris — zerfallen die Kollagenbündel in feinere, unregel-mäßig verflochtene Fasern und zum Teil in feinste Fibrillen. Auch die elastischen

Netze sind besonders dünn und bilden zum Teil sehr dichte Geflechte. Die amorphe Zwischensubstanz hat hier nach LAGUESSE (1919 a) einen deutlich alveolären Bau. Der Durchmesser der Alveolen — die hier die großen interlamellären Spalträume des lockeren subkutanen Bindegewebes ersetzen — beträgt 4—6 μ. Die Scheidewände zwischen ihnen können dünn oder dick sein und ihrerseits kleinere Alveolen enthalten. Wie auch sonst an der Grenze zwischen Epithel und Bindegewebe, verdichtet sich die Grundsubstanz an der inneren Oberfläche der Epidermis zu einer Grenzhaut, in der sich die feinen kollagenen und elastischen Fäserchen verlieren (LAGUESSE 1919 h, k, l).

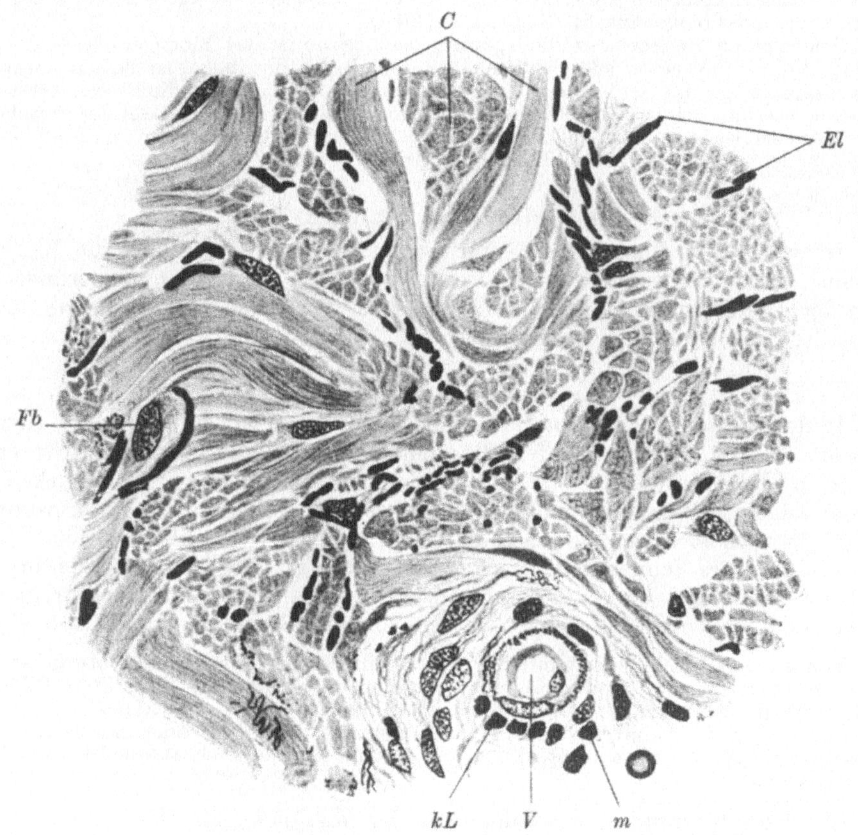

Abb. 42. Schnitt durch die Lederhaut vom Hingerichteten, als Beispiel von dichtem, ungeformtem Bindegewebe. *C* in verschiedenen Richtungen verlaufende Bündel von Kollagenfasern; *El* Netze elastischer Fasern; *Fb* Fibrocyten; *kL* kleine Lymphocyten; *V* Gefäß; *m* undifferenzierte Mesenchymzellen. ZF, Orcein, Hämatoxylin nach DELAFIELD. Zeiß Ap. Hom. Imm. 2, Komp.-Ok. 4.

Auch die zelligen Elemente sind im Corium die gleichen, wie im lockeren Unterhautzellgewebe; da sie sich aber den kleinen, schmalen, zwischen den dicht gelagerten Fasern übrig bleibenden Räumen anzupassen haben, besitzen sie fast alle eine kleine, unregelmäßig eckige Gestalt (Abb. 42 *Fb*); ihre Eigentümlichkeiten treten daher weniger deutlich hervor. Die Fibrocyten sind von den ruhenden Wanderzellen (Histiocyten) hauptsächlich durch den größeren, regelmäßigeren und helleren Kern zu unterscheiden. In der Umgebung der kleinen Gefäße sind auch hier zahlreiche dicht gedrängte kleine Kerne vorhanden, die zum Teil vielleicht Muskelzellen (VIMTRUP 1923), zum Teil wohl undifferenzierten Mesenchymzellen (*m*) angehören. Die Mastzellen sind klein, unregelmäßig gestaltet und

besonders an den Gefäßen und Haarbälgen häufig. Runde lymphocytoide Wander-
zellen (*kL*) kommen stellenweise vor und können manchmal in die tieferen
Epidermislagen einwandern. Von den an bestimmten Körperstellen vorkommenden
Pigmentzellen wurde oben Erwähnung getan. Endlich kommen an bestimmten
Stellen des Coriums auch Züge und netzartige Geflechte glatter Muskelzellen vor.

Im Corium der *Amphibien* sind die Kollagenfasern viel regelmäßiger angeordnet, als
bei den *Säugetieren*, so daß sich das Gewebe hier mehr an die geformten Faserhäute (s. unten) anlehnt. Man kann mehrere Schichten von parallel verlaufenden Faserbündeln unterscheiden, wobei sich die Richtungen der Fasern in den verschiedenen Schichten unter geraden Winkeln kreuzen. Außerdem existieren auch aufsteigende, zur Oberfläche der Haut
senkrecht verlaufende Fasern (Schuberg (1908).

Dem dichten ungeformten Bindegewebe des Corium ist das Bindegewebe — die sogenannte tunica propria — vieler Schleimhäute, so z. B. der Harnblase, an die Seite zu stellen.
Allerdings ist hier das Gefüge des Fasergeflechtes nicht so dicht und die Fasern selbst nicht
so dick, wie im Corium; das Gewebe ist infolgedessen weicher. Die Zahl der lymphoiden
Wanderzellen ist in einigen Schleimhäuten, z. B. in der Mundhöhle, besonders hoch; stellenweise bilden sie kleine follikelähnliche Ansammlungen.

5. Geformtes Bindegewebe.

Im geformten Bindegewebe sind die Bestandteile, vor allem die Kollagenbündel, gesetzmäßig nach einem bestimmten Plan im Raume angeordnet. Die
Art der Anordnung in jedem einzelnen Falle entspricht genau den an das Gewebe
gestellten mechanischen Anforderungen.

a) Sehnen und Bänder.

In den Sehnen findet man die einfachste regelmäßige Anordnung der Gewebselemente — die Fasern verlaufen alle einander parallel und setzen einen Strang zusammen, der sich durch große Zugfestigkeit, bei sehr geringer Dehnbarkeit und
dabei relativer Weichheit auszeichnet. Das Gewebe hat schon makroskopisch
einen deutlich faserigen, fibrösen Bau und erscheint weiß und glänzend.

Der Bau des Sehnengewebes wird am besten an den dünnen, fadenförmigen
Sehnen des *Ratten*- oder *Mäuse*schwanzes studiert, die als Architektureinheiten
aller anderen Sehnen betrachtet werden können (Ranvier 1889), (Abb. 43).

Man kann sie frisch, im zerzupften Präparat untersuchen oder in ihrer natürlichen Lage
fixieren, einbetten und dann der Länge nach oder quer schneiden. Sehr klare Bilder der
Zellen erhält man, wenn man die frische Sehne in ausgespanntem Zustande befestigt, mit
Picrocarmin oder Hämatoxylin färbt und dann in mit Essig- oder Ameisensäure an-
gesäuertem Glycerin untersucht, wobei die Kollagenfasern stark aufquellen und durchsichtig werden.

Der Hauptbestandteil des Sehnengewebes sind dicke, straffe, eng aneinander-
geschmiegte, parallel verlaufende Kollagenfasern, deren Eigenschaften — abgesehen von der Anordnung — genau dem oben für das lockere ungeformte Gewebe
Beschriebenen entsprechen.

In der Sehne wird meistens zwischen den Fibrillen in den Fasern und an der
Oberfläche der letzteren das Vorhandensein einer geringen Menge amorpher ze-
mentartiger Kittsubstanz angenommen; Nageotte läßt (1922 k) aber auch hier
die Fasern nur durch enge Aneinanderlagerung vollkommen freier Fibrillen entstehen und leugnet die Existenz einer Kittsubstanz. Im optischen oder wirklichen Längsschnitt erscheinen die Fasern als längsgestreifte Bänder, im Querschnitt als feingekörnte, rundliche oder polygonale, zum Teil gespaltene Felder mit
abgerundeten Ecken. An vielen Stellen hängen die Fasern miteinander unter sehr
spitzen Winkeln zusammen. Dies tritt besonders klar im zerzupften Präparat,
aber auch an Querschnitten hervor. Nach Heringa und Lohr (1926 a, b) sollen
die Sehnenfasern gruppenweise in verschiedenen Richtungen spiralig gewunden

sein. Elastische Elemente in Form von äußerst zarten, dünnfädigen Netzen sind zwischen den Kollagenfasern der Sehne nur in sehr spärlicher Menge zu finden (Kölliker 1889).

In der Primitivsehne ist nur eine einzige Zellart vorhanden — die Fibrocyten, die jedoch hier eine besondere Form annehmen und als sogenannte Ranviersche Sehnenzellen auftreten. Bei der Zerzupfung in frischem Zustande treten sie nicht deutlich hervor. Nach Färbung der frischen ausgespannten Sehne und nach Aufhellung der Fasern mittels Säure sieht man sie zwischen den gequollenen hellen Streifen in langen dunklen Reihen angeordnet. Nach Silberbehandlung erhält man ein Negativbild — in der braun gefärbten Zwischensubstanz erscheinen sie als Reihen heller Figuren. Die meisten Zellen in den Reihen haben, von der Fläche gesehen, eine längliche rechteckige Form (Abb. 43 und 44); es kommen aber auch dreieckige, trapezförmige oder parallelogrammähnliche Gebilde vor. In Profilstellung haben sie die Form von Stäbchen. Jede Zelle enthält einen runden oder ovalen, exzentrisch gelegenen Kern mit feinen gleichmäßig verteilten Chromatinteilchen und einem oder zwei Kernkörperchen. In je zwei benachbarten Zellen einer Reihe liegen die Kerne sehr oft einander zugewendet, was wohl als Resultat einer früheren Teilung aufgefaßt werden muß (Schaffer 1922). Nach Loevy (1914) soll diese Teilung auf amitotischem Wege erfolgen. Das Cytoplasma ist deutlich basophil, neben dem Kern tritt oft ein heller, dem Cytocentrum entsprechender Hof hervor.

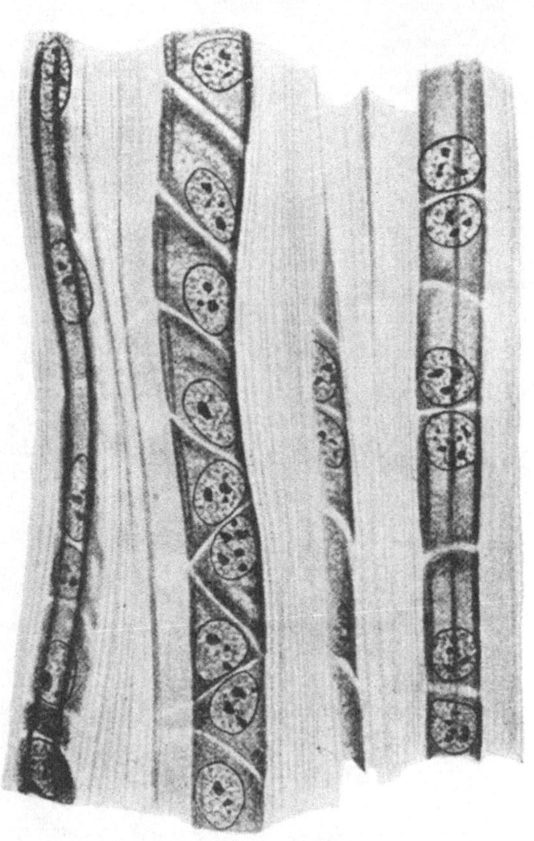

Abb. 43. Frische Schwanzsehne der *Ratte*, zerzupft und mit Methylenblau angefärbt. Zwischen den längsgestreiften Kollagenfasern verlaufen die Sehnenzellenreihen. Vergr. 520fach.

Während die in der Längsrichtung aneinanderstoßenden Ränder der Zellen durch sehr deutliche helle Linien abgegrenzt sind (Abb. 43 und 44), ist in der Querrichtung eine scharfe Begrenzung des Zelleibes nicht wahrzunehmen. Das Cytoplasma setzt sich hier in Form eines sich allmählich verdünnenden flügelförmigen Häutchens fort; manchmal gelingt es auch, das letztere bis in die Zelle einer Nachbarreihe zu verfolgen. Nach Heringa (1924) sollen die Zellen der Sehne miteinander alle zusammenhängen. Eine sehr charakteristische Eigentümlichkeit eines aufgehellten Sehnenpräparats sind ferner dunkle, scharf gezeichnete Linien, die den Zellreihen entlang verlaufen und von einem Zellkörper auf den anderen übergehen, zwischen den Zellen aber unterbrochen erscheinen. Eine Reihe kann bis zu fünf solcher paralleler Linien aufweisen. Wie Ranvier gezeigt hat, sind diese

Linien der optische Ausdruck von flügelförmigen Cytoplasmakämmen, die auf der oberen oder unteren Zelloberfläche entspringen und sich in die Spalträume der den Zelleibern eng angedrückten Kollagenfasern fortsetzen.

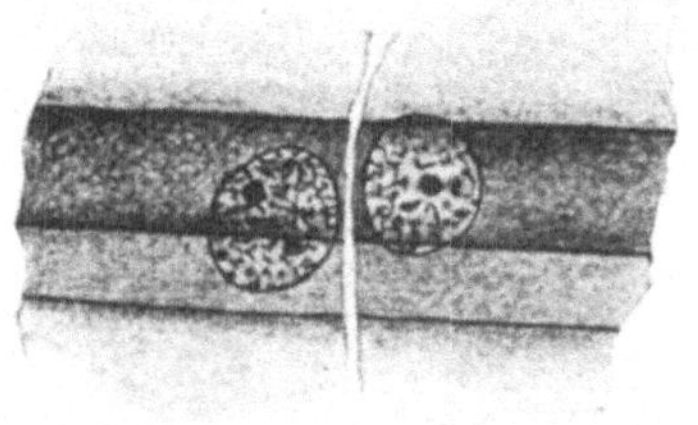

Abb. 44. Zwei Sehnenzellen aus der Schwanzsehne der *Ratte*, nach Bearbeitung des Gewebes mit schwacher Essigsäure und Methylenblaulösung von der Fläche gesehen. Der mittlere, dunklere Abschnitt der Zellen läßt deutlich drei dunkle Cytoplasmakämme hervortreten; rechts und links setzen sich die Ränder der Zelleiber in dünnste Cytoplasmamembranen fort. Vergr. 950fach.

An einem gefärbten Querschnitt der Sehne füllen die Zellen die Räume zwischen den Fasern in Form von dunklen, unregelmäßigen Sternfiguren aus (Abb. 45); die Ausläufer der Sterne sind nicht Fäden, sondern Querschnitte der soeben beschriebenen Cytoplasmaflügel, die bei Betrachtung von der Kante den Eindruck dunkler Längslinien machen, bei Betrachtung von der Fläche als Häutchen erscheinen.

LOEVY (1914) unterscheidet die Sehnenzellen von den Fibrocyten und läßt diese beiden Zellarten als unabhängige Zweige aus dem Mesenchym entstehen.

Eine gewöhnliche große Sehne des Menschen besteht aus einer wechselnden Anzahl zu Bündeln verschiedener Ordnung vereinigter Primitivsehnen. Die Sehnenzellen sind dabei allerdings nicht immer so charakteristisch geformt und regelmäßig gelagert, wie in der *Ratten*schwanzsehne. Die Bündel werden durch Scheidewände verschiedener Dicke abgegrenzt, die aus gewöhnlichem ungeformten Bindegewebe bestehen; dieses hat einen deutlich lamellären Bau und enthält hauptsächlich quer verlaufende kollagene und elastische Fasern und Blutgefäße; letztere fehlen in den Primitivsehnen. An der äußeren

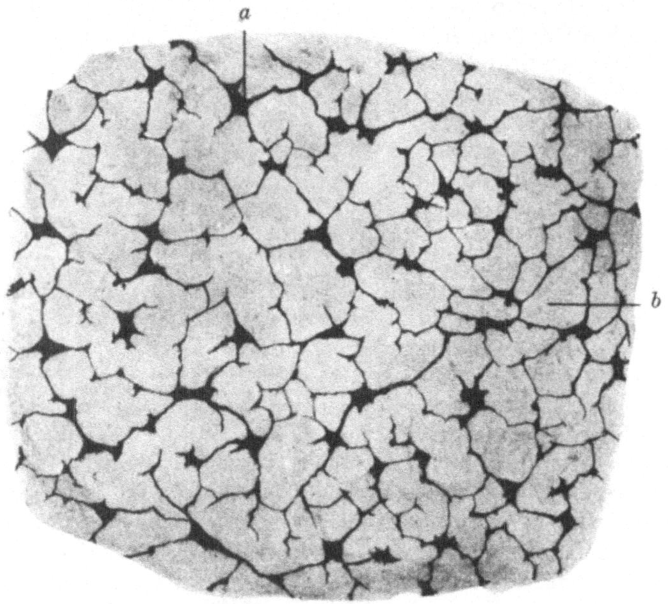

Abb. 45. Querschnitt einer *Ratten*schwanzsehne. *a* Sehnenzellen; *b* Kollagenfasern. ZF, Häm., EAz. Zeiß Ap. 4, Komp.-Ok. 8.

Oberfläche der Sehne ist eine Hülle aus demselben Bindegewebe vorhanden. Es ist selbstverständlich, daß, wie in allen Fällen, wo verschiedene Bindegewebsarten aneinander grenzen, auch hier die Bestandteile dieses lockeren ungeformten Bindegewebes und vor allem die Kollagenfasern sich überall in die Bestandteile der Sehnenbündel unmittelbar fortsetzen.

Einen ähnlichen Bau, wie die Sehnen, haben auch die Bänder der Gelenke. Doch ist hier die Anordnung der Fasern und Zellen oft weniger regelmäßig und es finden sich Beimengungen von zahlreichen elastischen Elementen.

b) Faserhäute.

Die hierher gehörigen Gebilde stellen dickere oder dünnere, straffe, nicht dehnbare Membranen vor, die die verschiedenen Organe als schützende Hülle umgeben, oder, wie im Augapfel, die Wand hohler Organe bilden. Bei Betrachtung mit bloßem Auge hat ihr Gewebe in den einen Fällen — Fascien, Aponeurosen, Centrum tendineum des Zwerchfells, Kapseln mancher Organe — ein ähnliches parallelfaseriges seidenglänzendes Aussehen, wie die Sehnen; in anderen Fällen ist die Faserung weniger regelmäßig und das Gewebe undurchsichtig weiß — Perichondrium, Periosteum, Dura mater, Sclera, Kapsel vieler Organe, Albuginea des Hodens, des Eierstocks, des Penis; in der Hornhaut des Auges endlich erscheint das Gewebe vollkommen durchsichtig.

In den Aponeurosen, Fascien und dem Sehnencentrum des Zwerchfells sind dieselben Bestandteile wie in der Primitivsehne des *Ratten*schwanzes — Kollagenfasern und besonders geformte Fibrocyten — regelmäßig in mehreren Schichten übereinander gelagert. In jeder einzelnen Schicht verlaufen die Fasern parallel und erscheinen oft leicht wellenförmig gebogen. In den verschiedenen Schichten ist die Richtung des Verlaufs verschieden. In dem von RANVIER (1889) angegebenen klassischen Falle, der Fascia lata des *Frosches*, kreuzen sich die Fasern der einzelnen Schichten unter geraden Winkeln; in anderen Beispielen kann die Größe der Winkel stark wechseln. Die einzelnen Schichten sind miteinander überall durch Fasern, die aus der einen Schicht in die andere übertreten, verbunden; deswegen gelingt in der Regel die Isolierung der Schichten ohne Kontinuitätstrennung nicht. Außer den Kollagenfasern sind auch feine elastische Netze in je nach dem Falle wechselnder Anzahl und Stärke vorhanden.

Die Zellen entsprechen den Sehnenzellen, sind also Fibrocyten und passen sich auch hier in ihrer äußeren Form den schmalen Spalträumen zwischen den Fasern und Schichten an und füllen sie vollkommen aus. In der Fascia lata des *Frosches* weisen die Zelleiber und die Kerne tiefe, sich an den entgegengesetzten Flächen rechtwinklig kreuzende Furchen mit Kämmen dazwischen auf; ihre Ausläufer verlaufen auch in entsprechenden Richtungen. Nach Behandlung mit Silbernitrat, wo die Grundsubstanz eine braune Färbung erhält, treten sie als helle durchsichtige Figuren hervor. Nach Behandlung mit Goldchlorid färben sie sich, umgekehrt, dunkelbraun auf hellem Grunde.

In der Zwischensubstanz der Hornhaut besteht das Gewebe aus platten, eng aneinander geschmiegten, in regelmäßigen Schichten angeordneten Kollagenbündeln, die sich am Rande der Hornhaut in die Bündel der Sclera fortsetzen. In den einzelnen Schichten verlaufen sie in verschiedenen Meridianen und oft, besonders bei niederen *Tieren* (*Frosch*), sieht man sie sich in zwei benachbarten Schichten genau rechtwinklig kreuzen. Die einzelnen Schichten sind auch hier miteinander durch abzweigende Fasern eng verbunden. Die die Fibrillen in den Bündeln und die Schichten miteinander verbindende Kittsubstanz hat denselben Brechungsindex wie die Fasern, wodurch die Durchsichtigkeit der Hornhaut bedingt ist. Beim Kochen erhält man aus diesem geformten Bindegewebe nicht gewöhnlichen Leim, sondern eine dem Chondrin nahestehende Substanz. Auch feinste elastische Fasernetze sind zwischen den Bündelschichten vorhanden (SCHAFFER 1922). Die platten, zwischen den Schichten gelegenen Zellen entsenden bei niederen *Tieren* (*Frosch*), entsprechend der Anordnung der Fasern, sehr regelmäßige, in zwei einander rechtwinklig kreuzenden Richtungen verlaufende Fortsätze, die mit den Fortsätzen der Nachbarzellen anastomosieren. Auf der Oberfläche der Zellkörper sind, wie in den Sehnen, entsprechend gerichtete Rinnen und Kämme vorhanden. Beim Menschen ist die Form der Hornhautzellen viel unregelmäßiger.

Schon oben wurde erwähnt, daß das Corium der *Amphibien* sich zum Teil dem Typus des geformten Bindegewebes nähern kann. Bei manchen niederen *Wirbeltieren* bietet das Bindegewebe im Integument Beispiele von außerordentlicher Regelmäßigkeit in der Anordnung seiner Bestandteile dar (Abb. 46).

In den Faserhäuten mit weniger regelmäßig angeordneten Kollagenfasern und einer meistens größeren Menge von elastischen Netzen, wie Periost, Sclera, Albuginea des Hodens usw., auch in der Kapsel der Gelenke, erhält man an senkrecht zur Oberfläche geführten Schnitten längs, quer und schief getroffene Kollagenfasern in schichtenmäßiger

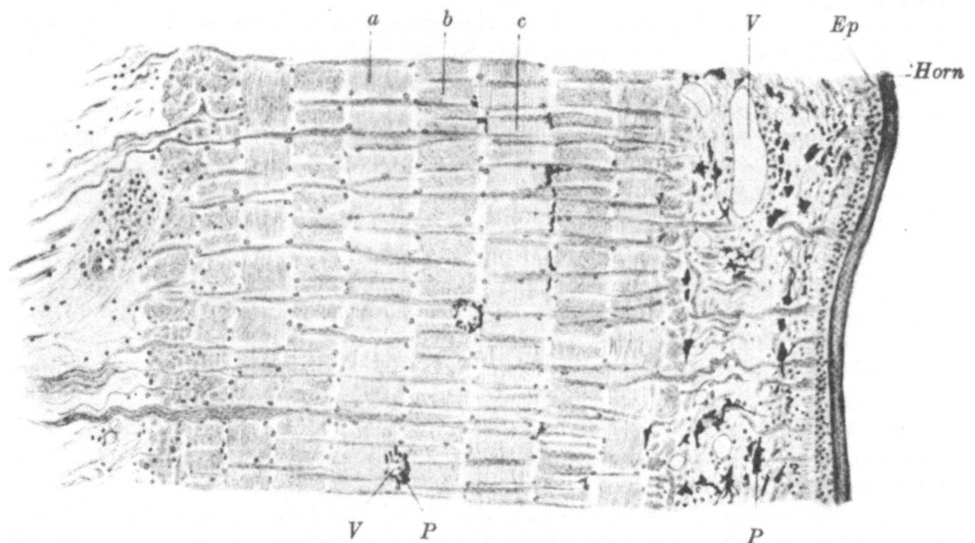

Abb. 46. Senkrechter Schnitt durch den Rand des weichen Rückenschildes der *Schildkröte Trionyx muticus*. *V* Gefäße; *P* Pigmentzellen; *Ep* Epidermis; *Horn* Hornschicht; *a* der Oberfläche parallel und längs, *b* der Oberfläche parallel und quer, *c* senkrecht zur Oberfläche verlaufende Kollagenfasern. ZF, Häm., EAz. Zeiß Ap. 16, Komp.-Ok. 4.

Anordnung. Die Fibrocyten zwischen den Fasern sind eckige bzw. spindelförmige, den Fasern entsprechend orientierte Körper. Von solchem mehr oder minder geformten Gewebe finden sich fließende Übergänge zu Stellen, wo dieselben Bestandteile ganz unregelmäßig in verschiedenen Richtungen des Raumes verlaufen und dem oben beschriebenen dichten ungeformten Gewebe entsprechen. Auch das diffuse lockere Bindegewebe ist von den Faserhäuten nirgends scharf abzugrenzen.

Im Periost, Endost und Perichondrium, welche sehr zellreich sind, muß die Anwesenheit besonders zahlreicher undifferenzierter Mesenchymzellen angenommen werden, die von den gewöhnlichen Fibroblasten histologisch nicht zu unterscheiden sind, aber mit Entwicklungspotenzen für Bildung von Knochengewebe, Blutzellen usw. ausgestattet sein müssen.

c) Lamelläres Bindegewebe.

Während die im vorhergehenden Abschnitt beschriebenen Faserhäute dicke, derbe Membranen vorstellen, die verhältnismäßig große Organe einhüllen und an vielen Stellen Übergänge zu dichtem ungeformtem Bindegewebe aufweisen, handelt es sich bei dem lamellären Bindegewebe um eine regelmäßige Anordnung der gewöhnlichen, oben beschriebenen, dünnen Lamellen des lockeren ungeformten Bindegewebes. Es findet sich an Stellen, wo für kleine Organe oder Organteile, von überwiegend zylindrischer Form, dünne und weiche, aber widerstandsfähige Hüllen geschaffen werden müssen. Es kann als geformte Abart oder als lokale Verdichtung des gewöhnlichen ungeformten lockeren Bindegewebes an der Oberfläche dieser zylindrischen Gebilde betrachtet werden. Es ist unmöglich, zwischen ihm und dem umgebenden lockeren Gewebe eine scharfe Grenze zu ziehen; die Lamellen sowie die Fasern des einen setzen sich unmittelbar in dieselben Teile des anderen fort; sie ändern dabei nur in entsprechender Weise die Dichtigkeit und die Regelmäßigkeit ihrer Anordnung.

Lamelläres Bindegewebe wird gefunden in der Wand der gewundenen Samenkanälchen im Hoden, wo es die Membrana propria von außen verstärkt, in der Hülle der Nervenbündel in Nervenstämmen, dem sogenannten Perineurium, und in der äußeren Kapsel einiger sensibler Nervenendkörperchen, vor allem der PACINIschen Körperchen (RANVIER 1889, KEY und RETZIUS 1875, D'ANTONA 1911).

An einem Querschnitt durch einen Nervenstamm erblickt man an der Peripherie der Nervenbündel die lamelläre Bindegewebshülle in Form einer wechselnden Anzahl von konzentrischen Linien, die zum Teil aus feinen Pünktchen bestehen. Zwischen ihnen befinden sich sehr dünne, stäbchenförmige, ebenfalls konzentrisch angeordnete Kerndurchschnitte. Die Linien sind die Querschnitte der einzelnen Lamellen; die punktierten enthalten längs, die übrigen zirkulär verlaufende Fasern. In der Wand der Samenkanälchen, wo nur wenige Schichten vorhanden sind, und im Perineurium liegen die Lamellen einander sehr eng an. In den PACINIschen Körperchen sind zwischen ihnen, im Gegenteil, ziemlich weite helle Spalträume vorhanden. Es sind aber nicht richtige von Endothel ausgekleidete Hohlräume, wie man früher vielfach annahm, sondern sie werden von zahllosen, von Lamelle zu Lamelle in allen möglichen Richtungen verlaufenden, verfilzten Fasern durchzogen.

Oberflächenansichten erhält man an Tangentialschnitten oder, noch besser, an isolierten Lamellen; nach Mazeration lassen sich die letzteren mehr oder minder erfolgreich voneinander trennen (RANVIER 1889). In der amorphen Grundsubstanz der Lamelle sieht man dann hauptsächlich längs, zum Teil auch quer und ganz unregelmäßig verlaufende, sich netzartig überkreuzende und verfilzende, dünnere oder dickere, meist platte Kollagenfasern. Ein großer Teil von ihnen gibt nach D'ANTONA (1911) nicht die üblichen Kollagenreaktionen, sondern nähert sich in seinen Eigenschaften den Retikulin- oder Präkollagenfasern (s. unten) und läßt sich dementsprechend mit Silber imprägnieren. In einem Teil der Lamellen sind außerdem noch feine elastische Netze eingefügt.

An der Oberfläche der Lamellen befinden sich platte Zellen, die schon von RANVIER (1889) und KEY und RETZIUS (1875) gesehen wurden; ihre Grenzen können mit Silbernitrat dargestellt werden, so daß die Zellschicht den Eindruck eines Endothels erweckt; es sind aber, wie D'ANTONA (1911) hervorhebt, gewöhnliche Fibrocyten mit besonders dünnen, ovalen Kernen und mit Ausläufern. Außer ihnen sind ruhende Wanderzellen (Histiocyten) vorhanden. Von der Oberfläche der Lamellen zweigen überall dünne Verbindungslamellen ab, die die ersteren untereinander verbinden. Im Perineurium setzen die von der inneren Oberfläche der geschichteten Hülle abzweigenden Lamellen das sehr zarte und lockere Bindegewebe im Inneren der Nervenbündel, zwischen den Nervenfasern, zusammen, das sogenannte Endoneurium. Die von der äußeren Oberfläche des Perineuriums abzweigenden formen das gröbere, aber auch lockere, fetthaltige, viele elastische Fasern enthaltende Bindegewebe der äußeren Umhüllung des Nervenstammes, das sogenannte Epineurium.

B. Bindegewebe mit besonderen Eigenschaften.

a) Gallert- oder Schleimgewebe.

Im erwachsenen *Säugetier*organismus ist diese Art von Bindegewebe nicht vorhanden; sie findet sich aber während der Entwicklung an vielen Stellen des Embryonalkörpers, z. B. unter der Haut, als vorübergehende Form des gewöhnlichen lockeren ungeformten Bindegewebes; zwischen den Zellen und den schon vorhandenen und wachsenden Fasern ist eine große Menge amorpher, gallertiger, wie Schleim reagierender Substanz vorhanden, die in der weiteren Entwicklung, entsprechend der Zunahme der Fasern an Menge und Dicke, allmählich an Masse zurückgeht und schließlich nur in Form der amorphen, in Lamellen angeordneten Grundsubstanz des reifen lockeren Bindegewebes übrigbleibt. Bei einigen niederen *Wirbeltieren*, z. B. den *Selachiern*, behält das lockere Bindegewebe an bestimmten Stellen, z. B. in der Umgebung der Schädelknorpel, zeitlebens den Charakter einer schleimigen Gallerte mit weit auseinandergeschobenen sternförmigen Zellen (RANVIER 1889).

Das klassische Objekt zum Studium des Gallert- oder Schleimgewebes ist die sogenannte WARTHONsche Sulze in der Nabelschnur des menschlichen Embryo.

Die Zellen stellen hier große, sternförmige, platte, im Profil spindelförmige Fibrocyten dar, die, wie auf Querschnitten der Nabelschnur ersichtlich ist, die zentral gelegenen Gefäße in konzentrischen Schichten umringen. Ihre Ausläufer scheinen an vielen Stellen mit den Ausläufern der Nachbarzellen verbunden zu sein. Außerdem finden sich spärliche ruhende und amöboide Wanderzellen mit vakuolärem Cytoplasma.

Die reichliche Intercellularsubstanz, die zum Teil auch eine deutliche Anordnung in konzentrischen Schichten zeigt (Laguesse 1918), ist weich und gallertartig. Sie besteht aus einer in frischem Zustande, an zerzupften Präparaten oder an Gefrierschnitten, vollkommen homogenen Grundsubstanz und enthält eine je nach dem Alter des Embryo wechselnde Anzahl von feinen, einzeln verlaufenden, zu welligen Bündeln vereinigten oder ganz unregelmäßig, watteartig verfilzten Kollagenfäserchen. Die Gallerte gibt die für das Mucin charakteristischen Reaktionen. Am fixierten Präparat erscheint sie von körnig-fädigen, die Kollagenfasern zum Teil verdeckenden Gerinnseln durchsetzt und färbt sich metachromatisch mit Thionin, Unnas Methylenblau oder Cresylechtviolett. Ähnliches Gallertgewebe findet sich auch in der Chorionplatte der Placenta (Schultz 1922).

Eine sogenannte „mucoide" oder „chromotrope" Grundsubstanz, die Schleimreaktion gibt und sich mit Cresylechtviolett, Unnas Methylenblau usw. metachromatisch färbt, findet sich im Bindegewebe der Gefäße des *Vertebraten*körpers (Björling 1911, Schultz 1922, Ssolowjew 1923, 1924). Sie läßt sich in allen Arterien vom elastischen und muskulären Typus und auch in den Venen des Menschen, ferner in den Herzklappen nachweisen, um mit dem Kaliber der Gefäße abzunehmen. Besonders reichlich ist sie in der Aorta anzutreffen und zwar nicht nur beim Menschen und den *Säugetieren*, sondern auch bei allen *Wirbeltier*klassen (Ssolowjew 1923, 1924).

Die chromotrope Substanz füllt die Räume zwischen den elastischen Netzen und Zellen der Intima — hauptsächlich in deren äußerer sogenannten Längsschicht — aus; besonders mächtig entwickelt ist sie in den Räumen zwischen den elastischen Membranen in dem inneren Drittel der Media. Im frischen Zustande hat sie — ebenso wie die Gallerte der Whartonschen Sulze — ein amorphes, homogenes Aussehen; in ihr verlaufen kollagene Fasern. Nach Fixierung nimmt sie ein vakuoläres oder netziges Aussehen an. Ihre metachromatische Färbung hängt von der Anwesenheit von Mucin oder von Mucoiden, bzw. von Chondromucoiden ab.

Beim Embryo ist die chromotrope Substanz in den Gefäßen noch sehr spärlich; nur in der Wand der Nabelgefäße lassen sich größere Mengen nachweisen. Mit dem fortschreitenden Alter nimmt sie allmählich an Masse zu. Bei Atherosklerose ist sie die hauptsächliche Ablagerungsstätte der Fettsubstanzen und der Kalksalze. Von allen Autoren werden übereinstimmend ihre engen topographischen und vielleicht auch genetischen Beziehungen zum Elastin hervorgehoben.

Von Tretjakoff (1916) ist eine besondere Art „chondroides" Bindegewebe mit metachromatisch sich färbender Grundsubstanz im Herzskelet beschrieben worden. Nach der Form seiner Zellen nähert es sich dem Knorpel. Derselbe Autor beschreibt chondroide basophile Grundsubstanz im epiduralen Fettgewebe (Tretjakoff 1926).

b) Elastisches Gewebe.

An einigen Stellen des *Vertebraten*körpers wird Gewebe benötigt, das sich leicht dehnen läßt, bei Aufhören der Wirkung der dehnenden Kraft jedoch sofort zum früheren Zustande zurückkehrt. Den genannten Anforderungen wird das elastische Gewebe gerecht — eine Bindegewebsart, in welcher die elastischen Elemente, die sonst eine untergeordnete Rolle spielen, im Vergleich mit den anderen Bestandteilen den ersten Platz einnehmen. Bei Betrachtung mit bloßem Auge ist das elastische Gewebe von gelblicher Farbe. Es zeichnet sich durch seine große Dehnbarkeit aus, bietet dabei aber der Zugkraft geringeren Widerstand und zerreißt leichter, als eine entsprechende Masse parallel geformten kollagenen Sehnengewebes. Es kann in Form von aus Fasern bestehenden Bändern auftreten — wo einzelne festere Teile durch dehnbare Gewebsstränge zusammengehalten werden müssen. So bildet es beim Menschen die Ligamenta flava der Wirbel, die echten Stimmbänder im Kehlkopf, das Ligamentum stylohyoideum, das Ligamentum suspensorium penis, die Sehnen der glatten Muskeln der Trachea usw. Das elastische Gewebe kann aber auch dehnbare Membranen bilden, wenn die Wände von Hohlorganen von Innen aus einem wechselnden Druck ausgesetzt sind. So findet man es in der Wand der großen Arterien und gewisser Abschnitte des Herzens, unter der Schleimhaut der Trachea und der Bronchien usw.

Unter den *Tieren* besitzen besonders die großen *Vierfüßler* ein mächtig entwickeltes elastisches Gewebssystem zwischen den Dornfortsätzen der Halswirbel, in Form des Ligamentum nuchae oder des Nackenbandes. Auch sonst findet man bei *Tieren* elastisches Gewebe in den verschiedensten Körperteilen — in den Krallenbändern der *Katzen*, in der Flughaut der *Säuger*, in der Orbitalhaut des *Pferdes* und anderer *Säuger*, in den Flughautfalten, den Lungensäcken, im Kropfe, im Orbiculus ciliaris der *Vögel*, ferner, in Form von Sehnen, an den Hautmuskeln der *Vögel* usw. (KÖLLIKER 1889).

In den Bändern, z. B. im Ligamentum nuchae, sind die glänzenden, stark lichtbrechenden elastischen Fasern drehrund oder platt, bandartig, von verschiedener Dicke, beim *Rinde* bis zu 12 μ im Durchmesser. Sie verlaufen nahezu parallel (Abb. 47) und verschmelzen überall miteinander unter spitzen Winkeln, so daß auf Längsschnitten ein in die Länge gezogenes Netz mit schmalen, längsgerichteten, spaltförmigen Maschen hervortritt. Auf Querschnitten (Abb. 48) erscheinen die Fasern zu Gruppen verschiedener Größe vereinigt. Zwischen

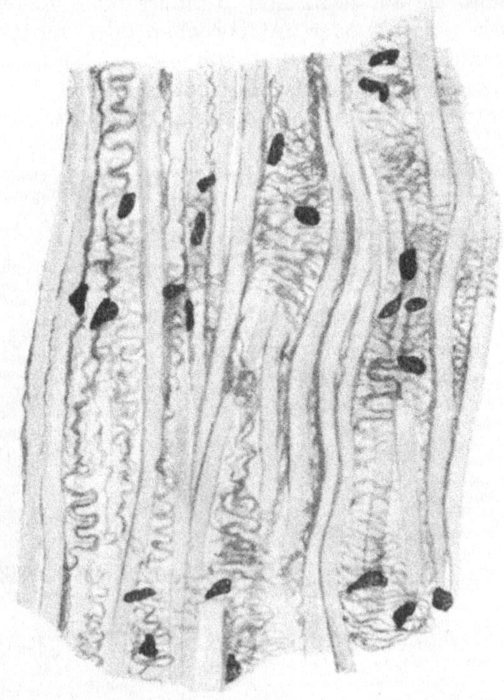

Abb. 47. Längsschnitt des Ligamentum nuchae des *Rindes*. Die dicken, hellen, glänzenden elastischen Fasern bilden die Hauptmasse des Gewebes. Zwischen ihnen dunkelgefärbte Fibrocytenkerne und feine verfilzte Kollagenfasern. ZF, EAz. Vergr. 330fach.

ihnen sind Kerne zerstreut, die kleinen, unscheinbaren Fibrocyten angehören. Der übrigbleibende Raum ist von dünnen, unregelmäßig verflochtenen Kollagenmembranen und Kollagenfasern eingenommen, die nach FERGUSON (1911 b, 1912) größtenteils den Charakter von Gitterfasern haben.

Die anatomische Einheit des elastischen Gewebes in den membranartigen Gebilden, z. B. in der Media der Aortenwand, sind die sogenannten gefensterten Membranen von HENLE — dünnere oder dickere, aus Elastin bestehende und meistens mit zahlreichen schlitzförmigen oder runden und ovalen Öffnungen versehene Gebilde. Die Öffnungen sind manchmal durch dünne Elastinhäutchen verschlossen. In der Substanz der Membran sind meistens in verschiedenen Richtungen verlaufende und

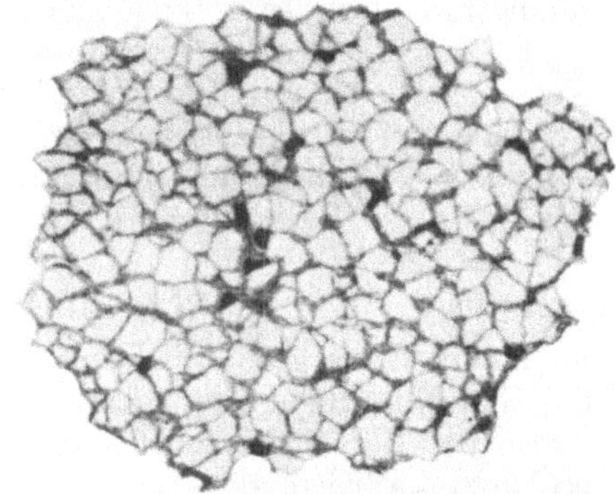

Abb. 48. Querschnitt des Ligamentum nuchae des *Rindes*. Bearbeitung und Vergrößerung wie in Abb. 47.

an der Oberfläche mehr oder minder deutlich vorspringende elastische Fasersysteme zu unterscheiden. In der Gefäßwand sind die Membranen regelmäßig in konzentrischen Schichten angeordnet und miteinander durch zahlreiche schräg von der Oberfläche abzweigende Elastinbänder verbunden. An in beliebigen Richtungen senkrecht zur Oberfläche der Gefäßwand geführten Schnitten sieht man sie als glänzende, dünnere oder dickere Linien, die an der Stelle der Öffnungen entweder unterbrochen oder verdünnt erscheinen (Abb. 49 *el*). Von den Linien zweigen Äste ab, die mit den Nachbarlinien verschmelzen — die verbindenden Membranen. In den Spalträumen zwischen den Membranen sind in den Gefäßwänden platte, unregelmäßig gestaltete glatte Muskelzellen vorhanden (*m*); an

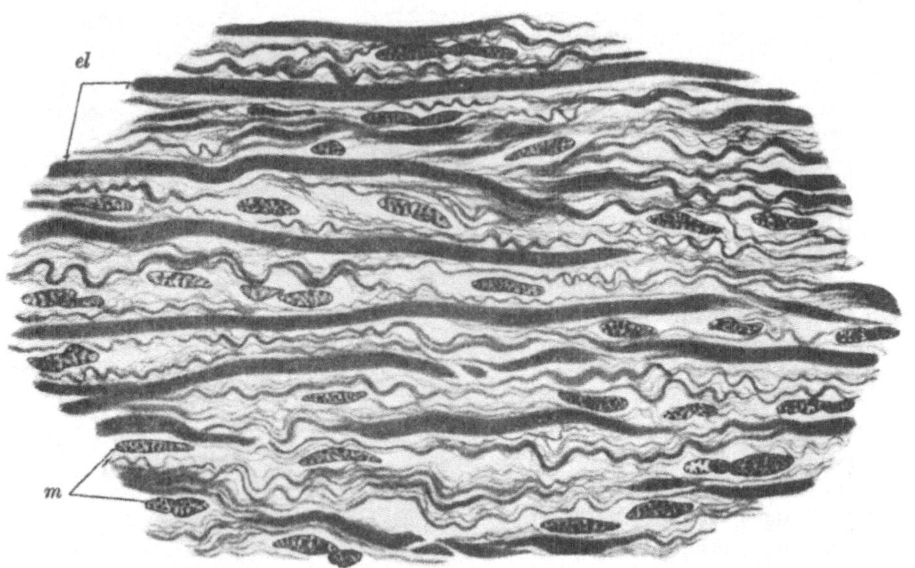

Abb. 49. Querschnitt der Aortenmedia eines 5jährigen Knaben. *el* Querschnitte der elastischen gefensterten Membranen; zwischen ihnen verfilzte Kollagenfasern; *m* glatte Muskelzellen. ZF, Orcein, Hämatoxylin. Vergr. 500fach.

anderen Körperstellen sind die zwischen den Membranen befindlichen Zellen wohl als Fibrocyten anzusprechen. Außerdem verlaufen überall in den Spalträumen zwischen den elastischen Häuten verfilzte kollagene Fasern. Daß diese Zwischenräume von mucoider Grundsubstanz erfüllt sind, ist oben bereits angeführt worden.

Es ist selbstverständlich, daß es keine scharfe Grenze zwischen elastischen Netzen, wie sie im gewöhnlichen lockeren oder dichten ungeformten Bindegewebe auftreten, und den elastischen gefensterten Membranen geben kann. An den Stellen, wo das elastische Gewebe an das gewöhnliche ungeformte Bindegewebe grenzt, sieht man die Bestandteile der beiden unmittelbar ineinander übergehen.

c) Retikuläres Gewebe, Gitterfasern.

Während die gewöhnlichen kollagenen Fasern nach allgemeiner Anschauung nur Geflechte, nicht aber wahre Netze bilden, sind schon vor langer Zeit an verschiedenen Stellen im Körper besondere netzartige bindegewebige Fasersysteme beobachtet worden, die sich von den elastischen deutlich unterscheiden. Dies bezog sich einerseits auf die Lymphknoten und die Milz, andererseits auf das Stützgewebe verschiedener Drüsen. Nach dem Vorgang von Henle und Fleischl fand v. Kupffer schon 1876, daß die Leberläppchen in ihrer ganzen Ausdehnung von einem kompliziert gestalteten Gerüste kernloser, zu Netzen verbundener Bindegewebsfasern durchzogen werden. Oppel (1890, 1891) gebrauchte für diese Gebilde zuerst den Namen Gitterfasern und schlug zu ihrer Darstellung in der Leber

und Milz eine besondere Imprägnationsmethode mit Chromsilber vor. MALL
(1891, 1896) zeigte, daß ein mit dem Reticulum der Lymphknoten identisches und
sowohl von Kollagen als auch von Elastin verschiedenes Gewebe im Körper überaus verbreitet ist. Er und SIEGFRIED (1892) stellten seine chemischen Eigenschaften fest, wobei der letztere der Substanz der Gitterfasern den Namen Reticulin beilegte.

Das Reticulin der Darmmucosa des *Schweines* bleibt nach. Behandeln mit Wasser,
verdünnter Säure, Natronlauge und Trypsin-Sodalösung, Alkohol und Äther und Wiederholung dieser Prozedur als grauer strähniger Rückstand. Beim Kochen dieses Rück-
standes gehen die Kollagenbeimengungen in Leim über (STRAUSS und COLLIER 1924).
Das Reticulin gibt beim Kochen keinen Leim. Es ist ein fermentresistenter und unver-
daulicher, schwefel- und phosphorhaltiger Proteinkörper, der nur von Laugen langsam
unter Abspaltung der phosphorhaltigen Gruppe gelöst wird; es gibt die MILLONsche Reaktion nicht, wohl aber die Xanthoprotein-, ADAMKIEWICZsche und Biuretreaktion. An der
chemischen Individualität dieses Körpers sind jedoch Zweifel geäußert worden.

Die beste Methode zur mikroskopischen Darstellung der Gitterfasern ist die
zu diesem Zwecke zuerst von MARESCH (1905) angewandte Silberimprägnationsmethode von BIELSCHOWSKY. Sie färbt die Kollagenfasern goldbraun, während
die Gitterfasern auf blaßgelbem Grunde tiefschwarz hervortreten. Das Wesen
dieser Silberimprägnation ist von LÖWENSTÄDT (1924a) untersucht worden. Mit
ihrer Hilfe ist eine erstaunliche Anzahl von Arbeiten ausgeführt worden. Abgesehen vom Fasergerüst des lymphoiden und myeloiden Gewebes (s. unten) und
der Milz, welches auch zum größten Teil aus Reticulin besteht und von altersher von den übrigen Bindegewebsarten als „adenoides" oder „retikuläres" Bindegewebe abgetrennt wurde (DISSE 1898, RÖSSLE und YOSHIDA 1909 und andere),
sind jetzt Gitterfasern im Bindegewebe fast aller Körperteile nachgewiesen. Sie
setzen einen großen Teil des interstitiellen Gewebes der verschiedensten exo-
und endokrinen Drüsen zusammen, namentlich in dessen feineren, zwischen den
Endstücken oder den Epithelzellensträngen befindlichen Schichten. Sie verlaufen
in allen Richtungen des Raumes, verdichten sich aber besonders an oder in den
Grenzhäuten (s. oben) und an der Wand der Blutcapillaren. Man kann gewöhnlich dickere und dünnere Fasern unterscheiden. Im Leberläppchen z. B. verlaufen
die ersteren in radiärer Richtung (Radiärfasern), während die von ihnen abzweigenden dünneren die Capillaren netzförmig umspinnen (Abb. 50) (v. KUPFFER
1876, 1899, MARESCH 1905, KON 1908). In der Niere scheint nach Verdauung mit Pankreatin das ganze interstitielle Gewebe von der Kapsel bis zum
Becken, eingeschlossen die die Harnkanälchen umscheidenden Grenzhäute, aus
einer einheitlichen Masse anastomosierender Fibrillen zu bestehen (MALL 1891);
KRAUSPE (1922), LÖWENSTÄDT (1924b) und andere haben die Angaben von MALL
für die Niere bestätigt. In der Lunge (RUSSAKOFF 1909, FERGUSON 1911b,
MILLER 1926, LAGUESSE und VANDENDORPE 1926) bilden die Gitterfasern in
der Wand der Alveolen Netze. Zwischen den sezernierenden Endstücken der
verschiedensten exokrinen Drüsen, wie Speicheldrüsen, Pankreas, Schleimdrüsen des Darmkanals, Prostata usw. sind sie überall in engster Verbindung
mit den Grenzhäuten nachzuweisen. In den endokrinen Drüsen, wie Nebenniere (FLINT 1900, SNESSAREW 1913, CORNER 1920), Vorderlappen der Hypophyse (CORNER 1920, VOLTERRA 1925c), Corpus luteum (J. CLARK 1898, CORNER
1920) usw. umflechten die Gitterfasern die Epithelzellen unmittelbar, ebenso wie
in der Leber. In Thyreoidea (KOLMER 1917/18) und Ovarium (HÖRMANN 1907)
verdichten sie sich besonders in der Wand der Follikel. Ihr Vorkommen im
Fettgewebe und im interstitiellen Gewebe der glatten Muskeln ist bereits oben
erwähnt worden. NEUBER (1912) findet sie zwischen den Bündeln des Herz-
muskels. Im Corium umflechten sie nach H. HOMMA (1922) die Schweißdrüsen-

tubuli und finden sich auch in der Wand kleiner Arterien und im Stratum sub-
epitheliale. Nach ALFEJEW (1926) umflechten sie die Gefäße des Netzes und
bilden das Gerüst der Milchflecken. In vielen Schleimhäuten besteht die Intercellularsubstanz der Tunica propria zum größeren oder geringeren Teil aus Gitterfasern, so vor allem im Darm (SPALTEHOLZ 1897, KASAKOFF 1912) und im Uterus
(HÖRMANN 1908). Auch das Perichondrium soll nach FERGUSON (1911 b) Gitterfasern enthalten. In sehr ergiebiger Weise scheinen sie endlich am Aufbau der
Gefäßwände teilzunehmen; sie bilden hier Fasernetze, die den elastischen Membranen unmittelbar anliegen (DANTONA 1913, ANITSCHKOW 1923).

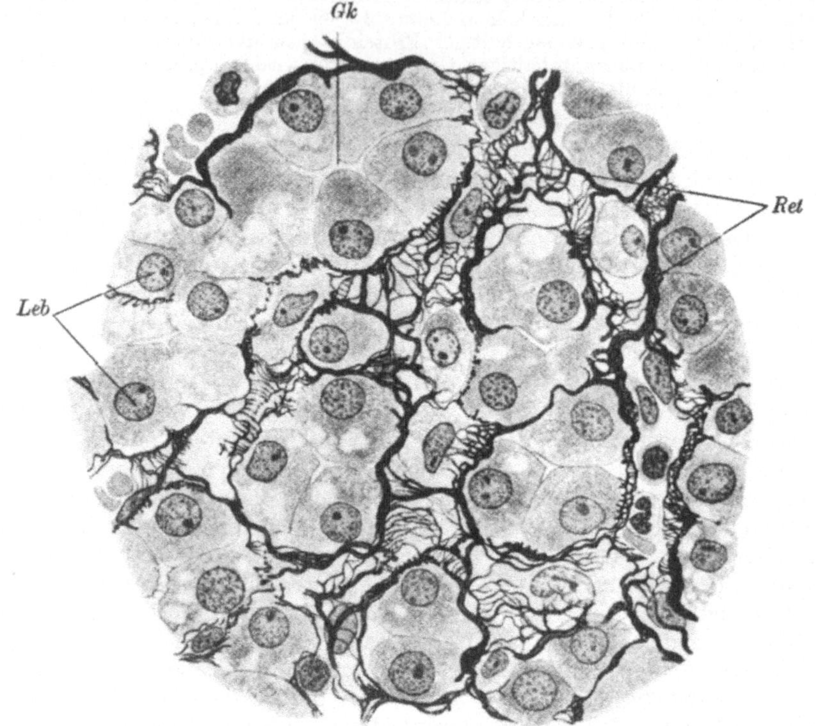

Abb. 50. Leber vom Hingerichteten. *Leb* Leberzellen; *Gk* Gallencapillaren; *Ret* Gitterfasern.
ZF, Silberimprägnation am Schnitt. Zeiß Ap. 2, Komp.-Ok. 6.

Die Räume oder „Saftspalten" zwischen den Fasern, die Maschen des Netzes,
sind von Gewebsflüssigkeit erfüllt und scheinen in der Leber (MARESCH 1905)
die hier fehlenden Lymphcapillaren zu ersetzen.

Ob die einzelnen Fasern im Gitterwerk wirklich echte Netze bilden, d. h. sich
verzweigen und anastomosieren, scheint eigentlich bis jetzt noch unentschieden
zu sein. Von den meisten Autoren wird dies angenommen; andere jedoch (SCHAF-
FER 1922) sehen in den Netzen und Gittern bloß Überkreuzungen und Anlage-
rungen selbständig verlaufender feinster Fäserchen. Von einem Teil der Autoren
(RUSSAKOFF 1909, KRAUSPE 1922 u. A.) werden in den Maschen der Netze feine,
durchsichtige, homogene Häutchen beschrieben, so daß die Gitterfasern als in
der amorphen Grundsubstanz eingebettete faserige Differenzierungen derselben
aufgefaßt werden könnten; von anderen wird das Vorhandensein dieser Membranen geleugnet (MARESCH 1905, KASAKOFF 1912, HÖRMANN 1907). HUZELLA
(1925) bezweifelt die reale Existenz der Gitterfasern und hält sie für Verdichtungen
der Grundsubstanz längs der Kraftlinien.

Im weiter unten beschriebenen lymphoiden und myeloiden Gewebe und in der roten Milzpulpa sind die Reticulinfasern des Gerüstes in innigster Weise mit einem besonderen Zellsyncytium verbunden. CORNER (1920) findet dasselbe in der Wand der Lebercapillaren.

Mit dem Fortschreiten der Untersuchungen mit Hilfe der Silberreaktion und mit dem Auffinden von Gitterfasern in immer neuen und neuen Körpergebieten mußte der spezifische Charakter der Gitterfasern allmählich Einbuße erleiden. Es fragt sich, ob die Gitterfasern heutzutage überhaupt noch als eine besondere Bindegewebsart aufgefaßt werden können. Es scheint vielmehr, daß sie lediglich eine Abart der gewöhnlichen Kollagenfasern vorstellen und in allen möglichen Bindegewebsarten vorkommen können. Es ist sehr wohl möglich, daß die zwischen den Kollagenfasern im gewöhnlichen lockeren Bindegewebe hervortretenden feinsten netzartigen Geflechte von NAGEOTTE (1922 h, i, k), die „tramule" von RENAUT (1903a) und LAGUESSE (1914, 1919 h, k, 1920, 1921) (s. oben S. 244), auch zur Kategorie der Gitterfasern gehören. Von allen Autoren wird übereinstimmenderweise zugegeben, daß die Gitterfasern unmittelbar in gewöhnliche Kollagenfasern übergehen. So sieht man z. B. an der Peripherie und im Zentrum der Leberläppchen, wie sich die schwarzen, mit Silber imprägnierten Radiärfasern in goldbraune, nicht imprägnierte Kollagenfasern des periportalen Bindegewebes bzw. der Adventitia der Centralvene fortsetzen. Der Unterschied zwischen Gitterfasern und Kollagenfasern ist wahrscheinlich nur ein gradueller und beruht vielleicht nicht so sehr auf chemischen, als auf physikalischen Eigenschaften.

Es wird allgemein angenommen, daß die Gitterfasern unvollkommen entwickelte und ausgereifte Kollagenfasern und gewissermaßen als deren Vorstufen anzusehen sind. LAGUESSE (1920) identifiziert sie mit seinen präkollagenen Fasern und erblickt in den dickeren Teilen des Gittergerüstes in der Leber, in den oben erwähnten Radiärfasern, einen Übergang zu den echten kollagenen Fasern — sogenannte „penekollagene" (an Kollagen arme) Fasern.

Mit dieser Bewertung der Gitterfasern als unausgereifte Kollagenfasern stimmt die Tatsache gut überein, daß das „Reticulin" im Körper überall dort gefunden wird, wo das Vorhandensein undifferenzierter Mesenchymzellen und Histiocyten angenommen werden muß; die Gitterfasern werden an solchen Stellen stets in innigster Verbindung mit diesen, mit embryonalen Potenzen ausgestatteten Elementen gefunden (VOLTERRA 1925 b, FERRIO 1926). Von LAGUESSE, ALFEJEW (1924) u. a. ist auch gezeigt worden, daß die beim Embryo im Bindegewebe zuerst auftretenden Fasern sich chemisch und tinktoriell wie Gitterfasern verhalten (s. unten S. 516).

Zusammen mit der normalen Histologie der Gitterfasern ist auch ihr Verhalten bei pathologischen Prozessen vielfach untersucht worden (MARESCH 1905, KON 1908, NEUBER 1912, KRAUSPE 1922, LÖWENSTÄDT 1924 b u. a.). Die Gitterfasern scheinen in vielen Fällen die Konsistenz des Gewebes zu bedingen. Bei destruktiven Prozessen offenbaren sie eine bedeutende Widerstandsfähigkeit; so sind sie, z. B., oft mitten in verkästen Herden unverändert aufzufinden. Bei Stauungsinduration der Leber wird ihre starke Vermehrung und Verdickung, bei Leberzirrhose ihre allmähliche Verwandlung in kollagene Fasern beobachtet (KON 1908).

d) Fettgewebe.

Während in den soeben geschilderten Bindegewebsarten die besonderen Eigenschaften von der Ausbildung der Intercellularsubstanz abhängen, wird dem Fettgewebe sein besonderes Gepräge durch die großen Mengen dicht beisammen gelegener Fettzellen gegeben. Eine Schilderung des Fettgewebes findet sich im Abschnitt über die Stützsubstanzen (vgl. Bd. II, 2. Hälfte).

e) Pigmentgewebe.

In Fällen, wo, wie in der Tunica suprachorioidea und der Lamina fusca sclerae im Auge, die Mehrzahl der Zellen im ungeformten lockeren Bindegewebe zur Kategorie der Chromatophoren (s. oben) gehört, bei Zurücktreten der anderen zelligen Elemente, kann von einem Pigmentgewebe gesprochen werden. Das Gewebe erscheint schon makroskopisch dunkelbraun. Die Intercellularsubstanz bildet hier Lamellen mit feinen elastischen Fasernetzen; unter den Zellen befinden sich spärliche Fibrocyten, die meisten sind jedoch abgeplattete, 18—45 μ große (v. Ebner 1902), rundliche, eckige oder mit breiten, gelappten Fortsätzen versehene Pigmentzellen, Melanophoren, deren Cytoplasma von runden Melaninkörnchen aufs dichteste erfüllt ist, so daß nur der Kern in der Mitte des Zellleibes als heller ovaler Fleck durchschimmert.

f) Tunica propria der Darmschleimhaut.

Während in den meisten Schleimhäuten die Tunica propria aus gewöhnlichem, mehr oder minder dichtem ungeformten Bindegewebe besteht, bietet dieselbe Schicht in der Mucosa des Dünndarmes — in geringerem Grade auch im Magen und Dickdarm — besondere bauliche Eigentümlichkeiten dar. Sie wird sehr oft, auch in der neueren Literatur, als „lymphatisches", „lymphoides"oder„adenoides" Gewebe bezeichnet. Das ist unzulässig, da sie eine andere Beschaffenheit hat, als das echte lymphoide Gewebe, welches bekanntlich im Darme in Form von wohl abgegrenzten Solitärfollikeln und Peyerschen Plaques auftritt.

Die Grundlage des Gewebes ist, ebenso, wie im echten lymphoiden Gewebe, ein netzartiges Gerüst von Fasern (R. Heidenhain 1888, Mall 1896, Spalteholz 1897, Kasakoff 1912). Die größte Mehrzahl von ihnen gehört dem Typus der mit Silber imprägnierbaren Reticulinfasern an; es sind aber auch gewöhnliche kollagene Fasern und feine elastische Netze vorhanden. Das Fasergerüst erscheint in seiner Anordnung vor allem an den Verlauf der glatten Muskeln und Gefäße gebunden. Den Fasern liegen fixe Zellen mit länglichem Kern an. Ob unter ihnen echte Fibrocyten vorhanden sind, ist nicht entschieden. Die meisten scheinen den Reticulumzellen des lymphoiden Gewebes zu entsprechen und sind demgemäß wohl als Histiocyten aufzufassen. Nach dem Vorgange von Goldmann (1913) sind an ihnen die üblichen Vitalfärbungsmethoden mit Trypanblau und Lithiumkarmin von Kuczynski (1922) und v. Möllendorff (1925) erprobt worden. Bei Einführung der Farbstoffe in den Magen ist in ihnen keine sichtbare Speicherung zu erzielen. Bei parenteraler Anwendung der Vitalfarbstoffe gelingt eine bedeutendere Speicherung in diesen Histiocyten nur bei hochgetriebenen Tieren. Die Speicherung im Stroma scheint dabei, wenigstens zum Teil, auf Kosten des in den Darm ausgeschiedenen und rückresorbierten Farbstoffes zu erfolgen (v. Möllendorff 1925). Die wechselnde Anzahl der speichernden Zellen in der Darmmucosa bei verschiedenen Ernährungsbedingungen ist nicht im Sinne einer ausgedehnten Wanderung der Zellen, wie Goldmann (1913) annahm, aufzufassen, sondern sie ist das Resultat des jeweiligen funktionellen Zustandes der an Ort und Stelle vorhandenen und verbleibenden Histiocyten. Bei funktionellen Reizungen ist die Speicherung besonders stark, und es können aus den Stromazellen auch Makrophagen entstehen. Beim *Meerschweinchen* sind sie schon physiologischerweise im Stroma der Zottenspitzen vorhanden und enthalten hier aus komplizierten Eiweißgemischen bestehende, in gelöstem Zustande aus dem Darminhalt aufgenommene, zum Teil gelblich gefärbte Einschlüsse (v. Möllendorff 1925). In manchen Fällen speichern Makrophagen der Darmschleimhaut auch Eisen und verschiedene Pigmente. Nach Kuczynski (1922) soll dies das Resultat von lokalen Blutungen sein. Nach v. Möllendorff (1925) sind es hingegen stets aus dem Darmlumen resorbierte Stoffe.

In den Maschen des Stromagerüstes befinden sich freie Zellen; ihre Zahl ist geringer als im echten lymphoiden Gewebe und infolgedessen erscheint das Gefüge der Tunica propria bei weitem nicht so dicht, wie in den Solitärfollikeln oder Peyerschen Haufen.

Über die freien Zellen der Darmschleimhaut der *Säugetiere* liegt eine große Reihe von Arbeiten vor (R. Heidenhain 1888, Hardy und Wesbrook 1895, du Bois 1904, Erdely 1905, Simon 1905, Samssonow 1908, Séguin 1912, Weill 1920, 1921, Keasby 1923). Die Mehrzahl dieser Zellen sind gewöhnliche kleine und mittelgroße Lymphocyten und aus ihnen hervorgegangene Plasmazellen in allen Entwicklungsstadien. Große Lymphocyten sind verhältnismäßig selten. Bei allen untersuchten *Säugetieren* sind ferner Zellen mit eosinophilen und basophilen Körnern vorhanden. Die ersteren sind zum größten Teil ausgewanderte eosinophile Leukocyten. Dadurch werden die schon von R. Heidenhain bemerkten, vom funktionellen Zustande des Darmes abhängenden raschen Schwankungen ihrer Zahl leicht erklärt. Nach Simon (1905), Samssonow (1908), G. Herzog (1915), Weill (1920d, 1921) u. a. führen aber einige von den zwischen den Lieberkühnschen Drüsen gelegenen eosinophilen Zellen — besonders beim *Meerschweinchen* — nicht eingeschnürte, sondern runde oder ovale Kerne; sie müssen dementsprechend als eosinophile Myelocyten angesehen werden. Sie vermehren sich einerseits durch mitotische Teilung; andererseits können Beweise für ihre heteroplastische Entstehung gefunden werden in Gestalt von lymphoiden Zellen mit allmählicher Anhäufung von eosinophilen Körnern im Cytoplasma. In diesem Falle liegt folglich eine echte „Gewebseosinophilie" lokalen histiogenen Ursprungs vor. Die eosinophilen Myelocyten entstehen in den einen Fällen in regelrechter Weise, wie im Knochenmarke, aus großen lymphoiden Hämocytoblasten (großen Lymphocyten); manchmal scheinen sie jedoch auf abgekürztem Wege, durch Anhäufung von Körnchen, aus kleinen Lymphocyten mit dunklem Kern zu entstehen und sind dann als sogenannte Mikromyelocyten aufzufassen. Dies ist neuerdings von Mjassojedoff (1926) auch in der Darmschleimhaut des *Huhnes* beobachtet worden. Eosinophile Zellen kommen auch bei *Kaltblütern*, z. B. beim *Frosch*, in der Tunica propria des Darmes vor.

Die Mastzellen der Tunica propria des Darmes werden von den meisten Forschern für gewöhnliche Bindegewebsmastzellen gehalten. Sie scheinen sich hier sowohl durch Mitose (Samssonow 1908), als auch auf heteroplastischem Wege zu regenerieren. Samssonow (1908) und Séguin (1912) halten die Mastzellen der Darmschleimhaut, wenigstens bei einigen *Tieren* (*Ratte, Pferd*) für besondere, von den gewöhnlichen bindegewebigen Mastzellen verschiedene „amphophil" granulierte Elemente. Ihre Körner sollen aus zwei Substanzen bestehen — einer basophilen, in Wasser leicht löslichen und einer acidophilen.

Den Wanderzellen der Darmschleimhaut wurde so viel Aufmerksamkeit geschenkt, da vermutet wird, daß sie in der Funktion der Darmschleimhaut eine wichtige Rolle spielen. Von diesem Standpunkte aus wurden besonders ihre Beziehungen zum Epithel der freien Oberfläche der Schleimhaut und der Zotten und der Lieberkühnschen Drüsen studiert. Es ist bekannt, daß das Epithel der Darmzotten immer von Lymphocyten infiltriert erscheint, die durch das Epithel ins Darmlumen gelangen. Auf diese Weise gehen dem Organismus fortwährend unzählige Mengen Lymphocyten verloren (Bunting und Huston 1921). Aber auch die eosinophilen Zellen und die Mastzellen dringen — meistens im Bereiche der Lieberkühnschen Krypten — durch die Grenzhaut zwischen die Epithelzellen ein. Die Mastzellen sollen dabei deutliche degenerative Veränderungen zeigen (Weill 1920d, Lehner 1924). Eine Durchwanderung der eosinophilen und basophilen gekörnten Zellen durch das Epithel in das Darmlumen scheint nicht vorzukommen. Was die Bedeutung dieser eigentümlichen Beziehungen der gekörnten Zellen zum Darmepithel sein mag, bleibt unentschieden. Es wurde sowohl sekretorische als auch resorptive Tätigkeit angenommen.

Von Weill (1920d, 1921), Keasby (1923) und Mjassojedoff (1926) ist noch eine besondere Art von Wanderzellen in der Magen- und Darmschleimhaut der meisten *Säugetiere* und des *Huhnes* — die sogenannten „Schollenleukocyten" — beschrieben worden. Es sind Lymphocyten, die in das Darmepithel einwandern und hier, zwischen den basalen Teilen der Epithelzellen liegend, in ihrem Cytoplasma eine wechselnde Anzahl von groben, tropfigen, acidophilen Einschlüssen ausarbeiten. Am Anfang ihrer Entwicklung zeigen diese Zellen manchmal Mitosen, ihr endgültiges Schicksal scheint Degeneration zu sein. Es finden sich oft Schollenleukocyten mit pyknotischen Kernen und auch zwischen den Epithelzellen frei verstreute Schollen.

g) Das Bindegewebe der Uterusschleimhaut und das interstitielle Bindegewebe der Lungen und der Geschlechtsdrüsen.

Hier haben wir weitere Beispiele von besonderen, den spezifischen Funktionen der betreffenden Organe angepaßten Bindegewebsarten (Askanazy 1923). Die Zellen des Bindegewebes der Uterusschleimhaut zeichnen sich durch Entwicklungspotenzen ganz besonderer Art aus und verwandeln sich während der Schwangerschaft in Deciduazellen. Das Gewebe der Septen der Lungenalveolen zeichnet sich nach Lang (1926b) durch das Vorhandensein einer eigentümlichen Histiocytenart aus (S. 454). Im interstitiellen Gewebe der Geschlechtsdrüsen finden sich, außer Histiocyten, die sogenannten „Zwischenzellen", die vermutlich bindegewebiger Abstammung sind.

Es ist möglich, daß künftige Untersuchungen neue Abarten von Bindegewebe mit besonderen Eigenschaften der Zellen oder der Intercellularsubstanz zutage fördern werden.

h) Das Bindegewebe der Wirbellosen.

Es ist hier nicht am Platze, die überaus mannigfaltigen und nur zum kleinsten Teil erforschten Bauverhältnisse des Bindegewebes bei den *Wirbellosen* zu behandeln. Im allgemeinen lassen sich auch hier ähnliche Bestandteile, wie bei den *Wirbeltieren* unterscheiden — eine amorphe, hyaline, gallertartige Masse — das Enchym von K. C. Schneider (1902), eine festere, meistens in Lamellen angeordnete Grundsubstanz, mehr oder minder entwickelte netzartige Fasersysteme und verschiedenartige seßhafte und freie Zellen. In Fällen, wo das Bindegewebe sehr spärlich ist, wie bei den Insekten (Lazarenko 1925), scheinen seßhafte Zellen ganz zu fehlen und das Gewebe nur aus dünnen faserhaltigen Lamellen zu bestehen.

III. Blutbildende Gewebe.

Im strömenden Blute eines erwachsenen *Wirbeltieres* finden sich mehrere Arten von wohl charakterisierten Zellelementen, deren Eigenschaften — selbst bei weit voneinander stehenden Typen — im großen und ganzen eine deutliche Übereinstimmung zeigen. Ihre morphologischen und biologischen Merkmale werden im Abschnitte über das Blut behandelt. An dieser Stelle soll eine kurze Aufzählung genügen.

Man unterscheidet nach Bau und Aussehen erstens rote Blutkörperchen, Erythrocyten, Hämoglobin enthaltende Elemente, die bei den *Säugetieren* kernlos sind, bei allen anderen *Wirbeltieren* jedoch echte kernhaltige Zellen vorstellen; zweitens weiße Blutkörperchen oder Leukocyten in weiterem Sinne des Wortes; drittens die Blutplättchen der *Säugetiere*, die den Spindelzellen oder Thrombocyten der übrigen *Wirbeltiere* entsprechen.

Die weißen Blutkörperchen oder Leukocyten lassen sich ihrerseits bei allen untersuchten *Wirbeltieren* in zwei große Gruppen einteilen (Ehrlich 1891, Ehr-

LICH und LAZARUS 1898): in die ungranulierten Leukocyten, Agranulocyten und in die granulierten Leukocyten, Granulocyten. Die ungranulierten Zellen weiterhin wieder 1. in Lymphocyten verschiedener Größe und
2. in Monocyten (große mononucleäre Leukocyten und Übergangsformen EHRLICHS). Die granulierten Leukocyten zerfallen, je nach den färberischen Eigenschaften der Körner im Protoplasma in drei Kategorien. Man unterscheidet 1. eosinophile Leukocyten, 2. basophile Leukocyten (Blutmastzellen, Mastleukocyten) und 3. Spezialleukocyten (beim Menschen
neutrophile Leukocyten).

Abgesehen von den Blutplättchen und den Thrombocyten, die eine besondere
Stellung einnehmen, lassen sich die aufgezählten Blutelemente, bei Berücksichtigung ihres Baues, ihrer Herkunft und ihrer genetischen Beziehungen, besonders
deutlich bei den *Säugetieren*, in zwei Gruppen sondern. Die Lymphocyten bilden
die Gruppe der lymphoiden (lymphatischen) Blutelemente. Die Erythrocyten formen zusammen mit allen Arten der granulierten Leukocyten die Gruppe
der myeloiden (myeloischen) Elemente. Die Stellung der Monocyten in genetischer Beziehung ist noch nicht vollständig geklärt. Wenn man, wie es PAPPEN
HEIM und FERRATA (1910) tun, unter ,,lymphoid" nur den Zustand der ungekörnten Plasmabasophilie versteht, so lassen sich auch die Monocyten zusammen mit
den Lymphocyten in die Gruppe der ,,lymphoiden" Elemente einreihen.

NÄGELI (1923) bezeichnet als myeloide Elemente nur die Granulocyten, zu denen er
noch die Monocyten und Megakaryocyten rechnet. Alle Tatsachen der morphologischen
Hämatologie, besonders die entwicklungsgeschichtlichen, sprechen jedoch für die enge
Zusammengehörigkeit der Granulocyten und der Hämoglobinzellen.

Im Vergleich mit der Lebensdauer des Gesamtorganismus haben die Blutelemente einen sehr kurzen Bestand. Wie S. 465 im Abschnitte über die Zerstörung
der Blutzellen erörtert wird, sind bereits unter physiologischen Verhältnissen da
und dort im Körper Befunde des Unterganges von roten, wie auch von weißen
Blutkörperchen festzustellen. Unter pathologischen Bedingungen kann die Zerstörung außerordentliche Ausmaße erreichen. Es erhellt daraus, daß wohl das
ganze Leben hindurch eine regenerierende Neubildung der Blutelemente, die sogenannte Hämatopoese, stattfinden muß.

Im kreisenden Blute selbst wird unter physiologischen Verhältnissen die für
die gegebene Tierart charakteristische absolute und relative Zahl der verschiedenen Blutelemente mit ziemlicher Beständigkeit beibehalten; die vorkommenden,
zum Teil einen deutlich rhythmischen Charakter aufweisenden Zahlenschwankungen (SABIN, CUNNINGHAM, DOAN und KINDWALL 1925) gleichen sich rasch aus.
Degenerationserscheinungen an den Zellen des strömenden Blutes sind nur selten
nachzuweisen (S. 465). Andererseits fehlen — die *Amphibien* und *Fische* vielleicht
ausgenommen — im zirkulierenden Blute physiologischerweise auch Regenerationserscheinungen, Zellverwandlungen und Zellvermehrung. Die im Blute des
erwachsenen normalen Organismus vorhandenen myeloiden Elemente sind schon
an und für sich als vollkommen ausgereifte, einer weiteren progressiven Entwicklung und Vermehrung, geschweige denn einer Verwandlung in andere Zellarten
unfähige Zellen anzusehen. Was die lymphoiden Elemente betrifft, so sind die
Ansichten über ihren Differenzierungsgrad und über ihre Entwicklungsfähigkeiten
noch sehr geteilt. Jedenfalls bieten aber auch sie in der Zirkulation in der Regel
keine Anzeichen einer Vermehrung oder Verwandlung in andere Zellarten dar.
Die Existenzbedingungen im normalen zirkulierenden Blute scheinen für die Vermehrung und progressive Entwicklung sogar solcher Zellen, die mit reichlichen
Entwicklungspotenzen ausgestattet sind, ungünstig zu sein. Sobald die genannten Zellen aus dem Blute ins Gewebe gelangen, lassen sich an ihnen oft die

Anzeichen einer fortschreitenden Entwicklung, Hypertrophie, Teilung usw. beobachten.

Das Blut selbst kann demnach bei den höheren *Wirbeltieren* und vor allem beim Menschen nicht als Neubildungsstätte der Blutzellen und wohl auch nicht als deren hauptsächliche Zerstörungsstätte angesehen werden. Die Bildung und die Zerstörung des Blutes müssen in besonderen blutbildenden, bzw. blutzerstörenden Organen oder Geweben erfolgen und gesucht werden. Das Blut bildet gewissermaßen nur eine Durchgangsstraße für die Blutelemente.

Die Beständigkeit der quantitativen und qualitativen zelligen Zusammensetzung des strömenden Blutes wird — abgesehen von den temporären Verschiebungen innerhalb des Gefäßbettes — reguliert durch den Übergang von neugebildeten Zellen aus den hämatopoetischen Geweben in das Blut und durch das Abfangen von gealterten Blutelementen in den blutzerstörenden Organen.

Die geformten Elemente des Blutes — abgesehen von den Blutplättchen der Säugetiere — sind in besonderer Weise differenzierte oder in indifferentem, embryonalem Zustande verbleibende mesenchymale, bindegewebige Zellen. Dementsprechend sind die blutbildenden Gewebe, in denen die Blutzellen erzeugt werden, als besonders beschaffene Abarten von Bindegewebe anzusehen. Sie entstehen im Embryo (s. unten) an bestimmten Körperstellen in Form von herdartigen Bezirken, wo der Entwicklungsprozeß einen anderen Weg einschlägt als im übrigen Mesenchym. Wie alle anderen Bindegewebsarten sind auch sie im erwachsenen Organismus von dem diffusen lockeren ungeformten Bindegewebe nur unscharf abgegrenzt.

Im Bindegewebe des erwachsenen Organismus sind, wie oben erörtert, überall in größerer oder geringerer Menge Zellen von embryonalem Charakter, mit ungeschmälerten Entwicklungspotenzen, zerstreut vorhanden. In den Gebieten des Mesenchyms, die sich in die blutbildenden Gewebe verwandeln, sind solche für immer in undifferenziertem Zustande verbleibende Mesenchymzellen besonders zahlreich und auf relativ geringem Raume in großen, dichten Mengen angesammelt. Während in den übrigen Bindegewebsarten, wie aus der oben gegebenen Beschreibung ersichtlich ist, unter physiologischen Bedingungen, keine besonders deutlichen Anzeichen einer Zellvermehrung vorhanden sind, stellen die blutbildenden Gewebe auch im erwachsenen Organismus Zentren fortwährender Proliferation und Cytopoese vor. Diese fortdauernde, je nach den Bedürfnissen des Organismus träg oder lebhaft verlaufende zellbildende Tätigkeit versiegt nur allmählich in hohem Alter oder bei pathologischen kachektischen Zuständen.

Die soeben angeführte Einteilung der Blutelemente in eine lymphoide und eine myeloide Gruppe beruht darauf, daß sich im Körper zwei Arten blutbildenden Gewebes finden — das lymphoide und das myeloide. Die myeloiden Elemente, die Erythrocyten und Granulocyten, entstehen physiologischerweise nur im myeloiden Gewebe. Die Lymphocyten bilden sich im lymphoiden Gewebe, jedoch nicht ausschließlich, da ein Teil derselben auch aus dem myeloiden und sogar aus dem gewöhnlichen lockeren Bindegewebe stammen kann. Die Entstehungsweise und die Herkunft der Monocyten sind, wie gesagt, noch unklar.

Die gegebene Einteilung der blutbildenden Gewebe in das myeloide und lymphoide, läßt sich jedoch nur bei den höheren *Säugetieren* und beim Menschen in befriedigender Weise durchführen. Schon bei manchen niederen *Säugetieren* erscheinen die beiden Gewebe an bestimmten Stellen des Körpers vermischt. Bei den *Vögeln* versagt die scharfe Trennung des lymphoiden von dem myeloiden Gewebe vollkommen und bei den *Kaltblütern* gelingt es schließlich überhaupt nicht mehr, zwei Arten blutbildenden Gewebes zu unterscheiden.

A. Lymphoides (lymphatisches, adenoides [His] oder retikuläres [Kölliker]) Gewebe.

1. Allgemeines.

Das lymphoide Gewebe bildet bei den *Säugetieren* selbständige, gesetzmäßig gebaute, wohl umschriebene Organe, die als Lymphknoten in den Verlauf der Lymphgefäße eingeschaltet sind. Sie sind von einer nach Art der Faserhäute gebauten, dünneren oder dickeren Kapsel umhüllt, die ins Innere des Organs strang- oder bandförmige Fortsetzungen entsendet (s. Abschnitt über Organe des Lymphsystems). Außer den gewöhnlichen Lymphknoten unterscheidet man bei einigen *Säugetier*arten (*Wiederkäuer, Ratte* usw.) noch die sogenannten Blutlymphknoten (WEIDENREICH 1905 d, v. SCHUMACHER 1912).

An vielen Stellen des *Säugetier*organismus findet sich das lymphoide Gewebe aber auch in Form von kleineren oder größeren, einer Kapsel entbehrenden und vom umgebenden Bindegewebe nicht immer scharf abgegrenzten rundlichen Ansammlungen—den sogenannten peripheren Lymphknötchen von SCHAFFER (1922).

Hierher gehören die lymphoiden Knötchen um die Ausführungsgänge von Drüsen des Rachens, der Luft- und Speiseröhre, in der Schleimhaut der Zungenwurzel (Balgdrüsen), des Magens und des Darmes (solitäre Follikel), im Bindegewebe der Schleimhaut der Conjunctiva und der Scheide, im peribronchialen Bindegewebe der Lunge. In den Tonsillen des Gaumens und des Rachens, um die Mündung der Tuba Eustachii (Tubenmandel), in den PEYERschen Haufen des Ileums, im Sinus Morgagni des Kehlkopfs (Kehlkopfmandel) erscheinen dieselben Knötchen zu mehreren, in größeren oder kleineren Haufen angeordnet.

Endlich nimmt das lymphoide Gewebe am Aufbau der Milz und auch des Knochenmarkes teil. In der Milz bildet es die weiße Pulpa, die die Arterien umscheidet und sich stellenweise zu den sogenannten MALPIGHISchen Knötchen anordnet. Im Knochenmark (beim Menschen, ASKANAZY 1915, MAYER und FURUTA 1924) bildet es manchmal kleine, im myeloiden Gewebe einzeln zerstreute Herde.

Kleine Anhäufungen von Lymphocyten kommen auch sonst im gewöhnlichen ungeformten lockeren Bindegewebe, im interstitiellen Bindegewebe verschiedener Drüsen usw. vor (RIBBERT 1905, HELLYS „diffuses Lymphgewebe" 1906). In einigen Fällen scheint es sich dabei tatsächlich um Herde echten lymphoiden Gewebes zu handeln. Zumeist fehlt aber zwischen den Lymphocyten ein besonderes retikuläres Stroma (s. unten) und die Herde sind bloß als mit Lymphocyten infiltrierte Bezirke des gewöhnlichen Bindegewebes anzusehen. Bei entzündlichen Zuständen sind solche „Herde kleinzelliger Infiltration" eine gewöhnliche Erscheinung. Nach MAXIMOW (1902) und SCHRIDDE (1913) sollen dabei die meisten Lymphocyten hämatogener Herkunft sein. Das Vorkommen von besonders reichlichen Lymphocytenherden unter anscheinend physiologischen Verhältnissen mag vielleicht mit einer von der Konstitution abhängenden besonderen Reaktionsweise des Organismus zusammenhängen (Status lymphaticus). Wie weiter unten gezeigt wird, sind an jeder beliebigen Stelle im Körper im ubiquitären ungeformten, lockeren Bindegewebe latente Potenzen für die Bildung echten lymphoiden Gewebes, sogar von Lymphknoten gegeben.

Im echten lymphoiden Gewebe — wo immer es sich befinden mag — läßt sich erstens ein diffuser Anteil oder das „Grundgewebe" unterscheiden, welches z. B. in den Lymphknoten die Hauptmasse der Rinde und die Markstränge zusammensetzt, und zweitens im Grundgewebe eingebettete, verdichtete, kugelförmige oder ovale, unscharf umgrenzte Gebilde verschiedener Größe, die mit verschiedenen Namen belegt wurden und wohl am besten als Primärknötchen (oder Lymphknötchen) bezeichnet werden können (Abb. 51 *a*).

Die zumeist gebrauchte Bezeichnung „Follikel" ist nicht zweckmäßig, da dies Wort seinem Sinne nach ein hohles Gebilde bedeutet. Die ebenfalls sehr oft anzutreffende Benennung Rindenknoten ist irreführend, da die Primärknötchen in den Lymphknoten durchaus nicht immer nur in der diffusen Gewebsmasse der Rinde, sondern manchmal auch in den Marksträngen vorkommen, wobei sie allerdings als Regel viel kleiner sind (HEUDORFER

1921, Jolly 1923); es kommen sogar Lymphknoten vor (beim *Schwein*, Baum und Hille 1908), in denen die Primärknötchen die zentrale Partie des Organs zusammensetzen, während die Peripherie aus Marksträngen besteht. Der von Richter (1902) und neuerdings wieder von W. Schulze (1925) für die Primärknötchen gebrauchte Name Sekundärknötchen ist ebenfalls unzulässig, da Flemming (1885) ihn in seinen grundlegenden Untersuchungen ausdrücklich als Synonym mit „Keimzentren", also für Teile der Primärknötchen oder „Follikel", gebraucht.

In den peripheren Lymphknötchen der soeben aufgezählten Körperstellen machen die Primärknötchen fast die ganze Masse des vorhandenen lymphoiden

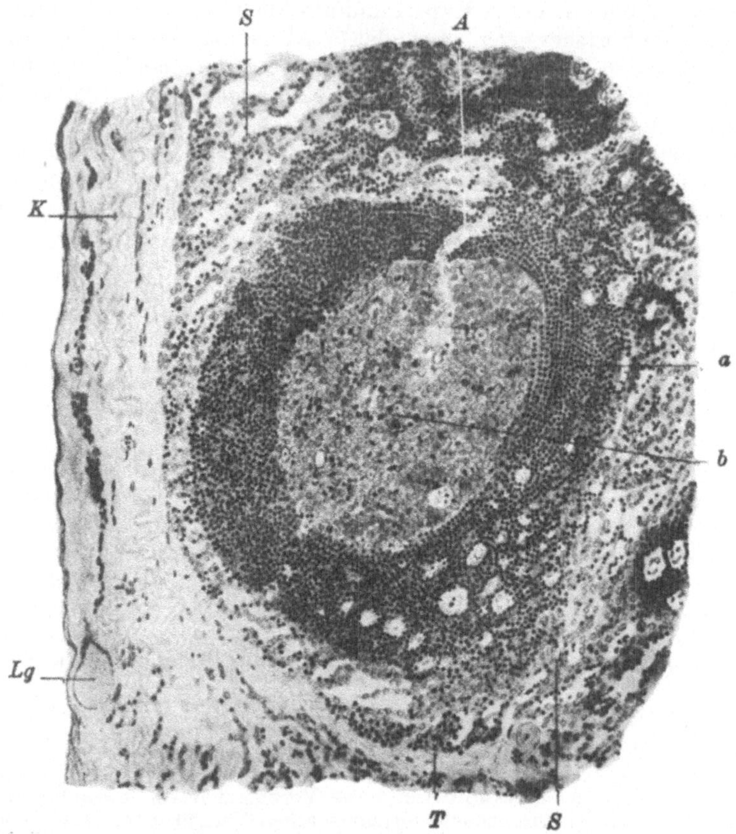

Abb. 51. Schnitt aus der Rinde eines Halslymphknotens vom Menschen. Operationsmaterial. *K* Kapsel; *Lg* Lymphgefäß; *T* Trabekel; *S* Sinus; *a* Primärknötchen; *b* Sekundärknötchen (Keimzentrum); Durchmesser des Keimzentrums 226×184 μ; *A* kleine, das Keimzentrum versorgende Arterie. ZF, Häm., EAz. Zeiß Ap. 8, Komp.-Ok. 4.

Gewebes aus; sie erscheinen dabei meistens von einer nur geringen Menge diffusen lymphoiden Gewebes umhüllt, das allmählich in das umgebende gewöhnliche lockere Bindegewebe übergeht und einer Kapsel, wie gesagt, entbehrt. Auch die Malpighischen Körperchen oder „Follikel" der Milz entsprechen den Primärknötchen der Lymphknoten.

Im Inneren der Primärknötchen — in den Lymphknoten, den peripheren Lymphknötchen, in der Milz — findet sich oft ein runder, heller Bezirk (Abb. 51 b). In der Regel ist er in jedem Primärknötchen in der Einzahl vorhanden; sehr selten kommen auch zwei oder mehrere vor. Er nimmt eine zentrale, seltener eine exzentrische Lage ein; hin und wieder kommen auch Abweichungen in bezug auf die Form vor, indem das helle Feld nierenförmig oder gelappt erscheint. Die

Größe dieses Gebildes kann, zusammen mit der Größe des Primärknötchens, außerordentlich schwanken. Von winzigen, aus einigen hellen, konzentrisch angeordneten Zellen bestehenden kommen Übergänge zu ganz großen, bis zu 1 mm im Durchmesser betragenden Gebilden vor.

Diese hellen Felder im Inneren der Primärknötchen wurden von His (1862) als „Vakuolen" bezeichnet. Ihre wahre Bedeutung als Hauptstätten der Zellvermehrung im lymphoiden Gewebe wurde zuerst von Flemming und seinen Schülern (1885) erkannt, die ihnen den Namen „Keimzentren" oder „Sekundärknötchen" gaben.

In ihrer voll entwickelten, typischen Form sind die Keimzentren keine konstanten Gebilde. Sie können verschwinden und neu entstehen. Sie fehlen im lymphoiden Gewebe bei Feten und ganz jungen *Tieren* (Baum und Hille 1908) und beim neugeborenen Menschen. Im jungen erwachsenen *Säugetier*organismus befinden sie sich auf der Höhe ihrer Entwicklung. Mit fortschreitendem Alter nehmen sie an Zahl allmählich ab, um im hohen Alter ganz zu verschwinden.

Zu den aufgezählten gröberen Bestandteilen des lymphoiden Gewebes in den Lymphknoten gehören noch besondere, mit ihnen in Verbindung stehende Räume oder Bahnen, die Sinus, durch die die Lymphe aus den zuführenden in die abführenden Lymphgefäße fließt (Abb. 51 *S*). Die Berührungsfläche der Sinus und des lymphoiden Gewebes ist sehr groß. Sie durchbohren in der Rinde die diffuse lymphoide Gewebsmasse und verlaufen zwischen den Primärknötchen; im Mark, wo sie besonders weit sind, umgeben sie die verzweigten Markstränge. Es sind nicht einfache Kanäle mit freiem Lumen, wie die gewöhnlichen Lymphgefäße, sondern von einem lockeren Zell- und Fasernetz durchzogene, unmittelbar vom lymphoiden Gewebe begrenzte Räume. Sie müssen demnach zum lymphoiden Gewebe selbst gerechnet und als besonders lockere Abschnitte desselben angesehen werden. Die Lymphe wird durch sie auf ihrem Wege durch den Lymphknoten langsam filtriert. Stellenweise können die Sinus auch durch weite Kanäle mit freiem Lumen ersetzt sein (Heudorfer 1921); die Wand dieser letzteren besteht nicht aus Endothel, sondern aus demselben Netz, welches die Sinus begrenzt und ausfüllt.

In den Blutlymphknoten (Weidenreich 1905 d) sind die Sinus besonders weit und mit Erythrocyten strotzend gefüllt.

Die peripheren Lymphknötchen entbehren der Sinus und erscheinen statt dessen von Geflechten weiter, dünnwandiger Lymphcapillaren umgeben. Die Malpighischen Körperchen der Milz stehen in keinerlei Beziehung zu Lymphgefäßen; ihre Verteilung im Organ erscheint an den Verlauf der Arterien gebunden.

In allen beschriebenen Erscheinungsformen des lymphoiden Gewebes — im diffusen Grundgewebe, den Marksträngen und den Sinus der echten Lymphknoten, in den Primär- und Sekundärknötchen — sind stets Gewebsbestandteile zweierlei Art zu unterscheiden: 1. ein faseriges, netzförmiges Gerüst oder Stroma, dem das lymphoide Gewebe seinen von einigen Autoren noch immer gebrauchten Namen „retikuläres Gewebe" verdankt; es besteht aus Fasern und fixen Zellen. 2. freie, runde, in den Maschen des Gerüstes befindliche Zellen.

2. Gerüst, Stroma.

Von altersher bildeten sich zwei verschiedene Anschauungen über die morphologische Natur des Gerüstes im lymphoiden Gewebe heraus (ausführliche Literatur bei Disse 1898, Thomé 1903 u. a.).

Nach Billroth (1857, 1862), Kölliker (1889), Demoor (1895), Ribbert (1889) u. a. hat das Gerüst zelligen Bau. Es besteht aus sternförmigen kernhaltigen Elementen, deren in allen Richtungen des Raumes verlaufende faden- oder bandartige Cytoplasmafortsätze sich miteinander zu einem schwammartigen Gewebe vereinigen. Beim Embryo entsteht das Gerüst in den Lymphknotenanlagen jedenfalls als zelliges Reticulum, so daß die angeführte Anschauung im Grunde genommen das Richtige trifft.

Demgegenüber konnte HENLE (1859) beim Studium des lymphoiden Gewebes nur Fasern, aber keine mit den Fasern verbundene Kerne im Gerüst auffinden. Er entschied sich demnach für den rein faserigen Charakter des Stromas.

Nach HIS (1860, 1862), der zur Untersuchung des lymphoiden Gewebes als erster die sogenannte Auspinselungsmethode gebrauchte, sollen die anastomosierenden Zellnetze mit einer Substanz umlagert sein, die entweder die Eigenschaft der elastischen oder der leimgebenden, faserigen Substanz annimmt, wonach die Zellen atrophieren und unscheinbar werden.

Von einer Reihe von späteren Autoren (BIZZOZERO 1876, RANVIER 1889, HOYER 1889, HÖHL 1897 u. a.) wurde im Gerüst das Vorhandensein beider Teile, der Fasern und der Zellen, angenommen. Nach RANVIER sollen die flachen, entsprechend gebogenen oder eingerollten Zellen den Fasern nach Art eines Endothels einseitig anliegen; ihre Grenzen können, allerdings in sehr unvollkommener Weise, mit Silbernitrat dargestellt werden.

Die gegenwärtig allgemein angenommene Vorstellung von der Zusammensetzung und dem Bau des netzartigen Gerüstwerkes des lymphoiden Gewebes wird beiden soeben geschilderten Anschauungen gerecht und läßt am Aufbau des Stromas sowohl Zellen als auch Fasern teilnehmen (v. SCHUMACHER 1897, 1899, THOMÉ 1903, T. BUNTING 1904, WEIDENREICH 1905 d, M. HEIDENHAIN 1911, HEUDORFER 1921, ORSÓS 1925, 1926 b u. a.).

a) Reticulumfasern.

Die Fasern des Reticulums im lymphoiden Gewebe bestehen nicht aus gewöhnlichem Kollagen; ihre Substanz ist dasselbe Reticulin (SIEGFRIED 1892), das sich

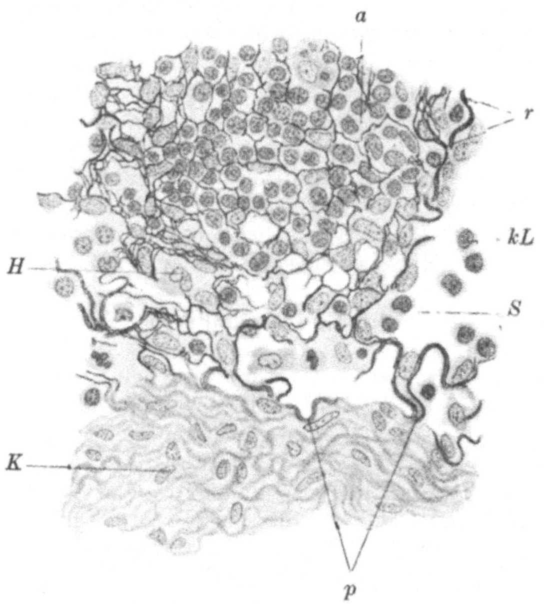

Abb. 52. Mesenterialer Lymphknoten vom Hingerichteten. Teil der Rinde mit Kapsel (K), Rindensinus (S) und Rand eines Primärknötchens (a); kL kleine Lymphocyten; H histiocytäre Makrophagen (freie Reticulumzellen); r Reticulumfasern; p Fortsetzung der Reticulumfasern in die Kollagenfasern der Kapsel. ZF, Silberimprägnation nach BIELSCHOWSKY am Schnitt. Zeiß Ap. Hom. Imm. 2, Komp.-Ok. 4.

in den oben beschriebenen Gitterfasern (S. 326) findet. Das Fasergerüst des lymphoiden Gewebes (und der Milz) stellte von altersher das beste Material zum mikroskopischen und chemischen Studium des Reticulins dar. ORSÓS (1926 b) leugnet die chemische Verschiedenheit des letzteren vom gewöhnlichen Kollagen.

Es sind vor allem zwei Färbungsmethoden, die diese Fasern im histologischen Präparat des lymphoiden Gewebes besonders scharf hervortreten lassen. Die erste ist die schon oben erwähnte Silberimprägnationsmethode von BIELSCHOWSKY-MARESCH (1905) (Abb. 52). Sie ist für die Lymphknoten von FERGUSON (1911 b, c) und vielen anderen gebraucht worden. Die Reticulumfasern, auch die allerfeinsten, treten dabei schwarz hervor (r), während die gewöhnlichen Kollagenbündel der Kapsel und der Trabekel goldbraun erscheinen (K); die gegenseitigen Beziehungen der beiden verschieden gefärbten Faserarten treten dabei besonders deutlich hervor. Der Nachteil der Methode ist die mangelhafte Darstellung der zelligen Elemente; dies kann nur zum Teil durch Nachfärbung mit Eosin-Azur und dergleichen behoben werden (ALFEJEW 1926). Die andere Methode ist die Bindegewebsfärbung mit Anilinblau nach MALLORY, am besten in der von

M. HEIDENHAIN (1915) vorgeschlagenen Modifikation — die sogenannte „Azan"-
Färbung (Abb. 53 und 54). Bei Anwendung dieser Methode treten die Fasern als
blaue Züge auf blassem Grunde hervor (r) und ihre Beziehungen zu dem Cytoplasma der Zellen lassen sich besonders klar darstellen. Der Nachteil ist die relativ schwache Blaufärbung der dünnsten Fäserchen und die Unmöglichkeit,

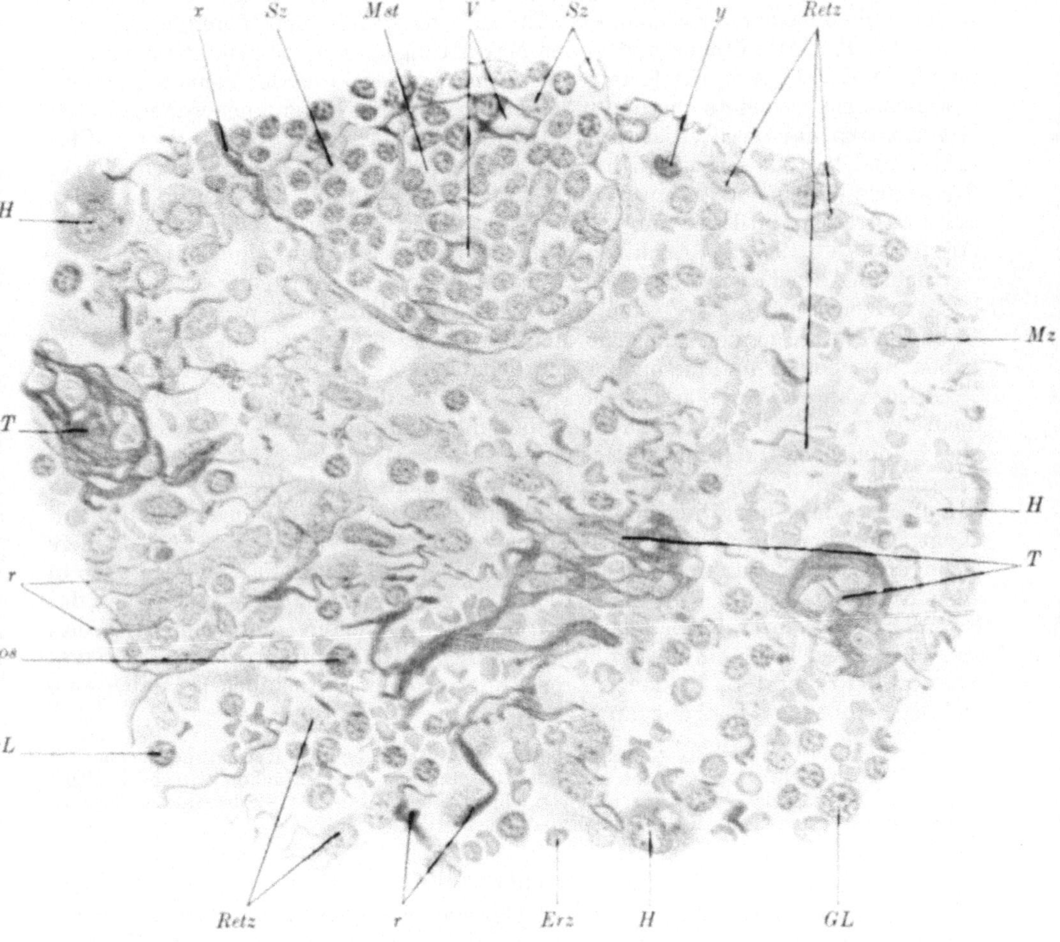

Abb. 53. Derselbe Lymphknoten wie auf Abb. 52. Marksubstanz. Die ganze dargestellte Schnittfläche, außer
dem Markstrang (*Mst*) und den Trabekeln (*T*), ist eingenommen von den weiten Marksinus. *V* Gefäße; *r* Reticulumfasern; *Retz* Reticulumzellen; *Erz* Erythrocyten; *H* histiocytäre Makrophagen (freie Reticulumzellen);
kL kleine, *GL* große Lymphozyten; *Mz* Mastzellen (Granula blau); *Sz* Kerne des undifferenzierten retikulären
Syncytiums; *eos* eosinophiler Leukocyt; *x* retikuläre plattzellige Grenzschicht des Markstranges; *y* degenerierende
Reticulumzelle. ZF, Azanfärbung nach M. HEIDENHAIN. Zeiß Ap. Hom. Imm. 2, Komp.-Ok. 4.

Kollagen- und Reticulinfasern voneinander durch den Farbenton zu unterscheiden (Abb. 53 *T*).

Wie auch sonst in allen Gitterfasergerüsten können im lymphoiden Reticulum
Fasern von verschiedener Dicke unterschieden werden. Die dickeren weisen zumeist eine deutliche fibrilläre Zusammensetzung aus parallelen, welligen, feinsten
Fäserchen auf (Abb. 52 und 53 *r*). Wie auf Querschnitten der Fasern deutlich
sichtbar, kommen sowohl drehrunde, als auch prismatische und flache, bandförmige, nach ORSÓS (1926 b) auch röhrenförmige Fasern vor. Das Vorhandensein

echter netzartiger Verzweigungen und Anastomosen wird allgemein angenommen. Dicke Fasern oder Bänder lösen sich oft auf einmal in mehrere feine Fäserchen auf oder geben solche allmählich in ihrem weiteren Verlaufe ab. An den Teilungsstellen der Fasern bildet ihre feinfibrilläre Substanz drei- oder vieleckige, dünne Platten.

Die von den Fasern umgrenzten Maschen des schwammartigen Gerüstwerkes hängen alle miteinander zusammen. Im diffusen lymphoiden Grundgewebe, zwischen den Primärknötchen und in den Marksträngen, sind sie rundlich oder polygonal. In der dichten, die Keimzentren umgebenden Zone der kleinen Lymphocyten sind sie besonders eng und in konzentrischen Schichten angeordnet. In den Keimzentren hat das Gerüstwerk vornehmlich zelligen, cytoplasmatischen Charakter und besteht aus wirklichen, durch ihre Ausläufer syncytial verbundenen Sternzellen (Abb. 54 *Sz*) (Thomé 1903). Die Fasern sind hier sehr dünn und spärlich und treten deutlicher nur an der Wand der arteriellen Capillaren (*V*) hervor (Weidenreich 1905 d). Auch sonst überall läßt sich im lymphoiden Gewebe die Verdichtung des Fasernetzes in der Adventitialschicht sämtlicher kleiner Gefäße leicht aufzeigen (Abb. 53 *V*, Abb. 57 *f*); es soll sich dabei nach W. Schulze (1925) nicht um Netze, sondern um eine Membran handeln, die das Endothelrohr von außen umscheidet und besonders deutlich nach Azanfärbung hervortritt.

An der an die Sinus angrenzenden Oberfläche des lymphoiden Gewebes verdichtet sich das Fasergerüst zu einem besonders engmaschigen Flächennetz, welches im optischen Querschnitt als scharf gezeichnete Linie erscheint (Ranvier 1889, Ferguson 1911 b, c) (Abb. 53 *x*); dies Netz ist nicht als eine besondere Membran aufzufassen, da es überall mit dem Gerüst in der übrigen Gewebsmasse zusammenhängt. Von der Oberfläche des Grenznetzes entspringen weitere, oft besonders dicke, aber sehr locker angeordnete und reichlich verzweigte Fasersysteme, die in allen Richtungen durch den Sinus ziehen und sich an die innere Oberfläche der Kapsel bzw. an die Trabekel anlegen. Hier biegen sie sich in entsprechender Weise um und setzen sich unmittelbar in gewöhnliche Kollagenfasern fort. An Bielschowsky-Präparaten, in denen sie schwarz erscheinen, nehmen sie dabei eine andere, gelbbraune Färbung an (Abb. 52 *p*).

Höhl (1897) und Thomé (1903) haben in den Bälkchen des Reticulums, besonders in den Randsinus der Lymphknoten und an der inneren Kapselfläche, mittels Elastinfärbungen feinste elastische Fäserchen nachgewiesen. Orsós (1926 b) findet letztere überall im Reticulum mit Kollagenfasern dicht verflochten.

b) Reticulumzellen.

Mit dem Fasergerüst des lymphoiden Gewebes sind überall — im Grundgewebe, in den Primär- und Sekundärknötchen, in den Sinus — zellige Elemente, die Reticulumzellen, innig verbunden.

Das Aussehen dieser Zellen, das bei allen untersuchten *Säugetier*arten ziemlich gleichartig ist, bietet schon unter physiologischen Verhältnissen — je nach dem Individuum, je nach dem Lymphknoten oder peripheren Lymphknötchen desselben Organismus und endlich je nach der Zelle in ein und demselben lymphoiden Organe — gewisse Verschiedenheiten dar. Diese Mannigfaltigkeit der Struktur ist der sichtbare Ausdruck einerseits des Entwicklungszustandes, der Reife der betreffenden Zelle, andererseits ihres Funktionszustandes. Die Reticulumzellen und ihre Strukturveränderungen sind zum Teil schon seit langem bekannt. Die Untersuchungen der letzten Jahre lassen jedoch diese Zellelemente in einem besonderen Lichte erscheinen und geben uns zum Teil eine neue Vorstellung über das Wesen ihrer Verwandlungen.

Das gewöhnlichste Aussehen einer Reticulumzelle ist durch einen ovalen, oft

abgeplatteten, spindelförmigen oder gefalteten, blassen, chromatinarmen Kern
mit einem eckigen Kernkörperchen charakterisiert, der einer Reticulumfaser eng
angeschmiegt und von spärlichem, homogenem, ebenfalls blassem Cytoplasma umhüllt erscheint. Es ist demnach eine längliche, an der Stelle des Kernes leicht angeschwollene Zelle, die meistens keine deutlichen Einschlüsse im Cytoplasma aufweist (Abb. 53 und 55 *Retz*). Sie liegt jedoch der Faser nicht nur einseitig an, wie
es RANVIER (1889) ursprünglich angenommen hat — das blasse spärliche Cytoplasma kann die Faser umscheiden, so daß die letztere sich innerhalb des Cytoplasmas befindet (THOMÉ 1903, ORSÓS 1926 b). Dies tritt sehr deutlich an den
Stellen hervor, wo Fasern im Querschnitt getroffen werden — der nach Azan
runde, eckige oder verlängerte blaue Fleck der Fasersubstanz erscheint von einem
Saum hellgrau gefärbten Cytoplasmas umringt (Abb. 53). Wie M. HEIDENHAIN
(1911) hervorhebt, haben die Fasern im Cytoplasma meistens eine oberflächliche
Lage und verlaufen unmittelbar am Rande der Zelleiber; dies erklärt die ursprüngliche Vorstellung von RANVIER über das einseitige ,,Anliegen" der Zellen an den
Fasern. Wie BIZZOZERO schon 1876 bemerkte, stellen die Ausläufer der Reticulumzellen oft dünne cytoplasmatische Häutchen vor, die schleierartig — wie in einem
Rahmen — in den Maschen der feineren Teile des Fasergerüstes ausgespannt sind.

Diese Lagebeziehungen der beiden Anteile, des cytoplasmatischen und des
faserigen, im Gerüstwerk des lymphoiden Gewebes werden zumeist vom Standpunkt der heutzutage herrschenden Vorstellung von der Histiogenese der faserigen
Zwischensubstanz im Bindegewebe erklärt, nach der die Fasern das Produkt der
Verwandlung und Differenzierung eines Teiles der Zellkörper selbst, deren exo-
plasmatischer Schichten, vorstellen (s. unten S. 509).

Die relative Masse des Cytoplasmas und der Fasern im lymphoiden Gerüstwerk ist verschieden je nach der Örtlichkeit im Gewebe. In den Sinus, an der
Oberfläche der Primärknötchen, in der Nachbarschaft der Trabekel und der Gefäßwände, sind die Fasern dicker und überwiegen manchmal dermaßen über das
Cytoplasma, daß letzteres unsichtbar wird und die Fasern dann nackt, nur von
schmalen, länglichen, blassen, ebenfalls scheinbar nackten Kernen begleitet erscheinen; immerhin wird auch hier überall eine, wenn auch äußerst dünne, umhüllende Cytoplasmaschicht anzunehmen sein (Abb. 53). An anderen Stellen, vor
allem in den Keimzentren, besonders den aktiven, treten, umgekehrt, die Fasern ganz
zurück (Abb. 54). Nur hier und da verlaufen feinste Fäserchen an den Reticulum-
kernen vorbei und das Reticulum ist, wie schon erwähnt, als vorwiegend oder rein
zellig anzusehen (v. SCHUMACHER 1897, 1899, v. EBNER 1902, THOMÉ 1903, WEI-
DENREICH 1905d u. a.). Es muß jedoch hervorgehoben werden, daß diese Verhältnisse nicht stabil sind, sondern bereits unter physiologischen Bedingungen wechseln. In den Sinus können z. B. in kürzester Zeit aus kleinen, schmächtigen, den
scheinbar nackten Fasern anliegenden Kernen große, cytoplasmareiche Zellkörper
entstehen.

Obwohl RANVIER (1889) durch interstitielle Einspritzung von Silbernitrat-
lösung in Lymphknoten, im Reticulum, besonders an der Oberfläche der Trabekel,
schwarz imprägnierte, wenn auch sehr unvollkommene, Zellgrenzen demonstrieren
konnte und dementsprechend die Verhältnisse im Reticulum mit dem oben geschilderten Bau des Netzes verglich, wird heute zumeist angenommen, daß die
die Fasern umscheidenden Zellkörper miteinander nach Art eines Syncytiums verbunden sind. Es kann demnach von einem retikulären schwammartigen Zellsyncytium gesprochen werden, dessen Balken, Fäden und bandartige Membranen von
in den oberflächlichsten Cytoplasmaschichten eingebetteten verzweigten Faser-
systemen gestützt sind. Die syncytiale Natur des zelligen Anteils des Reticulums
darf jedoch — ebenso wie im embryonalen Mesenchym — keineswegs als etwas

Dauerhaftes und Unwandelbares angesehen werden. Schon unter normalen, noch viel mehr unter pathologischen Bedingungen, lösen sich aus dem Zellverbande, besonders in den Sinus, freie Elemente heraus (Abb. 53 *H*, Abb. 55 *Erphg*). Dasselbe tritt besonders deutlich in Kulturen des lymphoiden Gewebes hervor (Abb. 56 *Rtz*) (Maximow 1916, 1922, 1923 bb).

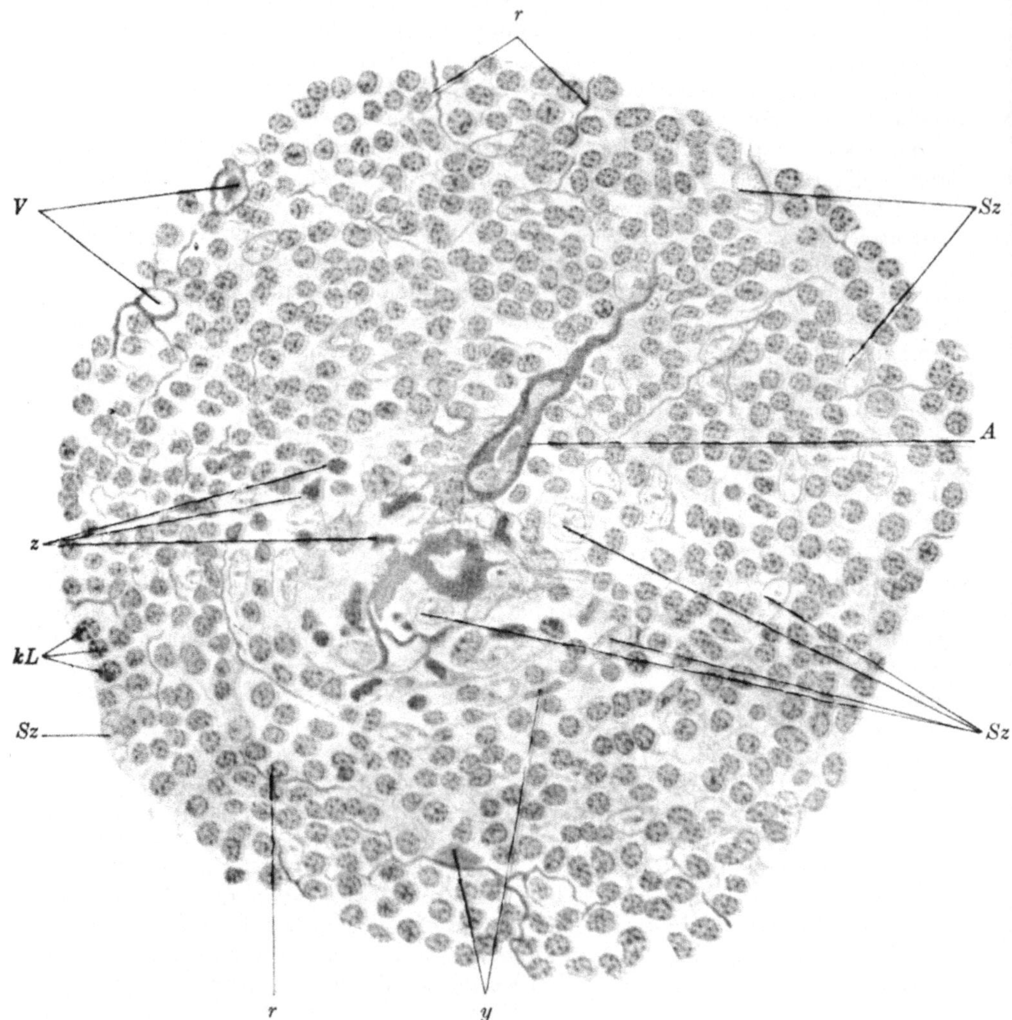

Abb. 54. Derselbe Lymphknoten wie auf Abb. 52. Sekundärknötchen (Keimzentrum) aus der Rinde in ruhendem Zustande. *A* Arterie; *Sz* Kerne des undifferenzierten retikulären Syncytiums; *kL* kleine Lymphocyten; *r* Reticulumfasern; *V* Capillaren; *y* degenerierende Reticulumzellkerne; *z* degenerierende Kerne kleiner Lymphocyten (tingible Körper Flemmings). Bearbeitung und Vergrößerung wie in Abb. 53.

In jedem normalen Lymphknoten oder peripheren Lymphknötchen, überall, wo lymphoides Gewebe vorkommt, besonders aber in den Keimzentren (s. unten), können bei aufmerksamer Untersuchung Reticulumzellen im Zustande der Degeneration und des Unterganges vorgefunden werden (Abb. 53 und 54 *y*). Auch dabei löst sich die Zelle aus dem syncytialen Verbande heraus; das Protoplasma hat unregelmäßige, ausgefranste Konturen und erleidet körnigen Zerfall, während der Kern schrumpft, eine dunkle Färbung des Kernsaftes zeigt und sich bald in ein meistens stark färbbares, seltener blasses, längliches Körperchen verwandelt, das von den benachbarten Reticulumzellen gefressen und zerstört wird oder autolytisch zerfällt und verschwindet. Für den Ersatz der auf diese Weise verbrauchten Elemente wird in der Weise gesorgt, daß die Reticulumzellen an vielen Stellen — besonders häufig in den Keimzentren und in den Sinus bei Makrophagenbildung — mitotische Teilungen eingehen.

Ein größerer oder geringerer Teil der Elemente des retikulären Syncytiums befindet sich im lymphoiden Gewebe schon unter physiologischen Verhältnissen in aktivem Zustande. Diese tätigen Elemente treten im Präparat bei allen Behandlungen besonders deutlich hervor und die von den meisten Autoren gegebenen Beschreibungen der „Reticulumzellen" beziehen sich auf sie.

Der aktive Zustand einer Reticulumzelle äußert sich vor allem im Anschwellen, in der Vergrößerung von Kern und Protoplasma (Abb. 53 und 55 *Retz*). In den dichten Gewebspartien, in denen die Maschen des Reticulums von zusammengedrängten Lymphocyten erfüllt sind, werden dabei die letzteren zur Seite geschoben. Wo früher zwischen den kleinen dunklen Lymphocytenkernen nur ein zusammengedrückter, blasser Reticulumkern sichtbar war, taucht jetzt ein unregelmäßig begrenzter, heller Zelleib mit einem blasigen Kerne auf (Abb. 55). In den lockeren Partien, vor allem in den Sinus, wo die Reticulummaschen groß und frei sind, äußert sich die Zellvergrößerung in dem Auftreten saftiger, den Fasern anliegender und in die Netzmaschen sich buckelförmig vorwölbender Elemente (Abb. 53 und 55). Vorläufig bleiben sie noch mit den benachbarten Zellen in syncytialer Verbindung und die Beziehungen ihrer Ausläufer zu den Fasern erscheinen unverändert.

Der Kern der tätigen Reticulumzellen schwillt an, seine Membran bildet unregelmäßige, ins Kerninnere oft tief einschneidende Falten. Das Cytoplasma färbt sich dunkler und hat eine mehr oder minder deutliche körnige, nach Fixierung mit sauren Reagentien retikuläre, netzartige Beschaffenheit.

Eine weitere Erscheinung des aktiven Zustandes ist das Auftreten verschiedenartiger Einschlüsse im Cytoplasma, die Entfaltung der Fähigkeit zur Speicherung verschiedener gelöster Substanzen, insbesondere kolloidaler Vitalfarbstoffe (Abb. 55 *Retz*) und zur Phagocytose corpusculärer Teilchen (Abb. 55 *Erphg, w*).

Als Ergebnis dieser Verwandlung entstehen unter dem Einfluß genügend starker hämatogener, lymphogener oder lokaler Reize vollständig mobilisierte und freie, große, speichernde und phagocytierende Elemente von Makrophagencharakter (v. Schumacher 1897, 1899, Thomé 1898). Die Verbindung mit dem Syncytium wird aufgehoben, die fixen Ausläufer werden eingezogen und die Reticulumzelle verwandelt sich in einen großen, kugeligen, Pseudopodien bildenden Zellkörper (Abb. 53 *H*). Der Kern nimmt dabei eine deutlich exzentrische Lage ein und zeigt, außer den früheren Falten, an der der Mitte des Zelleibes zugekehrten Seite eine Einkerbung. Trotz der manchmal etwas zunehmenden Chromatinmenge und der Verdickung der Membran bleibt er als Regel doch blaß und blasenförmig, was für die Unterscheidung dieser Zellen von den Lymphocyten und deren Verwandlungsformen wichtig ist. Das Kernkörperchen ist vergrößert, erreicht aber nicht den Umfang und die scharfe Färbbarkeit der Nucleolen in den großen Lymphocyten. Das Cytoplasma der retikulären Makrophagen ist stets — besonders im Vergleich mit dem Cytoplasma der großen Lymphocyten — auffallend blaß, manchmal deutlich acidophil. Thomé (1898) beschrieb in den freien Makrophagen zwei Zonen im Cytoplasma, eine innere lockere und helle und eine äußere, dichtere. Dies Aussehen dürfte wohl die Folge saurer Fixierungen gewesen sein.

In den noch seßhaften und den schon als Makrophagen freigewordenen Reticulumzellen kommen verschiedenartige Einschlüsse vor. Kleinere und größere, mitunter sehr große Vakuolen sind eine gewöhnliche Erscheinung (Abb. 53 *H*) (v. Schumacher 1897, 1899). Sie färben sich supravital mit Neutralrot. Außerdem findet sich oft körniges Pigment in wechselnden Mengen. Besonders reichlich sind damit — unter physiologischen Verhältnissen — die Reticulumzellen in den Marksinus der mesenterialen Lymphknoten (Pancreas Asellii) ausgestattet; das Mark dieser Knoten zeigt oft schon bei makroskopischer Betrachtung eine deutliche braune Färbung. Seinen Eigenschaften nach gehört das Pigment zumeist den Abnützungspigmenten an; das Material zu seiner Bildung wird wahrscheinlich auf dem Lymphwege zu den Reticulumzellen gebracht und von diesen resorbiert und gespeichert.

Lepehne (1925) fand bei Bothriocephalusanämie starke Anhäufung von Lipofuscin in den Reticulumzellen der Mesenterialknoten. Auch eisenhaltiges Pigment ist in den Reticulumzellen gefunden worden (M. B. Schmidt 1908). In Anbetracht des so häufigen Vorkommens von Erythrophagocytose in den Sinus der Lymphknoten (Abb. 55 *Erph*), ist dies leicht erklärlich. Das Vorkommen von Fetttröpfchen im Cytoplasma der aktiven Reticulumzellen und der Makrophagen ist ebenfalls eine gewöhnliche Erscheinung.

Ein besonderer Fall der Speicherung kolloidaler Substanzen durch das Cytoplasma der tätigen Reticulumzellen ist ihre vitale Färbung. Sie läßt sich durch wiederholte subkutane Injektionen von Pyrrholblau bzw. Isaminblau (bei *Ratten*) oder durch intravenöse Anwendung von Trypanblau bzw. Lithiumcarmin (bei *Kaninchen*) erzielen (Ribbert 1904, Goldmann 1909, 1912, Tschaschin 1913c, Kiyono 1914a). Das Carmin ist besonders vorteilhaft, weil es im Gegensatz zu den Benzidinfarben der üblichen histologischen Bearbeitung widersteht, so daß sogar Chromsalze ohne Schaden zur Fixierung gebraucht werden können. Allerdings hat das Lithiumcarmin eine deutliche toxische Wirkung und gerade am Reticulum des lymphoiden Gewebes äußert sich dieser Reiz in einer besonders reichlichen Entwicklung stark hypertrophischer fixer oder freier Makrophagen.

Das Cytoplasma der aktiven Reticulumzellen und besonders der Makrophagen speichert Vitalfarbstoffe in größeren Mengen, als es die ruhenden Wanderzellen des gewöhnlichen lockeren Bindegewebes tun; es gleicht in dieser Beziehung oder übertrifft sogar die oben für das Netz beschriebenen ruhenden und mobilisierten Wanderzellen (Histiocyten). Von den feinsten roten Körnchen findet man Übergänge zu größeren, unregelmäßig runden oder eckigen Schollen; die Carmineinschlüsse sind untermischt mit Pigmentkörnchen, wobei oft dasselbe Korn zum Teil rot, zum Teil braun erscheint. Zugleich können im Cytoplasma auch Vakuolen, Fetttröpfchen und verschiedenartigste phagocytierte Gebilde, z. B. Erythrocyten oder, bei gleichzeitiger Tuscheinjektion in die Venen, Kohleteilchen enthalten sein. Je reichlicher das Karmin in einer Reticulumzelle abgelagert erscheint, desto größer wird der Umfang der letzteren und die größten Carminmengen findet man in den Riesenmakrophagen der Sinus (Abb. 55).

Was die Verteilung der speichernden Zellen im lymphoiden Gewebe betrifft, so sind sie in den weiten Marksinus der Lymphknoten stets besonders zahlreich. Hier finden sich bei hochgetriebenen *Tieren* fast alle Zellen des netzartigen Gerüstes im Zustande maximaler Speicherung, zum großen Teil als freie Makrophagen (Abb. 55). Besonders deutlich treten dabei die mit Carmin erfüllten flachen Zellen auf der Oberfläche der Markstränge hervor. In dem diffusen Grundgewebe sind überall Zellen mit mäßig hohem Carmingehalt zerstreut. Stellenweise finden sich aber auch hier einzelne, runde oder in dichten Gruppen gelagerte und infolge von gegenseitigem Druck polygonale, epithelioide, große, scheinbar freie, von Carmineinschlüssen aufs dichteste erfüllte Elemente (Abb. 55*w*). Es ist wichtig zu bemerken, daß sogar bei hochgetriebenen *Tieren*, überall zwischen den speichernden, also aktiven Reticulumzellen auch einzelne kleine, blasse, scheinbar unveränderte Elemente ohne oder fast ohne Speicherung vorhanden sind (Abb. 55 *Sz*). Besonders auffallend ist die Tatsache, daß die Reticulumzellen und sogar die großen, phagocytierenden Makrophagen in den Keimzentren in der Regel frei von Carmin bleiben.

Bezüglich der Phagocytose corpusculärer Teilchen kann bemerkt werden, daß die aktiven seßhaften Reticulumzellen, besonders aber die freien Makrophagen,

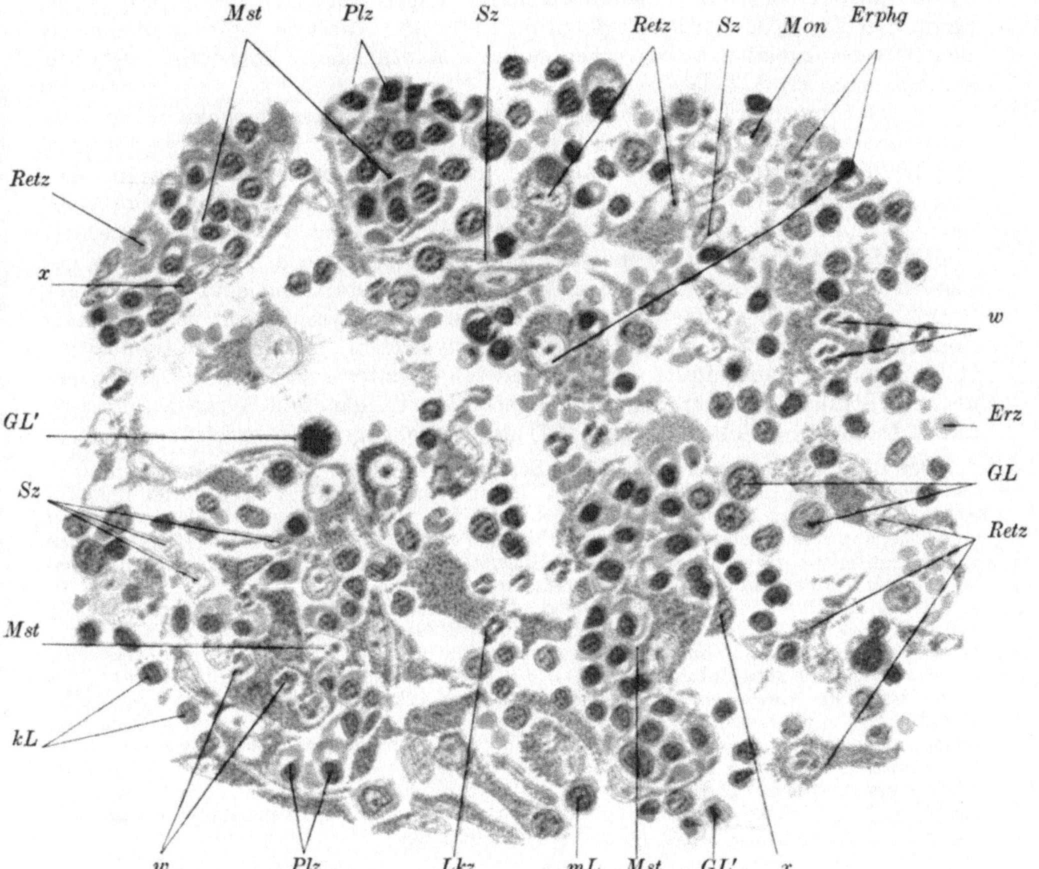

Abb. 55. Mesenterialer Lymphknoten von einem mit Lithiumcarmin intravenös gespritzten *Kaninchen*. Marksubstanz; es sind Querschnitte mehrerer Markstränge (*Mst*) dargestellt, mit weiten Sinus dazwischen; *Retz* mit Carmin gespeicherte Reticulumzellen; *Sz* Kerne des undifferenzierten retikulären Syncytiums; *Plz* Plasmazellen; *kL* kleine Lymphocyten; *mL* mittelgroße Lymphocyten; *GL* große Lymphocyten; *GL'* Mitose in denselben; *Erz* Erythrocyten in den Sinus (grün gefärbt); *Erphg* freie, Erythrocyten fressende Reticulumzellen, Erythrophagocyten; *w* carminhaltige Reticulumzellen (Histiocyten) mit phagocytierten Spezialleukocyten; *Lkz* freie Spezialleukocyten in den Maschen des Sinus; *Mon* monocytenähnliche Zelle; *x* retikuläre plattzellige Grenzschicht der Markstränge. ZF, Häm., EAz. Zeiß Ap. Hom. Imm. 2, Komp.-Ok. 4.

alles aufnehmen, was in ihrer nächsten Umgebung liegt und in Berührung mit ihrem Cytoplasma kommt. Degenerierende und tote Zellen, wie große und kleine Lymphocyten, Reticulumzellen oder Spezialleukocyten, besonders aber Erythrocyten, die in den Sinus physiologischerweise sehr oft vorkommen (Abb. 55 *Erphg, w*), werden in den Zelleib aufgenommen und intracellulär verdaut (v. SCHUMACHER 1897, 1899, THOMÉ 1898). Unter abnormen Bedingungen tritt diese Erscheinung besonders deutlich hervor (Abb. 56 *Rtz*). Die verschiedenartigsten phagocytierten Einschlüsse können in ein und derselben Zelle nebeneinander vorkommen; sie

ordnen sich gewöhnlich gegenüber der Kerndelle kranzförmig um die Sphäre
herum an. Ob es sich hier um aktive Phagocytose handelt in dem Sinne, daß
die freien Makrophagen, z. B. in den Sinus, von chemotaktischen Einflüssen angelockt, zu den Phagocytoseobjekten hinwandern, ist nicht zu entscheiden. Die
Oberfläche des Cytoplasmas in den Makrophagen scheint jedenfalls eine eigentümliche Klebrigkeit für die in der Lymphe schwebenden Teilchen zu besitzen
oder auf sie eine agglutinierende Wirkung auszuüben. Wenn Erythrophagocytose vorliegt, ist die Oberfläche aller Makrophagen von einem ununterbrochenen
Saum von Erythrocyten umringt (Abb. 55 *Erphg*). Ähnliche Befunde können in
den Dottersackgefäßen an den sogenannten „endothelialen Phagocyten" erhoben
werden (s. unten S. 471).

In den Sinus der Lymphknoten werden oft schon unter physiologischen Verhältnissen sämtliche Reticulumzellen im Zustande einer gleichmäßigen Hypertrophie vorgefunden, zum Teil als fixe, zum Teil als freie Makrophagen. Geformte Teilchen, wie z. B. Erythrocyten, können (Abb. 53 *Erz*), aber brauchen
dabei in den Maschen nicht vorhanden zu sein, so daß auch Phagocytoseerschei-
nungen fehlen können.. Die meisten, mit den Fasern noch in Verbindung gebliebenen Zellen, haben dabei eine polyedrische Gestalt und sind so dicht gelagert, daß zwischen ihnen für die durchfließende Lymphe nur sehr schmale
Spalten übrig bleiben. Solche mit hypertrophischen, blassen, „epithelioiden"
Reticulumzellen ausgefüllte Sinus fallen schon unter schwacher Vergrößerung
als helle Straßen zwischen den dunkel gefärbten Primär- und Sekundärknötchen
auf und sind von v. Schumacher (1897) als „Zwischengewebe" bezeichnet worden.

Der Begriff des „Zwischengewebes", der jetzt von vielen Autoren gelegentlich auch
mit dem Synonym „Interfollikulargewebe" belegt wird, ist äußerst unbestimmt und ungenau umschrieben. Unter dem angeführten Namen werden von verschiedenen Autoren
zum Teil ganz verschiedene Dinge verstanden. Downey und Weidenreich (1912) scheinen
z. B. darunter nicht nur die Sinus, wie v. Schumacher, sondern überhaupt alles zwischen
den Primärknötchen in den Lymphknoten, also auch Teile des diffusen Grundgewebes, zu
verstehen. In der klinischen Hämatologie herrschen im allgemeinen sehr unbestimmte
Vorstellungen von der Natur des „interfollikulären" Gewebes. So soll z. B. nach Pappenheim (1919) dies Gewebe aus großen Lymphocyten bestehen. Andere Autoren verstehen
darunter sogar die rote Pulpa der Milz. Die Bedeutung und Wichtigkeit dieser Frage liegt
darin, daß in der klinischen Hämatologie das „interfollikuläre" Gewebe in cytogenetischer
Beziehung sehr oft dem „follikulären" Gewebe entgegengestellt wird, indem z. B. nur im
ersten, nicht aber im zweiten, die Möglichkeit der Entstehung myeloider Elemente zugelassen wird usw. Bei der Unbestimmtheit des Begriffes wäre es wohl am zweckmäßigsten,
beide Namen, sowohl „Zwischengewebe", als auch „interfollikuläres Gewebe" fallen zu
lassen, und statt dessen für das lymphoide Gewebe zwischen den Primärknötchen die oben
angeführte Bezeichnung „Grundgewebe" beizubehalten.

c) Über den embryonalen Charakter der Reticulumzellen.

Zahlreiche in der weiteren Schilderung angeführte Beobachtungen — unter
anderem die histologischen Erscheinungen in den Keimzentren und die Experimente mit Gewebskulturen (Abb. 56) — zwingen uns zur Annahme, daß die blutbildenden Gewebe, das lymphoide sowie das myeloide, Mesenchymbezirke sind,
die auch im erwachsenen Organismus in undifferenziertem Zustande verbleiben.
Schon im gewöhnlichen lockeren ungeformten Bindegewebe, besonders im Omentum, haben wir Elemente embryonalen Charakters, Mesenchymzellen, vornehmlich den Gefäßen entlang angeordnet, kennen gelernt. Im lymphoiden Gewebe
sind solche Zellen mit ungeschmälerten embryonalen Potenzen in großen, syncytienähnlichen Ansammlungen vorhanden.

Wie aus der angeführten Beschreibung hervorgeht, befinden sich die zelligen
Elemente des Reticulums schon unter physiologischen Bedingungen in verschiedenen Funktionszuständen und bieten einen wechselnden histologischen Anblick

dar. Ein Teil von ihnen verbleibt in ruhendem Zustande; das sind die Zellen mit dem blassen, ovalen Kern, mit dem kleinen Nucleolus und dem kaum sichtbaren, syncytial verbundenen Protoplasma, welches selbst bei hochgetriebenen *Tieren*

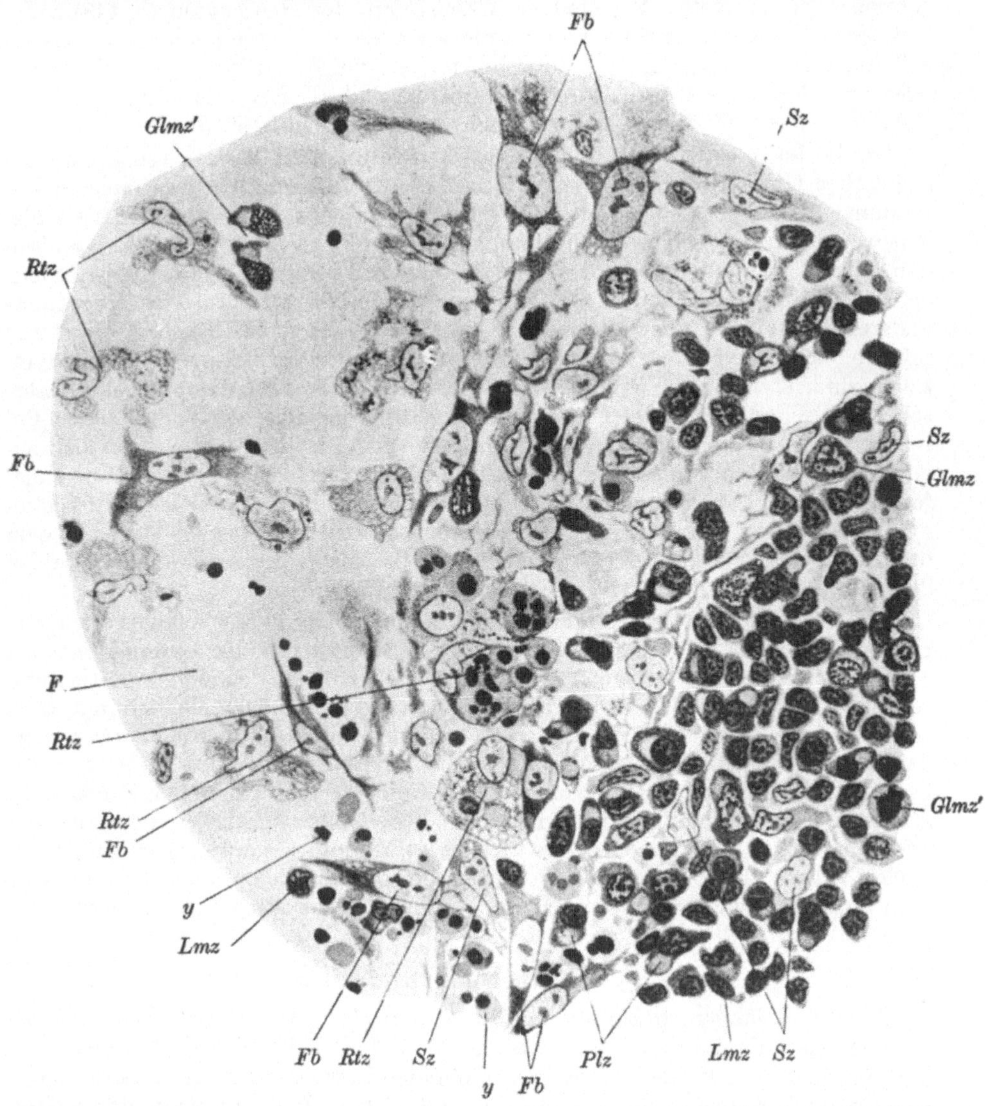

Abb. 56. Schnitt von einem Explantat eines *Kaninchen*lymphknotens; 26 Stunden. Teil der Peripherie eines Follikels mit ins Fibrin (*F*) eindringenden Fibroblasten (*Fb*), mobilisierten, pigmenthaltigen und phagocytierenden Reticulumzellen (Histiocyten) (*Rtz*) und Lymphocyten (*Lmz*). *Glmz* große Lymphocyten; *Glmz'* Mitosen derselben; *Lmz* kleine Lymphocyten; *Plz* Plasmazellen; *Sz* Kerne des undifferenzierten retikulären Syncytiums; *y* Reste toter Zellen, vornehmlich Lymphocyten. ZF, EAz. Zeiß Ap. Hom. Imm. 2, Komp.-Ok. 6. (Nach MAXIMOW 1922.)

nur spärliche oder keine Einschlüsse von Vitalfarbstoffen aufweist (Abb. 53 und 55 *Sz*). Diese Zellen sind als die embryonalen Elemente anzusprechen. Sie sind besonders in der Mitte der Primärknötchen, in den Keimzentren, zahlreich. Die vergrößerten, cytoplasmareichen Reticulumzellen, die sich als Phagocyten betätigen, Einschlüsse enthalten und vitale Farbstoffe speichern, sind als in aktivem Zustande befindliche Elemente anzusehen (Abb. 53 und 55 *Retz*, Abb. 56 *Rtz*). Sie verhalten sich verschiedenen Einflüssen gegenüber in derselben Weise, wie die ruhenden Wanderzellen (Klasmatocyten) im gewöhnlichen lockeren Bindegewebe oder im Netz. Sie sind dem Zellstamm der Histiocyten (S. 448) zuzurechnen und können sich auch — gerade wie die Histiocyten (ruhenden Wanderzellen) in den genannten zwei Gewebsarten — bei Einwirkung physiologischer oder pathologischer Reize abrunden, isolieren und als freie Makrophagen, bzw. Polyblasten (entzündliche Makrophagen) auftreten (Abb. 56 *Rtz*).

Da die im aktiven Zustande befindlichen retikulären Histiocyten bei mikroskopischer Untersuchung viel leichter in die Augen fallen, als die ruhenden Reticulumzellen, so beziehen sich in der Regel, wie gesagt, die von-den verschiedenen Autoren gegebenen Beschreibungen wohl auf die ersteren. Diese speichernden, phagocytierenden, aus dem Syncytium zum Teil herausgelösten Histiocyten einerseits und die blassen, unscheinbaren Elemente des retikulären Syncytiums andererseits müssen aber auseinander gehalten werden. Während die letzteren mit vollen embryonalen Potenzen ausgestattete, undifferenzierte Mesenchymzellen sind, stellen die aus ihnen entstehenden aktiven Histiocyten eine wahrscheinlich schon mehr oder minder einseitig differenzierte, der embryonalen Potenzen zum Teil verlustig gegangene Zellart vor. Die beiden verhalten sich zueinander genau so, wie die perivasculären Mesenchymzellen des lockeren ungeformten Bindegewebes und des Netzes zu den ausgebildeten, speichernden Histiocyten (ruhenden Wanderzellen, Klasmatocyten) dieser Gewebe. Je nach dem funktionellen Zustande des lymphoiden Gewebes schwanken die relativen Zahlen der ruhenden und der aktiven Elemente des Reticulums.

Die freien histiocytären Makrophagen können sich wahrscheinlich wieder in ruhende, fixe Histiocyten verwandeln. Viele werden mit der Lymphe entfernt oder degenerieren an Ort und Stelle. Die embryonalen, ruhenden Reticulumzellen sorgen für den Nachschub neuer Histiocyten, indem sie sich mitotisch teilen und, je nach Bedarf, in Histiocyten verwandeln. Die Rückverwandlung der speichernden und phagocytierenden retikulären Histiocyten, besonders der großen, freien Makrophagen, in den undifferenzierten, ruhenden Zustand ist hingegen unwahrscheinlich. Die Potenzen der aktiven Histiocyten sind irreversibel eingeengt. In Fällen solcher Art ist es allerdings schwierig genau festzustellen, wann die embryonalen Potenzen bei der physiologischen Zellverwandlung anfangen, eingeengt zu werden und wann die einseitige Differenzierung angebahnt wird.

d) Endothel und Reticulum.

Es ist seit langem bekannt, daß die Wände der Sinus in den Lymphknoten — einerseits die innere Oberfläche der Kapsel und die Trabekel, andererseits die Oberfläche der Rindenmasse des lymphoiden Gewebes und der Markstränge — wenigstens stellenweise eine Auskleidung mit platten Zellen besitzen, deren Grenzen mit Silbernitrat dargestellt werden können (Ranvier 1889). Die Anwesenheit dieser platten Zellen hat Ribbert (1889) veranlaßt, im Reticulum zwei Arten von Zellen anzunehmen — die eigentlichen „Reticulumzellen" und die ihnen angelagerten und die Maschen des Reticulums umsäumenden „Endothelzellen". Die platten, die Sinuswände auskleidenden Zellen wurden auch später von vielen Autoren als „Endothelzellen" bezeichnet (Thomé 1898, Ribbert 1907, Mallory 1914 u. a.). Dies ist richtig insofern, als die Sinus der Lymphknoten nach den Angaben der meisten Forscher aus einem Geflecht von endothelbekleideten Lymphgefäßen entstehen sollen (Kling 1904) und auch späterhin für immer zwischen den zu- und abführenden Lymphgefäßen des Knotens eingeschaltet bleiben. In diesem Falle müssen aber auch die den Fasern anliegenden Reticulumzellen im Lumen der Sinus ebenfalls den Endothelzellen zugerechnet werden, da sie durch Wucherung der Wandzellen der embryonalen Lymphgefäße entstehen.

Nun wissen wir aber, daß die Endothelzellen der gewöhnlichen Blut- und Lymphgefäße — wenigstens in deren ausgebildetem Zustande — eine wohl charakterisierte, anscheinend spezifisch differenzierte Zellart sind, die sich sowohl unter physiologischen, als auch pathologischen Bedingungen ganz anders verhält, als die Histiocyten. Die gewöhnlichen Endothelzellen können zwar aus der Blut- oder Lymphbahn kleine geformte Teilchen, wie aufgeschwemmte Tusche, aufnehmen (Mc Junkin 1919, Foot 1919, 1920b, c, 1921d, e, 1922, 1923, 1925, Stilwell 1926, Lang 1926d). Sie speichern aber nicht oder nur äußerst schwach die vitalen kolloidalen Farbstoffe, wie Isaminblau, Trypanblau und Lithiumcarmin (Tschaschin 1913c, Kiyono 1914a), verwandeln sich nicht in wandernde, phagocytierende, polyblastische Zellen bei Entzündung (Maximow 1902, 1903, 1904, 1905, 1906h, 1924ee, Downey 1922, Lang 1926 d) und offenbaren eine besondere Neigung, sich in der Richtung der faserbildenden Zellen, der Fibrocyten zu entwickeln. Dies abweichende Verhalten der Endothelzellen im Vergleich mit den Histiocyten tritt besonders deutlich in Gewebskulturen hervor (Maximow 1916, 1922, 1923bb, 1925hh).

Demgegenüber offenbaren die platten Zellen der Sinuswände, wie Downey (1915g) und neuerdings Paschkis (1926d) besonders hervorheben, die engsten anatomischen Beziehungen zu den Reticulumzellen des diffusen lymphoiden Gewebes; sie stellen eigentlich, wie gesagt, nur an der freien Oberfläche abgeplattete Reticulumzellen vor und ihr Cytoplasma, sowie die von ihnen umscheideten Fasern, lassen sich ohne jede Grenze unmittelbar in die entsprechenden Bestandteile des allgemeinen Reticulums verfolgen (Abb. 53 und 55x). Auch in funktioneller Beziehung verhalten sie sich in derselben Weise, wie die eigentlichen Reticulumzellen des lymphoiden Gewebes und wie die Histiocyten überhaupt. Es lassen sich nur graduelle Verschiedenheiten aufzeigen. Die Zellen speichern kolloidale Substanzen, darunter auch vitale Farbstoffe (Abb. 55), phagocytieren, bilden freie Makrophagen und verwandeln sich unter pathologischen Verhältnissen, bei Typhus, Tuberkulose usw. in die bekannten epithelioiden Zellen. Wenn sie manchmal, z. B. in einigen Fällen der Gaucherschen Krankheit (Mandlebaum und Downey 1916), im Gegensatz zu den „echten" Reticulumzellen, an der Bildung der großen spezifischen Zellen nicht teilzunehmen scheinen, so kann dies sehr wohl damit zusammenhängen, daß die Noxe in die Lymphknoten nicht mit der Lymphe zugebracht, sondern durch die Reticulumzellen selbst ausgearbeitet wird. Desgleichen läßt sich der Umstand, daß bei vitaler Speicherung die „Endothelien" der Sinus oft viel mehr Farbstoffeinschlüssse enthalten, als die „echten" Reticulumzellen, im Sinne der leichteren Zugänglichkeit der ersteren für den in den Säften und der Lymphe kreisenden Farbstoff erklären. In Gewebskulturen, in denen der Einfluß der verschiedenen Lage im Organ gänzlich aufgehoben ist, verhalten sich jedenfalls die „Endothelien" der Sinus in genau derselben Weise, wie die „echten" Reticulumzellen in der diffusen Masse des lymphoiden Gewebes — sie verwandeln sich in große amöboide, phagocytierende und farbstoffspeichernde Polyblasten (entzündliche Makrophagen) (Abb. 56 Rtz) (Maximow 1922, 1923 bb).

Der scharfe Gegensatz zwischen dem, was man in der Morphologie unter Endothel zu verstehen hat, und den platten, die Sinus im lymphoiden Gewebe auskleidenden Zellen, läßt sich folglich nicht überbrücken. Die Ahnung dieser Verschiedenheiten tritt bei vielen neueren Autoren hervor. So spricht neuerdings Heu-

Dorfer (1921) von eigentlichem ,,lymphatischen‘‘Reticulum und dem ,,Sinusreticulum‘‘. Die die Sinuswände auskleidenden Zellen sind von den Wandzellen der gewöhnlichen Blut- und Lymphgefäße zu trennen. Sie dürfen nicht als Endothelzellen aufgefaßt und bezeichnet werden. Sie sind den gewöhnlichen Histiocyten, den Reticulumzellen des lymphoiden Gewebes gleichzustellen, wie dies schon v. Schumacher (1897, 1899) und Thomé (1903) betonten und auch Weidenreich (1905d) für die Blutlymphknoten annahm. Wenn man sie schon unbedingt von den ,,gewöhnlichen‘‘, d. h. in der Masse des lymphoiden Gewebes befindlichen Reticulumzellen unterscheiden will, könnte man sie mit Siegmund (1923b) als ,,Uferzellen‘‘ bezeichnen.

Nach der geläufigen Vorstellung sollen die Sinus beim Embryo aus Geflechten von Lymphgefäßen entstehen, dadurch, daß das Lumen der letzteren von den Endothelzellen der Wand netzförmig durchwachsen wird (Kling 1904, Heudorfer 1921). In Übereinstimmung damit wäre anzunehmen, daß das Endothel der Lymphgefäße in den Stadien, wo es noch undifferenziert und mit vielseitigen embryonalen Entwicklungspotenzen ausgestattet ist, sich in histiocytärer Richtung entwickelt (Schema 8, *11*). Da wir wissen, daß im Lymphknoten des Erwachsenen das Endothel der zu- und abführenden Lymphgefäße nicht speichert und nicht phagocytiert, muß es in der Kapsel und im Hilus, in den hier oft geflechtartig angeordneten Lymphgefäßen, Gebiete geben, wo ihr Endothel an die die Sinus auskleidenden platten retikulären Histiocyten grenzt.

Die bereits erwähnten Untersuchungen von Downey (1922) über die Entstehung der Sinus in den Lymphknoten von *Schweine*embryonen könnten diese Schwierigkeiten beseitigen und die Tatsache, daß die Sinus nicht mit Endothel, sondern mit retikulären Histiocyten ausgekleidet sind, in ungezwungener Weise erklären. Downey fand, daß die Sinus sich nicht aus umgewandelten Lymphgefäßen bilden, sondern als selbständige, zuerst allseitig geschlossene, blinde Spalträume im Mesenchym der Lymphknotenanlagen entstehen. Diese Spalten sind unregelmäßig geformt, besitzen kein Endothel und erscheinen am fixierten Präparat, im Gegensatz zu den echten Lymphgefäßen, nicht mit geronnener Lymphe erfüllt. Sie treten mit den Lymphgefäßen erst nachträglich in Verbindung. Die sie umsäumenden Elemente wären demnach nicht als Endothelzellen, sondern als undifferenzierte Mesenchymzellen aufzufassen, denen natürlicherweise in den frühen Stadien Entwicklung in beliebiger, auch in histiocytärer Richtung zukommt.

e) Fibrocyten und Reticulum.

Unter gewöhnlichen physiologischen Verhältnissen gelingt es im lymphoiden Gewebe bei mikroskopischer Untersuchung nicht, Fibrocyten zu unterscheiden. Diese letzteren sind bloß im fibrösen Gewebe der Kapsel (Abb. 52 *K*) und der Trabekel (Abb. 53 *T*) und allenfalls in Begleitung der größeren Gefäße aufzufinden. Bei Entzündung des lymphoiden Gewebes (Babkina 1910) und bei Entwicklung des erwachsenen lymphoiden Gewebes in Gewebskulturen (Maximow 1922, 1923bb) entstehen jedoch in kürzester Zeit aus dem beschriebenen syncytialen Zellreticulum typische Fibrocyten, mit platten oder spindelförmigen Zelleibern und langen, spießförmigen Ausläufern (Abb. 56 *Fb*). Dies ist eine von den verschiedenen Entwicklungsmöglichkeiten, die den embryonalen Elementen des lymphoiden Reticulums zukommen und offen stehen. Eine Verwandlung der ausgebildeten histiocytären Reticulumzellen in Fibrocyten liegt übrigens auch im Bereiche der Möglichkeit. Die Vorstellung von Reitano (1922b), daß die Fibrocyten und die Reticulumzellen (in der Milz) bloß reversible, funktionelle Anpassungsformen der Ferrataschen Hämohistioblasten (s. unten S. 414) sind, läßt sich kaum aufrecht erhalten.

f) Mastzellen.

In der Kapsel und den Trabekeln der Lymphknoten, in der Adventitia der größeren Gefäße, aber auch im diffusen lymphoiden Gewebe selbst und in den Marksträngen kommen ziemlich häufig gewöhnliche Mastzellen vor, wie sie oben für das gewöhnliche lockere Bindegewebe beschrieben wurden. Sie liegen den Balken des retikulären Gerüstes eng an, in den Sinus der Lymphknoten scheinen sie aber oft auch frei in der Lymphe zu schweben. Sie sind kleiner als die Mastzellen im gewöhnlichen Bindegewebe und von runder oder ovaler Form. Nach Downey (1911c, 1913f) und Lehner (1924) sollen sie in den Lymphknoten zum Teil körnchenarm sein, und demnach auf heteroplastische Weise, durch Ausarbeitung spezifischer Körnchen, aus ungranulierten Zellen — wahrscheinlich aus Lymphocyten — entstehen. Es muß jedoch hervorgehoben werden, daß an mit Alkohol fixierten und mit alkoholischen Lösungen gefärbten Präparaten die Auffindung solcher körnchenarmen Mastzellen nicht leicht ist.

Wenn im lymphoiden Gewebe, insbesondere in den Lymphknoten, tatsächlich neue Mastzellen auf die beschriebene Weise entstehen, wäre noch die Frage des weiteren Schicksals derselben zu entscheiden. In der Lymphe der abführenden Lymphgefäße sind sie bis jetzt nicht gefunden worden; es bleibt daher unklar, ob und auf welche Weise sie ins Bindegewebe gelangen.

g) Blutgefäße.

Mit den fixen Elementen des lymphoiden Gewebes, dem Reticulum, sind unzertrennbar die das Gewebe überall durchziehenden Blutgefäße verbunden (His 1860). In den Lymphknoten verlaufen die größeren zum Teil in den vom Hilus ausstrahlenden Trabekeln, zum Teil in den Marksträngen; in den letzteren stehen die Reticulumfasern mit den Fasern der Gefäßadventitia in direkter Verbindung. Die Capillaren durchdringen alle Teile des Gewebes und sind überall in den Primärknötchen und auch in den Keimzentren anzutreffen. Die letzteren scheinen immer von einer besonderen kleinen Arteriole versorgt zu werden.

Die postcapillären Venen finden sich in der Rindenschicht der Primärknötchen und im diffusen lymphoiden Gewebe zwischen den letzteren. Ihre Endothelzellen haben schon lange die Aufmerksamkeit zahlreicher Forscher auf sich gelenkt (Abb. 57 Ed) (Thomé 1898, v. Schu-

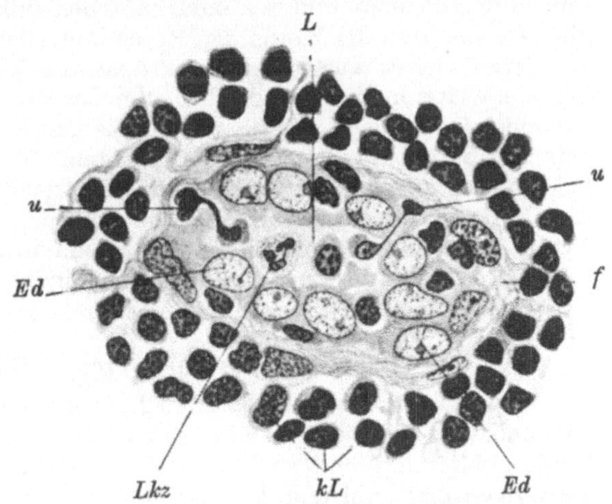

Abb. 57. Querschnitt einer Capillarvene aus einem Primärknötchen der Gaumenmandel des Menschen. *L* Gefäßlumen; *Ed* Endothel; *kL* kleine Lymphocyten; *Lkz* Spezialleukocyt; *u* Durchwanderung kleiner Lymphocyten durch das Endothel; *f* faserige Adventitialschicht. ZF, Häm., EAz. Zeiß Ap. Hom. Imm. 2, Komp.-Ok. 6.

macher 1897, 1899, Weidenreich 1905d, Maximow 1922, Zimmermann 1923, W. Schulze 1925). Die Kerne sind groß, bläsig, hell, mit großem Kernkörperchen; die Zellkörper sind besonders umfangreich und wohl begrenzt; sie wölben sich zapfenförmig ins Lumen des Gefäßes vor und machen den Eindruck von Epithelzellen, so daß die Venen wie Drüsengänge aussehen. Die Endothelzellen zeigen keine Verdichtung und keine Kittleisten an der Oberfläche, enthalten aber deutliche Diplosomen (Zimmermann 1923) und ein Golgi-Netz. Sie sitzen nach W. Schulze einer vom Fasergerüst gebildeten und mit ihm überall zusammenhängenden Grundschicht auf (Abb. 57 *f*); letztere sieht wie ein ungleichmäßig dickes Häutchen aus und ist von der Strömungsrichtung entsprechend orientierten, ventilartigen, schrägen Spalten durchbohrt. Die Verbindung der Endothelzellen untereinander ist sehr locker und oft nur durch dünne Cytoplasmabrücken hergestellt. Zwischen den Endothelzellen setzt sich das Lumen bis an die Grundschicht fort, wo sich die erwähnten, schrägen, die Grundschicht durchbohrenden Spalten öffnen, so daß also die Gefäßwand richtige Stomata besitzt und als zeitweise durchlässig anzusehen ist.

Es ist schon längst bekannt, daß beim Injizieren der Gefäße der Lymphknoten die Injektionsmasse gerade in den Keimzentren extravasiert. Bei Injektion von in Lockescher Lösung aufgeschwemmter Tusche beim soeben getöteten Tier gelangen Tuschepartikelchen sehr leicht durch die Stomata in das Gewebe und weiter in die Sinus, wo sie von den Reticulumzellen sofort phagocytiert werden (W. Schulze 1925). Denselben Weg benutzt, wie weiter unten beschrieben, unter gewöhnlichen Verhältnissen im Leben ein Teil der kleinen Lymphocyten, um aus dem lymphoiden Gewebe unmittelbar in das Blut zu gelangen. Durch die Anwesenheit der Stomata in der Wand der beschriebenen Gefäße erklärt sich auch der sehr gewöhnliche Befund von Erythrocyten in sonst vollkommen gesunden Lymphknoten (Abb. 53 und 55 *Erz*). Nach W. Schulze (1925) sollen bei Allgemeininfektion und geringer Stauung aus dem Blute auch Bakterien oder Toxine durch die Stomata der Capillaren und postcapillären Venen in das lympoide Gewebe übertreten können.

3. Freie Zellen.

In den Maschen des Reticulums befinden sich — abgesehen von den schon beschriebenen Makrophagen — freie runde Zellen. Im diffusen lymphoiden Gewebe und in den Primär- und Sekundärknötchen füllen sie die Maschen in so dichten Mengen aus, daß die Kerne der Reticulumzellen zwischen ihnen nur an dünnen Schnitten oder an ausgepinselten Präparaten deutlich hervortreten (Abb. 54). In den viel weiteren Maschen des lockeren Gerüstes der Sinus sind sie spärlicher und schweben frei in der Lymphe, mit der sie langsam nach den abführenden Lymphgefäßen zu fortbewegt werden (Abb. 53 und 55). Im Gegensatz zum weiter unten behandelten myeloiden Gewebe sind die freien Zellen im lymphoiden Gewebe, trotz ihrer verschiedenen Größe, sehr einförmig — sie gehören fast sämtlich dem Typus der Lymphocyten an, wie ihn Ehrlich ursprünglich formulierte, d. h. sie besitzen ein relativ schmales, mehr oder minder basophiles Cytoplasma ohne spezifische körnige Einschlüsse und einen relativ großen, runden Kern.

a) Kleine Lymphocyten, Mikrolymphocyten.

Die weitaus größte Mehrzahl der Lymphocyten gehört zur Gruppe der kleinen Lymphocyten (s. Abschnitt über das Blut). Sie beherrschen vollkommen das mikroskopische Bild und sind überall in zahllosen Mengen zerstreut. Allerdings schwanken ihre Zahl und die Dichtigkeit ihrer Lagerung außerordentlich sowohl nach der Örtlichkeit im Gewebe als auch nach dem Funktionszustande desselben; diese Größen sind die Funktion zweier Momente — der Intensität der Neubildung und der Schnelligkeit der Abführung. Besonders dicht gelagert sind die kleinen Lymphocyten in der Außenzone der Primärknötchen, an der Peripherie der aktiven Keimzentren (Abb. 51 und 54), wo sie infolge des zentrifugal wirkenden Wachstumsdruckes oft in regelmäßig konzentrischen Schichten angeordnet erscheinen und eckige oder platte Formen annehmen. Sonst ist ihre Form im Gewebe meistens unregelmäßig rund oder oval, oft, als Ausdruck fixierter amöboider Bewegung, wurmförmig ausgezogen und gebogen. Ihre Größe entspricht mehr oder minder der Größe der roten Blutkörperchen.

In trockenen Ausstrichpräparaten vom Blut oder vom lymphoiden Gewebe weisen die kleinen Lymphocyten bei einfacher Methylenblau-Eosinfärbung dunkles „Spongioplasma“ und einen sehr blassen, schwach gekörnten Kern, bei panoptischer Azur-Eosinfärbung umgekehrt blaßblaues, homogenes Cytoplasma, eventuell mit Azurkörnchen, und im Kern grobe, eckige, dunkelpurpurrote Chromatinschollen auf. An mit ZENKER-Formol fixierten und mit Eosin-Azur gefärbten Schnittpräparaten hat der Kern fast immer unregelmäßige Umrisse und ist mit einer Einkerbung versehen; er enthält grobe, dunkel gefärbte Chromatinbrocken von verschiedener Größe und ein bei genügender Differenzierung stets sehr deutliches dunkelpurpurrotes Kernkörperchen. Nach der HEIDENHAINschen Azanfärbung nimmt das letztere eine grelle orange Färbung an (Abb. 53 und 54 kL). Das Cytoplasma zeigt bei gewöhnlichen Färbungen am fixierten Präparat keine Struktur auf. SCHRIDDE (1905a) beschrieb in ihm nach ALTMANNscher Färbung besondere Körnchen, die sich später als Plastosomen erwiesen; man kann sie nach SIMPSON (1921, 1922) und SABIN (1923) auch im supravitalen Präparat mit Janusgrün anfärben. In den kleinen Lymphocyten sind sie spärlich.

Bei supravitaler Färbung der Lymphocyten des Blutes und des lymphoiden Gewebes mit Brillantkresylblau treten im Cytoplasma sehr oft rote Tröpfchen auf (die „Plasmosomen“ von FERRATA 1918), die vielleicht den Azurkörnchen des Trockenpräparats entsprechen. Neutralrot, in derselben Weise angewandt, läßt in einem Teil der Lymphocyten spärliche rotgefärbte Vakuolen auftreten. Daß im Lymphocytenplasma Lipoidtröpfchen vorkommen können, hat HAMMAR (1912) gezeigt. Auch an mit ZENKER-Formol fixierten und mit Eosin-Azur gefärbten Schnittpräparaten des lymphoiden Gewebes findet man gar nicht selten kleine Lymphocyten mit spärlichen rot gefärbten Tropfen im schmalen Cytoplasmasaum. Besonders zahlreich kommen solche Zellen in jungen Kulturen des lymphoiden Gewebes vor (MAXIMOW 1922).
Ein Zellenzentrum ist in den kleinen Lymphocyten sicherlich vorhanden (WEIDENREICH 1909, 1911); da die Zentriolen jedoch bei der Spärlichkeit des Protoplasmas der Kernoberfläche sehr eng anliegen, ist ihre Darstellung schwierig. Mittels Osmiumimprägnation läßt sich ein GOLGI-Netz darstellen.

Entgegen der ursprünglichen Annahme EHRLICHS (1898), der aktive Beweglichkeit nur den großen Lymphocyten zuschrieb, ist es eine Leichtigkeit, amöboide Bewegungen auch an den kleinen Lymphocyten des Blutes und des lymphoiden Gewebes zu zeigen (MAXIMOW 1902, ASKANAZY 1905, MARCHAND 1913). Besonders klar treten sie in den Kulturen des lymphoiden Gewebes hervor (Abb. 56 Lmz) (MAXIMOW 1922, 1923 bb). Allerdings scheint sich diese Fähigkeit der kleinen Lymphocyten nur zeitweise zu offenbaren, so daß von den in einem lebenden Präparat vorhandenen, scheinbar gleichen Zellen eine gewisse Anzahl während der Beobachtungszeit unbeweglich bleiben kann. Die Bewegungen bestehen zum Teil in Bildung kleiner, knopfförmiger Pseudopodien, zum Teil in mehr oder minder energischem Herumkriechen, wobei der Kern sich oft wurmförmig auszieht, biegt und einschnürt. Beim Vorwärtskriechen der Zelle soll sich der Kern immer am vorderen Ende derselben befinden (CUNNINGHAM, SABIN und DOAN 1925).
Unter physiologischen Bedingungen kommen im lymphoiden Gewebe Mitosen in den kleinen Lymphocyten nur äußerst selten vor.

b) Mittelgroße Lymphocyten, Mesolymphocyten.

Mittelgroße Lymphocyten sind überall zwischen den kleinen zerstreut anzutreffen, aber in geringerer und stark wechselnder Anzahl. Der Kern ist etwas heller als in den kleinen Lymphocyten, enthält kleinere und etwas weiter voneinander gelagerte Chromatinteilchen und ein oder zwei Kernkörperchen. Der Cytoplasmasaum hat eine verschiedene Breite, an Schnitten ist er meistens nur schwach basophil und zeigt oft am Rande fixierte Pseudopodien oder kleine knopfförmige Abschnürungen, die von DOWNEY und WEIDENREICH (1912) als Ausdruck sekre-

torischer Tätigkeit angesehen wurden (Abb. 111 mL'). Die Plastosomen sind etwas
zahlreicher als in den kleinen Lymphocyten. Im übrigen gilt hinsichtlich der im
Cytoplasma vorhandenen Einschlüsse dasselbe, wie für die letzteren. Mitosen in
den Mesolymphocyten kommen — abgesehen von den weiter unten (S.361) in den
Keimzentren beschriebenen — wohl vor, sind aber spärlich.·

c) Große Lymphocyten, Makrolymphocyten.

Es sind große, kugelige, oft mit breiten Vorwölbungen an der Oberfläche versehene Zellen, deren Durchmesser 15—20 μ betragen kann. Es kommen aber
auch einzelne, noch größere Exemplare vor, die als Riesenlymphocyten bezeichnet
werden könnten.

Die großen Lymphocyten finden sich im lymphoiden Gewebe überall einzeln
zerstreut zwischen den kleinen und mittelgroßen Lymphocyten, auch in den Maschen des Sinusreticulums (Abb. 53 und 55 Gl, Abb. 56 $Glmz$). Ihre Zahl unterliegt viel größeren Schwankungen als die der anderen Lymphocytenformen. In
einigen Lymphknoten können sie schon unter physiologischen Bedingungen fast
vollständig fehlen; dies trifft besonders für den Menschen und besonders für solche
Fälle zu, wo das lymphoide Gewebe sich im Ruhezustande befindet und keine
deutlichen Erscheinungen der Cytopoese aufweist. Aus diesem Grunde ist es oft
unmöglich, in trockenen Ausstrichen der Lymphknoten Lymphoblasten zu finden
(Downey 1924).

Das Cytoplasma bildet um den Kern herum einen breiten, im Verhältnis zur
Kerngröße jedoch schmalen Saum. Es ist meistens deutlich basophil, nach Eosin-
Azur mehr oder minder dunkelblau gefärbt und enthält sehr oft eine wechselnde
Anzahl von Vakuolen, manchmal auch helle Kanälchen. In der Einkerbung des
Kernes befindet sich eine meist deutliche halbkugelförmige helle Sphäre mit einem
Centriolenpaar in der Mitte. Sie erscheint von einem Golgi-Netz umgeben. Die
Plastosomen sind reichlicher als in den kleinen Formen; sie sind um die Sphäre
und um den Netzapparat angeordnet und haben die Form von kurzen Stäbchen.

Schridde (1907f, 1917/18) faßte diese Plastosomen auf Grund seiner Färbungen mit
einer modifizierten Altmannschen Methode als besondere, für die „Lymphoblasten"
(s. unten) spezifische körnige Einschlüsse auf; ihm schloß sich Nägeli (1923) an.

Der Kern der großen Lymphocyten hat ein sehr charakteristisches Aussehen.
Er ist groß, meistens deutlich nierenförmig mit einer einseitigen Delle; entsprechend der letzteren erscheint das Cytoplasma reichlicher angehäuft, wodurch eine
etwas exzentrische Lage des Kernes bedingt wird. Die Kernmembran ist grob-
konturiert, manchmal mit kleinen Einfältelungen versehen. Das Innere des Kernes
ist hell, wodurch er ein typisches blasiges Aussehen erhält. Das Chromatin ist auf
den Balken eines blassen Liningerüstes und an der inneren Oberfläche der Membran in Form von spärlichen, weit voneinander entfernten, kleineren und größeren,
runden und eckigen Teilchen zerstreut. Stets sind große, eckige, verlängerte oder
verzweigte, nach Eosin-Azur violette Nucleolen vorhanden, manchmal von einem
Kranz feiner Chromatinkörnchen umsäumt. Ihre Zahl, Größe und Form bieten
nichts Beständiges dar; es kommen alle Übergänge von einem großen zu zwei bis
drei und sogar mehr Nucleolen der verschiedensten Größen vor.

Mitosen werden in den großen Lymphocyten häufig gefunden, und zwar besonders in den Zellen, die in der Lymphe, in den Maschen des Sinusreticulums
schweben. Das Cytoplasma erscheint in solchen Mitosen, in der Umgebung der
Chromatinfigur, oft eigentümlich granuliert (besonders nach sauren Fixierungen).

Dieselben Bilder, wie an Schnitten, sind auch an feucht fixierten Abklatschpräparaten
zu erhalten. Sie stimmen sehr gut mit den Bildern überein, die man von der Cytoplasma-
und Kernstruktur der großen Lymphocyten im lebenden Zustande, z. B. in Gewebskulturen

oder bei der supravitalen Färbungsmethode nach SIMPSON und SABIN erhält. Die üblichen „panoptischen" Färbungsmethoden an trockenen Ausstrichpräparaten ermöglichen eine nur mangelhafte Darstellung der großen Lymphocyten (s. S. 380).

Im normalen Blute des erwachsenen Menschen sind große Lymphocyten nicht vorhanden; beim *Kaninchen* sind sie von WALLGREN (1909) gefunden worden. Im Blute von Kindern sollen sie vorkommen (PAPPENHEIM 1919, NÄGELI 1923). Ihr klassischer Fundort für die klinischen Hämatologen ist aber das Blut bei akuter lymphatischer Leukämie (akuter leukämischer Lymphadenose).

d) Beziehungen der verschiedenen Lymphocytenformen zueinander.

Die im vorstehenden beschriebenen drei Lymphocytenformen im lymphoiden Gewebe sind miteinander durch fließende Übergangsformen verbunden. Darauf ist besonderer Nachdruck auch von DOWNEY und WEIDENREICH (1912) gelegt worden. Die Übergangsformen wechseln aber in ihrer Zahl und Deutlichkeit, je nach dem Funktionszustand des Gewebes. Im aktiven Zustande des letzteren — z. B. in bestimmten Entwicklungsphasen der Keimzentren (s. unten) — fällt es überhaupt schwierig, aus der Mannigfaltigkeit der Formen drei scharf umschriebene Lymphocytentypen herauszugreifen. Umgekehrt scheinen im Ruhezustande des Gewebes die kleinen Lymphocyten mit ihren dunklen Kernen von den anderen, größeren Formen mit dem helleren, blasigen Kern ziemlich unabhängig zu sein.

Daß unter den verschiedenen Lymphocytenformen die engsten genetischen Wechselbeziehungen bestehen, ist zweifellos. Abgesehen von den weiter unten geschilderten histogenetischen Tatsachen tritt dies mit voller Deutlichkeit an jedem feucht fixierten oder trockenen Klatschpräparat des lymphoiden Gewebes hervor. Der Charakter dieser Beziehungen wird jedoch von den verschiedenen Autoren in etwas abweichender Weise gedeutet.

Nach allgemein angenommener Vorstellung entstehen die mittelgroßen Lymphocyten durch Teilung der großen und die kleinen wiederum durch Teilung der mittelgroßen. Aus diesem Grunde wurden die großen Lymphocyten von BENDA (1896, 1897) als „Lymphogonien" bezeichnet; für die Dualisten, die sie nur einseitig zu kleinen Lymphocyten ausreifen lassen, sind sie die „Lymphoblasten" (SCHRIDDE 1907 f, NÄGELI 1923). Wie wir weiter unten beim Studium der Keimzentren sehen werden, ist diese herrschende Vorstellung von der ausschließlich den großen Lymphocyten zukommenden lymphocytoblastischen Rolle in manchen Beziehungen richtig zu stellen.

Der Teilungsmodus der Lymphocyten ist stets Karyokinese. Die von MARCHAND (1913), PAPPENHEIM (1919) u. a. angenommene Möglichkeit einer amitotischen Vermehrung findet keine Stütze in den Tatsachen.

Die Möglichkeit der rückläufigen Entwicklung der kleinen Lymphocyten in größere Formen durch Hypertrophie wird sehr verschieden beurteilt. Es ist klar, daß, abgesehen von den Mitosen, das mikroskopische Aussehen beider Vorgänge — der Entstehung kleiner Lymphocyten aus großen und umgekehrt, der Verwandlung der kleinen in große — gleich sein muß.

Die meisten Vertreter der unitarischen Lehre von der Hämatopoese betrachten die kleinen Lymphocyten nur als eine temporäre Erscheinungsform des lymphocytären Zelltypus. Damit ist notwendigerweise auch die Vorstellung verbunden, daß sie in demselben undifferenzierten Zustande verbleiben, wie ihre Mutterzellen, die großen und die mittelgroßen Lymphocyten; ihre Entwicklungspotenzen sind ungeschmälert. Wenn sie sich nicht teilen können, so ist dies nur ein vorübergehender Zustand. Nach einer gewissen Zeitperiode — deren Dauer unbekannt bleibt — und bei Vorhandensein passender äußerer Bedingungen beginnen sie sich wieder zu vergrößern und können sich über eine Reihe von Übergangsformen wieder in einen teilungsfähigen mittelgroßen oder großen Lymphocyten verwandeln. Dies schließt natürlich auch andere Verwandlungs- und Differenzierungsmöglichkeiten nicht aus.

Die Rückverwandlung der kleinen Lymphocyten in große braucht — ebenso
wie ihre sonstigen Entwicklungsmöglichkeiten — keineswegs immer schon am
Orte ihrer Entstehung, im lymphoiden Gewebe unter physiologischen Verhältnissen einzutreten. Es ist möglich, daß der kleine Lymphocyt, als Regel, zuerst
ins Blut gelangen und dort eine Zeitlang zirkulieren muß, um für die progressive
Entwicklung unter dem Einfluß passender äußerer Reize aktiviert zu werden
(Maximow 1909q, r,1923bb, Babkina 1910). Eine Reihe von Tatsachen, die weiter
unten in den Abschnitten über die Theorien der Hämatopoese und über die Wechselbeziehungen der Blutzellen zu einander angeführt werden —die Histogenese
der experimentellen extramedullären Myelopoese, die Histogenese der Entzündung, die Verwandlungen der Lymphocyten in Gewebskulturen usw. — geben
der angeführten Anschauung eine Grundlage.

Vom angeführten Standpunkte aus erscheinen also die kleinen Lymphocyten
nicht als eine spezifisch und irreversibel differenzierte und einer weiteren Entwicklung unfähige Zellart, sondern bloß als Proliferationsprodukte temporären
Wertes, die sich in große Lymphocyten zurückverwandeln und auch andere Blutzellen erzeugen können (Benda 1896, Dominici 1902b, c, Maximow 1902, 1909m, r,
1923bb, cc, Wallgren 1909, Pappenheim 1905—1909, 1919, Weidenreich 1909,
1911, Downey und Weidenreich 1912, Helly 1914, Latta 1921, Downey
1924 u. a.).

Im Gegensatz dazu sollen nach der Anschauung der Dualisten und der meisten
Vertreter der klinischen Hämatologie (Türk 1904—1912, Nägeli 1923) die kleinen
Lymphocyten — in Übereinstimmung mit der ursprünglichen Lehre Ehrlichs —
den Endpunkt einer Entwicklungsreihe, eine spezifische, der weiteren progressiven
Entwicklung und besonders der Teilung nicht mehr fähige Zellart vorstellen. Auch
Ferrata (1918) und Bétancès (1923) betrachten die Lymphocyten des zirkulierenden Blutes als reife, differenzierungsunfähige Elemente; Ferrata hebt besonders hervor, daß sie sich weder in granulierte Leukocyten, noch in Histiocyten
(seine Hämohistioblasten) verwandeln können.

Eine von den Folgerungen dieser Lehre ist die Annahme, daß der im lymphoiden Gewebe entstandene kleine Lymphocyt, nach Erfüllung seiner Funktionen am
Orte der Entstehung oder im Blute, notwendigerweise dem Untergange verfällt.
Dies soll zum Teil durch Degeneration an Ort und Stelle, z. B. in den Keimzentren
geschehen. Die meisten Lymphocyten gehen aber dem Organismus vermutlich
durch Auswanderung in das Lumen des Magen-Darmkanals verloren. Bunting
und Huston (1921) haben ausgerechnet, daß im Laufe von 24 Stunden mehr
Lymphocyten aus dem lymphoiden Gewebe in das Blut gelangen, als es Lymphocyten in der Gesamtblutmenge zu irgendeiner Zeit gibt. Der Überschuß an Lymphocyten muß also — da degenerierende Lymphocyten in der Zirkulation nicht
vorzukommen scheinen — aus dem Blute in die Darmwand und von hier ins Darmlumen abwandern. Daran soll die Funktion der Lymphocyten und zugleich ihr
Untergang geknüpft sein.

e) Plasmazellen.

Eine Entwicklungsmöglichkeit für die kleinen Lymphocyten im lymphoiden
Gewebe wird allerdings von allen Forschern ohne Ausnahme — auch von den
Dualisten, die den kleinen Lymphocyt als spezifisch differenzierte Zellart auffassen
— zugegeben. Das ist ihre Verwandlung in Plasmazellen. Für diese letzteren entspricht die oben für die Plasmazellen des gewöhnlichen lockeren Bindegewebes
gegebene Beschreibung vollkommen. Im lymphoiden Gewebe kommen sie in

außerordentlich stark schwankender Anzahl vor, ohne daß man die Bedingungen ihres Auftretens und Verschwindens klar übersehen könnte. In vielen scheinbar gesunden Lymphknoten vom Menschen fehlen sie vollständig. In anderen kommen sie vereinzelt oder in kleinen Gruppen, meistens in den Marksträngen vor. In wieder anderen Fällen — besonders in den Tonsillen — können sie beim Menschen sehr zahlreich sein. Bei einigen *Tieren*, z. B. bei der *Ratte* und *Maus*, scheinen die Plasmazellen — wenigstens in einem Teile der Lymphknoten — schon unter physiologischen Verhältnissen in so großen Mengen vorzukommen, daß z. B. die Markstränge ausschließlich aus ihnen zu bestehen scheinen. Ähnliche Verhältnisse finden sich bei mit Carmin gespeicherten *Kaninchen* (Abb. 55 *Plz*). Bei Vorhandensein großer Mengen von Plasmazellen sind unter ihnen sehr oft auch die oben beschriebenen Degenerationsformen mit tropfen- bzw. kristallähnlichen acidophilen Einschlüssen anzutreffen.

Es ist selbstverständlich, daß es im lymphoiden Gewebe besonders leicht gelingt, eine fließende Reihe von Übergangsformen zwischen den kleinen Lymphocyten und den Plasmazellen festzustellen. Bei Vorhandensein geeigneter Bedingungen können die Plasmazellen jederzeit — so z. B. in Kulturen des lymphoiden Gewebes (Abb. 56 *Plz*) (MAXIMOW 1922, 1923 bb) — in großen Mengen entstehen. Ihr endgültiges Schicksal wird wohl auch hier, wie anderswo, Degeneration sein. Allerdings sind Degenerationsformen niemals sehr zahlreich.

Nach HEIBERG (1925) sollen die Plasmazellen im lymphoiden Gewebe durch amitotische Teilung Lymphocyten produzieren. Diese Annahme widerspricht unseren gesamten Erfahrungen über die Natur dieser Zellart; sie ist auch nicht bewiesen.

f) Granulocyten.

Abgesehen von den Fällen, wo im lymphoiden Gewebe extramedulläre Myelopoese stattfindet (s. unten), können in demselben auch sonst granulierte Leukocyten vorkommen, die aber dann stets einen charakteristischen polymorphen Kern haben und auch in anderen Beziehungen mit den gewöhnlichen reifen granulierten Leukocyten des Blutes vollkommen übereinstimmen. Es sind sämtlich aus dem Blute emigrierte Zellen. Emigrationsbilder in den oben beschriebenen Gefäßen mit saftigem Endothel können gefunden werden. Die emigrierten Granulocyten liegen zwischen den Lymphocyten in den Maschen des Reticulums einzeln zerstreut. In der weitaus größten Mehrzahl der Fälle gehören sie der eosinophilen Art an; beim *Kaninchen* können auch — allerdings selten — emigrierte basophile Leukocyten vorkommen. Die Anwesenheit von Spezialleukocyten im lymphoiden Gewebe wird wohl immer als Symptom einer entzündlichen Reizung aufzufassen sein.

g) Monocyten.

Unter physiologischen Verhältnissen sind im lymphoiden Gewebe des erwachsenen Organismus sowohl an Schnitten, als auch an feucht fixierten Klatsch- und an trockenen Ausstrichpräparaten im allgemeinen keine typischen Monocyten aufzufinden. In den Sinus, wo die Verhältnisse an Schnitten besonders klar zu übersehen sind, finden sich, entsprechend der soeben angeführten Beschreibung, außer den embryonalen Elementen des Reticulums, einerseits fixe und freie Histiocyten (Makrophagen), andererseits schmalrandige Lymphocyten verschiedener Größe. Es mag hier besonders hervorgehoben werden, daß beim *Meerschweinchen*, wo die sogenannten KURLOFF-Körper einem Teil der Monocyten im Blute ein sehr charakteristisches Aussehen verleihen, im lymphoiden Gewebe der Lymphknoten physiologischerweise keine Zellen mit KURLOFF-Körpern vorzukommen scheinen.

4. Über die Abführungswege der freien Zellen aus dem lymphoiden Gewebe.

Die im lymphoiden Gewebe befindlichen freien Zellen müssen auf diese oder jene Weise ins Blut und in die Lymphe gelangen. Zum Teil können sie vermittels ihrer amöboiden Bewegungen auch unmittelbar in die benachbarten Gewebe eindringen.

Was vor allem die kleinen und mittelgroßen Lymphocyten in den Lymphknoten betrifft, so gelangt ihre Hauptmasse durch Auseinanderkriechen aus dem diffusen lymphoiden Gewebe mit seinen Primär- und Sekundärknötchen und aus den Marksträngen in die Sinus. Von hier werden sie mit dem Strom der Lymphe in die abführenden Lymphgefäße und schließlich in den Ductus thoracicus befördert.

Wie oben beschrieben wurde, sind in den Maschen der Sinus außer den kleinen und mittelgroßen Lymphocyten auch große Lymphocyten vorhanden (Abb. 53 und 55 *GL*). Dies ist besonders bei *Tieren* der Fall, während beim erwachsenen Menschen die großen Lymphocyten zum größten Teil auf die Keimzentren beschränkt bleiben. Ferner enthalten die Sinusmaschen auch eine, je nach dem Funktionszustande, wechselnde Menge von freien histiocytären Makrophagen (Abb. 53 *H*). Man sollte folglich erwarten, daß die aus den Lymphknoten in den Ductus thoracicus gelangende Lymphe, außer kleinen Lymphocyten, auch große Lymphocytenformen und freie Makrophagen enthalten sollte. Die darauf gerichteten, nicht allzu zahlreichen Untersuchungen haben zu widersprechenden Ergebnissen geführt. Als Regel scheinen in der Lymphe des Ductus thoracicus fast nur kleine und mittelgroße Lymphocyten vorzukommen. Die Anwesenheit von Monocyten wird besonders von Lejeune (1915) geleugnet. Weidenreich (1909, 1911) fand jedoch in der Lymphe des Ductus thoracicus bei Tieren außer den kleinen auch große Lymphocyten sowie Zellen, die ihren Struktureigentümlichkeiten, besonders der Protoplasmamenge nach, und vom Standpunkte unserer heutigen Kenntnisse aus, als freie Histiocyten oder „Makrophagen" oder auch als „Monocyten" (große einkernige Leukocyten) anzusehen wären. Viele von ihnen befinden sich im Zustande der karyokinetischen Teilung. Die zellige Zusammensetzung der aus dem lymphoiden Gewebe zufließenden Lymphe scheint demnach starken Schwankungen zu unterliegen; die Verschiedenheiten mögen sowohl mit der *Tier*art, als auch mit dem Funktionszustande des lymphoiden Gewebes zusammenhängen.

Unter physiologischen Verhältnissen scheinen bei einigen *Säugetier*arten, z. B. *Hund* und Mensch, fast nur kleine Lymphocyten in den Ductus thoracicus und weiter ins Blut zu gelangen. Die aus den Sinus in die Lymphe allenfalls noch gelangenden größeren Lymphocytenformen geben vielleicht noch unterwegs, durch Teilung, kleineren Formen Ursprung. Bei anderen Arten, z. B. beim *Kaninchen*, mögen größere Lymphocytenformen wohl auch als solche ins Blut gelangen, wo sie, wie oben erwähnt, von einer Reihe von Forschern gefunden wurden. Die großen histiocytären Formen mit den häufigen Mitosen (Weidenreich 1909) geben vielleicht kleineren monocytoiden Formen Ursprung. Mitosen im zirkulierenden Blute kommen bekanntlich nicht vor. Dies könnte entweder von der starken Verdünnung abhängen, die die Lymphe bei ihrem Eintritt in die Blutbahn erfährt (Weidenreich 1909, 1911), oder das Plasma des Blutes übt auf die Zellteilung und Zellenentwicklung eine hemmende Wirkung aus.

Der Zellgehalt der Lymphe des Ductus thoracicus bei entzündlichen und sonstigen pathologischen Prozessen in den Lymphknoten ist nicht genügend untersucht worden. Es ist sehr wahrscheinlich, daß dabei besonders zahlreiche Zellen von monocytärem oder histiocytärem Charakter gefunden werden könnten.

Wie in den Lymphknoten die in den Primär- bzw. Sekundärknötchen neuentstehenden Lymphocyten durch amöboide Bewegungen überall auseinanderkriechen und in die Sinus gelangen, so treten sie in der Milz aus den Malpighischen Knötchen in die rote Pulpa über, um hier verschiedenartige Entwicklungswege einzuschlagen (Downey und Weidenreich 1912).

Ein bedeutender Teil der kleinen Lymphocyten gelangt, ohne den Umweg über die Lymphe zu nehmen, unmittelbar aus dem lymphoiden Gewebe ins Blut.

An den oben beschriebenen capillären Venen in der peripheren Zone der Primärknötchen mit ihrem hohen, epithelartigen, locker gefügten Endothel läßt sich dieser Vorgang in der eindeutigsten Weise beobachten (v. SCHUMACHER 1899). Besonders günstig sind die Primärknötchen, deren Keimzentren sich im Zustande der proliferativen Tätigkeit befinden. Zwischen — zum Teil auch in den großen, saftigen Endothelzellen mit dem hellen blasigen Kern — sind zahlreiche kleine Lymphocyten in allen Stadien der amöboiden Durchwanderung zu sehen (Abb.57u). Ihre Kerne erscheinen dabei zum Teil stark deformiert, wurmförmig ausgezogen, gebogen oder hantelförmig durchschnürt. Sobald sie ins Gefäßlumen geraten, werden sie vom Blutstrome weiterbefördert. Wie v. SCHUMACHER (1899) zeigte, enthält das Blut der Lymphknotenvenen eine höhere Lymphocytenzahl als das arterielle Blut der Nachbarschaft. Während der Weg in die Lymphsinus und weiter in die Lymphgefäße Lymphocyten aller Größen, unter Umständen auch den freigewordenen histiocytären Makrophagen freisteht, scheinen nur die kleinen Lymphocyten fähig zu sein, auf die beschriebene Weise in die Capillarvenen einzuwandern. Die Möglichkeit für die Lymphocyten den direkten Blutweg einzuschlagen, erklärt die Tatsache, daß auch nach Unterbindung des Ductus thoracicus die Zahl der Lymphocyten im Blute nach anfänglichem Sturz rasch wieder bis zur Normalhöhe und auch darüber ansteigt (BIEDL und DECASTELLO 1901).

Die in den peripheren, nicht mit Sinus versehenen Lymphknötchen gebildeten kleinen Lymphocyten dringen zum Teil in derselben Weise, wie in den Lymphknoten, in die Capillarvenen ein, zum Teil gelangen sie in die anliegenden weiten und dünnwandigen Lymphcapillaren. Große Mengen derselben Zellen wandern hier aber — z. B. in den Zungenbalgdrüsen, in den Tonsillen, in den Solitärknötchen und den PEYERschen Haufen des Darmes — auch in das Epithel der Oberfläche oder der Krypten ein und infiltrieren es manchmal in solchem Grade, daß von den Epithelzellen nur schmächtige, durch Ausläufer verbundene Zellkörper übrigbleiben. Die meisten dieser Lymphocyten werden hier wohl durch das Epithel hindurch in das Lumen des Verdauungstraktes gelangen und auf diese Weise, wie oben erwähnt, dem Organismus verloren gehen. Die funktionelle Bedeutung der Einwanderung der kleinen Lymphocyten aus den peripheren Lymphknötchen in das Epithel bleibt unbekannt. Dieselbe Vereinigung der mesenchymalen Lymphocyten mit entodermalem Epithel findet sich in noch viel größerem Maßstabe in den sogenannten lymphoepithelialen Organen des *Wirbeltier*körpers verwirklicht — in der Thymus aller *Vertebraten* und in der Bursa Fabricii der *Vögel* (s. unten S. 375).

5. Keimzentren.

Der Bau und die wahre Bedeutung der Keimzentren (Sekundärknötchen, „Keimlager" nach BENDA 1896) sind zuerst von FLEMMING (1885) erkannt worden. Er fand in ihnen „Ansammlungen von Zellen mit größeren Kernen, als in den anderen Teilen des lymphoiden Gewebes und mit relativ reichlicher Zellsubstanz, so daß die Kerne ziemlich auseinandergerückt erscheinen". Aus diesem Grunde sehen diese Gewebsgebiete an gefärbten Präparaten heller aus, als die Peripherie der Primärknötchen (Follikel), die vornehmlich aus dicht gedrängten kleinen Lymphocyten mit sehr dunklen Kernen besteht. In den großkernigen Zellen fand FLEMMING sehr zahlreiche Mitosen. Er hält sie zum größten Teil für freie Zellen, Lymphocyten, läßt aber auch die Möglichkeit zu, daß sich fixe Reticulumzellen teilen und dabei freie Zellen liefern. Die Tochterzellen der großen Lymphocyten sind die kleinen Lymphocyten, die infolge des Wachstumsdruckes nach außen abrücken und den dunklen Kranz um das helle Zentrum herum bilden. Obwohl FLEMMING das Vorkommen von Mitosen auch sonst überall im lymphoiden Gewebe ausdrücklich erwähnt, erblickt er doch in den Keimzentren die Hauptbildungsstätte der Lymphocyten und gibt ihnen entsprechenderweise den angeführten Namen. FLEMMING erkannte auch bereits, daß die Keimzentren fluktuierende Gebilde sind und verschwinden und wieder auftreten können.

Die klassischen Angaben von Flemming können heutzutage als allgemein angenommen gelten. Die Vorstellungen vom feineren Bau der Keimzentren und der in ihnen vorhandenen Zellformen sind jedoch sehr verschieden und zum Teil ziemlich unklar.

In der klinischen Hämatologie, deren Vertreter zum größten Teil auf dem Standpunkte des Dualismus stehen, wird die von Flemming geschaffene Vorstellung vom Werdegang der Lymphocytenproliferation in den Keimzentren zumeist in der Weise schematisiert, daß die Entstehung der kleinen Lymphocyten auf besondere „Keimzentrumszellen“ oder „Lymphoblasten“ („Lymphogonien“ nach Benda 1897, große Lymphocyten der Unitarier) zurückgeführt wird; diese „Keimzentrumszellen“ sollen angeblich nur in den Sekundärknötchen vorkommen und dabei, entsprechend der dualistischen Anschauung, besonders differenzierte Elemente vorstellen, die nichts anderes außer kleinen Lymphocyten produzieren können. Die morphologischen Eigenschaften dieser „Keimzentrumszellen“ oder „Lymphoblasten“ werden in der klinischen Hämatologie meistens nicht auf Grund der Untersuchung der Keimzentren selbst, sondern nach den Befunden in krankhaft verändertem Blut, z. B. bei akuter lymphatischer Leukämie, festgelegt. Dabei fallen die bildlichen Darstellungen und die Beschreibungen der „Keimzentrumszellen“ bzw. der „großen Lymphocyten“ oder „Lymphoblasten“ bei den einzelnen Autoren mitunter sehr verschieden aus.

Weidenreich (1911) und Downey und Weidenreich (1912) haben den Bau und die zellige Zusammensetzung der Keimzentren einer genauen histologischen Prüfung unterzogen. Sie haben die Lymphocytenbildung im lymphoiden Gewebe auch auf experimentelle Weise zu beeinflussen gesucht, indem sie Eidotter in die Körperregionen injizierten, aus welchen die betreffenden Lymphknoten ihre Lymphe bezogen. Schon unter physiologischen Verhältnissen und bei ein und derselben *Tier*art war eine außerordentliche Mannigfaltigkeit im Aussehen der Keimzentren und in der Beschaffenheit ihrer Zellen, was Umfang, relative Größe von Kern und Cytoplasma, Basophilie usw. betrifft, festzustellen. Auch die Ausbildung der Makrophagen, die Zahl und Anordnung der großen, mittelgroßen und kleinen Lymphocyten, unterliegen großen Schwankungen. Ein wichtiges Ergebnis dieser Arbeiten ist fernerhin, daß es überhaupt keine besonderen „Keimzentrumszellen“ gibt. Die größeren Lymphocytenformen, die nach der herrschenden Anschauung als die Mutterzellen der Lymphocyten angesehen werden, kommen überall, auch außerhalb der Keimzentren, im übrigen lymphoiden Gewebe vor. Diese Tatsache ist oben schon hervorgehoben worden. Die genannten Autoren beschreiben auch die schon von Flemming vermutete Entstehung freier Zellen, der Lymphocyten, aus fixen Reticulumzellen.

Daß typische Keimzentren im lymphoiden Gewebe zeitweise ganz fehlen können, ist bereits erwähnt worden. Aber auch beim Vorhandensein von Keimzentren bietet ihr Aussehen große Verschiedenheiten dar, die zum Teil durch die *Tier*art bedingt sind, außerdem aber in ganz augenfälliger Weise mit der physiologischen Inanspruchnahme des Gewebes zusammenhängen. Im Bereiche der Sekundärknötchen unterliegt das lymphoide Gewebe zyklischen Verwandlungen. Es lassen sich verschiedene Phasen dieser Verwandlung unterscheiden, die zum Teil schon von Flemming (1885), Benda (1896) und Downey und Weidenreich (1912) bemerkt wurden. Als Regel befinden sich dabei alle Sekundärknötchen eines Lymphknotens — vielleicht auch aller lymphoider Organe im Körper überhaupt — in einem gegebenen Zeitpunkte in annähernd gleichem Verwandlungszustande. In den Tonsillen und überhaupt in den peripheren Lymphknötchen scheint in dieser Beziehung eine größere Mannigfaltigkeit zu herrschen.

a) Aktive Phase.

Auf der Höhe der cytopoetischen Tätigkeit ist das mikroskopische Bild eines Keimzentrums sehr charakteristisch; es bietet bei den verschiedenen *Säugetier*arten und beim Menschen gewisse Verschiedenheiten dar; im Prinzip sind jedoch die Befunde ganz gleichartig. Dieser Phase entsprechen am besten die Beschreibungen von His (1860, 1862) („helle Vakuolen“) und von Flemming (1885).

Der Durchmesser des Sekundärknötchens kann (beim Menschen) mehr als 1 mm betragen. Jedes Keimzentrum — besonders deutlich tritt dies an den noch wachsenden, noch nicht sehr großen hervor — wird von einer besonderen kleinen Arteriole versorgt (Abb. 51 *A*), an der die helle, kugelige oder ovale Gewebsmasse oft wie eine Beere am Stiele hängt. Die Arteriole zerfällt in dem hellen Gewebshofe in ein Capillarnetz mit ziemlich regelmäßigen polygonalen Maschen; diese Verhältnisse treten besonders deutlich bei schwacher Vergrößerung an HEIDENHAINschen Azanpräparaten hervor (Abb. 54), wo die Adventitia capillaris blau gefärbt erscheint, während das Gewebe in den Capillarmaschen einförmig gelblich oder rötlich ist.

Entgegen der geläufigen Anschauung gehört die Mehrzahl der das Keimzentrum zusammensetzenden Zellen keineswegs dem bekannten, oben beschriebenen Typus der großen Lymphocyten an. Die Hauptmasse des Gewebes ist eine kompakte Ansammlung von mehr oder minder gleichartigen, zumeist mittelgroßen lymphoiden Zellen. Sie sind oft so dicht zusammengedrängt, daß die Grenzen zwischen ihnen nur undeutlich hervortreten.

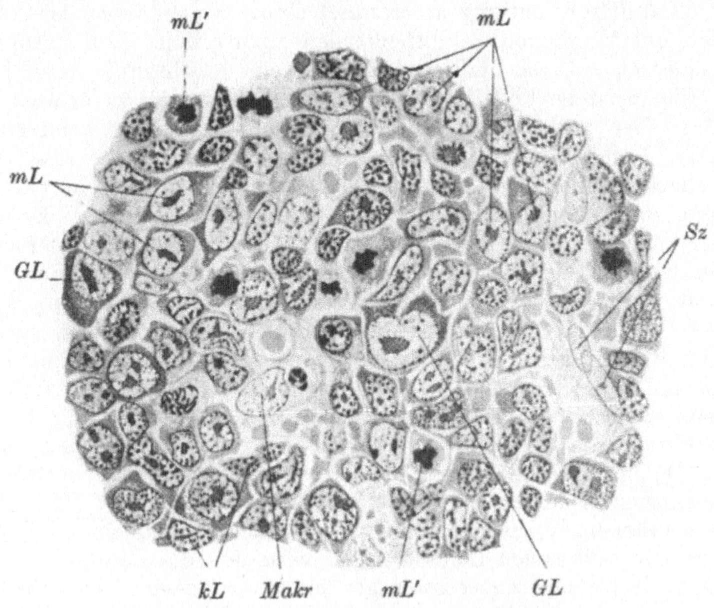

Abb. 58. Teil eines aktiven Keimzentrums aus dem Lymphknoten einer *Katze*. Die meisten Zellen (*mL*) sind mittelgroße Lymphocyten, mit zahlreichen Mitosen (*mL'*); *kL* kleine Lymphocyten; *GL* große Lymphocyten; *Sz* Kerne des undifferenzierten retikulären Syncytiums; *Makr* retikulärer (histiocytärer) Makrophag. ZF, Häm., EAz. Zeiß Ap. Hom. Imm. 2, Komp.-Ok. 6.

Bei einigen *Tier*arten, z. B. bei der *Katze*, sind die Bilder besonders klar und einfach (Abb. 58). Die soeben erwähnten mittelgroßen Zellen sind fast sämtlich typische mittelgroße Lymphocyten (*mL*), wie sie in diesem Fall auch sonst überall im lymphoiden Gewebe, auch in den Sinus, reichlich vorkommen. Ihre schmalen basophilen Zelleiber haben im Keimzentrum, infolge gegenseitigen Druckes, eine polyedrische Form, und sind voneinander durch sehr enge, helle Spalten abgegrenzt. Zwischen den dichtgedrängten Mesolymphocyten sind einzelne, im allgemeinen sehr spärliche kleinere Lymphocyten (*kL*) zerstreut; sie führen wahrscheinlich amöboide Bewegungen aus, da ihre Kerne zum Teil eine sehr unregelmäßige Form besitzen; auch ist ein Teil der Kerne größer und heller, als in den typischen kleinen Lymphocyten; dadurch werden Übergangsformen zu den Mesolymphocyten geschaffen. Ferner sind überall im Keimzentrum, einzeln und in kleinen Gruppen, typische große Lymphocyten (*GL*) verteilt; sie fallen hier sofort durch den dunkelgefärbten, stark basophilen Protoplasma-

saum und den großen, blasigen, ganz hellen Kern mit ein, zwei oder mehr sehr
großen und dunklen, nach Eosin-Azur rotvioletten Nucleolen auf. Übergänge
zwischen ihnen und den mittelgroßen Lymphocyten sind in wechselnder Häufigkeit vorhanden. Endlich wäre noch einzelner, blasser, ovaler Kerne zu gedenken,
die zwischen den beschriebenen Zellen zerstreut sind und Reticulumzellen embryonalen Charakters angehören (Abb. 58 *Sz*).

Eine sehr charakteristische, von vielen Autoren angedeutete Besonderheit
des aktiven Keimzentrums, nachdem es einen gewissen Umfang erreicht hat,
sind sehr große, runde, helle Makrophagen, bis zu 30 μ und mehr im Durchmesser. Sie fallen schon bei der schwächsten Vergrößerung als helle Flecke auf
(Abb. 51); sie sind in regelmäßigen Abständen voneinander im Gewebe des Keimzentrums verteilt (Abb. 58 und 59 *Makr*). Diese Regelmäßigkeit hängt damit
zusammen, daß die Makrophagen den erwähnten, sich im Keimzentrum verzweigenden Capillaren entlang angeordnet sind. Neben ihnen ist sehr oft ein
Gefäßlumen mit länglichen Endothelkernen anzutreffen. Das Cytoplasma der
großen Zellen ist äußerst blaß und enthält eine wechselnde Anzahl von Einschlüssen, die meistens kugelige oder unregelmäßige, tief gefärbte Chromatinschollen darstellen und von verschlungenen und mehr oder minder verdauten
degenerierten Lymphocyten herrühren. Der Kern ist ein charakteristischer,
blasser Reticulumzellenkern mit einem kleinen Nucleolus. Die beschriebenen
Makrophagen sind von Flemming (1885) zuerst gesehen worden. Er nannte die
phagocytierten Kernreste „tingible Körper". Bei mit Carmin hochgetriebenen
Tieren, bei welchen die Histiocyten im lymphoiden Reticulum und besonders
in den Sinus vollgespeichert erscheinen, sucht man in den Reticulumzellen der
Keimzentren und in den großen blassen retikulären Makrophagen meistens vergebens nach Spuren von Farbstoffspeicherung. Es steht fest, daß die Makrophagen im Keimzentrum sämtlich den Reticulumzellen angehören und dementsprechend als histiocytäre Makrophagen anzusprechen sind. Für die Annahme
ihrer Entstehung aus Lymphocyten liegen keine genügenden Gründe vor.

Die dichte, hauptsächlich aus mittelgroßen Lymphocyten bestehende Zellmasse des aktiven Keimzentrums erscheint an Schnitten sehr oft in Form von
breiten, gewundenen, verzweigten und netzartig verbundenen Strängen angeordnet (Abb. 59). Zwischen den Strängen verlaufen die Capillaren mit den in
regelmäßigen Abständen zerstreuten großen Makrophagen. Es erhellt daraus,
daß die Zellverteilung im Keimzentrum hauptsächlich von der Gefäßverteilung
abhängig ist.

Etwas verschieden von der gegebenen Schilderung sieht das Gewebe im aktiven Keimzentrum beim Menschen aus (Abb. 59). Hier sind die mittelgroßen
Lymphocyten nicht von so regelmäßiger Form und Größe. Statt dessen erblickt
man eine Unmenge von äußerst dicht gelagerten, kleineren und größeren, immer
aber um einen Mittelwert von etwa 6—8,5 μ schwankenden Kernen, deren Cytoplasma meist sehr blaß ist und nur undeutlich hervortritt (*mL*). Die Fältelungen
der Membran und die unregelmäßige Gestalt der Kerne sind zum Teil wohl als
Ausdruck langsamer amöboider Bewegungen zu deuten. Im Inneren der Kerne
findet sich eine wechselnde Anzahl (meistens 2—3) von kleinen Nucleolen. Die
Chromatinmenge wechselt, offenbar je nach dem Zeitabstand von einer abgelaufenen oder bevorstehenden Mitose in der betreffenden Zelle; das Chromatin
tritt in Form feinster Körnchen auf. Wie bei der *Katze*, so sind auch hier kleine,
mehr oder minder typische, hell- oder dunkelkernige, ebenfalls amöboide Lymphocyten vorhanden (*kL*). Ihre Anzahl ist jedoch größer und sie erscheinen überall
durch eine Menge fließender Übergangsformen mit den mittelgroßen Zellen verbunden.

Große Lymphocyten, von demselben Aussehen wie bei den anderen *Säugern* und im besonderen bei der *Katze,* sind sehr zahlreich (*GL*); sie erreichen jedoch für gewöhnlich nicht so bedeutende Ausmaße und erscheinen durch eine

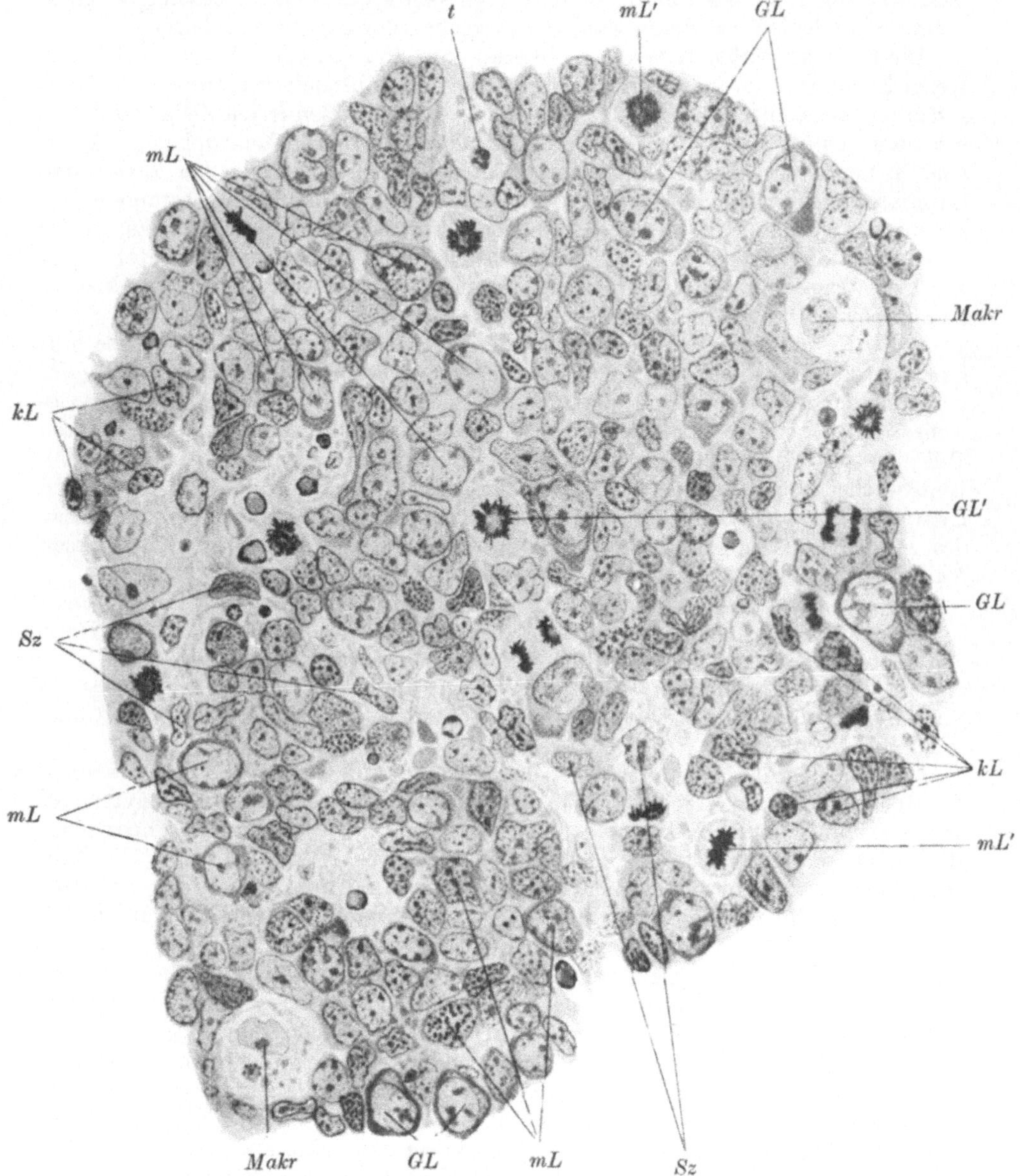

Abb. 59. Teil eines aktiven Keimzentrums aus einem Lymphknoten des Menschen. Operationsmaterial. *GL* Mitose eines großen Lymphocyten; die übrigen Bezeichnungen, Bearbeitung und Vergrößerung wie in Abb. 58.

Reihe allmählicher Übergänge mit den mittelgroßen Zellen verbunden. Ihr blasser, blasenförmiger Kern enthält eine wechselnde Anzahl von großen Nucleolen. Die Entstehung und Vermehrung der letzteren im Kerne ist leicht zu verfolgen. Zuerst, in den kleineren Zellexemplaren, ist immer ein großes, sehr unregelmäßig geformtes Kernkörperchen vorhanden. Seine nach Eosin-Azur rot-violette Substanz ist von feinen blauen Chromatinkörnchen umsäumt. Beim Wachstum von Zelle und Kern nimmt das Kernkörperchen an Umfang zu, seine Ecken springen immer weiter vor und lösen sich schließlich als besondere, meist kleinere Nucleolen ab, deren Zahl bis zu sechs oder sogar mehr betragen kann.

Die blassen, ovalen Reticulumzellkerne (*Sz*) sind zwischen den beschriebenen freien Zellen im menschlichen Keimzentrum sehr zahlreich anzutreffen. Es fällt mitunter sehr schwer, sie von den Kernen der mittelgroßen freien Zellen zu unter-scheiden. Die großen, hellen, phagocytierenden retikulären Makrophagen (*Makr*) sind in den menschlichen Keimzentren in derselben Weise wie bei *Tieren* den Capillaren entlang angeordnet und im Gewebe in regelmäßigen Abständen zer-streut. In einigen Fällen läßt sich in der Mitte des Sekundärknötchens, in der Umgebung der Arteriole, ein besonders heller Hof von unverbrauchten, kon-zentrisch angeordneten Reticulumzellkernen, mit nur sehr spärlichen kleinen Lymphocyten, unterscheiden.

Jedes Keimzentrum in der beschriebenen Phase der aktiven Cytopoese ent-hält Mitosen, die hier, wie es schon Flemming (1885) hervorhob, jedenfalls un-vergleichlich zahlreicher sind, als in den übrigen Abschnitten des lymphoiden Ge-webes. Es läßt sich mit Leichtigkeit feststellen, daß die Mitosen dabei zum größten Teil den mittelgroßen Zellen, den Mesolymphocyten angehören (Abb. 59 *mL'*). Eine wechselnde, meistens geringe Anzahl der Mitosen entfällt auf die großen Lymphocyten (*GL'*). Außerdem finden sich auch Mitosen der blassen Kerne des mesenchymalen retikulären Syncytiums. Mitosen in den großen, blassen Makrophagen kommen vor, sind aber selten.

Aus der angeführten Beschreibung geht hervor, daß bei der physiologischen Cytopoese im Sekundärknötchen des lymphoiden Gewebes die wichtigste Rolle den mittelgroßen lymphoiden Zellen — mag man sie nun Mesolymphocyten oder anders nennen — zukommt. Trotzdem ist mit diesem Zellbegriff keineswegs die Vorstellung von einer besonderen spezifischen Zellart, einer „Keimzentrums-zelle", zu verbinden.

Der echte große Lymphocyt erscheint daher auf Grund der beschriebenen Tatsachen nicht als die eigentliche Mutterzelle der kleinen Lymphocyten; er darf auch unter keinen Umständen — selbst wenn die dualistische Theorie der Hämatopoese richtig wäre — als „Lymphoblast" bezeichnet werden. Die Zahl der großen Lymphocyten unterliegt in den aktiven Keimzentren großen Schwan-kungen; manchmal können sie auch fehlen. Sie entstehen zum Teil unmittelbar aus den embryonalen Elementen des syncytialen Reticulums (s. unten), am häu-figsten jedoch aus den wuchernden mittelgroßen Lymphocyten durch Hyper-trophie von Kern und Cytoplasma. Die großen Lymphocyten sind gewisser-maßen als ein Seitenzweig bei der Produktion der kleinen Lymphocyten anzu-sehen und scheinen bloß einen zeitweiligen Zustand des lymphocytoiden Zelltypus vorzustellen. Was die Bedeutung dieser temporären, manchmal außerordent-lichen Vergrößerung der Zelle ist, bleibt unklar. Zusammen mit den anderen Zellen des tätigen wachsenden Keimzentrums, in den späteren, weiter unten be-schriebenen Phasen, rücken die großen Lymphocyten zur Peripherie der Primär-knötchen (Follikel) ab und können weiter in die Sinus gelangen. Unterwegs können sie sich teilen — Mitosen großer Lymphocyten sind, wie oben erwähnt, gerade in den Sinus besonders häufig (Abb. 55 *GL'*) — und dabei wieder kleineren lymphoiden Zellformen, Mesolymphocyten, Ursprung geben. Trotz der vorüber-gehenden Hypertrophie scheinen sich demnach die prospektiven Entwicklungs-potenzen in den großen Lymphocyten nicht zu ändern.

In die Blutbahn gelangen die großen Lymphocyten beim Menschen, wie schon erwähnt, unter physiologischen Bedingungen nicht, da sie wahrscheinlich unterwegs, im Lymphstrom (vgl. WEIDENREICH 1909, 1911), in einer Brut kleinerer Lymphocyten aufgehen. Einer unmittelbaren Einwanderung in das Lumen der Blutgefäße im lymphoiden Gewebe — nach der Art der kleinen Lymphocyten (s. oben) — scheinen sie unfähig zu sein. Viele von ihnen, besonders gerade die größten, können auch an Ort und Stelle degenerieren. Entsprechende Bilder eines elektiven Unterganges der großen Lymphocyten im lymphoiden Gewebe der Lymphknoten sind bei einigen vollständig gesunden *Tieren* häufig anzutreffen (Abb. 60 *GL''*).

Die kugelige, helle Gewebsmasse des beschriebenen, in der Phase der intensiven Cytopoese befindlichen Keimzentrums erscheint als Regel von einer Art Kapsel, an Schnitten von einer scharfen, hellen Linie umgrenzt (Abb. 51). Nach außen von der letzteren — an der Peripherie des Primärknötchens — besteht das Gewebe fast ausschließlich aus dicht gedrängten, kleinen, dunkelkernigen Lymphocyten mit spärlichen, kleinen, blassen Reticulumzellkernen dazwischen. Die kleinen Lympho-

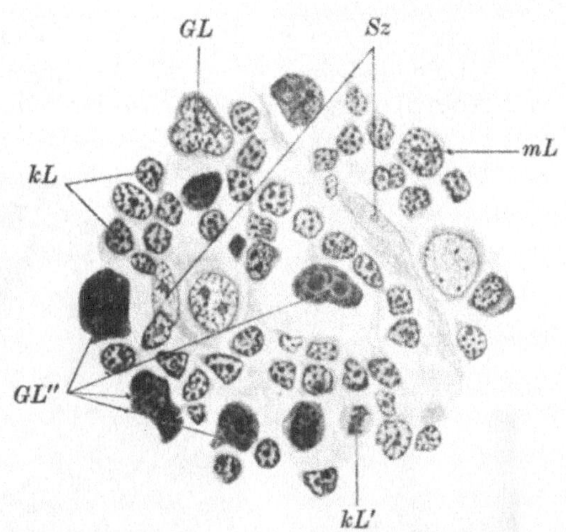

Abb. 60. Aus dem lymphoiden „Grundgewebe" der Rinde eines *Katzen*lymphknotens. Degeneration großer Lymphocyten (*GL*), mit Verwandlung in dunkel gefärbte, geschrumpfte Körper (*GL''*); *kL'* Mitose eines kleinen Lymphocyten; die übrigen Bezeichnungen, Bearbeitung und Vergrößerung wie in Abb. 58 und 59.

cyten sind hier, besonders unmittelbar an der erwähnten Grenzlinie, in ziemlich regelmäßigen konzentrischen Schichten (an Schnitten Reihen) angeordnet. Stellenweise kann die Grenze auch unscharf sein.

Diese überaus charakteristische scharfe Grenze zwischen dem hellen aktiven Keimzentrum und der dunklen Peripherie des Primärknötchens mit der konzentrischen Anordnung der kleinen Lymphocyten ist das Ergebnis des Wachstumsdruckes, der vom Keimzentrum bei seiner raschen Vergrößerung auf das ältere, hauptsächlich aus kleinen Lymphocyten bestehende lymphoide Gewebe ausgeübt wird.

b) Ruhephase.

Das entgegengesetzte Extrem des Zustandes eines Keimzentrums — im Vergleich mit der soeben geschilderten aktiven Phase — ist auf Abb. 54 dargestellt. In der Mitte des Primärknötchens befindet sich eine kleine Arteriole (*A*). In ihrer unmittelbaren Umgebung erscheinen die chromatinarmen, ovalen Kerne des embryonalen retikulären Syncytiums (*Sz*) in einer dichten konzentrischen Gruppe angeordnet mit nur spärlichen, zumeist degenerierenden kleinen Lymphocyten dazwischen (*z*). Auch degenerierende Reticulumzellkerne mit sehr dunkel und diffus färbbarem Kernsaft kommen oft vor (*y*). Der kleine perivasculäre zentrale Hof ist von Massen ganz einförmiger, zum Teil in konzentrischen Schichten gelagerter kleiner Lymphocyten (*kL*) und blasser Reticulumkerne (*Sz*) umgeben. Mitosen sind nicht vorhanden.

Dieser Ruhezustand kann vermutlich in vielen Fällen sehr lange dauern. Dann erhält man — wie es gerade beim Menschen oft der Fall ist — vollkommen verödete, kleine, nur aus kleinen Lymphocyten bestehende Primärknötchen, die auch den zentralen hellen perivasculären Hof vermissen lassen. Die zentrale Arteriole ist jedoch immer vorhanden. Wenn demnach die Keimzentren als vorübergehende, fluktuierende Gebilde anzusehen sind, so scheint der Ort ihrer möglichen Entstehung doch beständig und mit bestimmten Endverzweigungen der Arterien verbunden zu sein.

c) Beginn einer neuen aktiven Phase.

Als Beginn einer neuen Wucherungsperiode sind Bilder zu deuten, wie sie auf Abb. 61 dargestellt sind. In der unmittelbaren Umgebung der kleinen Ar-

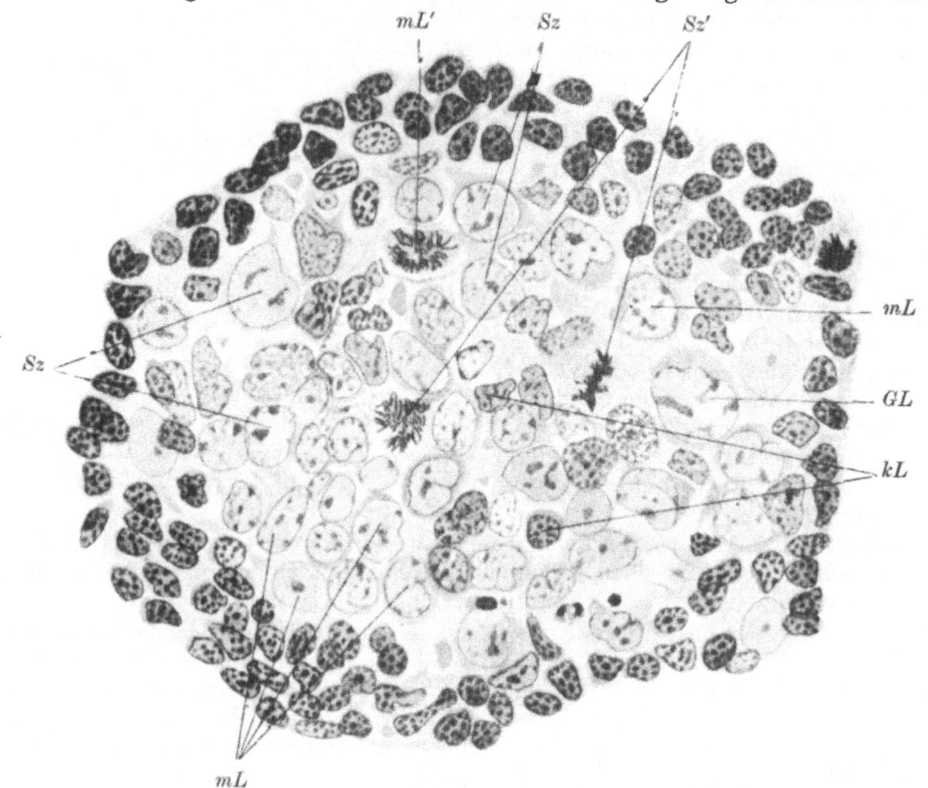

Abb. 61. Anfang einer neuen aktiven Phase im Keimzentrum eines Lymphknotens vom Menschen. Operationsmaterial. *Sz'* Mitosen der Kerne des undifferenzierten retikulären Syncytiums. Die übrigen Bezeichnungen, Bearbeitung und Vergrößerung wie in Abb. 58, 59 und 60.

teriole im Zentrum eines Primärknötchens entsteht durch Hypertrophie und Mitose der embryonalen, nicht speichernden Reticulumzellen (*Sz*) ein heller, vorerst noch unscharf begrenzter und rasch wachsender Hof — das neue Sekundärknötchen oder das Keimzentrum. Die Angehörigkeit der Mitosen (*Sz'*) zum syncytialen Cytoplasma des zelligen mesenchymalen Reticulums ist sehr deutlich. Die Anteilnahme von besonderen „Gefäßwandzellen" ist mit Sicherheit auszuschließen. Aus den Mitosen entstehen sofort zahlreiche, blaßkernige Zellen (Abb. 61 *mL*), wie sie oben für das Keimzentrum im Blütestadium (Abb. 59) beschrieben wurden. Sie sehen meistens noch nicht wie typische mittelgroße Lymphocyten aus; der Kern ist heller, unregelmäßiger und das Cytoplasma noch nicht deutlich basophil. Jedenfalls sind es aber nunmehr freie amöboide Zellen von mittlerer Größe, die weiter wuchern (*mL'*) und dabei bald das typische Aussehen von Mesolymphocyten annehmen. Durch lange Zeit hindurch kann beim Wachsen des neuen Keimzentrums eine fortdauernde Verwandlung der wuchernden Reticulumzellen in freie Zellen verfolgt werden. Zwischen den hellkernigen fixen und den schon freien Zellen finden sich in allen jungen Keimzentren spärliche, amöboide Zellen (Abb. 61 *kL*), die dem Typus der kleinen Lymphocyten entsprechen. Sie sind zum Teil als an Ort und Stelle liegen gebliebene kleine Lymphocyten früherer Produktion aufzufassen; zum Teil entstehen sie aber aus den mittelgroßen hellkernigen Zellen, den noch atypischen Mesolymphocyten, auf die weiter unten besprochene Art und Weise, durch Teilung oder direkte Verwandlung. Gleich beim Beginn der Entwicklung eines neuen Keimzentrums tauchen in ihm auch einzelne, zuerst immer sehr spärliche große Lymphocyten auf (Abb. 61 *GL*). Sie entstehen durch Hypertrophie der mittelgroßen Zellen. Es kommt aber auch Entstehung durch Abrundung und Isolierung unmittelbar aus den fixen embryonalen Reticulumzellen vor.

Allmählich bilden sich den Capillaren entlang zwischen den Lymphocyten die großen, blassen Makrophagen aus.

Von Anfang an erscheint der helle Hof von der dunkel gefärbten Masse der kleinen Lymphocyten umsäumt (Abb. 61). Zuerst ist die Grenze, wie schon erwähnt, unscharf. Mit der Vergrößerung des Hofes und seiner Verwandlung in ein aktives Keimzentrum wird die Grenze immer schärfer und die konzentrische Anordnung der kleinen Lymphocyten außerhalb derselben deutlicher (Abb. 51).

d) Übergang des Keimzentrums vom aktiven in den ruhenden Zustand.

Wie lange die Wucherung in einem aktiven Keimzentrum dauert, läßt sich nicht feststellen. Es ist möglich, daß die mit der bedeutenden Vergrößerung verbundenen Veränderungen in der Versorgung des Gewebes mit Blut die Wachstumsgrenze regulieren.

Wenn das Keimzentrum seine maximale Größe erreicht hat, verwandelt sich die größte Mehrzahl der aus den Mitosen der mittelgroßen Zellen entstehenden Tochterzellen in kleine Lymphocyten. In sehr beschränktem Maße geschieht dies, wie erwähnt, auch schon früher, am Anfange der Wachstumsperiode (Abb. 59 und 61); die massenhafte Verwandlung hat jedoch als Symptom des Abschlusses der aktiven Phase zu gelten (Abb. 62).

Nach der allgemein verbreiteten Anschauung, die sich eigentlich auf keine direkten Beobachtungen stützt, wird als selbstverständlich angenommen, daß die kleinen dunkelkernigen Lymphocyten sofort als solche aus den letzten Mitosen der größeren Formen hervorgehen. Dies mag für einen Teil der Zellen zutreffen, zumal, wie aus der angeführten Beschreibung ersichtlich, die eigentlichen Mutterzellen der kleinen Lymphocyten nicht die großen, sondern die mittelgroßen Lymphocyten sind und der Unterschied in Größe und Struktur nicht sehr bedeutend ist. Es ist jedoch auch eine andere Möglichkeit im Auge zu behalten und die mikroskopischen Bilder in den entsprechenden Phasen scheinen eher zu ihren Gunsten zu sprechen: der Übergang der größeren Formen, der mehr oder minder typischen Mesolymphocyten mit hellerem Kern, in die kleinen Lymphocyten mit dem chromatinreichen, dunklen Kern könnte auch unabhängig von dem Teilungsprozeß, durch individuelle Verwandlung — etwa durch mit Wasserverlust verbundene Verdichtung — erfolgen. Tatsächlich sieht man auch am Schluß der Wucherungsperiode, ohne Vergrößerung der Mitosenzahl, überall im Gewebe des Keimzentrums sehr zahlreiche Übergangsformen von Mesolymphocyten zu kleinen Lymphocyten mit unregelmäßig geformten, dunkleren, chromatinreichen Kernen auftreten (Abb. 62 *mL, kL*). Die großen Lymphocyten (*GL*)

scheinen daran unbeteiligt zu sein und bleiben zwischen den Massen der neuentstehenden kleinen Lymphocyten unverändert liegen; sie enthalten auch jetzt
gelegentlich Mitosen.

Bei Bildung der großen Mengen kleiner Lymphocyten scheint der Umfang
des Sekundärknötchens wieder kleiner zu werden. Außerdem verschwindet —
vermutlich infolge des Nachlassens des Wachstumsdruckes — die scharfe Grenzlinie zwischen hellem Keimzentrum und dunkler „Randzone", d. h. dem aus
kleinen Lymphocyten bestehenden Gewebe an der Peripherie des Primärknötchens. Die Scharen der im Keimzentrum neu entstandenen kleinen Lymphocyten lassen sich dann von den kleinen Lymphocyten älterer Generation nicht

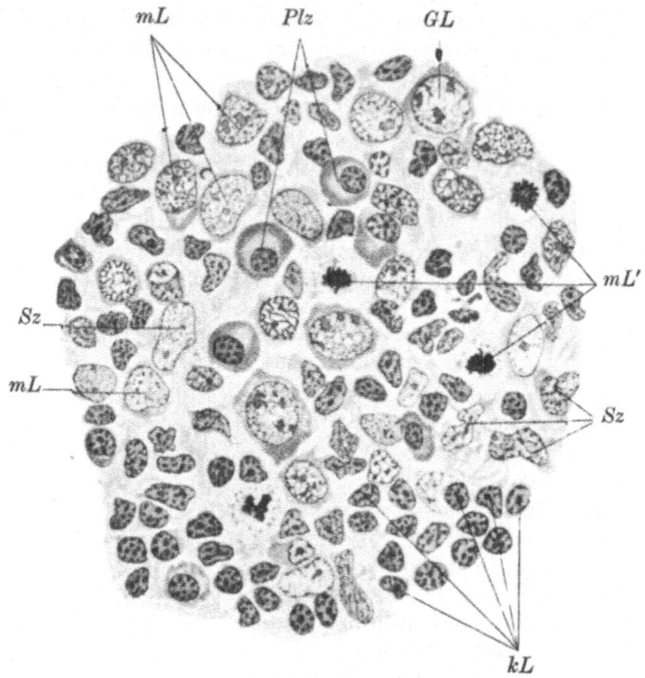

Abb. 62. Teil eines in Rückbildung begriffenen Keimzentrums aus der Gaumenmandel des Menschen. Operationsmaterial. *Plz* Plasmazellen. Die übrigen Bezeichnungen, Bearbeitung und Vergrößerung wie in Abb. 58,
59, 60 und 61.

mehr scharf abtrennen und vermischen sich mit ihnen. Zugleich geht allmählich,
von der Peripherie zum Zentrum hin, auch das hellere Aussehen des Gewebes
verloren und das Keimzentrum kehrt in den oben beschriebenen Zustand der
Ruhe zurück.

Die neugebildeten kleinen Lymphocyten sind besonders klein und besitzen einen nur
äußerst schmalen Cytoplasmasaum. Sie scheinen — für eine Zeitlang — der Teilungsfähigkeit verlustig gegangen zu sein. Diese „jungen" kleinen Lymphocyten werden von
Ferrata (1918) „Prolymphocyten" genannt. Sie sollen unter physiologischen Bedingungen
nicht ins Blut gelangen können, werden aber wohl im letzteren bei lymphatischer Leukämie
gefunden. Das normale Blut soll nur ältere Zellen enthalten, die einen schon wieder breiteren Cytoplasmasaum besitzen.

Es kommen mitunter große Keimzentren in späten Stadien der Wucherungsphase
oder im Stadium des Überganges in den Ruhezustand vor, die in ihrer Mitte bereits den
Anfang einer neuen Wucherungsperiode zeigen. In einem solchen Falle erhält man um das
zentrale Gefäß herum mehrere konzentrische Zonen von verschiedener zelliger Zusammensetzung und verschiedener Breite.

Es erhellt aus der angeführten Beschreibung des Verhaltens der Keimzentren in ihren verschiedenen Entwicklungsphasen, daß die zyklisch wiederkehrenden Zellverwandlungen und die proliferativen Vorgänge sich in ihrem Bereiche von der zentralen Arteriole aus in Form von konzentrischen Wellen in zentrifugaler Richtung ausbreiten.

e) Bedeutung der Keimzentren.

Der von FLEMMING geschaffene Begriff der Keimzentren des lymphoiden Gewebes als Hauptvermehrungsstätten der Lymphocyten ist in neuerer Zeit von seiten HELLMANs (1921, 1926) und HEIBERGs (1923, 1925 b, c) angegriffen worden. Ihren Ausführungen schließen sich mehrere andere Forscher an (LATTA 1921, POL 1923, HEILMANN 1925 u. a.).

Nach HELLMAN und HEIBERG sollen die Keimzentren nicht Vermehrungsstätten der Lymphocyten sein; die Produktion der Lymphocyten muß ins Grundgewebe verlegt werden. Sie sollen als Reaktionszentren gegen die auf das lymphoide Gewebe einwirkenden bakteriellen oder toxischen Reize aufgefaßt werden und sind der morphologische Ausdruck der zu diesem Zwecke vom Gewebe geleisteten Arbeit. Ist die Einwirkung des Reizes schwach, so findet man produktive Veränderungen; ist sie stark, so bieten die Zellen des Keimzentrums das Bild degenerativer Veränderungen dar. Als Beweise für diese Anschauung werden die schon unter physiologischen Bedingungen, noch mehr aber bei Infektionen (z. B. bei Diphtherie), in den Sekundärknötchen auftretenden nekrotischen und entzündlichen Veränderungen, das Fehlen der Sekundärknötchen beim Embryo, die scharfe Grenze und das Fehlen von Übergängen zwischen dem hellen Keimzentrumsgewebe und dem angeblich aus dem letzteren entstehenden peripheren dunklen Kranz der kleinen Lymphocyten usw. angeführt.

Daß das lymphoide Gewebe überhaupt und in den Keimzentren vielleicht ganz besonders an den Abwehrreaktionen des Organismus einen wichtigen Anteil nimmt, ist sehr wahrscheinlich. Auch ist es sicher, daß für die Regeneration der Lymphocyten Keimzentren nicht unbedingt erforderlich sind, da beim Embryo und beim Neugeborenen Keimzentren nicht deutlich entwickelt sind. Daß Lymphocytenmitosen auch außerhalb der Keimzentren zahlreich vorkommen können, hat schon FLEMMING (1885) behauptet. Immerhin findet die in den aktiven Keimzentren stattfindende äußerst intensive und auf einem scharf begrenzten Gebiete konzentrierte mitotische Vermehrung der Lymphocyten und ihre Neuentstehung aus fixen Zellen kein Gegenstück in den übrigen Abschnitten des lymphoiden Gewebes. Beim Vergleich des wuchernden Gewebes eines aktiven Sekundärknötchens mit den einzeln zerstreuten Lymphocytenmitosen im diffusen Gewebsanteil tritt die wichtige Bedeutung der Keimzentren für die Vermehrung der Lymphocyten ohne weiteres zutage. Die scharfe Grenze zwischen dem Gewebe des aktiven Sekundärknötchens und der „Randzone" des Primärknötchens (Abb. 51) — ein gegen die cytopoetische Bedeutung der Keimzentren angeführter Umstand — läßt sich in ungezwungener Weise erklären; im Gegenteil, bei Vorhandensein eines zentrifugal gerichteten Wachstumsprozesses im Keimzentrum wäre das Fehlen einer solchen Grenze unverständlich. Andererseits werden die Bilder der Degeneration und der Phagocytose in den Keimzentren zwar regelmäßig auch unter physiologischen Bedingungen getroffen (GROLL und KRAMPF 1920), ebenso wie sie z. B. bei der Produktion der Samenfäden im Epithel der Samenkanälchen eine gewöhnliche Erscheinung sind. In ausgedehnterem Maßstabe scheinen sie jedoch besonders bei verschiedenen Infektionskrankheiten oder lokalen Schädigungen vorzukommen. Eine extracelluläre Auflösung von Lymphocyten innerhalb der Keimzentren ist eine durchaus hypothetische Annahme (WÄTJEN 1925, ASCHOFF 1926).

Angesichts der geschilderten zyklischen Wucherungsvorgänge in den Keimzentren muß an der ihnen von Flemming zugeschriebenen Bedeutung als Hauptstätten der Lymphocytenbildung unbedingt festgehalten werden.

6. Beziehungen der Lymphocyten zu dem Reticulum und zu den Histiocyten im lymphoiden Gewebe.

Daß beim Embryo in den Anlagen der Lymphknoten und der peripheren Lymphknötchen die freien lymphoiden Zellen, die Lymphocyten, wenigstens am Anfange der Entwicklung aus lokalen fixen Mesenchymzellen entstehen, erscheint schon a priori als eine unbedingte Notwendigkeit, da ja an eine Herschaffung der Lymphocyten als freier Zellen mit dem Blute oder der Lymphe aus anderen Körperteilen zu dieser Zeit nicht gedacht werden kann. Es ist auch eine Leichtigkeit, dies zu beobachten (s. unten S. 495). Es entsteht jedoch die Frage, wie es sich damit im lymphoiden Gewebe des erwachsenen Organismus verhält. Da die Lymphocyten eine unbeschränkte Wucherungsfähigkeit haben, ist die Entstehung neuer Lymphocyten aus fixen Zellen hier keine unbedingte Notwendigkeit. Es kann jedoch erwartet werden, daß neben der homoplastischen Regeneration doch auch eine fortgesetzte Neubildung aus fixen Zellen mit embryonalen Potenzen fortdauert.

Unter physiologischen Verhältnissen läßt sich im diffusen Grundgewebe der Lymphknotenrinde, in den Marksträngen, in den Sinus usw., in der Regel eine scharfe Trennung zwischen den verschiedenen Lymphocyten einer- und den Elementen des Reticulums andererseits leicht durchführen. Besonders klar sind die Bilder bei Vitalfärbung (Goldmann 1909, 1912, Tschaschin 1913c, Kiyono 1914a). Die histiocytären Reticulumzellen, besonders in den Sinus, speichern den Farbstoff in Granulaform und phagocytieren. Die Lymphocyten hingegen sind sämtlich farblos, phagocytieren nicht und bevölkern die Maschen des Reticulums als scheinbar fremde Elemente (Abb. 55).

In der Literatur wird der aufgeworfenen Frage meistens keine besondere Aufmerksamkeit geschenkt. Die meisten Autoren scheinen jedenfalls die Neuentstehung von Lymphocyten aus fixen Zellen für unwahrscheinlich zu halten (Kiyono 1914a). Den entgegengesetzten Standpunkt vertreten, wie bereits oben erwähnt, Downey und Weidenreich (1912). Ebenso läßt auch Marchand (1913) die Entstehung neuer Lymphocyten aus Reticulumzellen für die Keimzentren zu. Auch Jolly (1923) glaubt an die Verwandlung der „Mesenchymzellen" in den Keimzentren in Lymphocyten. Maximow (1923bb) sah in Kulturen des lymphoiden Gewebes große basophile Lymphocyten aus Reticulumzellen entstehen. Unter solchen abnormen Verhältnissen konnte diese Verwandlung sogar an ziemlich weit in der Richtung der Histiocyten differenzierten, schon Pigment enthaltenden Elementen des Reticulums beobachtet werden, so daß die neu entstandenen großen Lymphocyten in ihrem Cytoplasma oft noch Reste des Pigmentes aufwiesen.

Bei der Verfolgung der zyklischen Gewebsveränderungen in den Keimzentren, wie sie oben geschildert sind, läßt sich in bestimmten Phasen eine Neubildung von Lymphocyten aus dem Reticulum leicht nachweisen. Dabei werden gewissermaßen embryonale Geschehnisse wiederholt. Es handelt sich dabei, wohlgemerkt, nicht um die ausgebildeten, speichernden Histiocyten, sondern um den embryonalen Anteil des Reticulums, um das undifferenzierte Zellsyncytium, das selbst bei mit Vitalfarbstoffen hochgetriebenen *Tieren* gar keine oder nur ganz minimale Farbstoffeinschlüsse enthält.

Bei der Entstehung eines neuen wachsenden Keimzentrums im Inneren des Primärknötchens, wenn in der Umgebung der Arteriole ein heller Hof auftritt, sind zwischen den hypertrophierenden blassen Kernen des Syncytiums meistens, wie gesagt, nur sehr spärliche von früher her gebliebene Lymphocyten vorhanden (Abb. 61 *kL*); sie verfallen zum Teil der Degeneration oder können auch ganz fehlen. Wenn die blassen Kerne sich zu teilen anfangen, lösen sich viele von ihnen, nach dem Ablauf einer Mitose, genau wie beim Embryo (S. 240 u. 472), aus dem syncytialen Verbande los (Abb. 61 *mL*). Der helle, runde, ovale oder unregelmäßig gefaltete Kern, der einen sehr verschiedenen Umfang haben kann, umgibt sich mit einem schmalen, vorerst noch nicht sehr scharf umschriebenen Saum von schwach basophilem Cytoplasma. In seinem Inneren tauchen größere und mit der Zeit auch zahlreichere Nucleolen und gröbere Chromatinteilchen auf. Auf diese Weise entstehen mittelgroße (Abb. 61 *mL*), zum Teil auch große Lymphocyten (*GL*), die sich weiter teilen (*mL'*) und, wie oben beschrieben, rasch die Hauptmasse des wachsenden Keimzentrums ausmachen (Abb. 59). In den späteren Stadien der Wucherungsphase der Keimzentren geht die Wucherung, wie es scheint, immer mehr und mehr auf Kosten der Teilung der freien, obzwar eng zusammengedrängten, mittelgroßen und großen Lymphocyten vor sich. Neubildung von lymphoiden Zellen aus dem undifferenzierten Reticulum scheint allmählich zurückzugehen, um mit dem Übergange des Keimzentrums in den Ruhezustand ganz aufzuhören.

Während in ausgebildeten erwachsenen Lymphknoten die beschriebene heteroplastische Lymphocytenbildung aus fixen Zellen normalerweise auf die Keimzentren beschränkt scheint, ist es eine Leichtigkeit, in jungen, neugebildeten

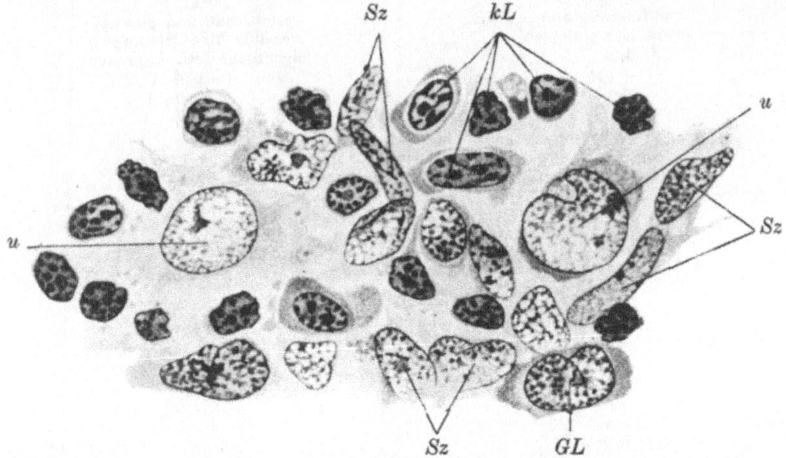

Abb. 63. Aus einem kleinen, neugebildeten mesenterialen Lymphknoten. Erwachsenes *Kaninchen* mit Phenylhydrazin und Sapotoxin behandelt (LANG 1926b). *u* Entstehung großer Lymphocyten aus dem undifferenzierten retikulären Syncytium (*Sz*). Die übrigen Bezeichnungen wie in Abb. 58—62. ZF, Häm., EAz. Zeiß Ap. Hom. Imm. 2, Komp.-Ok. 8.

Lymphknoten (im erwachsenen Organismus) denselben Vorgang auch sonst überall im diffusen lymphoiden Gewebe nachzuweisen (Abb. 63 *u*).

Was die umgekehrte Entwicklungsmöglichkeit betrifft, nämlich die Verwandlung der Lymphocyten in fixe Elemente, etwa Histiocyten oder in freie histiocytäre Makrophagen, so mag erwähnt werden, daß WEIDENREICH (1911) und DOWNEY und WEIDENREICH (1912) keine scharfe Grenze zwischen den Lymphocyten und den freigewordenen Reticulumzellen von Histiocyten- oder Monocytencharakter ziehen. Nach ihnen sollen sich z. B. die Lymphocyten, nachdem sie aus Reticulumzellen entstanden und in die Sinus gelangt sind, in Makrophagen verwandeln. Nach LATTA (1921) sollen Makrophagen aus „lymphoiden Hämoblasten“ in Lymphknoten entstehen. Ähnliche Angaben finden sich auch bei HEIBERG (1923). Es handelt sich bei der aufgeworfenen Frage um ein sehr wichtiges Problem von allgemein biologischem Interesse, welches in der folgenden Schilderung noch mehrfach wird berührt werden müssen — um die Aufklärung der genetischen Beziehungen zwischen zwei Zellarten: den eigentlichen Blutzellen, den „Hämocyten“, mit ihren „lymphocytoiden“ Vorstufen einerseits und den phagocytischen und speichernden histiocytären und monocytären Elementen andererseits.

Die Rückverwandlung eines Lymphocyten in eine vollkommen undifferenzierte fixe Zelle des mesenchymalen retikulären Syncytiums erscheint wenig wahrscheinlich. Die Verwandlung der Lymphocyten in phagocytierende und speichernde histiocytäre Zellen, in Polyblasten, auch in Monocyten, ist hingegen eine feststehende Tatsache — sie spielt bei Entzündung (MAXIMOW 1902, 1925hh), ferner bei der Entwicklung des Gewebes außerhalb des Körpers, in Kulturen (MAXIMOW 1923bb, 1925ii, kk, 1926ll, 1927nn, N. CHLOPIN und A. CHLOPIN 1925), eine wichtige Rolle (S. 543). Bei experimenteller Entzündung in Lymphknoten verwandeln sich die Lymphocyten in Polyblasten, wenn auch langsamer, als in anderen Fällen; dies könnte seine Erklärung darin finden, daß die Lymphocyten im lymphoiden Gewebe noch jung sind und im Blute noch nicht zirkuliert haben

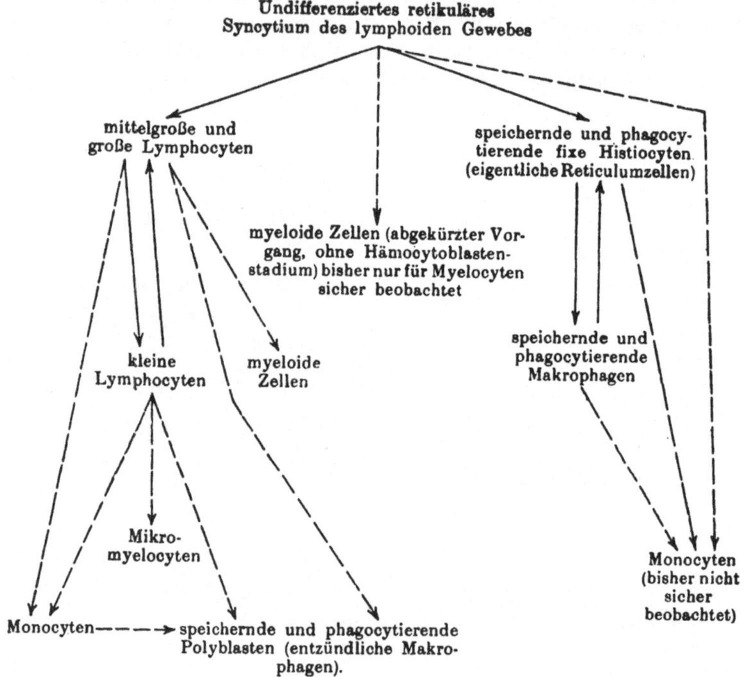

Schema 1. Genetische Wechselbeziehungen der fixen und freien Zellen im lymphoiden Gewebe; punktierte Linien geben Entwicklungsmöglichkeiten an, die nur unter abnormen Verhältnissen verwirklicht werden.

(BABKINA 1910, KIYONO und NAKANOIN 1919). Im gesunden erwachsenen lymphoiden Gewebe finden sich jedoch in der Regel keine Übergänge von Lymphocyten zu Histiocyten oder Monocyten.

Die genetischen Beziehungen der Zellen im lymphoiden Gewebe können durch beistehendes Schema 1 illustriert werden.

7. Über Involution und Neubildung von lymphoidem Gewebe und von Lymphknoten im erwachsenen Organismus.

Es ist bekannt, daß im erwachsenen Organismus, zum Teil sogar in den Grenzen des physiologischen Geschehens, lymphoides Gewebe, manchmal ganze Lymphknoten, verschwinden können, und daß andererseits Herde desselben Gewebes neu entstehen oder Lymphknoten neu gebildet werden können.

Bei Rückbildung des lymphoiden Gewebes gehen die Lymphocyten zum Teil an Ort und Stelle durch Degeneration zugrunde oder sie werden auf dem Blut-

bzw. Lymphwege entfernt. Die zelligen Elemente des Reticulums sollen sich in Fettzellen verwandeln (DE GROOT 1912), was bei ihrem undifferenzierten Charakter sehr wohl möglich erscheint.

Neubildung von kleinen Herden echten lymphoiden Gewebes im gewöhnlichen lockeren Bindegewebe der verschiedensten Körperstellen ist im erwachsenen Organismus oft beobachtet worden. Bei chronischer Entzündung geschieht dies in den Herden der kleinzelligen Lymphocyteninfiltration (MAXIMOW 1902). GREGGIO (1913) berichtet über Bildung kleiner lymphatischer Knötchen mit Keimzentren im interstitiellen Gewebe der *Kaninchen*niere bei Infektion mit Staphylokokken. SSOBOLEW (1913) fand ähnliches in der Schleimhaut des Mastdarmes usw. Bei gewissen Blutkrankheiten können im Knochenmark kleine, scharf umschriebene Herde oder ausgedehnte, diffuse Massen lymphoiden Gewebes auftreten (lymphadenoide Metaplasie).

Neubildung von Lymphknoten wurde in der Axilla bei Mammacarcinom von DE GROOT (1912) beobachtet und konnte von ihm auch experimentell durch Entfernung der axillaren Lymphknoten beim *Meerschweinchen* hervorgerufen werden. PETRI (1925) fand sie bei Erkrankungen bakteriell-toxischer Natur im retroperitonealen Fettgewebe des Menschen. LANG (1926c) machte denselben Befund im Mesenterium von *Kaninchen*, die mit Blutgiften (Phenylhydrazin, Sapotoxin) behandelt wurden.

Sowohl bei Involution als auch bei Neubildung von Lymphknoten scheint das Fettgewebe eine wichtige Rolle zu spielen. Wenn Lymphknoten rückgebildet werden, werden ihre Bestandteile allmählich vom Hilus aus durch Fettgewebe ersetzt, wobei die Fettzellen nach DE GROOT (1912) und TRAUTMANN (1926) aus den Reticulumzellen entstehen; die Kapsel kann dabei erhalten bleiben und der Lymphknoten sich schließlich in ein Fettläppchen verwandeln (DE GROOT 1912, JOLLY 1923). Wenn Lymphknoten im erwachsenen Organismus neu entstehen, erscheinen ihre Anlagen zuerst im Fettgewebe als kleine, unregelmäßig begrenzte Herde lymphoiden Gewebes zwischen den Fettzellen (DE GROOT 1912, PETRI 1925, LANG 1926c).

Wenn wir die Histogenese dieser Prozesse berücksichtigen, so ist es klar, daß es sich nicht um eine sogenannte direkte Metaplasie, d. h. um Verwandlung differenzierter Bindegewebselemente handeln kann. Wenn für die Erklärung der Entstehung der kleinzelligen Infiltrationsherde der Emigration von Lymphocyten aus dem Blute zweifellos eine große Bedeutung zukommen muß (MAXIMOW 1902, SCHRIDDE 1913) und auch bei Neubildung echten lymphoiden Gewebes ein Teil der Lymphocyten sehr wohl aus den Blutgefäßen oder auch aus den Lymphgefäßen stammen kann, muß für die Erklärung der Entstehung des Reticulums mit seinen Zellen unbedingt auf lokale Elemente mit embryonalen Potenzen zurückgegriffen werden. Die Entstehung der Reticulumzellen aus Fettzellen nach DE GROOT (1912) ist unwahrscheinlich. Nach GREGGIO (1913) sollen die sogenannten „Adventitiazellen", nach PETRI (1925) „retikuloendotheliale Elemente" die Quelle sein.

Die in der obigen Schilderung dargelegten Eigenschaften der retikulären Elemente machen es von vornherein unwahrscheinlich, daß ausgebildete ruhende Wanderzellen, also Histiocyten, alle Bestandteile des lymphoiden Gewebes hervorbringen könnten. Nicht die Histiocyten, sondern die überall im Bindegewebe, besonders aber in der Nähe der Gefäße zerstreuten undifferenzierten Mesenchymzellen sind im gegebenen Falle als die Stammzellen des lymphoiden Gewebes anzusehen. Sie erzeugen durch Wachstum und Wucherung das embryonale retikuläre Syncytium. Aus ihnen entsteht durch Wucherung und Isolierung, wie im Embryo (s. S. 240 u. 472), auch die Mehrzahl der Lymphocyten (Abb. 63 *u*); sofort nach Entstehung der letzteren setzt selbstverständlich auch ihre homoplastische mitotische Wucherung ein. Was die Sinus der neuen Lymphknoten anbelangt, so scheinen sie im Sinne von Downey (1922) als blinde Hohlräume in den Maschen des Reticulums zu entstehen und mit den benachbarten Lymphgefäßen erst sekundär in Verbindung zu treten.

8. Über die Funktionen des lymphoiden Gewebes.

Die Funktionen des lymphoiden Gewebes sind wohl sehr mannigfaltig; sie sind uns jedoch nur in einem kleinen Teile bekannt. Bei ihrer Beurteilung sind die beiden Hauptbestandteile des Gewebes zu berücksichtigen — die Lymphocyten und die Zellen des retikulären Stromas.

Die vom morphologischen Standpunkte am meisten in die Augen. fallende Funktion ist die cyto- oder hämopoetische — die Bildung der Lymphocyten. Die Lymphe, die in den Anfängen des lymphatischen Systems, in den Lymphcapillaren, enthalten ist, führt fast keine geformten Elemente. Die Lymphe der größeren, mit Klappen versehenen Lymphgefäße enthält hingegen, nachdem sie einen Lymphknoten passiert hat, zahlreiche Lymphocyten. Diese Tatsache kann an jedem Schnitt durch einen Lymphknoten zusammen mit den umgebenden Teilen bestätigt werden. Ob und in welchem Grade das lymphoide Gewebe auch freie Histiocyten und Monocyten in die Zirkulation aussendet, bleibt unentschieden.

Unter verschiedenartigen pathologischen Bedingungen treten im lymphoiden Gewebe junge myeloide Elemente — Myelocyten, Erythroblasten usw. auf. In solchen Fällen spricht man von einer „myeloiden Metaplasie" oder, besser, extramedullären Myelopoese (S. 417); das lymphoide Gewebe produziert dabei außer Lymphocyten auch Granulocyten, bzw. auch Erythrocyten usw. In den Blutlymphknoten sind myeloide Elemente auch unter physiologischen Bedingungen vorhanden.

Die andere Seite der Funktion des lymphoiden Gewebes ist wahrscheinlich vor allem mit den zelligen Elementen des Reticulums, mit den Histiocyten verknüpft und kann zu den Abwehrfunktionen des Organismus gerechnet werden. Wie oben beschrieben, befindet sich bereits physiologischerweise ein Teil des retikulären Zellenapparats im aktiven Zustande und erscheint als phagocytierende und speichernde, zum Teil noch fixe, zum Teil schon freie, isolierte, makrophagenartige Histiocyten. In den Keimzentren — in denen die vitale Farbstoffspeicherung gar nicht oder nur sehr schwach ausgeprägt ist — und im diffusen Grundgewebe räumen die Histiocyten degenerierende Zellen ab. In den Sinus der Lymphknoten, besonders im Mark, wirken die Histiocyten als Filter, die die verschiedenen, im Gewebe selbst entstehenden oder mit der Lymphe zugebrachten geformten Teilchen abfangen und phagocytieren (Ribbert 1907). Unter physiologischen Bedingungen äußert sich diese Phagocytose vor allem den Erythrocyten gegenüber, die entweder in loco aus den Capillarvenen austreten (W. Schulze 1925) oder mit der Lymphe gebracht werden. Letzteres geschieht besonders in pathologischen Zuständen, z. B. wenn in den Körperteilen, aus welchen der betreffende Knoten seine Lymphe erhält, ausgedehnte Blutergüsse stattgefunden haben. Kohlestäubchen, die in die Lungenalveolen geraten, gelangen allmählich in die Bronchialknoten, werden hier von den Reticulumzellen gefressen und können sich in so großen Mengen anhäufen, daß das ganze Organ schwarz gefärbt wird. Dasselbe tritt in den Lymphknoten ein, die die Lymphe aus tätowierten Hautgebieten empfangen. Besonders wichtig ist die Abwehrreaktion, die in den Histiocyten der Lymphknotensinus ausgelöst wird, wenn pathogene Mikroorganismen mit der Lymphe in das Gewebe gelangen — auch in diesem Falle werden die Krankheitserreger von den aktiven, histiocytären Reticulumzellen aufgehalten und nach Möglichkeit verdaut und unschädlich gemacht.

Die Abschwächung der Virulenz der in das lymphoide Gewebe gelangenden Infektionserreger soll nach Marchand (19241) in erster Linie den Lymphocyten zuzuschreiben sein. Nach Murphy und Ellis (1914), Murphy und Nakahara (1920), Murphy, Nakahara und Sturm (1921), Murphy und Sturm (1919), Nakahara und Murphy (1921 a, b) sollen die Lymphocyten des lymphoiden Gewebes eine gewisse Rolle in der Resistenz gegen experimentelle Tuberkulose und Krebs bei *Mäusen* spielen.

Die beiden Hauptfunktionen des lymphoiden Gewebes — die Bildung von Lymphocyten und die Abwehrvorgänge — können unabhängig voneinander beeinflußt werden und variieren. Ihre relative Ausbildung und Intensität bedingen in jedem einzelnen Fall das mikroskopische Bild.

Nach Ribbert (1907) sollen die mit der Lymphe in die Lymphknoten und weiter in andere Lymphknoten gelangenden Teilchen, z. B. Kohlepartikelchen, fast ausschließlich innerhalb von Phagocyten, die er als mobilisierte Endothelzellen auffaßt, transportiert werden. Diese Elemente sollen mit einer außergewöhnlichen Wanderungsfähigkeit begabt sein und mit Hilfe ihrer amöboiden Bewegungen sogar durch die Kapsel der Lymphknoten hindurch ins umgebende Gewebe gelangen können.

Es ist sehr wahrscheinlich, daß das lymphoide Gewebe — besonders in den mesenterialen Lymphknoten und in den peripheren Lymphknötchen der Darmwand und wieder vor allem durch seine Histiocytenkomponente — eine wichtige Rolle im Stoffwechsel, insbesondere der Fettstoffe spielt. Nach CIACCIO (1909 a, b) sollen seine Reticulumzellen und Makrophagen Tröpfchen phosphorhaltiger Lipoide enthalten. Einige Beobachtungen (FIRLEJEWITSCH 1906) weisen auf die Veränderungen der mesenterialen Lymphknoten in Verbindung mit den Verdauungsphasen hin. Ein Teil des aus dem Darme in den Chylus übertretenden Fettes wird, bevor er in den Ductus thoracicus gelangt, in den mesenterialen Lymphknoten zurückgehalten und hier in den Histiocyten verarbeitet. Nach BERGEL (1920, 1921) sollen auch die Lymphocyten selbst infolge ihres Lipasegehaltes beim Fettstoffwechsel eine wichtige Rolle spielen. Das lymphoide Gewebe erscheint folglich als wichtiger Faktor im Assimilationsvorgang des Nahrungsfettes (STHEEMAN 1910). Auch für den intermediären Fettstoffwechsel und Fetttransport mag das lymphoide Gewebe von Bedeutung sein.

In den Blutlymphknoten, in denen Erythrophagocytose nicht besonders stark entwickelt erscheint und die Erythrocyten scheinbar extracellulär zerfallen und aufgelöst werden (WEIDENREICH 1905 d), sondern die Reticulumzellen vielleicht erythrolytische Substanzen ab.

Im übrigen gilt für die Histiocyten des lymphoiden Gewebes dasselbe, was weiter unten von den Histiocyten im allgemeinen berichtet wird.

Der Ausbildungszustand des lymphoiden Gewebes steht in deutlicher Abhängigkeit von der Konstitution und vom Alter des Organismus. Im hohen Alter verfällt es der Atrophie, Verödung und Fibrose (WEST 1924). Bei Hungerzuständen (JOLLY 1914, JOLLY und SARAGEA 1924) erleidet es ebenfalls atrophische Veränderungen, die allerdings in den verschiedenen lymphoiden Organen verschieden stark ausgebildet erscheinen. Die zerfallenden Lymphocyten werden dabei von den retikulären Histiocyten gefressen; bei Auffütterung erfolgt Regeneration. LEFHOLZ (1923) hat gezeigt, daß calorienreiche und besonders fettreiche Diät die Menge des lymphoiden Gewebes im Körper erhöht. Es wird demnach in seinen Lebensäußerungen von den allgemeinen Ernährungsbedingungen stark beeinflußt.

Eine große Empfindlichkeit zeigt das lymphoide Gewebe den Röntgenstrahlen gegenüber. Nach JOLLY (1923, 1924 m) erfolgt sofort nach Bestrahlung eines Lymphknotens Zerfall der Lymphocyten mit nachfolgender Phagocytose der Zellreste durch Reticulumzellen. Diese Erscheinungen erreichen ihren Höhepunkt schon nach 6 Stunden und klingen nach 12—15 Stunden allmählich ab. Nach 3—4 Tagen beginnt die Regeneration, die nach 8 Tagen abgeschlossen ist. Ob die Wirkung der Strahlen dabei eine direkte, unmittelbar auf die Lymphocyten gerichtete ist, erscheint allerdings fraglich (JOLLY und FERROUX 1925). Bei Ligatur der den betreffenden Lymphknoten speisenden Arterie ist die Reaktion viel schwächer (JOLLY 1924 n).

Nach MURPHY und STURM (1919) und NAKAHARA und MURPHY (1921 b) soll die Wirkung trockener Hitze auf den Organismus der *Maus* sich zunächst in degenerativen Veränderungen des lymphoiden Gewebes in den Lymphknoten äußern; nachfolgend tritt erhöhte Tätigkeit und besonders energische Neubildung von Lymphocyten ein.

9. Lymphoepitheliale Organe.

Während die Lymphocyten im echten lymphoiden Gewebe in den Maschen eines mesenchymatischen zellig-faserigen Reticulums eingebettet sind und aus ihm heraus unter Umständen auch neugebildet werden können, treten sie an bestimmten Stellen im Körper in eigentümliche Beziehungen zum entodermalen Epithel des Verdauungskanals.

In den Zungenbalgdrüsen, in den Tonsillen, ferner überall in der Darmschleimhaut an den Stellen, wo die solitären oder zu PEYERschen Haufen versammelten peripheren Lymphknötchen vorkommen, wandern die in den letzteren entstehenden kleinen Lymphocyten in großen Mengen ins Epithel ein. Dieselben Beziehungen, nur in ungleich größerem Ausmaße, erscheinen in einem besonderen Organ verwirklicht, welches seiner ersten Entwicklung nach als Darmdrüse auftritt, später aber einen vollkommenen Umbau erfährt — in der Thymusdrüse. Über dieses Organ, welches der Gruppe der innersekretorischen Drüsen angehört, handelt ein besonderer Abschnitt.

Die erste Anlage der Thymusdrüse bei den *Säugetieren* ist eine kompakte entodermale Epithelknospe. Aus dem umgebenden Mesenchym wandern in die Knospe, in die Spalten zwischen den Epithelzellen, große, basophile, lymphocytoide Wanderzellen ein (MAXIMOW 1909 n). Sie vermehren sich durch Mitose in solchem Grade, daß sie bald die ebenfalls wuchernden Epithelzellen an Zahl weit übertreffen. Sie werden dabei kleiner und bilden sich schließlich in typische kleine dunkelkernige Lymphocyten um. Die zwischen den Lymphocyten verbleibenden Epithelzellen verwandeln sich in ein eigentümliches, dem Reticulum des lymphoiden Gewebes ähnliches Gerüst, in dem nach einigen Autoren sogar Fasern enthalten sein sollen (MIETENS 1909). In ähnlicher Weise verlaufen die ersten Stadien der Thymushistogenese auch bei den anderen *Wirbeltieren* (HAMMAR 1905, 1908, MAXIMOW 1912 u, v).

Bei den *Vögeln* kommt außerdem noch ein anderes großes lymphoepitheliales Organ hinzu — die Bursa Fabricii (JOLLY 1915). Hier enthält jedoch nur die Marksubstanz von Lymphocyten infiltriertes Epithel; die Rinde der Follikel besteht aus echtem lymphoiden Gewebe.

Die geschilderte Zusammensetzung der Thymus in ihren frühen Entwicklungsstadien aus Elementen zweierlei Art ist durch zahlreiche Untersuchungen erhärtet und kann als feststehend gelten (HAMMAR 1910, 1922, PINNER 1915, JOLLY 1924 o u. a.). Die von einigen Forschern (SCHRIDDE 1923 r, GOLDNER 1925, GOTTESMANN und JAFFE 1926) neuerdings wieder ausgesprochene Überzeugung, daß die kleinen Thymuszellen nicht Lymphocyten, sondern in besonderer Weise veränderte Epithelzellen sind, ist durch Tatsachen nicht genügend bewiesen. Das Verhalten der kleinen Thymuszellen unter verschiedenen Bedingungen (Bestrahlung, Hungern, Explantation, WASSÉN 1914)ist mit dem Verhalten echter kleiner Lymphocyten identisch. WEILL (1913) konnte in der gesunden Thymusdrüse bei *Ratte* und Mensch Entstehung von eosinophilen und Spezialmyelocyten und von Plasmazellen aus den Thymuslymphocyten nachweisen, desgleichen DANTSCHAKOFF (1916 k) in der in die Allantois eines *Hühner*embryos transplantierten *Hühnchen*thymus. Bei *Tieren*, bei denen durch Einführung von Blutgiften experimentelle myeloide Metaplasie in verschiedenen Organen erzeugt wird, zeigt auch die Thymus ausgedehnte extramedulläre Myelopoese (LANG 1926 c).

Was die Histogenese der Thymus in den späteren Stadien und beim Erwachsenen betrifft, wo sie der allmählichen Involution verfällt und von Fettgewebe durchdrungen und substituiert wird, so sind die Verhältnisse hier noch nicht genügend geklärt. Dies bezieht sich allerdings nicht auf die Natur der kleinen Thymuszellen, an deren echten Lymphocytennatur trotz der gegenteiligen Angaben von DUSTIN (1914), SALKIND (1915), SCHRIDDE (1923r), v.WINIWARTER (1924) wohl nicht gezweifelt werden kann, und nicht auf die HASSALschen Körper, deren epitheliale Natur ebenfalls feststeht, sondern auf das Reticulum (MOLLIER 1913).

MIETENS (1909) wies im Reticulum der Thymus die Anwesenheit von Bindegewebsfasern nach. A. HARTMANN (1915) bestätigt die Angaben von HAMMAR und MAXIMOW für die frühesten Entwicklungsstadien, lenkt aber die Aufmerksamkeit auf eigentümliche, sehr komplizierte Beziehungen des Septumbindegewebes zu der ersten, epithelialen, von den Lymphocyten infiltrierten Anlage. Das zellreiche Septumbindegewebe wird zu einem wahrhaft lymphoiden umgewandelt; dieses und das usrprüngliche lymphoepitheliale Gewebe durchdringen sich gegenseitig, so daß die Grenze zwischen beiden verwischt wird und ein guter Anteil des Septumgewebes zu dem Organparenchym geschlagen wird. Auch STRANDBERG (1918) stützt die Auffassung von dem primär lymphoepithelialen Charakter der Thymus, beschreibt aber allmähliches Eindringen von Bindegewebe aus den Septen in das Gewebe. Von JOLLY und DE TANNENBERG (1924) sind im Mark der *Katzen*thymus echte Keimzentren gefunden worden, wo also außer Lymphocyten sicherlich auch mesenchymatisches Reticulum vorhanden gewesen sein muß. Von einer Reihe von Autoren wurde vitale Farbstoffspeicherung in einem Teil der Zellen des Thymusreticulums beobachtet (KIYONO 1914 a). Diese Elemente scheinen auch überhaupt bei Erkrankungen, die das Histiocytensystem betreffen, zum Teil in ganz ähnlicher Weise wie z. B. die Reticulumzellen der Milz und der Lymphknoten zu reagieren (SSYSSOJEW 1924a, BLOOM 1925).

Die angeführten Tatsachen müssen ASCHOFF neuerdings (1926 e) veranlaßt haben, die Rindensubsanz der Thymus im Sinne der älteren Histologen (v. EBNER 1902) wieder als echtes lymphoides Gewebe zu bezeichnen. WITUSCHINSKI (1926) läßt sogar Histiocyten aus Epithelzellen entstehen.

Eine Lösung der Frage scheint jetzt durch die von TSCHASSOWNIKOW (1926) und POPOFF (1926) unabhängig voneinander ausgeführten Untersuchungen gegeben zu sein. In Gewebskulturen der Thymus trennen sich die epithelialen Elemente aufs schärfste von den bindegewebigen. Das Epithel bildet zuerst an der Peripherie der Läppchen einen syncytialen Saum, um sich später in kompakte, scharf umschriebene, vom wuchernden Bindegewebe umgebene Inseln zu sammeln. Zwischen und in den Läppchen, in Rinde und Mark, entwickeln sich große phagocytierende und carminspeichernde Histiocyten. Sie entstehen nicht aus den epithelialen Reticulumzellen, sondern aus Bindegewebszellen embryonalen Charakters, die überall entlang den Gefäßen gelagert sind und zusammen mit den letzteren schon in embryonalen Stadien das lymphoepitheliale Gewebe durchsetzen. Wenn in der Thymus im Körper unter pathologischen Verhältnissen Histiocyten auftreten, entstammen sie diesen perivasculären Mesenchymzellen. Diese letzteren sind auch die Quelle der Neubildung der Thymuslymphocyten in Thymusautotransplantaten und bei Regeneration dieses Organs nach Traumen (POPOFF 1926).

10. Das lymphoide Gewebe bei den niederen Wirbeltieren.

Lymphocyten sind im Blute und im Bindegewebe aller, auch der niedersten *Wirbeltiere* vorhanden, manchmal, z. B. bei den *Vögeln*, sogar in sehr großen Mengen. Demgegenüber fällt auf, daß das System der lymphoiden Organe unvergleichlich schwächer ausgebildet ist, ja daß bei den niedersten *Wirbeltieren* ein eigentliches lymphoides Gewebe überhaupt fehlt.

Organe, die mehr oder minder den Lymphknoten der *Säugetiere* gleichen, sind bloß bei einigen *Vogel*arten bekannt, nämlich bei den meisten untersuchten Vertretern der *Lamellirostres*, z. B. bei der *Gans*, der *Ente*, dem *Schwan* (JOLLY 1910). Ihre Zahl im Körper ist jedoch sehr gering — es sind bloß zwei Paare, die cervicalen und die lumbalen, vorhanden und sie sind auch viel einfacher gebaut. Die cervicalen Lymphknoten stellen eine spindelförmige Verdickung des Endabschnittes des großen Lymphgefäßes vor, das die Vena jugularis begleitet und in dieselbe an der Stelle ihres Zusammenflusses mit der Vena axillaris einmündet. Das lumbale Paar stellt zwei verlängerte flache Körper vor, die rechts und links dem caudalen Aortenabschnitt zwischen den Abgangsstellen der Arteriae femorales und ischiadicae anliegen; sie sind in die Lymphgefäße eingeschaltet, die den Hauptanfang der beiden Ductus thoracici zusammensetzen.

Alle diese Lymphknoten stellen eigentlich eine lokale Verdickung der Lymphgefäßwand vor, die mit einer lymphoiden Verwandlung der letzteren verbunden ist. Der von der einen Seite einmündende Kanal setzt sich direkt in einen weiten, die Mitte des Organs einnehmenden Sinus fort. Die Wände des Sinus bestehen aus einer dicken kompakten Schicht diffusen lymphoiden Gewebes mit Primärknötchen und Keimzentren. Vom zentralen Sinus laufen nach außen, durch die Masse des lymphoiden Gewebes hindurch, andere engere Sinus. Sie bilden an der Peripherie des Organs, unter der dünnen, oft undeutlich ausgeprägten Kapsel, netzförmige Geflechte, zwischen denen sich das lymphoide Gewebe nach Art von Marksträngen fortsetzt. Alle diese Sinus, sowohl der große zentrale, als auch die peripheren geflechtartigen, sammeln sich schließlich zu einem oder mehreren unregelmäßig geformten, von lymphoidem Gewebe umgebenen Kanälen, die in die Vene einmünden (Gl. cervicales), oder allmählich wieder in ein gewöhnliches Lymphgefäß übergehen (Gl. lumbales). In den lumbalen Knoten ist oft ein zentraler Sinus überhaupt nicht vorhanden, sondern das ganze Organ stellt eine schwammartige Masse von follikelhaltigem lymphoidem Gewebe vor; sie ist von netzartigen Sinus durchdrungen, die sich an den beiden Polen des Organs in gewöhnliche Lymphgefäße fortsetzen. Es ist klar, daß der Lymphstrom durch die beschriebenen Lymphbahnen viel rascher fließen muß, als bei den *Säugern*.

Was den feineren Bau des lymphoiden Gewebes in den beschriebenen Lymphknoten der Lamellirostres anbelangt, so erinnert er sehr an die oben beschriebenen Verhältnisse bei den *Säugetieren*. Die Keimzentren haben jedoch nach JOLLY (1923) einen etwas anderen Bau, als bei den *Säugern* — sie sehen nicht heller, sondern dunkler aus, als das umgebende Gewebe und sollen nur aus schon differenzierten wuchernden Lymphocyten bestehen („knötchenförmige Keimzentren"). Die Sinus unterscheiden sich von den Sinus der *Säuger*lymphknoten durch das Fehlen eines Reticulums im Lumen. Letzteres ist frei und die Wände sind von platten „Endothelzellen" bekleidet. Diese Endothelzellen weisen deutliche phagocytäre Eigenschaften auf; im Lumen der Sinus finden sich gelegentlich freie Makrophagen endothelialen Ursprungs.

Da die anderen *Vogel*arten selbst dieser primitiv gebauter Lymphknoten entbehren und die letzteren auch bei den *Lamellirostres* im Vergleich mit der Körpergröße eine nur ganz unbedeutende Größe haben, ist es selbstverständlich, daß im *Vogel*organismus andere Bildungsstätten der Lymphocyten vorhanden sein müssen. MJASSOJEDOFF (1926) hat neuerdings die Struktur und die Verbreitung des lymphoiden Gewebes beim *Huhn* genauer untersucht.

Beim *Huhn* findet sich das lymphoide Gewebe an vielen Stellen, über den ganzen Körper zerstreut. In der Milz tritt es als weiße Pulpa auf, die die Arterien umscheidet und mehr oder minder deutliche Follikel bildet. Im Knochenmark sind ebenfalls kleine, unregelmäßig begrenzte Anhäufungen desselben Gewebes vorhanden. In der Tunica propria sowohl des Dünn- als auch des Dickdarms finden sich typische lymphatische Follikel oder periphere Knötchen. Die Primärknötchen in den letzteren sind meistens mit einer ausgesprochenen Kapsel versehen; nach außen von der letzteren erscheinen sie stets noch von diffusen lymphoiden Infiltrationen umgeben. In der Leber findet sich das lymphoide Gewebe besonders an den Verzweigungen der Pfortader in Form von Zügen. Besonders reichliche Anhäufungen von lymphoidem Gewebe besitzt das *Huhn* im lockeren ungeformten Bindegewebe der serösen Membranen (Mesenterium) und der Haut samt Unterhautzellgewebe. Es erscheint auch hier hauptsächlich um die Arterien herum in Form lymphoider Scheiden angeordnet, welche stellenweise spindelförmig verdickt sind oder auch regelrechte, Keimzentren enthaltende Primärknötchen bilden, die ihrerseits von lockeren diffusen Lymphocyteninfiltrationen umgeben sind. Auch an verschiedenen anderen Körperstellen kommen lymphoide Infiltrationen von verschiedener Ausdehnung und Dichtigkeit mit oder ohne Primärknötchen und Sekundärknötchen vor.

Bei den *Kaltblütern* ist es eigentlich nicht mehr möglich, von einem besonderen lymphoiden Gewebe zu sprechen. Die Blutbildungsprozesse sind überhaupt viel weniger scharf auf bestimmte Organe lokalisiert und die Trennung zwischen lymphoiden und myeloiden Elementen ist nicht genau durchzuführen. Die Histogenese der Blutelemente wird weiter unten behandelt.

Als „lymphoide" bzw. „myelo-lymphoide" Organe werden bei anuren *Amphibien* besondere in der ventralen Halsgegend befindliche Körperchen beschrieben, deren Entstehung von Maurer (1888) mit der Rückbildung des Kiemenapparates in Verbindung gebracht wurde und die infolgedessen auch als „Kiemenreste" bezeichnet werden (Gaupp 1904, Jolly 1919 h, i, 1923, Goffaux 1919, v. Braunmühl 1926). Sie sind zweifellos als Brutstätten für Lymphocyten anzusehen. Die neuesten Untersuchungen von v. Braunmühl (1926) haben gezeigt, daß sie mit den Kiemen genetisch nichts zu tun haben und rein bindegewebige, aus der Wucherung und Differenzierung von perivasculär („perijugulär") gelegenem, bzw. im Foramen obturatorium des Schultergürtels ausgespanntem Mesenchym hervorgehen. Es lassen sich 1. das paarige „Jugularkörperchen", 2. das median gelegene „Corpus propericardiale" und 3. das paarige „Corpus procoracoidale" unterscheiden. Ihr Bau wechselt stark je nach der Jahreszeit. Im Herbst und Winter bestehen sie zum größten Teil aus Fettzellen, im Frühjahr und Sommer aber aus einem mesenchymalen, faserhaltigen Reticulum mit freien Zellen in den Maschen. Unter den freien Zellen lassen sich einerseits wuchernde „Stammzellen" (Hämocytoblasten) unterscheiden, die sich vom zelligen Reticulum abspalten, andererseits aus diesen Stammzellen durch differenzierende Entwicklung hervorgehende Lymphocyten, Spezialleukocyten und eosinophil und basophil gekörnte Leukocyten. Die beschriebenen Organe können also keinen Anspruch auf einen rein lymphoiden Charakter erheben und gehören eigentlich zu den weiter unten für die niederen *Wirbeltiere* beschriebenen lymphogranulopoetischen Gewebsbildungen.

Scharf von diesen „lymphoiden" Organen zu unterscheiden sind die bei den *Anuren* während der Larvalzeit vorkommenden sogenannten Schlund- bzw. Kiemenhöhlenkörperchen. Sie weisen den Bau lymphoepithelialer Organe auf. Außerdem zeigt die Schleimhaut der Nasen- und Rachenhöhle an mehreren Stellen auch diffuse lymphoide Infiltrationen. Bei den *Urodelen* finden sich statt dessen papilläre Hervorragungen, in deren Bereich die Schleimhaut von Lymphocyten infiltriert erscheint.

Die von Kennel (1911, 1913) sogenannten „adipolymphoiden Körper" der anuren *Amphibien* stellen in nächster Nachbarschaft der Keimdrüsen gelegene, aus Serosafalten entstandene, gelbe, gefingerte Körper vor, deren Größe und Bau je nach der Jahreszeit bedeutenden Schwankungen unterliegen. Im Frühjahr und Sommer, wo der Geschlechtsapparat tätig ist, schwindet das sonst fast ausschließlich vorhandene Fettgewebe und in den Maschen eines zelligen Reticulums häufen sich „lymphoide Zellen" an. Da hier jedoch außer echten Lymphocyten auch Granulocyten und Erythroblasten, wenn auch in geringer Anzahl, vorhanden sind, eignet sich der Name „lymphoid" für diese Gebilde nicht gut. Das Gewebe der „adipolymphoiden Körper" wird wohl dem Gewebe der sonstigen Blutbildungsstätten der *Amphibien* anzureihen sein, vielleicht mit dem Unterschiede, daß es relativ mehr lymphoide Zellformen enthält.

Beim Fehlen echten lymphoiden Gewebes bei den niedersten *Wirbeltieren* und bei der relativen Spärlichkeit der Lymphocyten in den Blutbildungsstätten, wird wohl die Möglichkeit einer mitotischen Vermehrung der Lymphocyten im zirkulierenden Blute anzunehmen sein.

Die Thymus hat auch bei den *Kaltblütern* einen ähnlichen Bau, wie bei den *Säugetieren* und enthält Lymphocyten in den Maschen eines epithelialen Zellnetzes.

B. Myeloides (myeloisches) Gewebe. Das Knochenmark.

1. Allgemeines.

Im erwachsenen Organismus der *Säugetiere* und des Menschen werden unter physiologischen Verhältnissen die myeloiden Blutelemente, die granulierten Leukocyten und Erythrocyten, ausschließlich im myeloiden Gewebe gebildet, das sich in den Hohlräumen der Knochen als Knochenmark findet. Das Knochenmarkgewebe füllt die große, von der Compacta umgebene Diaphysenhöhle der langen Röhrenknochen sowie die Höhlen der Spongiosa in allen sonstigen Knochen des Skeletts aus, um sich zusammen mit den Blutgefäßen bis in die HAVERSschen Kanäle fortzusetzen.

Nach dem makroskopischen Aussehen sind mehrere Abarten von Knochenmark zu unterscheiden. Die beiden wichtigsten sind das rote und das gelbe oder Fettmark. Das rote Mark ist sehr weich, oft halbflüssig und quillt beim Durchsägen des Knochens hervor. Das gelbe Mark ähnelt dem Unterhautfettgewebe.

Für die Blutbildung ist nur das rote Mark von Bedeutung; es besteht der Hauptmasse nach aus myeloiden Zellen. Beim Embryo und beim Neugeborenen enthalten alle Knochen in ihren Markräumen rotes Knochenmark. Zu dieser Zeit ist die Diaphysenhöhle in den langen Röhrenknochen noch nicht vollständig ausgebildet. Mit fortschreitendem Alter wird das rote Knochenmark allmählich vom Fettmark verdrängt, wobei dieser Vorgang von den distalen Enden der Extremitäten proximalwärts zum Rumpfe hin vorrückt. Im Fettmark ist das myeloide Gewebe mehr oder minder vollständig durch Fettgewebe ersetzt. Die Verteilung des roten und gelben Markes beim erwachsenen Menschen ist von NEUMANN (1882), HEDINGER (1913) und PINEY (1922) untersucht worden. Alle Extremitätenknochen enthalten hier fast ausschließlich Fettmark. Rotes Mark findet sich nur in den proximalen Epiphysen von Femur und Humerus und oft noch als dünne periphere Schicht an der Peripherie des Diaphysenmarkes. Außerdem bleibt es zeitlebens in den Knochen des Stammes — Wirbel, Rippen und Sternum — und in der Diploe der Schädelknochen bestehen. WETZEL (1920) hat die Größe des roten Markorgans beim erwachsenen Menschen auf annähernd die Größe der Leber (angeblich 1419,66 ccm) berechnet. Nach MECHANIK (1926) soll die Markmenge sogar noch mehr — durchschnittlich 2600 g oder 4,6 vH vom Körpergewicht — betragen.

Statt des Ausdruckes rotes Mark wird manchmal als Synonym „lymphoides Mark" gebraucht. Diese Bezeichnung ist irreführend, da sie von PAPPENHEIM (1898, 1899a) für die frühesten embryonalen Entwicklungsstadien des Knochenmarkes vorgeschlagen wurde, wo sie aber auch nicht zweckmäßig erscheint (s. S. 489). Andererseits wird mitunter das lymphoid metaplasierte Mark bei Lymphadenosen mit demselben Namen belegt.

Zwischen rotem und gelbem Mark kann eine scharfe Grenze nicht gezogen werden. Im roten Mark kommen immer einzeln zerstreute Fettzellen vor. Andererseits enthält das Fettmark meistens Spuren von myeloiden Elementen; bei Vorhandensein gewisser auslösender Momente, vor allem hämatopoetischer Reize, kann es auch eine mehr oder minder ausgedehnte Rückverwandlung in rotes Mark erleiden, wobei das Fett aus den Fettzellen schwindet; in Fällen letzterer Art schreitet die Verwandlung in proximal-distaler Richtung vorwärts.

Bei den größeren *Säugetieren* zeigt das Knochenmark ähnliche Verhältnisse wie beim Menschen (ACKERKNECHT 1912). Bei den kleinen *Tieren*, z. B. den *Nagern* — wie *Meerschweinchen, Ratte, Maus* — bleibt die zentrale Höhle in der Diaphyse des Femurs und der anderen langen Knochen zeitlebens von rotem Mark mit einer wechselnden Anzahl von Fettzellen ausgefüllt. In den distalsten Knochen der Extremitäten, den Phalangen, erscheinen die Hohlräume von Bindegewebe mit reichlich ausgebildeter faseriger Intercellularsubstanz erfüllt — faseriges oder fibröses Mark (JACKSON 1904).

Das Knochenmark zeichnet sich durch seine außerordentliche Reaktionsbereitschaft verschiedenen Einwirkungen gegenüber aus. Dementsprechend kann es bei krankhaften Prozessen allgemeinen Charakters tiefgreifende Veränderungen aufweisen, die zum Teil auch sein makroskopisches Aussehen beeinflussen. Bei kachektischen und Hungerzuständen schwindet das Fett aus dem gelben Mark und das Gewebe bietet ein eigentümliches gallertartiges Aussehen dar — gallertiges oder gelatinöses (auch schleimiges oder muköses) Mark (NEUMANN 1885, CARNEGIE DICKSON 1908). Bei *Tieren* kann dieser Zustand experimentell durch Nahrungsentziehung hervorgerufen werden (JACKSON 1904). Das Fett schwindet aus den Fettzellen und der Raum zwischen den letzteren, den Fasern und den

Gefäßen, wird durch reichliche Gallerte ausgefüllt. Bei myeloider Leukämie kann das Knochenmark seines erythropoetischen Anteiles in so hohem Grade verlustig gehen, daß das Gewebe — das jetzt fast nur aus Jugendformen der Leukocyten besteht — eine graue, weiche, leicht zerfallende Masse darstellt; dieser Zustand wird oft als „pyoides" oder „eiterähnliches" (Neumann 1912) Mark bezeichnet. Das tiefrote Mark bei akuten Lymphadenosen ist als „splenoides" oder „pulpöses" Mark bekannt (Pappenheim 1919).

2. Methoden der Untersuchung.

Da das rote Knochenmark ein weiches, halbflüssiges, in knöchernen Höhlen eingeschlossenes Gewebe vorstellt, außerdem seine Zellen allen äußeren Einflüssen gegenüber sehr empfindlich sind, so bietet seine histologische Untersuchung bedeutende Schwierigkeiten dar.

In der klinischen Hämatologie wird fast ausschließlich die Methode der trockenen Ausstriche gebraucht. Das Wesen und der Wert dieser Methode sollen kurz besprochen werden. Es ist zweifellos, daß an Zellen, die frei in einer Flüssigkeit schweben, besonders beim Blut, diese Methode Bilder gibt, die klinisch von großem Werte sind, da sie auf leichte und schnelle Weise eine klinische Diagnose ermöglichen. Nach „panoptischer" Romanowsky-Färbung sehen Trockenpräparate sehr schön aus. Es wird jedoch meistens vergessen, daß diese Bilder keineswegs den tatsächlichen Verhältnissen entsprechen. Im Leben ist die Blutzelle ein kugeliger, wasserreicher Kolloidkörper. Beim Austrocknen auf der Glasoberfläche wird die Zelle mit dem ebenfalls halbflüssigen Kern ausgedehnt und in eine dünne, platte Scheibe verwandelt; der Kern ist dabei von zwei trockenen Cytoplasmaschichten, und das Ganze wieder von einer Schicht eingetrockneter Flüssigkeit (Plasma oder Gewebssaft) überlagert. Es ist wohl klar, daß dieser Zustand mit den Verhältnissen im Leben viel weniger übereinstimmt, als der Zustand derselben Zelle nach feuchter Fixierung mit eiweißfällenden Reagentien. Die meisten unserer Färbungsmethoden beruhen nicht so sehr auf chemischen, als auf physikalischen Vorgängen. Wenn eine dünne Scheibe eingetrockneter Kolloidsubstanz gefärbt wird, und die Farblösung dabei zuerst noch durch eine Schicht von trockenem Plasma oder Gewebssaft hindurchdringen muß, so kann wohl nicht erwartet werden, daß dieses Präparat Kernstrukturen zeigen wird. Es kann auch nicht überraschen, daß identische Zellen — wenn sie von einer eingetrockneten Flüssigkeitsschicht von verschiedener Zusammensetzung überlagert sind — verschiedene „Strukturen" aufweisen können. Der Wert der Trockenmethode für die Entscheidung von Fragen der Zellstruktur tritt besonders deutlich beim Vergleich des Kernes und der Nucleolen in der lebenden Zelle, nach feuchter Fixierung und im Trockenpräparat zutage. Während die im Leben deutlich sichtbaren Nucleolen der Hämocytoblasten oder der Lymphocyten im feucht fixierten Präparat unverändert erscheinen, erblickt man in den gefärbten plattgetrockneten Zellresten nur verschwommene, runde, lichte Flecke. Während der Kern der kleinen Lymphocyten im lebenden Zustande oder nach zweckmäßiger Fixierung mit Falten und mit einer einseitigen tiefen Einstülpung versehen erscheint, bietet er am Trockenpräparat das Bild eines runden Körpers.

Auf das Blut angewendet, gibt die Trockenmethode, wie gesagt, vom praktisch-klinischen Standpunkte brauchbare Bilder, allerdings von rein konventionellem Charakter. Bei Geweben, sogar weichen, wie das Knochenmark, versagt sie. Abgesehen von dem Verlust topographischer Beziehungen, erscheinen die Zellen zum großen Teil mechanisch geschädigt und geben dadurch öfters Veranlassung zu groben Täuschungen. Außerdem ist das Knochenmark in der Klinik nur schwer zugänglich. Aus diesen Gründen tritt in der klinischen hämatologischen Literatur fast überall das Bestreben zutage, auf Grund von Blutausstrichen auf die zellige Zusammensetzung der blutbildenden Organe des betreffenden Patienten oder sogar auf allgemeine hämatologische Fragen zu schließen. Diese Schlüsse können und müssen notwendigerweise immer nur einen sehr relativen Wert haben. Dabei wird z. B. sehr oft auf den myeloiden Ursprung einer Zellart nur deswegen geschlossen, weil ihre Zahlen im Blute sich parallel mit den Zahlen anderer, anerkanntermaßen aus dem Marke stammender Elemente bewegen. Es kann nicht wundernehmen, wenn auf solche Weise erzielte Resultate mit den mittels bewährter histologischer Methoden an vergleichend histologischem, zum Teil experimentellem Material gewonnenen Befunden. nicht übereinstimmen. Die in der neueren hämatologischen Literatur sehr oft geäußerte Anschauung, die Trockenmethode mit der „panoptischen" Färbung nach Pappenheim sei die modernste und vollkommenste Methode für histogenetische Blutuntersuchungen über die wir verfügen (Nägeli 1923, Lambin 1923c, 1924f, 1925g), muß demnach auf das Entschiedenste zurückgewiesen werden.

Für das Studium des Knochenmarkes sind, abgesehen von der Untersuchung in frischem Zustande, vor allem Schnittpräparate von lebensfrisch fixiertem und in Celloidin (nicht in Paraffin) eingebettetem Material zu verwenden. Beim erwachsenen Menschen kommt es meistens auf das Markgewebe an, welches im spongiösen Knochen eingeschlossen ist. Vorsichtig herausgesägte dünne Scheiben müssen hier (am besten mit ZENKER-Formol) fixiert, in Celloidin eingebettet und nachher dekalziniert werden. An solchen Präparaten treten Hämoglobin und alle Körnungen außerordentlich deutlich hervor (MAXIMOW 1907, 1910).

Wenn es nicht auf die topographischen Beziehungen der Gewebsbestandteile, sondern bloß auf die feinere Struktur der freien Zellen ankommt, so leistet die Methode der feucht fixierten Klatschpräparate vorzügliche Dienste (MAXIMOW 1910s, 1913, MARCHAND 1913).

Die von SIMPSON (1921) und SABIN (1923) für Blutuntersuchungen neuerdings wieder empfohlene alte, supravitale Färbungsmethode von PAPPENHEIM und NAKANISHI wird von CUNNINGHAM, SABIN und DOAN (1925) jetzt auch für das myeloide Gewebe in Anwendung gebracht; dabei wird Neutralrot und Janusgrün benutzt. Ihre damit gewonnenen Ergebnisse scheinen mit den sonstigen in der Wissenschaft vorhandenen Erfahrungen bezüglich der Histogenese der Knochenmarkzellen nicht vollkommen übereinzustimmen. Auch hier, wie bei der Trockenmethode, versagt das Verfahren bei Vorhandensein so zahlreicher dicht gedrängter Zellen, wie im Knochenmark. Da außerdem die Zellen sich in ganz ungewohnter Umgebung befinden und mit toxisch wirkenden Farbstoffen zusammenkommen, treten in ihnen gleich vom Beginn der Beobachtung an schwere Schädigungen auf, die sich während der Beobachtung rasch weiter entwickeln (HIRSCHFELD und HITTMAIR 1925). Diese Methode ist daher keine vitale, sondern eine supravitale (agonale, prämortale) Färbungsmethode. Ob die mit Janusgrün gefärbten Gebilde in allen Fällen als Plastosomen aufzufassen sind, ist fraglich, ebenso ob alle Plastosomen dadurch wirklich sichtbar gemacht werden.

3. Gerüst.

Wie im lymphoiden Gewebe, so können auch im Knochenmark zwei Hauptgewebsbestandteile unterschieden werden: 1. das mit den Blutgefäßen verbundene Gerüstwerk mit seinen Fasern und fixen Zellen und 2. die in den Maschen des Gerüstes befindlichen freien Zellen.

Das Gerüst des myeloiden Gewebes ist dem für das lymphoide Gewebe beschriebenen sehr ähnlich. Hier wie dort besteht es erstens aus einem netzartigen Geflecht von mit Silber imprägnierbaren Reticulinfasern (Abb. 64 r), zweitens aus mit den Fasern innigst verbundenen zelligen Elementen (d), den Reticulumzellen (ENDERLEN 1891, RETZIUS 1902, JACKSON 1904, ALFEJEW 1926, ORSÓS 1926 c). Im myeloiden Gewebe ist das Fasergerüst zarter und lockerer als im lymphoiden.

a) Histiocyten und undifferenzierte Mesenchymzellen.

Die Zellen des Reticulums, die sich vermutlich auch im myeloiden Gewebe nach Art eines Syncytiums verbinden und die Fasern umscheiden, sind mit ihren blassen, chromatinarmen Kernen nur hier und da, weit zerstreut, zwischen den dicht gedrängten freien myeloiden Zellen sichtbar (Abb. 64 d). Ihr Cytoplasma enthält oft wechselnde Mengen von Pigmentkörnchen. Bei *Tieren* mit genügend hoch getriebener vitaler Farbstoffspeicherung sind sie mit körnigen gefärbten Einschlüssen dicht erfüllt und vergrößert und treten mit ihren verzweigten und netzförmig verbundenen Ausläufern sehr deutlich hervor (Abb. 65 *Retz*) (TSCHASCHIN 1913 c). Sie verhalten sich wie typische Histiocyten. Viele von ihnen erscheinen schon unter physiologischen Bedingungen frei, aus dem Verbande des Reticulums herausgelöst, als histiocytäre Makrophagen. Bei krankhaften Zuständen kann sich die Zahl der letzteren außerordentlich vergrößern und es läßt sich der Übertritt dieser großen amöboiden Histiocyten durch die dünne Wand der Sinusoide in den Blutstrom nachweisen (Abb. 65 und 66 o, H). Zum Unterschiede von den Reticulumzellen des lymphoiden Gewebes können sie aus dem Blute sehr rasch nicht nur kolloide, wie Trypanblau, Lithiumcarmin und dergleichen, sondern auch körnige aufgeschwemmte Substanzen, wie z. B. Tusche aufnehmen. Dies geschieht sogar in Fällen, wo sie schon früher mit den kolloidalen Farbstoffen überfüllt waren (Abb. 65 *Retz, H*). Dieser funktionelle Unterschied der Histiocyten in den beiden blutbildenden Geweben läßt sich leicht durch die besondere Beschaffenheit der Gefäßwandungen im Knochenmark (S. 384) und durch den dadurch bedingten leichten Zutritt der im Blute aufgeschwemmten Teilchen zu den im Gewebe gelegenen Zellen erklären.

Wie im lymphoiden Gewebe (S. 346), so lassen sich auch im myeloiden Gewebe eines vital gefärbten *Tieres* im Reticulum blaßkernige zellige Elemente unterscheiden (Abb. 65 und 66 *Sz*), deren Cytoplasma gar keine oder nur spärliche Farbstoffkörnchen beherbergt. Sie sind als undifferenzierte, mit embryonalen Potenzen

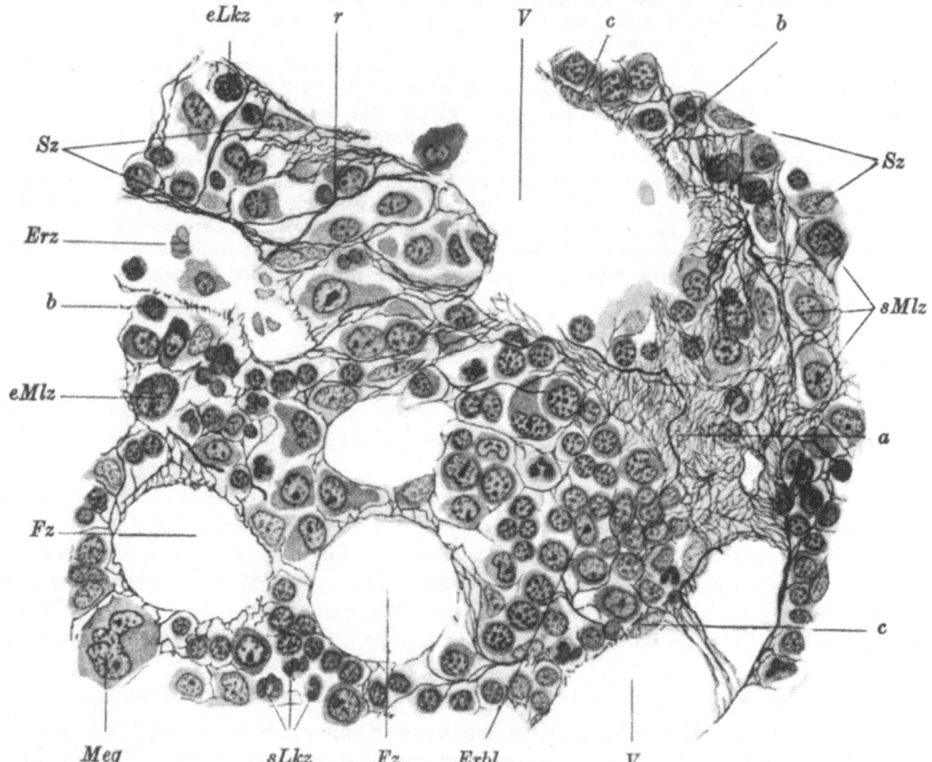

Abb. 64. Knochenmark vom Menschen (Kind von 6 Jahren, obere Epiphyse des Femur). *r* Reticulumfasern, mit Silber imprägniert; *Sz* Kerne des undifferenzierten retikulären Syncytiums; *V* venöse Capillaren (Sinusoide); *c* Wandzellen derselben (histiocytäre Uferzellen, „Endothel"); *a* Fasergeflechte in der Gefäßwand, im Tangentialschnitt (von der Fläche) gesehen; *b* dasselbe im Querschnitt; *Sz* Reticulumkerne; *Meg* Megakaryocyten; *sLkz* Spezialleukocyten; *sMlz* Spezialmyelocyten; *eLkz* eosinophile Leukocyten; *eMlz* eosinophile Myelocyten; *Fz* Fettzellen; *Erz* Erythrocyten; *Erbl* Erythroblasten. ZF, Silberimprägnation nach Bielschowsky am Schnitt. Zeiß Ap. Hom. Imm. 2, Komp.-Ok. 4.

ausgestattete Mesenchymzellen anzusehen, während die speichernden und phagocytierenden Histiocyten bereits einseitig differenzierte Elemente vorstellen.

b) Fibrocyten.

Für die Fibrocyten im Reticulum des myeloiden Gewebes gilt dasselbe, was oben für das lymphoide Gewebe festgelegt wurde. Unter physiologischen Verhältnissen sind echte Fibrocyten — außer in der Umgebung der größeren Gefäße — nicht sichtbar. Bei Entzündung des Knochenmarkes aber und in Gewebskulturen des myeloiden Gewebes löst sich das zellige Reticulum rasch einerseits in amöboide phagocytierende und speichernde Polyblasten, andererseits in typische, spindelförmige Fibrocyten auf.

c) Endost.

An der Berührungsfläche des Knochenmarkgewebes mit den Wänden der großen Markhöhle in der Diaphyse der Röhrenknochen verdichtet sich das Gerüst zu einer dünnen Bindegewebsmembran, dem sogenannten Endost (Ssamoilenko 1913). Es entspricht dem Periost, ist aber viel dünner.

d) Fettzellen.

Eine wichtige Besonderheit des Knochenmarkstromas sind die mit ihm verbundenen Fettzellen (Abb. 64 und 65 *Fz*). Im Fettmark füllen sie alle Maschen des Gerüstwerkes aus, so daß zwischen ihnen nur enge Spalträume mit Blutcapillaren, Reticulumzellen und feinen Fasergeflechten übrig bleiben. Im roten Mark ist die Zahl der Fettzellen sehr ver-

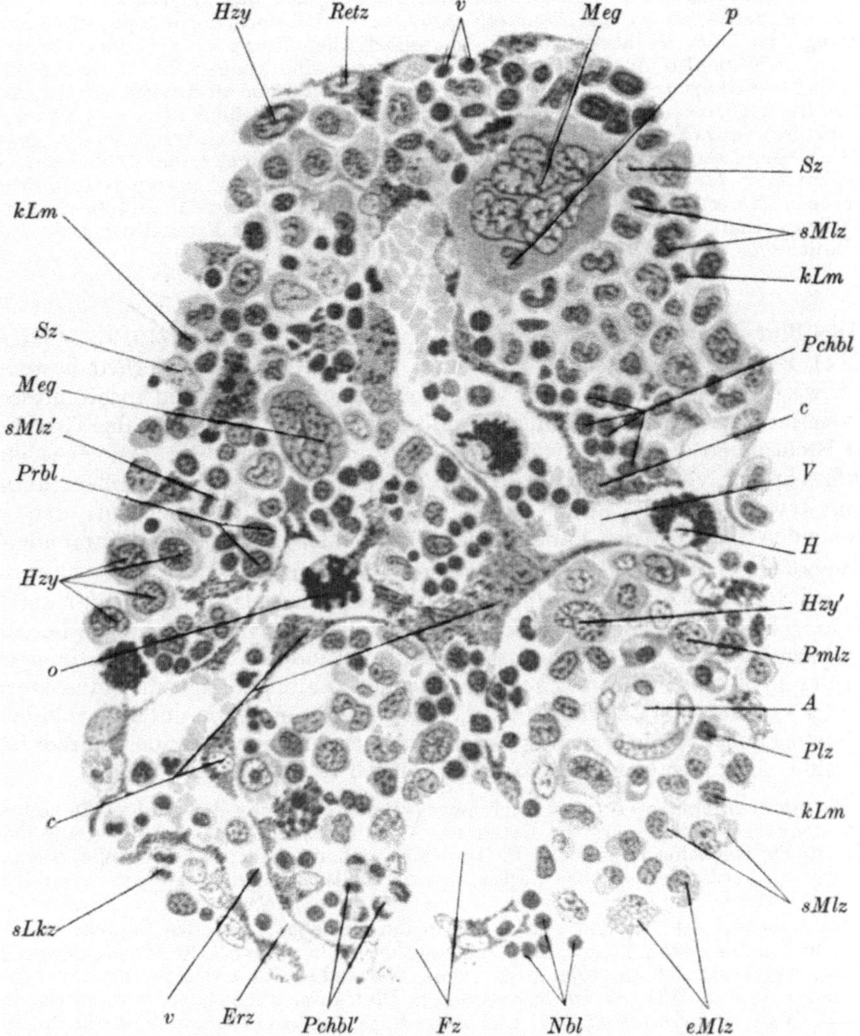

Abb. 65. Schnitt vom Knochenmark eines intravenös mit Lithiumcarmin und mit Tusche gespritzten *Kaninchens.* *A* Arterie; *Retz* Reticulumzellen (Histiocyten); *Hzy* Hämocytoblasten; *Hzy'* Mitosen derselben; *kLm* kleine Lymphocyten; *p* Spezialleukocyt im Cytoplasma eines Megakaryocyten; *Prbl* Proerythroblasten; *Pchbl* polychromatophile Erythroblasten; *Pchbl'* Mitosen derselben; *Nbl* Normoblasten; *H* freie Histiocyten im Gefäßlumen (Makrophagen); *o* Übertritt derselben aus dem Gewebe in die venösen Sinusoide; *Pmlz* Promyelocyten; *Plz* Plasmazellen; *Erz* Erythrocyten; *v* ausgestoßene Normoblastenkerne. Die übrigen Bezeichnungen wie in Abb. 64. ZF, Häm., EAz. Zeiß Ap. Hom. Imm. 2, Komp.-Ok. 4.

schieden; dementsprechend bildet das aus myeloiden Elementen bestehende „Parenchym" zwischen ihnen entweder nur schmale eckige Ansammlungen, oder ausgedehnte, kompakte Massen. Beim Schwund des Fettes sollen die Fettzellen des Knochenmarkes nach BIZZOZERO (1889) blasig bleiben und ihre Membran bewahren; statt des Fettes sammeln sich in ihnen Flüssigkeitstropfen an. Nach JACKSON (1904) sollen sie sich dabei hingegen in sternförmige Reticulumzellen zurückverwandeln. Ob der durch Hungerzustände und durch hämatopoetische Reize bedingte Fettschwund Unterschiede im mikroskopischen Bilde darbietet, ist unbekannt. Bei vollständigem Fettschwund, im oben erwähnten Gallertmark, scheinen die Fettzellen sich jedenfalls von den Elementen des retikulären Stromas nicht mehr unterscheiden zu lassen. Ihre Rückverwandlung in embryonale Elemente erscheint jedoch zweifelhaft. Nach Doan (1923) verschwinden bei hungernden *Tauben* die Jugendformen der myeloiden Zellen aus dem Knochenmark, während die Fettzellen umgekehrt an Umfang und an Fettgehalt zunehmen. Bei Auffütterung soll das umgekehrte stattfinden. Wenn neue Fettzellen im Knochenmark entstehen — bei normaler ontogenetischer Entwicklung oder beim Nachlassen eines hämatopoetischen Reizes — gehen sie vermutlich aus dem embryonalen Anteil des Reticulums hervor. Sie können die myeloiden Zellen allmählich verdrängen, bis die letzteren auf die eckigen Räume an den Stellen des Zusammentreffens mehrerer Fettzellen beschränkt bleiben oder schließlich auch ganz verschwinden, wodurch reines Fettmark entsteht. Die zwischen den Fettzellen verbleibenden embryonalen zelligen Bestandteile des Reticulums verbürgen für immer die Möglichkeit einer Neuentstehung von Blutzellen. Bei Explantation von Knochenmarkgewebe von *Kaninchen*embryonen älterer Stadien oder von neugeborenen *Kaninchen*, wo das Gewebe noch keine Fettzellen enthält, gelingt es, die Entstehung zahlreicher neuer Fettzellen aus den Zellen des Reticulums außerhalb des Körpers zu beobachten.

e) Gefäße.

Die Blutgefäße des Knochenmarks sind von C. Bunting (1919), Wislocki (1921c), Doan (1922a, b) u. a. untersucht worden. Ihre Besonderheit besteht in der Anwesenheit zahlreicher, sehr weiter, miteinander netzförmig anastomosierender venöser Capillaren oder Sinusoide mit sehr dünner Wand, die das Gewebe in allen Richtungen durchziehen; in der Diaphysenhöhle der Röhrenknochen laufen sie vornehmlich von der Peripherie zum Zentrum, wo sie sich zu großen Sammelvenen vereinigen, die ihrerseits in die zentralen, zusammen mit den entsprechenden Arterien der Länge nach verlaufenden Hauptvenen einmünden.

Besonders deutlich sollen die Gefäße des Knochenmarkes nach Doan, Cunningham und Sabin (1925) durch Injektion mit Tusche an solchen *Tieren* darzustellen sein, in welchen das Gewebe auf künstliche Weise zellarm gemacht wurde. Beim *Kaninchen* läßt sich dies durch intravenöse Injektion von Aufschwemmungen abgetöteter Typhusbazillen erreichen. Dabei sollen zahlreiche enge, die Sinusoide miteinander verbindende Capillaren zum Vorschein kommen, die unter gewöhnlichen Bedingungen nicht sichtbar sind. Besonders überzeugende Befunde in dieser Richtung sind allerdings nur bei *Tauben* erhältlich (s. unten).

Wie im lymphoiden, so sind auch im myeloiden Gewebe die Blutgefäße mit dem Stroma eng verbunden. Um die Capillaren und venösen Sinusoide bilden die feinen Fasern dichte Geflechte (Abb. 64 *a, b*). In der Umgebung der größeren Gefäße, besonders der Arterien, verdichtet sich das Gerüst zu einer kollagenfaserigen adventitiellen Bindegewebsschicht.

Das Endothel der Arterien scheint bis in die kleinsten arteriellen Capillaren hin die Eigenschaften des gewöhnlichen Blutgefäßendothels zu bewahren. Die Wände der venösen Sinusoide verhalten sich hingegen ganz anders. Sie sind so dünn, daß Rindfleisch (1880) seinerzeit sich veranlaßt sah, im Knochenmark Bluträume ohne eigene Wandungen anzunehmen. Van der Stricht (1892) und neuerdings Orsós (1926c) nehmen in ihnen die Anwesenheit zahlreicher präformierter Öffnungen an. Lengemann (1901) glaubte an einen direkten Übergang der arteriellen und venösen Capillaren in die Gewebsmaschen im Knochenmark.

Heutzutage dürfte es wohl als feststehend gelten, daß die Wand der Sinusoide eine für gewöhnlich ununterbrochene cytoplasmatische Membran ist. Trotzdem treten durch dieselbe fortwährend zellige Elemente hindurch (Maximow 1910s, Drinker, Drinker und Lund 1922). Von diesem „Endothel" der venösen Sinusoide des myeloiden Gewebes ist dasselbe zu sagen, was oben für die platten, die Sinus in den Lymphknoten auskleidenden Zellen ausgeführt wurde. Seine Zellen entsprechen in allen ihren Eigenschaften den Reticulumzellen des myeloiden Gewebes und sind mit ihnen unzertrennbar verbunden; die Unmöglichkeit, zwischen den beiden eine scharfe Grenze zu ziehen, tritt besonders deutlich nach genügend hochgetriebener vitaler Carmin- bzw. Tuschespeicherung hervor (Abb. 64 bis 66 c). Die Wandzellen der Sinusoide sind folglich nicht als gewöhnliches Endothel, sondern als Histiocyten, als abgeplattete Teile des diffusen histiocytären Zellreticulums im Knochenmarke, als dessen „Uferzellen" anzusehen. Unter physiologischen Bedingungen treten in der äußerst dünnen, blassen cytoplasmatischen Membran platte, blasse Kerne in weiten Abständen voneinander hervor. Nur selten sieht man aus ihnen durch Abrundung und Isolierung intravasculäre Makrophagen entstehen. BRASS (1913) konnte in diesem histiocytären „Endothel" schon bei gesunden *Tieren* gelbbraune Pigmentkörnchen nachweisen, die er als verän-

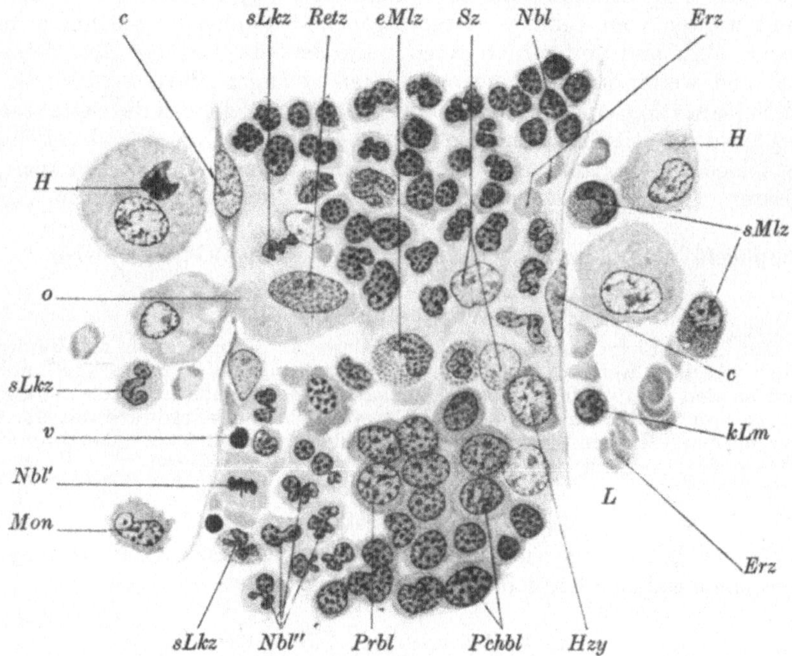

Abb. 66. Schnitt vom Wirbelknochenmark eines an septischer Infektion gestorbenen Kindes von 7 Monaten. Rechts und links Venensinus mit histiocytären Makrophagen (*H*), kleinen Lymphocyten (*kLm*), Spezialmyelocyten (*sMlz*), Erythrocyten (*Erz*) und Monocyten (*Mon*) im Lumen (*L*); in *o* Übertritt einer mobilisierten Reticulumzelle (Histiocyt) in das Gefäßlumen; *Nbl'* Normoblastenmitose; *Nbl''* Normoblasten mit zerschnürtem Kern. Die übrigen Bezeichnungen wie in Abb. 65. ZF, Häm., EAz. Zeiß Ap. Hom. Imm. 2, Komp.-Ok. 6.

derten Blutfarbstoff auffaßt; letzterer soll durch die Zerstörung der Erythrocyten frei werden und den „Endothelzellen" in gelöstem Zustande zugeführt werden; die Eisenreaktion fiel jedoch negativ aus.

Bei Einführung von kolloidalen Vitalfarbstoffen oder von kolloidalen Metallen (Collargol) in den Blutkreislauf speichern die Histiocyten der Sinuswände große Mengen dieser Substanzen in körniger Form (RIBBERT 1904, TSCHASCHIN 1913 c, H. EVANS 1915), und sind in dieser Beziehung, wie gesagt, von den retikulären Histiocyten des myeloiden Gewebes nicht zu unterscheiden, die in derselben Weise, nur etwas später, reagieren (Abb. 65 c, *Retz*). Bei intravenöser Einspritzung von Aufschwemmungen fein verteilter fester Substanzen, wie Tusche, sind sie, zusammen mit den KUPFFERschen Zellen der Leber und den Sinuswandzellen der Milz, die ersten Elemente, die diese Substanzen in der kürzesten Zeit aus dem Blute abfangen und in ihrem Protoplasma aufstapeln. Daher erlangt nach intravenöser Tuscheinjektion (beim *Kaninchen*) das Knochenmark im ganzen Skelett eine tiefschwarze Färbung (Nagao 1920, Wislocki 1921 c). Daß die Tuscheteilchen, trotz der scheinbaren Kontinuität der cytoplasmatischen Sinuswand, sehr rasch auch ins Gewebe gelangen und hier in derselben Weise auch von den retikulären Histiocyten aufgenommen werden, ist bereits hervorgehoben worden.

Bei Einwirkung von verschiedenen krankhaften Reizen, wie solche z. B. bei *Tieren* bei vitaler Farbstoffspeicherung genügenden Grades und bei Überschwemmung der Blutbahn mit Tuscheteilchen entstehen, sieht man viele der histiocytären Uferzellen sich abrunden und in das Lumen vorwölben. Dabei entstehen große, freie, mit phagocytierten Zellresten bzw. mit Tusche- und Carminkörnchen überfüllte histiocytäre Makrophagen, sowohl intravasculär als auch im extravasculären Reticulum. Alle diese freien Histiocyten gelangen in die Sinusoide und werden vom Blute weitergetragen und können — zusammen mit den aus Leber, Milz und anderen Organen stammenden — in das Blut des rechten Herzens und weiter in die Lungencapillaren gelangen (Kiyono 1914 a).

Bei Explantation von myeloidem Gewebe verwandeln sich die extravasculären Histiocyten des Reticulums und die platten Histiocyten der Wand der Sinusoide ununterschiedlich in große, amöboide, phagocytierende, Vitalfarben speichernde Polyblasten. Dasselbe geschieht auch bei entzündlichen Prozessen im Knochenmark.

Lymphgefäße sind im Knochenmark nicht nachgewiesen worden.

f) Mastzellen.

Zu den fixen Elementen des myeloiden Gewebes können auch die Bindegewebsmastzellen gerechnet werden, da sie vom eigentlichen myeloiden Parenchym unabhängig sind und an den Blutbildungsprozessen keinen Anteil zu nehmen scheinen. Sie unterscheiden sich nicht von den Mastzellen im gewöhnlichen Bindegewebe desselben Tieres und sind mit den Trabekeln des retikulären Gerüstes verbunden; besonders zahlreich sind sie in den bindegewebigen Adventitialscheiden der größeren Gefäße.

4. Freie Zellen.

Im Gegensatz zum lymphoiden Gewebe bieten die freien Zellen des myeloiden Gewebes einen außerordentlichen Formenreichtum dar.

a) Reife myeloide Elemente.

An erster Stelle sind die reifen myeloiden Elemente zu nennen, wie sie im Blute vorkommen — granulierte Leukocyten der verschiedenen drei Arten und kernlose Erythrocyten. Sie sind nicht nur in dem in den Sinusoiden stauenden Blute vorhanden, wie man vielleicht auf Grund von Ausstrichpräparaten des Markes allein annehmen könnte. An Schnitten (Abb. 66 *Erz, sLkz*) ist es eine Leichtigkeit, sie — besonders die reifen spezialgranulierten Leukocyten — überall zwischen den anderen Zellarten im extravasculären Gewebe nachzuweisen; die Zahl der kernlosen Erythrocyten im Gewebe scheint stark zu schwanken und ist meistens gering.

Der bedeutende, im Gewebe vorhandene Vorrat an diesen reifen Zellen, besonders an Granulocyten, erklärt es, warum sie im Notfall sofort in großen Mengen ins Blut gelangen und entsprechende Verluste rasch decken können, noch bevor eine ausgedehntere, von Proliferation begleitete Regeneration im Markgewebe einsetzt.

b) Lymphocyten.

Die Frage, ob die im Blute zirkulierenden kleinen und mittelgroßen Lymphocyten auch im myeloiden Gewebe vorhanden sind, wird von den verschiedenen Forschern verschieden beantwortet. Die mikroskopische Untersuchung zeigt jedenfalls — sowohl im frischen Präparat als auch an zweckmäßig gefärbten trockenen Anstrichen, feucht fixierten Klatschpräparaten und Schnitten — daß zwischen den anderen freien Zellen überall einzeln zerstreute Elemente vorhanden sind, die ihrer Größe und der Beschaffenheit ihres Kernes und Cytoplasmas nach mit den Mikro- und Mesolymphocyten des Blutes und des lymphoiden Gewebes übereinstimmen. Sie sind immer, wenn auch in wechselnden und ungleichmäßig verteilten Mengen, nachzuweisen (Abb. 65 *kLm*). Schnittpräparate lehren, daß sie vornehmlich in nächster Umgebung der Arterien angesammelt sind (SCHRIDDE 1907).

Die Vertreter der unitarischen Blutlehre zögern nicht, alle lymphocytenähnlichen Zellen im myeloiden Gewebe für echte Lymphocyten zu erklären (DOMINICI 1902c, GULLAND 1906, CARNEGIE DICKSON 1908 u. a.). Ein Beweis für ihre wahre Lymphocytennatur ist unter anderem ihre sehr oft eintretende Verwandlung in typische Plasmazellen (Abb. 65 *Plz*). Vom dualistischen Standpunkte werden hingegen echte Lymphocyten im myeloiden Gewebe nur in spärlicher Anzahl in der Adventitia der Arterien zugelassen (NÄGELI 1923, SCHRIDDE 1925).

In der Umgebung von Arteriolen, aber auch sonst im Markparenchym, wurden von einer Reihe von Autoren (beim Menschen) auch kleine lymphoide Knötchen beobachtet (CARNEGIE DICKSON 1908, ASKANAZY 1915, v. FISCHER 1917, MAYER und FURUTA 1924 u. a.). Nach der dualistischen Anschauung soll die bei Lymphadenosen eintretende „lymphoide Metaplasie" des Knochenmarkes durch das übermäßige Wachstum und Umsichgreifen dieser Follikel zustande kommen, wobei das myeloide Gewebe passiv verdrängt und erdrückt wird. Der Antagonismus zwischen dem lymphoiden und dem myeloiden Gewebe soll dabei besonders scharf hervortreten. Die erwähnten, zwischen den anderen Elementen des myeloiden Gewebes einzeln zerstreuten kleinen und mittelgroßen lymphocytenähnlichen Zellen erklären die Dualisten für eine besondere, kleine Abart der Myeloblasten (s. unten S. 435), für sogenannte Mikromyeloblasten. Dem Wesen und den Entwicklungspotenzen nach sollen sie von den kleinen und mittelgroßen Lymphocyten verschieden sein.

Die weitaus größte Mehrzahl der freien Zellen des myeloiden Gewebes gehört der Kategorie der Jugendformen der myeloiden Blutelemente an — der Erythrocyten und granulierten Leukocyten.

c) Erythroblasten.

Die jungen Formen der roten Blutkörperchen werden Erythroblasten genannt (LÖWIT 1883). Es sind kernhaltige, vermehrungsfähige Zellen mit einem Cytoplasma, welches Hämoglobin in wechselnder Menge enthält. Sie sind im Knochenmarke von NEUMANN (1868, 1890) entdeckt worden. Die Literatur über ihren Bau, Entstehung und Verwandlungen ist bis zum Jahre 1892 von OPPEL, bis zum Jahre 1904 von WEIDENREICH (1905c) gesammelt und kritisch beleuchtet worden. Fast alle von WEIDENREICH gezogenen Schlußsätze allgemeinen Charakters haben seitdem Bestätigung gefunden.

Die alte Anschauung über die sogenannte „intracelluläre" Entstehung der Erythrocyten (SCHAEFER, RANVIER, siehe bei OPPEL 1892), ebenso wie die Entstehung aus Zellkernen, aus Blutplättchen usw. sind verlassen worden (WEIDENREICH 1905c). Von den neueren Autoren finden sich nur bei JORDAN (1920) Angaben, die sich an die Vorstellung der endocellulären Entstehung anlehnen.

Bei allen untersuchten *Säugetieren* und beim Menschen sehen die Erythroblasten, abgesehen von geringen Schwankungen in der Größe, ganz ähnlich aus. Bei den Tylopoden sind sie auch kugelförmige Elemente, während die reifen, kernlosen Erythrocyten durch Streckung eine ovale Form annehmen.

Von den anderen Elementen des myeloiden Gewebes sind die Erythroblasten

sowohl im frischen Präparat, als auch nach Fixierung und Färbung leicht zu unterscheiden. Die verschiedenen unten beschriebenen Abarten der Erythroblasten
haben gewisse gemeinsame Merkmale. Sie sind kugelrund und haben glatte Konturen (Abb. 67, 22—30). Im Gewebe sind sie charakteristischerweise in dichten
Gruppen gelagert (Abb. 64 *Erbl*, Abb. 65 und 66 *Prbl*, *Pchbl*, *Nbl*). Sie zeigen keine
amöboide Bewegungen. Das Cytoplasma hat bei Untersuchung in frischem Zustande eine mehr oder minder ausgesprochene gelbe Hämoglobinfarbe; es erscheint
im Leben und nach zweckmäßiger Fixierung vollkommen homogen. Wie Weidenreich (1905 c) richtig hervorgehoben hat, ist die von verschiedenen Autoren für das
Erythroblastencytoplasma angegebene körnige Beschaffenheit als Folge mangelhafter Fixierung anzusehen. Plastosomen sind in Form von kurzen Chondriokonten vorhanden und erscheinen meistens einseitig am Kern angehäuft (Meves
1911, Schridde 1912, Ciaccio 1911, 1913 d, Cowdry 1915, Doan, Cunningham
und Sabin 1925). Bei supravitaler Färbung des frischen myeloiden Gewebes mit
verschiedenen Anilinfarben, wie Neutralrot, Brillantkresylblau usw., treten im
Cytoplasma neben dem Kern körnige und netzig-fädige Gebilde hervor, die als
künstliche Ausfällungen des Hämoglobins betrachtet werden müssen (Israel
und Pappenheim 1896, Maximow 1899 b, Weidenreich 1905 c, Pappenheim
1907, Cesaris Demel 1907, Doan, Cunningham und Sabin 1925). Centriolen
sind vorhanden, lassen sich aber wegen des Hämoglobingehaltes nur schwer darstellen. Ein typisches, exzentrisch neben dem Kern gelegenes Golgi-Netz ist
von Cowdry (1921) beschrieben worden. Der Kern der Erythroblasten ist in
der Regel rund, chromatinreich und das Chromatin zeigt eine ausgesprochene
Neigung zur Verteilung im Kerninneren in Form von eckigen, in gleichen Abständen voneinander angeordneten und durch feine Fäden gitter- oder schachbrettartig verbundenen Teilchen. Die besonders von Pappenheim (1896) hervorgehobene radiäre, radspeichenartige Anordnung der Chromatinteilchen ist nur
selten deutlich ausgeprägt. Die Kernkörperchen im Erythroblastenkern verfallen der allmählichen Rückbildung. Zweikernige Erythroblasten kommen mitunter vor, sind aber wahrscheinlich als Degenerationsformen anzusehen.

Unter den Erythroblasten sind verschiedene Arten zu unterscheiden.

Ehrlich (1891) und Ehrlich und Lazarus (1898, 1909) unterschieden zuerst
im pathologischen Blute (bei schweren Anämien) große und kleine Erythroblastenformen, die sie Megaloblasten und Normoblasten nannten. Die Normoblasten
sollen nach ihrer Beschreibung so groß wie normale Erythrocyten sein und einen
dunklen Kern besitzen, die Megaloblasten zwei- bis viermal so groß sein, wie eine
gewöhnliche Blutscheibe, und einen blassen, unscharf begrenzten Kern führen.
Im Knochenmark des normalen erwachsenen Organismus sollen Megaloblasten
nicht oder nur äußerst selten vorkommen, wohl aber sind sie beim Embryo vorhanden und werden hier während der Entwicklung allmählich durch Normoblasten ersetzt. Bei perniziöser Anämie tauchen sie wieder auf, während bei gewöhnlichen, wenn auch schweren Anämien nur die Normoblasten eine Rolle
spielen. Von Pappenheim (1896, 1898, 1899 c) wurden die beiden Erythroblastenarten genauer studiert. Er schrieb dem Unterschiede in der Kernstruktur, nicht
in der Zellengröße, die entscheidende Bedeutung zu; es gibt kleinere Megaloblasten
und größere Normoblasten. In Megalo- sowie Normoblasten ist die typische gitterartige Chromatinanordnung („zentriertes Spinngewebe") vorhanden; in den ersten
sind aber die Chromatinteilchen heller und haben verschwommene Umrisse, in den
zweiten sind sie dunkel und scharf konturiert. Die Megaloblasten haben einen
„amblychromatischen" oder „leptochromatischen", die Normoblasten einen
„trachychromatischen" Kern. Nach den ursprünglichen Anschauungen von
Pappenheim sollten die beiden Erythroblastenarten im Sinne Ehrlichs zwei

scharf geschiedene Zellarten sein. Junge Megaloblasten können nur zu einem Megalocyten ausreifen, Normoblasten verwandeln sich in Normocyten. Diese ursprüngliche EHRLICH-PAPPENHEIMsche Anschauung von den Wechselbeziehungen zwischen den Megalo- und Normoblasten erfreut sich bis jetzt in der klinischen Hämatologie einer weit verbreiteten Anerkennung. PAPPENHEIM selbst ist jedoch in seinen späteren Arbeiten zu einer wesentlich verschiedenen Vorstellung über diese Frage gekommen (1919). Megaloblasten und Normoblasten sind zwei phylogenetisch verschiedene Entwicklungsreihen innerhalb der Erythrogenese. Beide entstehen aus entsprechenden verschieden großen hämoglobinfreien lymphoiden Vorstufen. Beide sollen fernerhin selbständig altern und eigene kernlose Erythrocytenformen, Makrocyten und Normocyten liefern. Unter normalen Verhältnissen sollen die Megaloblasten im erwachsenen myeloiden Gewebe, wenn überhaupt, nur ausnahmsweise vorkommen. Die normalen Erythrocyten entstehen ausschließlich aus Normoblasten. Immerhin sind zwischen Megaloblasten und Normoblasten enge genetische Beziehungen anzunehmen in dem Sinne, daß die spärlichen, im normalen Knochenmark vorhandenen Megaloblasten sich bei ihrer Vermehrung sofort zu Normoblasten umbilden und diese weiter Normocyten liefern. Bei perniziöser Anämie vermehren sich hingegen die Megaloblasten als solche, anstatt Normoblasten zu werden und liefern Megalocyten.

Ein sehr weittragender Schluß, zu dem EHRLICH gekommen war, und der von den meisten Nachuntersuchern, unter anderen auch von PAPPENHEIM, ohne weiteres angenommen wurde, ist die Vorstellung, daß die großen, bei der perniziösen Anämie auftauchenden Hämoglobinzellen und die großen Erythroblasten bzw. Erythrocyten der frühen Embryonalstadien ein und dieselbe Zellart sind. Während nach NÄGELI (1923) physiologischerweise im myeloiden Gewebe Normoblasten aus undifferenzierten Mesenchymzellen entstehen, sollen bei perniziöser Anämie aus denselben Mesenchymzellen Hämoglobinzellen von frühem embryonalem Charakter, Megaloblasten hervorgehen. Auch FERRATA (1920) erklärt das Erscheinen der Megaloblasten bei perniziöser Anämie als das Resultat der Wirkung eines pathologischen Reizes direkt auf die ubiquitären undifferenzierten „Hämohistioblasten", wobei die neu entstehenden Hämoglobinzellen eine „prähämocytoblastische" oder „prämyeloide" Orientierung offenbaren; die Hämatopoese würde also gewissermaßen „einen Rückschlag zu embryonalen Formen" zeigen. LAMBIN (1924 e) will jetzt bei perniziöser Anämie die Entstehung von „Promegaloblasten" aus „Retikuloendothelien" in Wirklichkeit gesehen haben. Es muß betont werden, daß die Vorstellung von der Identität der EHRLICHschen Megaloblasten in den frühen Embryonalstadien einer- und bei der perniziösen Anämie andererseits eigentlich bloß den Wert einer Hypothese besitzt. Eine weitere wichtige Seite der EHRLICHschen Feststellungen — die besondere Bedeutung in Verbindung mit der Terminologiefrage gewinnt — ist die Tatsache, daß EHRLICH unter den im normalen myeloiden Gewebe vorhandenen Erythroblasten keine verschiedenen Arten unterschied, sondern alle ununterschiedlich als Normoblasten bezeichnete.

Nun zeigte sich im Laufe der Untersuchungen zahlreicher Autoren, daß die unter physiologischen Verhältnissen im myeloiden Gewebe des erwachsenen Organismus vorhandenen Erythroblasten — die EHRLICH, wie gesagt, sämtlich Normoblasten nannte — ihrerseits untereinander Verschiedenheiten darbieten. Dabei war es sofort klar, daß diese Unterschiede durch fließende Übergangsformen verbunden sind und bloß verschiedenen aufeinanderfolgenden Generationen einer einzigen sich mitotisch vermehrenden Zellart entsprechen (WEIDENREICH 1905 c). Auch bei Anämien kann die Unterscheidung der Megaloblasten von den Normoblasten nicht immer durchgeführt werden (E. BLOCH 1903). Bei der Wahl der Bezeichnung für die verschiedenen Generationen der normalen Erythroblasten beim Erwachsenen

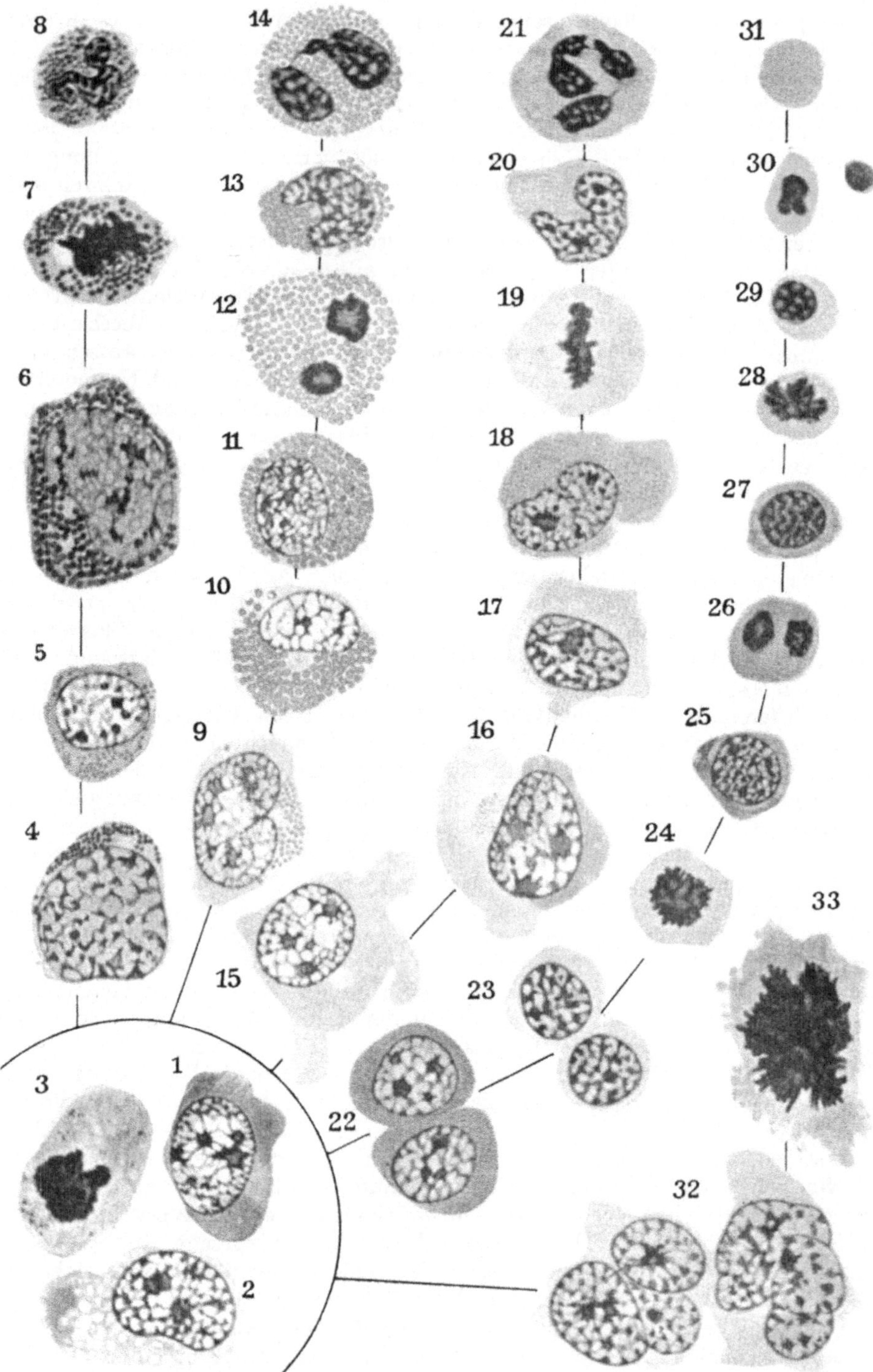

Abb. 67. Die verschiedenen Entwicklungsstadien der myeloiden Elemente des menschlichen Knochenmarks in Form von Zellstämmen angeordnet, die alle in der gemeinsamen lymphoiden Stammzelle, dem Hämocytoblasten

wurde nun und wird zum Teil noch immer von vielen Autoren der von EHRLICH für eine ganz andere Zellart bereits verwendete Ausdruck „Megaloblast“ unzweckmäßigerweise für die jüngeren, etwas größeren und hämoglobinärmeren Generationen der Erythroblasten gebraucht (DOMINICI 1900, 1902b, c, 1920/21, WEIDENREICH 1905c, MAXIMOW 1907l, KIYONO und NAKANOIN 1919, JOLLY 1923, DOAN, CUNNINGHAM und SABIN 1925 u. a.). Dabei wird allerdings die Identität dieser jüngeren Generationen der normalen Erythroblasten einerseits und der pathologischen Erythroblasten der perniziösen Anämie andererseits keineswegs anerkannt. Nur JOLLY (1923, S. 639) nennt die jüngeren Erythroblasten des normalen Knochenmarks „EHRLICHS Megaloblasten“, was jedenfalls dem Sinne der EHRLICHschen Auseinandersetzungen nicht entspricht.

Der Mißbrauch der Bezeichnung „Megaloblasten“ ist wohl zum Teil für die in der Erythroblastenliteratur herrschende Verwirrung verantwortlich zu machen (s. FERRATA 1921g). Dieser Name sollte ausschließlich für die großen pathologischen Hämoglobinzellen der perniziösen Anämie gewählt werden, für die er von EHRLICH geschaffen wurde. Im Gegensatz zu EHRLICH und den meisten klinischen Hämatologen darf aber der Ausdruck „Megaloblasten“ auch nicht für die ersten Hämoglobinzellen des Embryo gebraucht werden, da ja ihre Identität mit den Zellen der perniziösen Anämie zwar wahrscheinlich, aber, wie gesagt, noch nicht erwiesen ist. Im Gegensatz zu PAPPEHNEIM (1919) muß auch ein für alle Male festgelegt werden, daß Megaloblasten unter physiologischen Verhältnissen im myeloiden Gewebe überhaupt nicht vorkommen.

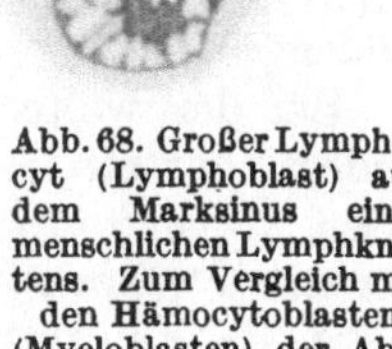

Abb. 68. Großer Lymphocyt (Lymphoblast) aus dem Marksinus eines menschlichen Lymphknotens. Zum Vergleich mit den Hämocytoblasten (Myeloblasten) der Abb. 67, *1* und *2*. ZF, Häm., EAz. Zeiß Ap. Hom. Imm. 2, Komp.-Ok. 12.

Die jüngeren Generationen der im myeloiden Gewebe des Erwachsenen vorhandenen Erythroblasten (Abb. 67, *23* bis *27*) zeichnen sich durch eine bedeutendere Größe aus; dieser Unterschied ist jedoch nicht erheblich; schon aus diesem Grunde wäre daher die Bezeichnung Megaloblasten unzweckmäßig. Im frischen Zustande hat das Protoplasma eine gelbe Färbung, die jedoch viel blässer ist als in den reifen Erythrocyten und in den älteren Erythroblastengenerationen; der Grund dafür ist die noch geringe Menge von Hämoglobin im Zelleibe. Bei Färbung von Trockenpräparaten mit der panoptischen ROMANOWSKY-Methode nach PAPPENHEIM oder in Schnitten nach Eosin-Azurfärbung erscheint das Cytoplasma in einem Mischton von blau und rosa, violett, oft grau gefärbt. Diese Färbungserscheinung hängt damit zusammen, daß das ursprüngliche basophile, blau gefärbte Cytoplasma der noch undifferenzierten zelligen Vorstufe der Erythroblasten eine größere oder geringere Menge von Hämoglobin enthält, welches das basophile Cytoplasma gleichmäßig durchtränkt und, da es oxyphil ist, sich mit Eosin anfärbt. Diese Mischfarbe ist das wichtigste Symptom des jugendlichen Zustandes des Erythroblasten, der noch im Fortschreiten begriffenen Ausarbeitung von Hämoglobin. Die geeignetste Bezeichnung für die jüngeren, noch hämoglobinarmen Erythroblastengenerationen dürfte infolgedessen der von Gabritschewsky (s. bei Sternberg 1905) stammende, von Ferrata (1912) in allgemeinen Gebrauch gegebene und von Maximow (1913/14), Negreiros-Rinaldi (1916) und anderen angenommene Name polychromatophile oder polychromatische Erythroblasten sein (Abb. 65 und 66 *Pchbl*, Abb. 67, *23—27*). Da der Hämoglobingehalt der polychromatischen Erythroblasten während ihrer Wucherung in steter Zunahme begriffen ist, erklärt es sich, warum die Cytoplasmafärbung je nach der Zelle verschieden ausfallen kann, von Blauviolett bis zum ausgesprochenen Rosa.

Der runde Kern der polychromatischen Erythroblasten zeigt stets die typische, oben erwähnte Anordnung des Chromatins. Die Chromatinteilchen sind in ziemlich weiten Abständen voneinander angeordnet, so daß der Kern als relativ hell, amblychromatisch im Sinne von Pappenheim, bezeichnet werden kann. An gut fixierten und gefärbten Schnittpräparaten oder feucht fixierten Abklatschpräparaten ist im Kern der jüngeren, hämoglobinärmeren polychromatischen Erythroblasten ein wenn auch kleines Kernkörperchen nachzuweisen. Die, wie erwähnt, in kleinen Häufchen angeordneten Zellen zeigen sehr oft Mitosen (Abb. 65 *Pchbl'*, Abb. 67, *26*). Alle Zellen in einem Haufen befinden sich als Regel in einem annähernd gleichen Reifezustand.

Unter krankhaften Verhältnissen (z. B. bei experimentellen Blutgiftanämien) können die polychromatischen Erythroblasten, statt sich weiter zu teilen, mit Blutfarbstoff anzureichern und in Normoblasten zu verwandeln, ihre Kerne schon im hämoglobinarmen Zustande verlieren; es entstehen dann polychromatophile Erythrocyten. Bei supravitaler Färbung (mit Brillantkresylblau) zeigen diese letzteren sämtlich reichliche fädig-netzige Bildungen.

Bei der weiteren Teilung der polychromatischen Erythroblasten entstehen anders geartete, reifere Erythroblasten. Sie sind nur wenig größer, als die kernlosen Erythrocyten und besitzen einen kleineren, runden Kern, dessen Chromatinkörnchen näher zusammenrücken und sich dunkler färben — trachychromatischer Kern (Pappenheim 1896). Nucleolen sind nicht mehr vorhanden. Das stets vollkommen homogene Protoplasma erscheint im frischen Zustande ebenso gelb, wie ein gewöhnlicher reifer Bluterythrocyt; nach Romanowsky-Färbung am Trockenpräparat zeigt es einen reinen Eosinton, ist also vollkommen oxyphil, und umgibt den Kern in Form eines ziemlich breiten Saumes. An Schnittpräparaten, wo die Zelle kugelig bleibt, erscheint die Cytoplasmaschicht sehr dünn und färbt sich bei weitem nicht so deutlich. In Übereinstimmung mit der Bezeichnung „polychromatische" Erythroblasten sollten die beschriebenen reiferen Erythroblastengenerationen mit hämoglobinreichem Protoplasma zweckmäßigerweise „orthochromatische" Erythroblasten genannt werden. Die in der Literatur übliche Benennung ist jedoch Normoblasten (Abb. 65 und 66 *Nbl* und *Nbl'*, Abb. 67, *28—30*). Die von Ehrlich für alle Erythroblasten des erwachsenen normalen Knochenmarkes geprägte Benennung wird folglich heutzutage nur für einen Teil derselben und zwar für die reiferen Generationen gebraucht.

Auch die Normoblasten sind im Gewebe in Häufchen angeordnet, meistens in unmittelbarer Nachbarschaft der Wand eines venösen Sinus. Auch in ihnen finden sich zahlreiche Mitosen, die mit ihren kleinen, verklumpten Chromatinfiguren im hämoglobinreichen Cytoplasma äußerst charakteristisch aussehen. Schließlich geht die Teilungsfähigkeit verloren und es entsteht die letzte Generation der Erythroblasten — reife Normoblasten (Abb. 67, *29*); sie teilen sich nicht mehr, sondern verwandeln sich, jeder für sich, durch individuelle Veränderung und Alterung, in Erythrocyten. Der ganze Vorgang erinnert somit an die Spermatogenese.

Es erhellt aus der angeführten Schilderung, daß auf Grund der mikroskopischen Struktur eine scharfe Grenze zwischen den verschiedenen aufeinanderfolgenden

Erythroblastengenerationen, im besonderen zwischen den polychromatischen und den orthochromatischen Erythroblasten, nicht gezogen werden kann. Mit jeder Teilung machen die Zellen einen Schritt vorwärts in ihrer Differenzierung. Es ist jedoch weiterhin klar, daß, wie die anderen Jugendformen der Blutzellen, so auch die Erythroblasten sich während ihrer Teilungen nicht sämtlich in höher differenzierten Zellen derselben Art auflösen. Ein Teil von ihnen vermehrt sich ohne sich weiter zu differenzieren und bleibt im Gewebe als Vorrat liegen. Wie viele Mitosen nötig sind, um den ganzen Entwicklungsprozeß vom hämoglobinarmen polychromatischen Erythroblasten bis zum nicht mehr teilungsfähigen, orthochromatischen Normoblasten zu Ende zu bringen, ist nicht bekannt. Nach den im Knochenmarke unterscheidbaren Entwicklungsstufen kann die Zahl der Teilungen nicht groß sein.

Der Prozeß der endgültigen Ausreifung der nicht mehr teilungsfähigen Normoblasten und ihre Verwandlung in kernlose Erythrocyten bei den *Säugetieren* — die sogenannte Entkernung — ist Gegenstand zahlreicher Untersuchungen gewesen (ISRAEL und PAPPENHEIM 1896, MAXIMOW 1899 b, c, PAPPENHEIM 1899 d, WEIDENREICH 1905 c, JOLLY 1905 u. a.). Das eine steht fest und wird von allen Forschern angenommen — daß der Kern in der letzten, nicht mehr teilungsfähigen Generation der Normoblasten einer eigentümlichen Degeneration verfällt (Abb. 67, *30*). Er verkleinert sich durch Schrumpfung, seine Struktur verdichtet sich, die Chromatinkörnchen treten näher zusammen und verschmelzen; der Kern verwandelt sich in einen homogenen, dunkel färbbaren, runden oder eckigen Körper; der Vorgang kann als Pyknose bezeichnet werden. Während der pyknotischen Verwandlung nimmt der Kern sehr oft eine unregelmäßige Form an — durch tiefe Einschnürungen an seiner Oberfläche entstehen knopfförmige Vorsprünge und kleeblattähnliche Figuren (Abb. 66 *Nbl''*); manchmal kann er auch vollständig in mehrere Teile zerfallen.

Nach dem Vorgang von ALBRECHT glaubt WEIDENREICH (1905 c) diese Zerschnürung durch die mit Ausarbeitung von Hämoglobin und Verflüssigung des Cytoplasmas einhergehenden Veränderungen der Oberflächenspannung erklären zu können. Nach HAMMERSCHLAG (1921) soll die Polymorphie des Kernes durch Sprengung der Kernmembran an einer bestimmten Stelle in Form eines mundförmigen Spaltes, durch Zerfall des Kernes in 2—4 Teile oder durch „Chromatokinesis" der membranlos gewordenen Kerne entstehen. HELLY (1910) erblickt in der Kernzerschnürung der reifen Normoblasten eine pathologische Erscheinung. Unter pathologischen Bedingungen scheinen allerdings im menschlichen Knochenmarke die kleeblattförmigen Figuren besonders ausgesprochen und zahlreich zu sein und manchmal früher als gewöhnlich, bei noch vorhandener innerer Kernstruktur, aufzutreten. Sie werden aber auch unter zweifellos physiologischen Bedingungen, z. B. im Dottersack von *Tier*embryonen, in großer Anzahl angetroffen.

Die auf die beschriebene Weise entstandenen Normoblasten mit orthochromatischem, hämoglobingesättigtem Cytoplasma und pyknotischem, zerschnürtem oder sogar in Stücke zerfallendem Kern müssen, um sich in reife, kernlose Erythrocyten zu verwandeln, ihren Kern verlieren. Über die Art und Weise dieser Entkernung sind von altersher zwei Ansichten geäußert worden (WEIDENREICH 1905 c). Die mit den Namen von KÖLLIKER und NEUMANN verbundene Theorie läßt den Kern durch „intracelluläre Karyolyse" verschwinden. Nach RINDFLEISCH soll hingegen der degenerierte, pyknotische Kern aus dem hämoglobinreichen Zellkörper des reifen Normoblasten ausgestoßen, „enukleiert" werden. EHRLICH (1898, 1909) ließ beide Möglichkeiten zu. In seinen Megaloblasten sollte der Kern durch intracelluläre Auflösung, in den Normoblasten dagegen durch Ausstoßung verschwinden. PAPPENHEIM (1919), der im allgemeinen ein Anhänger des intracellulären Kernschwundes ist, läßt Kernausstoßung nur pathologischerweise bei Leukämie an ins Blut gelangten Erythroblasten vorkommen. Auf einen ähnlichen Standpunkt stellt sich neuerdings SSYSSOJEW (1926d). FERRATA und NEGREIROS-RINALDI (1914) und FERRATA (1918) lassen beide Möglichkeiten ununterschiedlich sowohl unter gesunden als auch pathologischen Bedingungen zu, halten jedoch die Kernausstoßung für den bei weitem gewöhnlicheren Vorgang. Die beiden angeführten Anschauungen über die Entkernung der Erythroblasten stehen einander auch heutzutage noch immer schroff gegenüber.

Der Ansicht von dem intracellulären Kernschwund schlossen sich Israel und Pappenheim (1896), Pappenheim (1899 c, d, 1919), Carnegie Dickson (1908), Lobenhoffer (1908), Schridde (1908 h, i), Blumenthal (1908), Arrigoni (1908), Nägeli (1923) und viele Andere an. Für die Kernausstoßung äußerten sich Howell (1891 a), v. Kostanecki (1892 a), Maximow (1899 b, c, 1910), Weidenreich (1905 c), Jolly (1907), Selling (1911), Kuczynski und Schwarz (1925) u. a.

Die Anhänger des allmählichen intracellulären Kernschwundes führen als positiven Beweis die Tatsache des allmählichen Abblassens und Auflösens des degenerierten Kernes in den reifen Normoblasten an, wobei das dunkel färbbare Basichromatin, von der Kernperipherie ausgehend, konzentrisch ausgelaugt wird (Pappenheim 1919). Jolly (1923), ein Anhänger der Kernausstoßung, beschreibt ebenfalls die Abnahme der Färbbarkeit des pyknotischen Kernes; nach ihm soll jedoch umgekehrt das Innere des Kernes oxyphil werden, während die äußerste Chromatinschicht für eine Zeitlang sich noch mit Kernfarben anfärbt. Schließlich sollen nach der geläufigen Vorstellung die Kernumrisse ganz verschwimmen. Dabei kann nach vollkommener Auslaugung des Chromatins noch ein blasser Kernumriß übrig bleiben, der sogenannte Ring von Cabot; nach v. Juspa (1914) ist diese letztere Erscheinungsart nur für schwere anämische Zustände charakteristisch und als abnormer Entkernungsvorgang anzusehen.

Die in der Literatur vorhandenen Beschreibungen des angeblichen intracellulären Kernschwundes sind sehr knapp und die bildlichen Darstellungen (z. B. Israel und Pappenheim 1896) unbefriedigend, da sie die Kernumrisse überall bis zum Schluß doch deutlich hervortreten lassen. Sonst zeigen die Tafeln der verschiedenen Autoren regelmäßig einerseits reife Normoblasten mit geschrumpftem pyknotischen Kern, andererseits kernlose Erythrocyten (s. Carnegie Dickson 1908, Tafel IV, Lobenhoffer 1908, Pappenheim 1919, Tafel VIIIa, VIII und IX, Nägeli 1923, Tafel I und II usw.). Die Lücke zwischen den beiden bleibt unausgefüllt; die zur Erklärung manchmal herangezogene Vermutung, daß die Karyolyse sehr rasch vor sich gehen solle (Lobenhoffer 1908), kann kaum als befriedigend angenommen werden.

Die erwähnten Abbildungen sind naturgetreu und geben den richtigen Tatbestand wieder. Es ist eine Leichtigkeit, sich an jedem vollständig, während langer Zeit, mit schwachen Farblösungen durchgefärbten Präparat — ob Ausstriche oder Schnitte ist gleichgültig — davon zu überzeugen, daß es in der Tat keine Übergangsformen zwischen den hämoglobinreichen Normoblasten mit pyknotischem, oft zerschnürtem oder sogar zerbröckeltem Kern und den kernlosen Erythrocyten gibt. Wenn man hingegen Färbungsmethoden gebraucht, bei welchen die wenn auch konzentrierte Kernfarbe nur kurze Zeit einwirkt, bekommt man leicht in vielen hämoglobinreichen Normoblasten „blasse Kernschatten" (Israel und Pappenheim 1896) oder nur teilweise gefärbte, „oxyphile" Kerne (wie sie Jolly 1923 nach Dominici-Färbung beschreibt). Die einfachste Erklärung dieser Erscheinung ist, daß der (meistens blaue) Kernfarbstoff durch die dichte, mit Eosin (bzw. Orange) durchgefärbte Hämoglobinhülle nur langsam und unvollkommen durchdringen kann und bei kurzer Einwirkung an das Chromatin gar nicht herankommt.

Das Fehlen der Übergangsformen beweist also, daß der Vorgang der Entkernung in der Tat sehr rasch, plötzlich erfolgen muß. Schon aus diesem Grunde ist die Annahme einer Kernauflösung unwahrscheinlich. Mehrere Autoren haben nach dem Vorgang von RINDFLEISCH den plötzlichen Kernaustritt im frischen Präparat auch unmittelbar beobachtet (MAXIMOW 1899b, c, WEIDENREICH 1905c u. a.). In gut fixierten Präparaten gelingt es ebenfalls leicht, entsprechende Bilder zu finden (Abb. 88 und 89 x) (MAXIMOW 1899b, c, JOLLY 1907). Wenn man, wie es die Anhänger des intracellulären Kernschwundes tun, den Vorgang des Kernaustrittes als Artefakt deuten will, so muß doch zugegeben werden, daß die Vorbedingungen für den Eintritt dieses eigentümlichen Vorganges im reifen Normoblasten gegeben sind und daß es relativ unbedeutender Veränderungen im äußeren Medium bedarf — wie z. B. bei Beobachtung im frischen Präparat, wo die Leukocyten ihre amöboiden Bewegungen fortsetzen — um ihn auszulösen.

Es kann folglich als feststehend gelten, daß die physiologische Art der Entkernung der reifen, hämoglobinreichen Normoblasten die plötzliche Ausstoßung des Kernes ist. Der letztere verfällt vorher der Degeneration, die sich in Pyknose und oft in Formveränderungen mit Zerschnürungen äußert.

Die Ursache des eigentümlichen Vorgangs der Kernausstoßung ist unbekannt. Es ist möglich, daß die entscheidende Rolle dabei besondere, mit der Ausreifung der Zelle verbundene Veränderungen der Oberflächenspannung zwischen Kern und Cytoplasma spielen, und daß als auslösendes Moment der Zutritt des Blutplasmas zu den Normoblasten wirkt (MAXIMOW 1910s). Bei pathologischen Zuständen kann die Kernausstoßung auch an polychromatischen Erythroblasten beobachtet werden (KUCZYNSKI und SCHWARZ 1925).

Ein wichtiger Beweis zugunsten der Kernausstoßung sind die im myeloiden Gewebe — ebenso wie in den anderen hämatopoetischen Organen des Embryo (Dottersack, Leber) — stets vorhandenen freien pyknotischen Kerne (MAXIMOW 1899b, c, WEIDENREICH 1905c, JOLLY 1907). Sie können überall einzeln zerstreut zwischen den verschiedenen Zellen gefunden werden (Abb. 65 und 66 v). Viele von ihnen scheinen in der Gewebsflüssigkeit zu zerfallen und sich aufzulösen. Mit besonderer Vorliebe agglutinieren sie zu kleinen Häufchen an der Oberfläche hypertrophischer Reticulumzellen, der Histiocyten, um schließlich vom Cytoplasma der letzteren gefressen und zerstört zu werden (MAXIMOW 1899b, c, WEIDENREICH 1905c, JOLLY 1907). Die Beweiskraft dieses Befundes von Makrophagen mit pyknotischen phagocytierten Kernresten wurde von BLUMENTHAL (1908) angezweifelt, der annahm, daß solche Gebilde nicht durch Phagocytose von nackten Kernen, sondern von Erythroblasten entstehen; das Cytoplasma der letzteren wird aufgelöst, während der Kern der intracellulären Verdauung längere Zeit standhält. Diese Einwände sind von MAXIMOW (1910s) zurückgewiesen worden.

Sofort nach der Entkernung ist die äußere Form des eben entstandenen jungen kernlosen Erythrocyten unregelmäßig; die Oberfläche ist runzelig und erscheint mit zahlreichen Höckern und Buckeln versehen (MAXIMOW 1909m, 1910s). Diese Unebenheiten gleichen sich bald aus und der Erythrocyt erhält seine gewöhnliche, bikonkave oder napfförmige Gestalt.

Nach der Entkernung können die jungen Erythrocyten für eine Zeitlang bei supravitaler Färbung mit Neutralrot (MAXIMOW 1899b, c) oder Brillantkresylblau (ROSIN und BIBERGEIL 1904, CESARIS DEMEL 1907, PAPPENHEIM 1907 u. a.) netzartige oder körnige Strukturen zeigen; auch Polychromasie kann bestehen bleiben, falls die Hämoglobinanhäufung im Cytoplasma mit der Kernausreifung nicht vollkommen Schritt hielt. Die Frage, ob nach der Entkernung im Erythrocyt Plastosomen noch vorhanden sind oder nicht, ist nicht eindeutig gelöst. Nach SCHRIDDE (1912) verschwinden die Plastosomen schon in den früheren Erythroblastengenerationen parallel mit der Hämoglobinausarbeitung und sollen an der letzteren aktiv teilnehmen. Auch COWDRY (1915) und A. KEY (1921) vermissen sie in kernlosen Erythrocyten. Die von SHIPLEY (1915) und SAPPINGTON (1918) bei Behandlung mit Janusgrün in den Erythrocyten als Plastosomen beschriebenen Gebilde dürften demnach künstliche Ausfällungen sein. MEVES (1911) läßt jedoch die Plastosomen die Entkernung für eine kurze Zeit überdauern und CIACCIO (1911, 1913d) findet nach REGAUD-Fixierung und Eisenhämatoxylin Plastosomen nicht nur in allen Erythroblasten, sondern auch in jungen kernlosen Erythrocyten, in den letzteren in allmählich abnehmender Anzahl. In den reifen, im Blute zirkulierenden Erythrocyten sind Plastosomen jedenfalls nicht mehr vorhanden.

Bei der Degeneration des Kernes in den reifen Normoblasten können sich ein oder mehrere winzige Chromatinteilchen von seiner Hauptmasse ablösen und nach Ausstoßung des Kernes im kernlosen Erythrocyt liegen bleiben. Sie färben sich wie Chromatin mit Kernfarbstoffen (Methylgrün) und sind als JOLLY-Körperchen bekannt. Erythrocyten mit JOLLY-Körpern scheinen schon bei normaler und sogar embryonaler Erythropoese vorzukommen; die Bedingungen ihrer Erscheinung sind jedoch nicht klargestellt. Von FERRATA (1818) und KNOLL (1925) sind JOLLY-Körperchen auch in noch kernhaltigen Normoblasten, neben dem pyknotischen Kern, gefunden worden.

Ob die sogenannte „basophile Punktierung" der Erythrocyten mit der Entkernung etwas zu tun hat, ist ungewiß. KOCH (1924) hat im Blute bleivergifteter *Meerschweinchen* an den Kernen der Normoblasten Karyorrhexis mit Bildung von Chromatinprotuberanzen und stielknopfähnlichen Figuren beobachtet. Das aus dem Zerfall des Chromatins entstehende Material soll die sogenannte basophile Punktierung bedingen. Doch ist der Kernursprung der basophilen Punktierung noch sehr zweifelhaft. Nach der herrschenden Meinung (NÄGELI 1923) sind basophil getüpfelte Erythrocyten Produkte einer embryonalen oder pathologischen Reaktion des Knochenmarkes. NÄGELI hat sie auch in embryonalen Erythrocyten gefunden. Nach SCHILLING (1921) wäre die Punktierung, im Gegenteil, als Resultat degenerativer tropfiger Umwandlung der Erythrocytensubstanz, als Symptom einer toxischen Schädigung des Erythrocyten aufzufassen. Jedenfalls wird die basophile Tüpfelung als etwas von der Polychromasie ganz Verschiedenes angesehen.

Die alte Anschauung von HAYEM (1879) über die Entstehung der Erythrocyten aus Blutplättchen hat nur historisches Interesse. Nach MALASSEZ (1882) sollten die kernlosen Erythrocyten durch Ablösung von Knospen vom Cytoplasma der Erythroblasten entstehen. Neuerdings ist dieser Standpunkt wieder von EMMEL (1914) eingenommen worden. Nach SCHILLING (1912, 1918, 1921) wird der pyknotische Kern des Normoblasten in einen „Plättchenkern" verwandelt und ergibt, enukleiert, ein Blutplättchen. Die kernlosen Erythrocyten sollen nach SCHILLING einen sehr komplizierten inneren Bau haben und Zentrosomen, eine Sphäre usw. besitzen.

d) Myelocyten.

Die Jugendformen der granulierten Leukocyten sind — neben den Normoblasten — die gewöhnlichste Zellart im myeloiden Gewebe und wurden infolgedessen von EHRLICH (1898), der sie entdeckte, Myelocyten, d. h. „Markzellen" genannt.

Während die polymorphkernigen granulierten Leukocyten des Blutes als reife, hoch differenzierte und, in Verbindung damit, nicht mehr teilungs- und verwandlungsfähige Elemente angesehen werden müssen, stellen die Myelocyten wucherungsfähige Zellen vor (H. MÜLLER 1892, JOLLY 1900). Sie besitzen einen nicht polymorphen, zerschnürten, sondern „kompakten" (WEIDENREICH 1908g, 1911), d. h. runden, ovalen oder nierenförmigen Kern. Bei *Maus* und *Ratte* hat der Kern eine zentrale, mehr oder minder tiefe Delle, die die künftige Ringform der reifen Leukocyten andeutet (DI GUGLIELMO 1914).

Den drei bekannten Arten der granulierten Leukocyten im Blute, die sich vor allem durch ihre spezifischen Granulationen unterscheiden (EHRLICH 1891), entsprechen im myeloiden Gewebe drei Arten von Myelocyten, die in ihrem Cytoplasma die spezifische Körnung schon enthalten (PAPPENHEIM 1900, JOLLY 1900). Dies trifft für alle *Säugetiere* und den Menschen zu. Wie die Granula der Leukocyten im Blute je nach der *Tierart* Verschiedenheiten darbieten (s. Abschnitt über Blut), so gilt dasselbe auch von den betreffenden Myelocyten. Im Gegensatz zu ARNOLD (1895, 1896), der in den granulierten Leukocyten und ganz besonders in deren Jugendformen im Knochenmarke, den Myelocyten, die gleichzeitige Anwesenheit verschiedener Granulaarten annahm und sich dadurch in schroffen Gegensatz zu der EHRLICHschen Lehre von der Spezifität der Granulocyten stellte, haben alle späteren Forscher die Richtigkeit des Grundgedankens EHRLICHs bestätigt. Wie die reifen, im Blute zirkulierenden granulierten Leukocyten, so sind auch ihre im myeloiden Gewebe verbleibenden Jugendformen, die Myelocyten, schon einseitig und spezifisch differenzierte Zellarten. Sie können bei ihrer Vermehrung und Verwandlung nicht ineinander, geschweige denn in andere Zellarten übergehen; ihnen steht nur der eine Weg offen — in einem Teil ihrer Nachkommen weiter auszureifen, bis schließlich in der letzten Generation die Teilungsfähigkeit erlischt und die Zelle sich durch individuelle Alterung in einen reifen polymorphkernigen Leukocyten der entsprechenden Art verwandelt. Die an und für sich richtigen Angaben von ARNOLD (1895, 1896) über das gleichzeitige Vorkommen verschiedener Körnchen in ein und demselben Myelocyten erklären sich durch die verschiedene Reife und die damit zusammenhängende verschiedene Färbbarkeit der einzelnen Granula.

α) Spezialgekörnte Myelocyten.

Bei allen *Wirbeltieren* läßt sich im Blute (s. Abschnitt über Blut) eine besondere granulierte Leukocytenart unterscheiden, die der Zahl nach unter den weißen Blutkörperchen die erste Stelle einnimmt, sich durch einen besonders hochgradigen Polymorphismus des Kernes auszeichnet und in den Abwehrprozessen des Organismus, z. B. bei Entzündung, eine besonders hervorragende Rolle spielt. Da die spezifische Körnung dieser Leukocytenart bei den verschiedenen *Tierarten* deutliche Verschiedenheiten aufweist und sich namentlich den Anilinfarben gegenüber verschieden verhält, können diese Leukocyten nicht gut nach der Farbreaktion ihrer Granula bezeichnet werden. Beim Menschen sind sie z. B., wie EHRLICH (1891) gezeigt hat, sehr fein und neutrophil (Abb. 67, *16—21*), beim *Kaninchen* (Abb. 65, *sMlz, sLkz*) und *Meerschweinchen* ziemlich grobkörnig und pseudoeosinophil bzw. amphophil, bei *Katze, Ratte* und *Maus* sind sie außerordentlich fein und sogar bei den stärksten Vergrößerungen nicht deutlich zu unterscheiden, so daß das Cytoplasma nur eine diffuse acidophile Färbung aufweist usw. Die passendste Bezeichnung für diese Zellart dürfte wohl „Leukocyten mit Spezialkörnung“ oder „Spezialgekörnte Leukocyten“ sein (MAXIMOW 1907 k, l, 1910 s, WEIDENREICH 1911, PAPPENHEIM 1919). Es ist zu bedauern, daß diese Bezeichnung für die biologisch wichtigste Zellart des Blutes sich bis jetzt noch so wenig eingebürgert hat und statt dessen in der Literatur immer wieder mißdeutige und falsche Vorstellungen hervorrufende Ausdrücke wie „polynucleäre“ oder „neutrophile“ Leukocyten gebraucht werden.

Die Spezialmyelocyten bieten untereinander deutliche Verschiedenheiten dar. Es läßt sich unter ihnen, wie unter den Erythroblasten, eine Reihe von Formen zusammenstellen, die auch hier als aufeinanderfolgende Generationen sich mitotisch teilender und differenzierender Zellen aufgefaßt werden müssen.

Die jüngsten, vom Endziel noch am weitesten entfernten Formen können nach PAPPENHEIM als Promyelocyten bezeichnet werden. Es sind meistens große Zellen mit reichlichem Cytoplasma und einem exzentrischen, rundlichen, ovalen, oft einseitig eingedellten, nieren- oder bohnenförmigen Kern.

Die klinische, sich fast ausschließlich auf Trockenpräparaten des Blutes aufbauende Hämatologie schreibt diesem Kerne die sogenannte „Myelocytenstruktur“ zu. Was darunter verstanden wird, geht aus den Beschreibungen nicht deutlich hervor; die letzteren laufen zumeist auf die Feststellung „feiner, dünner Basichromatinstreifen, die ein eigenartiges Netz- oder Streifenwerk bilden“ (NÄGELI 1923, S. 166), hinaus. PAPPENHEIM (1919, S. 52) spricht von einer „deutlichen, kräftig und dicht färbbaren, lockeren Chromatinstruktur, die in ihrer Anordnung eine gewisse straffe geradlinige netz- oder felderförmige, nicht radiär zentralisierte Tigerung erkennen läßt“. FERRATA (1918, S. 208 und 212) schildert die Kernstruktur als ein weitmaschiges, in den Promyelocyten weniger deutlich hervortretendes, Netz, das bei letzter Analyse an die Kernstruktur der reifen polymorphkernigen Leukocyten erinnert. Die nach Trockenpräparaten angefertigten Illustrationen der genannten Autoren (NÄGELI Taf. XI, PAPPENHEIM Taf. IV und VIII a, FERRATA

Taf. XIV) zeigen in den Kernen nur eine ganz unbestimmte Körnelung mit stellenweise kaum angedeuteten Nucleolen. Nach Lambin (1923c) sollen Nukleolen sogar fehlen.

An feucht fixierten und gefärbten Präparaten sieht die Kernstruktur der Spezialpromyelocyten (Abb. 67, *16*) dem Kernbau der Stammzelle, der Hämocytoblasten (Abb. 67, *1* und *2*) (s. unten S. 405) noch sehr ähnlich aus. Es ist ein Gerüst mit eckigen, zum Teil groben, meistens jedoch kleinen und blassen Chromatinteilchen in den Knotenpunkten und an der Membran. Die Nucleolen, die stets in der Mehrzahl, zwei bis vier, und in verschiedener Größe und Form, eckig oder rund, vorhanden sind, treten in dieser Zellgeneration noch sehr deutlich hervor. Neben dem Kern, an dessen Einkerbung, befindet sich ein heller Hof — die Sphäre mit den Centriolen.

Das Cytoplasma ist mehr oder minder deutlich basophil, oft mit hellen, vakuolenartigen oder leicht acidophilen Flecken. Beim Kaninchen ist es besonders an der Peripherie des Zelleibes nach Eosin-Azurfärbung dunkelblau, während um den Kern herum, besonders in der Umgebung der Sphäre, sich ein acidophiler Hof ausbreitet (Abb. 65 *Pmlz*). In den acidophilen Gebieten, hauptsächlich um die Sphäre herum, tauchen die spezifischen Körnchen in wechselnder, zuerst noch sehr geringer Anzahl auf. Beim Menschen sind sie sehr fein und neutrophil, an Schnitten nach Eosin-Azur blaß rotviolett (Abb. 67, *16*), beim *Kaninchen* sind sie deutlicher und gröber, grell rot gefärbt (Abb. 65 *Pmlz*). Neue Körnchen können (beim *Kaninchen*) auch in den peripheren, noch stark basophilen Cytoplasmagebieten entstehen. In diesem Fall erscheint jedes Körnchen von einem hellen Hof umgeben.

An Trockenpräparaten enthält das Cytoplasma, außer den spezifischen Körnchen, auch Azurgranula, die von den Azurkörnchen der Lymphocyten verschieden sein sollen (Pappenheim 1919, Ferrata 1918). Mit der Zunahme der ersteren verschwinden die letzteren. Ob sich dabei die einen in die anderen verwandeln, oder die spezifischen Körnchen aus dem Cytoplasma neu entstehen, bei Auflösung der Azurkörnchen, ist unentschieden. Nägeli (1923) leugnet die Anwesenheit von Azurkörnchen in den Spezialpromyelocyten und hält die fraglichen, nach Romanowsky purpurvioletten Granula einfach für unreife Spezialgranula. Beim *Kaninchen* sind in den Spezialpromyelocyten nach Alkoholfixierung und Thioninfärbung metachromatische Körnchen sichtbar (Maximow 1907), die vielleicht den beim Menschen als Azurgranula beschriebenen Gebilden entsprechen. Von Blumenthal (1910), Hertz (1913) und Lambin (1925) ist Ähnliches beobachtet worden. Die Spezialkörnchen entstehen im Cytoplasma als Produkte einer besonderen sekretionsähnlichen Tätigkeit der Zelle. Angaben über ihre Herkunft aus dem Kern (Komocki 1924) entbehren der Begründung.

Die Promyelocyten zeigen — ebenso wie die Hämocytoblasten und die ausgebildeten Myelocyten — gelegentlich Mitosen und werden, ebenso wie die Hämocytoblasten, meistens einzeln oder in Paaren zerstreut gefunden, während die reiferen Myelocytenformen mehr haufenweise auftreten.

In den auf die Promyelocyten folgenden Generationen der Spezialzellen, den eigentlichen Spezialmyelocyten (Abb. 67, *17—19*), nimmt das Cytoplasma eine gleichmäßige, nicht mehr fleckige Acidophilie an und die spezifischen (beim Menschen neutrophilen) Körnchen erfüllen den ganzen Zelleib, während die an Trockenpräparaten sichtbaren azurophilen Granula verschwinden. Gegenüber der Kerndelle lassen die Granula oft einen hellen Sphärenhof frei; hier befinden sich die Centriolen (Weidenreich 1908g, 1911). Der Kern hat eine exzentrische Lage und eine runde, ovale, meistens aber nierenförmige Gestalt. Das zierliche netzartige Gerüst in seinem Inneren wird dichter und dunkler; die Nucleolensubstanz scheint in die Gerüstbalken abzufließen und die Nucleolen werden unscheinbar.

Bei supravitaler Färbung mit Neutralrot und Janusgrün können in den Spezialmyelozyten nach Sabin, Austrian, Cunningham und Doan (1924) und Cunningham, Sabin und Doan (1925) sowohl die spezifischen Körnchen (rot) als auch die Plastosomen (grün) dargestellt werden. In den jüngeren Generationen (den Promyelocyten) erscheint der Zelleib noch fast ausschließlich von den Plastosomen erfüllt und nur in der Umgebung der Sphäre finden sich die jüngsten spärlichen, aber dafür besonders intensiv rotgefärbten Spezialkörnchen. In den ausgebildeten Myelocyten erfüllen die mit Neutralrot färbbaren Spezialkörner den ganzen Zelleib und die Plastosomen zwischen ihnen sind beinahe verschwunden.

Mit Hilfe der DEETJEN-WEIDENREICHschen Agarmethode und Osmiumfixierung, aber auch bei Beobachtung lebender Zellen bei Dunkelfeldbeleuchtung, findet WALLGREN (1923) in den Spezialmyelocyten und -leukocyten die Granula, die seiner Meinung nach flüssige Tropfen sind, in den Knotenpunkten eines Fadennetzes gelegen. Das Netz soll mit dem Cytocentrum verbunden sein und den ganzen Zellkörper durchziehen. WALLGREN hält die Fäden für Bahnen, auf denen die Granula von einer Stelle des Zelleibes zu einer anderen fließen können. Die Plastosomen sollen dabei an das Plasmanetzwerk gebunden sein. Diese Angaben entsprechen in vielen Beziehungen den von ARNOLD bei mehreren Gelegenheiten geäußerten Vorstellungen (1896, 1914).

Nach JOLLY (1900) und JACOBSTHAL (1921) sind sowohl die verschiedenen Promyelocyten und Myelocyten, als auch die „Myeloblasten" (Hämocytoblasten, s. unten) amöboid beweglich und offenbaren bei entsprechenden Gelegenheiten die Fähigkeit zur Phagocytose. Am fixierten Präparat sind alle diese Zellen gelegentlich mit lappenförmigen Pseudopodien versehen (Abb. 67, 15—17). Nach SABIN, AUSTRIAN, CUNNINGHAM und DOAN (1924) sollen sie hingegen unbeweglich sein.

Mitosen in den Spezialmyelocyten sind sehr gewöhnlich (Abb. 67, 19) (JOLLY 1900, MAXIMOW 1907l, 1910s, WEIDENREICH 1911 u. a.). Bei der Teilung werden die Körnchen auf die Tochterzellen mehr oder minder gleichmäßig verteilt. Beim Heranwachsen der Tochterzellen muß natürlich fortgesetzte Neubildung der Körnchen angenommen werden.

Auch die Spezialmyelocyten erscheinen im myeloiden Gewebe, ebenso wie die Erythroblasten, in durch mitotische Teilung einer Zelle entstehenden Haufen angeordnet. Da sie jedoch beweglich sind, kriechen sie bald nach abgelaufener Mitose auseinander, um sich mehr gleichmäßig im Gewebe zu verteilen. Aus diesem Grunde haben die Myelocytenhaufen immer ein lockeres Gefüge.

Über amitotische Vermehrung der Spezialmyelocyten, besonders im Blute bei Leukämie, berichten SABIN, AUSTRIAN, CUNNINGHAM und DOAN (1924). Da dieser Vorgang außerhalb des Körpers bei agonaler Färbung mit Neutralrot und Janusgrün beobachtet wurde, wird es sich wohl schwerlich um einen vitalen Vorgang gehandelt haben. Es ist bekannt, daß RANVIER (1889, S. 136) und ARNOLD (1887) schon vor vielen Jahren amitotische Zerschnürungen an Froschleukocyten in der feuchten Kammer oder in Hohlräumen von in den Rückenlymphsack eingeführten Hollundermarkstückchen beobachteten.

In jedem myeloiden Gewebe kommen Spezialmyelocyten von sehr verschiedener Größe, mit schwankender Kernplasmarelation, breit- und schmalleibig, mit mehr oder minder deutlicher Zerschnürung des Kernes vor. Dabei zeigen die Zahl und Beschaffenheit der spezifischen Körner und die innere Kernstruktur keine besonderen Schwankungen. Außerdem werden aber noch besondere kleine Formen von Spezialmyelocyten mit lymphocytenähnlichem, dunklem Kern unter der Bezeichnung Mikromyelocyten (PAPPENHEIM) beschrieben.

PAPPENHEIM (1919) faßt diese Verschiedenheiten der Spezialmyelocyten (ebenso wie der Erythroblasten, s. oben) als den Ausdruck verschiedener, voneinander unabhängiger Entwicklungsreihen auf, die ihre eigenen Jugend- und Altersformen haben und auch aus besonderen, verschieden großen, indifferenten Stammzellen hervorgehen sollen. Wie im Falle der Erythroblasten, so liegen auch hier keine genügenden Gründe vor, um durch solche Annahmen die schon ohnehin überaus verwickelte Frage der genetischen Wechselbeziehungen der Blutzellen noch weiter zu komplizieren. Die erwähnten Schwankungen in Größe, Kernplasmarelation, Kernform usw. lassen sich wohl viel einfacher durch den verschiedenen zeitlichen Abstand der betreffenden Zelle von der nächsten abgelaufenen oder bevorstehenden Mitose erklären.

Ein Teil der aus den Mitosen der Myelocyten, vielleicht auch der Promyelocyten hervorgehenden Zellen scheint im Gewebe ohne weitere Veränderung und vor allem ohne Alterung zu verbleiben; dadurch wird das stete Vorhandensein der nötigen zelligen Reserven verbürgt. In der Mehrzahl der vorhandenen Myelocyten resultiert jedoch der mitotische Prozeß in einer fortschreitenden Änderung. Der Zelltypus nähert sich mit jeder Mitose immer mehr und mehr dem Endziel — dem reifen polymorphkernigen Leukocyten. Der mitotische Prozeß spielt (s. unten, S. 444) eine hervorragende Rolle in der differenzierenden Entwicklung der Blutzellen. Die Zahl der Mitosen, die nötig ist, um von einem Promyelocyt zu einem reifen Leukocyt zu gelangen, ist unbekannt, ebenso wie im Falle der Erythroblasten; sie kann auch hier nicht bedeutend sein, da die Zahl der histologischen Entwicklungsstufen auf diesem Wege beschränkt ist.

Aus der Mitose eines granulareichen großen Myelocyten mit ovalem oder nierenförmigem Kern entstehen zwei kleinere, einander ganz gleiche Tochterzellen mit schon deutlicher eingekerbten, etwas gebogenen, einander mit den konkaven Seiten zugekehrten Kernen. Bei *Ratte* und *Maus* entstehen statt dessen zunächst dicke Lochkerne. Diese neuen Zellen — oder bloß die eine von ihnen — können wahrscheinlich in den einen Fällen längere Zeit ruhen, um dann wieder anzuwachsen; vielleicht kann sich dabei der Kern auch wieder etwas abrunden. Wenn hingegen eine neue Mitose bald wieder eintritt, so entstehen aus der Mutterzelle mit dem tief eingekerbten Kern zwei untereinander ganz gleiche Tochterzellen, deren Kerne sofort bei ihrer Rekonstruktion einen noch höheren Grad der Streckung, Biegung und Zerschnürung zeigen usw. Bei *Ratte* und *Maus* entstehen dünnere, an vielen Stellen eingeschnürte Ringe. Schließlich entstehen Myelocyten mit stabförmigem, hufeisenartig gebogenem (bzw. ringförmigem), zerschnürtem Kern und mit dichter Körnung und Spuren von Plastosomen (Cowdry 1915) im Cytoplasma. Im Inneren des Kernes tritt ein dunkles Gerüst mit kleinen eckigen Chromatinteilchen hervor, während die Nucleolen fehlen. Solche ältere, reifere Myelocyten werden Metamyelocyten genannt (Abb. 66 *sMlz*, Abb. 67, *20*). Sie scheinen mitunter schon unter physiologischen Verhältnissen, vielleicht bei leichter Knochenmarksreizung, ins Blut übertreten zu können (E. F. Müller 1923, Sabin, Cunningham, Doan und Kindwall 1925 b).

Die fortschreitende Kernpolymorphose kann im allgemeinen als Zeichen der Alterung der Zelle aufgefaßt werden (Pappenheim 1900). Bei welchem Grad der Kernumwandlung die Teilungsfähigkeit verloren geht, ist nicht genau festzustellen. Typische Metamyelocyten werden als der Teilung unfähig angesehen. Nach ihrer Entstehung aus der letzten Mitose verwandeln sie sich durch individuelle Reifung, durch endgültige Zerschnürung des Kernes, in reife blutfähige polymorphkernige Spezialleukocyten (Abb. 67, *21*).

Es wird im allgemeinen angenommen, daß der hufeisenartig gebogene Stabkern der Metamyelocyten, mit der Ausreifung der letzteren, in eine allmählich zunehmende Anzahl von Abschnitten zerschnürt wird, so daß er zuerst zwei-, dann drei-, vierlappig usw. wird. Je mehr Kernsegmente, desto älter die Zelle. Unter physiologischen Verhältnissen scheinen unter den zirkulierenden Spezialleukocyten Zellen mit verschiedenen Kernsegmentzahlen in bestimmten Prozentsätzen vorzukommen. Auf Grund dieser Annahmen hat Arneth (1904, 1920) eine besondere Methode aufgebaut, die sich durch Zählung der Spezialleukocyten mit verschiedener Kernsegmentzahl, durch Verfolgung der Verschiebungen der älteren und jüngeren Leukocytenformen, einen Einblick in den jeweiligen Zustand der Blutbildung im Knochenmark zu verschaffen sucht. Diese Arnethsche Lehre ist besonders von Schilling (1911, 1925) und Yamamoto (1925) einer Kritik unterworfen worden. Es steht keineswegs fest, daß die Zahl der Segmente tatsächlich dem Alter der Zelle entspricht. Die Segmentierung kann nämlich gleichmäßig und gleichzeitig an mehreren Stellen des Kernschlauches angelegt werden; auf diese Weise können also alte Zellen zwei Kernsegmente, junge mehrere besitzen.

Schilling (1922) und Castillo (1923) beschreiben bei verschiedenen pathologischen Zuständen beim Menschen sogenannte „neutrophile Zwillinge" — ungewöhnlich große

Spezialleukocyten mit zwei vollständig gleichen, mehr oder minder durchgeschnürten Kernen; sie sollen durch Ausfall der Cytoplasmazerschnürung nach der letzten Mitose entstehen.

β) Eosinophile Myelocyten.

Diese Zellart ist im myeloiden Gewebe spärlicher vertreten als die Spezialmyelocyten. Eingehende Literaturangaben über sie befinden sich im Referat von E. Schwarz (1914).

Die eosinophilen Myelocyten (Abb. 65 und 66 *eMlz*, Abb. 67, *10—12*) können, besonders bei *Tieren*, von sehr verschiedener Größe sein; dies dürfte wohl hauptsächlich von der Zeit der stattgehabten oder der bevorstehenden Mitose abhängen. Das Cytoplasma ist schwach basophil oder ganz farblos. Der ovale oder nierenförmige Kern ist immer exzentrisch gelagert und liegt oft an der äußersten Peripherie des Zelleibes. Er enthält — in den jüngeren Zellen — ein blasses, netziges Chromatingerüst mit mehr oder minder deutlichen Nucleolen. Der Einsenkung der Kernoberfläche entsprechend, befindet sich im Cytoplasma eine runde, helle, granulalose Sphäre mit einem Centriolenpaar. Die spezifischen Granula erfüllen meistens den ganzen Zelleib und erscheinen in der Umgebung der Sphäre oft radiär angeordnet. Sie zeigen im allgemeinen die für die reifen eosinophilen Blutleukocyten der betreffenden *Tierart* charakteristischen Eigenschaften. Bei *Tieren* jedoch, deren eosinophile Leukocyten stäbchenförmige Granula enthalten (*Ratte, Meerschweinchen*), sind die Granula in den Myelocyten gröber und von runder Form.

Auch unter den eosinophilen Myelocyten sind jüngere und reifere Formen zu unterscheiden. In den meisten Zellen sind jedoch die Granula schon reichlich vorhanden. Dies hängt damit zusammen, daß sich die eosinophilen Zellen im Knochenmark des Erwachsenen fast ausschließlich auf homoplastischem Wege vermehren, d. h. durch eigene Mitosen granulareicher Elemente. Zellen mit eben beginnender Ausarbeitung von Körnern und einem noch hämocytoblastenähnlichen Kern sind selten zu beobachten (Abb. 67, *9*).

Die Granula der jüngeren Formen — zu ihnen können sowohl große, als auch kleine Zellen gehören — zeigen, besonders deutlich am Trockenpräparat, oft eine verschiedene Färbung. Während die Körner in den reifen eosinophilen Zellen alle ausgesprochen acidophil sind (Ehrlich 1891), enthalten die unreifen Granula der jüngeren Zellen eine bedeutende Beimischung einer basophilen Substanz und zeigen daher nach Eosin-Azur einen bläulichen oder grauen Mischton (Abb. 67, *11*), nach Thioninfärbung, wo die reifen eosinophilen Granula grün sind, einen blauen Ton (Maximow 1907l, 1910s, 1913, Downey 1915h, Ringoen 1915b). Die unreifen, bläulichen Granula stechen von den grell roten bzw. grünen reifen Körnern in derselben Zelle scharf ab, sind aber mit ihnen durch ganz allmähliche Übergänge verbunden.

Die eosinophilen Myelocyten mit verschieden gefärbten, jüngeren und reiferen Körnern veranlaßten seinerzeit Arnold (1895, 1896, 1899), an der Spezifität der von Ehrlich (1891) aufgestellten Arten der granulierten Leukocyten zu zweifeln. Auch in anderer Richtung haben diese Zellen in der Hämatologie Verwirrung verursacht. Von Kardos (1911), Benacchio (1911) und Pappenheim und Szécsi (1912) wurden sie mit den Vorstufen der echten basophilen Leukocyten verwechselt (s. unten, Abschnitt über basophile Myelocyten). Die jüngsten eosinophilen Myelocyten mit verschiedenfarbiger, zum Teil basophiler und noch spärlicher Körnung können als Promyelocyten bezeichnet werden. Sie entstehen, wie weiter unten beschrieben, auf heteroplastischem Wege aus ungranulierten Vorstufen.

In den eosinophilen Myelocyten, besonders den großen Formen, finden sich Mitosen (Abb. 67, *12*) (H. Müller 1892, E. Schwarz 1914). Die Chromosomenfigur liegt mitten zwischen den dichten Massen der glänzenden, groben, eosinophilen Körner. Die schrittweise mit jeder Mitose vorwärtsrückende Reifung der

Myelocyten zu blutfähigen eosinophilen Leukocyten verläuft im Prinzip ebenso, wie bei den Spezialzellen. Auch hier kann eine letzte Generation von eosinophilen Metamyelocyten mit dunklem, nucleolenlosen Hufeisenkern unterschieden werden (Abb. 67, *13*). Sie verwandelt sich durch Reifung ohne Teilung in reife eosinophile Leukocyten. Dabei zerschnürt sich der Kern endgültig, sein Polymorphismus erreicht jedoch niemals so hohe Grade, wie in den Spezialleukocyten; er besitzt bekanntlich zwei, höchstens drei durch einen dünnen Chromatinfaden verbundene Lappen (Abb. 67, *14*). Bei *Ratte* und *Maus* ist der Kern ein zerschnürter Ring, der jedoch viel plumper ist, als in den Spezialzellen.

Plastosomen sind in den reifen eosinophilen Leukocyten zwischen den Körnchen kaum mehr nachzuweisen. Die in den frühen Generationen zum Teil basophil reagierenden Granula sind jetzt sämtlich rein oxyphil geworden (Downey (1915h); außerdem sind sie kleiner als in den Myelocyten. Daß sie bei einigen Tierarten Stäbchenform haben, ist bereits erwähnt worden; diese Formveränderung der Granula scheint in solchen Fällen gleichzeitig mit dem Auftreten der tieferen Einschnürungen am Kern einzutreten.

γ) Basophile Myelocyten.

Die basophil granulierten Leukocyten — die „Blutmastzellen" oder „Mastleukocyten" — die von Ehrlich (1891) als echte spezifische γ-granulierte Zellen beschrieben wurden, bieten viel größere Schwierigkeiten für die Untersuchung dar, als die vorher beschriebenen beiden Arten. Erstens sind sie im myeloiden Gewebe viel spärlicher; sie erscheinen einzeln und sehr ungleichmäßig zwischen den anderen Zellen, oft in weiten Abständen voneinander zerstreut. Zweitens zeichnet sich die Substanz ihrer Granula bei den meisten *Säugetieren* durch leichte Löslichkeit in Wasser und wässerigen Lösungen aus, so daß die Zellen, wegen der Auflösung der Körner, an gewöhnlichen Präparaten meistens unkenntlich sind. Wenn die Körner erhalten geblieben sind, sehen sie oft gequollen und unregelmäßig aus. Um die basophil gekörnten Myelocyten — ebenso wie die oben beschriebenen Gewebsmastzellen — in befriedigendem Zustande im gefärbten Präparat zu erhalten, gibt es nur ein Mittel: Alkoholfixierung und Färbung in alkoholischen Lösungen. Am zweckmäßigsten sind feucht mit Alkohol fixierte Klatschpräparate.

Durch diese Schwierigkeiten erklärt es sich, warum in der Literatur so große Meinungsverschiedenheiten über diese Zellen bestehen. Weidenreich (1908f) erblickte in den basophil gekörnten Leukocyten des Blutes beim Menschen und vielen anderen *Säugern* in besonderer Weise degenerierte Lymphocyten und verneinte überhaupt ihre Stellung unter den anderen Granulocyten als gleichberechtigte, spezifisch differenzierte Zellart. Nur beim *Meerschweinchen* fand er im Blute basophil gekörnte Leukocyten, die den Eindruck echter Granulocyten machten — Zellen mit zerschnürtem Kern und kurz spindel- oder eiförmigen, nur schwach metachromatischen Körnern.

Die Idee von der degenerativen Natur der basophil granulierten Leukocyten wurde von Pröscher (1909) aufgenommen und später von Pappenheims Schülern Benacchio (1911) und Kardos (1911) und von Pappenheim selbst (1919) weiter entwickelt; neuerdings erklären auch Graham (1920) und Jordan (1926q) die Mastleukocyten für degenerierende eosinophile oder neutrophile Zellen. Daß Pappenheim und seine Schüler (s. Pappenheim und Szécsi 1912) die Körner der Mastleukocyten von den unreifen basophilen Körnern der eosinophilen Myelocyten nicht unterschieden, ist schon erwähnt worden. Die Substanz der Mastgranulation (ein „Mucolezithid") soll nach Pappenheim in den lymphoiden Zellen des Normalblutes (den Lymphocyten und Monocyten) als sichtbares Symptom einer „mucoiden Spongioplasmadegeneration" entstehen. Dementsprechend soll es nach ihm im Knochenmarke Mastmyelocyten überhaupt nicht geben. Pappenheim zieht auch keine scharfe Grenze zwischen den basophil granulierten Leukocyten und den Mastzellen des Bindegewebes bei den *Säugetieren*. Auch Jolly (1923) teilt übrigens diese letztere Ansicht.

Maximow (1906 i, 1907 l, 1913) wies nach, daß überzeugende Schlüsse über Natur und Entstehung der basophilen Leukocyten nur bei sorgfältiger Vermeidung von Wasser oder wässerigen Lösungen bei der Herstellung der Präparate gezogen werden können. An mit Alkohol fixierten und mit alkoholischen Lösungen basicher Anilinfarben gefärbten Präparaten läßt sich die Struktur der basophilen Leukocyten im myeloiden Gewebe leicht aufzeigen und ihre Entstehung verfolgen. Dabei können solche Irrtümer, wie Verwechslung der spezifischen basophilen Körner mit unreifen, teilweise basophilen eosinophilen Körnern, nicht unterlaufen. Es hat sich gezeigt (Maximow 1913, Downey 1915 h), daß die basophilen Leukocyten, in voller Übereinstimmung mit den ursprünglichen Angaben von Ehrlich, eine echte, spezifisch differenzierte Granulocytenart vorstellen und daß sie nicht degenerierte Lymphocyten oder unreife eosinophile Myelocyten sind. Im myeloiden Gewebe der *Säugetiere* und des Menschen lassen sich zweifellose, basophil granulierte Myelocyten („Mastmyelocyten") nachweisen, aus denen die reifen basophilen Leukocyten in der üblichen Weise durch Mitose und Kernzerschnürung entstehen. Weiterhin ließ sich mit Sicherheit feststellen (Maximow 1906 i, 1907 l, 1913), daß bei den *Säugetieren* die basophilen Leukocyten und die Mastzellen des Bindegewebes, die beide im myeloiden Gewebe nebeneinander vorkommen, zwei ganz verschiedene, unabhängige Zellarten sind. Sie sind auch vollkommen scharf von den Spezialgranulocyten und den eosinophilen Zellen getrennt. Diese Befunde sind von Downey 1915 h, Ringoen 1915 a und Lehner 1924 bestätigt worden.

Die basophilen Myelocyten sind meistens kleine Zellen, obwohl auch hier beteutende Größenunterschiede zu beobachten sind (Abb. 67, *4—7*). Der Kern ist rundlich, meistens einseitig eingekerbt und in der Regel, besonders in den großen Zellen, heller als der Kern der anderen Granulocyten. Er enthält, außer einigen Nucleolen, ein sehr lockeres und zartes Gerüst mit spärlichen eckigen Chromatinteilchen. Die kleineren Zellen führen einen hellen, runden, oder einen dunkleren und in diesem Falle meistens schon mehr oder minder zerschnürten Kern. Das Cytoplasma ist sehr blaß und enthält eine wechselnde Anzahl von meist einseitig angehäuften basophil-metachromatischen Körnchen. Beim Menschen und den meisten untersuchten *Säugetieren* sind die Körnchen rund und von sehr ungleicher Größe; ihre Farbenreaktionen sind von Anfang an, gleich bei ihrem ersten Auftauchen im Cytoplasma, spezifisch. Beim *Meerschweinchen* ist die Körnung besonders grob, eiförmig; ihre Färbung ist schwach metachromatisch.

Die Zellen mit noch spärlichen metachromatischen Körnchen könnten nach Analogie mit den anderen Granulocytenarten als basophile Promyelocyten angesprochen werden (Abb. 67, *4—5*). Doch bieten sie hier in bezug auf Kernform und Cytoplasmabeschaffenheit keine konstanten Unterschiede von den älteren granulareichen Zellen dar. Mitosen in Mastmyelocyten bei Mensch und Säugern sind von Maximow (1913) gefunden worden (Abb. 67, *7*). Es ist demnach zweifellos, daß sich die Mastmyelocyten außer auf heteroplastischem Wege, durch Ausbildung metachromatischer Körnchen im Cytoplasma lymphoider Zellen (Hämocytoblasten) verschiedener Größe, auch homoplastisch, durch selbständige mitotische Teilung vermehren können. Von den beschriebenen basophilen Myelocyten sind im myeloiden Gewebe alle Übergänge zu reifen basophilen Leukocyten mit eingeschnürtem Kern (Abb. 67, *8*), wie sie im Blute vorkommen, nachzuweisen.

Nach subkutaner Injektion von Eiereiweiß beim *Meerschweinchen* sah Ringoen (1923) eine bedeutende Emigration von Mastleukocyten in das Bindegewebe, wobei zugleich im Knochenmarke erhöhte Produktion dieser Zellen nachzuweisen war, allerdings ohne Mastzellenleukocytose im Blut.

Bei einigen *Säugetier*arten, z. B. bei der *Ratte*, sind im Blute und im Knochenmark nur ganz vereinzelte basophile Leukocyten bzw. Myelocyten nachzuweisen. Dafür sind bei diesen *Tieren* die Mastzellen, im Bindegewebe besonders reichlich und stark entwickelt (Maximow 1906i, 1913).

e) Hämocytoblasten.

Außer den Erythroblasten und den verschiedenen Myelocyten sind im myeloiden Gewebe aller erwachsenen *Säuger* große (10—15 μ und mehr) ungranulierte, basophile Zellen von „lymphoidem" Charakter vorhanden. Sie liegen zwischen den anderen Zellen einzeln, oder in kleinen, aus zwei bis vier Zellen bestehenden, durch mitotische Teilung einer Mutterzelle entstandenen Gruppen zerstreut (Abb. 65 und 66 *Hzy*). Je jünger das Individuum, desto zahlreicher sind sie; im Knochenmark des Embryo und des Neugeborenen sollen sie nach Nägeli (1900, 1923) und Schridde (1907f, 1908h, i) bis zu 70—90 vH aller Zellen ausmachen. Auch unter pathologischen Verhältnissen kann ihre Zahl bedeutend steigen.

Sie sind im Knochenmark zuerst von Arnold (1895) und von Hirschfeld (1898) gesehen worden und stellen — neben den Monocyten — die am meisten umstrittene Zellart in der Hämatologie vor. Sie sind mit den verschiedensten Namen belegt worden, entweder nach ihrem Aussehen oder nach ihrer vermutlichen genetischen Beziehung zu den anderen Blutelementen.

Pappenheim (1899c), der die Entdeckung von Arnold und Hirschfeld bestätigte, hob ihre morphologische Ähnlichkeit mit den großen Lymphocyten hervor und nannte sie dementsprechend, ebenso wie Arnold, Lymphocyten. In seinen späteren Arbeiten gab er ihnen den Namen „Lymphoidocyten". Die Ähnlichkeit mit Lymphocyten veranlaßte auch andere Autoren, wie Maximow (1907l, 1910s), sie als große Lymphocyten zu bezeichnen. Dominici (1902c) und Carnegie Dickson (1908) beschreiben sie als „basophile Myelocyten". Helly (1910), der die Mehrzahl von ihnen für Vorstufen der Erythroblasten erklärt, nennt sie „Erythrogonien". Nägeli (1900) bestritt gegenüber Pappenheim (1899c) ihre Lymphocytennatur aufs entschiedenste und nannte sie „Myeloblasten"; er erblickt in ihnen nur Vorstufen der granulierten Zellen. Auch Jolly (1923) nennt sie Myeloblasten, obwohl er mit diesem Namen keineswegs die dualistischen Vorstellungen von Nägeli verbindet.

In der vorliegenden Schilderung, die, wie weiter unten ersichtlich, zu einer unitarischen Auffassung der Hämatopoese führt, sollen die großen lymphoiden Zellen des Knochenmarks als Hämocytoblasten bezeichnet werden. Dieser Name stammt von Ferrata (1912, 1918) und soll nach seinem sprachlichen Sinne den Gedanken zum Ausdruck bringen, daß diese Zellen die Stammzellen aller Zellen des Blutes und nicht nur der myeloiden sind.

Die Hämocytoblasten sehen beim Menschen und bei allen *Säugetieren* vollkommen ähnlich aus (Abb. 67, *1—3*). Ihr Zelleib zeigt amöboide Konturen. Das Cytoplasma bildet um den Kern herum einen mäßig breiten Saum. Im frischen, lebenden Zustande und nach zweckmäßiger Fixierung und Färbung ist es homogen. Es erweist sich als deutlich basophil und färbt sich blau mit Eosin-Azur. Sehr oft kommen im Zelleib helle Vakuolen vor. Neben dem Kern kann oft eine helle Sphäre mit einem Centriolenpaar (nach Eisenhämatoxylin) gefunden werden. Um die Sphäre herum lagert sich das Golgi-Netz.

Als solches könnte vielleicht auch der eigentümliche, von Lambin (1923a) in den „Myeloblasten" in einem Leukämiefalle beschriebene „Ringkörper" angesehen werden.

Entgegen den ursprünglichen Angaben Schriddes (1907f) über das Fehlen von Altmannschen Körnern in den Hämocytoblasten (seinen „Myeloblasten"), haben Butterfield, Heineke und Meyer (1908), Maximow (1909r) und andere das Vorhandensein von solchen bewiesen. Es sind gewöhnliche körnige, stäbchen- oder fadenförmige Plastosomen, die mit den modernen Methoden leicht dargestellt werden können.

Nach Ferrata (1918) soll das Cytoplasma der Hämocytoblasten im Trockenpräparat keine Azurgranula enthalten. Hertz (1913), Pappenheim (1919) u. a. nehmen hingegen die Anwesenheit von spärlichen oder dichten Azurkörnchen an. Es muß bemerkt werden, daß in der Literatur so viele, angeblich grundverschiedene „metachromatische" und „azurophile" Granula in allen möglichen, „lymphoiden", d. h. nicht spezifisch granulierten Blutzellen, beschrieben sind (vgl. Vasiliu 1925 u. a.), daß es schwierig ist über die Bedeutung dieser Einschlüsse ein Urteil zu gewinnen.

Der große, etwas exzentrisch gelegene Kern ist oval oder leicht einseitig eingedellt und hat ein blasiges, helles Aussehen. Er enthält ein deutliches, netzförmiges Gerüst mit in den Knotenpunkten und an der Wand unregelmäßig zerstreuten, kleinen und größeren, eckigen und runden Chromatinteilchen und mehrere, verschieden große, eckige oder rundliche, echte, nach Eosin-Azur purpurviolette Nucleolen. Dem histologischen Aussehen nach entsprechen demnach die Hämocytoblasten vollkommen den oben beschriebenen großen Lymphocyten (vgl. Abb. 67, *1—3* und Abb. 68). Mitosen sind nach Schridde (1907f) äußerst selten. Doch hängt dies vom jeweiligen funktionellen Zustande des Knochenmarks ab und können Hämocytoblastenmitosen (Abb. 67, *3*) unter Umständen reichlich vorkommen.

Daß die im myeloiden Gewebe überall zerstreuten Zellen vom Aussehen der kleinen und mittelgroßen Lymphocyten nach der dualistischen Theorie der Hämatopoese keine Lymphocyten, sondern „Mikromyeloblasten" sein sollen, ist oben (S. 387) bereits erwähnt worden. Es kann in der Tat als feststehend angenommen werden, daß sie mit den großen Hämocytoblasten (Myeloblasten) durch Übergangsformen verbunden sind. Die zwischen Unitariern und Dualisten bestehende Meinungsverschiedenheit bezüglich der Entwicklungspotenzen der großen lymphoiden Zellen dehnt sich in folgerichtiger Weise auch auf die kleinen Formen aus. Pappenheim (1919) faßt die kleinen Zellen als „Mikrolymphoidocyten" auf. Da sein Lymphoidocyt dem Hämocytoblasten auch dem Wesen nach entspricht, indem er nicht nur myeloide, sondern auch lymphoide Potenzen besitzt, deckt sich diese Vorstellung mit der von den Unitariern vertretenen.

Nach der in klinischer Hämatologie herrschenden Vorstellung sollen die Hämocytoblasten (Myeloblasten) als solche altern können, indem der Kern tiefe Einschnürungen erhält und polymorph wird. Solche Zellen heißen „Riederformen".

Nach Nägeli (1923) sollen die im Knochenmark vorhandenen Plasmazellen nicht nur aus echten Lymphocyten, sondern auch aus seinen Myeloblasten, also Hämocytoblasten, entstehen.

f) Monocyten.

Von den meisten Hämatologen werden sie im myeloiden Gewebe als zahlreich vorhanden bezeichnet, und viele lassen sie hier aus besonderen Jugendformen, den „Monoblasten", entstehen (Ferrata 1918, Nägeli 1923, Cunningham, Sabin und Doan 1925).

An Ausstrichpräparaten vom Knochenmark, ebenso wie in supravital gefärbten Präparaten, scheinen die Monocyten allerdings eine gewöhnliche Erscheinung im myeloiden Gewebe zu sein. An Schnittpräparaten finden sich jedoch im Gewebe selbst nur selten Zellen, die Anspruch auf Monocyteneigenschaften erheben können. Im Lumen der venösen Sinusoide sind sie hingegen oft anzutreffen, obwohl ihre Zahl auch hier starken Schwankungen unterworfen scheint. Der Frage der Monocyten sei ein besonderer Abschnitt gewidmet.

g) Megakaryocyten.

Für das myeloide Gewebe des Menschen und der *Säugetiere* sind noch eigentümliche einkernige Riesenzellen charakteristisch, die von Howell (1891b) sogenannten Megakaryocyten. Sie sind überall im Gewebe zwischen den anderen freien Elementen, einzeln oder in kleinen Gruppen von zwei bis vier Exemplaren, ziemlich gleichmäßig zerstreut (Abb. 64 und 65 *Meg*). Ihre Größe kann beim Menschen 35—40 μ im Durchmesser erreichen.

Ihre Form ist kugelig, die Oberfläche erscheint jedoch sehr oft, wohl in Verbindung mit langsamen amöboiden Bewegungen, mit unregelmäßigen, oft sehr großen, lappigen, stumpfen Fortsätzen versehen oder zerfranst und ausgenagt (Abb. 69—71). Schridde (1907g) erwähnt Permigrationsbilder in der Wand der

Sinusoide. Zum Teil mag die oft unregelmäßige Form wohl auch vom Druck der umgebenden Zellen abhängen.

Im ausgebildeten Zustande der Zelle ist der Kern sehr groß (20—25 μ) und charakteristisch geformt. Er besteht — beim Menschen und den meisten *Säugern* — aus einer Menge von unregelmäßigen, größeren und kleineren, blasenförmigen, mehr oder minder tief eingefurchten und an der Oberfläche buckelförmig vorspringenden Abschnitten, die an dünnen Schnitten oft selbständig zu sein scheinen, in Wirklichkeit jedoch alle miteinander durch stielförmige Verbindungen zusammenhängen, so daß der Kern einheitlich ist. Beim *Kaninchen*, dessen Megakaryocyten besonders eingehend von M. Heidenhain (1894) untersucht wurden, stellt er einen großen, hohlen, dickwandigen, kugeligen Körper mit unregelmäßigen Vorwölbungen an der äußeren und inneren Wandoberfläche vor. Die dicke Wand der Kugel ist an vielen Stellen durchbrochen, so daß die den Hohlraum der Kugel ausfüllende Cytoplasmamasse mit der äußeren Cytoplasmaschicht in Verbindung bleibt und an Schnitten, die durch das Zentrum der Kugel gehen, der Kern das Bild eines mehrfach unterbrochenen Ringes darbietet. Im

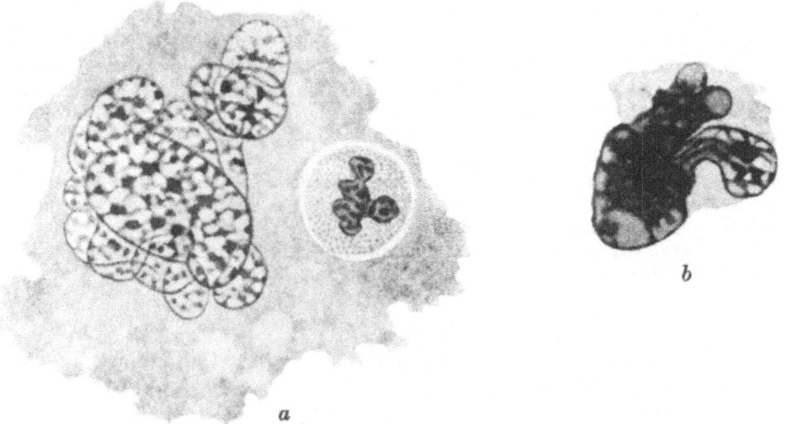

Abb. 69. *a* Megakaryocyt mit einem Spezialleukocyt im Protoplasma; *b* degenerierter Megakaryocyt. Knochenmark vom Menschen. ZF, Häm., EAz. Zeiß Ap. Hom. Imm. 2, Komp.-Ok. 12.

Inneren des Kernes ist das Chromatin in groben, dunklen, zu verzweigten Figuren verbundenen Teilchen angeordnet. Im Gegensatz zu den überall in der Literatur wiederkehrenden Angaben über große Nucleolen (die auch M. Heidenhain (1894) nach Eisenhämatoxylin abbildet) zeigen Eosin-Azurpräparate keine echten violettroten Kernkörperchen; diese letzteren werden vielleicht durch die dichten Chromatinansammlungen verdeckt. Es kommen auch Megakaryocyten mit mehreren Kernen vor. Jordan (1918) erblickt darin den Ausdruck einer amitotischen Kernzerschnürung. Levy (1921) will letztere nicht anerkennen und erklärt die Mehrkernigkeit für ein Vorstadium der nach der mehrpoligen Karyokinese stattfindenden Kernverschmelzung.

Im Cytoplasma beschrieb Heidenhain (1894) nach Sublimatfixierung eine schichtenartige Struktur und sehr zahlreiche Centriolen, die im Cytoplasma gruppenweise zerstreut liegen. Die Hauptgruppe nimmt (beim *Kaninchen*) die Mitte der den Kernhohlraum ausfüllenden Cytoplasmamasse ein. Andere, kleinere Gruppen finden sich in den Furchen an der äußeren Kernoberfläche. Plastosomen in den Megakaryocyten sind von Dubreuil (1910) nachgewiesen worden. Jordan (1921k) bestätigt dies und beschreibt außerdem ein Golgi-Netz. Retzius

(1902) beschreibt Trophospongienkanälchen in Form von hellen, das Cytoplasma durchziehenden Spalten. Nach CIACCIO (1909a) soll das Cytoplasma Lipoid-(„Lecithin"-)granula, nach JOLLY (1923) auch körnige Pigmenteinschlüsse enthalten, die manchmal Eisenreaktion geben. Vitalfarbstoffe werden nicht gespeichert. Nach einigen bestimmten Fixierungen und Eosin-Azurfärbung zeigt sich das Cytoplasma der Megakaryocyten von einer großen Menge eigentümlicher feiner purpurvioletter Körnchen erfüllt (WRIGHT 1906, SCHRIDDE 1907g, SEELIGER 1923 u. a.). Ihre Beziehungen zu den Plastosomen sind nicht geklärt. Sie sind oft in konzentrischen Schichten oder in kleinen Feldern angeordnet (OGATA 1912, DI GUGLIELMO 1920) und lassen gewöhnlich einen Saum von homogenem, blaßblauem Cytoplasma an der Peripherie der Zelle frei (Abb. 71).

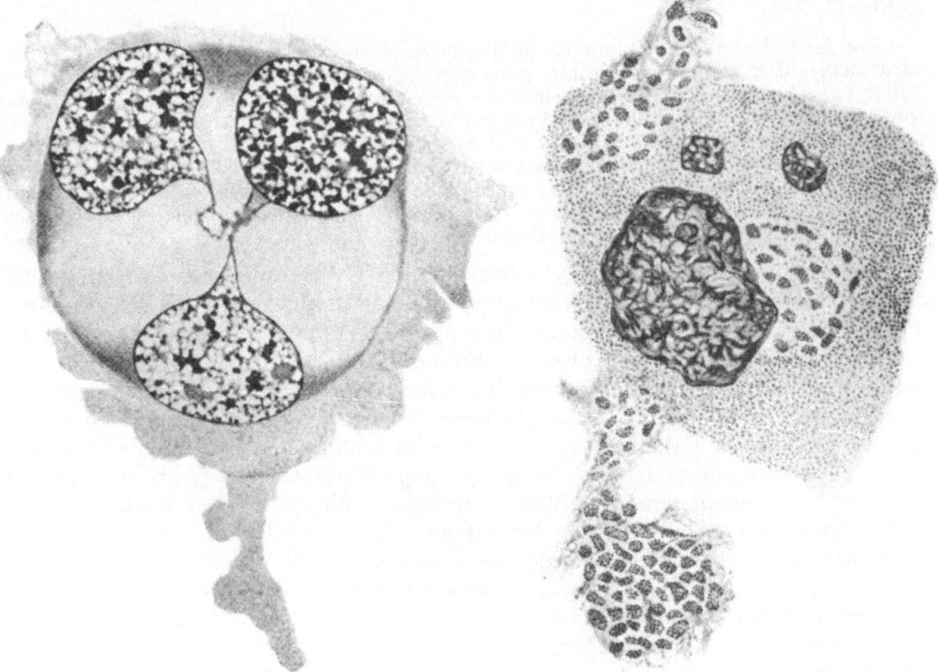

Abb. 70. Megakaryocyt mit beginnender Verschmelzung der aus einer dreipoligen Mitose hervorgegangenen Tochterkerne. Knochenmark vom Menschen. Bearbeitung und Vergrößerung wie in Abb. 69.

Abb. 71. Megakaryocyt aus der Milz eines neugeborenen *Kätzchens*. Ausstrichpräparat gefärbt mit MAY-GRUNWALD-GIEMSA. (Nach DI GUGLIELMO 1920.)

Sehr oft werden andere Zellen, besonders reife Spezialleukocyten, im Protoplasma der Megakaryocyten eingeschlossen gefunden (Abb. 65 *p*, Abb. 69 *a*). Diese Erscheinung wird gewöhnlich als Phagocytose aufgefaßt. Doch können die amöboiden Bewegungen der Megakaryocyten nur äußerst träge sein und es wird sich demnach in den meisten Fällen wohl um das aktive Eindringen von Leukocyten in das Protoplasma der Megakaryocyten handeln. Allerdings wurden mitunter in den letzteren auch Erythroblasten beschrieben, was JORDAN (1918) sogar veranlaßte, an intracelluläre Erythrocytenentstehung zu denken. Es fragt sich, ob in solchen Fällen von angeblich in Megakaryocyten eingeschlossenen Erythroblasten nicht Verwechslungen mit histiocytären Makrophagen vorlagen.

Die Megakaryocyten sind vergängliche Gebilde. In jedem Präparat von normalem oder pathologischem Knochenmark finden sich unter ihnen in Rückbildung und Degeneration begriffene Exemplare. Andererseits sind überall auch Regenerationserscheinungen, d. h. Entstehung neuer Megakaryocyten festzustellen. Beim Menschen sind die Degenerationsformen besonders zahlreich bei akuten Infektionskrankheiten (Carnegie Dickson 1908).

Die Megakaryocyten entstehen aus den großen basophilen lymphoiden Zellen des Knochenmarks — den Hämocytoblasten. Die Übergangsformen sind zahlreich vorhanden und überzeugend (Abb. 67, *32*, *33*). Die erste sichtbare Veränderung der Zelle auf dem Wege der Differenzierung zu einem Megakaryocyt ist die Hypertrophie, wobei sich besonders der Kern vergrößert und in mannigfacher Weise einschnürt. Als ein sehr wichtiges Moment in der Entwicklung sind ferner seit den Untersuchungen von v. Kostanecki (1892b) (an der embryonalen Leber) und M. Heidenhain (1894) mehrpolige Mitosen erkannt worden (Abb. 67, *33*).

Der Anstoß zur Entwicklung eines Hämocytoblasten in der Megakaryocytenrichtung wird vielleicht in dem weiter unten erörterten Sinne durch eine gewöhnliche mitotische Teilung gegeben. Wenigstens erscheinen die jüngsten Megakaryocyten auffallend oft paarweise angeordnet (Abb. 67, *32*). Hypertrophie mit Kernzerschnürung und wiederholte mehrpolige Mitose scheinen beide an der Ausbildung der Megakaryocyten mitzuwirken. Die extremen Anschauungen von Jordan (1918) und Klaschen (1922), die den mitotischen Vorgang ganz leugnen, und von Levy (1921), der umgekehrt die Bilder der Kernzerschnürung nur für Phasen der Verschmelzung von Tochterkernen nach abgelaufener Mitose erklärt, entbehren einer genügenden Begründung.

Wenn eine zur Megakaryocytenentwicklung vorbestimmte Zelle sich zur Mitose anschickt, entstehen statt einer gewöhnlichen Spindel mit zwei Polen mehrere Pole, da sich die Centriolen sofort in mehrere Gruppen zerteilen. Die Chromosomenfigur gibt in der Metaphase mehreren Tochterkernen Ursprung. Die letzteren weichen in der Richtung nach den Polen auseinander und werden zu ruhenden Kernen rekonstruiert. Eine Teilung des Cytoplasmas tritt jedoch nur in den allerseltensten Fällen ein (v. Kostanecki 1892b). Statt dessen nähern sich die Tochterkerne einander, senden stielförmige Fortsätze aus (Abb. 70) und verschmelzen zu einem neuen, größeren, unregelmäßig geformten Kerne, der viel mehr Chromatin enthält, als vor der Mitose. Nach einer Ruhepause, deren Dauer unbekannt ist, und während der der Kern vielleicht weiter wächst und zerschnürt wird, setzt in derselben Weise eine neue mehrpolige Mitose ein. Die Zahl der Zentren und der Spindelpole ist noch größer, als in der ersten Mitose und die Chromosomenfigur noch umfangreicher und verwickelter. Das Resultat in der Telophase ist wieder Verschmelzung der Tochterkerne, mit abermaliger Zunahme der Zell- und Kerngröße, der Chromatinmenge und der Centriolenzahl. Dann folgt nach einer neuen Ruhepause wieder eine Mitose mit noch zahlreicheren Polen usw. Wie viele aufeinanderfolgende Mitosen möglich sind, entzieht sich der Beobachtung. In vollentwickelten Megakaryocyten treten keine Teilungen mehr auf und die Zelle verfällt früher oder später der Degeneration.

Die oben beschriebenen Azurkörnchen tauchen nach Reitano (1921) und Firket und Bouille (1925) erst in den vollentwickelten Megakaryocyten auf. Die jüngeren Entwicklungsstadien werden als „lymphoide" Megakaryocyten bezeichnet und sollen auch keine Plättchen bilden können.

Die Entstehung der Megakaryocyten aus Reticulumzellen (Carnegie Dickson 1908, Katzenstein 1926) oder durch Verschmelzung aus mehreren einkernigen Zellen (Rehn 1919, di Guglielmo 1923, 1925f, Gandolfo 1925, Fabris 1926) ist unwahrscheinlich. Die von di Guglielmo zur Entscheidung dieser Frage gebrauchte Methode der trockenen Ausstriche ist dazu vollkommen ungeeignet.

Während der Degeneration schrumpft der Riesenkern zusammen und das Chromatin bildet dunkle Klumpen, während an der Membran helle blasige Vorwölbungen auftreten (Abb. 69 *b*). Zu gleicher Zeit erleidet das Cytoplasma —

vielleicht in Verbindung mit der Abgabe von Plättchen — eine von der Peripherie zum Zentrum fortschreitende Auflösung; schließlich kann es ganz verschwinden, so daß der dunkle, geschrumpfte Kernrest nackt im Gewebe liegen bleibt.

Schon unter physiologischen Verhältnissen scheinen die Megakaryocyten pseudopodienartige Fortsätze durch die Gefäßwände hindurch in das Lumen der Sinusoide zu senden. Die degenerierten Zellen treten besonders leicht in die Sinusoide über; sie werden hier von dem Blute fortgeschwemmt und gelangen in das rechte Herz und in die Lungencapillaren. Die meisten von ihnen sind zu groß, um diese letzteren zu passieren und bleiben in ihnen haften. In jeder normalen Menschenlunge gelingt es bei sorgfältigem Suchen solche embolisierte Megakaryocytenkerne nachzuweisen; sie werden hier vermutlich bald resorbiert.

Bei krankhaften Zuständen kann der geschilderte Vorgang eine außerordentliche Steigerung erfahren, wobei dann auch nicht nur degenerierte nackte Megakaryocytenkerne, sondern ganze Zellen mit intaktem Protoplasma ihren Weg in die Lungencapillaren finden (Aschoff 1893, Maximow 1898, Lubarsch 1898 u. a.). Einzelne mehr oder minder degenerierte Megakaryocyten können hindurchschlüpfen und dann auch im peripheren Blut erscheinen (Oelhafen 1914, Nägeli 1914, Kaznelson 1919c, G. Minot 1922, di Guglielmo 1923). Goboncy (1924) fand sie in peripheren Capillaren, z. B. in den Glomerulusschlingen der Niere.

Eine besondere Bedeutung erlangten die Megakaryocyten seitdem sie J. Wright (1906, 1910) in Verbindung mit der Bildung der Blutplättchen gebracht hat. Die von zahlreichen Autoren auf Grund verschiedenartiger Beobachtungen verfochtene, genetische Beziehung der Plättchen zu den Erythrocyten (Maximow 1899b, Hirschfeld 1901, Schilling 1912, 1918, Winogradow 1914 u. a.) hat sich als ungenügend begründet erwiesen. Um so fester erschien die von Wright begründete neue Lehre. Er sah das Cytoplasma der Megakaryocyten an der Oberfläche des Zelleibes kleine Teilchen abschnüren, die aus homogener, schwach basophiler Substanz mit einem Häufchen azurophiler Körnchen bestanden und als Plättchen in den Kreislauf übergingen (Abb. 71). Die Angaben von Wright sind von vielen Forschern bestätigt worden (C. Bunting 1909, Ogata 1912, Nägeli 1914, Kuczynski 1921, Seeliger 1923, Firket 1925 u. a.). Nach Kaznelson (1917) und di Guglielmo (1920) kann der Vorgang der Plättchenabspaltung vom Zelleibe der Megakaryocyten auch an solchen Zellen fortdauern, die im peripheren Blute (bei chronischer Leukämie) kreisen.

Wie oben erörtert, kann unter Umständen Bildung von Blutplättchen ähnlichen Teilchen an Lymphocyten im lymphoiden Gewebe beobachtet werden (Downey und Weidenreich 1912, Downey 1913e). Es ist möglich, daß ähnliches auch an den lymphoiden Zellen des myeloiden Gewebes, an den Hämocytoblasten vorkommen kann. Brown (1913) und Bunting (1920) beobachteten Abschnürungsvorgänge am Cytoplasma von lymphoiden, im Blute zirkulierenden Zellen.

Die Frage der Entstehung der Plättchen kann jedoch mit der Feststellung der beschriebenen Abschnürungserscheinungen an den Megakaryocyten nicht als endgültig entschieden gelten. Es ist keineswegs leicht an einem beliebigen Knochenmarkspräparat die Plättchenbildung an den Megakaryocyten zu zeigen. Dies scheint nur zeitweise, unter dem Einfluß besonderer Reize zu geschehen. Auch ist die Frage unentschieden, auf welche Weise die extravasculär gelegenen Megakaryocyten ihre Cytoplasmateilchen in das Lumen der Gefäße hineingelangen lassen. In dieser Richtung verdienen die neuen Arbeiten von Perroncito (1920, 1921) und Pianese (1920) besondere Beachtung, die wieder an eine Beteiligung der Erythrocyten an der Plättchenbildung denken lassen, und von Cesaris Demel (1919), der Blutplasmaniederschläge an der Oberfläche der Megakaryocyten beobachtet haben will.

5. Heteroplastische Neubildung von Jugendformen der myeloiden Blutelemente.

Die Erythroblasten und Myelocyten sind spezifisch differenzierte, aber wucherungsfähige Zellen, die sich, jede Zellart für sich, in den ihnen vorgezeichneten

Bahnen zu den entsprechenden, nicht mehr teilungsfähigen, blutfähigen, reifen Formen, den Erythrocyten bzw. granulierten Leukocyten entwickeln. Bei der Wucherung scheint sich, wie schon erwähnt, immer nur ein Teil der Jugendformen in die entsprechenden reifen Zellen zu verwandeln, so daß die übrigen im Gewebe unverbraucht vorläufig liegen bleiben. Dies ist die sogenannte homoplastische Blutbildung, wo gleiches aus gleichem entsteht.

Theoretisch wäre es sehr wohl denkbar, daß im erwachsenen Knochenmark die Regeneration der Blutelemente ausschließlich auf Kosten dieser bereits spezifisch differenzierter Jugendformen vor sich geht. Dieser Standpunkt ist auch von Ehrlich (1898) vertreten worden; jetzt wird aber diese Ansicht nur von wenigen Forschern geteilt. So erklärt Helly (1910) die Existenz von indifferenten Stammzellen in den blutbildenden Organen für unbewiesen. Die großen ungranulierten basophilen Zellen des Knochenmarks sind für ihn, wie oben schon erwähnt, bloß hämoglobinlose Jugendformen der Erythroblasten — Erythrogonien. Wenn körnerlose Vorstufen von Myelocyten (unter pathologischen Bedingungen) vorkommen, so sind es nach Helly nur abnorme, entdifferenzierte Zellen. Die Vorstellung von der in vielen besonderen, spezifischen Jugendformen wurzelnden, ausschließlich homoplastischen Blutbildung kann als polyphyletische Theorie der Hämatopoese bezeichnet werden.

Beim Erwachsenen erfolgt unter physiologischen Verhältnissen — wo der Verbrauch der Blutelemente in relativ bescheidenen Grenzen bleibt und folglich auch an die Regeneration keine außergewöhnlichen Forderungen gestellt werden — die Neubildung der myeloiden Elemente im Knochenmark hauptsächlich auf homoplastische Weise. In Übereinstimmung damit sind, bei Vorhandensein von Mitosen in Erythroblasten und den verschiedenen Promyelocyten und Myelocyten, zwischen ihnen und den Hämocytoblasten nur spärliche Übergangsformen nachzuweisen. Bei einigermaßen erhöhten Anforderungen an das blutbildende Gewebe — unter Bedingungen, wie sie im jugendlichen Organismus schon in der Norm, im Erwachsenen unter den verschiedensten pathologischen Verhältnissen gegeben sind — genügt die homoplastische Bildungsweise nicht. Die Ursprungsquelle der Erythrocyten und Granulocyten wird weiter rückwärts verschoben und außer der Teilung der schon vorhandenen Myelocyten und Erythroblasten entstehen neue Zellen dieser Arten durch differenzierende Entwicklung aus indifferenten Stammzellen — heteroplastische Neubildung.

Die Tatsache der heteroplastischen Neubildung von Erythroblasten und Myelocyten aus indifferenten Stammzellen wird heutzutage wohl von den meisten Vertretern der Hämatologie anerkannt. In dieser Beziehung herrscht eine ziemliche Einigkeit. Die scharfen Gegensätze beginnen erst mit der Bewertung des Wesens und der prospektiven Potenzen dieser Stammzelle bzw. Stammzellen des myeloiden Gewebes (s. unten).

In der vorliegenden Schilderung wird, vom Standpunkte der unitarischen oder monophyletischen Lehre aus, der oben beschriebene Hämocytoblast als die gemeinsame Stammzelle der verschiedenen myeloiden (und auch lymphoiden) Elemente angesehen. Es wird jetzt zu schildern sein, auf welche Weise aus dieser indifferenten, „lymphoiden", d. h. ungranulierten, basophilen Zelle die Erythroblasten und Myelocyten hervorgehen. Die Entwicklung der Megakaryocyten ist schon beschrieben worden.

a) Entstehung der Erythroblasten aus Hämocytoblasten.

Die freien farblosen Vorstufen der Erythroblasten sind zuerst von Löwit (1883) gesehen worden. Während Bizzozero und Torre (1881, 1884) und Löwit (1883) diese Vorstufe noch als eine besondere Zellart für sich betrachteten (wie Helly, s. oben), lassen die meisten Forscher der neuen Zeit die Hämoglobinzellen aus denselben freien lymphoiden basophilen Vorstufen entstehen, die auch die Granulocyten erzeugen (Weidenreich 1905). Pappenheim hat diese Anschauung bereits 1896 und 1898 vertreten. Später (1908), als er in einem Falle von Leukämie im Blute die hämoglobinlosen basophilen Erythroblasten vorherrschen sah, schien er von ihr abzukommen. In seinen letzten Werken (1919) anerkennt er wieder die gemeinsame Stammzelle für Erythroblasten und Granulocyten in Gestalt seiner „Lymphoidocyten" (Hämocytoblasten). Der abweichenden Anschauung von NÄGELI (1923), CUNNINGHAM, SABIN und DOAN (1925) usw. wird weiter unten gedacht werden.

In einem Teil ihrer Nachkommen verwandeln sich die Hämocytoblasten in die oben beschriebenen, noch hämoglobinarmen, polychromatischen Erythroblasten. Dabei entstehen zuerst besonders geartete, charakteristische Übergangsformen. Dieser Differenzierungsvorgang ist an Karyokinese gebunden. Als Resultat der Mitose eines Hämocytoblasten entstehen zuerst zwei nebeneinanderliegende Zellen von schon etwas abweichendem Aussehen (Abb. 65 *Prbl*, Abb. 67, *22*); diese teilen sich weiter und es entsteht ein Häufchen von jungen, sich allmählich verkleinernden und dem Typus der polychromatischen Erythroblasten nähernden Zellen (Abb. 65 *Pchbl'*, Abb. 67, *23*). Die schon nach der ersten Mitose deutlichen Strukturveränderungen laufen auf den Verlust der amöboiden Bewegung, auf die damit verbundene regelmäßige kugelrunde Form von Kern und Zelleib und auf eine gleichmäßige Verteilung der mehr oder minder gleichgroßen Chromatinteilchen im Kerninneren, sowie auf Verkleinerung der Nucleolen hinaus. Die für die Erythroblasten so charakteristische, gitter- oder schachbrettartige Kernstruktur tritt mit jeder weiteren Mitose deutlicher hervor, während sich die Nucleolen zurückbilden.

In den auf die beschriebene Weise entstehenden, schon spezifisch differenzierten Übergangsformen ist noch keine Spur von Hämoglobin zu entdecken (Abb. 67, *22*). Im Gegenteil — das homogene Cytoplasma erhält einen noch höheren Grad der Basophilie, so daß die betreffenden Zellen, besonders nach ROMANOWSKY-Färbung am trockenen Ausstrich- oder am feucht fixierten Abklatschpräparat, weniger deutlich an Schnitten, tiefblau gefärbt erscheinen (MAXIMOW 1910). Bei der weiteren Teilung und Verwandlung in polychromatophile Erythroblasten geht diese Basophilie wieder verloren und wird, umgekehrt, durch die mit der zunehmenden Hämoglobinanhäufung allmählich wachsende Acidophilie ersetzt. Die starke Basophilie des Cytoplasmas ist also eine vorübergehende, für die Übergangsetappe vom Hämocytoblasten zum polychromatischen Erythroblasten charakteristische Erscheinung. Sie ist von FERRATA (1912, 1918), FERRATA und NEGREIROS-RINALDI (1914), NEGREIROS-RINALDI (1916) bestätigt und als „paradoxes Phänomen" bezeichnet worden. Die beschriebenen, stark basophilen und noch kein Hämoglobin enthaltenden Übergangsformen können mit FERRATA und NEGREIROS-RINALDI (1914) als Proerythroblasten bezeichnet werden (Abb. 65 *Prbl*, Abb. 67, *22*).

FERRATA und NEGREIROS-RINALDI (1914) unterscheiden in dem geschilderten Differenzierungsvorgange zwei Etappen, die sie als „Proerythroblasten" und „basophile Erythroblasten" voneinander sondern. Doch sind die Unterschiede — die Verkleinerung der Nucleolen und ein etwas dunkleres Chromatingerüst in den Kernen — zu unbedeutend, um diese Scheidung zu rechtfertigen. CIACCIO (1913d) und ELLERMANN (1920b, 1922) bezeichnen die Proerythroblasten als Erythrogonien. PAPPENHEIM (1908, 1919) nennt sie Hämoblasten oder „Lympherythroblasten" und läßt sie sich in „Megaloblasten" verwandeln, die den embryonalen Hämoglobinzellen entsprechen sollen.

Nach PAPPENHEIM (1919) soll der Bildungsprozeß der Normoblasten unter physiologischen Verhältnissen beim Erwachsenen überhaupt nicht über das Stadium des polychromatischen Erythroblasten (seines Megaloblasten) verlaufen, sondern von dem Hämocytoblasten (seinem Lymphoidocyten) zuerst zu einer kleinen lymphoiden Zelle, dem Mikrolymphoidocyten (Mikromyeloblasten der Dualisten) führen. Dieser letztere soll sich — scheinbar ohne Mitose — in einen Normoblasten verwandeln. Einen ähnlichen Standpunkt vertreten neuerdings JORDAN und MARSHALL (1925) und JORDAN (1926 p), die in Lymphknoten bei extramedullärer Erythropoese Normoblasten unmittelbar aus kleinen Lymphocyten entstehen lassen. Bei der sehr spärlichen Anzahl der kleinen lymphoiden Zellen (kleinen Lymphocyten bzw. Mikromyeloblasten oder Mikrolymphoidocyten) im normalen myeloiden Gewebe, dem Fehlen von Mitosen in ihnen und von Übergangsformen zwischen ihnen und Normoblasten, erscheint die angeführte Vorstellung wenig wahrscheinlich.

b) Entstehung der Promyelocyten aus Hämocytoblasten.

Daß Granulocyten (Ehrlichs Myelocyten) aus einfacheren, indifferenten, nicht granulierten, also „lymphoiden" Zellen auf heteroplastische Weise entstehen können, ist zuerst von Hirschfeld (1898) gezeigt worden. Jolly (1900) und Wolff (1902) beschrieben denselben Vorgang für die eosinophilen Zellen. Diese heteroplastische Neubildung von Granulocyten im Knochenmark kann je nach dem physiologischen bzw. pathologischen Zustande des Organismus in den weitesten Grenzen schwanken.

α) Spezialgranulocyten.

Die Differenzierung der Hämocytoblasten zu Promyelocyten tritt besonders deutlich im Falle der Spezialgranulocytenbildung hervor, schon aus dem Grunde, weil sie im myeloiden Gewebe, zusammen mit den Erythroblasten, die Mehrzahl aller vorhandenen Zellen ausmachen. Wie bei der Neubildung der Erythroblasten ist auch dieser Vorgang unzertrennbar mit mitotischer Teilung verbunden. Der Charakter der dabei auftretenden Übergangsformen wurde von den verschiedenen Autoren verschieden beurteilt.

Pappenheim (1919) läßt die Hämocytoblasten (seine Lymphoidocyten) im myeloiden Gewebe nicht unmittelbar in die oben beschriebenen Promyelocyten übergehen, sondern schiebt dazwischen noch eine besondere Zellart ein — das jüngste, am tiefsten stehende Glied der Granulocytenreihe; eine Zelle, in der sich die spezifisch gerichtete Orientierung zuerst offenbart. Pappenheim gibt ihr den Namen „Leukoblast", eine Bezeichnung, die von Löwit für die Vorstufe der weißen Blutkörperchen im allgemeinen gebraucht wurde. Es soll eine Zelle mit reichlichem Cytoplasma, noch ohne Körnchen, aber mit einem schon myelocytenähnlichen Kern sein; sie ist isomorph mit dem Monocyten, nach ihren Potenzen jedoch ganz verschieden. Die Übergangsform zwischen Hämocytoblast und Promyelocyt wird von Ferrata (1910, 1912, 1918), di Guglielmo (1914) und anderen italienischen Autoren „Myeloblast" genannt. Dieser „Myeloblast" von Ferrata ist nicht mit dem Myeloblasten von Nägeli zu verwechseln — er entspricht vielmehr, als einseitig granulopoetisch differenzierte Zelle, dem Leukoblasten von Pappenheim, während der Nägelische Myeloblast außer Granulocyten auch Monocyten und Megakaryocyten erzeugen soll. Der Ferratasche Myeloblast soll sich nun vom Hämocytoblasten durch (vorübergehendes) Auftreten einer besonderen azurophilen Körnung unterscheiden, die im Hämocytoblasten fehlt, im Promyelocyt noch sichtbar ist (s. oben), aber allmählich verschwindet und durch die spezifischen Körnchen ersetzt wird. Bei der ersten Entstehung der Granulocyten im embryonalen Knochenmark beim *Kaninchen* und *Meerschweinchen* sah Maximow (1910s) aus Hämocytoblasten zunächst unspezifische azidophil granulierte Zellen entstehen, die sich dann zu speziellen und eosinophilen Myelocyten differenzierten. Diese Beobachtung ist von Downey (1915h) und Jolly (1923) bestätigt worden. Im erwachsenen Organismus, beim Menschen auch schon embryonal (s. unten), findet sich keine solche indifferent granulierte gemeinsame Stammform für die eosinophilen und Spezialgranulocyten, sondern beide entstehen aus Hämocytoblasten sofort als verschiedene Zellen.

Es ist fraglich, ob die Annahme einer besonderen Übergangsform zwischen Hämocytoblast und Promyelocyt berechtigt ist. Wenn aus einer Mitose eines Hämocytoblasten zwei zu Granulocyten bestimmte Tochterzellen entstehen, zeigen sie allerdings vorerst noch keine Körnung und nur reichlicheres und schwächer basophiles Cytoplasma (Abb. 67, *15*). Doch taucht in diesen Zellen, während die Kernstruktur zuerst noch fast unverändert bleibt, in der Umgebung der Sphäre sehr rasch ein leicht acidophiler Hof auf, in dem sich alsbald auch die spezifischen (beim Menschen neutrophilen) Körnchen herausdifferenzieren (Abb. 67, *16*). Auch beim *Kaninchen* erscheinen die Spezialkörnchen im Cytoplasma von Zellen, die sich von den Hämocytoblasten nur durch etwas reichlicheres, aber noch stark basophiles Cytoplasma und durch etwas kleinere Nucleolen im Kern unterscheiden. Als Übergangsform wäre demnach bloß ein scheinbar sehr kurz dauerndes Verwandlungsstadium im individuellen Leben eines unmittelbar aus einem Hämocytoblasten (durch Mitose) hervorgegangenen Promyelocyten anzusehen.

Es' ist längst bekannt (DOMINICI 1900, 1902 b, c, 1909, 1920/21), daß spezialgranulierte Zellen unter Umständen, auch im myeloiden Gewebe, unmittelbar aus kleinen, dunkelkernigen, lymphoiden Vorstufen, unter Überspringung des Promyelocyten- und Myelocytenstadiums, hervorgehen können. Für die Anhänger des Dualismus sind diese Vorstufen, wie schon oben erwähnt, Mikromyeloblasten. Die Unitarier unterscheiden sie nicht von den kleinen Lymphocyten. PAPPENHEIM (1919) faßt sie als Mikrolymphoidocyten auf. Besonders deutlich tritt diese Entstehungsweise bei der embryonalen Entwicklung des Knochenmarkes und bei der extramedullären Myelopoese hervor (BLOOM 1926, s. unten). Im letzteren Falle ist die Lymphocytennatur der kleinen Zellen meistens über alle Zweifel erhaben.

β) Eosinophile Granulocyten.

Wenn es schon für die Spezialgranulocyten schwierig ist, eine besondere Übergangsform der „Leukoblasten" festzustellen, so versagt dieser Begriff vollkommen bei den eosinophilen Granulocyten. Im erwachsenen Knochenmark sind Anzeichen einer heteroplastischen Bildung dieser Elemente nur selten zu finden. Fast alle eosinophilen Myelocyten sind schon körnchenreich und mit typisch gebautem Kern versehen. Die eosinophilen Promyelocyten mit den sehr spärlichen (an Trockenpräparaten zum Teil noch deutlich basophilen, zum Unterschied von den basophilen Promyelocyten aber nicht metachromatischen und schwächer färbbaren) Körnchen scheinen unmittelbar aus Mitosen von Hämocytoblasten zu entstehen (Abb. 67, *9*). Obwohl das Schicksal der beiden Tochterzellen jedenfalls auch hier auf der Höhe der Mitose bestimmt wird (s. unten S. 444), scheinen die Körnchen im Cytoplasma erst relativ spät nach der abgelaufenen Mitose aufzutreten, so daß die beiden Tochterzellen inzwischen reichlich Zeit haben, sich durch ihre amöboiden Bewegungen voneinander zu entfernen. Infolgedessen sind die eosinophilen Granulocyten im myeloiden Gewebe nicht in kleinen Gruppen, wie die Spezialzellen, angeordnet, sondern zwischen den anderen Elementen einzeln zerstreut. Der Kern der jüngsten Promyelocyten kann zuerst noch den Bau des Hämocytoblastenkernes bewahren. Später verfallen die Nucleolen der Rückbildung und das Chromatin ordnet sich in Form eines blassen netzartigen Gerüstes an (Abb. 67, *10*). Die Körnchen scheinen sehr rasch zu entstehen und zeichnen sich sofort durch ihre bedeutende, aber ungleichmäßige Größe aus (MAXIMOW 1907 l, 1910 s, DOWNEY 1915 h). Die Zellen selbst sind von sehr verschiedener Größe und oft kleiner als die Spezialmyelocyten.

Nach FERRATA (1910) sollen in den eosinophilen Promyelocyten zuerst, vor den spezifischen Körnern, gröbere und weniger zahlreiche azurophile Granula, als in den Spezialpromyelocyten erscheinen; in den reiferen Zellen verschwinden sie. LAMBIN (1925) findet sogar zwei Arten solcher Körner.

γ) Basophile Granulocyten.

Auch bei dieser Zellart ist die Annahme einer besonderen Übergangsform zwischen den Hämocytoblasten und Promyelocyten überflüssig. Die jüngsten, noch sehr körnchenarmen basophilen Promyelocyten zeigen beim Menschen und den untersuchten *Säugetieren* auffallende Unterschiede in der Größe (Abb. 67, *4—6*) (MAXIMOW 1913). Sie werden also wohl in gleicher Weise sowohl aus den gewöhnlichen großen Hämocytoblasten, als auch aus deren kleineren Formen auf heteroplastische Weise entstehen. RINGOEN (1923) sieht im Cytoplasma zuerst helle Vakuolen auftauchen, in deren Mitte die Körnchen erscheinen, während die Vakuolen verschwinden. Die Farbenreaktionen der Körner sind von Anfang an typisch.

6. Entstehung der freien Zellen aus fixen Elementen von embryonalem Charakter.

Beim Embryo, bei der ersten Entstehung des Knochenmarkes (s. unten S. 481), gehen die Jugendformen der myeloiden Elemente aus „lymphoiden" Zellen, den

Hämocytoblasten, hervor, die sich ihrerseits aus den indifferenten embryonalen Mesenchymzellen entwickeln. Ob ein ähnlicher Vorgang auch im erwachsenen Knochenmark stattfindet, ist eine Frage, die von den meisten Forschern nicht genau beantwortet wird. Im lymphoiden Gewebe werden, wie oben beschrieben, fortwährend, besonders in den Keimzentren, neue Lymphocyten aus dem embryonalen retikulären Syncytium gebildet. Im erwachsenen Knochenmarke ließe sich also auch Neubildung von Hämocytoblasten aus den embryonalen Reticulumzellen erwarten. Als Regel sind hier jedoch keine Anzeichen einer solchen nachzuweisen. Für gewöhnlich vermehren sich die Hämocytoblasten durch selbständige Mitose.

PHOTAKIS (1915a) hat bei Regeneration des Blutes nach Aderlässen an vital mit Carmin gefärbten *Kaninchen* keine Bildung von Blutzellen aus den speichernden Reticulumzellen gesehen. LAMBIN hob neuerdings bei mehreren Gelegenheiten hervor (1924d, 1925g), daß Hämocytoblasten aus Reticulumzellen nicht hervorgehen können.

Andererseits ist es jedoch schwer zu begreifen, warum dem retikulären Syncytium des myeloiden Gewebes, welches sich sonst (auch in Gewebskulturen) vollkommen ähnlich wie die entsprechenden Gerüstelemente im lymphoiden Gewebe verhält, die Fähigkeit zur Bildung von Blutzellen versagt sein soll. Tatsächlich ist es sehr wahrscheinlich, daß bei der Verwandlung des Fettmarkes in rotes Mark beim Erwachsenen nicht bloß die zwischen den Fettzellen eventuell von früher her übriggebliebenen Hämocytoblasten das neue myeloide Gewebe erzeugen, sondern daß hier Hämocytoblasten auch neu aus fixen embryonalen Zellen entstehen.

REHN (1912a) hat auf dieselbe Möglichkeit bei Regeneration des Knochenmarkes nach Gelenktransplantation hingewiesen. EWALD (1923) beobachtete in einem Fall von akuter Leukämie Neubildung von Blutstammzellen durch knospenähnliche Abspaltung vom zelligen Reticulum in Milz und Knochenmark. In der letzten Zeit beschreiben CUNNINGHAM, SABIN und DOAN (1925) im Knochenmark (der *Taube*), bei Regeneration des myeloiden Gewebes nach durch Hunger herbeigeführter Verödung, Neubildung von Blutstammzellen durch Wucherung und Abrundung von Reticulumzellen. In Gewebskulturen des Knochenmarkes kann derselbe Vorgang der Bildung basophiler Hämocytoblasten aus dem undifferenzierten retikulären Syncytium beobachtet werden, wie er von MAXIMOW (1923bb) in Kulturen des lymphoiden Gewebes beobachtet wurde.

In Verbindung mit dieser Frage sollen hier die in den letzten Jahren von der italienischen Hämatologenschule von FERRATA über die sogenannten „Hämohistioblasten" mitgeteilten Befunde besprochen werden: FRANCO und FERRATA (1919) und FERRATA (1921f, 1924) beschrieben an in gewöhnlicher Weise „panoptisch" gefärbten Trockenpräparaten im Blute bei akuter Leukämie besondere große Zellen von sehr unregelmäßiger Gestalt, oft mit langen Fortsätzen, mit schwach basophilem Cytoplasma, mit einem blassen, schwammartig gebauten Kern und mit fädigen azurophilen Einschlüssen. Sie wurden von FERRATA als platt und „endothelartig" bezeichnet, für abgelöste Clasmatocyten (Histiocyten) erklärt und, in Anbetracht ihrer blutbildenden Eigenschaften, „Hämohistioblasten" genannt. Den Beweis für die letztere Annahme erblickte FERRATA in dem Umstande, daß ein Teil dieser Zellen, neben den azurophilen Einschlüssen, neutrophile, ein anderer eosinophile Granula enthielt. Es sollte sich folglich um unmittelbare Entstehung von neutrophil- bzw. eosinophil-gekörnten Zellen aus fixen, mesenchymatischen, „clasmatocytoiden" Elementen, unter Überspringung des Hämozytoblastenstadiums, handeln. Es muß hervorgehoben werden, daß FERRATA alle Histiocyten, die er für embryonale Zellen hält, auch Farbstoffe speichern und phagocytieren läßt. Demnach läge hier Blutbildung durch speichernde und phagocytierende Elemente vor.

Nach dem Erscheinen der ersten Arbeiten von FERRATA wurden seine Befunde von einer langen Reihe vornehmlich italienischer Autoren bestätigt (REITANO 1922c, ESPOSITO 1923, FERRATA und REITANO 1923, ALDER 1923, LINO 1924, VASILIU 1924, RICHTER 1925, DI GUGLIELMO 1925a, 1926, FONTANA 1926, DE SOUZA 1925 usw.). Es wurden dabei (von DI GUGLIELMO) auch Hämohistioblasten mit basophilen Körnern gefunden.

Bei der Beurteilung dieser Befunde ist vor allem der Umstand zu vermerken, daß sie weder an neuem Material, noch mittels neuer Methoden erhoben wurden. Es kam fast ausschließlich die gewöhnliche Methode der trockenen Ausstriche am leukämischen Blute zur Anwendung und es muß sicherlich auffallend erscheinen, daß die „Hämohistioblasten" von den unzähligen früheren Untersuchern nicht gesehen wurden. Die Kritik ist auch nicht ausgeblieben. RINGOEN (1924, 1927) konnte bei Untersuchung des frischen akut leukämischen Blutes keine besonderen endothelähnlichen „Hämohistioblasten" finden und erklärt die von FERRATA beschriebenen Bilder für geschädigte Hämocytoblasten oder Myelocyten. BÉTANCÈS (1924b, d) äußert dieselben Bedenken und leugnet den Befund von Hämohistioblasten sowohl im embryonalen, als auch im erwachsenen Blute. LAMBIN (1924e, f, 1925g), ein Schüler von FERRATA, konnte bei Untersuchung des frischen Blutes auch nur kugelige

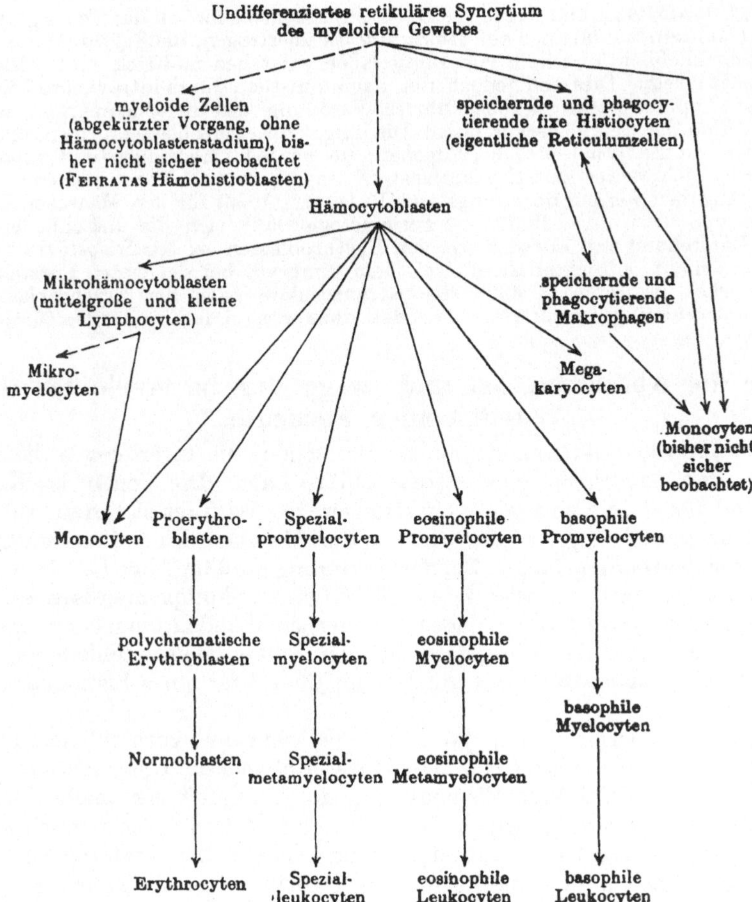

Schema 2. Genetische Wechselbeziehungen der fixen und freien Zellen im myeloiden Gewebe; punktierte Linien geben Entwicklungsmöglichkeiten an, die nur unter abnormen Verhältnissen verwirklicht werden. Vgl. mit Schema 1 auf S. 372.

Zellen sehen und erklärt die polymorphe „lamelläre" Gestalt der Hämohistioblasten für ein Artefakt. Es ist möglich, daß die von HERTZ (1913) bei Leukämie als „Lymphoidocyten in Cytolyse" beschriebenen Zellen „Hämohistioblasten" waren.

Demnach scheint die Bedeutung der beschriebenen Befunde übertrieben worden zu sein. Vor allem bleibt die wirkliche fixe, histiocytäre oder „endotheliale" Natur der „Hämohistioblasten" nicht bewiesen. Daß freie, abgelöste Histiocyten im zirkulierenden Blute vorkommen ist bekannt (s. unten S. 456). Sie scheinen jedoch dabei erstens stets kugelförmig zu sein und zweitens nicht als Stammzellen für Blutelemente aufzutreten. Wenn es sich herausstellen sollte, daß die „Hämohistioblasten" wirklich Histiocyten sind, so fragt sich, ob die Einführung eines neuen Namens für schon früher bekannte Elemente zweckmäßig ist.

Die Entstehung von Erythroblasten, bzw. von hämoglobinlosen Vorstufen derselben unmittelbar aus fixen undifferenzierten Elementen, besonders aus dem Endothel, wird von einigen Forschern für möglich erklärt. Nägeli (1923) läßt — unter pathologischen Bedingungen — eine heteroplastische Neubildung von Erythroblasten (seinen „Pronormoblasten") aus fixen Mesenchymzellen zu. Einen im wesentlichen ähnlichen Standpunkt nimmt Lambin (1924d, 1925g) ein, indem er, z.B. bei perniziöser Anämie, ebenso wie Ferrata (1920), die „Promegaloblasten" unmittelbar von den speichernden und phagocytierenden Histiocyten ableitet. Nach F. Herzog und Roscher (1922) sollen bei Kollargolvergiftung beim *Kaninchen* im Knochenmark Myeloblasten aus Blutgefäßendothel entstehen.

Doan, Cunningham und Sabin (1925) lassen, indem sie ihre an der *Taube* gewonnenen Resultate (s. unten, S. 428) auch auf das *Kaninchen* übertragen, die Erythroblasten bei den *Säugern* ausschließlich innerhalb von Blutgefäßen entstehen und sich auch weiter intravasculär entwickeln. Dies soll jedoch nur nach künstlich durch intravenöse Injektionen abgetöteter Typhusbazillen herbeigeführter Verödung des Knochenmarkes und nach Tuscheinjektion der Gefäße hervortreten. Die jüngsten Erythroblastenformen sollen direkt aus Mitosen von Endothelzellen hervorgehen; sie werden „Megaloblasten" genannt. Sie differenzieren sich weiter zu „Erythroblasten" und dann zu „Normoblasten". Die angeführten Angaben werden neuerdings von Peabody (1926) für den Menschen bestätigt. Abgesehen von der ungewöhnlichen Terminologie läßt sich die ausschließlich intravasculäre Entstehung und Entwicklung von Erythroblasten bei den *Säugetieren* schon aus dem Grunde nicht aufrechterhalten, weil beim Embryo, bei der ersten Entstehung des Knochenmarkes (s. unten, S. 490), die extravasculäre Lage der Erythroblasten vollkommen unzweideutig hervortritt, ohne daß dazu Experimente oder Gefäßinjektionen nötig wären.

7. Über die Abführungsart und -wege der im myeloiden Gewebe entstehenden Elemente.

Die im Knochenmark entstehenden Blutzellen, die roten sowie die weißen, haben bei den *Säugetieren* eine extravasculäre Lage. Die Venen des Knochenmarkes sind für sie die einzigen Abführungswege. Es fragt sich nun, auf welche Weise die neugebildete junge Zellbrut aus den Maschen des retikulären Gerüstes in die venöse Blutbahn gelangt. Bei der Erklärung muß im Auge behalten werden, daß das Knochenmark mit allen seinen Teilen eine unkomprimierbare Masse vorstellt, die in einer von unnachgiebigen knöchernen Wänden umgebenen Höhle gelagert ist. Die Wand der Blutgefäße ist eine vollkommen geschlossene, obzwar sehr dünne cytoplasmatische Membran vom Charakter eines histiocytären Syncytiums.

Für die granulierten Leukocyten und die eventuell vorhandenen Lymphocyten, überhaupt für die farblosen Zellen, gestaltet sich die Entscheidung insofern nicht schwierig, als alle diese Elemente mit der Fähigkeit der amöboiden Bewegung, wenn auch in verschiedenem Grade, ausgestattet sind und folglich jederzeit durch die dünne Wand der Sinusoide in das Lumen der letzteren einwandern können. Allerdings muß bemerkt werden, daß in mikroskopischen Präparaten vom Knochenmark Durchwanderungsbilder relativ selten vorkommen, besonders im Vergleich z. B. mit den oben beschriebenen Capillarvenen im lymphoiden Gewebe oder mit den Sinusoiden der roten Milzpulpa.

Für die Erythrocyten jedoch kann diese Erklärung nicht gelten, da sie unbeweglich sind. Maximow (1910s) erklärte den Übergang der neugebildeten Erythrocyten in das Lumen der Sinusoide durch die auch mikroskopisch beweisbare Annahme, daß die syncytiale Wand sich von Zeit zu Zeit an den Stellen, wo der Gefäßwand von außen Herde neugebildeter Erythrocyten anliegen, durch Kontraktion des Histiocytenplasmas öffnet. Durch die entstandene Öffnung gleiten die jungen Erythrocyten heraus, wonach sich die Öffnung in der kontraktilen Cytoplasmamembran wieder schließt. Nach dem, was in der jüngsten Zeit bekannt geworden ist, scheint es übrigens, daß unter besonderen Bedingungen alle möglichen geformten Teilchen und Zellen auch durch die vollkommen intakte

Endothelmembran der Capillaren hindurchtreten können, ohne klaffende Öffnungen zu hinterlassen (STILWELL 1926, LANG 1926d); ganz besonders leicht geschieht dies in den Gefäßabschnitten, wo die Capillarwand histiocytären Charakter besitzt (LANG 1926c, KIYONO und NAKANOIN 1919). Die Natur der Faktoren, die diesen Durchtritt und besonders auch die Richtung des Durchtrittes regulieren, bleibt vorerst unbekannt; sie wird vielleicht zum Teil mit Veränderungen der Oberflächenspannung zusammenhängen. Als die „vis a tergo", die die Erythrocyten durch die Cytoplasmamembran hindurchtreten läßt, kann mit C. BUNTING (1919) zum Teil der Pulsdruck der Arterien, zum Teil der durch die Erhöhung der Zellenzahl im Gewebe ausgeübte Wachstumsdruck angesehen werden. Warum vornehmlich oder ausschließlich entkernte Erythrocyten in das Gefäßlumen gelangen, während die Erythroblasten im Gewebe verbleiben, ließe sich unter anderem vielleicht durch die ausgesprochene Agglutinationsfähigkeit der Jugendformen (KEY 1921) erklären.

DRINKER, DRINKER und LUND (1922) kommen auf Grund ihrer experimentellen Untersuchungen zu derselben Anschauung über das Hindurchtreten der Erythrocyten durch die Sinuswand. In Fällen, wo die letztere durch Gifte wie Rizin, Saponin oder durch septische Intoxikation geschädigt wird, erhöht sich ihre Durchlässigkeit und es entstehen einerseits Hämorrhagien, andererseits treten die verschiedensten Jugendformen ins Blut über (D. TIMOFEJEWSKI 1895, C. BUNTING 1906b). Daß DOAN, CUNNINGHAM und SABIN (1925) die Erythrocyten der *Säugetiere* sich intravasculär entwickeln lassen, ist schon erwähnt worden. Von diesem Standpunkte würde die Frage ihres Überganges in die Zirkulation keine Schwierigkeiten bieten.

Es scheint, daß schon unter physiologischen Bedingungen viele reife Normoblasten noch vor der Entkernung in die Sinusoide gelangen. Hier wird aber der Kern sofort ausgestoßen (Abb. 65).

8. Extramedulläre Myelopoese.

Unter physiologischen Bedingungen im erwachsenen *Säugetier*organismus ist das Knochenmark der alleinige Fundort des myeloiden Gewebes und demnach die alleinige Bildungsstätte der myeloiden Elemente.

Allerdings haben LÖWIT (1907) auf das konstante Vorhandensein von myelocytenähnlichen Zellen in einigen bestimmten Abschnitten der Gefäßbahn, und STERNBERG (1906), WEILL (1920g) und JAFFÉ (1921) auf das häufige Vorkommen von Myelocyten in der anscheinend normalen Milz (auch beim Menschen) hingewiesen.

Physiologische heterotope Neubildung von Knochenmark im extrauterinen Leben ist nur in wenigen Fällen, z. B. bei Verknöcherung der Kehlkopfknorpel, bekannt (NEUMANN 1890). Unter pathologischen Bedingungen wird hingegen sehr oft Entstehung von myeloidem Gewebe an den verschiedensten Stellen im Körper beobachtet. Diese Erscheinung wird als „myeloide Metaplasie" oder, besser, als „extramedulläre Myelopoese" bezeichnet. Sie kann sich rein lokal entwickeln, als Ausdruck lokaler Störungen der betreffenden Organe. In anderen Fällen tritt sie als Resultat allgemeiner krankhafter Veränderungen im Organismus auf. Beide Zustände können experimentell erzeugt werden.

Lokale Myelopoese wurde unter anderem in der sklerotischen Aortenwand (C. BUNTING 1906a), im Stroma von Carcinomen (WEILL 1919b, VASILIU 1921), in gutartigen Geschwülsten (WEILL 1920f) und besonders häufig in der Nebenniere (GIERKE 1905) und im Nierenbecken (MANDELSTAMM 1924) beobachtet. Am letzten Ort läßt sie sich beim *Kaninchen* sehr leicht durch Ligatur der Nierengefäße experimentell hervorrufen (SACERDOTTI und FRATTIN 1902, POSCHARISSKY 1905, MAXIMOW 1907l).

Extramedulläre Myelopoese unter dem Einfluß auf den ganzen Organismus wirkender Faktoren kommt bei verschiedenen Infektions- und Intoxikationszuständen und bei Blutkrankheiten, vor allem aber bei myeloider Leukämie vor. Experimentell kann sie hervorgerufen werden durch wiederholte Blutentziehungen

(Dominici 1902 b, c, 1920/21), durch intravenöse Infektion der *Kaninchen* mit Typhus- oder Kolibazillen (Dominici 1902 b, c), durch chronische Wirkung von Blutgiften, wie Phenylhydrazin oder Saponin (Meyer und Heineke 1907, v. Domarus 1908, Jaffé 1921, Firket und Campos 1922, Lang 1926 c), durch Cytotoxine (Werzberg 1911 c), durch Amputation von Extremitäten (Schaak 1913) usw. Dabei wird als Regel zuerst immer die Milz betroffen, wo sogar leichte lokale Reize, wie z. B. Einführung blander Fremdkörper, Myelocytenbildung bedingen (Babkina 1910). Dann folgen Leber, Lymphknoten, Nebennieren und andere Organe, darunter mit besonderer Vorliebe wieder der Nierenhilus (Matsunaga 1919).

Als erste myeloide Elemente treten stets spezielle und eosinophile Myelocyten, dann Megakaryocyten und erst später, und nur selten, Erythroblasten auf. Die Ursache dieses ungleichzeitigen Auftretens kann darin erblickt werden, daß zur Erzeugung von Erythroblasten stärkere Reize nötig sind, als zum Hervorbringen der Myelocyten. Beim Beginn der extramedullären Myelopoese wird das betreffende Gewebe zuerst immer von myeloiden Elementen lokal oder diffus infiltriert. Bei lokaler Myelopoese können sich später allmählich (z. B. im Nierenbecken, Maximow 1907 l) Herde von regelrechtem Knochenmarksgewebe mit Fettzellen, retikulärem Stroma und mit eigener Blutversorgung entwickeln. Das Wesen des Vorganges wird in einigen Fällen vielleicht vom Standpunkte der kompensatorischen Hypertrophie des myeloiden Systems zu erklären sein. Meistens wird es sich jedoch um das Resultat der Wirkung eines unbekannten toxischen Reizes auf myelopotente Zellsysteme handeln (Sternberg 1909, Hertz 1910 u. a.).

Für die Histologie der Blutbildung ist die extramedulläre Myelopoese darum von Wichtigkeit, weil sich dabei die Histogenese der myeloiden Elemente, bei ihrer Neuentstehung in einem fremden Gewebe, besonders in experimentellem Material, leicht überblicken läßt und vor allem die genetischen Wechselbeziehungen der lymphoiden und myeloiden Elemente deutlich hervortreten.

Als Ausfluß der polyphyletischen Lehre von der Entstehung der Blutelemente nur aus ihren spezifischen Jugendformen kann die Erklärung der Histiogenese der extramedullären Myelopoese durch sogenannte Kolonisation mit diesen Jugendformen betrachtet werden (Helly 1906, K. Ziegler 1906, Ellermann 1920 b, 1922). Myelocyten bzw. Erythroblasten oder Erythrogonien werden nach dieser Vorstellung mit dem Blutstrom aus dem Knochenmark in die betreffenden Gebiete gebracht, nisten sich dort ein und wuchern. Diese Lehre hat keine Verbreitung gefunden. Sie versagt besonders in Fällen lokaler heterotoper Entstehung von Knochenmark, wo das Blut keine Jugendformen, wie Myelocyten oder Erythroblasten, enthält.

In der neueren Literatur werden im allgemeinen ausschließlich fixe lokale Elemente des betreffenden Gewebes für die Erzeugung der myeloiden Zellen verantwortlich gemacht. Während viele Autoren über den Charakter dieser lokalen Elemente keine genaueren Angaben machten (Meyer und Heineke 1907, v. Domarus 1908), läuft heutzutage die Durchschnittsmeinung darauf hinaus, daß die myeloiden Elemente aus „Gefäßwandzellen", bzw. aus dem Endothel hervorgehen (Schridde 1908 k, H. Fischer 1909, G. Herzog 1915, 1921, 1923, Damberg 1913, Schaak 1913, Dieckmann 1922, Herzenberg 1922, 1924, Nägeli 1923, Mandelstamm 1924, Brack 1924, Ssyssojew 1926 c u. a.).

Dabei wird meistens ununterschiedlich unter „Endothel" sowohl das Endothel der gewöhnlichen Gefäße, als auch die Histiocyten der Sinuswände in Milz, Leber oder Nebennieren verstanden. Siegmund (1923 a) hebt hervor, daß es ihm gelungen sei, bei *Kaninchen* durch intravenöse Injektionen lebender Kolibazillen in den Leberkapillaren Myelocytenentstehung aus phagocytierenden Reticuloendothelien (v. Kupfferschen Zellen) zu erlangen. Hier mögen auch die Versuche von Oeller (1923) erwähnt werden, der an durch *Hühner*blut allergisch gemachten *Meerschweinchen* bei Reinjektion des Antigens innerhalb weniger Minuten Granulocytenbildung aus Gefäßendothelien in der Lunge gesehen haben will. Nägeli (1923) präzisiert das Wesen der myeloiden Metaplasie histologisch dahin, daß die myeloiden Elemente aus Myeloblasten entstehen, die ihrerseits ihren Ursprung aus besonderen perivasculären Zellen von embryonalem Charakter nehmen. Er erblickt in dem histologischen Vorgange der extramedullären Myelopoese, besonders in den Lymphknoten, einen entscheidenden Beweis zugunsten des Dualismus (s. unten, S. 441), da die

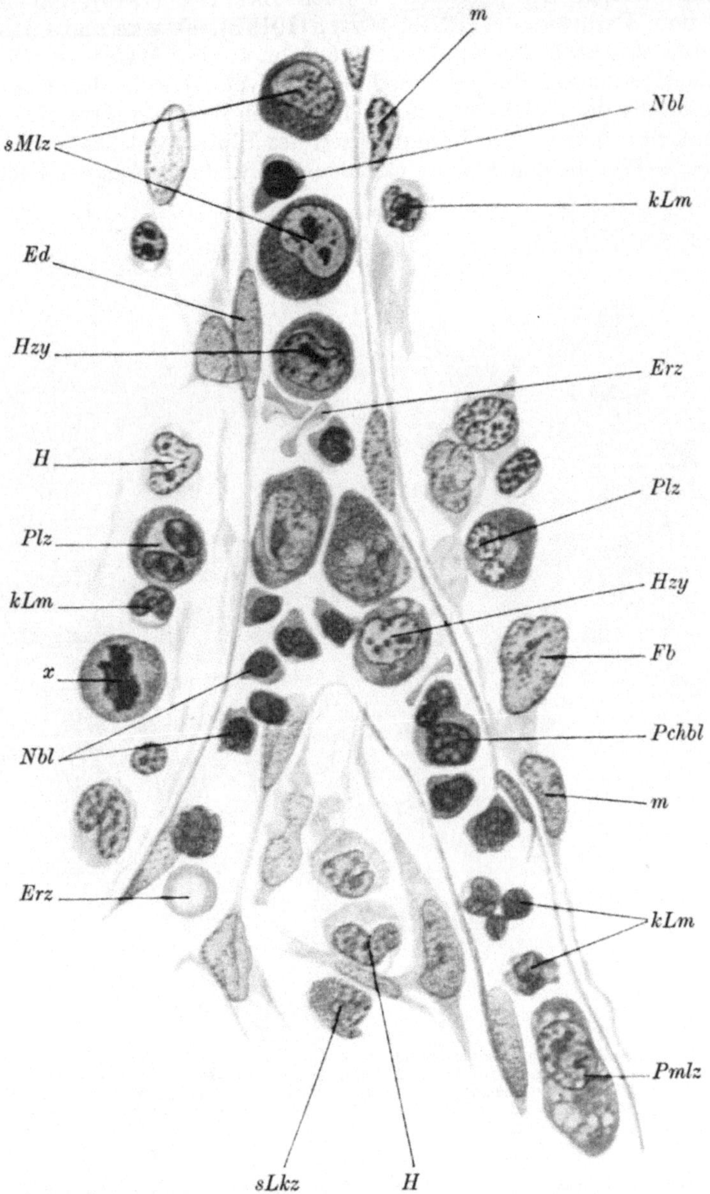

Abb. 72. Intravasculäre Blutbildung im Netz eines mit Phenylhydrazin und Sapotoxin chronisch vergifteten und entmilzten *Kaninchens*. *x* Mitose einer basophilen extravasculären Zelle (großer Lymphocyt, Hämocytoblast); *Ed* Endothel; *m* undifferenzierte perivasculäre Mesenchymzellen; die übrigen Bezeichnungen wie in Abb. 65. ZF, Häm., EAz. Zeiß Ap. Hom. Imm. 2, Komp.-Ok. 8. (Nach LANG 1926 c.)

Myelocyten angeblich niemals in den Keimzentren, sondern stets nur im „interfollikulären Gewebe" auftreten, während die Follikel atrophieren.

Es fehlt jedoch nicht an Angaben von ganz anderer Art. DOMINICI (1900, 1902 b, c) leitet die myeloiden Zellen bei der extramedullären Myelopoese in der

Milz und den Lymphknoten wohl von lokalen Elementen ab, jedoch nicht von Gefäßwandzellen, sondern von Lymphocyten. Einen ähnlichen Standpunkt bezüglich der lokalen Lymphocyten nehmen BABKINA (1910), SELLING (1911), DOWNEY und WEIDENREICH (1912), WEILL (1919b), FIRKET und CAMPOS (1922), JORDAN und MARSHALL (1925), JOLLY (1923) u. a. ein. MAXIMOW (1907l) untersuchte die Histogenese der extramedullären Myelopoese in der *Kaninchenniere* nach Abbindung der Gefäße und fand, daß dabei die ersten myeloiden Elemente intravasculär auftreten. Die Lymphocyten des Blutes, welches nach Abbindung der großen Gefäße in den kleinen Gefäßen des Bindegewebes des Nierenbeckens

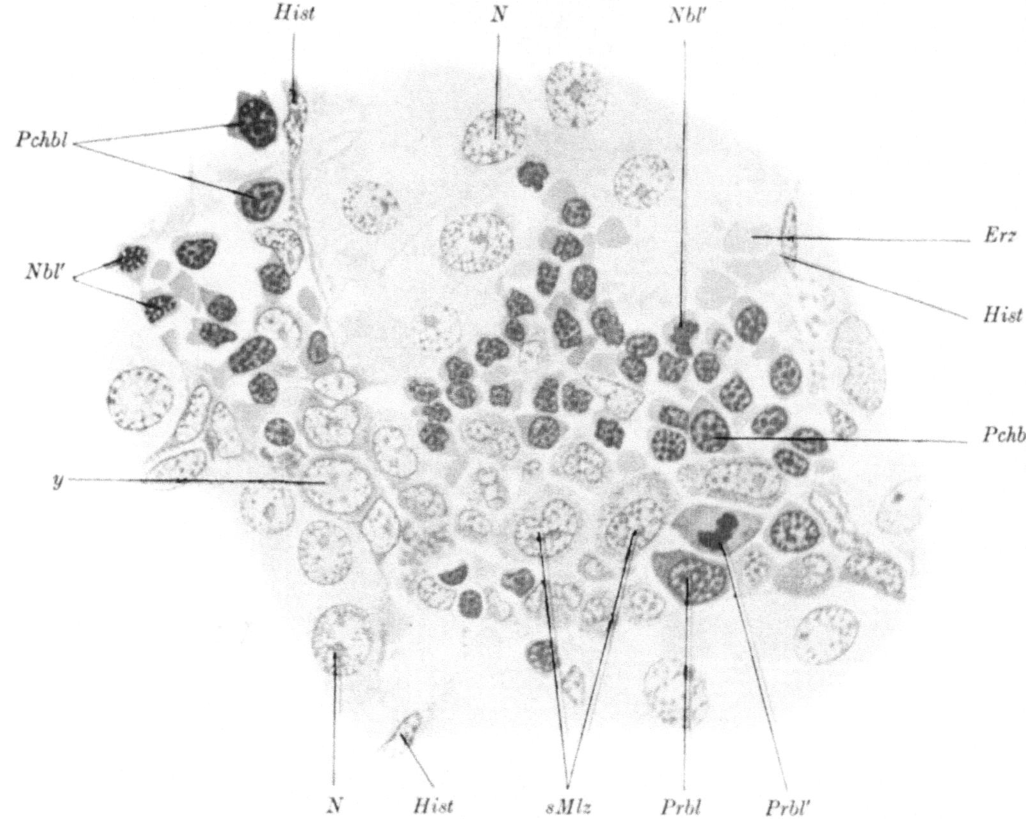

Abb. 73. Ausgeweitetes Gefäß mit intravasculärer Blutbildung in der Zona reticularis der rechten Nebenniere eines mit Phenylhydrazin und Sapotoxin chronisch vergifteten *Kaninchens*. *Hist* Histiocyten, mit grünlich gefärbten Carmineinschlüssen im Cytoplasma, zum Teil als Uferzellen die Venensinus umsäumend; *N* Nebennierenrindenzellen; *y* Phagocytose eines Myelocyten durch einen Histiocyten; übrige Bezeichnungen wie in Abb. 65 und 72. ZF, Häm., EAz. Zeiß Ap. Hom. Imm. 2, Komp.-Ok. 6. (Nach LANG 1926c.)

staut, verwandeln sich in Hämocytoblasten und erzeugen intravasculäre Myelocyten, Megakaryocyten und Erythroblasten. Nachträglich gelangen diese Zellen durch Auflockerung der Endothelwand ins Gewebe, wo sie weiter wuchern. Dies wäre folglich als „Kolonisation" aufzufassen, jedoch nicht mit schon differenzierten Jugendformen (Myelocyten und Erythroblasten), sondern mit einer im Blute zirkulierenden Stammzelle, die mit den Lymphocyten identisch zu sein scheint. Besonders wichtig sind diese Beobachtungen, weil sie an im übrigen normalen Tieren angestellt wurden, wo das Blut keine abnormen Elemente zu enthalten schien. MAXIMOW weist auch darauf hin, daß überall, wo Lymphocyten vorhanden sind, unter Umständen, bei geeigneten äußeren Bedingungen, myeloide Elemente entstehen können.

Daß bei der extramedullären Myelopoese die myeloiden Jugendformen sehr oft zuerst intravasculär auftauchen, ist auch von anderen Autoren oft beobachtet worden, jedoch ohne besondere Aufmerksamkeit auf sich zu lenken. MEYER und HEINEKE (1907), v. DOMARUS (1908) und STERNBERG (1909) beschreiben intravasculäre Blutbildung in der Leber und anderen Organen. ASKANAZY (1911) ist bei seinen Untersuchungen über die extramedulläre Myelopoese in der Leber, ohne die Nierenarbeit von MAXIMOW zu kennen, zu ganz ähnlichen Resultaten gekommen. Er fand keinerlei Anzeichen einer cytogenen Funktion des Gefäßendothels. Die myeloiden Zellen erscheinen zuerst im Lumen der Gefäße und müssen als angesiedelt betrachtet werden. Auch JAFFÉ(1921), der experimentell mit Blutgiften arbeitete, fand in der Leber von eingeschwemmten Stammzellen ausgehende intravasculäre Blutbildung. Diese Stammzellen können von den Lymphocyten nicht unterschieden werden, sollen jedoch ausschließlich aus dem Knochenmark stammen.

Die neueste Arbeit von MAXIMOWs Schüler LANG (1926c) über experimentelle extramedulläre Myelopoese in verschiedenen Organen bei vorher mit Carmin vital gefärbten *Kaninchen*, unter dem Einfluß von Blutgiften (Phenylhydrazin, Sapotoxin) oder von Kolivaccine und lebenden Kolibacillen, läßt bei diesem Vorgang zweierlei Erscheinungen parallel verlaufen — intravasculäre Hämatopoese durch im Blute zirkulierende Stammzellen und von gewissen lokalen Gewebselementen ausgehende extravasculäre Blutbildung. Diese Resultate bringen einerseits die von MAXIMOW (1907 l) und ASKANAZY (1911) behauptete aktive Rolle eingeschwemmter Blutzellen, andererseits die besonders von NÄGELI (1923) hervorgehobene Myelopoese aus perivasculären, embryonalen Elementen gleicherweise zur Geltung. Für die cytogene Funktion

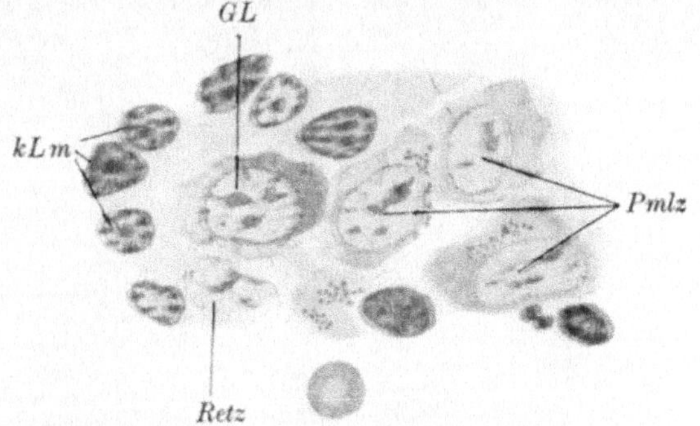

Abb. 74. Entstehung von Spezialpromyelocyten (*Pmlz*) aus Hämocytoblasten (großen Lymphocyten) (*GL*) an der Peripherie des Keimzentrums eines mesenterialen Lymphknotens von demselben *Tier* wie in Abb. 73. *kLm* kleine Lymphocyten; *Retz* Reticulumzelle (Histiocyt). Bearbeitung und Vergrößerung wie in Abb. 73. (Nach LANG 1926 c.)

des Endothels im Sinne von G. HERZOG (1923) und SIEGMUND (1923a), und zwar nicht nur des gewöhnlichen Gefäßendothels, sondern auch der histiocytären Wandzellen der Sinusoide in Leber, Milz, Nebenniere usw., ließen sich keine Beweise erbringen.

An den Stellen der extramedullären Myelopoese treten zuerst innerhalb der Capillaren und kleinen Venen lymphoide Zellen auf, die weder Carmin speichern, noch phagocytieren, dafür aber zu großen, hellkernigen, stark basophilen Zellen hypertrophieren (Abb. 72 *Hzy*). Ihrem Aussehen nach entsprechen sie vollkommen den großen Lymphocyten im lymphoiden und den Hämocytoblasten im myeloiden Gewebe. Andererseits erscheinen sie durch eine Reihe von Übergangsformen mit den Blutlymphocyten (Abb. 72 *kLm*) verbunden — ein Befund, der den oben zitierten Beobachtungen von MAXIMOW (1907 l) an der Niere und von WALLGREN (1909) an der Leber vollkommen entspricht. Die Ähnlichkeit der intravasculären stauenden Zellen mit Hämocytoblasten beschränkt sich jedoch nicht auf die morphologischen Eigenschaften — sie werden in der Tat zum Ausgangspunkt der Myelopoese. Sie wuchern und erzeugen in gewöhnlicher Weise, durch in verschiedenen Richtungen verlaufende Differenzierung, intravasculär gelagerte Myelocyten, Megakaryocyten und Erythroblasten (Abb. 72 und 73 *sMlz, Prbl, Pchbl, Nbl*).

Wenn die Anschoppung der myeloiden Elemente in den Capillaren der Leber,

Milz und Nebenniere bedeutende Grade erreicht hat, treten sie in großen Mengen auch in das Gewebe über (Abb. 73). Dies ist nicht als echte Emigration aufzufassen, sondern als passiver Durchtritt durch die dünne cytoplasmatische Membran der syncytialen histiocytären Gefäßwand.

Die an den Lymphknoten erlangten Resultate von Lang erscheinen von besonderer Bedeutung. Neben der ebenfalls in vielen Fällen vorhandenen intravaskulären Myelopoese auf Kosten kolonisierter Stammzellen, trat hier unabhängig davon auch im Gewebe selbst Myelocytenbildung auf. Aus den großen, basophilen

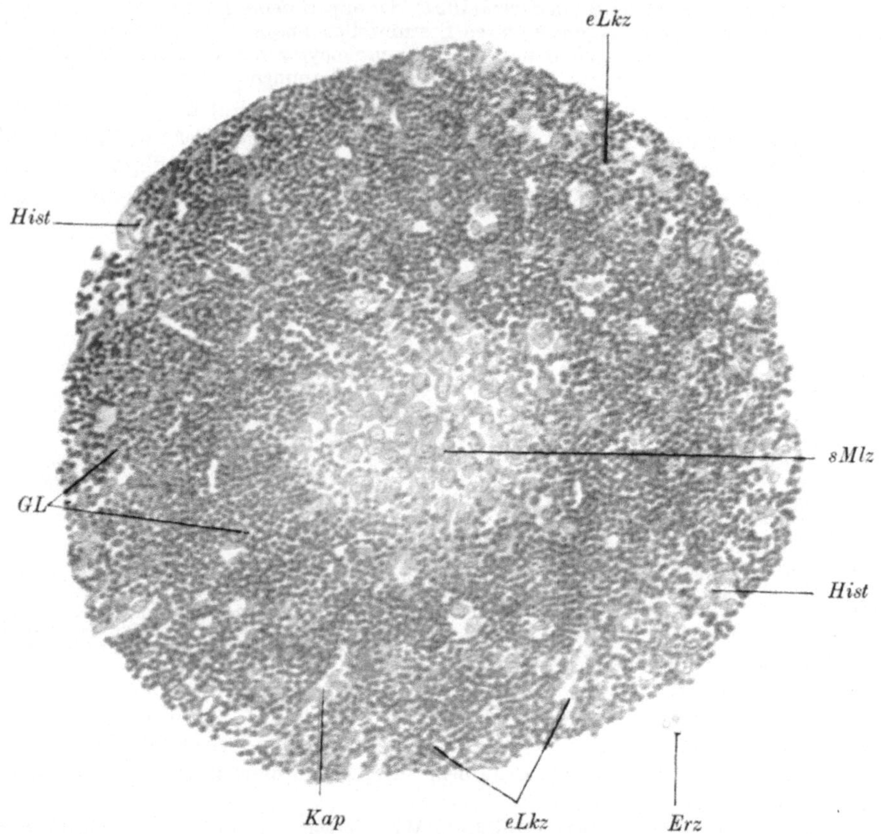

Abb. 75. Primärknötchen aus dem mesenterialen Lymphknoten von demselben *Kaninchen* wie in Abb. 73 und 74, unter schwacher Vergrößerung. Im Keimzentrum große Mengen von Spezialmyelocyten. *GL* große Lymphocyten; *Hist* histiocytäre Makrophagen mit gespeicherten bzw. phagocytierten Einschlüssen; *Kap* venöse Capillaren; *eLkz* eosinophile Leukocyten; *sMlz* Spezialmyelocyten; *Erz* vergleichshalber bei derselben Vergrößerung dargestellte Erythrocyten aus demselben Präparat. ZF, Häm., EAz. Zeiß Ap. 8, Komp.-Ok. 6. (Nach Lang 1926c.)

Zellen in den Maschen des Reticulums — Zellen, die jedenfalls nicht anders als große Lymphocyten aufgefaßt werden können (Abb. 74 *GL*) — entstanden durch differenzierende Wucherung spezielle und eosinophile Promyelocyten und Myelocyten (*Pmlz*). Dabei konnte — entgegen den Angaben von Schridde (1908 h, i, k) und Nägeli (1923) und in Übereinstimmung mit Dominici (1902c), Roman (1913), Citron (1915), Jordan und Marshall (1925) u. a. — das Auftreten der myeloiden Elemente keineswegs nur im „interfollikulären" Gewebe, sondern besonders häufig gerade in der Mitte von Follikeln, ja in den Keimzentren selbst beobachtet werden (Abb. 75).

In den Fällen, wo die extramedulläre Myelopoese in den Lymphknoten besonders ausgedehnt auftritt und sich vermutlich besonders rasch und stürmisch entwickelt, läßt sich eine weitere wichtige Erscheinung beobachten. Der Bildung von Spezialmyelocyten geht hier nicht, wie gewöhnlich, erst die Bildung von typi-

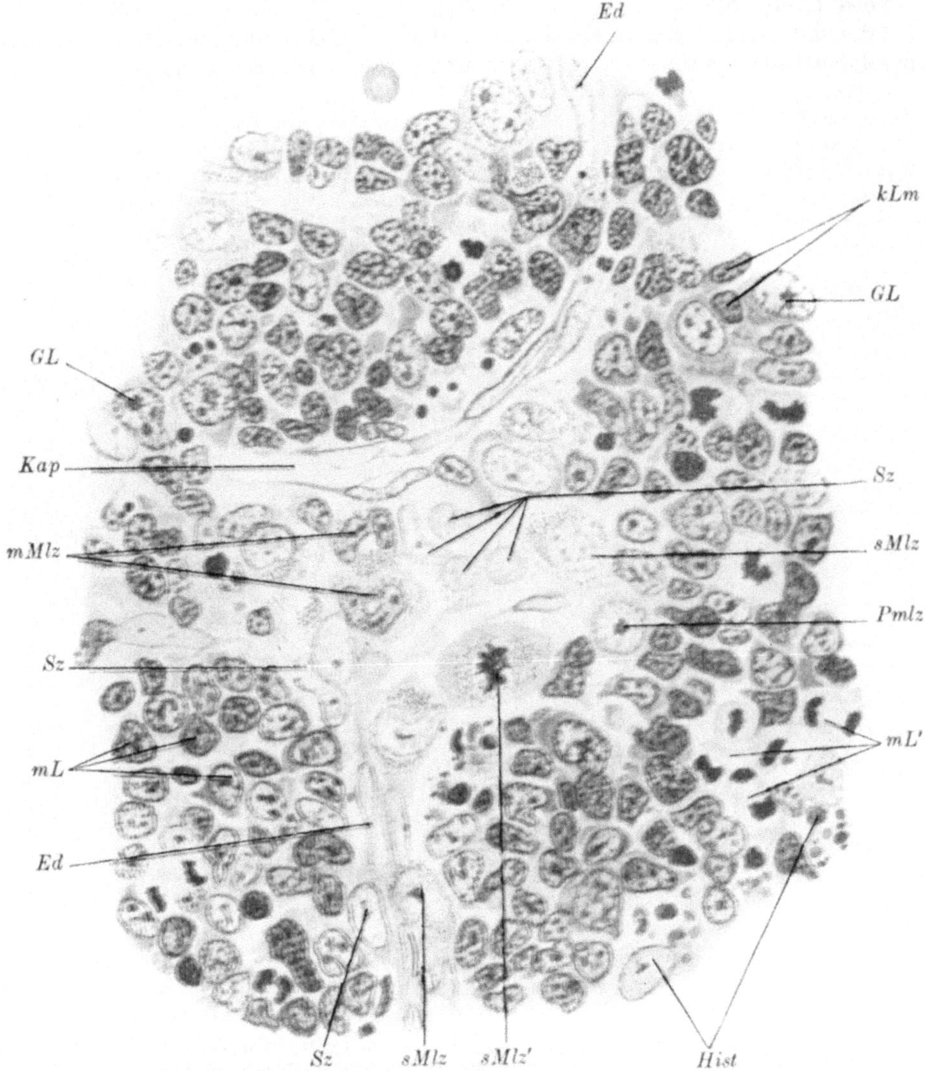

Abb. 76. Teil eines ähnlichen Keimzentrums von demselben *Tier* wie in Abb. 75, unter starker Vergrößerung; etwas früheres Stadium, Myelocyten noch nicht so zahlreich. Entstehung von Spezialmyelocyten (*sMlz, sMlz'*) aus Elementen des undifferenzierten retikulären Zellsyncytiums (*Sz*) in unmittelbarer Umgebung der Capillaren (*Kap*); *Pmlz* Übergangsform von *Sz* zu *sMlz* — Promyelocyt mit ungewöhnlich blassem, schwach basophilem Cytoplasma; in diesem Falle wird ein Hämocytoblastenstadium übersprungen; *mMlz* Metamyelocyten; *Ed* Capillarendothel; *GL* große Lymphocyten (Hämocytoblasten); *mL, mL'* mittelgroße Lymphocyten; *Hist* histiocytäre Makrophagen mit phagocytierten „tingiblen Körpern" und spärlichen grünlichen Carmineinschlüssen. Bearbeitung und Vergrößerung wie in Abb. 73. (Nach LANG 1926 c.)

schen, großen, basophilen Hämocytoblasten voraus, sondern das Hämocytoblastenstadium wird übersprungen und die Myelocyten entstehen direkt durch Teilung der Zellen des embryonalen syncytialen Reticulums (Abb. 76 und 77 *Sz*, *x*, *Pmlz*, *sMlz*, *sMlz'*). Mit besonderer Vorliebe geschieht dies in der unmittelbaren

Umgebung der Blutcapillaren in den Keimzentren (Abb. 76 *Kap*). Statt eines
hellen Bezirkes in der Mitte des Follikels erblickt man bei schwacher Vergrößerung
nach Eosin-Azurfärbung einen rosafarbenen Hof (Abb. 75), der sich unter starker
Vergrößerung als Ansammlungen von Spezialmyelocyten entlang den Capillaren
erweist (Abb. 76).

Bei der Beurteilung dieser Befunde braucht das Vorhandensein besonderer
myeloblastisch veranlagter, perivasculärer embryonaler Elemente im Sinne von

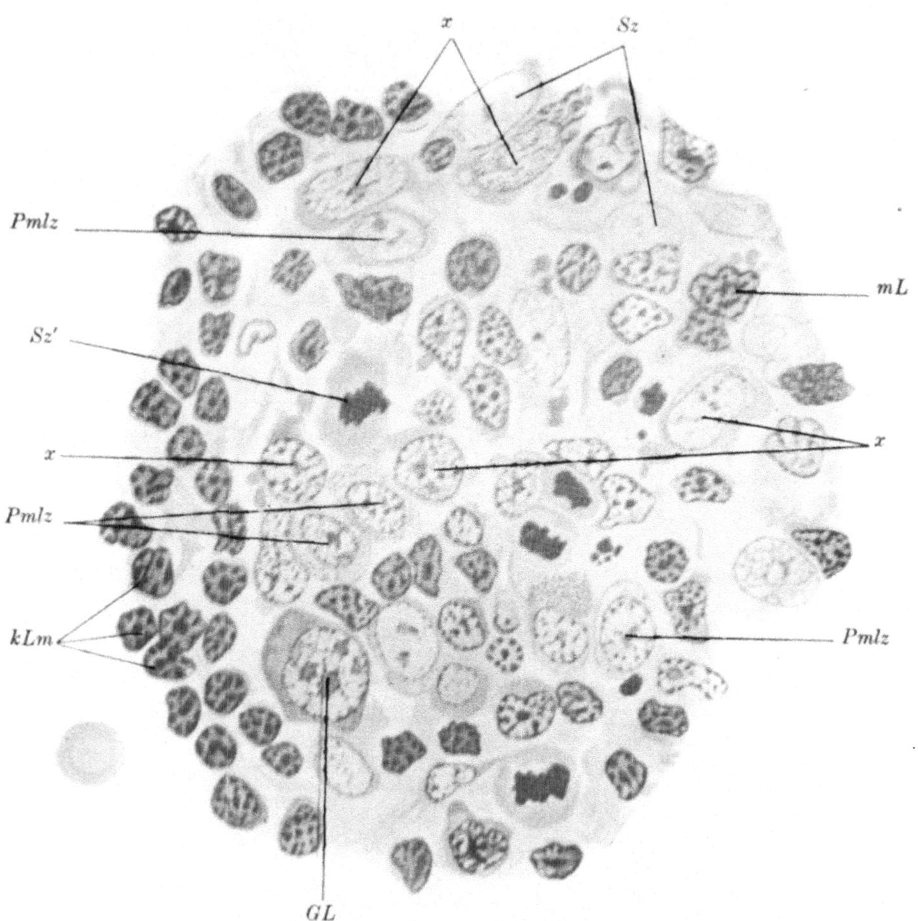

Abb. 77. Aus dem Randteil eines ähnlichen Keimzentrums wie in Abb. 76. Entstehung von Spezialpromyelocyten (*Pmlz*) aus Elementen des undifferenzierten retikulären Zellsyncytiums (*Sz*); an dieser Stelle treten keine
besonderen Beziehungen zu Capillaren hervor; *Sz'* Mitosen der Kerne im undifferenzierten Syncytium; *x* Übergangsformen zwischen *Sz* und *Pmlz*, die noch keine Granula enthalten und als „Leukoblasten" Pappenheims
angesprochen werden könnten; *GL* großer Lymphocyt (Hämocytoblast); *kLm* kleine Lymphocyten.   ZF, Häm.
EAz. Zeiß Ap. Hom. Imm. 2, Komp.-Ok. 8. (Nach Lang 1926 c.)

Nägeli (1923) nicht angenommen zu werden. Das diffuse undifferenzierte reticu-
läre Syncytium im lymphoiden Gewebe (Abb. 76 *Sz*) ist überall mit gleichen
Potenzen ausgestattet. Wenn es sich zu Myelocyten den Capillarwänden entlang
differenziert, so wird dies wohl mit der hämatogenen Natur des die Granulopoese
auslösenden chemischen Reizes zusammenhängen; die Myelocyten können in den
Keimzentren auch unabhängig von den Capillaren auftreten (Abb. 77).

Einen weiteren Beweis für die unitarische Auffassung der Blutbildung im Falle der experimentellen extramedullären Myelopoese hat in der neuesten Zeit BLOOM (1926) erbracht. Bei allergischen *Meerschweinchen* fand er in den Keimzentren der MALPIGHIschen Körperchen in der Milz und der Lymphknotenfollikel Verwandlung von zweifellosen kleinen und mittelgroßen, dunkelkernigen Lymphocyten in Spezialmyelocyten (Mikromyelocyten) (Abb. 78). Dadurch erhalten die alten Beobachtungen von DOMINICI (1902 b, c) eine neue Bestätigung.

Bei extramedullärer Myelopoese beim Erwachsenen können demnach die myeloiden Elemente sowohl aus fixen lokalen embryonalen Zellen (besonders im lymphoiden Gewebe), als auch aus lokalen oder im Blute zirkulierenden Hämocytoblasten hervorgehen. Eine scharfe Grenze zwischen den letzteren und den Lymphocyten läßt sich dabei nicht ziehen. Je nach Organ und Bedingungen können sich die verschiedenen Arten der Entstehung der myeloiden Elemente in mannigfaltiger Weise kombinieren.

Im lymphoiden Gewebe entstehen Myelocyten hauptsächlich extravasculär aus lokalen Elementen, und zwar einerseits aus den großen Lymphocyten, die dabei als Hämocytoblasten funktionieren, andererseits unmittelbar aus dem fixen embryonalen Zellreticulum. In der Leber entstehen myeloide Elemente in den intralobulären Capillaren intravasculär, aus sich einnistenden, mit dem Blute gebrachten Stammzellen (Lymphocyten); in dem periportalen Bindegewebe treten die myeloiden Elemente extravasculär auf und entstehen zum Teil aus hämatogenen Stammzellen, zum Teil aus lokalen, fixen, undifferen-

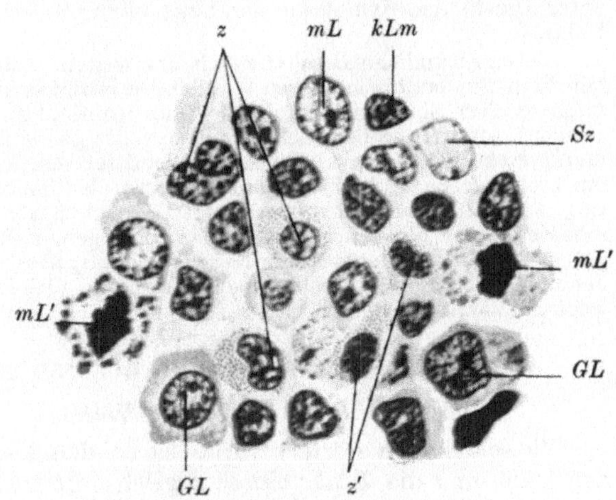

Abb. 78. Aus dem Keimzentrum eines mit Carmin leicht gespeicherten und mit *Hühnererythrocyten* allergisch gemachten *Meerschweinchens*. Entstehung von „Mikromyelocyten" (z) aus mittelgroßen (mL) und kleinen Lymphocyten (kLm); z' zwei aus einer Mitose hervorgegangene Mikromyelocyten in der Phase der Kernrekonstruktion; mL' Mitosen mittelgroßer Lymphocyten; GL große Lymphocyten (Hämocytoblasten); Sz Kern des undifferenzierten retikulären Syncytiums. ZF, Häm. EAz. Zeiß Ap. Hom. Imm. 2, Komp.-Ok. 8. (Nach BLOOM 1926.)

zierten Mesenchymzellen. Wenn, wie z. B. in der Niere, heterotope Herde echten Knochenmarkgewebes entstehen, kann die Erklärung der Histogenese ohne Annahme der Beteiligung lokaler fixer Elemente nicht auskommen. Die freien myeloiden Elemente können wohl aus mit dem Blute hergeschaffenen Stammzellen entstehen. Das Reticulum muß jedoch von im Gewebe vorhandenen embryonalen Elementen stammen.

9. Über die Funktionen des myeloiden Gewebes.

Die myeloiden Blutelemente verrichten ihre Funktionen — von denen nur Weniges genau bekannt ist — zumeist wohl nicht am Orte ihrer Entstehung, sondern im Blute und im Körper überhaupt. Als Hauptfunktion des myeloiden Gewebes, des Knochenmarkes, erscheint zweifellos die Bildung dieser Elemente und vielleicht eines Teiles der Monocyten (s. unten S. 462). Die zellige Zusammensetzung des Blutes ist aufs innigste mit dem Zustande des Knochenmarkes verbunden, und wird durch chemotaktische und hormonsekretorische Wirkungen und durch das vegetative Nervensystem aufs genaueste reguliert (C. BUNTING 1919, SCHILLING 1925). Wie das normale Blut die verschiedenen aus dem Marke stammenden Elemente in bestimmten relativen Prozentsätzen enthält, so zeigt nach SCHILLING (1925) auch das myeloide Gewebe des erwachsenen Menschen unter physiologischen Bedingungen eine ziemlich beständige zellige Zusammensetzung (36,64 vH Normoblasten, 41,25 vH Spezialgranulocyten, 2,91 vH Eosinophile). Bei den verschiedensten pathologischen Zuständen, besonders bei allen infektiöstoxischen Prozessen, erleidet das Knochenmark — nach SCHILLING in allen Knochen mehr oder minder gleichmäßig — deutliche und gesetzmäßige reaktive Veränderungen seiner zelligen Zusammensetzung. WEINER und KAZNELSON (1926) konnten allerdings durchgreifende Veränderungen nur bei Leukämien und schweren Anämien nachweisen.

Bei den meisten Infektionen wird der Apparat der giftabbauenden Spezialgranulocyten zu erhöhter Reaktion angereizt und es steigt der relative Prozentsatz dieser Zellen im Knochenmark, abgesehen von solchen Fällen, wo, wie bei Typhus, oder bei der sogenannten „Agranulocytose" (W. SCHULZ 1922, ROTTER 1925) dieser Apparat geschädigt wird (HIRSCHFELD 1908, LOSSEN 1910, E. F. MÜLLER 1923). Bei erhöhter Zerstörung der Erythrocyten durch Blutgifte, durch Blutentziehungen, bei erhöhtem Bedürfnis des Organismus nach Erythrocyten, wie bei Sauerstoffmangel in der eingeatmeten Luft (DALLWIG, KOLLS und LOEWENHART 1916), gewinnen im myeloiden Gewebe die Jugendformen der Erythrocyten die Oberhand. Auch die erythroblastische Tätigkeit des Markes kann unter Umständen Symptome der Erschöpfung aufzeigen (BLUMENTHAL und MORAWITZ 1908).

Die eigentümliche Beschaffenheit der weiten venösen Sinusoide des Knochenmarkes mit ihren dünnen, histiocytären Wandungen bringt es mit sich, daß bei den verschiedensten mechanischen Einwirkungen auf die Knochen nicht nur einzelne Zellen (Megakaryocyten, s. oben), sondern größere Zellkomplexe, sogar ganze umfangreiche Stücke von Knochenmarkgewebe und sogar kleine Knochensplitter sich loslösen können und mit dem Blute ins rechte Herz und in die Lungenarterie als Emboli gelangen (MAXIMOW 1898). Wie LUBARSCH (1898) und LENGEMANN (1901) zeigten, können solche Knochenmarksembolien scheinbar auch ohne mechanische Einwirkungen, z. B. bei Injektion zerriebenen Lebergewebes in das Blut oder in die Bauchhöhle ausgelöst werden. Die embolisierten Teilchen des myeloiden Gewebes sollen nach HEDINGER (1917) am Orte ihrer Einnistung weiter wachsen können.

10. Das myeloide Gewebe bei den niederen Wirbeltieren.

a) Vögel.

Wie schon oben erörtert wurde, ist bei den *Vögeln*, von welchen hauptsächlich das *Huhn* und die *Taube* hämatologisch untersucht sind, eine scharfe Trennung der beiden blutbildenden Gewebe, des lymphoiden und des myeloiden, nicht durchzuführen. Im lockeren Bindegewebe, wo das lymphoide Gewebe diffus verbreitet erscheint, ist es an den meisten Stellen mehr oder minder mit Myelocyten untermischt (MJASSOJEDOFF 1926). Dies tritt mit besonderer Deutlichkeit in den serösen Membranen, ferner im interstitiellen Gewebe verschiedener Drüsen, wie Leber, Niere und, nach NONIDEZ (1921), besonders Gonaden hervor.

Im Blute der *Vögel* können unter den Granulocyten drei Arten unterschieden werden — polymorphkernige Leukocyten mit acidophiler Stäbchengranulation (Abb. 79 *sLkz*), die nach ihrer Zahl und ihren biologischen Eigenschaften den Spezialzellen der *Säugetiere* entsprechen, sehr spärliche Leukocyten mit runden acidophilen Körnern, die den Eosinophilen der *Säuger* entsprechen dürften und basophil granulierte Zellen. Statt der Blutplättchen befinden sich bei allen niederen *Wirbeltieren* sogenannte Spindelzellen oder Thrombocyten (DEKHUYZEN 1892).

Die hauptsächliche Bildungsstätte für die Granulocyten und die ausschließliche für die Erythrocyten und Thrombocyten ist das Knochenmark. Sein Bau nähert sich einerseits — was das retikuläre Gerüst, die Fettzellen, die Gefäße und deren Verteilung betrifft — den Verhältnissen bei den *Säugetieren*; andererseits weicht es von den letzteren in einer wichtigen Beziehung ab — wie es schon BIZZOZERO und TORRE (1881), DENYS (1887) und VAN DER STRICHT (1892) feststellten und DANTSCHAKOFF (1909d) und MJASSOJEDOFF (1926) weiter ausführten, sind hier Erythropoese und Granulopoese voneinander örtlich geschieden, indem die erste intravasculär im Lumen der venösen Sinusoide, die zweite extravasculär im eigentlichen Gewebe verläuft (Abb. 79). Es geht daraus hervor, daß bei den *Vögeln* eigentlich auch das Knochenmark kein echtes myeloides Gewebe, wie bei den *Säugetieren*, enthält, wo sich in den Maschen des Reticulums sowohl Granulocyten als auch Erythrocyten entwickeln.

DOAN (1922a, b) findet bei *Tauben*, deren Knochenmark durch Hungern in den Zustand der Verödung versetzt wurde, eine außerordentliche Anzahl von feinsten, die venösen Sinusoide miteinander verbindenden, unter gewöhnlichen Bedingungen für das Blut undurchlässigen Capillaren.

Beim normalen erwachsenen *Huhn* enthalten die Sinusoide (Abb. 79 *V*), an der inneren Wandoberfläche gelagert, meistens schon hämoglobinreiche, runde oder

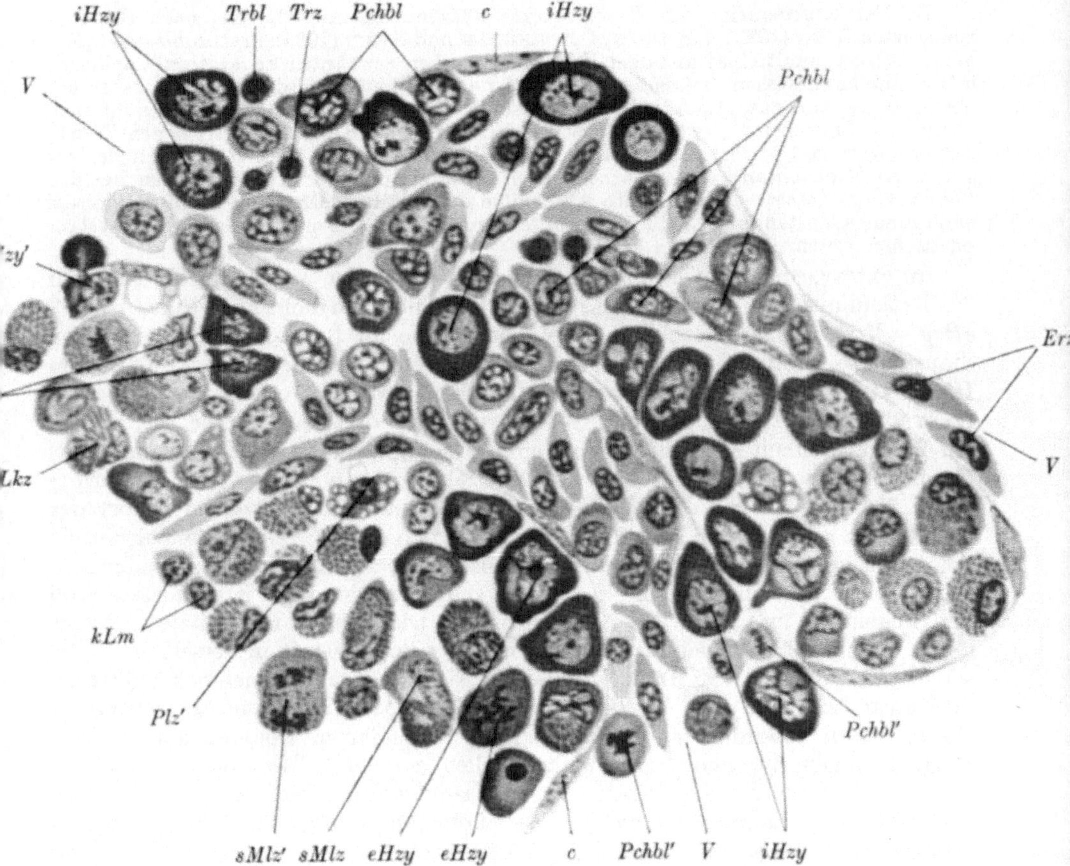

Abb. 79. Knochenmark eines erwachsenen *Huhnes* nach Blutentziehungen. *V* Venensinus; *iHzy* intravasculäre Hämocytoblasten; *eHzy* extravasculäre Hämocytoblasten; *eHzy'* Hämocytoblastenmitose; *Hzy'* Durchwanderung eines Hämocytoblasten; *Pchbl* polychromatische Erythroblasten; *Pchbl'* Mitosen derselben; *Erz* Erythrocyten; *c* histiocytäre Wandzellen der Venensinus (Uferzellen); *Trbl* Thromboblasten; *Trz* Thrombocyten; *Plz* Plasmazellen; *Plz'* degenerierende Plasmazelle; *sLkz* Spezialleukocyten mit Stäbcheneinschlüssen; *sMlz* Spezialmyelocyt; *sMlz'* Spezialmyelocytenmitosen. ZF, EAz. Zeiß Ap. Hom. Imm. 2, Komp.-Ok. 8.
(Nach DANTSCHAKOFF 1909.)

ovale Zellen mit rundem Kern ohne deutliche Nucleolen und mit typischer regelmäßiger Chromatinverteilung. Sie können den Normoblasten der *Säuger* gleichgestellt werden und enthalten Kernteilungsfiguren. Sie verwandeln sich in nicht mehr teilungsfähige reife Erythrocyten mit dunklem, ovalem Kern, die in den mittleren Teil des Gefäßlumens abrücken und vom Plasmastrom langsam fortgeschafft werden. Unter den Normoblasten kommen an der Sinuswand auch runde und ovale polychromatische Erythroblasten mit hellerem, nucleolenhaltigem Kern und gelegentlichen Mitosen vor (Abb. 79 *Pchbl*, *Pchbl'*). Endlich finden sich stets, aber in spärlicher Anzahl und einzeln an der Innenoberfläche der Wand zerstreut, typische Hämocytoblasten (Abb. 79 *iHzy*), die denselben Zellen bei den *Säugetieren* vollkommen ähneln und von Dantschakoff (1909d) als „große Lymphocyten" bezeichnet wurden. Nach Blutentziehungen, ebenso bei Auffütterung nach Hungern, kehrt das intravasculäre Bild zum embryonalen Zustande zurück — die Zahl der intravasculären Hämocytoblasten vergrößert sich bedeutend und durch ihre Wucherung werden auf heteroplastischem Wege zahlreiche neue polychromatische und orthochromatische Erythroblasten gebildet (Abb. 79).

Bei der Regeneration des *Tauben*markes während der Auffütterung nach Hungern sollen nach Doan (1923) und Doan, Cunningham und Sabin (1925) Erythroblasten („Megaloblasten") unmittelbar aus dem Endothel der oben erwähnten kollabierten Capillaren intravaskulär entstehen. Dieselben Autoren fanden, daß während die Reticulumzellen des Markgewebes und das „Endothel" der Sinusoide Trypanblau verhältnismäßig leicht speichern, das Endothel der erythropoetischen Capillaren, auch bei hochgetriebenen *Tieren*, nur sehr geringe Speicherung zeigt. Es scheint demnach, daß — die Richtigkeit der angeführten Beobachtung der endotheliogenen Abstammung der Erythroblasten bei den *Vögeln* vorausgesetzt — bestimmte Abschnitte des Gefäßendothels in undifferenziertem embryonalen Zustande verbleiben und unter dem Einfluß besonderer Reize ihre erythropoetischen Potenzen entfalten können.

Im extravasculären Gewebe des Knochenmarkes der *Vögel* sind die Maschen des Reticulums von Hämocytoblasten und Granulocyten dicht ausgefüllt (Abb. 79 *eHzy, sMlz*). Außerdem sind hier — ebenso wie im Lumen der blutbildenden Sinusoide — große Mengen kleiner Lymphocyten vorhanden (*kLm*). Dieselben Hämocytoblasten, die innerhalb der Gefäße Erythroblasten erzeugen, geben nach Dantschakoff (1909d) und Mjassojedoff (1926) außerhalb der Gefäße, infolge der Verschiedenheit der äußeren Existenzbedingungen, unter Wucherung und Differenzierung nur gekörnten Zellen, Promyelocyten und Myelocyten Ursprung (Abb. 79 *sMlz, sMlz'*). Die weitaus größte Mehrzahl der letzteren gehört der Gruppe der Spezialzellen an. Es sind, wie bei den *Säugetieren*, große wuchernde Zellen mit hellem Kern und mit einer wechselnden, allmählich zunehmenden Anzahl von Körnern im Zelleib. In den Jugendformen sind die Körner stets groß und kugelrund und zum Teil noch basophil. Die weitere Differenzierung zum reifen polymorphkernigen Leukocyt (Abb. 79 *sLkz*) verläuft in derselben Weise, wie bei den *Säugetieren*. Dabei verkleinern sich die Granula, nehmen Stäbchenform an und erlangen reine Acidophilie. Dantschakoff (1909d) und Mjassojedoff (1926) haben außerdem auch Entwicklung von Mikromyelocyten aus kleinen, dunkelkernigen, lymphocytenähnlichen Zellen gesehen. Die Jugendformen der „echten" eosinophilen Leukocyten mit den runden Körnchen sind nach Mjassojedoff im Knochenmarke sehr selten; sie kommen häufiger im Bindegewebe der serösen Membranen vor. Basophil gekörnte Zellen entstehen aus kleinen lymphoiden Zellformen. Wichtig ist die Tatsache, daß, wie schon Weidenreich (1911) vermutete, bei den *Vögeln* ebenso wie bei allen niederen *Wirbeltieren*, diese „Blutmastzellen" von den „Bindegewebsmastzellen" nicht scharf getrennt werden können und ineinander übergehen. Außer allen genannten Zellformen hat Dantschakoff (1909d) im *Hühner*knochenmark auch monocytenähnliche Zellen gefunden; sie sollen aus denselben Stammzellen wie die Granulocyten entstehen. Die Thrombocyten (Spindelzellen) der *Vögel* entstehen aus kleinen Lymphocyten innerhalb der Venensinus (Abb. 79 *Trz*) (Dantschakoff 1909d), oder auch extravasculär im Gewebe (Mjassojedoff 1926). Die Übergangsformen — kleine runde dunkelkernige Zellen mit beginnender Anhäufung des farblosen, glashellen Cytoplasmas an den beiden Kernpolen — können nach Dekhuyzen (1892) als Thromboblasten bezeichnet werden (Abb. 79 *Trbl*). Die neuesten Angaben von Gordon (1926) und Sugiyama (1926), die die Thrombocyten durch Verlust des Hämoglobins aus Erythrocyten hervorgehen lassen, sind mit Vorsicht aufzunehmen.

Während unter physiologischen Verhältnissen im Knochenmark der *Vögel* die freien Zellen von den fixen embryonalen Reticulumzellen scharf geschieden erscheinen, haben CUNNINGHAM, SABIN und DOAN (1925) bei Auffütterung hungernder *Tauben* Neubildung von Stammzellen — aus denen sie Lymphocyten, Granulocyten und Monocyten hervorgehen lassen — aus Reticulumzellen durch Abrundung und Isolierung beobachtet.

b) Reptilien.

Das Blut und das blutbildende Gewebe, welches im Knochenmarke lokalisiert ist, bieten bei den *Reptilien* eine große Ähnlichkeit mit denselben Geweben bei den *Vögeln* dar. Bei den *Reptilien* wird das Blutbild besonders von den sehr zahlreichen eosinophilen Zellen beherrscht (EBERHARDT 1907, WERZBERG 1911b, E. SCHWARZ 1914, ALDER und HUBER 1923). Das Gerüst des Knochenmarkgewebes besteht aus einem Netzwerk von Fasern, Reticulumzellen und Pigmentzellen (JACKSON 1904).

Auch bei den *Reptilien* sind Erythropoese und Granulopoese voneinander, wie bei den *Vögeln*, durch die Gefäßwand geschieden; die erste ist intravasculär, die zweite extravasculär. Von den Thrombocyten wäre das für die *Vögel* erwähnte zu wiederholen. Wie EBERHARDT (1907) gefunden und ALDER und HUBER (1923) bestätigt haben, erscheint die Hämatopoese auch bei erwachsenen *Tieren* nicht streng auf das blutbildende Organ, das Knochenmark, beschränkt — im zirkulierenden Blute, besonders in den Sinusoiden der Leber, werden regelmäßig Erythroblasten mit Karyokinesen getroffen.

c) Amphibien.

Diese *Wirbeltier*gruppe ist, nach den *Säugetieren*, hämatologisch am besten untersucht worden. Hier läßt sich eine Trennung zwischen lymphoidem und myeloidem Gewebe gar nicht mehr durchführen. Einerseits sind, beim Fehlen eines echten lymphoiden Gewebes, die im Blute zirkulierenden und wohl als Lymphocyten anzusehenden lymphoiden Zellen in den blutbildenden Geweben überall ununterschiedlich vorhanden und treten bei der Blutbildung als die gemeinsame Stammzelle, als Hämocytoblasten auf. Andererseits ist die Erythropoese von der Granulopoese bei den *Urodelen* nicht bloß durch die Gefäßwand getrennt, sondern die beiden Zellarten erscheinen sogar auf verschiedene Organe verteilt.

α) Anuren.

Bei den *Anuren* ist nach der Mehrzahl der Autoren das Knochenmark als die Hauptblutbildungsstätte anzusehen. Die Blutbildung erfolgt jedoch nicht fortwährend, sondern bietet scharf ausgesprochene Saisonschwankungen dar (MARQUIS 1892, NEUMANN 1896). Hämatopoetisch tätig ist das Mark überhaupt nur während einer sehr kurzen Zeit im Frühjahr, nach dem Erwachen aus dem Winterschlaf. In den anderen Jahreszeiten soll nur Fettmark vorhanden sein. Der Bau des myeloiden Gewebes lehnt sich an die Verhältnisse bei den *Vögeln* und *Reptilien* an. Die Erythropoese geschieht intravasculär, desgleichen die Thrombopoese. Außerhalb der Gefäße werden in den Maschen eines Reticulums Granulocyten erzeugt. Sowohl innerhalb als auch außerhalb der Gefäße sind ganz ähnliche, große und kleine, schmalrandige basophile Zellen als Hämocytoblasten tätig. Sie treten ins Blut über und erscheinen dort als Lymphocyten. Von JORDAN (1919g) werden sie auch im Knochenmarke als Lymphocyten bezeichnet. Sie sollen im Gewebe aus Reticulumzellen, innerhalb der Gefäße aus dem Endothel neu entstehen können.

Aus den wandständigen Hämocytoblasten im Lumen der Gefäße entstehen, wie bei den *Vögeln* und *Reptilien*, durch differenzierende Wucherung basophile und polychromatische Erythroblasten, die sich in ihrer Kernstruktur mit den allmählich schwindenden Nucleolen und in der Beschaffenheit ihres Cytoplasmas mit dem wachsenden Hämoglobingehalt von den *Säuger*erythroblasten eigentlich (außer der bedeutenderen Größe) nicht unterscheiden. Die späteren, orthochromatischen Generationen, die Normoblasten, nehmen die typische plattovale Form an und rücken in die Mitte des Gefäßlumens ab. Die Thrombocyten entstehen über das Stadium der Thromboblasten (Dekhuyzen 1892, Neumann 1896) aus kleinen Lymphocyten innerhalb der Gefäße, nach E. Hartmann (1925) aber extravasculär. Jordan (1919 g) läßt zum Teil ihre Entstehung (ebenso wie Marquis 1892) auch aus dem Gefäßendothel zu. Während sie von Marquis und Neumann, in Übereinstimmung mit Hayem, für Vorstufen der Erythrocyten gehalten wurden, steht es heutzutage fest, daß sie eine besondere Zellart für sich sind.

Die extravasculären Hämocytoblasten gehören zumeist der großen Varietät an und entwickeln sich zu mitotisch wuchernden eosinophilen und speziellen Myelocyten. Diese letzteren Zellen führen bei den *Amphibien* eine äußerst feine, schwach acidophile Körnelung und erhalten in den späteren Generationen einen sehr stark zerschnürten Kern. Die eosinophilen enthalten zum Teil unreife, basophile Körnchen. Die basophil granulierten Myelocyten sollen nach Jordan (1919 g) nur auf heteroplastischem Wege aus den Hämocytoblasten entstehen. In ihren neueren Arbeiten erklären Jordan und Speidel (1923 a, b) und Jordan (1925 m) die basophilen Leukocyten des *Frosches* bloß für junge eosinophile Zellen mit unreifen Körnern, was jedoch den tatsächlichen Verhältnissen kaum entsprechen dürfte.

Die Milz der *Anuren* bietet im allgemeinen keine deutlichen Anzeichen der Hämatopoese dar; die Maschen eines faserig-zelligen Reticulums enthalten hier meistens nur reife Erythrocyten, lymphoide Zellen und große, pigmenthaltige retikuläre Makrophagen mit Erythrocytentrümmern. Es ist demnach eine Stätte der Blutzerstörung (Fiorio 1913). In der neueren Zeit wollen jedoch Jordan und Speidel (1923 a, b) gerade in der Milz das Hauptblutbildungsorgan der *Anuren* erblicken. Sie beschreiben hier Entstehung von Lymphocyten, d. h. Hämocytoblasten, aus Reticulumzellen und ihre Differenzierung zu Erythroblasten, Granulocyten und Thrombocyten. Bezüglich der hämatopoetischen Bedeutung der Milz mögen die verschiedenen *Anuren*arten vielleicht Unterschiede aufweisen.

Im Blute, aber auch im Bindegewebe und in den blutbildenden Organen, kommen bei den *Amphibien* monocytenähnliche Zellen mit Pigmentkörnchen vor. Ihre morphologische Stellung und Entstehung sind nicht klargestellt. Kiyono und Nakanoin (1919) rechnen sie zu den Histiocyten. Bei jungen *Tieren*, ferner bei Auffütterung nach Hungern oder Winterschlaf, treten im zirkulierenden Blute, oft in großen Mengen, junge Blutzellenformen auf, die aus dem blutbildenden Gewebe noch vor ihrer Ausreifung ausgeschwemmt werden (Neumann 1896, Freidsohn 1910, Werzberg 1911 b, Fiorio 1913, Alder und Huber 1923, Jordan 1925 m). Es läßt sich dabei im Blute nicht nur homoplastische Weiterentwicklung von Erythrocyten bzw. granulierten Leukocyten aus den entsprechenden Jugendformen verfolgen, sondern die zahlreich vorhandenen lymphoiden Zellen, meistens vom Charakter typischer kleiner Lymphocyten, zeigen die überzeugendsten Bilder einer heteroplastischen Verwandlung in Erythroblasten, Spezialmyelocyten und Thrombocyten (Freidsohn 1910). Außerdem sind auch Übergänge von kleinen Lymphocyten zu Monocyten vorhanden.

β) Urodelen.

Diese *Amphibien*gruppe bietet in ihrer Hämatopoese deutliche Unterschiede im Vergleich mit den *Anuren* dar. Blutbildendes Knochenmark fehlt und ist durch faseriges, fettzellenhaltiges Bindegewebe ersetzt (Jackson 1904). Das bei den *Vögeln*, *Reptilien* und *Anuren* im Knochenmarke konzentrierte blutbildende Gewebe mit Kombination von intravasculärer Erythropoese und extravasculärer Granulopoese erscheint in seine beiden Bestandteile getrennt und diese letzteren auf verschiedene Organe verteilt. Wenn also sowohl Erythrocyten als auch Granulocyten als myeloide Elemente bezeichnet werden sollen, so gibt es bei den *Urodelen* kein myeloides Gewebe mehr.

Als Stätte der Erythropoese und Thrombopoese funktioniert die Milz (H. Müller 1889, Phisalix 1902, Jordan und Speidel 1924 e). In den Maschen des faserigzelligen Reticulums mit oft sehr dicken Trabekeln (Abb. 80 *Retz*) befinden sich hier zahlreiche wuchernde Erythroblasten (*Prbl, Erbl, Erbl'*) mit wenig oder viel

Hämoglobin im Cytoplasma und ihre Übergangsformen zu reifen Erythrocyten (*Erz*), ferner Thromboblasten und Thrombocyten. Unter physiologischen Verhältnissen beim erwachsenen *Tier* ist meistens nur homoplastische Erythropoese nachweisbar. Bei intensiver Blutregeneration nach wiederholten Blutentziehungen, bei Auffütterung nach langem Hungern, läßt sich jedoch in der stark angeschwollenen Milz (z. B. beim *Axolotl*) Neuentstehung von lymphoiden, lymphocytenähnlichen Hämocytoblasten aus den Reticulumzellen nachweisen (Abb.80*x*) und ihre heteroplastische Verwandlung in Erythroblasten feststellen. Nach A. HARTMANN (1926) öffnen sich die Arterien in die Maschen des Reticulums, während die Venen durch Zusammenschluß kleinerer Mesenchymlacunen zum

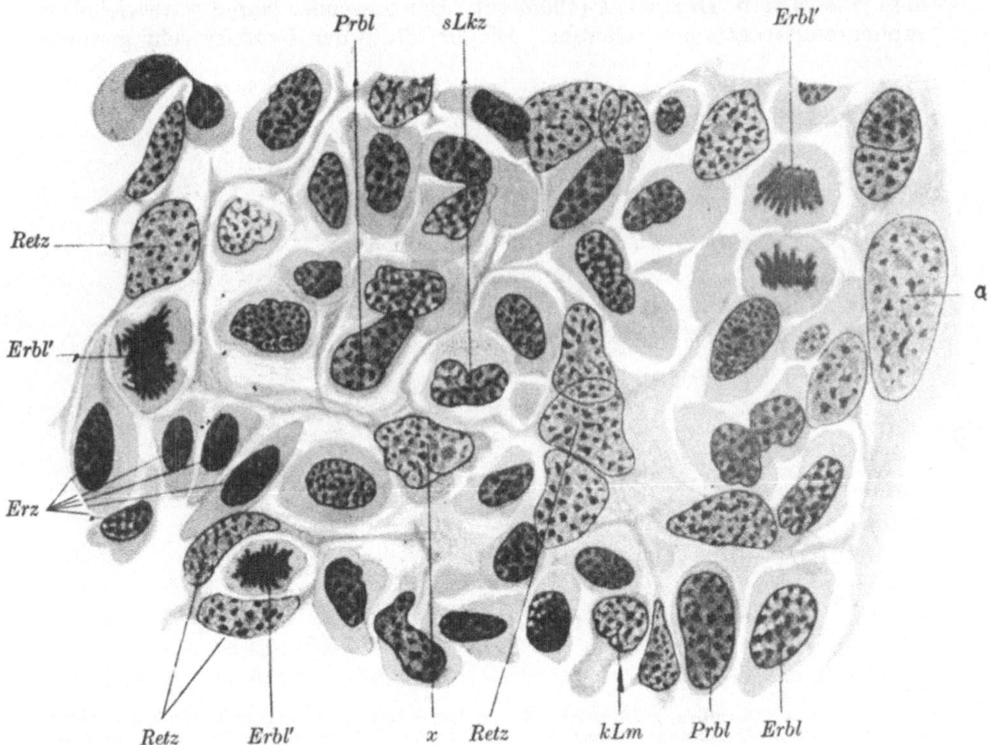

Abb. 80. Milz einer 50 mm langen *Axolotl*larve. In den Maschen des faserig-zelligen Reticulums (*Retz*) befinden sich Proerythroblasten (*Prbl*) und wuchernde polychromatische und orthochromatische Erythroblasten (*Erbl*, *Erbl'*) und Erythrocyten (*Erz*); *kLm* kleiner Lymphocyt; *x* Ablösung eines Hämocytoblasten vom Reticulum; *sLkz* Spezialleukocyt; *a* Mesothelzelle des peritonealen Überzuges. ZF, Häm. EAz. Zeiß Ap. Hom. Imm. 2, Komp.-Ok. 6.

Gefäßrohr entstehen. Dadurch läßt sich der freie Übergang der neugebildeten Erythroblasten aus dem Gewebe in die Blutbahn leicht erklären, andererseits auch das Abfangen abgenutzter Erythrocyten durch das Milzreticulum. Neben der Erythropoese verläuft in der *Urodelen*milz auch der Zerstörungsprozeß der abgenutzten Erythrocyten durch retikuläre pigmenthaltige Makrophagen.

Die Bildung von granulierten Leukocyten und auch Lymphocyten ist auf die sogenannte Randschicht der Leber beschränkt (Abb. 81). Zwischen Leberparenchym und serösem Überzug findet sich eine viele Zellen dicke Schicht eigentümlichen Gewebes, in dem spärliche, netzartig verbundene Reticulumzellen (*Retz*) von embryonalem Charakter und zahlreiche dicht gedrängte freie runde Zellen unterschieden werden können. Unter den letzteren befinden sich in wechselnder

Anzahl große schmalrandige basophile Zellen mit großem, hellem Kern mit groben Nucleolen — Hämocytoblasten vom Aussehen typischer „großer Lymphocyten". Die Mehrzahl sind jedoch feinkörnige Spezialmyelocyten (*sMlz, sMlz'*) und grobkörnige eosinophile Myelocyten (*eMlz*) in allen Stadien der mitotischen Teilung und der Differenzierung zu entsprechenden reifen polymorphkernigen Leukocyten (*sLkz*). Die heteroplastische Neubildung von Myelocyten aus den Hämocytoblasten kann leicht beobachtet werden. Eine Entstehung der letzteren aus den fixen Reticulumzellen ist auch beschrieben worden (Jordan und Speidel 1924e, N. Chlopin und A. Chlopin 1925). Da das Gewebe der Leberrandschicht lymphoide und granulierte Zellen erzeugt, kann es nicht als „lymphoid" bezeichnet werden, wie es z. B. Drzewina (1905) tut. Ein passender Name wäre vielleicht „lymphogranulopoetisches" Gewebe. Die im Blute der *Urodelen* sehr gewöhn-

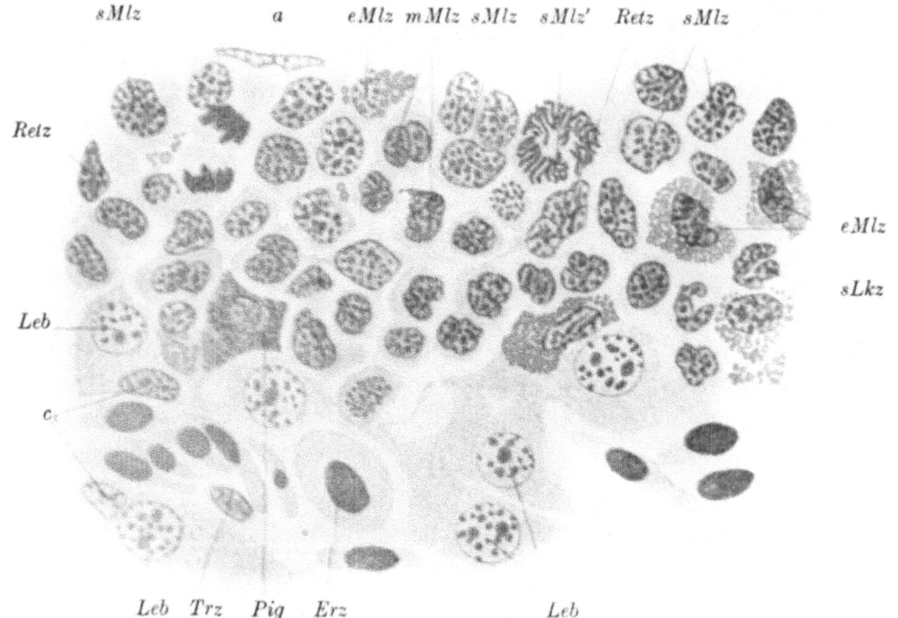

Abb. 81. Senkrecht zur Oberfläche gerichteter Schnitt der Randschicht der Leber einer 50 mm langen *Axolotl*-larve. *Leb* Leberzellen; *c* Wandzellen der Venensinus; *Trz* Thrombocyten; *Erz* Erythrocyten; *sLkz* Spezialleukocyten; *eMlz* eosinophile Myelocyten; *sMlz, sMlz'* Spezialmyelocyten; *mMlz* Metamyelocyten; *Retz* Reticulumzellen; *a* Mesothelzelle des peritonealen Überzuges; *Pig* Pigmentzelle. ZF, Häm. EAz. Zeiß Ap. Hom. Imm. 2, Komp.-Ok. 4.

lichen basophil gekörnten Leukocyten (meistens mit einfachem Kern) scheinen im Blutstrom selbst aus ungranulierten Vorstufen zu entstehen. Ihrer nahen Beziehungen mit den Bindegewebsmastzellen ist bereits Erwähnung getan worden.

Nach Drzewina (1905) soll bei einigen *Urodelen*arten das lymphogranulopoetische Gewebe auch in der Niere und in der Tunica propria der Darmschleimhaut vorkommen. Bei den *Urodelen* treten — vielleicht noch deutlicher, als bei den *Anuren* — unter geeigneten Umständen junge sich teilende und weiter differenzierende Blutzellenformen im zirkulierenden Blute auf; es gelingt dabei mit Leichtigkeit heteroplastische Neubildung von Erythroblasten und Granulocyten aus ungranulierten lymphoiden Zellen verschiedener Größe — den Hämocytoblasten bzw. den „kleinen und großen Lymphocyten" — und Übergänge von Lymphozyten zu Monocyten zu beobachten (Jolly 1904, Downey 1913d u. a.). Nach Giglio Tos (1899) und Emmel (1914, 1925) kann im Blute der *Urodelen* Abschnürung von Cytoplasmateilchen an Erythrocyten, Thrombocyten und Mastleukocyten beobachtet werden.

d) Fische.

α) Knochenfische.

Die Blutbildung bei den *Knochenfischen* im erwachsenen Zustande ist wenig untersucht worden. Blutbildendes Mark ist nicht vorhanden. Die Milz ist mit Sicherheit als erythropoetisches Organ anzusehen (BIZZOZERO und TORRE 1884, LAGUESSE 1890, JORDAN und SPEIDEL 1924 d). Die Verhältnisse entsprechen dabei den oben für die *Urodelen* geschilderten. Nach JORDAN und SPEIDEL sollen die lymphocytenähnlichen Hämocytoblasten in der Milz außer Erythroblasten, auch feinkörnige Spezialgranulocyten und grobkörnige eosinophile Granulocyten und Thrombocyten erzeugen. Basophile Granulocyten scheinen bei der Mehrzahl der *Knochenfische* zu fehlen. Weitere Bildungsstätten von Hämocytoblasten und granulierten Leukocyten sind die Darmschleimhaut (in beschränktem Maße) und das interstitielle Bindegewebe der Niere und des Pankreas (BIZZOZERO und TORRE 1884, DRZEWINA 1905, AUDIGÉ 1910). Die Leber scheint hämatopoetisch nicht tätig zu sein, doch beherbergt sie bei einigen Arten einen Teil des Pankreas mit seinem blutbildenden Gewebe. Im zirkulierenden Blute läßt sich bei *Knochenfischen* Fortsetzung der Erythro- und Granulopoese feststellen (BIZZOZERO und TORRE 1884). Eine Grenze zwischen lymphocyten- und monocytenähnlichen Elementen läßt sich nicht durchführen (DRZEWINA 1905).

β) Ganoiden.

Der Erythropoese dient die Milz. Die Lymphogranulopoese — Entstehung von Hämocytoblasten und Granulocyten verschiedener Art — wurde an verschiedenen Stellen im Körper gefunden. Der Hauptort ist das interstitielle Gewebe der Niere (DRZEWINA 1905). Das Herz ist an seiner serösen Oberfläche mit einer dicken unregelmäßigen Schicht lymphogranulopoetischen Gewebes umhüllt (R. HERTWIG 1873, DRZEWINA 1905). Andere Fundorte sind die Höhlen im Schädelknorpel, das perivenöse Bindegewebe der Leber und die Spiralfalte des Darmes (DRZEWINA 1905). DOWNEY (1909) untersuchte die Blutbildung in der Niere von *Polyodon spathula*. Im kranialen Abschnitte dieses Organs, der aus lymphogranulopoetischem Gewebe besteht, wurde direkte Verbindung der Reticulummaschen mit der venösen Blutbahn beobachtet. Aus einer gemeinsamen hämocytoblastischen Stammzelle gehen Granulocyten verschiedener Arten, aber auch Erythrocyten hervor. Entgegen den Angaben von DRZEWINA (1905), die auf Grund von Anwesenheit verschiedener Körner in einer Zelle die EHRLICHsche Spezifitätstheorie der Granulocyten für die niederen *Wirbeltiere* verwerfen wollte, weist DOWNEY (1909) nach, daß die verschiedenen Granulocytenarten auch bei den *Fischen* spezifische Zellarten darstellen.

γ) Selachier

Die Blutbildung bei den erwachsenen *Selachiern* ist von DRZEWINA (1905), MAXIMOW (1910 t, 1923 dd) und JORDAN und SPEIDEL (1924 d) genauer untersucht worden. Die Milz ist die Stätte der Erythro- und Thrombopoese. Unter physiologischen Verhältnissen entwickeln sich in den Maschen des Reticulums wuchernde Erythroblasten zu Erythrocyten und kleine lymphocytenähnliche Zellen zu Thrombocyten; bei jungen *Tieren* kann Entstehung von großen Hämocytoblasten aus dem Reticulum und heteroplastische Differenzierung dieser lymphoiden Zellen zu Erythroblasten nachgewiesen werden. Die Arterien der Milz sind von lymphoiden Scheiden umhüllt. Die Spezialleukocyten und die eosinophilen Leukocyten sind bei den *Selachiern* sehr deutlich ausgebildet, während Mastleukocyten nach MAXIMOW (1923 dd) zu fehlen scheinen, nach JOKL (1925) jedoch in spärlicher Anzahl vorhanden sind. Die granulierten Leukocyten entstehen aus entsprechenden Myclocyten. Diese finden sich — zusammen mit großen Hämocytoblasten und kleinen Lymphocyten — in den Reticulummaschen eines besonderen lymphogranulopoetischen Gewebes angehäuft; letzteres ist in bestimmten Organen in dichten Massen vorhanden, außerdem bildet es aber auch im gewöhnlichen lockeren Bindegewebe an verschiedenen Körperstellen diffuse Infiltrationen. Zu den großen lymphogranulopoetischen Herden zählt vor allem das sogenannte LEYDIGsche Organ — eine polsterartige Masse in der Schleimhaut des Ösophagus; ferner erscheint das Bindegewebe der Gonaden zum großen Teil in derselben Weise verwandelt; endlich enthält die Niere — allerdings nicht bei allen Arten —

zwischen den Kanälchen größere und kleinere lymphogranulopoetische Herde. In der Spiralfalte des Darmes kommen nur kleine Infiltrate vor. Im Blute der erwachsenen *Selachier* sind sehr oft Erythroblasten in mitotischer Teilung anzutreffen.

δ) Dipneusten.

DRZEWINA (1905) fand bei *Protopterus* große Anhäufungen von lymphogranulopoetischem Gewebe in der Niere und in der dorsalen Magenwand.

ε) Cyklostomen.

Die Blutbildung bei diesen *Tieren* ist mit modernen Methoden fast gar nicht untersucht worden. GIGLIO TOS (1896, 1897) bezeichnet als blutbildendes Organ die Spiralfalte des Darmes, die nach MAWAS (1922) der Milz der höheren *Vertebraten* entsprechen soll. Hier finden sich große „Mutterzellen" mit spärlichem Cytoplasma und großem nucleolenhaltigem Kern; sie werden wohl mit den Hämocytoblasten der modernen Hämatologie zu vergleichen sein. Aus ihnen sollen sowohl die weißen, wie die roten Blutkörperchen entstehen. DRZEWINA (1905) findet bei *Ammocoetes* lymphogranulopoetisches Gewebe in der Spiralfalte und in der Niere. ASCOLI (1899) beobachtete bei der *Pricke* Mitosen von Erythroblasten im zirkulierenden Blute.

11. Wirbellose.

Ohne auf die Einzelheiten der vielfach noch ganz ungenügend untersuchten Frage einzugehen, mag hier angeführt werden, daß die bei den verschiedenen Vertretern der *Wirbellosen* in der „Körperflüssigkeit", zwischen den Elementen des Bindegewebes, in der „Hämolymphe" oder in dem „Blut" vorhandenen freien Zellen, die „Amöbocyten" oder „Saftzellen" (nach KIYONO und NAKANOIN 1919) sich im allgemeinen einerseits in undifferenzierte, ungekörnte, basophile Zellen vom Charakter der Lymphocyten, andererseits in „Leukocyten" mit den mannigfaltigsten körnigen Einschlüssen einteilen lassen. Diese letzteren, die als mehr oder minder spezifisch differenzierte Elemente aufgefaßt werden müssen, werden von allen Autoren aus der undifferenzierten, lymphocytoiden Form, als der gemeinsamen Stammzelle, abgeleitet (CUÉNOT 1891, 1897, KOLLMANN 1908, ZAWARZIN 1926, DANINI 1925, LAZARENKO 1925, KEDROWSKY 1925).

Die Neubildung scheint hauptsächlich durch fortgesetzte Heteroplasie der spezifisch differenzierten Zellen aus den undifferenzierten lymphoiden Stammzellen zu erfolgen. In diesen letzteren finden sich Mitosen. Weniger gewöhnlich ist die homoplastische Vermehrung der spezifisch differenzierten Elemente, z. B. der eosinophil granulierten Amöbocyten (bei erwachsenen *Cephalopoden*, KOLLMANN 1908, 1924). Amitose scheint bei der Vermehrung der Blutzellen auch bei den *Wirbellosen* keine besondere Rolle zu spielen.

Die Vermehrung der Amöbocyten kann überall im Körper erfolgen. In vielen Fällen finden sich jedoch besondere „lymphoide Organe" oder „Lymphdrüsen" (KOLLMANN 1908, 1921, 1924, PAWLOWSKY 1924). Sie bestehen im allgemeinen aus einem zellig-faserigen, netzartigen Stroma, in dessen Maschen sich die lymphocytoiden Stammzellen und die aus ihnen entstehenden granulierten Zellen befinden. KOLLMANN (1921, 1924) findet neuerdings bei jungen *Cephalopoden* im Stroma der lymphoiden Organe auch syncytiale embryonale Keimlager, die die kleinen lymphocytoiden Zellen durch Wucherung und Abspaltung erzeugen; im erwachsenen Organismus bilden sie sich zurück.

Die Verhältnisse bei den *Wirbellosen* scheinen demnach mit der unitarischen Theorie der Hämatopoese im Einklang zu stehen.

C. Die Entwicklungspotenzen der „lymphoiden" Stammzellen des lymphoiden und myeloiden Gewebes. Dualismus und Unitarismus.

Die in der vorhergehenden Schilderung unter dem Namen Hämocytoblasten beschriebenen „lymphoiden" Zellen des myeloiden Gewebes werden, abgesehen von den wenigen Anhängern der ursprünglichen EHRLICHschen „polyphyletischen" Lehre, von den meisten Hämatologen als Ausgangspunkt der Entwicklung mehrerer, im myeloiden Gewebe vorhandener Zellarten, demnach als „gemeinsame myeloide Stammzelle" betrachtet. Die Frage, was für Zellen aus ihnen entstehen, wird verschieden beantwortet. Daß die Hämocytoblasten ihrerseits aus fixen undifferenzierten Reticulumzellen des Stromas entstehen können, ist wahrscheinlich, wenn dies unter physiologischen Verhältnissen im erwachsenen Organismus auch nicht vorzukommen braucht. Der Übertritt der Hämocytoblasten ins Blut unter normalen Bedingungen gilt im allgemeinen als unwahrscheinlich. Im lymphoiden Gewebe sahen wir die größeren Formen der Lymphocyten sich durch selbständige Teilung vermehren, wobei als Endresultat hauptsächlich große Mengen kleiner und mittelgroßer Lymphocyten entstehen, die ins Blut gelangen und dort zirkulieren. Die Lymphocyten können, besonders in den Keimzentren, in großen Mengen auch aus fixen embryonalen Reticulumzellen neu entstehen.

Bezüglich dieser Tatsachen gibt es unter den verschiedenen Forschern keine grundlegenden Meinungsverschiedenheiten. Der Streit beginnt erst bei der Bewertung des Wesens, der prospektiven Entwicklungspotenzen und ganz besonders der genetischen Wechselbeziehungen der lymphoiden Zellen im lymphoiden und myeloiden Gewebe.

Es fragt sich, ob diese lymphoiden Zellen in den beiden Geweben wesensgleich oder verschieden sind. Dies ist eine der Grundfragen der morphologischen Hämatologie. Wenn die beiden Zellarten gleich sind, so sind alle Blutelemente im erwachsenen Organismus auf eine gemeinsame Stammzelle zurückzuführen, die dann zweckmäßigerweise als Hämocytoblast bezeichnet werden kann. Diese Vorstellung ist die Grundlage des sogenannten Unitarismus, der unitarischen Blutlehre. Sie ist der vorliegenden Schilderung zugrunde gelegt worden. Wenn hingegen die beiden Zellarten dem Wesen, d. h. ihren Entwicklungspotenzen nach, verschieden sind, so haben im erwachsenen Organismus die lymphoiden Blutelemente einer-, die myeloiden andererseits eine besondere Stammzelle für sich und sind als zwei scharf geschiedene unabhängige Zellstämme zu betrachten. Die eine Stammzelle wäre als Lymphoblast, die andere als Myeloblast zu bezeichnen. Auf dieser Vorstellung ist die dualistische Blutlehre, der Dualismus, aufgebaut.

Zur übersichtlicheren Darstellung ihrer Vorstellungen von der Abstammung und den genetischen Wechselbeziehungen der Blutzellen wurden von den verschiedenen Forschern sogenannte Blutzellenstammbäume konstruiert. Es mögen hier einige von den bekannteren angeführt werden.

Der konsequenteste Repräsentant der dualistischen Lehre ist SCHRIDDE (1923s). Er leitet nicht nur die Blutzellen von zwei verschiedenen „lymphoiden" Stammzellen ab, sondern läßt auch diese letzteren ihrerseits aus verschiedenen fixen Elementen entstehen (Schema 3).

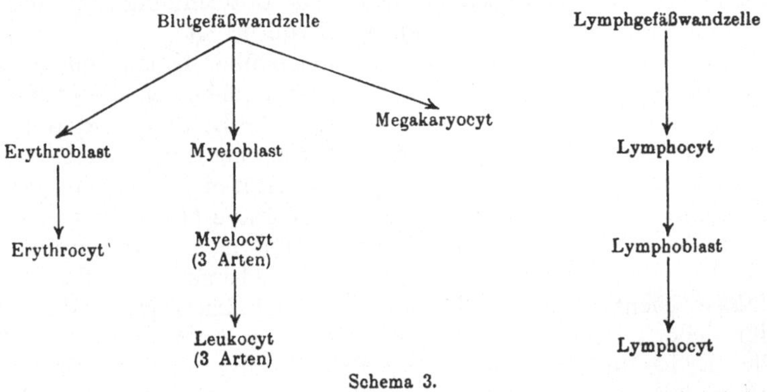

Schema 3.

NÄGELI (1923), der die Lymphoblasten von den Myeloblasten scharf unterscheidet, leitet die einen sowie die anderen aus gleichartigen undifferenzierten multipotenten Mesenchymzellen ab. Den Spalt zwischen den beiden Systemen läßt er folglich nur bis zur fixen Zelle reichen (Schema 4).

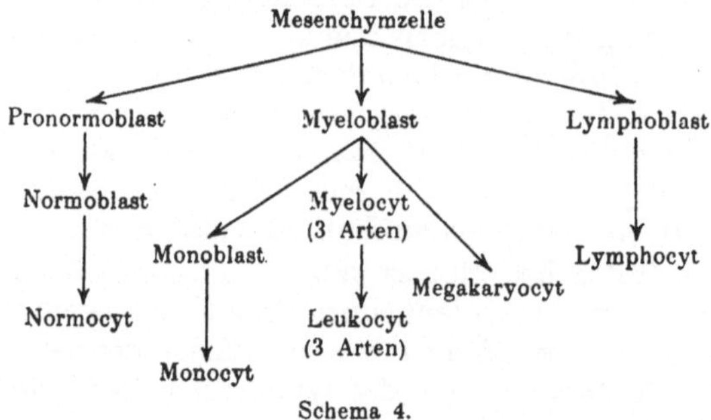

Schema 4.

Die sogenannten „extremen Unitarier", Dominici (1902b, c, d), Wolff (1902), Maximow (1907k, l, 1909m, r), Dantschakoff (1916f, h, i, k), Ciaccio (1909a, b) und Weidenreich (1911) sind Vertreter des entgegengesetzten Standpunktes. Auf Grund normal histologischer und besonders experimenteller und embryologischer Befunde (Maximow) kamen sie zur Überzeugung, daß die verschiedenen schmalrandigen, basophilen, „lymphoiden" bzw. „lymphocytoiden" Zellen sowohl im lymphoiden und myeloiden Gewebe als auch im Blute und Bindegewebe im Prinzip gleichwertig sind. Was Größe, Kernplasmarelation, Basophilie des Cytoplasmas, Kernstruktur usw. anbelangt, können sie erhebliche Verschiedenheiten darbieten, sie besitzen aber sämtlich dieselben prospektiven Potenzen. Die Verschiedenheiten in der Struktur und auch in den jeweiligen Differenzierungsprodukten dieser Zellen an den verschiedenen Stellen im Körper sind hauptsächlich als Resultat äußerer Faktoren anzusehen.

Ein Schema zur Darstellung dieser Ansicht erübrigt sich, da die verschiedenen spezifisch differenzierten Zellstämme des Blutes einfach als in einer gemeinsamen ubiquitären Stammzelle wurzelnd und von ihr ausgehend gedacht werden können. Da die gemeinsame Stammzelle meistens die Struktur eines großen Lymphocyten hat, wie er im lymphoiden Gewebe angetroffen wird, belegten die extremen Unitarier, besonders Maximow (1907k, 1909m, r), sie mit dem Namen „Lymphocyt", ohne jedoch darunter gerade den Lymphocyt des lymphoiden Gewebes zu verstehen und ohne die Verwandlung der im Blute kreisenden Lymphocyten im Blutstrome selbst in andere Blutzellen anzunehmen, wie es von den Gegnern dieser Lehre fälschlicherweise oft dargestellt wurde. Die Bezeichnung „Lymphocyt" für die Stammzelle hat infolgedessen vielfach Anstoß erregt.

Zwischen den beiden extremen Anschauungen über Hämatopoese sind viele vermittelnde aufgetreten. Pappenheim hat in zahlreichen Schriften versucht, den Dualismus „unitarisch zu überbrücken", indem er die Lymphoblasten und Myeloblasten ihrerseits aus einer übergeordneten, für sie gemeinsamen Urstammzelle, dem „Lymphoidocyt", ableitete (1917). Später scheint er von diesem Standpunkte wieder abgekommen zu sein; in seinen letzten Werken (1919) läßt er den Lymphoidocyt aus dem fixen Histiocyt hervorgehen und sich weiter unmittelbar nur in myeloide Elemente differenzieren. Den großen Lymphocyt des lymphoiden Gewebes läßt er ebenfalls unmittelbar aus den fixen Histiocyten sich formen, betrachtet ihn jedoch andererseits als eine einseitige Ausbildung der myeloiden Stammzelle. Er beschränkte demnach die Entwicklungspotenzen der lymphoiden Lymphocyten und näherte sich in dieser Beziehung erheblich dem oben angeführten Schema von Nägeli.

Auch Ferrata, der früher ein Anhänger der unitarischen Lehre war (1912),

und alle Blutzellen, Lymphocyten sowie die myeloiden Elemente, von den Hämocytoblasten ableitete, fühlte sich in seinen neuesten Arbeiten (1918) veranlaßt,
den Standpunkt zu ändern. Er hält jetzt die „lymphoiden Hämocytoblasten",
d. h. die großen Lymphocyten der Keimzentren des lymphoiden Gewebes, für
(funktionell) einseitig differenziert; die kleinen Lymphocyten sollen einer weiteren
Entwicklung unfähig sein. Die lymphoiden sowie die myeloiden Hämocytoblasten,
die folglich zwei (wenn auch nur funktionell) verschiedene Stammzellen sind,
sollen ihrerseits aus den phagocytierenden und Vitalfarbstoffe speichernden Histiocyten (FERRATAS Hämohistioblasten) hervorgehen. Der Stammbaum von FERRATA
nähert sich auf diese Weise jetzt demjenigen von NÄGELI (Schema 5).

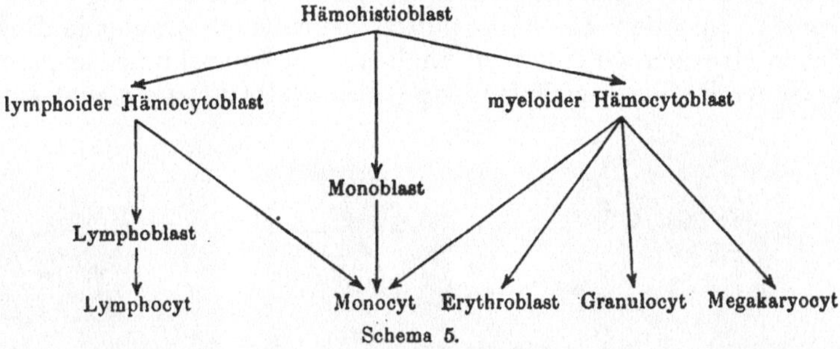

Schema 5.

CUNNINGHAM, SABIN und DOAN (1925) lassen sowohl Lymphocyten als auch
Myelocyten und Monocyten im Knochenmark aus einer gemeinsamen Stammzelle,
die ihrerseits aus Reticulumzellen hervorgeht, entstehen; sie nehmen aber für die
Erythrocyten, wie gesagt, eine ausschließlich intravasculäre Entstehung aus Endothelzellen an (Schema 6).

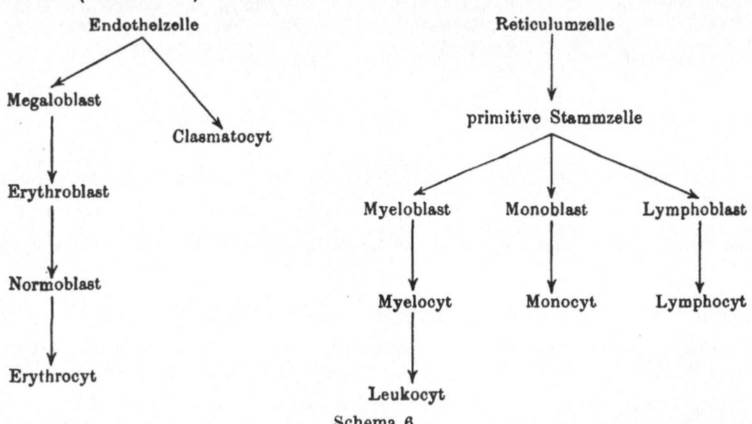

Schema 6.

DOWNEY (1924, 1927) mit seinen Schülern FINEMAN (1922) und LOGEFEIL (1924)
nimmt im Grunde genommen nur eine einzige Stammzelle für die verschiedenen
Blutelemente an. Doch gibt er zu, daß unter physiologischen Bedingungen, bei
Anwendung der trockenen Ausstrichmethode, die im myeloiden Gewebe vorhandene lymphoide Stammzelle, der Myeloblast der Dualisten (Abb. 82 a—c),
sich von dem großen Lymphocyt des lymphoiden Gewebes (d) durch die innere
Kernstruktur deutlich unterscheidet; die Lymphocyten im lymphoiden Gewebe
sollen sich durch eigene Mitose und durch Abspaltung vom retikulären Syncytium
regenerieren, ohne daß eine myeloblastenähnliche Zellform dazwischen käme.
Unter pathologischen Verhältnissen (Leukämie) soll jedoch der Myeloblast so-

wohl für die Lymphocyten als auch für die myeloiden Elemente als gemeinsame
Stammzelle dienen; die Jugendformen der Lymphocyten bei lymphatischer Leukämie im Gewebe und im Blute sehen dann den Myeloblasten vollkommen ähnlich aus und könnten als Lymphoblasten bezeichnet werden (Abb. 82 *e—g*); diese
letzteren wären jedoch bloß pathologische Formen der Lymphocytenregeneration.
Downey hält die Lymphocyten, die kleinen sowohl wie die großen, für undifferenzierte Zellen mit vollen hämatopoetischen Potenzen, die sich unter pathologischen Verhältnissen (extramedulläre Myelopoese) jederzeit entfalten können.

Zur Beurteilung der Wechselbeziehungen der Stammzellen der lymphoiden
und der myeloiden Elemente — sie mögen „Lymphoblasten" und „Myeloblasten"
heißen — ist vor allem ihre genaue histologische Untersuchung erforderlich.

Im frischen, lebenden Zustande führen beide träge amöboide Bewegungen
aus und sehen einander vollkommen ähnlich. Bei Anwendung der supravitalen
(agonalen) Neutralrot-Janusgrünfärbung (Cunningham, Sabin und Doan 1925)

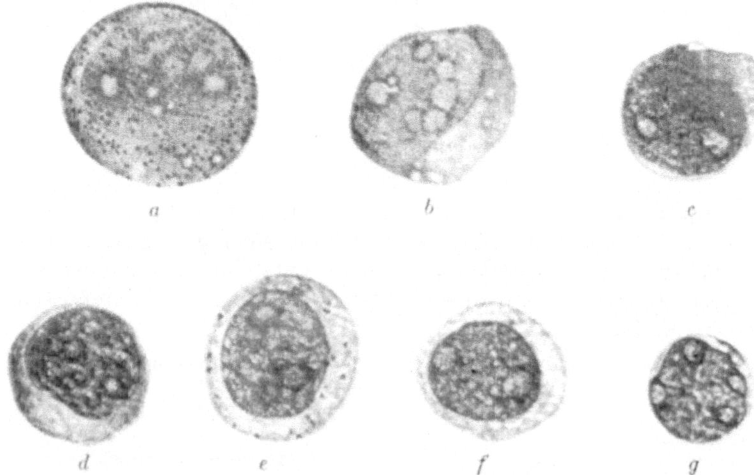

Abb. 82. Verschiedene als „Stammzellen" für Blutelemente in Betracht kommende Zellen nach mit der „panoptischen" Romanowsky-Methode gefärbten Trockenausstrichen. *a* „Myeloblast" mit Azurkörnung aus normalem menschlichem Knochenmark; *b* „Myeloblast" aus dem Knochenmark eines 2½ Tage alten *Kaninchens*;
c „Myeloblast" aus dem Blute des Menschen bei chronischer myelogener Leukämie; *d* „großer Lymphocyt" aus
dem Lymphknoten eines normalen erwachsenen *Kaninchens*; *e* und *f* „Lymphoblasten" mit Azurkörnung aus
dem Blute des Menschen bei chronischer lymphatischer Leukämie; *g* „Lymphoblast" aus dem Blute des Menschen
bei subakuter lymphatischer Leukämie (Fall von Fineman 1922). (Zeichnungen von H. Downey 1927.)

zeigen beide Zellarten ununterschiedlich eine wechselnde Anzahl von körnigen
oder kurzstäbchenförmigen Plastosomen auf. An feucht fixierten und gefärbten
Präparaten sind Lymphoblasten wie Myeloblasten, wie aus der oben gegebenen
Beschreibung und den beigefügten Abbildungen ersichtlich (Abb. 67, 1—3,
Abb. 68), mikroskopisch voneinander nicht zu unterscheiden. Wie Maximow
(1909 r) hervorgehoben hat, können sie sowohl im lymphoiden, als auch im myeloiden Gewebe unter sich gewisse unerhebliche Abweichungen darbieten. So stellt
z. B. die Zelle 2 auf Abb. 67 einen „Myeloblasten" (Hämocytoblasten) aus dem
Lumen eines venösen Sinus vor, während sich die Zelle 1 daneben im Gewebe befand; in der ersten (2) haben sich im Protoplasma zahlreiche Vakuolen
entwickelt.

Die Dualisten, vor allem Nägeli (1900) und Schridde (1907 f), haben sich die
größte Mühe gegeben, charakteristische Merkmale für die beiden Zellen heraus-
zufinden. Sämtliche Angaben in dieser Richtung, wie verschiedene Zahl der
Nucleolen, Fehlen der „spezifischen Körner" (Plastosomen) im Cytoplasma der

Myeloblasten, der „helle perinucleäre Hof" in den Lymphoblasten usw. haben
sich als bedeutungslos erwiesen (BUTTERFIELD, HEINEKE umd MEYER 1908,
MAXIMOW 1909 r, WALLGREN 1909, MEVES 1910, WEIDENREICH 1911, CIACCIO
1911). Heutzutage wird selbst von den Dualisten zugegeben, daß Lymphoblasten
und Myeloblasten im frischen Zustande und nach feuchter Fixierung voneinander
nicht unterschieden werden können. Es wird behauptet, daß eine genaue mikroskopische Unterscheidung der Zellen einzig und allein an „panoptisch" gefärbten
trockenen Ausstrichpräparaten möglich ist und zwar soll dabei der Kern als
„das Wappen der Zelle" (SCHRIDDE 1907 f, NÄGELI 1923) die entscheidende Rolle
spielen. Seine Größe und Form, ebenso wie die Basophilie und Umfang des Protoplasmas sollen dabei allerdings keine Bedeutung haben, da sie angeblich bloß
vom Alter der Zelle abhängen; die innere Kernstruktur ist das entscheidende.

Es ist sonderbar, daß, obwohl dieser Verschiedenheit der Kernstruktur in
den Lymphoblasten und Myeloblasten eine so außerordentliche Bedeutung zugeschrieben wird, genaue Beschreibungen dieses Unterschiedes in der Literatur
und den Lehrbüchern (FERRATA 1918, NÄGELI 1923) kaum zu finden sind, während die Abbildungen gerade das Gegenteil zu beweisen scheinen. Die vorhandenen spärlichen Angaben (FERRATA 1918, LENAZ 1920, NÄGELI 1923 u. a.) über
die Kernstruktur — soweit man bei Trockenpräparaten überhaupt von Kernstruktur reden kann — lassen sich dahin zusammenfassen, daß das Chromatin
im Kern der Lymphoblasten dunklere und gröbere Schollen oder Fäden mit
deutlichen hellen Zwischenräumen bildet, während im Kern der Myeloblasten
(bzw. Hämocytoblasten, FERRATA 1918) ein „zartes", blasses, dichteres Netz aus
feinsten Chromatinfäden hervortritt. Der Nucleolenzahl (NÄGELI) wird jetzt auch
von den Dualisten keine Bedeutung mehr zugeschrieben. Wenn die Abbildungen
der eingetrockneten, von den Autoren als Lymphoblasten bezeichneten Zellen
(PAPPENHEIM 1919, Tafel II, Bild 4, FERRATA 1918, Tafel XIII, Fig. 8—13,
NÄGELI 1923, Tafel III, Fig. 6, 1925, Abb. 23, 7, 8) mit den ebenso behandelten
Myeloblasten (Hämocytoblasten) (PAPPENHEIM 1919, Tafel II, Bild 3, Fig. 23—25,
FERRATA 1918, Tafel XIV, Fig. 1—10, NÄGELI 1923, Tafel XI, Fig. 1—4, 1925,
Abb. 34) verglichen werden, kann jedoch ein deutlicher Unterschied nicht fest-
gestellt werden. Dasselbe beweisen auch die beigefügten Abbildungen von DOW-
NEY (Abb. 82), die Lymphoblasten und Myeloblasten nach Trockenpräparaten
darstellen. Die Zelle in Abb. 82 d ist kein Lymphoblast, sondern ein „reiferer"
dunkelkerniger Lymphocyt.

Besondere Aufmerksamkeit wird in der klinischen Hämatologie den akuten Leukämiefällen beigemessen, weil dabei im Blute große Zellen auftreten, die den Stempel der Jugendlichkeit tragen und folglich als willkommenes Objekt zum Studium der Blutzellenent-
stehung angesehen werden. Diese mit Hilfe der Trockenmethode und zum Teil der
Oxydasereaktion ausgeführten Untersuchungen (KLEIN 1914, BRINKMANN 1924 u. a.) enthalten wohl umfangreiche Erörterungen über verschiedene angeblich neue Stammzellen-
arten, haben aber zur Förderung unserer Kenntnisse über die genetischen Wechselbeziehungen der Blutzellen nicht viel beigetragen. Die Beobachtung von Kulturen der blutbildenden Gewebe zeigt aufs deutlichste, wie leicht bei Veränderungen in dem umgebenden
Medium das Aussehen und das Verhalten der lymphoiden Elemente einem Wandel unterliegen können. Bei pathologischen Verhältnissen können dieselben Zellen, je nach dem
Aufenthalt in der einen oder anderen Körperstelle, mehr oder minder stabile, als An-
passungen aufzufassende Veränderungen ihrer Kolloide erfahren. ELLERMANN (1923e, 1924)
und sein Schüler S. PETRI (1926) haben versucht, die Wesensverschiedenheit der lymphoiden Vorstufen der Lymphocyten, Granulocyten und Erythrocyten durch Messungen der
Winkel ihrer Mitosenspindeln zu beweisen. Der Winkel in den Erythrogonienmitosen soll
(beim Menschen) durchschnittlich 18—24° betragen, also sehr spitz sein. In den Lymphoblasten beträgt er 34—46°, in den Myeloblasten 63—75°.

Außer den Verschiedenheiten im Bau der Myeloblasten und Lymphoblasten
haben die Vertreter der dualistischen Lehre auf biochemische und funktionelle

Verschiedenheiten dieser Elemente hingewiesen. Die Myeloblasten und ihre granulierten Nachkommen enthalten proteolytische und oxydationsfördernde Fermente, die den Lymphoblasten und Lymphocyten abgehen sollen. Besondere Aufmerksamkeit wurde der auf Indophenolblausynthese beruhenden Oxydasereaktion geschenkt (WINKLER 1907, W. SCHULTZE 1909 a, b). Bei KATSUNUMA (1924), der ein Anhänger des Dualismus ist, findet sich eine sehr eingehende Bearbeitung dieser Frage. Die Bedeutung der Oxydasereaktion wird indessen in der letzten Zeit stark in Zweifel gezogen. MENTEN (1919) fand, daß sie ganz unspezifisch ist und an allen möglichen Zellen, sogar an den kleinen Lymphocyten gelingt. Sehr oft werden bei akuter Leukämie typische Myeloblasten gefunden, die keine Oxydasereaktion geben (KWASNIEWSKI 1924 u. a.). Besonders wichtig ist das Urteil von GRÄFF (1925), der selbst einer der Urheber der Oxydasereaktion ist. Er fand die letztere auch in den Lymphocyten und hebt hervor, daß der Versuch, die Blutzellen auf Grund ihres Oxydasegehaltes diagnostisch und genetisch auseinanderzuhalten, gegenstandslos ist.

Einen weiteren Grund zur scharfen Trennung der lymphoiden Zellen von den myeloiden erblicken die Dualisten in gewebsorganisatorischen Unterschieden (NÄGELI 1923). Das lymphatische System soll sich histogenetisch (beim Embryo) und funktionell an die Lymphgefäße, das myeloide an die Blutgefäße anschließen. Histologisch sei die Verschiedenheit darin ausgesprochen, daß das lymphoide Gewebe knötchenartige Gebilde, Follikel bildet, während das myeloide eine lockere Gewebsanordnung darstellt.

Daß die verschiedene Lokalisation des blutbildenden Gewebes mit verschiedenen Resultaten der Differenzierung engstens verbunden ist, kann nicht für die prinzipielle Trennung der beiden Abarten desselben sprechen. Im Gegenteil, es ist gerade besonders einleuchtend, daß durch die Anordnung an verschiedenen Körperstellen die Entwicklungsrichtung der Stammzelle in verschiedene Wege gelenkt werden muß. Beim Embryo und bei Lymphadenosen fehlen übrigens Follikel im lymphoiden Gewebe. Wie aus dem Abschnitt über embryonale Histogenese hervorgeht, kann von einer hauptsächlich perivasculären Entstehung der myeloiden Elemente beim Embryo keine Rede sein.

Besonders klar tritt die innige Zusammengehörigkeit der lymphoiden und myeloiden Blutzellen und die Identität ihrer Stammzellen bei den niederen *Wirbeltieren* hervor (s. oben). Lymphocyten, wie sie im Blute der *Säugetiere* bekannt sind, finden sich auch im Blute aller *Kaltblüter*. Ein lymphoides Gewebe ist jedoch nicht vorhanden. In den Blutbildungsherden finden sich die lymphoiden Zellen mit den myeloiden vermischt. Dieses lympho-myeloide oder, da die Erythropoese räumlich getrennt verläuft, lymphogranulopoetische Gewebe, ist die einzige Blutbildungsstätte im Körper; daß hier die Granulocyten sowohl wie die Lymphocyten aus derselben Stammzelle entstehen, kann kaum bestritten werden. Selbst im Blute gelingt es, wie gesagt, sehr oft, die Fortsetzung der Hämatopoese zu beobachten, mit allen Übergängen von ungranulierten lymphoiden Zellen, den Lymphocyten, zu ausgereiften Blutzellen (FREIDSOHN 1910, WERZBERG 1911 b, WEIDENREICH 1911, JORDAN und SPEIDEL 1923 a, b, 1924 e). ALDER und HUBER (1923), die in NÄGELIS Laboratorium arbeiteten, bestätigen die eben angeführten Tatsachen. Um jedoch die letzteren mit der dualistischen Lehre in Einklang zu bringen, ziehen sie den Schluß, daß bei *Amphibien* Lymphocyten überhaupt fehlen und die im Blute zirkulierenden lymphocytenähnlichen Zellen Hämocytoblasten (Myeloblasten) sind.

Für die Aufrechterhaltung der dualistischen Lehre werden ferner Verschiedenheiten des Verhaltens der beiden Blutzellenarten unter pathologischen Verhältnissen herangezogen. Lymphoides und myeloides Gewebe sollen auf krankhafte

Reize in ganz verschiedener Weise reagieren, z. B. bei Infektionen, bei den verschiedenen Leukämieformen usw. und es soll dabei ein Antagonismus zwischen den beiden zutage treten derart, daß z. B. bei Myelosen in der Milz die myeloid metaplasierte rote Pulpa die Follikel erdrückt und zur Atrophie bringt, während, umgekehrt, bei Lymphadenosen die Follikel die Oberhand gewinnen und zu diffusen Massen zusammenfließen.

Das Wesen der Wirkung der krankhaften Reize auf das blutbildende Gewebe bleibt unbekannt und wird auch von der dualistischen Lehre nicht erklärt. Daß aber verschiedene pathologische Faktoren ein dem Wesen nach einheitliches System in verschiedener Weise beeinflussen können, so daß dieselbe Stammzelle sich das eine Mal in einer, das andere Mal in anderer Richtung differenziert, ist vom Standpunkte des Unitarismus leicht erklärlich. Übrigens sind in der Literatur Angaben vorhanden, die für viele Fälle die Verschiedenartigkeit der Reaktion und den Antagonismus der beiden Gewebe in Frage stellen. Hierher gehören unzweifelhafte Fälle von echten gemischten Leukämieformen (DOWNEY 1924, LOGEFEIL 1924), besonders aber zahlreiche Beobachtungen über extramedulläre Myelopoese, deren Histogenese oben auf Grund von experimentellen Befunden behandelt wurde.

Nach NÄGELI (1923) soll in der Milz nur die rote Pulpa, in den Lymphknoten nur das „interfollikuläre" Gewebe, niemals die Follikel und die Keimzentren myeloid metaplasieren und dabei stets ein ausgesprochener · Antagonismus hervortreten. Diese Vorstellung entspricht nicht den Tatsachen.

DOMINICI (1900, 1902 b, c, 1920/21) und HERTZ (1910) haben bei experimentell durch Blutentziehungen bzw. Blutgifte hervorgerufenen myeloiden Metaplasie in der Milz nicht nur keine Atrophie der Follikel, sondern sogar Hypertrophie derselben gefunden. CITRON (1915) und LOGEFEIL (1924) beschrieben Leukämiefälle mit gleichzeitiger Wucherung von Lymphocyten und myeloiden Elementen in Milz und Lymphknoten. In den Leukämiefällen von ROMAN (1913), CITRON (1915), FINEMAN (1922), LOGEFEIL (1924) wurden gerade in den Follikeln und den Keimzentren besonders aktive Verwandlungsstätten von Lymphocyten in Myelocyten bzw. Mikromyeloblasten (FINEMAN) festgestellt. LATTA (1924) findet Entstehung eosinophiler Myelocyten aus Lymphocyten in Lymphknoten beim Menschen; JORDAN (1926 o, p) will sogar direkte Verwandlung von Lymphocyten in Erythroblasten in Lymphknoten gesehen haben. Entstehung von Myelocyten aus Lymphocyten bei experimenteller myeloider Metaplasie wurde von DOMINICI und WERZBERG (1911 c) festgestellt. Über die einschlägigen Befunde von MAXIMOW (1907 l), LANG (1926 c) und BLOOM (1926) wurde oben berichtet.

Wenn die Annahme der unitarischen Lehre richtig ist, daß die Stammzellen des lymphoiden und des myeloiden Gewebes wesensgleich sind, und daß derselbe Hämocytoblast im Knochenmark fast ausschließlich myeloide Elemente, im Lymphknoten nur Lymphocyten erzeugt, weil er sich in diesen beiden Organen in verschiedenen, vor allem mit der chemischen Zusammensetzung der Gewebsflüssigkeit zusammenhängenden Existenzbedingungen befindet, so liegt es nahe zu versuchen, die betreffenden Stammzellen künstlich in eine andere Umgebung zu versetzen; ihre Entwicklungspotenzen könnten dadurch in neue Bahnen gelenkt werden. MAXIMOW (1923 cc) hat zu diesem Zwecke lymphoides Gewebe in mit Knochenmarkextrakt versetztem Blutplasma kultiviert. Dabei wurde Entstehung von Myelocyten aus präformierten basophilen großen Lymphocyten der Keimzentren (Lymphoblasten der Dualisten) beobachtet (Abb. 83). Die „Lymphoblasten" funktionierten also als Hämocytoblasten oder „Myeloblasten". Zugleich fand MAXIMOW auch Neubildung von großen Lymphocyten oder Hämocytoblasten aus dem embryonalen retikulären Syncytium mit ihrer nachträg-

lichen Verwandlung in Myelocyten. Die weiter unten beschriebene embryonale
Hämatopoese liefert weitere Beweise für die Richtigkeit der unitarischen Theorie.

Wir kommen zum Schluß, daß es im erwachsenen *Wirbeltier*organismus eine
gemeinsame indifferente „lymphoide" Stammzelle für alle Blutelemente gibt. Diese Stammzelle ist jedoch nicht ein histologisch vollkommen
einförmiges, unter allen Umständen gleich aussehendes Zellgebilde. Im erwachsenen Organismus tritt sie in ihrem aktiven Zustande, in den blutbildenden Geweben, während der Erzeugung der Blutelemente, als eigentlicher Hämocytoblast
— als große Zelle mit schmalem basophilen Cytoplasmasaum und hellem, nu-

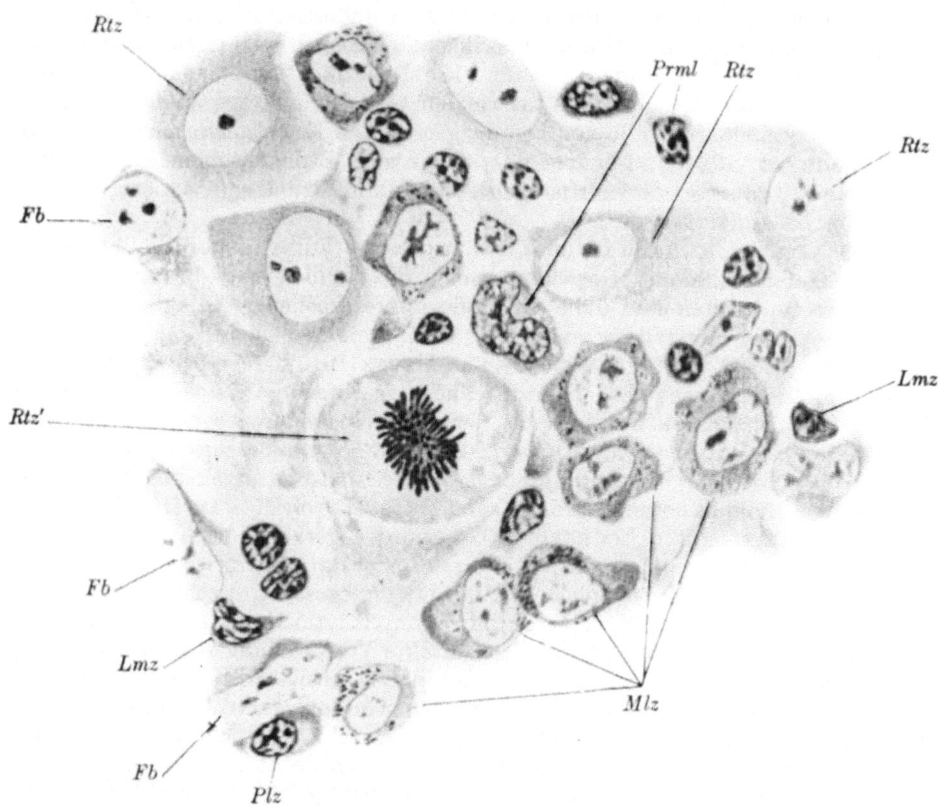

Abb. 83. Entstehung von Spezialmyelocyten (*Mlz*) in einer 4tägigen Kultur von lymphoidem Gewebe des *Kaninchens. Fb* Fibrocyten; *Rtz* Reticulumzellen, davon eine in Mitose (*Rtz'*); *Lmz* kleine Lymphocyten; *Prml* Promyelocyt (Leukoblast); *Plz* Plasmazelle. ZF, EAz. Zeiß Ap. Hom. Imm. 2, Komp.-Ok. 8. (Nach Maximow 1923 cc.)

cleolenhaltigem Kerne — auf. Dieser Hämocytoblast kann im lymphoiden und
myeloiden Gewebe durch Teilung kleinere Tochterzellen erzeugen, die dieselben
hämatopoetischen Entwicklungspotenzen in latentem Zustande behalten, sie aber
zeitweise nicht offenbaren. Als Endglied einer Reihe von Generationen kann
der Hämocytoblast zum kleinen Lymphocyten (bzw. Mikromyeloblasten) werden,
der für eine Zeitlang sogar die Teilungsfähigkeit einbüßt, dafür aber zur Trans-
portation im Blut- oder Lymphstrom besonders geeignet ist. Unter dem Einfluß äußerer Reize kann der kleine Lymphocyt, der temporär in inaktiven Zustand versetzte Hämocytoblast, sich in — je nach der Natur des Reizes — verschiedenen Richtungen entwickeln. In den einen Fällen entstehen aus ihm mono-

cytoide oder histiocytäre Zellen, polyblastische Elemente, mit mehr oder minder reduzierten Potenzen, deren Aufgabe es ist, durch Phagocytose, Speicherung usw. in den Abwehrprozessen eine Rolle zu spielen (s. S. 540). In anderen Fällen hypertrophiert er ohne seine Potenzen einzuschränken, verwandelt sich wieder in einen großen Hämocytoblasten (großen Lymphocyten bzw. Myeloblasten) und wird eventuell zum Ausgangspunkte der Hämatopoese. Unter gewissen Umständen kann sich sogar ein kleiner Lymphocyt unmittelbar in einen Granulocyten verwandeln.

Beim Embryo, bei der ersten Entstehung der Blutzellen (Hämocyten) und Histiocyten, tritt die mesenchymatische Stammzelle in noch mannigfaltigeren, atypischen Erscheinungsformen auf — in Form von großen oder kleinen, mehr „lymphocytoiden" oder mehr „histioiden", polymorphen, „primären Wanderzellen" (s. unten S. 474).

Zur Beleuchtung der genetischen Wechselbeziehungen der Blutzellen möge das beigegebene Schema 7 dienen, welches eine Kombination der auf S. 372 und S. 415 angeführten Stammbäume des lymphoiden (Schema 1) und myeloiden (Schema 2) Gewebes vorstellt.

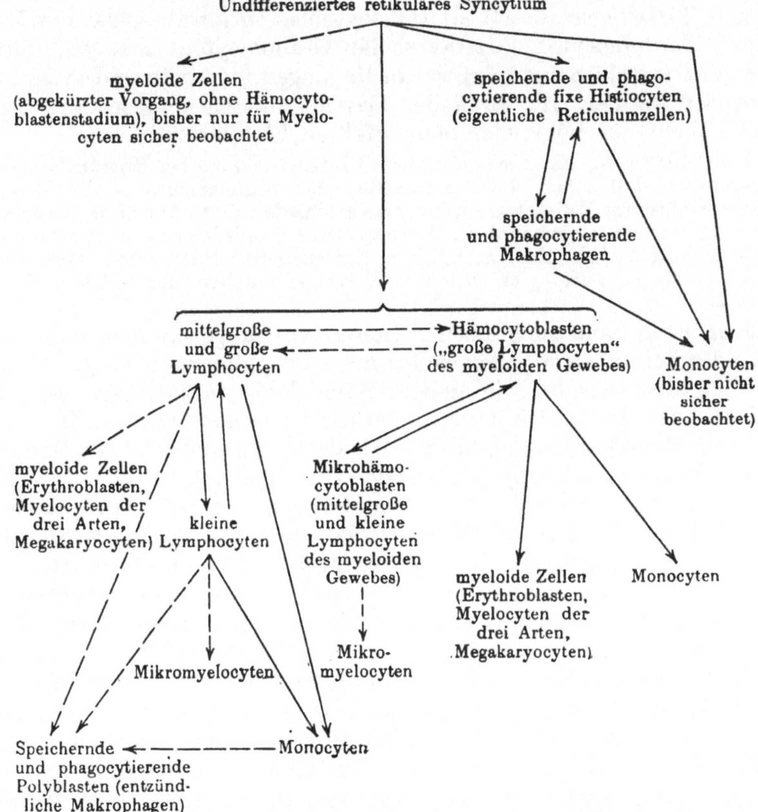

Schema 7. Abstammung der lymphoiden und myeloiden Blutzellen von den Hämocytoblasten (bzw. Lymphocyten) und fixen embryonalen Bindegewebszellen; punktierte Linien geben Entwicklungsmöglichkeiten an, die nur unter abnormen Verhältnissen verwirklicht werden. Vgl. mit Schema 1 auf S. 372 und Schema 2 auf S. 415.

Wenn in dem Schema 7 statt einer einzigen Stammzelle zwei Zellen, der mittelgroße und große Lymphocyt einer- und der Hämocytoblast andererseits angegeben sind, so geschieht dies nur, um ihre verschieden gerichtete cytopoetische Tätigkeit anzudeuten. Ihre potentielle Gleichheit wird durch die zwei sich begegnenden und sie vereinigenden Pfeile angedeutet.

Neubildung von Hämocytoblasten aus fixen Zellen mit embryonalen Potenzen kann unter gewöhnlichen Verhältnissen im erwachsenen Organismus vor allem im lymphoiden Gewebe beobachtet werden, während im myeloiden Mitosen schon vorhandener Hämocytoblasten vorherrschen. Die Möglichkeit der Neubildung von Hämocytoblasten und damit der Blutbildung, ist aber überall gegeben, wo im Bindegewebe undifferenzierte Zellen mit embryonalen Potenzen vorhanden sind.

Das Wesen des Vorganges der in verschiedenen Richtungen verlaufenden differenzierenden Entwicklung der Stammzelle ist näher zu beleuchten.

Die Frage ist ein Teil des allgemeinen Problems über die Entstehung von mannigfaltigen Zellarten aus einer undifferenzierten Eizelle. Daß derselbe Hämocytoblast an verschiedenen Stellen des Körpers, z. B. in den Lymphknoten, im Knochenmark, in der Thymus usw., verschiedene Elemente erzeugen kann, ist vom unitarischen Standpunkte leicht verständlich, da die chemische Zusammensetzung der Gewebsflüssigkeit und andere Existenzbedingungen in den verschiedenen Organen unmöglich gleich sein können. Ebenso kann die Tatsache, daß bei niederen *Wirbeltieren* dieselben Hämocytoblasten intravasculär nur Erythrocyten (und Thrombocyten), extravasculär Granulocyten erzeugen, durch die sicherlich ganz verschiedenen Existenzbedingungen innerhalb und außerhalb der Gefäße erklärt werden. Im myeloiden Gewebe entstehen jedoch aus derselben Stammzelle dicht nebeneinander mannigfaltige Blutelemente.

Stockard (1915 a, b), der die embryonale Blutentwicklung bei *Knochenfischen* untersuchte, vermutet, daß schon die Stammzellen der Blutelemente — die Mesenchymzellen — in unsichtbarer Weise von Anfang an verschieden sind. Auf diese Weise wird das Problem nur weiter zurückverschoben. Jordan (1919 g) und Jordan und Speidel (1924 e) lassen die verschiedene Kernplasmarelation in den einzelnen Hämocytoblasten oder minimale, in kleinsten Entfernungen wirkende Verschiedenheiten der äußeren Reize eine Rolle spielen.

In den meisten hämatologischen Arbeiten wird angenommen, daß von zwei nebeneinander befindlichen Stammzellen die eine plötzlich anfängt, diese oder jene Körnung auszuarbeiten, die andere Hämoglobin zu speichern usw. Da die beiden identischen Zellen sich dabei sicherlich unter ganz gleichen Bedingungen befinden, kann diese Vorstellung nicht befriedigen. Maximow (1910 s, 1923 cc, dd) hat gezeigt, daß der Sachverhalt ein anderer ist und daß bei Entwicklung spezifisch differenzierter Blutzellen aus Stammzellen, aus Hämocytoblasten, der mitotische Prozeß die entscheidende Rolle spielt. Es handelt sich aber nicht um sogenannte „erbungleiche" Teilung, wobei die Potenzen der Mutterzelle auf die beiden Tochterzellen ungleichmäßig verteilt werden. Im Gegenteil — die ersten Promyelocyten, Proerythroblasten, Megakaryocyten, mit ihren eben erst hervortretenden spezifischen Merkmalen, werden im Gewebe stets paarweise gelagert gefunden und erscheinen oft noch durch eine feine Cytoplasmabrücke miteinander verbunden. Es sind Telophasen von eben abgelaufenen Mitosen von Hämocytoblasten bzw. von jüngeren Zellen in einer schon spezifisch gerichteten Entwicklungsreihe. Die beiden Tochterzellen sehen einander stets vollkommen ähnlich, wie zwei Spiegelbilder. Sie fahren fort zu wuchern, wobei die Mitosen mehr oder minder synchron verlaufen und die Zellen mit jeder Teilung einen gleichen Schritt weiter in ihrer Differenzierung tun. Dadurch entstehen überall äußerst charakteristische, aus geraden Zahlen bestehende Gruppen von gleichartigen, jungen Blutzellen.

Im Knochenmark des Erwachsenen treten diese Erscheinungen nicht deutlich hervor, weil die Zellgruppen von den mannigfaltigen, dichtgelagerten, andersartigen Elementen unmittelbar umgeben sind und sich die Schicksale eines bestimmten Hämocytoblasten nicht gut verfolgen lassen. Im embryonalen Bindegewebe oder Knochenmarke (MAXIMOW 1909 m, 1910 s, ALFEJEW 1924), bei der extramedullären Myelopoese (MAXIMOW 1907 l, LANG 1925 c), im Dottersacke der *Selachier* (MAXIMOW 1923 dd), in Gewebskulturen (MAXIMOW 1923 cc) sind die Verhältnisse, im Gegenteil, sehr günstig.

Wenn ein Hämocytoblast in Teilung tritt, vollzieht sich in seiner lebendigen Substanz eine tiefe Gleichgewichtsstörung, die nicht mehr reversibel ist, beide Tochterzellen gleichmäßig betrifft, ihr künftiges Schicksal besiegelt und in bestimmten Strukturveränderungen ihren sichtbaren Ausdruck findet. Durch diese auf der Höhe des mitotischen Prozesses eintretende Gleichgewichtsstörung wird der ganze Stoffwechsel der Zelle von Grund aus geändert und in neue Bahnen gelenkt. Statt der indifferenten, unbegrenzt teilungsfähigen, multipotenten Stammzelle liegen nach Ablauf der Mitose zwei auf eine bestimmte neue Entwicklungsbahn gestellte, sich nur in einer spezifischen Richtung mehr differenzierende und schließlich alternde Zellen vor, in denen irgendeine von den vielen im Hämocytoblasten vorhandenen Entwicklungspotenzen aus dem latenten Zustande in den offenen übergegangen ist.

Es bliebe noch zu erklären, warum aus einer Hämocytoblastenmitose in einem Fall ein Paar von Spezialpromyelocyten, in einem anderen ein Paar von Proerythroblasten usw. hervorgeht. Dies könnte vielleicht vom Zufall abhängen. Die die künftige Entwicklungsrichtung der Tochterzellen bestimmende und ihren Stoffwechsel in entsprechender Weise ändernde Gleichgewichtsstörung kann eben in verschiedenen, durch die Beschaffenheit des Hämocytoblastenprotoplasmas möglich gemachten Richtungen erfolgen. Da die relative Zahl der verschiedenen aus den Stammzellen entstehenden Blutzellenarten in jedem blutbildenden Organ und zu jeder Zeit eine sehr verschiedene, dabei aber für jeden betreffenden Fall ziemlich konstante ist, müssen die äußeren Bedingungen, in denen die Hämocytoblasten hier oder dort sich befinden, auf deren lebende Substanz in ganz bestimmter Weise einwirken und zwar derart, daß von den verschiedenen gegebenen Möglichkeiten der Entwicklungsänderung die einen vergrößert, die anderen geschwächt oder auch ganz unterdrückt werden.

D. Milzgewebe.

Das Milzparenchym besteht aus zwei Gewebsarten — der weißen und der roten Pulpa.

Die weiße Pulpa, die die Arterien umscheidet, ist gewöhnliches lymphoides Gewebe; die von ihr gebildeten MALPIGHISchen Knötchen sind mit den Primärknötchen der Lymphknoten vergleichbar. Sie können sehr oft Keimzentren enthalten.

Die von weiten, dünnwandigen venösen Sinus durchzogene rote Pulpa besteht, wie das lymphoide Gewebe, aus einem retikulären Gerüst und aus in den Maschen des letzteren gelegenen freien Elementen.

Das Gerüst setzt sich ohne jede scharfe Grenze unmittelbar in das Gerüst der weißen Pulpa fort und wird, wie dieses letztere, von Reticulinfasern und Reticulumzellen gebildet.

Bei vitalgefärbten *Tieren* (GOLDMANN 1909, 1911, 1912, TSCHASCHIN 1913 c, KIYONO 1914 a) lassen sich unter den Reticulumzellen auch in der roten Milzpulpa syncytial verbundene Elemente mit blassen Kernen unterscheiden, die nur wenig oder gar nicht speichern (Abb. 84 *Sz*). Nach dem, was oben für das lymphoide und myeloide Gewebe gesagt wurde, sind sie als embryonale, undifferenzierte Elemente anzusehen, die sich je nach Bedarf in die aktiven, speichernden Reticulumzellen, die Histiocyten der roten Milzpulpa verwandeln. In der Milz offenbaren diese letzteren Elemente eine ganz außerordentliche Bereitschaft zur Phagocytose, die sich unter physiologischen Verhältnissen vor allem den gealterten Erythrocyten gegenüber äußert. Nach Einführung von fein verteilten festen Stoffen in die Blutbahn, wie Carminpulver, Tusche, Bakterien, fremde rote Blutkörperchen, werden alle diese Teilchen, außer in Knochenmark, Leber usw., sehr rasch auch in der roten Milzpulpa abgefangen und von den Histiocyten phagocytiert (Abb. 84 *Retz*). Dies geschieht besonders in der sogenannten Knötchenrandzone von WEIDENREICH (1901) — den Bezirken der roten Pulpa, die unmittelbar an die MALPIGHIschen Körperchen angrenzen. Die die Wand der

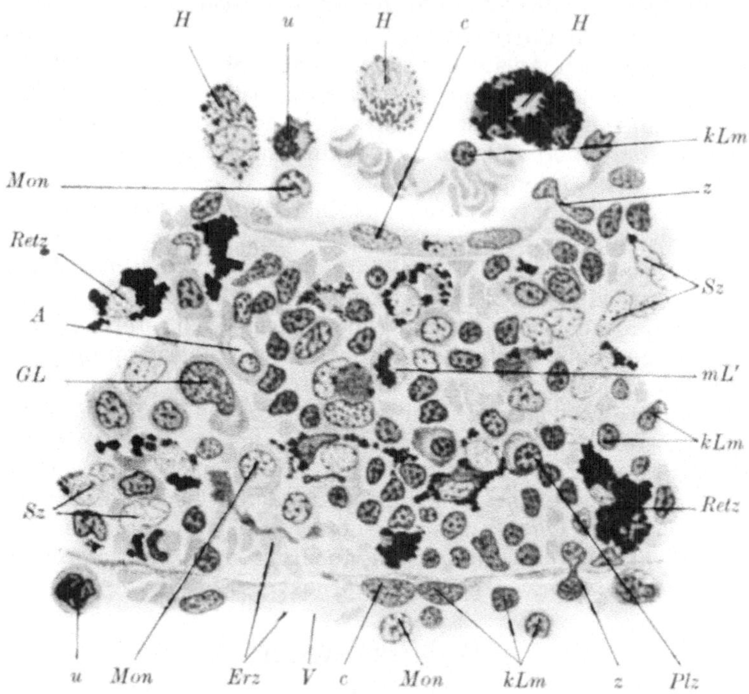

Abb. 84. Rote Milzpulpa von einem mit Lithiumcarmin und Tusche gespeicherten *Kaninchen* (demselben wie in Abb. 65). Querschnitt einer Gewebsschicht zwischen zwei Venensinus (BILLROTHscher Strang). *z* Permigration von (mittelgroßen) Lymphocyten durch die histiocytäre Uferzellenschicht (*c*) der Venensinus; *u* Übergangsformen zwischen kleinen Lymphocyten (*kLm*) und Monocyten (*Mon*); die übrigen Bezeichnungen wie in Abb. 53, 55 und 65. ZF, Häm. EAz. Zeiß Ap. Hom. Imm. 2, Komp.-Ok. 6.

venösen Sinus begrenzenden Elemente (s. Abschnitt über die Milz) sind in besonderer Weise differenzierte, von einem regelmäßig gestalteten Gitterfaserwerk gestützte Histiocyten, „Uferzellen" (SIEGMUND 1923b), die sich jedoch von den übrigen Histiocyten der roten Pulpa nicht scharf abtrennen lassen (Abb. 84 c).

Unter den freien Elementen sind vor allem die Erythrocyten (Abb. 84 *Erz*) zu nennen, die in das Gewebe durch Öffnungen in den Sinuswänden gelangen und dem Gewebe die rote Färbung verleihen, und spärliche granulierte, aus dem Blute stammende Leukocyten. Weiterhin sind in stark wechselnder Anzahl, wie in den Lymphknotensinus, große, freie, vom Reticulum abgelöste runde oder polygonale Histiocyten vorhanden, deren Cytoplasma rote Blutkörperchen und zum Teil eisenhaltiges Pigment führen kann und Vitalfarbstoffe speichert. Ihre Zahl steigt außerordentlich bei erhöhtem Erythrocytenzerfall. Die Mehrzahl der freien Zellelemente bilden jedoch die Lymphocyten kleiner und mittelgroßer Art (kLm, mL, mL'), unter welchen in wechselnder Anzahl auch große basophile schmalrandige Zellen vorkommen (GL), die den großen Lymphocyten der weißen Pulpa vollkommen gleichen und als Hämocytoblasten aufzufassen sind. Plasmazellen sind ebenfalls eine gewöhnliche Erscheinung (Plz). Endlich sind stets — in wechselnder Menge — Monocyten (Mon) vorhanden. Beim *Meerschweinchen* sind sie in der roten Milzpulpa sehr leicht zu finden, weil viele von ihnen KURLOFFsche Körper besitzen. In der weißen Pulpa scheinen sie vollständig zu fehlen.

Schon unter physiologischen, noch viel mehr jedoch unter verschiedenen pathologischen Bedingungen enthält das langsam fließende Blut im Lumen der Sinus (V) große Mengen von aus der roten Pulpa stammenden Zellen — freie, große, erythrocyten- und pigmenthaltige histiocytäre Makrophagen (H), Monocyten (Mon) und Lymphocyten (kLm). Sie können gelegentlich auch im Milzvenenblut gefunden werden.

Bei extramedullärer Myelopoese in der Milz (S. 417) finden sich die myeloiden Elemente zumeist in der roten Pulpa und in den Sinus; doch können unter Umständen Myelocyten auch in den MALPIGHIschen Knötchen, sogar unmittelbar aus den kleinen dunkelkernigen Lymphocyten in den Keimzentren entstehen (DOMINICI 1902 b, BLOOM 1926). Daß in der Milz bei einigen *Säugetieren* (auch beim Menschen) Myelocyten schon physiologischerweise in wechselnder Anzahl vorzukommen scheinen, ist schon erwähnt worden (STERNBERG 1906 u. a.).

Schließlich wäre noch das von vielen Autoren beobachtete Vorhandensein von blutplättchenähnlichen Körperchen in der roten Milzpulpa zu erwähnen. Sie werden nach SEELIGER (1923) und GÁSPÁR (1926) von den Histiocyten phagocytiert.

Die Frage der genetischen Wechselbeziehungen der beschriebenen freien Zellen der roten Milzpulpa gehört zu den schwierigsten in der morphologischen Hämatologie. Die weiter unten besprochene Frage der Monocyten ist mit ihr unzertrennbar verbunden.

Die Vertreter der unitarischen Lehre (DOMINICI 1902 b, WEIDENREICH 1911, DOWNEY und WEIDENREICH 1912) lassen die Lymphocyten, die Monocyten und die freien histiocytären Makrophagen alle ineinander übergehen. Auch nach HELLY (1906) sollen die Makrophagen in der Milzpulpa zum Teil lymphocytärer, zum Teil retikulärer Abstammung sein. An der Peripherie der MALPIGHIschen Knötchen treten die Lymphocyten in die rote Pulpa über; unterwegs können sie verschiedene Verwandlungen durchmachen. Vom Standpunkte der unitarischen Theorie ist das verschiedene Verhalten derselben Zellen in der weißen und in der roten Pulpa (z. B. bei myeloider Metaplasie) bloß die Folge verschiedener Zirkulationsbedingungen und anderer Einflüsse in den beiden Geweben.

Demgegenüber halten die Dualisten im allgemeinen an der Wesensverschiedenheit der roten und der weißen Pulpa fest. Bei krankhaften Zuständen sollen die beiden Gewebe verschieden reagieren. Die freien Zellen der roten Pulpa werden entweder als „Splenocyten“ oder als „Pulpazellen“ bezeichnet. Der Inhalt dieser Begriffe wird jedoch verschieden aufgefaßt. SCHRIDDE (1923 s) läßt die Pulpazellen, die er für eine spezifische Zellart hält, da sie keine Lymphocytenkörnelungen haben, „in ein Reticulum eingelagert“ sein — identifiziert sie also wohl mit den Histiocyten. Auch ASCHOFF (1913) und KIYONO (1914 a) erklären Splenocyten gleichwertig mit Pulpazellen und diese wieder mit fixen Histiocyten. Da nun der Name Splenocyt von TÜRK (1904—1912) für die Monocyten vorgeschlagen wurde, könnte es scheinen, als ob die Monocyten dasselbe wären, wie die fixen Histiocyten. Eine besondere Verwirrung wurde in die Frage der Zellformen der Milzpulpa durch die mit Hilfe der Trockenmethode ausgeführten Arbeiten von PAPPENHEIMS Schüler PAREMUSOFF (1912) und von PAPPENHEIM und FUKUSHI (1913 a) gebracht. Der Name „Pulpazelle“ wird hier ebenfalls als Synonym für „Splenocyt“, jedoch nicht zur Bezeichnung einer fixen (wie bei KLYONO 1914 a und SCHRIDDE 1923 s), sondern einer freien lymphoiden Zelle gebraucht. Die Pulpazellen sollen nach PAREMUSOFF „myeloisch granulopotente lymphoidocytäre“ Zellformen sein. PAPPENHEIM und FUKUSHI halten die Milzpulpa (d. h. wohl ihre Lymphocyten) für lymphatisch im morphologischen Sinne, jedoch — infolge der besonderen Vascularisationsbedingungen — für verschieden in funktioneller Hinsicht, nämlich myelopotenter Metaplasie fähig. Die Monocyten in der Milzpulpa sollen keine echten Blutmonocyten sein, sondern sessil als Hämolysinbilder an Ort und Stelle bleiben und nicht ins Blut übertreten.

Daß die weiße, zum Teil vielleicht auch die rote Milzpulpa eine Bildungsstätte für Blutlymphocyten darstellt, ist sicher. Über Monocytenbildung in der roten Pulpa siehe entsprechenden Abschnitt (S. 457).

E. Histiocyten. Retikulo-endotheliales Zellsystem.

METSCHNIKOFF (1892, 1901, 1905) machte die grundlegenden Angaben über
das Vorhandensein von besonderen fixen und beweglichen Zellen im Bindegewebe
der *Metazoen*, die bei den Abwehrreaktionen, z. B. bei Entzündung, zusammen
mit den Blutleukocyten, die Hauptrolle spielen, indem sie pathogene Bakterien,
tote Zellreste usw. phagocytieren, verdauen und wegräumen, aber auch verschiedene lösliche Stoffe, wie Fermente und dergleichen ausscheiden. Im Gegensatz
zu den gewöhnlichen Spezialleukocyten, die METSCHNIKOFF Mikrophagen nannte,
bezeichnete er die erwähnte phagocytische Zellart im Bindegewebe als Makrophagen. Im Abschnitt über das lockere ungeformte Bindegewebe ist geschildert
worden, wie sich aus den ersten von METSCHNIKOFF stammenden Kenntnissen
über die Makrophagen die Lehre von den ruhenden Wanderzellen (Clasmatocyten, Histiocyten) im Bindegewebe entwickelte.

Die ausgedehnten Untersuchungen von GOLDMANN (1909, 1911, 1912, 1913)
mit Hilfe der vitalen Färbung mit sauren Anilinfarben (Pyrrholblau, Isaminblau)
haben es ermöglicht, den Begriff der ruhenden Wanderzellen bedeutend zu erweitern. Bei intravenöser bzw. intraperitonealer oder subkutaner Einführung
der kolloidalen Farbstofflösungen in den Körper wird die elektive granuläre Farbstoffspeicherung, außer an den ruhenden Wanderzellen des diffusen lockeren Bindegewebes, auch an bestimmten anderen Zellformen — die über den ganzen Körper
zerstreut auftreten — beobachtet. Je nach der Menge der betreffenden Zellen
in den verschiedenen Geweben, erscheinen die letzteren bei genügend „hochgetriebenen" Tieren schon bei makroskopischer Untersuchung mehr oder minder
dunkel in entsprechendem Tone gefärbt; besonders stark färben sich immer (außer
den Nieren, wo die Färbung zum größten Teil von der Speicherung im Epithel
abhängt) Milz, Leber, Lymphknoten und Knochenmark. In allen diesen Fällen
erscheint die Fähigkeit der Zellen zur kolloidalen Farbstoffspeicherung auch mit
der Fähigkeit zur Mobilisierung, zur Verwandlung in freie amöboide Zellen (Riesenzellen, Epithelioidzellen) und zur Phagocytose verbunden.

GOLDMANN sprach als erster den Gedanken aus, daß die ruhenden Wanderzellen des lockeren Bindegewebes einem großen Zellstamm angehören, der, über
den ganzen Körper verteilt, in den verschiedensten Organen zerstreut, in wechselnden Formen auftritt und im allgemeinen Stoffwechsel eine wichtige Rolle
spielt. TSCHASCHIN (1913 c), der zur vitalen Speicherung außer Isaminblau und
Trypanblau auch Kollargol gebrauchte und KIYONO (1914 a), der nach dem Vorgange RIBBERTS (1904) mit Lithiumcarmin arbeitete, haben diese Idee weiter entwickelt. KIYONO (1914 a) schlug für die der vitalen Farbstoffspeicherung fähigen
Elemente den Namen „Histiocyten" vor.

Bei ihren Untersuchungen über die Physiologie des Cholesterinstoffwechsels schlossen
LANDAU und McNEE (1914) auf das Vorhandensein eines besonderen „retikulo-endothelialen
Zellapparats" im Organismus, mit dem die genannte Funktion besonders eng verbunden zu
sein schien. Wie spätere Erfahrungen zeigten, bildet dieser Zellapparat einen Teil der bei
vitaler Farbstoffspeicherung hervortretenden Elemente.

Aus diesen und sehr zahlreichen nachfolgenden Untersuchungen ist die Lehre
von dem „Retikulo-endothelialen Apparat" bzw. dem System der
„Histiocyten" entstanden. Sie verfügt schon über eine ausgedehnte Literatur
und ist in mehreren zusammenfassenden Referaten kritisch beleuchtet und dargestellt (R. H. JAFFÉ 1922, ASCHOFF 1924, 1925, OBERLING 1924, BOERNER-
PATZELT 1925, SCHITTENHELM 1925, SACKS 1926 u. a.).

Die Bezeichnung „Reticulo-Endothel" ist unzweckmäßig, weil — wie weiter unten
noch erörtert werden wird — das echte Endothel der gewöhnlichen Blutgefäße eine von
den Histiocyten und im besonderen von den Reticulumzellen ganz verschiedene Zellart ist.

Der Name „Histiocyten" bedeutet dem Sinne nach bloß „Gewebszellen", und ist von KIYONO wohl unter der Voraussetzung gewählt worden, daß die betreffenden Elemente eine von den Blutleukocyten, insbesondere von den Lymphocyten, genetisch scharf geschiedene Zellart seien. Dies ließ sich, wie KIYONO und NAKANOIN (1919) selbst zugeben, nicht bestätigen. Inzwischen hat jedoch die Bezeichnung „Histiocyten" eine allgemeine Verbreitung gefunden.

Über die Zugehörigkeit von Bindegewebszellen zum Histiocytensystem wird heutzutage vor allem auf Grund der Fähigkeit zur Speicherung kolloidaler Farbstofflösungen entschieden. Auch die Färbung der körnigen und vakuolären Einschlüsse mit Neutralrot bei supravitaler Anwendung leistet gute Dienste (MAXIMOW 1906 i, SABIN, DOAN und CUNNINGHAM 1925). Die anderen den Histiocyten gemeinsamen Eigenschaften, z. B. Reaktion bei Entzündung oder Veränderung bei gewissen den Histiocytenapparat befallenden Systemerkrankungen, wie Morbus GAUCHER, Lipoidämie bei Diabetes (W. SCHULTZE 1912), aleukämische Reticulose (LETTERER 1924), Lipoidhistiocytose (BLOOM 1925), Kala Azar (MELENEY 1925) usw., sind nicht so leicht zu prüfen; sie können wohl auch nicht bei den verschiedenen Histiocytengruppen in gleichem Maße ausgebildet sein; letzteres trifft übrigens zum Teil auch für die Farbstoffspeicherung zu. Auf Grund des positiven Verhaltens den vitalen Farben gegenüber lassen sich heutzutage folgende Zellarten dem Histiocytenstamme zurechnen.

Die ruhenden Wanderzellen (Clasmatocyten, Adventitialzellen) des gewöhnlichen, lockeren und dichten, geformten und ungeformten Bindegewebes und der verschiedenen spezifisch differenzierten Bindegewebsarten; die Reticulumzellen des lymphoiden und myeloiden Gewebes und der roten Milzpulpa; die platten, die Lymphsinus in den Lymphknoten und die Venensinus in Knochenmark und Milz auskleidenden Zellen; die v. KUPFFERschen Zellen der Lebercapillaren; ein Teil der Wandzellen der venösen Kapillaren in der Nebenniere und der Hypophyse.

Mit der weiteren Ausdehnung der Untersuchungen sind auch noch andere Zellenelemente zur Einreihung in diese Zellgruppe in Vorschlag gekommen. Auf Grund ihrer Neigung Farbstoffe, Fette und endogene Pigmente aufzunehmen und festzuhalten oder auch zu bilden, will LUBARSCH (1921) dem Histiocytensystem noch folgende Zellen zugerechnet wissen: die Reticulumzellen der Thymus, die perivasculären Spindelzellen des Hodenzwischengewebes, die perivasculären Zellen der Umbauschicht der Nebenniere (s. auch KIYONO 1914a und PAUNZ 1923), die perivasculären Zellen in der Grenzschicht der Niere, das Reticulum des Pankreas, die „Adventitialzellen" des peribronchialen und perivasculären Bindegewebes, ferner noch gewisse Zellen im Hinterlappen der Hypophyse, im Linsenkern, Globus pallidus und in der Substantia nigra. Von manchen Autoren (BENTHIN 1923) werden zu den Histiocyten sogar noch die Zellen der interstitiellen Eierstockdrüse gerechnet. Da sich unter den aufgezählten Elementen Zellen nicht nur mesodermaler, sondern auch entodermaler (Thymus) sowie ektodermaler (Gliazellen) Abkunft befinden, drohen die Grenzen des Histiocytenbegriffs verschwommen zu werden. Die Speicherung und Verarbeitung der oben genannten Stoffe im Zellplasma, wenigstens als vorübergehende oder pathologische Erscheinung, scheint eben nicht das ausschließliche Vorrecht der Histiocyten zu sein.

In den verschiedenen aufgezählten Fundorten können die Histiocyten mehr oder weniger deutliche Verschiedenheiten ihres Baues aufweisen. Ihr Aussehen wird ferner stark durch ihren funktionellen Zustand beeinflußt. Sie können überall als ruhende oder als aktive Elemente auftreten. Im ersten Falle sind es fixe Zellen. Die aktiven Histiocyten erscheinen meistens hypertrophisch, kontrahiert und mehr oder weniger amöboid beweglich. Sie können sich dabei sogar vollständig isolieren und in freie, runde Zellen (Polyblasten, Makrophagen) verwandeln.

Die morphologischen Eigenschaften der Histiocyten im gewöhnlichen lockeren ungeformten Bindegewebe (ruhende Wanderzellen) und in den blutbildenden Geweben bzw. der roten Milzpulpa (Reticulumzellen und Sinuswandzellen) sind bereits beschrieben worden. An dieser Stelle sollen die Histiocyten der Lebercapillaren, die sogenannten v. Kupfferschen Zellen, behandelt werden.

Die von v. Kupffer (1876) entdeckten sogenannten „Sternzellen" oder „Kupfferschen Zellen" der Leber sind von demselben Forscher (1899) zuerst genauer untersucht worden. Er wies nach, daß das Endothel der Capillaren in den Leberläppchen eine dünne kontinuierliche Lamelle von syncytialem Charakter vorstellt und daß die Sternzellen ein integrierender Bestandteil derselben sind. Von der Seite gesehen erscheinen sie spindelförmig, von der Fläche gesehen zeigen sie netzartig verbundene Ausläufer (Abb. 85 *Kz*). Sie ragen mehr oder minder in das Lumen der Capillaren vor und werden folglich von dem Blute unmittelbar bespült. v. Kupffer hob auch bereits ihre Fähigkeit hervor, Erythrocyten, besonders nach Bluttransfusionen, zu phagocytieren und zu Pigment zu verarbeiten; ebenso verhalten sie sich auch anderen feinen, in die Blutbahn eingeführten Teilchen, z. B. chinesischer Tusche gegenüber.

Seitdem sind die grundlegenden von v. Kupffer gewonnenen Tatsachen von einer großen Reihe von Autoren bestätigt und weiter ausgebaut worden. Oppenheimer (1908), Nathan (1908), Goldmann (1909, 1911), Tschaschin (1913 c), Kiyono (1914 a), Evans, Bowman und Winternitz (1914), Migay und Petroff (1923) u. a. arbeiteten an vital mit Kollargol, Eisenzucker, Isaminblau, Trypanblau, Lithiumcarmin usw. gespeicherten *Tieren* und stellten fest, daß diese kolloidalen Substanzen von den Kupfferschen Zellen wie von anderen Histiocytenarten in Körnerform reichlich gespeichert werden. Bei den verschiedensten Reizzuständen allgemeiner oder örtlicher Art, insbesondere bei aseptischer, eitriger oder spezifischer (Tuberkulose) Entzündung der Leber, ließ sich ihre Schwellung und mitotische Vermehrung, weiterhin Ablösung unter Bildung von Makrophagen oder freien Histiocyten beobachten. Aus ihnen können auch epithelioide Zellen und, durch Verschmelzung der letzteren, Riesenzellen entstehen. Bei cirrhotischen Zuständen erwiesen sie sich als die Quelle der Fibrocyten- und der Kollagenbildung (Nathan 1908). Daß die Kupfferschen Zellen der Leber, ebenso wie die Sinusendothelien von Milz und Knochenmark, aus dem Blute alle möglichen festen Teilchen, wie z. B. Bakterien, degenerierende Erythrocyten und Leukocyten usw. in kürzester Zeit abfangen und phagocytieren, ist durch viele Forscher bestätigt worden. Sehr oft läßt sich in ihnen auch Ablagerung von neutralem Fett in Tröpfchenform nachweisen (Schilling 1909 a).

Zimmermann (1923) unterscheidet in den Lebercapillaren drei Arten von Zellen: das eigentliche Endothel, zwischen dem Endothel und den Leberzellen gelegene verzweigte Pericyten und besondere, mit Ausläufern versehene und im Lumen der Capillaren verankerte oder dem Endothelrohr von innen angeschmiegte Endocyten. Nur die letzteren entsprechen seiner Meinung nach den Kupfferschen Zellen. Das Endothel soll aus abgegrenzten Zellen bestehen, also kein Syncytium sein.

Daß die Wandzellen der Lebercapillaren in der Tat schon unter physiologischen Verhältnissen nicht alle gleichwertig sind, ist leicht an der Leber eines beliebigen vitalgefärbten oder mit Tusche intravenös gespritzten *Tieres* zu zeigen. Die einen Zellen (Abb. 85 *Kz*) — das sind die eigentlichen Sternzellen von v. Kupffer—enthalten einen geschwollenen, hellen Kern, eine große Menge Einschlüsse im Cytoplasma und können weit in das Gefäßlumen vorspringen. Nach Pfuhl (1926) nehmen sie den Grat im Teilungswinkel der Capillaren ein (Fangstellung) oder liegen als flache Klumpen in Buchten der Gefäßwand (Verdauungsstellung). Die anderen (Abb. 85 *e*) sind klein und schmächtig und enthalten einen oft dunkleren Kern und gar keine oder nur sehr spärliche Einschlüsse. Es liegt jedoch kein genügender Grund vor, um daraus die grundsätzliche Verschiedenheit der Zellen zu folgern und besondere „Endocyten" und „Pericyten" zu unterscheiden. Bei Einwirkung verschiedenartiger Reize, z. B. bei genügend hoch getriebener Speicherung mit beliebigen kolloidalen Substanzen, vergrößert sich die Zahl der KUPFFER-Zellen, und zwar geschieht dies weniger durch ihre mitotische Vermehrung, sondern vielmehr und hauptsächlich durch die weiter um sich greifende Verwandlung der nicht speichernden Zellen in aktive Elemente. Dies kann so weit gehen, daß schließlich die ersten eine verschwindende Minderheit ausmachen und die Capillaren überall nur von speichernden KUPFFERschen

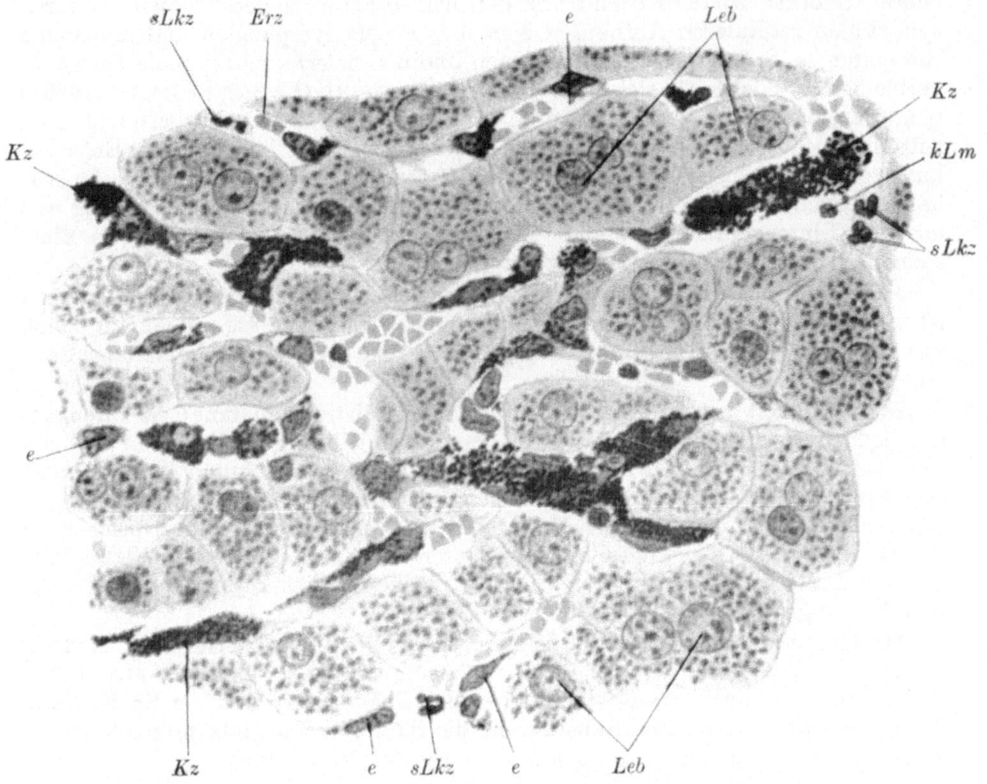

Abb. 85. Leber von einem mit Lithiumcarmin und Tusche intravenös gespritzten *Kaninchen* (demselben wie in Abb. 65 und 83). Die Leberzellen (*Leb*) enthalten rötliche Carmin- und bräunliche Pigmenteinschlüsse; *Kz* KUPF-FERsche Zellen mit Carmin- und Tuschespeicherung; *e* kleine Capillarwandzellen ohne bedeutende Speicherung; *sLkz* Spezialleukocyten; *kLm* kleine Lymphocyten; *Erz* Erythrocyten. ZF, Häm. EAz. Zeiß Ap. Hom. Imm. 2, Komp.-Ok. 4.

Zellen umsäumt erscheinen. Die mikroskopisch sichtbaren Verschiedenheiten der Zellen der Lebercapillarenwand sind folglich bloß das Ergebnis des wechselnden funktionellen Zustandes (SCHILLING 1909a, PFUHL 1926). Diese Verwandlungen lassen die Capillarwand in der Leber dem oben beschriebenen Reticulum des lymphoiden und myeloiden Gewebes besonders ähnlich erscheinen. Hier wie dort scheint sich schon unter physiologischen Bedingungen eine wechselnde Anzahl von Zellen in aktivem Zustande zu befinden. Hier wie dort sind die Zellen auch engstens mit Reticulinfasernetzen verbunden. Bei Entzündung reagieren die KUPFFER-schen Zellen in gleicher Weise wie die Reticulumzellen des lymphoiden Reticulums. Desgleichen verwandeln sich beide Zellarten in Gewebskulturen in ganz ähnliche mobilisierte, amöboide Polyblasten (MAXIMOW 1923bb, 1925hh). Gegen-

29*

über den negativen Angaben von McJunkin (1926) muß auch besonders hervorgehoben werden, daß die Kupfferschen Sternzellen in ihrem aktiven Zustande (Entzündung, Gewebskulturen) sich bei supravitaler Neutralrotfärbung genau so verhalten wie alle sonstigen Histiocytenarten. Neben dem Kern läßt sich dabei eine große, meistens rosettenförmige Anhäufung von rot gefärbten Vakuolen feststellen.

Die Lebercapillarwand stellt beim Erwachsenen wohl eine ununterbrochene Membran vor. Bei Golgi-Imprägnation soll es möglich sein, in ihr einzelne Zellterritorien abzugrenzen (Zimmermann 1923). Immerhin ist sie kein gewöhnliches Endothel, sondern behält von den frühen embryonalen Stadien her ihren syncytialen retikulären Aufbau. Ob in ihr, wie im lymphoiden und myeloiden Reticulum (s. S. 346 u. 381), vollkommen undifferenzierte, embryonale Elemente verbleiben, ist noch nicht sicher entschieden. Siegmund (1923a), Paschkis (1926c) u. a. schreiben der Lebercapillarwand, zum Teil auf Grund von Experimenten an entmilzten *Tieren*, nicht nur histiocytäre, sondern auch blutbildende Entwicklungspotenzen zu. Die neuesten Untersuchungen über extramedulläre Myelopoese haben jedoch vorläufig in den Capillaren der Leberläppchen nur Einnistung von mit dem Blute gebrachten Hämocytoblasten, aber keine Entstehung von Blutelementen aus Wandzellen aufgezeigt (Lang 1926 c).

Mit der grundsätzlich ähnlichen Struktur der verschiedenen Histiocytenarten ist unzertrennbar eine Reihe von gemeinsamen Funktionen verbunden, zu denen vor allem die schon besprochene Phagocytose und Speicherung kolloidaler Substanzen gehören.

Die Fähigkeit zur Wanderung wohnt allen Histiocyten inne; sie offenbart sich jedoch im allgemeinen nur unter dem Einfluß bestimmter Reize. Die von Goldmann (1909, 1911, 1912, 1913) angenommenen ausgedehnten Wanderungen der Pyrrholzellen im Körper haben sich auf Grund späterer Untersuchungen (Kuczynski 1922 u. a.) durch die in weiten Grenzen wechselnde Speicherung der Histiocyten ungezwungen erklären lassen. Immerhin bleibt die Beweglichkeit der Histiocyten ein wichtiger Faktor in der Stoffresorption und der Stoffausscheidung (Kiyono und Nakanoin 1919).

Die Hauptbetätigung des Histiocytensystems liegt auf dem Gebiete des Stoffwechsels und der Abwehrerscheinungen (Aschoff 1924, Schittenhelm 1925). Damit stehen ja auch die Erscheinungen der Phagocytose und der Speicherung der verschiedenen kolloiden Substanzen, die ihrerseits als „ultramikroskopische Phagocytose" aufgefaßt werden kann, in engster Verbindung.

Wenn den Histiocyten in der sie umgebenden Gewebsflüssigkeit verschiedene kolloidale oder corpusculäre Substanzen gleichzeitig zur Verfügung stehen, wird oft gemischte Speicherung in ein und derselben Zelle beobachtet. So hat Kiyono (1914a) durch gleichzeitige Anwendung von Lithiumcarmin und Trypanblau bzw. Indigocarmin im Cytoplasma der Histiocyten Granula von verschiedener Farbe auftreten sehen. Granula von gemischtem Farbenton sind im allgemeinen selten. Sehr oft erhält man jedoch bei gleichzeitiger Anwendung zweier verschiedener Speicherungsstoffe, z. B. Carmin und kolloidalem Eisen (Migay und Petroff 1923), eine gesonderte Ablagerung derselben in verschiedenen Histiocyten desselben Gewebsgebietes. Ob diese Erscheinung mit einer wirklichen Verschiedenheit der betreffenden Zellen zusammenhängt, bleibt unentschieden.

Damit verbunden ist die Frage der sogenannten Blockierung des Histiocytensystems. Es wurde beobachtet, daß die Histiocyten durch Übersättigung mit einer Substanz zur Aufnahme einer anderen bzw. zur Verrichtung einer bestimmten Funktion, z. B. zur Blutfarbstoffverarbeitung oder zur Antikörperbildung und dergleichen unfähig gemacht werden können (Lepehne 1918, Nissen 1922, Bieling und Isaac 1921, 1922, Elek 1924, Natali 1925 u. a.) oder daß auch umgekehrt durch „funktionelle Ausschaltung" (z. B. mittels Immunisierung mit Streptokokkenvaccine) die Speicherungsfähigkeit verloren geht (Paschkis 1924). Auch eine örtliche Blockade eines eng begrenzten Histiocytengebietes ließ sich erreichen (Kusnetzowsky 1923, Katsunuma und Sumi 1924). Andererseits kann leicht gezeigt werden (Schulemann 1912), daß Histiocyten, die schon große Mengen einer Farbe, z. B. Carmin enthalten, bei intravenöser Einführung von Tusche auch diese Substanz in gewöhnlicher Weise speichern (Abb. 85). Die Ansichten der Forscher über die Blockadefrage gehen noch weit auseinander, und die scheinbar für die „Blockade" sprechenden Befunde werden vielfach anders gedeutet. Es scheint auch, daß blockierte Histiocyten sich auffallend rasch erholen und regenerieren können, ohne dabei besondere histologische Veränderungen zu offenbaren (Jungeblut und Berlot 1926).

Die mit einer bestimmten Substanz gespeicherten Histiocyten können ein verschiedenes Schicksal haben. Wenn die Substanz intracellulär verdaulich ist, wird sie allmählich von den Zellen verarbeitet und verschwindet; Carmingranula nehmen dabei eine gelbliche oder schwarze Färbung an. Die löslichen Produkte werden aus dem Organismus ausgeschieden und die Zellen kehren zu ihrem frühe-. ren Zustande zurück. Während sich dabei nach Teploff (1926) die meisten Histiocyten im Körper von dem Farbstoff allmählich befreien, wird der letztere in einzelnen Zellen besonders reichlich angehäuft. In einigen Fällen wird der gespeicherte Stoff an andere benachbarte Zellen abgegeben, z. B. Carmin aus Kupffer-Zellen an Leberzellen (Abb. 85 *Leb*) (Schittenhelm und Erhardt 1925). Andererseits kann ein Histiocyt infolge von übermäßiger Inanspruchnahme seines Speicherungsvermögens, oder infolge der toxischen Wirkung der gespeicherten Substanz usw. der Degeneration verfallen. Die dabei wieder frei werdenden abgefangenen Stoffe werden mit dem Lymph- oder Blutstrome weiter verschleppt und gegebenenfalls von anderen Histiocyten aufgenommen.

Endlich sind noch Fälle zu berücksichtigen, in denen die Histiocyten unverdauliche Stoffe aufnehmen, wie metallisches Silber (Kollargol), Tusche und dergleichen. Unter solchen Umständen verläuft der Prozeß der „Selbstreinigung" des Histiocytensystems auf langsamen und verwickelten Wegen (Kiyono 1914a, Aschoff 1924). Ein großer Teil des fremden Stoffes wird frei (nach Zerfall der Histiocyten) oder im Inneren von histiocytären Wanderzellen nach den verschiedensten Körperteilen verschleppt. Dies wird durch direkte amöboide Wanderungen der Zellen oder durch den Transport mit Lymphe oder Blut bewerkstelligt. In den Lungen können schließlich rußhaltige Histiocyten als Staubzellen nach außen entleert werden. Nach Petroff (1924) soll das von den Histiocyten gespeicherte Kollargol allmählich durch den Darm ausgeschieden werden.

Wichtig ist die Rolle der Histiocyten, besonders in Milz und Leber, für den Hämoglobin- und Eisenstoffwechsel. Sie phagocytieren gealterte oder geschädigte Erythrocyten und verarbeiten außerdem auch gelöstes Hämoglobin. Als Ergebnis dieser Vorgänge tritt in ihnen körniges oder diffuses, zum Teil eisenhaltiges Pigment auf. Bei erhöhter Zerstörung der Erythrocyten kann die Pigmentanhäufung außerordentliche Grade erreichen. Die Histiocyten der Lebercapillaren sollen nach McNee 1913a, b, Lepehne 1918, 1919, Bieling und Isaac 1922, Eppinger 1922 u. a. aus dem nach der Abspaltung des Eisens übrigbleibenden Hämoglobinrest auch Gallenfarbstoff ausarbeiten. Rich (1924) gelang es, diesen Vorgang in Gewebskulturen zu beobachten. Von anderen (Greppi 1923, Heinrichsdorff 1924) wird dies jedoch geleugnet.

Die Beteiligung des Histiocytensystems an der Verarbeitung und Speicherung der Fette und Lipoide ist besonders von Anitschkow (1914b, c), Zinserling (1923), Schönheimer (1924) u. a. untersucht worden. Bei Cholesterinölfütterung beim *Kaninchen* läßt sich in allen Histiocyten des Körpers eine oft außerordentliche Speicherung mit Cholesterinesterverbindungen in Form von anisotropen tropfigen Einschlüssen, sogenannten flüssigen Krystallen, erreichen. Die Zellen verwandeln sich in große epithelioide Elemente mit nach Auflösung der Lipoide schaumigem Cytoplasma.

Über die fermentative Tätigkeit der Histiocyten und ihre Teilnahme an der

Ausarbeitung verschiedener Antikörper, wie Hämolysine usw., liegt bereits ein reiches Tatsachenmaterial vor (s. Aschoff 1924). Außerdem offenbaren die Histiocyten bei den verschiedensten Infektionen auch eine direkte phagocytäre Reaktion den Krankheitserregern gegenüber. Besonders deutlich tritt dies bei den spezifischen Infektionen, wie Tuberkulose oder Lepra hervor. Ihre Verwandlungen bei den örtlichen Abwehrvorgängen, bei der Entzündung, werden in dem Abschnitt V, S. 538 behandelt.

Die Histiocyten der verschiedenen Körpergebiete und Organe können, wie gesagt, sowohl histologisch wie physiologisch Verschiedenheiten aufweisen.

Im diffusen lockeren Bindegewebe treten sie stets als einzelne, scharf begrenzte Zellen, in den blutbildenden Geweben, der Milz, der Leber als zum Teil syncytial angeordnete Elemente auf. Selbst im lockeren Bindegewebe sehen z. B. die ruhenden Wanderzellen im subcutanen Bindegewebe und im Omentum verschieden aus (s. S. 256 u. 299 und Abb. 12 und Abb. 31—33). Im lockeren Bindegewebe offenbaren die Histiocyten keine deutlichen Beziehungen zu den Fasern. Im lymphoiden und myeloiden Gewebe, in Milz und Leber sind sie engstens mit Reticulinfasernetzen verbunden.

Die die Blut- und Lymphkanäle umgrenzenden Histiocyten, die sogenannten „Uferzellen" (Siegmund 1923 b, 1925), zeigen oft deutliche strukturelle und funktionelle Unterschiede im Vergleich mit den Histiocyten des Parenchyms, besonders in der Milz. Diese histiocytären Uferzellen — in Leber, Milz, Knochenmark, Lymphknoten — sind von den echten Endothelzellen der gewöhnlichen Blut- und Lymphgefäße deutlich zu unterscheiden und dürfen nicht, wie es leider so oft geschieht, als „Endothelien" (bzw. Reticuloendothelien) bezeichnet werden. Sie besitzen andere, weitere Entwicklungsfähigkeiten und zeigen bei Entzündung, in Gewebskulturen usw. ein ganz verschiedenes Verhalten (s. S. 536 u. 538).

Während in den blutbildenden Organen die Histiocyten mit dem undifferenzierten embryonalen Zellsyncytium engstens verbunden sind und aus ihm je nach Bedarf hervorgehen, erscheinen sie im gewöhnlichen lockeren Bindegewebe mehr selbständig.

Eine besondere Stellung scheinen nach den neuesten, im Laboratorium von Maximow durchgeführten Untersuchungen von Lang (1925, 1926 b) die Histiocyten in der Lunge einzunehmen — sie befinden sich hier in großen Mengen in den Alveolensepten als eigentümliche undifferenzierte embryonale Elemente. Eine wechselnde Anzahl von ihnen findet sich schon unter physiologischen Bedingungen in mehr oder minder aktiviertem Zustande in der Wandauskleidung der Alveolen und täuscht hier „kernhaltige Alveolarepithelien" vor. Ein Teil von ihnen verwandelt sich endlich unter dem Einflusse verschiedener Reize in große, amöboide, phagocytierende und speichernde Elemente, die in der Pathologie als „Alveolarphagocyten" („Staubzellen", „Herzfehlerzellen" usw.) bekannt sind.

Was die funktionellen Verschiedenheiten anlangt, so lassen sich bei Speicherungsversuchen mit den oben erwähnten Substanzen oft deutliche Verschiedenheiten und eine gewisse funktionelle Selbständigkeit der einzelnen Histiocytengebiete feststellen. So erscheint z. B. die Speicherung in den „Uferzellen" von Milz oder Knochenmark oft viel stärker ausgeprägt, als in den Histiocyten des Reticulums; die Histiocyten der Milz und Leber speichern früher als die Histiocyten der Lymphknoten (Teploff 1925) usw. Auch bei krankhaften Prozessen, die das Histiocytensystem befallen (Morbus Gaucher), können einzelne Histiocytengruppen, vor allem wieder die Uferzellen, sich anders verhalten, als die Mehrzahl der Elemente (Pick 1925). Diese Unterschiede hängen jedoch nur zum Teil von der Verschiedenheit der Zellen selbst ab; wie schon oben S. 258 angeführt wurde, wird dabei vor allem die Art der Einverleibung und der Dispersitätsgrad der verwandten Substanzen ausschlaggebend sein (Evans und Scott 1921, v. Möllendorff 1920, 1925, Boerner Patzelt 1923, 1924, 1925).

Bei der Gleichheit der Grundeigenschaften der verschiedenen Histiocyten im Körper erscheint es leicht verständlich, daß sich die einzelnen Gebiete in ziemlich weitem Umfange kompensatorisch ersetzen können. So beobachteten M. B. SCHMIDT 1914, LEPEHNE 1914, MOTOHASHI 1922 u. a. nach Milzexstirpation erhöhte Erythrophagocytose seitens der KUPFFERschen Zellen in der Leber, bei *Mäusen* und *Ratten* sogar knötchenähnliche Wucherung derselben. MIGAY und PETROFF erhielten bei entmilzten, mit kolloidalem Eisen gespritzten *Kaninchen* ebenfalls eine bedeutend gesteigerte, mit Riesenzellenbildung verbundene Eisenablagerung in den KUPFFERschen Zellen der Leber.

Bei den niederen *Wirbeltieren* bieten die Histiocyten, mit Hilfe vitaler Färbungen untersucht, eine oft von den *Säugetieren* abweichende Verteilung im Körper dar und scheinen im allgemeinen noch nicht so deutlich von den übrigen Zellarten des Bindegewebes abgegrenzt zu sein. Über die ruhenden Wanderzellen im gewöhnlichen lockeren Bindegewebe ist auf S. 261 berichtet worden. Bei den *Vögeln* finden sich vital gefärbte Zellen in besonders starker Ausbildung als Wandzellen der Blutcapillaren (KUPFFERsche Zellen) und als adventitielle Histiocyten in der Leber, ferner als Reticulumzellen in Milz und Knochenmark (KIYONO und NAKANOIN 1919). Die Verhältnisse bei den *Reptilien* scheinen denen bei den *Vögeln* ähnlich zu sein. Durch Einverleibung vitaler Farbstoffe bei *Amphibien* lassen sich speichernde Reticulumzellen in der Milz (bei den *Anuren* auch im Knochenmark) und besonders ein stark entwickeltes System von hochgradig speichernden Histiocyten in den Capillarwänden der Leber (KUPFFERsche Zellen) nachweisen (WISLOCKI 1916, KIYONO und NAKANOIN 1919, KRAFT 1924). Bei *Amphibien*larven offenbaren die Endothelzellen der Lymphgefäße eine merkwürdige elektive Speicherungsfähigkeit Carminlösungen und dem Trypanblau gegenüber (BRUNTZ 1907/08, WISLOCKI 1916). Bei den *Fischen* tritt die Speicherungsfähigkeit der Capillarwandzellen in der Leber schwach hervor (WISLOCKI 1917, KIYONO und NAKANOIN 1919) oder fehlt vollkommen (KRAFT 1924). In der Milz finden sich schwach speichernde Reticulumzellen; der Hauptfundort der speichernden Histiocyten ist hier die Niere, in der sowohl Blutgefäßendothelien, als auch interstitiell gelagerte Elemente zu dieser Zellart zu gehören scheinen (KRAFT 1924). Auch am Lymphgefäßendothel läßt sich Speicherung nachweisen. Ähnliche Resultate erhielten HOSKINS und HOSKINS bei den *Selachiern* (1918). Bei *Myxine* fanden KIYONO und NAKANOIN (1919), außer freien Bluthistiocyten, Farbstoffspeicherung im Endothel der Venensinus in der Basalzone der Kiemenfalte und in den Reticulumzellen des „Lymphgewebes" der Darmwand.

Wenn lokale entzündliche Reize auf die ruhenden Wanderzellen oder Histiocyten des gewöhnlichen lockeren Bindegewebes einwirken, verwandeln sie sich in freie, amöboide, phagocytierende und speichernde Elemente — Makrophagen, Polyblasten (s. S. 538). Dasselbe geschieht bei dem Auspflanzen histiocytenhaltiger Gewebsfragmente in Gewebskulturen. In bestimmten Körperteilen, und zwar vor allem im Netz (S. 309), werden schon unter physiologischen Bedingungen große Mengen solcher freier Zellen erzeugt und gelangen in die Flüssigkeit der serösen Höhlen als Exsudatpolyblasten. Die Histiocyten des lymphoiden und myeloiden Gewebes und der Milz zeigen ähnliche Verwandlungen; eine geringe Anzahl von ihnen mag von hier schon im gesunden Organismus ihren Weg in die Lymphe oder in die Blutbahn finden (PETERSEN 1925 b). Bei den *Kaltblütern* scheint dies eine regelmäßige Erscheinung zu sein; die Bluthistiocyten enthalten hier, wie erwähnt, oft Pigmentkörnchen (KIYONO und NAKANOIN 1919). Es kann auch nicht daran gezweifelt werden, daß Polyblasten aus lokalen Entzündungsherden gelegentlich in die abführenden Lymph- oder Blutgefäße und weiter in den allgemeinen Kreislauf gelangen. Unter abnormen Verhältnissen können die angedeuteten Erscheinungen außerordentliche Ausmaße erreichen.

ASCHOFF 1913, ASCHOFF und KIYONO 1913, TSCHASCHIN 1913 c und KIYONO 1914 a zeigten, daß bei genügend hochgetriebener Carminspeicherung freie farbstoffgespeicherte Histiocyten ins Blut übertreten und einen gewöhnlichen zelligen Bestandteil des Blutes in gewissen Abschnitten des Gefäßsystems vorstellen. Sie stammen besonders aus der Milz, der Leber und dem Knochenmark, gelangen mit dem Venenblut in das rechte Herz und werden zum größten Teil in den Capillaren der Lungen abgesiebt, wo sie zum Teil zerfallen (ASCHOFF 1926 f), zum Teil, nach Passieren der Capillaren, in den Lungenvenen an der Endothelwand zusammengeballt und organisiert werden (SIEGMUND 1926). Nur sehr spärliche gelangen in den großen Kreislauf. Diese Angaben sind von SIMPSON (1922) u. a. bestätigt worden. Die die Lungencapillaren verstopfenden Histiocyten wurden sehr oft für Makrophagen örtlichen, endothelialen Ursprungs gehalten. Wiederholte intravenöse Injektionen der verschiedensten kolloidalen Farbstoffe, von Suspensoiden, von einigen Proteinen und ihren Spaltprodukten, besonders gleichzeitige Anwendung von zwei verschiedenen Stoffen (SCHITTENHELM und ERHARDT 1925) erzeugen einen allgemeinen Reizzustand des histiocytären Systems und rufen das Auftreten großer Mengen von „Makrophagen" im Blut des rechten Herzens hervor. Ihr Auftreten soll nach SIMPSON schubweise, in „Schauern", verlaufen, was jedoch von MASUGI (1927) lediglich durch das Ansaugen von histiocytenhaltigem entzündlichem Exsudat aus dem Pericardium nach wiederholten Herzpunktionen erklärt wird. Beim *Frosch* läßt sich das Auftreten speichernder und pigmenthaltiger Bluthistiocyten in den Gefäßen der Lunge nach intravenösen Injektionen von Trypanblau usw. bequem beim lebenden *Tier* beobachten (WENTZLAFF 1924).

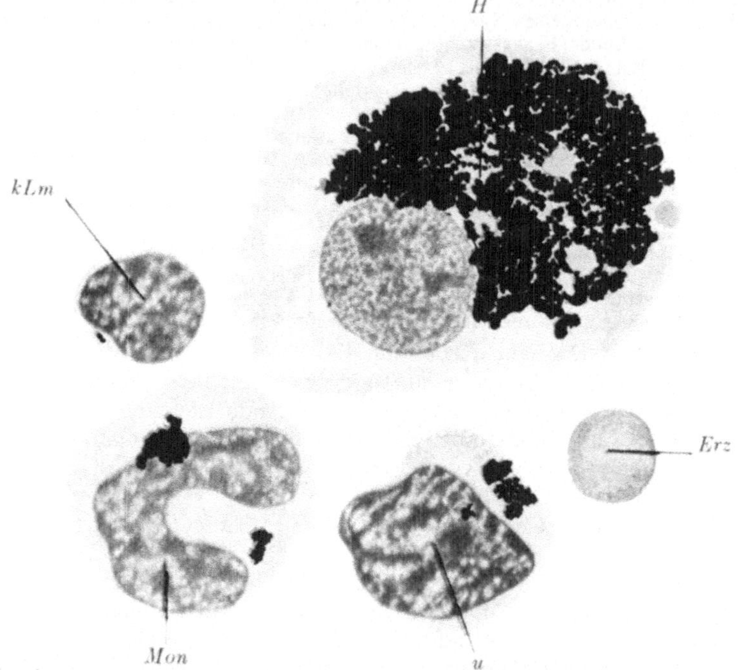

Abb. 86. Aus dem Blut des rechten Herzventrikels eines mit Eisenzucker und Tusche intravenös gespeicherten *Kaninchens.* *H* freier Histiocyt; *Mon* Monocyt; *kLm* kleiner Lymphocyt; *u* Übergangsformen zwischen *kLm* und *Mon*; *Erz* Erythrocyt; Trockenausstrich, „panoptische" MAY-GRÜNWALD-GIEMSA-Färbung nach PAPPENHEIM. Zeiß Ap. Hom. Imm. 2, Komp.-Ok. 12.

Allerdings soll es sich dabei nach M. LEWIS (1925b) nicht um freigewordene Histiocyten, sondern um zu intravasculären Polyblasten (Makrophagen) hypertrophierte ungranulierte Blutleukocyten handeln (vgl. S. 543).

In der menschlichen Pathologie sind große freie Histiocyten von zahlreichen Beobachtern auch im peripheren Blut bei verschiedenen infektiösen Krankheitszuständen (Malaria, Recurrens, Endokarditis usw.) nachgewiesen worden (SCHILLING 1919, KAZNELSON 1919c, BITTORF 1920, HESS 1922, SEYDERHELM 1923, KARTASCHOWA 1925 u. a.). Nach SABIN und DOAN (1926) sollen sie auch im normalen peripheren Blut der *Säugetiere* und des Menschen vorkommen. Es muß jedoch bemerkt werden, daß MASUGI (1927) den Übertritt freier Histiocyten ins Blut, auch unter pathologischen Bedingungen, bloß als agonale Erscheinung auffaßt.

Die Bluthistiocyten sind große kugelige Zellen (Abb. 86 *H*), deren Umfang den der Spezialleukocyten und auch der größten Monocyten (*Mon*) bedeutend übertrifft. Der Kern ist oval oder nierenförmig und exzentrisch gelagert. Es kommen auch Zellen mit zwei peripher gelagerten Kernen vor, ferner Zellen mit

Mitosen (KIYONO 1914a, SCHILLING 1919). Im Trockenpräparat weist die Kernstruktur ein „zartes Netz" auf, im übrigen entspricht sie durchaus den Kernen der Histiocyten, wie man sie im lymphoiden oder myeloiden Gewebe trifft. Das Protoplasma färbt sich schwach und enthält außer den gespeicherten und phagocytierten Teilchen zahlreiche Vakuolen und Fetttröpfchen. Bei supravitaler Neutralrotfärbung tritt neben dem Kern (in der Umgebung der Sphäre) eine große rosettenförmige Ansammlung von kleinen und großen rotgefärbten Vakuolen hervor. Mittels Janusgrün lassen sich dabei in der Umgebung der Vakuolen und des Kernes körnige und kurze stäbchenförmige Plastosomen darstellen.

Es ist eine Leichtigkeit, bei Vorhandensein genügend ausgesprochener Bluthistiocytose, in Leber, Milz und Knochenmark überzeugende Bilder des Freiwerdens der Gewebshistiocyten und ihres Überganges in das Blut zu zeigen (Abb. 65 und 66 o). Ähnliche Befunde lassen sich auch beim Menschen bei Infektionskrankheiten und dergleichen erheben (SCHILLING 1919). Die Uferzellen sowie die Histiocyten des Parenchyms lösen sich aus dem Gewebsverbande los; die letzteren dringen durch die Gefäßwand in das Lumen der Sinus ein, wo sie sich oft in großen Scharen versammeln (Abb. 84 H).

Von McJUNKIN (1925c, d, 1926) ist der Versuch gemacht worden, die freien Histiocyten des Blutes, des Peritonealexsudats usw., auf Grund ihres angeblich verschiedenen Verhaltens der supravitalen Neutralrotfärbung gegenüber, von bestimmten „Endothelarten" abzuleiten. Die mit einer „Rosette" von roten Vakuolen versehenen Zellen sollen aus „lymphatischem Reticuloendothel" (also wohl aus den platten Zellen der Lymphknotensinus), die Zellen mit diffus im Protoplasma verteilten Vakuolen oder ohne Vakuolen („hyaline" Zellen) aus „Blutgefäßendothelien" entstehen. Diese Vorstellung entbehrt der Begründung. Nachprüfung mit Hilfe der Neutralrotreaktion ergibt, daß die Histiocyten sich dieser Farbe gegenüber überall im Körper in grundsätzlich ähnlicher Weise verhalten. Die Verschiedenheiten in jedem einzelnen Falle hängen mit dem jeweiligen funktionellen Zustande und mit dem Entwicklungsgrade der Zelle zusammen und sind für eine Einteilung in verschiedene Zellarten nicht zu verwerten.

Über die Beziehungen der Bluthistiocyten zu den Monocyten und zum Gefäßendothel siehe nächster Abschnitt. Hier möge bloß bemerkt werden, daß ein großer Teil der FERRATAschen Hämohistioblasten sicherlich zu den Bluthistiocyten gehört.

Histiocytenähnliche Elemente sind auch bei den *Wirbellosen* weit verbreitet und zeichnen sich auch hier durch die Fähigkeit zur Aufnahme feinster fester Teilchen (Phagocytose) und zur Speicherung, Verarbeitung und Ausscheidung gelöster Stoffe (Nephrocytose) aus. Sie werden dementsprechend oft als „Nephrocyten" bzw. „Nephrophagocyten" bezeichnet. Durch künstliche Einführung von feinen Suspensionen oder von Lösungen von Vitalfarbstoffen läßt sich ihre Verteilung im Körper leicht ermitteln (CUÉNOT 1894, 1897, KOWALEWSKY 1894, BRUNTZ 1907, 1913, KIYONO und NAKANOIN 1919, PAWLOWSKY 1924).

F. Monocyten.

Die Frage der morphologischen Stellung der Monocyten im Blutzellensystem und ihrer Herkunft ist bisher noch nicht in befriedigender Weise gelöst.

Von EHRLICH (1898) sind diese Zellen in zwei Gruppen — die „großen einkernigen oder mononucleären Leukocyten" und die „Übergangsformen" geteilt worden. Den Grund für diese letztere Bezeichnung bildete die Annahme, daß sich die großen, ungranulierten, mononucleären Leukocyten mit dem rundlichen oder ovalen Kern, durch Ausarbeitung von neutrophilen Körnchen im Cytoplasma im zirkulierenden Blute selbst, in neutrophile Leukocyten verwandeln. In den mit eingeschnürtem Kern versehenen „Übergangsformen" fand EHRLICH Körnchen, die er für neutrophil erklärte. Auch NÄGELI hielt noch 1909 an dieser Vorstellung fest. PAPPENHEIM wies jedoch nach, daß es sich in diesem Falle nicht um neutrophile, sondern um besondere azurophile Granula handelt. Der Begriff der „Übergangsformen" ist somit inhaltslos geworden. Die „großen Einkernigen" sowie die „Übergangsformen" werden seitdem den ungranulierten Leukocyten, den „lymphoiden Zellen" zugezählt und wurden von PAPPENHEIM und FERRATA (1910) unter dem Namen Monocyten zu einer besonderen Gruppe der letzteren vereinigt.

Unter physiologischen Bedingungen läßt sich im Blute des erwachsenen *Säugetiers* in den meisten Fällen eine deutliche Grenze zwischen den Lymphocyten einer- und den Monocyten andererseits ziehen. Die Monocyten (Abb. 86, *Mon*) zeichnen sich durch ein breiteres, schwächer basophiles, nach Alder (1922) und Nägeli (1923) an Romanowsky-Präparaten „schiefergraues" Cytoplasma und einen helleren, exzentrisch gelegenen, ovalen oder eingeschnürten Kern aus. Sie besitzen in der Kerndelle ein wohl entwickeltes Cytocentrum und führen eine eigentümliche feine Azurkörnung, die sich nach Nägeli (1923) von der azurophilen Körnung in den Lymphocyten deutlich unterscheidet. Die Abgrenzung der Monocyten von den Lymphocyten wird jedoch dadurch erschwert, daß die älteren Lymphocytenformen des Blutes, die sogenannten „leukocytoiden Lymphocyten" von Pappenheim und Ferrata (1910), Pappenheim (1919) u. a. auch ein deutlich hypertrophisches, schwächer basophiles Cytoplasma und einen exzentrisch gelegenen Kern besitzen können. Tatsächlich kommen auch schon normalerweise, besonders aber unter abnormen Verhältnissen, Zellen im Blute vor, von denen nicht mit Sicherheit ausgesagt werden kann, ob sie zu den Lymphocyten, oder zu den Monocyten gehören (Abb. 86*u*).

Wenn freie Histiocyten im Blute vorhanden sind, z. B. bei gespeicherten *Tieren* im rechten Herzen, unterscheiden sie sich (Abb. 86 *H*) von den Monocyten (*Mon*) durch ihre bedeutendere Größe, durch den großen, ovalen, am Trockenpräparat feinnetzigen Kern und durch die große Menge der gespeicherten Substanz im Cytoplasma. Doch kommen hier Übergangsformen von ihnen zu Monocyten noch häufiger vor, als von Lymphocyten zu Monocyten (Simpson 1922 u. a.). Die Erklärung dieser Befunde ist weiter unten gegeben.

Wir besitzen keine absolut zuverlässige Methode, um die Monocyten von den Lymphocyten und von den freien Histiocyten unter allen Umständen, besonders im Gewebe, scharf abzugrenzen. Die supravitale Färbung mit Neutralrot und Janusgrün von Simpson (1921, 1922) und Sabin (1923) läßt wohl in den Monocyten um die Sphäre herum eine typische Rosette von feinen „lachsroten" Körnchen und weiter an der Peripherie blaugrün gefärbte Plastosomen hervortreten, während in den Lymphocyten des Blutes, als Regel, nur die letzteren vorhanden sind, die Histiocyten sich aber im allgemeinen durch gröbere rote Einschlüsse auszeichnen. Es wäre jedoch ein Fehler zu glauben, daß dies eine für die Monocyten spezifische Eigentümlichkeit ist, denn eine ähnliche Rosette findet sich oft auch in den freien, mobilisierten Histiocyten (Makrophagen) in wechselnder Ausbildung und in Lymphocyten läßt sich unter gewissen Bedingungen (Gewebskulturen) eine sehr rasch erfolgende Anhäufung von Neutralroteinschlüssen beobachten. Es wäre aber andererseits eine Übertreibung, zu behaupten, daß die Monocyten von den anderen „lymphoiden" Zellen nur an Trockenpräparaten unterschieden werden können (Hynek 1912 u. a.). Zweckmäßig hergestellte Schnittpräparate bieten in dieser Beziehung dieselben Möglichkeiten und lassen z. B. im Monocytenkern ein deutliches Kernkörperchen hervortreten, während es an Trockenpräparaten unsichtbar bleibt.

Beim *Meerschweinchen* enthält bekanntlich ein Teil der Monocyten neben dem Kern einen großen kugeligen homogenen Einschluß, der sich an Trockenpräparaten ebenso färbt, wie die Azurgranulation — den sogenannten Kurloff-Körper. Diese Gebilde wurden von einigen für Parasiten gehalten, sind aber nach den Feststellungen von Pappenheim und Ferrata (1910), Schulhof (1914) u. a. wahrscheinlich als große, mit azurophilem Sekret gefüllte Vakuolen zu betrachten. Dank des Kurloff-Körpers sind beim *Meerschweinchen* die Monocyten in den verschiedenen Geweben an Schnitten leicht zu ermitteln. Ein bedeutender Teil der Monocyten entbehrt aber, wie erwähnt, dieser Einschlüsse.

Es ist bekannt, daß die Monocyten von allen ungranulierten weißen Blutkörperchen die ausgesprochenste Fähigkeit zur Phagocytose besitzen. Nach wiederholter Einspritzung von Tusche in die Blutbahn enthält die Mehrzahl von ihnen eine wechselnde Menge von Tuschekörnchen im Cytoplasma (Abb. 85). Doch ist die von McJunkin (1918) zur Unterscheidung der Monocyten vorgeschlagene Methode der Phagocytose von Tusche außerhalb des Körpers nicht befriedigend, weil einerseits die eventuell vorhandenen freien Histiocyten Tusche in noch viel größerer Menge speichern und andererseits auch die gewöhnlichen Lymphocyten — trotz gegenteiliger Behauptungen — gelegentlich kleine Tuschekörnchen aufnehmen können (Abb. 85 *kLm*).

Was die vitale Farbstoffspeicherung betrifft, so läßt auch sie bei der Unterscheidung der Monocyten im Stich. Pappenheim (1913 n, o) konnte keine Farbstoffspeicherung in den Monocyten des Blutes feststellen, Kiyono (1914 b) und F. Evans (1916 b) finden aber bei einem Teil der Monocyten positive Reaktion, ebenso neuerdings Paschkis (1926 b) nach Milzexstirpation bei *Ratten.*

Es steht fest, daß die Monocyten bei Entzündung in großen Mengen auswandern und sich im Gewebe in große amöboide und phagocytierende Polyblasten (Makrophagen) verwandeln (Maximow 1902, 1903, 1904, 1905, 1906 h, 1909 q). In Kulturen von Blutleukocyten entstehen aus ihnen in kürzester Zeit große, Vitalfarbstoffe speichernde Polyblasten (Makrophagen) (Maximow 1925 hh). Ihre aktive Rolle bei der Bildung der epithelioiden Zellen des Tuberkels ist zweifellos (Maximow 1925 hh, ii, kk, Timofejewsky und Benewolenskaja 1925). Nach Cunningham, Sabin, Sugiyama und Kindwall (1925) sollen sie sogar der Hauptangriffspunkt der tuberkulösen Infektion im Organismus sein. Sie haben demnach eine wichtige Rolle in den Abwehrvorgängen zu spielen.

Es liegt auf der Hand, daß die Monocyten einerseits enge Verwandschaftsbeziehungen zu den übrigen sogenannten „lymphoiden" Zellformen des Blutes, der blutbildenden Gewebe und des Bindegewebes vermuten lassen. Die eine Möglichkeit ihrer Entstehung wäre also eine entsprechende, mit Hypertrophie des Cytoplasmas usw. einhergehende Verwandlung der verschiedenen schmalrandigen basophilen „lymphoiden" Zellen (großen und kleinen Lymphocyten und Hämocytoblasten bzw. „Myeloblasten"). Andererseits verraten die Monocyten durch ihre Neigung zur Phagocytose, zur Speicherung kolloidaler Farbstoffe, durch ihre Teilnahme an den Abwehrvorgängen enge genetische Beziehungen zu den Histiocyten. Die andere aprioristische Möglichkeit der Entstehung der Monocyten ist also in der Richtung der Histiocyten zu suchen.

Beide angeführten Möglichkeiten sind tatsächlich in der Literatur in zahlreichen Variationen vertreten.

Die Dualisten (NÄGELI 1923, v. JAGIČ 1917, ALDER 1922, HITTMAIR 1922, KRJUKOFF 1925 u. a.) rechnen die Monocyten zum myeloiden Zellsystem und lassen sie aus Myeloblasten entstehen. Die Monocyten sollen mit allen myeloiden Zellen die stark positive Oxydasereaktion teilen. Sie sollen eine spezifisch differenzierte, nach v. JAGIČ eine „in der Entwicklung zurückgehaltene" myeloide Zellform sein. CUNNINGHAM, SABIN und DOAN (1925) lassen die Monocyten aus besonderen „Monoblasten" und diese wiederum aus einer für Myeloblasten und Lymphoblasten gemeinsamen primitiven Stammzelle in Milz und Knochenmark entstehen und sich durch Amitose vermehren. F. EVANS (1916a) schließt sich in seiner ersten Arbeit dieser Ansicht über die myeloide Entstehung der Monocyten an.

Die als Hauptgrund für die Zurechnung zum myeloiden System angeführte Oxydasereaktion ist nach SCHILLING und BANSI (1923) und SCHITTENHELM und ERHARDT (1925) in den Monocyten unbeständig und oft nur schwach und atypisch ausgeprägt. Nach SCHILLING soll sie das Resultat der Aufnahme exogener oxydasepositiver Zellbestandteile sein. Diese schwach oxydasepositiven Monocyten von NÄGELI werden von SCHILLING nicht für wahre Monocyten, sondern für „monocytoide" Zwischenformen der myeloiden Reihe, für Promyelocyten erklärt. Daß Monocyten mit „Leukoblasten" (s. oben S. 412) isomorph sind, hat auch PAPPENHEIM behauptet (1919). Die echten Monocyten sollen nach SCHILLING keine Oxydasereaktion geben.

Eine Reihe von Autoren verbindet die Monocyten, wenigstens zum Teil, mit den Lymphocyten. Hierher gehören vor allem die sogenannten „extremen" Unitarier (MAXIMOW 1902, 1909m, q, r, WEIDENREICH 1911, DOWNEY und WEIDENREICH 1912, LATTA 1921, WEST 1924 u. a.). Sie erblicken in den Monocyten weitere Entwicklungsstufen der Lymphocyten. Denselben Standpunkt nehmen aber auch viele klinische Hämatologen ein (PAPPENHEIM und FERRATA 1910, PAPPENHEIM 1913n, 1919, STERNBERG 1905, RIEUX 1910, PAREMUSOFF 1911, FRUMKIN 1911, HYNEK 1912 u. a.). PAPPENHEIM, der seine Ansichten über das Monocytenproblem mehrmals änderte, leugnet jedenfalls ihre genetischen Beziehungen zum myeloiden Zellsystem. Da er gewöhnliche Blutmonocyten bei mit Farbstoffen gespeicherten *Tieren* immer farblos fand, trennt er sie scharf auch von den Histiocyten. Eine Zeitlang erklärte er die Monocyten für die Stammzelle der übrigen Blutzellen; ihre Fähigkeit granulierte Leukocyten zu erzeugen, hält er jedenfalls für möglich. In 1913 leitete er sie von den (histiocytären) Zellen der Milchflecken ab, die bei ihrer Wucherung die Fähigkeit zur Speicherung verlieren sollten. In seiner letzten Arbeit (1919) spricht er die Vermutung aus, daß sie aus den „großen Lymphocyten" des „interfollikulären Gewebes" hervorgehen.

Daß es in den Lymphknoten kein interfollikuläres Gewebe mit großen Lymphocyten gibt, ist oben S. 346 ausgeführt worden. Daselbst ist auch hervorgehoben worden, daß es unter physiologischen Verhältnissen im lymphoiden Gewebe und auch in den Sinus der Lymphknoten anscheinend keine typischen Monocyten gibt. Dementsprechend scheint auch die Lymphe des Ductus thoracicus — wenigstens in den meisten Fällen — nur kleine und mittelgroße Lymphocyten, nicht aber Monocyten zu führen (LEJEUNE 1915, THORNE und H. EVANS 1922). Dies braucht jedoch keinesfalls zu bedeuten, daß im lymphoiden Gewebe keine Potenzen zur Produktion von Monocyten vorhanden sind, oder daß die Monocyten — günstige Bedingungen vorausgesetzt — nicht aus den Lymphocyten im Lymphstrom selbst hervorgehen könnten. Im Gegenteil — unter besonderen, näher noch nicht bestimmbaren Verhältnissen, scheint hier die Bildung von Monocyten sehr wohl möglich zu sein (Abb. 55 *Mon*). Wie BABKINA (1910) gezeigt hat, entstehen bei künstlich hervorgerufener Entzündung in Lymphknoten aus den Lymphocyten monocytoide Polyblasten. WEIDENREICH (1911) beschreibt unzweifelhafte Monocyten, sogar mit Mitosen, in der Lymphe des Ductus thoracicus. DOWNEY und WEIDENREICH (1912) finden in Lymphknoten Übergänge von Lymphocyten zu Monocyten. KIYONO (1914a) gibt für carmingespeicherte *Kaninchen* den Übergang eines Teils der Lymphocyten im lymphoiden Gewebe der Lymphknoten in karminspeichernde monocytische Histiocyten zu. Maximow (1922, 1923 bb) hat durch Experimente mit Kulturen von lymphoidem Gewebe nachgewiesen, daß dabei Zellen vom Charakter der Monocyten sowohl aus den Lymphocyten, als auch aus mitotisch wuchernden mobilisierten Histiocyten entstehen können.

Aschoff und Kiyono (1913) und Kiyono (1914a) haben durch ihre Untersuchungen über die carminspeichernden Bluthistiocyten das Monocytenproblem in besonders nahe Beziehungen zur Histiocytenfrage gebracht. Die Monocyten sollen abgelöste Histiocyten sein. Es ist aber auffallend, daß Aschoff und Kiyono zwischen den großen, speichernden Bluthistiocyten und den durchschnittlich viel kleineren und in der Mehrzahl nicht speichernden Monocyten überhaupt keinen Unterschied zu machen scheinen. Dieser Gedanke von der Identität der Monocyten mit den Bluthistiocyten einerseits und ihrer Unabhängigkeit vom lymphoiden und myeloiden Gewebe andererseits ist von einer Reihe von nachfolgenden Autoren ohne weiteres übernommen worden (Schilling 1919, Weicksel 1920, Weill 1920e, Holler 1923, Wollenberg 1925, Shiomi 1925, Schittenhelm und Erhardt 1925, Paschkis 1926b, Siegmund 1926 u. a.) und hat sich zur sogenannten „trialistischen" Lehre entwickelt, die die Monocyten als unabhängiges drittes, dem lymphoiden und myeloiden ebenbürtiges Zellsystem aufstellt. Es werden besondere Blutkrankheiten beschrieben, bei denen das Monocytensystem eine mehr oder minder deutliche elektive Rolle zu spielen scheint (Reschad und Schilling 1913, Fleischmann 1915, Murray, Webb und Swann 1926 u. a.).

In einer späteren Arbeit hat jedoch Kiyono (1914b) seinen früheren Standpunkt insofern geändert, als er die Monocyten und Übergangsformen ausdrücklich von den Histiocyten trennt — ein Umstand, der von den Anhängern der Aschoff-Kiyonoschen Lehre scheinbar übersehen wurde. Kiyono (1914b) und Kiyono und Nakanoin (1919) teilen jetzt — hauptsächlich auf Grund der vitalen Färbung mit Tolidinblau und der Oxydasereaktion — die Monocyten selbst wieder in drei Kategorien nach ihrem vermutlichen Ursprunge ein; genau dieselbe Einteilung findet sich auch in einer zweiten Arbeit von F. Evans (1916b). Unter den Monocyten können danach folgende Abarten unterschieden werden: 1. Größere, vital färbbare, keine Oxydasereaktion gebende Zellen — aus Histiocyten entstehende Monocyten, die unter physiologischen Bedingungen sehr selten sind. 2. Vital nicht färbbare, aber (nach Kiyono 1914b) bei Tolidinblauinjektion besondere gefärbte Granula enthaltende, oxydasepositive Zellen — aus myeloiden Vorstufen, also wohl Hämocytoblasten (Myeloblasten) entstehende Monocyten und 3. oxydasenegative, Vitalfarben und Tolidinblau nicht aufnehmende Zellen — „gewöhnliche" Monocyten, die aus Lymphocyten hervorgehen.

Simpson (1922) unterscheidet morphologisch sehr deutlich zwischen Bluthistiocyten (ihren Makrophagen) und Monocyten. Bei vital gespeicherten *Tieren* können die Zahlen dieser beiden Zellarten im Blute unabhängig voneinander schwanken und sie scheinen sich im Blutbett oft verschieden zu verteilen. Nach Simpson erklärt sich letzteres dadurch, daß die meisten Histiocyten in den Lungen abgesiebt werden, während die Monocyten frei passieren. Meistens ließ sich aber bei Vorhandensein von Bluthistiocytose auch Monocytose feststellen. Während der Ausschüttung der Histiocytenschwärme in das Blut des rechten Herzens sind Übergangsformen zwischen den beiden Zellarten vorhanden, die auf eine enge Verwandtschaft hinweisen. Eine genetische Beziehung zwischen Monocyten und Lymphocyten wird von Simpson geleugnet.

Ferrata, der 1908 die Monocyten zu den Lymphocyten zählte, läßt sie 1918 aus besonderen „Monoblasten" hervorgehen, die ihrerseits in Lymphknoten und im Knochenmark aus den „lymphoiden" bzw. „myeloiden Hämocytoblasten", aber auch sonst überall im Körper aus „Hämohistioblasten" (Histiocyten) entstehen sollen. In seiner Arbeit mit Negreiros-Rinaldi (1920) läßt er sie jetzt (in der malarischen Milz) scheinbar ausschließlich aus speicherungsfähigen Hämohistioblasten (Histiocyten) durch Schrumpfung und „Clasmatose" entstehen (ebenso Massazza 1925).

Eine wichtige Rolle in der Erzeugung der Monocyten sowie der Bluthistiocyten spielt bei vielen Autoren das gewöhnliche Gefäßendothel; die ersteren Zellen werden sehr oft direkt als „Endothelzellen" bzw. als „Endothelphagocyten" bezeichnet. Wenn es sich dabei um ältere Arbeiten handelt, so erscheint dies ganz natürlich, da ja zu der Zeit ein Unterschied zwischen echtem Endothel und den histiocytären „Uferzellen" noch nicht bekannt war. So handelt es sich in den Beschreibungen von Mallory (1898, 1914), der wohl als erster den Begriff der „endothelialen Leukocyten" schuf, zweifellos um Entstehung von freien Histiocyten, zum Teil vielleicht auch von Monocyten, nicht aus gewöhnlichem Endothel, sondern aus Histiocyten (in Lymphknoten, Leber usw.). Die Vorstellung von der zellbildenden Fähigkeit des Endothels taucht aber auch in der Neuzeit immer wieder auf und zum Teil wird dabei ausdrücklich das Endothel der gewöhnlichen Gefäße gemeint. Patella (1905, 1907, 1909, 1923) vertritt in einer langen Reihe von Arbeiten die Überzeugung, daß die Monocyten — die er von den Bluthistiocyten nicht unterscheidet — geschädigte, abgefallene Endothelzellen sind. In zahlreichen Arbeiten klinischen Charakters wird diese

Tätigkeit des Gefäßendothels sogar als etwas Selbstverständliches hingestellt (DAWY-
DOWSKIE 1924, BITTORF 1920, ROSENTHAL 1921, HESS 1922, FONTANA 1926 u. a.) und die
Abstammung der Bluthistiocyten bzw. Monocyten bei Flecktyphus, Endokarditis usw. in
die peripheren Gefäße verlegt. Je nach dem Ort und der Art der Blutentnahme, sollen die
Zahlen dieser Zellen große Schwankungen zeigen und besonders bei Blutentnahme aus den
Ohrläppchen nach vorheriger Reibung der Haut hoch sein. Bei mikroskopischer Untersuchung des Ohrläppchens an Schnitten fand HESS angeblich in den Gefäßen Wucherung
der Endothelzellen und ihre Ablösung in Form freier Elemente. Diese Befunde sind jedoch
von FREHSE (1922), SCHITTENHELM (1925) und MASUGI (1927) nicht bestätigt worden.

McJUNKIN (1919) glaubte die Entstehung der Monocyten — er nennt sie „mononucleäre
Leukocyten" und unterscheidet weder zwischen Bluthistiocyten und Monocyten, noch
zwischen histiocytären Uferzellen und gewöhnlichem Endothel — aus dem Endothel mit
Hilfe von intravenösen Tuscheinjektionen nachgewiesen zu haben. Er sah Mitosen in tusche-
haltigen Endothelzellen und daneben im Lumen freie tuschehaltige Zellen. Daß dieses
Nebeneinander nicht auf ein Voneinander schließen läßt, ist ohne weiteres ersichtlich.

Fälle von zweifelloser Entstehung freier runder Zellen durch Abrundung und
Isolierung aus fixen, platten oder sternförmigen, die Wandungen von Hohlräumen
auskleidenden Elementen sind wohl bekannt. Es gelingt z. B. sehr leicht (besonders bei vital gefärbten *Tieren*) in den venösen Capillaren der Milz und des Knochenmarkes und in den Capillaren der Leber die Ablösung von Bluthistiocyten
aus dem Verbande des histiocytären Reticulums bzw. der v. KUPFFERschen Zellen
nachzuweisen. Ein anderes Beispiel sind die aus dem Endothel der ventralen
Wand der absteigenden Aorta bei Embryonen früher Stadien hervorsprossenden
Zellhaufen, deren Bestandteile vom Blute weggespült werden (s. unten S. 476).
Nichts Derartiges konnte bis jetzt zum Beweis der angeblichen endothelialen Entstehung der Monocyten vorgeführt werden. Auch FOOT (1919, 1920b, c, 1921d, e,
1922, 1923, 1925), der mit der Tuschemethode arbeitete, beschränkt sich auf die
Wiederholung der schon von McJUNKIN aufgestellten Behauptungen, ohne be-
weiskräftige Beschreibungen oder Bilder zu geben.

Die Nachprüfung der Angaben von McJUNKIN und FOOT ist in der neuesten
Zeit von LANG (1926d) und STILWELL (1926) unternommen worden. Sie gebrauchten ebenfalls intravenöse Tuscheinjektionen, aber vollkommenere histologische
Methoden. Eine Entstehung von Monocyten aus dem tuschebeladenen Gefäßendothel ließ sich nicht nachweisen.

Die endotheliale Herkunft der Monocyten ist demnach abzulehnen. Wie auf
S. 536 erörtert wird, ist die cytopoetische und vor allem die hämatopoetische Entwicklungsfähigkeit des Gefäßendothels noch niemals einwandfrei bewiesen worden.
Wenn man allerdings die histiocytären Uferzellen als „Endothel" bezeichnet, so
läßt sich auch über die „endotheliogene" Abstammung der Monocyten diskutieren.
Der Gebrauch des Wortes „Endothel" in diesem Sinne ist jedoch unstatthaft,
weil echtes Endothel und Histiocyten Zellen mit ganz verschiedenen Entwicklungspotenzen sind.

Auf Grund des zur Zeit verfügbaren Tatsachenmaterials läßt sich die folgende
Vorstellung von der Entstehung und der morphologischen Bedeutung der Monocyten konstruieren.

Wie oben (S. 255) gezeigt wurde, enthält das normale lockere Bindegewebe eine
spärliche Anzahl von lymphocytoiden und monocytoiden Wanderzellen, die zum
Teil ausgewanderte Blutzellen sein können. Histologisch sehen sie den Lymphocyten und Monocyten des Blütes vollständig ähnlich aus. Bei der Entzündung
treten im Bindegewebe zahlreiche amöboide, einkernige Exsudatzellen, Polyblasten auf (MAXIMOW 1902). Sie spielen die Hauptrolle in den örtlichen Abwehrvorgängen. Ihr Ursprung ist — wie weiter unten (S. 538 u. 541) beschrieben ist —
doppelt: zum Teil sind es aus den Blutgefäßen ausgewanderte Lymphocyten und
Monocyten, zum Teil lokale Elemente — mobilisierte ruhende Wanderzellen

(Histiocyten). Die hämatogenen Zellen hypertrophieren, wobei sich die Lymphocyten vorübergehend in monocytoide Zellen verwandeln; in kürzester Zeit erhalten die Polyblasten beiderlei Herkunft ein gleichartiges Aussehen von großen, amöboiden, phagocytierenden und speichernden Elementen.

In Anbetracht der weiter unten geschilderten Tatsachen der embryonalen Histogenese, der Histologie der Entzündung und der mit Gewebskulturen gewonnenen Erfahrungen läßt sich annehmen, daß die Monocyten des normalen Blutes den größeren amöboiden Wanderzellen des normalen lockeren Bindegewebes entsprechen. Sie entstehen dadurch, daß eine gewisse Anzahl der Lymphocyten des Blutes den Entwicklungsweg in der Richtung der phagocytierenden Abwehrzelle einschlägt. Die normalen Monocyten sind also gewissermaßen „physiologische Blutpolyblasten". Neben ihnen sind im normalen peripheren Blute nur sehr seltene freie, vornehmlich aus Knochenmark, Milz und Leber stammende Histiocyten (große Blutpolyblasten) vorhanden.

Was den Ort der Entstehung der Monocyten aus den Lymphocyten betrifft, so erscheint eigentlich ihre Entstehung im Gewebe der blutbildenden Organe — abgesehen von der roten Milzpulpa — nicht bewiesen. Im normalen lymphoiden Gewebe sind wohl immer freie Histiocyten, nicht aber Monocyten vorhanden. Im myeloiden Gewebe ist das Vorhandensein echter Monocyten an Schnitten meistens auch nicht nachzuweisen (Hynek 1912, Pappenheim 1919). Die Ausstrichpräparate lassen natürlich keinerlei Schlüsse über die Lokalisation der Zellen im Gewebe ziehen und außerdem sind Monocyten im Knochenmark auch an Ausstrichen nur vereinzelt anzutreffen (Paschkis 1926b). Die Gesamtheit der Tatsachen läßt vielmehr an eine andere Möglichkeit denken — an die Entstehung der Monocyten aus den Lymphocyten innerhalb der Gefäßbahn selbst. Dabei braucht keineswegs an den allgemeinen Kreislauf gedacht zu werden. Es ist viel wahrscheinlicher, daß die Monocyten nur in bestimmten Bezirken des Gefäßsystems entstehen — in den venösen Capillaren des Knochenmarkes, der Milz, der Leber usw., wo das Blut langsam strömt und wo bei mikroskopischer Untersuchung an Schnitten Monocyten tatsächlich immer vorhanden sind, oder in der Milzpulpa, wo die Maschen eines lockeren Gewebsschwammes vom Blute durchtränkt sind und Monocyten auch zahlreich vorkommen, oder vielleicht auch in den Lymphknotensinus (unter abnormen Verhältnissen). Da also der Verwandlungsvorgang der Lymphocyten in Monocyten nicht überall im Blut- und Lymphbett, sondern nur in bestimmten Abschnitten derselben stattfindet, ist es keineswegs verwunderlich, daß die Übergangsformen Lymphocyt-Monocyt nicht in jedem einem peripheren Gefäße entnommenen Blutstropfen anzutreffen sind. Da ferner die Monocytenbildung an verschiedenen Stellen erfolgt, braucht die Ausschaltung eines bestimmten blutbildenden Organs nicht die Zahl der Monocyten im allgemeinen Kreislauf zu beeinflussen. Es ist z. B. bekannt, daß die Entfernung der Milz die Zahl der Monocyten nicht nur nicht herunterdrückt, sondern, im Gegenteil, gewöhnlich ansteigen läßt und daß bei Milzatrophie hochgradige Monocytosen beobachtet werden (E. Kraus 1920).

Da die Lymphocyten vom Standpunkte der unitarischen Theorie der Hämatopoese in ihren Entwicklungspotenzen mit den Hämocytoblasten im myeloiden Gewebe (den Myeloblasten der Dualisten) identisch sind, so können Monocyten selbstverständlich auch aus den lymphoiden Zellen des myeloiden Gewebes, d. h. den Hämocytoblasten bzw. den Mikrohämocytoblasten, entstehen. Dies steht in bestem Einklang mit den oben angeführten Angaben von Kiyono (1914b) und F. Evans (1916b), die in einem Teil der Monocyten Oxydase fanden und sie aus dem Knochenmarke ableiteten. Da unter physiologischen Verhältnissen die lymphoiden Zellbestandteile aus dem Knochenmark wahrscheinlich nur in sehr spärlicher Anzahl ins Blut ausgeschwemmt werden, so braucht dieser Zuschuß von seiten des Knochenmarkes nicht sehr bedeutend zu sein; jedenfalls wird wohl auch hier die Bildung der Monocyten vornehmlich innerhalb der venösen Sinusoide, nicht im Gewebe selbst stattfinden.

Wie bei der Entzündung das Bindegewebe von zahllosen hämatogenen und histiogenen Polyblasten überschwemmt wird, so offenbart sich der allgemeine Abwehrvorgang bei allgemeinen Reizzuständen in erhöhtem Übertritt der Abwehrzellen in das Blut — es entsteht Monocytose und Histiocytose; die beiden sind — wenigstens was das Blut im rechten Herzen anbelangt — meistens miteinander verbunden. Die den Polyblasten histiocytären, lokalen Ursprungs entsprechenden Bluthistiocyten treten im Blute des rechten Herzens in Schüben oder „Schauern" auf (SIMPSON 1922, von MASUGI 1927 geleugnet) und nur ein kleiner Teil von ihnen geht durch die Lungencapillaren hindurch. Die den hämatogenen Polyblasten der Entzündung entsprechenden Monocyten werden überall in den sinusoiden Gefäßbezirken aus lymphoiden Zellen (lymphoiden oder myeloiden Ursprungs) in großen Mengen gebildet und bedingen die Monocytose in der allgemeinen Zirkulation.

Bei Entzündung können die lokalen Histiocyten — unter den gewöhnlichen Bedingungen allerdings nur in sehr beschränktem Maße — durch Mitose kleinere, monocytenähnliche, Vitalfarbstoffe speichernde Zellen erzeugen (Schema 8, 47). Dasselbe ist von MAXIMOW (1923 bb) und SHIOMI (1925) in Kulturen des lymphoiden Gewebes nachgewiesen worden. Es ist also leicht verständlich, daß auch bei Histiocytosen die im Blute kreisenden Monocyten zum Teil aus den großen Bluthistiocyten oder aus den fixen oder freien Histiocyten in Milz, Leber, Knochenmark usw. hervorgehen könnten. Bis jetzt ist solches jedoch im Körper — vielleicht mit Ausnahme der Milchflecken im Netz — nicht direkt beobachtet, sondern immer nur auf Grund von Analogieschlüssen behauptet worden (BÜNGELER 1926, HOFF 1927, MASUGI 1927 u. a.). Ob solche Zellen, falls sie sich weiter teilen sollten, ihre Speicherungsfähigkeit einbüßen, ist fraglich. Sie dürfen aber mit den freien Histiocyten nicht ohne weiteres identifiziert werden, wie es manche Autoren sich noch immer vorzustellen scheinen (PASCHKIS 1926 b, a). Die Monocyten sind kleiner als die Histiocyten, haben ein basophiles, von Einschlüssen, wie Vakuolen usw., meistens freies Cytoplasma und obwohl sie mit den freien Histiocyten oft durch Übergangsformen verbunden sind, könnte es sich dabei schwerlich um eine individuelle Verwandlung einzelner Zellexemplare im Sinne von FERRATA und NEGREIROS-RINALDI (1920) oder MASSAZZA (1925) handeln. Bildung von Monocyten durch einfache Abrundung und Ablösung von Histiocyten oder durch Schrumpfung großer freier Histiocyten kann kaum angenommen werden. Der Vorgang müßte jedenfalls in mitotischer Wucherung der Histiocyten mit Erzeugung einer Brut von kleineren Zellen — den Monocyten — bestehen.

Es ist möglich, daß Monocyten nicht nur aus den ausdifferenzierten, phagocytierenden und speichernden Histiocyten, sondern auch unmittelbar durch Ablösung der undifferenzierten mesenchymalen Elemente des zelligen Reticulums im lymphoiden und myeloiden Gewebe, in der roten Milzpulpa, oder auch in den Leberkapillaren entstehen könnten. Dieser Entwicklungsvorgang ist jedoch bis jetzt nicht sicher beobachtet worden.

Die Zahl der auf die angedeutete Weise — wohl nur unter abnormen Bedingungen — aus Histiocyten bzw. aus den undifferenzierten mesenchymalen Elementen hervorgehenden Monocyten dürfte unter allen Umständen nur unbedeutend sein. Die größte Mehrzahl der Monocyten stellt, wie gesagt, Verwandlungsformen der Lymphocyten (bzw. „Myeloblasten") vor und entspricht in morphologischer Beziehung den hämatogenen Polyblasten bei der Entzündung.

Wie im entzündeten Gewebe die Polyblasten lokaler und hämatogener Provenienz bald in einer einheitlichen Zellart der großen Polyblasten aufgehen, so finden sich auch im Blute bei hochgradiger Histio- und Monocytose alle möglichen Übergangsformen sowohl zwischen Monocyten und Bluthistiocyten, als auch zwischen Monocyten und Lymphocyten. Selbst die kleinsten unter den letzteren können dabei Anzeichen der beginnenden Verwandlung in phagocytische und speichernde Elemente offenbaren (Abb. 86 *kLm*). Die Monocyten können sich ihrerseits weiter in große Bluthistiocyten (Makrophagen) verwandeln. Die erwähnten Übergangsformen zwischen Monocyten und Histiocyten im Blut sind meistens gerade in diesem Sinne, nicht im Sinne einer Entstehung von Monocyten aus wuchernden Histiocyten zu deuten. Sehr überzeugend sind auch die entsprechenden Befunde im Blute von *Kaltblütern* nach intravenöser Tuscheinjektion (M. LEWIS 1925b, STILWELL 1926). Da die Bildung der Monocyten vor allem in den sinuoiden Gefäßbezirken, vielleicht auch in einigen anderen peripheren Abschnitten des Blutbettes erfolgt, können die Zahlen der Monocyten in den verschiedenen Körperstellen entnommenen Blutproben bedeutenden Schwankungen unterliegen. Bei Anschoppung von Monocyten in gewissen Gefäßbezirken kann der Blutstropfen nach Reibung der betreffenden Stelle außergewöhnlich hohe Monocytenzahlen zeigen.

Die angeführten Überlegungen geben eine einfache Erklärung der gerade in der neuesten Zeit so oft hervorgehobenen, scheinbar außerordentlich rasch verlaufenden Zellvermehrung in gewissen Gefäßgebieten (vor allem der Lunge) bei verschiedenen pathologischen Zuständen, z. B. bei Allgemeininfektionen, beim anaphylaktischen Schock usw. (OELLER 1923, 1925, TÖPPICH 1925, SIEGMUND 1925, u. a.). Nicht im Laufe von Minuten entstehende Wucherungen von Endothel- oder „Gefäßwandzellen" liegen dabei vor, sondern wahrscheinlich weitgehende Änderungen in der Verteilung der zirkulierenden Blutzellen, vor allem der Monocyten und Bluthistiocyten, und zum Teil rasch einsetzende polyblastische (aber nicht granulopoetische) Verwandlung der undifferenzierten lymphoiden Zellformen (Lymphocyten und Monocyten) des Blutes. Auf diese Weise können an der Gefäßwand Polster haftender Makrophagen (SIEGMUND 1925) entstehen. Daß zugleich auch im Gewebe selbst stürmische Reaktionserscheinungen ausgelöst werden können, ist selbstverständlich; dies ist unter anderem auch durch die neuesten Untersuchungen von LANG über die histiocytären Septumzellen der Lunge gezeigt worden (1925, 1926b). Die Zellwucherung lokalen Ursprungs bedarf jedoch, wie man sich leicht bei Beobachtung lebender Gewebskulturen überzeugen kann, einer längeren Zeit.

Demnach sind die Monocyten weder als eine lymphoide oder myeloide, noch überhaupt als eine besondere Zellart im trialistischen Sinne aufzufassen. Sie sind zum größten Teil ein weiteres Entwicklungsstadium der ubiquitären lymphoiden Zellen (Lymphocyten, Hämocytoblasten) (Schema 8, *49*); ihre Entstehung ist nicht an ein bestimmtes Gewebe gebunden, sondern geschieht wohl zumeist in gewissen Abschnitten des Gefäßsystems im Lumen der venösen Capillaren mit langsam strömenden Blut. In den Monocyten erleiden die Entwicklungspotenzen der Hämocytoblasten eine mehr oder minder weite Einschränkung. Ein gewisser, wahrscheinlich geringer Teil der Monocyten mag in der oben angeführten Weise aus Histiocyten bzw. undifferenzierten Mesenchymzellen hervorgehen (Schema 8, *47*). Die Monocyten sind Träger eines wichtigen Teiles der Abwehrfunktion, an und für sich jedoch (ebenso wie die speichernden Histiocyten) der hämatopoetischen Tätigkeit nicht mehr fähig. Unter physiologischen Bedingungen bleibt ihre Entwicklung naturgemäß in bescheidenen Grenzen und sie sind dabei von den sehr spärlichen, wohl ähnlichen Zwecken dienenden freien Bluthistiocyten

deutlich geschieden. Bei krankhaften Zuständen hingegen kann ihre Bildung hohe
Grade erreichen und zugleich verwischt sich ihre Abgrenzung von den ebenfalls
an Zahl zunehmenden Bluthistiocyten.

G. Untergang der Blutelemente.

Die roten und weißen Blutkörperchen haben eine beschränkte Lebensdauer und
gehen schon im gesunden Körper fortwährend in großen Mengen zugrunde. Die Art und
Weise ihrer physiologischen Zerstörung ist noch nicht genügend erforscht und wird jedenfalls bei verschiedenen *Tierarten* große Verschiedenheiten darbieten.

Über die Schicksale der roten Blutkörperchen liegen zahlreiche Untersuchungen vor,
die in den referierenden Aufsätzen von ROUS (1923) und ASCHOFF (1924) kritisch beleuchtet werden.

Gealterte Erythrocyten werden unter physiologischen Bedingungen hauptsächlich in
der roten Milzpulpa und in den Milzsinus (HELLY 1921), zum geringeren Teil auch in den
Sinus der Lymphknoten bzw. der Blutlymphknoten und im Knochenmark durch Phagocytose zerstört. Als Phagocyten wirken die fixen und freien Histiocyten, vielleicht auch
Monocyten, wo sie vorhanden sind. Im Cytoplasma dieser „Erythrophagocyten" kann
sich dabei eisenhaltiges Pigment anhäufen. Unter pathologischen Bedingungen, bei erhöhter Zerstörung von Erythrocyten, kann diese Phagocytose und die damit verbundene
Pigmentierung hohe Grade erreichen und auch auf andere Organe übergreifen; insbesondere sind dann die KUPFFERschen Sternzellen der Leber der Sitz einer energischen
Erythrophagocytose; letzteres läßt sich, wie schon erwähnt, auch durch Entmilzung erreichen. Bei krankhaften Zuständen kann Phagocytose von Erythrocyten durch Monocyten, bzw. Bluthistiocyten im zirkulierenden Blute selbst beobachtet werden (WEILL
1920 e, HIRSCHFELD und SUMI 1925).

Bei den *Vögeln* sind die Wandhistiocyten der Lebersinusoide schon bei gesunden
Tieren erythrophagocytisch tätig (KYES 1914). Bei den *Kaltblütern* ist die Milz zumeist ein nicht nur Erythrocyten bildendes, sondern auch Erythrocyten zerstörendes
Organ. Nach DOWNEY (1910) werden beim *Ganoidfisch Polyodon* die Erythrocyten
auch an derselben Stelle zerstört, wo sie gebildet werden — im interstitiellen Gewebe
der Niere.

Die Erythrophagocytose kann jedoch keineswegs als die einzige Art und Weise der
Vernichtung gealterter Erythrocyten bei den *Säugetieren* angesehen werden. Bei einigen
Arten, z. B. bei der *Katze*, ist sie mikroskopisch überhaupt kaum nachweisbar (ROUS
und ROBERTSON 1917). Hämolyse scheint zwar nur unter pathologischen oder experimentellen Bedingungen (BIELING und ISAAC 1921 u. a.) vorzukommen, dafür läßt sich aber
nachweisen, daß ein geringerer oder größerer Teil der Erythrocyten im Blutbett der Fragmentation verfällt (DOAN und SABIN 1926), wobei die feinen, unregelmäßig geformten,
hämoglobinhaltigen Bruchstücke aus dem Blute rasch entfernt werden, um später auf
eine näher noch nicht bekannte Weise zerstört zu werden. Die Zerstörung der Erythrocyten wird vielleicht durch besondere, von der Milz ausgearbeitete Stoffe vorbereitet
(KRUMBHAAR 1926). Der Zerfall der Erythrocyten tritt besonders deutlich bei durch
Injektion von homogenem Blut plethorisch gemachten *Tieren* hervor (ROBERTSON und
ROUS 1917). Die Vermutung von WEIDENREICH (1904), daß Zerfallprodukte der Erythrocyten von ungranulierten Leukocyten gefressen werden und das Material für eosinophile
Körner abgeben, hat sich nicht bestätigen lassen.

Was den Untergang der Leukocyten anlangt, so sind von vielen älteren und neueren
Forschern an Trockenpräparaten des zirkulierenden Blutes Degenerationsbilder derselben,
besonders bei krankhaften Zuständen, beschrieben worden (BOTKIN 1896, BUDAI 1924 u. a.).
Es ist jedoch sehr wahrscheinlich, daß die größte Mehrzahl davon Artefakte waren. In
der neuesten Zeit berichten SABIN, CUNNINGHAM, DOAN und KINDWALL (1925) über im
normalen Menschenblut periodisch wiederkehrende Degenerationserscheinungen, vornehmlich an Spezialleukocyten, die sie mittels der supravitalen Färbungsmethode beobachtet
haben. Daß Lymphocyten schon am Orte ihrer Entstehung, im lymphoiden Gewebe, in
großen Mengen degenerieren, ist bereits auf S. 356 erwähnt worden. Unter physiologischen
Bedingungen gehen ferner dem Organismus täglich ungeheure Mengen von Lymphocyten
durch Auswanderung in den Darmkanal verloren. Nach BUNTING und HUSTON (1921)
soll damit die Fixierung von Toxinen verbunden und darin die normale Funktion dieser
Zellen zu erblicken sein. Es gibt außerdem zahlreiche Hinweise auf die phagocytische
Zerstörung von Leukocyten in der roten Milzpulpa und in den KUPFFERschen Zellen der
Leber (ADDISON 1920, SEELIGER und GORKE 1921 u. a.) und auf ihre Auflösung in den
Lungengefäßen (ASCHOFF 1926).

Blutplättchen scheinen in der Milz, vielleicht auch an anderen Stellen, von Histiocyten gefressen zu werden (Koster 1926, Gáspár 1926); in Knochenmark und Leber sollen sie durch extracelluläre Auflösung zerstört werden (Kaznelson 1919b).

IV. Die embryonale Entwicklung des Blutes und Bindegewebes[1].

1. Säugetiere.

a) Dottersack.

Das erste blutbildende Organ ist das Blutgefäßnetz der Area vasculosa, der späteren Dottersackwand. Die im Lumen der Gefäße befindlichen primitiven Blutzellen (s. oben S. 237) bleiben nur sehr kurze Zeit unverändert. Unter fortgesetzter Wucherung erzeugen sie die ersten roten Blutzellen des Embryo — die sogenannten primitiven Erythroblasten und Erythrocyten. Während sie sich jedoch nach den früheren Vorstellungen sämtlich in Hämoglobinzellen verwandeln sollten, hat Maximow (1907k, 1909m) gezeigt, daß nur die Mehrzahl von ihnen diesem Schicksal verfällt, während ein Teil in undifferenziertem, farblosem Zustande verbleibt — die ersten farblosen Blutkörperchen (Schema 8, 6). Die primitiven Erythroblasten (die den Megaloblasten von Ehrlich entsprechen) sind bloß vorläufige, vorübergehende Elemente. Nachdem sie einmal aus den primitiven Blutzellen entstanden sind, vermehren sie sich selbständig weiter und erzeugen primitive Erythrocyten, die als Sauerstoffträger während der früheren embryonalen Periode tätig sind und allmählich aussterben. Die sekundären, endgültigen Hämoglobinzellen, die mit den oben für den erwachsenen Organismus beschriebenen identisch sind, entstehen etwas später aus den in undifferenziertem, farblosem Zustande verbleibenden Blutzellen (Schema 8) (Maximow 1907k, 1909m). Diese Befunde sind von Jordan (1910a, b, 1916, 1919h), Kiyono und Nakanoin (1919) und Jolly (1923) bestätigt worden. Die Meinungsverschiedenheiten, die sich bei anderen Nachuntersuchern finden, beziehen sich hauptsächlich auf die Terminologie und die Entwicklungsfähigkeiten der verschiedenen Zellstämme.

Die primitiven Blutzellen, die sich in primitive Erythroblasten verwandeln (*Kaninchen* 9—10 Tage), sind kugelig und zeigen keine amöboide Bewegung (Abb. 87 *pEbl*). Ihre Größe (12,5 μ beim *Kaninchen*) schwankt in engen Grenzen. Das homogene Cytoplasma zeigt in frischem Zustande eine zuerst leichte, später immer deutlichere gelbe Hämoglobinfärbung. Am fixierten Präparat erscheint es nach Eosin-Azur zuerst polychromatisch, um in den späteren Generationen einen besonders grellen orthochromatischen, rein rosenroten Ton anzunehmen. Es enthält Chondriokonten, die mit der Hämoglobinausarbeitung rückgebildet werden und einen nach Comes (1918/19) mit den Plastosomen genetisch verwandten Netzapparat. Der kugelige Kern verkleinert sich mit den weiteren Mitosen und die zuerst noch vorhandenen großen Nucleolen werden kleiner und undeutlicher, während das Chromatin ein Netz mit gleichmäßig verteilten eckigen Körnchen bildet.

Diese primitiven Erythroblasten vermehren sich durch Karyokinese (Abb. 87 *pErbl'*) und werden nach Beginn der Zirkulation überall in den Gefäßen des Embryo gefunden. Allmählich erlischt ihre Wucherungsfähigkeit und aus den Erythroblasten werden primitive Erythrocyten; der Kern verkleinert und verdichtet sich, zerschnürt sich oder zerfällt in kleine Teilchen und kann schließlich ausge

---

[1] Die embryonale Entwicklung des Blutes und Bindegewebes ist diagrammatisch auf dem beigefügten Schema 8 dargestellt.

stoßen werden, was besonders beim *Meerschweinchen* die Regel ist. Dabei entstehen große, eingedellte, napfförmige, sehr hämoglobinreiche Elemente (Abb. 88 *pEbl, pEbl″, pErz*). Die primitiven Erythrocyten bleiben sehr oft bis zu ihrem Untergange kernhaltig (*Kaninchen*). Sehr oft erhält man in diesen Zellen die S. 394 erwähnten Bilder von oxyphilen Kernschatten mit kaum sichtbaren Konturen; sie lassen sich auch hier am natürlichsten durch die Annahme erklären, daß der dicke Hämoglobinmantel die basische Farbe bis zum Kerne nicht durchdringen läßt. Sobald der Kern die Zelle verläßt, färbt er sich sofort in der gewöhnlichen Weise. Die reiferen Formen der primitiven Erythroblasten und Erythrocyten

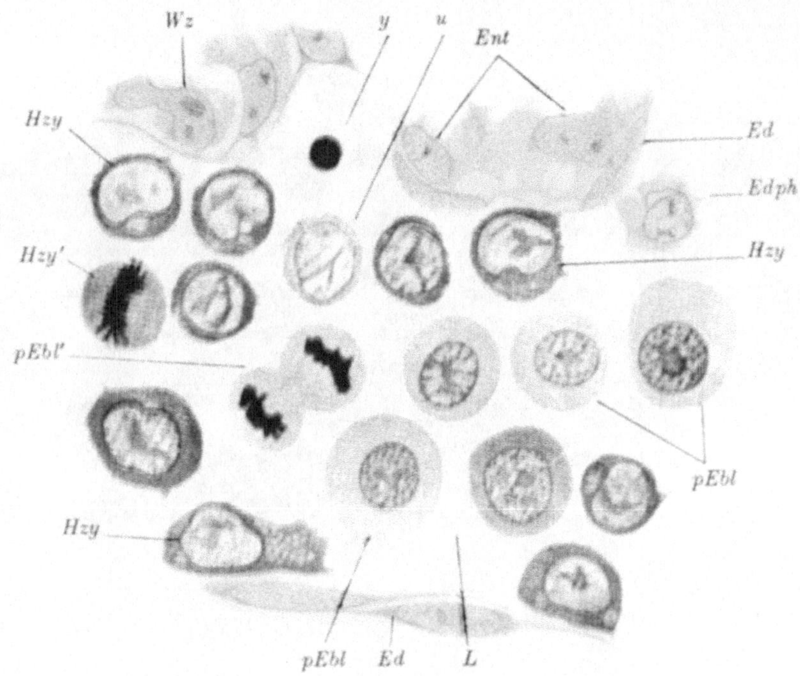

Abb. 87. Gefäß der Area vasculosa von einem *Kaninchen*embryo von 11 Tagen. Im Lumen sind zwei Arten von Zellen vorhanden — die primitiven Erythroblasten (*pEbl, pEbl′*) und die Hämocytoblasten (*Hzy, Hzy′*); *Ed* Endothel; *L* Gefäßlumen; *Edph* Endothelphagocyt (Histiocyt); *Ent* Dottersackentoderm; *y* degenerierter primitiver Erythroblast; *Wz* extravasculäre Wanderzelle; *u* Zwischenform zwischen *Hzy* und *Edph*. Flächenpräparat. ZF, EAz. Zeiß Ap. Hom. Imm. 2, Komp.-Ok. 8. (Nach MAXIMOW 1909.)

werden vornehmlich in der allgemeinen Zirkulation getroffen, während die jüngeren Zellen zuerst noch in den Gefäßen der Dottersackwand zurückgehalten werden.

In den späteren Schwangerschaftsstadien (*Kaninchen* 20—25 Tage, Mensch 70 mm) sterben die primitiven Hämoglobinzellen sehr allmählich aus. Sie werden sehr oft — schon von den frühesten Stadien an — von histiocytären Zellen in den verschiedenen Teilen des Embryokörpers, z. B. in der Leber, auch in den Dottersackgefäßen selbst (Abb. 88 *w*), gefressen.

Die zwischen den primitiven Erythroblasten in hämoglobinlosem Zustande verbleibenden primitiven Blutzellen (Abb. 87 *Hzy*) verändern ihr Aussehen verhältnismäßig wenig. Das Cytoplasma kann einen noch höheren Grad der Basophilie erlangen; durch ihre blaue Färbung fallen diese Zellen an Eosin-Azurpräparaten zwischen den roten primitiven Hämoglobinzellen schon bei schwacher Vergrößerung auf. Ihr Cytoplasma zeigt amöboide Bewegung und bildet deutliche zipfelförmige oder höckerförmige Pseudopodien. Es enthält, wie früher, eine dem

Kern anliegende Sphäre, ein GOLGI-Netz und Plastosomen; außerdem treten in
ihm sehr oft Vakuolen auf; KIYONO und NAKANOIN (1919) konnten auch vital
färbbare Granula und labile Oxydase feststellen. Infolge der fortdauernden mitotischen Vermehrung nimmt ihre Zahl, trotz der Verwandlung vieler von ihnen in
sekundäre Erythroblasten, in den folgenden Tagen zu (*Kaninchen* 13—14 Tage),
während ihre Größe in weiten Grenzen schwankt. Amitotische Zellvermehrung
kommt, trotz gegenteiliger Angaben (JORDAN 1916, 1919h), nicht vor.

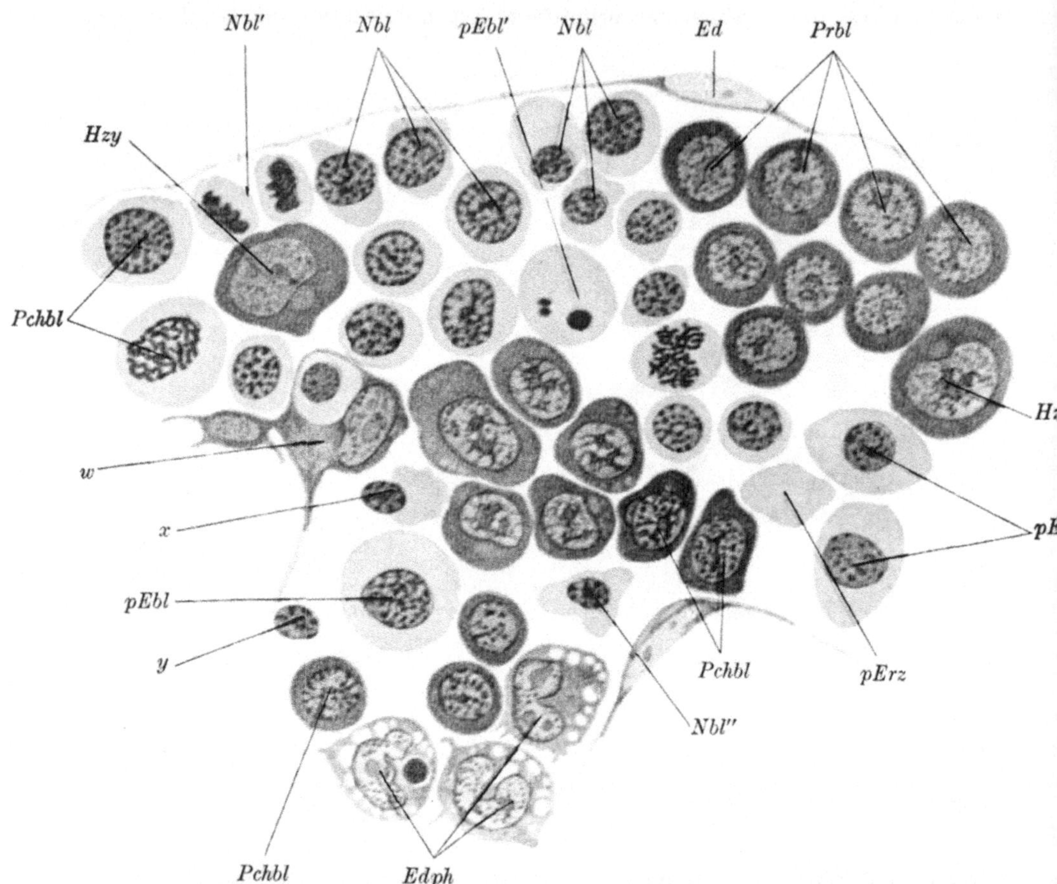

Abb. 88. Gefäß der Dottersackwand eines *Kaninchen*embryos von 13½ Tagen. Entstehung der sekundären (endgültigen) Erythroblasten aus den Hämocytoblasten (*Hzy*); *Prbl* Proerythroblasten; *Pchbl* polychromatophile Erythroblasten; *Nbl, Nbl'* Normoblasten; *Nbl''* Normoblasten mit pyknotischem Kern; *x* Kernausstoßung in Normoblasten; *y* ausgestoßener Normoblastenkern; *pEbl* primitive Erythroblasten; *pErz* primitive Erythrocyten; *pEbl'*
primitiver Erythroblast mit Kernresten; *Ed* Endothel; *Edph* Endothelphagocyten; *w* phagocytische, nicht abgelöste Endothelzelle. Flächenpräparat, ZF, EAz. Zeiß Ap. Hom. Imm. 2, Komp.-Ok. 8. (Nach MAXIMOW 1909.)

Das Wesen dieser farblosen, amöboiden basophilen Zellen wird von den Autoren
verschieden beurteilt. Da sie zusammen mit den ersten roten Blutkörperchen im
Lumen der Dottersackgefäße liegen und zusammen mit ihnen — wenn auch in
äußerst geringer Anzahl — in den allgemeinen Kreislauf gelangen, faßt sie MAXI-
MOW als die ersten weißen Blutkörperchen des Embryo auf. Wegen ihrer morphologischen Übereinstimmung mit den größeren Formen der Lymphocyten im lymphoiden Gewebe des erwachsenen Organismus (und auch mit den „Myeloblasten")
— eine von KIYONO und NAKANOIN ebenfalls hervorgehobene Tatsache — nannte

er sie (1909 m) „große Lymphocyten". Dieser Name hat bei vielen Nachuntersuchern Anstoß erregt und wurde scharf bekämpft.

Ihrer Natur nach sind diese Elemente jedenfalls freie, undifferenzierte, „lymphoide" Mesenchymzellen; ihre Verwandlungen in den späteren embryonalen Stadien beweisen, daß sie die gemeinsamen Stammzellen der verschiedenen Blutelemente sind. Es sind Hämocytoblasten, die hier in den Gefäßen der Area vasculosa zuerst auftreten.

JOLLY (1923) faßt die Hämozytoblasten in den Dottersackgefäßen einfach als zwischen den primitiven Erythroblasten unverändert gebliebene primitive Blutzellen auf. Die Ähnlichkeit im Bau der Zellen ist allerdings sehr groß. Es muß jedoch im Auge behalten werden, daß die primitiven Blutzellen während einer sehr kurzen Zeitperiode primitive Hämoglobinzellen erzeugen, die später nicht mehr neugebildet werden. Die Vorstellung von der Identität der Hämocytoblasten mit den primitiven Blutzellen würde demnach eine weitere Voraussetzung benötigen — daß sich die äußeren Existenzbedingungen für die Zellen sofort nach dem Erscheinen der primitiven Erythroblasten in irgendeiner Weise so ändern, daß die Differenzierung, bei ungeschmälerten Potenzen, in andere Bahnen gelenkt wird.

Ein abweichender Standpunkt bezüglich der Bedeutung der primitiven Blutzellen wird von FERRATA und seinen Schülern eingenommen (FERRATA 1918, 1920, DI GUGLIELMO 1922, FERRATA und MICHELS 1923, GANDOLFO 1924). Sie leugnen die Anwesenheit von Hämocytoblasten in den Dottersackgefäßen und erklären die primitiven Blutzellen für „Hämohistioblasten". Aus diesen letzteren sollen ausschließlich „Megaloblasten", d. h. primitive Erythroblasten, über ein Stadium von besonderen „Übergangshämocytoblasten" entstehen. Die Hämohistioblasten, deren funktionelle Modifikation die primitiven Blutzellen sind, stellen nach FERRATA und GANDOLFO, wie schon oben erörtert, einerseits Mesenchymzellen vor; andererseits sollen sie mit MAXIMOWs ruhenden Wanderzellen und mit KIYONOS Histiocyten, also mit speichernden und phagocytierenden Elementen, übereinstimmen. Daß die primitiven Blutzellen und die aus ihnen unmittelbar entstehenden Hämocytoblasten in der Tat abgerundete undifferenzierte Mesenchymzellen sind, ist von MAXIMOW bereits 1907 (k) gezeigt worden und wird von niemandem bezweifelt. Ihre Identität mit Histiocyten ist hingegen durch die zuerst von MAXIMOW (1907 k, 1909 m) und später von KIYONO und NAKANOIN (1919) und SABIN (1920) in den Gefäßen der Area vasculosa neben den Hämocytoblasten nachgewiesenen „endothelialen Phagocyten" widerlegt (Abb. 87 und 88 *Edph*). Diese letzteren, nicht die Hämocytoblasten, sind die ersten Histiocyten; ihre vitale Färbung (beim *Hühnchen*) gelang KIYONO und NAKANOIN (1919). Die angeführten Arbeiten der FERRATAschen Schule sind (außer der vorläufigen Mitteilung von GANDOLFO 1924) mit der Methode der trockenen Ausstriche gemacht worden; das Blut wurde jungen Embryonen mittels einer dünnen Glaspipette entnommen. Es ist klar, wie es auch von RINGOEN (1924) und BÉTANCÈS (1924 b) bemerkt wurde, daß dabei Zellen von ganz unbestimmbarer Herkunft ins Präparat gelangen können. Außerdem gehen die Hämocytoblasten, wie gesagt, nur in äußerst geringen Mengen in das zirkulierende Blut über, so daß das letztere für ihr Studium überhaupt unbrauchbar ist.

Nach SCHRIDDE (1907 e, 1908 h, i, k) sollen im Dottersack von menschlichen Embryonen von 1—4 mm Länge zuerst leere Gefäßanlagen erscheinen, von deren Wandzellen dann unmittelbar intravaskuläre primäre Erythroblasten gebildet werden. Keine anderen Blutzellen sollen im Dottersack vorkommen.

Die Anschauungen von FERRATA und SCHRIDDE, denen man noch ENGEL (1915) beifügen könnte, haben das Gemeinsame, daß beide, in Übereinstimmung mit der alten Vorstellung, alle primitiven Blutzellen im Lumen der Gefäße der Area vasculosa sich in EHRLICHsche Megaloblasten (primitive Erythroblasten) verwandeln lassen und sie folglich als einseitig differenzierte Elemente, als Erythroblasten, und nicht als eine für mehrere Blutzellenarten gemeinsame Stammzelle auffassen. Wie aus der weiteren Schilderung hervorgeht, entstehen aus den primitiven Blutzellen, außer den primitiven Erythroblasten, erstens einzelne „endotheliale Phagocyten" (Histiocyten) und zweitens Riesenzellen von Megakaryocytencharakter. Es erhellt daraus, daß Zellen, die Megakaryocyten erzeugen, unmöglich einseitig differenziert sein und auf die Bezeichnung Erythroblasten Anspruch erheben können. Selbst wenn die primitiven Blutzellen sich sämtlich in primitive (oder auch sekundäre) Erythroblasten und Erythrocyten verwandeln sollten, wie es beim Menschen vielleicht tatsächlich der Fall ist, brauchte dies doch noch nicht ihre ausschließliche Erythroblastennatur zu bedeuten, da ja die übrigen Entwicklungspotenzen unter dem Einfluß besonderer äußerer Einwirkungen unterdrückt werden könnten. Zur weiteren Beleuchtung dieser und anderer die embryonale Hämatopoese betreffender Fragen, möge auf die Diskussionen von Schridde (19091, m) und Maximow (1909o, p) verwiesen werden.

Die Beschreibung, die C. Minot (1912) von der Blutbildung im (menschlichen) Dottersacke gibt, läßt sich mit den Angaben der anderen Autoren nur schwer in Einklang bringen, besonders wegen der abweichenden Terminologie und weil Minot primitive und sekundäre Hämoglobinzellen voneinander nicht zu unterscheiden scheint. Die von ihm gebrauchten Ausdrücke „ichthyoide" und „sauroide" Blutzellen haben sich nicht eingebürgert und es ist nicht klar, welchen Arten von Erythroblasten sie entsprechen sollen. Die Hämocytoblasten werden von Minot als „mesamöboide Zellen" bezeichnet.

Der beschriebene Zustand in den blutbildenden Gefäßen der Dottersackwand, der sich durch die Anwesenheit zweier Zellarten, der primitiven Erythroblasten und der Hämocytoblasten auszeichnet — das sogenannte zweite Stadium der Hämatopoese von Kiyono und Nakanoin (1919) — dauert nur sehr kurze Zeit.

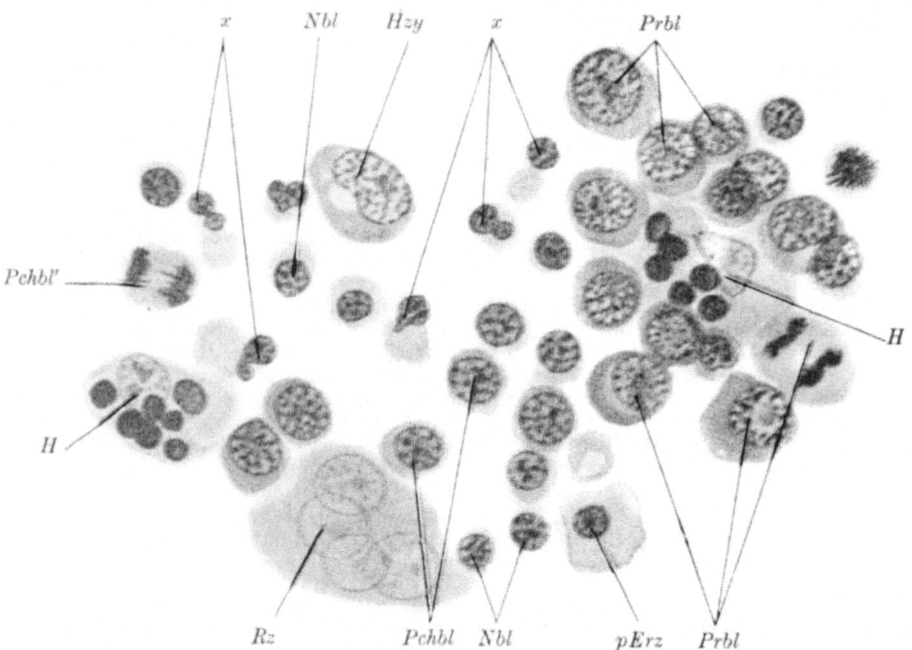

Abb. 89. Inhalt eines Gefäßes der Dottersackwand von einem *Katzen*embryo von 10 mm. *H* endotheliale Phagocyten (Histiocyten) mit gefressenen Erythroblasten und deren Kernen; *Rz* vielkernige Riesenzelle; die übrigen Bezeichnungen wie in Abb. 87 und 88. Flächenpräparat. ZF, Häm. EAz. Zeiß Ap. Hom. Imm. 2, Komp.-Ok. 8.

Schon nach 11¹/₂ Tagen (*Kaninchen*) wird ein neuer Vorgang angebahnt (das dritte Stadium von Kiyono und Nakanoin) — die Hämocytoblasten erzeugen durch differenzierende mitotische Teilung die sekundären oder definitiven Erythroblasten, die mit den oben für das Knochenmark des erwachsenen *Säugetieres* beschriebenen vollkommen übereinstimmen und dieselben aufeinanderfolgenden Generationen der Proerythroblasten, polychromatischen und orthochromatischen Erythroblasten unterscheiden lassen (Abb. 88 und 89 *Prbl, Pchbl, Nbl*). Durch die ergiebige Wucherung, die mit dem Auftreten dieser neuen Zellen zusammenhängt, wird der Zellreichtum der Dottersackgefäße (in der Zeitperiode vom 12. bis zum 16. Tage beim *Kaninchen*) außerordentlich erhöht. Die primitiven Erythroblasten machen noch immer die Mehrzahl der Zellen im zirkulierenden Blute aus; das mikroskopische Bild des Inhalts der Dottersackgefäße, besonders der engeren, wird aber jetzt von den dichten Mengen in Gruppen gelagerter sekundärer Erythroblasten und Hämocytoblasten beherrscht (Abb. 88). An den reifen Normoblasten treten im Dottersack (besonders bei der *Katze*) die Entkernungsbilder mit außerordentlicher Deutlichkeit hervor (Abb. 88 und 89 *x*).

Außer den primitiven Erythroblasten und Erythrocyten (Abb. 88 und 89 *pErbl* und *pErz*), den Hämocytoblasten (*Hzy*) und den verschiedenen Generationen der sekundären Erythroblasten (*Prbl, Pchbl, Nbl*) treten in den Gefäßen der Area vasculosa bei 11 tägigen *Kaninchen*embryonen zwei neue Zellarten auf, die in den folgenden Stadien (12—16 Tage) noch zahlreicher werden. Sie sind bei allen untersuchten *Säugetieren*, auch beim Menschen, in den entsprechenden Stadien — allerdings in wechselnder Anzahl — vorhanden. Es handelt sich erstens um die von MAXIMOW (1907k, 1909m) zuerst beschriebenen „endothelialen Phagocyten" oder Histiocyten (Abb. 87 und 88 *Edph*) (KIYONO und NAKANOIN 1919) und zweitens um Riesenzellen (Abb. 89 *Rz*) (SAXER 1896, MAXIMOW 1907k, 1909m).

Die endothelialen Phagocyten sind die ersten, noch undifferenzierten, freien Histiocyten des Embryonalkörpers. Die meisten von ihnen entstehen aus den Endothelzellen der Dottersackgefäße durch intravasculär gerichtete Abrundung und Isolierung. Sie haben ein blasses, vakuolisiertes, stark amöboides Cytoplasma und einen exzentrisch gelegenen, gefalteten, chromatinarmen, nucleolenhaltigen Kern. Sie fressen die zahlreichen im Lumen der Dottersackgefäße vorhandenen degenerierenden Blutzellen, zum Teil auch scheinbar unveränderte Erythroblasten. Bei *Katze* und *Meerschweinchen* werden sie stets von dichten Scharen sekundärer Erythroblasten umringt gefunden; die letzteren scheinen an ihrer Oberfläche zu agglutinieren (Abb. 89 *H*).

In den frühen Entwicklungsstadien sind die beschriebenen Histiocyten von den Hämocytoblasten nicht deutlich abzugrenzen und Übergangsformen sind vorhanden (Abb. 87 *u*). Wie MAXIMOW (1907k, 1909m) und später KIYONO und NAKANOIN (1919) gefunden haben, hängt dies davon ab, daß ein Teil der Histiocyten aus den Hämocytoblasten entsteht; andererseits können sich vielleicht die Histiocyten zum Teil in Hämocytoblasten verwandeln. Demnach ist anzunehmen, daß die Histiocyten zu dieser Zeit ihren undifferenzierten embryonalen Charakter noch unverändert bewahren und daß ihre Entwicklungspotenzen noch ungeschmälert sind.

Die Riesenzellen haben zum Teil das Aussehen von Megakaryocyten und entstehen auf die uns schon bekannte Weise durch Hypertrophie, Kernamitose und mehrpolige Mitose aus den basophilen Hämocytoblasten. Im Dottersack sind sie jedoch noch nicht vollkommen typisch entwickelt und bei ihrer Entstehung scheint die Amitose eine größere Rolle als die mehrpolige Mitose zu spielen. Außer diesen Riesenzellen vom Megakaryocytentypus werden (besonders bei der *Katze*) auch noch andere Riesenzellen angetroffen, die durch Hypertrophie und Kernamitose, vielleicht auch durch Verschmelzung aus den soeben beschriebenen freien Histiocyten oder unmittelbar aus den noch undifferenzierten Endothelien hervorgehen. Sie zeichnen sich durch das Vorhandensein von mehreren kugelförmigen Kernen und durch sehr blasses amöboides Protoplasma aus (Abb. 89 *Rz*) (MAXIMOW 1909m).

Wie im Eingangsabschnitt bereits erwähnt wurde, bleiben bei der Gefäßbildung in der Area vasculosa Mesenchymzellen außerhalb der Endothelwand liegen. Bei den meisten *Säugetieren*, besonders beim *Kaninchen*, sind sie äußerst spärlich und geben einzelnen extravasculären amöboiden Hämocytoblasten, sehr selten auch „histioiden Wanderzellen" (Histiocyten) Ursprung (Abb. 87 *Wz*). Bei der *Katze* sind sie zahlreicher und erzeugen kleine, zwischen Gefäßwand und Dotterentoderm zerstreute Herde sekundärer Erythroblasten. Dasselbe ist auch im menschlichen Dottersacke der Fall; das extra- oder perivasculäre Mesenchym („Adventitiazellen" von KIYONO und NAKANOIN 1919) ist hier besonders reichlich und aus den Wanderzellen können — in derselben Weise wie überall im Körpermesenchym und im besonderen bei der Bildung des Knochenmarkes (s. unten) — kleine, in Paaren angeordnete, amöboide, eosinophil gekörnte Zellen entstehen. Im allgemeinen kommt sonst bei den *Säugetieren*, im Gegensatz zu den *Vögeln* (s. unten), im Dottersack Granulopoese nicht vor.

Bei den verschiedenen *Säugetier*arten erreicht der Dottersack bekanntlich einen verschiedenen Entwicklungsgrad. Bei *Ratte* und *Maus*, wo seine Funktion bald aufhört, scheint es in den Dottersackgefäßen nach Maximow (1909m) überhaupt nicht zur Entwicklung von sekundären Erythroblasten zu kommen; die „zweite Auflage" der Hämoglobinzellen erscheint erst in der Leber; dasselbe ist vielleicht auch beim Menschen der Fall. Dies braucht jedoch keineswegs im Sinne von Schridde (1907e, 1908h, i, k, 1909l, m) als eine grundverschiedene neue „Etappe" in der Hämatopoese aufgefaßt zu werden.

Bei der Rückbildung des Dottersacks veröden die Gefäße allmählich, indem die ausreifenden Erythrocyten in die Zirkulation abgeführt werden, während die regenerative Vermehrung der Hämocytoblasten und Erythroblasten nachläßt.

b) Körpermesenchym in frühen Stadien, vor dem Anfang der Blutbildung in der Leber.

Die Größe und die Dichtigkeit der Anordnung der Mesenchymzellen zeigen Verschiedenheiten je nach der Körperstelle des Embryos. Während in der Umgebung des Gehirns, besonders an dessen ventrolateraler Seite, auch in der Umgebung der Chorda und der Aorta, die Zellen durch reichliche homogene Intercellularsubstanz weit auseinander geschoben und mit langen zarten Ausläufern versehen sind, nimmt das Mesenchym unter dem Hornblatt, an den Ursegmenten, im Stirnfortsatz, in den Kieferfortsätzen und Kiemenbögen usw. eine dichtere Beschaffenheit an, indem die Zellen nahe zusammentreten und an manchen Stellen sogar den Eindruck eines Syncytiums machen.

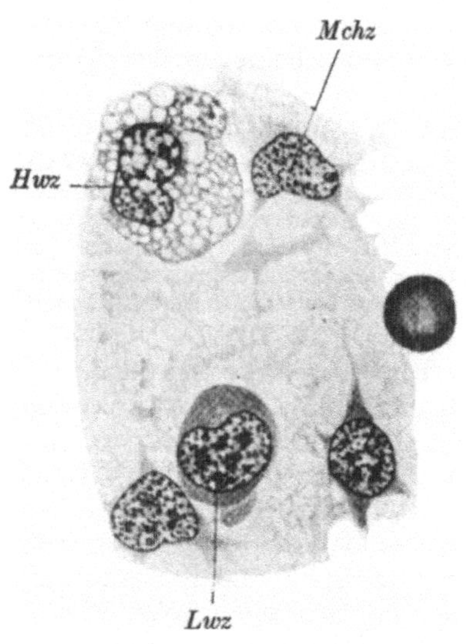

Abb. 90. Mesenchym aus der Umgebung der Vena jugularis eines menschlichen Embryos von 20 mm Länge. *Mchz* Mesenchymzellen; *Lwz* „lymphocytoide" Wanderzelle (Hämocytoblast); *Hwz* „histioide" Wanderzelle (Histiocyt). ZF, Häm. EAz. Zeiß Ap. Hom. Imm. 2, Komp.-Ok. 8.

An einigen ganz bestimmten Körperstellen enthalten die Mesenchymzellen eigentümliche schollige acidophile und basophile Einschlüsse — so an den Ganglien der Gehirnnerven, in den Kiemenbögen usw. (Maximow 1909 m).

Daß im Körpermesenchym (*Kaninchen* $9^1/_2$ Tage) gelegentlich kleine abortive Blutinseln vorkommen, deren Elemente sich zum Teil in Endothel, zum Teil in intravasculäre primitive Blutzellen und weiter in Hämocytoblasten und primitive Erythroblasten verwandeln (Maximow 1909 m), ist im Eingangsabschnitt bereits erwähnt worden. Gerade an solchen Stellen enthalten die Mesenchymzellen besonders zahlreiche Einschlüsse, die bei der Ausbildung des Gefäßlumens in dasselbe ausgeschieden werden.

Die ersten im Körper, besonders im Kopfmesenchym, erscheinenden Wanderzellen haben, wie im Eingangsabschnitt erörtert wurde, zum größten Teil den Charakter von basophilen „lymphocytoiden" Hämocytoblasten, wie sie in den Dottersackgefäßen vorhanden sind (Abb. 5). Es kommen unter ihnen von Anfang an sowohl große (Abb. 90 *Lwz*), als auch kleine, kleinen Lymphocyten (Abb. 91 und 93 *Lwz*) mehr oder minder ähnliche Zellen, oft mit stark zerschnürten und gelappten Kernen (Abb. 93 *u*) vor. Sie entstehen durch Abrundung und Isolierung der indifferenten fixen Mesenchymzellen, zum Teil aber auch der Gefäßendothelien, die während dieser frühen Stadien ihre embryonalen Potenzen noch bewahren (Schema 8, *12*). Bei fortgesetzter Neubildung von Wanderzellen im Mesenchym verändert sich jedoch sehr bald ihr Aussehen — sie erhalten ein reichlicheres, blasses, vakuolisiertes, sehr bewegliches und lebhaft phagocytierendes Protoplasma mit zahlreichen Pseudopodien. Der Kern ist klein, chromatinarm, unregelmäßig gefaltet mit exzentrischer Lage im Zellkörper. Es sind die ersten Histiocyten des Körperbindegewebes. MAXIMOW (1907 k, 1909 m) hat sie seinerzeit unter dem Namen „histiogene" oder „histioide" Wanderzellen zuerst beschrieben (Abb. 90 und 91 *Hwz*) (Schema 8, *13*).

Im Verlaufe der weiteren Entwicklung werden lymphocytoide, basophile Wanderzellen vom Typus der Hämocytoblasten hauptsächlich nur an besonderen,

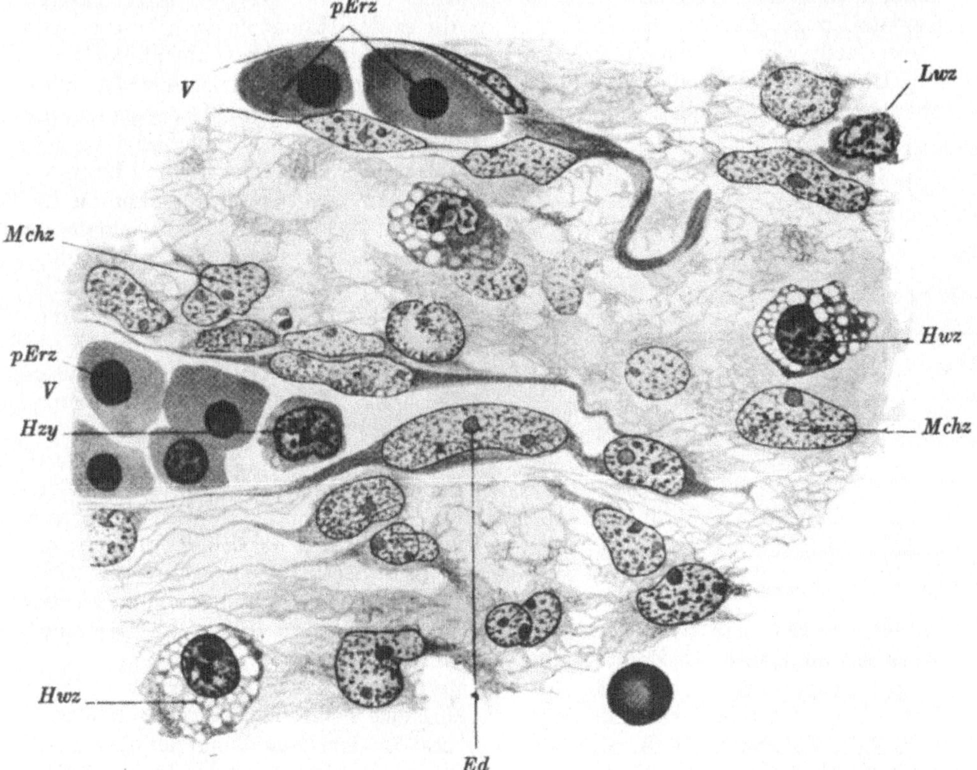

Abb. 91. Mesenchym aus dem Kopf eines menschlichen Embryos von 20 mm Länge. *V* Gefäße; *Ed* Endothel; *pErz* primitive Erythrocyten; *Hzy* im Blute kreisender Hämocytoblast; die übrigen Bezeichnungen, Bearbeitung und Vergrößerung wie in Abb. 90.

für die Blutbildung bestimmten Stellen im Mesenchym gebildet — in der Leber, dem Knochenmark, der· Milz, den Lymphknotenanlagen, der Thymus usw.

In Gewebskulturen entstehen aus dem Mesenchym junger *Säugetier*embryonen in kürzester Zeit sehr zahlreiche, stark amöboide, phagozytierende und wuchernde Wanderzellen von „histioidem" Typus, die durchaus den Charakter von entzündlichen mobilisierten Histiocyten oder Polyblasten haben und ebenso wie diese Vitalfarben, z. B. Lithiumcarmin, speichern (MAXIMOW 1925 gg). Unter dem Einfluß der ungewöhnlichen äußeren Bedingungen offenbart sich folglich die Fähigkeit des Mesenchyms zur Wanderzellenbildung in erhöhtem Grade.

In den frühen Entwicklungsstadien, in der ersten Zeit nach ihrem Auftreten, sind die histioiden Wanderzellen mit den basophilen „lymphocytoiden" Wanderzellen durch fließende Übergangsformen verbunden; beide Zellarten sind mit denselben (insbesondere hämatopoetischen) Entwicklungspotenzen ausgestattet und können wahrscheinlich unmittelbar ineinander übergehen (Schema 8, *14*). Diese Verhältnisse entsprechen demnach denen in den Dottersackgefäßen. Wie lange dieser undifferenzierte Zustand dauert ist schwer zu bestimmen und wird vermutlich nach Körperstelle und *Tierart* wechseln. Im erwachsenen Organismus sind die Histiocyten (s. S. 548) als mehr oder minder einseitig differenzierte Elemente anzusehen.

Die ersten „lymphoiden" Wanderzellen im Körper des *Säugetier*embryos haben folglich ein verschiedenes Aussehen — sie sind „polymorph"; trotzdem sind sie alle gleichwertige, d. h. mit gleichen Entwicklungspotenzen ausgestattete, bewegliche, freie Mesenchymzellen; dies tritt deutlich bei der Verfolgung ihrer späteren Verwandlungen hervor. Es geht nicht an, die in der Hämatologie auf Grund von am erwachsenen Organismus erhobenen Befunden geschaffenen morphologischen Begriffe der verschiedenen „lymphoiden" Zellen, wie Myeloblast, kleiner Lymphocyt usw., auf diese Zellen im Embryonalkörper zu übertragen. Der Versuch, die Zeit und den Ort der Entstehung von Myeloblasten, großen oder kleinen Lymphocyten usw. im Embryo genau zu bestimmen, ist demnach als aussichtslos zu bezeichnen. Die Frage der zweckmäßigsten Benennung der beschriebenen Elemente ist schwierig. Der Name Hämocytoblast wäre an und für sich richtig, da die Entwicklungspotenzen der Wanderzellen in der Tat dieselben sind, wie diejenigen der Hämocytoblasten im erwachsenen Organismus. Im letzteren tritt jedoch der Hämocytoblast als Regel in einer ziemlich einheitlichen Form auf. Vielleicht würde es sich empfehlen, die von Saxer (1896) eingeführte Bezeichnung „primäre Wanderzellen" zu be-

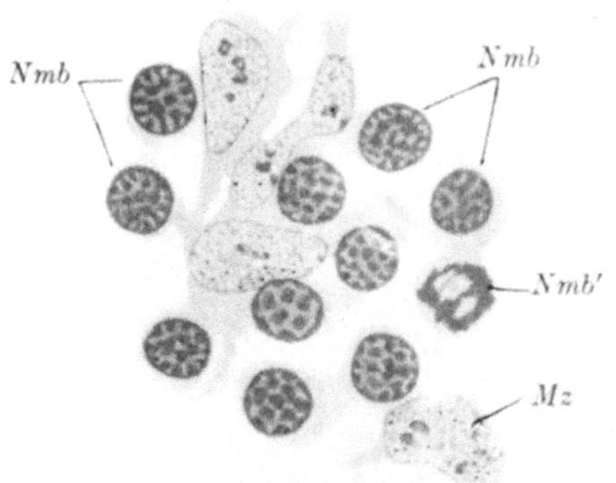

Abb. 92. Normoblastenherd im Kopfmesenchym. *Kaninchen*embryo von 13½ Tagen. *Nmb, Nmb'* wuchernde Normoblasten; *Mz* Mesenchymzellen. ZF, EAz. Zeiß Ap. Hom. Imm. 2, Komp.-Ok. 8. (Nach Maximow 1909.)

halten. Saxer hat diese Zellen jedoch in viel späteren Entwicklungsstadien gesehen und ihre erste Entstehung nicht verfolgt.

Die Abspaltung der Wanderzellen vom Mesenchym dauert auch in den weiteren Entwicklungsstadien fort; außerdem vermehren sie sich selbständig durch Mitose. Ihre Zahl ist immer im Kopfmesenchym und in der Umgebung der Aorta am größten, um caudalwärts abzunehmen. Einzelne von ihnen können in die Gefäße einwandern und im Blute zirkulieren (Abb. 91 *Hzy*).

Das Auftreten der Wanderzellen im Mesenchym ist von besonderer Wichtigkeit, weil sie als Ausgangspunkte der Blutbildungsprozesse im Körper des Embryos betrachtet werden müssen. Aus ihnen entstehen kleine, im diffusen Mesenchym unregelmäßig zerstreute hämatopoetische Herde. An denselben Vorgang ist die Entstehung der Blutelemente auch in allen blutbildenden Organen des Embryos gebunden. Das verschiedene Entwicklungsresultat der Wanderzellen an den verschiedenen Körperstellen hängt nur von der Verschiedenheit der lokalen Existenzbedingungen ab.

Zugleich oder noch vor dem Beginn der Blutbildung in der Leber, erscheinen in den lockereren Mesenchymgebieten, besonders im Kopf, kleine Erythroblastenherde (Abb. 92) (Maximow 1907 k, 1909 m). Sie werden vornehmlich an der Augenblase, in der Umgebung der Gehirnganglien und an der ventralen Seite des Mesencephalons und Diencephalons gefunden. Ihre Entstehung läßt sich auf Wanderzellen vom umfangreicheren, lymphocytoiden oder Hämocytoblastentypus zurückführen. Durch differenzierende mitotische Teilung einer Wanderzelle dieser Art entstehen zuerst basophile Proerythroblasten, weiter polychromatische Erythroblasten und endlich Normoblasten. Die Erythroblasten eines Herdes befinden sich stets in demselben Entwicklungszustande und sind in geraden Zahlen vorhanden.

Außer Erythroblasten tauchen in den lockeren Mesenchymbezirken — hauptsächlich wieder im Kopf und im axialen Mesenchym — die ersten Granulocyten auf (MAXIMOW 1907k, 1909m). Sie werden stets paarweise gelagert angetroffen und entstehen durch mitotische Teilung von Wanderzellen, die meistens

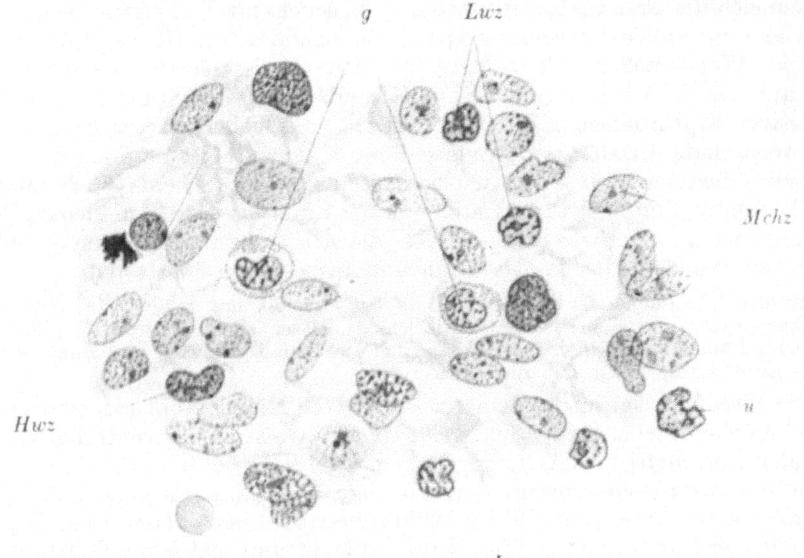

Abb. 93. Entstehung von (eosinophilen) Granulocyten im Mesenchym in der Umgebung der Vena jugularis eines Menschenembryos von 20 mm. *g* aus der Mitose einer Wanderzelle entstandenes Granulocytenpaar; *u* lymphocytoide Wanderzelle mit zerschnürtem Kern; die übrigen Bezeichnungen wie in Abb. 90 und 91. ZF, Häm. EAz. Zeiß Ap. Hom. Imm. 2, Komp.-Ok. 6.

der histioiden, kleinkernigen Abart mit dem blassen Cytoplasma angehören (Abb. 93 *g*). Doch können daran gleicherweise auch alle anderen Wanderzellarten teilnehmen.

Die ersten gekörnten Zellen gehören zum Teil dem Typus der Spezialzellen an und zeichnen sich dann (bei Mensch, *Katze*, *Ratte*) durch eine diffuse Acidophilie des Cytoplasmas ohne (an Schnitten) deutlich wahrnehmbare Körnchen aus. Beim *Kaninchen* und *Meerschweinchen* enthalten sie feine acidophile Körnchen. Zugleich tauchen auch eosinophile Zellen auf — bei Mensch, *Katze* und *Ratte* weisen sie eine mehr oder minder grobe, acidophile Körnung auf (Abb. 93 *g*).

Die ersten Granulocyten sind als atypische Zellen anzusehen und können nicht einfach mit bestimmten Granulocytenarten des erwachsenen Organismus verglichen werden. Es fehlt ein eigentliches Myelocytenstadium und die beiden aus der Mitose einer indifferenten Zelle hervorgehenden gekörnten Tochterzellen weisen sofort einen meistens chromatinarmen, unregelmäßig gefalteten oder zerschnürten Kern auf. Außerdem unterscheidet sich auch die Körnung von der für den erwachsenen Zustand bekannten. Beim Menschen sind die eosinophilen Körnchen viel feiner (Abb. 93 *g*); beim *Kaninchen* und *Meerschweinchen* ist es oft unmöglich zu entscheiden, ob es sich in der gegebenen Zelle um die pseudoeosinophile Spezialkörnung oder um die echte eosinophile Körnung handelt.

In seltenen Fällen erzeugen die Wanderzellen im Mesenchym atypische Megakaryocyten.

c) Embryonales Gefäßendothel.

In den frühesten Entwicklungsstadien sind die Endothelzellen der Blutgefäße ihrem Wesen nach überall mit den gewöhnlichen undifferenzierten Mesenchymzellen identisch. Dementsprechend können vielleicht während einer sehr kurzen Periode und an gewissen, beschränkten Stellen neue Gefäße aus dem Mesenchym entstehen und sich an die präexistierenden angliedern (Schema 8, *5*). Andererseits können sich die Endothelzellen sowohl in Mesenchymzellen verwandeln, als auch vor allem mit vollen Entwicklungspotenzen ausgestattete Hämocytoblasten bzw. histioide Wanderzellen (Histiocyten) erzeugen. In den Gefäßen des Dottersackes wird auf diese Weise, in den frühesten Stadien, gleichzeitig mit dem Auftreten der primitiven Erythroblasten, durch Abrundung und Isolierung von Endothelzellen, eine wechselnde Anzahl von intravasculären Hämocytoblasten (Schema 8, *7*) und besonders histiocytären Endothelphagocyten erzeugt (Schema 8, *8*) (Maximow 1907k, 1909m, Jordan 1917). Im Körper des Embryos werden in kleinen Gefäßen hin und wieder Endothelzellen gefunden, die sich zu basophilen hämocytoblastenähnlichen Wanderzellen kontrahieren und ins Gewebe übertreten.

An der Oberfläche der Gehirnblasen finden sich oft mit großen Hämocytoblasten, Megakaryocyten und mehrkernigen histiocytären Riesenzellen verstopfte Capillaren. Die Zellen im Lumen stammen hier wohl sämtlich aus dem Dottersack und Beweise für ihre lokale Entstehung lassen sich nicht erbringen.

Die Bildung freier intravasculärer Zellen vom Hämocytoblastentypus aus wuchernden Endothelien tritt in unzweideutigster Weise an der ventralen Wand des caudalen Aortenabschnittes hervor (Schema 8, *10*), ferner in der Arteria omphalomesenterica und — spurenweise — im Herzen. Dieser, nur sehr kurze Zeit dauernde Vorgang ist von Maximow (1907k, 1909m) beim *Kaninchen* (10—10¹/₂ Tage), der *Katze* (0,7 cm) und anderen *Säugetieren* entdeckt und später von C. Minot (1911) für den Menschen (Embryo von 9,4 mm), von Jordan (1915/16, 1917) und Emmel (1916b) für das *Schwein* bestätigt worden. An der ventralen Aortenwand bildet das Endothel große, ins Lumen vorspringende Haufen abgerundeter, basophiler, lose zusammenhängender Zellen mit nierenförmigen, oft gefalteten Kernen und zahlreichen Mitosen. Diese Zellgebilde gleichen vollkommen den Hämocytoblasten und werden vom Blute weggespült; im letzteren entwickeln sie sich weiter und erzeugen wahrscheinlich Erythroblasten. Diese Vermutung wird durch Beobachtungen an Gewebskulturen von jungen *Kaninchen*embryonen bestätigt (Maximow 1925gg); da es hier keine Zirkulation gibt, bleiben die wuchernden Endothelzellen der explantierten Aortaabschnitte an Ort und Stelle liegen und geben Haufen von Erythroblasten Ursprung.

Der vollkommen undifferenzierte embryonale Zustand des Gefäßendothels tritt weiterhin sehr deutlich in den Anlagen von Leber und Knochenmark und auch an einigen anderen Stellen (Omentum) hervor. In den sonstigen Körpergebieten bildet sich das embryonale Gefäßendothel allmählich zum spezifisch differenzierten Endothel der gewöhnlichen Gefäße aus und verliert für immer die Fähigkeit zur Hämatopoese (Schema 8, *2*). In den blutbildenden Organen, ferner in Leber, Nebenniere, Hypophyse usw. entstehen aus dem embryonalen Endothel die platten, die Bluträume umsäumenden Histiocyten, die „Uferzellen" des histiocytären Reticulums (Schema 8, *11*). Das abweichende Entwicklungsergebnis an solchen Stellen soll nach Kiyono und Nakanoin (1919) mit dem in den betreffenden Gefäßabschnitten herrschenden niedrigen Blutdrucke zusammenhängen. Die

Entwicklungspotenzen der histiocytären Uferzellen erscheinen im Vergleich mit
denen des frühembryonalen Endothels eingeschränkt, besonders was die Hämatopoese anbelangt; im Vergleich mit den Potenzen des gewöhnlichen Gefäßendothels
im erwachsenen Körper sind sie jedoch noch relativ reichhaltig (s. S. 539). Es ist
außerdem möglich, daß zwischen den histiocytären Uferzellen einzelne Elemente
auch in vollkommen undifferenziertem, frühembryonalem Zustande für das ganze
Leben verbleiben.

d) Leber.

Das zweite Blutbildungsorgan des *Säugetier*embryos ist die Leber.

Die die Histogenese der embryonalen Blutbildung in der *Säugetier*leber betreffenden Untersuchungen von SAXER (1896), MAXIMOW (1907 k, 1909 m), MOLLIER

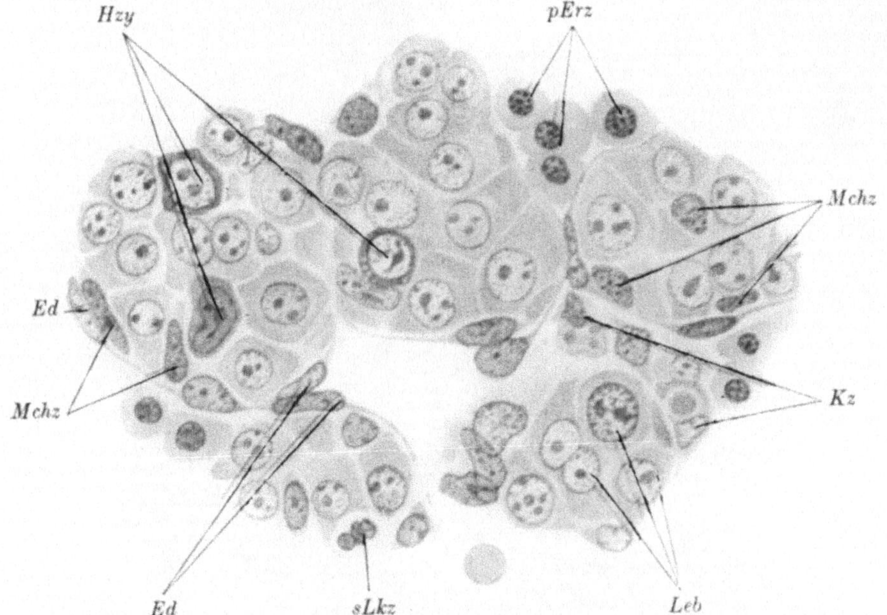

Abb. 94. Leber eines menschlichen Embryos von 15 mm; *Leb* Leberzellen; *Mchz* Mesenchymzellen zwischen
den Leberzellen (*Leb*) und dem Endothel (*Ed*); *Kz* phagocytierende, pigmenthaltige Endothelzellen (künftige
KUPFFERsche Zellen); *sLkz* atypischer Spezialleukocyt; *pErz* primitive Erythrocyten. ZF, Häm. EAz. Zeiß Ap.
Hom. Imm. 2, Komp.-Ok. 6.

(1909), NEUMANN (1914) und KIYONO und NAKANOIN (1919) haben, abgesehen von
der Terminologie, im allgemeinen zu übereinstimmenden Ergebnissen geführt.

Die verzweigten und netzartig verbundenen soliden entodermalen Zellen-
stränge der Leberanlage wachsen in das lockere Mesenchym des Septum transversum ein (*Kaninchen*embryo von 9½—10 Tagen). Sie werden dabei von Blutcapillaren begleitet, deren Endothelzellen sich noch in undifferenziertem Zustande
befinden und mit den umgebenden Mesenchymzellen überall zusammenhängen.
Im Mesenchym des Septum transversum befinden sich schon zu dieser Zeit spärliche kleine Wanderzellen von lymphocytoidem oder histioidem Charakter.

Infolge des gegenseitigen Durchwachsens der epithelialen Zellstränge, der Gefäße und des Mesenchyms, enthält die Leberanlage unmittelbar vor Beginn der
Hämatopoese (*Kaninchen* 12½—13 Tage) zwischen den netzförmig angeordneten
Leberzellenbalken und der Endothelwand der in den Maschen dieses Netzes verlaufenden weiten Gefäße eine dünne Schicht von Mesenchym (Schema 8, *15*);
letzteres besteht zumeist nur aus kleinen, in dem schmalen Raum zwischen Endo-

thel und Leberzellen einzeln zerstreuten oder in kleinen Gruppen angesammelten, blaßkernigen Mesenchymzellen (Abb. 94 und 95 *Mchz*). Diese letzteren sind zu dieser Zeit, wie gesagt, mit dem Endothel noch als wesensgleich zu betrachten und eine scharfe Grenze zwischen ihnen und dem letzteren existiert nicht. Die Mesenchymzellen sind in der Leberanlage sehr ungleichmäßig verteilt. Nach MOLLIER (1909) sollen Endothel sowie die dünne periendotheliale Mesenchymschicht einen retikulären Bau besitzen und die Gefäßwandungen dementsprechend mit Öffnungen versehen sein. Eine ähnliche Anschauung wird auch von NATHAN (1908) vertreten.

Das erste Zeichen der beginnenden Blutbildung sind an vielen Stellen der Leberanlage einzeln oder in losen Gruppen auftauchende kleine Wanderzellen

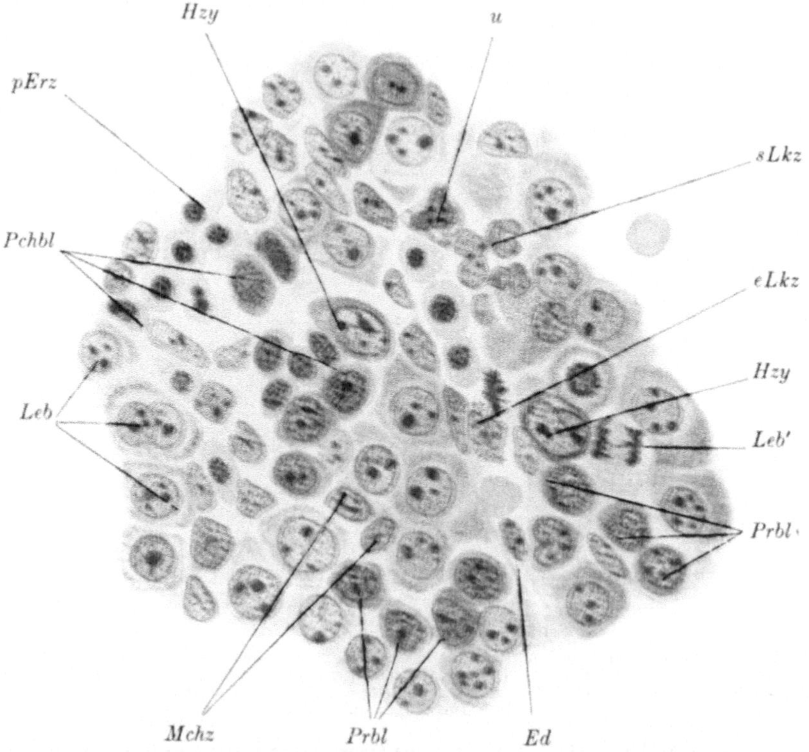

Abb. 95. Eine andere Stelle derselben Leber, wie in Abb. 94. Weiter vorgeschrittene Hämatopoese. *Prbl* und *Pchbl* Proerythroblasten und polychromatische Erythroblasten; *Leb'* Mitose einer Leberzelle; *eLkz* eosinophiler Leukocyt; *u* Übergangsformen von Mesenchymzelle (*Mchz*) zu Hämocytoblast (*Hzy*); die übrigen Bezeichnungen und Vergrößerung wie in Abb. 94.

(Abb. 95 *u*) (*Kaninchen* 13¹/₂ Tage). Sie haben am Anfang einen noch unbestimmten, zum Teil mehr histioiden, zum Teil mehr lymphocytoiden (basophilen) Charakter. Sie verwandeln sich jedoch sehr rasch in typische, große Hämocytoblasten (Hämogonien von MOLLIER), die ihrem Aussehen und ihren Entwicklungspotenzen nach den Hämocytoblasten im diffusen Körpermesenchym in den früheren Entwicklungsstadien und auch den Hämocytoblasten in den Dottersackgefäßen entsprechen und zum Ausgangspunkt der Blutbildung werden (Abb. 94 und 95 *Hzy*, Schema 8, *16*).

Nach den übereinstimmenden Angaben der angeführten Forscher entstehen demnach die ersten Hämocytoblasten aus den zwischen Endothel und Leberzellen gelegenen Mesenchymzellen und ihre Lage ist von Anfang an extravasculär.

Da die Mesenchymzellen und die noch undifferenzierten Endothelzellen dieselben Potenzen besitzen, ist es ganz natürlich, daß gelegentlich Hämocytoblasten auch vom Endothel an dessen äußeren Oberfläche oder vielleicht auch intravasculär abgespalten werden können. Die Annahme einer ausschließlich endotheliogenen Abstammung der Blutzellen und zwar gleich in spezifisch ausgebildeten Abarten, als Erythroblasten, Myeloblasten und Megakaryocyten, wie es SCHRIDDE (1907e, 1908h, i, k) und LOBENHOFFER (1908) behaupteten, entbehrt jeder Begründung.

Wie in vielen anderen Körpergebieten, so stauen sich die zirkulierenden Blutzellen auch im verlangsamten Blutstrom der sinusoiden Capillaren in der Leberanlage. Dadurch können kleine intravasculäre Anhäufungen von mit dem Blute eingeschwemmten Hämocytoblasten entstehen; die letzteren können durch die Gefäßwand leicht ins Gewebe, zwischen Endothel und Leberzellen eindringen, sich hier einnisten und zusammen mit den autochtonen weiter entwickeln. Es liegt jedoch kein Grund vor, um mit VAN DER STRICHT (1891, 1892) und JOLLY und SARAGEA (1922) anzunehmen, daß dies die hauptsächliche Entstehungsweise der Blutzellen in der Leberanlage sei.

Nach KIYONO und NAKANOIN (1919) sollen im Mesenchym der Leberanlage auch Blutinseln mit nachfolgender Bildung einer Endothelwand und intravasculärer Blutzellen entstehen. Sie sollen sich später mit den anderen Gefäßen vereinigen und ihren zelligen Inhalt in den allgemeinen Kreislauf entleeren. Auch LENAZ (1923) beschreibt in der embryonalen Leber beim Menschen Blutinseln. Es ist wahrscheinlich, daß es sich bei diesen „Blutinseln" um in den Capillaren stauende und wuchernde Hämocytoblasten und Erythroblasten handelte.

Die Epithelzellen der frühen Leberanlage können an den Stellen, wo sie in das Mesenchym einwachsen, basophilen Hämocytoblasten oft (besonders bei der *Ratte*) sehr ähnlich aussehen. Dadurch erklärt sich die von JANOŠIK (1902) und erst vor kurzem wieder von ARON (1921, 1923) und HAVET (1926) geäußerte Meinung von der Abstammung der Blutzellen von den Leberzellen. Die eigentlich selbstverständliche Unhaltbarkeit dieser Vorstellung ist von JOLLY und SARAGEA (1922), PARAT (1923) und LAMBIN (1923b, c) noch besonders betont worden.

Das beschriebene Stadium, welches sich durch das Vorhandensein von Hämocytoblasten allein in der Leber auszeichnet, ist von äußerst kurzer Dauer — sofort nach ihrer Entstehung treten nämlich die Hämocytoblasten die mit Karyokinese verbundene, in verschiedenen Richtungen verlaufende, differenzierende Entwicklung an. Es entstehen aus ihnen dabei — in derselben Weise wie in den Dottersackgefäßen, aber vornehmlich extravasculär — sekundäre Erythroblasten und Megakaryocyten. Außerdem verwandelt sich hier ein Teil ihrer Nachkommen in Granulocyten.

Eine genauere Beschreibung der aus den Hämocytoblasten entstehenden Proerythroblasten (Abb. 95 *Prbl*), und weiter der polychromatischen Erythroblasten (*Pchbl*) und Normoblasten erübrigt sich, weil es eine Wiederholung der im vorhergehenden für das erwachsene myeloide Gewebe und für die Dottersackgefäße gegebenen Beschreibung wäre. Die Erythroblasten erscheinen in der Leber sehr deutlich in „isogenen" Gruppen von synchron sich teilenden und in gleichem Reifungszustande befindlichen Zellen angeordnet. Zuerst sind diese Gruppen noch sehr klein und weit verstreut. Die intensive Wucherung der Hämocytoblasten und Erythroblasten bewirkt jedoch sehr rasch eine diffuse, dichte Infiltration des Gewebes mit Blutzellen und eine damit verbundene vollkommene Veränderung des Aussehens des Gewebes. Zugleich erfährt der Umfang der Leber eine starke Vergrößerung und die Farbe des Organs wird ausgesprochen rot.

Bei dem fortwährenden Auftreten neuer Herde und ihrer raschen Vermehrung, dehnen die Erythroblasten die Räume zwischen Endothel und Leberzellen stark aus; sie drücken die Leberzellen zusammen und können sie stellenweise verdecken. Nicht selten liegen die Erythroblasten in tiefen Nischen an der Oberfläche derselben und bei geeigneter Schnittrichtung scheinen sie öfters sogar in ihrem Cytoplasma zu liegen.

Die Lage der Erythroblasten ist hauptsächlich extravasculär, obwohl gelegentlich, wie gesagt, auch in den Capillaren aus eingeschwemmten Hämocytoblasten Erythroblastengruppen mit zahlreichen Mitosen entstehen können. Die reiferen Formen der Erythroblasten gehen durch die retikuläre Endothelwand ins Gefäßlumen über, um hier ihre weitere Entwicklung zu kernlosen Erythrocyten durchzumachen oder die Entkernung tritt noch außerhalb der Gefäße ein. Um diesen Übertritt ins Lumen zu verstehen, braucht man die Gefäßwand nicht als retikulär, mit vorgebildeten Öffnungen versehen, anzusehen. Wie in der vorhergehenden Schilderung bereits mehrfach hervorgehoben wurde, können durch embryonales (oder histiocytäres) Endothel auch unbewegliche Blutzellen jederzeit in beliebiger Richtung hindurchtreten, wobei die cytoplasmatische Membran fortwährend ihre Kontinuität bewahrt.

An fixierten Präparaten haben die Erythroblasten in der embryonalen Leber meistens ein etwas anderes Aussehen, als dieselben Zellen in den anderen Blutbildungsorganen; ihr Cytoplasma erscheint heller als sonst und die Zelleiber scharf umschrieben und blasig aufgetrieben; dieser Umstand ist von MOLLIER für seine „Hämoblasten" — die wohl jungen Erythroblastenformen entsprechen dürften — bereits notiert und als Folge einer verlangsamten Hämoglobinbildung in der embryonalen Menschenleber aufgefaßt worden. Es ist wahrscheinlich, daß diese Erscheinung, die übrigens auch bei Embryonen von *Tieren* beobachtet wird, die Folge des langsamen Eindringens der Fixierungsflüssigkeit durch das Leberparenchym ist. Die embryonalen, hauptsächlich aus der Leber stammenden (sekundären) Erythroblasten und Erythrocyten der *Säugetiere* zeigen nach NÄGELI (1908) sehr oft basophile Punktierung.

Zugleich mit der Entwicklung der Erythroblastenherde erscheinen in der Leber die ersten Granulocyten. Ihr Aussehen und Entstehung entsprechen vollkommen den geschilderten Verhältnissen im diffusen Körpermesenchym; in der Leber ist ihre Anzahl nur gering. Sie finden sich weit verstreut einzeln oder in Paaren zusammen mit den Erythroblasten zwischen Endothel und Leberzellen, also extravasculär gelagert. Sie entstehen als Regel aus den kleineren, blassen Wanderzellenformen ohne typisches Hämocytoblasten- und Myelocytenstadium und es können unter ihnen auch in der Leber Spezialzellen (Abb. 94 und 95 *sLkz*) und eosinophile (Abb. 95 *eLkz*) Zellen unterschieden werden.

Die Megakaryocyten sind in der Leber von VAN DER STRICHT (1891, 1892), v. KOSTANECKI (1892a, b), SAXER (1896), MAXIMOW (1907k, 1909m) u. a. untersucht worden. Ihr Ursprung läßt sich, ebenso wie in den Dottersackgefäßen, auf die Hämocytoblasten zurückführen. Sie entwickeln sich durch Hypertrophie, Amitose und mehrpolige Mitose und nehmen besonders in den späteren Entwicklungsstadien der Leber an Zahl zu.

Zwischen dem beschriebenen ersten Auftreten der Jugendformen der Blutzellen in der embryonalen Leber und dem Zeitpunkt, wo das blutbildende Gewebe der letzteren an der Lieferung von Zellen in das zirkulierende Blut wirklich teilzunehmen beginnt, vergeht ein bestimmter Zeitraum. Bei Säugetieren mit langer Schwangerschaftsdauer hat diese Zeitperiode eine beträchtliche Länge, so daß z. B. beim Menschen bei Embryonen von 20—25 mm das zirkulierende Blut, neben den primitiven Erythroblasten und Erythrocyten, nur einzelne sekundäre Erythroblasten enthält. Bei einem Embryo von 70 mm Länge sind im Blute, unter den nunmehr das Bild beherrschenden, hauptsächlich aus der Leber stammenden sekundären Erythroblasten und kernlosen Erythrocyten, immer noch einzelne primitive Erythroblasten bzw. Erythrocyten zu finden. Bei *Säugetieren* mit kurzer Schwangerschaftsdauer — wie *Kaninchen* und besonders *Ratte* und *Maus* — erreicht die Erythropoese nach ihrem Auftreten in der Leber sehr rasch ihren Höhepunkt. Während der mittleren Schwangerschaftsperiode macht das blutbildende Gewebe in der *Säugetier*leber den größten Teil der Masse des Organs aus und die zwischen den Hämocytoblasten, Erythroblasten und Megakaryocyten zusammengedrückten Leberzellen können an vielen Stellen nur an ihren hellen kugelrunden Kernen erkannt werden.

Die Rückbildung der Hämatopoese in der Leber geht in den späteren Schwangerschaftsstadien allmählich vonstatten. Die reifen Erythrocyten werden abgeführt, während ihre homo- und heteroplastische Neubildung nachläßt. Unmittelbar vor der Geburt wird ein besonders starker Rückgang der Erythropoese beobachtet (beim *Kaninchen*, LACASSAGNE 1923). Beim Neugeborenen finden sich in der Regel nur spärliche zwischen den Leberzellen zerstreute Überreste von Blutbildungsherden, die bald vollständig verschwinden.

Die zwischen dem undifferenzierten Endothel der Sinusoide und den Leberzellen in den frühen Stadien befindlichen Mesenchymzellen werden bei der Bildung der Wanderzellen und Hämocytoblasten aufgebraucht. Die größeren Äste der Pfortader bleiben hingegen von breiten Mesenchymstreifen begrenzt; bei Menschenembryonen von 4 und mehr Zentimeter Länge ist dies Mesenchym — im Gegensatz zum eigentlichen Lebergewebe — die Stätte einer regen Granulopoese. In den späteren Stadien verwandelt es sich in die interlobulären Bindegewebssepten; in diesen letzteren bleiben vermutlich für das ganze Leben undifferenzierte Mesenchymzellen (Schema 8, *17*); sie können im erwachsenen Organismus unter passenden Bedingungen zum Ausgang der Hämatopoese werden.

Schon in relativ frühen Stadien (*Kaninchen* 13—14 Tage, Mensch 15—30 mm) entfaltet das noch undifferenzierte Endothel der Lebersinusoide (wie im Dottersack) eine rege phagocytische Tätigkeit. In den späteren Stadien tritt sie noch deutlicher hervor; es finden sich vergrößerte, angeschwollene, ins Gefäßlumen höckerartig vorspringende, vakuolisierte Endothelzellen, die Erythroblasten aufnehmen und zerstören und oft Pigmenteinschlüsse enthalten (Abb. 94 *Kz*). Sie können sich vollständig von der Gefäßwand loslösen und frei im Lumen schweben (Schema 8, *18*). Bei einigen pathologischen Zuständen (Syphilis congenita) dauert die embryonale Hämatopoese in der Leber viel länger an und neben anderen pathologischen Zellformen, wie z. B. Plasmazellen, die sich dabei aus den Hämocytoblasten entwickeln sollen, fallen besonders zahlreiche endotheliale Phagocyten im Lumen der Gefäße auf (C. MÜLLER 1914).

Allmählich entsteht aus dem undifferenzierten embryonalen Endothel die oben für die intralobulären Capillaren der erwachsenen Leber beschriebene histiocytäre Gefäßwand (Schema 8, *19*). Ihre zelligen Elemente nehmen Histiocytencharakter an, arbeiten schon in frühen Stadien (MOLLIER 1909) Reticulinfasernetze aus und geben aktiven, phagocytierenden und speichernden Histiocyten, den v. KUPFFERschen Zellen Ursprung. Ob in dieser histiocytären Capillarwand ein Teil der Elemente in vollkommen undifferenziertem Zustande bleibt, ist noch unentschieden (s. oben S. 452).

e) Knochenmark, myeloides Gewebe.

Die Histogenese des Knochenmarks der *Säugetiere* ist von MAXIMOW (1907 k, 1910 s) untersucht worden. Seine Befunde sind von KIYONO und NAKANOIN (1919) bestätigt worden. Die Bildung des Knochenmarks verläuft bei allen *Säugetieren* und beim Menschen und in allen Knochen des Skeletts grundsätzlich in derselben Weise. Besonders lehrreich sind die Bilder in den verschiedenen Stadien der Verknöcherung der Diaphyse der großen Röhrenknochen — Femur, Humerus und dergleichen. Der Länge des Knochens parallel gerichtete Serienschnitte lassen alle Einzelheiten deutlich hervortreten.

Das Knorpelmodell des künftigen Knochens ist vom embryonalen Perichondrium umgeben. In der Mitte der Diaphyse entsteht aus der inneren, sogenannten Keimschicht des Perichondriums, zu einer für jeden Knochen bestimmten Zeit, eine dünne, zuerst kurze, später sich immer mehr und mehr nach den beiden Epiphysen zu verlängernde periostale Knochenmanschette. Von nun an ist das Perichondrium als Periost zu bezeichnen. Die junge periostale Knochenschicht liegt dem Knorpel eng an; sie ist an vielen Stellen durchbrochen. In den Öffnungen bleibt das Gewebe der perichondralen, bzw. periostalen Keimschicht mit dem Knorpel in Verbindung.

Im Bereiche der periostalen Knochenmanschette verfällt bekanntlich das Knorpelgewebe der Diaphyse der Degeneration und Resorption. Die Zellen blähen sich in ihren Kapseln auf, in den Scheidewänden lagern sich in der Grundsubstanz Kalksalze ab (Abb. 97 und 98 *Knorp*). Bald nach dem Auftreten des Knochens dringt das Mesenchym der periostalen Keimschicht durch die Öffnungen in der dünnen Knochenlamelle in den verkalkten Knorpel ein, resorbiert den letzteren und schafft auf diese Weise die Anlage der Knochenmarkhöhle. Alle Bestandteile des künftigen myeloiden Knochenmarkgewebes stammen von dieser periostalen Keimschicht ab (Schema 8, *21*). Die Zusammensetzung der letzteren ist demnach von besonderer Bedeutung. An Tangentialschnitten, die der Oberfläche der periostalen Knochenschicht parallel laufen, stellt sie ein dichtes Mesenchymgewebe vor mit Zellen, die ovale, der Längsrichtung parallel gerichtete Kerne und zahlreiche Mitosen enthalten und mit zwischen den Zellen verlaufenden feinsten Fibrillen (Abb. 96 *Mchz*). Die Zellen sind als vollkommen undifferenziert anzusehen. Vor dem Beginn des Einwachsens enthält das Gewebe nur spärliche Capillaren (*V*). An der Oberfläche der Knochenbälkchen verwandelt sich ein

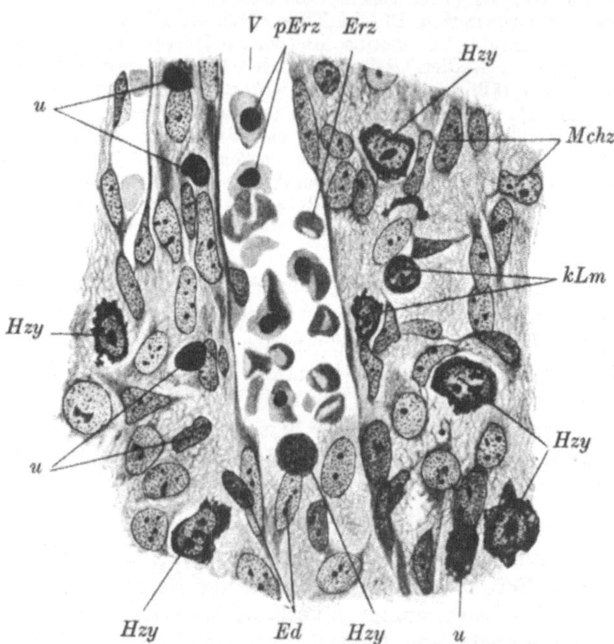

Abb. 96. Tangentialschnitt der periostalen Keimschicht in der Mitte der Diaphyse des Femurs eines Menschenembryos von 8 Wochen. *Mchz* undifferenzierte Mesenchymzellen; *V* Blutgefäß; *pErz* primitive, *Erz* sekundäre Erythrocyten; *u* kontrahierte Mesenchymzellen, Übergangsformen zu Wanderzellen; *Hzy* lymphocytoide Wanderzellen (Hämocytoblasten); *kLm* Wanderzellen vom Charakter kleiner Lymphocyten; *Ed* Gefäßendothel. ZF, Häm. EAz. Zeiß Ap. Hom. Imm. 2, Komp.-Ok. 4.

Teil der Mesenchymzellen in große basophile Osteoblasten, die mit den übrigen Zellen durch feine Ausläufer verbunden bleiben (Abb. 98 *Obl*). Die wichtigste Erscheinung in diesem Stadium, noch vor dem Eindringen in den Knorpel, ist das regelmäßige Vorhandensein von Wanderzellen. Sie entstehen in der üblichen Weise durch Abrundung und Isolierung aus den Mesenchymzellen (Abb. 96 *u*), indem das Protoplasma sich von der Umgebung schärfer abgrenzt und zackige, pseudopodienähnliche Konturen erhält. Der Vorgang entspricht durchaus dem oben für das diffuse embryonale Mesenchym beschriebenen; nur sind die Wanderzellen im Periost, bei dem dichten Gefüge des Gewebes und der starken Abplattung der übereinander geschichteten Mesenchymkerne, viel schwieriger zu unterscheiden, besonders an Schnitten, die die Oberfläche des Periosts senkrecht treffen. Auch im periostalen Mesenchym sehen diese ersten Wanderzellen, obwohl sie alle gleichwertig sind, verschieden aus. „Lymphocytoide“, d. h. mit schmalem basophilem Protoplasmasaum und umfangreichem hellem nucleolenhaltigem Kern ausgestattete (Abb. 96 *Hzy, kLm*) wechseln mit „histioiden“, d. h. mit reichlicherem, blassem, oft vakuolisiertem Protoplasma und einem relativ kleinen, unregelmäßig gefalteten Kern versehenen ab; zwischen den beiden Extremen sind auch hier Übergangsformen vorhanden. An den durchbrochenen Stellen in der Knochenlamelle fehlen die Osteoblasten, das Gefüge des Mesenchyms ist lockerer und dem Knorpel liegen gewöhnliche, spindelförmige oder ästige Mesenchymzellen an.

Passende Stadien zum Studium des Eindringens des Mesenchyms in den

Knorpel sind für Femur und Humerus Embryonen von Mensch (25—30 mm), *Kaninchen* (26—32 mm, 17—18 Tage), *Meerschweinchen* (25—28 mm), *Ratte* (19 mm), *Katze* (35—38 mm).

Das aufgelockerte Mesenchym der Keimschicht bildet an einer oder mehreren Stellen buckelförmige Einstülpungen, die durch Öffnungen im periostalen Knochen in den Knorpel einwachsen (Abb. 97 und 98 *a*). Am Umschlagsrand und an der konvexen Oberfläche der Knospe erscheinen die Mesenchymzellen oft plattgedrückt und zusammengedrängt; ihr Protoplasma färbt sich sehr dunkel (Abb. 97).

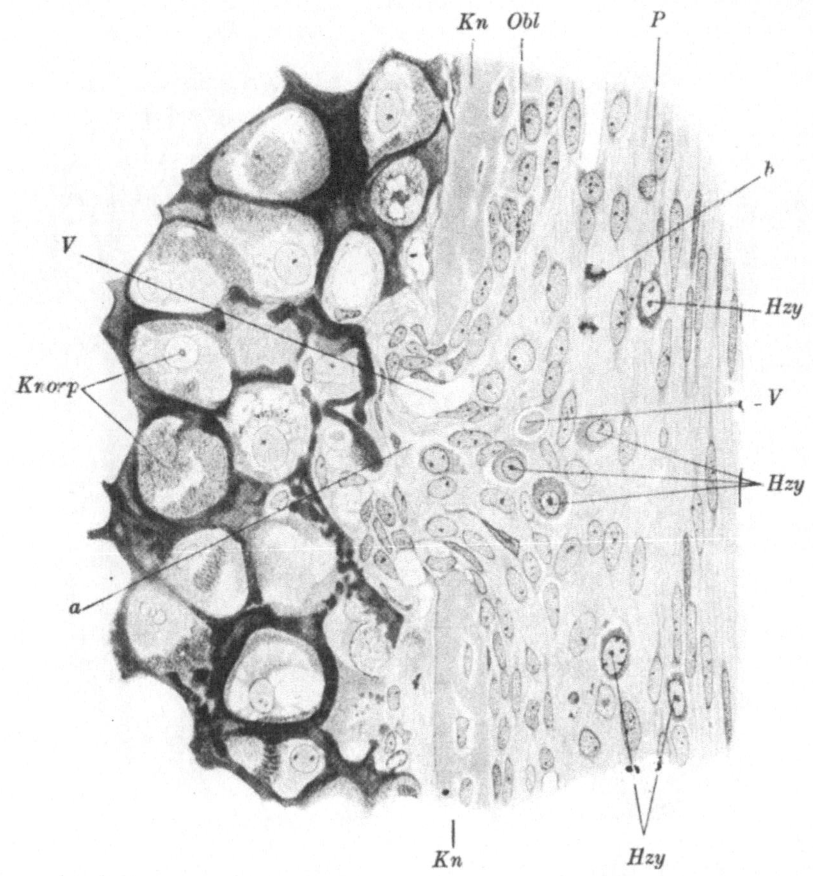

Abb. 97. Längsschnitt durch die Diaphysenmitte des Femur eines Menschenembryos von 25 mm. Links verkalkter Knorpel (*Knorp*), rechts periostale Keimschicht (*P*) mit lymphocytoiden Wanderzellen (Hämocytoblasten) (*Hzy*); *b* Mitose einer undifferenzierten Mesenchymzelle; *Kn* periostale Knochenmanschette; *V* Blutgefäße; *a* durch eine Öffnung in der Knochenlamelle in den Knorpel eindringende Mesenchymknospe; *Obl* Osteoblasten. ZF, Häm. EAz. Zeiß Ap. Hom. Imm. 2, Komp.-Ok. 4.

Im Inneren der Knospe befinden sich eine oder mehrere dünnwandige Capillarschleifen (*V*) mit besonders weitem Lumen und eine wechselnde Anzahl von Wanderzellen (*Hzy*).

Die Mesenchymzellen lagern sich überall eng an die verkalkte Knorpelzwischensubstanz an und lösen sie auf — überall, wo diese Zellen hingelangen, werden die Wände der Knorpelkapseln eingeschmolzen und gelöst und die Kapseln eröffnet. Von der zuerst glatt umschriebenen, konvexen Oberfläche der Knospe splittern sich einzelne kleine, spindel- oder sternförmige Mesenchymzellen ab und dringen einzeln oder in Gruppen tief in die Kapselhöhlen ein. Sie

31*

scheinen sich einzeln zwischen der verkalkten Zwischensubstanz und den degenerierenden Knorpelzellen zu verlieren. Die vakuolisierten Knorpelzellen schrumpfen zusammen und werden aufgelöst und der dadurch freigewordene Raum wird
sofort von den kleinen sich vorschiebenden Mesenchymzellen eingenommen. Sie
breiten ihre Ausläufer aus und bauen in den Kapselhöhlen ein lockeres Zellnetz
mit reichlicher, halbflüssiger Zwischensubstanz auf. Eine aktive Rolle spielt in
der Resorption des Knorpels auch das Endothel der Capillaren. Sie können die
eröffneten Knorpelhöhlen mit ihrem stark erweiterten Lumen fast ganz ausfüllen,

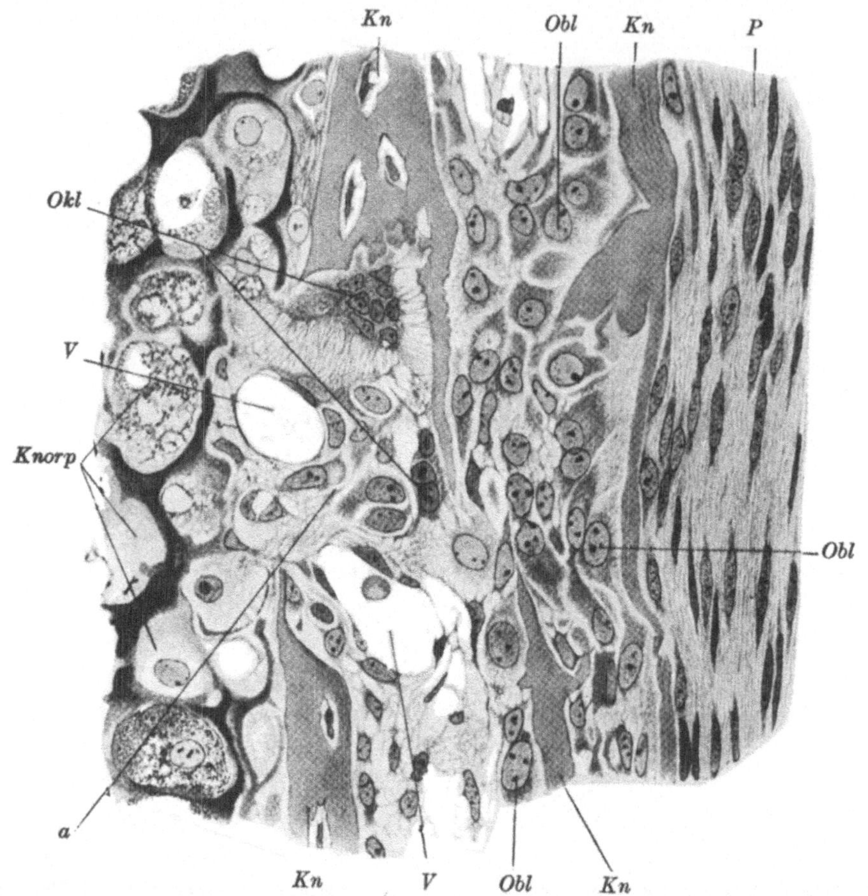

Abb. 98. Ähnliche Stelle wie in Abb. 97 aus dem Humerus eines Menschenembryos von etwa 8 Wochen. *Obl*
Osteoblasten; *Okl* Osteoclasten; die übrigen Bezeichnungen, Bearbeitung und Vergrößerung wie in Abb. 97.

so daß die äußere Oberfläche ihres dünnen Endothels der verkalkten Knorpelsubstanz anliegt und die letztere resorbiert. Überhaupt kann in diesem und auch
in den nächsten späteren Stadien der Knochenmarkbildung zwischen dem Gefäßendothel und den Mesenchymzellen gar kein Unterschied gemacht werden.

Einige von den aus den eröffneten Kapseln befreiten Knorpelzellen können in diesen
frühen Stadien erhalten bleiben; sie zeigen sogar Mitosen und scheinen sich den übrigen
Mesenchymzellen als gleichwertige, undifferenzierte Elemente anzugliedern (Maximow
1910).

Das vordringende Mesenchymgewebe resorbiert sehr bald alle degenerierten
Knorpelzellen und einen Teil der verkalkten Grundsubstanz in der Mitte der

Diaphyse. Es entsteht die Knochenmarkshöhle, die von einem an homogener, halbflüssiger Zwischensubstanz sehr reichen Gewebe (Abb. 99 und 100) mit weiten, dünnwandigen Gefäßen (*V*) und mit überall zerstreuten, eckigen Knorpelresten (*Knorp*) erfüllt ist. Die weit voneinander zerstreuten spindel- oder sternförmigen Zellen mit ihren langen verzweigten Ausläufern bilden ein loses netzartiges Geflecht (*Mchz*), mit dem auch die Gefäßwände (*Ed*) verbunden erscheinen. Im Endothel (*Ed*) sowie in den Mesenchymzellen (*Mchz*) sind zahlreiche Mitosen vorhanden (Abb. 99 *Mchz'* und 100 *Ed'*). Die Höhle hat zuerst noch unregelmäßige, ausgenagte Umrisse. Bei ihrer weiteren Ausbreitung nach den beiden Epiphysen erhält sie eine cylindrische, in der Mitte verjüngte Form mit ziemlich ebenen, quer gestellten, endochondralen Verknöcherungslinien an den beiden Enden; hier schreitet die Resorption des Knorpels weiter fort und sind dünnwandige Capillarschleifen mit sehr weitem Lumen besonders zahlreich

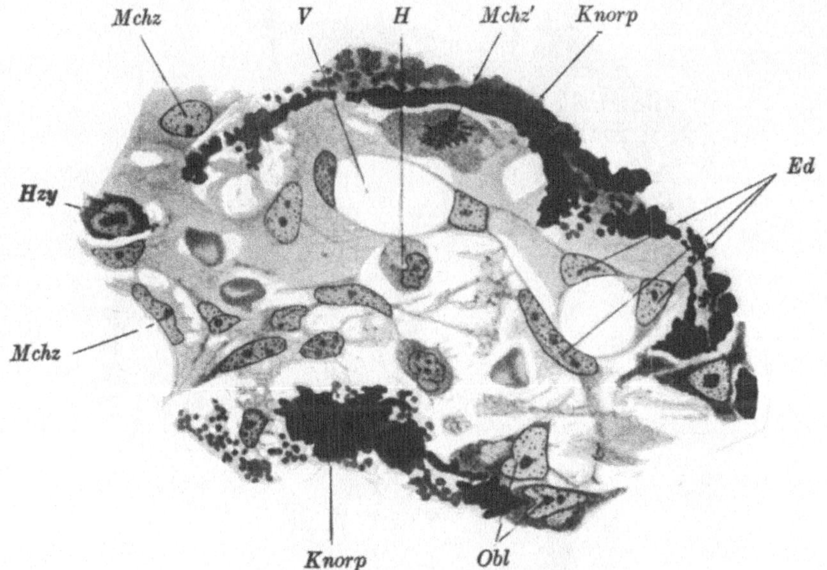

Abb. 99. Aus der Knochenmarkhöhle in der Nähe der enchondralen Verknöcherungsgrenze des Humerus eines Menschenembryos von 70 mm. *Mchz, Mchz'* wuchernde Mesenchymzellen; *Ed* Endothel; die übrigen Bezeichnungen wie in Abb. 97 und 98. ZF, Häm. EAz. Zeiß Ap. Hom. Imm. 2, Komp.-Ok. 6.

(Mensch 35 mm, *Kaninchen* 43—46 mm, *Meerschweinchen* 29—31 mm, *Ratte* 19—20 mm, *Katze* 40—50 mm).

Die oben in der periostalen Keimsschicht beschriebenen Wanderzellen treten während des Einwachsens in den Knorpel noch viel deutlicher und zahlreicher hervor und ihre fortgesetzte Neubildung aus den Mesenchymzellen durch Abrundung und Isolierung kann an vielen Stellen in der Markhöhle verfolgt werden, sowohl hart an den Resorptionslinien (Abb. 99 und 100), mitten zwischen den krümeligen Massen der zerfallenden verkalkten Knorpelsubstanz (*Knorp*), als auch in den mittleren Bezirken. Unter ihnen treten jetzt besonders deutlich die drei miteinander durch fließende Übergangsformen verbundenen Typen auf, die später zum Ausgangspunkt der Blutbildung werden: 1. große Elemente mit schmalem, basophilem, amöboidem Cytoplasmasaum und umfangreichem, hellem Kern mit großen Nucleolen — Typus der Hämocytoblasten (bzw. Myeloblasten) (Abb. 99 und 100 *Hzy*); 2. kleine (spärlich vertretene) Zellen mit dunklem oder hellem, meist eingekerbtem oder gefaltetem Kern und sehr dünner blasser Cytoplasmaschicht — Typus der kleinen (oder mittleren) Lymphocyten (bzw. Mikromyeloblasten) (Abb. 100 *f*); 3. größere und kleinere, stark amöboide, mit gezackten Pseudopodien versehene Zellen mit blassem, acidophilem, meistens vakuolisiertem Cytoplasma und relativ kleinem, oft exzentrischem, unregelmäßig gefaltetem oder zerfurchtem Kern mit unscheinbaren Nucleolen — Typus der histioiden Wanderzellen oder der Histiocyten (Abb. 101 *H*). Nicht selten sind Zellen der letzteren Art zu finden, deren Ablösung aus dem Verbande mit den fixen Mesenchymzellen nicht verwirklicht wurde und die den lang spindelförmigen oder sogar verzweigten, ruhenden Wanderzellen des lockeren Bindegewebes ähnlich aussehen (Abb. 101 *g*).

Die in der klinischen Hämatologie (Nägeli 1923) sehr oft wiederkehrende Behauptung, daß die „myeloiden" Zellen beim Embryo aus Blutgefäßendothelien entstehen, entbehrt

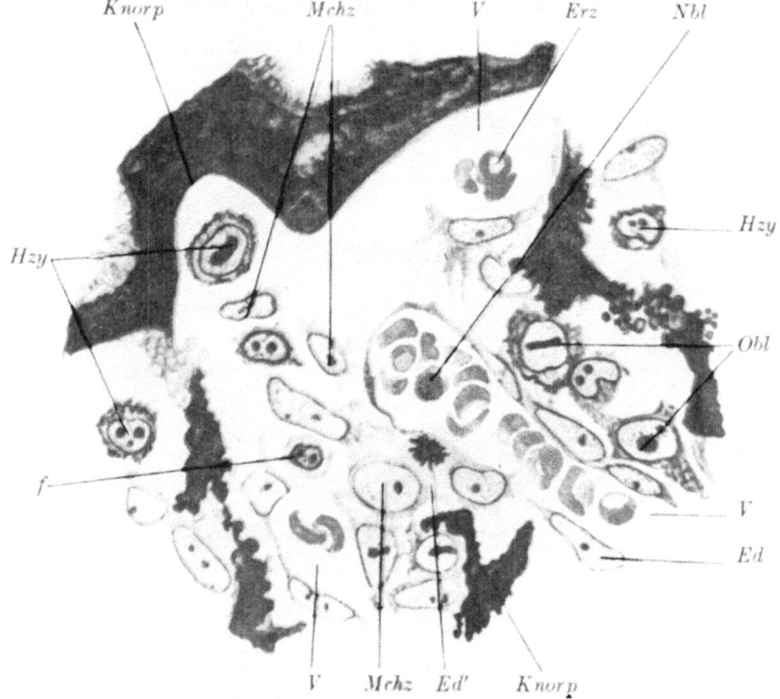

Abb. 100. Andere Stelle aus demselben Gebiete wie in Abb. 99. *Erz* Erythrocyten; *Nbl* Normoblast; *f* Wanderzelle vom Typus eines mittelgroßen Lymphocyten; *Ed'* Endothelmitose; die übrigen Bezeichnungen, Bearbeitung und Vergrößerung wie in Abb. 99.

jeder Begründung. Auch die Angabe von Schridde (1908 h, i) über die Entstehung der „Parenchymelemente" des Knochenmarks „um Gefäße herum" kann nicht bestätigt werden — die beschriebenen Wanderzellen und die aus ihnen im folgenden hervorgehenden Blutzellen sind allerdings extravasculär, aber ohne besondere Beziehungen zu den Gefäßen im Gewebe gelagert. Schon in frühen Stadien wird gelegentlich das Hindurchkriechen der Wanderzellen durch das Endothel der Gefäße beobachtet (Abb. 102 *p*). Da es zu dieser Zeit im Blute nur sehr spärliche weiße Blutkörperchen gibt, wird es sich in solchen Fällen wohl um Einwanderung aus dem Gewebe in das Gefäßlumen handeln.

Die Oberfläche der in der Markhöhle zerstreuten Knorpelzwickel wird von großen, basophilen, durch Verwandlung der benachbarten Mesenchymzellen entstehenden Osteoblasten (Abb. 104 *Obl*) umsäumt, die sofort anfangen, junge Knochensubstanz (*Kn*) auszuarbeiten. Andererseits finden sich überall einzeln zerstreute mehrkernige Riesenzellen, die den Knochen resorbieren — die sogenannten Osteoclasten (Polykaryocyten) (Abb. 103 und 104 *Okl*). Sie können schon in sehr frühen Stadien erscheinen — beim Anfang des Einwachsens der Mesenchymknospe in den degenerierenden Knorpel (Abb. 98 *Okl*); doch ist dies hier eher als eine Ausnahme anzusehen. In dem die Markhöhle ausfüllenden gefäßreichen lockeren Mesenchym sind sie hingegen regelmäßig vorhanden; ihre jüngsten Stadien finden sich meistens in der Nähe der Resorptionslinie des

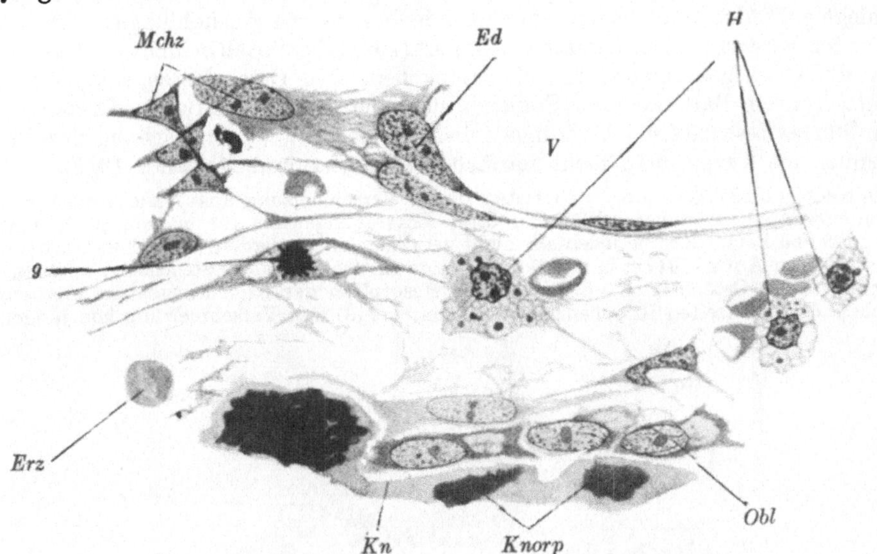

Abb. 101. Knochenmarkgewebe aus der Mitte der Diaphyse des Humerus eines Menschenembryos von 70 mm. *H* vakuolisierte Wanderzellen von histiocytärem Typus; *g* Mitose einer „ruhenden Wanderzelle" (Histiocyt); die übrigen Bezeichnungen wie in den Abb. 97—100, Vergrößerung wie in Abb. 99 und 100.

Knorpels. Die Entstehung dieser für die Knochenbildung bei allen Vertebraten so typischen Gebilde wurde von JACKSON (1904) und MAXIMOW (1907 k, 1910 s) durch gruppenweises Zusammenrücken und Verschmelzen der gewöhnlichen undifferenzierten Mesenchymzellen der Knochenmarksanlage erklärt. Dieser An-

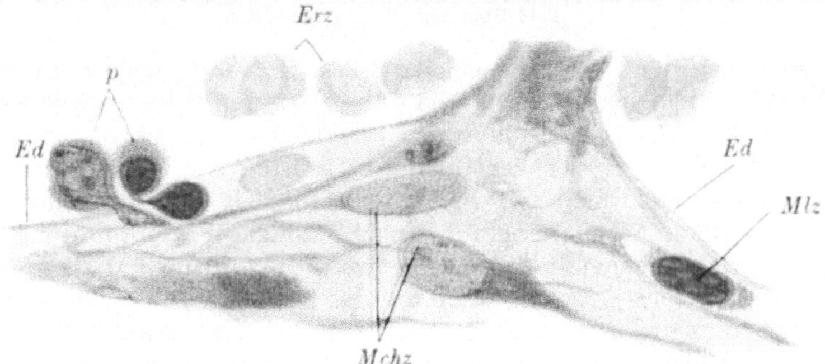

Abb. 102. Aus dem Femur-Knochenmark eines *Meerschweinchen*embryos von 39—40 mm. *Mlz* atypischer Spezialmyelocyt; *p* Wanderung von zwei lymphocytoiden Wanderzellen durch die Endothelwand eines Venensinus. ZF, EAz. Zeiß Ap. Hom. Imm. 2, Komp.-Ok. 8. (Nach MAXIMOW 1910.)

schauung schloß sich JORDAN (1918, 1925 n) an. Amitose oder Mitose spielen keine Rolle. Die Kerne der verschmelzenden Zellen nehmen gewöhnlich ein eigentümlich gefaltetes Aussehen an, während in ihrer Mitte ein großer runder Nucleolus auftritt. Das Cytoplasma erhält einen vakuolären, schaumigen Charakter und erscheint an der Oberfläche mit kleinen zackigen Pseudopodien oder bürstenartig mit feinen Cytoplasmafäden versehen (Abb. 98 und 104 *Okl*).

Die vielkernigen Osteoclasten können, besonders in den späteren Stadien, Riesengröße erreichen. Während der verkalkte Knorpel, wie gesagt, hauptsächlich durch die gewöhnlichen Mesenchymzellen und die Capillarwände resorbiert wird, haben sie eine führende Rolle in der Resorption des Knochens zu spielen. Sie werden bekanntlich oft der Oberfläche junger Knochenbälkchen eng angeschmiegt gefunden, und liegen manchmal in besonderen Aushöhlungen, den sogenannten Howshipschen Lakunen. Jordan (1921l) beschrieb in ihnen auch kleine intracellulär aufgenommene Knochenstückchen. Die Osteoclasten entsprechen eigentlich ihrem Bau und ihrer Funktion nach den bei Entzündung auftretenden Fremdkörperriesenzellen. Allerdings sollen sie sich bei vitaler Färbung des Organismus mit Trypanblau nicht mitfärben (Shipley und Macklin 1916).

Lacoste (1923) läßt die Osteoclasten durch Verschmelzung aus Wanderzellen von histioidem Typus entstehen. Während diese Entstehungsweise für manche Fälle sehr wohl zutreffen kann, darf sie jedenfalls nicht verallgemeinert werden. Wenig wahrscheinlich ist die von Arey (1917a, b, 1920) behauptete Entstehung von Osteoclasten aus alten degenerierenden Osteoblasten und aus durch Resorption der Knochensubstanz aus den Knochenhöhlen befreiten Knochenzellen. Jordan (1918) läßt Verschmelzung von jungen

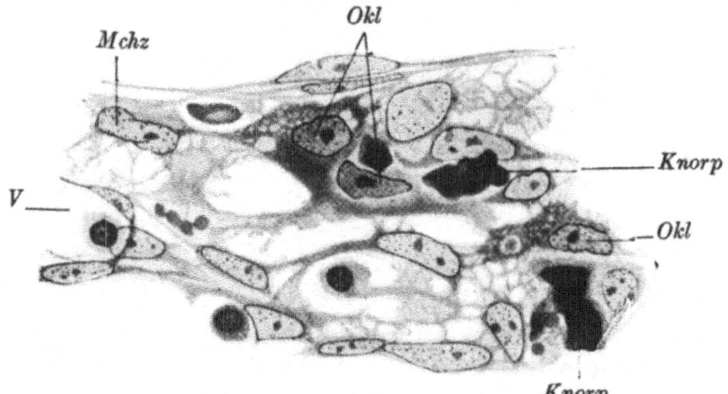

Abb. 103. Knochenmarkgewebe aus dem Humerus eines Menschenembryos von 70 mm. Entstehung von Osteoclasten (*Okl*) aus Mesenchymzellen (*Mchz*) in der Umgebung von Knorpelresten (*Knorp*); *V* Gefäß. ZF, Häm. EAz. Zeiß Hom. Imm. ¹/₁₂, Komp.-Ok. 6.

Osteoblasten, neuerdings auch von anderen Zellen, z. B. Lymphocyten, zu (1925n). Die früher vielfach angenommene Entstehung aus Gefäßendothel ist nicht begründet.

Das Schicksal der Osteoclasten wird verschieden angegeben. Im erwachsenen Knochenmark, sogar in den zentralen Abschnitten der Knochenmarkhöhle bei älteren Embryonen, fehlen sie. Sie müssen folglich auf irgendeine Weise verschwinden. Jackson (1904) nahm ihre nachträgliche Wiederauflösung in einzelne lebensfähige fixe Mesenchymzellen an. Maximow (1910s) hat diese Möglichkeit auch zugelassen, wies jedoch zugleich auf das häufige Vorkommen von degenerativen Erscheinungen in den älteren Riesenzellen hin. Arey (1917a, b, 1920) und Jordan (1918) wollen sie sämtlich durch Degeneration verschwinden lassen.

Hammar (1901) hat seinerzeit vorgeschlagen und Jackson (1904) ist ihm in dieser Beziehung gefolgt, das Knochenmark vor dem Anfang der Blutbildung als „primäres" zu bezeichnen. Es soll nach ihm nur aus retikulärem Bindegewebe und Gefäßen bestehen. Die geschilderten Tatsachen zeigen in der Tat, daß es bei jedem *Säugetier*embryo für einen jeden Knochen ein bestimmtes. Stadium gibt, wo man im Gewebe, welches die Markhöhle ausfüllt, eine richtige Blutbildung noch vermißt. Außer fixen Mesenchymzellen, Gefäßen, Osteoblasten und Osteoclasten sind im Gewebe aber doch schon immer die beschriebenen polymorphen hämopotenten „primären Wanderzellen" vorhanden. Ein wander-

zellenloses Stadium des Markes gibt es nicht. Die Bezeichnung „primäres Knochenmark" paßt zum Gewebe der Markhöhle recht gut. Bloß hat der ursprüngliche Inhalt des Begriffes eine entsprechende Änderung zu erfahren. Die von
PAPPENHEIM (1898, 1899c) stammende Bezeichnung „lymphoides" Mark, die
sehr zutreffend wäre, wenn man die primären Wanderzellen „Lymphocyten"
nennen könnte, wie dies MAXIMOW früher (1907k, 1910s) getan hat, sollte besser

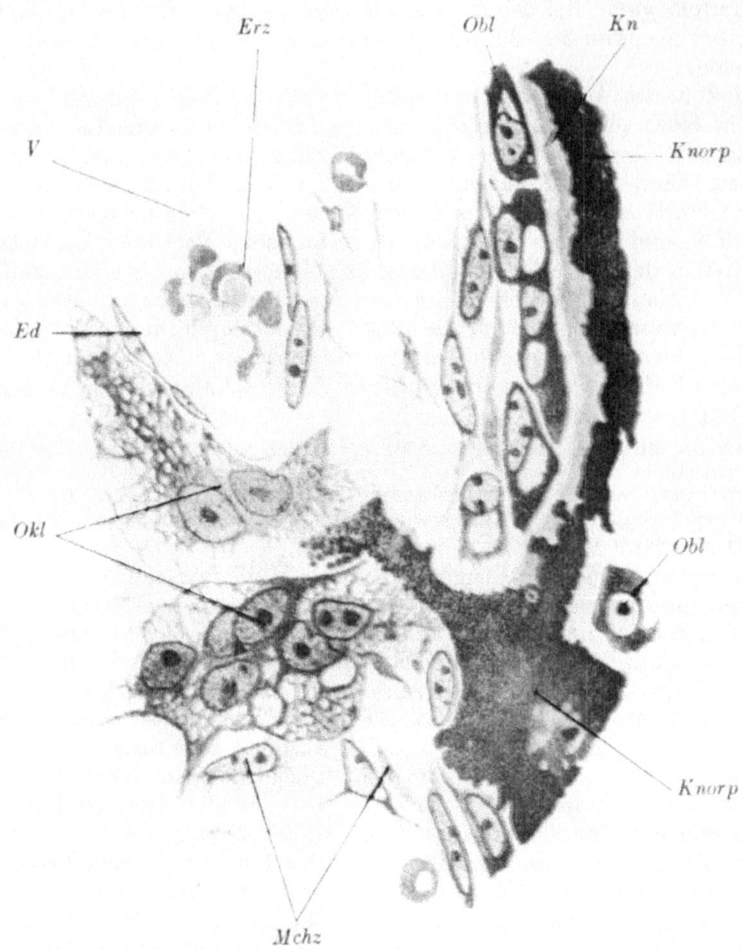

Abb. 104. Knochenmarkgewebe aus dem Humerus eines Menschenembryos von 70 mm. Ausgebildete Osteo-
clasten (*Okl*) an der Oberfläche verkalkter Knorpelreste (*Knorp*); *Kn* Knochen (rot); *Obl* Osteoblasten; *Mchz*
Mesenchymzellen; *V* Gefäß; *Erz* Erythrocyten; *Ed* Endothel.   ZF, Häm. EAz. Zeiß Ap. Hom. Imm. 2,
Komp.-Ok. 6.

vermieden werden, da sich der Name „Lymphocyt" für diese Elemente nicht
eingebürgert hat.

Der soeben beschriebene Zustand des „primären" Markgewebes, mit polymorphen, hämopotenten Wanderzellen, aber ohne Blutbildung, dauert nur·kurze
Zeit. Die einzelnen Knochen mögen in dieser Beziehung Verschiedenheiten bieten.
In den kleinsten Röhrenknochen, z. B. den Phalangen, wo es, wie schon erwähnt,
vielleicht überhaupt nicht zur Ausbildung eines richtigen myeloiden Gewebes
kommt, wird dieses Stadium besonders lange dauern. Bei den meisten untersuchten *Säugetieren*, den Menschen inbegriffen, erscheinen Hämoglobinzellen und

Granulocyten ungefähr gleichzeitig. Bei *Ratte* und *Maus* erscheinen die Granulocyten früher als die ersten Erythroblasten. In den großen Röhrenknochen — Femur, Humerus usw. — wird das erste Auftreten von myeloiden Zellformen in folgenden Stadien beobachtet: *Kaninchen* 50 mm (21 Tage), *Meerschweinchen* 34—36 mm, *Katze* 55 mm. Bei einem Menschenembryo von 70 mm ist die Markhöhle des Humerus etwas über 6 mm lang und enthält schon viele Erythroblasten und Granulocyten. Bei der *Ratte* erscheinen die ersten Erythroblasten im Femur bei Embryonen von 38—39 mm, zu einer Zeit, wo die Granulocyten schon zahlreich sind.

Zur Zeit des Auftretens der ersten myeloiden Zellen enthält das Knochenmark in einer reichlichen homogenen halbflüssigen Intercellularsubstanz weit voneinander zerstreute fixe Mesenchymzellen, die oben beschriebenen polymorphen Wanderzellen, einzelne ruhende Wanderzellen und Osteoclasten, ferner an der Oberfläche der endochondralen Knochenbälkchen gelagerte Osteoblasten. Die Gefäße sind zumeist durch sehr weite Sinusoide vertreten; an vielen Stellen, besonders in der Mitte der Diaphyse, haben sie sich so erweitert, daß zwischen ihrem Endothel und der Oberfläche der Knochenbälkchen nur eine ganz dünne Schicht Gewebe übrig bleibt; die Zellen des letzteren, auch die Wanderzellen, erscheinen hier zusammengedrückt und abgeplattet. Die weiten Gefäße in der Markhöhle bedingen bei makroskopischer Untersuchung die rote Farbe des mittleren Diaphysenabschnittes.

Die in der Mitte der Diaphyse jetzt schon ziemlich dicke spongiöse periostale Knochenschicht enthält in ihren Maschen, außer den an der Oberfläche der Knochenbälkchen angeordneten Osteoblasten, gewöhnliches lockeres Mesenchym, mit spärlichen Wanderzellen, unter denen besonders die größeren schaumigen Formen vorherrschen. Die Gefäße sind hier viel schwächer entwickelt.

Die ersten myeloiden Elemente erscheinen in den mittleren, ältesten Abschnitten der Knochenmarkhöhle. Die hier vorhandenen Wanderzellen treten unter dem Einfluß unbekannter äußerer Reize ihre in verschiedenen Richtungen verlaufende, mit Mitose verbundene, differenzierende Entwicklung an. Es ist derselbe Vorgang, mit demselben Ausgangspunkt, wie er auch sonst im Körper, im diffusen Mesenchym und in der Leberanlage, beobachtet wird. Seine weitere Entwicklung, die Beschaffenheit und die absolute und relative Zahl der dabei entstehenden neuen Zellarten, sind als Funktion der im betreffenden Körperabschnitt für die primären Wanderzellen obwaltenden äußeren Existenzbedingungen und der Entwicklungspotenzen der Zellen aufzufassen.

Die Wanderzellen, die sich in Erythroblasten verwandeln, nehmen vorher das Aussehen von größeren, schmalrandigen, basophilen Elementen an. Da alle Wanderzellen gleichwertig sind, bedeutet dies keineswegs Erythroblastenbildung nur aus einer bestimmten Wanderzellenart; im angegebenen Zustande bringt bloß die während der Mitose eintretende Gleichgewichtsstörung (s. oben S. 445) mit besonderer Leichtigkeit die Einstellung der Tochterzellen in der Richtung der Hämoglobinentwicklung zustande. In der reichlichen homogenen Zwischensubstanz tauchen zuerst kleine, später größere Herde von mitotisch wuchernden basophilen Proerythroblasten, polychromatischen Erythroblasten und schließlich Normoblasten auf (Abb. 105). Die Zellen eines aus der Teilung einer Mutterwanderzelle entstandenen Herdes befinden sich, wie dies auch sonst überall und insbesondere in der Leber der Fall ist, immer in demselben Entwicklungsstadium.

Es sind keine Anzeichen einer Entstehung der Erythroblasten aus dem Gefäßendothel vorhanden und von einer intravasculären Entstehung kann keine Rede sein. Innerhalb der Gefäße können jedoch gelegentlich seltene kleine Erythroblastenkolonien gefunden werden, die aus durch Immigration hineingelangten (Abb. 102 *p*) oder mit dem Blute herbeigeschafften Stammzellen entstehen.

Die reifen Normoblasten verlieren in der gewöhnlichen Weise ihren pyknotischen Kern durch Ausstoßung; im jungen Knochenmark kann sowohl dieser Vorgang, als auch das nach der Entkernung zuerst noch unregelmäßige, runzelige Aussehen der jungen Erythrocyten besonders leicht beobachtet werden (MAXIMOW 1910). Die ausgestoßenen Kerne werden von den benachbarten fixen Mesenchymzellen gefressen und zerstört; nicht selten finden sich auch abgerundete Endothelzellen — wie im Dottersack und in der Leber — die die Kerne der in das Lumen gelangenden reifen Normoblasten oder auch ganze Normoblasten und Erythrocyten phagocytieren. Die im Gewebe entstandenen reifen Erythrocyten gelangen in das Gefäßlumen durch die dünne Endothelwand der Sinusoide hindurch auf dieselbe Weise, wie dies für das Knochenmark des Erwachsenen S. 416 erklärt wurde.

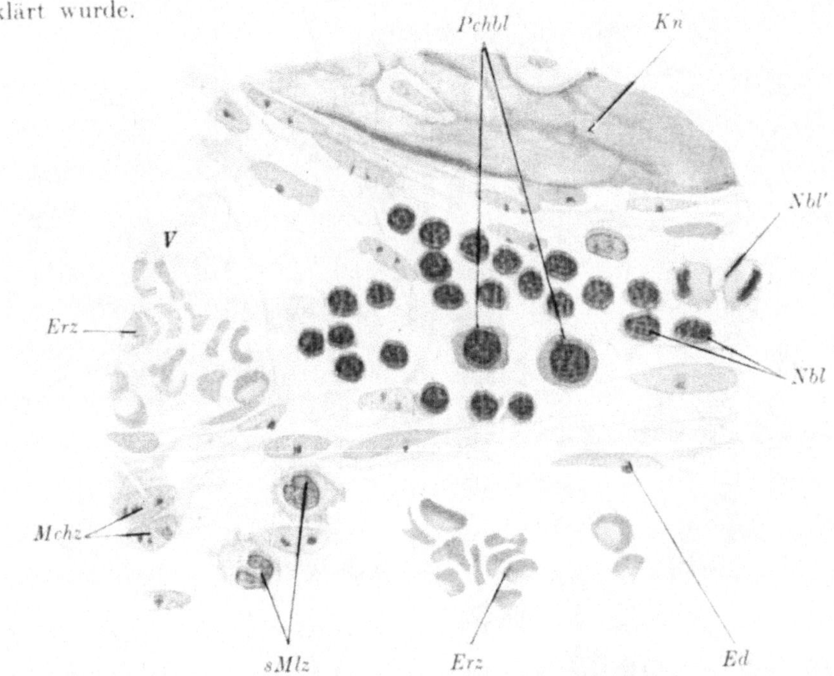

Abb. 105. Erythroblastenherd im Knochenmark des Humerus eines Menschenembryos von 70 mm Länge. *Pchbl* polychromatische Erythroblasten; *Nbl* Normoblasten mit Mitosen (*Nbl'*); *sMlz* ein neugebildetes Paar von atypischen Spezialgranulocyten; die übrigen Bezeichnungen und Bearbeitung wie in Abb. 97—100. Zeiß Ap. Hom. Imm. 2, Komp.-Ok. 6.

Die ersten Granulocyten können ununterschiedlich aus allen oben beschriebenen primären Wanderzellenformen hervorgehen; besondere „Myeloblasten" (SCHRIDDE 1908a) gibt es nicht. Wie im diffusen Mesenchym und in der Leber, sind sie auch im embryonalen Knochenmark im Vergleich mit denselben Zellen beim Erwachsenen als atypisch zu bezeichnen; zum Unterschied von der Leber gewinnt jedoch die Granulopoese im Knochenmark ständig an Ausdehnung. Über die Unterscheidung der verschiedenen Granulaarten ist das oben auf S. 475 Gesagte zu wiederholen.

Die ersten Spezialgranulocyten tauchen zuerst in den älteren, mittleren Partien der Markhöhle auf und sind in kleinen, losen Gruppen weit voneinander zerstreut (Abb. 105). Die Gruppen bestehen aus zwei, oft miteinander noch durch eine Protoplasmabrücke verbundenen, vier, oder aus einer größeren, aber immer geraden Zahl von Zellen (s. oben S. 444). Wenn — was selten der Fall ist — eine

größere basophile Wanderzelle zum Ausgangspunkt einer Generation von Spezialgranulocyten wird, entstehen in der Telophase der Mitose zwei mit einem nierenförmigen oder unregelmäßig zerschnürten Kern versehene Zellen, in deren Cytoplasma eine leichte Acidophilie oder eine sehr undeutliche Körnung (Mensch,
Katze, Ratte) bzw. feine rote Körnchen (*Kaninchen, Meerschweinchen*) auftreten.
Sie könnten als Spezialmyelocyten bezeichnet werden, unterscheiden sich aber
von den letzteren durch ihre sehr unbeständige Größe und innere Struktur und

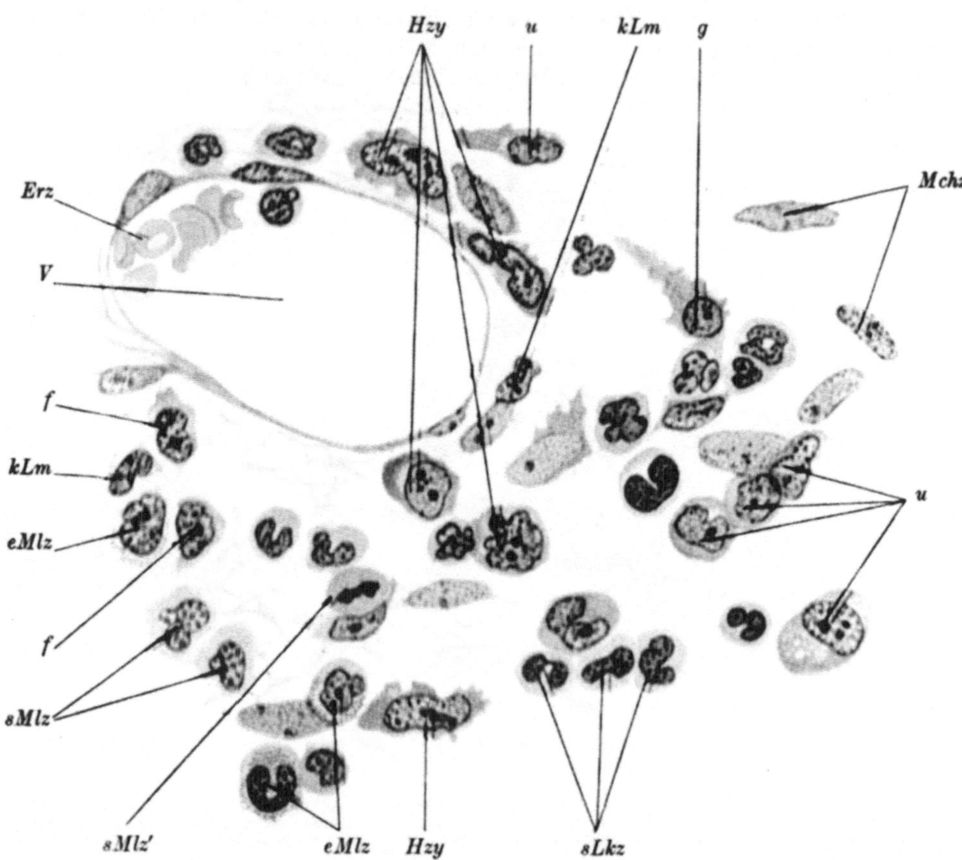

Abb. 106. Granulocytenherd im Knochenmark des Humerus eines Menschenembryos von 70 mm Länge. *sMlz,
sMlz'* atypische Spezialmyelocyten mit Mitosen; *sLkz* atypische Spezialleukocyten mit zerschnürtem Kern; *eMlz*
atypische eosinophile Myelocyten; *Hzy* Wanderzellen vom Hämocytoblastentypus; *kLm* Wanderzellen vom Typus
der kleinen Lymphocyten; *f* Wanderzellen vom Typus der mittelgroßen Lymphocyten; *u* Wanderzellen von un-
bestimmbarem, zum Teil histioidem Typus; *g* ruhende Wanderzelle (Histiocyt); die übrigen Bezeichnungen wie
in den Abb. 97—100. ZF, Häm. EAz. Zeiß Ap. Hom. Imm. 2, Komp.-Ok. 6.

durch den oft in atypischer Weise zerschnürten, dunkleren oder helleren Kern.
In den meisten Fällen entstehen aus der Mitose einer mittelgroßen oder kleinen
Wanderzelle von histioidem Typus zwei kleine, mit diffus acidophilem (Mensch,
Katze, Ratte) oder mit fein acidophil granuliertem (*Kaninchen, Meerschweinchen*)
Cytoplasma versehene amöboide Zellen, deren Kern sofort eine ganz unregelmäßige Zerschnürung zeigt und manchmal schon sehr an den Kern eines reifen
polymorphkernigen Spezialleukocyten erinnert (Abb. 105 und 106 *sMlz, sMlz',
sLkz*). Das Myelocytenstadium wird folglich übersprungen. Gelegentlich können
atypische Spezialgranulocyten bei den untersuchten *Säugern* auch aus kleinen

dunkelkernigen Wanderzellen vom Typus der kleinen Lymphocyten entstehen (Abb. 102 *Mlz*).

Die Vermehrung der beschriebenen atypischen Spezialgranulocyten geschieht in der ersten Zeit fast ausschließlich auf heteroplastischem Wege, durch fortgesetzte Neubildung aus indifferenten primären Wanderzellen. Selbständige mitotische Teilung wird in ihnen nur selten beobachtet (Abb. 106 *sMlz'*). Die neugebildeten Zellen mit zerschnürtem Kern können durch die Endothelwand in die Gefäße gelangen. Sie degenerieren aber in großer Anzahl, zerfallen und werden — wie im diffusen Körpermesenchym — von den benachbarten Mesenchymzellen phagocytiert. Erst sehr allmählich erlangt der Verwandlungsprozeß der Stammzellen in Granulocyten, bei immer fortgesetztem Verbrauch neuer und neuer primärer Wanderzellen in dieser Richtung, die für das Knochenmark des erwachsenen Organismus charakteristische Verlaufsart. Bei einem Menschenembryo von $4^1/_2$—5 Monaten sind im Femurmark atypische Verwandlungsformen der polymorphen Wanderzellen in Spezialgranulocyten noch sehr zahlreich. Es finden sich aber, besonders in der Mitte der Diaphyse, schon zahlreiche wohlausgebildete Hämocytoblasten („Myeloblasten"), Spezialmyelocyten und die oben (S. 412) beschriebenen Übergangsformen. Beim neugeborenen *Säugetier* erscheinen die Vertreter dieser Verwandlungsreihe an feucht fixierten Abklatschpräparaten noch immer viel polymorpher, als im erwachsenen Zustande (Maximow 1910 s).

Die ersten eosinophilen Granulocyten entstehen im Knochenmark beim Menschen und den anderen daraufhin untersuchten *Säugern* gleichzeitig mit den Spezialgranulocyten und aus denselben Stammzellen. Es handelt sich meistens auch um kleine, blaßkernige Wanderzellen, bei der *Katze* jedoch um große, lymphocytoide Zellen. Die beiden Tochterzellen der entscheidenden Mitose arbeiten in der Telophase sofort acidophile Körnchen im Protoplasma aus, während der chromatinarme Kern eine rundliche oder ovale Form behält oder sofort (*Kaninchen, Meerschweinchen*) tiefe Zerschnürung zeigt (Abb. 106 *eMlz*). Bei Mensch, *Katze* und *Ratte* sind diese ersten Eosinophilen von den Spezialzellen, wie gesagt, scharf geschieden. Immerhin erscheinen ihre Granula im Vergleich mit den eosinophilen Körnchen im erwachsenen Organismus noch viel kleiner und weniger stark lichtbrechend. Ein Teil von ihnen kann auch basophile Färbungsreaktion geben. Während in den späteren Stadien die Zahl der Spezialzellen zunimmt, bleiben die eosinophilen Zellen zwischen ihnen einzeln zerstreut. Ihre heteroplastische Neubildung aus undifferenzierten Wanderzellen dauert fort. Allmählich bilden sich dabei die für den erwachsenen Zustand charakteristischen Verhältnisse aus und die eosinophilen Jugendformen erlangen das Aussehen von echten eosinophilen Myelocyten.

Was die Mastzellen und Mastleukocyten betrifft, so hat Maximow (1907 k, 1910 s) ihre Entstehung im embryonalen Knochenmark an Alkoholmaterial untersucht. Wie im erwachsenen Zustande, ließen sich auch hier große Verschiedenheiten, je nach der *Tierart*, nachweisen. Die Bindegewebsmastzellen einerseits und die basophil gekörnten Leukocyten andererseits können bei den *Säugetieren* gleich von ihrem ersten Auftreten an deutlich unterschieden werden. Sie scheinen als zwei spezifisch differenzierte Zellarten aus einer gemeinsamen Stammzelle — aus der polymorphen primären Wanderzelle — zu entstehen.

Bei der *Ratte,* bei welcher die Blutmastzellen im erwachsenen Zustande nur äußerst spärlich vorkommen, die Bindegewebsmastzellen aber eine hohe Entwicklung erreichen, läßt sich bei Embryonen von 35 mm die heteroplastische Entstehung der letzteren aus kleinen lymphocytoiden Wanderzellen durch Ausarbeitung grober basophiler metachromatischer Körner im Protoplasma beobachten. Die beim erwachsenen *Tier* im Mark vorhandenen seltenen Mastmyelocyten müssen erst im extrauterinen Leben auftreten. Beim

Kaninchen, wo der Sachverhalt gerade der umgekehrte ist, entstehen bei Embryonen von 43—46 mm die ersten Mastmyelocyten im Knochenmark. Zugleich findet man sie auch überall einzeln im diffusen Körpermesenchym zerstreut. Bindegewebsmastzellen tauchen hingegen (besonders in der Haut) erst am Schluß des intrauterinen Lebens auf. Bei *Katze* und *Meerschweinchen* (wahrscheinlich auch beim Menschen) entstehen Mastmyelocyten und Bindegewebsmastzellen nebeneinander aus den primären Wanderzellen des Knochenmarkes und lassen gleich bei ihrem ersten Auftreten die typischen Verschiedenheiten der Körnung hervortreten.

Die Megakaryocyten entstehen im embryonalen Knochenmark entweder zugleich mit den Erythroblasten (*Ratte*) oder etwas später als diese (*Katze* 64 mm, *Meerschweinchen* 39—40 mm). An den entsprechenden Stellen erscheinen zuerst immer große, lymphocytoide Wanderzellen mit amöboidem, basophilem Protoplasma und großem, hellem, nucleolenhaltigem Kern. Dann beginnt eine starke Hypertrophie ihres Protoplasmas, welches dabei meistens lange, keulenförmige Pseudopodien aussendet. Am Kern läßt sich ebenfalls eine rasche Größenzunahme feststellen, die in der gewöhnlichen, oben geschilderten Weise einerseits mit tiefen Membraneinschnürungen, andererseits mit mehrpoligen, von Verschmelzung der Tochterkerne gefolgten Mitosen einhergeht.

Die beschriebenen Blutbildungsprozesse beginnen stets in den ältesten Teilen der enchondralen Markhöhle, in ihrer Mitte, und breiten sich nach den beiden Epiphysen aus. Das primäre (lymphoide) Mark verwandelt sich dabei in myeloides, blutbildendes. Die verschiedenen myeloiden Jugendformen bilden zuerst, zusammen mit den Stammzellen, kleine Herde zwischen den enchondralen Knochenbälkchen, den Gefäßen und den locker angeordneten wuchernden fixen Mesenchymzellen; überall ist zuerst noch reichliche amorphe Zwischensubstanz vorhanden. In den späteren Stadien wuchern die Blutzellen immer mehr und mehr und nehmen den ganzen freien Raum zwischen den Gefäßwänden und den Knochenbälkchen ein. Die amorphe helle Zwischensubstanz wird verdrängt, während die fixen Mesenchymzellen zwischen den Blutzellen nur als unscheinbare Stromazellen zerstreut liegen bleiben.

Die weiten Venensinus des embryonalen Knochenmarks geben einer ebenfalls sehr weiten dünnwandigen Hauptvene Ursprung, die den Periostalknochen schräg durchbricht (Humerus eines Menschenembryo von 70 mm). Zugleich bilden sich im Knochenmark die ersten Arterien aus — die betreffenden Gefäße erhalten ein saftiges, in die Länge gezogenes Endothel, während die anliegenden undifferenzierten fixen Mesenchymzellen sich quer um das Gefäß herum lagern und in glatte Muskelzellen verwandeln. Das Endothel der Venensinus verbleibt zu dieser Zeit, ebenso wie die Mesenchymzellen im Gewebe, noch immer in undifferenziertem Zustande.

Am Ende des fetalen Lebens werden die enchondralen Knochenbälkchen zum großen Teil resorbiert und die Markhöhle erscheint von einem gleichmäßig gebauten, kompakten myeloiden Gewebe eingenommen; das letztere wird jetzt von Venensinus durchzogen, die relativ wieder enger und gleichmäßiger geworden sind. Im Gewebe nähern sich die einzelnen myeloiden Zellarten immer mehr und mehr dem erwachsenen Zustande und die großen, basophilen Hämocytoblasten nehmen an Zahl stark zu.

Trotz der raschen Ausbreitung der Blutbildung von der Mitte der Diaphyse nach den beiden Epiphysen hin bleibt eine mehr oder minder breite Gewebszone an der Ossifikationslinie immer in primärem, „lymphoidem" Zustande. Zuerst, beim ersten Anfang der Blutbildung in der Diaphysenmitte, ist diese Zone breit. Später verschmälert sie sich immer mehr, da die Resorption des Knorpels langsamer vor sich geht, als die Ausbreitung des Blutbildungsprozesses. Ganz eingeholt wird aber die Resorptionslinie von der Blutbildungsgrenze erst am Abschluß des Längenwachstums des Knochens, wenn der Knorpel zwischen Epi- und Diaphyse verschwindet.

Die ursprünglichen fixen, netzartig verbundenen Mesenchymzellen im Knochenmark bauen schließlich das retikuläre Stroma des letzteren auf. Sie arbeiten das oben beschriebene Gerüst der Reticulinfasern aus; dabei wird sich ein Teil von ihnen — vornehmlich die in der Adventitia der größeren Gefäße gelegenen — in gewöhnliche Fibrocyten verwandeln (Schema 8, *25*) und echtes Kollagen bilden. Die übrigen Mesenchymzellen setzen das retikuläre zellige Syncytium zusammen. Ein Teil des Syncytiums bleibt für immer in undifferenziertem, embryonalem Zustande und ist mit ungeschmälerten Entwicklungspotenzen ausgestattet (Schema 8, *22*). Die heteroplastische Bildung von Hämocytoblasten aus fixen Zellen läßt sich zwar im reifen Knochenmark, wie gesagt (S. 414), nicht mehr deutlich feststellen, ihre Möglichkeit ist jedoch nicht von der Hand zu weisen. Außerdem lassen sich in jedem Knochenmark, wie oben erwähnt, Reticulumzellen unterscheiden, die Vitalfarbstoffe nicht speichern und im Ruhezustande verbleiben. Der andere Teil des zelligen Syncytiums verwandelt sich in aktive, speichernde und phagocytierende Histiocyten, was mit partieller Einschränkung der Entwicklungspotenzen einhergeht (Schema 8, *24*). Derselben Verwandlung in Histiocyten verfallen schließlich auch die Endothelzellen der venösen Sinusoide — sie bleiben fürs weitere als „Uferzellen" des histiocytären Gewebsreticulums bestehen (Schema 8, *11*).

Die im Knochenmark in den späteren Stadien erscheinenden Fettzellen müssen aus den undifferenzierten, embryonalen (vielleicht auch aus den histiocytären) Bestandteilen des zelligen Reticulums hervorgehen. Das letztere scheint seinem Baue nach dieselben Eigenschaften zu besitzen, wie ähnliche Gewebsbildungen an anderen Körperstellen, so z. B. in den Lymphknotenanlagen. Trotzdem muß das retikuläre Synzytium gerade im myeloiden Gewebe mit besonderen Entwicklungspotenzen für Fettzellenbildung ausgestattet sein. In Gewebskulturen vom Mark älterer *Kaninchen*embryonen, welches noch keine Fettzellen enthält, entwickeln sich nämlich aus seinen Elementen Fettzellen, während solches in Kulturen von Lymphknotenanlagen nicht beobachtet wird.

f) Lymphknoten, lymphoides Gewebe.

Die Entwicklung der Lymphknoten als Organe soll hier nicht behandelt werden; in der vorliegenden Schilderung kommt es bloß auf die frühesten Stadien der Histogenese der verschiedenen Zellformen in den Lymphknotenanlagen an. Diese Frage ist zuerst von SAXER (1896), dann von MAXIMOW (1907k), DOWNEY (1922) und ALFEJEW (1924) untersucht worden.

Die ersten Lymphknoten erscheinen bekanntlich in der Wand des cervicalen Lymphsackes (Mensch 30 mm, *Maus* 10 mm, *Ratte* 12 mm, *Meerschweinchen* 20 mm, *Kaninchen* 18 mm, *Katze* 13 mm). Etwas später werden auch die anderen Lymphsäcke und weiterhin die verschiedenen Lymphgefäße in derselben Weise zu Ursprungsstätten von Lymphknoten. In jedem älteren *Säugetier*embryo lassen sich infolgedessen in den verschiedenen Körperstellen verschiedene Stadien der Lymphknotenbildung feststellen. Der Vorgang verläuft überall in derselben Weise — im Mesenchym der Wand des betreffenden Lymphraumes entstehen ein oder mehrere unscharf begrenzte verdichtete Herde von embryonalem lymphoidem Gewebe. In den Lymphsäcken wird dabei die große Höhle zuerst durch sich von der Wand emporhebende und verzweigende Brücken und Trabekel in unregelmäßige, kavernöse Lymphräume — die Sinusanlagen — zerteilt (Abb. 107 *L*). In den Lymphgefäßen wölben sich die Herde in das Lumen buckelförmig vor. Das Gewebe der Wand und besonders der Brücken und Trabekel in den Lymphsäcken und der verdichteten Mesenchymherde in der Lymphgefäßwand wird zur Stätte einer ergiebigen Bildung polymorpher, hämopotenter, primärer Wanderzellen (Schema 8, *32*). Es ist derselbe Vorgang, wie er auch sonst überall im diffusen Mesenchym und im embryonalen Knochenmark beobachtet wird und auch die Typen der Wanderzellen sind dieselben. An den bezeichneten Stellen müssen bloß die Be-

dingungen für die Wanderzellenbildung besonders günstig sein, da sich die Wanderzellen allmählich in großen dichten Mengen anhäufen. Diese Bedingungen müssen
aber auch qualitativ von den in den übrigen Bildungsstätten von hämopoetischen
Wanderzellen, wie z. B. in Leber, Knochenmark, Milz usw. bestehenden, abwei-

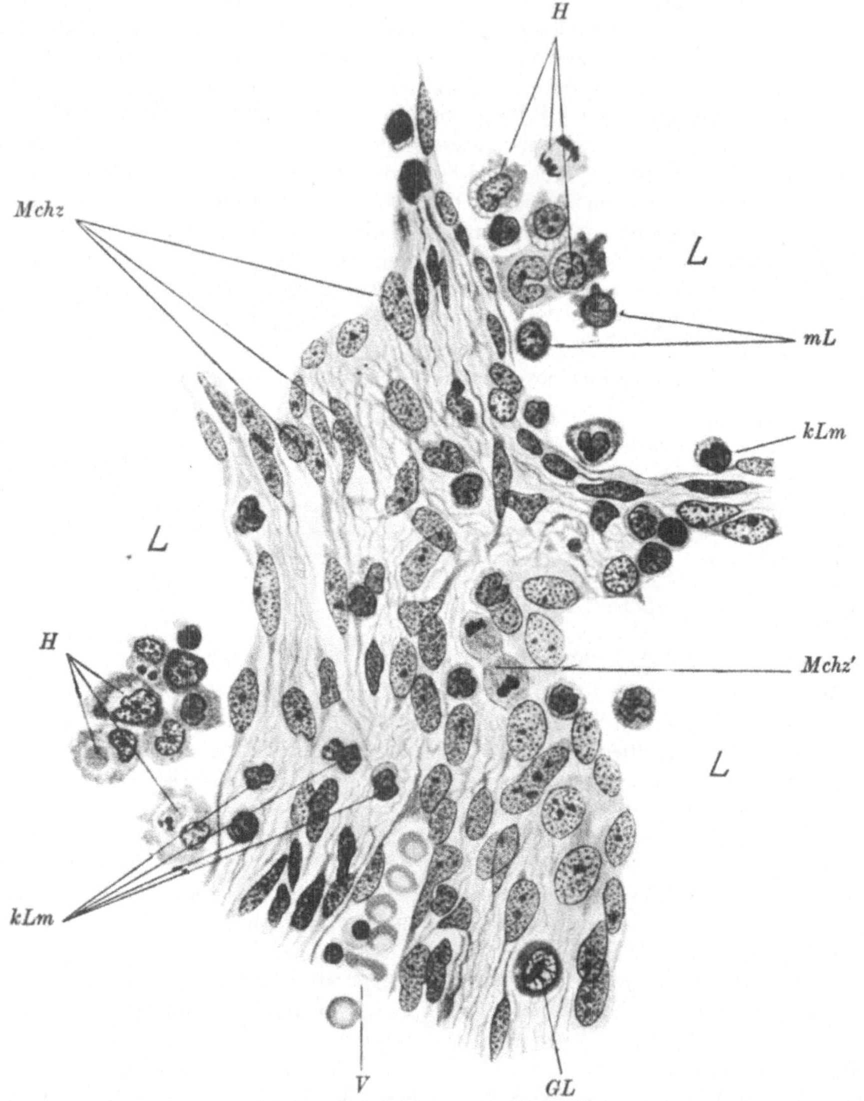

Abb. 107.   Lymphknotenanlage in der Wand des cervicalen Lymphsackes von einem Menschenembryo von 37 mm
Länge. L Lumen des Sackes, durch Mesenchymbrücken (*Mchz*) in cavernöse Räume zerteilt; *Mchz'* Mitose einer
Mesenchymzelle; *H* freie Histiocyten, in den Lymphräumen schwebend; *kLm* kleine Lymphocyten; *GL* große
Lymphocyten (Hämocytoblasten); *mL* mittelgroße Lymphocyten; *V* Blutgefäß. ZF, Häm. EAz. Zeiß Ap. Hom.
Imm. 2, Komp.-Ok. 4.

chen, denn die Differenzierung der Wanderzellen in den Lymphknotenanlagen
schlägt einen besonderen Weg ein.

Aus den gewöhnlichen Mesenchymzellen mit den zahlreichen Mitosen (Abb. 107
Mchz') entstehen durch Kontraktion und Herauslösung aus dem Zellverbande
erstens größere oder kleinere lymphocytoide Elemente mit schmalem basophilen

Cytoplasmasaum und großem hellen Kern mit großen Nucleolen — Wanderzellen von hämocytoblastischem Typus oder große Lymphocyten (*GL*), zweitens große und kleine blasse Wanderzellen von histioidem oder histiocytärem Typus, mit oft stark zerschnürtem Kern und vakuolärem Protoplasma (*H*), drittens alle Übergänge zwischen den beiden genannten Typen. Außerdem erscheinen hier von Anfang an in großen Mengen Wanderzellenformen, die in den bisher beschriebenen Blutbildungsstätten, wie Knochenmark, Leber usw., entweder ganz fehlten oder (im Mark) nur vereinzelt auftraten — Zellen vom Charakter dunkelkerniger kleiner Lymphocyten (*kLm*). Sie entstehen zum Teil unmittelbar durch Abrundung der kleinsten fixen Mesenchymzellen. Zum Teil sieht man sie auch aus Teilungen der größeren Wanderzellenformen hervorgehen und andererseits durch Hypertrophie sich wieder in große Lymphocyten verwandeln. Entgegen den Angaben von SCHRIDDE (1908 h, i, 1923 s), TÜRK (1908) und NÄGELI (1923) muß betont werden,

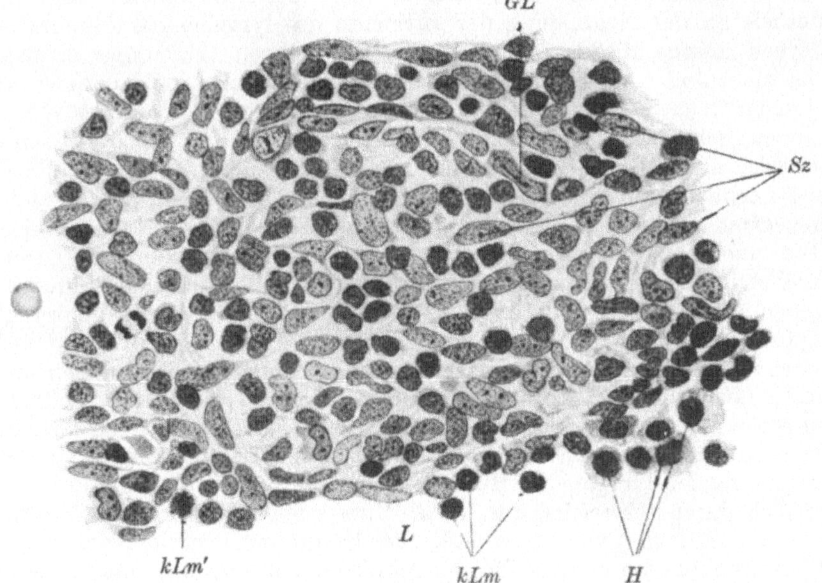

Abb. 108. Lymphknotenanlage in der Wand des cervicalen Lymphsackes eines Menschenembryos von 70 mm. *Sz* undifferenziertes reticuläres Syncytium; *kLm, kLm'* kleine Lymphocyten mit Mitosen; die übrigen Bezeichnungen, Bearbeitung und Vergrößerung wie in Abb. 107.

daß sie niemals aus dem Endothel der Lymphgefäße entstehen. Auch SAXER (1896) vermißte eine besondere Beziehung der Wanderzellen in den Lymphknotenanlagen zu Lymph- oder Gefäßendothelien.

Gleich bei ihrem ersten Auftreten in den Lymphknotenanlagen lassen die primären Wanderzellen — wie im Knochenmark — spärliche, paarweise angeordnete, weit voneinander zerstreute, atypische spezialgekörnte und eosinophile Zellen aus sich hervorgehen. Vereinzelte Megakaryocyten und kleine Erythroblastenherde sind selten und kommen vorübergehend erst in den späteren Stadien zum Vorschein; zu dieser Zeit bilden sich in wechselnder Anzahl auch typische große spezielle und eosinophile Myelocyten heraus, die noch beim Neugeborenen im lymphoiden Gewebe oft gefunden werden können. Bedeutend später tauchen endlich in den Lymphknotenanlagen auch basophil granulierte Zellen auf — sie werden nach ALFEJEW (1924) bei Embryonen unmittelbar vor der Geburt (*Maus* 28 mm, *Meerschweinchen* 60 mm, *Katze* 145 mm) oder sogar erst bei neugeborenen *Tieren* gefunden.

Von den frühesten Stadien an gelangen einzelne Wanderzellen oder Scharen von solchen durch aktive Einwanderung in die mit Flüssigkeit gefüllten Sinusanlagen und schweben frei in deren Lumen (Abb. 107 L, H). Dies bezieht sich besonders auf kleine Lymphocyten und histiocytäre Elemente; einige von diesen letzteren können dabei stark an Umfang zunehmen und verwandeln sich in phagocytierende Makrophagen, wie sie oben für die Sinus der erwachsenen Lymphknoten beschrieben wurden.

Die fixen Mesenchymzellen in der Lymphknotenanlage tragen in erster Linie durch ihre starke mitotische Wucherung zur Vergrößerung und Verdichtung der lymphoiden Herde bei — sie bilden ein dichtes kleinzelliges Reticulum aus anscheinend syncytial miteinander verbundenen, weiter wuchernden Elementen (Schema 8, *33*, Abb. 108 *Sz*). Die in den wachsenden Herden reichlich vorhandenen Capillargefäße besitzen schon von den frühesten Stadien an ein besonders großzelliges Endothel mit länglichen, saftigen, blassen Kernen. Eine Beteiligung dieses Endothels an der Neubildung der Elemente des lymphoiden Gewebes ist mit Sicherheit auszuschließen. Die Maschen des zelligen Reticulums erfüllen sich immer mehr und mehr mit freien Zellen, zum Teil infolge fortdauernder Abspaltung neuer freier Zellen von den fixen, zum Teil infolge selbständiger Wucherung der freien (Schema 8, *34*, Abb. 108 *kLm, kLm'*). Der Charakter der freien Zellen nähert sich allmählich — allerdings sehr langsam — dem für das lymphoide Gewebe im erwachsenen Organismus oben (S. 352) beschriebenen. Echte Follikel mit Keimzentren scheinen sich erst im postembryonalen Leben herauszubilden.

Die wachsenden lymphoiden Herde in den Lymphknotenanlagen werden schließlich inselartig von unregelmäßig begrenzten Spalträumen, den Sinusanlagen, umgeben, die zum Teil, nach Alfejew (1924) u. a., Überreste der ursprünglichen Lymphsäcke, bzw. Lymphgefäße vorstellen, zum Teil, nach Downey (1922), im Mesenchym der Lymphknotenanlage unabhängig entstehende und sich mit dem Lymphgefäßsystem erst sekundär verbindende Spalten sind. Den Wandbelag der einen sowie der anderen bilden zuerst noch gewöhnliche undifferenzierte Mesenchymzellen, die in innigster Verbindung mit dem eben erwähnten Zellreticulum der angrenzenden lymphoiden Herde stehen. Das Lumen der Sinusanlagen wird allmählich durch zahlreiche, aus fixen, stern- oder strangförmigen Mesenchymzellen bestehende und von den Wänden der Hohlräume ausgehende Fältchen und Bälkchen durchzogen und gewinnt an Schnitten das Aussehen eines lockeren zelligen Reticulums mit weiten, mit Flüssigkeit und frei schwebenden runden Zellen erfüllten Maschen. Diese letzteren stehen von Anfang an oder treten erst sekundär mit den zu- und abführenden Lymphgefäßen in Verbindung.

Da die Wandzellen der Sinusanlagen, wie gesagt, undifferenzierte Mesenchymzellen sind, so können in den frühen Stadien auch sie zur Neubildung von Lymphocyten und Histiocyten beitragen. Allmählich verwandelt sich ein großer Teil von ihnen, zusammen mit den Reticulumzellen, in retikuläre Histiocyten, wie sie oben für das erwachsene lymphoide Gewebe beschrieben wurden (Schema 8, *35*). In den Histiocyten erfahren die ursprünglichen Entwicklungspotenzen eine gewisse Einschränkung, so daß z. B. hämopotente Wanderzellen, Hämocytoblasten bzw. Lymphocyten aus ihnen nicht mehr hervorgehen können. Während dieser Differenzierung des Reticulums treten in ihm auch die ersten Reticulinfäserchen auf. Ein gewisser Teil der retikulären Histiocyten im embryonalen lymphoiden Gewebe kann nach Alfejew (1924) auch aus sich zur Ruhe legenden lymphocytoiden und histioiden Wanderzellen hervorgehen. Ein anderer Teil der Reticulumzellen in den lymphoiden Herden verwandelt sich schließlich in typische Fibrocyten (Schema 8, *36*); sie erscheinen an der Außenwand der Randsinus, im Gebiete der künftigen Kapsel und im Inneren der Anlage, in Begleitung von Blutgefäßen und in den Trabekeln (*Maus* 16 mm, *Ratte* 23 mm, *Meerschweinchen* 38 mm) (ALFEJEW 1924). Zugleich mit ihnen tauchen echte Kollagenfasern auf. Daß ein letzter Teil des ursprünglichen mesenchymatischen Zellreticulums in den embryonalen lymphoiden Herden für immer in undifferenziertem, embryonalem Zustande verbleibt, zeigt das Studium des lymphoiden Gewebes beim Erwachsenen (s. oben S. 346).

g) Milz.

Die Histogenese des Milzgewebes ist in der neuesten Zeit von THIEL und DOWNEY (1921) und von ALFEJEW (1924) untersucht worden.

Die Milzanlage entsteht auf der linken dorsolateralen Oberfläche des dorsalen Mesogastriums als umschriebene, sich in die Peritonealhöhle vorwölbende Mesenchymverdickung. In den frühen Stadien (Mensch 20 mm, *Meerschweinchen* 11 mm) besteht sie aus einem sehr dichten, syncytienähnlichen Mesenchymreticulum, dessen Zellen alle ganz einförmig aussehen und zahlreiche Mitosen enthalten. Von den meisten Autoren wird angenommen, daß die die Milzanlage bedeckenden mesodermalen Cölomepithelzellen bei ihrer mitotischen Teilung von der Oberfläche in die Tiefe abrücken und auf diese Weise zur Massenzunahme des Mesenchymreticulums beitragen. Nach THIEL und DOWNEY erscheint die Anlage von Anfang an mit Capillaren der Arteria mesenterica versehen; die venösen Sinus entstehen als selbständige Spalten im verdichteten Mesenchym der Anlage und treten erst sekundär mit den arteriellen Capillaren in Verbindung. Ihre Wand wird folglich nicht von gewöhnlichen Endothelzellen, sondern von Teilen des Mesenchymreticulums gebildet.

Da die Gefäßwände in der Milzanlage schon von den frühen Stadien an retikulären Charakter haben und mit Öffnungen versehen sind, werden in den Maschen des mesenchymatischen Reticulums aus dem allgemeinen Kreislauf stammende Erythrocyten gefunden. Sie häufen sich hier in wachsenden Mengen an und bei einem Menschenembryo von 70 mm erscheinen die Maschen des Reticulums mit Erythrocyten schon prall gefüllt und die Zellen des Reticulums auseinandergeschoben. Viele Erythrocyten werden von den Mesenchymzellen phagocytiert und zerstört. In diesem Stadium ist auch schon der Prozeß der Wanderzellenbildung in vollem Gange. Die hämopotenten Wanderzellen, die in der Milzanlage erscheinen (*Schwein* 30—35 mm, *Maus* 10 mm, *Ratte* 12 mm, *Meerschweinchen* 15 mm), spalten sich auch hier in der üblichen Weise von dem Netzwerk der fixen Mesenchymzellen ab, indem das Protoplasma sich kontrahiert und abrundet und die Zelle schließlich frei in eine Masche des zelligen Reticulums zu liegen kommt. In der Milzanlage zeigen die meisten dieser Zellen das Aussehen typischer Hämocytoblasten (großer Lymphocyten, Myeloblasten) — sie besitzen einen schmalen basophilen Cytoplasmasaum und einen großen hellen Kern mit großen, tief gefärbten Nucleolen. Die meisten sind groß, es finden sich jedoch auch kleinere Formen; außerdem kommen Wanderzellen von histioidem Typus und, wie gewöhnlich, Übergangsformen vor. Die Zahl der Hämocytoblasten wächst weiter durch selbständige Wucherung und durch fortgesetzte Abspaltung neuer Zellen.

Abgesehen von der Anwesenheit der Erythrocyten in den Maschen des mesenchymatischen Zellreticulums entspricht demnach der histologische Zustand eigentlich wiederum den Befunden in den anderen blutbildenden Organen. Die weitere Entwicklung der Gewebsbestandteile verläuft jedoch, den besonderen lokalen Bedingungen gemäß, in anderer Richtung.

In dem Grundgewebe der Milzanlage, welches sich später in die rote Pulpa verwandelt, differenzieren sich die meisten basophilen Hämocytoblasten zu Erythroblasten, die zuerst (*Schwein* 40—60 mm, *Maus* 11 mm, *Ratte* 19 mm, *Meerschweinchen* 20 mm, *Katze* 36 mm) in spärlichen kleinen Herden im Gewebe zerstreut liegen, später (*Schwein* 17,5 cm) das ganze Gewebe durchdringen und auch intravasculäre Herde in den Venensinus bilden. Während also die Erythropoese einen hohen Entwicklungsgrad erreicht und sich durch das ganze embryonale Leben fortsetzt, um erst beim Neugeborenen abzuklingen, sind spezielle und eosinophile Granulocyten — die meistens aus kleineren, oft blassen Hämocytoblastenformen entstehen — in der embryonalen Milz sehr spärlich. Weder die Erythroblasten, noch die Granulocyten offenbaren Beziehungen zu den Gefäßendothelien.

Mit der Ausbildung deutlicher Arterien in der embryonalen Milz ist die Bildung der weißen Pulpa verbunden. Das mesenchymatische Reticulum verdichtet sich in der unmittelbaren Umgebung der Arterien und aus seinen Zellen entstehen — wie in den Anlagen der Lymphknoten — Wanderzellen, hauptsächlich vom Typus kleiner, in geringer Anzahl auch vom Typus mittlerer und großer Lymphocyten. Allmählich verwandeln sich diese periarteriellen Scheiden in gewöhnliches lymphoides Gewebe.

Das zuerst rein zellige, retikuläre Gerüst der roten Pulpa macht dieselbe **Differenzierung** durch, wie das Reticulum des lymphoiden Gewebes. Es arbeitet Netze von **Reticulinfasern** aus. Ein Teil seiner Elemente bleibt für immer in undifferenziertem, embryonalem Zustande. Die meisten verwandeln sich in Histiocyten; dasselbe bezieht sich auch auf die Wandzellen der Venensinus.

h) Zellformen des ungeformten lockeren Bindegewebes.

Die embryonale Histogenese der Zellformen des lockeren Bindegewebes der *Säugetiere* in den späteren Embryonalstadien ist von Maximow (1907k) und Alfe-jew (1924) untersucht worden.

α) Fibrocyten und undifferenzierte Mesenchymzellen.

Der feinere Bau der fixen Mesenchymzellen bleibt ohne bedeutende Veränderungen. Ihre Größe bietet hingegen in den verschiedenen Körperteilen und in den verschiedenen Entwicklungsstadien bedeutende Schwankungen dar (Alfejew 1924).

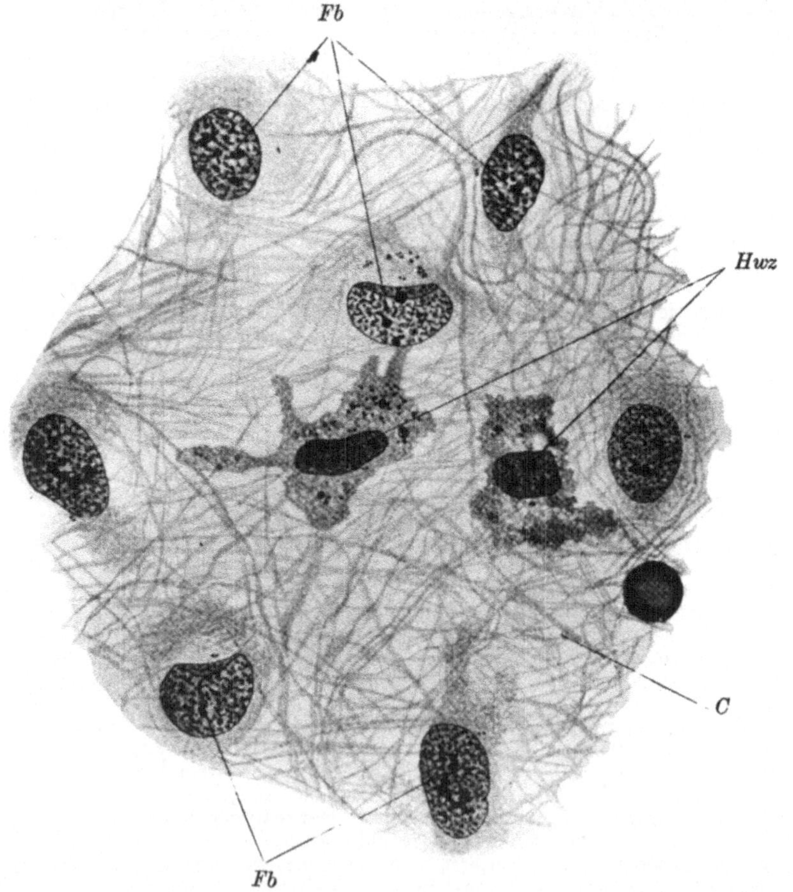

Abb. 109.　Intermuskuläres lockeres Bindegewebe eines Menschenembryos von 4½ Monaten; Schnitt. *Fb* Fibrocyten; *Hwz* „histioide" Wanderzellen (Histiocyten); *C* Kollagenfasern. ZF, EH. Zeiß Ap. Hom. Imm. 2, Komp.-Ok. 8.

Wenn die ersten Fasern in der Intercellularsubstanz erscheinen und von diesem Zeitpunkte an an Menge rasch zunehmen (S. 510), verwandelt sich das diffuse Mesenchym in das ungeformte lockere Bindegewebe. Die größte Mehrzahl der Mesenchymzellen muß dabei eine allmähliche Verwandlung in einseitig differenzierte Fibrocyten erleiden (Abb. 109 *Fb*, Schema 8, *30*). Leider können wir es

einer Mesenchymzelle nicht ansehen, ob und wie weit sie sich schon in der Fibro-
cytenrichtung differenziert hat; die Fibrocyten bewahren nämlich die frühere
Zellstruktur der Mesenchymzellen fast unverändert. Die bedeutendere Größe der
Zelle, die platten, dünnen, durchsichtigen Ausläufer und der platte ovale Kern mit
dem feinen Chromatinstaub und den großen Nucleolen sind viel zu ungewisse Kri-
terien, um in jedem einzelnen Falle ein sicheres Urteil zu ermöglichen.

Mit der fortschreitenden Entwicklung werden die Gewebsbezirke mit den un-
veränderten embryonalen Potenzen mehr und mehr lokalisiert und eingeschränkt.
Eine Reihe von weiter unten (S. 546) angeführten Tatsachen zwingt jedoch zur
Annahme, daß ein Teil der Mesenchymzellen im Bindegewebe für das ganze Leben

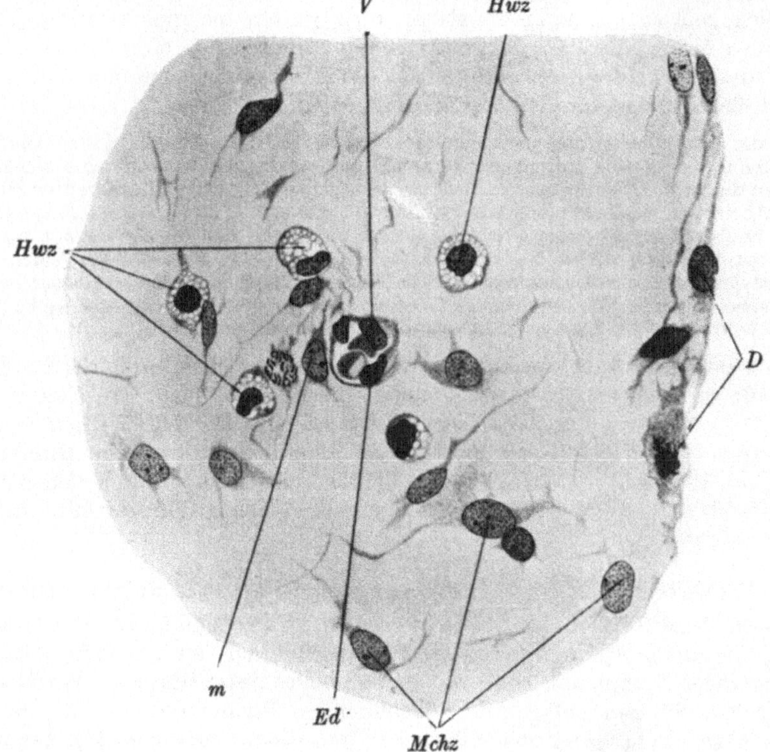

Abb. 110. Schnitt vom Netz eines Menschenembryos von 70 mm. *V* Gefäß; *Ed* Endothel; *m* undifferenzierte,
vornehmlich adventitiell gelagerte Mesenchymzellen; *Mchz* Mesenchymzellen; *Hwz* Wanderzellen von „histioidem"
Typus (Histioicyten); *D* Deckzellen an der Oberfläche des Netzes. ZF, Häm. EAz. Zeiß Ap. Hom. Imm. 2,
Komp.-Ok. 4.

in embryonalem, undifferenziertem Zustande verbleibt (Schema 8, *1*). Diese undifferenzierten Mesenchymzellen erkennt man nicht so sehr an ihrem Bau, als vielmehr an ihrer Lagerung und an ihren Verwandlungen. Sie erscheinen schon von
Anfang an mit besonderer Vorliebe — wenn auch nicht ausschließlich — den Gefäßen entlang angeordnet, besonders an der äußeren Oberfläche des Capillarendothels. Wie oben erörtert wurde, gehört wahrscheinlich wenigstens ein Teil der
sogenannten „Pericyten" dieser Zellkategorie an. Die Bevorzugung der Gefäßnach-
barschaft ist leicht verständlich, da hier die Ernährungsbedingungen für immer die
vorteilhaftesten bleiben.

Die indifferenten perivasculären Keimlager treten sehr deutlich im gallertigen,
stark ödematösen, noch sehr zellarmen Netz eines menschlichen Embryos von

70 mm hervor (Abb. 110), wo die Capillaren (*V*) und auch die größeren Gefäße von losen Scharen kleiner Mesenchymzellen begleitet erscheinen (*m*). Es handelt sich bei diesen Begleitzellen um noch vollkommen indifferente Elemente, und nicht etwa um Histiocyten (ruhende Wanderzellen oder Marchandsche Adventitiazellen). Die durch mitotische Wucherung entstehenden neuen Zellen rücken vom Gefäße ab und verteilen sich im Gewebe und erst dabei verwandelt sich ein Teil von ihnen in Wanderzellen von histioidem Typus mit reichlichem vakuolären Cytoplasma, mit Pseudopodien und mit kleinem, oft gefaltetem Kern (Abb. 110 *Hwz*). Ruhende Wanderzellen, fixe Histiocyten, sind im Netzgewebe zu dieser Zeit noch nicht vorhanden, ebenso wie man an der Oberfläche ein deutliches Mesothel vermißt (Abb. 110 *D*). Ähnliche Bilder von perivasculären Mesenchymzellen finden sich gelegentlich auch sonst im ungeformten lockeren Bindegewebe bei Embryonen in der Mitte der Schwangerschaft (Mensch 4$^1/_2$ Monate). In den späteren Stadien der Ontogenese platten sich die übrig gebliebenen Mesenchymzellen an der äußeren Oberfläche der Gefäßendothelien ab.

Für die Entstehung der perivasculären Zellen aus dem Endothel der Blutgefäße (Abb. 110 *Ed*) lassen sich zwingende Beweise nicht erbringen, obwohl eine solche Entstehung in den frühen Embryonalstadien, bei dem noch vollkommen indifferenten Zustande der Endothelzellen, vielleicht möglich ist. E. R. Clark und E. L. Clark (1925 b) haben bei direkter Beobachtung lebender *Amphibienlarven* gefunden, daß die die Kapillaren in der durchsichtigen Schwanzflosse begleitenden Zellen (Pericyten, Rougetsche Zellen) durch sekundäre Anlagerung von undifferenzierten Mesenchymzellen an das zu dieser Zeit vermutlich schon spezifisch differenzierte Endothel, nicht umgekehrt durch mitotische Wucherung des letzteren und Ausscheidung aus der Gefäßwand entstehen.

Es wäre ein Fehler, zu glauben, daß die Mesenchymzellen nur in der Umgebung der Gefäße in undifferenziertem Zustande verbleiben können. Im Netz z. B. (s. oben S. 303) läßt sich im erwachsenen Zustande Entstehung von neuen Milchflecken auch in den gefäßlosen Partien der Membran beobachten. Die größten Mengen solcher embryonaler Elemente finden sich, wie aus der Schilderung im Abschnitt III A und B hervorgeht, im retikulären Syncytium der blutbildenden Gewebe angehäuft.

β) **Wanderzellen und Histiocyten (ruhende Wanderzellen).**

Was die Wanderzellen des Bindegewebes betrifft, so sind in den Entwicklungsstadien, die dem Anfange der Knochenmarkbildung entsprechen, basophile, schmalrandige „lymphocytoide", d. h. hämocytoblastenähnliche Wanderzellen — abgesehen von den Anlagen der blutbildenden Organe und der Thymus — im diffusen Mesenchym verhältnismäßig selten geworden (Schema 8, 43). Sie werden vornehmlich in der Umgebung kleiner Gefäße getroffen, wo sie auch weiterhin aus den undifferenzierten, dem Endothel anliegenden, Mesenchymzellen (Abb. 111 *m*) neugebildet werden. Wie früher (S. 474), so erzeugen sie auch jetzt im Mesenchym zerstreute Gruppen von Erythroblasten, Granulocyten und Megakaryocyten.

In den späteren Stadien sammeln sich die basophilen lymphocytoiden Wanderzellen oft in perivasculären Infiltrationsherden, besonders in der Nachbarschaft und im Inneren junger Fettzelleninseln, an; große, mittelgroße und kleine Lymphocyten, aber auch monocytenähnliche Formen finden sich hier in buntem Durcheinander (Abb. 111 *GL*, *mL*, *kLm*). In rein lymphoidem Zustande bleiben diese Herde nur selten — wie in den Lymphknotenanlagen, so werden auch hier meistens unter den lymphocytoiden, hämocytoblastischen Zellen spezielle und eosinophile Myelocyten, seltener auch Erythroblasten, gefunden (Abb. 111 *eMlz*). Größere blutbildende Herde mit Myelocyten, Erythroblasten und Megakaryocyten können gelegentlich an den verschiedensten Körperstellen aus zerstreuten Hämocytoblasten entstehen. Sie kommen als Überreste von embryonaler Zeit auch noch beim Neugeborenen vor (GUTSELL 1917, GRUBER 1921, WEILS 1923 u. a.) und verschwinden allmählich zum Teil durch Degeneration, zum Teil durch Auseinanderkriechen ihrer Zellen. Bei krankhaften Zuständen können solche Blutbildungsherde beim Neugeborenen eine außergewöhnliche Entwicklung erreichen (GOORMAGHTIGH 1925). Es ist selbstverständlich, daß solche Befunde von der extramedullären Myelopoese beim Erwachsenen scharf geschieden werden müssen.

Die weitaus größte Mehrzahl der Wanderzellen im umgeformten lockeren Bindegewebe der älteren *Säugetier*embryonen gehört zum Typus der histioiden

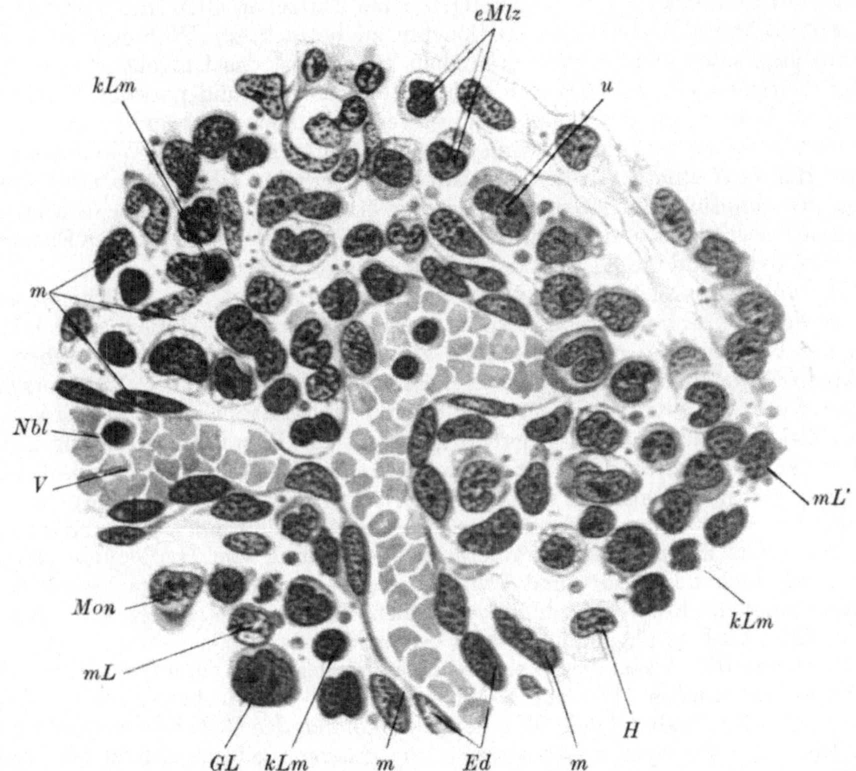

Abb. 111. Perivasculärer Herd von verschiedenartigen Wanderzellen aus der Nachbarschaft einer Fettzelleninsel im subcutanen Bindegewebe, bei einem Menschenembryo von 4¹/₂ Monaten. *V* Gefäß; *Nbl* Normoblasten; *Ed* Endothel; *m* undifferenzierte Mesenchymzellen; *GL* große Lymphocyten; *mL* mittelgroße Lymphocyten, *mL′* mit Abschnürung von knopfförmigen Protoplasmateilchen; *kLm*, *kLm′* kleine Lymphocyten mit Mitosen; *H* „histioide" Wanderzellen (freie Histiocyten); *Mon* monocytenähnliche Wanderzellen; *u* Wanderzelle von unbestimmtem, hämocytoblastisch-histioidem Typus; *eMlz* ein neugebildetes Paar von eosinophilen (atypischen) Myelocyten. ZF, Häm. EAz. Zeiß Ap. Hom. Imm. 2, Komp.-Ok. 6.

Wanderzellen, deren erste Entstehung oben für die früheren Stadien beschrieben wurde. Es sind jetzt zum größten Teil umfangreiche, amöboide Zellen mit reichlichem, vakuolärem Cytoplasma, einem dunklen, exzentrisch gelegenen, unregelmäßig gefalteten Kern und deutlichem Cytocentrum (Abb. 109 *Hwz*). Bei jüngeren Embryonen waren diese Zellen polymorph und mit den hämocytoblasten- oder lymphocytenähnlichen Wanderzellen durch Übergangsformen verbunden. Ihre Zahl im Mesenchym wuchs hauptsächlich durch ihre fortgesetzte Neubildung aus undifferenzierten fixen Mesenchymzellen, während die Mitosen in den Wanderzellen selbst verhältnismäßig selten waren. Zur Zeit des Auftretens der ersten Kollagenfasern in der Zwischensubstanz des Mesenchyms ändert sich der beschriebene Zustand. Die Neubildung von Wanderzellen aus fixen Zellen, die sich jetzt in Fibrocyten verwandeln, geht rasch zurück (*Ratte* 11 mm, *Meerschweinchen* 20 mm, ALFEJEW 1924). Im folgenden bleibt diese Neubildung nur dort möglich, wo undifferenzierte Mesenchymzellen liegen bleiben (z. B. in der Umgebung von Gefäßen (Schema 8, *40, 41*). Die Mitosen in den schon fertigen Wanderzellen nehmen hingegen bedeutend zu. Während außerdem die histioiden Wanderzellen der frühen Entwicklungsstadien dieselben Entwicklungspotenzen zu besitzen scheinen, wie die lymphocytoiden oder hämocytoblastenähnlichen Wanderzellen, erleiden sie jetzt eine mit Einbuße eines Teiles ihrer Entwicklungsfähigkeiten verbundene Differenzierung — sie erzeugen keine Blutzellen mehr und sind von nun an wohl schon als echte freie Histiocyten zu betrachten. Während sie sich in Hämocytoblasten nicht mehr verwandeln können, ist das Umgekehrte durchaus möglich (Schema 8, *44*). Da sich diese Differenzierung und partielle Einschränkung der Potenzen in deutlichen Strukturveränderungen nicht äußert, ist es nicht möglich genau zu bestimmen, wann aus einer primären histioiden Wanderzelle ein freier Histiocyt entsteht. Mit dem Auftreten der freien Histiocyten ist die Spaltung des ursprünglichen Grundstockes der fixen Mesenchymzellen in drei Zellstämme verwirklicht — die im undifferenzierten Zustande verbleibenden Elemente, die Fibrocyten und die Histiocyten (Schema 8, *1, 30, 31*).

Besonders zahlreich sind die freien amöboiden Histiocyten im intermuskulären, etwas weniger zahlreich im Unterhautgewebe. Sie erscheinen mehr oder minder gleichmäßig zwischen den Fibrocyten zerstreut (Abb. 109). Das Aussehen des lockeren Gewebes bei Embryonen in der mittleren Periode der Schwangerschaft erinnert sehr an entzündetes mit Polyblasten infiltriertes Gewebe des Erwachsenen. Zwischen den inneren Organen geschieht die Wanderzellenbildung in derselben Weise, wie unter der Haut und zwischen den Muskeln; doch beginnt dieser Vorgang hier im allgemeinen später und verläuft träger (ALFEJEW 1924). Im Netz (Abb. 112), wo die in undifferenziertem Zustande verbleibenden Mesenchymzellen (*m*) besonders zahlreich sind, dauert die Neubildung von Histiocyten (*H*) aus denselben auch weiter fort und bleibt, wie gesagt, auch im erwachsenen Organismus möglich. Eine Entstehung von freien Histiocyten aus dem Endothel der Blutgefäße wird im allgemeinen nicht beobachtet.

Das weitere Schicksal der im embryonalen Bindegewebe entstehenden Wanderzellen ist verschieden. Ein Teil bleibt auch fürs weitere in beweglichem, phagocytierenden Zustande. Solche Wanderzellen können das Gewebe verlassen und in das Blut oder die Lymphe übertreten. Sie gelangen gelegentlich in die Cölomhöhle und treten hier zusammen mit den vom embryonalen Cölomepithel stammenden abgerundeten Elementen (EMMEL 1916) als große freie Wanderzellen auf (ALFEJEW 1924). Durch die Decke des IV. Hirnventrikels können sie in großen Mengen in das Lumen des Ventrikels gelangen (*Maus* 7,5 mm, *Ratte* 14 mm, *Meerschweinchen* 12 mm, *Kaninchen* 14 mm, *Katze* 16 mm) (ALFEJEW 1924). Die im beweglichen Zustande verbleibenden Zellen treten — zusammen mit den gelegentlich aus den Blutgefäßen emigrierenden Lymphocyten und Monocyten — im erwachsenen Organismus als die auf S. 255 beschriebenen amöboiden Wanderzellen des lockeren Bindegewebes auf.

Die meisten histiocytären Wanderzellen des lockeren embryonalen Bindegewebes verwandeln sich mit der Zeit allmählich in ruhende Elemente. Die Bewegungen werden langsamer und erlöschen schließlich ganz, der Zelleib plattet sich ab, streckt sich oder er bildet — besonders im Netz — lange, verzweigte, mit gezackten, scharfen Umrissen versehene Ausläufer. Im Netz sammeln sich solche Zellen mit besonderer Vorliebe in der Nähe von Blutgefäßen an. Im gewöhnlichen lockeren Bindegewebe erscheinen sie mehr gleichmäßig verteilt (*Ratte* 28 mm, *Meerschweinchen* 50 mm, *Katze* 70 mm, ALFEJEW 1924). Die Bilder erinnern sehr an die von MAXIMOW (1902) seinerzeit beschriebene Verwandlung entzündlicher Polyblasten in ruhende Polyblasten bei der Vernarbung. Auf die geschilderte Weise verwandeln sich die aktiven histiocytären embryonalen Wanderzellen in die ruhenden Wanderzellen, in die Histiocyten des lockeren Bindegewebes (Schema 8, *42*).

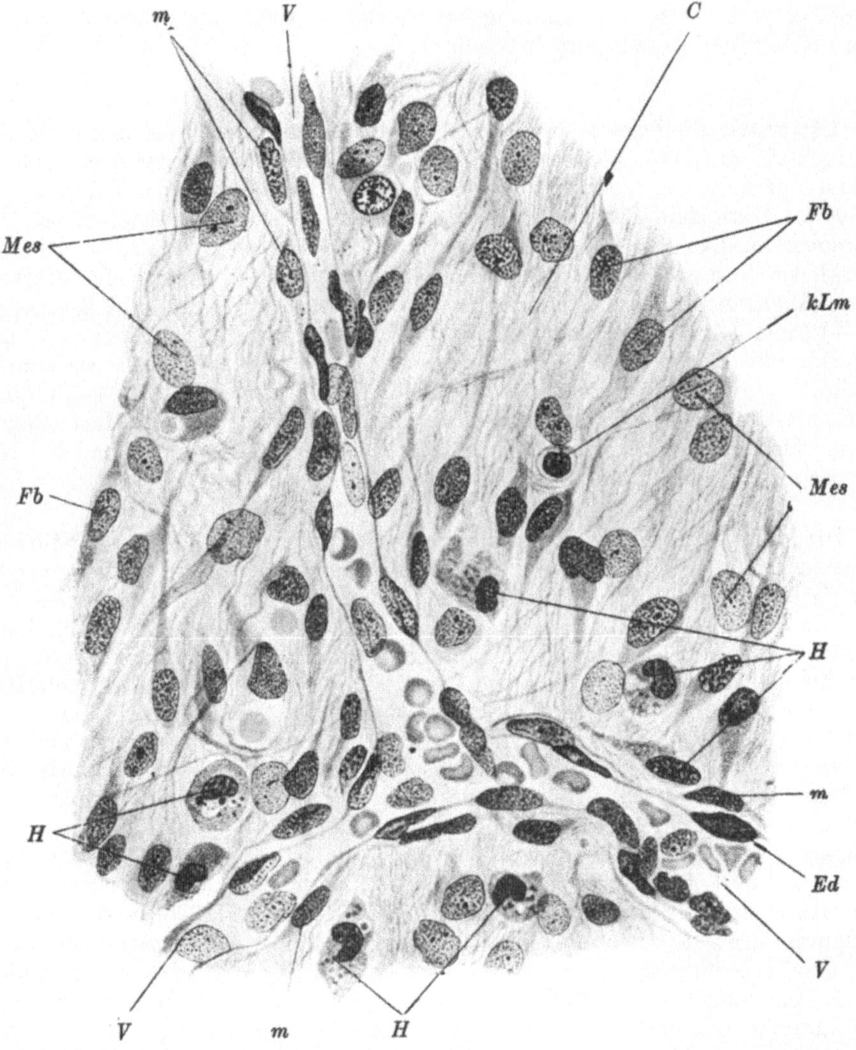

Abb. 112. Flächenpräparat vom Netz eines menschlichen Embryos von 4¹/₂ Monaten. *V* Gefäße; *Ed* Endothel; *m* undifferenzierte, vornehmlich perivasculär gelagerte Mesenchymzellen; *Fb* Fibrocyten; *C* Kollagenfasern; *Mes* Deckzellen (Mesothelzellen); *H* mobile und ruhende Histiocyten (aktive und ruhende Wanderzellen). ZF, Häm. EAz Zeiß Ap. Hom. Imm. 2, Komp.-Ok. 4.

Ein Teil der ruhenden Wanderzellen kann auf verkürztem Wege unmittelbar aus gewöhnlichen undifferenzierten Mesenchymzellen entstehen (Schema 8, *40*) (ALFEJEW 1924); dies scheint besonders in den späteren Entwicklungsstadien oft vorzukommen. Auf dieselbe Weise entsteht, wie oben beschrieben, die Mehrzahl der Histiocyten, die das Reticulum der blutbildenden Gewebe zusammensetzen. Die Verwandlung der noch undifferenzierten Endothelzellen in Leber, Milz,

Knochenmark usw. in histiocytäre Uferzellen ist diesem Vorgange ebenfalls an die Seite zu stellen.

Viele ruhende Wanderzellen nähern sich in den späteren embryonalen Stadien und beim Neugeborenen in ihrem Aussehen außerordentlich den Fibrocyten und können dann von den letzteren nicht unterschieden werden (Schema 8, *4δ*) (Alfejew 1924). Dieselbe Verwandlung hat Maximow (1902) in den späteren Stadien der produktiven Entzündung beobachtet.

γ) Mastzellen.

Die ersten Bindegewebsmastzellen entstehen im Mesenchym der Kopf- und Halsgegend auf heteroplastischem Wege durch Ausarbeitung der metachromatischen Körner in ungekörnten Wanderzellen von lymphocytoidem (Schema 8, *26*) oder von histioidem Typus (Schema 8, *27*), zum Teil auch unmittelbar aus fixen Mesenchymzellen (Schema 8, *28*) (Maximow 1907 k, Laguesse 1919 m, Alfejew 1924). Das vorteilhafteste Untersuchungsobjekt sind *Ratten-* und *Mäuse*embryonen; Alfejew findet die ersten Stadien bei *Ratten* von 13 mm und *Mäusen* von 11—12 mm Länge. Die Neubildung von Mastzellen zieht sich über eine lange Periode hin (*Ratte* 40 mm, *Meerschweinchen* 70 mm, *Katze* 75 mm). Sie wird allmählich — ob vollständig oder nicht, bleibt unentschieden (S. 266) — durch die homoplastische mitotische Vermehrung der schon körnerreichen Mastzellen ersetzt. Mastzellenmitosen kommen häufig bei älteren Embryonen und bei Neugeborenen vor.

δ) Fettzellen.

Die embryonale Entwicklung der Fettzellen wird im Kapitel über Stützsubstanzen behandelt. Hier mögen kurze Bemerkungen bezüglich der Stammzellen der Fettelemente genügen. Nach übereinstimmenden Angaben aller Autoren entwickeln sich die ersten Anlagen sowohl des braunen als auch des gewöhnlichen weißen Fettgewebes in engster Anlehnung an Blutgefäßnetze, zu einer Zeit, wo in der Zwischensubstanz des Gewebes Fasern schon vorhanden sind (Berg 1911, Alfejew 1924 u. a.). In der Umgebung wuchernder Capillaren (Abb. 113 *V*) erleidet die fibrilläre Zwischensubstanz eine eigentümliche Auflockerung und Aufhellung, wobei sich die Fibrillen und besonders die amorphe Grundsubstanz aufzulösen scheinen. Die um die Capillaren herum befindlichen spindel- oder sternförmigen, mitotisch wuchernden Mesenchymzellen (*m*) füllen dann in losen netzartigen Ansammlungen helle, von den Capillarnetzen durchzogene Felder aus — das sogenannte „präadipöse Gewebe"; nach außen bleiben die Felder von dunklerem, faserhaltigem Bindegewebe umgrenzt. Wassermann (1926) betrachtet diese Ansammlungen als besondere, ziemlich selbständige „Primitivorgane"; die Zellen sollen mittels ihrer Ausläufer zu einem schwammartigen Syncytium mit exoplasmatischen, zwischen den Zellkörpern und besonders den Zellausläufern ausgespannten gefensterten Membranen verbunden sein. Die spindel- oder sternförmigen Zellen in der Umgebung der Capillaren verwandeln sich sodann in Fettzellen (*Fetz*). Im braunen Fettgewebe nehmen sie zuerst eine kugelige oder polyedrische Form an und nachträglich erscheinen die Fetttropfen, die aber auch später zum größten Teil voneinander gesondert bleiben. Im gewöhnlichen weißen Fettgewebe, z. B. unter der Haut, beginnt die Fettimpletion noch bevor die Zellen ihre Form ändern. Die Fetttröpfchen fließen hier rasch zusammen und man erhält zuerst sogenannte Siegelringformen, zuletzt ausgebildete große Fettzellen. Daß diese letzteren nach Wassermann (1926) auch späterhin durch Ausläufer syncytienartig verbunden bleiben sollen ist oben (S. 281) bereits erwähnt worden.

Es ist, wie gesagt, nicht möglich einer Mesenchymzelle anzusehen, ob sie sich in einen Fibrocyten verwandelt hat, oder in undifferenziertem Zustande verbleibt.

Daß Mesenchymzellen übrigens auch nach Ausarbeitung von Fasern trotzdem volle embryonale Potenzen behalten können, geht aus der Tatsache hervor, daß das embryonale retikuläre Zellsyncytium in den Keimzentren des lymphoiden Gewebes ein wenn auch dünnes und lockeres Reticulinfasernetz besitzt. Aller Wahr-

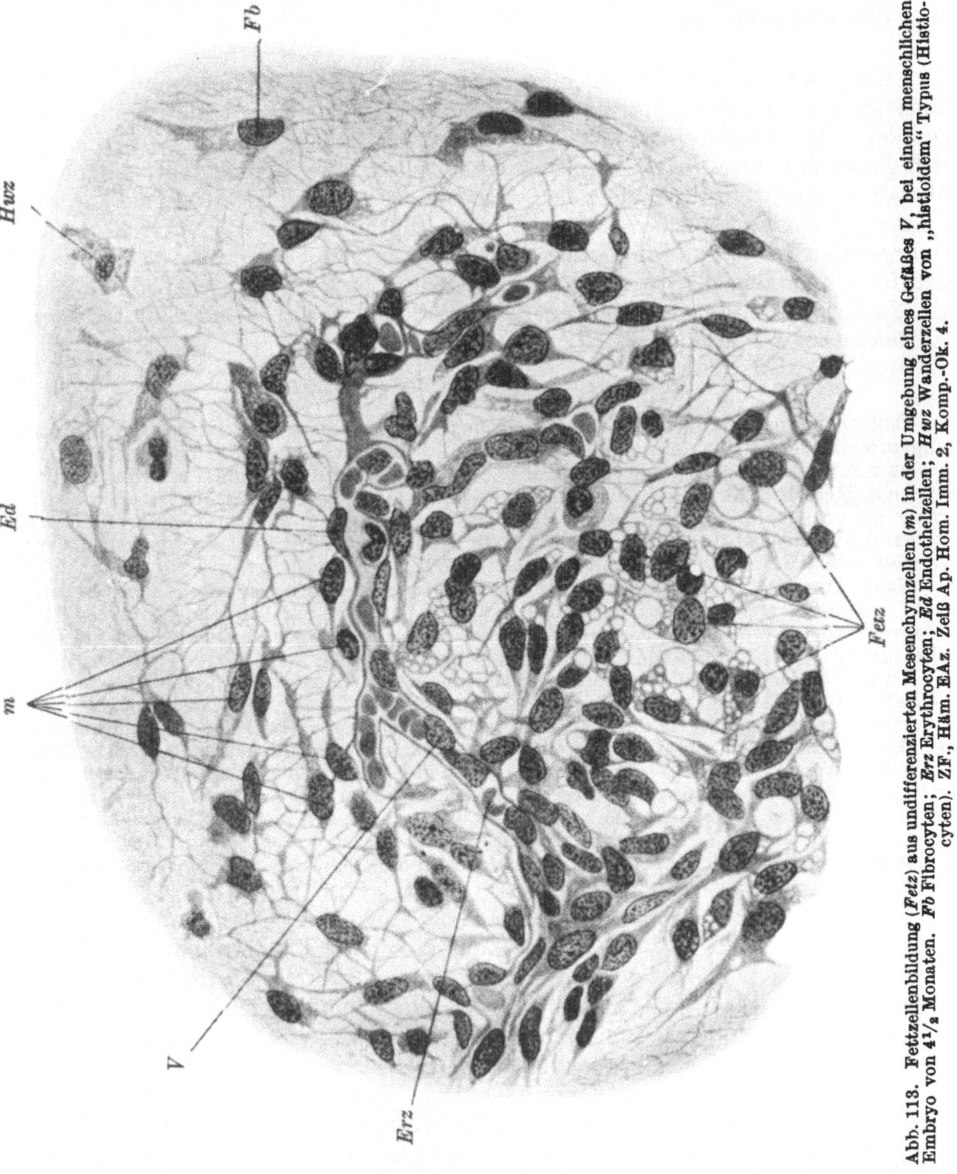

Abb. 118. Fettzellenbildung (Fetz) aus undifferenzierten Mesenchymzellen (m) in der Umgebung eines Gefäßes V, bei einem menschlichen Embryo von 4½ Monaten. Fb Fibrocyten; Erz Erythrocyten; Ed Endothelzellen; Hwz Wanderzellen von „histioidem“ Typus (Histiocyten). ZF., Häm. EAz. Zeiß Ap. Hom. Imm. 2, Komp.-Ok. 4.

scheinlichkeit nach sind die beschriebenen, sich in Fettzellen verwandelnden perivasculären Elemente nicht gewöhnliche Fibrocyten, sondern undifferenzierte Mesenchymzellen; sie differenzieren sich in der angegebenen Richtung unter dem Einfluß besonderer, von den Gefäßen ausgehender Reize. Da undifferenzierte Mesenchymzellen auch im erwachsenen Organismus überall vorhanden sind, ist auch hier jederzeit die Möglichkeit der Neubildung von Fettgewebe gegeben.

In den embryonalen Anlagen des Fettgewebes befinden sich immer zahlreiche an Ort und Stelle entstandene Wanderzellen, sowohl von hämocytoblastischem, als auch von histiocytärem Typus. Ob die letzteren unter Umständen nicht auch zu Fettzellen werden können, ist eine unentschiedene Frage (vgl. MAXIMOW 1903). Aus den ersten können sich hämatopoetische Herde entwickeln (ALFEJEW 1924, WASSERMANN 1924, 1926).

Es liegt kein Grund vor, die embryonale Histogenese der Blutbildung und des Bindegewebes bei den *Säugetieren* in besondere „Perioden" der Blutbildung einzuteilen. Die Entwicklungs- und Differenzierungsvorgänge der Blutzellen wickeln sich ganz allmählich ab. Sie wurzeln stets in freien, polymorphen, aber potentiell überall gleichwertigen Wanderzellen, die sich vom ubiquitären Mesenchym abspalten; das verschiedene Endergebnis der Blutbildung in den verschiedenen embryonalen Stadien und in den verschiedenen Organen hängt von den örtlichen, sich für die Stammzellen verschieden gestaltenden äußeren Existenzbedingungen ab. Zu demselben Resultat führt auch das Studium der embryonalen Blutbildung bei den anderen *Wirbeltieren*.

i) Intercellularsubstanz.

Das lockere ungeformte Bindegewebe ist das einfachste und unmittelbarste Verwandlungsprodukt des embryonalen Mesenchyms. In diesem letzteren sind die Räume zwischen den sternförmigen, miteinander netzförmig verbundenen Zellen, wie oben erwähnt wurde, mit amorpher, flüssiger oder gallertartiger, von den Zellen selbst ausgeschiedener Substanz ausgefüllt. Später treten zwischen den Zellen, zu bestimmter Zeit und an bestimmten Stellen des Embryokörpers, Fasern auf und die Mehrzahl der fixen Mesenchymzellen verwandelt sich dann in Fibrocyten.

Nach ALFEJEW (1924) bietet die Intercellularsubstanz in bestimmten Körperteilen, z. B. im dorsalen Gebiete des Halses, an der ventralen Beuge der Wirbelsäule, in der Abdominalwand, im Omentum, vor dem Auftreten der Lymphgefäße vorübergehend die Erscheinungen eines hochgradigen Ödems dar.

An den Stellen, wo sich das Mesenchym während der Ausarbeitung der Fasern verdichtet, z. B. im Corium, entsteht das dichte ungeformte Bindegewebe. Die spezifischen Bindegewebsarten entstehen durch in besonderer Richtung verlaufende Differenzierung der Mesenchymzellen, bzw. der Intercellularsubstanz. Sie beginnt meistens zu einer Zeit, wo sich swischen den Zellen schon mehr oder minder reichliche dünne Fasern befinden. Dort, wo sich später geformtes Bindegewebe findet, z. B. in den Sehnenanlagen, strecken sich die Zellen des Mesenchyms in bestimmten Richtungen in die Länge, lagern sich eng aneinander und beginnen dann ebenfalls mit der Ausarbeitung der Fasern. Die Art und Weise der Entstehung der Intercellularsubstanz wird an allen diesen Stellen jedenfalls die gleiche sein.

Trotz der großen Literatur ist die Frage der Entstehung der Intercellularsubstanz noch nicht geklärt. Vor allem sind das Wesen der Fibrillenbildung und die genetischen Beziehungen der Fasern zum lebenden Cytoplasma Gegenstand der Diskussion. Von jeher — von der Zeit, die der Aufstellung der Zelltheorie unmittelbar nachfolgte — sind zwei Standpunkte vertreten worden. Nach der zuerst von SCHWANN ausgesprochenen Vorstellung sollten die Fasern durch direkte, unmittelbare Verwandlung des Cytoplasmas, besonders der Zellausläufer entstehen. Nach der von HENLE, KÖLLIKER, RANVIER u. a. stammenden Idee sollten sie unabhängig von den Zellen, in der die Spalträume zwischen den letzteren ausfüllenden halbflüssigen Zwischensubstanz durch eine Art Krystallisation gebildet werden. Diese beiden Grundanschauungen treten bei den einzelnen Autoren ihrerseits wieder in zahlreichen Varianten auf. Dabei wird hauptsächlich die Entstehung der kollagenen Fasern berücksichtigt; die Bildungsweise der elastischen Netze, die später auftreten, kann von der der kollagenen Fasern nicht wesentlich abweichen.

Es leuchtet ein, daß, wenn die Fasern wirklich verändertes Cytoplasma (Metaplasma, M. Heidenhain 1907) sind, der Intercellularsubstanz wenigstens ein Teil der Lebenseigenschaften zugeschrieben werden könnte. Von den Anhängern dieser Lehre wird tatsächlich für die Fasern in mehr oder minder beschränktem Maße ein selbständiger Stoffwechsel und, in Verbindung damit, die Fähigkeit des Wachstums, der Differenzierung und der Strukturbildung angenommen (Lukjanow1894, Flemming 1897, M. Heidenhain 1907, 1911 u. a.). Wenn hingegen die Fasern anatomisch unabhängig von den Zellen, in der primären amorphen Zwischensubstanz entstehen, so sind sie als Niederschläge oder Verdichtungen einer leblosen, von den Zellen ausgeschiedenen Intercellularsubstanz zu betrachten. Da jedoch das Wesen der amorphen Zwischensubstanz selbst verschieden aufgefaßt werden kann, so ergibt sich daraus die Möglichkeit von verschiedenen weiteren, vermittelnden Standpunkten.

Flemming (1897) ließ in seinen älteren Arbeiten die Fasern innerhalb des Cytoplasmas der Zellen entstehen; sie sollten aus Teilen des Mitoms hervorgehen und später aus der Zelle heraustreten. Derselbe Gedanke findet sich bei Spuler (1897), desgleichen bei Zachariadès (1898). Auch nach v. Szily (1908) sollen sich die Fasern unmittelbar aus Zellfortsätzen entwickeln. Levi (1916c) sah in Gewebskulturen vom Mesenchym des *Hühnchens* die Zellen lange fadenförmige Ausläufer treiben, die sich mittels Cytoplasmafüßchen an der unteren Deckglasoberfläche vorwärts schoben und Kollagenfasern sehr ähnlich waren. Tello (1922) beschreibt das Auftreten von mit Silber imprägnierbaren Fibrillen innerhalb des Zelleibes in den Mesenchymzellen von Embryonen weißer *Mäuse*; die Fasern sollen erst nachträglich zur Peripherie der Zellen abrücken.

Meves (1910), der die Plastosomennatur der Filarmasse von Flemming nachwies, kam auf Grund seiner Untersuchungen an den embryonalen Sehnen des *Hühnchens* zum Schluß, daß die Bildung der Kollagenfasern durch eine epicelluläre Lagerung der Plastokonten an der äußersten Oberfläche des Zelleibes eingeleitet wird. Die Plastosomensubstanz verliert die Fähigkeit, sich mit Eisenhämatoxylin zu färben, die längs gerichteten Plastokonten treten untereinander mit ihren Enden in Verbindung und verwandeln sich in Bindegewebsfibrillen, die sich von der Cytoplasmaoberfläche ablösen, einen welligen Verlauf annehmen und von nun an durch die üblichen Kollagenfarbstoffe gefärbt werden. Diese Angaben von Meves sind zwar von Frederikse (1917) bestätigt worden, haben aber im übrigen wenig Anklang gefunden. Nach Laguesse (1923s, 1926t) können die im Exoplasma der Zellen befindlichen Plastosomen höchstens eine indirekte Rolle bei der Bildung der präkollagenen Fibrillen spielen, indem ihre Eiweiß- und Lipoidsubstanzen als Baumaterialien bei diesem Differenzierungsvorgang verwendet werden.

Die moderne Vorstellung von der Entstehung der Bindegewebsfasern aus dem Cytoplasma glaubt nicht mehr an eine direkte Verwandlung von Zellstrukturen in Kollagenfibrillen. Sie trägt jedoch der von allen Autoren vermerkten Besonderheit Rechnung, daß die ersten mikroskopisch nachweisbaren Fäserchen hauptsächlich, wenn nicht ausschließlich, an der Oberfläche der Zellen auftreten.

Die von einigen Autoren (Golowinski 1907) in den oberflächlichsten Schichten des Fibrocytenplasmas (in der Nabelschnur) beschriebenen Fibrillen mit geradem Verlauf und mit der Fähigkeit sich mit Eisenhämatoxylin zu schwärzen, haben wahrscheinlich mit der Bildung der Kollagenfasern nichts zu tun; sie werden wohl den auf S. 253 erwähnten, von Maximow (1902) zuerst gesehenen und später von Mallory (1904) unter dem Namen „Fibroglia" beschriebenen Gebilden entsprechen.

Hansen (1899), Mall (1902), Studnička (1903a, b, 1907, 1911, 1913, 1914), Heidenhain (1911) und Laguesse (1904, 1914, 1919g, h, i, 1921, 1922p, q) unterscheiden die Außenschicht des Zelleibes der embryonalen Fibrocyten als sogenanntes „Exoplasma" von der tieferen, den Kern umgebenden Masse, dem „Endoplasma". Ersteres hat eine mehr homogene, letzteres eine körnige Beschaffenheit. Die ersten Fibrillen entstehen in dem Exoplasma durch direkte Verwandlung der lebendigen Substanz. Diesem Standpunkte sind auch Flemming (1901) in seiner letzten Arbeit und neuerdings Hueck (1920) beigetreten. Die Vorstellungen der genannten Forscher über den Vorgang der Fibrillenbildung im Exoplasma bieten untereinander gewisse Verschiedenheiten dar. Doch beziehen sich dieselben meist nur auf weniger wichtige Einzelheiten, die zum Teil wohl von der Natur des zur

Untersuchung gewählten Objektes abhängen. So untersuchte z. B. Hansen die Zwischenwirbelscheiben von *Kalbs*feten, . Mall das lockere Bindegewebe von

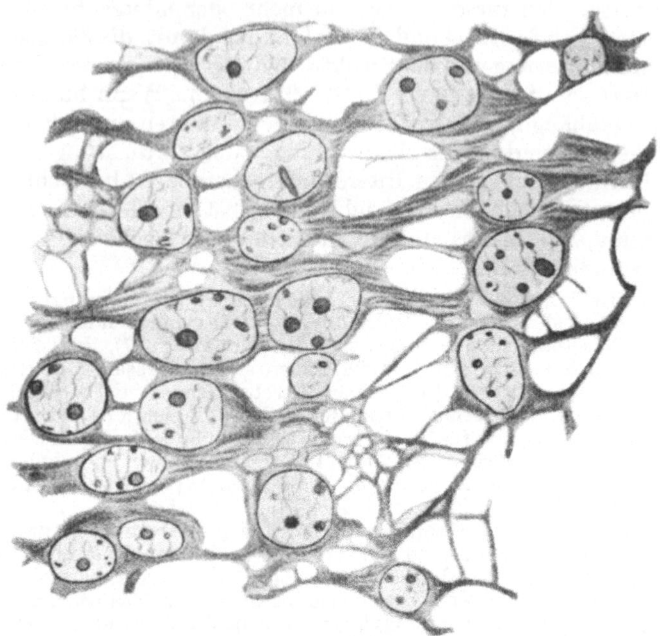

Abb. 114. Gewebe der jungen Zahnpapille von *Raja*. Die Zelleiber zu einem netzartigen Syncytium vereinigt. (Nach Studnička 1907.)

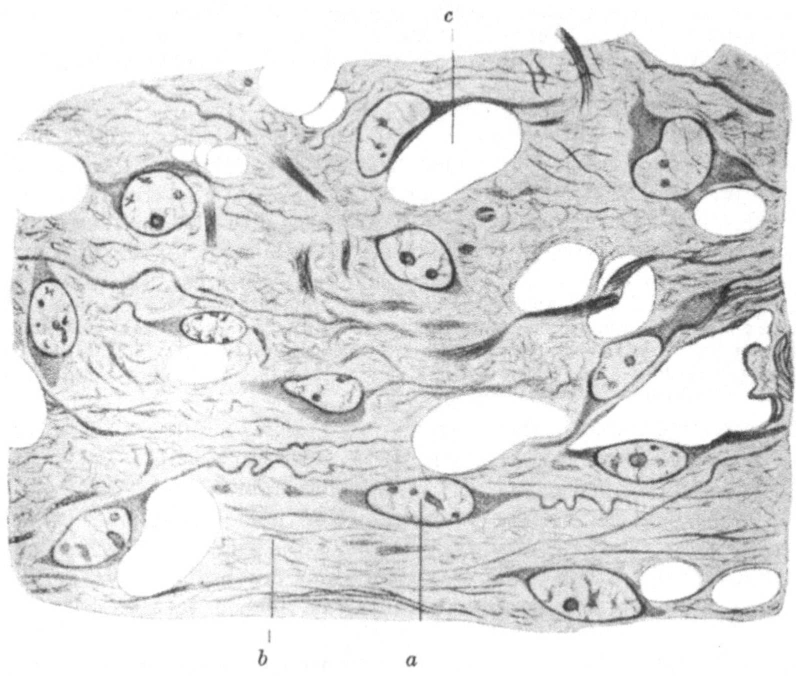

Abb. 115. Gewebe der Zahnpapille von *Raja*, älteres Stadium als in Abb. 114. Die Außenschichten der Zelleiber (a) haben sich in homogenes Exoplasma (b) verwandelt, in dem auch schon zahlreiche feine Fäserchen auftreten; c von Gewebsflüssigkeit erfüllte intercelluläre Lücken. (Nach Studnička 1907.)

*Frosch*larven und *Schweine*embryonen, STUDNIČKA zum größten Teil das Bindegewebe von Embryonen niederer *Wirbeltiere*, LAGUESSE das Gewebe der Milzkapsel der *Selachier* und das lockere subcutane Bindegewebe von Embryonen von Mensch und *Ratte* usw.

Da die die Fasern produzierenden Mesenchymzellen in den meisten Fällen durch die Verbindung ihrer Ausläufer ein netz- oder schwammartiges Gerüst bilden (Abb. 114), so sind auch die die Oberfläche der Zellkörper und ihrer Ausläufer umhüllenden Grenzschichten, die Ektoplasmen, in den meisten Fällen miteinander zu einem kontinuierlichen Netz mit Maschen von verschiedener Größe verbunden (Abb. 115) (Synexoplasma von STUDNIČKA 1914, RANKE 1913, 1914, 1915, HUECK 1920 u. a.).

In einigen Fällen, z. B. bei Entstehung von Knorpelgewebe, wo die Zellen von Anfang an zu einem kompakten Syncytium verschmolzen

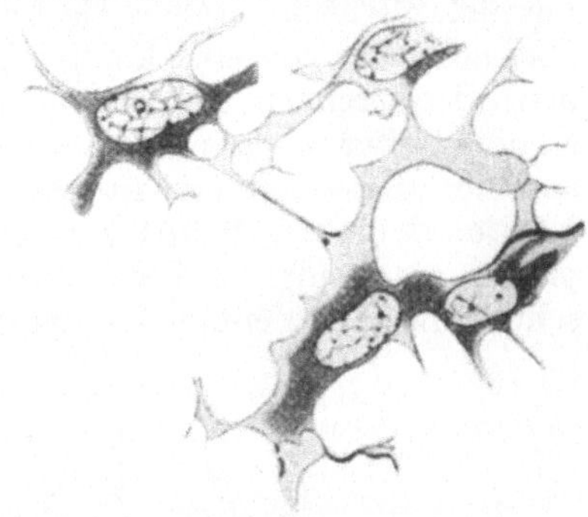

Abb. 116. Bildung von amorphem Exoplasma und der ersten Fibrillen im Zellnetz der Milzkapsel eines *Acanthias*-Embryos. (Nach LAGUESSE 1904.)

sind und zwischen sich keine mit Gewebsflüssigkeit erfüllten Lücken aufzeigen, entsteht das Synexoplasma sofort als ein System von Scheidewänden zwischen den einzelnen endoplasmatischen Zellterritorien. Wo, wie es z. B. unter der Haut oder in Faserhäuten (Milzkapsel) der Fall ist, die Gewebsbestandteile sich der Oberfläche parallel ausbreiten, verwandeln sich die durchsichtigen, fast nur aus Exoplasma bestehenden, flügelförmigen Ausläufer der übereinander geschichteten, netzartig verbundenen Mesenchymzellen, nach der sehr genauen und eingehenden Beschreibung von LAGUESSE, in breite, an vielen Stellen durch abzweigende Bänder und Platten zusammenhängende, wie im Blätterteig angeordnete Lamellen (Abb. 116 und 117). Die Maschen des Netzes zwischen den Lamellen bilden hier enge, miteinander überall kommunizierende und Gewebsflüssigkeit enthaltende Spalträume. Die die Kerne umhüllenden inneren Zellabschnitte, die Endoplasmen, breiten sich auf den dünnen, durchsichtigen Exoplasmalamellen als Fibrocyten aus; viele von ihnen werden vollkommen frei und gelangen in die Spalträume, wo sie sich als Wanderzellen bewegen. Nach LAGUESSE soll also die Wanderzellenbildung auf Kosten der fixen Zellen noch in relativ späten Stadien fortdauern, wo die Verwandlung der Mesenchymzellen in Fibrocyten schon in vollem

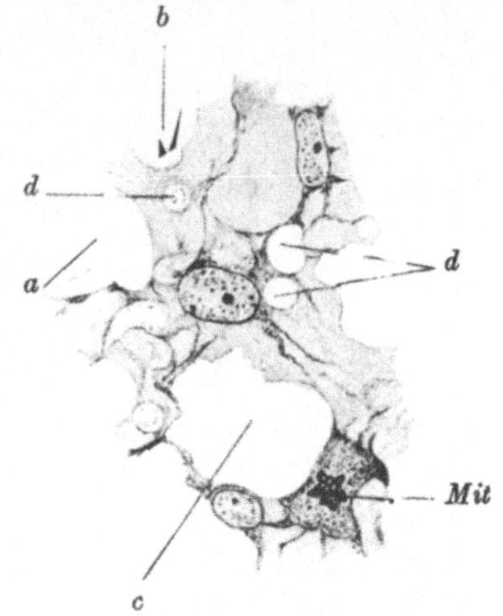

Abb. 117. Flachschnitt des Mesenchyms der Körperwand eines *Ratten*embryos von 15 Tagen. Die platten, syncytial verbundenen Zellkörper haben sich zum Teil in homogene, mit Öffnungen (*a—d*) versehene exoplasmatische Membranen verwandelt, denen die „Endoplasmen" mit den Kernen aufliegen. *Mit* Mitose. Zeiß Ap. Hom. Imm. 1,5, Komp.-Ok. 4. (Nach LAGUESSE 1921.)

Gange ist (*Ratten*embryo von 15—16 Tagen). Unter Umständen soll das Endoplasma bei der Bildung des Exoplasmas ganz zugrunde gehen und atrophieren (HANSEN 1899).

Nach den übereinstimmenden Angaben aller Autoren treten die Fibrillen im Exoplasma (der präkollagenen Substanz von LAGUESSE) zuerst als ein äußerst feines Netz von verzweigten und anastomosierenden Fäserchen auf, die die für das

Kollagen typische Farbreaktion nach Mallory noch nicht geben. Laguesse (1926 t) faßt diesen Vorgang als eine Art Kryśtallisation auf. Später nehmen die Fasern, unter fortwährender Zunahme an Zahl durch Neubildung, eine mehr oder minder parallele Richtung an und die Anastomosen zwischen ihnen werden rückgebildet. Dies geschieht vermutlich unter dem Einflusse von mit dem Wachstum verbundenen orientierenden Zugkräften. Die Fasern können im folgenden aber auch selbständig weiter wachsen und an Masse zunehmen, wobei sich ihre Zahl durch Längsspaltung der schon vorhandenen Fasern vergrößert. Andererseits können nach Ferguson (1911a, b, 1912) Fasern, die zuerst unabhängig voneinander im Exoplasma entstanden, sich nachträglich zu Bündeln zusammenlagern. Auf die beschriebene Weise entstehen aus den ersten Fäserchen schließlich die bekannten, dicken, bandförmigen und längsgestreiften, aus primitiven Kollagenfibrillen zusammengesetzten Faserbündel.

Die frühere homogene Exoplasmasubstanz bleibt zwischen den Bündeln in Form der auf S. 247 beschriebenen amorphen Grundsubstanz liegen, die im lockeren Bindegewebe besonders reichlich ist und Lamellen bildet (Abb. 118). In dem ungeformten dichten und dem geformten Bindegewebe wird das Exoplasma bei der Fibrillenbildung zum größten Teil aufgebraucht. Zwischen den Fibrillen, im Inneren der Kollagenbündel oder -fasern, vielleicht auch an der Oberfläche der letzteren, bleibt es in minimaler Menge als Kittsubstanz erhalten.

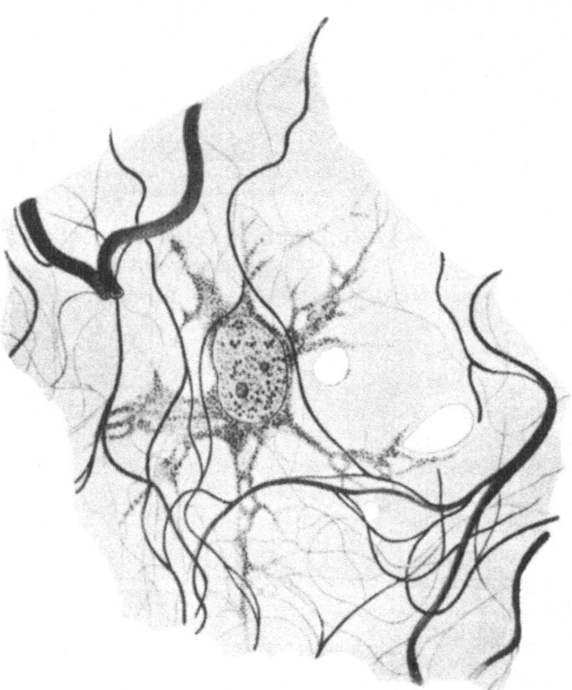

Abb. 118. Flachschnitt des Unterhautzellgewebes eines *Torpedo*embryos von 55 mm. Der stellenweise durchlöcherten amorphen Exoplasmaschicht liegt der aus „Endoplasma" und Kern bestehende sternförmige Zellkörper auf. In der amorphen Substanz verlaufen Kollagenfasern verschiedener Dicke. (Nach Laguesse 1914.)

Von den Autoren, die die Verwandlung von Cytoplasmateilen in die faserige Zwischensubstanz ablehnen, ist vor allem v. Ebner (1897) zu nennen, der bei seinen Untersuchungen über die Entwicklung der Chordascheide bei den niederen Fischen zum Schlusse kam, daß die Bindegewebsfibrillen in bedeutender Entfernung von Zellen, aus einer von den letzteren gebildeten, nicht fibrillären kolloidalen Masse unter dem Einfluß orientierender Zug- und Druckspannung geprägt werden, sich regelmäßig anordnen und weiter selbständig wachsen. Dies selbständige Wachstum der Fasern braucht, wie Weidenreich (1923) hervorhebt, an und für sich nicht als Beweis für ihr Eigenleben zu gelten, da dieser Vorgang sehr wohl einem Kryśtallisationsphänomen gleichgesetzt werden könnte; auch nach Rhumbler (1905) lassen sich weder Wachstumsfähigkeit, noch Ausbildung typischer Gestalt, noch auch Teilungsfähigkeit der organismischen lebenden Substanz allein zuschreiben. Nach Merkel (1908) entstehen die ersten Fasern im Mesenchym innerhalb der homogenen gallertigen Intercellularsubstanz, die, wie gesagt, zuerst allein die Räume zwischen den Mesenchymzellen ausfüllt, als Sekret der letzteren aufzufassen ist und oft noch vor dem Erscheinen der Fasern eine lamelläre Anordnung aufweist. Die Zellen nehmen an der Bildung der Fasern keinen unmittelbaren Anteil. Zuerst treten feinste netzartige Geflechte auf, die zum Teil aus Körnchen bestehen können; während der weiteren Entwicklung gehen aus den Netzen

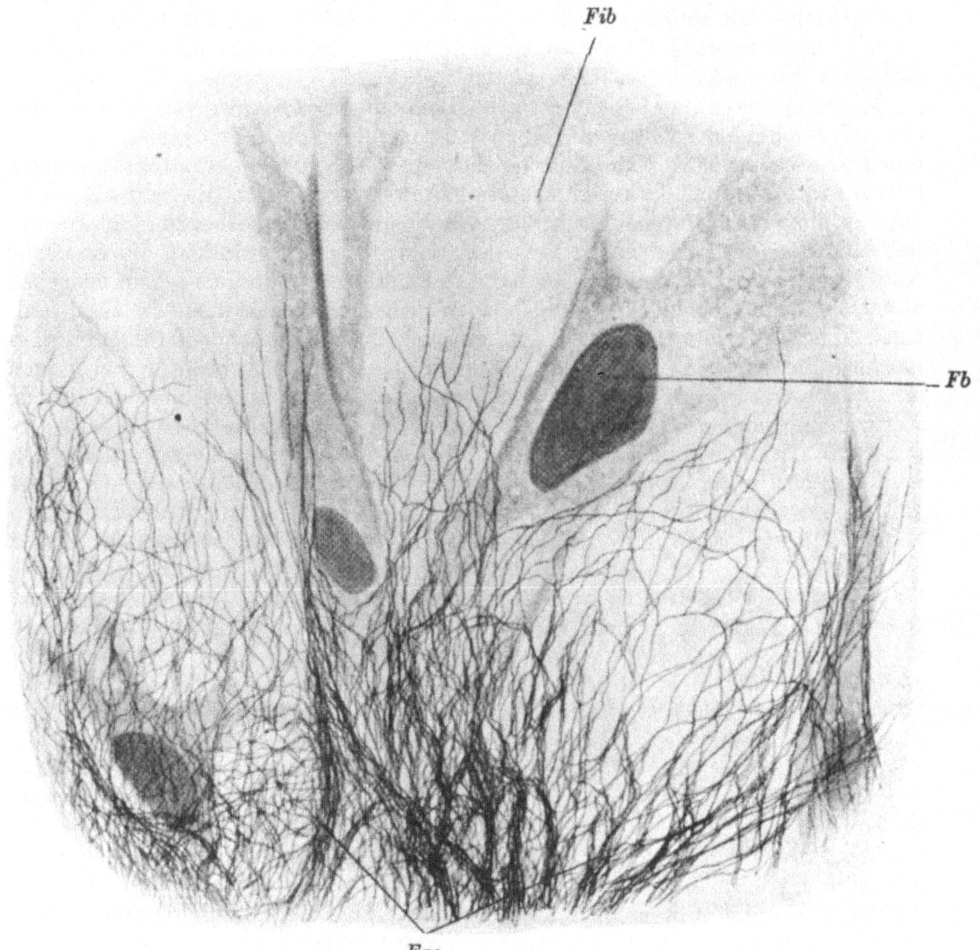

Abb. 119. Rand der Wachstumszone einer 15 Tage alten Kultur von lymphoidem Gewebe des *Kaninchens*. *Fib* Fibrin; *Fb* Fibrocyten; *Fas* mit Silber imprägnierte neugebildete Fasersysteme. ZF, Silberimprägnation am Schnitt. Zeiß Ap. Hom. Imm. 2, Komp.-Ok. 6.

durch Lösung der Verbindungen isolierte, glatte, nicht mehr anastomosierende Fasern hervor. An Stellen, wo gleich von Anfang an eine ausgesprochene Spannung vorhanden ist (Sehnen), wird das netzförmige Stadium nicht durchgemacht, sondern es kommt sogleich zur Bildung parallel verlaufender, unverzweigter Fasern. An der Grenze mit andersartigen Geweben, wie Epithel, verdichtet sich die Gallerte zu festeren, amorphen oder faserigen Häuten, die sich später mit Kollagen oder Elastin imprägnieren. GIERSBERG (1921) schließt sich bei seinen Untersuchungen über die Faserbildung in der Eischalenhaut der *Reptilien* v. EBNER an

und läßt sie durch Wirkung von Zug- und Spannungsdifferenzen auf eine erhärtende kolloidale Sekretmasse erfolgen.

Es erhellt, daß der Unterschied in der Auffassung des Wesens der Fibrillenbildung zwischen den Anhängern der Exoplasmatheorie und ihren Gegnern eigentlich nur die Natur der amorphen Substanz betrifft, die sich an der freien Oberfläche der Zellen (bzw. deren Endoplasmen) ausbildet und in der die Fibrillen zuerst auftreten. Die mikroskopische Untersuchung mittels der uns zur Verfügung stehenden Methoden läßt augenscheinlich keine sichere Entscheidung zu, ob es sich dabei um Teile der lebenden Substanz, des Cytoplasmas, oder um ein einfaches, passives, lebloses Sekret handelt.

In der neuesten Zeit scheint die alte Henlesche Auffassung von der selbständigen Entstehung der Kollagenfibrillen in einer leblosen, von den Zellen ausgeschiedenen Zwischensubstanz von einer neuen Seite eine Stütze zu erhalten. Baitsell (1915) sah in älteren Kulturen von *Frosch*geweben, wie sich die Fibrinfäden an der Peripherie der Gewebskultur in der Nachbarschaft der Zellen zu dichten Bündeln zusammentun und in wellige, gestreifte Fasern verwandeln, die eine sehr feste Konsistenz haben und echten Kollagenbündeln sehr ähnlich sehen; sie geben allerdings noch nicht die für das Kollagen typischen Reaktionen. In alten Kulturen von lymphoidem Gewebe sah Maximow (1923 bb) ähnliche mit Silber imprägnierbare Fasernetze zwischen den Fibrocyten entstehen (Abb. 119). Bei jungen *Amphibienlarven* fand Baitsell (1921) um die Chorda herum eine bedeutende Menge homogener gallertiger Substanz angehäuft, die als Zellsekret aufgefaßt werden muß. In diese Gallerte wandern Zellen ein und dann tauchen zwischen den letzteren und unter ihrem Einflusse in der Gallerte zuerst Netze, später lange glatte Fasern auf. Entsprechende Befunde sind von Baitsell neuerdings auch beim *Hühnchen* erhoben worden (1925). Die Angaben von Baitsell sind von Harrison (1925) für die *Amphibien* vollauf bestätigt worden. Nageotte (1916 c, d, e, 1919, 1922 g, h) faßt die faserige Zwischensubstanz des Bindegewebes im allgemeinen nicht als lebendige, organisierte Substanz, sondern als im inneren Körpermedium entstandene, leblose Gerinnsel auf. Bezüglich des ersten Auftretens der Fibrillen im periaxialen Mesenchym (beim *Hühnchen*) vertritt er einen ganz ähnlichen Standpunkt wie Baitsell. Bei Heilung von Hautwunden beim *Meerschweinchen* läßt sich nach Nageotte zeigen, daß die Wundränder zuerst durch das gerinnende netzartige fibrinöse Exsudat verkleben. Unter dem Einflusse hypothetischer, von den Zellen gelieferter fermentartiger Substanzen verwandeln sich die Fäserchen des Gerinnsels in dicke, feste, gestreifte Faserbündel, die sich an die abgetrennten Enden der alten Kollagenbündel angliedern, die Wunde verschließen und sich später von echten Kollagenbündeln nicht mehr unterscheiden lassen. Nach Nageotte sollen sich verschiedenartige netzartige Gerinnsel im Körper — unter Umständen sogar die Zellsubstanz selbst — in Kollagenfasern verwandeln können. In den meisten Fällen verfallen diesem sogenannten „Metamorphismus" allerdings die Fäden von Fibringerinnseln. Die faserige Intercellularsubstanz des Bindegewebes ist demnach ein passives, lebloses Material, das in seinen physikalisch-chemischen Eigenschaften und Verwandlungen von den von den Zellen ausgeschiedenen fermentartigen Stoffen beeinflußt wird.

Geleitet von diesem Gedanken von der Leblosigkeit der Bindegewebsfasern hat Nageotte (19221, 1927) die Verwendbarkeit toten bindegewebigen Materials zur Ausfüllung von Defekten im Bindegewebe des lebenden Organismus, z. B. in Sehnen, geprüft. Er fand, daß mit Formalin oder Alkohol fixierte Sehnenstücke, in lebende Sehnen transplantiert, glatt und ohne jede Reaktion einheilen. Zuerst sollen dabei Phagocyten die toten Zellen des Transplantats zerstören und die intercelluläre Masse reinigen. Dann dringen zwischen die Kollagenfasern des Transplantats gewöhnliche Fibrocyten ein und legen sich den

Fasern an. Diese letzteren vereinigen sich mit den Fasern der lebenden Sehne und auf solche Weise entsteht aus alter toter Intercellularsubstanz und neuen lebenden Zellen normales Sehnengewebe. Diese Experimente scheinen in der Tat zu beweisen, daß die faserige Intercellularsubstanz kein Eigenleben besitzt und daß sie infolgedessen durch ähnliches totes, selbst heteroplastisches, d. h. einer anderen *Tierart* entnommenes Material, ohne weiteres ersetzt werden kann. Kontrolluntersuchungen von WEIDENREICH (1924) und BUSACCA (1925) lassen allerdings diese Frage in etwas anderem Lichte erscheinen. Bei genauer Verfolgung des Schicksals der Fasern des transplantierten Sehnenstückes läßt sich nachweisen, daß die toten Fasern allmählich — ohne deutliche Beteiligung von Phagocyten — aufgelöst werden und durch neue, von den eingedrungenen Fibrocyten ausgearbeitete ersetzt werden.

Nach ALFEJEW (1926) entstehen die Fasern in oder aus der amorphen Zwischensubstanz des Mesenchyms ohne direkte Verwandlung von Zellbestandteilen. Die ersten Fasern tauchen (bei *Säugetier*embryonen) in den Embryonalhüllen auf. Im Einklang mit den Angaben von MERKEL (1909) wurde an den Berührungsflächen von Mesenchym mit Ektoderm und Entoderm eine besondere Verdichtung der Fasern beobachtet, ohne daß man an dieser Stelle eine entsprechende Zunahme der Mesenchymzellen bemerken könnte. Die anatomischen Beziehungen der ersten Fasern zu den Zellen können nach ALFEJEW nicht im Sinne der Entstehung der einen aus den anderen verwertet werden; obwohl die Fasern gelegentlich in enger Verbindung mit der Oberfläche von Zellen gefunden werden, bezieht sich dieses gleicherweise sowohl auf die fixen, als auch auf die wandernden Elemente; die Anlagerung könnte demnach — bei der nachgewiesenen Beweglichkeit aller Zellen — das Resultat einer rein zufälligen Berührung sein. FERGUSON (1911a, 1912), der die Faserbildung in der Schwanzflosse lebender *Fisch*embryonen beobachtete, wies seinerzeit auch auf die fortwährenden Wanderungen und Verschiebungen der Zellen während der Faserbildung und auf die Unbeständigkeit ihrer Lagebeziehungen zu den Fasern hin.

HERINGA und LOHR (1926a, b) fassen die Bildung der faserigen Intercellularsubstanz als Gelatinierung eines kollagenen „Stäbchensols" auf. Dank der Stäbchen- oder Nadelform der Teilchen des Sols lagern sich die letzteren bei der Verdichtung parallel aneinander und es entsteht nicht eine amorphe, in allen Richtungen des Raumes gleichartige Gallerte, sondern dichte faserige Gebilde, die durch Angliederung neuer Stäbchenteile sowohl in die Länge, als auch in die Dicke wachsen können und durch weite, mit Flüssigkeit gefüllte Räume voneinander abgegrenzt sind. Dieser Vorgang soll sowohl innerhalb der den Zelleib zusammensetzenden Kolloide, als auch außerhalb des letzteren stattfinden können.

In Anbetracht der angeführten widersprechenden Angaben ist es vorläufig nicht möglich, ein entscheidendes Urteil über das Wesen der Faserbildung im embryonalen Bindegewebe zu fällen. Daß die Fasern in der Mehrzahl der Fälle an der Oberfläche der Zellen auftauchen ist an und für sich kein Beweis für ihre Entstehung aus umgewandeltem Cytoplasma. Die größte Schwierigkeit scheint mit der Unmöglichkeit verbunden zu sein, das sogenannte Exoplasma im Präparat in überzeugender Weise sichtbar zu machen. Seine Abgrenzung von dem eigentlichen kernhaltigen Zelleib, dem Endoplasma, einerseits und von den leeren, mit Gewebsflüssigkeit erfüllten Räumen im Gewebe, den Maschen des Mesenchymsyncytiums, andererseits scheint vielen Autoren nur in ungenügender Weise gelungen zu sein. Die klarsten Bilder finden sich in den Arbeiten von LAGUESSE (1904, 1921) (Abb. 116—118). Nach STUDNIČKA (1907) soll in einem bestimmten Entwicklungsstadium eine „plötzliche" Differenzierung des Mesenchymsyncytiums in Endo- und Ektoplasma stattfinden. In den Beschreibungen und auf den Bildern von MERKEL (1909), MEVES (1910), ALFEJEW (1926) u. a. ist jedoch von einem Exoplasma nichts zu finden. Nach der Darstellung dieser Autoren erscheinen die Oberflächen oder Ränder der Zellen von einer schon fibrillären Schicht umsäumt;

dasselbe zeigt sich auch auf den Abbildungen von Mall, obwohl dieser Verfasser ebenfalls von einem Exoplasma spricht.

In einer Beziehung scheinen fast alle Forscher übereinzustimmen — daß nämlich die Beschaffenheit der ersten, mikroskopisch nachweisbaren Fasern — der sogenannten präkollagenen oder penekollagenen Fasern von Laguesse — von den Eigenschaften der vollentwickelten Kollagenfasern abweicht. Wie Mall (1902) gezeigt hat, verhalten sie sich dem Pankreatin und dem Pepsin gegenüber anders, als reifes Kollagen. Mit den gewöhnlichen Bindegewebsfärbungen lassen sie sich nur sehr unvollkommen oder gar nicht darstellen. Bei der Mallory-Färbung z. B. nehmen sie einen roten Ton statt des blauen an. Dafür besitzen sie aber die Fähigkeit, sich nach Bielschowsky mit Silber zu imprägnieren („Silberfibrillen" von Ranke 1913, 1914, 1915). Außerdem werden die ersten Fasern allgemein als netzförmig angeordnet beschrieben. Mit der weiteren Entwicklung sollen dann — vielleicht unter dem Einflusse von Zugwirkungen — durch Einreißen der Anastomosen glatte, parallel verlaufende Fibrillen entstehen. Diese letzteren besitzen nicht mehr die Fähigkeit zur Silberimprägnation und haben an Bielschowsky-Präparaten eine braune, an Mallory-Präparaten eine ausgesprochen blaue Färbung (Alfejew 1926 u. a.). Die jungen unreifen Kollagenfasern zeigen folglich vorübergehend Eigenschaften, die den auf S. 326 besprochenen Reticulinfasern während des ganzen Lebens eigen sind. Aus diesem Grunde werden die letzteren oft als unausgereifte Kollagenfasern angesprochen. Daß Nageotte (1922 g—k) das Vorhandensein der amorphen Zwischensubstanz und der präkollagenen Fasern leugnet, ist bereits S. 250 erwähnt worden.

Ein sehr günstiges Objekt zur Untersuchung der Faserbildung sind die Anlagen der Lymphknoten (Alfejew 1924, 1926 u. a.). Die ersten mit Silber imprägnierbaren Fasern erscheinen hier zuerst in den Trabekeln des netzigen Zellsyncytiums im Bereich der Randsinus. Deutlicher als anderswo sieht man sie hier genau dem Verlauf der Zellausläufer folgen und ihre Lage unmittelbar auf der Oberfläche des Cytoplasmas unterliegt keinem Zweifel. Von einer besonderen homogenen Exoplasmaschicht ist dabei nichts zu bemerken. Auch hier läßt sich auf Grund des mikroskopischen Bildes vorläufig nicht entscheiden, ob es sich um eine Verwandlung des Cytoplasmas oder um eine Art Sekretion oder Ausfällung handelt. Der Umstand, daß diese Fasern im erwachsenen Organismus nicht nur epicellulär verlaufen, sondern sogar vom Cytoplasma der Reticulumzellen umschlossen sind, spricht, wie Weidenreich (1924) hervorhebt, noch nicht für ihre Bildung auf Kosten lebender Cytoplasmateile. Wie oben erörtert wurde (S. 338), behält die Substanz dieser im Zellennetz des lymphoiden Gewebes entstehenden Fasern zeitlebens den Charakter des Reticulins und die Fähigkeit sich mit Silber zu imprägnieren. Wo die Fasern am äußeren Rande des Sinus in die echten kollagenen Fasern der Kapsel übergehen, sieht man sie schon beim Embryo ihren Charakter ändern und sich in nach Silberimprägnation braune Fasern fortsetzen.

Die elastischen Fasern erscheinen in der Ontogenese später als die kollagenen. So findet sie Mall (1902) zuerst in Arterien bei *Schweine*embryonen von 4 cm. Bezüglich der Art ihrer Entstehung läßt sich dasselbe wiederholen, was für die Kollagenfasern angeführt wurde — auch hier neigen die einen Forscher mehr der Verwandlung von Teilen des lebenden Cytoplasmas in Fasern zu, während andere die elastischen Fasern als leblose Abscheidungs- oder Krystallisationsprodukte der Intercellularsubstanz betrachten. Auch hier lassen sich sowohl für als auch gegen die eine sowie die andere Anschauung triftige Gründe anführen. Die Literatur über diese Frage bis zum Jahre 1907 ist von Röthig (1909) zusammengestellt worden.

Die von Hueck (1920) vertretene Anschauung von der Histogenese der elastischen Gebilde kann als die heutzutage herrschende bezeichnet werden. Das ursprüngliche syncytiale mesenchymale Zellennetz verwandelt sich in einem Teil seiner Cytoplasmamasse, in der „verdichteten Grenzschicht‘‘, die wohl dem Exoplasma von STUDNIČKA, MALL u. a. entsprechen dürfte, in membran-, strang-, band- oder fadenartige Gebilde, die sich, wahrscheinlich auf Grund verschiedener mechanischer Inanspruchnahme, entweder mit Kollagen oder mit Elastin „imprägnieren‘‘. Die elastische Substanz taucht dabei entweder in Form von Fasernetzen oder gleich in Form von gefensterten Membranen auf; eine zur Membranbildung führende „Verschmelzung von Fasern‘‘ gibt es nicht (RANKE 1915). Kollagene und elastische Fasern und Membranen sind also nicht besonders entstandene und streng voneinander zu trennende Gebilde. Auch sind es nicht chemisch einheitliche, d. h. etwa rein aus Kollagen oder Elastin bestehende Produkte. Beide bilden sich vielmehr durch „Imprägnation‘‘ auf der gleichen einheitlichen, aber chemisch noch indifferenten Grundlage. Kollagene und elastische Gebilde sind also die chemisch differenten Endpunkte einer gemeinsamen morphologischen Reihe und bestehen auch im ausgereiften Zustande zum mindesten aus zwei chemisch verschiedenen Körpern.

Das mikroskopische Aussehen der ersten Spuren der elastischen Gebilde wird von den einzelnen Autoren etwas verschieden beschrieben. Während die einen (MALL 1902, HUECK 1920 u. a.) die elastische Substanz sofort in Form distinkter, netzartig verflochtener Fasern oder Membranen erscheinen lassen, finden andere (GARDNER 1897, DE KERVILY 1924a b, RIEDEL 1925 u. A.) zuerst im Cytoplasma, an der Peripherie des Zelleibes, runde oder eckige Körnchen, die sich erst nachträglich zu Fasern zusammenfügen. Es ist sicher, daß die elastischen Fasern, ebenso wie die kollagenen, selbständig weiter wachsen und an Masse zunehmen können.

Im erwachsenen Organismus ist überall im Bindegewebe durch die Anwesenheit von Fibrocyten oder undifferenzierten Mesenchymzellen potentiell die Möglichkeit der Neubildung von amorpher und fibrillärer Intercellularsubstanz gegeben. Unter pathologischen Verhältnissen, z. B. bei Heilung von Wunden, bei produktiver Entzündung usw. läßt sich diese Neubildung oft in großem Maßstabe beobachten. Es liegt jeder Grund zur Annahme vor, daß bei dieser „pathologischen‘‘ Bindegewebsneubildung der Vorgang grundsätzlich in derselben Weise verläuft, wie bei der ontogenetischen Entwicklung. Bei der Narbenbildung entstehen z. B. die jungen Kollagenfasern an der Oberfläche der Zelleiber der Fibrocyten als feinste, wellenförmig verlaufende Fibrillen, die sich später vom Zelleib absondern und weiter wachsen (MARCHAND 1901, 19241, MAXIMOW 1902 u. a.). Auch bei atherosklerotischen Aortaverdickungen wurde von D'ANTONA (1914) die Entstehung der Fibrillen in die peripherische Cytoplasmazone der LANGHANSschen Zellen der Intima verlegt. Andererseits scheinen die Fibrillen hier zugleich auch in weiterer Entfernung von den Zelleibern, in einer amorphen Grundsubstanz entstehen zu können. Der Begriff des Ektoplasmas läßt sich auch bei der pathologischen Faserbildung nur sehr ungenau bestimmen. Die zuerst auftretenden Fäserchen unterscheiden sich von den ausgereiften Kollagenfasern durch besonderes Verhalten verschiedenen Reagentien gegenüber. Was die Neubildung der elastischen Fasern im erwachsenen Organismus, z. B. im senilen Zustande in der Aortenintima oder im interstitiellen Gewebe der Brustdrüse (RIEDEL 1925), ferner bei Narbenbildung usw. betrifft, so wird auch hier meistens die intracelluläre Entstehung angenommen. Die Fasern sollen sich besonders leicht im Anschluß an alte, präexistierende elastische Elemente entwickeln.

Dieselben Meinungsverschiedenheiten in der Frage der Histogenese der Intercellularsubstanz des Bindegewebes, wie sie für die *Wirbeltiere* erörtert wurden, finden sich auch in der Literatur über *Wirbellose* (WETEKAMP 1915 u. a.). Die neueren Autoren sprechen sich entschieden für die exoplasmatische Entstehung der amorphen Lamellen und der Fasern aus (DANINI 1925, LAZARENKO 1925). Bei der Ausarbeitung der Intercellularsubstanz können die Zellen schließlich ganz zugrunde gehen, so daß ein zellenloses Bindegewebe (z. B. bei *Insekten*) entsteht.

2. Vögel.

Die embryonale Histogenese des Bindegewebes und der Blutbildung bei den *Vögeln* ist besonders von Dantschakoff (1907, 1908, 1909a, b, 1916e), einer Schülerin von Maximow, untersucht worden. Die Vorgänge sind hier den für die *Säugetiere* beschriebenen durchaus ähnlich. Dantschakoffs Ergebnisse sind von Kiyono und Nakanoin (1919) bestätigt worden.

Die primitiven Blutzellen in den Gefäßen der Area vasculosa (Dantschakoff 1907, 1908) verwandeln sich auch beim *Hühnchen* nicht sämtlich, sondern nur zum größten Teil (bei Embryonen mit 18—22 Segmenten) in primitive Erythroblasten (Abb. 120, *pErbl*), die denselben Zellen beim *Säugetier* entsprechen und sich von ihnen, in ihrem reiferen Zustande, bloß durch die ovale und platte Form unterscheiden. Der Kern der reifen, sehr großen (11—13 μ) Zellen wird kleiner und dunkler und verliert schließlich die Fähigkeit der mitotischen Teilung, bleibt aber in der Zelle; solche nicht mehr teilungsfähige Zellen sind als primitive Erythrocyten zu bezeichnen. Sie zirkulieren während langer Zeit, sterben aber schließlich aus und werden von den sekundären oder definitiven Hämoglobin- zellen ersetzt. Die in undifferenziertem Zustande verbleibenden intravasculären primitiven Blutzellen behalten ihr basophiles amöboides Protoplasma und er- leiden fast gar keine Veränderungen der Struktur. Sie entsprechen in ihrem Aus- sehen den großen Lymphocyten des erwachsenen *Tieres*. Auf Grund ihrer wei- teren Schicksale in der Ontogenese sind sie am besten — ebenso wie die ent- sprechenden Zellen beim *Säugetier*embryo — als Hämocytoblasten zu bezeichnen (Abb. 120 *Hzy*). Sie zeichnen sich beim *Hühnchen* durch sehr ungleiche Größe aus und in den Gefäßen der Area vasculosa finden sich unter ihnen schon im Stadium von 20 Segmenten Zwergformen, die vielleicht als die ersten Jugendformen der Thrombocyten, als Thromboblasten, anzusehen sind. Am Ende des vierten Tages beginnt die differenzierende Entwicklung der Hämocytoblasten. Sie er- zeugen die sekundären oder definitiven Erythroblasten (Abb. 120 *Erbl*), die sich von den primitiven durch ihre geringere Größe und den nucleolenlosen Kern unter- scheiden und in den späteren Generationen in die gewöhnlichen kernhaltigen ovalen Erythrocyten, wie sie sich beim erwachsenen *Vogel* finden, übergehen. Beim *Huhn* sind die primitiven Erythroblasten und Erythrocyten von den sekundären nicht so scharf getrennt, wie bei den *Säugern*. Die Hämocytoblasten, die die unmittel- bare Fortsetzung der primitiven Blutzellen vorstellen, geben nämlich, nach der Erzeugung der ersten Generation der primitiven Hämoglobinzellen, einer Reihe von weiteren Erythroblastengenerationen Ursprung, die sich dem Typus der sekundären oder definitiven Erythroblasten allmählich nähern, während bei den *Säugetieren* (s. oben S. 470) nach der einzigen primitiven Erythroblastengeneration sofort ganz anders aussehende sekundäre Erythroblasten auftreten.

Zugleich mit der Entstehung der sekundären Erythroblasten innerhalb der Dottersackgefäße, geben die auf S. 238 u. 471 schon erwähnten, beim *Hühnchen* im Vergleich mit den *Säugern* sehr zahlreichen extravasculär (in den sogenannten „Substanzinseln") gebliebenen Hämocytoblasten Spezialgranulocyten Ursprung (Abb. 120, *eHzy, Mlz*). Die Zahl der letzteren vergrößert sich weiter sowohl durch eigene mitotische Teilung, als auch durch fortgesetzte Verwandlung neuer Hämocytoblasten. Nach Dantschakoff (1908) und Sabin (1921) können die acidophil gekörnten Myelocyten durch das Endothel hindurchwandern und in das Gefäßlumen gelangen.

Die Zahl der Hämocytoblasten im Inneren der Gefäße kann sich, ebenso wie bei den *Säugern*, in geringem Maße, in den frühesten Stadien, auch durch Ab- rundung und Isolierung von Endothelzellen vergrößern. Der gleiche Vorgang liefert, wenn er an der äußeren Oberfläche der Gefäße vor sich geht, neuen extravasculären Hämocytoblasten Ursprung (Abb. 120 *Ed'*, *eHzy*). Gleichzeitig entstehen jedoch aus demselben primitiven Endothel innerhalb und außerhalb der Gefäße auch histioide oder histiocytäre Wanderzellen („endotheliale Phagocyten") (*Wz*). Bei Einführung von Vitalfarbstoffen (Trypanblau) in das bebrütete *Hühner*ei, besonders in die Gefäße oder in das Mesenchym zwischen Allantois, Chorion und Amnion (KIYONO und NAKANOIN 1919, WISLOCKI 1921d, HAMMAR 1923h), gelingt es in diesen Zellen Farbstoffspeicherung zu beobachten.

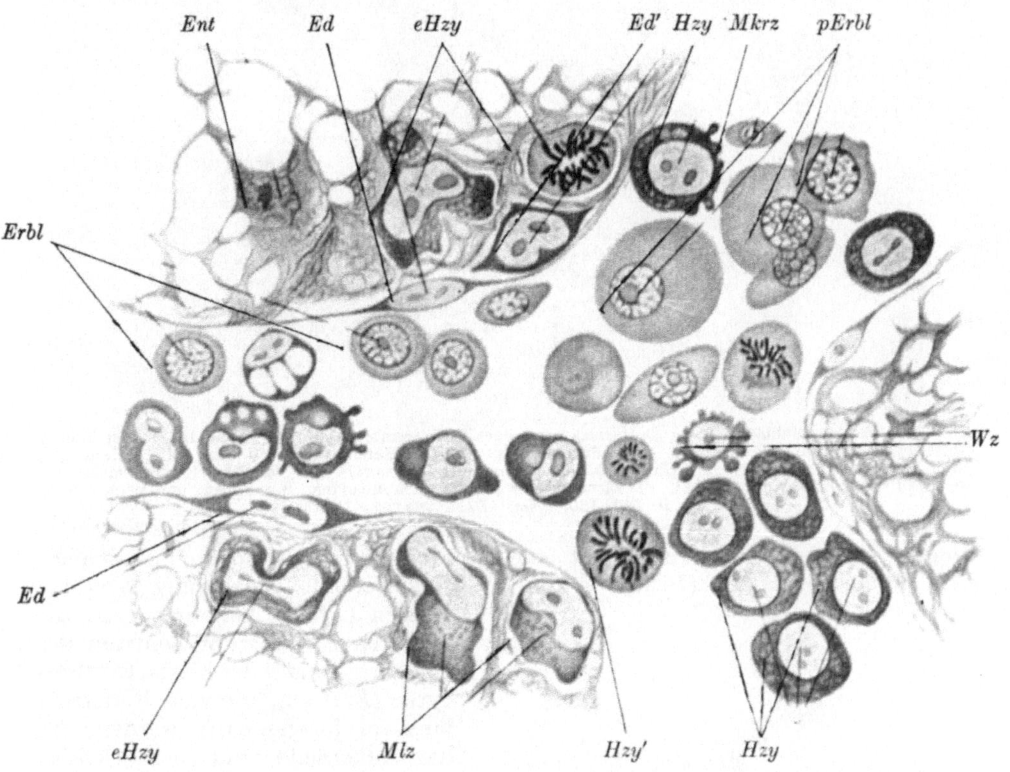

Abb. 120. Flächenpräparat einer *Hühner*keimscheibe von 4 Tagen. Die primitiven Blutzellen haben sich zu Hämocytoblasten (*Hzy, Hzy'*) und primitiven Erythroblasten (*pErbl*) entwickelt; die Hämocytoblasten differenzieren sich innerhalb des Gefäßlumens zu sekundären Erythroblasten (*Erbl*), außerhalb des Gefäßlumens (*eHzy*) zu Granulocyten (*Mlz*); *Ed* Endothel; *Ed'* Ablösung einer Endothelzelle und Verwandlung in einen extravasculären Hämocytoblasten; *Ent* Dottersackentoderm; *Mkrz* Mikrocyt; *Wz* Wanderzelle von histioidem Typus (Histiocyt). ZF, EAz. Zeiß Ap. Hom. Imm. 2, Komp.-Ok. 8. (Nach DANTSCHAKOFF 1908.)

Daß die primitiven, beim *Hühnchen* außerordentlich amöboiden, Blutzellen und die aus ihnen unmittelbar hervorgehenden intravasculären, amöboiden, basophilen Elemente wirklich Hämocytoblasten, d. h. Stammzellen für alle Blutzellenarten und nicht bloß Erythroblasten im Sinne der FERRATAschen Schule (s. oben S. 469) sind, daß sie fernerhin mit den extravasculären, in den Substanzinseln gelegenen amöboiden basophilen Zellen identisch sind, obwohl die ersten nur Erythroblasten, die zweiten nur Granulocyten erzeugen, kann experimentell bewiesen werden. DANTSCHAKOFF (1924) hat gezeigt, daß bei Implantierung des Gefäßhofs einer jungen *Hühner*keimscheibe mit seinen Blutinseln auf die Allantois eines *Hühner*eies die aus den Blutinselzellen hervorgehenden primitiven Blutzellen, die sich normalerweise zum größten Teil zu Erythroblasten entwickelt hätten, sich statt dessen sämtlich in acidophil gekörnte Myelocyten verwandeln.

Es erscheint demnach bewiesen, daß beim *Hühnchen* die Entwicklungsrichtung der Blutstammzelle von äußeren Einflüssen bestimmt wird.

In den späteren Stadien der Bebrütung, vom 10. bis zum 15. Tage, erreicht die Blutbildung im Dottersack ihren Höhepunkt (Abb. 121). Das Lumen der

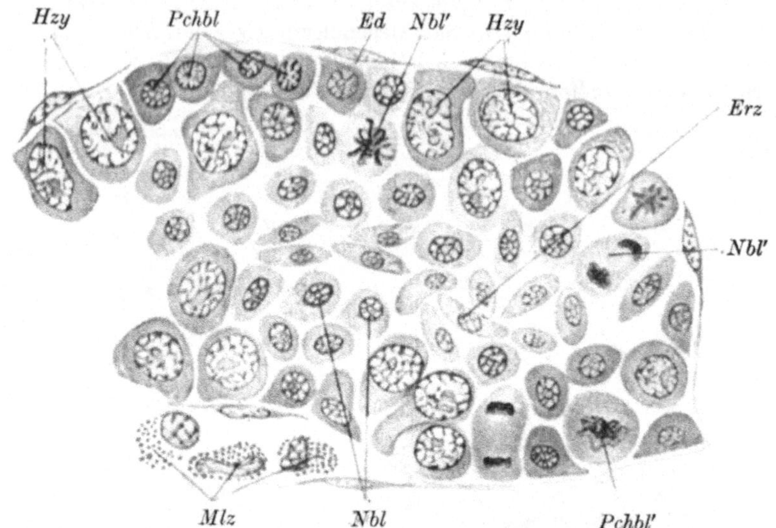

Abb. 121. Venöse Capillare aus der Dottersackwand eines *Hühner*embryos von 11 Tagen. Die an der inneren Oberfläche des Gefäßendothels (*Ed*) angeordneten intravasculären Hämocytoblasten (*Hzy*) differenzieren sich unter Wucherung zu polychromatischen (*Pchbl, Pchbl'*) und orthochromatischen (*Nbl, Nbl'*) Erythroblasten und weiter zu reifen Erythrocyten (*Erz*); *Mlz* extravasculär gelagerte Granulocyten. Bearbeitung und Vergrößerung wie in Abb. 120. (Nach DANTSCHAKOFF 1908.)

weiten venösen Capillaren enthält eine ununterbrochene wandständige Schicht von Hämocytoblasten (*Hzy*), die durch differenzierende Wucherung Erythroblasten (*Pchbl, Nbl*) erzeugen; die letzteren rücken zum Zentrum des Gefäßes ab und reifen hier zu Erythrocyten (*Erz*) aus, die vom Blutstrom langsam fortgeschafft werden. An der Außenseite sind diese Gefäße, abgesehen von den schon erwähnten Histiocyten, von zahlreichen Spezialgranulocyten (*Mlz*) umgeben, die sich hier, in den extravasculären Räumen, aus denselben Hämocytoblasten entwickeln. Die Blutbildung in den Dottersackgefäßen dauert beim *Vogel*embryo bis zu den letzten Tagen der Bebrütung. Die die Arterien umflechtenden blutbildenden venösen Capillaren stülpen sich dabei in Form von eigentümlichen Wand-

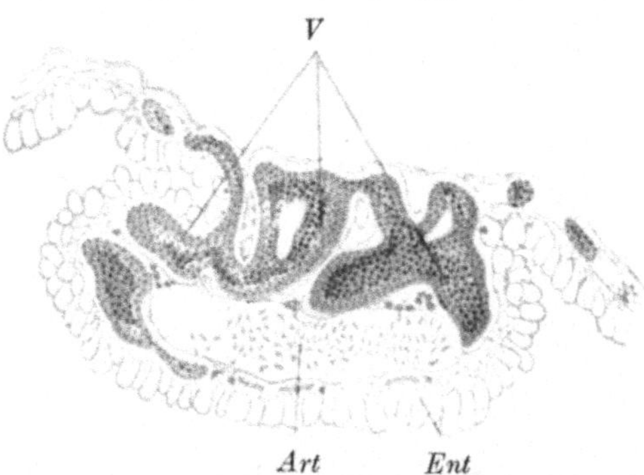

Abb. 122. Querschnitt der Dottersackwand eines 6½tägigen *Hühner*embryos. Bildung der Wandanhänge. *V* Venensinus mit intravasculärem, peripherem Hämocytoblastensaum und die Mitte des Gefäßes einnehmender rotgefärbter Erythrocytenmasse; *Art* Arterie; *Ent* Entodermepithel. ZF, EAz. Zeiß Achr. A. A., Ok. 4. (Nach DANTSCHAKOFF 1908.)

anhängen tief in die Masse des Dotters ein (Abb. 122).

Im Körpermesenchym treten beim *Hühnchen* am vierten bis fünften Tage zwei Arten von Wanderzellen auf — histioide und große lymphocytoide (DANTSCHAKOFF 1909 c). Sie entstehen aus den gewöhnlichen Mesenchymzellen und den zu dieser Zeit noch undifferenzierten Blutgefäßendothelien. Aus den lympho-

cytoiden Wanderzellen, den Hämocytoblasten, entstehen, besonders im Kopfmesenchym und an der ventralen Aortenwand, kleine extravasculäre, aus Erythroblasten oder Granulocyten bestehende Herde, die bis zum 9.—12. Tage bestehen
bleiben. Viele von ihnen scheinen nach den späteren Untersuchungen von DANT-
SCHAKOFF und RICHTER (1920) im Mesenchym (in der Umgebung der Aorta) zuerst
als blutinselähnliche Zellgruppen angelegt zu werden; die peripheren Zellen der
letzteren verwandeln sich in Endothelzellen, während die zentralen zu Hämocytoblasten werden. Je nach dem Schicksal dieser Blutinseln ist auch das Schicksal der
Hämocytoblasten in ihnen verschieden. Wenn die Insel sich mit dem allgemeinen
Gefäßnetz verbindet, so entstehen aus den Hämocytoblasten Erythroblasten.
Wenn die Bildung der Endothelwand sich verzögert, verwandeln sie sich sämtlich
in Granulocyten. In den späteren Stadien (10—11 Tage) werden die großen Lymphocyten (Hämocytoblasten) im diffusen Bindegewebe zum Teil durch kleine ersetzt. Aus diesen entstehen Mastzellen — hämatogene und histiogene sind beim
*Vogel*embryo nicht zu unterscheiden — Plasmazellen und die auf S. 273 erwähnten, für das lockere Bindegewebe der *Vögel* charakteristischen Zellen mit feinen
runden acidophilen Körnchen. Bei TERNI (1924) findet sich eine genaue Beschreibung der Verteilung der eosinophilen Spezialzellen im *Hühner*embryo. Am 12. bis
13. Tage entstehen aus den fixen Mesenchymzellen Fettzellen.

Die Leber spielt beim *Hühnchen* keine bedeutende Rolle in der Blutbildung.
HAFF (1914) fand eine beschränkte Bildung von basophilen Hämocytoblasten aus
dem Gefäßendothel und ihre weitere Differenzierung außerhalb der Gefäße in
Erythroblasten und Myelocyten.

Die Entwicklung des Knochenmarks beim *Hühnchen* (DANTSCHAKOFF 1909d)
läßt sich vollkommen mit demselben Vorgange bei den *Säugern* vergleichen. Die
Einwucherung des Mesenchyms in den Knorpel beginnt am achten bis neunten
Tage. Aus den undifferenzierten, kleinen Mesenchymzellen entstehen dabei sofort
Osteoclasten und Wanderzellen; die letzteren haben zumeist das Aussehen kleiner
Lymphocyten und geben abortiven, rasch degenerierenden Granulocyten Ursprung. Später, am 12.—13. Tage, entstehen aus denselben Mesenchymzellen große
lymphocytoide Wanderzellen, die die Rolle der gewöhnlichen Hämocytoblasten
spielen. Ein Teil von ihnen dringt mittels amöboider Bewegungen in das Lumen
der Gefäße ein und siedelt sich hier an der inneren Oberfläche des Endothels an.
Im weiteren entwickelt sich hier, wie im Dottersack, intravasculäre Erythropoese
und extravasculäre Granulopoese, die beide in denselben Hämocytoblasten wurzeln, aber örtlich getrennt sind. Dieser Zustand bleibt im Knochenmark des *Vogels* für das ganze Leben bestehen. Innerhalb der Gefäße entstehen aus den großen
Hämocytoblasten auch kleine Lymphocyten, die sich ihrerseits zu Thromboblasten
und Thrombocyten differenzieren.

In dem Mesenchym der Milzanlage (DANTSCHAKOFF 1916f) entstehen Hämocytoblasten auf die übliche Art und Weise, durch Abspaltung von den fixen Zellen.
Diejenigen von ihnen, die im Gewebe bleiben, geben Granulocyten Ursprung;
die Zellen, die in das Lumen der Blutsinus zu liegen kommen, verwandeln sich
in Erythroblasten. Die Hämocytoblasten in der unmittelbaren Umgebung der
Arterien liefern die kleinen Lymphocyten der weißen Pulpa.

Die von DANTSCHAKOFF beim *Hühnchen* erhaltenen Resultate sprechen alle zugunsten der unitarischen Theorie der Hämatopoese. Vom Mesenchym mit seinen
überall äquipotentiellen und polyvalenten Zellen spalten sich undifferenzierte und
polyvalente Stammzellen, Hämocytoblasten ab, die bei ihrer differenzierenden
Entwicklung, je nach den äußeren Bedingungen, in denen sie sich befinden, verschieden geartete, spezifische Zellstämme erzeugen. Durch experimentelle Eingriffe am *Hühnerei* können dafür weitere Beweise erbracht werden (DANTSCHA-

koff 1916f, k, 1918l, m, 1920). Bei Einpflanzung von Milzgewebe von einem erwachsenen *Huhn* in die Allantois eines bebrüteten *Hühner*eies werden die Blutbildunssprozesse im Körper des Wirtes in ihrer Intensität bedeutend gesteigert
und zum Teil in neue Bahnen gelenkt. Die Milz vergrößert sich und zeigt eine
außerordentliche Vermehrung der Granulocyten, während im Lumen ihrer Gefäße
eine intensive Erythropoese stattfindet. Das Mesenchym im Körper des Embryo
erscheint durch und durch, in allen Organen, von unzähligen Mengen von Hämocytoblasten und Granulocyten infiltriert. Im Gewebe der Allantois selbst entstehen extravasculäre, erythropoetische Herde, die nach Dantschakoff aus extravasierten Erythroblasten entstehen. Aus den Mesenchymzellen und den Gefäßendothelien der Allantois entwickeln sich zu gleicher Zeit Hämocytoblasten, die
sich weiter zu acidophil granulierten Myelocyten und Leukocyten differenzieren.
Interessant sind ferner die Veränderungen, die dabei im Transplantat selbst eintreten — das undifferenzierte Reticulum der auf die Allantois transplantierten
erwachsenen Milz offenbart unter den neuen ungewöhnlichen Bedingungen seine
embryonalen Eigenschaften und gibt großen Mengen von Hämocytoblasten Ursprung, die eine intensive Granulopoese entfalten.

3. Reptilien.

Die embryonale Entwicklung von Blut und Bindegewebe bei *Tropidonotus* ist von
Dantschakoff (1916g) untersucht worden. Jordan und Flippin (1913) machen auch
einige Angaben über Blutentwicklung bei *Schildkröten*embryonen.

Die Verhältnisse bei den *Reptilien* sind denen bei den *Vögeln* sehr ähnlich. Das erste
Blutbildungsorgan ist auch hier die Area vasculosa bzw. die Dottersackwand, wo, wie beim
Hühnchen, dieselben Hämocytoblasten intravasculär, an der inneren Endotheloberfläche
gelagert, Erythroblasten und Erythrocyten, extravasculär, an der äußeren Endotheloberfläche, Spezialgranulocyten erzeugen. Nach der von Dantschakoff für *Tropidonotus*
gegebenen Schilderung steht die Identität dieser extra- und intravasculären Stammzellen
und ihre Entstehung aus gleichwertigen Mesoblast- bzw. Mesenchymzellen fest. Von einer
„hämohistioblastischen" oder ausschließlich „erythroblastischen" Natur dieser Zellen
kann keine Rede sein.

Zur Zeit, wo die Blutbildung im Dottersack nachzulassen anfängt (ungefähr 10 Tage
vor dem Ausschlüpfen aus dem Ei), entwickelt sich das Knochenmark in den Wirbeln.
Durch die dünne periostale Knochenmanschette dringt gefäßhaltiges Mesenchym in den
Knorpel ein und resorbiert ihn. Aus den Mesenchymzellen entstehen dabei in der üblichen
Weise Wanderzellen vom histioiden, meistens jedoch vom Hämocytoblastentypus; außerdem entstehen Osteoclasten und Osteoblasten. Bei den *Reptilien* tritt, im Gegensatz
zu den *Säugetieren* und *Vögeln*, wo die Hämocytoblasten in der Knochenmarkanlage immer
durch Isolierung einzelner Mesenchymzellen extravasculär entstehen und (beim *Hühnchen*) durch Immigration durch das Endothel hindurch in das Gefäßlumen gelangen,
um dort die Erythroblasten zu bilden, außerdem noch ein anderer Vorgang zutage. Aus
dem Mesenchym entstehen kleine, syncytiale, blutinselähnliche Gruppen von Mesenchymzellen. An der Peripherie der Gruppen platten sich die letzteren ab und bilden einen geschlossenen Endothelsack, während die inneren sich vollkommen abrunden, frei werden
und als Hämocytoblasten auftreten. Solche neugebildete Gefäßabschnitte gliedern sich dann
den anderen Gefäßen an, und die in ihnen befindlichen intravasculären Hämocytoblasten
ordnen sich an der inneren Endotheloberfläche schichtenweise an und erzeugen Erythroblasten; zu derselben Zeit entstehen aus den extravasculären Hämocytoblasten Granulocyten.

Im Lumen der Knochenmarkgefäße entstehen aus kleinen Hämocytoblastenformen,
die als kleine Lymphocyten angesprochen werden können, Thrombocyten. Jordan und
Flippin erblicken anßerdem noch eine andere Entstehungsquelle für die letzteren im Gefäßendothel. Im Gewebe des Knochenmarks finden sich kleine Lymphocyten in spärlicher
Anzahl — sie entstehen zum Teil unmittelbar aus Mesenchymzellen, zum Teil aus Hämocytoblasten.

Das Mesenchym des Körpers beim Embryo von *Tropidonotus* stellt nach Dantschakoff eine ergiebige Quelle der Bildung von Hämocytoblasten vor. Sie sind überall vorhanden, an einigen Stellen jedoch, z. B. in der Umgebung der Aorta, in der Nachbarschaft
der Thymus usw., in besonders großen Mengen zu finden. Sie entstehen durch Abrundung
von Mesenchymzellen oder von noch undifferenzierten Blutgefäßendothelzellen. Die Hämo-

cytoblasten im Mesenchym verwandeln sich an den verschiedensten Körperstellen in acidophile Granulocyten, die wahrscheinlich den Spezialgranulocyten des erwachsenen Tieres entsprechen, statt der krystalloiden Einschlüsse aber runde Granula führen. Zugleich mit den Hämocytoblasten entstehen im Körpermesenchym auf dieselbe Weise auch histiocytäre Wanderzellen; sie können auch bei den *Reptilien,* wie bei den *Vögeln* und *Säugern,* von den Hämocytoblasten im embryonalen Zustande nicht scharf abgegrenzt werden. Die dritte Wanderzellenart im Mesenchym der *Reptilien*embryonen sind die kleinen Lymphocyten. Sie treten verhältnismäßig spät auf und entstehen zum Teil unmittelbar aus den fixen Mesenchymzellen, zum Teil aus den Hämocytoblasten, von denen sie demnach nicht scharf getrennt werden können. Sie vermehren sich auch selbständig durch Mitose und können durch Permigration in die Gefäße gelangen. Im Mesenchym geben sie durch heteroplastische Granulabildung Mastzellen Ursprung, die bei dem *Reptilien*embryo, wie beim *Hühnchen,* sowohl im Blut als auch im Bindegewebe gleicherweise einen runden Kern besitzen und ihre Teilungsfähigkeit behalten.

In der Milzanlage von *Tropidonotus* spalten sich vom syncytialen mesenchymatischen Zellnetz zuerst einzelne oder zu kleinen blutinselähnlichen Gruppen vereinigte Hämocyto blasten ab. Später entstehen aus diesen letzteren Granulocyten sowie kleine Lymphocyten.

4. Amphibien.

Die embryonale Histogenese des Blutes und Bindegewebes bei den *Amphibien* ist nicht genügend untersucht worden. Auf Grund der Arbeiten von MIETENS (1909, 1910), MAXIMOW (1910 t), DOMS (1916), LILLIE (1919) und der noch unveröffentlichten neueren Erfahrungen des Verfassers läßt sich von dem Vorgang etwa folgende vorläufige Darstellung geben.

Die ersten Differenzierungsprozesse der primitiven Blutzellen und der Mesenchymzellen scheinen bei *Anuren* sowie *Urodelen* gleich zu sein. Bei *Rana*-Larven von 7,5 mm oder *Axolotl*-Larven von 8 mm enthält das zirkulierende Blut nur große kugelige oder ovale dotter- und pigmenthaltige primitive Blutzellen. Etwas später (bei *Frosch*larven von 8 mm) verwandelt sich die Mehrzahl derselben in platte, ovale, primitive Erythroblasten, in deren Cytoplasma die Dotterplättchen unter Vakuolenbildung allmählich resorbiert werden. Sie vermehren sich weiter durch Mitose und verwandeln sich allmählich in hämoglobinreiche primitive Erythrocyten. Es ist sehr schwierig, den Zeitpunkt des ersten Auftretens des Hämoglobins genau zu bestimmen. LILLIE (1919) setzt ihn bei *Bufo*-Larven für das 6—6,5 mm-Stadium fest. Ein kleiner Teil der primitiven Blutzellen bleibt farblos — es sind kugelrunde Hämocytoblasten von wechselnder Größe, mit exzentrischem nierenförmigen Kern und mehr oder minder basophilem Protoplasma. Sie können im Gefäßinhalt an Schnitten zwischen den primitiven Erythroblasten in einzelnen Exemplaren gefunden werden. Im Mesenchym (*Frosch*larven von 8 mm, *Bufo*-Larven von 8—9 mm nach LILLIE) verwandeln sich inzwischen viele von den dotterreichen Mesenchymzellen — besonders im Kopf und (bei den *Anuren*) zwischen den Kanälchen der Vorniere — in Wanderzellen. Zum größten Teil sind es auch hier basophile, lymphocytoide Hämocytoblasten, die denen im zirkulierenden Blute vollkommen entsprechen, zum Teil mehr oder minder typische kleine Lymphocyten, zum Teil Elemente mit unregelmäßig gefaltetem Kern und reichlichem, blassem, oft pigmentiertem Protoplasma. Diese verschiedenen Wanderzellenformen sind alle durch Übergangsformen verbunden. Sie können gleich in den frühesten Entwicklungsstadien in die Gefäße eindringen. Einige von ihnen, besonders die lymphocytoiden, verwandeln sich in Granulocyten. Zugleich mit den Wanderzellen entstehen aus den Mesenchymzellen ästige Pigmentzellen, die sich weiterhin als spezifische Zellart durch selbständige Mitose vermehren.

Die weitere Entwicklung der Blutbildung gestaltet sich verschieden bei den *Anuren* und den *Urodelen.*

Bei *Frosch*larven von 4—5 mm Mund-Afterlänge dauert die Abspaltung neuer Hämocytoblasten von den Mesenchymzellen und ihre selbständige mitotische Ver-

mehrung an vielen Stellen, z. B. in der Umgebung der Thymus, in der Pharynx-
und Kiemenhöhlenwand, besonders aber im interstitiellen Gewebe der Vor- und
Urniere und in den Scheiden der Arteria mesenterica fort. Hier gehen aus ihnen,
außer kleinen Lymphocyten, acidophile, sehr fein und undeutlich gekörnte Spezialgranulocyten mit rundem oder schon polymorphem Kern (Myelocyten und Leukocyten) und grobgranulierte eosinophile Zellen hervor. In vereinzelten Exemplaren
finden sich Granulocyten auch sonst überall im Mesenchym zerstreut. In der Milz
der *Anuren*larven läßt sich deutliche Erythropoese nicht nachweisen — in ihrem
Mesenchymreticulum finden sich meistens nur Anzeichen der Erythrocyten-
zerstörung. Um die Zeit der Metamorphose enthält das Bindegewebe überall große
Mengen von verschiedenartigen Wanderzellen und aus ihnen entstehenden Granulocyten. Auch Mastzellen sind schon vorhanden, die sich aus denselben Lymphocyten entwickeln. Zu derselben Zeit, also sehr spät, wird allmählich auch die sekundäre oder definitive Erythropoese angebahnt. Aus den im Blute kreisenden
kleinen Lymphocytenformen entstehen Thrombocyten, aus den großen — sekundäre Erythroblasten, die die alten, primitiven, allmählich ersetzen. Diese zuerst
diffus, in allen Gefäßen verlaufende Erythropoese wird vorübergehend in den
Bluträumen der Leber lokalisiert, um sich dann, für immer, bei jungen *Fröschchen*
auf das Lumen der Knochenmarkgefäße zu konzentrieren. Im extravasculären
Knochenmarkgewebe entstehen zugleich zahlreiche Hämocytoblasten (Lymphocyten) aus indifferenten Mesenchymzellen. Sie schlagen hier dieselbe Entwicklungsrichtung ein, wie in der Urniere und erzeugen spezielle und eosinophile
Granulocyten. Die Urniere wird dabei von der Granulopoese allmählich entlastet.
Auf diese Weise wird das Knochenmark der *Anuren* zu einem universalen
erythro-, granulo- und lymphoblastischen Blutbildungsorgan, in welchem die
Erythropoese ausschließlich intravasculär, die Granulo- und Lymphopoese extravasculär verlaufen. Die beschriebenen Blutbildungsprozesse bei den *Anuren*larven
lassen sich nach Jordan und Speidel (1923 b) durch Fütterung mit Thyreoidea-
extrakt in ihrer Intensität und Verteilung im Körper deutlich beeinflussen.

Bei den Urodelen (*Axolotl*) besteht der Hauptunterschied darin, daß die Lym-
pho- und Granulopoese sich in der Leber etabliert, während die Milz — abgesehen
vom zirkulierenden Blut — zum ausschließlichen erythropoetischen Organ wird.
Die Vor- und Urniere spielen im Gegensatz zu *Anuren*larven keine Rolle in der
Blutbildung und zwischen den Kanälchen befinden sich hier nur weite Blutsinu-
soide, keine Zelleninfiltration. Bei einer *Axolotl*-Larve von 26 mm sind im diffusen
Mesenchym überall einzelne Wanderzellen zerstreut, die sich zum Teil mehr dem
lymphocytoiden, d. h. dem Hämocytoblastentypus, zum Teil mehr dem histiocytären
Typus nähern. Einige von ihnen enthalten besonders umfangreiche, spärliche, runde,
acidophile Körner, die sich jedoch von der gewöhnlichen eosinophilen Körnung
durch ihre Größe unterscheiden. Zu dieser Zeit sind im Bindegewebe, besonders
im Kopf, auch schon typische Mastzellen vorhanden — Zellen mit langen verästelten Ausläufern, die eine noch sehr spärliche blasse metachromatische Körnung besitzen. Im Blute werden die noch immer wuchernden primitiven Hämoglobinzellen allmählich durch sekundäre ersetzt; ein Unterschied zwischen den
beiden Erythrocytentypen ist kaum aufzuzeigen. Außerdem finden sich im
Blute spärliche große und kleine Lymphocyten (Hämocytoblasten) und Übergänge
von ihnen zu sekundären Erythroblasten und Erythrocyten. Einzelne Hämocytoblasten im Blute enthalten hart unter der Oberfläche des Zelleibes gelegene basophile metachromatische Körnchen — es sind die ersten Mastmyelocyten. Sie entstehen überall in der Blutbahn, werden aber besonders zahlreich und im Zustande der mitotischen Teilung in der Milz getroffen. Von den extravasculären
mehr oder minder verästelten Bindegewebsmastzellen lassen sie sich nicht scharf

trennen. Die Erythropoese findet in der Milz ihre Heimstätte. In den Maschen des zelligen, noch wenig Fasern enthaltenden Reticulums liegen hier vom mesenchymalen Zellnetz abgespaltete Hämocytoblasten, die sich sämtlich in große, sekundäre, polychromatophile und orthochromatische Erythroblasten mit zahlreichen Mitosen verwandeln. Bei älteren *Axolotl*-Larven findet sich während eines gewissen Stadiums auch Blutbildung im Herzen. Das Endothel zeigt ausgedehnte Abrundung und Freiwerden von Zellen, die den Charakter von Hämocytoblasten annehmen und sich unter Wucherung sofort in Erythroblasten verwandeln, um vom Blutstrom weggeschwemmt zu werden. In der Leber finden sich in dem genannten Stadium hart unter der Serosa einzeln zerstreute große, lymphocytoide Hämocytoblasten. Ihre Entstehung aus den spärlichen, zwischen den Leberzellen gelegenen Mesenchym- und Endothelzellen läßt sich an Ort und Stelle verfolgen. Außerdem können aber sicherlich viele von ihnen auch mit dem Blutstrom in die subserösen Sinusoide gebracht werden, um sich hier einzunisten. Aus diesen Hämocytoblasten entstehen durch differenzierende Wucherung auf heteroplastischem Wege extravasculär gelegene spezielle und eosinophile Myelocyten und Leukocyten, während die spärlichen in unverändertem Zustande verbleibenden Mesenchymzellen in den späteren Stadien das Reticulum der Leberrandschicht liefern.

5. Fische.

a) Teleostier.

Für die Knochenfische sind unsere Kenntnisse über die Histogenese der verschiedenen Zellformen des Blutes und Bindegewebes noch ganz ungenügend. Die im Eingangsabschnitt erwähnte, im Körper des Embryo selbst gelegene Anlage der ersten Gefäße und Blutkörperchen, die sogenannte intermediäre Zellmasse, läßt ihre runden freien Zellen, die nach JOLLY (1920, 1923) den primitiven Blutzellen der anderen niederen *Wirbeltiere* vollständig ähnlich aussehen, sich über die Oberfläche des Dottersyncytiums zerstreuen. Hier lagern sie sich in Rinnen, die nach JOLLY erst später von platten, aus dem peripheren Mesoderm stammenden Endothelzellen umscheidet werden. Über das Schicksal der freien Zellen der intermediären Zellmasse äußert sich JOLLY nicht bestimmt. STOCKARD (1915a, b) und REAGAN (1916, 1917) mit seinen Mitarbeitern untersuchten vornehmlich mit Alkohol und anderen Giften behandelte Embryonen von *Fundulus heteroclitus*; solche Embryonen entwickeln sich ohne Herz und ohne Blutzirkulation, während die Blutzellen sich in gewöhnlicher Weise zu entwickeln scheinen. Die künstliche Ausschaltung des Blutkreislaufs soll die frühzeitige Verlagerung und Vermischung von Blutzellen verschiedener Herkunft verhindern und die Aufklärung der Entstehungsweise derselben erleichtern. Die beiden genannten Autoren kamen zu entgegengesetzten Resultaten. Nach STOCKARD verwandeln sich sämtliche freie Zellen der intermediären Zellmasse in Hämoglobinzellen. Außerdem entstehen im hinteren und ventralen Abschnitt des Dottersackes Blutinseln aus Mesenchymzellen, die aus dem caudalen Körperabschnitte des Embryos herauswandern und wahrscheinlich auch der intermediären Zellmasse entstammen. Sie verwandeln sich ebenfalls sämtlich in Erythroblasten und Erythrocyten und werden von anderen beweglichen Mesenchymzellen, die sich in Endothelzellen verwandeln, umscheidet. Endothelzellen sind nicht imstande, Blutkörperchen zu erzeugen. Eine dritte und vierte Gruppe von auf der Dotteroberfläche wandernden Mesenchymzellen gibt zwei verschiedenen Arten von Pigmentzellen Ursprung. Leukocyten sollen auf ganz unabhängige Weise im Körpermesenchym entstehen. STOCKARD gelangt demnach zu einer streng polyphyletischen Auffassung in dem Sinne, daß die Gefäßendothelien, Erythrocyten und Leukocyten zwar alle aus Mesenchym, aber aus verschiedenen Anlagen desselben entstehen. REAGAN und THORINGTON (1916), REAGAN (1916, 1917) und REAGAN, MACMORLAND und MUDD (1917), die sowohl mit vergifteten *Teleostier*embryonen, als auch mit *Teleostier*hybriden arbeiteten, stellen sich mehr auf die Seite der monophyletischen Theorie. Im besonderen soll nach REAGAN das Blutgefäßendothel die Fähigkeit der Blutzellenbildung besitzen. Eine Kritik der Angaben von STOCKARD findet sich auch in einer Arbeit von DANTSCHAKOFF (1916i).

Über die embryonale Blutbildung in der Milz bei den *Teleostiern* liegt eine ältere Arbeit von LAGUESSE (1890) vor. LAGUESSE erkannte die erythropoetische Funktion der Milz und im besonderen die Entstehung der Erythrocyten aus indifferenten farblosen Vorstufen (seinen noyaux d'origine).

b) Dipneusten.

Bryce (1904) untersuchte die embryonale Blutbildung bei *Lepidosiren paradoxa.* Er kam zu Schlußfolgerungen, die bis auf einige Details mit den später von Maximow (1907 k, 1909 m), Dantschakoff (1908, 1909 c) und Weidenreich (1911) über dieselbe Frage für andere *Wirbeltier*klassen entwickelten Anschauungen übereinstimmen. Die ersten Blutzellen sind sämtlich untereinander gleich. Im folgenden nimmt der größte Teil derselben den Charakter primitiver Erythroblasten an, während die übrigen mobil bleiben und primitive Leukocyten vorstellen. Sie treten in den späteren Stadien als Stammzellen auf, die im Blute die definitiven Erythroblasten, außerhalb der Gefäße, im Mesenchym, die verschiedenen reifen Leukocytenformen erzeugen. Die Hauptbildungsstätte der verschiedenen Leukocytenarten ist das splanchnische Mesenchym und der den Urnierengang und die Urnierenkanälchen begleitende Mesenchymstrang. In der Milz entstehen aus dem lokalen Mesenchym zuerst dieselben Stammzellen; später differenzieren sie sich daselbst zu Erythroblasten und Erythrocyten.

c) Selachier.

Über die embryonale Histogenese des Blutes und Bindegewebes bei den *Selachiern* liegt, außer den älteren Arbeiten von Drzewina (1910), eine Untersuchung von Maximow (1923 dd) vor. Die embryonale Blutbildung der *Selachier* zeigt eine

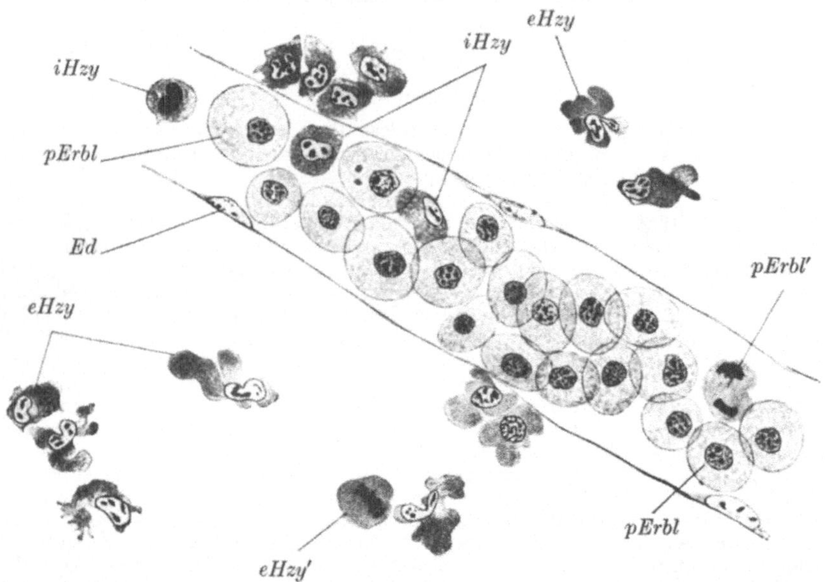

Abb. 123. Flächenpräparat der Dottersackwand eines *Raja*-Embryos von 16 mm. Blutgefäß auf dem Dotter mit primitiven Erythroblasten (*pErbl*) und Hämocytoblasten (*iHzy*) im Inneren. Außerhalb des Gefäßes extravasculäre amöboide Hämocytoblasten (*eHzy, eHzy'*). ZF, EAz. Zeiß Achr. Hom. Imm. $^1/_{12}$, Komp.-Ok. 4. (Nach Maximow 1923.)

auffallende Übereinstimmung mit den Befunden bei den *Vögeln* und *Reptilien.* Die aus den Blutinseln entstehenden primitiven Blutzellen verwandeln sich auch bei den *Selachiern* nicht sämtlich, sondern nur zum größten Teil in primitive Erythroblasten und weiter in Erythrocyten (Abb. 123). Ein geringer Teil von ihnen behält den Charakter freier, amöboider Mesenchymzellen und stellt die ersten weißen Blutkörperchen vor, die zum Teil das Aussehen von Hämocytoblasten (großen Lymphocyten) besitzen (*iHzy*). Eine beschränkte Anzahl derselben Elemente bleibt auch bei den *Selachiern* außerhalb der Gefäße, in den sogenannten Substanzinseln, als große amöboide Hämocytoblasten (*eHzy, eHzy'*). Die intra- und extravasculären Hämocytoblasten sind wesensgleich, haben jedoch infolge

der verschiedenen Existenzbedingungen innerhalb und außerhalb der Gefäße verschiedene Schicksale. Die ersten erzeugen durch differenzierende Wucherung
Thromboblasten und später sekundäre Hämoglobinzellen, die sich bei den *Selachiern* von den primitiven ebensowenig wie bei den *Amphibien* unterscheiden
lassen. Die zweiten geben vor allem Spezialgranulocyten (Abb. 124 *pmlz*), in späteren Stadien auch eosinophilen Zellen und kleinen Lymphocyten Ursprung. Die
Dottersackwand ist das erste blutbildende Organ, wo alle Blutzellenarten ohne
Ausnahme erzeugt werden. Bei den einen Arten (*Scyllium*) früher, bei den anderen
(*Raja, Acanthias*) später, wird diese Funktion an besondere neue Organe innerhalb
des Embryonalkörpers abgetreten, wobei die Blutbildung im Dottersack allmählich zurückgeht. Die Hämatopoese in der
Dottersackwand der *Selachier* bietet eine
besonders günstige Gelegenheit zum Studium der auf S. 444 erörterten Beziehungen zwischen Mitose und Differenzierung
der Blutzellen aus einer gemeinsamen
Stammzelle.

Im Körpermesenchym, vor allem in der
Kopfgegend, entstehen in relativ späten
Stadien, durch Abrundung und Isolierung
einzelner Mesenchymzellen, Wanderzellen,
die in den ersten Generationen auch hier
stets den Charakter großer Hämocytoblasten haben, später jedoch mehr polymorphe Eigenschaften bekommen und dann
zum größten Teil als Wanderzellen vom
sogenannten histioiden oder histiocytären
Typus auftreten. In den früheren Stadien
sind sie noch sämtlich untereinander und
mit den Hämocytoblasten im Dottersack
gleichwertig. An bestimmten Körperstellen
entstehen aus den Wanderzellen im Mesenchym lymphogranulopoetische Herde, die
eine ganz ähnliche zellige Zusammensetzung haben, wie das extravasculäre
Gewebe der Dottersackwand. Zuerst erscheinen Spezialgranulocyten und an einigen Stellen kleine Lymphocyten, in späteren Stadien eosinophile Granulocyten. Es

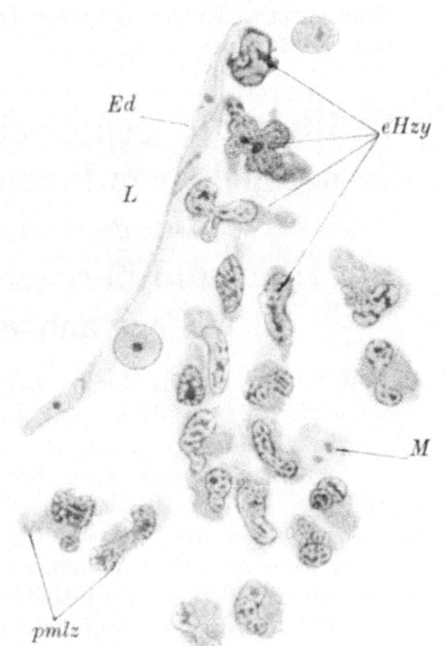

Abb. 124. Flächenpräparat der Dottersackwand
eines *Scyllium*-Embryos von 32 mm. Extravascu-
läre Gruppe von 8 amöboiden Hämocytoblasten
(*eHzy*) und 12 amöboiden Promyelocyten (*pmlz*);
L Gefäßlumen; *M* Mesoblastzellkerne von der
Fläche gesehen; *Ed* Endothel. Bearbeitung und
Vergrößerung wie in Abb. 123.
(Nach MAXIMOW 1923.)

können zwei Hauptansammlungen lymphogranulopoetischen Gewebes unterschieden werden — die eine von ihnen ist das sogenannte LEYDIGsche Organ
in der Wand der Speiseröhre, die andere stellt einen paarigen, an der dorsalen
Wand der hinteren Kardinalvenen gelegenen Streifen vor und tritt in innigste
Beziehungen zu den Kanälchen der Urniere und zu den Keimdrüsen. Diese
beiden Herde bleiben zeitlebens erhalten und sind die Bildungsstätten von
speziellen und eosinophilen Leukocyten und Lymphocyten. Die in vielen anderen
Bezirken des Körpermesenchyms auftretenden kleineren Herde bilden sich im
späteren Leben zurück. Die Milzanlage besteht aus verdichtetem Mesenchym und
ist von weiten sinusoiden Capillaren mit geschwollenem Endothel durchzogen. In
relativ späten Stadien entstehen in diesem Mesenchym auf gewöhnliche Weise
durch Abrundung und Isolierung lymphocytoide Hämocytoblasten. Die Gefäßwände haben retikulären Bau und durch ihre Öffnungen gelangen aus dem Blute

Erythrocyten in die Gewebsmaschen und werden hier von Mesenchymzellen gefressen und zerstört. Daneben entfaltet sich unter starker Wucherung die differenzierende Entwicklung der lokal entstandenen Hämocytoblasten. In der ersten Zeit liefern sie fast ausschließlich große Mengen von Spezialgranulocyten, die die Maschen des Milzreticulums ausfüllen und die dort gelegenen Erythrocyten zum größten Teil wieder verdrängen. Bald schlagen aber die aus den Hämocytoblastenmitosen hervorgehenden Zellgenerationen einen anderen Differenzierungsweg ein — wie schon vorher in den Gefäßen des Dottersackes, entstehen aus den Stammzellen auch in dem Milzreticulum sekundäre Erythroblasten und Erythrocyten und gewöhnliche und (bei *Scyllium*) acidophil gekörnte Thromboblasten und Thrombocyten. Auf diese Weise wird die Milz zum definitiven erythro- und thrombopoetischen Organ. In den späteren Stadien entwickeln sich dann um ihre Arterien herum große Ansammlungen von Lymphocyten.

V. Über die genetischen Wechselbeziehungen und die prospektiven Potenzen der Zellen des Blutes, des Bindegewebes und des Endothels. Über undifferenzierte Mesenchymzellen im erwachsenen Organismus.

Auf Grund der in der vorhergehenden Schilderung mitgeteilten Tatsachen lassen sich im Organismus der *Vertebraten* im Bindegewebe und im Blute vom allgemeinen histologisch-physiologischen Standpunkte drei große Gruppen von Zellen unterscheiden: 1. Fixe, hochdifferenzierte Zellen, die die faserige (Bindegewebe) oder flüssige (Blut) Intercellularsubstanz des Gewebes erzeugen. Sie können als Fibrocyten oder, um einen alten, neuerdings wieder von Chlopin (1924) benutzten Namen zu gebrauchen, als Desmocyten bezeichnet werden. Sie treten in den Blutgefäßen als Endothelzellen, im Bindegewebe als Fibrocyten auf; im Knorpel und Knochen entsprechen ihnen die Knorpel- bzw. Knochenzellen. 2. Fixe oder freie, durch phagocytische Tätigkeit und durch Fähigkeit zur Vitalfärbung und zur Speicherung verschiedener, besonders kolloider Stoffe ausgezeichnete, in Abwehrprozessen eine besonders wichtige Rolle spielende Elemente — die Histiocyten (Nephrophagocyten) (Goldmann 1909, 1911, 1912, Tschaschin 1913c, Kiyono 1914a, Aschoff 1924, 1925). 3. Freie, im Blute zirkulierende oder im Bindegewebe zerstreute Blutzellen, Hämocyten. Unter ihnen sind wieder a) undifferenzierte Elemente zu unterscheiden — die sogenannten Hämocytoblasten, die als Stammzellen der übrigen funktionieren und b) die aus den Hämocytoblasten hervorgehenden, spezifisch differenzierten Elemente — die Granulocyten, Erythrocyten, Megakaryocyten.

In der vorhergehenden Schilderung sind die Entstehung der aufgezählten Zellen im Embryo und ihre Struktur und Regeneration im erwachsenen Organismus behandelt worden. Was im besonderen die Hämocyten betrifft, so ist der Schluß gezogen worden (S. 434 u. ff.), daß ihre spezifisch differenzierten Arten sämtlich aus einer Stammzelle hervorgehen und daß die sogenannte unitarische Theorie der Hämatopoese dem heutzutage in der Wissenschaft vorhandenen Tatsachenmaterial am besten entspricht. Zugleich wurde hervorgehoben (S. 442), daß die Stammzellen in äußerlich verschiedenen Formen vorkommen können, dabei aber trotzdem immer wesensgleich sind und dieselben Entwicklungspotenzen besitzen. Im vorliegenden Abschnitt sollen die noch nicht besprochenen Seiten des Problems der prospektiven Potenzen und der genetischen Wechselbeziehungen der Fibrocyten, Hämocyten und Histiocyten an der Hand des Schemas 8 behandelt werden.

Erklärung des Schemas Nr. 8.

Das Schema 8 illustriert die Entwicklung und die genetischen Wechselbeziehungen der Blut- und Bindegewebszellen der *Säugetiere* im fetalen und postfetalen Leben. Die verschiedenfarbigen Kreise stellen die einzelnen Zellen vor; die verschiedenen Zellstämme sind in Form von Linien dargestellt und entweder durch danebenstehende Ziffern oder durch am Ende der Linien befindliche Beschriftungen bezeichnet. Die dicken schwarzen Linien sind Zellstämme, in denen nur Mitose und eventuell Strukturveränderungen, nicht aber Differenzierung der Zellen vorkommt; die hämatopoetischen und bindegewebsbildenden Entwicklungspotenzen sind uneingeschränkt. Diese Zellstämme können durch fixe Mesenchymzellen oder durch freie Hämocytoblasten (Lymphocyten) vertreten sein. Von den fixen Mesenchymelementen können sich jederzeit Hämocytoblasten (bzw. Lymphocyten) — isolierte, freie, bewegliche Elemente — abspalten, ohne daß dabei Zellteilung vorzukommen braucht. Die doppelten Linien stellen Zellstämme vor, die eine teilweise Einbuße ihrer ursprünglichen mesenchymalen Entwicklungspotenzen, vor allem der hämatopoetischen, erlitten haben, aber doch noch verschiedenartige Elemente wie Polyblasten und dergleichen erzeugen können und insbesondere bei lokalen und allgemeinen Abwehrvorgängen eine Rolle spielen. Das sind die speichernden und phagocytierenden Histiocyten, die sich ebenfalls von den fixen Mesenchymzellen abspalten können, oder auch durch Verwandlung der freien undifferenzierten Zellen, der Hämocytoblasten, entstehen. Die dünnen Linien sind Entwicklungsrichtungen, in denen mit der mitotischen Teilung oder mit der individuellen Zellverwandlung spezifische Differenzierung zu nicht weiter in neuen Richtungen entwicklungsfähigen Zellen verbunden ist.

1. Fixe Mesenchymzellen; 2. undifferenziertes, embryonales Endothel; 3. primitive Blutzellen; 4. nachträgliche Bildung von primitiven Blutzellen aus dem Endothel der Dottersackgefäße; 5. nachträgliche Bildung von Endothel aus dem Mesenchym der Area pellucida und des Embryokörpers; 6. Zellstamm der Hämocytoblasten (großen Lymphocyten) in den Dottersackgefäßen; 7. nachträgliche Bildung von Hämocytoblasten aus dem Endothel der Dottersackgefäße; 8. Bildung von freien Histiocyten („Endothelphagocyten") aus dem Endothel der Dottersackgefäße; 9. Übergangsformen zwischen Hämocytoblasten und freien Histiocyten (Endothelphagocyten) in den Dottersackgefäßen; 10. Bildung von Hämocytoblasten aus dem Endothel der ventralen Wand des kaudalen Aortenabschnittes in jungen Embryonalstadien; 11. Bildung von histiocytären Uferzellen und Histiocyten (Netz) aus embryonalem Endothel; 12. Bildung von extravasculären Hämocytoblasten (lymphocytoiden Wanderzellen) aus fixen Mesenchymzellen; 13. Bildung von Histiocyten (histioiden Wanderzellen) aus fixen Mesenchymzellen; in den früheren Embryonalstadien bewahren die Histiocyten (ebenso wie die aus ihnen gelegentlich entstehenden Monocyten) hämopoetische Potenzen (dicke Linien) und können sich dementsprechend in Hämocytoblasten verwandeln (14); 14. Übergangsformen zwischen Hämocytoblasten und Histiocyten im Mesenchym; 15. Zellstamm der fixen Mesenchymzellen in der Embryonalleber (zum Teil die Sinus als Endothel umsäumend); 16. Zellstamm der freien wuchernden Hämocytoblasten in der Embryonalleber; 17. in undifferenziertem Zustande verbleibender Anteil des Lebermesenchyms (hypothetisch); 18. Bildung freier Histiocyten aus dem embryonalen Lebermesenchym; 19. Histiocytensystem der Leber — KUPFFERsche Zellen und ruhende Wanderzellen im periportalen Bindegewebe; 20. Fibrocyten des periportalen Bindegewebes; 21. Zellstamm der fixen Mesenchymzellen in der Anlage des embryonalen Knochenmarkes, die den Knorpel resorbieren und Hämocytoblasten bilden; er spaltet sich in vier Zellstämme: 22. in undifferenziertem Zustande verbleibendes mesenchymales retikuläres Zellsyncytium des Knochenmarkes; es behält die Fähigkeit, Hämocytoblasten und Histiocyten abzuspalten; 23. freie, wuchernde Hämocytoblasten (große Lymphocyten, Myeloblasten) des Knochenmarkes; 24. Histiocyten (speichernde und phagocytierende Reticulumzellen) des Knochenmarkes; 25. Fibroblasten des Knochenmarkstromas; 26. Entstehung von Bindegewebsmastzellen aus lymphocytoiden Wanderzellen (Hämocytoblasten) im embryonalen Bindegewebe; 27. Entstehung von Bindegewebsmastzellen aus histioiden Wanderzellen (freien Histiocyten) im embryonalen Bindegewebe und ihre weitere selbständige Vermehrung; 28. Entstehung von Bindegewebsmastzellen unmittelbar aus fixen Mesenchymzellen; 29. Zellstamm der Endothelien der gewöhnlichen Blutgefäße; 30. Zellstamm der Fibrocyten im gewöhnlichen Bindegewebe; 31. Zellstamm der ruhenden Wanderzellen (Histiocyten) des gewöhnlichen Bindegewebes; 32. Zellstamm der undifferenzierten Mesenchymzellen in der Anlage der Lymphknoten, mit Bildung von Hämocytoblasten und Histiocyten; er spaltet sich (wie in der Knochenmarksanlage) in vier Zellstämme: 33. in undifferenziertem Zustande verbleibendes mesenchymales retikuläres Zellsyncytium des lymphoiden Gewebes; es behält

die Fähigkeit, Lymphocyten (Hämocytoblasten) und Histiocyten abzuspalten; 34. freie, wuchernde Lymphocyten (Hämocytoblasten) des lymphoiden Gewebes; 35. Histiocyten (speichernde und phagocytierende Reticulumzellen) des lymphoiden Gewebes; 36. Fibrocyten im Stroma des lymphoiden Gewebes; 37. Entstehung von Granulocyten (Myelocyten) unmittelbar aus dem mesenchymalen retikulären Syncytium des lymphoiden Gewebes, ohne Myelocytenstadium, bei extramedullärer Myelopoese; 38. Verwandlung von gewöhnlichen Endothelzellen in Fibrocyten; 39. Verwandlung von Mesenchymzellen in Fibrocyten; 40. Verwandlung von Mesenchymzellen in Histiocyten; in den späteren Embryonalstadien und im postfetalen Leben sind die Entwicklungspotenzen der Histiocyten eingeschränkt und im besonderen besitzen sie keine hämatopoetischen Fähigkeiten mehr (Doppellinien); sie können sich demnach nicht mehr in Hämocytoblasten verwandeln, während das umgekehrte möglich ist (44); 41. Bildung freier, wuchernder Histiocyten aus fixen Histiocyten; 42. Verwandlung freier Histiocyten in fixe Histiocyten (ruhende Wanderzellen); 43. Bildung von Hämocytoblasten aus Mesenchymzellen im gewöhnlichen Bindegewebe in den späteren Embryonalstadien und im postfetalen Leben; 44. Verwandlung von Hämocytoblasten in Histiocyten; 45. Verwandlung kleiner Lymphocyten in freie und weiter in fixe Histiocyten; 46. Verwandlung von Histiocyten in Fibrocyten; 47. Bildung von Monocyten aus Histiocytenmitosen (hypothetisch); 48. Verwandlung eines Monocyten in einen freien Histiocyt; 49. Verwandlung eines kleinen Lymphocyten in einen Monocyt; 50. Verwandlung kleiner Lymphocyten in Histiocyten; 51. Mobilisierung von Histiocyten (ruhenden Wanderzellen) und ihre Verwandlung in Polyblasten bei Entzündung; 52. Verwandlung freier Histiocyten in Polyblasten; 53. Verwandlung von Hämocytoblasten (großen Lymphocyten) in Polyblasten (hypothetisch); 54. Verwandlung kleiner Lymphocyten in Polyblasten; 55. Verwandlung von Monocyten in Polyblasten; 56. Verwandlung kleiner Lymphocyten in Plasmazellen; 57. Verwandlung von Polyblasten in fixe Histiozyten (ruhende Wanderzellen) bei Vernarbung; 58. Verwandlung von Polyblasten in Fibrocyten bei Vernarbung.

Im gesunden erwachsenen Organismus bleibt der Verbrauch der Zellen, besonders im Bindegewebe, und dementsprechend auch ihre regenerative Neubildung in beschränkten Grenzen. Die Entwicklungsfähigkeiten der Zellen bleiben zum großen Teil verborgen und ihre Wechselbeziehungen treten nicht immer klar zutage. Die Zellen des Blutes scheinen dabei von den Zellen des Bindegewebes ziemlich unabhängig zu sein. Bei krankhaften Zuständen und bei experimentellen Eingriffen können diese Verhältnisse eine bedeutende Änderung erfahren. Zur richtigen Einschätzung der Natur der zelligen Elemente des Blutes und Bindegewebes ist das verfügbare Tatsachenmaterial folglich auch in dieser Richtung zu beleuchten. Besonders günstig gestalten sich die Verhältnisse beim Studium der örtlichen reaktiven Vorgänge, der Entzündung und bei Beobachtung der Verwandlungen der Zellen außerhalb des Körpers, in Gewebskulturen.

Auf dem Entzündungsfelde lassen sich nach Maximow (1902, 1903, 1904, 1905, 1906h, 1909q) drei Hauptzellarten unterscheiden (Abb. 125—128). Die Spezialleukocyten (*LKz*) wandern als erste aus den Blutgefäßen aus und gehen im Gewebe bei Ausübung ihrer fermentativen Abwehrfunktion rasch zugrunde. Die Fibrocyten (*Fb*) sind die gewöhnlichen fixen Bindegewebszellen, die sich unter dem Einfluß des entzündlichen Reizes teilen, die Hauptmasse des Granulationsgewebes aufbauen und in den späteren Entzündungsstadien die faserige Zwischensubstanz der Narbe erzeugen. Die dritte Zellart endlich hat das Gewebe aufzuräumen — es sind die ungranulierten, amöboiden, phagocytierenden und Vitalfarbstoffe speichernden „einkernigen Wanderzellen" mit ovalem oder nierenförmigem Kern, die „entzündlichen Makrophagen" oder „Exsudatzellen". Sie sind wegen der Mannigfaltigkeit ihrer Formen (Epithelioidzellen, Riesenzellen usw.) und ihrer Verwandlungsprodukte von Maximow als Polyblasten (*Plb*) bezeichnet worden. Über die Entstehungsweise der Polyblasten, ihre Beziehungen zu den Zellformen des Bindegewebes und Blutes und ihre weiteren Entwicklungsfähigkeiten ist bis jetzt keine Einigkeit erzielt worden. Sehr oft werden sie in der Literatur fälschlicherweise ohne weiteres mit den Histiocyten (ruhenden Wanderzellen) oder sogar mit den Stammzellen der Hämocyten identifiziert.

Die **Fibrocyten** des gewöhnlichen ungeformten lockeren Bindegewebes unter der Haut, zwischen den Muskeln usw. sind als spezifisch differenzierte Elemente anzusehen, deren Hauptfunktion die Ausarbeitung der faserigen Zwischensubstanz sein dürfte. MAXIMOW (1902, 1903, 1904, 1905, 1906 h, 1909 q) hat nachgewiesen, daß sie auf den entzündlichen Reiz wohl aktiv reagieren, ihre Eigenart aber durch alle Stadien der Entzündung hindurch fest beibehalten. In der nächsten Umgebung eines Fremdkörpers, in den Rändern einer Wunde fangen sie (beim *Säugetier*) nach 18—20 Stunden an, sich mitotisch zu teilen; nach 2—3 Tagen erreicht

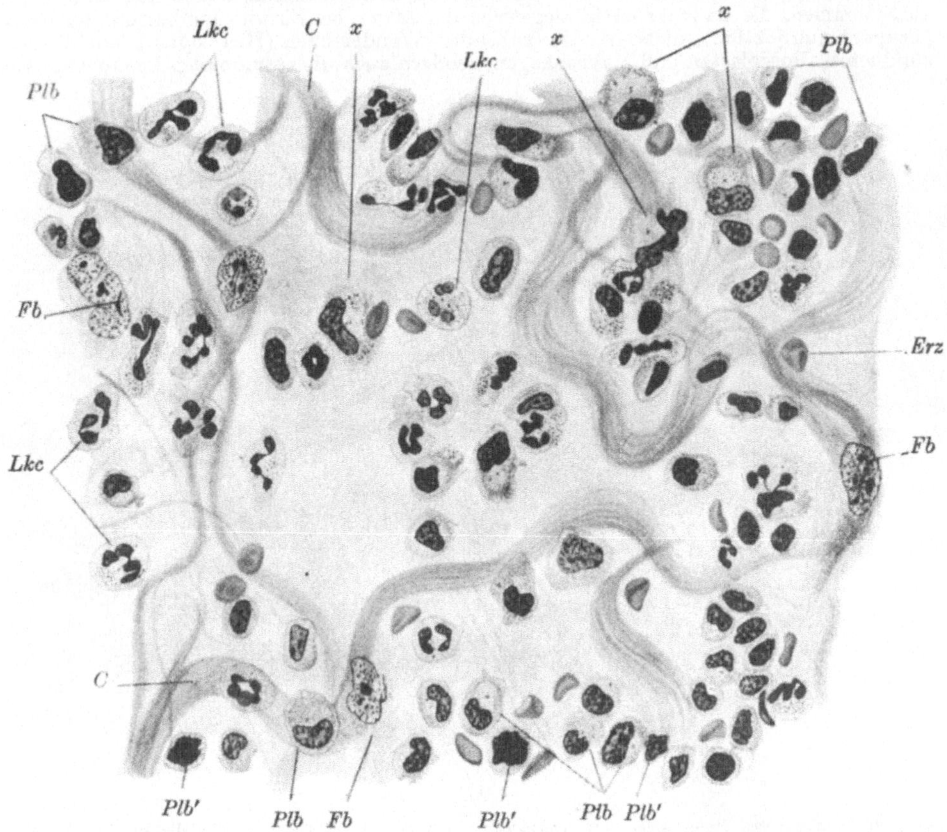

Abb. 125. Entzündetes lockeres Bindegewebe des *Kaninchens*, Stadium von 19 Stunden. In dem ödematösen Gewebe sind zwischen den Kollagenfasern (*C*) deutlich vier Zellarten zu unterscheiden: ausgewanderte Spezialleukocyten (*Lkc*); Fibrocyten (*Fb*); ausgewanderte Lymphocyten (*Plb'*) und Monocyten (*Plb*); mobilisierte ruhende Wanderzellen (Histiocyten) (*x*); die beiden letzten Zellarten sind noch scharf voneinander geschieden, verwandeln sich jedoch in etwas späteren Stadien sämtlich in gleichartige Polyblasten; *Erz* extravasierte Erythrocyten. ZENKER, EH. Zeiß Ap. Hom. Imm. 2, Komp.-Ok. 8. (Nach MAXIMOW 1902.)

diese Vermehrung den Höhepunkt. Dabei werden die Ausläufer wohl eingezogen, das Cytoplasma schwillt an und wird basophil, nach Ablauf der Mitose nehmen aber die Zellen sofort ihre frühere Gestalt mit den platten Ausläufern wieder an. Die Fibrocyten bewegen sich und können tief in die Spalträume des Fremdkörpers oder in das die Wunde erfüllende Fibringerinnsel eindringen. Diese Bewegung ist jedoch eine eigentümliche Gleitbewegung, wie sie auch anderen fixen Gewebselementen, auch Epithelien, zukommt; echte amöboide Bewegung mit Pseudopodienbildung kommt den Fibrocyten nicht zu und Wanderzellen können aus ihnen nicht entstehen. Dies wird neuerdings wieder von W. H. LEWIS (1926 d, e) bestätigt.

34*

Die neugebildeten Fibrocyten bauen das die Wunde ausfüllende Granulationsgewebe oder die den Fremdkörper umhüllende Kapsel auf. Beim Abklingen der
Wucherungsperiode platten sie sich ab, vereinigen sich in verschiedener Weise,
je nach den lokalen Bedingungen, zu Schichten, Netzen, Strängen usw. und erzeugen die faserige Zwischensubstanz (Abb. 127, 129, 130 *Fb*).

Vor der Entdeckung besonderer „ruhender Wanderzellen" (Clasmatocyten, Histiocyten) im lockeren Bindegewebe wurden die bei der Entzündung im Gewebe entstehenden
Wanderzellen als mobilisierte, frei gewordene Fibrocyten aufgefaßt. Diese Vorstellung
wird neuerdings wieder von v. MÖLLENDORFF (1926) und W. und M. v. MÖLLENDORFF (1926)
aufgenommen, die im lockeren Bindegewebe der *Maus*, bei Einwirkung bestimmter Reize
(Trypanblauinjektion), nicht nur die ruhenden Wanderzellen (Histiocyten) und die entzündlichen Polyblasten und Makrophagen, sondern auch die eosinophilen Leukocyten aus

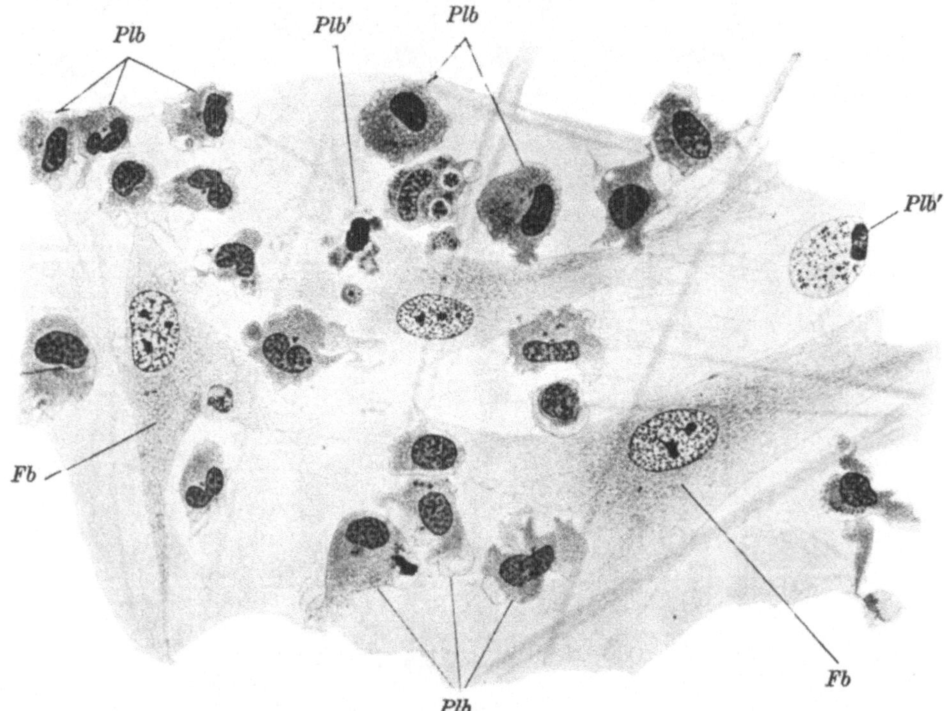

Abb. 126. Entzündetes Bindegewebe vom *Kaninchen*, Stadium von 4 Tagen. Die Spezialleukocyten sind verschwunden; *Fb* Fibrocyten; *Plb* Polyblasten; *Plb'* degenerierende Polyblasten. Bearbeitung und Vergrößerung
wie in Abb. 125. (Nach MAXIMOW 1902.)

einem diffusen „Fibrocytennetz" hervorgehen lassen. Von diesem Standpunkte, dem sich
neuerdings auch BENNINGHOFF (1926) anschließt, wären demnach die Fibrocyten als undifferenzierte, mit embryonalen Potenzen ausgestattete Mesenchymzellen anzusehen.

Außerhalb des Körpers, in Gewebskulturen, offenbaren die Fibrocyten eine
hervorragende Widerstandskraft und Lebensfähigkeit. Sie sind es, die das gewöhnliche „grasartige" Wachstum der Gewebskulturen mit den radiär ins Nährmedium ausstrahlenden spindelförmigen Zellkörpern bedingen. Wie EBELING gezeigt hat (1922), können Fibrocyten vom *Hühner*embryo außerhalb des Organismus scheinbar unbegrenzt lange wachsen und sich teilen, ohne sich sichtbar zu
verändern. MAXIMOW (1916) ist für die Fibrocyten des erwachsenen *Kaninchens*
zu ähnlichen Resultaten gekommen. Wenn Mesenchym von jungen *Säugetier*
embryonen explantiert wird, hat die intensive mitotische Teilung der Mesenchymzellen in kürzester Zeit, in einigen Tagen, Entstehung von wohlausgebildeten

Fibrocyten zur Folge, die den Fibrocyten des erwachsenen *Tieres* durchaus ähnlich sind und sich unverändert und scheinbar unbegrenzt weiter vermehren. Bildung faseriger kollagener Zwischensubstanz in Gewebskulturen ist bis jetzt nicht zweifellos festgestellt worden. Die oben auf S. 514 mitgeteilten Beobachtungen lassen dies jedoch als möglich erscheinen.

An einigen bestimmten Stellen des *Säugetier*körpers, z. B. im Netz, wo die Fibrocyten weniger differenziert zu sein scheinen, können sie bei Entzündung und besonders in Gewebskulturen Formen Ursprung geben, die sich von den gewöhnlichen unterscheiden. Es kann eine vollständige Abrundung stattfinden und an der Oberfläche des Cytoplasmas treten zahlreiche kleine knopfförmige Auswüchse auf (WJERESZINSKI 1924). Im Leben führen solche Zellen langsame Bewegungen aus. Auch bei den niederen *Wirbeltieren* mögen die Fibrocyten in dieser Beziehung Besonderheiten bieten. A. FISCHER (1927b) beschreibt

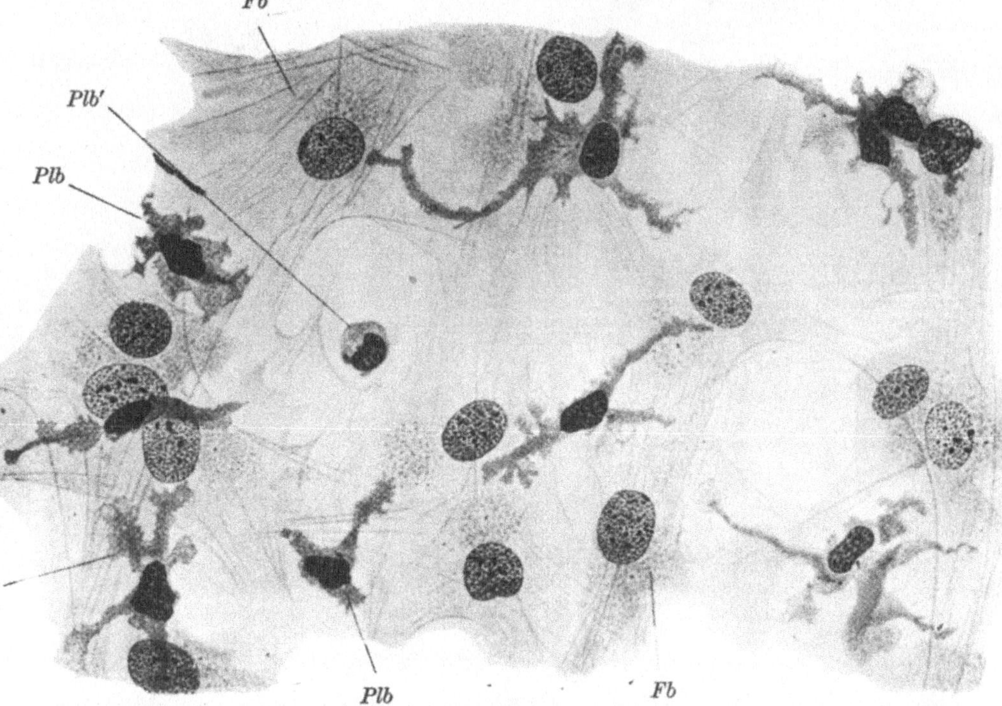

Abb. 127. Entzündetes Bindegewebe vom *Kaninchen*, Stadium von 15 Tagen. Die Fibroblasten (*Fb*) ordnen sich zu einem Zellnetz an, in ihrem Cytoplasma erscheinen Tonofibrillen; die Polyblasten (*Plb*) verwandeln sich in ruhende Zellen, die den ruhenden Wanderzellen (Histiocyten) des normalen Bindegewebes entsprechen; *Plb'* junger, kleiner Polyblast. Bearbeitung und Vergrößerung wie in Abb. 125 und 126. (Nach MAXIMOW 1902.)

neuerdings Entstehung von makrophagenähnlichen Zellen aus embryonalen Fibroblasten des *Hühnchens* in Gewebskulturen. Wie oben angegeben, sind in manchen Fällen auch schon im normalen Gewebe Übergangsformen zwischen den Fibrocyten, Histiocyten und Wanderzellen vorhanden. Bei Einwirkung besonders starker Reize kann sich das Cytoplasma auch in den gewöhnlichen Fibrocyten zum Teil abrunden und am Rande kleine Auswüchse bilden (MAXIMOW 1903, 1916). Die Kernstruktur bleibt aber immer typisch und daran sind solche Fibrocyten stets zu erkennen.

Innerhalb der Fibrocytengruppe scheint unter Umständen eine sogenannte direkte Metaplasie möglich zu sein (z. B. Verwandlung von Fibrocyten oder Knorpelzellen in Knochenzellen u. dergl.).

Was die Entwicklungspotenzen der Endothelzellen der Blutgefäße anbelangt, so werden ihnen heutzutage von vielen Seiten ganz außerordentliche zellbildende Fähigkeiten und sehr reichhaltige und mannigfaltige Entwicklungspotenzen zugeschrieben. Sie sollen undifferenzierte Elemente sein und ein für den Organismus stets zur Verfügung stehendes Keimlager embryonaler Mesenchymzellen darstellen. Von der sehr verbreiteten Vorstellung über die Entstehung

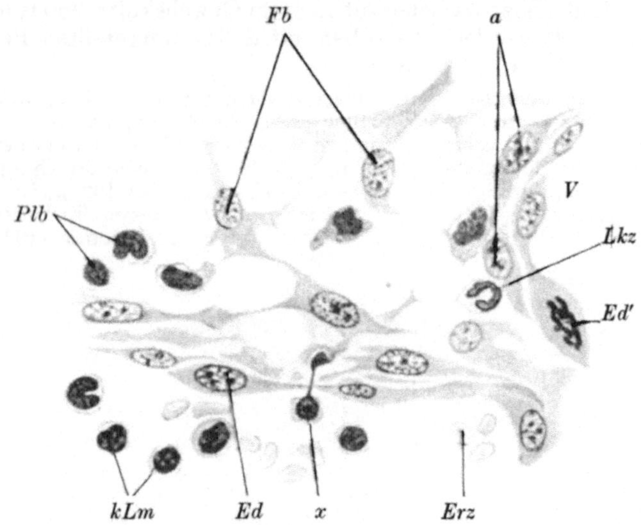

Abb. 128. Eitrig entzündetes Bindegewebe vom *Kaninchen*, Stadium von 3 Tagen. *V* Gefäße; *Ed* Endothel; *Ed'* Endothelmitose; *Erz* Erythrocyten; *kLm* kleine Lymphocyten im Gefäßlumen; *x* Auswanderung eines kleinen Lymphocyten; *Plb* ausgewanderte kleine Lymphocyten — junge Polyblasten; *Fb* Fibrocyten; *a* aus wuchernden Endothelzellen entstehende Fibrocyten; *sLkz* Spezialleukocyt. Zenker, polychromes Methylenblau. Vergrößerung wie in Abb. 125 und 126. (Nach Maximow 1905.)

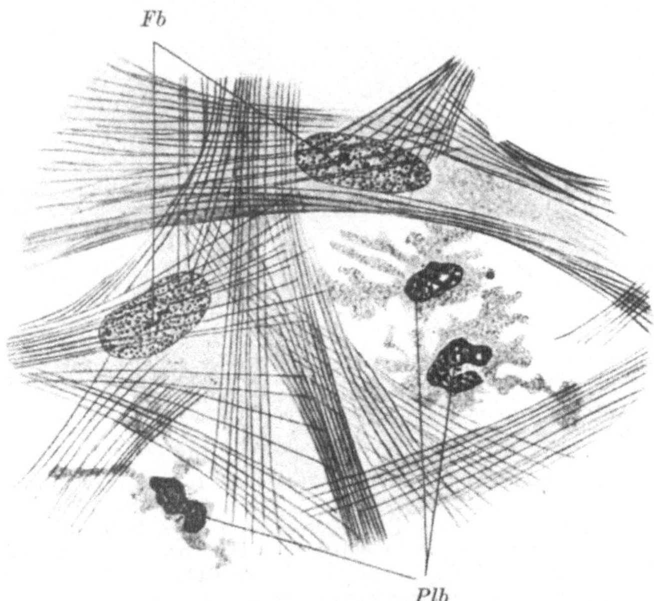

Abb. 129. Narbengewebe aus der Umgebung eines vor 7 Monaten in das lockere Bindegewebe des *Kaninchens* eingeführten Fremdkörpers; *Fb* Fibrocyten mit Tonofibrillen; *Plb* ruhende Polyblasten (entsprechen den ruhenden Wanderzellen oder Histiocyten des normalen Bindegewebes). Zenker, EH. Zeiß Ap. Hom. Imm. 2, Komp.-Ok. 8. (Nach Maximow 1903.)

der Monocyten aus Blutgefäßendothel ist schon oben die Rede gewesen (S. 460). Bei der Entzündung sollen die Polyblasten, im speziellen bei Tuberkelbildung die Epithelioidzellen, durch Abrundung und Freiwerden der Endothelzellen entstehen.

In der neuesten Zeit ist eine Reihe von experimentellen Arbeiten erschienen, die diese Auffassung zu stützen scheinen.

FOOT (1919, 1920b, c, 1921d, e, 1922, 1923, 1925) versuchte die Verwandlungen der Gefäßendothelien bei verschiedenen lokalen und allgemeinen Reaktionsvorgängen zu verfolgen. Um sie von den anderen Zellarten leicht unterscheiden zu können, injizierte er nach dem Vorgange von MC JUNKIN (1919) *Kaninchen* Tusche in die Blutbahn. Die Kohleteilchen werden dabei nicht nur von den Uferzellen der histiocytären Gewebe (s. oben S. 454), sondern zum Teil auch von den Endothelzellen der gewöhnlichen kleinen peripheren Gefäße aufgenommen. Wenn

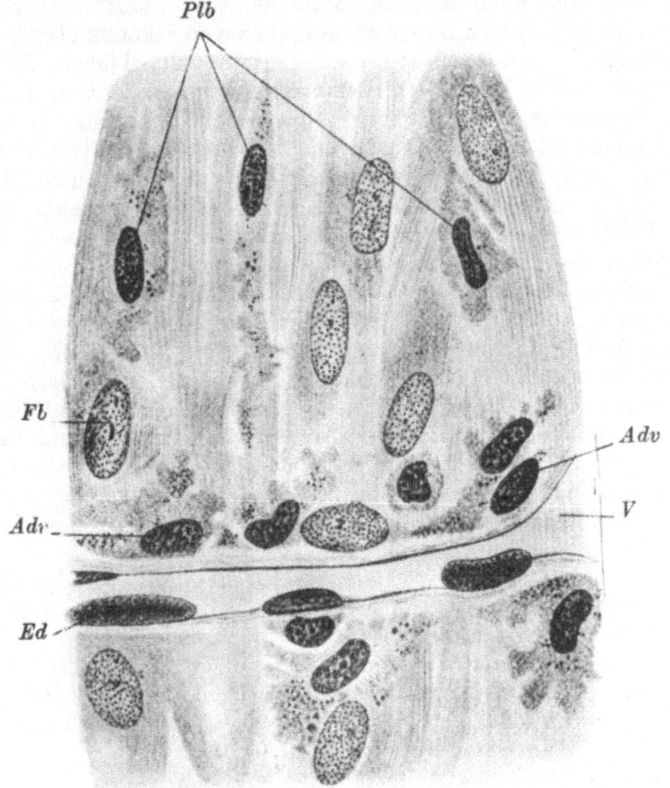

Abb. 130. Narbengewebe aus der Umgebung desselben Fremdkörpers wie auf Abb. 129. *V* Blutgefäß; *Ed* Endothel; *Fb* Fibrocyten mit Kollagenfasern; *Plb* ruhende Polyblasten; *Adv* ruhende Polyblasten als Adventitialzellen um das Gefäß herum angeordnet. Bearbeitung und Vergrößerung wie in Abb. 129.

bei solchen *Tieren* nachher Agar in das lockere Bindegewebe eingeführt oder experimentelle Tuberkulose hervorgerufen wird, sollen sich die mit Kohle markierten Endothelzellen nach FOOT voneinander ablösen und in entzündliche Phagocyten, in Polyblasten verwandeln. Auch nach PERMAR (1924) sollen bei Einführung von Carminsuspension in die Atmungswege oder in die Pleura aus dem Capillarendothel große mononucleäre Zellen entstehen, die die Carminteilchen phagocytieren. F. HERZOG (1924, 1925) hat in der lebenden Froschzunge nach intravenöser Tuscheinjektion Ablösung der kohlehaltigen Endothelzellen aus dem Verbande der Capillarwand beobachtet; sie sollen als amöboide Zellen im Gewebe auseinanderkriechen. MARCHAND, der in seinen früheren Arbeiten (1898, 1902) die Polyblasten im entzündeten Netz von den „Adventitialzellen", d. h. den perivasculären Histiocyten ableitete, läßt in der neuesten Zeit (1921, 1924 k, l) mit seinem Schüler G. Herzog (1916) die Adventitialzellen ihrerseits sämtlich aus dem Gefäßendothel entstehen. Nach Marchand und Herzog sollen demnach die Polyblasten und die aus ihnen durch Teilung (z. T. amitotische) hervorgehenden kleinen Lymphocyten letzten Endes endothelialer Herkunft sein. G. Herzog (1921, 1922, 1923) hat außerdem Entstehung von spezialgranulierten und eosinophilen Myelocyten und oxydasehaltigen Zellen aus Endothelzellen kleiner Gefäße bei Entzündung des Netzes und der Gehirnhäute beschrieben. Hier könnte auch die Arbeit von Sabin, Doan und Cunningham (1925) erwähnt werden, die die Vermutung aussprachen, daß die „Clasmatocyten" und auch die roten Blutzellen von Endothelzellen abstammen. Diesen Befunden reihen sich ferner die Angaben von Oeller (1923, 1925), Siegmund (1925) und Töppich (1925, 1926) an. Ersterer will bei (gegen *Hühner*erythrocyten) allergisch gemachten *Meerschweinchen* nach Reinjektion des Antigens in kürzester Zeit, innerhalb von Minuten, stürmische Wucherung von Capillarendothelien der Lunge und anderer Organe mit Verwandlung in Granulocyten beobachtet haben. Nach Siegmund sollen bei Allgemeininfektionen Makrophagen, Monocyten und Granulocyten aus Gefäßendothelien hervorgehen können. Töppich (1925, 1926) beschreibt bei intratrachealer und intravenöser Einführung von Tuberkelbazillen eine sich angeblich im Laufe von 1—2 Stunden vollziehende Verwandlung der Lungencapillarendothelien in „mononucleäre Leukocyten", die dann ihrerseits sofort in polynucleäre granulierte Leukocyten übergehen sollen. Ähnliche Angaben sind schon früher von Domagk (1924) gemacht worden. Eine erschöpfende Darstellung der verschiedenen, für die Gefäßendothelzelle in Anspruch genommenen Entwicklungsmöglichkeiten, findet sich im Referat von G. Herzog (1923). Er leitet alle möglichen Zellarten, wie Granulocyten, Erythrocyten, Lymphocyten, reticuläres Gewebe, Fettzellen, glatte Muskelfasern, Osteoblasten, Osteoclasten, entzündliche Makrophagen, Zellen der verschiedensten Geschwülste usw. von den „Gefäßwandzellen" ab, worunter er vor allem die gewöhnlichen Blutgefäßendothelien versteht.

Demgegenüber hat Maximow (1902, 1909 q) stets den Standpunkt vertreten, daß die Endothelzellen der gewöhnlichen Gefäße im erwachsenen Organismus hochdifferenzierte Elemente sind, die nicht nur keine Hämocyten, sondern auch keine Histiocyten und keine entzündlichen Exsudatzellen, d. h. Polyblasten hervorbringen können. In den frühen Stadien der ontogenetischen Entwicklung besitzt das Endothel noch die vollen Entwicklungspotenzen der Mesenchymzellen. In den späteren Embryonalstadien werden aber die Potenzen in den meisten Gefäßgebieten, in den gewöhnlichen Blutgefäßen, allmählich eingeschränkt. Sie bleiben zum Teil nur in den histiocytären Uferzellen erhalten (Schema 8, *11*), die die Wandungen gewisser Capillargebiete — in Leber, Milz, Knochenmark, Nebenniere — bilden.

Nach Maximows Untersuchungen verbleibt das echte Gefäßendothel bei Entzündung in seiner Eigenart unverändert und bildet meistens unter mitotischer Wucherung neue Gefäßsprossen. Zu demselben Resultat sind neuerdings Clark und Clark (1920) beim Studium der Entzündung im Schwanz lebender *Amphibien*larven gelangt. Ähnliches läßt sich in Kulturen verschiedener Bindegewebsarten nachweisen. Die einzige neue Entwicklungsrichtung, die den wuchernden Endothelzellen freisteht, ist ihre unter Umständen — z. B. bei Entzündung (Maximow 1905) oder in Gewebskulturen (Maximow 1916, 1922, 1923 bb) — mit dem Abtreten von der Gefäßwand in das Gewebe verbundene Verwandlung in Fibrocyten (Abb. 128 a, Schema 8, *38*). In lebenden Gewebskulturen der weichen Hirnhäute läßt sich das Hervorsprossen der Endothelzellen aus den abgetrennten Enden der kleinen Arterien in Form langer Büschel parallel angeordneter, schmaler, glasheller Zellen beobachten; sie weichen allmählich auseinander, bilden seitliche Ausläufer und lassen sich bald von echten Fibrocyten nicht mehr unterscheiden (Maximow 1925hh). Kolloidale Farbstoffe werden von ihnen niemals gespeichert, auch verwandeln sie sich niemals in amöboide Wanderzellen, obwohl sich ringsherum aus dem periarteriellen lockeren Bindegewebe zahllose carminspeichernde Polyblasten herauslösen. Einer passiven Phagocytose von fein verteilten mikroskopischen Körnchen (Tusche) sind hingegen die Endothelzellen in hohem Grade fähig. Das Gebiet der Cytophagie deckt sich eben nicht mit dem der Farbstoffspeicherung (Kiyono und Nakanoin 1919).

Die umgekehrte Entwicklungsrichtung, vom Fibrocyten zur Endothelzelle, die Neubildung von Blutcapillaren aus gewöhnlichen Bindegewebszellen, wurde wohl von einigen Autoren (Minervini 1911 u. a.) angenommen; diese Angaben sind aber nicht bestätigt worden. Die Neubildung von Capillarsprossen aus perivasculären Mesenchymzellen im erwachsenen Organismus, wie sie neuerdings von Wassermann (1926) angenommen wird, ist vielleicht möglich, kann aber kaum direkt bewiesen werden.

Was die oben angeführten Befunde von Foot und F. Herzog betrifft, so hat die von Lang (1926d) und Stilwell (1926) in Maximows Laboratorium ausgeführte Nachprüfung derselben zu anderen Ergebnissen geführt. Bei lokaler entzündlicher Reaktion bleiben die kohlehaltigen Endothelzellen stets untereinander verbunden, sie verwandeln sich nicht in Polyblasten und die Capillarwand löst sich nicht auf. Die Kohleteilchen treten durch das intakte Endothel hindurch und werden von den Pericyten aufgenommen, die sich dabei zum Teil in Polyblasten verwandeln und vom Gefäßrohr abrücken. Gegen Permar (1924) hat Lang (1925, 1926b) nachgewiesen, daß im Lungengewebe in vitro nicht das Capillarendothel, sondern in den Septen gelegene Histiocyten die phagocytischen Zellen liefern; auch Aschoff (1924) bezweifelt die Rußphagocytose durch die Capillarendothelien der Lunge. W. H. Lewis (1926e) hat sich auf Grund seiner neuesten Untersuchungen über aseptische Entzündung entschieden gegen die Herleitung der Makrophagen aus dem Endothel ausgesprochen.

Die oben angeführten Angaben von Töppich (1925, 1926) und Oeller (1923, 1925) sind schon in Anbetracht der allgemein bekannten Durchschnittsgeschwindigkeit solcher Zellverwandlungen höchst unwahrscheinlich. Eine im Laufe von Minuten ablaufende stürmische Wucherung von endothelialen oder anderen *Wirbeltier*zellen ist eine in der Biologie unbekannte Erscheinung. Die von den genannten Autoren in der Lunge erhobenen Befunde lassen sich zum Teil durch den bei Laboratorium*stieren* schon individuell stark wechselnden Zustand des Lungenbindegewebes, zum Teil wohl durch die Anschoppung von Blutzellen in den Capillaren erklären. Auch die Befunde von Siegmund (1925, 1926) über Intimagranulome in Gefäßen lassen sich viel eher im Sinne von Endothelschädigungen, von gewöhnlichen Endothelwucherungen mit Fibrocytenbildung, und von Ansiedelung hämatogener Zellen, als im Sinne von Makrophagen-, Monocyten- oder Granulocytenentstehung aus Endothelzellen deuten. Bei der Beurteilung der Angaben von G. Herzog (1921) über die Entstehung von Granulocyten aus Endothelzellen bei Entzündung fällt der Umstand auf, daß dieser Vorgang in den serösen Membranen beobachtet wurde. In diesem Gewebe sind aber, wie auf S. 297 erörtert wurde, besonders große Mengen undifferenzierter, hämopotenter Mesenchymzellen vorhanden, die besonders den Capillaren entlang angeordnet sind. Die Abbildungen von Herzog zeigen auch Entstehung von Myelocyten aus diesen „Adventitialzellen“, nicht aus dem Endothel.

Sehr oft wird von freien, abgelösten „Endothelzellen“ oder „endothelioiden Zellen“ im Blute gesprochen. Solche Befunde werden meistens an trockenen Ausstrichpräparaten erhoben — es sollen große, mit zipfelförmigen Ausläufern versehene Zellen von unregelmäßig geschwänzter oder spindelähnlicher Form sein. Dabei wird meistens nicht streng zwischen Histiocyten, Monocyten und Endothelzellen unterschieden. Hierher gehören vor allem die schon oben (S. 414) besprochenen Ferrataschen „Hämohistioblasten". Derselben Kategorie sind ferner die Befunde von Schilling (1919), Schittenhelm (1925) und vielen anderen zuzurechnen. Schittenhelm beschreibt geschwänzte „gespeicherte Endothelzellen" im peripheren Blut eines sensibilisierten und tuschegespeicherten *Kaninchens*.

Beweise für die angebliche endotheliale Natur dieser Zellgebilde, d. h. für ihre Zugehörigkeit zu dem Endothel der gewöhnlichen Blutgefäße, sind niemals erbracht worden. Doch auch das „endothelioide" Aussehen selbst beruht auf Täuschung. Wie Ringoen (1924), Bétancès (1924 b, d) und Lambin (1924 e, f, 1925 g) für den Fall der Ferrataschen Hämohistioblasten hervorheben (s. oben S. 415), lassen sich im frischen Blutpräparat der Fälle, wo die Trockenmethode „clasmatocytenähnliche", mit Zipfeln versehene Elemente aufzeigt, nur kugelige freie Zellen erkennen. Auch bei den platten oder geschwänzten „Endothelzellen" in den Trockenpräparaten von Schilling (1919) und Schittenhelm (1925) wird es sich wohl um gewöhnliche, freie, kugelige Bluthistiocyten gehandelt haben. Die eigentümlichen gestreckten Formen sind auf die mit der Trockenmethode unvermeidlich verbundenen Verzerrungen und Schädigungen der sicherlich sehr leicht verletzbaren umfangreichen Zelleiber zurückzuführen.

Daß für die Annahme einer Entstehung der Monocyten aus dem echten Blutgefäßendothel keine Beweise vorliegen, ist bereits oben auf S. 461 erörtert worden.

Ob echte Endothelzellen, ohne unmittelbare mechanische Schädigung der Gefäßwand, wirklich als freie platte Gebilde ins Blut übertreten können, ist zweifelhaft. Die z. B. von Krizenecky (1917) beim *Frosch* beschriebenen und abgebildeten Zellgruppen sehen durchaus wie Haufen gewöhnlicher Thrombocyten aus; dies ist um so einleuchtender, als daneben wirkliche durch Abkratzen der Intima gewonnene Endothelzellen abgebildet sind. Die von Netoušek (1914 a, b) im Blute gefundenen „Zellen mit endothelialen Merkmalen" sehen freien Histiocyten vollkommen ähnlich aus.

Das vorhandene Tatsachenmaterial spricht demnach entschieden gegen die Vorstellung von einer ausgiebigen hämo- und histiocytopoetischen Fähigkeit des gewöhnlichen Blutgefäßendothels. Das Gefäßendothel gehört zur Fibrocytengruppe und stellt ein relativ hoch differenziertes Zellsystem vor. Die Widersprüche in der Beurteilung der prospektiven Entwicklungspotenzen des Gefäßendothels hängen zum Teil sicherlich von dem Umstand ab, daß viele Autoren (z. B. Ritter 1926), wie schon S. 454 erwähnt, zum „Endothel" auch die „Uferzellen" des Histiocytensystems rechnen.

Wie es oben S. 343 gezeigt wurde, können sich die Histiocyten schon unter physiologischen Verhältnissen in freie Makrophagen verwandeln und sogar ins Blut gelangen. Wir haben auch gesehen, daß sich ein Teil der Monocyten vielleicht von den Histiocyten ableiten läßt. Wie Ranvier zuerst angedeutet (1900) und Marchand (1898, 1902) und Maximow (1902, 1903, 1904, 1905, 1906 h, 1909 q) bewiesen haben, entsteht ein Teil der Polyblasten auf dem Entzündungsfelde aus den lokalen fixen Histiocyten (Abb. 125 x, Schema 8, *51*). Im gewöhnlichen lockeren Bindegewebe und in den serösen Membranen sind es die ruhenden Wanderzellen (Adventitialzellen, Clasmatocyten). Bei Entzündung im lymphoiden Gewebe, im Knochenmark und in der Milz (Babkina 1910), sind es die histiocytären Reticulumzellen. Bei Entzündung in der Leber sind es die Kupfferschen Sternzellen (Tschaschin 1913 b). Wie es besonders deutlich an vorher vital gefärbten *Tieren* hervortritt, erwachen die genannten Elemente unter dem Einflusse des entzündlichen Reizes; sie werden mobilisiert, treten in den aktiven Zustand über und werden als große, amöboide, phagocytierende und speichernde Zellen, als große Polyblasten frei. Im Gegensatz zu den Spezialleukocyten spielen sie nicht nur in den akuten,

sondern auch in den späteren Stadien der Entzündung eine hervorragende Rolle —
sie säubern das Gewebe von toten Zellresten, resorbieren Fremdkörper, indem sie zu
diesem Zwecke oft zu vielkernigen Fremdkörperriesenzellen verschmelzen, hypertrophieren in der Wand alter Abscesse zu lipoidgefüllten Eiterphagocyten (MAXI-
MOW 1905) usw. Bei Tuberkelbildung in den Lymphknoten sind die retikulären
Histiocyten die Hauptquelle der Epithelioidzellen und Riesenzellen (JOEST und
EMSHOFF 1912), in der Leber sind es die KUPFFERschen Zellen (OPPENHEIMER
1908, EVANS, BOWMAN und WINTERNITZ 1914). In den späteren Stadien der aseptischen Entzündung, während der Bildung des Narbengewebes, bleiben die amöboiden Polyblasten, beim Abklingen des entzündlichen Reizes, zwischen den Fibroblasten gleichmäßig zerstreut liegen und gehen wieder in den ruhenden Zustand
über (Abb. 127, 129, 130 *Plb*). Sie entwickeln dabei meistens kürzere oder längere,

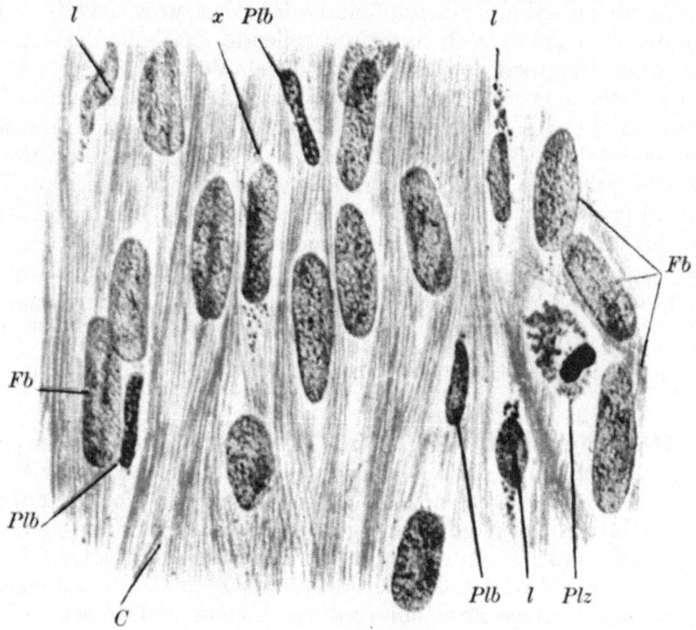

Abb. 131. Narbengewebe aus der Umgebung eines eingeheilten aseptischen Fremdkörpers vom *Kaninchen*, Stadium von 65 Tagen. *Fb* Fibrocyten; *C* Kollagenfasern; *Plb* ruhende Polyblasten; *Plz* Plasmazelle; *l* und *x* Übergangsformen von ruhenden Polyblasten zu Fibrocyten, zum Teil pigmenthaltig. ZENKER, EH, VAN GIESON.
Zeiß Ap. Hom. Imm. 2, Komp.-Ok. 8. (Nach MAXIMOW 1902.)

scharf umschriebene, oft verzweigte Ausläufer und sind von den ruhenden Wanderzellen des normalen Gewebes, wie sie besonders im Netz vorkommen, histologisch
nicht zu unterscheiden (MAXIMOW 1902). Besonders wichtig ist der Umstand, daß,
wie MAXIMOW (1902) nachgewiesen hat, in altem Narbengewebe ein Teil der ruhenden Polyblasten schließlich Fibrocytencharakter annimmt (Abb. 131 *Plb, l, x*).
Auf diese Weise offenbart sich die in den Histiocyten enthaltene Potenz zur Verwandlung in echte Fibrocyten und zur Teilnahme am Aufbau der faserigen Zwischensubstanz (Schema 8, *58*). Daß bei cirrhotischen Prozessen in der Leber das
Bindegewebe zum Teil von den KUPFFERschen Zellen gebildet wird, ist von NATHAN
(1908), GYE und PURDY (1924) u. a. gezeigt worden.
   Die geschilderten reaktiven Veränderungen der Histiocyten bei Entzündung
sind von MAXIMOW (1916, 1922, 1923bb, 1925hh, kk) außerhalb des Körpers in Kulturen von *Säugetier*geweben reproduziert worden. In der neuesten Zeit haben
N. CHLOPIN (1925) und N. CHLOPIN und A. CHLOPIN (1925) dieselben Resultate

an den Histiocyten in Gewebskulturen von *Kaltblütern* erzielt. Beim Auspflanzen
reagieren die ruhenden Wanderzellen, die Histiocyten im gewöhnlichen lockeren
Unterhautzellgewebe und überhaupt in irgendeiner anderen ähnlichen Bindegewebsart, z. B. im Gewebe des Netzes, des Mesenteriums oder im interstitiellen
Bindegewebe der Brustdrüse, in derselben Weise wie bei der Entzündung. Sie
werden mobilisiert und kriechen als große, amöboide, phagocytierende Polyblasten auseinander. Bei Anwesenheit von Vitalfarbstoffen im Nährmedium speichern sie dieselben wie im vital gefärbten *Tier*. Durch Verschmelzung bilden sie
Riesenzellen. Viele von ihnen verwandeln sich in typische epithelioide Zellen.
In Kulturen von blutbildenden Geweben, wie Lymphknoten, Mark, Milz ist dasselbe von den histiocytären Reticulumzellen zu sagen. In der Leber verwandelt
sich die Kupfferschen Zellen in große Polyblasten. Wenn eine Kultur von Lymph-
knotengewebe mit Tuberkelbazillen infiziert wird (Maximow 1924 ff), entstehen aus
den Reticulumzellen große, sich mitotisch teilende Epithelioidzellen, die sich zu
tuberkelähnlichen Gruppen vereinigen und durch Verschmelzung Langhanssche
Riesenzellen entstehen lassen. Auch in Gewebskulturen läßt sich unter Umständen
in späten Stadien Verwandlung der mobilisierten Histiocyten in fibroblastenähn-
liche Zellen nachweisen (Maximow 1923 bb, N. Chlopin und A. Chlopin 1925).
Es steht also fest, daß die Histiocyten mit Potenzen zur Bildung von Polyblasten
(Schema 8, *52*) (vielleicht auch Monocyten, Schema 8, *47*) und von Fibroblasten
(Schema 8, *46*) ausgestattet sind.

In der Pathologie sind Wucherungen des Histiocytensystems und vom letzteren ausgehende Geschwülste bekannt. Die Histogenese derselben ist noch nicht genau untersucht
und es fragt sich, ob dabei an erster Stelle die schon ausgebildeten Histiocyten oder die
undifferenzierten embryonalen Bindegewebselemente beteiligt sind.

Über die blutbildenden Fähigkeiten der Histiocyten wird weiter unten (S. 547)
berichtet.

Von den Hämocyten interessieren uns hier, bei Besprechung der progressiven
Entwicklungsmöglichkeiten der Zellen, nur deren Stammzellen, die Hämocytoblasten, da ja die anderen Elemente, abgesehen von den Monocyten, bereits einseitig spezifisch differenziert sind. In der vorhergehenden Schilderung (S. 438) wurde
der Schluß gezogen, daß die Lymphocyten und die Hämocytoblasten (Myeloblasten)
gleichwertige Zellen sind und daß außerdem auch die kleinen und die großen Lymphocyten bloß verschiedene Erscheinungsformen einer und derselben Zellart vorstellen. Bei der Blutbildung im erwachsenen Organismus tritt in der weitaus
größten Mehrzahl der Fälle die große Form, der Hämocytoblast, als gemeinsame
Stammzelle auf; doch sind die kleinen Lymphocyten einer Rückverwandlung in
große Lymphocyten bzw. Hämocytoblasten fähig; unter besonderen Umständen
kann Granulopoese sogar direkt von kleinen Lymphocyten ausgehen.

Es fragt sich nun, ob die kleinen Lymphocyten — und implizite dann auch
die großen Lymphocyten und Hämocytoblasten — außer hämatopoetischen Potenzen auch andere Entwicklungsmöglichkeiten besitzen. Darauf wird
eine klare Antwort wieder durch die Beobachtung experimentell hervorgerufener
Entzündung und der sich in Gewebskulturen abspielenden Vorgänge gegeben.

Die von Maximow (l. c.) angestellten Untersuchungen über die Histogenese
der entzündlichen Reaktion und die Entstehung des Granulationsgewebes bei
aseptischer und eitriger Entzündung bei *Säugetieren* und *Amphibien* haben gezeigt, daß die Polyblasten in dem entzündeten Gebiete aus zwei Quellen stammen.
Die eine sind, wie oben bereits erörtert wurde, die lokalen Histiocyten (ruhenden
Wanderzellen), die unter dem Einfluß des entzündlichen Reizes erwachen und
sich sofort in große amöboide Polyblasten vom Makrophagentypus verwandeln
(Abb. 125*x*). Die andere Quelle sind die Blutzellen — ein Teil der Polyblasten

stellt aus den Blutgefäßen ausgewanderte Lymphocyten und Monocyten vor (Abb. 125 *Plb'*, *Plb*). Für die von EHRLICH als unbeweglich erklärten kleinen Lymphocyten hat MAXIMOW (1902) die Fähigkeit der amöboiden Bewegung bewiesen, was später von ASKANAZY (1905) u. a. bestätigt wurde. Bei akuter aseptischer Entzündung wird das Gewebe in kürzester Zeit, innerhalb der ersten 24 Stunden, von unzähligen Spezialleukocyten und kleinen lymphoiden Zellen überschwemmt (Abb. 125). Daß die letzteren im Laufe der wenigen Stunden nicht durch Teilung aus den lokalen Elementen, etwa den Histiocyten, den MARCHAND-schen Adventitialzellen, entstanden sein können, liegt auf der Hand, da Mitosen in diesen Stadien noch fehlen. Von einigen Seiten wurde auf die Möglichkeit einer raschen amitotischen Wucherung hingewiesen; dieser Erklärungsversuch entbehrt jedoch jeglicher Begründung. Außerdem sind, wie MAXIMOW mehrmals erwähnt und an Abbildungen gezeigt hat (1902, 1903, 1905), in den frühen Stadien die unzweideutigsten Bilder der Emigration von Lymphocyten und Monocyten mit Leichtigkeit nachzuweisen (Abb. 128 *x*). Bei Leukämie entspricht der Charakter der Exsudatzellen in Entzündungsherden dem Charakter der im Blute vorhandenen abnormen weißen Blutkörperchen (BICKHARDT 1925).

Die ausgewanderten Lymphocyten und Monocyten erweisen sich, im Gegensatz zu den Spezialleukocyten, als lebenskräftige Elemente. Sofort nach der Emigration, manchmal auch schon innerhalb der erweiterten venösen Capillaren, wo die Randstellung der Leukocyten deutlich hervortritt, fangen sie an, zu hypertrophieren (Abb. 125). Der zuerst schmale Cytoplasmaleib der Lymphocyten wird breiter, zeigt Pseudopodienbildung, verliert seine Basophilie und enthält oft Vakuolen. Der Kern vergrößert sich nur wenig, erhält aber eine ausgesprochene nierenförmige, einseitig eingekerbte Form und eine exzentrische Lage; er färbt sich nicht mehr so dunkel, wie in den kleinen Lymphocyten und enthält unregelmäßig zerstreute Chromatinteilchen und ein Kernkörperchen. Im Cytoplasma tritt an der Kerndelle ein deutliches Cytocentrum hervor. Die Lymphocyten nähern sich auf diese Weise dem Typus der Monocyten.

Es ist schon früher erwähnt worden, daß der Monocyt als ein im Blute kreisender „physiologischer Polyblast" aufgefaßt werden kann. Bei der Entzündung offenbaren sich die nahen genetischen Beziehungen zwischen den Lymphocyten und Monocyten mit besonderer Deutlichkeit. Die Unterschiede zwischen den beiden Zellarten erscheinen oft schon im Lumen der erweiterten Gefäße, noch vor der Auswanderung, verwischt. Die Verwandlung von Lymphocyten in Monocyten ist unter anderem auch von BERGEL (1920) beobachtet worden.

Die Hypertrophie der ausgewanderten Lymphocyten sowie der Monocyten entwickelt sich mit großer Schnelligkeit weiter und die Lymphocyten gehen sehr rasch über das Monocytenstadium in größere Zellen, in Polyblasten über (Abb.126 *Plb*). Im Laufe der ersten zwei Tage sind sie von den erwachenden mobilisierten Histiocyten noch deutlich an ihrem geringeren Umfange zu unterscheiden.

Wenn die Entzündung bei einem vital gefärbten *Tiere* hervorgerufen wird, sind die Polyblasten lokaler Herkunft von Anfang an mit Farbstoffeinschlüssen versehen, während die Lymphocyten und Monocyten farblos sind. Nach 3—4 Tagen erreicht jedoch die Hypertrophie der emigrierten Lymphocyten und Monocyten solche Grade, daß sie sich von den mobilisierten lokalen Histiocyten nicht mehr unterscheiden lassen, und zugleich läßt sich in ihnen auch eine rasch zunehmende Speicherung feststellen (TSCHASCHIN 1913b, DOWNEY 1917). Da die Emigration der Lymphocyten viel länger anhält, als diejenige der Spezialleukocyten, werden unter den großen Polyblasten im entzündeten Gewebe, sogar in chronischen Fällen, selbstverständlich immer auch kleine lymphocytoide Formen gefunden (Abb. 127 *Plb'*).

Die angeführten Ergebnisse — die Entstehung eines Teiles der Polyblasten aus ausgewanderten Lymphocyten und Monocyten des Blutes (Schema 8, 53—55) — sind von einer Reihe von Forschern bestätigt worden, so von K. ZIEGLER (1904), G. SCHWARZ (1904), HELLY (1905), ZIELER (1907 a, b), VEREBÉLY (1907), O. FISCHER (1909), HOMÉN (1911), v. FIEANDT (1911), WALLGREN (1911 c), TSCHASCHIN (1913 b), BERGEL (1919, 1920, 1925), DANTSCHAKOFF und SEIDLEIN (1922), ALFEJEW (1925), KRAFT (1925), STILWELL (1926), LANG (1926 d), VIERLING (1926).

In den späteren Entzündungsstadien verwandeln sich viele von den neu emigrierten Lymphocyten in Plasmazellen (Schema 8, *56*). Die bei chronischen entzündlichen Zuständen oft vorkommende kleinzellige Infiltration wird von SCHRIDDE (1910) auch durch Emigration von Lymphocyten erklärt.

Die auf den ersten Blick befremdende Tatsache, daß eine Zellgruppe, die Polyblasten, einen doppelten, histiogenen und hämatogenen Ursprung hat, erscheint bei näherem Zusehen selbstverständlich — wie das Studium der embryonalen Histogenese des Bindegewebes und der Blutbildung zeigt, entstehen ja die ruhenden Wanderzellen oder Histiocyten im Embryo zum Teil aus lymphocytoiden und histioiden, sich zur Ruhe legenden Wanderzellen. Demgegenüber erscheinen die neuesten Angaben von W. H. LEWIS (1926 f), der bei aseptischer Entzündung Entstehung von Makrophagen (Polyblasten) aus polymorphkernigen granulierten Leukocyten beobachtet haben will, sehr wenig wahrscheinlich.

Die Polyblasten bleiben, wie gesagt, im Narbengewebe zwischen den Fibrocyten als ruhende Polyblasten, als histiocytäre Zellen liegen, die den ruhenden Wanderzellen des normalen Bindegewebes vollkommen entsprechen (Abb. 127, 129, 130 *Plb*, Schema 8, *57*). Wenn in der Narbe ein neuer Entzündungsprozeß hervorgerufen wird, erwachen die ruhenden Polyblasten in derselben Weise, wie es mit den normalen ruhenden Wanderzellen geschieht (Schema 8, *51, 52*). Eine Rückverwandlung in Lymphocyten oder eine Wucherung mit Bildung von Lymphocyten oder Blutzellen wird niemals beobachtet. Die Polyblasten in der Narbe können sich in den späteren Stadien in Fibrocyten verwandeln (Abb. 131 *l, x*). Da ein Teil der Polyblasten verwandelte Lymphocyten vorstellt, wird dadurch die Fähigkeit der Lymphocyten und Monocyten sich letzten Endes auch in Fibrocyten zu verwandeln sichergestellt (s. auch ALFEJEW 1925). Damit kommen die alten Befunde von E. ZIEGLER (1875, 1876) zum Teil wieder zu ihrem Rechte.

Die Vorstellung, daß freie, amöboide, in den Körperflüssigkeiten bzw. im Blute befindliche Zellen, zusammen mit bestimmten fixen Gewebszellen, bei den lokalen, entzündlichen Abwehrvorgängen auch bei den *Wirbellosen* eine wichtige Rolle spielen, kann seit METSCHNIKOFFS Untersuchungen (1892, 1901, 1905) als festbegründet angesehen werden. Des weiteren ist für die *Wirbellosen* die aktive Beteiligung dieser Amöbocyten auch bei der Verheilung von Verletzungen und bei der entzündlichen Neubildung von Bindegewebe schon oft angenommen worden. So gibt z. B. CUÉNOT (1891) an, daß bei *Echinodermen* und *Crustaceen* Wunden von agglutinierenden und zu Plasmodien verschmelzenden Amöbocyten verschlossen werden, die sich dann später in Narbengewebe verwandeln. In der letzten Zeit erschien eine Reihe von experimentellen, an verschiedenen *Wirbellosen* mittels der MAXIMOWschen Methode der Einheilung aseptischer Celloidinfremdkörper ausgeführten Arbeiten, die sämtlich zu eindeutigen Resultaten gelangen. Bei der *Teichmuschel* (KEDROWSKY 1925, ZAWARZIN 1926), bei dem *Flußkrebs* (DANINI 1925), bei der Larve des *Nashornkäfers* (LAZARENKO 1925) wird der Fremdkörper von phagocytischen Amöbocyten umringt. Sie fließen zu Syncytien zusammen und erzeugen allmählich eine Bindegewebsschicht, die den Fremdkörper umhüllt und abkapselt. Eine regenerative Vermehrung der fixen Bindegewebszellen soll überhaupt nicht vorkommen und die Neubildung des Bindegewebes demnach ausschließlich auf Kosten der freien Amöbocyten geschehen.

Während die Entstehung der Polyblasten bei der Entzündung aus erwachenden Histiocyten als allgemein anerkannt gelten kann (Schema 8, *51, 52*), verhält sich die Mehrzahl der Forscher der geschilderten Vorstellung über ihre hämatogene Entstehung aus emigrierten Lymphocyten und Monocyten und über die Entwicklungsfähigkeit der ungranulierten Blutleukocyten skeptisch gegenüber. Aschoff und Kiyono (1913), Kiyono (1914a), Aschoff (1924) u. a. ziehen zwischen den Histiocyten und den Monocyten einerseits und den Lymphocyten andererseits eine scharfe Grenze, hauptsächlich auf Grund Kiyonos Versuche mit vitaler Carminspeicherung. Da die Polyblasten carminspeichernde Zellen sind, gehören sie zu den Histiocyten; die der vitalen Carminspeicherung unfähigen Lymphocyten sollen für die Entstehung der Polyblasten keine Bedeutung haben. Auch Marchand (1901, 1902, 1913, 1924l) und G. Herzog (1916) halten die progressive Entwicklung der ungranulierten Blutleukocyten für unbewiesen und lassen, umgekehrt, die adventitiellen Clasmatocyten (Histiocyten) und die Endothelzellen der Blutgefäße die Exsudatzellen bilden.

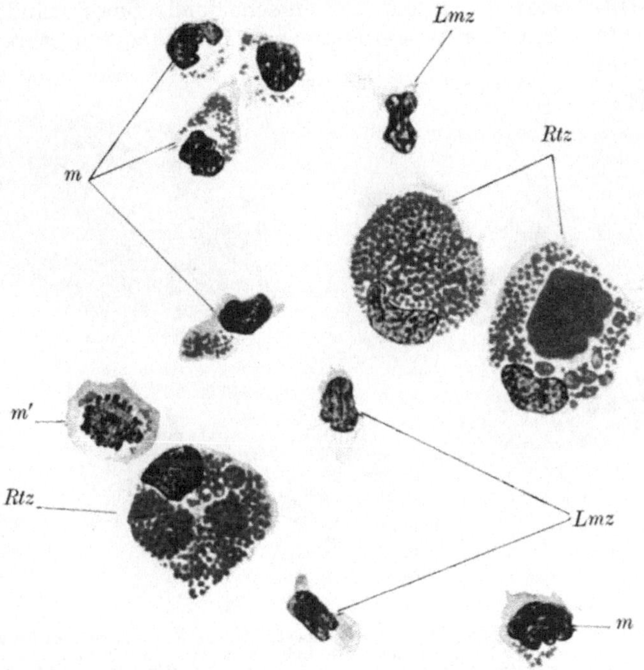

Abb. 132. Kultur von lymphoidem Gewebe des *Kaninchens* (mesenterialer Lymphknoten) in Blutplasma mit Knochenmarkextrakt und Lithiumcarmin; Stadium von 4 Tagen. *Rtz* große, amöboide, mit Carmineinschlüssen erfüllte, aus mobilisierten Reticulumzellen (Histiocyten) entstandene Polyblasten; *Lmz* amöboide kleine Lymphocyten; *m* und *m'* hypertrophierende, allmählich Carmin speichernde Lymphocyten mit Mitosen. Sublimat-Formol, Hämatoxylin nach Delafield. Zeiß Ap. Hom. Imm. 2, Komp.-Ok. 8. (Nach Maximow 1923.)

Mit den Ergebnissen der neuesten experimentellen Forschungen ist dieser ablehnende Standpunkt unvereinbar. Kiyono selbst gibt schon in seiner ersten (1914a) und noch deutlicher in seiner späteren, mit Nakanoin verfaßten Arbeit (1919) eine, wenn auch in bescheidenem Umfange, vorkommende Verwandlung emigrierter Lymphocyten in carminspeichernde histiocytäre Zellen oder Polyblasten zu. Damit fällt aber die strenge Scheidung zwischen den beiden Zellarten. Daß die Fähigkeit zur Farbstoffspeicherung zur Bestimmung des Ursprungs der Zellen nicht ohne weiteres verwendet werden kann, hat Downey (1917) bewiesen.

Maximows (1922, 1923bb) Versuche mit Gewebskulturen liefern neue Tatsachen zur Entwicklungsfähigkeit der Lymphocyten und Monocyten. In Kulturen von lymphoidem Gewebe lassen sich im Grunde genommen dieselben Erscheinungen beobachten, wie bei Entzündung der Lymphknoten (Babkina 1910). Die Histio-

cyten des Reticulums verwandeln sich, wie gesagt, in große, amöboide, phagocytierende, carminspeichernde Zellen von Makrophagen- oder Polyblastencharak-
ter (Abb. 56 *Rtz*). Durch Verschmelzung bilden sie Fremdkörperriesenzellen. Die
Lymphocyten verwandeln sich zum Teil in Plasmazellen (Schema 8, *56*), zum Teil,
wie bei Entzündung, in Polyblasten (Schema 8, *54*), die sich in ihren weiteren
Verwandlungen den mobilisierten Reticulumzellen anschließen und unter anderem
Vitalfarbstoffe speichern (Abb. 132 *m*). Da jedoch die Lymphocyten des lyr-
phoiden Gewebes noch junge, noch nicht durch die Zirkulation im Blute aktivierte
Elemente sind, spielt sich an ihnen der Verwandlungsprozeß viel langsamer ab,
als an den aus dem Blute emigrierten Lymphocyten bei Entzündung im gewöhn-
lichen lockeren Bindegewebe. Dies ist unter anderem auch von Kiyono und
Nakanoin (1919) bestätigt worden. Der entscheidende Beweis mußte jedoch an
Kulturen von dem Blute selbst entnommenen Lymphocyten erbracht werden.

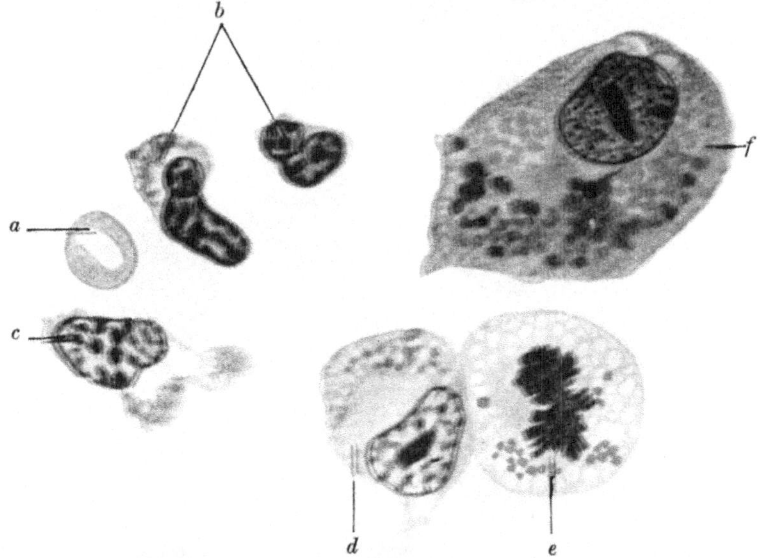

Abb. 133. Verwandlungen der Lymphocyten (*b*) und Monocyten (*a*) des *Kaninchen*blutes bei Züchtung außerhalb des Körpers. *a* Erythrocyt; *b* kleine Lymphocyten und *c* Monocyt nach 2 Stunden; *d* und *e* Zellen aus
einer Kultur von 4 Tagen; *f* weitere Vergrößerung nach 7 Tagen. ZF, Häm. EAz. Zeiß Ap. Hom. Imm. 2,
Komp.-Ok. 12.

Awrorow und Timofejewsky (1914) gelang es zuerst, ungranulierte Leukocyten
des menschlichen leukämischen Blutes in *Kaninchen*plasma zu züchten. Sie sahen
ihre Umwandlung in Polyblasten und sogar in fibrocytenähnliche Elemente. Diese
Arbeit ist jedoch lange Zeit unbeachtet geblieben. Carrel und Ebeling (1922)
erhielten Reinkulturen von Monocyten des *Hühner*blutes, wobei sich diese Zellen
auch bei ihnen zu fibroblastenähnlichen Elementen entwickelten. Wenn Stückchen der weißen, aus Blutplättchen und Leukocyten bestehenden Schicht, die nach
gründlichem Zentrifugieren des frischen *Kaninchen*blutes auf der Oberfläche der
roten Blutkörperchenmasse liegen bleibt, explantiert werden, sieht man die Blutleukocyten genau dieselben Verwandlungen durchmachen, wie nach Auswanderung
aus den Blutgefäßen im entzündeten Gewebe im Körper (Maximow 1925 hh). Bei
ihrer Auswanderung ins Nährmedium verfallen die Granulocyten schon innerhalb
der ersten 48 Stunden der Degeneration. Die Lymphocyten (Abb. 133 *b*) und
Monocyten (*c*) bleiben hingegen am Leben und zeigen fortschreitende Entwicklung. Die Monocyten fangen sofort an zu hypertrophieren und verwandeln sich
im Laufe der ersten 2—3 Tage in große, amöboide, phagocytierende Elemente, die

den Polyblasten oder Makrophagen vollkommen entsprechen. Ihr Cytoplasma enthält Fetttröpfchen, verschlungene Zelltrümmer und Erythrocyten. Die Lymphocyten, deren Veränderungen im lebenden Zustande sehr leicht zu beobachten sind, verhalten sich verschieden. Ein Teil, vielleicht die jüngsten, stirbt nach 1 bis 2 Tagen ab. Die meisten jedoch hypertrophieren und erhalten ein reichliches, amöboides Cytoplasma und einen nierenförmigen, helleren, exzentrisch gelegenen Kern. Sie schließen sich den Monocyten in ihrer weiteren Verwandlung zu Polyblasten an und aus diesem Grunde sind in den entsprechenden Stadien der Kulturen — ebenso wie bei Entzündung — zwischen den hypertrophierenden Monocyten und Lymphocyten alle Übergänge vorhanden. Nach 4—5 Tagen findet man alle Polyblasten in der Kultur stark vergrößert. Draußen, im Fibrin, und im Explantate selbst, in den Höhlen zwischen den dichten Plättchenmassen, sind kleinere Gruppen und umfangreiche Haufen von großen amöboiden epithelioiden Zellen mit Zellenzentren und mit Fetttröpfchen und phagocytierten Einschlüssen im Cytoplasma zerstreut (Abb. 133 *d*, *f*). Sie enthalten zahlreiche Mitosen (*e*). Bei Zusatz von kleinen Bindegewebsstückchen zu solchen Leukocytenkulturen infiltrieren die Polyblasten das Bindegewebe, so daß entzündungsähnliche Bilder entstehen. Bei Infektion der Leukocytenkulturen mit Tuberkelbazillen (MAXIMOW 1925 ii) verwandeln sich die Lymphocyten und Monocyten in Epithelioidzellen. In den späteren Stadien der Leukocytenkulturen des *Kaninchens* wird manchmal Verwandlung der· Polyblasten in fibrocytenähnliche, mit spießförmigen Ausläufern versehene Zellen beobachtet.

In Gewebskulturen der Blutleukocyten des *Meerschweinchens*, welches für solche Experimente besonders günstig zu sein scheint, gelingt es die Verwandlungen der Lymphocyten und Monocyten mit Hilfe der supravitalen Neutralrotmethode Schritt für Schritt zu verfolgen. Hier entstehen aus diesen Zellen in kurzer Zeit Polyblasten und später regelrechte große Fibrocytenkolonien (MAXIMOW 1927 nn).

Ähnliche Untersuchungen über Leukocytenverwandlungen in explantierten Blutstropfen bei verschiedenen *Tier*arten sind neuerdings von M. LEWIS (1925 a, 1926) und M. LEWIS und W. LEWIS (1926) angestellt worden, wobei die Ergebnisse sich fast vollkommen mit den MAXIMOWschen decken. A. FISCHER (1925) beschrieb Verwandlung der Monocyten des *Hühner*blutes in große amöboide Zellen und weiterhin in spindelförmige fibrocytenähnliche Elemente in Leukocytenkulturen, die mit toten Stückchen von Muskelgewebe angelegt wurden. TIMOFEJEWSKY und BENEWOLENSKAJA (1925) haben die Befunde MAXIMOWs über die epithelioide Verwandlung der Lymphocyten in mit Tuberkelbacillen infizierten Kulturen von Blutleukocyten bestätigt.

Da sich im Blute verschiedene Leukocytenarten befinden und bei Verfolgung der Verwandlungen der Lymphocyten in der Gewebskultur besonders die Anwesenheit der Monocyten störend empfunden wird, erschien es von besonderer Wichtigkeit, außer dem Blut für solche Experimente auch die Lymphe des Ductus thoracicus zu verwenden, wo anerkanntermaßen nur oder fast nur echte Lymphocyten vorhanden sind. Dies ist in der neuesten Zeit von MAXIMOWs Schüler BLOOM (1927) ausgeführt worden. In explantierten Stückchen geronnener Lymphe des *Kaninchens* können in kürzester Zeit — im Verlaufe von einigen Stunden — die unzweideutigsten progressiven Veränderungen an den Lymphocyten wahrgenommen werden. Sie vergrößern sich und erlangen in morphologischer und physiologischer Beziehung die Eigenschaften von Polyblasten (Makrophagen). Der Kern wird heller und erhält Nierenform, während das Protoplasma sich einseitig anhäuft und energische amöboide Bewegungen ausführt. Zugleich fangen die Zellen an Carmin bei vitaler und Neutralrot bei supravitaler Färbung zu speichern und geformte Teilchen zu phagocytieren. Nach 3—4 Tagen verwandelt sich die Mehrzahl von ihnen in Fibrocyten.

Das angeführte Tatsachenmaterial liefert eine genügende Grundlage für die Feststellung, daß die Hämocytoblasten, als deren besondere Erscheinungsform der kleine Lymphocyt zu betrachten ist, nicht nur mit hämopoetischen, sondern auch mit histiocytären und fibrocytischen Entwicklungspotenzen ausgestattet sind. Sie sind als freie undifferenzierte Mesenchymzellen zu betrachten, die sich im erwachsenen Organismus überall im Bindegewebe zerstreut befinden, im Blute zirkulieren und je nach den äußeren Bedingungen, denen sie in den Geweben begegnen, entweder in unentwickeltem Zustande degenerieren bzw. durch die Darmwand ausgeschieden werden, oder die einen oder die anderen Potenzen entfalten und neue Zellarten hervorgehen lassen.

Während Lymphocyten und Monocyten sich ununterschiedlich in gleichartige Polyblasten und Histiocyten verwandeln können, ist in bezug auf die hämatopoetische Fähigkeit zwischen diesen beiden Arten der ungranulierten Leukocyten eine scharfe Grenze zu ziehen. Die Monocyten können (gegen Hoff 1927, Siebke 1927 u. a.) nicht als undifferenzierte Mesenchymzellen angesehen werden. Entstehung von Blutzellen — Hämocytoblasten, Lymphocyten, Erythroblasten, Granulocyten — aus ihnen ist niemals beobachtet worden. Ihre Entwicklungspotenzen sind teilweise eingeschränkt und sind vermutlich denen der Histiocyten gleichzustellen (Schema 8).

Die Annahme einer freien undifferenzierten Mesenchymzelle — des Hämocytoblasten bzw. Lymphocyten — im Organismus scheint jedoch zur Erklärung einer Reihe von Erscheinungen nicht zu genügen. Es macht sich das Bedürfnis fühlbar, außerdem die Existenz von fixen zelligen Elementen von embryonalem Charakter, mit ungeschmälerten Entwicklungspotenzen, im Bindegewebe des erwachsenen *Wirbeltier*organismus anzunehmen.

Im lymphoiden und im myeloiden Gewebe kann die Entstehung fixer und freier, phagocytierender und speichernder Histiocyten aus dem retikulären, mit den Stromafasern verbundenen Syncytium beobachtet werden; in Kulturen des lymphoiden Gewebes läßt sich dieser Vorgang besonders leicht nachweisen (Maximow 1923 bb, N. Chlopin und A. Chlopin 1925), desgleichen in Milzkulturen (Erdmann, Eisner und Laser 1926). Auch lymphoide Zellen gehen aus derselben Quelle hervor, in besonders großen Mengen in aktiven Keimzentren (s. oben S. 366). Im Netz und in den weichen Hirnhäuten wird bei Entzündung, außer Emigration von granulierten und ungranulierten Leukocyten und außer Mobilisierung der lokalen Histiocyten und ihrer Verwandlung in Polyblasten, auch Neubildung von Histiocyten aus undifferenzierten Zellen beobachtet (G. Herzog 1916). An denselben Stellen kann vielleicht auch ein Teil der Lymphocyten aus lokalen Elementen hervorgehen. Die Entstehung solcher Geschwülste, wie das Lymphosarkom, läßt sich ohne Annahme von Keimlagern mesenchymalen Gewebes in den Lymphknoten nur schwer verstehen (Ghon und Roman 1916). Die Bildung von Fettzellen beim Erwachsenen kann durch Verwandlung der gewöhnlichen, hoch differenzierten Fibroblasten kaum erklärt werden. Bei extramedullärer Myelopoese (s. oben S. 423) werden Myelocyten zum Teil unmittelbar aus fixen Zellen unter Überspringung des basophilen Hämocytoblastenstadiums gebildet (Lang 1926 c). Bei Entwicklung heterotoper Knochenmarksherde, z. B. in Niere oder Nebenniere, ebenso bei Neubildung von Lymphknoten im Fettgewebe (S. 373), müssen die Bestandteile des Reticulums ebenfalls von indifferenten lokalen Zellen abstammen. Bei Einführung von Reizkörpern (fremden Eiweißstoffen usw.) in den Organismus läßt sich eine bedeutende Erweiterung des aktiven, bei der Abwehrleistung und dem Abbau der Fremdstoffe in erster Linie beteiligten Zellsystems, der speichernden und phagocytierenden Histiocyten nachweisen. Dabei soll eine durch erhöhte Resorption bedingte Aktivierung mesenchymatischer Zellen stattfinden (Siegmund 1923 b, Schittenhelm 1925).

Es fragt sich, wo die Keimlager dieser undifferenzierten Mesenchymzellen zu suchen sind. Man darf sich diese Elemente nicht etwa im Sinne der alten GRAWITZ-schen Lehre von den Schlummerzellen vorstellen oder auf Grund der neueren Untersuchungen von GRAWITZ (1914, 1921) und seinen Schülern (GRAWITZ, SCHLÄFKE und UHLIG 1913, GRAWITZ, HANNEMANN und SCHLÄFKE 1914 u. a.) annehmen, daß neue Bindegewebszellen verschiedener Arten sich jederzeit unter der Einwirkung von Reizen aus der faserigen Intercellularsubstanz herausdifferenzieren können. Auch die MARCHANDsche (1920, 1924l) Vorstellung von rudimentären, im Bindegewebe zerstreuten Kernen, die sich durch Amitose vermehren, läßt sich nicht bestätigen. Daß das gewöhnliche Gefäßendothel eine spezifisch differenzierte Zellart und als solche unfähig ist, Zellen anderer Art außer Fibrocyten aus sich hervorgehen zu lassen, ist bereits dargetan worden.

Nach W. und M. v. MÖLLENDORFF (1926) und BENNINGHOFF (1926) sollen, wie schon erwähnt, überhaupt sämtliche Fibrocyten als undifferenzierte, mit vollen mesenchymalen cytopoetischen Potenzen ausgestattete Elemente aufgefaßt werden. Gegen diese Vorstellung läßt sich, wie wir auch schon gesehen haben, eine Reihe von schwerwiegenden Einwänden vorführen (s. S. 254 u. 531).

Bei den meisten Forschern tritt die mehr oder minder ausgesprochene Neigung hervor, den Histiocyten embryonale Eigenschaften und unter anderem die Fähigkeit zur Hämatopoese zuzuschreiben. Dabei wird, wohlbemerkt, unter „Histiocyt" eine physiologisch aktive, phagocytierende und speichernde Zelle verstanden. MARCHAND hat schon in seinen älteren Arbeiten (1898, 1902) bei Entzündung nicht nur Polyblasten, sondern auch kleine Lymphocyten und Plasmazellen auf mitotische Teilungen der perivasculären Histiocyten (seiner Adventitialzellen) zurückgeführt. Sein Schüler G. HERZOG (1916, 1921) ist noch weiter gegangen und läßt bei Entzündung auch Granulocyten aus adventitiellen Histiocyten bzw. Endothelzellen entstehen. Die Hämohistioblastenlehre von FERRATA (S. 414) läuft ebenfalls auf die Annahme hinaus, daß „clasmatocytoide" Histiocyten hämatopoetisch tätig sind. Die Experimente von SIEGMUND (1923a) und DIECKMANN (1922) sollten die hämocytopoetische Funktion der speichernden Histiocyten bei extramedullärer Myelopose beweisen. Ihnen schließen sich neuerdings PASCHKIS (1926c), HOFF (1927) und R. JAFFÉ (1927) an. MAXIMOW (1924ee) hat in seinem Referat über die Wechselbeziehungen der Blut- und Bindegewebszellen die Histiocyten als undifferenzierte, embryonale Elemente hingestellt. N. CHLOPIN (1924) und N. CHLOPIN und A. CHLOPIN (1925), die die Verwandlungen des Reticulums der Leberrandschicht beim *Axolotl* in Kulturen untersuchten, schreiben seinen phagocytären Zellen uneingeschränkt die Möglichkeit der Verwandlung nicht nur in Polyblasten und Fibrocyten, sondern auch in Lymphocyten und in myeloide Blutzellenformen zu. VOLTERRA (1925b) faßt besonders die in der Umgebung der Gefäße gelagerten Histiocyten (perivasculäre Hämohistioblasten, MARCHANDsche Adventitialzellen) als undifferenzierte Mesenchymzellen auf.

In der der Hämatologie ferner stehenden pathologischen und klinischen Literatur wird heutzutage meistens überhaupt zwischen den ungranulierten Blutleukocyten und den Histiocyten in bezug auf ihre hämatopoetischen Potenzen nicht genau unterschieden. Die Blutzellen werden in ziemlich unbestimmter Weise von „lymphoiden Zellen", „leukocytoiden Wanderzellen", von „Histiocyten", „Clasmatocyten", „Adventitialzellen", „Polyblasten" usw. abgeleitet.

Bei genauer Nachprüfung aller dieser Angaben auf Grund neuen experimentellen Materials läßt sich die Eigenschaft der Histiocyten als mit vollen embryonalen Entwicklungspotenzen ausgestatteter Elemente nicht aufrecht erhalten. Daß bei akuter Entzündung im subkutanen oder intermuskulären Bindegewebe die kleinen Lymphocyten nicht durch Wucherung von ruhenden Wanderzellen

35*

(Histiocyten, Clasmatocyten), im Sinne von Marchand und Herzog, sondern durch Emigration aus den Blutgefäßen entstehen, hat Maximow schon früher (1902) nachgewiesen. Die Neubildung der Lymphocyten in den Keimzentren geht, wie es sich an carmingespeicherten *Tieren* feststellen läßt, nicht von aktiven, speichernden Histiocyten, sondern von denjenigen Teilen des retikulären Syncytiums aus, welche selbst bei hochgetriebenen *Tieren* keine Farbstoffeinschlüsse enthalten. Dasselbe läßt sich von der Neubildung der Myelocyten in den Keimzentren bei extramedullärer Myelopoese sagen (Lang 1926c).

Es scheint demnach, daß sich für die undifferenzierte embryonale Eigenschaft der aktiven speichernden und phagocytierenden Histiocyten und vor allem für ihre hämatopoetische Potenz keine Beweise erbringen lassen. Dementsprechend fassen auch Kiyono und Nakanoin (1919) die Histiocyten als eine spezifische Zellart auf. Die Polyblasten im entzündeten Gewebe, die entzündlichen Makrophagen von Metschnikoff, verfügen wohl über größere Entwicklungsmöglichkeiten als die Fibrocyten. Sie treten in sehr verschiedenen Erscheinungsformen auf und können sich zuletzt auch in Fibrocyten (Schema 8, *58*), vielleicht sogar in Fettzellen (Maximow 1903) verwandeln; als Stammzellen der Blutelemente können sie jedoch nicht auftreten. Insofern ein Teil von ihnen mobilisierte lokale Histiocyten (ruhende Wanderzellen) vorstellt, steht diese Einschränkung mit den Eigenschaften der Histiocyten in vollem Einklang. Da ein Teil der Polyblasten aber aus Lymphocyten hervorgeht, und diese letzteren, wie wir gesehen haben, über volle embryonale Potenzen verfügen, muß angenommen werden, daß parallel mit der Ausbildung der Fähigkeit zur Phagocytose, Speicherung, Antikörperbildung usw die ursprünglichen Entwicklungsmöglichkeiten einer embryonalen Mesenchymzelle notwendigerweise eingeschränkt werden und vor allem die hämopoetischen Potenzen verloren gehen. Dasselbe ist auch von den Monocyten zu sagen, die auf Grund der Erörterungen auf S. 461 zum größten Teil als aus Lymphocyten entstanden, gewissermaßen als „physiologische Polyblasten" zu denken sind. Pappenheim hat die Monocyten eine Zeitlang für die eigentlichen Blutstammzellen gehalten. Dies ist jedoch niemals durch Tatsachen bekräftigt worden. In bezug auf ihre Entwicklungspotenzen und besonders auf ihre hämatopoetischen Fähigkeiten sind die Monocyten mit den Histiocyten und den Polyblasten auf dieselbe Stufe zu stellen.

In der vorliegenden Beschreibung der verschiedenen Bindegewebsarten ist die Aufmerksamkeit bei mehreren Gelegenheiten auf das Vorhandensein von fixen Zellen gelenkt worden, die sich in die wohlcharakterisierten Kategorien der Fibrocyten, Hämocyten und Histiocyten nicht einreihen ließen. Im gewöhnlichen ungeformten lockeren Bindegewebe scheinen sie spärlich zu sein, finden sich vornehmlich in der Umgebung der kleinen Gefäße und lassen sich von den Fibrocyten histologisch vielleicht nur durch ihre geringere Größe unterscheiden. In dem Gewebe der serösen Membranen, vor allem im Netz, sind sie viel zahlreicher und finden sich wieder vornehmlich in der Begleitung der Gefäße. In den blutbildenden Geweben endlich sind sie in großen zusammenhängenden Massen angehäuft — in Form eines blaßkernigen, retikulären Syncytiums, das sich von den aktiven Histiocyten durch das passive Verhalten bei Phagocytose und Farbstoffspeicherung unterscheidet.

Die bei der ontogenetischen Differenzierung unverbraucht gebliebenen mesenchymatischen Keimlager sind in diesen unscheinbaren Elementen zu erblicken (Schema 8, *1*). Sie nehmen keinen direkten Anteil an den spezifischen Stoffwechsel- und Abwehrfunktionen des Organismus und befinden sich in ruhendem Zustande. Unter dem Einfluß verschiedener physiologischer und pathologischer Reize lassen sie Fibrocyten, Hämocyten oder Histiocyten aus sich hervorgehen. Sie scheinen sich als solche, in unverändertem, undifferenziertem Zustande, nicht vermehren zu können, ausgenommen vielleicht die Fälle, wo sie zum Ausgangspunkte von Geschwülsten werden. Bei Entzündung, bei Explantation lösen sie sich sehr bald, unter entsprechender Einschränkung der Entwicklungspotenzen, in Fibrocyten und Histiocyten, seltener auch in Blutzellen auf.

Es ist oben gezeigt worden, daß das „Stroma" oder „interstitielle Bindegewebe" in den verschiedenen Körperteilen und Organen des erwachsenen Organismus in Anpassung an die spezifischen Funktionen der betreffenden Parenchyme bedeutende Verschiedenheiten darbieten kann. Schon im Embryo machen sich in den verschiedenen Mesenchymabschnitten latente Besonderheiten bemerkbar. Hierher gehört die oben (S. 384) erwähnte Fähigkeit des Knochenmarkmesenchyms, Fettzellen in vitro zu erzeugen. Nach FAZZARI (1924) soll das verschiedenen Körperteilen eines *Hühner*embryos entnommene Mesenchym in Gewebskulturen bestimmte spezifische Eigentümlichkeiten in Zellstruktur und Zellanordnung aufweisen.

Ob die Potenzen der im erwachsenen Organismus in undifferenziertem Zustande verbleibenden mesenchymalen Keimlager je nach der Körperstelle wechseln oder überall gleich sind, kann vorläufig nicht entschieden werden.

Literatur.

Ackerknecht, E.: Beiträge zur Kenntnis des Markes der Röhrenknochen beim *Pferde.* Virchows Arch. f. pathol. Anat. u. Physiol. Bd. 208, S. 396. 1912. — **Adachi, B.:** Hautpigment beim Menschen und bei den *Affen.* Zeitschr. f. Morphol. u. Anthropol. Bd. 6, S. 1. 1903. — **Addison, W.:** Histological study of the spleen of the rabbit under heightened phagocytic activity. Americ. journ. of anat. Bd. 26, S. 437. 1920. — **Alder, A.:** a) Zur Morphologie der Monozyten. Fol. haematol. Arch. Bd. 28, S. 45. 1922. — b) Über einen Fall akuter Promyelocytenleukämie. Haematologica Bd. 4, S. 421. 1923. — **Alder, A.** u. **Huber, E.:** Untersuchungen über Blutzellen und Zellbildung bei *Amphibien* und *Reptilien.* Fol. haematol. Arch. Bd. 29, S. 1. 1923. — **Alexeieff, A.:** Rôle physiologique des lymphocytes. Théorie du mésenchyme. Cpt. rend. des séances de la soc. biol. Bd. 93, S. 496. 1925. — **Alfejew, S.:** a) Die embryonale Histogenese der Zellformen des lockeren Bindegewebes der *Säugetiere,* Fol. haematol. Arch. Bd. 30, S. 111. 1924. — b) Über die Zellformen des Bindegewebes beim *Frosch.* Nachr. d. Inst. f. wiss. biol. Unters. d. Univ. Perm Bd. 4, S. 29. 1925. (Russisch.) — c) Über die embryonale Histogenese der kollagenen und reticulären Fasern des Bindegewebes bei *Säugetieren.* Zeitschr. f. wiss. Biol., Abt. B: Zeitschr. f. Zellforsch. u. mikroskop. Anat. Bd. 3, S. 149. 1926. — **Altmann, R.:** Die Elementarorganismen und ihre Beziehungen zu den Zellen. Leipzig: Veit 1894. — **Anitschkow, N.:** a) Experimentelle Untersuchungen über die Neubildung des Granulationsgewebes im Herzmuskel. Zieglers Beitr. z. pathol. Anat. u. z. allg. Pathol. Bd. 55, S. 373. 1913. — b) Über experimentell erzeugte Ablagerungen von anisotropen Lipoidsubstanzen in der Milz und im Knochenmark. Ebenda Bd. 57, S. 201. 1914. — c) Experimentelle Untersuchungen über die Ablagerung von Cholesterinfetten im subcutanen Bindegewebe. Arch. f. Dermatol. u. Syphilis Bd. 120, S. 627. 1914. — d) Zur Kenntnis der Struktur der Aortenmedia. Ber. üb. d. Sitzung d. russ. pathol. Ges. in St. Petersburg 1921; ref. im Zentralbl. f. allg. Pathol. u. pathol. Anat. Bd. 33, S. 275. 1921. — **Antona, S. d':** a) Contributo allo studio del connettivo lamellare. Internat. Monatsschr. f. Anat. u. Physiol. Bd. 28, S. 268. 1911. — b) Über die Entstehung der Bindegewebsfasern bei den atherosklerotischen Aortaverdickungen. Beiträge zur normalen Entwicklung des Bindegewebes. Zeitschr. f. wiss. Zool. Bd. 109, S. 485. 1914. — **Arey, L.:** a) On the origin and fate of the osteoclasts. Anat. record Bd. 11, S. 319. 1917. — b) Phagocytosis by osteoclasts. Ebenda Bd. 13, S. 269. 1917. — c) The origin, growth and fate of osteoclasts and their relation to bone resorption. Americ. journ. of anat. Bd. 26, S. 315. 1920. — **Arneth, J.:** a) Die neutrophilen weißen Blutkörperchen bei Infektionskrankheiten. Jena: G. Fischer 1904. — b) Die qualitative Blutlehre. 2 Bde. Leipzig: W. Klinkhardt 1920. — **Arnold, J.:** a) Über Teilungsvorgänge an den Wanderzellen, ihre progressiven und regressiven Metamorphosen. Arch. f. mikroskop. Anat. Bd. 30, S. 205. 1887. — b) Zur Morphologie und Biologie der Zellen des Knochenmarks. Virchows Arch. f. pathol. Anat. u. Physiol. Bd. 140, S. 411. 1895. — c) Über die feinere Struktur der hämoglobinlosen und hämoglobinhaltigen Knochenmarkzellen. Ebenda Bd. 144, S. 67. 1896. — d) Der Farbenwechsel der Zellgranula. Zentralbl. f. allg. Pathol. u. pathol. Anat.

Bd. 10, S. 841. 1899. — e) Über Plasmastrukturen und ihre funktionelle Bedeutung. Jena: G. Fischer 1914. — **Aron, M.**: a) L'origine du sang dans le foie embryonnaire. Cpt. rend. des séances de la soc. de biol. Bd. 84, S. 362. 1921. — b) A propos de l'érythropoièse dans le foie embryonnaire. Ebenda Bd. 89, S. 569. 1923. — **Arrigoni, C.**: Über die Metamorphose des Kernes der menschlichen Erythroblasten und über die Natur der chromatophilen Substanz der Erythrocyten. Fol. haematol. Bd. 6, S. 444. 1908. — **Aschoff, L.**: a) Über capillare Embolie von riesenkernhaltigen Zellen. Virchows Arch. f. pathol. Anat. u. Physiol. Bd. 134, S. 11. 1893. — b) Ein Beitrag zur Lehre von den Makrophagen. Verhandl. d. dtsch. pathol. Ges., 16. Tag., S. 107. 1913. — c) Das reticulo-endotheliale System. Ergebn. d. inn. Med. u. Kinderheilk. Bd. 26, S. 1. 1924. — d) Morphologie des reticulo-endothelialen Systems. Handb. d. Krankh. d. Blutes u. d. blutbild. Organe, herausg. von A. SCHITTENHELM, Bd. 2, S. 473. Berlin: Julius Springer 1925. — e) Die lymphatischen Organe. Beih. z. Med. Klinik H. 1. 1926. — f) Bemerkungen zur Physiologie des Lungengewebes. Zeitschr. f. d. ges. exp. Med. Bd. 50, S. 52. 1926. — **Aschoff, L.** u. **Kiyono, K.**: Zur Frage der großen Mononucleären. Fol. haematol. Arch. Bd. 15, S. 383. 1913.—**Ascoli, M.**: Über die Blutbildung bei der *Pricke*. Arch. f. mikroskop. Anat. Bd. 53, S. 623. 1899. — **Askanazy, M.**: a) Über amöboide Beweglichkeit der Lymphozyten. Zentralbl. f. allg. Pathol. u. pathol. Anat. Bd. 16, S. 897. 1905. — b) Über die physiologische und pathologische Blutregeneration in der Leber. Virchows Arch. f. pathol. Anat. u. Physiol. Bd. 205, S. 346. 1911. — c) Über die Lymphfollikel im menschlichen Knochenmark. Ebenda Bd. 220, S. 257. 1915. — d) Stromafunktionen. Münch. med. Wochenschr. Bd. 70, S. 1107. 1923. — **Asua, F. Jiménez de**: Sobre el origen de la células eosinofilas del tejido conectivo. Libro en honor de S. RAMON Y CAJAL Bd. 2, S. 197. 1922. — **Asvadourova, N.**: Recherches sur la formation de quelques cellules pigmentaires et des pigments. Arch. d'anat. microscops Bd. 15, S. 153. 1913. — **Audigé, J.**: Contribution à l'étude des reins des *Poissons téléostéens*. Arch. de zool. exp. et gén., Ser. 5, Bd. 4, S. 275. 1910. — **Auerbach, M.**: Das braune Fettgewebe bei schweizerischen und deutschen *Nagern* und *Insektivoren*. Arch. f. mikroskop. Anat. Bd. 60, S. 291. 1902. — **Awrorow, P.** u. **Timofejewsky, A.**: Kultivierungsversuche von leukämischem Blute. Virchows Arch. f. pathol. Anat. u. Physiol. Bd. 216, S. 184. 1914. — **Babkina, H.**: Veränderungen der Gewebe der blutbildenden Organe bei aseptischer Entzündung. Experimentelle Untersuchung. Inaug.-Diss. St. Petersburg 1910 (russisch); ref. in Fol. haematol., Zentralorg. Bd. 11, S. 202. 1911. — **Baitsell, G.**: a) The origin and structure of a fibrous tissue which appears in living cultures of adult *frog* tissues. Journ. of exp. Med. Bd. 21, S. 455. 1915. — b) A study of the development of connective tissue in the *Amphibia*. Americ. journ. of anat. Bd. 28, S. 447. 1921. — c) On the origin of the connective-tissue ground-substance in the *chick* embryo. Quart. journ. of microscop. science Bd. 69, S. 571. 1925. — **Ballowitz, E.**: a) Die chromatischen Organe in der Haut von *Trachinus vipera* Cuv. Ein Beitrag zur Kenntnis der Chromatophorenvereinigungen bei *Knochenfischen*. Zeitschr. f. wiss. Zool. Bd. 104, S. 471. 1913. — b) Über die Erythrophoren in der Haut der *Seebarbe*, *Mullus* L., und über das Phänomen der momentanen Ballung und Ausbreitung ihres Pigmentes. Nach Beobachtungen an der lebenden Zelle. Arch. f. mikroskop. Anat. Bd. 83, S. 290. 1913. — c) Zur Kenntnis des feineren Baues des Chromatophorenprotoplasmas. Arch. f. Zellforsch. Bd. 12, S. 558. 1914. — d) Die chromatischen Organe, Melaniridosomen, in der Haut der *Barsche* (*Perca* und *Acerina*). Dritter Beitrag zur Kenntnis der Chromatophorenvereinigungen bei *Knochenfischen*. Zeitschr. f. wiss. Zool. Bd. 110, S. 1. 1914. — e) Zur Kenntnis der Gelbzellen, Xanthophoren, in der Haut von *Blennius*. Arch. f. Zellforsch. Bd. 14, S. 413. 1916. — f) Über die Erythrophoren und ihre Vereinigungen mit Iridocyten und Melanophoren bei *Hemichromis bimaculatus* GILL. Vierter Beitrag zur Kenntnis der Chromatophoren und der Chromatophorenvereinigungen bei *Knochenfischen*. Ebenda Bd. 14, S. 193. 1915. — g) Über eigenartige Erscheinungen am Peritonealpigment bei *Knochenfischen*. Arch. f. mikroskop. Anat. Bd. 93, S. 375. 1920. — **Barbano, C.**: Die lokale Eosinophilie. Virchows Arch. f. pathol. Anat. u. Physiol. Bd. 217, S. 402. 1914. — **Bauer, V.**: Zur Hypothese der physikalischen Wärmeregulierung durch Chromatophoren. Zeitschr. f. allgem. Physiol. Bd. 16, S. 191. 1914. — **Baum** u. **Hille**: Die Keimzentren in den Lymphknoten von *Rind*, *Schwein*, *Pferd* und *Hund* und ihre Abhängigkeit vom Lebensalter der *Tiere*. Anat. Anz. Bd. 32, S. 561. 1908. — **Becher, H.**: Über chromatische Organe und andere Chromatophorenzusammenlagerungen in der Haut einheimischer *Fische*. (*Esox lucius, Coregonus fera, Leuciscus rutilus*). Zool. Jahrb., Abt. f. Anat. u. Ontog. d. *Tiere* Bd. 45, S. 581. 1924. — **Benacchio, G.**: Gibt es bei *Meerschweinchen* und *Kaninchen* Mastmyelocyten und stammen die basophilgekörnten Blutmastzellen aus dem Knochenmark? (Ein Beitrag zur Reifung und Entwicklung der Leukocytengranulationen bei *Meerschweinchen* und *Kaninchen*). Fol. haematol., Arch. Bd. 11, S. 253. 1911. — **Benda, C.**: a) Über den Bau der blutbildenden Organe und die Regeneration der Blutelemente beim Menschen. Verhandl. d. physiol. Ges. zu Berlin. Arch. f. Anat. u. Physiol.,

physiol. Abt. Jg. 1896, S. 347. — b) Anatomische Mitteilungen über akute Leukämie. Verhandl. d. 15. dtsch. Kongr. f. inn. Med. 1897, S. 371. — **Benninghoff, A.:** a) Beobachtungen über Umformungen der Bindegewebszellen. Arch. f. mikroskop. Anat. u. Entwicklungsmech. Bd. 99, S. 571. 1923. — b) Über die Formenreihe der glatten Muskulatur und die Bedeutung der ROUGETschen Zellen an den Capillaren. Zeitschr. f. wiss. Biol., Abt. B: Zeitschr. f. Zellforsch. und mikroskop. Anat. Bd. 4, S. 125. 1926. — **Bensley, R.:** a) On the nature of the canalicular apparatus of animal cells. Biol. bull. of the marine biol. laborat. Bd. 19, S. 179. 1910. — b) Studies on the pancreas of the *guinea pig*. Americ. journ. of anat. Bd. 12, S. 297. 1911/12. — **Benthin, W.:** Gibt es eine interstitielle Eierstocksdrüse? Arch. f. Gynäkol. Bd. 120, S. 227. 1923. — **Berg, W.:** a) Über die Anlage und Entwicklung des Fettgewebes beim Menschen. Zeitschr. f. Morphol. u. Anthropol. Bd. 13, S. 305. 1911. — b) Über periodische Veränderungen der *Salamander*leber mit besonderer Berücksichtigung der Pigmentzellen. Ebenda Bd. 18, S. 579. 1914. — **Bergel, S.:** a) Beiträge zur Biologie der Lymphocyten. Berlin. klin. Wochenschr. 1919, S. 915. — b) Beiträge zur Biologie der Lymphocyten. Zeitschr. f. exp. Pathol. u. Therapie Bd. 21, S. 216. 1920. — c) Die Lymphocytose. Berlin: Julius Springer 1921. — d) Weiteres zur lipoidspaltenden Funktion der Lymphocyten. Zieglers Beitr. z. pathol. Anat. u. z. allg. Pathol. Bd. 73, S. 404. 1925. — **v. Bergen, F.:** Zur Kenntnis gewisser Strukturbilder („Netzapparate", „Saftkanälchen", „Trophospongien") im Protoplasma verschiedener Zellenarten. Arch. f. mikroskop. Anat. Bd. 64, S. 498. 1904. — **Berweger, L.:** Die Entwicklung der pigmentführenden Zellen in der Haut von *Salamandra*. Zeitschr. f. mikroskop.-anat. Forsch. Bd. 7, S. 231. 1926. — **Bétancès, L.:** a) La cytohématogénèse chez les Métazoaires. Cpt. rend. hebdom. des séances de l'acad. des sciences Bd. 176, S. 1252. 1923. — b) La cellule primitive du sang. Ebenda Bd. 178, S. 337. 1924. — c) L'origine des fibrilles réticulaires. Ebenda Bd. 178, S. 527. 1924. — d) Qu'est ce qu'un hémohistioblaste? Ebenda Bd. 178, S. 2269. 1924. — **Bickhardt, K.:** Über morphologische Befunde bei Entzündungsvorgängen in Fällen von Leukämie. Fol. haematol., Arch. Bd. 32, S. 83. 1925. — **Biedl, A. u. v. Decastello, A.:** Über Änderungen des Blutbildes nach Unterbrechung des Lymphabflusses. Pflügers Arch. f. d. ges. Physiol. Bd. 86, S. 259. 1901. — **Bieling, R. u. Isaac, S.:** a) Experimentelle Untersuchungen über intravitale Hämolyse. I. Der Mechanismus der intravitalen Hämolyse nach Injektion von hämolytischem Immunserum. Zeitschr. f. d. ges. exp. Med. Bd. 25, S. 1. 1921. — b) Experimentelle Untersuchungen über intravitale Hämolyse. II. Der Verlauf der intravitalen Hämolyse nach Milzexstirpation. Ebenda Bd. 26, S. 251. 1922. — **Billroth, Th.:** a) Beiträge zur vergleichenden Histologie der Milz. Müllers Archiv Bd. 88, 1857. — b) Zur Struktur der Lymphdrüsen. Zeitschr. f. wiss. Zool. Bd. 11, S. 62. 1862. — **Binet, L. et Verne, J.:** L'absorption des graisses par la plèvre. Ann. d'anat. pathol. méd.-chirurg. Bd. 2, S. 97. 1925. — **Bittorf, A.:** Endothelien im strömenden Blute und ihre Beziehungen zu hämorrhagischer Diathese. Dtsch. Arch. f. klin. Med. Bd. 133, S. 64. 1920. — **Bizzozero, G.:** a) Beiträge zur Kenntnis des Baues der Lymphdrüsen. Untersuchungen zur Naturlehre von J. MOLESCHOTT Bd. 11, S. 300. 1876. — b) Über die Fettzellen des Knochenmarkes. Arch. f. mikroskop. Anat. Bd. 33, S. 247. 1889. — **Bizzozero, G. u. Torre, A.:** a) Über die Entstehung und Entwicklung der roten Blutkörperchen. Untersuchungen zur Naturlehre von J. MOLESCHOTT Bd. 12, S. 626. 1881. — b) Über die Entstehung der roten Blutkörperchen bei den verschiedenen *Wirbeltier*klassen. Virchows Arch. f. pathol. Anat. u. Physiol. Bd. 95, S. 1. 1884. — **Björling, E.:** Über mukoides Bindegewebe. Ebenda Bd. 205, S. 71. 1911. — **Bloch, B.:** a) Das Problem der Pigmentbildung in der Haut. Arch. f. Dermatol. u. Syphilis Bd. 124, S. 129. 1917. — b) Zur Chromatophorenfrage. Dermatol. Zeitschr. Bd. 34, S. 253. 1921. — c) Der jetzige Stand der Pigmentlehre. Zentralbl. f. Haut- u. Geschlechtskrankh. Bd. 8, S. 298. 1923. — **Bloch, E.:** Über die Bedeutung der Megaloblasten und Megalocyten. Zieglers Beitr. z. pathol. Anat. u. z. allg. Pathol. Bd. 34, S. 331. 1903. — **Bloom, W.:** a) Splenomegaly (type GAUCHER) and lipoidhistiocytosis (type NIEMANN). Americ. journ. of pathol. Bd. 1, S. 595. 1925. — b) The hemopoietic potency of the small lymphocyte. Fol. haematol., Arch. Bd. 33, S. 122. 1926. — c) The transformation of the lymphocytes of the thoracic duct of the *rabbit* into polyblasts (macrophages) in tissue culture. Proc. of the soc. f. exp. biol. a. med. Bd. 24, S. 567. 1927. — **Blumenthal, R.:** a) Sur la phagocytose d'érythroblastes par des macrophages au sein de la moelle osseuse. Fol. haematol., Bd. 6, S. 193. 1908. — b) Comment faut-il envisager la parenté des cellules sanguines chez l'adulte? Ebenda, Arch. Bd. 9, S. 541. 1910. — **Blumenthal, R. u. Morawitz, P.:** Experimentelle Untersuchungen über posthämorrhagische Anämien und ihre Beziehungen zur aplastischen Anämie. Dtsch. Arch. f. klin. Med. Bd. 92, S. 25. 1908. — **Boerner-Patzelt, D.:** a) Zur Kenntnis der intravitalen Speicherungsvorgänge im reticulo-endothelialen Apparat. Zeitschr. f. d. ges. exp. Med. Bd. 34, S. 336. 1923. — b) Zur Kenntnis der intravitalen Speicherung von Ferrum oxydatum saccharatum. Arch. f. mikroskop. Anat. u. Entwicklungsmech. Bd. 102, S. 184. 1924. — c) Morphologie und Histogenese des reticulo-endothelialen Systems. Das Reticuloendothel. Sammelbericht über den gegenwärtigen Stand der Forschungsergebnisse. Leipzig: G. Thieme 1925. — **Bogomolez, A.:** Konstitution und Mesenchym. Arb. a. d. pathol. Inst. d. Univ. Saratow Bd. 1, 1924 (russisch). Ref. in Zentralbl. f. allg. Pathol. u. pathol. Anat. Bd. 35, S. 375. 1924. — **Bonnet:** Grundriß der Entwicklungsgeschichte. Berlin 1891. — **Borrel, A.:** a) Réseau fondamental pigmentaire chez *Alytes obstetricans* et apparition des cellules pigmentaires. Cpt. rend. des séances de la soc. de biol. Bd. 75, S. 139. 1913. — b) Analogie de la formation sousbasale de M. NAGEOTTE et du réseau fondamental pigmentaire. Ebenda Bd. 77, S. 16. 1914. — **Botkin, E.:** Zur Morphologie des Blutes und der Lymphe. Virchows Arch. f. pathol. Anat. u. Physiol. Bd. 145, S. 369. 1896. — **Bouffard:** Injection des couleurs de benzidine aux *animaux*. Ann. de l'inst. Pasteur Bd. 20, S. 539. 1906. — **Brack, E.:** a) Anatomische Studie über die leukopoetischen Systemerkrankungen (ausschließlich der Myelome). Virchows Arch. f. pathol. Anat. u. Physiol. Bd. 248, S. 357. 1924. — b) Über Bindegewebsmastzellen im menschlichen Organismus. Fol. haematol., Arch. Bd. 31, S. 202. 1925. — **Braß, H.:** Die physiologische Pigmentablagerung in den Capillarendothelien des Knochenmarks. X. Fortsetzung der Studien über das Blut und die blutbildenden und -zerstörenden Organe von F. WEIDENREICH. Arch. f. mikroskop. Anat. Bd. 82, S. 61. 1913. — **Braunmühl, A. v.:** Über einige myelolymphoide und lymphoepitheliale Organe der *Anuren*. Ein Beitrag zur Morphologie des Jugularkörperchens, des Corpus propericardiale und Corpus procoracoidale wie der Kiemenhöhlenkörperchen von *Rana temporaria*. Zeitschr. f. mikroskop.-anat. Forsch. Bd. 4, S. 635. 1926. — **Bremer, J.:** The earliest blood-vessels in man. Americ. journ. of anat. Bd. 16, S. 447. 1914. — **Brickner, R.:** The rôle of the capillaries and their endothelium in the distribution of colloidal carbon by the blood stream. Bull. of Johns Hopkins Hosp., Bd. 40, S. 90. 1927. — **Brinkmann, E.:** Über „Stammzellenleukämie". Fol. haematol., Arch. Bd. 31, S. 51. 1924. — **Brown, W.:** The histogenesis of blood-platelets. Journ. of exp. med. Bd. 18, S. 278. 1913. — **Bruntz, L.:** a) Etudes sur les organes lymphoïdes, phagocytaires et excréteurs des *crustacés* supérieurs. Arch. de zool. exp. et gén., Ser. 4, Bd. 7, S. 1. 1907. — b) Le rôle des endothéliums lymphatiques chez les larves des *amphibiens anoures*. Ebenda Ser. 4, Bd. 7. 1907/08. — c) A propos des néphrocytes et des néphrophagocytes. (Reponse à M. M. P. ANCEL et P. BOUIN.) Cpt. rend. des séances de la soc. de biol. Bd. 74, S. 643. 1913. — **Bryce, T.:** The histology of the blood of the larva of *Lepidosiren paradoxa*. Part I. Structure of the resting and dividing corpuscles. Part II. Haematogenesis. Transact. of the Roy. soc. of Edinburgh Bd. 41, Teil 2, S. 291 u. 435. 1904. — **Budai, S.:** Beiträge zur Hämotologie des Bauchtyphus. Fol. haematol., Arch. Bd. 30, S. 63. 1924. — **Büngeler, W.:** Experimentelle Untersuchungen über die Monocyten des Blutes und ihre Genese aus dem Reticuloendothel. Beitr. z. pathol. Anat. u. z. allg. Pathol. Bd. 76, S. 181. 1926. — **Bunting, C.:** a) The formation of true bone with cellular (red) marrow in a sclerotic aorta. Journ. of exp. med. Bd. 8, S. 365. 1906. Dasselbe in Fol. haematol. Bd. 3, S. 244. 1906. — b) Experimental Anaemias in the *rabbit*. Journ. of exp. med. Bd. 8, S. 625. 1906. — c) Blood-platelets and megakaryocyte reactions in the *rabbit*. Ebenda Bd. 11, S. 541. 1909. — d) The regulation of the red blood-cell supply. Contrib. to med. and biol. research, dedicated to Sir WILLIAM OSLER, Bd. 2, S. 824. New York: Paul B. Hoeber 1919. — e) Vicarious blood-platelet formation. Bull. of Johns Hopkins hosp. Bd. 31, S. 439. 1920. — **Bunting, C. and Huston, J.:** Fate of the lymphocyte. Journ. of exp. med. Bd. 33, S. 593. 1921. — **Bunting, T.:** The histology of lymphatic glands. The general structure, the reticulum and the germ centres. Part I. Journ. of anat. a. physiol. Bd. 39, N. S. Bd. 19, S. 55. 1904. — **Busacca, A.:** „Über die Transplantation konservierter Sehnen." Im Anschluß an die Arbeit von F. WEIDENREICH. Virchows Arch. f. pathol. Anat. u. Physiol. Bd. 258, S. 238. 1925. — **Busacchi, A.:** Eosinophilia locale nella linite plastica di BRINTON. Haematologica Bd. 4, S. 344. 1923. — **Butterfield, E.:** Über die ungranulierten Vorstufen der Myelocyten und ihre Bildung in Milz, Leber und Lymphdrüsen. Dtsch. Arch. f. klin. Med. Bd. 92, S. 336. 1908. — **Butterfield, E., Heineke, A. u. Meyer, E.:** Über das Vorkommen der ALTMANNschen Granulationen in den weißen Blutzellen. Technische Bemerkungen unter Mitarbeit von W. MERIAM. Fol. haematol. Bd. 8, S. 325. 1909. — **Cajal, R. y:** Quelques antécédents historiques ignorés sur les Plasmazellen. Anat. Anz. Bd. 29, S. 666. 1906. — **MacCallum, W.:** On the mecanism of absorption of granular materials from the peritoneum. Bull. of Johns Hopkins hosp. Bd. 14, S. 105. 1903. — **Carnegie Dickson, W.:** The bone marrow. A cytological study. London: Longmans, Green & Co. 1908. — **Carrasco, A.:** Contribution à l'étude des cellules intercalaires du revêtement endothélial du mésentère de la *grenouille.'* Internat. Monatsschr. f. Anat. u. Physiol. Bd. 28, S. 237. 1911. — **Carrel, A. and Ebeling, A.:** a) Pure cultures of large mononuclear leukocytes. Journ. of exp. med. Bd. 36, S. 365. 1922. — b) The fundamental properties of the fibroblast and the macrophage. I. The fibroblast. Ebenda Bd. 44, S. 261. 1926. — c) The fundamental properties of the fibroblast and the macrophage. II. The macrophage. Ebenda Bd. 44, S. 285. 1926. —

Castillo: Über die „neutrophilen Zwillinge". Virchows Arch. f. pathol. Anat. u. Physiol. Bd. 247, S. 118. 1923. — **Castronuovo, G.:** Piastrine e pseudopiastrine nel sangue circolante. Haematologica Bd. 1, S. 474. 1920. — **Cattaneo, D.:** Sulle cellule eosinofile nei processi inflammatori asettici. Ebenda Bd. 1, S. 409. 1920. — **Cavallaro, V.:** Cellule istioidi (emoistioblasti) e loro derivati granulocitici nel fegato e nella milza embrionale. Ebenda Bd. 5, S. 266. 1924. — **Cesaris-Demel, A.:** a) Studien über die roten Blutkörperchen mit den Methoden der Färbung in frischem Zustande. Fol. haematol. Bd. 4, S. 1005. 1907. — b) Le piastrine. Arch. p. l. scienze med. Bd. 42, S. 78. 1919. — c) Fatti ed ipotesi sulla origine delle piastrine. Haematologica Bd. 5, S. 104. 1924. — **Chlopin, N.:** a) Über „in vitro" Kulturen der embryonalen Gewebe der *Säugetiere.* Arch. f. mikroskop. Anat. Bd. 96, S. 435. 1922. — b) Einige Betrachtungen über das Bindegewebe und das Blut. Virchows Arch. f. pathol. Anat. u. Physiol. Bd. 252, S. 25. 1924. — c) Studien über Gewebskulturen im artfremden Blutplasma. I. Allgemeines. II. Das Bindegewebe der *Wirbeltiere.* Zeitschr. f. mikroskop.-anat. Forsch. Bd. 2, S. 324. 1925. — **Chlopin, N. u. Chlopin, A.:** Studien über Gewebskulturen im artfremden Blutplasma. Arch. f. exp. Zellforsch., bes. Gewebezüchtung (Explantation). Bd. 1, S. 193. 1925. — **Chrustschoff, G.:** Beiträge zur Histologie des *Knochenfisch*auges. II. Über die runden Pigmentzellen der Chorioidea (Zur Frage über die Morphologie des pigmentbildenden Prozesses). Zeitschr. f. mikroskop.-anat. Forsch. Bd. 7, S. 503. 1926. — **Ciaccio, C.:** a) Sur la physiopathologie des tissus hémopoïétiques (Recherches de cytologie et d'histochimie). Fol. haematol. Bd. 7, S. 321. 1909. — b) Sur la physio-pathologie des tissus hémopoïétiques. 2me Partie. Métabolisme des tissus lymphoïdes. Ebenda Bd. 8, S. 135. 1909. — c) Sui mitocondri degli elementi linfoidi e mieloidi. Pathologica Bd. 3, S. 13. 1911. — d) Les plastosomes des éléments de la série hémoglobinique. Fol. haematol., Arch. Bd. 15, S. 391. 1913. — e) Über die Anwesenheit von lipoiden Substanzen in den Mastzellen. Ein Beitrag zur Beziehung zwischen Mast- und interstitiellen Lipoidzellen. Zentralbl. f. allg. Pathol. u. pathol. Anat. Bd. 24, S. 49. 1913. — **Citron, J.:** Über zwei bemerkenswerte Fälle von (akuter) Leukämie. Fol. haematol., Arch. Bd. 20, S. 1. 1915. — **Clara, M.:** Das Fettgewebe der *Vögel.* Zeitschr. f. d. ges. Anat., Abt. 1: Zeitschr. f. Anat. u. Entwicklungsgesch. Bd. 69, S. 235. 1923. — **Clark, E. R.** and **Clark, E. L.:** a) Reactions of cells in the tail of *amphibian* larvae to injected croton oil (aseptic inflammation). Americ. journ. of anat. Bd. 27, S. 221. 1920. — b) A. The development of adventitial (Rouget) cells on the blood capillaries of *amphibian* larvae. Ebenda Bd. 35, S. 239. 1925. — c) B. The relation of „Rouget" cells to capillary contractility. Ebenda Bd. 35, S. 265. 1925. — **Clark, J.:** Ursprung, Wachstum und Ende des Corpus luteum nach Beobachtungen am Ovarium des *Schweines* und des Menschen. Arch. f. Anat. u. Physiol., anat. Abt. S. 951. 1898. — **Clarke, W. C.:** Experimental mesothelium. Anat. record Bd. 10, S. 301. 1916. — **McClure, C.:** a) On the behavior of *bufo* and *rana*-toward colloidal dyes of the acid azo group. Americ. anat. mem., The Wistar inst. of anat. a. biol., Philadelphia, Pa. Bd. 8, 1918. — b) The endothelial problem. Anat. record Bd. 22, S. 219. 1921. — **Comes, S.:** Il condrioma e l'apparato dittiocondriale nei corpuscoli sanguigni dell' embrione dei *mammiferi.* Arch. ital. di anat. e di embriol. Bd. 16, S. 308. 1918/19. — **Corner, G.:** On the widespread occurrence of reticular fibrils produced by capillary endothelium. Carnegie inst. of Washington publ., Contributions to Embryology, Bd. 10, S. 85. 1920. — **Cowdry, E.:** a) The vital staining of mitochondria with janus green and diethylsafranin in human blood cells. Internat. Monatsschr. f. Anat. u. Physiol. Bd. 31, S. 267. 1915. — b) The reticular material of developing blood cells. Journ. of exp. med. Bd. 33, S. 1. 1921. — **Cuénot, L.:** a) Etudes sur le sang et les glandes lymphatiques dans la série animale. Arch. de zool. exp. et gén., Ser. 2, Bd. 9, S. 365. 1891. — b) Les globules sanguins et les organes lymphoïdes des *Invertébrés.* Arch. d'anat. microscop. Bd. 1, S. 153. 1897. — **Cunningham, R.:** a) Studies on absorption from serous cavities. III. The effect of dextrose upon the peritoneal mesothelium. Americ. journ. of physiol. Bd. 53, S. 488. 1920. — b) The reaction of the cells lining the peritoneal cavity, including the germinal epithelium of the ovary, to vital dyes. Americ. journ. of anat. Bd. 30, S. 399. 1922. — c) On the origin of the free cells of serous exudates. Americ. journ. of physiol. Bd. 59, S. 1. 1922. — d) Studies in absorption from serous cavities. IV. On the passage of blood cells and granules of different sizes through the walls of the lymphatics in the diaphragm. Ebenda Bd. 62, S. 248. 1922. — e) The changes in the omentum of the *rabbit* during mild irritations, with especial reference to the specifity of the mesothelium. Bull. of Johns Hopkins hosp. Bd. 33, S. 257. 1922. — f) The effects of chronic irritations on the morphology of the peritoneal mesothelium. Ebenda Bd. 35, S. 111. 1924. — g) The physiology of the serous membranes. Physiol. reviews Bd. 6, S. 242. 1926. — **Cunningham, R., Sabin, F.** and **Doan, C.:** The development of leukocytes, lymphocytes and monocytes from a specific stem cell in adult tissue. Carnegie inst. of Washington publ., Contributions to Embryology Bd. 16, S. 227. 1925. — **Cunningham, R., Sabin, F., Sugiyama, S.** and **Kindwall, G.:** Rôle of the monocyte in tuberculosis. Bull.

of Johns Hopkins hosp. Bd. 37, S. 231. 1925. — **Czajewicz, F.**: Mikroskopische Untersuchungen über die Textur, Entwicklung, Rückbildung und Lebensfähigkeit des Fettgewebes. Arch. f. Anat., Physiol. u. wiss. Med. S. 289. 1866. — **Da Fano, C.** Zelluläre Analyse der Geschwulstimmunitätsreaktionen. Zeitschr. f. Immunitätsforsch. u. exp. Therapie Bd. 5, S. 1. 1910. — **Dallwig, H., Kolls, A.** and **Loevenhart, A.**: The mechanism adapting the oxygen capacity of the blood to the requirements of the tissues. Americ. journ. of physiol. Bd. 39, S. 77. 1916. — **Damberg, S.**: Über die extramedulläre Bildung des hämatopoetischen Gewebes. Fol. haematol., Arch. Bd. 16, S. 210. 1913. — **Danini, E.**: Beiträge zur vergleichenden Histologie des Blutes und des Bindegewebes. III. Über die entzündliche Bindegewebsneubildung beim *Flußkrebs* (*Potamobius leptodactylus*). Zeitschr. f. mikroskop.-anat. Forsch. Bd. 3, S. 558. 1925. — **Dantona, L.**: Sul comportamento delle „Gitterfasern" dell'intima aortica in condizioni normali e patologiche. Patologica; ref. in Zentralbl. f. allg. Pathol. u. pathol. Anat. Bd. 24, S. 783. 1913. — **Dantschakoff, W.**: a) Über das erste Auftreten der Blutelémente im *Hühner*embryo. Fol. haematol. Bd. 4, Suppl., S. 159. 1907. — b) Untersuchungen über die Entwicklung des Blutes und Bindegewebes bei den *Vögeln*. I. Die erste Entstehung der Blutzellen beim *Hühner*embryo und der Dottersack als blutbildendes Organ. Anat. Hefte Bd. 37, S. 471. 1908. — c) Untersuchungen über die Entwicklung von Blut und Bindegewebe bei *Vögeln*. Das lockere Bindegewebe des *Hühnchens* im fetalen Leben. Arch. f. mikroskop. Anat. Bd. 73, S. 117. 1909. — d) Über die Entwicklung des Knochenmarks bei den *Vögeln* und über dessen Veränderungen bei Blutentziehungen und Ernährungsstörungen. Ebenda Bd. 74, S. 855. 1909. — e) The wandering cells in the loose connective tissue of the *bird* and their origin. Anat. record Bd. 10, S. 483. 1916. — f) Equivalence of different hematopoietic anlages (by method of stimulation of their stem cells). I. Spleen. Americ. journ. of anat. Bd. 20, S. 255. 1916. — g) Über die Entwicklung des Blutes in den Blutbildungsorganen (Area vasculosa, Dottersackanhänge, Knochenmark, Thymus, Milz und lockeres Bindegewebe) bei *Tropidonotus natrix*. Arch. f. mikroskop. Anat. Bd. 87, S. 497. 1916. — h) Origin of the blood cells. Development of the haematopoietic organs and regeneration of the blood cells from the standpoint of the monophyletic school. Anat. record Bd. 10, S. 397. 1916. — i) Concerning the conception of potentialities in the embryonic cells. Ebenda Bd. 10, S. 415. 1916. — k) The differentiation of cells as a criterion for cell identification, considered in relation to the small cortical cells of the thymus. Journ. of exp. med. Bd. 24, S. 87. 1916. — l) Cell-potentialities and differential factors considered in relation to erythropoiesis. Americ. journ. of anat. Bd. 24, S. 1. 1918. — m) Equivalence of different hematopoietic anlages (by method of stimulation of their stem cells). II. Grafts of adult spleen on the allantois and response of the allantoic tissues. Ebenda Bd. 24, S. 127. 1918. — n) Myeloid metaplasia of the embryonic mesenchyme in relation to cell potentialities and differential factors. Carnegie inst. of Washington publ., Contributions to Embryology Bd. 11, S. 1. 1920. — o) Digestive activity of mesenchyme. A. The Ehrlich sarcoma cells as object. Americ. journ. of anat. Bd. 29, S. 431. 1921. — p) Wachstum transplantierter embryonaler Gewebe in der Allantois. Zeitschr. f. d. ges. Anat., Abt. 1: Zeitschr. f. Anat. u. Entwicklungsgesch. Bd. 74, S. 401. 1924. — **Dantschakoff, W.** and **Richter, M.**: Hemopoiesis in the embryonic mesenchyme of *Chick*. Anat. record Bd. 18, S. 231. 1920. — **Dantschakoff, W.** and **Seidlein, S.**: Digestive activity of mesenchyme and its derivatives. Biol. bull. of the marine biol. laborat. Bd. 43, S. 97. 1922. — **Dawydowskie**: Die pathologische Anatomie und Pathologie des Fleckfiebers. Ergebn. d. allg. Pathol. u. pathol. Anat. Bd. 20, Abt. 2, T. 2, S. 571. 1924. — **Dawson, A.**: The integument of *Necturus maculosus*. Journ. of morphol. Bd. 34, S. 487. 1920. — **Deineka, D.**: Der Netzapparat von Golgi in einigen Epithel- und Bindegewebszellen während der Ruhe und während der Teilung derselben. Anat. Anz. Bd. 41, S. 289. 1912. — **Dekhuyzen, M.**: a) Über Mitosen in frei im Bindegewebe gelegenen Leukocyten. Ebenda Bd. 6, S. 220. 1891. — b) Über das Blut der *Amphibien*. Verhandl. d. anat. Ges., 6. Tag., Wien. Ebenda, Ergängzungsh. zu Anat. Anz. Bd. 7, S. 90. 1892. — **Demoor, L.**: Recherches sur la structure du tissue réticulé. Arch. de biol. Bd. 13, S. 1. 1895. — **Denys, J.**: a) La cytodiérèse des cellules géantes et des petites cellules incolores de la moelle des os. Cellule Bd. 2, S. 245. 1886. — b) La structure de la moelle des os et la génèse du sang chez les oiseaux. Ebenda Bd. 4, S. 199. 1887. — **Dieckmann, H.**: Histologische und experimentelle Untersuchungen über extramedulläre Blutbildung. Virchows Arch. f. pathol. Anat. u. Physiol. Bd. 239, S. 451. 1922. — **Disse, J.**: Das retikuläre Bindegewebe. Zeitschr. f. d. ges. Anat., Abt. 3: Ergebn. d. Anat. u. Entwicklungsgesch. Bd. 7, S. 9. 1897 (1898). — **Doan, C.**: a) The capillaries of the bone marrow of the adult *pigeon*. Bull. of Johns Hopkins hosp. Bd. 133, S. 222. 1922. — b) The circulation of the bone marrow. Carnegie inst. of Washington publ., Contrib. to Embryol. Bd. 14, S. 27. 1922. — c) On the intravascular development of erythrocytes in the bone marrow of the adult *pigeon*. Proc. of the soc. f. exp. biol. a. med. Bd. 20, S. 260. 1923. — **Doan, C., Cunningham, R.** and **Sabin, F.**: Experimental studies on the origin and maturation of *avian* and *mammalian* red blood cells. Carnegie inst. of Washington publ., Contrib. to Embryol. Bd. 16, S. 163. 1925. — **Doan, C.** and **Sabin, F.**: Normal and pathological fragmentation of red blood cells; the phagocytosis of these fragments by desquamated endothelial cells of the blood stream; the correlation of the peroxidase reaction with phagocytosis in mononuclear cells. Journ. of exp. med. Bd. 43, S. 839. 1926. — **Domagk, G.**: Über das Auftreten von Endothelien im strömenden Blute nach Splenektomie. Virchows Arch. f. pathol. Anat. u. Physiol. Bd. 249, S. 83. 1924. — **Domarus, A. v.**: Über Blutbildung in Milz und Leber bei experimentellen Anämien. Arch. f. exp. Pathol. u. Pharmakol. Bd. 58, S. 319. 1908. — **Dominici, H.**: a) Histologie de la rate au cours des états infectieux. Arch. de méd. exp. et d'anat. pathol. Bd. 12, S. 733. 1900. — b) Sur l'histologie de la rate à l'état normal et pathologique. Ebenda Bd. 13 (Ser. 1), S. 1. 1902. — c) Sur le plan de structure du système hématopoïétique des mammifères. Ebenda Bd. 13 (Ser. 1), S. 473. 1902. — d) Polynucléaires et macrophages. Ebenda Bd. 14 (Ser. 1), S. 1. 1902. — e) De l'origine lymphatique ou amyéloïde des polynucléaires ou leucocytes granuleux à noyau polymorphe. Fol. haematol. Bd. 8, S. 97. 1909. — f) Etudes sur le tissu conjonctif et les organes hématopoïétiques des *mammifères.* Arch. d'anat. microscop. Bd. 17, S. 1. 1920/21. — **Doms, H.**: Über den Einfluß der Temperatur auf Wachstum und Differenzierung der Organe während der Entwicklung von *Rana esculenta.* Arch. f. mikroskop. Anat. Bd. 87, S. 60. 1916. — **Downey, H.**: a) Phagocytosis of Erythrocytes in the lympho-renal tissue of *Polyodon spathula.* Fol. haematol., Arch. Bd. 9, S. 81. 1910. — b) The origin and structure of the plasma cells of normal vertebrates, especially of the cold blooded vertebrates, and the eosinophils of the lung of *Amblystoma.* Ebenda Bd. 11, S. 275. 1911. — c) Die Entstehung von Mastzellen aus Lymphocyten und Plasmazellen. Verhandl. d. anat. Ges., 25. Tag., Leipzig, Ergänzungsh. z. Anat. Anz. Bd. 38, S. 74. 1911. — d) The granules of the polymorphonuclear Leukocytes in *Amblystoma*, with a few notes on the spindle cells and erythrocytes of this animal. Anat. Anz. Bd. 44, S. 309. 1913. — e) The origin of blood platelets. Fol. haematol., Arch. Bd. 15, S. 25. 1913. — f) The Development of histogenous Mast cells of adult *Guinea pig* and cat, and the structure of histogenous Mast cells of Man. Ebenda Bd. 16, S. 49. 1913. — g) The so-called „endothelioid" cells. Anat. record Bd. 9, S. 73. 1915. — h) The origin and development of eosinophil leukocytes and of haematogenous mast cells in the bone marrow of adult *guinea pig.* Fol. haematol., Arch. Bd. 19, S. 148. 1915. — i) „Histiocytes" and „macrophages" and their relations to the cells of normal blood in animal stained intra vitam with acid colloidal dyes. Anat. record Bd. 11, S. 350. 1917. — k) The structure and origin of the lymph sinuses of *mammalian* lymph nodes and their relations to endothelium and reticulum. Haematologica Bd. 3, S. 431. 1922. — l) The occurrence and significance of the „Myeloblast" under normal and pathologic conditions. Arch. of internal med. Bd. 33, S. 301. 1924. — m) The myeloblast — its occurrence under normal and pathologic conditions, and its relations to lymphocytes and other blood cells. Fol. haematol., Arch. 1927 (im Druck). — **Downey, H.** und **Weidenreich, F.**: Über die Bildung der Lymphocyten in Lymphdrüsen und Milz. IX. Fortsetzung der „Studien über das Blut und die blutbildenden und -zerstörenden Organe" von F. Weidenreich. Arch. f. mikroskop. Anat. Bd. 80, S. 306. 1912. — **Drinker, C.**, **Drinker, K.** and **Lund, C.**: The circulation in the *mammalian* bone marrow with especial reference to the factors concerned in the movement of red blood cells from the bone marrow into the circulating blood as disclosed by perfusion of the tibia of the dog and by injections of the bone marrow in the *rabbit* and *cat.* Americ. journ. of physiol. Bd. 62, S. 1. 1922. — **Drzewina, A.**: a) Contribution à l'étude du tissu lymphoïde des *Ichthyopsidés.* Arch. de zool. exp. et gén., Ser. 4, Bd. 3, S. 145. 1905. — b) Sur l'organe lymphoïde et la muqueuse de l'oesophage de la *Torpille.* Arch. d'anat. microscop. Bd. 12, S. 1. 1910. — **Du Bois, C.**: Granule cells in the mucosa of the *pig*'s intestine. Anat. Anz. Bd. 25, S. 6. 1904. — **Dubreuil, G.**: a) Mitochondries des ostéoclastes et des cellules de Bizzozero. Cpt. rend. des séances de la soc. de biol. Bd. 69, S. 71. 1910. — b) Le chondriome et le dispositif de l'activité sécrétoire aux différents stades du développement des éléments cellulaires de la lignée connective, descendants du lymphocyte (Globules blancs mononucléés de la lymphe et du sang, cellules connectives cartilagineuses et osseuses). Arch. d'anat. microscop. Bd. 15, S. 53. 1913. — **Dubreuil, G.** et **Favre, M.**: Cellules plasmatiques, Plasmazellen à granulations spécifiques, cellules à corps de Russel (Cytologie et formes évolutives). Ebenda Bd. 17, S. 302. 1914. — **Dustin, A.**: Nouvelles contributions à l'étude du thymus des *reptiles.* Arch. de zool. exp. et gén. Bd. 54, S. 1. 1914. — **Ebeling, A.**: A ten year old strain of fibroblasts. Journ. of exp. med. Bd. 35, S. 755. 1922. — **Eberhardt, J.**: Über die Zellformen des Blutes und Bindegewebes bei der *Schildkröte* im normalen Zustande und bei der Entzündung. Inaug.-Diss. St. Petersburg 1907/08 (Russisch); ref. in Fol. haematol., Zentralorg. Bd. 8, S. 228. 1909. — **v. Ebner, V.**: a) Die Chorda dorsalis der niederen *Fische* und die Entwicklung des fibrillären Bindegewebes. Zeitschr.

f. wiss. Zool. Bd. 62, S. 469. 1897. — b) A. KOELLIKERS Handbuch der Gewebelehre des Menschen. 6. Aufl. Bd. 3. Leipzig: W. Engelmann 1902. — **Ehrlich, L.:** Der Ursprung der Plasmazellen. Virchows Arch. f. pathol. Anat. u. Physiol. Bd. 175, S. 198. 1904. — **Ehrlich, P.:** a) Beiträge zur Kenntnis der Anilinfärbungen. Arch. f. mikroskop. Anat. Bd. 13, S. 263. 1877. — b) Beiträge zur Kenntnis der granulierten Bindegewebszellen usw. Verhandl. d. physiol. Ges., Berlin, Arch. f. Anat. u. Physiol., physiol. Abt. S. 166. 1878/79. — c) Farbenanalytische Untersuchungen zur Histologie und Klinik des Blutes. Berlin: August Hirschwald 1891. — **Ehrlich, P.** u. **Lazarus, A.:** a) Die Anämie. Spezielle Pathologie und Therapie von H. NOTHNAGEL. 1. Aufl. Bd. 8. Wien: A. Hölder 1898. — b) Die Anämie. I. Abt., I. Teil, Normale und pathologische Histologie des Blutes. 2. Aufl. Wien u. Leipzig: A. Hölder 1909. — **Eisleb, H.:** Über die freie Fetttransplantation. Bruns' Beitr. z. klin. Chirurg. Bd. 102, S. 249. 1916. — **Elek, L.:** Experimentelle Untersuchungen über das reticulo-endotheliale System. Klin. Wochenschr. Bd. 3, S. 143. 1924. — **Ellermann, V.:** a) Histogenese der übertragbaren *Hühner*leukose. I. Die myeloische Leukose. Fol. haematol., Arch. Bd. 26, S. 135. 1920. — b) Untersuchungen über die Histologie der perniziösen Anämie. Virchows Arch. f. pathol. Anat. u. Physiol. Bd. 228, S. 247. 1920. — c) Histogenese der übertragbaren *Hühner*leukose. II. Die intravasculäre lymphoide Leukose. Fol. haematol., Arch. Bd. 26, S. 165. 1921. — d) Über das Vorkommen von Erythrogonien bei perniziöser Anämie. Zentralbl. f. allg. Pathol. u. pathol. Anat. Bd. 32, S. 449. 1922. — e) Messung der Mitosenwinkel als Methode zur Unterscheidung verschiedener „lymphoider" Zellformen. Fol. haematol., Arch. Bd. 28, S. 207. 1923. — f) Histogenese der übertragbaren *Hühner*leukose. IV. Zusammenfassende Betrachtungen. Ebenda Bd. 29, S. 203. 1923. — g) Über Myeloblasten und partiellgranulierte Myelocyten. Virchows Arch. f. pathol. Anat. u. Physiol. Bd. 244, S. 493. 1923. — h) Zwei Fälle von akuter Leukämie. Fol. haematol., Arch. Bd. 30, S. 1. 1924. — **Emmel, V.:** a) Concerning certain cytological characteristics of the erythroblasts in the *pig* embryo and the origin of non nucleated erythrocytes by a process of cytoplasmic constriction. Americ. journ. of anat. Bd. 16, S. 127. 1914. — b) The cell clusters in the dorsal aorta of *mammalian* embryos. Ebenda Bd. 19, S. 401. 1916. — c) Concerning certain cellular elements in the celomic cavities and mesenchyme of the *mammalian* embryo. Ebenda Bd. 20, S. 73. 1916. — d) Studies on the non nucleated cytoplasmic elements of the blood. III. Leukoplastids or non nucleated leukocytic derivatives in *vertebrates* other than *mammals*. Ebenda Bd. 35, S. 31. 1925. — **Enderlen, E.:** Fasern im Knochenmarke. Anat. Anz. Bd. 6, S. 489. 1891. — **Engel, C.:** Über die Gesetzmäßigkeit in der Aufeinanderfolge der Erythrocyten während des embryonalen Lebens der *Wirbeltiere*. Arch. f. mikroskop. Anat. Bd. 86, S. 345. 1915. — **Enriques, P.:** Considerazioni sulla funzione dei leucociti intestinali e sulle ghiandole di 3 categ. Haematologica Bd. 4, S. 318. 1923. — **Eppinger, H.:** Das reticulo-endotheliale System. Wien. klin. Wochenschr. Bd. 35, S. 333. 1922. — **Erdely, A.:** Untersuchungen über die Eigenschaften und die Entstehung der Lymphe. V. Mitt. Über die Beziehungen zwischen Bau und Funktion des lymphatischen Apparates des Darmes. Zeitschr. f. Biol. Bd. 46, N. F. Bd. 28, S. 119. 1905. — **Erdmann, R., Eisner, H.** u. **Laser, H.:** Das Verhalten der fötalen, postfötalen und ausgewachsenen *Ratten*milz unter verschiedenen Bedingungen in vitro. I. Teil. Die Histiocyten. Arch. f. exp. Zellforsch., bes. Gewebezüchtung (Explantation), Bd. 2, S. 361. 1926. — **Esposito, A.:** Morfologia e significato anatomico degli emoistioblasti nelle leucemie. Haematologica Bd. 4, S. 269. 1923. — **Essick, C.:** Formation of macrophages by the cells lining the subarachnoid cavity in response to the stimulus of particulate matter. Carnegie inst. of Washington publ., Contrib. to Embryol. Bd. 9, S. 377. 1920. — **Evans, F.:** a) Observations on the origin and status of the so-called „transitional" white blood cells. Arch. of internal med. Bd. 17, S. 1. 1916. — b) An experimental study of the mononuclear cells of the blood and tissues. Ebenda Bd. 18, S. 692. 1916. — **Evans, H.:** The macrophages of *mammals*. Americ. journ. of physiol. Bd. 37, S. 243. 1915. — **Evans, H., Bowman, F.** and **Winternitz, M.:** An experimental study of the histogenesis of the miliary tubercle in vitally stained *rabbits*. Journ. of exp. med. Bd. 19, S. 283. 1914. — **Evans, H.** u. **Schulemann, W.:** Über Natur und Genese der durch saure Farbstoffe entstehenden Vitalfärbungsgranula. Fol. haematol., Arch. Bd. 19, S. 207. 1915. — **Evans, H.** and **Scott, K.:** On the differential reaction to vital dyes exhibited by the two great groups of connective tissue cells. Carnegie inst. of Washington publ., Contrib. to Embryol. Bd. 10, S. 1. 1921. — **Ewald, O.:** Die leukämische Reticuloendotheliose. Dtsch. Arch. f. klin. Med. Bd. 142, S. 222. 1923. — **Fabris, A.:** Osservazioni sopra le eterotopie mieloidi negli avvelenamenti da saponina. Haematologica Bd. 7, S. 229. 1926. — **Faris, H.:** A study of pigment in embryos of *Amblystoma*. Anat. record Bd. 27, S. 63. 1924. — **Fazzari, J.:** a) Differenze nella morfologia e nelle connessioni degli elementi mesenchimali di organi diversi di uno stesso embrione nelle culture di tessuti in „vitro". Arch. ital. di anat. e di embriol. Bd. 21, S. 451. 1924. — b) Culture „in vitro" di milza embrionale ed adulta. Arch. f. exp. Zellforsch., bes. Gewebezüchtung (Explantation) Bd. 2, S. 307. 1926. — **Ferguson, J.**: a) A preliminary note on the relation of normal living cells to the existing theories of the histogenesis of connective tissue. Biol. bull. of the marine biol. laborat. Bd. 21, S. 272. 1911. — b) The application of the silver impregnation method of BIELSCHOWSKY to reticular and other connective tissues. I. The mature tissues. Americ. journ. of anat. Bd. 12, S. 277. 1911. — c) The reticulum of lymphatic glands. Anat. record Bd. 5, S. 249. 1911. — d) The behavior and relations of living connective tissue cells in the fins of *fish* embryos with special reference to the histogenesis of the collagenous or white fibers. Americ. journ. of anat. Bd. 13, S. 129. 1912. — **Ferrata, A.**: a) Über die Klassifizierung der Leukocyten des Blutes. Fol. haematol. Bd. 5, S. 656. 1908. — b) Einige neue Feststellungen über die Vorstufen der Granulocyten. Ebenda, Arch. Bd. 9, S. 549. 1910. — c) Morfologia del sangue normale e patologico. Milano 1912. — d) Le Emopatie. Milano: Società Editrice Libraria 1918. — e) Sulla patogenesi e sulla essenza delle anemie a tipo pernicioso. Haematologica Bd. 1, S. 48. 1920. — f) Studi sulle emopatie. I. Sulla istogenesi della leucemia granulocitica. Ebenda Bd. 2, S. 242. 1921. — g) Kritisches Referat über O. NÄGELI, „Blutkrankheiten und Blutdiagnostik". 3. Aufl. 1919. Ebenda Bd. 2, S. 392. 1921. — **Ferrata, A.** et **Michels, N.**: Les cellules sanguines de la période préhépatique chez l'embryon de *cobaye*. Importance de l'étude des premières formes sanguines pour la pathologie du sang. Cpt. rend. des séances de la soc. de biol. Bd. 89, S. 437. 1923. — **Ferrata, A.** u. **Negreiros Rinaldi, G.**: a) Über die lymphoiden Vorstufen der hämoglobinhaltigen Normoblasten und Megaloblasten beim Embryo und beim Erwachsenen in normalem und pathologischem Zustande. Virchows Arch. f. pathol. Anat. u. Physiol. Bd. 215, S. 77. 1914. — b) Emoistic-blasti e monociti nella milza malarica. Haematologica Bd. 1, S. 243. 1920. — **Ferrata, A.** e **Reitano, D.**: Sindromi istiocitemiche (emoistioblastiche). Ebenda Bd. 4, S. 385. 1923. — **Ferrio. C.**: Il cosidetto tessuto reticolare. Considerazioni critiche ed osservazioni. Monit. zool. ital. Bd. 37, S. 94. 1926. — **v. Fieandt, H.**: Beiträge zur Kenntnis der Pathogenese und Histologie der experimentellen Meningeal- und Gehirntuberkulose beim *Hunde*. Arb. a. d. pathol. Inst. d. Univ. Helsingfors Ser. 1, Bd. 3, S. 235. 1911. — **Fineman, S.**: A study of microlymphoidocytic leukemia with the report of a case. Arch. of internal med. Bd. 29, 168. 1922. — **Finley, B.**: The development of the subcutaneous vascular plexus in the head of the human embryo. Carnegie inst. of Wahington publ., Contrib. to Embryol. Bd. 14, S. 155. 1922. — **Firket, J.**: Sur la nature et l'origine des plaquettes du sang circulant. Bull. d'histol. appliquée Bd. 2, S. 348. 1925. — **Firket, J.** et **Bouille, J.**: Recherches sur le rôle phagocytaire des mégacaryocytes du tissu myéloide. Ann. d'anat. pathol. méd.-chirurg. Bd. 2, S. 289. 1925. — **Firket, J.** and **Campos, E.**: Generalized megalocaryocytic reaction to saponin poisoning. Bull. of Johns Hopkins hosp. Bd. 33, S. 271. 1922. — **Firleiewitsch, M.**: Untersuchungen über die Eigenschaften und die Entstehung der Lymphe. VII. Mitt. Über die Beziehungen zwischen Bau und Funktion der Lymphdrüsen. Zeitschr. f. Biol., N. F. Bd. 29, Bd. 47, S. 42. 1906. — **Fischel, A.**: Beiträge zur Biologie der Pigmentzelle. Anat. Hefte Bd. 58, S. 1. 1920. — **Fischer, A.**: a) Sur la transformation, in vitro, des gros leucocytes mononucléaires en fibroblastes. Cpt. rend. des séances de la soc. de biol. Bd. 92, S. 109. 1925. — b) Umwandlung von Fibroblasten zu Makrophagen in vitro. Arch. f. exp. Zellforsch. bes. Gewebezüchtung (Explantation) Bd. 3, S. 345. 1927. — **Fischer, H.**: Die myeloische Metaplasie und fötale Blutbildung und deren Histogenese. Berlin: Jul. Springer 1909. — **Fischer, O.**: Über die Herkunft der Lymphocyten in den ersten Stadien der Entzündung. Experimentelle Studie. Zieglers Beitr. z. pathol. Anat. u. z. allg. Pathol. Bd. 45, S. 400. 1909. — **v. Fischer, O.**: Über die Lymphknötchen im menschlichen Humerus-, Wirbel- und Rippenmarke. Frankfurt. Zeitschr. f. Pathol. Bd. 20, S. 347. 1917. — **Fischer, W.**: Über die lokale Anhäufung eosinophilgekörnter Leukocyten in den Geweben, besonders beim Krebs. Zieglers Beitr. z. pathol. Anat. u. z. allg. Pathol. Bd. 55, S. 1. 1913. — **Fleischmann, P.**: Der zweite Fall von Monocytenleukämie. Fol. haematol., Arch. Bd. 20, S. 17. 1915. — **Flemming, W.**: a) Über Bildung und Rückbildung der Fettzelle im Bindegewebe, und Bemerkungen über die Struktur der letzteren. Arch. f. mikroskop. Anat. Bd. 7, S. 32. 1871. — b) Über Veränderungen der Fettzelle bei Atrophie und Entzündung. Virchows Arch. f. pathol. Anat. u. Physiol. Bd. 52, S. 568. 1871. — c) Über das subcutane Bindegewebe und sein Verhalten in Entzündungsherden. Ebenda Bd. 56, S. 146. 1872. — d) Beiträge zur Anatomie und Physiologie des Bindegewebes. I. Vom Bau des lockeren Interstitialgewebes. Arch. f. mikroskop. Anat. Bd. 12, S. 390. 1876. — e) Beiträge zur Anatomie und Physiologie des Bindegewebes. Ebenda Bd. 12, S. 434. 1876. — f) Über die Entwicklung der Fettzellen und des Fettgewebes. Arch. f. Anat. u. Physiol., anat. Abt. S. 401. 1879. — g) Studien über Regeneration der Gewebe. I. Die Zellvermehrung in den Lymphdrüsen und verwandten Organen und ihr Einfluß auf deren Bau. Arch. f. mikroskop. Anat. Bd. 24, S. 50 u. 338. 1885. — h) Über die Entwicklung der kollagenen Bindegewebs-fibrillen bei *Amphibien* und *Säugetieren*. Arch. f. Anat. u. Physiol., anat. Abt., S. 171.

1897. — i) Die Histogenese der Stützsubstanzen der Bindesubstanzgruppe. Handb. d. vergl. u. exp. Entwicklungslehre d. *Wirbeltiere*, herausg. von O. HERTWIG Bd. 3, Teil 2, Jena: G. Fischer 1901. — **Flint, J.**: The blood vessels, angiogenesis, organogenesis, reticulum and histology of the adrenal. Report of Johns Hopkins hosp. Bd. 9, S. 158. 1900. — **Florey, H.** and **Carleton, H.**: Rouget-cells and their function. Proc. of the Roy. soc. of London (B.) Bd. 100, S. 23. 1926. — **Fontana, L.**: a) Contributo allo studio delle cellule istioidi circolante in varie emopatie. Haematologica Bd. 7, S. 97. 1926. — b) Ricerche di uno speciale reperto ematologico nella endocardite lenta e su reperto affini in varie altre condizioni. Ebenda Bd. 7, S. 271. 1926. — **Foot, N.**: a) Studies on endothelial reactions. I. The macrophages of the loose connective tissue. Journ. of med. research Bd. 40, S. 353. 1919. — b) Studies on endothelial reactions. II. The endothelial cell in experimental tuberculosis. Journ. of exp. med. Bd. 32, S. 513. 1920. — c) Studies on endothelial reactions. III. The endothelium in experimental pulmonary tuberculosis. Ebenda Bd. 32, S. 533. 1920. — d) Studies on endothelial reactions. IV. The endothelium in experimental general miliary tuberculosis in *rabbits*. Ebenda Bd. 33. S. 271. 1921. — e) Studies on endothelial reactions. V. The endothelium in the healing of aseptic wounds in the omentum of *rabbits*. Ebenda Bd. 34, S. 625. 1921. — f) Studies on endothelial reactions. VI. The endothelial response in experimental tuberculous meningoencephalitis. Ebenda Bd. 36, S. 607. 1922. — g) Studies on endothelial reactions. VII. Changes in the distribution of colloidal carbon noted in the lungs of *rabbits* following splenectomy. Ebenda Bd. 37, S. 139. 1923. — h) The endothelial phagocyte. A critical review. Anat. record Bd. 30, S. 15. 1925. — **Franco, E.**: Sulla atrofia con proliferazione del tessuto adiposo. Arch. f. Entwicklungsmech. d. Organismen Bd. 32, S. 608. 1911. — **Franco, E.** e **Ferrata, A.**: Cellule istioidi (emoistioblasti) e loro derivati nel sangue circolante. Arch. per le scienze med. Bd. 42, S. 109. 1919. — **François, P.**: Recherches sur le développement des vaisseaux et du sang dans le grand épiploon du *lapin*. Arch. de biol. Bd. 13, S. 521. 1895. — **Frederikse, A.**: Der Zusammenhang zwischen Mitochondrien und Bindegewebsfibrillen. Anat. Anz. Bd. 50, S. 393. 1917. — **Frehse, C.**: Beobachtungen über Monocyten. Fol. haematol., Arch. Bd. 28, S. 1. 1922. — **Freidsohn, A.**: Zur Morphologie des *Amphibien*blutes. Zugleich ein Beitrag zur Lehre von der Differenzierung der Lymphocyten. VIII. Fortsetzung der „Studien über das Blut und die blutbildenden und -zerstörenden Organe" von F. WEIDENREICH. Arch. f. mikroskop. Anat. Bd. 75, S. 435. 1910. — **v. Frisch, B.**: Zum feineren Bau der Membrana propria der Harnkanälchen. Anat. Anz. Bd. 48, S. 284. 1915. — **Frumkin, S.**: Beiträge zur Kenntnis der Morphologie und der genetischen Beziehungen der großen mononucleären Leukocyten, sowie ihrer klinischen Bedeutung in diagnostischer Hinsicht. Fol. haematol., Arch. Bd. 12, S. 50. 1911. — **Gage, S.** and **Fish, P.**: Fat digestion, absorption and assimilation in man and *animals* as determined by the dark field microscope and a fat soluble dye. Americ. journ. of anat. Bd. 34, S. 1. 1924. — **Gandolfo, S.**: a) A propos de la nature des cellules sanguines primitives. Cpt. rend. des séances de la soc. de biol. Bd. 91, S. 139. 1924. — b) Policariociti negli organi embrionali di *mammiferi* e nelle anemie sperimentali. Haematologica Bd. 6, S. 244. 1925. — **Gardner, M.**: Zur Frage über die Histiogenese des elastischen Gewebes. Biol. Zentralbl. Bd. 17, S. 394. 1897. — [**Gaspar, S.**: Untersuchungen über Ursprung, Zahl und Form der Blutplättchen und über das Benehmen der Knochenmarkriesenzellen (Megakaryocyten) unter normalen und pathologischen Verhältnissen. Frankfurt. Zeitschr. f. Pathol. Bd. 34, S. 460. 1926. — **Gatenby, J.**: a) The transition of peritoneal epithelial cells into germ-cells in some *amphibia anura*, especially in *Rana temporaria*. Quart. journ. of microscop. science Bd. 61, S. 275. 1916. — b) Further evidence on the transition of peritoneal cells into germ-cells in *Amphibia*. Journ. of the Roy. microscop. soc. S. 409. 1923. — c) The transition of peritoneal epithelial cells into germ-cells in *Gallus bankiva*. Quart. journ. of microscop. science Bd. 68, S. 1. 1924. — **Gaupp, E.**: A. ECKERS u. R. WIEDERSHEIMS Anatomie des *Frosches*, Abt. 3, S. 218. Braunschweig: Vieweg 1904. — **v. Gaza, W.**: Die Aktivierung des Mesenchyms. Zugleich ein Beitrag zur örtlichen Vitalfärbung maligner Tumoren am Menschen. Klin. Wochenschr. Bd. 4, S. 745. 1925. — **Gerlach, W.**: Studien über hyperergische Entzündung. Virchows Arch. f. pathol. Anat. u. Physiol. Bd. 247, S. 294. 1923. — **Ghon, A.** u. **Roman, B.**: Über das Lymphosarkom. Frankfurt. Zeitschr. f. Pathol. Bd. 19, S. 1. 1916. — **Gierke, E.**: Über Knochenmarksgewebe in der Nebenniere. Zieglers Beitr. z. pathol. Anat. u. z. allg. Pathol., Suppl. Bd. 7, S. 311. 1905. — **Giersberg, H.**: Eihüllenbildung bei *Reptilien*, nebst einer Untersuchung über die Entstehung von Bindegewebsfasern und Faserstrukturen. Biol. Zentralbl. Bd. 41, S. 145. 1921. — **Giglio-Tos, E.**: a) Sur les cellules du sang de la *Lamproie*. Arch. ital. de biol. Bd. 26, S. 93. 1896. — b) L'hématopoèse chez la *Lamproie*. Ebenda Bd. 27, S. 459. 1897. — c) Dei corpuscoli rossi del sangue nel *Batrachoseps attenuatus* ESCH. Anat. Anz. Bd. 15, S. 293. 1899. — **Gil y Gil, C.**: El aparato reticular de GOLGI en le tejido fibroso (su disposicion en los tendones y en los organos de PACINI). Trabajos del laborat. de investig. biol. de la univ. de Madrid Bd. 19, S. 185.

1922. — **Goffaux, R.**: Les formations amygdaliennes chez les têtards d'*amphibiens anoures*. Cpt. rend. des séances de la soc. de biol. Bd. 82, S. 904. 1919. —— **Goldmann, E.**: a) Die äußere und innere Sekretion des gesunden und kranken Organismus im Lichte der „vitalen Färbung". Teil I. Bruns' Beitr. z. klin. Chirurg. Bd. 64, S. 192. 1909. — b) Studien zur Biologie der bösartigen Neubildungen. Ebenda Bd. 72, S. 1. 1911. — c) Neue Untersuchungen über die äußere und innere Sekretion des gesunden und kranken Organismus im Lichte der „vitalen Färbung". Ebenda Bd. 78, S. 1. 1912. — d) Der Verdauungsvorgang im Lichte der vitalen Färbung. Verhandl. d. dtsch. Kongr. f. inn. Med., 30. Kongr., Wiesbaden 1913. — **Goldmann, H.**: Über Oxydation melaninartiger Substanzen im Gewebe. Virchows Arch. f. pathol. Anat. u. Physiol. Bd. 261, S. 199. 1926. — **Goldner, J.**: Reaktionen der Thymus während der Knochenbrüche. Arch. f. Entwicklungsmech. d. Organismen Bd. 104, S. 72. 1925. — **Golowinski, J.**: Zur Kenntnis der Histogenese der Bindegewebsfibrillen. Anat. Hefte Bd. 33, S. 205. 1907. — **Goormaghtigh, N.**: L'oedème congénital généralisé du nouveau-né. Etude anatomo-pathologique. Ann. d'anat. pathol. méd.-chirurg. Bd. 2, S. 413. 1925. — **Gordon, L.**: Untersuchungen über die Spindelzellen im Blute von *Tieren* mit kernhaltigen roten Blutzellen, ihre eigentliche Gestalt, Abstammung und funktionelle Bedeutung. Virchows Arch. f. pathol. Anat. u. Physiol. Bd. 262, S. 19. 1926. — **Goroncy, C.**: Über Knochenmarksriesenzellenembolie im großen Kreislauf. Virchows Arch. f. pathol. Anat. u. Physiol. Bd. 249, S. 357. 1924. — **Gottesmann, J.** a. **Jaffe, H.**: Studies on the histogenesis of autoplastic thymus transplantations. Journ. of exp. med. Bd. 43, S. 403. 1926. — **Gräff, S.**: Der kolorimetrische Nachweis von Zelloxydase unter optimalen Bedingungen. Zentralbl. f. allg. Pathol. u. pathol. Anat. Bd. 35, S. 481. 1925. — **Graham, G.**: The hemic basophil. Journ. of exp. med. Bd. 31, S. 209. 1920. — **Grawitz, P.**: a) Abbau und Entzündung des Herzklappengewebes. Berlin: Schoetz 1914. — b) Über abortiven Abbau des fibroelastischen Gewebes der Haut. Virchows Arch. f. pathol. Anat. u. Physiol. Bd. 232, S. 35. 1921. — **Grawitz, P., Hannemann** u. **Schlaefke**: Auswanderung der COHNHEIMschen Entzündungsspieße aus der Cornea. Greifswald: Hans Adler 1914. — **Grawitz, P., Schlaefke** u. **Uhlig**: Über Zellenbildung in Cornea und Herzklappen. Ebenda 1913. — **Greggio, E.**: Über die heteroplastische Produktion lymphoiden Gewebes. Frankfurt. Zeitschr. f. Pathol. Bd. 13, S. 130. 1913. — **Greppi, E.**: Cellule del KUPFFER e biligenesi. Ricerche sperimentali. Haematologica Bd. 4, S. 453. 1923. — **Groll, H.** u. **Krampf, F.**: Involutionsvorgänge an den Milzfollikeln. Zentralbl. f. allg. Pathol. u. pathol. Anat. Bd. 31, S. 145. 1920. — **Grönroos, H.**: Bindegewebe ohne Bindegewebszellen. Anat. Hefte Bd. 22, S. 137. 1903. — **Groot, S. de**: Kritische und experimentelle Untersuchungen über das Entstehen und Verschwinden von Lymphdrüsen. Dtsch. Zeitschr. f. Chirurg. Bd. 119, S. 428. 1912. — **Gruber, G.**: Über die Milchdrüsenschwellung bei Neugeborenen (zugleich über extramedulläre Blutbildung). Zeitschr. f. Kinderheilk. Bd. 30, S. 336. 1921. — **Grynfeltt, E.**: Sur la signification exacte de la prétendue membrane des cellules adipeuses dans le tissu conjonctif souscutané. Bull. soc. d. sciences méd. et biol. de Montpellier et du Languedoc méditerranéen Bd. 3, S. 381. 1922. — **Guglielmo, G. di**: a) Sul meccanismo di formazione del nucleo anulare dei leucociti polimorfi nel *topo* e nel *ratto*. Monitore zool. ital. Bd. 25, S. 47. 1914. — b) Megacariociti e piastrine. Haematologica Bd. 1, S. 303. 1920. — c) Sulla primitiva cellula migrante. Ebenda Bd. 3, S. 469. 1922. — d) I megacariociti del sangue periferico. Ebenda Bd. 4, S. 182. 1923. — e) Emoistioblasti in orientamento granulocitico basofilo (Mastleucociti istioidi in circolo). Ebenda Bd. 6, S. 74. 1925. — f) Sul sistema delle cellule giganti midollari. Ebenda Bd. 6, S. 156. 1925. — g) La patologia e la clinica del sistema reticolo-endoteliale. Ebenda Bd. 7, S. 481. 1926. — **Guieysse-Pellissier, A.**: Etude de l'évolution des mégacaryocytes de la rate de la *souris blanche*. Cpt. rend. des séances de la soc. de biol. Bd. 76, S. 757. 1914. — **Guilliermond, A.** et **Mawas, J.**: Caractères histochimiques des granulations des Mastzellen et rapport de ces corps avec la volutine des *Protistes*. Ebenda Bd. 64, S. 307. 1908. — **Gulland, G.**: Classification, origin and probable rôle of leukocytes, mastcells and Plasmacells. Fol. haematol. Bd. 3, S. 637. 1906. — **Gutsell, R.**: An anomalous case of blood formation in the connective tissue of the sciatic nerve in man. Anat. record Bd. 13, S. 409. 1917. — **Guyon, L.**: a) Le chondriome des cellules adipeuses. Cpt. rend. des séances de la soc. de biol. Bd. 90, S. 1324. 1924. — b) Constitution de la cellule adipeuse blanche, adulte, des mammifères. Ebenda Bd. 91, S. 466. 1924. — **Gye, W.** and **Purdy, W.**: The poisonous properties of colloidal silica. Brit. journ. of exp. pathol. Bd. 5, S. 238. 1924. — **Haff, R.**: Bindegewebs- und Blutbildungsprozesse in der embryonalen Leber des *Huhns*. Arch. f. mikroskop. Anat. Bd. 84, S. 321. 1914. — **Hamazaki, Y.**: a) Comparative studies on the milk-spots, „tâches laiteuses", of various *animals*. Fol. anat. japon. Bd. 3, S. 243. 1925. — b) On the reticular tissue and lattice-fibres occurring in the milk-spots of Omentum. Ebenda Bd. 4, S. 33. 1926. — **Hammar, J.**: a) Zur Kenntnis des Fettgewebes. Arch. f. mikroskop. Anat. Bd. 45, S. 512. 1895. — b) Primäres und rotes Knochenmark. Anat. Anz. Bd. 19, S. 567. 1901. — c) Zur Histogenese und Involution der Thymusdrüse. Ebenda

Bd. 27, S. 23 u. 41. 1905. — d) Zur Kenntnis der *Teleostier*thymus. Arch. f. mikroskop. Anat. Bd. 73, S. 1. 1908. — e) Fünfzig Jahre Thymusforschung. Zeitschr. f. d. ges. Anat., Abt. 3: Ergebn. d. Anat. u. Entwicklungsgesch. Bd. 19, S. 1. 1910. — f) Lipoidbildung in den weißen Blutkörperchen, nebst einigen Beobachtungen über Vitalfärbung des Zellkernes. Kungl. svenska vetenskapsakademiens handl. Bd. 49, 1912. — g) The new views as to the morphology of the thymus gland and their bearing on the problem of the function of the thymus. Upsala läkareförenings förhandl. N. F. Bd. 27, S. 147. 1922. — h) Über Vitalfärbung, sowie hormonale und überhaupt humorale Beeinflussung des wachsenden *Vogel*embryos im Ei. Arch. f. mikroskop. Anat. u. Entwicklungsmech. Bd. 98, S. 48. 1923. — i) Zur Frage der Histogenese der Thymusdrüse. Zentralbl. f. allg. Pathol. u. pathol. Anat. Bd. 33, S. 505. 1923. — **Hammerschlag, R.:** a) Über die Emigration der Lymphocyten aus den Lymphdrüsen. Frankfurt. Zeitschr. f. Pathol. Bd. 18, S. 152. 1916. — b) Zur Morphologie der Erythroblastenkerne. Arch. f. mikroskop. Anat. Bd. 95, S. 83. 1921. — **Hannemann, E.:** Keratitis bei aleukocytären *Tieren*. Zeitschr. f. exp. Pathol. u. Therapie Bd. 21, S. 28. 1920. — **Hansen, F.:** Über die Genese einiger Bindegewebsgrundsubstanzen. Anat. Anz. Bd. 16, S. 417. 1899. — **Hardy, W.** and **Wesbrook, F.:** The wandering cells of the alimentary canal. Journ. of physiol. Bd. 18, S. 490. 1895. — **Harrison, R.:** The development of the balancer in *Amblystoma*, studied by the method of transplantation and in relation to the connective-tissue problem. Journ. of exp. zool. Bd. 41, S. 349. 1925. — **Hartmann, A.:** a) Die Entwicklung der Thymus beim *Kaninchen*. Arch. f. mikroskop. Anat. Bd. 86, S. 69. 1915. — b) Über den feineren Bau der Milz bei urodelen *Amphibien* (*Axolotl*). Zeitschr. f. Anat. u. Entwicklungsgesch. Bd. 80, S. 454. 1926. — **Hartmann, E.:** Beiträge zur Thrombocytengenese bei niederen *Vertebraten*, sowie zur Frage ihrer Stellung zum Megakaryocyten der *Säuger*. Fol. haematol., Arch. Bd. 32, S. 1. 1925. — **Harvey, S.** and **Burr, H.:** The development of the meninges. Arch. of neurol. a. psychiatry Bd. 15, S. 545. 1926. — **Havet, J.:** L'origine des cellules du sang dans le foie embryonnaire des *mammifères*. Journ. of anat. Bd. 9, S. 233. 1926. — **Hayem, G.:** Recherches sur l'évolution des hématies dans le sang de l'homme et des *vertébrés*. Arch. de physiol. norm. et pathol., Ser. 2, Bd. 6, S. 201. 1879. — **Hedinger, E.:** a) Über die Kombination von Morbus Addisonii mit Status lymphaticus. Frankfurt. Zeitschr. f. Pathol. Bd. 1, S. 527. 1907. — b) Die Verbreitung des roten Knochenmarkes im Oberschenkel des Menschen. Berlin. klin. Wochenschr. Bd. 50, S. 2121. 1913. — c) Über Knochenmarksherde in der Milz und über experimentelle Transplantation von Knochenmark in die Milz. Verhandl. d. Ges. dtsch. Naturforsch. u. Ärzte in Basel Bd. 28, S. 373. 1917. — **Heiberg, K.:** a) Das Aussehen und die Funktion der Keimzentren des adenoiden Gewebes. Virchows Arch. f. pathol. Anat. u. Physiol. Bd. 240, S. 301. 1923. — b) Die Lymphocytenproduktion und die Leistungsmittelpunkte mit Phagocyten im adenoiden Gewebe, nebst Bemerkungen über die Verhältnisse in der Thymus. Anat. Anz. Bd. 59, S. 238. 1925. — c) Die pathologische Anatomie der Tonsillen bei Endocarditis chronica und Febris rheumatica. Virchows Arch. f. pathol. Anat. u. Physiol. Bd. 257, S. 1. 1925. — **Heidenhain, M.:** a) Neue Untersuchungen über die Zentralkörper und ihre Beziehungen zum Kern- und Zellenprotoplasma. Arch. f. mikroskop. Anat. Bd. 43, S. 423. 1894. — b) Plasma und Zelle. Eine allgemeine Anatomie der lebendigen Masse. 1. Lief. Jena: G. Fischer 1907. — c) Plasma und Zelle. Eine allgemeine Anatomie der lebendigen Masse. 2. Lief. Ebenda 1911. — d) Über die MALLORYsche Bindegewebsfärbung mit Carmin und Azocarmin als Vorfarben. Zeitschr. f. wiss. Mikroskopie Bd. 32, S. 261. 1915. — **Heidenhain, R.:** Beiträge zur Histologie und Physiologie der Dünndarmschleimhaut. Pflügers Arch. f. d. ges. Physiol. Bd. 43, Suppl. 1. 1888. — **Heilmann, P.:** Über Veränderungen des lymphatischen Gewebes im Wurmfortsatz und im allgemeinen. Virchows Arch. f. pathol. Anat. u. Physiol. Bd. 258, S. 52. 1925. — **Heimberger, H.:** Beiträge zur Physiologie der menschlichen Capillaren. Zeitschr. f. d. ges. exp. Med. Bd. 46, S. 519. 1925. — **Heinrichsdorff:** Zur Histogenese des Ikterus. Virchows Arch. f. pathol. Anat. u. Physiol. Bd. 248, S. 48. 1924. — **Hellman, T.:** a) Studien über das lymphoide Gewebe. Die Bedeutung der Sekundärfollikel. Zieglers Beitr. z. pathol. Anat. u. z. allg. Pathol. Bd. 68, S. 333. 1921. — b) Die Altersanatomie der menschlichen Milz. Studien besonders über die Ausbildung des lymphoiden Gewebes und der Sekundärknötchen in verschiedenen Altern. Zeitschr. f. die ges. Anat., Abt. 2: Zeitschr f. Konstitutionslehre Bd. 12, S. 270. 1926. — **Helly, K.:** a) Zur Morphologie der Exsudatzellen und zur Spezifität der weißen Blutkörperchen. Zieglers Beitr. z. pathol. Anat. u. z. allg. Pathol. Bd. 37, S. 171. 1905. — b) Die hämatopoetischen Organe in ihren Beziehungen zur Pathologie des Blutes. Spezielle Pathologie und Therapie von H. NOTHNAGEL. 2. Aufl. Bd. 8, Abt. 1, Wien: A. Hölder 1906. — c) Anämische Degeneration und Erythrogonien. Zieglers Beitr. z. pathol. Anat. u. z. allg. Pathol. Bd. 49, S. 15. 1910. — d) Lympho- und Leukocytosen. Ergebn. d. allg. Pathol. u. pathol. Anat. Bd. 17, Abt. 1, S. 1. 1914. — e) Die Milz als Stoffwechselorgan. Verhandl. d. dtsch. pathol. Ges. 18. Tag., S. 6. 1921. — **Henle, J.:**

Zur Anatomie der geschlossenen (lenticulären) Drüsen oder Follikel und der Lymphdrüsen. Zeitschr. f. rationelle Med., III. R., Bd. 7, S. 201. 1859. — **Heringa, G.:** Untersuchungen über den Bau und die Bedeutung des Bindegewebes. Zeitschr. f. mikroskop.-anat. Forschung Bd. 1, S. 607. 1924. — **Heringa, G.** and **Lohr, H.:** a) An Inquiry into the Physicochemical Structure of the collagenic substance. I. On the Spiral Arrangement and on the so called hygroscopic torsion of collagenic bundles of Tendons. Kon. akad. v. wetensch. te Amsterdam Bd. 29, S. 1081. 1926. — b) Sur la nature et la génèse des fibres collagènes. Bull. d'hist. appliquée Bd. 3, Nr. 5 u. 6. 1926. — **Hertwig, O.:** Lehrbuch der Entwicklungsgeschichte. 7. Aufl. Jena: Fischer 1902. — **Hertwig, O.** u. **Hertwig, R.:** Die Cölomtheorie. Versuch einer Erklärung des mittleren Keimblattes. Jena 1881. — **Hertwig, R.:** Die lymphatischen Drüsen auf der Oberfläche des *Stör*herzens. Arch. f. mikroskop. Anat. Bd. 9, S. 62. 1873. — **Hertz, R.:** a) Zur Frage der experimentellen myeloischen Milzmetaplasie. Zeitschr. f. klin. Med. Bd. 71, S. 435. 1910. — b) Vergleichende cytologische Beobachtungen an myelämischem Blut mit Triazid und MAY-GIEMSA-Färbung. Fol. haematol., Arch. Bd. 15, S. 153. 1913. — c) Beitrag zur Lehre von der experimentellen myeloischen Milzmetaplasie. Ebenda Bd. 18, S. 219. 1914. — **Herzenberg, H.:** a) Zur Frage der Heterotopie des Knochenmarks. Virchows Arch. f. pathol. Anat. u. Physiol. Bd. 239, S. 333. 1922. — b) Zur Frage der extramedullären Granulo- und Erythropoese. Zieglers Beitr. z. pathol. Anat. u. z. allg. Pathol. Bd. 73, S. 55. 1924. — **Herzog, F.:** a) Endothelien der *Frosch*zunge als Phagocyten und Wanderzellen. Zeitschr. f. d. ges. exp. Med. Bd. 43, S. 79. 1924. — b) Über Beziehungen zwischen Dilatation, Durchlässigkeit und Phagocytose an den Capillaren der *Frosch*zunge. Virchows Arch. f. pathol. Anat. u. Physiol. Bd. 256, S. 1. 1925. — **Herzog, F.** u. **Roscher, A.:** Hämatologische Untersuchungen bei experimenteller Kollargol- und Salvarsanvergiftung. Ein Beitrag zur Genese der Zellen des Knochenmarks. Zeitschr. f. d. ges. exp. Med. Bd. 28, S. 224. 1922. — **Herzog, G.:** a) Experimentelle Untersuchungen über die Einheilung von Fremdkörpern. Zieglers Beitr. z. pathol. Anat. u. z. allg. Pathol. Bd. 61, S. 377. 1916. — b) Zur Frage der Granulocytenbildung bei der Entzündung. Zentralbl. f. allg. Pathol. u. pathol. Anat. Bd. 31, S. 481. 1921. — c) Zellformen bei Meningoencephalitis. Ebenda Bd. 33, S. 228. 1922. — d) Über die Bedeutung der Gefäßwandzellen in der Pathologie. Klin. Wochenschr. Bd. 2, S. 684. 1923. — **Herzog, G.** u. **Marchand, F.:** Ein reines lymphocytäres Exsudat bei beginnender, nicht tuberkulöser Perikarditis. Verhandl. d. dtsch. pathol. Ges., 18. Tag. Jena 1921. S. 318. — **Hess, F.:** Zur Herkunft der im strömenden Blut bei Endocarditis lenta vorkommenden Endothelien. Dtsch. Arch. f. klin. Med. Bd. 138, S. 330. 1922. — **Heudorfer, K.:** Über den Bau der Lymphdrüsen. Zeitschr. f. d. ges. Anat., Abt. 1: Zeitschr. f. Anat. u. Entwicklungsgesch. Bd. 61, S. 365. 1921. — **Hilton, W.:** The development of the blood and the transformation of some of the early vitelline vessels in *amphibia*. Journ. of morphol. Bd. 24, S. 339. 1913. — **Himmer, A.:** Untersuchungen über den physiologischen und morphologischen Farbwechsel bei *Amphibien*. Arch. f. mikroskop. Anat. u. Entwicklungsmech. Bd. 100, S. 110. 1923. — **Hirschfeld, H.:** a) Zur Kenntnis der Histogenese der granulierten Knochenmarkzellen. Virchows Arch. f. pathol. Anat. u. Physiol. Bd. 153, S. 335. 1898. — b) Über die Entstehung der Blutplättchen. Ebenda Bd. 166, S. 195. 1901. — c) Über experimentelle Erzeugung von Knochenmarksatrophie. Dtsch. Arch. f. klin. Med. Bd. 92, S. 482. 1908. — **Hirschfeld, H.** u. **Hittmair, A.:** Ergebnisse und Fehlerquellen bei der supravitalen Färbung des frischen Blutes. Fol. haematol., Arch. Bd. 31, S. 137. 1925. — **Hirschfeld, H.** u. **Sumi, K.:** Über Erythrophagocytose im strömenden Blute nach Milzexstirpation und intraperitonealen Blutinjektionen. Ebenda Bd. 31, S. 37. 1925. — **His, W.:** a) Beiträge zur Kenntnis der zum Lymphsystem gehörigen Drüsen. Zeitschr. f. wiss. Zool. Bd. 10, S. 333. 1860. — b) Beiträge zur Kenntnis der zum Lymphsystem gehörigen Drüsen. (Zweiter Artikel.) Ebenda Bd. 11, S. 65. 1862. — c) Lecithoblast und Angioblast der *Wirbeltiere*. Abhandl. d. math.-phys. Kl. d. k. sächs. Ges. d. Wiss. Bd. 26, S. 171. 1900. — **Hittmair, A.:** Über akute Myelose. Dtsch. Arch. f. klin. Med. Bd. 140, S. 148. 1922. — **Hoff, F.:** Untersuchungen über das weiße Blutbild und seine biologischen Schwankungen. Krankheitsforschung Bd. 4, S. 89. 1927. — **Höhl, E.:** Zur Histologie des adenoiden Gewebes. Arch. f. Anat. u. Physiol., anat. Abt. S. 133. 1897. — **Holler, G.:** Studien über die Stellung der Monocyten im System der Blutzellen. Fol. haematol., Arch. Bd. 29, S. 84. 1923. — **Homén, E.:** Studien über experimentelle Tuberkulose in den peripheren Nerven und dem Bindegewebe bei gesunden und bei den alkoholisierten Tieren. Arb. a. d. pathol. Inst. d. Univ. Helsingfors, Ser. 1, Bd. 3, S. 91. 1911. — **Homma, E.:** Pathologische und biologische Untersuchungen über die Eosinophilie. Virchows Arch. f. pathol. Anat. u. Physiol. Bd. 233, S. 11. 1921. — **Homma, H.:** Über Gitterfasern in normaler menschlicher Haut. Wien. klin. Wochenschr. Bd. 35, S. 149. 1922. — **Hooker, D.:** Ameboid movements in the corial melanophores of *Rana*. Americ. journ. of anat. Bd. 16, S. 237. 1914. — **Hörmann, C.:** Über das Bindegewebe der weiblichen Geschlechtsorgane. Arch. f. Gynäkol. Bd. 82, S. 619. 1907. — **Hörmann, K.:** Über das

Bindegewebe der weiblichen Geschlechtsorgane. III. Die Bindegewebsfasern in der Schleimhaut des Uterus. Ebenda Bd. 86, S. 404. 1908. — **Hoskins, E.** a. **Hoskins, M.**: The reaction of *selachii* to vital stains. Anat. record Bd. 14, S. 37. 1918. — **Howell, W.**: a) The life history of the formal elements of the blood, especially the red blood corpuscles. Journ. of morphol. Bd. 4, S. 57. 1891. — b) Observations upon the occurrence, structure, and function of the giant cells of the marrow. Ebenda Bd. 4, S. 117. 1891. — **Hoyer, H.**: Beitrag zur Kenntnis der Lymphdrüsen. Arch. f. mikroskop. Anat. Bd. 34, S. 208. 1889. — **Huebschmann, P.**: a) Das Verhalten der Plasmazellen in der Milz bei infektiösen Prozessen. Verhandl. d. dtsch. pathol. Ges., 16. Tag., Marburg 1913. S. 110. — b) Über Atrophie des Fettgewebes und über „drüsiges" Fettgewebe. Ebenda, 19. Tag., Göttingen 1923. S. 236. — **Hueck, W.**: a) Pigmentstudien. Zieglers Beitr. z. pathol. Anat. u. z. allg. Pathol. Bd. 54, S. 68. 1912. — b) Über das Mesenchym. Die Bedeutung seiner Entwicklung und seines Baues für die Pathologie. Ebenda Bd. 66, S. 330. 1920. — **Huzella, T.**: Der Mechanismus des Capillarkreislaufs und der Sekretion im Bindegewebe. I. Untersuchungen über das Fasersystem. Zeitschr. f. wiss. Biol., Abt. B: Zeitschr. f. Zellforsch. u. mikroskop. Anat. Bd. 2, S. 558. 1925. — **Hynek, K.**: Zur Monocytenfrage. Fol. haematol., Arch. Bd. 13, S. 345. 1912. — **Israel, O.** u. **Pappenheim, A.**: Über die Entkernung der *Säugetier*erythroblasten. Virchows Arch. f. pathol. Anat. u. Physiol. Bd. 143, S. 419. 1896. — **Iwakin, A.**: Der Bau der Basalmembran (Membrana limitans). Zeitschr. f. d. ges. Anat., Abt. 1: Zeitschr. f. Anat. u. Entwicklungsgesch. Bd. 75, S. 444. 1925. — **Jackson, C.**: Zur Histologie und Histogenese des Knochenmarkes. Arch. f. Anat. u. Physiol., anat. Abt. S. 33. 1904. — **Jacobsthal, E.**: a) Über intravitale Fettfärbung. Verhandl. d. dtsch. pathol. Ges., 13. Tag., Leipzig 1909. S. 380. — b) Über Phagocytoseversuche mit Myeloblasten, Myelocyten und eosinophilen Leukocyten (mit Bemerkungen über den feineren Bau der eosinophilen Leukocyten). Virchows Arch. f. pathol. Anat. u. Physiol. Bd. 234, S. 12. 1921. — **Jaffé, R.**: a) Über die extramedulläre Blutbildung bei anämischen *Mäusen*. Zieglers Beitr. z. pathol. Anat. u. Physiol. Bd. 68, S. 224. 1921. — b) Die Lehre von den Reticuloendothelien. Wien. klin. Wochenschr. Bd. 35, S. 595. 1922. — c) Aleukemic myelosis. Arch. of pathol. a. lab. med. Bd. 3, S. 56. 1927. — **v. Jagič, N.**: Über die Monocyten (große Mononucleäre und Übergangsformen Ehrlichs). Ebenda Bd. 30, S. 1513. 1917. — **Janošik, J.**: Le développement des globules sanguins chez les *amniotes*. Bibliogr. anat. Bd. 10, 1902. — **Joannovics, G.**: Über Plasmazellen. Zentrlbl. f. allg. Pathol. u. pathol. Anat. Bd. 20, S. 1011. 1909. — **Joest, E.** u. **Emshoff, E.**: Studien über die Histogenese des Lymphdrüsentuberkels und die Frühstadien der Lymphdrüsentuberkulose. Virchows Arch. f. pathol. Anat. u. Physiol. Bd. 210, S. 188. 1912. — **Jokl, A.**: Über vitalfärbbare Erythrocytengranulationen („Substantia metachromatico-granularis") beim *Rochen*, nebst weiteren Bemerkungen über das Blut dieser *Tiere*. Zeitschr. f. mikroskop.-anat. Forsch. Bd. 2, S. 461. 1925. — **Jolly, J.**: a) Recherches sur la division indirecte des cellules lymphatiques granuleuses de la moelle des os. Arch. d'anat. microscop. Bd. 3, S. 168. 1900. — b) Recherches expérimentales sur la division indirecte des globules rouges. Ebenda Bd. 6, S. 455. 1904. — c) Sur la formation des globules rouges des *mammifères*. Cpt. rend. des séances de la soc. de biol. Bd. 58, S. 528. 1905. — d) Recherches sur la formation des globules rouges des *mammifères*. Arch. d'anat. microscop. Bd. 9, S. 132. 1907. — e) Recherches sur les ganglions lymphatiques des *oiseaux*. Ebenda Bd. 11, S. 179. 1910. — f) Modifications des ganglions lymphatiques à la suite du jeûne. Cpt. rend. des séances de la soc. de biol. Bd. 66, S. 146. 1914. — g) La bourse de Fabricius et les organes lympho-épithéliaux. Arch. d'anat. microscop. Bd. 16, S. 363. 1915. — h) Sur les organes lymphoïdes céphaliques des *Batraciens*. Cpt. rend. des séances de la soc. de biol. Bd. 71, S. 200. 1919. — i) Sur l'existence, chez les *Batraciens*, d'organes lymphoïdes pouvant être considérés comme des ébauches de ganglions lymphatiques. Ebenda Bd. 71, S. 201. 1919. — k) Formation des premières cellules sanguines chez les embryons des *poissons osseux*. Ebenda Bd. 83, S. 848. 1920. — l) Traité technique d'hématologie. Paris: A. Maloine et fils 1923. — m) Sensibilité comparée des différents organes lymphoïdes aux rayons X. Cpt. rend. des séances de la soc. de biol. Bd. 91, S. 354. 1924. — n) Action des rayons X sur les cellules. Diminution de la réaction d'un organe sensible par la ligature des artères afférentes. Ebenda Bd. 91, S. 532. 1924. — o) Le thymus et les organes lymphoïdes. Cpt. rend. de l'assoc. d. anatomistes, 19. Tag., Straßburg 1924. — **Jolly, J.** et **Ferroux, R.**: L'action nocive des rayons X sur les tissus vivants est-elle une action directe ou une action indirecte? Cpt. rend. des séances de la soc. de biol. Bd. 92, S. 67. 1925. — **Jolly, J.** et **Saragea, T.**: a) Sur les ébauches sanguines embryonnaires intrahépathiques. Ebenda Bd. 87, S. 434. 1922. — b) Sur les modifications histologiques de l'appendice du *lapin* au cours du jeûne. Ebenda Bd. 90, S. 618. 1924. — **Jolly, J.** et **de Tannenberg, G.**: Sur l'existence de centres germinatifs dans la substance médullaire d'un thymus de *chat*. Ebenda Bd. 90, S. 405. 1924. — **Jordan, H.**: a) A further study of the human umbilical vesicle. Anat. record Bd. 4, S. 341. 1910. — b) A microscopic study of the umbilical vesicle of a 13 mm human embryo with special reference to the entodermal tubules and the blood islands. Anat. Anz. Bd. 37, S. 12 u. 56. 1910. — c) Evidence of hemogenic capacity of endothelium. Anat. record Bd. 10, S. 417. 1915/16. — d) The microscopic structure of the yolk-sac of the *pig* embryo, with special reference to the origin of the erythrocytes. Americ. journ. of anat. Bd. 19, S. 277. 1916. — e) Hemopoiesis in the *mongoose* embryo, with special reference to the activity of the endothelium including that of the yolk-sac. Papers from the department of Marine biology of the Carnegie inst. of Washington Bd. 11, S. 291. 1917. — f) A contribution to the problems concerning the origin, structure, genetic relationship and function of the giant cells of hemopoietic and osteolytic foci. Americ. journ. of anat. Bd. 24, S. 225. 1918. — g) The histology of the blood and the red bone-marrow of the *leopard frog, Rana pipiens*. Ebenda Bd. 25, S. 437. 1919. — h) The histology of the umbilical cord of the *pig*, with special reference to the vasculogenic and hemopoietic activity of its extensively vascularized connective tissue. Ebenda Bd. 26, S. 1. 1919. — i) Further studies on red bone-marrow. Ebenda Bd. 27, S. 287. 1920. — k) Mitochondria and GOLGI Apparatus of the giant-cells of red bone-marrow. Ebenda Bd. 29, S. 117. 1921. — l) Further evidence concerning the functions of osteoclasts. Anat. record Bd. 20, S. 281. 1921. — m) A study of the blood of the *leopard frog* by the method of supravital staining combined with the injection of India Ink into the dorsal lymph sac, with special reference to the genetic relationships among leukocytes. Americ. journ. of anat. Bd. 35, S. 105. 1925. — n) Varieties and the significance of giant cells. Anat. record Bd. 31, S. 51. 1925. — o) The transformation of lymphocytes into erythroblasts in a lymph node of a *rabbit*. Anat. record Bd. 32, S. 369. 1926. — p) The erythrocytogenic capacity of *mammalian* lymph nodes. Americ. journ. of anat. Bd. 38, S. 255. 1926. — q) On the nature of the basophilic granulocytes of the blood and the tissues. Anat. record Bd. 33, S. 89. 1926. — **Jordan, H. a. Flippin, J.**: Haematopoiesis in *Chelonia*. Fol. haematol., Arch. Bd. 15, S. 1. 1913. — **Jordan, H. and Marshall, H.**: Metaplastic development of erythrocytes in lymph nodes. Anat. record. Bd. 29, S. 363. 1925. — **Jordan, H. and Speidel, C.**: a) Studies on Lymphocytes. I. Effect of Splenectomy, experimental hemorrhage and a hemolytic toxin in the *frog*. Americ. journ. of anat. Bd. 32, S. 155. 1923. — b) Blood cell formation and distribution in relation to the mechanism of thyroid- accelerated metamorphosis in the larval *frog*. Journ. of exp. med. Bd. 38, S. 529. 1923. — c) The fundamental erythrocytopoietic stimulus. Proc. of the soc. of exp. biol. a. med. Bd. 21, S. 399. 1924. — d) Studies on lymphocytes. II. The origin, function and fate of the lymphocytes in *fishes*. Journ. of morphol. Bd. 38, S. 529. 1924. — e) Studies on lymphocytes. III. Granulocytopoiesis in the *salamander*, with special reference to the monophyletic theory of blood origin. Americ. journ. of anat. Bd. 33, S. 485. 1924. — **Josselin de Jong, R. de**: Zur Kenntnis der peritonealen Adenomatose bzw. Adenomyomatose des Darmes. Virchows Arch. f. pathol. Anat. u. Physiol. Bd. 250, S. 611. 1924. — **Josselin de Jong, R. de u. de Snoo, K.**: Über die Endometriosen des weiblichen Genitalapparates (ein Beitrag zur Kenntnis der heterotopen Wucherungen vom Bau der Uterusschleimhaut). Ebenda Bd. 257, S. 23. 1925. — **Jost, F.**: Die Farbzellen und Farbzellenvereinigungen in der Haut des *Nordseefisches Callionymus lyra* L. Zeitschr. f. mikroskop.-anat. Forsch. Bd. 7, S. 461. 1926. — **Jungeblut, C. and Berlot, J.**: The rôle of the reticulo-endothelial system in immunity. II. The complement titer after blockade and the physiological regeneration of the reticulo-endothelial system as measured by reduction tests. Journ. of exp. med. Bd. 43, S. 797. 1926. — **Mc Junkin, F.**: a) A simple technic for the demonstration of phagocytic mononuclear cells in peripheral blood. Arch. of internal med. Bd. 21, S. 59. 1918. — b) The origin of the phagocytic mononuclear cells of the peripheral blood. Americ. journ. of anat. Bd. 25, S. 27. 1919. — c) Identification of three types of mononuclear phagocytes in the peripheral blood. Arch. of internal med. Bd. 36, S. 799. 1925. — d) The origin of the mononuclear phagocytes of peritoneal exudates. Americ. journ. of pathol. Bd. 1, S. 305. 1925. — e) Supravital staining of cultures of lymph node and liver endothelia. Arch. f. exp. Zellforsch., bes. Gewebezücht. (Explant.) Bd. 3, S. 166. 1926. — **v. Juspa**: Über den Entstehungsmechanismus der CABOTschen Körper und ihre diagnostische Bedeutung bei den experimentellen Anämien und den schweren Anämien des Menschen. Fol. haematol., Arch. Bd. 17, S. 429. 1914. — **v. Juspa u. Negreiros Rinaldi, G.**: Über die morphologische Bedeutung der TÜRKschen Zellen und deren Verhältnisse zu den Plasmazellen. Ebenda Bd. 16, S. 237. 1913. — **Kamiya, H.**: Zur Frage der Spezifität der zelligen Bauchhöhlenexsudate. Zieglers Beitr. z. pathol. Anat. u. z. allg. Pathol. Bd. 72, S. 761. 1924. — **Kardos, E.**: Über die Entstehung der Blutmastzellen aus dem Knochenmark. Fol. haematol., Arch. Bd. 11, S. 271. 1911. — **Kartaschowa, F.**: Über Monocytenmakrophagen im peripheren Blut bei einigen Infektionskrankheiten. Dtsch. Arch. f. klin. Med. Bd. 146, S. 226. 1925. — **Kasakoff, W.**: Zur Frage von dem Bau des Mitteldarmes bei *Erinaceus europaeus*. Anat. Anz. Bd. 41, S. 33. 1912. — **Katsunuma, S.**: Intracelluläre Oxydation und Indophenolblausynthese.

Jena: G. Fischer 1924. — **Katsunuma, S. u. Sumi, K.:** Cellules réticulo-endothéliales et immunité locale. Cpt. rend. des séances de la soc. de biol. Bd. 91, S. 1401. 1924. — **Katzenstein, W.:** Beitrag zur Genèse und Physiologie der Megakaryocyten. Zeitschr. f. d. ges. exp. Med. Bd. 48, S. 607. 1926. — **Kaznelson, P.:** a) Ein Beitrag zu Wrights Theorie der Blutplättchenentstehung. Dtsch. Arch. f. klin. Med. Bd. 122, S. 72. 1917. — b) Beiträge zur Pathogenese hämorrhagischer Diathesen. Ebenda Bd. 128, S. 119. 1919. — c) Seltene Zellformen des strömenden Blutes (Megakaryocyten, Histiocyten, Endothelzellen). Ebenda Bd. 128, S. 131. 1919. — **Keasbey, L.:** On a new form of leukocyte (Schollenleukocyt, Weill) as found in the gastric mucosa of the *sheep*. Fol. haematol., Arch. Bd. 29, S. 155. 1923. — **Kedrowsky, B.:** Reaktive Veränderungen in den Geweben der *Teichmuschei* (*Anodonta* sp.) bei Einführung von sterilem Celloidin. Virchows Arch. f. pathol. Anat. u. Physiol. Bd. 257, S. 815. 1925. — **Kennel, P.:** a) Les corps adipolymphoïdes de quelques *Batraciens*. Cpt. rend. hebdom. des séances de l'acad. des sciences Bd. 152, S. 1352. 1911. — b) Les corps adipolymphoïdes des *Batraciens*. Ann. des sciences nat., zool., 9. Ser., Bd. 17, S. 219. 1913. — **Kervily, M. de:** a) Les fibrilles élastiques dans les lames collagènes (particulièrement dans les capsules de certaines cellules cartilagineuses et dans la membrane basale des tubes du testicule). Cpt. rend. des séances de la soc. de biol. Bd. 90, S. 851. 1924. — b) Les granulations des élastoblastes et les premiers stades de développement des fibres élastiques révélés par l'imprégnation à l'argent. Ebenda Bd. 90, S. 1022. 1924. — **Key, A.:** Studies on erythrocytes, with special reference to reticulum, polychromatophilia and mitochondria. Arch. of. internal med. Bd. 28, S. 511. 1921. — **Key, Axel u. Retzius G.:** a) Studien in der Anatomie des Nervensystems. Arch. f. mikroskop. Anat. Bd. 9, S. 308. 1873. — b) Studien in der Anatomie des Nervensystems und des Bindegewebes Bd. 1 u. 2. Stockholm 1875. — **Mc Kibben, P.:** Mast cells in the meninges of *Necturus* easily mistaken for nerve cells. Anat. record Bd. 8, S. 475. 1914. — **Kingsley, D.:** Regressive structures and the lymphocyte. The plasma cell; its origin and development. A study of the *mammalian* nictitating membrane. Ebenda Bd. 29, S. 1. 1924. — **Kiyono, K.:** a) Die vitale Carminspeicherung. Jena: G. Fischer 1914. — b) Zur Frage der histiocytären Blutzellen. Fol. haematol., Arch. Bd. 18, S. 149. 1914. — **Kiyono, K. u. Nakanoin, T.:** Weitere Untersuchungen über die histiocytären Zellen. Acta scholae med. Univ. Imper. in Kioto Bd. 3, S. 55. 1919. — **Klaschen, L.:** Untersuchungen über die Riesenzellen in der *Mäuse*milz. Virchows Arch. f. pathol. Anat. u. Physiol. Bd. 237, S. 184. 1922. — **Klein, S.:** Die Myelogonie. Berlin: Julius Springer 1914. — **Klien, H.:** a) Beiträge zur cytologischen Untersuchung der Spinalflüssigkeit. Zeitschr. f. d. ges. Neurol. u. Psychiatrie Bd. 21, S. 242. 1914. — b) Zur Morphologie der Lymphocyten. Bemerkungen zu dem Aufsatz Bergels in Nr. 39 dieser Wochenschrift. Berlin. klin. Wochenschr. Bd. 56, S. 1117. 1919. — **Kling, C.:** Studien über die Entwicklung der Lymphdrüsen beim Menschen. Arch. f. mikroskop. Anat. Bd. 63, S. 575. 1904. — **Knoll, W.:** Jollykörper in menschlichen Erythroblasten phylogenetisch betrachtet. Haematologica Bd. 6, S. 81. 1925. — **Koch, E.:** Basophile Körnelung und Entkernung der roten Blutkörperchen bei Bleivergiftung. Virchows Arch. f. pathol. Anat. u. Physiol. Bd. 252, S. 252. 1924. — **Kölliker, A.:** a) Zur Entwicklung des Fettgewebes. Anat. Anz. Bd. 1, S. 206. 1886. — b) Handbuch der Gewebelehre des Menschen. 6. Aufl. Bd. 1, Leipzig: Engelmann 1889. — **Kollmann, M.:** Recherches sur les leucocytes et le tissu lymphoïde des *invertébrés*. Ann. des sciences nat., zool. Bd. 8, S. 1. 1908. — b) Sur les premières phases du développement des leucocytes des *Crustacés*. Cpt. rend. des séances de la soc. de biol. Bd. 84, S. 811. 1921. — c) Note sur l'évolution de la glande lymphoïde et des leucocytes des *Céphalopodes*. Ebenda Bd. 91, S. 1317. 1924. — **Kolmer, W.:** Zur Histologie der Parathyreoidea und Thyreoidea. Anat. Anz. Bd. 50, S. 271. 1917/18. — **Kolossow, A.:** Über die Struktur des Pleuroperitoneal- und Gefäßepithels (Endothels). Arch. f. mikroskop. Anat. Bd. 42, S. 318. 1893. — **Komocki, W.:** Über die Bildungsart der Körner im Protoplasma der Leukocyten und über die Herkunft der Blutplättchen. Virchows Arch. f. pathol. Anat. u. Physiol. Bd. 248, S. 21. 1924. — **Kon, J.:** Das Gitterfasergerüst der Leber unter normalen und pathologischen Verhältnissen. Arch. f. Entwicklungsmech. d. Organismen Bd. 25, S. 492. 1908. — **König, P.:** Untersuchungen am Abnutzungspigment des Herzens und der Leber. Zieglers Beitr. z. pathol. Anat. u. z. allg. Pathol. Bd. 75, S. 181. 1926. — **Kornfeld, W.:** Über Pigmentbrücken zwischen Corium und Epidermis bei *Anuren*. Anat. Anz. Bd. 53, S. 216. 1920. — **v. Kostanecki, K.:** a) Die embryonale Leber in ihrer Beziehung zur Blutbildung. Anat. Hefte Bd. 1, S. 301. 1892. — b) Über Kernteilung bei Riesenzellen nach Beobachtungen an der embryonalen *Säugetier*leber. Ebenda Bd. 1, S. 323. 1892. — **Koster, H.:** The relation of the reticulo-endothelial system to the blood platelet count. Journ. of exp. med. Bd. 44, S. 75. 1926. — **Kowalewsky, A.:** Etudes expérimentales sur les glandes lymphatiques des *Invertébrés*. Mélanges biologiques tirés du Bull. de l'acad. Impér. des sciences de St. Pétersbourg Bd. 13. 1894. — **Kraft, I.:** a) Über die Vitalfärbung der Leber bei den Vertretern verschiedener *Wirbeltier*klassen. Zeitschr. f. wiss.

Biol., Abt. B: Zeitschr. f. Zellen- u. Gewebelehre Bd. 1, S. 517. 1924. — b) Über die entzündliche Neubildung von Bindegewebe bei den *Knochenfischen*. Nachr. d. Inst. f. wiss. biol. Unters. an d. Univ. Perm Bd. 4, S. 25. 1925. (Russisch.) — **Kraus, E.**: Zur Pathologie 'der Milz. Fol. haematol., Arch. Bd. 26, S. 87. 1920. — **Krauspe, C.**: Beiträge zur Kenntnis der Gitterfasern mit besonderer Berücksichtigung der Niere. Virchows Arch. f. pathol. Anat. u. Physiol. Bd. 237, S. 475. 1922. — **Křizenecky, J.**: Über das Vorkommen von Endothelien im Blutkreislaufe und einige Bemerkungen über dessen Bedeutung. Fol. haematol., Arch. Bd. 21, S. 252. 1917. — **Krjukof, A.**: Über die Monocytenfrage. Ebenda Bd. 31, S. 217. 1925. — **Krogh, A.**: Anatomie und Physiologie der Capillaren. Monographien aus dem Gesamtgebiete der Physiologie der Pflanzen und der *Tiere* Bd. 5. Berlin: Julius Springer 1924. — **Krompecher, E.**: Beiträge zur Lehre von den Plasmazellen. Zieglers Beitr. z. pathol. Anat. u. z. allg. Pathol. Bd. 24, S. 163. 1898. — **Krumbein, C.**: Über die Natur der Deckzellen der serösen Häute, untersucht an Hand eines primären Pleuracarcinoms. Virchows Arch. f. pathol. Anat. u. Physiol. Bd. 249, S. 400. 1924. — **Krumbhaar, E.**: Functions of the spleen. Physiol. reviews Bd. 6, S. 160. 1926. — **Kubie, L.** and **Schultz, G.**: Vital and supravital studies of the cells of the cerebrospinal fluid and of the meninges in *cats*. Bull. of Johns Hopkins hosp. Bd. 37, S. 91. 1925.— **Kuczynski, M.**: a) Vergleichende Untersuchungen zur Pathologie der Abwehrleistungen. Virchows Arch. f. pathol. Anat. u. Physiol. Bd. 234, S. 300. 1921. — b) EDWIN GOLDMANNS Untersuchungen über celluläre Vorgänge im Gefolge des Verdauungsprozesses auf Grund nachgelassener Präparate dargestellt und durch neue Versuche ergänzt. Ebenda Bd. 239, S. 185. 1922. — **Kuczynski, M.** u. **Schwarz, L.**: Experimentelle Untersuchungen über gewebliche Konstitution und Leistung. Krankheitsforsch. Bd. 2, S. 116. 1925. — **Kuklenski, J.**: Über das Vorkommen und die Verteilung des Pigmentes in den Organen und Geweben bei japanischen *Seidenhühnern*. Arch. f. mikroskop. Anat. Bd. 87, S. 1. 1915. — **v. Kupffer, C.**: a) Über Sternzellen der Leber. Ebenda Bd. 12, S. 353. 1876. — b) Über die sog. Sternzellen der *Säugetier*leber. Ebenda Bd. 54, S. 254. 1899. — **Kusnetzowsky, H.**: Über vitale Färbung von Bindegewebszellen bei Fettresorption. Ebenda Bd. 97, S. 32. 1923. — **Kwasniewski**: Ein Beitrag zur Klinik und Histogenese der akuten Myeloblastenleukämie. Dtsch. Arch. f. klin. Med. Bd. 145, S. 83. 1924. — **Kyes, P.**: The physiological destruction of erythrocytes in *birds*. Internat. Monatsschr. f. Anat. u. Physiol. Bd. 31, S. 543. 1914. — **Lacassagne, A.**: Etats des organes sanguiformateurs pendant les jours qui précèdent et qui suivent la naissance chez le *lapin*. Cpt. rend. de l'assoc. anat., 18. Sess., Lyon 1923. S. 267. — **Lacoste, A.**: Sur l'origine et l'évolution des ostéoclastes. Cpt. rend. des séances de la soc. de biol. Bd. 88, S. 704. 1923. — **Ladwig, A.**: Untersuchungen über die Ausbreitung des lymphatischen Gewebes im Hinblick auf die Pathogenese des Status lymphaticus. Virchows Arch. f. pathol. Anat. u. Physiol. Bd. 232, S. 392. 1921. — **Laguesse, E.**: a) Recherches sur le développement de la rate chez les *poissons*. Thèse de Paris, auch Journ. de l'anat. et de la physiol. norm. et pathol. Bd. 26, S. 345 u. 425. 1890. — b) Sur les paranuclei et le mécanisme probable de l'élaboration dans la cellule pancréatique de la *salamandre*. Cpt. rend. d. 13ème congr. intern. de méd., Paris, sect. hist. et embr. 1900. S. 3. — c) Quelques observations sur la motilité des cellules du mésenchyme. Cpt. rend. de l'assoc. anat., 3. Sess., Lyon 1901. S. 217. — d) Sur l'histogénèse de la fibre collagène et de la substance fondamentale dans la capsule de la rate chez les *Sélaciens*. Arch. d'anat. microscop. Bd. 6, S. 99. 1904. — e) La structure du tissu conjonctif lâche chez la *Torpille*. Ebenda Bd. 16, S. 67. 1914. — f) La structure lamellaire dans le tissu conjonctif lâche et dans le cordon ombilical chez les *mammifères* et chez l'homme. Cpt. rend. des séances de la soc. de biol. Bd. 81, S. 1126. 1918. — g) Sur le tissu conjonctif du cordon ombilical de la *Torpille*. Arch. de biol. Bd. 30, S. 213. 1919. — h) Sur l'histogénèse du tissu conjonctif chez l'embryon humain. Cpt. rend. des séances de la soc. de biol. Bd. 82, S. 89. 1919. — i) Sur l'origine de la substance conjonctive amorphe. Ebenda Bd. 82, S. 227. 1919..— k) Sur la structure des papilles et de la couche superficielle du derme chez l'homme. Ebenda Bd. 82, S. 435. 1919. — l) Sur la membrane vitrée basale sous-épidermique. Ebenda Bd. 82, S. 438. 1919. — m) Sur le développement des Mastzellen ou mastocytes chez le *rat blanc*. Ebenda Bd. 82, S. 1415. 1919. — n) Fibres collagènes, précollagènes, fibres grillagées et fibres de fibroglie. Ebenda Bd. 83, S. 373. 1920. — o) La structure lamelleuse et le développement du tissu conjonctif lâche chez les *mammifères* en général et chez l'homme en particulier. Arch. de biol. Bd. 31, S. 173. 1921. — p) Sur les lamelles du tissu conjonctif à propos d'un récent mémoire de DOMINICI. Cpt. rend. des séances de la soc. de biol. Bd. 86, S. 38. 1922. — q) Le tissu conjonctif périchordal dérive-t-il d'un réseau de fibrine ou d'un mésostroma. Ebenda Bd. 87, S. 675. 1922. — r) Les lamelles primitives de la cornée du *poulet* sont, comme le corps vitré, d'origine mésostromale ectodermique. Ebenda Bd. 89, S. 543. 1923. — s) Chondriome et développement des fibrilles dans la cornée. Ebenda Bd. 89, S. 871. 1923. — t) La première ébauche des fibrilles conjonctives provient-elle du chondriome? Arch. d'anat. microscop. Bd. 22, S. 129. 1926. — u) Développement de la cornée chez le *poulet*; rôle du mésostroma; son importance générale; les membranes basales. Ebenda Bd. 22, S. 216. 1926. — **Laguesse, E. et Vandendorpe, F.:** Les fibres précollagènes réticulées dans les parois alvéolaires du poumon humain. Cpt. rend. des séances de la soc. de biol. Bd. 95, S. 513. 1926. — **Lambin, P.:** a) Sur une inclusion cytoplasmique annulaire des myéloblastes. Cpt. rend. des séances de la soc. de biol. Bd. 89, S. 102. 1923. — b) L'hématopoièse dans le foie aux derniers stades de la vie embryonnaire. Ebenda Bd. 89, S. 105. 1923. — c) L'Etat actuel de l'hématologie morphologique. Revue des questions scientifique. Louvain: Fr. Centerick 1923. — d) Sur les rapports des cellules réticulaires et des cellules lymphoides du parenchyme myeloïde. Haematologica Bd. 5, S. 294. 1924. Dasselbe in Cpt. rend. de l'assoc. anat., 19. Sess., Straßburg 1924. S. 190. — e) Sur les modifications de la moelle osseuse dans l'anémie pernicieuse et leur signification pathogénique. Ann. de la soc. scient. de Bruxelles Bd. 44, Teil 1, S. 124. 1924. — f) Contribution à l'étude des cellules de FERRATA dans la leucémie granulocytique. Cpt. rend. de l'assoc. anat., 19. Sess., Straßburg 1924. S. 177. — g) Les hémohistioblastes de FERRATA et leur rôle dans l'hématopoïèse. Strasbourg méd. Bd. 83, T. II, Le Sang, S. 3. 1925. — h) Sur l'existence prétendue de granulations basophiles métachromatiques dans les myélocytes éosinophiles. Ann. de la soc. scient. de Bruxelles Bd. 44, Teil 1, S. 401. 1925. — **Landau, M. u. Mc Nee, J.:** Zur Physiologie des Cholesterinstoffwechsels. Zieglers Beitr. z. pathol. Anat. u. z. allg. Pathol. Bd. 58, S. 667. 1914. — **Lang, F.:** a) The reaction of lung tissue to tuberculous infection in vitro. Journ. of infect. dis. Bd. 37, S. 430. 1925. — b) Über Gewebskulturen der Lunge. Arch. f. exp. Zellforsch., bes. Gewebezüchtung (Explantation) Bd. 2, S. 93. 1926. — c) Experimentelle Untersuchungen über die Histogenese der extramedullären Myelopoese. Zeitschr. f. mikr.-anat. Forsch. Bd. 4, S. 417. 1926. — d) Rôle of endothelium in the production of polyblasts (mononuclear wandering cells) in inflammation. Arch. of pathol. a. laborat. med. Bd. 1, S. 41. 1926. — **Latta, J.:** a) The histogenesis of dense lymphatic tissue of the intestine (*Lepus*). A contribution to the knowledge of the development of lymphatic tissue and blood-cell formation. Americ. journ. of anat. Bd. 20, S. 159. 1921. — b) The development of eosinophiles in human lymphatic nodes. Fol. haematol., Arch. Bd. 31, S. 1. 1924. — **Lauche, A.:** Die extragenitalen heterotopen Epithelwucherungen vom Bau der Uterusschleimhaut (Fibroadenomatosis seroepithelialis). Virchows Arch. f. pathol. Anat. u. Physiol. Bd. 243, S. 298. 1923. — **Lazarenko, T.:** Beiträge zur vergleichenden Histologie des Blutes und des Bindegewebes. II. Die morphologische Bedeutung der Blut- und Bindegewebselemente der *Insekten.* Zeitschr. f. mikroskop.-anat. Forsch. Bd. 3, S. 409. 1925. — **Lefholz, R.:** The effects of diets varying in caloric value and in relative amounts of fat, sugar, and protein upon the growth of lymphoid tissue in *kittens.* Americ. journ. of anat. Bd. 32, S. 1. 1923. — **Lehner, J.:** Das Mastzellenproblem und die Metachromasiefrage. Zeitschr. f. d. ges. Anat., Abt. 3: Ergebn. d. Anat. u. Entwicklungsgesch. Bd. 25, S. 67. 1924. — **Lejeune, E.:** Die Zellen im Ductus lymphaticus beim Menschen und einigen *Säugern,* unter spezieller Berücksichtigung der „großen Mononucleären". Fol. haematol., Arch. Bd. 19, S. 371. 1915. — **Lenaz, L.:** a) Megaloblasten und Plasmazellen. Ebenda Bd. 26, S. 151. 1921. — b) Über die embryonale Blutbildung und ihre Bedeutung für die Pathogenese der perniziösen Anämie. Zieglers Beitr. z. pathol. Anat. u. z. allg. Pathol. Bd. 71, S. 316. 1923. — **Lengemann, P.:** Knochenmarkveränderungen als Grundlage von Leukocytose und Riesenkernverschleppungen (Myelokinese). Ebenda Bd. 29, S. 1. 1901. — **Lepehne, G.:** a) Experimentelle Untersuchungen über das „Milzgewebe" in der Leber. Dtsch. med. Wochenschr. Bd. 40, S. 1361. 1914. — b) Milz und Leber. Ein Beitrag zur Frage des hämatogenen Ikterus, zum Hämoglobin- und Eisenstoffwechsel. Zieglers Beitr. z. pathol. Anat. u. z. allg. Pathol. Bd. 64, S. 55. 1918. — c) Zerfall der roten Blutkörperchen beim Icterus infectiosus (WEIL). Ein weiterer Beitrag zur Frage des hämatogenen Ikterus, des Hämoglobin- und Eisenstoffwechsels. Ebenda Bd. 65, S. 163. 1919. — d) Über eigenartige Pigmentzellen in den mesenterialen Lymphdrüsen. Klin. Wochenschr. Bd. 4, Nr. 9, S. 396. 1925. — **Letterer, E.:** Aleukämische Retikulose (ein Beitrag zu den proliferativen Erkrankungen des Retikuloendothelialapparates). Frankfurt. Zeitschr. f. Pathol. Bd. 30, S. 377. 1924. — **Levi, G.:** a) La constituzione del protoplasma studiata su cellule viventi coltivate „in vitro". Arch. di fisiol. Bd. 14, S. 101. 1916. — b) Dimostrazione della natura condriosomica degli organuli cellulari colorabili col bleu pirrolo in cellule coltivato „in vitro". Atti d. Reale accad. dei Lincei, rendiconto Bd. 25, S. 689. 1916. — c) Differenziazione „in vitro" di fibre da cellule mesenchimali e loro accrescimento per movimento ameboide. Monit. zool. ital. Bd. 27, S. 77. 1916. — d) L'individualità delle cellule persiste in potenza nei sincizi. Ebenda Bd. 29, S. 150. 1918. — e) Nuovi studi su cellule coltivate „in vitro". Attività biologiche, intima struttura, caratteri morfologici specifici. Arch. ital. di anat. e di embriol. Bd. 16, S. 423. 1919. — f) Esiste una continuità protoplasmatica fra individualità cellulari distinte nelle colture „in vitro"? Atti d. Reale accad. dei Lincei, rendiconto Bd. 32, S. 11. 1923. — g) Conservazione e perdita dell'indipendenza delle cellule dei tessuti. Elementi liberi, sincizi e plasmodi nelle colture „in vitro". Arch. f. exp. Zell-forsch., bes. Gewebezüchtung (Explantation) Bd. 1, S. 1. 1925. — **Levy, F.**: Untersuchungen über abweichende Kern- und Zellteilungsvorgänge. Zeitschr. f. d. ges. Anat., Abt. 1: Zeitschr. f. Anat. u. Entwicklungsgesch. Bd. 61, S. 32. 1921. — **Lewis, M.**: a) The formation of macrophages, epithelioid cells and giant cells from leukocytes in incubated blood. Americ. journ. of pathol. Bd. 1, S. 91. 1925. — b) Origin of the phagocytic cells of the lung of the *frog*. Bull. of Johns Hopkins hosp. Bd. 36, S. 361. 1925. — c) A study of the mononuclears of the *frogs* blood in vitro. Arch. f. exp. Zellforsch., bes. Gewebezüchtung (Explantation) Bd. 2, S. 228. 1926. — **Lewis, M. a. Lewis, W.**: a) Mitochondria and other cytoplasmic structures in tissue cultures. Americ. journ. of anat. Bd. 17, S. 339. 1915. — b) Transformation of mononuclear blood cells into macrophages, epithelioid cells and giant cells in hanging-drop blood cultures from lower *vertebrates*. Contrib. to embryol., Carnegie Inst. of Washington Bd. 18, S. 95. 1926. — **Lewis, W.**: a) Degeneration of granules and vacuoles in the fibroblasts of *chick* embryos cultivated in vitro. Bull. of Johns Hopkins hosp. Bd. 30, S. 81. 1919. — b) Is mesenchyme a syncytium? Anat. record Bd. 23, S. 177. 1922. — c) Mesenchyme and Mesothelium. Journ. of exp. med. Bd. 38, S. 257. 1923. — d) Macrophages of the deep fascia of the thigh of the *rat* in spreads supravitally stained with neutral red and with janus green. Americ. assoc. of anat., 42. Sess., New Haven. Anat. record Bd. 32, S. 215. 1926. — e) Macrophages in sterile inflammation of the deep fascia of the *rat*. Americ. assoc. of anat., 42. Sess., New Haven. Ebenda Bd. 32, S. 215. 1926. — f) On the possibility of the transformation of polymorphonuclear leukocytes into mononuclears, epithelioid cells and macrophages in cultures of the buffy coat of the blood of the *rat*. Americ. assoc. of anat., 42. Sess., New Haven. Ebenda Bd. 32, S. 216. 1926. — **Lewis, W. a. Lewis, M.**: Behavior of Cells in tissue cultures. General cytology, edited by E. Cowdry. Chicago, Ill.: The Univ. of Chicago Press 1924. S. 383. — **Lillie, R.**: The early histogenesis of the blood in *Bufo halophilus* Baird and Girard. Americ. journ. of anat. Bd. 26, S. 209. 1919. — **Lino, G.**: Su un caso di leucemia acuta emocitoblastica. Haematologica Bd. 5, S. 205. 1924. — **Lippmann, H. u. Plesch, J.**: Experimentelle und klinische Untersuchungen über die Entstehung und Bedeutung der Exsudatlymphocyten. Studien an aleukocytären *Tieren*. Dtsch. Arch. f. klin. Med. Bd. 118, S. 283. 1915. — **Lobenhoffer, W.**: Über extravasculäre Erythropoese in der Leber unter pathologischen und normalen Verhältnissen. Zieglers Beitr. z. pathol. Anat. u. z. allg. Pathol. Bd. 43, S. 124. 1908. — **Loevy, S.**: Über die Entwicklung der Ranvierschen Zellen. Anat. Anz. Bd. 45, S. 238. 1914. — **Loewenthal, N. et Carrasco, A.**: Des stomates et cellules intercalaires du revêtement endothélial du mésentère. Journ. de l'anat. et de la physiol. norm. et path. de l'homme et des animaux Bd. 48, S. 1. 1912. — **Logefeil, R.**: A study of mixed leukemia with the report of a case. Arch. of internal med. Bd. 33, S. 659. 1924. — **Lossen, J.**: Über das Verhalten des Knochenmarkes bei verschiedenen Erkrankungen des Kindesalters. Virchows Arch. f. pathol. Anat. u. Physiol. Bd. 200, S. 258. 1910. — **Löwenstädt, H.**: a) Untersuchungen über die Vorgänge bei der Bindegewebsversilberung nach Bielschowsky-Maresch und über die Konstitution der „Gitterfasern". Zeitschr. f. d. ges. exp. Med. Bd. 39, S. 355. 1924. — b) Untersuchungen über das Verhalten und die Bedeutung von Gitterfasern und kollagenen Fasern in einigen Fällen von Bindegewebsvermehrung in der Niere. Frankfurt. Zeitschr. f. Pathol. Bd. 30, S. 364. 1924. — **Löwit, M.**: a) Über die Bildung roter und weißer Blutkörperchen. Sitzungsber. d. K. Akad. d. Wiss. Wien, Mathem.-naturw. Kl. III, Bd. 88, S. 356. 1883. — b) Die Entstehung der polynucleären Leukocyten. Fol. hematol. Bd. 4, S. 473. 1907. — **Lubarsch, O.**: a) Über Knochenmarkgewebsembolie. Virchows Arch. f. pathol. Anat. u. Physiol. Bd. 151, S. 546. 1898. — b) Über fetthaltige Pigmente. Zentralbl. f. allg. Pathol. u. pathol. Anat. Bd. 13, S. 881. 1902. — c) Zur Kenntnis des Makrophagen (reticulo-endothelialen) Systems. Verhandl. d. dtsch. pathol. Ges., 18. Tag. 1921. S. 63. — d) Über das sogenannte Lipofuscin. Virchows Arch. f. pathol. Anat. u. Physiol. Bd. 239, S. 421. 1922. — e) Über Pigmentablagerungen in der Bauchspeicheldrüse. Ebenda Bd. 254, S. 532. 1925. — f) Über die hämoglobinogenen Pigmentierungen. Klin. Wochenschr. Bd. 4, S. 2137. 1925. — **Lukjanow, S.**: Über die Intercellularsubstanzen. Verhandl. d. 5. Pirogoffschen Ärztekongr., St. Petersburg 1894 (Russisch.). — **Macklin, C. a. Macklin, M.**: A study of brain repair in the *rat* by the use of trypan blue, with special reference to the vital staining of the macrophages. Arch. of neurol. a. psychiatry Bd. 3, S. 353. 1920. — **Malassez, L.**: Sur l'origine et la formation des globules rouges dans la moelle des os. Arch. de physiol. norm. et pathol. Bd. 14 (2. Ser. Bd. 9), S. 1. 1882. — **Mall, F.**: a) Das retikulierte Gewebe und seine Beziehungen zu den Bindegewebsfibrillen. Abh. d. mathem.-phys. Kl. d. K. sächs. Ges. d. Wiss. Bd. 17, S. 299. 1891. — b) Reticulated tissue and its relation to the connective tissue fibrils. Reports of Johns Hopkins hosp. Bd. 1, S. 171. 1896. — c) Note on the basement membrane of the tubules of the kidney. Bull. of Johns Hopkins hosp. Bd. 12, S. 133. 1901. — d) On the development of the connective tissues from the connective tissue syncytium. Americ. journ. of anat. Bd. 1, S. 329. 1902. — **Mallory, F.**:

a) A histologicaı study of typhoid fever. Journ. oı exp. med. Bd. 3, S. 611. 1898. — b) A hitherto undescribed fibrillar substance produced by connective tissue cells. Journ. of med. research Bd. 10, S. 334. 1904. — c) The principles of pathologic histology. Philadelphia and London: W. B. Saunders Co. 1914. — d) The type cell of the so called dural endothelioma. Journ. of med. research Bd. 41, S. 349. 1920. — **Mandlebaum, F.** and **Downey, H.**: The histopathology and biology of GAUCHER's disease (Large-Cell Splenomegaly). Fol. haematol., Arch. Bd. 20, S. 139. 1916. — **Mandelstamm, M.**: Ein Beitrag zur Frage der Hämopoese im Nierenbecken. Virchows Arch. f. pathol. Anat. u. Physiol. Bd. 253, S. 587. 1924. — **Marchand, F.**: a) Über die bei Entzündungen in der Peritonealhöhle auftretenden Zellformen. Verhandl. d. dtsch. pathol. Ges., 1. Tag., 1898. S. 63. 1899. — b) Der Prozeß der Wundheilung. Deutsche Chirurgie, herausg. von v. BERGMANN u. v. BRUNS, Lief. 16. Stuttgart 1901. — c) Über Clasmatocyten, Mastzellen und Phagocyten des Netzes. Verhandl. d. dtsch. pathol. Ges., 4. Tag., 1902. S. 124. — d) Über die Herkunft der Lymphocyten und ihre Schicksale bei der Entzündung. Ebenda, 16. Tag., 1913. S. 5. — e) Über die Veränderungen des Fettgewebes nach der Transplantation in einem Gehirndefekt, mit Berücksichtigung der Regeneration desselben und der kleinzelligen Infiltration des Bindegewebes. Zieglers Beitr. z. pathol. Anat. u. z. allg. Pathol. Bd. 66, S. 1. 1920. — f) Die Veränderungen der peritonealen Deckzellen nach Einführung kleiner Fremdkörper. Ebenda Bd. 69, S. 1. 1921. — g) Über den Entzündungsbegriff. Virchows Arch. f. pathol. Anat. u. Physiol. Bd. 234, S. 245. 1921. — h) Über die Contractilität der Capillaren und die Adventitiazellen. Münch. med. Wochenschr. Bd. 70, S. 385. 1923. — i) Über die Lymphgefäße und die perivasculären Blutbildungszellen des fetalen Netzes. Arch. f. mikroskop. Anat. u. Entwicklungsmech. Bd. 102, S. 311. 1924. — k) Ältere und neuere Beobachtungen zur Histologie des Omentum. Haematologica Bd. 5, S. 304. 1924. — l) Die örtlichen reaktiven Vorgänge (Lehre von der Entzündung). Handb. d. allg. Pathol., herausg. v. L. KREHL u. F. MARCHAND, Bd. 4, Abt. 1, S. 78. Leipzig: S. Hirzel 1924. — **Marcinowski, K.**: Zur Entstehung der Gefäßendothelien und des Blutes bei *Amphibien*. Jenaische Zeitschr. f. Naturwiss. Bd. 41, S, 19. 1906. — **Maresch, R.**: Über Gitterfasern der Leber und die Verwendbarkeit der Methode BIELSCHOWSKYs zur Darstellung feinster Bindegewebsfibrillen. Zentralbl. f. allg. Pathol. u. pathol. Anat. Bd. 16, S. 641. 1905. — **Marquis, C.**: Das Knochenmark der *Amphibien* in den verschiedenen Jahreszeiten. Inaug.-Diss., Dorpat 1892. — **v. Marschalkó, T.**: Über die sog. Plasmazellen, ein Beitrag zur Kenntnis der Herkunft der entzündlichen Infiltrationszellen. Arch. f. Dermatol. u. Syphilis Bd. 30, S. 241. 1895. — **Martinoff, V.**: Zur Frage der sogenannten Gefäßsegmente des großen Netzes bei neugeborenen *Säugetieren*. Internat. Monatsschr. f. Anat. u. Physiol. Bd. 24, S. 281. 1907. — **Massazza, M.**: Emoistioblasti e loro probabili derivati nel sangue circolante in un caso di anemia a tipo pernicioso osservato in gravidanza. Haematologica Bd. 6, S. 94. 1925. — **Masugi, M.**: Über die Beziehungen zwischen Monocyten und Histiocyten. Zieglers Beitr. z. pathol. Anat. u. z. allg. Pathol. Bd. 76, S. 396. 1927. — **Matsuoka, T.**: Über myeloide Zellherde im Nierenhilusbindegewebe bei Leukämie. Zentralbl. f. allg. Pathol. u. pathol. Anat. Bd. 29, S. 377. 1918. — **Maximow, A.**: a) Zur Lehre von der Parenchymzellenembolie der Lungenarterie. Virchows Arch. f. pathol. Anat. u. Physiol. Bd. 151, S. 297. 1898. — b) Über die Struktur und Entkernung der roten Blutkörperchen der *Säugetiere* und über die Herkunft der Blutplättchen. Arch. f. Anat. u. Physiol., anat. Abt. S. 33. 1899. — c) Zur Frage über die Entkernung der roten Blutkörperchen. Eine Erwiderung auf die „Bemerkungen zu dem Artikel von A. MAXIMOW usw." von A. PAPPENHEIM. Ebenda. S. 389. 1899. — d) Experimentelle Untersuchungen über entzündliche Neubildung von Bindegewebe. Zieglers Beitr. z. pathol. Anat. u. z. allg. Pathol., Supplementheft 5, 1902. — e) Weiteres über Entstehung, Struktur und Veränderungen des Narbengewebes. Ebenda Bd. 34, S. 153. 1903. — f) Über entzündliche Bindegewebsneubildung bei der *weißen Ratte* und die dabei auftretenden Veränderungen der Mastzellen und Fettzellen. Ebenda Bd. 35, S. 93. 1904. — g) Beiträge zur Histologie der eiterigen Entzündung. Ebenda Bd. 38, S. 301. 1905. — h) Über entzündliche Bindegewebsbildung beim *Axolotl.* Ebenda Bd. 39, S. 333. 1906. — i) Über die Zellformen des lockeren Bindegewebes. Arch. f. mikroskop. Anat. Bd. 67, S. 680. 1906. — k) Über die Entwicklung der Blut- und Bindegewebszellen beim *Säugetier*embryo. Fol. haematol. Bd. 4, S. 611. 1907. — l) Experimentelle Untersuchungen zur postfötalen Histogenese des myeloiden Gewebes. Zieglers Beitr. z. pathol. Anat. u. z. allg. Pathol. Bd. 41, S. 122. 1907. — m) Untersuchungen über Blut und Bindegewebe. I. Die frühesten Entwicklungsstadien der Blut- und Bindegewebszellen beim *Säugetier*embryo, bis zum Anfang der Blutbildung in der Leber. Arch. f. mikroskop. Anat. Bd. 73, S. 444. 1909. — n) Untersuchungen über Blut und Bindegewebe. II. Über die Histogenese der Thymus bei *Säugetieren*. Ebenda Bd. 74, S. 525. 1909. — o) Über embryonale Blutbildung. Bemerkungen zu dem Referat HERM. SCHRIDDES „Über Regeneration des Blutes unter normalen und krankhaften Verhältnissen". Zentralbl. f. allg. Pathol.

u. pathol. Anat. Bd. 20, S. 145. 1909. — p) Über die embryonale Blutbildung. Erwiderung an Herrn Dr. H. SCHRIDDE. Ebenda Bd. 20, S. 817. 1909. — q) Die Histiogenese der Entzündung (mit Berücksichtigung der gewebsbildenden hämatogenen Zellen). Verhandl. d. 16. internat. med. Kongr. zu Budapest, Sekt. 4b, 1909. S. 41. — r) Der Lymphocyt als gemeinsame Stammzelle der verschiedenen Blutelemente in der embryonalen Entwicklung und im postfötalen Leben der *Säugetiere*. Fol. haematol. Bd. 8, S. 125. 1909. — s) Untersuchungen über Blut und Bindegewebe. III. Die embryonale Histogenese des Knochenmarks der *Säugetiere*. Arch. f. mikroskop. Anat. Bd. 76, S. 1. 1910. — t) Über embryonale Entwicklung der Blutzellen bei *Selachiern* und *Amphibien*. Verhandl. d. anat. Ges., 24. Vers., Brüssel (2. verein. internat. anat. Kongr.), Ergänzungsh. z. Bd. 37 d. Anat. Anz., S. 64. 1910. — u) Untersuchungen über Blut und Bindegewebe. IV. Über die Histogenese der Thymus bei *Amphibien*. Arch. f. mikroskop. Anat. Bd. 79, S. 560. 1912. — v) Untersuchungen über Blut und Bindegewebe. V. Über die embryonale Entwicklung der Thymus bei *Selachiern*. Ebenda Bd. 80, S. 39. 1912. — w) Über die sog. „Wucheratrophie" der Fettzellen. Arch. f. Entwicklungsmech. d. Organismen Bd. 35, S. 135. 1912. — x) Untersuchungen über Blut und Bindegewebe. VI. Über Blutmastzellen. Arch. f. mikroskop. Anat. Bd. 83, S. 247. 1913. — y) Grundzüge der Histologie Bd. 1 u. 2. 1913/14. St. Petersburg: K. Ricker. (Russisch.) — z) The cultivation of connective tissue of adult mammals in vitro. Arch. russes d'anat., d'hist. et d'embryol. Bd. 1, S. 105. 1916. — aa) Untersuchungen über Blut und Bindegewebe. VII. Über „in vitro" Kulturen von lymphoidem Gewebe des erwachsenen *Säugetier*organismus. Arch. f. mikroskop. Anat. Bd. 96, S. 494. 1922. — bb) Untersuchungen über Blut und Bindegewebe. VIII. Die cytologischen Eigenschaften der Fibroblasten, Reticulumzellen und Lymphocyten des lymphoiden Gewebes außerhalb des Organismus, ihre genetischen Wechselbeziehungen und prospektiven Entwicklungspotenzen. Arch. f. mikroskop. Anat. Bd. 97, S. 283. 1923. — cc) Untersuchungen über Blut und Bindegewebe. IX. Über die experimentelle Erzeugung von myeloiden Zellen in Kulturen des lymphoiden Gewebes. Ebenda Bd. 97, S. 314. 1923. — dd) Untersuchungen über Blut und Bindegewebe. X. Über die Blutbildung bei den *Selachiern* im erwachsenen und embryonalen Zustande. Ebenda Bd. 97, S. 623. 1923. — ee) Relation of blood cells to connective tissues and endothelium. Physiol. reviews Bd. 4, S. 533. 1924. — ff) Tuberculosis of mammalian tissue in vitro. Journ. of infect. dis. Bd. 34, S. 549. 1924. — gg) Tissue-Cultures of young mammalian embryos. Carnegie inst. of Washington publ., Contrib. to Embryol. Bd. 16, S. 47. 1925. — hh) Über die Entwicklungsfähigkeiten der Blutleukocyten und des Blutgefäßendothels bei Entzündung und in Gewebskulturen. Klin. Wochenschr. Bd. 4, S. 1486. 1925. — ii) Rôie of the nongranular blood leukocytes in the formation of the tubercle. Journ. of infect. dis. Bd. 37, S. 418. 1925. — kk) The histogenesis of the tubercle. Transact. of the 21 annual meet. of the nat. tuberculosis ass. 1925. S. 342. — ll) Über undifferenzierte Blutzellen und mesenchymale Keimlager im erwachsenen Organismus. Klin. Wochenschr. Bd. 5, S. 2193. 1926. — mm) Über das Mesothel (Deckzellen der serösen Häute) und die Zellen der serösen Exsudate. Untersuchungen an entzündetem Gewebe und an Gewebskulturen. Arch. f. exp. Zellforsch., bes. Gewebezüchtung (Explantation) Bd. 4, S. 1. 1927. — nn) On the development of the non granular leucocytes of the blood into polyblasts (macrophages) and fibroblasts in tissue culture. Proc. of the soc. f. exp. biol. a. med. Bd. 24, S. 570. 1927. — **Mawas, J.:** Le tissu lymphoïde de la valvule spirale de l'intestin moyen de l'*Ammocoetes branchialis* et sa signification morphologique. Cpt. rend. hebdom. des séances de l'acad. des sciences Bd. 174, S. 1041. 1922. — **Mayer, E. u. Furuta, S.:** Zur Frage der Lymphknötchen im menschlichen Knochenmark. Virchows Arch. f. pathol. Anat. u. Physiol. Bd. 253, S. 574. 1924. — **Mayer, S.:** Die Muscularisierung der capillaren Blutgefäße. Anat. Anz. Bd. 21. S. 442. 1902. — **Mechanik, N.:** Untersuchungen über das Gewicht des Knochenmarkes des Menschen. Zeitschr. f. Anat. u. Entwicklungsgesch. Bd. 79, S. 58. 1926. — **Meirowsky, E.:** a) Zur Frage des Ursprungs der Mastzellen granulationen. Fol. haematol. Bd. 6, S. 42. 1908. — b) Der gegenwärtige Stand der Pigmentfrage. Zentralbl. f. Haut- u. Geschlechtskrankh. Bd. 8, S. 97. 1923. — c) Über den Pigmentierungsvorgang bei der Teermelanose des Menschen. Virchows Arch. f. pathol. Anat. u. Physiol. Bd. 255, S. 303. 1925. — **Meleney, H.:** The histopathology of Kalaazar in the *hamster, monkey* and man. Americ. journ. of pathol. Bd. 1, S. 147. 1925. — **Menten, M.:** A study of the oxidase reaction with α-Naphthol und Paraphenylendiamine. Journ. of med. research Bd. 40, S. 433. 1919. — **Merkel, F.:** Betrachtungen über die Entwicklung des Bindegewebes. Anat. Hefte Bd. 38, S. 321. 1909. — **Metschnikoff, E.:** a) Leçons sur la pathologie comparée de l'inflammation. Paris: Masson 1892. — b) L'immunité dans les maladies infectieuses. Paris 1901. — c) Immunity in infective diseases. Cambridge: University Press 1905. — **Meves, F.:** a) Über Strukturen in den Zellen des embryonalen Stützgewebes sowie über die Entstehung der Bindegewebsfibrillen, insbesondere derjenigen der Sehne. Arch. f. mikroskop. Anat. Bd. 75, S. 149. 1910. —

b) Zur Einigung zwischen Faden- und Granulalehre des Protoplasma. Beobachtungen an weißen Blutzellen. Ebenda Bd. 75, S. 642. 1910. — c) Gesammelte Studien an den roten Blutkörperchen der *Amphibien*. Ebenda Bd. 77, S. 465. 1911. — **Meyer, E. u. Heineke, A.**: Über Blutbildung bei schweren Anämien und Leukämien. Dtsch. Arch. f. klin. Med. Bd. 88, S. 435. 1907. — **Meyer, R.**: Zur Frage der heterotopen Epithelwucherung, insbesondere des Peritonealepithels und in den Ovarien. Virchows Arch. f. pathol. Anat. u. Physiol. Bd. 250, S. 595. 1924. — **Michels, N.**: The mast cell in the lower *vertebrates*. Cellule Bd. 33, S. 339. 1923. — **Miescher, G.**: Die Chromatophoren in der Haut des Menschen. Ihr Wesen und die Herkunft ihres Pigmentes. Ein Beitrag zur Phagocytose der Bindegewebszellen. Klin. Wochenschr. Bd. 1, S. 125. 1922; dasselbe in Arch. f. Dermatol. u. Syphilis Bd. 139, S. 313. 1922. — **Mietens, H.**: a) Zur Kenntnis des Thymusreticulum und seiner Beziehungen zu dem der Lymphdrüsen nebst einigen Bemerkungen über die Winterschlafdrüse. Jenaische Zeitschr. f. Naturwiss. Bd. 44, S. 149. 1909. — b) Entstehung des Blutes bei *Bufo vulgaris*. Ebenda Bd. 45, S. 299. 1909. — c) Entstehung der weißen Blutkörperchen und der Milz bei *Bufo vulgaris*. Ebenda Bd. 46, S. 301. 1910. — **Migay, F. u. Petroff, J.**: Über experimentell erzeugte Eisenablagerungen und vitale Carminfärbung bei *Kaninchen*. Arch. f. mikroskop. Anat. Bd. 97, S. 54. 1923. — **Miller, W.**: The reticulum of the lung. III. Its rôle in the healing of miliary tubercles. Americ. review of tubercul. Bd. 13, S. 360. 1926. — **Millot, J.**: Formation des iridocytes chez les *Batraciens*. Cpt. rend. des séances de la soc. de biol. Bd. 87, S. 26. 1922. — **Minervini, R.**: Über die Neubildung von Blutgefäßen. Virchows Arch. f. pathol. Anat. u. Physiol. Bd. 204, S. 75. 1911. — **Minot, C.**: Die Entstehung des Angioblastes und die Entwicklung des Blutes. Handb. d. Entwicklungsgesch. d. Menschen von Keibel u. Mall Bd. 2. 1911. — **Minot, G.**: Megacaryocytes in the peripheral circulation. Journ. of exp. med. Bd. 36, S. 1. 1922. — **Mjassojedoff, S.**: a) Über in vitro-Kulturen von Eifollikeln der *Säugetiere*. Arch. f. mikroskop. Anat. u. Entwicklungsmech. Bd. 104, S. 1. 1925. — b) Die Zellformen des Bindegewebes und des Blutes und die Blutbildung beim erwachsenen *Huhn*. Fol. haematol., Arch. Bd. 32, S. 263. 1926. — **v. Möllendorff, W.**: a) Zur Morphologie der vitalen Granulafärbung. Arch. f. mikroskop. Anat. Bd. 90, S. 463. 1918. — b) Vitalfärbungen an *tierischen* Zellen. Grundlagen, Ergebnisse und Ziele biologischer Farbstoffversuche. Ergebnisse der Physiologie, herausg. von L. Ascher und K. Spiro, Jg. 18, S. 141. 1920. — c) Untersuchungen zur Theorie der Färbung fixierter Präparate. III. W. u. M. v. Möllendorff, Durchtränkungs- und Niederschlagsfärbung als Haupterscheinungen bei der histologischen Färbung. Zeitschr. f. d. ges. Anat., Abt. 3: Ergebn. d. Anat. u. Entwicklungsgesch. Bd. 25, S. 1. 1924. — d) Beiträge zur Kenntnis der Stoffwanderungen bei wachsenden Organismen. IV. Die Einschaltung des Farbstofftransportes in die Resorption bei *Tieren* verschiedenen Lebensalters. Histophysiologische Beiträge zum Resorptionsproblem. Zeitschr. f. wiss. Biol., Abt. B: Zeitschr. f. Zellforsch. u. mikroskop. Anat. Bd. 2, S. 129. 1925. — e) Über das Zellnetz im lockeren Bindegewebe und seine Stellung zum „reticulo-endothelialen Stoffwechselsystem". Münch. med. Wochenschr. Bd. 73, S. 3. 1926. — f) Die örtliche Zellbildung in Gefäßwänden und im Bindegewebe. Ebenda Bd. 74, S. 135. 1927. — **v. Möllendorff, W. u. M.**: Das Fibrocytennetz im lockeren Bindegewebe, seine Wandlungsfähigkeit und Anteilnahme am Stoffwechsel. Zeitschr. f. wiss. Biol., Abt. B: Zeitschr. f. Zellforsch. u. mikroskop. Anat. Bd. 3, S. 503. 1926. — **Mollier, S.**: a) Die Blutbildung in der embryonalen Leber des Menschen und der *Säugetiere*. Arch. f. mikroskop. Anat. Bd. 74, S. 474. 1909. — b) Die lymphoepithelialen Organe. Sitzungsber. d. Ges. f. Morphol. u. Physiol. in München Bd. 29, S. 14. 1913. — **Mönckeberg, J.**: a) Über das Verhalten des Pleuroperitonealepithels bei der Einheilung von Fremdkörpern. Zieglers Beitr. z. pathol. Anat. u. z. allg. Pathol. Bd. 34, S. 489. 1903. — b) Die Erkrankungen des Herzbeutels. Handb. d. spez. pathol. Anat. u. Histol. von Henke u. Lubarsch Bd. 2, S. 556. 1924. — **Moncorps, C.**: Über die Genese des menschlichen Oberhautpigmentes. Münch. med. Wochenschr. Bd. 71, S. 1019. 1924. — **Morawitz, P. u. Rehn, E.**: Über einige Wechselbeziehungen der Gewebe in den blutbildenden Organen. Dtsch. Arch. f. klin. Med. Bd. 92, S. 109. 1908. — **Morel, J.**: Sur la persistance dans l'oedème de l'architecture lamelleuse du tissu conjonctif. Thèse de Lille. Lille: G. Sautai 1924. — **Motohashi, S.**: Fixed-tissue phagocytosis. Journ. of med. research Bd. 43, S. 419. 1922. — **Müller, C.**: Über die Blutbildungszellen in der Leber bei Syphilis congenita mit besonderer Berücksichtigung der Lymphocyten und Plasmazellen. Dtsch. Arch. f. klin. Med. Bd. 116, S. 566. 1914. — **Müller, E.**: Knochenmark und Leukocyten. Virchows Arch. f. pathol. Anat. u. Physiol. Bd. 246, S. 49. 1923. — **Müller, H.**: a) Zur Frage der Blutbildung. Sitzungsber. d. K. Akad. d. Wiss. Wien, Mathem.-naturw. Kl. III, Bd. 98, S. 219. 1889. — b) Über Mitosen in eosinophilen Zellen. Arch. f. exp. Pathol. u. Pharmakol. Bd. 29, S. 221. 1892. — **Murphy, J. and Ellis, A.**: Experiments on the rôle of lymphoid tissue in the resistance to experimental tuberculosis in *mice*. Journ. of exp. med. Bd. 20, S. 397. 1914. — **Murphy, J. and Nakahara, W.**: The lymphocyte in natural and induced resistance to transplanted cancer. V. Histological study of the lymphoid tissue of *mice* with induced immunity to transplanted cancer. Ebenda Bd. 31, S. 1. 1920. — **Murphy, J., Nakahara, W.** and **Sturm, E.**: Studies on lymphoid activity. V. Relation between the time and extent of lymphoid stimulation induced by physical agents and the degree of resistance to cancer in *mice*. Ebenda Bd. 33, S. 423. 1921. — **Murphy, J.** and **Sturm, E.**: The lymphocytes in natural and induced resistance to transplanted cancer. IV. Effect of dry heat on resistance to transplanted cancer in *mice*. Ebenda Bd. 29, S. 25. 1919. — **Murray, E., Webb, R.** and **Swann, M.**: A disease of *rabbits* characterized by a large mononuclear leucocytosis, caused by a hitherto undescribed bacillus *Bacterium monocytogenes* (n. sp.). Journ. of pathol. a. bacteriol. Bd. 29, S. 407. 1926. — **Nagao, K.**: The Fate of India Ink injected into the blood. Journ. of infect. dis. Bd. 27, S. 527. 1920. — **Nägeli, O.**: a) Über rotes Knochenmark und Myeloblasten. Dtsch. med. Wochenschr. Bd. 26, S. 287. 1900. — b) Über basophile Granulation der Erythrocyten bei Embryonen. Fol. haematol. Bd. 5, S. 525. 1908. — c) Die weißen Blutkörperchen. Die Anämie, von P. EHRLICH u. A. LAZARUS. Abt. I, Teil I. 2. Aufl. Wien u. Leipzig: A. Hölder 1909. S. 66. — d) Knochenmarksriesenzellen im strömenden Blut und deren Beziehungen zu Blutplättchen. Verhandl. d. dtsch. pathol. Ges., 17. Tag., 1914. S. 550. — e) Blutkrankheiten und Blutdiagnostik. 4. Aufl. Berlin: Julius Springer 1923. — f) Allgemeine Embryologie, Morphologie und Biologie der Blutzellen und der blutbildenden Organe. Handb. d. Krankh. d. Blutes u. d. blutbild. Organe, herausg. von A. SCHITTENHELM Bd. 1, S. 1. Ebenda 1925. — **Nageotte, J.**: a) Note sur une formation sousbasale de la peau du têtard de *grenouille*. Cpt. rend. des séances de la soc. de biol. Bd. 76, S. 869. 1914. — b) Histologie comparée de la peau des têtaru. *'anoures*. Ebenda Bd. 77, S. 323. 1914. — c) Les substances conjonctives sont des coagulums albuminoïdes du milieu intérieur. Ebenda Bd. 79, S. 833. 1916. — d) Les fibres synaptiques de RANVIER et les relations de l'hyaline avec les substances conjonctives dans les plaies cutanées expérimentales. Ebenda Bd. 79, S. 1031. 1916. — e) Essai sur la nature et la génèse des substances conjonctives. Ebenda Bd. 79, S. 1121. 1916. — f) Sur l'origine de la substance conjonctive. Réponse à E. LAGUESSE. Ebenda Bd. 82, S. 277. 1919. — g) A propos de la note de E. LAGUESSE intitulée „Le tissu conjonctif pericordal dérive-t-il d'un réseau de fibrine ou d'un mésostroma? Ebenda Bd. 87, S. 910. 1922. — h) Il n'y a pas de substance amorphe dans la trame conjonctive. Ebenda Bd. 87, S. 147. 1922. — i) La boule d'oedème de RANVIER et la disposition de la trame dans le tissu conjonctif souscutané. Ebenda Bd. 87, S. 439. 1922. — k) La structure du faisceau conjonctif étudié particulièrement dans le tendon. Ebenda Bd. 87, S. 598. 1922. — l) L'organisation de la matière dans ses rapports avec la vie. Paris: Librairie Félix Alcan 1922. — m) Über die Überpflanzung von abgetöteten Bindegewebsstücken. Erwiderung an FR. WEIDENREICH und A. BUSACCA. Virchows Arch. f. pathol. Anat. u. Physiol. Bd. 263, S. 69. 1927. — **Nageotte, J.** et **Guyon, L.**: Sur la trame réticulée du tissu adipeux et sur les „fibres grillagés" en général. Cpt. rend. des séances de la soc. de biol. Bd. 88, S. 1288. 1923. — **Nakahara, W.** and **Murphy, J.**: a) The lymphocyte in natural and induced resistance to transplanted cancer. VI. Histological comparison of naturally immune and susceptible *mice*. Journ. of exp. med. Bd. 33, S. 327. 1921. — b) On the nature of the so-called germ center in lymphoid tissue. Anat. record Bd. 22, S. 107. 1921. — **Natali, C.**: Morphologische Untersuchungen über die Bedeutung des reticulo-endothelialen Systems bei intravitaler Hämolyse. Zeitschr. f. d. ges. exp. Med. Bd. 47, S. 223. 1925. — **Nathan, M.**: La cellule de KUPFFER (cellule endothéliale des capillaires veineux du foie), ses réactions expérimentales et pathologiques. Journ. d. l'anat. et de la physiol. norm. et pathol. Bd. 44, S. 208 u. 271. 1908. — **McNee, J.**: a) Gibt es einen echten hämatogenen Icterus? Med. Klinik Bd. 9, S. 1125. 1913. — b) Experiments on haemolytic Icterus. Journ. of pathol. u. bacteriol. Bd. 18, S. 325. 1913. — **Negreiros Rinaldi, G.**: Morfologia normale e patologica dei globuli rossi. Napoli 1916. — **Netoušek, M.**: a) Endothelien im strömenden Blut. Fol. haematol., Arch. Bd. 17, S. 407. 1914. — b) Über Endothelien und ihre Beziehung zu den Monocyten. Ebenda Bd. 19, S. 1. 1914. — **Neuber, E.**: Die Gitterfasern des Herzens. Zieglers Beitr. z. pathol. Anat. u. z. allg. Pathol. Bd. 54, S. 350. 1912. — **Neumann, E.**: a) Über die Bedeutung des Knochenmarkes für die Blutbildung. Zentralbl. f. d. med. Wiss. Bd. 6, S. 689. 1868. — b) Das Gesetz der Verbreitung des gelben und roten Knochenmarkes. Ebenda Bd. 30, S. 321. 1882. — c) Über die Entwicklung roter Blutkörperchen in neugebildetem Knochenmark. Virchows Arch. f. pathol. Anat. u. Physiol. Bd. 119, S. 385. 1890. — d) Hämatologische Studien. Ebenda Bd. 143, S. 225. 1896. — e) Hämatologische Studien (Fortsetzung zu Bd. 143). Die Variabilität der Leukocyten, zugleich ein Beitrag zur Entzündungslehre. Ebenda Bd. 174, S. 41. 1903. — f) Hämatologische Studien (3. Fortsetzung zu Bd. 143 u. 174). Leukocyten und Leukämie. Ebenda Bd. 207, S. 379. 1912. — g) Neuer Beitrag zur Kenntnis der embryonalen Leber. Arch. f. mikr. Anat. Bd. 85, S. 480. 1914. — **Nissen, R.**: Der Einfluß kolloidaler gelöster Metalle auf die blutbereitenden Organe mit besonderer Berücksichtigung des reticulo-endothelialen Systems. Klin. Wochenschr. Bd. 1, S. 1986. 1922. — **Nonidez, J.**: Studies on the gonads of the *fowl*. I. Hematopoietic processes in the gonads of embryos and mature *birds*. Americ. journ. of anat. Bd. 28, S. 81. 1921. — **Oberling, C.**: Le système réticulo-endothélial. Ann. d'anat. pathol. Bd. 1, S. 87. 1924. — **Oberndorfer, S.**: Die pathologischen Pigmente. Ergebn. d. allg. Pathol. u. pathol. Anat. Bd. 19, II, S. 47. 1921. — **Oelhafen, H.**: Über Knochenmarksriesenzellen im strömenden Blut. Fol. haematol., Arch. Bd. 18, S. 171. 1914. — **Oeller, H.**: a) Die funktionelle Bedeutung der Gefäßwandzellen bei akuten Infektionen. Med. Klinik Bd. 19, S. 97. 1923. — b) Experimentelle Studien zur pathologischen Physiologie des Mesenchyms und seiner Stoffwechselleistungen bei Infektionen. Krankheitsforsch. Bd. 1, S. 28. 1925. — **Ogata**: Untersuchungen über die Herkunft der Blutplättchen. Zieglers Beitr. z. pathol. Anat. u. z. allg. Pathol. Bd. 52, S. 192. 1912. — **Ogneff, J.**: Über die Veränderungen in den Chromatophoren bei *Axolotlen* und *Goldfischen* bei dauernder Lichtentbehrung und Hungern. Anat. Anz. Bd. 32, S. 591. 1908. — **Ohno, Y.**: Beiträge zur Frage der neuropathologischen Entzündungslehre. Zieglers Beitr. z. pathol. Anat. u. z. allg. Pathol. Bd. 72, S. 722. 1924. — **Oppel, A.**: a) Eine Methode zur Darstellung feiner Strukturverhältnisse der Leber. Anat. Anz. Bd. 5, S. 143. 1890. — b) Über Gitterfasern der menschlichen Leber und Milz. Ebenda Bd. 6, S. 165. 1891. — c) Unsere Kenntnisse von der Entstehung der roten und weißen Blutkörperchen. Zentralbl. f. allg. Pathol. u. pathol. Anat. Bd. 3, S. 193, 240. 1892. — **Oppenheimer, R.**: Experimentelle Beiträge zur Histogenese des miliaren Lebertuberkels. Virchows Arch. f. pathol. Anat. u. Physiol., Beiheft zu Bd. 194, S. 254. 1908. — **Orsós, F.**: a) Über Lymphknoten (das Bindegewebsgerüst der Lymphknoten in normalem und pathologischem Zustande). Ber. üb. d. 20. Tag. d. dtsch. pathol. Ges. in Würzburg. Zentralbl. f. allg. Pathol. u. pathol. Anat. Bd. 36, S. 234. 1925. — b) Das Bindegewebsgerüst der Lymphknoten im normalen und pathologischen Zustande. Zieglers Beitr. z. pathol. Anat. u. z. allg. Pathol. Bd. 75, S. 15. 1926. — c) Das Bindegewebsgerüst des Knochenmarks im normalen und pathologischen Zustande. Ebenda Bd. 76, S. 36. 1926. — **Orth, J.**: Über Exsudatzellen im allgemeinen und die Exsudatzellen bei verschiedenen Formen von Meningitis im besonderen. Dtsch. med. Wochenschr. Bd. 32, S. 92. 1906. — **Pappenheim, A.**: a) Über Entwicklung und Ausbildung der Erythroblasten. Virchows Arch. f. pathol. Anat. u. Physiol. Bd. 145, S. 587. 1896. — b) Abstammung und Entstehung der roten Blutzelle. Ebenda Bd. 151, S. 89. 1898. — c) Vergleichende Untersuchungen über die elementare Zusammensetzung des roten Knochenmarkes einiger *Säugetiere*. Ebenda Bd. 157, S. 19. 1899. — d) Bemerkungen zu dem Artikel von A. MAXIMOW: „Über die Struktur und Entkernung der roten Blutkörperchen der *Säugetiere* usw." Arch. f. Anat. u. Physiol., anat. Abt. S. 214. 1899. — e) Von den gegenseitigen Beziehungen der verschiedenen farblosen Blutzellen zu einander. Virchows Arch. f. pathol. Anat. u. Physiol. Bd. 159, S. 40. 1900. — f) Wie verhalten sich die UNNAschen Plasmazellen zu Lymphocyten? Ebenda Bd. 165, S. 365; Bd. 166, S. 425. 1901. — g) Weitere kritische Ausführungen zum gegenwärtigen Stand der Plasmazellenfrage. Ebenda Bd. 169, S. 372. 1902. — h) Atlas der menschlichen Blutzellen. Jena: G. Fischer 1905.—12. — i) Unsere derzeitigen Anschauungen über Natur, Herkunft und Abstammung der Plasmazellen und über die Entwicklung der Plasmazellfrage. Fol. haematol. Bd. 4, Suppl., S. 206. 1906. — k) Einige Bemerkungen über Methoden und Ergebnisse der sog. Vitalfärbung an den Erythrocyten. Ebenda Bd. 4, Suppl., S. 46. 1907. — l) Über lymphoide basophile Vorstufen der Erythroblasten. Ebenda Bd. 5, S. 511. 1908. — m) Zu vorstehender Mitteilung DOMINICIS. Ebenda Bd. 8, S. 107. 1909. — n) Einige Worte über Histiocyten, Splenocyten und Monocyten. Ebenda, Arch. Bd. 16, S. 1. 1913. — o) Über die Natur der einkernigen lymphoiden Zellformen in den entzündlichen Exsudaten seröser Höhlen, speziell des Peritoneums beim *Meerschweinchen*. Zentralbl. f. allg. Pathol. u. pathol. Anat. Bd. 24, S. 997. 1913. — p) Über die Wandlung des Lymphoidocytenbegriffes und der Blutstammzellen. Fol. haematol., Arch. Bd. 21, S. 207. 1917. — q) Morphologische Hämatologie. Bd. 2: Spezielle Morphologie und Genese der Blutzellen; die hämatopoetischen Organe; klinische Hämatologie. Ebenda Bd. 24, S. 1. 1919. Leipzig: W. Klinkhardt. — **Pappenheim, A. u. Ferrata, A.**: Über die verschiedenen lymphoiden Zellformen des normalen und pathologischen Blutes mit spezieller Berücksichtigung der großen Mononucleären des Normalblutes und ihrer Beziehung zu Lymphocyten und myeloischen Lymphoidzellen (Myeloblasten). Am *Meerschweinchen* demonstriert. Fol. haematol., Arch. Bd. 10, S. 78. 1910. — **Pappenheim, A. u. Fukushi, M.**: a) Milzstudien. Ebenda Bd. 16, S. 177. 1913. — b) Neue Exsudatstudien und weitere Ausführungen über die Natur der lymphoiden peritonealen Entzündungszellen. (Ein Beitrag zur Cytologie der Entzündung mit Hilfe der vitalen Carminfärbung.) Ebenda Bd. 17, S. 256. 1913. — **Pappenheim, A. u. Szécsi, S.**: Hämocytologische Beobachtungen bei experimenteller Saponinvergiftung der *Kaninchen*. (Zugleich ein Beitrag zur Mastzellenfrage.) Ebenda Bd. 13, S. 25. 1912. — **Parat, M.**: Rapports des cellules hépathiques et des cellules sanguines dans le foie embryonnaire du *cobaye*. Cpt. rend. des séances de la soc. de biol. Bd. 89, S. 158. 1923. — **Pardi, F.:** Ancora sopra il significato delle cellule vasoformative di RANVIER. Arch. ital. di anat. e di embriol. Bd. 8, S. 98. 1909. — **Paremusoff, I.:** Zur Kenntnis der Zellen der Milzpulpa. (Zugleich ein Beitrag zur Frage der Monocyten.) Fol. haematol., Arch. Bd. 12, S. 195. 1911. — **Paschkis, K.:** a) Zur Biologie des reticulo-endothelialen Apparates. I. Kritische und experimentelle Studien zur Funktion und zur Blockadefrage. Reticuloendothel und Immunkörperbildung. Zeitschr. f. d. ges. exp. Med. Bd. 43, S. 175. 1924. — b) Zur Frage der Abstammung der großen Mononucleären. (Zur Biologie des reticulo-endothelialen Apparates II.) Virchows Arch. f. pathol. Anat. u. Physiol. Bd. 259, S. 316. 1926. — c) Zur Biologie des retikulo-endothelialen Apparates. IV. Mitt. Über Folgen der Milzexstirpation. Zeitschr. f. d. ges. exp. Med. Bd. 49, S. 658. 1926. — d) Über die Rolle des Reticulums im „retikulo-endothelialen System" (Zur Biologie des „retikulo-endothelialen Apparates" III). Zentralbl. f. allg. Pathol. u. pathol. Anat. Bd. 37, S. 99. 1926. — **Pasini, A.:** Sul processo di atrofia del tessuto adiposo sotto-cutaneo nel dimagramento. Sperimentale Bd. 57, S. 571. 1903. — **Patella, V.:** a) I leucociti non granulosi del sangue. Siena: Bernardino 1905. — b) La genesi endoteliale dei leucociti mononucleati. Ebenda 1907. — c) Der endotheliale Ursprung der Mononucleären des Blutes. Fol. haematol. Bd. 7, S. 218. 1909. — d) La genesi endoteliale dei monociti, delle forme di pasaggio e dei cosidetti linfociti del sangue. Haematologica Bd. 4, S. 59. 1923. — **Paunz, T.:** Über die Rundzellenherde der Nebenniere. (Ein Beitrag zur histopathologischen Bedeutung des makrophagen [reticuloendothelialen] Systems.) Virchows Arch. f. pathol. Anat. u. Physiol. Bd. 242, S. 138. 1923. — **Pawlowsky, E.:** Zum Bau des lymphoiden Apparates und des Bindegewebes mit dessen Derivaten bei *Skorpionen*. Arch. russes d'anat., d'hist. et d'embryol. Bd. 3, S. 71. 1924. — **Peabody, F.:** A study of hyperplasia of the bone marrow in man. Americ. journ. of pathol. Bd. 2, S. 487. 1926. — **Permar, H.:** The function of the endothelial cell in pathological conditions, especially in tuberculosis. Americ. review of tuberculosis Bd. 9, S. 507. 1924. — **Pernitzsch, F.:** Zur Analyse der Rassenmerkmale des *Axolotl*. I. Die Pigmentierung junger Larven. Arch. f. mikroskop. Anat. Bd. 82, S. 148. 1913. — **Perroncito, A.:** a) Sulla derivazione delle piastrine dai megacariociti. Haematologica Bd. 1, S. 111. 1920. — b) Sulla derivazione delle piastrine. Ebenda Bd. 1, S. 265. 1920. — c) Sulla derivazione delle piastrine. Ebenda Bd. 2, S. 510. 1921. — **Petersen, H.:** a) Histologie und mikroskopische Anatomie. München: J. F. Bergmann 1924. — b) Über die Endothelphagocyten des Menschen. Zeitschr. f. wiss. Biol., Abt. B: Zeitschr. f. Zellforsch. u. mikroskop. Anat. Bd. 2, S. 112. 1925. — c) Die Bedingungen für die Beweglichkeit der menschlichen Körperteile. Die Naturwissenschaften Bd. 13, S. 313. 1925. — d) Einiges über die Formänderungen gebogener Stäbe aus verschiedenem Material und Anwendung auf die elastische und kollagene Faser des *tierischen* Körpers. Ebenda Bd. 14, S. 605. 1926. — **Petri, E.:** a) Das Fettgewebe des Erwachsenen als Bildungsstätte für Blutzellen (Lymphdrüsenentwicklung). Verhandl. d. dtsch. pathol. Ges. 20. Tag., 1925. S. 362. — b) Über Blutzellherde im Fettgewebe des Erwachsenen und ihre Bedeutung für die Neubildung der weißen und roten Lymphknoten. Virchows Arch. f. pathol. Anat. u. Physiol. Bd. 258, S. 37. 1925. — **Petri, S.:** Histologische Untersuchung eines Falles von myeloischer Leukämie mit Messung der Mitosenwinkel. Fol. haematol., Arch. Bd. 32, S. 103. 1926. — **Pfeiler, W.:** Das Problem des mesenchymalen Reizes in der Cellulartherapie. Jena: G. Fischer 1924. — **Pfuhl, W.:** Experimentelle Untersuchungen über die KUPFFERschen Sternzellen der Leber. I. Mitt.: Die verschiedenen Formen der Sternzellen, ihre Lage in den Lebercapillaren, und ihre allgemeine Biologie. Zeitschr. f. d. ges. Anat., Abt. 1: Zeitschr. f. Anat. u. Entwicklungsgesch. Bd. 81, S. 90. 1926. — **Phisalix, C.:** Rôle de la rate dans la formation des hématies chez les *vertébrés* inférieurs. Cpt. rend. des séances de la soc. de biol. Bd. 54, S. 4. 1902. — **Photakis, B.:** a) Studien über die Markzellengenese bei der Bildung des roten Markes der Röhrenknochen in anämischen Zuständen. Virchows Arch. f. pathol. Anat. u. Physiol. Bd. 219, S. 41. 1915. — b) Über die Herkunft der lokalen eosinophilen Zellen. Zeitschr. f. exp. Pathol. u. Therapie Bd. 17, S. 270. 1915. — **Pianese, G.:** Per una migliore conoscenza dei megacariociti. Haematologica Bd. 1, S. 61. 1920. — **Pick, L.:** Zur Histogenese der GAUCHER-Zellen in der Milz. Virchows Arch. f. pathol. Anat. u. Physiol. Bd. 254, S. 782. 1925. — **Piney, A.:** The anatomy of the bone marrow. With special reference to the distribution of the red marrow. Brit. med. journ. Teil 2, S. 792. 1922. — **Pinner, M.:** Cytologische Untersuchungen über die Natur der kleinen Thymuszellen. Fol. haematol., Arch. Bd. 19, S. 227. 1915. — **Policard, A.:** a) Sur le mécanisme de fonctionnement des cellules adipeuses. Cpt. rend. hebdom. des séances de l'acad. des sciences Bd. 175, S. 534. 1922. — b) Sur la membrane des cellules adipeuses. Cpt. rend. des séances de la soc. de biol. Bd. 87, S. 944. 1922. — **Pol, R.:** Zur Funktionsfrage der lymphadenoiden Organe, insbesondere der Tonsillen. Verhandl. d. dtsch. pathol. Ges., 19. Tag., 1923. S. 286. — **Popoff, N.:** The histogenesis of the thymus as shown by tissue cultures, transplantation and regeneration.

Proc. of the soc. f. exp. biol. a. med. Bd. 24, S. 148. 1926. — **Portis, B.**: Rôle of Omentum of *rabbits, dogs* and *guinea pigs* in antibody production. Journ. of infect. dis. Bd. 34, S. 159. 1924. — **Poscharissky, J.**: Über heteroplastische Knochenbildung. Eine pathologisch-histologische und experimentelle Untersuchung. Zieglers Beitr. z. pathol. Anat. u. z. allg. Pathol. Bd. 38, S. 135. 1905. — **Prenant, A.**: a) Notes cytologiques. Sur la morphologie des cellules épithéliales ciliées qui recouvrent le péritoine des *amphibiens*. Arch. d'anat. microscop. Bd. 7, S. 473. 1904—05. — b) Recherches sur le développement du réseau pigmentaire et des autres chromatocytes chez les larves de *Batraciens anoures*. Ebenda Bd. 2, S. 461. 1923. — **Pröscher, F.**: Über experimentelle basophile Leukocytose beim *Kaninchen*. Fol. haematol. Bd. 7, S. 107. 1909. — **Rabl, H.**: a) Über die Herkunft des Pigmentes in der Haut der Larven der urodelen *Amphibien* Bd. 10, S. 12. 1895. — b) Über die Kerne der Fettzellen. Arch. f. mikroskop. Anat. Bd. 47, S. 407. 1896. — **Ranke, O.**: a) Neue Kenntnisse und Anschauungen von dem mesenchymalen Synzytium und seinen Differenzierungsprodukten unter normalen und pathologischen Bedingungen, gewonnen mittels der Tanninsilbermethode von N. Achúcarro. Sitzungsber. d. Heidelberg. Akad. d. Wiss., Mathem.-naturw. Kl., Abt. B, Abhandl. 3, 1913. — b) Zur Theorie mesenchymaler Differenzierungs- und Imprägnationsvorgänge unter normalen und pathologischen Bedingungen (mit besonderer Berücksichtigung der Blutgefäßwand). Ebenda, Abhandl. 2, 1914. — c) Zur Histologie und Histopathologie der Blutgefäßwand, speziell des Zentralnervensystems. Zeitschr. f. d. ges. Neurol. u. Psychiatrie Bd. 27, S. 221. 1915. — d) Zur Frage der elastischen Systeme, besonders der der Aortenwand. Zieglers Beitr. z. pathol. Anat. u. z. allg. Pathol. Bd. 73, S. 638. 1925. — **Ranvier, L.**: a) Traité technique d'histologie. II. éd. Paris: E. Savy 1889. — b) Des clasmatocytes. Cpt. rend. hebdom. des séances de l'acad. des sciences Bd. 110, S. 165. 1890. — c) Sur les éléments anatomiques de la sérosité péritonéale. Ebenda Bd. 110, S. 768. 1890. — d) De la membrane du sac lymphatique oesophagien de la *grenouille*. Ebenda Bd. 111, S. 863. 1890. — e) De l'endothélium du péritoine et des modifications qu'il subit dans l'inflammation expérimentale. Ebenda Bd. 112, S. 842. 1891. — f) Des clasmatocytes. Arch. d'anat. microscop. Bd. 3, S. 123. 1900. — **Rasmussen, A.**: The so-called hibernating gland. Journ. of morphol. Bd. 38, S. 147. 1923. — **Reagan, F.**: a) A further study of the origin of blood vascular tissues in chemically treated *teleost* embryos, with especial reference to haematopoiesis in the anterior mesenchyme and in the heart. Anat. record Bd. 10, S. 99. 1916. — b) Experimental studies on the origin of vascular endothelium and of erythrocytes. Americ. journ. of anat. Bd. 21, S. 39. 1917. — **Reagan, F., Macmorland, E.** and **Mudd, S.**: Anterior haematopoiesis in chemically treated *teleost* embryos under continual observation. Anat. record Bd. 12, S. 265. 1917. — **Reagan, F.** and **Thorington, J.**: The vascularization of the embryonic body of hybrid *teleosts* without circulation. Ebenda Bd. 10, S. 79. 1916. — **v. Recklinghausen, F.**: Über Eiter- und Bindegewebskörperchen. Virchows Arch. f. pathol. Anat. u. Physiol. Bd. 28, S. 157. 1863. — **Redenz, E.**: Untersuchungen über die elastische Faser. I. Untersuchung der isolierten elastischen Faser des Nackenbandes mit dem Mikromanipulator. Zieglers Beitr. z. pathol. Anat. u. z. allg. Pathol. Bd. 76, S. 226. 1926. — **Rehn, E.**: a) Zur Regeneration des Knochenmarks bei der homoplastischen Gelenktransplantation im *Tier*experiment. Arch. f. klin. Chirurg. Bd. 97, S. 35. 1912. — b) Die Fetttransplantation. Ebenda Bd. 98, S. 1. 1912. — c) Zur Regeneration der Mark- und Fettzellen bei Knochenmarkverpflanzung im *Tier*versuch. Bruns' Beitr. z. klin. Chirurg. Bd. 117, S. 608. 1919. — **Reitano, D.**: a) Di alcune funzioni dei megacariociti. Haematologica Bd. 2, S. 383. 1921. — b) Fibroblasti e cellule reticolari nella milza di animali anemizzati e colorati vitalmente col tripanblau. Ebenda Bd. 3, S. 413. 1922. — c) Emoistioblasti e loro derivati nella leucemia monocitica. Ebenda Bd. 3, S. 524. 1922. — **Renaut, J.**: a) Sur la tramule du tissu conjonctif. Arch. d'anat. microscop. Bd. 6, S. 1. 1903. — b) La substance fondamentale continue du tissu conjonctif lâche. Cpt. rend. des séances de la soc. de biol. Bd. 55, S. 1620. 1903. — c) Les cellules connectives rhagiocrines. Arch. d'anat. microscop. Bd. 9, S. 495. 1907. — **Renaut, J.** et **Dubreuil, G.**: a) Sur les cellules rhagiocrines libres du liquide des diverses séreuses. Cpt. rend. des séances de la soc. de biol. Bd. 60, S. 34. 1906. — b) Origine conjonctive des cellules musculaires lisses des artères. Leur filiation directe avec les cellules connectives mobiles, stades cytologiques de leur développement. Arch. d'anat. microscop. Bd. 14, S. 577. 1913. — **Rényi, G.**: Studies on pigment genesis. I. The nature of the so-called „Pigmentbildner". Journ. of morphol. a. physiol. Bd. 39, S. 415. 1924. — **Reschad, H.** u. **Schilling, V.**: Über eine neue Leukämie durch echte Übergangsformen (Splenocytenleukämie) und ihre Bedeutung für die Selbständigkeit dieser Zellen. Münch. med. Wochenschr. Bd. 40, S. 1981. 1913. — **Retzius, G.**: Zur Kenntnis der Riesenzellen und der Stützsubstanz des Knochenmarks. Biol. Untersuchungen, N. F. Bd. 10, S. 37. 1902. — **Rhumbler, L.**: Aus dem Lückengebiet zwischen organismischer und anorganismischer Materie. Zeitschr. f. d. ges. Anat., Abt. 3: Ergebn. d. Anat. u. Entwicklungsgesch. Bd. 15, S. 1. 1905. — **Ribbert, H.**: a) Über Regeneration und Entzündung der Lymphdrüsen. Zieglers Beitr. z. pathol. Anat. u. z. allg. Pathol. Bd. 6, S. 185. 1889. — b) Die Abscheidung intravenös injizierten gelösten Carmins in den Geweben. Zeitschr. f. allgem. Physiol. Bd. 4, S. 201. 1904. — c) Lehrbuch der allgemeinen Pathologie und der pathologischen Anatomie. 2. Aufl. Leipzig 1905. — d) Über die Bedeutung der Lymphdrüsen. Med. Klinik Bd. 3, S. 1543. 1907. — **Rich, A.**: The formation of bile pigment from hemoglobin in tissue cultures. Bull. of Johns Hopkins hosp. Bd. 35, S. 415. 1924. — **Richter, J.**: Vergleichende Untersuchungen über den mikroskopischen Bau der Lymphdrüsen vom *Pferd, Rind, Schwein* und *Hund*. Arch. f. mikroskop. Anat. Bd. 60, S. 469. 1902. — **Riedel, G.**: Die Entwicklung und Entartung des elastischen Gewebes in der senilen Mamma. Virchows Arch. f. pathol. Anat. u. Physiol. Bd. 256, S. 243. 1925. — **Rieux, J.**: Du grand mononucléaire du sang et de ses variations dans les divers états pathologiques. Fol. haematol., Arch. Bd. 10, S. 209. 1910. — **Rindfleisch, G.**: Über Knochenmark und Blutbildung. Arch. f. mikroskop. Anat. Bd. 17, S. 1 u. 21. 1880. — **Ringoen, A.**: a) Observations on the origin of the mast leucocytes of the adult *rabbit*. Anat. record Bd. 9, S. 233. 1915. — b) Observations on the differentiation of the granules in the eosinophilic leucocytes of the bone marrow of the adult *rabbit*. Ebenda Bd. 9, S. 683. 1915. — c) The origin of the eosinophil leucocytes of *mammals*. Fol. haematol., Arch. Bd. 27, S. 10. 1921. — d) The mast leucocytes in the adult *guinea-pig* under experimental conditions. Americ. journ. of anat. Bd. 31, S. 319. 1923. — e) The hemohistioblasts of FERRATA. Anat. record Bd. 27, S. 216. 1924. — f) The so-called „hemohistioblasts" of FERRATA in myelogenous leukemia. Fol. haematol., Arch. Bd. 33, S. 149. 1927. — **Ritter, A.**: Über die Bedeutung des Endothels für die Entstehung der Venenthrombose. Zugleich ein Beitrag zur Lehre von der Funktion des Endothelapparates. Jena: Gustav Fischer 1926. — **Robertson, O.** and **Rous, P.**: The normal fate of erythrocytes. II. Blood destruction in plethoric *animals* and in *animals* with a simple anemia. Journ. of exp. med. Bd. 25, S. 665. 1917. — **Rodler**: Beitrag zum Studium des Elacins. Arch. f. Dermatol. u. Syphilis Bd. 91, S. 35. 1908. — **Roman, B.**: Zur Kenntnis der myeloischen Chloroleukämie. Zieglers Beitr. z. pathol. Anat. u. z. allg. Pathol. Bd. 55, S. 61. 1913. — **Rosenow, G.**: Studien über Entzündung beim leukocytenfreien Tier. Zeitschr. f. d. ges. exp. Med. Bd. 3, S. 42. 1914. — **Rosenthal, W.**: Phagocytose durch Endothelzellen. Zeitschr. f. Immunitätsforsch. u. exp. Therapie Bd. 31, S. 372. 1921. — **Rosin, H.** u. **Bibergeil, E.**: Über vitale Blutfärbung und deren Ergebnisse bei Erythrocyten und Blutplättchen. Zeitschr. f. klin. Med. Bd. 54, S. 197. 1904. — **Rößle, R.**: a) Referat über Entzündung. Verhandl. d. dtsch. pathol. Ges., 19. Tag., 1923. S. 18. — b) Die konstitutionelle Seite des Entzündungsproblems. Schweiz. med. Wochenschr. Bd. 53, S. 1053. 1923. — **Rößle, R.** u. **Yoshida, T.**: Das Gitterfasergerüst der Lymphdrüsen unter normalen und pathologischen Verhältnissen. Zieglers Beitr. z. pathol. Anat. u. z. allg. Pathol. Bd. 45, S. 110. 1909. — **Roth, H.**: Die Plasmazellen in den Hirnhäuten und der Hirnrinde bei progressiver Paralyse. Ebenda Bd. 60, S. 543. 1915. — **Röthig, P.**: Entwicklung der elastischen Fasern. Zeitschr. f. d. ges. Anat., Abt. 3: Ergebn. d. Anat. u. Entwicklungsgesch. Bd. 17, S. 300. 1909. — **Rotstadt, J.**: Zur Cytologie der Cerebrospinalflüssigkeit. Zeitschr. f. d. ges. Neurol. u. Psychiatrie Bd. 31, S. 228. 1916. — **Rotter, W.**: Beitrag zur pathologischen Anatomie der agranulocytären Erkrankungen. Virchows Arch. f. pathol. Anat. u. Physiol. Bd. 258, S. 17. 1925. — **Rouget, C.**: Mémoire sur le développement, la structure et les propriétés physiologiques des capillaires sanguins et lymphatiques. Arch. de physiol. norm. et pathol. Bd. 5, S. 603. 1873. — **Rous, P.**: Destruction of the red blood corpuscles in health and disease. Physiol. reviews Bd. 3, S. 75. 1923. — **Rous, P.** a. **Robertson, O.**: The normal fate of erythrocytes. I. The findings in healthy *animals*. Journ. of exp. med. Bd. 27, S. 651. 1917. — **Rückert, J.** u. **Mollier, S.**: Die erste Entstehung der Gefäße und des Blutes bei *Wirbeltieren*. Handb. d. vergl. u. exp. Entwicklungsgesch. d. *Wirbeltiere*, herausg. von O. HERTWIG, Bd. 1, Teil 1, Hälfte 2, S. 1019. Jena: G. Fischer 1906. — **Rühle, G.**: Über die Membrana propria der Harnkanälchen und ihre Beziehung zu dem interstitiellen Gewebe der Niere. Arch. f. Anat. u. Physiol., anat. Abt., S. 153. 1897. — **Russakoff, A.**: Über die Gitterfasern der Lunge unter normalen und pathologischen Verhältnissen. Zugleich ein Beitrag zur Kenntnis der feinsten Stützsubstanz einiger Parenchyme. Zieglers Beitr. z. pathol. Anat. u. z. allg. Pathol. Bd. 45, S. 476. 1909. — **Russell, W.**: An adress on a characteristic organism of Cancer. Brit. med. journ. Bd. 2, S. 1356. 1890. — **Sabin, F.**: a) Studies on the origin of blood-vessels and of red blood corpuscles as seen in the living blastoderm of *chicks* during the second day of incubation. Carnegie inst. of Washington publ., Contributions to Embryology Bd. 9, S. 213. 1920. — b) Studies on blood. The vitally stainable granules as a specific criterion for erythroblasts and the differentiation of the three strains of the white blood-cells as seen in the living *chick*'s yolk sac. Bull. of Johns Hopkins hosp. Bd. 32, S. 314. 1921. — c) On the origin of the cells of the blood. Physiol. reviews Bd. 2, S. 38. 1922. — d) Studies of living human blood cells. Bull. of Johns Hopkins hosp. Bd. 34, S. 277. 1923. — **Sabin, F., Austrian, C.,**

Cunningham, R. and **Doan, C.:** Studies on the maturation of myeloblasts into myelocytes and on amitotic cell division in the peripheral blood in subacute myeloblastic leucemia. Journ. of exp. med. Bd. 40, S. 845. 1924. — **Sabin, F.** and **Doan, C.:** The presence of desquamated endothelial cells, the so-called clasmatocytes, in normal mammalian blood. Ebenda Bd. 43, S. 823. 1926. — **Sabin, F., Doan, C.** and **Cunningham, R.:** a) The separation of the phagocytic cells of the peritoneal exudate into two distinct types. Proc. of the soc. of exp. biol. a. med. Bd. 21, S. 330. 1924. — b) Discrimination of two types of phagocytic cells in the connective tissues by the supravital technique. Carnegie inst. of Washington publ., Contributions to Embryology, Bd. 16, S. 125. 1925. — **Sabin, F., Cunningham, R., Doan, C.** and **Kindwall, J.:** The normal rhythm of the white blood cells. Bull. of Johns Hopkins hosp. Bd. 37, S. 14. 1925. — **Sacerdotti, C. u. Frattin, G.:** Über die heteroplastische Knochenbildung. Experimentelle Untersuchungen. Virchows Arch. f. pathol. Anat. u. Physiol. Bd. 168, S. 431. 1902. — **Sacks, B.:** The reticulo-endothelial system. Physiol. reviews Bd. 6, S. 504. 1926. — **Salkind, J.:** Contributions histologiques à la biologie comparée du thymus. Arch. de zool. exp. Bd. 55, S. 81. 1915. — **Samssonow, N.:** Die Wanderelemente in der Schleimhaut des Darmkanals der *Säugetiere*. Inaug.-Diss. St. Petersburg 1908. (Russisch.) Ref. in Zeitschr. f. d. ges. Anat., Abt. 3: Ergebn. d. Anat. u. Entwicklungsgesch. Bd. 20, S. 280. 1908 u. in Fol. haematol. Bd. 8, S. 227. 1908. — **Sappington, C.:** The occurrence of mitochondria in the red blood corpuscles during experimental anemias. Arch. of internal med. Bd. 21, S. 695. 1918. — **Sauerbruch, F.:** Celluläre Abwehrvorgänge und ihr Ausdruck im Parabioseversuch. Münch. med. Wochenschr. Bd. 70, S. 866. 1923. — **Saxer, F.:** Über die Entwicklung und den Bau der normalen Lymphdrüsen und die Entstehung der roten und weißen Blutkörperchen. Anat. Hefte Bd. 6, S. 347. 1896. — **Schaack, W.:** Die Veränderungen des Blutes und der blutbildenden Organe nach Amputationen und Exartikulationen. Fol. haematol., Arch. Bd. 15, S. 394. 1913. — **Schäfer, E.:** Text-book of microscopic anatomy. London: Longmans, Green & Co. 1912. — **Schaffer, J.:** a) Zur Kenntnis der glatten Muskelzellen, insbesondere ihrer Verbindung. Zeitschr. f. wiss. Zool. Bd. 66, S. 214. 1899. — b) Grundsubstanz, Intercellularsubstanz und Kittsubstanz. Anat. Anz. Bd. 19, S. 95. 1901. — c) Die Plasmazellen. 8. Heft der „Sammlung anatomischer und physiologischer Vorträge und Aufsätze“, herausg. von Gaupp u. Nagel. Jena: G. Fischer 1910. — d) Lehrbuch der Histologie und Histogenese. 2. Aufl. Leipzig: Engelmann 1922. — **Schilling, V.:** a) Zur Morphologie, Biologie und Pathologie der Kupfferschen Sternzellen, besonders der menschlichen Leber. Virchows Arch. f. pathol. Anat. u. Physiol. Bd. 196, S. 1. 1909. — b) Mitosen in lymphoiden, mononucleären Exsudatzellen beim *Meerschweinchen*. Fol. haematol. Bd. 7, S. 477. 1909. — c) Kritik der Arnethschen Lehre von der Verschiebung des leukocytären Blutbildes und Wertung ihrer klinischen Anwendbarkeit. Ebenda, Arch. Bd. 12, S. 130. 1911. — d) Arbeiten über die Erythrocyten. Ebenda Bd. 14, S. 97. 1912. — e) Die Lösung der Blutplättchenfrage und ihre Ergebnisse für Klinik und Pathologie. Dtsch. med. Wochenschr. Bd. 44, S. 1354. 1918. — f) Über hochgradige Monocytosen mit Makrophagen bei Endocarditis ulcerosa und über die Herkunft der Gr. Mononucleären. Zeitschr. f. klin. Med. Bd. 88, S. 377. 1919. — g) Die Zelltheorie der Erythrocyten als Grundlage der klinischen Wertung anämischer Blutbefunde. Virchows Arch. f. pathol. Anat. u. Physiol. Bd. 234, S. 548. 1921. — h) „Neutrophile Zwillinge“ und andere Beiträge zum Kernformungsvorgang der Leukocyten. Zentralbl. f. allg. Pathol. u. pathol. Anat. Bd. 32, S. 281. 1922. — i) Seltene akute Leukämieformen, ihre Differentialdiagnose und ihre cytologische Beurteilung. Verhandl. d. 37. Kongr. d. dtsch. Ges. f. inn. Med., Wiesbaden 1925. S. 369. — **Schilling, V. u. Bansi, H.:** Das Verhalten der Exsudatmonocyten zur Oxydasereaktion, ein weiterer Beitrag zur Monocytenfrage. Zeitschr. f. klin. Med. Bd. 99, S. 248. 1923. — **Schittenhelm, A.:** Normale und pathologische Physiologie des reticulo-endothelialen Systems. Handb. d. Krankh. d. Blutes u. d. blutbild. Organe, herausg. von A. Schittenhelm, Bd. 2, S. 492. Berlin: Julius Springer 1925. — **Schittenhelm, A. u. Erhardt, W.:** Untersuchungen über die Beziehungen des reticulo-endothelialen Systems zu den großen Monocyten des Blutes mit Hilfe der Vitalspeicherung. Zeitschr. f. d. ges. exp. Med. Bd. 46, S. 225. 1925. — **Schlecht, H.:** Über experimentelle Eosinophilie nach parenteraler Zufuhr artfremden Eiweißes und über Beziehungen der Eosinophilie zur Anaphylaxie. Arch. f. exp. Pathol. u. Pharmakol. Bd. 67, S. 137. 1912. — **Schlecht, H. u. Schwenker, G.:** Über die Beziehungen der Eosinophilie zur Anaphylaxie. Dtsch. Arch. f. klin. Med. Bd. 108, S. 405. 1912. — **Schmidt, M. B.:** a) Über Pigmentbildung in den Tonsillen und im Processus vermiformis. Verhandl. d. dtsch. pathol. Ges., 11. Tag., 1907, S. 24. — b) Der Eisenstoffwechsel nach Milzausschaltung. Ebenda, 17. Tag., 1914. S. 156. — **Schmidt, W.:** a) Die Chromatophoren der *Reptilien*haut. Arch. f. mikroskop. Anat. Bd. 90, S. 98. 1918. — b) Einige Versuche mit Bruno Blochs „Dopa“ an *Amphibien*haut. Dermatol. Zeitschr. Bd. 27, S. 284. 1919. — c) Über die sog. Xantholeukophoren beim *Laubfrosch*. Arch. f. mikroskop. Anat. Bd. 93, S. 93. 1919. — d) Beobachtungen an den roten Chromatophoren in der Haut von *Rana fusca* nebst Bemerkungen über die anderen hier vorkommenden Farbzellen. Anat. Hefte Bd. 58, S. 643. 1920. — e) Einiges über die Entwicklung der Guanophoren bei den *Amphibien*. Ebenda Bd. 59, S. 293. 1920. — f) Über das Verhalten der verschiedenartigen Chromatophoren beim Farbenwechsel des *Laubfrosches*. Arch. f. mikroskop. Anat. Bd. 93, S. 414. 1920. — g) Einige Beobachtungen an (melaninhaltigen) Zellformen des *Froschlarvenschwanzes*. Zool. Anz. Bd. 51, S. 49. 1920. — h) Einige Bemerkungen über „Doppelsternchromatophoren" bei *Urodelen*larven. Anat. Anz. Bd. 53, S. 230. 1920. — i) Zur Frage der Entstehung der Farbzellvereinigungen. Ebenda Bd. 53, S. 481. 1921. — k) Über die Xantholeukosomen von *Rana esculenta*. Jenaische Zeitschr. f. Naturwiss. Bd. 57, S. 219. 1921. — l) Über pigmentfreie Ausläufer, Kerne und Zentren der Melanophoren bei den *Fröschen*. Arch. f. Zellforsch. Bd. 15, S. 269. 1921. — **Schnackenbeck, W.:** a) Zur Analyse der Rassenunterschiede der *Axolotl*. 2. Die Entstehung und das Schicksal der epidermalen Pigmentträger. Zeitschr. f. indukt. Abstammungs- u. Vererbungslehre Bd. 27, S. 178. 1922. — b) Vergleichende Untersuchungen über die Pigmentierung mariner *Fische*. Zeitschr. f. mikroskop.-anat. Forsch. Bd. 4, S. 203. 1925. — **Schneider, K.:** Lehrbuch der vergleichenden Histologie der *Tiere*. Jena: G. Fischer 1902. — **Schönheimer, R.:** Über die experimentelle Cholesterinkrankheit der *Kaninchen*. Virchows Arch. f. pathol. Anat. u. Physiol. Bd. 249, S. 1. 1924. — **Schott, E.:** Morphologische und experimentelle Untersuchungen über Bedeutung und Herkunft der Zellen der serösen Höhlen und der sogenannten Makrophagen. Arch. f. mikroskop. Anat. Bd. 74, S. 143. 1909. — **Schreiber, L. u. Neumann, E.:** Clasmatocyten, Mastzellen und primäre Wanderzellen. Festschr. f. M. Jaffé 1901. S. 125. — **Schridde, H.:** a) Beiträge zur Lehre von den Zellkörnelungen. Die Körnelungen der Plasmazellen. Anat. Hefte Bd. 28, S. 691. 1905. — b) Weitere Untersuchungen über die Körnelungen der Plasmazellen. Zentralbl. f. allg. Pathol. u. pathol. Anat. Bd. 16, S. 433. 1905. — c) Über extravasculäre Blutbildung bei angeborener Lymphocytämie und congenitaler Syphilis. Verhandl. d. dtsch. pathol. Ges., 9. Tag., 1905. S. 220. — d) Über die Wanderungsfähigkeit der Plasmazellen. Ebenda 10. Tag., 1906. S. 110. — e) Die Entstehung der ersten, embryonalen Blutzellen des Menschen. Fol. haematol. Bd. 4, Suppl., S. 157. 1907. — f) Myeloblasten, Lymphoblasten und lymphoblastische Plasmazellen. Zieglers Beitr. z. pathol. Anat. u. z. allg. Pathol. Bd. 41, S. 223. 1907. — g) Die Knochenmarksriesenzellen des Menschen. Anat. Hefte Bd. 33, S. 1. 1907. — h) Über Regeneration des Blutes unter normalen und krankhaften Verhältnissen. Zentralbl. f. allg. Pathol. u. pathol. Anat. Bd. 19, S. 865. 1908. — i) Über Regeneration des Blutes unter normalen und krankhaften Verhältnissen. Berlin. klin. Wochenschr. Bd. 45, S. 1864. 1908. — k) Über die Histogenese der myeloischen Leukämie. Münch. med. Wochenschr. Bd. 55, S. 1057. 1908. — l) Die embryonale Blutbildung. Erwiderung an Herrn Prof. A. Maximow. Zentralbl. f. allg. Pathol. u. pathol. Anat. Bd. 20, S. 433. 1909. — m) Schlußbemerkungen an Herrn Prof. A. Maximow. Ebenda Bd. 20, S. 824. 1909. — n) Studien und Fragen zur Entzündungslehre. Jena: G. Fischer 1910. — o) Untersuchungen über die Bildung des Hämoglobins. Anat. Anz. Bd. 42, S. 514. 1912. — p) Untersuchungen zur Entzündungsfrage. Die Entstehung der kleinzelligen Infiltrate in der Niere bei Scharlach und Diphtherie. Zieglers Beitr. z. pathol. Anat. u. z. allg. Pathol. Bd. 55, S. 345. 1913. — q) Weitere Untersuchungen über die Lymphocyten und ihre Zellkörner. Zeitschr. f. angew. Anat. u. Konstitutionslehre Bd. 2, S. 329. 1917/18. — r) Die Zellen der Thymusrinde. Zentralbl. f. allg. Pathol. u. pathol. Anat. Bd. 33, S. 284. 1923. — s) Die blutbereitenden Organe. Pathologische Anatomie, herausg. von L. Aschoff. 6. Aufl. Bd. 2, S. 102. Jena: G. Fischer 1923. — **Schuberg, A.:** Beiträge zur vergleichenden Anatomie und zur Entwicklungsgeschichte der Lederhaut der *Amphibien*. Zeitschr. f. wiss. Zool. Bd. 90, S. 1. 1908. — **Schulemann, W.:** a) Beiträge zur Vitalfärbung. Arch. f. mikroskop. Anat. Bd. 79, S. 223. 1912. — b) Die vitale Färbung mit sauren Farbstoffen in ihrer Bedeutung für Anatomie, Physiologie, Pathologie und Pharmakologie. Biochem. Zeitschr. Bd. 80, S. 1. 1917. — **Schulhof, K.:** Studien über die Kurloff-Körper nebst Beiträgen zur vergleichenden Hämatologie. Fol. haematol., Arch. Bd. 17, S. 191. 1914. — **Schultz, A.:** Über die Chromotropie des Gefäßbindegewebes in ihrer physiologischen und pathologischen Bedeutung, insbesondere ihre Beziehungen zur Arteriosklerose. Virchows Arch. f. pathol. Anat. u. Physiol. Bd. 239, S. 415. 1922. — **Schultz, W.:** Über eigenartige Halserkrankungen. Monocytenangina. Dtsch. med. Wochenschr. Bd. 48, S. 1495. 1922. — **Schultze, W.:** a) Zur Differentialdiagnose der Leukämien. Münch. med. Wochenschr. Bd. 56, S. 167. 1909. — b) Die Oxydasereaktion an Gewebsschnitten und ihre Bedeutung für die Pathologie. Zieglers Beitr. z. pathol. Anat. u. z. allg. Pathol. Bd. 45, S. 127. 1909. — c) Über großzellige Hyperplasie der Milz bei Lipoidämie (Lipoidzellhyperplasie). Verhandl. d. dtsch. pathol. Ges., 15. Tag. S. 47. 1912. — **Schulze, W.:** Untersuchungen über die Capillaren und postcapillären Venen lymphatischer Organe. Zeitschr. f. d. ges. Anat., Abt. 1: Zeitschr. f. Anat. u. Entwicklungsgesch. Bd. 76, S. 421. 1925. — **v. Schumacher, S.:**

a) Über die Lymphdrüsen des *Macacus rhesus.* Arch. f. mikroskop. Anat. Bd. 48, S. 145. 1897. — b) Über Phagocytose und die Abführwege der Leukocyten in den Lymphdrüsen. Ebenda Bd. 54, S. 311. 1899. — c) Bau, Entwicklung und systematische Stellung der Blutlymphdrüsen. Ebenda Bd. 81, S. 92. 1912. — **Schwarz, E.:** Die Lehre von der allgemeinen und örtlichen „Eosinophilie". Ergebn. d. allg. Pathol. u. pathol. Anat. Bd. 17, Abt. I, S. 137. 1914. — **Schwarz, G.:** a) Über die Herkunft der einkernigen Exsudatzellen bei Entzündungen. Wien. klin. Wochenschr. Bd. 17, S. 1173. 1904. — b) Studien über im großen Netz des *Kaninchens* vorkommende Zellformen. Virchows Arch. f. pathol. Anat. u. Physiol. Bd. 179, S. 209. 1905. — **Seeliger, S.:** Über Plättchenerzeugung und Phagocytose als Funktion der Knochenmarkriesenzellen. Fol. haematol., Arch. Bd. 29, S. 23. 1923. — **Seeliger, S. u. Gorke, H.:** Das Verhalten von Thrombocyten und Leukocyten im strömenden Blute und den inneren Organen nach intravenöser Zufuhr von Witte-Pepton. Zeitschr. f. d. ges. exp. Med. Bd. 24, S. 322. 1921. — **Séguin, P.:** Les Mastzellen histiogènes dans le chorion de la muqueuse du gros intestin du *cheval.* Cpt. rend. des séances de la soc. de biol. Bd. 73, S. 30. 1912. — **Seifert, E.:** a) Zur Biologie des menschlichen großen Netzes. Arch. f. klin. Chirurg. Bd. 116, S. 510. 1921. — b) Untersuchungen an den Appendices epiploicae des menschlichen Dickdarms. Dtsch. med. Wochenschr. Bd. 48, S. 1370. 1922. — c) Studien am Omentum majus des Menschen. Arch. f. klin. Chirurg. Bd. 123, S. 608. 1923. — d) Über Schichtungskugeln und Endothelcysten an der menschlichen Bauchfellserosa. Frankfurt. Zeitschr. f. Pathol. Bd. 30, S. 21. 1924. — **Sekiba, D.:** Zur Morphologie und Histologie des Menstruationszyklus. Arch. f. Gynäkol. Bd. 120, S. 36. 1923. — **Selling, L.:** Benzol als Leukotoxin. Studien über die Degeneration und Regeneration des Blutes und der hämatopoetischen Organe. Zieglers Beitr. z. pathol. Anat. u. z. allg. Pathol. Bd. 51, S. 576. 1911. — **Seyderhelm, I.:** Über das Vorkommen von Makrophagen im Blute bei einem Fall von Endocarditis ulcerosa. Virch. Arch. f. pathol. Anat. u. Physiol. Bd. 243, S. 462. 1923. — **Sheldon, E.:** The so-called hibernating gland in mammals: a form of adipose tissue. The anat. record Bd. 28, S. 331. 1924. — **Shiomi, C.:** Explantationsversuche mit Lymphknoten auf Plasma unter Zusatz von Milz-, Nebennieren- und Knochenmarksextrakt unter Nachprüfung der Versuche von Maximow und unter besonderer Berücksichtigung der Bildung granulierter Zellen. Virchows Arch. f. pathol. Anat. u. Physiol. Bd. 257, S. 714. 1925. — **Shipley, P.:** The mitochondrial substance in the erythrocytes of the embryo *pig.* Fol. haematol., Arch. Bd. 20, S. 59. 1915. — **Shipley, P. a. Macklin, C.:** Some features of osteogenesis in the light of vital staining. Americ. journ. of physiol. Bd. 42, S. 117. 1916. — **Siebke, H.:** Zur Pathologie der Leukanämie. Krankheitsforschung Bd. 4, S. 120. 1927. — **Siegfried, M.:** Über die chemischen Eigenschaften des retikulierten Gewebes. Habilitationsschr., Leipzig. Ref. in Fortschr. d. Med. Bd. 11, S. 185. 1892. — **Siegmund, H.:** a) Untersuchungen über Immunität und Entzündung. Verhandl. d. dtsch. pathol. Ges., 19. Tag., 1923. S. 114. — b) Reizkörpertherapie und aktives mesenchymatisches Gewebe. Münch. med. Wochenschr. Bd. 70, S. 5. 1923. — c) Über einige Reaktionen der Gefäßwände und des Endokards bei experimentellen und menschlichen Allgemeininfektionen. Verhandl. d. dtsch. pathol. Ges., 20. Tag., 1925. S. 260. — d) Über das Schicksal eingeschwemmter Retikuloendothelien (Bluthistiocyten) in den Lungengefäßen. Ein weiterer Beitrag zur Entstehung von Gefäßgranulationen. Zeitschr. f. d. ges. exp. Med. Bd. 50, S. 73. 1926. — **Simon, L.:** De la formation „in situ" des polynucléaires éosinophiles de la muqueuse intestinale. Cpt. rend. des séances de la soc. de biol. Bd. 57, S. 648. 1905. — **Simpson, M.:** a) I. Vital staining of human blood with special reference to the separation of the monocytes. II. The experimental production of circulating endothelial macrophages and the relation of these cells to the monocytes. Univ. of California publ. in anat. Bd. 1, S. 1. 1921. — b) The experimental production of macrophages in the circulating blood. Journ. of med. research Bd. 43, S. 77. 1922. — **Sklawunos, T.:** Experimentell-histologische Studien über Entzündung bei „möglichst" leukocytenfrei gemachten *Kaninchen.* Krankheitsforschung Bd. 1, S. 507. 1925. — **Snessarew, P.:** Über das Stroma der Nebennierenrinde. Arch. f. mikroskop. Anat. Bd. 82, S. 408. 1913. — **Solucha, N.:** Über die Zellformen des Bindegewebes der *Vögel* in normalem Zustande und bei Entzündung. Inaug.-Diss. St. Petersburg 1908. (Russisch.) Ref. in Fol. haematol. Bd. 8, S. 230. 1909. — **Souza, A. de:** Cellule istioidi nel sangue circolante nel paludismo cronico. Haematologica Bd. 6, S. 328. 1925. — **Spalteholz, W.:** Das Bindegewebsgerüst der Dünndarmschleimhaut des *Hundes.* Arch. f. Anat. u. Physiol., anat. Abt., Suppl.-Bd., S. 373. 1897. — **Speroni:** Über das Exsudat bei Meningitis. Arb. a. d. pathol. Inst. zu Berlin. Berlin: August Hirschwald 1906. S. 160. — **Spielmeyer, W.:** a) Die zentralen Veränderungen beim Fleckfieber und ihre Bedeutung für die Histopathologie der Hirnrinde. Zeitschr. f. d. ges. Neurol. u. Psychiatrie Bd. 47, S. 1. 1919. — b) Histopathologie des Nervensystems. Berlin: Julius Springer 1922. — **Spuler, A.:** Beiträge zur Histologie und Histiogenese der Binde- und Stützsubstanz. Anat. Hefte Bd. 7, S. 115. 1897. — **Ssamoylenko, M.:** Über das Endost. Virchows Arch. f. pathol.

Anat. u. Physiol. Bd. 211, S. 176. 1913. — **Ssobolew, L.**: Über die postembryonale Entwicklung der Lymphfollikel im Mastdarm. Frankfurt. Zeitschr. f. Pathol. Bd. 13, S. 342. 1913. — **Ssolowjew, A.**: a) Über die Zwischensubstanz der Blutgefäßwand. Virchows Arch. f. pathol. Anat. u. Physiol. Bd. 241, S. 1. 1923. — b) Über das Verhalten der Zwischensubstanz der Arterienwand bei Atherosklerose. Ebenda Bd. 250, S. 359. 1924. — c) Experimentelle Untersuchungen über die chromotrope Grundsubstanz der Arterienwand. Ebenda Bd. 261, S. 253. 1926. — **Ssyssojew, T.**: a) Über die Rolle der retikulären Zellen des Thymus bei seiner pathologischen Rückbildung und über die Blutbildung in ihm bei Infektionskrankheiten. Ebenda Bd. 250, S. 54. 1924. — b) Histologische Beobachtungen am intravital gefärbten *Axolotl.* Ebenda Bd. 251, S. 150. 1924. — c) Experimentelle Untersuchungen über die Blutbildung in den Nebennieren. Ebenda Bd. 259, S. 291. 1926. — d) Über die Entkernung des Normoblasten unter pathologischen Bedingungen. Ebenda Bd. 262, S. 690. 1926. — **Staemmler, M.**: a) Untersuchungen über Vorkommen und Bedeutung der histiogenen Mastzellen im menschlichen Körper unter normalen und pathologischen Verhältnissen. Frankfurt. Zeitschr. f. Pathol. Bd. 25, S. 391. 1921. — b) Untersuchungen über autogene Pigmente. Virchows Arch. f. pathol. Anat. u. Physiol. Bd. 153, S. 459. 1924. — **Starke, J.**: Über Fettgranula und eine neue Eigenschaft des Osmiumtetraoxydes. Arch. f. Anat. u. Physiol., physiol. Abt. S. 70. 1895. — **Steiner-Wourlisch, A.**: Das melanotische Pigment der Haut bei der *grauen Hausmaus* (*Mus musculus* L.). Zeitschr. f. wiss. Biol., Abt. B: Zeitschr. f. Zellforsch. u. mikroskop. Anat. Bd. 2, S. 453. 1925. — **Sternberg, C.**: a) Primärerkrankungen des lymphatischen und hämatopoetischen Apparates; normale und pathologische Morphologie des Blutes. Ergebn. d. allg. Pathol. u. pathol. Anat. Bd. 9, Abt. 2, 1903, S. 360. 1905. — b) Über das Vorkommen einkerniger neutrophiler Leukocyten (Myelocyten) in der Milz. Verhandl. d. dtsch. pathol. Ges. Bd. 9, S. 218. 1906. — c) Experimentelle Untersuchungen über die Entstehung der myeloiden Metaplasie. Zieglers Beitr. z. pathol. Anat. u. allg. Pathol. Bd. 46, S. 586. 1909. — d) Über die Entstehung der eosinophilen Zellen. Ebenda Bd. 57, S. 573. 1914. — e) Vegetationsstörungen des hämatopoetischen Apparates als Grundlage seiner Systemerkrankungen. Wien. klin. Wochenschr. Bd. 38, S. 40. 1925. — f) Über die elastischen Fasern. Virchows Arch. f. pathol. Anat. u. Physiol. Bd. 254, S. 656. 1925. — **Stheeman, H.**: Histologische Untersuchungen über die Beziehungen des Fettes zu den Lymphdrüsen. Zieglers Beitr. z. pathol. Anat. u. z. allg. Pathol. Bd. 48, S. 170. 1910. — **Stiefel, K.**: Das Herz des melanotischen *Seidenhuhns.* Anat. Anz. Bd. 61, S. 177. 1926. — **Stilwell, F.**: On the phagocytic capacity of the blood vessel endothelium of the *frogs* tongue and its presumed transformation into wandering cells. Fol. haematol., Arch. Bd. 33, S. 81. 1926. — **Stockard, C.**: a) The origin of blood and vascular endothelium in embryos without a circulation of the blood and in the normal embryo. Americ. journ. of anat. Bd. 18, S. 227. 1915. — b) A study of wandering mesenchymal cells on the living yolk-sac and their development products: chromatophores, vascular endothelium and blood cells. Ebenda Bd. 18, S. 525. 1915. — **Stone, L.**: Experiments on the development of the cranial ganglia and the lateral line sense organs in *Amblystoma punctatum.* Journ. of exp. zool. Bd. 35, S. 421. 1922. — **Strandberg, A.**: Zur Frage des intrathymischen Bindegewebes. Anat. Hefte Bd. 55, S. 169. 1918. — **Strauß, E.** u. **Collier, W.**: Spezielle Chemie der Proteine. Handb. d. Biochemie, herausg. von C. OPPENHEIMER, Bd. 1, S. 625. 1923. — **Van der Stricht, O.**: a) Le développement du sang dans le foie embryonnaire. Arch. de biol. Bd. 11, S. 19. 1891. — b) Nouvelles recherches sur la génèse des globules rouges et des globules blancs du sang. Ebenda Bd. 12, S. 199. 1892. — **Stschastnyi**: Über die Histogenese der eosinophilen Granulationen im Zusammenhang mit der Hämolyse. Zieglers Beitr. z. pathol. Anat. u. z. allg. Pathol. Bd. 38, S. 456. 1905. — **Studnička, F.**: a) Histologische und histogenetische Untersuchungen über das Knorpel-, Vorknorpel- und Chordagewebe. Anat. Hefte Bd. 21, S. 279. 1903. — b) Schematische Darstellungen zur Entwicklungsgeschichte einiger Gewebe. Anat. Anz. Bd. 22, S. 537. 1903. — c) Über einige Grundsubstanzgewebe. Ebenda Bd. 31, S. 497. 1907. — d) Das Mesenchym und das Mesostroma der *Frosch*larven und deren Produkte. Ebenda Bd. 40, S. 33. 1911. — e) Das extracelluläre Protoplasma. Ebenda Bd. 44, S. 561. 1913. — f) Das Autexoplasma und das Synexoplasma. Ebenda Bd. 47, S. 386. 1914. — **Sugiyama, S.**: Origin of thrombocytes and of the different types of blood-cells as seen in the living *chick* blastoderm. Contrib. to embryol., Carnegie inst. of Washington Bd. 18, S. 121. 1926. — **Szécsi, St.**: a) Neue Beiträge zur Cytologie des Liquor cerebrospinalis. Über Art und Herkunft der Zellen. Zeitschr. f. d. ges. Neurol. u. Psychiatrie Bd. 6, S. 537. 1911. — b) Experimentelle Studien über Serosaexsudatzellen. Fol. haematol., Arch. Bd. 13, S. 1. 1912. — **Szécsi, St.** u. **Ewald, O.**: Zur Kenntnis der Peritonealexsudatzellen des *Meerschweinchens.* Ebenda Bd. 17, S. 167. 1913. — **v. Szily, A.**: a) Über das Entstehen eines fibrillären Stützgewebes im Embryo und dessen Verhältnis zur Glaskörperfrage. Anat. Hefte Bd. 35, S. 649. 1908. — b) Über die Entstehung des melanotischen Pigmentes im Auge der *Wirbeltier*embryonen und in Choroidealsarkomen. Arch.

f. mikroskop. Anat. Bd. 77, S. 87. 1911. — **Tannenberg, J.:** a) Über die Capillartätigkeit. Verhandl. d. dtsch. pathol. Ges., 20. Tag., 1925. S. 374. — b) Bau und Funktion der Blutcapillaren. Frankfurt. Zeitschr. f. Pathol. Bd. 34, S. 1. 1926. — **Taylor, H.:** The tropistic action of blood vessels on the migration of chromatophores. Journ. of exp. med. Bd. 29, S. 134. 1919. — **Tello, F.:** Das argentophile Netz der Bindegewebszellen. Zeitschr. f. Anat. u. Entwicklungsgesch. Bd. 65, S. 204. 1922. — **Teploff, J.:** a) Über den Entwicklungsgang der vitalen Carminspeicherung im Organismus. Zeitschr. f. d. ges. exp. Med. Bd. 45, S. 548. 1925. — b) Über die Rückbildung der intravitalen Carminablagerungen beim *Kaninchen*. Ebenda Bd. 52, S. 653. 1926. — **Terni, T.:** Ricerche sulla eosinofilopoiesi degli *Uccelli*. Sede, fisionomia, epoca di comparsa e durata dei centri eosinofilopoietici nel *Pollo*. Arch. ital. di anat. e di embriol. Bd. 21, S. 533. 1924. — **Thiel, G.** and **Downey, H.:** The development of the mammalian spleen, with special reference to its hematopoietic activity. Americ. journ. of anat. Bd. 28, S. 279. 1921. — **Thomé, R.:** a) Endothelien als Phagocyten (aus den Lymphdrüsen von *Macacus cynomolgus*). Arch. f. mikroskop. Anat. Bd. 52, S. 820. 1898. — b) Beiträge zur mikroskopischen Anatomie der Lymphknoten. I. Das Reticulum der Lymphknoten. Jenaische Zeitschr. f. Naturwiss. Bd. 37, S. 133. 1903. — **Thorne, G.** and **Evans, H.:** Absence of monocytes in thoracic duct lymph. Anat. record Bd. 23, S. 42. 1922. — **Timofejewsky, A.** u. **Benewolenskaja, S.:** Explantationsversuche von weißen Blutkörperchen mit Tuberkelbazillen. Arch. f. exp. Zellforsch., bes. Gewebezüchtung (Explantation) Bd. 2, S. 31. 1925. — **Timofejewsky, D.:** Zur Frage über die Regeneration der roten Blutkörperchen. Zentralbl. f. allg. Pathol. u. pathol. Anat. Bd. 6, S. 108. 1895. — **Tobler, T.:** Über tumorartige entzündliche uterindrüsenähnliche Wucherungen des Peritonealepithels am Colon sigmoideum („Peritonitis adenoides HUETER"). Frankfurt. Zeitschr. f. Pathol. Bd. 39, S. 543. 1923. — **Tonkoff, W.:** Über die vielkernigen Zellen des Plattenepithels. Anat. Anz. Bd. 16, S. 256. 1899. — **Töppich, G.:** a) Die cellularen Abwehrvorgänge in der Lunge bei Erst- und Wiederinfektion mit Tuberkelbazillen. Krankheitsforschung Bd. 2, S. 15. 1925. — b) Der Abbau der Tuberkelbazillen in der Lunge durch Zellvorgänge und ihr Wiederauftreten in veränderter Form. Krankheitsforschung Bd. 3, S. 335. 1926. — **Torraca, L.:** a) La rigenerazione delle cellule pigmentate cutanee. Arch. f. Entwicklungsmech. d. Organismen Bd. 40, S. 131. 1914. — b) Contributo allo studio delle cellule giganti da corpi estranei per mezzo della colorazione vitale. Haematologica Bd. 1, S. 156. 1920. — **Trautmann, A.:** Die Lymphknoten (Lymphonodi) von *Sus scrofa*, insbesondere deren Lymphstrom-, Färbungs- und Rückbildungsverhältnisse. Zeitschr. f. d. ges. Anat., Abt. 1: Zeitschr. f. Anat. u. Entwicklungsgesch. Bd. 78, S. 733. 1926. — **Tretjakoff, D.:** a) Über das chondroide Gewebe im Herzen des Menschen. Arch. russes d'anat., d'hist. et d'embryol. Bd. 1. 1916. (Russisch.) — b) Das epidurale Fettgewebe. Zeitschr. f. d. ges. Anat., Abt. 1: Zeitschr. f. Anat. u. Entwicklungsgesch. Bd. 79, S. 100. 1926. — **Tschaschin, S.:** a) Über vitale Färbung der Chondriosomen in Bindegewebszellen mit Pyrrolblau. Fol. haematol., Arch. Bd. 14, S. 295. 1912. — b) Über die Herkunft und Entstehungsweise der lymphocytoiden (leukocytoiden) Zellen, der „Polyblasten", bei der Entzündung. Ebenda Bd. 16, S. 247. 1913. — c) Über die „ruhenden Wanderzellen" und ihre Beziehungen zu den anderen Zellformen des Bindegewebes und zu den Lymphocyten. Ebenda Bd. 17, S. 317. 1913. — **Tschassownikow, N.:** Über die in vitro-Kulturen der Thymus. Arch. f. exp. Zellforsch., bes. Gewebezüchtung (Explantation) Bd. 3, S. 250. 1926. — **Türk, W.:** a) Vorlesungen über klinische Hämatologie. Bd. 1 u. 2. Wien 1904—1912. — b) Kritische Bemerkungen über Blutzellenbildung und -benennung. Fol. haematol. Bd. 2, S. 231. 1905. — c) Über Regeneration des Blutes unter normalen und pathologischen Verhältnissen. Berlin. klin. Wochenschr. Bd. 45, S. 1865. 1908. — d) Über Regeneration des Blutes unter normalen und krankhaften Verhältnissen. Zentralbl. f. allg. Pathol. u. pathol. Anat. Bd. 19, S. 895. 1908. — **Unna, P.:** a) Über Plasmazellen, insbesondere beim Lupus. Monatsh. f. prakt. Dermatol. Bd. 12, S. 296. 1891. — b) Basophiles Kollagen, Kollastin und Kollacin. Ebenda Bd. 19, S. 465. 1894. — c) Elastin und Elacin. Ebenda Bd. 19, S. 397. 1894. — **Unna, P.** u. **Golodetz, L.:** Biochemie der Haut. In C. OPPENHEIMERS Handb. d. Biochemie des Menschen u. d. *Tiere*, Erg.-Bd., S. 327. 1913. — **Uyeyama, Y.:** Zur Frage der Entstehung der lokalen Eosinophilie. Frankfurt. Zeitschr. f. Pathol. Bd. 18, S. 349. 1916. — **Vasiliu, T.:** a) Métaplasie médullaire dans le tissu cellulaire péricancéreux. Cpt. rend. des séances de la soc. de biol. Bd. 85, S. 579. 1921. — b) Contribution à l'étude des cellules migrantes primitives: hémohistioblastes de FERRATA. Haematologica Bd. 5, S. 34. 1924. — c) Granulations métachromatiques fines dans les cellules myéloïdes. Cpt. rend. des séances de la soc. de biol. Bd. 92, S. 1073. 1925. — **Venzlaff, W.:** Über Genesis und Morphologie der roten Blutkörperchen der *Vögel*. Arch. f. mikroskop. Anat. Bd. 77, S. 377. 1911. — **Veratti, E.:** Ricerche sulla origine delle Plasmazellen. Tesi di libera docenza. Pavia 1905. — **v. Verebély, T.:** Die Granulation des menschlichen Fettgewebes. Bruns' Beitr. z. klin. Chirurg. Bd. 54, S. 320. 1907. — **Vierling, A.:** Experimenteller Beitrag zur

Geschichte der Wanderzellen bei *Amphibien*. Zeitschr. f. d. ges. Anat., Abt. 1: Zeitschr. f. Anat. u. Entwicklungsgesch. Bd. 81, S. 448. 1926. — **Vimtrup, B.:** a) Beiträge zur Anatomie der Capillaren. I. Über contractile Elemente in der Gefäßwand der Blutcapillaren. Zeitschr. f. die ges. Anat., Abt. 1: Zeitschr. f. Anat. u. Entwicklungsgesch. Bd. 65, S. 150. 1922. — b) Beiträge zur Anatomie der Capillaren. II. Weitere Untersuchungen über contractile Elemente in der Gefäßwand der Blutcapillaren. Ebenda Bd. 68, S. 469. 1923. — **Vincenzi, L.:** Sulla struttura della limitante (BIZZOZERO) delle sierose umane. Anat. Anz. Bd. 20, S. 492. 1902. — **Vogt, E.:** Untersuchungen zur Biologie der Peritonealflüssigkeit des Menschen. Med. Klinik Bd. 19, S. 943. 1923. — **Volterra, M.:** a) Nuovi reperti sull'istologia del tessuto connettivo adiposo dell'uomo. Sperimentale Bd. 77, S. 242. 1923. — b) Sulla struttura dei capillari sanguigni e l'anatomia del sistema reticolo-endoteliale. Monit. zool. ital. Bd. 36, S. 49. 1925. — c) Studio sull'anatomia comparata e la istologia della ipofisi in *Mammiferi* e nell'Uomo. I. Sul connettivo ipofisario ed altre particolarità di minuta struttura della ghiandola e delle parti diencefaliche prossime. Arch. ital. di anat. e di embriol. Bd. 22, S. 397. 1925. — **Waldeyer, W.:** Über Bindegewebszellen. Arch. f. mikroskop. Anat. Bd. 11, S. 176. 1875. — **Wallbach, G.:** Über die „Spezifität" der Zellreaktion in Bauchhöhle und Milz. Virchows Arch. f. pathol. Anat. u. Physiol. Bd. 262, S. 61. 1926. — **Wallgren, A.:** a) Zur Kenntnis der lymphoiden Zellen des *Kaninchen*blutes. Fol. haematol. Bd. 8, S. 307. 1909. — b) Zur Kenntnis der Plasmastruktur der Plasmazellen. Zieglers Beitr. z. pathol. Anat. u. z. allg. Pathol. Bd. 51, S. 227. 1911. — c) Beiträge zur Kenntnis der Pathogenese und Histologie der experimentellen Lebertuberkulose. Arb. a. d. patol. Inst. d. Univ. Helsingfors, Ser. 1, Bd. 3, S. 139. 1911. — d) Über die Zelleibstruktur des neutrophilen Leukocyten und seiner Vorstufen und über den neutrophilen Leukocyten in Dunkelfeldbeleuchtung. Ebenda, N. F., Bd. 3, S. 1. 1923. — **Walter, L.:** Zur Kenntnis der glatten Muskelzellen. Zeitschr. f. d. ges. Anat., Abt. 1: Zeitschr. f. Anat. u. Entwicklungsgesch. Bd. 81, S. 742. 1926. — **Walter, R.:** Über die „Stomata" der serösen Höhlen. Anat. Hefte Bd. 46, S. 273. 1912. — **Walz, K.:** Zur Frage der Entstehung der heterotopen Wucherungen vom Bau der Uterusschleimhaut. Zentralbl. f. allg. Pathol. u. pathol. Anat. Bd. 37, S. 290. 1926. — **Wassén, A.:** Beobachtungen an Thymuskulturen in vitro. Anat. Hefte Bd. 52, S. 279. 1914. — **Wassermann, F.:** a) Extramedulläre Blutbildung in Zusammenhang mit der Fettgewebsentwicklung. Zentralbl. f. allg. Pathol. u. pathol. Anat. Bd. 35, S. 246. 1924. — b) Die Fettorgane des Menschen. Entwicklung, Bau und systematische Stellung des sogenannten Fettgewebes. Zeitschr. f. wiss. Biol., Abt. B: Zeitschr. f. Zellforsch. u. mikroskop. Anat. Bd. 3, S. 235. 1926. — **Wätjen:** Zur Keimzentrumsfrage. Verhandl. d. dtsch. pathol. Ges., 20. Tag., 1925. S. 366. — **Weed, L.:** a) The development of the cerebrospinal spaces in *pig* and in man. Carnegie inst. of Washington publ., Contributions to Embryology Bd. 5, S. 1. 1917. — b) The cells of the arachnoid. Bull. of Johns Hopkins hosp. Bd. 31, S. 343. 1920. — **Weicksel, J.:** Über die großen Mononucleären und Übergangsformen EHRLICHS (Monocyten) und ihr Verhalten bei Tuberkulose. Med. Klinik Bd. 16, S. 1326. 1920. — **Weidenreich, F.:** a) Das Gefäßsystem der menschlichen Milz. Arch. f. mikroskop. Anat. Bd. 58, S. 247. 1901. — b) Das Schicksal der roten Blutkörperchen im normalen Organismus. Anat. Anz. Bd. 24, S. 186. 1904. — c) Die roten Blutkörperchen. II. Zeitschr. f. d. ges. Anat., Abt. 3: Ergebn. d. Anat. u. Entwicklungsgesch. Bd. 14, S. 345. 1905. — d) Studien über das Blut und die blutbildenden und -zerstörenden Organe. II. Bau und morphologische Stellung der Blutlymphdrüsen. Arch. f. mikroskop. Anat. Bd. 65, S. 1. 1905. — e) Über die zelligen Elemente der Lymphe und der serösen Höhlen. Verhandl. d. anat. Ges., 21. Vers., 1907. S. 51. — f) Zur Kenntnis der Zellen mit basophilen Granulationen im Blut und Bindegewebe. Fol. haematol. Bd. 5, S. 135. 1908. — g) Beiträge zur Kenntnis der granulierten Leukocyten. V. Fortsetzung der „Studien über das Blut und die blutbildenden und -zerstörenden Organe". Arch. f. mikroskop. Anat. Bd. 72, S. 209. 1908. — h) Zur Morphologie und morphologischen Stellung der ungranulierten Leukocyten — Lymphocyten — des Blutes und der Lymphe. Ebenda Bd. 73, S. 793. 1909. — i) Die Leukocyten und verwandte Zellformen. Wiesbaden: J. F. Bergmann 1911. (Zeitschr f. d. ges. Anat., Abt. 3: Ergebn. d. Anat. u. Entwicklungsgesch. Bd. 19, S. 527. 1911.) — k) Die Lokalisation des Pigmentes und ihre Bedeutung in Ontogenie und Phylogenie der *Wirbeltiere*. Zeitschr. f. Morphol. u. Anthropol., Sonderheft 2, S. 59. 1912. — l) Die Verwendung von organisiertem „Totem" im Aufbau des lebendigen Organismus und ihre theoretische und tatsächliche Basis. Naturwissenschaften, H. 25, S. 485. 1923. — m) Über die Transplantation konservierter Sehnen. Virchows Arch. f. pathol. Anat. u. Physiol. Bd. 250, S. 178. 1924. — **Weill, P.:** a) Über die Bildung von Leukocyten in der menschlichen und *tierischen* Thymus des erwachsenen Organismus. XI. Fortsetzung der „Studien über das Blut und die blutbildenden und -zerstörenden Organe" von F. WEIDENREICH. Arch. f. mikroskop. Anat. Bd. 83, S. 305. 1913. — b) Über die Bildung von granulierten Leukocyten im Carcinomgewebe. Virchows Arch. f. pathol.

Anat. u. Physiol. Bd. 226, S. 212. 1919. — c) Mastzellenstudien an Sarkommetastasen. Fol. haematol. Arch., Bd. 23, S. 185. 1919. — d) Über die leukocytären Elemente der Darmschleimhaut der *Säugetiere*. Ein Beitrag zur Beurteilung der Granulationen in Leukocyten. XII. Fortsetzung der „Studien über das Blut und die blutbildenden und -zerstörenden Organe" von F. WEIDENREICH. Arch. f. mikroskop. Anat. Bd. 93, S. 1. 1920. — e) Über Erythrophagocytose im strömenden Blute. Fol. haematol., Arch. Bd. 26, S. 27. 1920. — f) Gutartige Geschwülste als Bildungsstätten granulierter Leukocyten. Virchows Arch. f. pathol. Anat. u. Physiol. Bd. 227, Beih., S. 193. 1920. — g) Über das regelmäßige Vorkommen von Myelocyten in der Milz des erwachsenen Menschen. XIII. Fortsetzung der „Studien über das Blut und die blutbildenden und -zerstörenden Organe" von F. WEIDENREICH. Arch. f. mikroskop. Anat. Bd. 93, S. 82. 1920. — h) Etudes sur les leucocytes. I. Les cellules granuleuses des muqueuses intestinales et utérines. Arch. d'anat. microscop. Bd. 17, S. 77. 1921. — **Weils, A.**: Über Blutbildungsherde in der Prostata und in der Fußsohlenhaut von Neugeborenen und Feten. Zeitschr. f. Kinderheilk. Bd. 35, S. 1. 1923. — **Weiner, W.** u. **Kaznelson, P.**: Über die zellige Zusammensetzung des Knochenmarkes nach Erfahrungen mittels der Sternalpunktion nach SEYFARTH. Fol. haematol., Arch. Bd. 32, S. 233. 1926. — **Wentzlaff, A.**: Über die Bluthistiocytose beim *Frosche*. Zieglers Beitr. z. pathol. Anat. u. z. allg. Pathol. Bd. 72, S. 710. 1924. — **Wermbter, F.**: Über die Bindegewebsfibrillen der Uterusschleimhaut mit besonderer Berücksichtigung der Hyperplasia glandularis. Virchows Arch. f. pathol. Anat. u. Physiol. Bd. 253, S. 735. 1924. — **Werzberg, A.**: a) Über Blutplättchen und Thrombocyten, ihre Beziehung zu Erythrocyten und Lymphocyten nebst einem Anhang über die Erythrogenese. Fol. haematol., Arch. Bd. 10, S. 301. 1910. — b) Studien zur vergleichenden Hämocytologie einiger poikilothermer *Vertebraten*. Ebenda Bd. 11, S. 17. 1911. — c) Neue experimentelle Beiträge zur Frage der myeloiden Metaplasie. Virchows Arch. f. pathol. Anat. u. Physiol. Bd. 204, S. 272. 1911. — **West, L.**: Observations on the lymphatic nodule, particularly with reference to histological changes encountered in senescence. Anat. record Bd. 28, S. 349. 1924. — **Westphal, E.**: Über Mastzellen. Inaug.-Diss. Berlin 1880. Abgedruckt in P. EHRLICHS Farbenanalytischen Untersuchungen zur Histologie und Klinik des Blutes. Berlin: August Hirschwald 1891. — **Wetekamp, F.**: Bindegewebe und Histologie der Gefäßbahnen von *Anodonta cellensis*. Zeitschr. f. wiss. Zool. Bd. 112, S. 433. 1915. — **Wetzel, G.**: Die Größe des roten Markorganes. Verhandl. d. anat. Ges., 29. Vers., Ergänzungsh. z. Bd. 53 d. Anat. Anz., S. 82. 1920. — **Winiwarter, H. de**: Le thymus est-t-il un organe lymphoïde? Bull. d'hist. appliquée Bd. 1, S. 11. 1924. — **Winkler, F.**: Der Nachweis von Oxydase in den Leukocyten mittels der Dimethylparaphenylendiamin-Alphanaphtholreaktion. Fol. haematol. Bd. 4, S. 323. 1907. — **Winogradow, W.**: Zur Frage von der Herkunft der Blutplättchen. Ebenda Arch. Bd. 18, S. 207. 1914. — **Wislocki, G.**: a) The staining of *Amphibian larvae* with benzidine dyes with especial reference to the behavior of the lymphatic endothelium. Americ. journ. of physiol. Bd. 42, S. 124. 1916. — b) The action of vital dyes in *teleosts*. Anat. record Bd. 12, S. 415. 1917. — c) Experimental Observations on bone marrow. Bull. of Johns Hopkins hosp. Bd. 32, S. 132. 1921. — d) Note on the behavior of trypan blue injected into the developing egg of the *hen*. Anat. record Bd. 22, S. 267. 1921. — **Wituschinski, V.**: Über die morphologische Reaktion der Gland. Thymus auf die Einführung eines Fremdkörpers. Virchows Arch. f. pathol. Anat. u. Physiol. Bd. 262, S. 595. 1926. — **Wjereszinski, A.**: a) Über die freien Zellen der serösen Exsudate, ihren Ursprung, ihre genetischen Wechselbeziehungen und ihre prospektiven Potenzen. Haematologica Bd. 5, S. 41. 1924. — b) Beiträge zur Morphologie und Histogenese der intraperitonealen Verwachsungen. Leipzig: F. C. W. VOGEL 1925. — **Wolff, A.**: Über die Bedeutung der Lymphoidzelle bei der normalen Blutbildung und bei der Leukämie. Zeitschr. f. klin. Med. Bd. 45, S. 385. 1902. — **Wollenberg, H.**: Die historische Entwicklung der Monocytenfrage. Ergebn. d. inn. Med. u. Kinderheilk. Bd. 28, S. 638. 1925. — **Woollard, H.**: Vital staining of the leptomeninges. Journ. of anat. Bd. 58, S. 89. 1924. — **Wright, J.**: a) Die Entstehung der Blutplättchen. Virchows Arch. f. pathol. Anat. u. Physiol. Bd. 186, S. 55. 1906. — b) The histogenesis of the blood platelets. Journ. of morphol. Bd. 21, S. 263. 1910. — **Yamamoto, T.**: Die feinere Histologie des Knochenmarkes als Ursache der Verschiebung des neutrophilen Blutbildes. (Vergleichende, experimentelle, pathologisch-anatomische und klinische Untersuchungen.) Virchows Arch. f. pathol. Anat. u. Physiol. Bd. 258, S. 62. 1925. — **Zachariadès, P.**: a) Du développement de la fibrille conjonctive. Cpt. rend. hebdom. des séances de l'acad. des sciences Bd. 126, S. 490. 1898. — b) Sur la structure de la fibrille élémentaire du tendon. Cpt. rend. des séances de la soc. de biol. Bd. 53, S. 1180. 1901/02. — c) Sur la structure de la fibrille tendineuse adulte. Ebenda Bd. 56, S. 102. 1904. — d) Sur la nature des filaments axiales. Fibrilles conjonctives avec collagène. Ebenda Bd. 56, S. 305. 1904. — **Zawarzin, A.**: Beiträge zur vergleichenden Histologie des Blutes und des Bindegewebes. IV. Über die entzündliche Neubildung von Bindegewebe bei der *Teichmuschel*

(*Anodonta anatina* L.). Zeitschr. f. mikroskop.-anat. Forsch., Bd. 6, S. 508. 1926. — **Ziegler, E.:** a) Experimentelle Untersuchungen über die Herkunft der Tuberkelelemente. Würzburg: Staudinger 1875. — b) Über die pathologische Gewebs- und Gefäßneubildung. Würzburg 1876. — **Ziegler, K.:** a) Histologische Untersuchungen über das Ödem der Haut und des Unterhautzellgewebes. Zieglers Beitr. z. pathol. Anat. u. z. allg. Pathol. Bd. 36, S. 435. 1904. — b) Experimentelle und klinische Untersuchungen über die Histogenese der myeloiden Leukämie. Jena: G. Fischer 1906. — c) Über die Beziehung zwischen myeloider Umwandlung und myeloider Leukämie und die Bedeutung der großen, mononucleären, ungranulierten Zellen. Fol. haematol. Bd. 6, S. 113. 1908. — **Zieler, K.:** a) Über die bei der aseptischen Entzündung des Bindegewebes auftretenden Zellformen. Arch. f. Dermatol. u. Syphilis Bd. 85, S. 323. 1907. — b) Über Exsudatzellen bei der akuten aseptischen Entzündung des Bindegewebes. Zentralbl. f. allg. Pathol. u. pathol. Anat. Bd. 18, S. 289. 1907. — **Zimmermann, K.:** Der feinere Bau der Blutcapillaren. Zeitschr. f. d. ges. Anat., Abt. 1: Zeitschr. f. Anat. u. Entwicklungsgesch. Bd. 68, S. 29. 1923. — **Zinserling, W.:** Über die Anfangsstadien der experimentellen Cholesterinesterverfettung. Zieglers Beitr. z. pathol. Anat. u. z. allg. Pathol. Bd. 71, S. 292. 1923. — **Zweibaum, J.** et **Elkner, A.:** Sur le système vacuolaire dans les éléments cellulaires de tissu conjonctif cultivé in vitro. Arch. f. exp. Zellforsch., bes. Gewebezüchtung (Explantation) Bd. 3, S. 231. 1926.

C. Blut[1].

Von

J. BRODERSEN
Hamburg.

Mit 55 Abbildungen.

I. Allgemeines.

A. Begrenzung des Themas.

An der Erforschung des Blutes arbeiten Morphologen, Physiologen und Kliniker. Ihre Fragestellungen sind verschieden. Uns soll hier vornehmlich der Bau der Blutzellen oder der geformten Elemente des Blutes interessieren. Wir beschränken uns aber nicht auf die geformten Substanzen oder Strukturen innerhalb der Zellen, wie es wohl früher die Morphologie tat, sondern wir suchen zu ermitteln, welche Substanzen überhaupt die Blutzelle zusammensetzen, einerlei ob sie flüssig oder fest sind, und an welchen Eigenschaften sie immer wieder zu erkennen sind. Das sind Bemühungen, die bei den Anatomen noch nicht viel geübt werden; die Botaniker sind uns darin ja weit voraus (s. SCHNEIDER-ZIMMERMANN 1922). Die ausführlichere Darstellung der Chemie der Substanzen gehört meines Erachtens nicht in dieses Handbuch, sondern kann in jedem Handbuch der physiologischen Chemie eingesehen werden.

Wir wollen ferner wissen, wo diese Substanzen in der Zelle ihren Sitz haben und endlich, ob und wie sie ihre Lage und ihren Charakter ändern. Die Kenntnis der Substanzänderung geht schon in das Gebiet der Physiologie; eine scharfe Grenze ist hier aber kaum zu ziehen.

Die chemischen Prozesse in der Zelle werden und können wir nicht beschreiben, aber die Grundkenntnisse, die dazu erforderlich sind, nämlich die Kenntnis der wirkenden Substanzen, müssen auch wir erstreben. „Ehe man versucht, sagt KOSSEL (1894), in das Wesen der chemischen Prozesse einzudringen, welche sich in der Zelle abspielen, muß man die Substanzen kennen lernen, welche bei diesen Reaktionen in Frage kommen.‟

Angesichts dieser Ziele wird es dem aufmerksamen Forscher nicht entgehen, daß die vergleichende Anatomie der Blutzellen weniger eine Erleichterung als Komplikation seiner Arbeit bedeutet. Er erkennt, daß die Blutzellen verschiedener *Tierklassen* sehr verschieden sind, und da es ihm passieren kann, daß er, durchdrungen von dem Werte der vergleichenden Forschung, Vergleichsmomente da sehen will, wo sie nicht sind, so daß einer reinen Betrachtung geradezu die Augen verbunden werden, so wollen wir uns hier im wesentlichen auf die Darstellung der Anatomie menschlicher Blutzellen beschränken. Durchaus aber wollen wir uns von der unwissenschaftlichen Angewohnheit fernhalten, die Ergebnisse der Forschung an *tierischen* Blutzellen mit denjenigen an menschlichen so zu vermengen, als ob das im Grunde doch alles ein und dasselbe wäre.

---

[1] Abgeschlossen am 1. Mai 1926.

Die klinische Forschung ist zum Teil verknüpft mit entwicklungsgeschichtlichen Fragen, die an anderer Stelle abgehandelt werden (s. MAXIMOW II. B. c),
und nur soweit sie für die Erkenntnis des Aufbaus der Zellen wesentliche Dienste
geleistet hat, soll sie hier berücksichtigt werden.

Freilich ist dabei zu beachten, daß sich die Kliniker nicht immer derjenigen
Methoden bedienen, die für die feinere Anatomie der Zelle Resultate ergeben
können, und es ist darum hier wie auch in der Praxis der Anatomen auf die genaue
Analyse der Technik der größte Wert zu legen. Mosso sagt schon 1888: ,,Ich
glaube, das Studium der bezüglichen Technik muß den fundamentalen Teil der
Blutforschungen bilden und vor allen andern Fragen gelöst werden, bevor wir
uns an die kritische Untersuchung der von den einzelnen Autoren erzielten Resultate machen.''

B. Technik der Untersuchung.

Die leicht zu beschaffenden Blutkörperchen haben sich der experimentellen
Forschung als sehr zugänglich erwiesen. Angriffe auf sie mit chemischen und
physikalischen Mitteln schienen bequem auszuführen, und da die Blutzellen auf
sie mit interessanten Formveränderungen reagierten, so häufte sich bald ein
großes Beobachtungsmaterial. Indessen hat man sich geirrt, wenn man die Ausführung und erst recht die Deutung der Versuche für leicht hielt.

Die experimentelle Histologie ist gegenüber der experimentierenden Physik
und Chemie dadurch im Nachteil, daß sie ganz einfache Versuchsbedingungen
nicht herstellen kann, da das Objekt, das Unbekannte, sehr kompliziert ist. Wenn
wir aber das komplizierte System in komplizierte und uns nicht einmal bekannte
Versuchsbedingungen bringen, so wird eine Analyse der Vorgänge fast zur Unmöglichkeit.

So ist die Anwendung empirisch gefundener Gemische von Fixierungsmitteln
gerade hier verderblich. Kommen dazu noch Gemische von Farbstoffen, die doch
selbst wieder Chemikalien darstellen, so geraten nacheinander die Blutzellen mit
einer großen Reihe von Stoffen in Berührung, von deren Wirksamkeit im einzelnen die Forscher sich selten Rechenschaft gegeben haben.

Eine kritische Sichtung des gewonnenen Beobachtungsmaterials ist fernerhin
auch dadurch schon erschwert, daß in vielen Arbeiten die Untersuchungsmethoden
nicht genau beschrieben sind; Spuren von Säuren oder Alkalien in der angewandten Flüssigkeit oder an den Glassachen, die nicht einmal mit Indikatoren
leicht nachweisbar sind, genügen, um Formveränderungen hervorzurufen. Das gewöhnliche destillierte Wasser darf, ohne daß es noch einmal in Jenaer Glasge-
fäßen destilliert worden ist, zu feineren experimentellen Arbeiten nicht benutzt
werden. Nach WILLIAM und SWETT (1922) gibt destilliertes Wasser, besonders
nach längerem Aufbewahren, stark saure Werte, wie ich bestätigen kann.

Die Substanzen, die dem Wasser zugesetzt werden, müssen chemisch ganz rein
sein und es ist durchaus von Wichtigkeit, sie genau abzuwägen oder abzumessen.
Das primitive Verfahren, eine neu zugesetzte Flüssigkeit mit Fließpapier durch
den Capillarraum zwischen Deckglas und Objektträger hindurchzusaugen, halte
ich für unbrauchbar, schon deshalb, weil die Zellen nicht an Ort und Stelle bleiben,
falls man sie nicht durch feine Fäden von Baumwolle, Holunderplättchen oder
anderes Material in der Lage erhält. Aber dann stört man wieder durch Einführung neuer Stoffe, deren Reinheit man nicht erweisen kann, die Einfachheit der
Versuchsbedingungen, die nach meiner Meinung immer zu erstreben ist. ARNOLD
(1896) gibt selbst an, daß in seinen Holunderplättchenpräparaten die Erythrocyten schon in NaCl 0,6 vH zum großen Teil maulbeerförmig waren.

Die Einfachheit der Versuchsbedingungen ist es gewesen, die der physikalischen und chemischen Forschung den großen Aufschwung ermöglicht hat. Je unübersichtlicher in ihren einzelnen Wirkungen die Technik ist, um so reicher an Hypothesen wird die auf sie sich gründende Arbeit sein, und nicht diese sind es, die uns fehlen, sondern die Beweise.

Nachdrücklichst möchte ich darauf aufmerksam machen, daß auf die Färberesultate, besonders an weißen Blutzellen, ein viel zu großes Gewicht gelegt worden ist, was um so mehr befremden muß, da man über die physikalischen und chemischen Vorbedingungen der Färbung gar nicht orientiert sein konnte. Die Prüfung der Eigenschaften der gefundenen Substanzen hat sich in der Mehrzahl der Fälle einfach auf ihre Farbaffinität beschränkt. Da somit die Charakterisierung der Substanzen mangelhaft war, so begreift man, daß auch die Kontroversen über ihre Bedeutung und Wiedererkennung fruchtlos waren.

Auch die Entnahme des Blutes ist nicht gleichgültig. Sie geschieht in der Peripherie entweder aus dem Capillarblut oder aus dem Venenblut. Wie sich dazu aber das Blut in den verschiedenen Organen verhält, ist beim Menschen unbekannt. Schwenkenbecher und Siegel (1908) haben die Verschiedenheit der Leukocytenzahl in verschiedenen Gegenden des *Tier*körpers dargetan. Daß sich das Organblut aber auch in feineren Verhältnissen vom peripheren unterscheidet, dürfte sehr wahrscheinlich sein. Auch von Rassenunterschieden wissen wir noch wenig und ebenso von den individuellen und geschlechtlichen.

C. Gesamtmenge des zirkulierenden Blutes.

Die Feststellung der Gesamtblutmenge stößt beim Menschen auf große Schwierigkeiten. Da ihre Kenntnis jedoch besonders für klinische Zwecke von großer Bedeutung ist, so werden immer wieder neue Versuche gemacht, wenn auch ohne überzeugende Resultate (s. a. Franz Müller 1921).

Griesbach (1921) findet nach Kongorotinjektion bei normalen Männern eine Blutmenge von 6,7 vH des Körpergewichtes. Alice Herzfeld (1922) hat mit derselben Methode eine größere Reihe von Untersuchungen angestellt. 10 ccm einer 1 proz. sterilen, wässerigen Kongorotlösung werden intravenös injiziert. Genau 4 Minuten später werden 10 ccm Blut mit der Spritze entnommen und zentrifugiert. Der Gehalt des Serums an Farbe wird mit dem Autenriethschen Colorimeter mit Hilfe einer 0,01 proz. Kongorotlösung als Vergleichslösung geprüft und danach die Verdünnung der eingespritzten Farblösung durch die Gesamtblutmenge bestimmt und diese selbst ermittelt. Die Resultate sind folgende:

Gewicht in kg	Blutmenge in ccm	in vH des Körpergewichts
Gesunde Männer:		
80	5952	7,6
57,5	4262	7,4
66,2	5285	7,9
53,8	4650	8,6
84,0	5600	6,7
Gesunde Frauen:		
52	3830	7,3
51	3472	7,1
72	4651	6,6
56	4100	7,6
54	3735	6,8
48	3400	7,0

Durchschnittlicher Wert ist also 7 vH des Körpergewichtes.

Mit derselben Methode kommen GREPPI und RATTI (1924) zu dem gleichen Resultat. In ähnlicher Form sind nun derartige Versuche vielfach gemacht (s. a. HOOPER usw. 1920), und zwar mit verschiedenen Farbstoffen. RATTI (1925) sagt, daß man bei der Kongorotmethode immerhin noch mit Schwankungen zwischen 5—8,3 vH des Körpergewichts zu rechnen hätte. Eine Gewähr für völlig gleichmäßige Verteilung des Farbstoffs im Plasma ist nicht nur nicht gegeben, sondern sogar sehr unwahrscheinlich und die Adsorption des Farbstoffs an verschiedene Zellen des Blutes selber und anderer Gewebe ist weder auszuschalten noch zu berechnen. HARRIS (1920) gibt zur allgemeinen Kritik der Farbstoffmethoden seine Erfahrungen mit Neutralrot und Kongorot. Der Farbstoff verläßt das Blut schon, bevor er ganz verteilt ist. Man müßte die erhaltenen Werte mit 0,8—0,9 multiplizieren.

PITICARIU (1923) verdünnt das Blut durch Injektion von 500 ccm physiologischer Kochsalzlösung, stellt durch Katheterisierung den Beginn einer stärkeren Diurese fest und entnimmt in diesem Augenblick eine Blutprobe im Capillarröhrchen, die er zentrifugiert. Das Verhältnis der geformten Bestandteile zum Plasma wird in Beziehung gesetzt zum gleichen Verhältnis einer gleich behandelten Blutprobe vor der Injektion und daraus der Grad der Verdünnung und aus diesem die Gesamtblutmenge berechnet. Die Ausscheidung der Flüssigkeit nach anderer Richtung, z. B. in den Darm, wird nicht berücksichtigt. LOEWY (1920) erhält nach Verdünnung des Blutes mit 400 ccm Traubenzucker aus der Bestimmung des Kochsalzgehaltes die Gesamtmenge von nur 5 vH des Körpergewichtes. PLESCH (1920) findet mit seiner Kohlenoxydmethode bei gesunden vollentwickelten Menschen zwischen 20 und 50 Jahren eine mittlere Blutmenge von 5,3 vH, bei Greisen 4 vH, bei Frauen 5,1 vH, bei Säuglingen und Kindern höhere Werte. SMITH, ARNOLD und WHIPPLE (1921) erklären, daß mit der Farbstoffmethode nur die Plasmamenge, mit der CO-Methode die Blutkörperchenmenge bestimmt wird. So müsse man diese beiden Ergebnisse mit der Leukocytenmenge zusammenrechnen und erhält dann: Erythrocyten 4,2 + Plasmamenge 4,8 + Leukocyten 0,2 vH = 9,2 vH vom Körpergewicht. Eine gleichmäßige Mischung von Plasma und Blutkörperchen dürfe man nicht in allen Teilen des Kreislaufs annehmen. In kleinen Arterien und Capillaren wäre ein Überschuß an Plasma gegenüber den Erythrocyten. SEYDERHELM und LAMPE (1923) geben als Durchschnittswert beim Gesunden 8,7 vH des Körpergewichts an. LAMSON und NAGAYAMA (1920) behaupten, daß die wirklich vorhandene Blutmenge nicht feststellbar sei. Die wahre Menge sei größer als 7,4 vH des Körpergewichts. Das Blut sei eine in ihrer Zusammensetzung ständig wechselnde Suspension. Das Verhältnis der Körperchen zum Plasma sei in den peripheren Gefäßen ein anderes als in den inneren.

Eine amüsante Veranschaulichung der Gesamtmenge der Erythrocyten gibt KAISERLING (1922), indem er als durchschnittliche Blutmenge 5 Liter annimmt, einen Erythrocytengehalt von 5 Millionen im Kubikmillimeter, eine Durchmessergröße von 7,5 μ und größte Dicke von 2,5 μ: Legt man alle Erythrocyten flach in eine Reihe, so daß sie sich berühren, so erhält man eine Strecke von 187500 km. Eine Blutkörperchensäule, in der sie mit ihren Flächen sich berühren, ist 62500 km hoch. Die Gesamtoberfläche ist gleich 3680 qm.

Literatur.

Arnold, J.: a) Zur Technik der Blutuntersuchung. Zentralbl. f. allg. Pathol. u. pathol. Anat. Bd. 7. 1896. — b) Nachträgliche Bemerkungen zur Technik der Blutuntersuchungen. Ebenda Bd. 8. 1897. — **Ashby, W.:** Blood volume. I. A method for determining whole blood volume based on the circulating corpuscle volume. II. A comparison between total blood volumes determined by plasma volume methods and by a new corpuscle volume method. III. Apparent changes in blood volume induced by transfusion and their bearing on methods of determining blood volume by means of the degree of change in a constituent of the blood following transfusion of a known amount of that constituent. Arch. of internal med. Bd. 35. 1925. — **Bakwin, H.** and **Rivkin, Helen:** The estimation of the volume of blood in normal infants and in infants with severe malnutrition. Americ. journ. of dis. of children Bd. 27. 1924. — **Barjon** et **Regaud, Cl.:** Nouveau procédé pour l'étude histologique du sang et généralement de tous les liquides tenant en suspension des éléments anatomiques naturellement ou artificiellement dissociés. Cpt. rend. des séances de la soc. de biol. Bd. 55. 1903. — **Biondi, D.:** Neue Methode der mikroskopischen Untersuchung des Blutes. Arch. f. mikroskop. Anat. Bd. 31. 1888. — **v. Domarus, A.:** Methodik der Blutuntersuchung. Enzykl. d. klin. Med. Berlin 1921. — **Ehrlich, P.:** Beiträge zur Kenntnis der Anilinfärbungen usw. Arch. f. mikroskop. Anat. Bd. 13. 1877. — **Feigl, J.:** Über die Mikroanalyse von Blutbestandteilen im Sinne von Ivar Bang. Neue Möglichkeiten der Weiterbildung und deren Bedeutung für klinische Untersuchungen. Zentralbl. f. inn. Med. Jg. 41. 1920. — **Garcia, Rijo R.:** Un procédé nouveau et rapide de double coloration du sang. Semaine méd. Bd. 18. 1898. — **Gordon, A.:** A blood stain for general practice. Brit. med. journ. 1922. — **Greppi, E.** e **Ratti, A.:** La determinazione della massa del sangue circolante con il metodo del Rosso Congo. Boll. d. soc. med.-chirurg. di Pavia Jg. 36. 1924. — **Griesbach:** a) Zur Fixierung, Färbung und Konservierung der zelligen Elemente des Blutes. Zeitschr. f. wiss. Mikroskopie Bd. 7. 1890. — b) Beitrag zur Kenntnis des Blutes. Pflügers Arch. f. d. ges. Physiol. Bd. 50. 1891. — **Griesbach, W.:** Eine klinisch brauchbare Methode der Blutmengenbestimmung. Dtsch. med. Wochenschr. Jg. 47. 1921. — **Harris, D.:** The value of the vital-red method as a clinical means for estimation of the volume of blood. Brit. journ. of exp. pathol. Bd. 1. 1920. — **Herzfeld, Alice:** Über klinische Blutmengenbestimmung. Münch. med. Wochenschr. Jg. 69. 1922. — **Hickl, J.** und **Jagič, N.:** Über eine einfache und ökonomische Methode der Blutfärbung. Wien. klin. Wochenschr. Jg. 35. 1922. — **Hoeber, R.:** Neue Methoden der Blutuntersuchung. Biol. Zentralbl. Bd. 18. 1898. — **Hooper, C., Smith, H., Belt, A.** and **Whipple:** Blood volume studies. I. Experimental control of a dye blood volume method. Americ. journ. of physiol. Bd. 51. 1920. — **Janowski, W.:** Über den praktischen Wert der neueren Blutuntersuchung. Zentralbl. f. allg. Pathol. u. pathol. Anat. Bd. 12. 1901. — **Jenner, L.:** A new preparation for rapidly fixing and staining blood. Lancet. 1899. — **Kaiserling, W.:** Ein elementares Blutmodell. Dtsch. med. Wochenschrift Jg. 48. 1922. — **Kossel, A.:** Über Lymphzellen. Ebenda Jg. 20. 1894. — **Lamson, P.** and **Rosenthal, S. M.:** The inadequacy of our present blood volume methods. Americ. journ. of physiol. 1923. — **Lamson, P.** and **Nagayama, T.:** Blood volume and blood volume methods. Journ. of pharmacol. a. exp. therapeut. Bd. 15. 1920. — **Laporte, G.:** Über eine neue Blutfärbung. Fortschr. d. Med. Bd. 21. 1903. — **Lattes, L.:** Die Individualität des Blutes. 1920. — **Lefas, E.:** Intorno ad un nuovo modo di colorazione delle sezioni istologiche e dei preparati di sangue. Sperimentale Bd. 62. 1908. — **Leigh, R.:** Note on a method of preserving blood-corpuscles for microscopic examination. Journ. of anat. Bd. 22. 1888. — **Lenoble** et **Dominici:** Sur un nouveau procédé de fixation du sang. Cpt. rend. des séances de la soc. de biol. Bd. 54. 1902. — **Loele, W.:** a) Das Problem der Blutzellen. Virchows Arch. f. pathol. Anat. u. Physiol. Bd. 240. 1913. — b) Das Problem der Blutzellen. (II. Mitt.) Ebenda Bd. 256. — **Loewy, J.:** a) Zur Methodik der Bestimmung der Gesamtblutmenge beim lebenden Menschen. Zentralbl. f. inn. Med. Jg. 41. 1920. — b) Über Fehlerquellen meiner Methodik der Bestimmung der Gesamtblutmenge. Ebenda Jg. 41. 1920. — **Lucibelli, G.** e **de Leo, C.:** Contributo agli studii sulla colorazione vitale del sangue. Morgagni Anno 51. 1909. — **Macallum, A.:** Die Methoden und Ergebnisse der Mikrochemie in der biologischen Forschung. Ergebn. d. Physiol. von Asher u. Spiro Bd. 7. 1908. — **Marino, F.:** Méthode rapide de coloration de tous les éléments figurés du sang: hématies, leucocytes éosinophiles, neutrophiles, lymphocytes, Mastzellen, plaquettes. Cpt. rend. des séances de la soc. de biol. Bd. 54. 1902. — **May, R.** und **Gruenwald, L.:** Beitr. zur Blutfärbung. Dtsch. Arch. f. klin. Med. Bd. 79. 1904. — **Mendershausen, A.:** Blutmengenbestimmungen mit der Kongorotmethode. Zeitschr. f. klin. Med. Bd. 97. 1923. — **Michaelis, L.:** a) Eine Universalmethode f. Blutpräparate. Dtsch. med. Wochenschrift Jg. 25. 1899. — b) Die vitale Färbung, eine Darstellungsmethode der Zellgranula. Arch. f. mikroskop. Anat. Bd. 55. 1900. — **Modica, O.:** Nuovo metodo di fissazione del sangue. Arch. farmacol. sperim. e scienze aff., Anno 3, Bd. 3. 1904. — **Mosso:** Esamen critico di metodi adoperati per studiare i corpuscoli del sangue. Atti d. Reale accad. dei Lincei, rendiconto Ser. 4, Bd. 4. 1888. — **Mueller, Franz:** Die Bestimmung der Blutmenge. Abderhaldens Handb. d. biol. Arbeitsmeth., Abt. IV, Teil 3, H. 1, Lief. 43. 1921. — **Petrányi, G.:** Über die die Gesamtblutmenge bestimmenden Methoden, ihre Kritik und klinische Verwendung. Magyar orvosi arch. Bd. 26. 1925. — **Piticariu, J.:** Eine einfache Bestimmungsmethode der Gesamtblutmenge beim lebenden Menschen. Wien. klin. Wochenschr. Bd. 36. 1923. — **Plesch, J.:** Über die Blutmenge und ihre therapeutische Beeinflussung. Berlin. klin. Wochenschr. Bd. 57. 1920. — **Ratti, A.:** Rassegna critica dei metodi per misurare la massa del sangue circolante. Arch. di patol. e clin. med. Bd. 4. 1925. — **Rossi, U.:** Sopra due metodi per conservare durevolmente gli elementi del sangue. Zeitschr. f. wiss. Mikroskopie Bd. 6. 1889. — **Schneider-Zimmermann:** Die botanische Mikrotechnik. 2. Aufl. 1922. — **Schridde, H.** u. **Naegeli, O.:** Die hämatologische Technik. 2. Aufl. 1921. — **Schwenkenbecher** u. **Siegel:** Über die Verteilung der Leukocyten in der Blutbahn. Dtsch. Arch. f. klin. Med. Bd. 92. 1908. — **Seyderhelm, R.** und **Lampe, W.:** a) Zur Frage der Blutmengenbestimmung. III. Mitt. Colorimetrische Blutmengenbestimmung mit Trypanrot. Zeitschr. f. d. ges. exp. Med. Bd. 35. 1923. — b) Zur Frage der Methodik der Blutmengenbestimmung. Unter Bezugnahme auf die Arbeit von A. MENDERSHAUSEN: „Blutmengenbestimmung mit der Kongorotmethode" in Bd. 97 dieser Zeitschrift. Zeitschr. f. klin. Med. Bd. 98. 1924. — c) Die Blutmengenbestimmung und ihre klinische Bedeutung. Unter besonderer Berücksichtigung der Farbstoffmethode. Ergebn. d. inn. Med. u. Kinderheilk. Bd. 27. 1925. — **Smith, H. P., Arnold, H. R.** and **Whipple, G. H.:** Blood volume studies. VII. Comparative values of WELCKER, carbon monoxide and dye methods for blood volume determinations. Accurate estimation of absolute blood volume. Americ. journ. of physiol. Bd. 56. 1921. — **Stauffacher, H.:** Zellstudien. I. Bemerkungen zu den Methoden der modernen Zellforschung. Zeitschr. f. wiss. Zool. Bd. 109. 1914. — **Weigeldt, W.:** Wesen und klinische Bedeutung der vitalen Blutzellfärbung. Dtsch. med. Wochenschrift Jg. 49. 1923. — **v. Willebrand, E.:** Eine Methode für gleichzeitige Kombinationsfärbung von Bluttrockenpräparaten mit Eosin und Methylenblau. Dtsch. med. Wochenschr. 1901. — **Williams, I. R.** and **Swett, Madeleine:** Hydrogenion-concentration studies on distilled water, physiol. sodiumchlorid, glucose and other solutions used for intravenous medication. Journ. of the Americ. med. assoc. Bd. 78. 1922.

II. Die Erythrocyten.

A. Aussehen im frischen Präparat.

Man setzt eine 0,9 proz. NaCl-Lösung an, bringt davon einen Tropfen auf die sorgfältig gereinigte Fingerkuppe, sticht mit einer scharfen ausgeglühten Nadel die Capillaren an, tupft den sich mit der Kochsalzlösung mischenden Bluttropfen auf einen Objektträger und deckt mit dem Deckglas zu.

Dann sieht man im Mikroskop vor allem eine große Menge graugelber, runder Scheiben, die in der Mitte eine Aufhellung mit verwaschener Begrenzung zeigen (Abb. 1)[1]. Dreht man den Tubus etwas höher, so erscheint die Randpartie heller und die Mitte dunkler. Dieser Unterschied fällt jedoch bei sehr starker Vergrößerung kaum noch auf. Diejenigen Scheiben, die auf der Kante stehen, sehen im optischen Querschnitt biskuitförmig aus (Abb. 2). Die im durchfallenden Lichte graugelben Scheiben erscheinen im auffallenden Licht und in dicker Schicht liegend rot, und man nennt sie rote Blutkörperchen oder Erythrocyten.

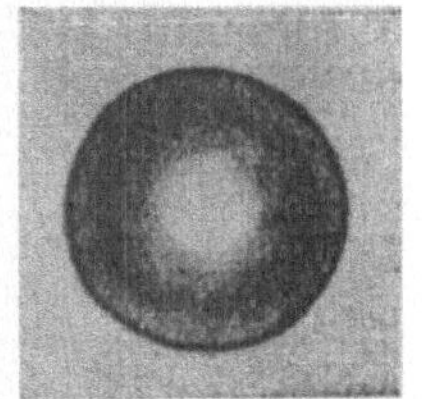

Abb. 1 Biskuitform eines Erythrocyten in NaCl 0,9 vH von der Fläche gesehen.

Von einer elliptischen Form der Erythrocyten bei einem Mulatten berichtet DRESBACH (1904). Der 22jährige gesunde Mann hatte zu 90 vH der Gesamtmenge elliptische Scheiben, die nur schwach bikonkav waren. Die Mittelwerte der Durchmesser der Fläche und Dicke betrugen 10,3 μ, 4,1 μ und 2 μ.

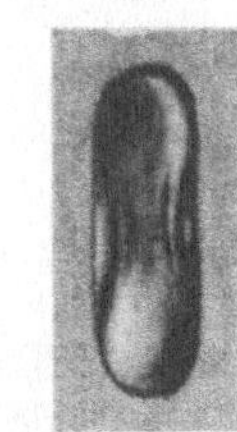

Abb. 2. Biskuitform eines Erythrocyten in NaCl 0,9 vH von der Kante gesehen.

---

[1] Die Abbildungen geben menschliche Blutzellen wieder, die mit Ölimmersion 90 Zeiß, Okular 5 fach in Umrissen mit Hilfe des Zeichenapparates entworfen sind. Der Entwurf ist mit Lupe und Zeichenapparat $4^1/_2$ mal vergrößert. Diese Zeichnung ist ausgeführt bei Betrachtung des Präparates mit Okular 10 Ölimmersion 90. Somit ist die Vergrößerung etwa 2000 fach. Eine Ausnahme macht nur Abb. 27.

B. Form der Erythrocyten im Kreislauf.

Wir werden später sehen, daß die Form der Erythrocyten sehr leicht schon durch geringe Änderungen in der Zusammensetzung des Mediums verändert werden kann und werden darum verstehen, daß die Feststellung der Form im Kreislauf auf sehr große Schwierigkeiten stößt, die noch nicht behoben sind. Beim Menschen sind sie auch noch nicht auf ihre Form hin untersucht worden. Beim Säugetier hat man sie nur dann beobachten können, wenn die Strömung künstlich verlangsamt wurde oder gar Stase eintrat, und nur dann sah man, daß sie keine Biskuitform sondern Glockenform hatten. Alle Fixationsbilder sind meiner Meinung nach in dieser Frage nicht entscheidend.

Neben der hauptsächlich von WEIDENREICH vertretenen Anschauung, daß die Erythrocyten glockenförmig seien, halten andere Autoren sie normalerweise für kugelig. WYSS (1920) und TRIOLO (1905 und 1922) behaupten, daß sie fast das ganze Plasma enthielten und so ein aus dicht aneinanderliegenden Zellen bestehendes Gewebe wie jedes andere darstellten. Freilich seien sie leicht gegeneinander verschieblich und könnten beim Kreislauf fortwährend ihre Form ändern und auch ihr Volumen. BIERNACKI gelangte schon 1894 zu der Ansicht, daß jedenfalls ein Teil des Plasmas im nativen Blutpräparat sich im Innern des Erythrocyten befände und bei der Zentrifugierung z. B. herausgepreßt würde. Ebenso sei der Senkungsprozeß gleichzeitig eine Ausscheidung von Plasma. Wenn GARRIGUE (1905) die Erythrocyten unter vollständigem Luftabschluß in Öl betrachtet und die kugelige Form, die sie in diesem Medium haben, für die Normalform hält, so können derartige Versuche keine Beweiskraft haben, da Öl eben kein indifferentes Mittel ist und, wie JOLLY richtig sagt, die Erythrocyten in Öl nicht fließen. RETTERER und LELIÈVRE (1910 und 1911) halten die Form der Erythrocyten ebenfalls für kugelig. Sie vermitteln nun aber insofern, als nach ihnen die Körperchen einen hämoglobinhaltigen und einen hämoglobinfreien Teil haben sollen, die sich so zueinander verhielten wie der Viertelmond zu dem übrigen Teil der Kugel. Der hämoglobinlose Teil könne sich leicht ablösen und dann bliebe nur eine glockenförmige Gestalt übrig. Diese Anschauung gründet sich auf Fixierung der Erythrocyten mit BOUINschem Gemisch, das ja Pikrinsäure, Essigsäure und Formol enthält und für die Wahrung der natürlichen Form gar nicht in Frage kommen kann.

Die bikonkave Form erkennt MYERS (1900) an und will sie auf eine Hypertonie des Plasmas zurückführen. Er nimmt nämlich eine Membran an, die sich nicht verkleinern, wohl aber vergrößern könne und die einen flüssigen Inhalt umschließe. Aus einer Scheibenform mit planparallelen Seiten müßte dann bei Hypertonie der Umgebung eine bikonkave Scheibe entstehen. Dieser Vermutung liegen aber eine ganze Reihe unbewiesener Annahmen zugrunde. HAMBURGER (1898) konstatiert, daß die Erythrocyten in den Capillaren anschwellen und mehr kugelig werden, da die Menge der wasseranziehenden Stoffe unter Kohlensäureeinwirkung stärker im Körperchen zunähme als im Serum. Im Lungenblute dagegen schrumpfen sie nach Kohlensäureabgabe wieder. Es ist das ein Hinweis darauf, daß die Blutkörperohen nicht in allen Gegenden des Körpers die gleiche Form zu haben brauchen, da ihre verschiedene Nachbarschaft sicher verschieden auf sie wirkt.

Wenn dasselbe Volumen einmal in Kugelform und dann in Biskuitform auf seine Oberfläche hin geprüft wird, so ergibt sich, daß die Biskuitform eine im Durchschnitt 1,63 mal so große Oberfläche hat wie die Kugelform. Nach einigen Berechnungen, die ich angestellt habe, ist z. B. das Verhältnis

$$O_B : O_K = 185{,}0 : 110{,}5 = 1{,}67$$
$$175{,}9 : 104{,}7 = 1{,}68$$
$$209{,}4 : 130{,}5 = 1{,}60$$
$$182{,}8 : 111{,}6 = 1{,}63$$
$$209{,}5 : 131{,}2 = 1{,}59$$
$$174{,}7 : 108{,}1 = 1{,}60$$

Daraus geht hervor, daß die Biskuitform dem Stoffaustausch günstiger ist als die Kugelform. HARTRIDGE (1920) erkennt die Zweckmäßigkeit der Biskuitform darin, daß der Unterschied der Sättigung der Randpartie und der Mitte, der deshalb statthaben müsse, weil am Rande das Gas nicht nur von der Fläche, sondern auch von der Kante her eindringe, eben durch die Verdickung des Randes ausgeglichen würde. Für den Gasaustausch ist das Verhältnis des Hämoglobingehaltes zur Oberfläche von Interesse. Dieses ist nach BUERKER (1922) konstant und beim Menschen gleich $32 \cdot 10^{-14}$, eine Zahl, die von PONDER (1924) bezweifelt wird.

C. Maße.

Will man die Größe der Oberfläche und des Volumens berechnen, so muß man zunächst den Rand der Erythrocyten scharf einstellen und drei Maße nehmen: den Durchmesser D, die größte Dicke am Rand h_1 und die dünnste Stelle in der Mitte h_2. Die meisten Autoren haben sich unbegreiflicherweise auf die Ermittelung des Durchmessers beschränkt, haben sogar bei Verkleinerung des Durchmessers auf Volumenverringerung geschlossen. Man muß die Möglichkeit haben, einen Erythrocyten zuerst in der Kantenansicht zu messen, dann in der Fläche. Ich habe durch leichten Druck auf den abführenden Schlauch des Durchströmungsapparates mittels einer feinen Klemmschraube die Blutkörperchen aufrichten und wieder hinlegen können und so an ein und demselben Erythrocyten alle Maße nehmen können.

Schon bei der Feststellung der Durchmessergrößen sind die Autoren in ihren Mittelwerten nicht einer Meinung. v. EBNER (1902) findet $7{,}47\ \mu$, PONDER und MILLAR (1924), die ihn auf photographischem Wege feststellen, $8{,}8\ \mu$. HAYEM (1889) unterscheidet 75 vH mittelgroße mit einem Durchmesser von $7{,}5\ \mu$, 12,5 vH große mit $D = 8{,}5{-}9\ \mu$ und 12,5 vH kleine, deren Durchmesser $6{,}5\ \mu$ ausmacht. M. BETHE (1891) mißt an Trockenpräparaten, was besonders bemerkt werden muß, da sie nach dieser Behandlung etwas kleiner werden. So beweisen PONDER und MILLAR (1924), daß die Erythrocyten im Plasma 0,15—0,115 mal so groß im Durchmesser sind als im Trockenpräparat. BETHE also gibt als Mittelmaß $7{,}39\ \mu$ an, und zwar hätten 42 vH einen Durchmesser von $6{,}92\ \mu$, 28 vH $7{,}26\ \mu$, 16 vH $8{,}58\ \mu$, 8 vH $6{,}6\ \mu$, 6 vH $9{,}24\ \mu$. Da jedoch, wie er selbst sagt, 42 vH 6 Teilstriche groß waren und ein Teilstrich $1{,}32\ \mu$ betrug, so ergibt sich eine Größe von $7{,}92\ \mu$ statt $6{,}92\ \mu$ und damit ein Mittelmaß von $7{,}81\ \mu$ und nicht $7{,}39\ \mu$. SIEGENBEEK VAN HEUKELOM (1925) erhält bei Männern als Minimum $7{,}14\ \mu$, als Maximum 8,3, bei Frauen als Minimum 7,6 als Maximum $8{,}5\ \mu$. Schwankungen an derselben Person wären gering. Nach WIECHMANN und SCHUERMEYER (1925) beträgt der mittlere Durchmesser bei Männern und Frauen gleichviel, nämlich $7{,}9\ \mu$. Er ist im Venenblut etwas größer als im artiellen und wird auch größer im Schlaf und nach körperlicher Anstrengung. OHNO und GISEVIUS (1925) nehmen auch einen mittleren Durchmesser von $8\ \mu$ an und eine Schwankungsbreite von $6{,}48{-}9{,}63\ \mu$. Eine Vergrößerung des mittleren Durchmessers wird von SARAGEA (1922) bei Wassermangel konstatiert und zwar von 7,55 auf $8{,}04\ \mu$. PRICE-JONES (1920) spricht auch von Tagesschwankungen: bei körperlicher Arbeit wächst der Durchmesser z. B. von 6,868 auf $7{,}330\ \mu$; Verminderung der Alkalinität geht parallel mit Vergrößerung des Durchmessers. Die Behauptung Grams, daß die Erythrocyten der Völker im Süden Europas durchschnittlich kleiner seien als im Norden (Italiener 7—7,5, Deutsche 7,8, Norweger 8,5 μ) bestreitet Parker (1899). Es kommen sogenannte Megalocyten vor, die bis zu 12 μ Durchmesser haben und Microcyten, die nur halb so groß sind wie die normalen.

D. Berechnung der Oberfläche.

Mannigfach sind die Bemühungen um eine möglichst genaue Berechnung der Oberfläche. Welcker (1872) fand auf mehr mechanischem Wege eine mittlere Oberflächengröße von 128 μ^2. Knoll (1923) setzt für die Oberfläche der Biskuitform den Wert 2 D² an und der Glockenform 2,661 D²; nach meiner Meinung sind die so erhaltenen Zahlen, die auch ohne Verwendung der übrigen Maße gefunden werden, zu gering. Ponder (1922 und 1924) hält die Buerkersche Formel $O = \dfrac{D^2\pi}{2}$ für ungenügend, da sie die Dicke nicht berücksichtige. Er faßt das rote Blutkörperchen als Rotationsellipsoid auf, von dem für die beiden Konkavitäten zwei kleine Ellipsoide abzuziehen sind. So erhält er für die Oberfläche die Formel:

$$O = 2\pi\,A^2 + 2\,\pi\,AB\,\frac{\sin h^{-1} e}{e}, \text{ wobei } e = \sqrt{\frac{A^2 - B^2}{B}} \text{ ist.}$$

A und B sind die große und die kleine Halbachse der Ellipsoids. Ich stelle mir die Oberfläche aus zwei Kreisflächen und einem Umfangsband von der Breite h¹ zusammengesetzt vor und rechne nach der Formel $O = 2\,r\,\pi\,(r + h^1)$.

E. Berechnung des Volumens.

Auch die Berechnung des Volumens ist nicht einwandfrei zu machen. Welcker (1872) fand einen mittleren Wert von 72,217 μ^3. Naegelis (1923) Überlegung ist die: 1 mm³ enthält 5 Millionen Erythrocyten. Die geformten Bestandteile machen in ihm 0,44 mm³ aus. Danach ist das Volumen von einem Erythrocyten gleich 88 μ^3. Nach Berücksichtigung der Leukocyten und Plättchen kommt er auf 86—87 μ^3. Diese Methode halte ich für die am wenigsten einwandfreie (s. a. Millar 1925). Ponder (1922 und 1924) berechnet nach der Formel: $V = \dfrac{4\,\pi}{3}\,A^2 B - 2\left(\dfrac{4\,\pi\,a^2\,b}{3}\right)$, wobei a und b die großen und die kleinen Halbachsen der zu subtrahierenden kleinen Ellipsoide sind. Ich habe nach der Formel $V = r^2\,\pi\left(\dfrac{h_1 + h_2}{2}\right)$ verfahren und gefunden, daß diese Formel auch mit dem Versuch der Wasserverdrängung durch ein Blutkörperchenmodell kontrolliert, die besten Resultate gibt. Eine kleine Tabelle von einer Anzahl meiner Messungen und Berechnungen füge ich bei. Sie gibt, wie mir scheint, ein besseres Bild von den tatsächlichen Verhältnissen als Mittelzahlen.

Die Maße, die meinen Berechnungen zugrunde lagen, sind von Erythrocyten genommen, die in einem genügend großen Capillarraum an der Unterseite des Deckglases lagen, so daß sie von keiner Seite gedrückt waren. Der Boden des Capillarraumes bestand aus kleinen Glasstreifen, der von unten her an das Deckglas mit neutraler Vaseline angeklebt war. Macht man ein gewöhnliches Deckglaspräparat, so kann das Glas die Blutkörperchen breit drücken.

Die Kenntnis der Größe der Gesamtoberfläche der Blutkörperchen und des Gesamtvolumens, die physiologisch und klinisch von großem Interesse wäre, läßt sich nicht erwerben, solange wir über die Gesamtblutmenge und über die Anzahl der Erythrocyten so mangelhaft orientiert sind.

Durchmesser in μ	h_1 in μ	h_2 in μ	Volumen in μ^3	Oberfläche in μ^2
7,5	2,8	2,3	106,8	153,0
8,2	2,4	1,2	94,0	159,0
7,6	2,8	1,9	103,9	155,0
8,3	2,8	1,6	115,9	180,0
7,5	2,7	1,5	90,4	150,7
7,2	2,6	1,9	106,3	140,4
8,2	3,1	1,9	109,2	185,0
6,8	2,4	1,2	65,3	123,7
8,5	3,6	1,5	141,0	209,5
7,6	2,9	2,0	111,1	160,1
6,9	3,3	1,9	97,2	146,4
7,6	3,2	2,0	117,5	167,0
7,8	3,4	2,0	128,8	178,8
7,8	2,9	1,8	112,3	166,6
9,1	3,2	1,9	161,4	220,2
8,0	3,0	1,1	100,5	175,9
9,3	3,8	3,2	232,4	245,4
7,2	2,5	1,6	81,0	135,7
8,5	3,18	2,4	162,7	197,6
8,2	2,8	2,2	136,0	177,7
8,3	3,2	1,0	110,8	188,0
8,0	2,9	2,25	125,6	173,4
7,9	2,6	1,4	95,8	161,1
8,3	2,6	1,5	105,8	174,7
8,7	3,1	1,3	139,9	209,4
8,2	3.0	1,3	110,9	182,8

F. Anzahl der Erythrocyten.

Die Zählung der in 1 mm³ enthaltenen Blutkörperchen hat recht verschiedene Resultate ergeben, die nicht alle auf individuelle Unterschiede zurückzuführen sind, sondern offenbar auch auf der ungenügenden Durchbildung der Zählmethoden selbst beruhen. FENN (1922) berichtet ausführlich über die Fehler der Zählung, die allein dadurch schon zustande kommen können, daß im Kontakt mit dem Glas eine Anzahl Erythrocyten hämolysieren und nicht mitgezählt werden. Besonders die bedeutenden Zähldifferenzen an einem Individuum zu verschiedenen Zeiten deuten mehr auf mangelhafte Technik als auf wirkliche Verhältnisse.

Die Anzahl der in 1 mm³ vorhandenen Erythrocyten wird gewöhnlich auf 5 Millionen beim Manne und 4¹/₂ Millionen beim Weibe angegeben. STIERLIN (1889) stellt eine Reihe von Resultaten der Blutzählung verschiedener Autoren zusammen und gibt selbst als Mittel 5 752 000 an; die individuellen Verschiedenheiten könnten mehr als 20 vH betragen. REINICKE (1889) zählte seine eigenen Erythrocyten morgens, mittags und abends wiederholt und bemerkte, daß die Abendzählungen um 1 Million differieren konnten, die Mittagszählungen um 1¹/₂ Millionen und die Morgenzählungen gar um 2 Millionen. Auch BIERRING (1921) findet die Zahl der Erythrocyten nicht konstant, sondern sowohl bei Männern wie bei Frauen von Tag zu Tag schwankend. Die größte Schwankung betrug nach Korrektion der Zählfehler 1 Million. Mit BÜRKERscher Zählkammer stellt KOMOCKI (1924) bei gesunden Männern von 20—40 Jahren 5 500 000 bis 6 600 000, bei Frauen 5 000 000—6 000 000 fest.

Von Einfluß auf die Zahl ist zunächst das Alter. Beim Neugeborenen finden wir abnorm hohe Werte, bis zu 6,9 Millionen. Ja, diese Zahl soll in den ersten drei Lebenstagen noch weiter steigen. Von da an sind die Zahlen niedriger als bei Kindern von 10 Jahren an. Es würde also ein rascher Abbau der Erythrocyten kurz nach der Geburt einsetzen, auf den Tuerk (1912) auch den Icterus neonatorum beziehen will. Lucas usw. (1921) geben Mittelzahlen der roten Blutkörperchen in den ersten Lebenstagen:

1.	Tag	5 511 000	7.	Tag	5 108 000
2.	„	5 352 000	8.	„	4 504 000
3.	„	5 116 000	9.	„	4 891 000
4.	„	5 244 000	10.	„	4 130 000
5.	„	4 983 000	11.	„	4 561 000
6.	„	5 114 000	12.	„	4 533 000

Dagegen findet Slawik (1920), der in der Prager Kinderklinik arbeitete, bei Kindern in den ersten Lebenstagen 5 850 000 im Kubikmillimeter.

Terzani (1922) teilt mit, daß Greise von 60—99 Jahren meistens eine Erhöhung der Erythrocytenmenge bei Verringerung des Hämoglobingehaltes aufwiesen, und zwar sowohl Männer wie Frauen, und nicht nur im Hautblut sondern auch im Venenblut. Zugleich notiert er auch eine Vergrößerung des Durchmessers. Andere aber, wie z. B. Schwinge (1898), behaupten eine Verminderung der Anzahl bei Greisen.

Gram (1920) untersucht nicht Capillarblut sondern Venenblut und findet als Mittelwert bei Männern 5 370 000, bei Frauen 4 780 000. Hopmann (1923) berechnet als Mittelwerte in der Fingerbeere 4 924 000, in der Vena mediana cubiti 4 821 000, in der Arteria radialis 5 076 000. Nach Bing (1921) sind im Capillarblut der Ohrläppchen weniger Erythrocyten als in der Bauchhaut. Die größte Differenz war 2 200 000. Außerdem stellt er eine Differenz vor und nach den Mahlzeiten fest. Dieser äußere Einfluß wird von Rud (1922) bestritten. Vermindernd soll auf die Zahl der Erythrocyten die Gefäßerweiterung wirken nach Andreesen (1883). Bräutigam (1896) spricht von Schwankungen nach heißen und kalten Bädern, die dann wohl auf dieselbe Ursache zurückführbar wären wie die Feststellung von Hernandez (1893), daß gesunde Personen im Alter von 16—20 Jahren in Caracas eine mittlere Erythrocytenzahl von nur 3 247 000 haben.

Die Vermehrung der Erythrocyten in größeren Höhen scheint nunmehr festzustehen. Lazarus (1913) stellt eine kleine Tabelle zusammen:

Bei einer Seehöhe von		Vermehrung um	
561 m			800 000
700 m	„	„	1 000 000
1800 m	„	„	2 000 000
4392 m	„	„	3 000 000

Dem steht eine Verminderung beim Abstieg gegenüber. Der Mechanismus der Erscheinung ist jedoch durchaus nicht klar, wie aus Abderhaldens Versuchen (1905) hervorgeht. Nach seiner Meinung kann man wohl an eine vermehrte Neubildung denken, aber daneben auch an eine Eindickung des Blutes und einen Austritt von Plasma.

G. Das spezifische Gewicht der Erythrocyten.

Das spezifische Gewicht der roten Blutkörperchen ist größer als das des Blutplasma, so daß sie allmählich sedimentieren. Nach Arndt (1921) ist es aber bisher mit 1,0455—1,0665 zu hoch angegeben. Er hat es mit seinem Mikro-Pyknometer gemessen und den Wert 1,02 gefunden. Ege (1923) dagegen setzt es höher an, nämlich auf 1,08—1,09.

Literatur.

Abderhalden, E.: Der Einfluß des Höhenklimas auf die Zusammensetzung des Blutes. Med. Klinik Bd. 1. 1905. — Als, E.: Quelques mots sur le nombre moyen des globules rouges chez les élèves des écoles primaires. Acta med. scandinav. Bd. 58. 1923. — Andreesen, A.: Über die Ursachen der Schwankungen im Verhältnisse der roten Blutkörperchen. Diss. Dorpat 1883. — Arndt, H.: Das spezifische Gewicht des menschlichen Blutes und Blutserums. Berlin. klin. Wochenschr. Jg. 58. 1921. — Bethe, M.: Beitrag zur Kenntnis der Zahl und Maßverhältnisse der roten Blutkörperchen. SCHWALBES morphol. Arb. Bd. 1. 1891 und Diss. Straßburg 1891. — Bierring, K.: Variations in the number of erythroc. in normal persons. Acta med. scandinav. Bd. 55. 1921. — Bing, H. J.: Sur le nombre de globules rouges dans le sang capillaire de sujets normaux au divers points du corps et aux différentes heures de la journée. Cpt. rend. des séances de la soc. de biol. Bd. 84. 1921. — Bräutigam, E.: Zur Wirkung therm. Eingriffe auf das Blut. Diss. München 1896. — Brandt, A.: Bemerkungen über die Kerne der roten Blutkörperchen. Arch. f. mikroskop. Anat. Bd. 13. 1877. — Buerker, K.: Das Gesetz der Verteilung des Hämoglobins auf die Oberfläche der Erythrocyten. Pflügers Arch. f. d. ges. Physiol. Bd. 195. 1922. — Ducati, C. C.: L'errore inevitabile e la formula di ABBE nella conta dei globuli del sangue. Giorn. di clin. med. Jg. 3. 1922. — v. Ebner: Vom Gefäßsystem in A. KÖLLIKERS Handb. d. Gewebelehre. III. 1902. — Ege, R.: Analyse einer Volumkurve von Blutkörperchen in hypert. Lösungen. Biochem. Zeitschr. Bd. 134. 1923. — Fenn, W.: Hemolysis of erythrocytes in contact with glass. Journ. of exp. med. Bd. 35. 1922. — Gram, H. C.: Über die normale Erythrocytenzahl und die normale Hämoglobinmenge im Venenblut. Ugeskrift f. laeger Jg. 82. 1920. (Dänisch.) — Hartridge, H.: Shape of red blood corpuscles. Journ. of physiol. Bd. 53. 1920. — Hayem, G.: Du sang et de ses altérations anatomiques. Paris 1889. — Heiberg, P.: Kann das Kriterium des exponentiellen Fehlergesetzes bei der Bestimmung des Durchschnittsdiameters der roten Blutkörperchen angewandt werden? Arch. f. mikroskop. Anat. Bd. 55. 1900. — Hernandez, J.: The number of the red globules. Tr. of the first panameric. med. congr., Washington 1893, 1895/96. — Hopmann, R.: Die numerische Verteilung der weißen und roten Blutkörperchen innerhalb der Blutbahnen. Münch. med. Wochenschr. Bd. 70. 1923. — Jordan, H.: The shape of the red blood cor puscles. Anat. Anz. Bd. 34. 1909. — Knoll, W.: Oberflächenberechnungen bei menschlichen Erythrocyten. Pflügers Arch. f. d. ges. Physiol. Bd. 198. 1923. — Koeppe: Form und Volumen der roten Blutscheiben. Fol. haematol. Bd. 2. 1905. — Komocki, W.: Über die Zahl der roten Blutkörperchen bei gesunden erwachsenen Menschen. Virchows Arch. f. pathol. Anat. u. Physiol. Bd. 253. 1924. — Lazarus, A.: Die klinischen Methoden der Blutuntersuchung. Die Morphologie des Blutes. H. NOTHNAGELS Spez. Pathol. u. Therapie Bd. 8. 1913. — Lippmann, H. S.: A morphologic. and quantitative study of the blood corpuscles in the new-born period. Americ. journ. of dis. of children Bd. 27. 1924. — Lucas, W. P., Dearing, B. F., Hoobler, H. R., Cox, Anita, Jones, Martha R. and Smith, Francis S.: Blood studies in the new-born. Morphological; chemical; coagulation; urobilin and bilirubin. Ebenda Bd. 22. 1921. — Malassez: Volume des globules rouges du sang. Progrès méd., Jg. 17, Ser. 2, Bd. 9. 1889. — Mayers, L.: A study of the erythrocyte curve at various ages and its relationship to hemoglobin curve. Arch. of internal med. Bd. 30. 1922. — Millar, W.: Observations on the haematocrite method of measuring the volume of erythrocytes. Quart. journ. of exp. physiol. Bd. 15. 1925. — Naegeli, O.: Blutkrankheiten und Blutdiagnostik. 4. Aufl. Leipzig 1923. — v. Nießen, M.: Die Erklärung und die Ursachen des Schwankens der Erythrocytenzahl. Med. Klinik Jg. 1. 1905. — Ohno, M. u. Gisevius, O.: Schwankungsbreite und Schwankungsart der Durchmesser menschlicher Erythrocyten. Pflügers Arch. f. d. ges. Physiol. Bd. 210. 1925. — Parker, Fr.: Micrometry of human red blood corpuscles. Transact. of the Americ. microscop. soc. Bd. 20. 1899. — Ponder, E.: a) Alterations in the diameter of erythrocytes during haemolysis. Proc. of the roy. soc of London (B), Bd. 94. 1922. — b) Observations on the correlation between area and haemoglobin content of the erythrocyte. Quart. journ. of exp. physiol. Bd. 14. 1924. — Ponder, E. u. Millar, W. G.: The measurement of the diameters of erythrocytes. I. The mean diameter of the red cells in man. Ebenda Bd. 14. 1924. — II. The effect of drying on the diameter of the red cells in man. Ebenda Bd. 14. 1924. — Price-Jones, C.: The diurnal variation in the sizes of red blood cells. Journ. of pathol. a. bacteriol. Bd. 23. 1920. — Reineke, W.: Blutkörperchenzählungen beim Gesunden. Fortschr. d. Med. Bd. 7. 1889. — Reznikoff, P.: A method for the determination of the specif. gravity of red blood cells. Journ. of exp. med. Bd. 38. 1923. — Roerdanz, W.: Die Vorbereitung des Blutes zur Zählung seiner Formelemente und die den einzelnen hierbei gebräuchlichen Methoden innewohnenden Unsicherheiten. Fol. haematol., Arch. Bd. 18. 1914. — Rud, E.: Le nombre des globules rouges chez les sujets normaux et leurs variations dans les divers conditions physiologiques. I. II. Acta med. scandinav. Bd. 57. 1922.

— **Saragea, Th.**: Le diamètre globulaire pendant la privation d'eau. Cpt. rend. des séances de la soc. de biol. Bd. 87. 1922. — **Schwinge, W.**: Untersuchungen über den Hämoglobingehalt und die Zahl der roten und weißen Blutkörperchen in den verschiedenen Lebensaltern unter physiologischen Bedingungen. Pflügers Arch. f. d. ges. Physiol. Bd. 73. 1898. — **Slawik, E.**: Studien über die physiologischen Verhältnisse des Blutes bei Neugeborenen mit bes. Berücksichtigung der Blutplättchen. Zeitschr. f. Kinderheilk. Bd. 25. 1920. — **Stassano, H.** et **Billon, F.**: Augmentation du volume des hématies dans certaines solutions hyperisoton. Cpt. rend. des séances de la soc. die biol. Bd. 54. 1902. — **Stierlin, V.**: Blutkörperchenzählung und Hämoglobinbestimmung bei Kindern. Dtsch. Arch. f. klin. Med. Bd. 45. 1889. — **Terzani, A.**: Nota su alcuni reperti del sangue nei vecchi. Rif. med. Jg. 38. 1922. — **Tuerk, W.**: Vorlesungen über klinische Hämatologie. Wien 1904 u. 1912. — **Welcker**: Modelle zur Erläuterung der Form, des Volumens und der Oberflächenentfaltung der roten Blutkörperchen der *Wirbeltiere*. Arch. f. mikroskop. Anat. Bd. 8. 1872. — **Wiechmann, E. u. Schuermeyer, A.**: Untersuchungen über den Durchmesser der roten Blutkörperchen. Dtsch. Arch. f. klin. Med. Bd. 146. 1925.

H. Die Oberflächensubstanz der roten Blutkörperchen.

1. Formveränderungen.

Die Existenz einer Oberflächensubstanz, viel behauptet und viel geleugnet, läßt sich nicht unmittelbar erweisen, nicht einmal mikrochirurgisch, da selbst mechanische Berührungen schon zu einer Verdichtung der oberflächlich gelegenen Materie führen können. Sie läßt sich nur wahrscheinlich machen dadurch, daß viele Erfahrungen ihre am wenigsten gezwungene Erklärung in ihrer Anwesenheit finden. Zu diesen Erfahrungen gehören die Formveränderungen der Erythrocyten nach Änderung des Mediums, in dem sie liegen.

a) Glockenform.

Die Erythrocyten, die in NaCl 0,9 vH Biskuitform haben, nehmen in NaCl 0,6 vH Glockenform an. Die Glocke hat überall die gleiche Dicke der Wand. Also hat die Mitte der Biskuitform mehr zugenommen als die Randpartie (Abb. 3).

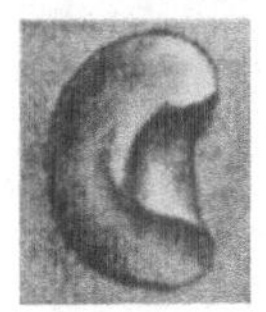

Abb. 3. Glockenform eines Erythrocyten in NaCl 0,9 und Osmiumtetraoxyd 0,08 vH.

Der Inhalt ist gegenüber der Ausgangsform vergrößert, die Oberfläche verkleinert (Brodersen 1923).

Beispiel: Biskuitform: $V = 109{,}2\ \mu^3$ $O = 185\ \mu^2$
Glockenform: $V = 130{,}3\ \mu^3$ $O = 150\ \mu^2$.

Die zur Berechnung nötigen Maße sind an ein und derselben Zelle bei beiden Formen genommen. Aus der Glocke kann durch NaCl 0,9 vH wieder eine Biskuitform gemacht werden.

In NaCl 0,5 HCl 0,003 vH entsteht eine Glockenform ohne Vergrößerung des Inhalts.

Beispiel: Biskuitform: $V = 105{,}8\ \mu^3$ $O = 174{,}7\ \mu^2$
Glockenform: $V = 104{,}6\ \mu^3$ $O = 142{,}3\ \mu^2$.

Hier ist also sehr deutlich, daß es allein auf die Verkleinerung der Oberfläche bei der Bildung der Glocke ankommt. Dem widerspricht auch nicht der Versuch mit NaCl 0,9 HCl 0,003 vH. Hier tritt eine Verringerung des Volumens, aber auch der Oberfläche ein, und es bildet sich wieder eine Glocke.

Beispiel: Biskuitform: $V = 139{,}9\ \mu^3$ $O = 209{,}4\ \mu^2$
Glockenform: $V = 101{,}2\ \mu^3$ $O = 168{,}7\ \mu^2$.

Auch ein geringer Zusatz von NaOH zur Kochsalzlösung erzeugt eine Glockenform. In NaCl 0,9 NaOH 0,4 vH verwandelt sich nach 3 Minuten die Biskuitform in die Maulbeerform, diese nach 5 Minuten zurück in die Biskuitform und dann erscheint nach einer Viertelminute die Glocke.

Beispiel: Biskuitform: $V = 117{,}5\ \mu^3$ $O = 167\ \mu^2$
Glockenform: $V = 77{,}5\ \mu^3$ $O = 132{,}6\ \mu^2$.

Also auch hier Verkleinerung des Volumens und der Oberfläche.

Nach Loehner (1910) können Glocken auch durch Erwärmung auf 55° C erhalten werden.

Für die feinere Anatomie des Blutkörperchens darf man aus dem ersten Versuch schon schließen, daß im Innern des Erythrocyten eine Substanz vorhanden sein muß, die Wasser anzieht. Die Wasseraufnahme geschieht aber nicht in Form einer einfachen Quellung; denn eine biskuitförmige Gelatinescheibe in Wasser gelegt, wird zwar größer, behält aber ihre Form, während wir hier eine Formveränderung feststellen. Hier schon müssen wir auf das Vorhandensein einer Oberflächenschicht aufmerksam werden, die sich anders verhält als die Innensubstanz und die das Wasser wohl reichlich hindurchtreten läßt, die osmotischen Substanzen aber gar nicht oder nur in geringer Menge.

b) Kugelform.

In NaCl 3,0 vH nimmt der Erythrocyt Kugelform an. Dabei vergrößert sich das Volumen und die Oberfläche nimmt ab.

$$\text{Beispiel: Biskuitform: } V = 81{,}0\ \mu^3 \qquad O = 135{,}7\ \mu^2$$
$$\text{Kugelform: } V = 102{,}2\ \mu^3 \qquad O = 105{,}4\ \mu^2.$$

Welchen Aggregatzustand die Innenmasse jetzt hat, ist noch nicht festgestellt; die Kugelform deutet auf Verflüssigung. Läßt man gesättigte Sublimatlösung auf sie wirken, so wird das Hämoglobin in Körnchen niedergeschlagen und die Körnchen bewegen sich.

c) Stechapfelform.

Eine sehr interessante Änderung der Form erscheint, wenn die Kugel mit NaCl 0,9 vH behandelt wird. Sie wird kleiner, wie zu erwarten ist, bildet aber auf ihrer Oberfläche spitze Stacheln (Abb. 4). Diese Gestalt hat man mit der der Stechäpfel verglichen. Da die Stacheln Kegelform haben, so kann man den Inhalt der neuen Figur ausrechnen. (Brodersen 1922), z. B. Kugelform: $V = 179{,}6\ \mu^3$, Stechapfelform: $V = 115{,}6\ \mu^3$. Der Stechapfel ist also eine Schrumpfungsform der Kugel. Die Größe des Körpers und die Anzahl der Stacheln hängt von dem Konzentrationsunterschied der beiden aufeinander folgenden Lösungen ab. Der Körper ist am größten und die Anzahl der Stacheln am geringsten, wenn der Unterschied nur 0,1 vH beträgt. Man kann so Stechäpfel erzeugen, die nur einen Stachel haben, indem man etwa NaCl 0,1 und NaCl 0,2 vH aufeinander folgen läßt.

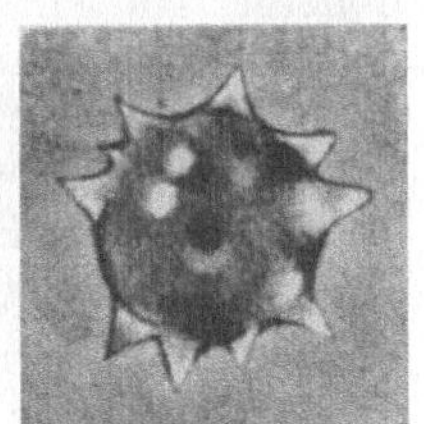

Abb. 4. Stechapfelform eines Erythrocyten nach Behandlung 1. mit NaCl 0,3vH, 2. mit NaCl 0,9vH.

Erzeugt man an einem Erythrocyten auf diese Weise etwa vier Stacheln, die in charakteristischer Weise zueinander gestellt sind, so daß diese Stellung auch bei Drehung des Körperchens wieder erkannt werden kann, läßt es dann zur Kugel werden und erneut zum Stechapfel mit vier Stacheln, so treten diese nicht wieder an derselben Stelle auf. Das dürfte ein Beweis dafür sein, daß die Stacheln ihre Entstehung nicht besonders vorgebildeten Stellen der Oberflächensubstanz verdanken.

Stechäpfel sind nur an kugelig geformten Erythrocyten zu erhalten, und da einige schon in NaCl 0,5 vH kugelig werden, so kann man mit Lösungen von dieser Konzentration und geringer zuerst behandeln.

Albrecht (1905) erhält sie, wenn er einfach Blut in viel Kochsalzlösung von 0,9 vH eintropfen läßt. Gibt er umgekehrt langsam die Salzlösung zum Blut, so entstehen sie nicht. An die Erklärung dieses Versuchs könnte man herantreten, wenn man wüßte, ob es sich hier um die beschriebenen oder um die aus Maulbeerformen entstehenden Stechäpfel gehandelt hat.

Warum nun die Schrumpfung in Form von Stachelbildung vor sich geht, ist noch nicht ermittelt. Wir können aber aus diesen Versuchen entnehmen, daß die in der Glocken- und Kugelform sich stetig verkleinernde Oberflächensubstanz die Verkleinerung dem Zusatz von Wasser zur NaCl 0,9 vH verdankt, und daß ein erneuter Zusatz von Kochsalz sie entweder in ihrer Größe erhalten oder gar noch vermehren wird, während gleichzeitig der Inhalt durch Wasserentzug verringert wird. Der Inhalt behält aber seine Kugelform und nun ist da ein Mißverhältnis zwischen der Oberfläche der verkleinerten Kugel und der Ausdehnung der Hüllensubstanz, so daß diese Höcker erzeugen muß.

d) Maulbeerform.

Ein solches Mißverhältnis können wir nun auch an dem biskuitförmigen Erythrocyten erzeugen, wenn wir den Salzgehalt der 0,9 proz. Lösung, in der sich die Biskuitform erhält, erhöhen. Beströmen wir die Blutkörperchen mit NaCl 1,2 vH, so erscheinen wieder Fortsätze auf der Oberfläche. Der Erythrocyt schrumpft zu einer gleichmäßig dicken Scheibe zusammen, auf der in gewissen Ab-

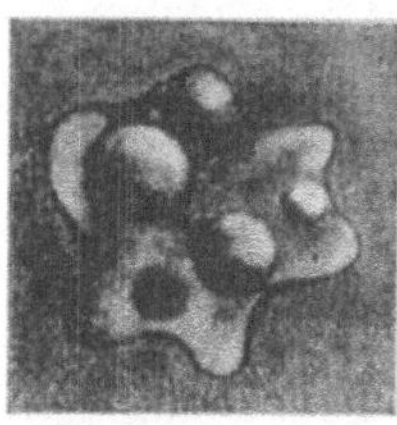

Abb. 5. Erythrocyt nach Behandlung mit NaCl 1,5 vH. Maulbeerform.

ständen sowohl auf den beiden Flächen als auf dem Rande stumpfe Höcker sitzen (Abb. 5 und 6). Das nennt man eine Maulbeerform, wiewohl der Vergleich nicht ganz zutreffend ist. Die Messung von Inhalt und Oberfläche ist noch nicht gelungen; es dürfte aber kaum zweifelhaft sein, daß es sich hier um eine Verkleinerung des Inhalts durch Wasserentzug bei ungefähr gleichbleibender Größe der Oberfläche handelt. Zu beachten ist aber immerhin, daß Stassano und Billon (1902) bei Versuchen mit hypertonischen NaCl-Lösungen an Vogel- und Kaninchenerythrocyten feststellten, daß die Kurve der makroskopischen Volumenveränderung mit Hämatokrit gemessen zuerst im Sinne einer Volumenvergrößerung anstieg und dann erst bei höheren Konzentrationsgraden abnahm. Im Mikroskop kann man aber von einer Vergrößerung des Erythrocyten auch im Anfang der Wirkung nichts wahrnehmen. Wenn es sich also im wesentlichen doch um eine Volumenverkleinerung handelt, so liegt der Fall hier ganz ähnlich wie im vorigen Versuch, nur ist die

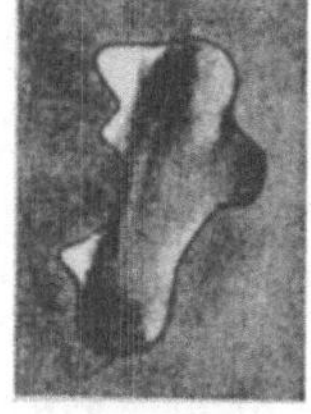

Abb. 6. Maulbeerform eines Erythrocyten in NaCl 1,5 vH von der Kante gesehen.

Behandlung der Erythrocyten eine wesentlich andere, und es ist zu vermuten, daß eine mit Wasser vorbehandelte Oberflächenschicht sich anders verhalten wird als eine mit NaCl 0,9 vH beströmte.

Die Maulbeerformen werden durch eine Konzentrationserhöhung des Mediums von 1,2—2,5 vH NaCl aus Biskuitformen erzeugt (Brodersen 1922). Sie werden nach Runnstroem (1922) in unter einander isotonischen Salzlösungen verschieden schnell erreicht. Man erhält in Kaliumsalzen folgende Anionenreihe:

$$\text{SCN } 1{,}6 \text{ vH} > \text{J } 2{,}62 \text{ vH} > \text{NO}_3 \, 1{,}78 \text{ vH} > \text{Br } 1{,}92 \text{ vH}$$
$$> \text{Cl } 1{,}23 \text{ vH} > \text{SO}_4 \, 2{,}28 \text{ vH}.$$

Ebenfalls sind Maulbeerformen durch Zusatz geringer NaOH-Mengen zur 0,9 proz. Kochsalzlösung zu erzielen, und diese wandeln sich allmählich in stechapfelähnliche Formen um. In NaCl 0,9 NaOH 0,001 vH bilden sich langsam Maulbeerformen aus, bis das ganze Gesichtsfeld nach einer halben Stunde von ihnen erfüllt ist. Die Buckel werden feiner und der zentrale Körper kugelig. Die Stacheln werden allmählich so fein, daß sie in der Aufsicht nur wie kleine Punkte erscheinen und endlich ganz verschwinden. Dann ist das ganze Gesichtsfeld voll kleiner

Kugeln. Daß die NaOH kontrahierend auf den Inhalt wirkt, habe ich 1923 nachgewiesen. So ist die erste Phase des Vorgangs wohl zu verstehen. Es ist ferner bekannt, daß die NaOH, lange genug angewandt, verflüssigend und auflösend auf die roten Blutkörperchen wirkt. Von dieser Verflüssigung wird zunächst der Inhalt betroffen und darnach auch die Oberflächenschicht. Die Innensubstanz zieht sich bei ihrer Verkleinerung aus den Höckern zurück und diese werden zu spitzen Stacheln. Die Oberflächenschicht wird immer flüssiger und immer weniger noch imstande formgebend auf den Inhalt zu wirken. Das Resultat ist die Kugelform ohne Stacheln.

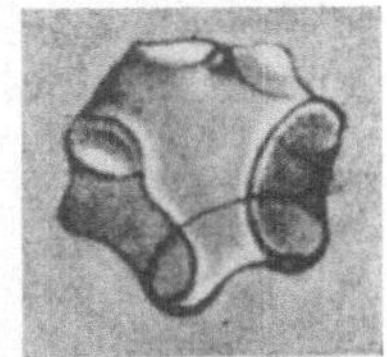

Abb. 7. Knitterform eines Erythrocyten nach Behandlung mit NaCl 2,0 vH.

Nicht durch Erhöhung der Salzkonzentration, sondern durch minimale OH-Mengen werden aus Maulbeeren Stechäpfel, und so ist dieselbe Umwandlung im gewöhnlichen Deckglaspräparat wohl auch durch die Einwirkung des Glasalkalis zu verstehen. Diese täte man gut als Stechäpfel aus Maulbeeren von den erst erwähnten Stechäpfeln aus Kugeln zu unterscheiden.

e) Knitterform.

Durch Erhöhung des Salzgehaltes erzielt man andere Formen. Schon bei NaCl 1,5 vH treten häufiger neben den Maulbeerformen solche auf, deren Rand bogenförmige Falten geworfen hat (Abb. 7). Es sind das Bilder, die JACOBSTHAL (1925) Knitterformen nennt und so beschreibt: „Es sind ganz platt gedrückte, nicht ganz ebene Scheiben, deren Rand wie bei einer holländischen Krause gefältelt ist, so als wenn eine runde Papierscheibe rundherum mit einer Brennschere bearbeitet worden wäre." ORSÓS hat sie schon 1909 abgebildet.

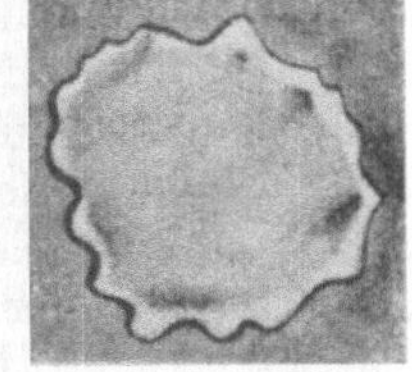

Abb. 8. Erythrocyt in 4 proz. Kochsalzlösung. Zahnradform.

f) Zahnradform.

Wie verschieden dann noch höhere Konzentrationen von NaCl auf die Oberflächenschicht wirken können, zeigt ein Versuch mit NaCl 4 vH. Hierin treten Zahnradformen auf, platte Scheiben, deren Rand eine dicht stehende Reihe von mehr oder minder hohen Zähnen zeigt (Abb. 8).

g) Hütchenform.

Endlich ist auch die Vorbehandlung nicht gleichgültig für die entstehende Form. Ließe ich NaCl 0,3 und NaCl 2,0 vH nacheinander wirken, so würden Stechäpfel erscheinen; setze ich aber zu der ersten Lösung NaOH 0,007 vH hinzu, so nimmt der Versuch folgenden Verlauf: Die Erythrocyten werden maulbeerförmig und dann wieder biskuitförmig. Wie diese Veränderung verständlich zu machen ist, werde ich später ausführen. Nun wende ich die zweite Lösung an. Der Rand wird gezackt, also zahnradförmig und in der Mitte der Fläche erhebt sich ein im Durchmesser liegender Wulst.

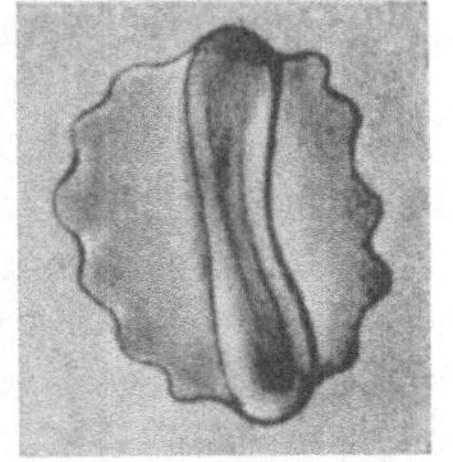

Abb. 9. Hütchenform eines Erythrocyten nach Behandlung mit 1. NaCl 0,3 NaOH 0,007 vH, 2. NaCl 2,0 vH.

Bei Drehung des Körperchens zeigt sich, daß dieser Wulst durch Einbuchtung der Unterseite zustande gekommen ist, daß also der Erythrocyt Hütchenform angenommen hat (Abb. 9).

h) Formen der Schatten.

Es ist nun möglich und seit langem bekannt, daß man einen großen Teil der Innensubstanz aus den roten Blutkörperchen entfernen kann. So sehe ich z. B.

bei Behandlung der frischen Erythrocyten mit Aqua destillata, daß die Körperchen über Glockenform die Kugelform annehmen, dabei blasser werden und schließlich den gelblichen Farbstoff gänzlich verlieren. Sie sind zu kugeligen Blutschatten geworden. Den Vorgang nennt man Hämolyse.

Beströme ich die Schatten sofort nach ihrer Entstehung mit NaCl 0,9 vH, so nehmen sie Maulbeerform an, hat die Aquabeströmung etwas länger gedauert, so werden sie in NaCl 0,9 vH biskuitförmig (Abb. 10), und ist sie noch länger gewesen, so erhält man Glockenformen (Abb. 11). Alle diese Schatten sind sehr grazil. Durch erneute Beströmung mit Aqua sind sie wieder in Kugeln zu verwandeln.

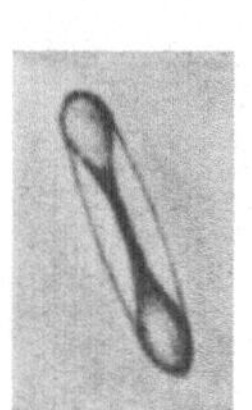
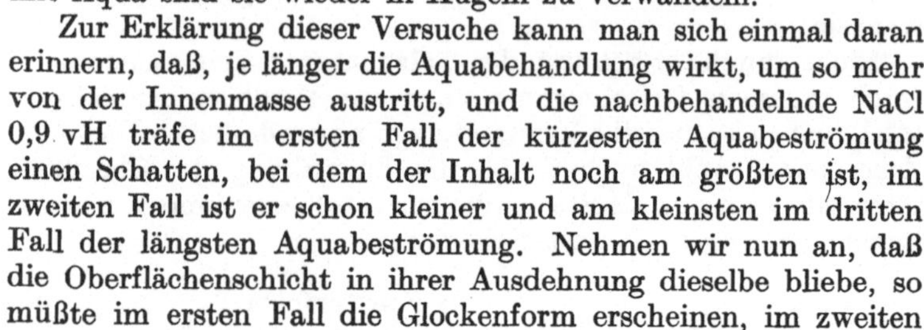

Abb. 10. Biskuitform eines Schattens nach Behandlung 1. mit Aqua destillata, 2. mit NaCl 0,9 vH.

Zur Erklärung dieser Versuche kann man sich einmal daran erinnern, daß, je länger die Aquabehandlung wirkt, um so mehr von der Innenmasse austritt, und die nachbehandelnde NaCl 0,9 vH träfe im ersten Fall der kürzesten Aquabeströmung einen Schatten, bei dem der Inhalt noch am größten ist, im zweiten Fall ist er schon kleiner und am kleinsten im dritten Fall der längsten Aquabeströmung. Nehmen wir nun an, daß die Oberflächenschicht in ihrer Ausdehnung dieselbe bliebe, so müßte im ersten Fall die Glockenform erscheinen, im zweiten die Biskuitform und im dritten die Maulbeerform. Es ist aber gerade umgekehrt. So muß denn eine andere Erklärung gesucht werden. Es läßt sich nachweisen, daß in allen drei Fällen das Hämoglobin schon ausgetreten ist und daß darum gerade der Inhalt es ist, der in allen drei Fällen im wesentlichen gleich bleibt. Also kann es sich hier nur um eine Veränderung der oberflächlichen Schicht handeln. Wir haben nun gesehen, daß in einer 0,6 proz. Kochsalzlösung die Zellen ihre Oberfläche verkleinern und müssen darum annehmen, daß der Wasserzusatz zu der 0,9 proz. Lösung, durch die sie 0,6 proz. wird, auf die Oberfläche verkleinernd wirkt. Auf Grund von dieser Vorstellung sind die Versuche folgendermaßen erklärbar: Bei kurzer Aquabeströmung wird die Hülle nur ganz wenig in ihrer Ausdehnung verkleinert, die Innenmasse des kugeligen Schattens aber durch die Nachbehandlung mit NaCl 0,9 vH auf ein Volumen zusammengedrückt, das beträchtlich kleiner ist als im frischen Erythrocyten, da ja das Hämoglobin die Zelle verlassen hat.

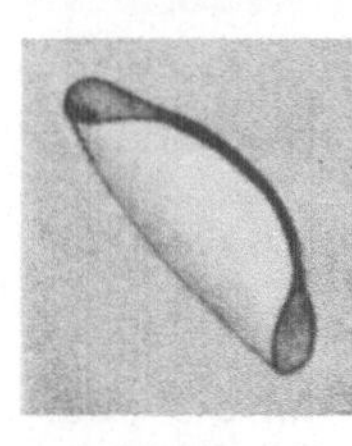
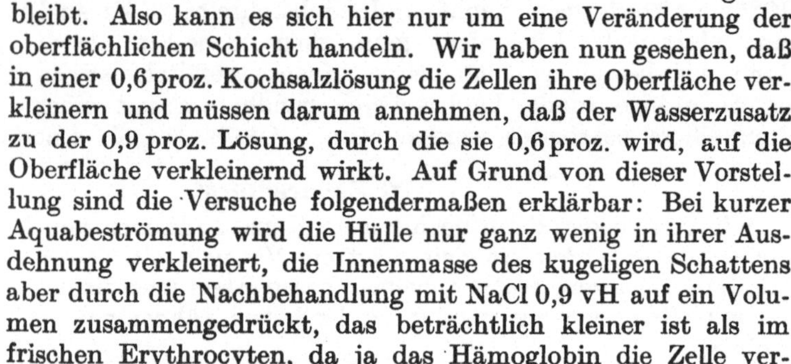

Abb. 11. Glockenform eines Schattens nach Behandlung 1. mit Aqua destillata, 2. mit NaCl 0,9 vH.

So muß die Oberflächenschicht Buckel hervorbringen. Ist die Hülle bei längerer Aquabehandlung erheblicher verkleinert, so stellt sich zwischen den Größen Innensubstanz und Oberflächenschicht ein Verhältnis dar, wie es sich in NaCl 0,9 vH beim frischen Erythrocyten findet, und dessen Form ist auch hier das Resultat, die Biskuitform. Bei noch längerer Beströmung wird dagegen die Hülle noch weiter verkleinert, und nun erscheint die zu erwartende Glockenform.

2. Verbindung der Oberflächenschicht mit dem Inhalt.

Da die Hülle der Innensubstanz bei ihrer Größenänderung folgt, so müssen wir annehmen, daß sie fest mit ihr verbunden ist; daß dieses aber nicht in Art einer Crusta geschieht, bei der eine Grenze zwischen beiden Substanzen nicht vorhanden ist, sondern nur ein unmerklicher Übergang, lehrt folgender Versuch. Ich brauche einer 0,3 proz. Kochsalzlösung nur 0,007 vH HCl hinzuzusetzen und mit einer 2 proz. NaCl-Lösung nachzubehandeln, dann zieht sich eine gelbgefärbte Substanz auf eine strahlige Figur zusammen. Die Substanz zwischen den Strahlen ist hell und der Rand manchmal gezähnelt (Abb. 12). Ähnliche Bilder beschreibt auch

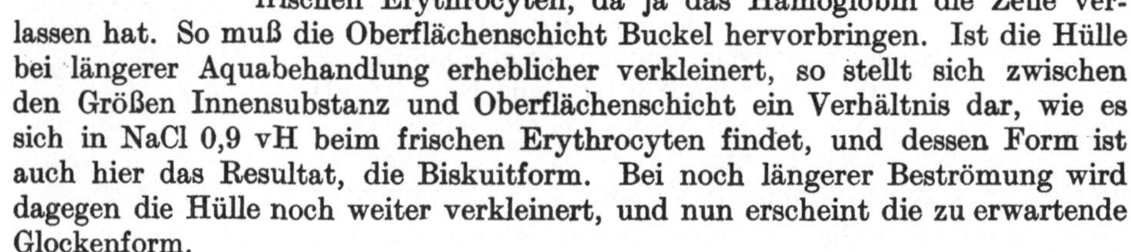
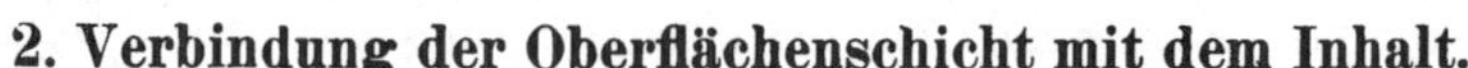

HAYEM (1889). Für die Beurteilung ist jedoch wichtig, daß das gleiche Bild auch am Schatten erzielt werden kann und daß hier die strahlige Zentralsubstanz farblos ist. Diese Figuren sind mit den BRUECKESCHEN, die durch Borsäure an *Frosch*erythrocyten zu erhalten sind, vergleichbar, aber nicht mit den HÜNEFELD-HENSENschen, die ihr Analogon vielmehr in den Stechapfelformen haben (ROLLETT 1870, BRODERSEN 1921). Nach meiner Meinung hat in unserem Falle die Salzsäure die Außenschicht verfestigt und so ist es der nachfolgenden schrumpfend wirkenden NaCl-Lösung möglich geworden, den Inhalt von der Außenschicht abzulösen. Man könnte meinen, daß die Oberflächenschicht in diesem Falle ein aus dem Plasma durch die Säure niedergeschlagenes Häutchen wäre. Allein dasselbe Experiment gelingt auch, wenn das Plasma durch NaCl 0,9 vH herausgewaschen ist.

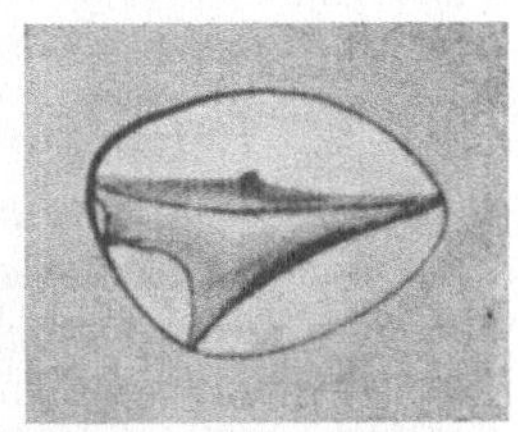

Abb. 12. Zurückziehung der Innenmasse eines Erythrocyten von der Hüllschicht nach Behandlung 1. mit NaCl 0,3 HCl 0,007 vH, 2. mit NaCl 2,0 vH.

Eine feine Oberflächenschicht hat auch SCHILLING (1912 a) als eine zarte farblose Hülle an den lebensfrischen Erythrocyten beobachtet. KOBERT (1915) betont ebenfalls die Verdeutlichung einer semipermeablen Grenzschicht der Erythrocyten durch Wirkung der Adstringentien. Wenn BRUECKE von einer Membran verlangt, daß sie im mikroskopischen Bilde einen doppelten Kontur besitzen müsse, so hat schon KNEUTTINGER (1865) nachgewiesen, daß diese optische Forderung nicht aufrecht zu erhalten sei.

3. Färbung der Oberflächenschicht.

Behandle ich die in NaCl 0,9 vH liegenden Erythrocyten mit gesättigter wässeriger Sublimatlösung, so tritt eine 0,5 μ dicke Schicht deutlich hervor, die ich dann mit Eisenhämatoxylin nach HEIDENHAIN färben kann (Abb. 13). WEIDENREICH (1903) hat zuerst mit ZENKERscher Fixierung in 3 μ dicken Schnitten der Milz und mit der gleichen Färbung die Außenschicht dargestellt. Eine ebenso beschaffene Schicht von derselben Dicke färbt DEETJEN (1901) mit Gentianaviolett am Trockenpräparat nach 5 Minuten langer Erhitzung auf 150° C und LOEWIT (1907) nach Vorfärbung mit saurem Farbstoff und Nachfärbung mit einem basischen. LAVDOWSKY (1893) stellte sie dar mit 1 Teil Alkohol + 3 Teilen wässeriger Neuviktoriagrünlösung oder auch mit Jodsäure und Neuviktoriagrün. SCHAEFER (1905) färbt sie im frischen Präparat mit SPILLERS Purpur an den entstehenden Schatten. Einen feinmaschigen, fädigen Bau dieser

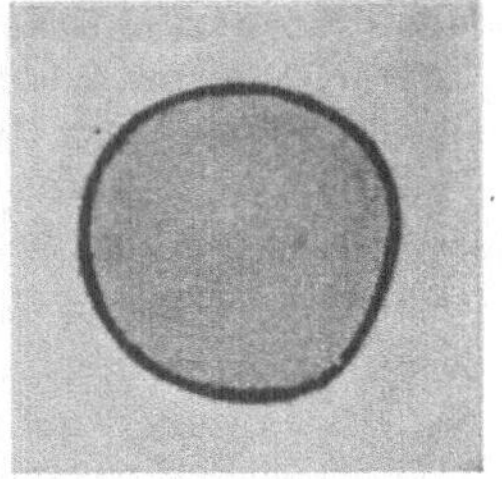

Abb. 13. Hüllschicht eines Erythrocyten nach Fixierung in konzentrierter wässeriger Sublimatlösung und Färbung mit Eisenhämatoxylin.

Schicht beschreibt CUPP (1915) an 1 μ dicken Schnitten von Blutkörperchen, die in Kalium bichromicum, Formaldehyd und Essigsäure fixiert und dann in Paraffin eingebettet waren.

4. Randreifen.

Einen Randreifen, wie er bei *Amphibien*blutkörperchen nachgewiesen ist, behauptet ROMIEU (1922) auch beim menschlichen Erythrocyten gesehen zu haben, und zwar nach Färbung der in hypertonischer Salzlösung liegenden Blutkörperchen mit Kristallviolett. GALAȘESCU (1922) färbt einen Randreifen ebenfalls mit Kristallviolett aber auch mit Eisenhämatoxylin, Goldchlorür und Vitalfarbstoffen, aber nicht an intakten, sondern an hämolysierten Erythrocyten. ROMIEU hält seinen Randreifen für identisch mit den von CABOT und CESARIS-DEMEL beschriebenen Ringen bei perniziöser Anämie, auf die wir noch zurückkommen. Ebenso stellt auch NISSLE (1907) das Vorkommen eines Randreifens in polychromatischen Erythrocyten bei verschiedenen Anämien fest. Da er auch zwei Reifen in einem Erythrocyten antrifft und auch kleinere Reifen mit einem Durchmesser von noch nicht 3 μ, so hat er wohl ebenfalls CABOTsche Ringe gesehen. Solche Ringe kann man unmöglich mit den Randreifen bei den Amphibien gleichsetzen.

5. Chemische Zusammensetzung der Oberflächenschicht.

Über die Substanzen, aus denen sich die Hülle zusammensetzt, können wir nach den vorliegenden Untersuchungen nur wenig aussagen. Makrochemisch ist der Schatten untersucht worden, aber der Schatten ist nach unserer Ansicht nicht nur die Membran, sondern er enthält noch eine Innensubstanz. Nach BECHHOLD (1921) besteht der Schatten aus einem in Wasser unlöslichen gequollenen Proteid oder Nucleoproteid, das eine Hülle ausgebildet hat. Im Innern des Schattens findet sich nach ihm ein feines Gerüst. Der Verputz von Hülle und Gerüst besteht aus Lecithin und Cholesterin, die beide durch Adsorption festgehalten werden. Eine Loslösung der Lipoide von dem Proteid oder eine Entmischung von Lecithin und Cholesterin hat Hämolyse zur Folge. Dagegen sagt HATTORI (1921), daß zwischen Entmischung eines Lecithin-Cholesteringemisches und Hämolyse keine vollkommene Übereinstimmung bestehe, aber Reagentien, welche die Entmischung besorgen, hämolysieren auch rote Blutkörperchen. SALÉN (1920) untersuchte Schatten des Blutausstrichs nach Auslösung der lipoiden Bestandteile mit dem Ultramikroskop. Er sah noch einen feinen Ring, der durch Behandlung mit eiweißlösenden Fermenten verschwand. In Wasser oder physiologischer Kochsalzlösung ist diese Substanz unlöslich. Durch eiweißfällende Mittel wird sie schärfer sichtbar. Es ist also ein Proteid oder Nucleoproteid. Nach BRUNS-WICK (1922) ist Cholesterin in minimalen Mengen durch Digitonin nachzuweisen; ich finde in der Literatur keinen Hinweis darauf, daß derartige mikrochemische Versuche an unserem Objekt schon gemacht wären. PASCUCCI (1905) bestimmte die Mengenverhältnisse des Eiweißstoffes gegenüber den Lipoiden so, daß zwei Drittel des Trockengewichtes der Schatten aus Eiweiß und etwa ein Drittel aus den Lipoiden bestünde. Diese Zahlen sind freilich an *Pferde*erythrocyten gewonnen worden. Hämolysiert man die menschlichen Erythrocyten mit absolutem Alkohol, so sind die Schatten beträchtlich verkleinert und haben offenbar die Lipoide verloren, denn dieser Rest ist weder von Chloroform, noch Äther, noch Schwefelkohlenstoff aufzulösen oder zu verringern. Wenn BERCZELLER (1922) sagt, daß die Membran der roten Blutkörperchen nicht öllöslich sei, so hat er wohl auch diesen Rest im Sinne. Nach GORTER und GRENDEL (1925) besteht die Oberflächenschicht nur aus einer bimolekularen Schicht von Lipoidstoffen. Auch ALBRECHT (1905) hält die ganze Hülle für fettartig; bei gewöhnlicher Temperatur sei sie fest, in der Wärme flüssig, durch Kalilauge verseifbar und in fettlösenden Mitteln löslich. v. KNAFFL-LENZ (1908) sucht zu beweisen, daß die Oberflächenschicht aus nur wenig oder gar nicht quellbarem Eiweiß besteht. OLIVER und BARNARD (1925) vermuten Globuline in ihr und endlich hält LEPESCHINSKAJA (1925) es für ausgeschlossen, daß sie aus Lipoiden bestünde; sie gäbe vielmehr Fibrinreaktionen.

Unter einer Hülle, die auch DEWEY (1922) kennt, zeigt er mit einer besonderen komplizierten Färbemethode und an Ausstrichpräparaten eine zweite, die aus lauter voneinander wohl geschiedenen, mosaikartig zusammengefügten Segmenten besteht, die sich teils basophil, teils neutrophil und nur in dem einen oder andern Sinne färbt. Nur wenn man sich experimentell über das Zustandekommen dieser Bilder orientiert, kann man die weitgehenden Erwartungen des Verfassers näher diskutieren. Aus Capillaritätsgesetzen deduziert HEIDENHAIN (1904a), daß die Erythrocyten wie alle in einer wässerigen Suspensionsflüssigkeit aufgeschwemmten protoplasmatischen Körperchen von einem in positiver Spannung begriffenen Flüssigkeitshäutchen von etwa 0,05 μ Dicke umgeben sind, das demnach noch außerhalb unserer Hüllschicht sich befindet.

6. Eigenschaften der Oberflächenschicht.

a) Elastizität.

Über den Aggregatzustand der Innensubstanz haben wir noch keine gutfundierten Vorstellungen. Nur wenn diese in toto flüssig ist, können wir mit Sicherheit annehmen, daß die Hülle das formgebende Prinzip ist und darum fest und elastisch sein muß. Auf die Vorstellung einer elastischen Membran ist auch KOEPPE (1895 und 1899) schon von anderen Experimenten her gekommen. WEINTRAUD (1892) beobachtete in den roten Blutkörperchen eines Pyämiekranken kleine Einschlüsse, die deutliche Ortsveränderungen vornahmen. In diesem Falle muß die Innensubstanz flüssig gewesen sein, und da die Biskuitform erhalten war, so kann hier nur die Hüllsubstanz formgebend gewesen sein. Wie KOLTZOFF (1903 und 1908) hervorhebt, kann ein inneres Skelett nicht in Frage kommen, es muß vielmehr an der Oberfläche liegen. Die Hüllsubstanz allein reicht also aus, um eine Form mit so vergrößerter Oberfläche herzustellen. Es ist daher vielleicht der Schluß erlaubt, daß auch im Erythrocyten des Gesunden die Oberflächensubstanz fest ist. Sie muß dann außerordentlich elastisch sein. Im strömenden Blute erleiden die Erythrocyten große Formveränderungen auf rein mechanische Weise und können trotzdem in ihre ursprüngliche Form zurückkehren, wie das in noch bedeutenderem Maße die in eine Gallerte eingeschlossenen Erythrocyten ROLLETTS (1865) zeigen. Ob die Innensubstanz nicht auch noch fest und elastisch ist, läßt sich einstweilen nicht sagen. BECHHOLD und KRAUS (1920) kommen zu dem Schluß, daß die eiweißartigen Bestandteile des Innern flüssig sein müßten. LEPESCHKIN (1925) hält es für ausgeschlossen, daß die ganze Innenmasse gallertig ist; die bedeutenden Gestaltsänderungen beim Passieren enger Räume müßten zur Entstehung von Rissen und Spalten führen, da die meisten Gallertearten elastisch aber nicht plastisch wären.

b) Permeabilität.

Die Oberflächenschicht läßt einige Stoffe durchwandern, andern verwehrt sie den Durchtritt; die Betrachtung dieser beiden Stoffreihen gehört in unsere Darstellung nur insofern hinein, als sie uns Aufschluß geben könnte über die Zusammenstellung der Hülle (s. HAMBURGER 1902) und auch dies nur in dem Falle, daß sie nicht porös ist. Sobald die Porentheorie zu Recht besteht, würde die Durchgängigkeit der Hülle vornehmlich durch die Porenweite und die Teilchengröße der herantretenden Substanzen bedingt sein. Ist die Hülle aber unporös, so müßten die durchtretenden Substanzen mit denjenigen der Hülle mischbar sein und könnten uns eine gewisse Aufklärung über sie verschaffen. Da nicht nur lipoidlösliche, sondern auch lipoidunlösliche Stoffe hindurchtreten, so hat man die Vorstellung eines Mosaiks aus lipoiden und protoplasmatischen Bestandteilen gebildet, eine Vorstellung, die aber nur das passive Verhalten der Blutzellen gegenüber lipoidlöslichen Stoffen erklären kann.

c) Ausläuferbilduug.

Eine Eigenschaft der Hülle, die seit langem bekannt ist, besteht darin, daß sie Ausläufer und Abschnürungen hervorbringen kann. Lege ich die frischen Erythrocyten in eine Lösung von NaCl 0,5 NaOH 0,04 vH, so gehen die Biskuitformen in Maulbeeren, wieder in Biskuit, dann in Glocken und Kugeln über. An der äußeren Oberfläche entwickeln sich nun Ausläufer und Abschnürungen. Manche werden dabei zuerst wurstförmig oder nehmen andere unregelmäßige Formen an (Abb. 14). Es erfolgt also zuerst eine beträchtliche Abnahme des Volumens, während die Hülle noch intakt bleibt: so entsteht die Maulbeere. Darauf wird die Hülle verkleinert und das Verhältnis ist nun so wie bei der Biskuitform, die dann auch erscheint; bei noch weitergehender Verkleinerung der Hülle entsteht die Glockenform und die Kugel. Jetzt aber schmilzt die Hülle, und da der Inhalt

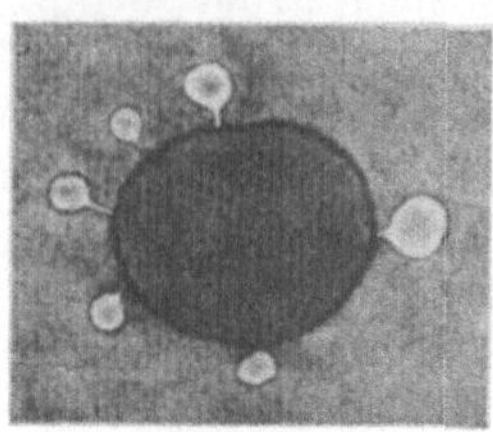

Abb. 14. Ausläuferbildung an einem Erythrocyten nach Behandlung mit NaCl 0,9 NaOH 0,04 vH.

sich weiter verringert, wird das Gebilde wurstförmig oder macht andere unregelmäßige Figuren. Den Vorgang studiert man am besten da, wo er nicht so schnell verläuft, z. B. bei NaCl 0,9 NaOH 0,04 vH. Hier sieht man einige Erythrocyten wurstförmig werden. Das eine Ende wird dicker als das andere und zwischen beiden erscheint eine leichte Einschnürung. Plötzlich verengert sich diese und gleichzeitig werden die beiden Enden kugelig. Ihre Verbindung ist nun dünn und stielförmig. Der Stiel wird immer kürzer und die kleinere Kugel kann in die große wieder aufgenommen werden, ehe Hämolyse eintritt, sie können aber auch getrennt hämolysieren. Dann haben

wir eine einfache Abschnürung. Nun können an solchen Zellen auch mehrere Einbuchtungen auftreten und so sich eine Reihe von Ausläufern und Abschnürungen bilden; im Prinzip bleibt der Vorgang immer derselbe. Behandle ich mit NaCl 0,3 NaOH 0,04 vH bis zur Ausbildung von mehreren Ausläufern vor, so kann ich durch nachfolgende höhere, etwa 2 proz. Kochsalzlösung den Schmelzprozeß der Hülle wieder einschränken. Es bilden sich dann einfache wurstförmige Erythrocyten. Die in einer Lösung von NaCl 0,9 NaOH 0,04 vH Ausläufer bildenden Zellen ziehen, mit NaCl 0,9 HCl 0,0036 vH beströmt, die Ausläufer wieder ein und formen sich in Glocken um. Auch hier wird der Schmelzprozeß unterbrochen. Am stärksten finde ich den Abschnürungsvorgang ausgeprägt in NaOH 0,04 und 0,06 vH und bei einem Kochsalzgehalt von 0,3—0,7 vH.

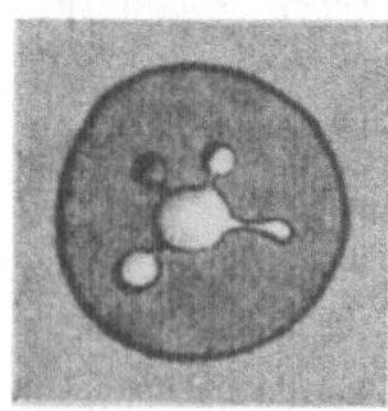

Abb. 15. Erythrocyt nach Behandlung mit NaCl 5,0 NaOH 0,04 vH.

Bei einem NaOH-Gehalt von 0,02 vH entstehen in NaCl 0,8 vH viele Ausläufer, in NaCl 0,3 nur wenige.

Nehme ich reichlicher Kochsalz, also etwa NaCl 5,0 NaOH 0,04 vH, so entstehen Bilder, die sehr aufklärend wirken können. Zuerst erscheinen Zahnradformen und auch Knitterformen, dann Glocken. Die Lippen des Glockenmundes vereinigen sich, der Mund schließt sich, und damit ist ein Rest der Glockenhöhle von der Außenwelt abgesperrt. Es befindet sich also im Innern des nunmehr kugeligen Erythrocyten ein Einschluß von Medium, der direkt von der nach innen verlagerten Oberflächensubstanz umgeben ist. Nun beginnt die eingeschlossene Masse Fortsätze in die gelbe Substanz zu treiben, die sich in ihr auch ganz abschnüren können (Abb. 15). Daraus scheint mit hervorzugehen, daß die Fähigkeit der Ausläuferbildung allein der Oberflächensubstanz zukommt.

Arnold (1896) hat mit Jodkali Abschnürungen erhalten, deren Zentrum körnig war und die darum Blutplättchen ähnlich zu sein schienen. Schwalbe (1901) bekam Abschnürungen auch in NaCl 2—10 vH. Beides habe ich mit ganz reinen Substanzen arbeitend nie erhalten.

Wenn die Schatten zum größten Teil aus Oberflächensubstanz bestehen, so müssen an ihnen die Ausläuferbildungen besonders gut zu erkennen sein, und das sind sie auch. Das sehe ich ausgezeichnet nach drei Minuten langer Hämolysierung mit NaCl 0,3 vH, wenn ich die entstandenen Schatten mit NaCl 2,0 NaOH 0,01 vH behandle. Hierin erhalten die Schatten zuerst Stechapfelform und darauf folgt eine ganz außerordentliche Oberflächenvergrößerung (Abb. 16).

Interessant ist, daß der Schmelzvorgang der Oberflächensubstanz auch bei Erwärmung in physiologischer Kochsalzlösung vor sich geht. M. SCHULTZE (1865) findet, daß die Abschnürungen bei 52° C reichlich auftreten, sie könnten aber auch bei Abkühlung bestehen bleiben. Nach WEIDENREICH (1903) nehmen durch Erhitzung abgeschnürte Teilchen nach Zusatz konzentrierter Kochsalzlösung maulbeerartige Formen an. Aus den Abschnürungen und aus der Biskuitform der frischen Erythrocyten schließt ALBRECHT (1902 und 1904b) auf eine myelinartige Substanz, wahrscheinlich Lecithin in Verbindung

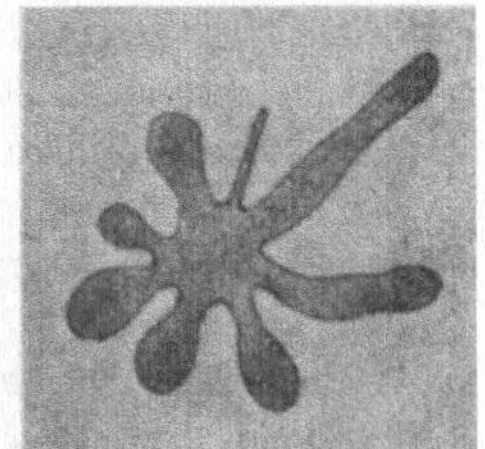

Abb. 16. Ausläuferbildung an dem Schatten eines Erythrocyten nach Behandlung 1. mit NaCl 0,3 vH, 2. mit NaCl 2,0 NaOH 0,01 vH.

mit einer anderen Substanz an der Oberfläche der Erythrocyten, weil alle Myelinfiguren dazu neigten, gewulstete Ränder zu bilden und eine große Oberfläche zu entwickeln.

d) Agglutination.

Eine neue Eigenschaft der Hülle lernen wir durch folgende Versuche kennen: Nehmen wir eine Lösung von NaCl 0,9 HCl 0,002 vH, so erscheint an den Erythrocyten zuerst die Glockenform. Die Delle verkleinert sich und verschwindet. Die nunmehr kugelige Zelle vergrößert sich und wird blasser als vorher.

$$\text{Beispiel: Biskuitform:} \quad V = 103{,}9\ \mu^3 \qquad O = 155\ \mu^2$$
$$\text{Glockenform:} \quad V = 66{,}5\ \mu^3 \qquad O = 135\ \mu^2$$
$$\text{Kugelform:} \quad V = 91{,}7\ \mu^3 \qquad O = 98{,}6\ \mu^2.$$

Wenn die Schwellung zur Vernichtung der Glockendelle geführt hat, bewegen sich die Zellen gegeneinander, manchmal über einen Zwischenraum von 2—3 μ hinweg und haften unter gegenseitiger Abplattung aneinander. Diesen Vorgang

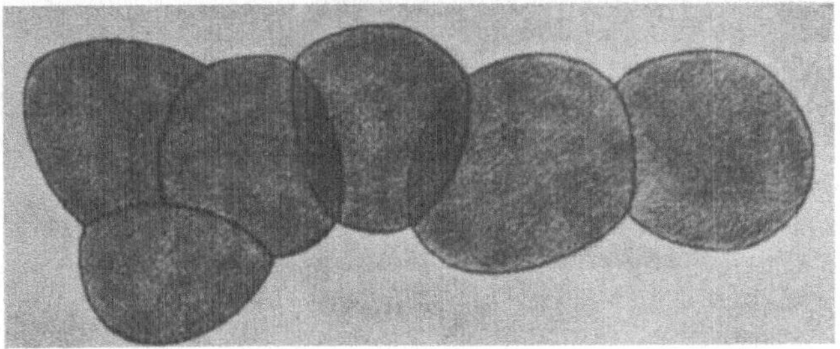

Abb. 17. Agglutination von Erythrocyten in NaCl 0,9 HCl 0,002 vH.

hat man Agglutination genannt. Es liegt jedoch hier nicht bloß eine Verklebung vor, sondern auch eine gegenseitige Anziehung. In diese beiden Vorgänge muß man die Agglutination zerlegen. Sie verkleben außerdem auch mit der Wand des Capillarraumes, in dem sie liegen oder mit einem Blutschatten, aber niemals mit einem weißen Blutkörperchen oder Blutplättchen. Die Erythrocyten können so entweder lange Reihen bilden oder Pakete, in denen sie sich nach Art der PLATEAUschen Figuren berühren. Eine Zelle kann auf der andern bis zur endgültigen Lage gleiten (Abb. 17).

In NaCl 0,9 HCl 1,0 vH ist die Anziehung sehr heftig und reichlich, aber die

Körperchen desagglutinieren schnell wieder und erblassen dann. Im Gegensatz dazu lagern sie sich bei geringem Salzsäurezusatz (0,0003 vH) nur ganz allmählich aneinander ohne gegenseitige Abplattung und werden dann zu Schatten. Bei einem Gehalt an HCl von 0,003 vH kommt eine Agglutination nur noch in NaCl 0,4—1,5 vH zustande. Ist der Salzgehalt geringer oder höher, bleibt sie aus.

Auch Schatten kann man zur Agglutination bringen. Ich hämolysiere eine halbe Stunde lang mit Aqua destillata und sehe sie dann in NaCl 0,9 HCl 0,01 vH glockenförmig werden und schon in dieser agglutinieren, um dann allmählich anzuschwellen. Sie nehmen jetzt wieder Hämoglobin auf und färben sich schwach gelblich.

Wir müssen nach diesen Versuchen annehmen, daß die Oberflächenschicht in den angesäuerten Lösungen ihre natürliche negative Ladung nicht nur verliert, sondern eine positive Ladung erhält, die um so größer ist, je stärker der Salzsäurezusatz gemacht wird (BRODERSEN 1925).

Von den vielen Stoffen, mit denen man eine Agglutination erhält, will ich nur noch die mit NaOH, Traubenzucker und Gelatine hervorheben, weil sie alle in etwas verschiedener Art erfolgen.

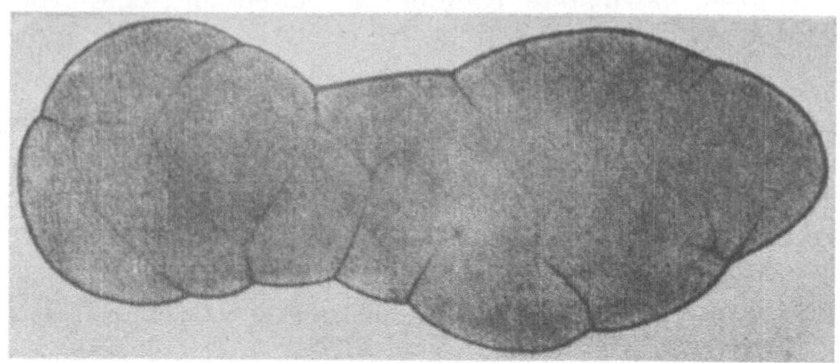

Abb. 18. Agglutination von Erythrocyten in 6 proz. Traubenzuckerlösung.

In NaCl 0,9 NaOH 0,04 vH geschieht sie in Geldrollenform, deren einzelne Stücke anschwellen. Bei diesem NaOH-Gehalt liegt die obere Grenze des Kochsalzgehaltes bei 1,5 vH, über die hinaus eine Agglutination nicht mehr stattfindet. Nach unten hin kann man den Kochsalzgehalt sehr weit vermindern; wie weit, ist nicht mit Sicherheit zu sagen. Setzt man den Kochsalzgehalt auf NaCl 0,9 vH fest, so ist bei NaOH 0,02 vH keine Agglutination mehr, dagegen immer reichlich, wenn man den NaOH-Gehalt über 0,04 vH hinaus steigert.

Versuche ROLLETTS (1900) und LOEHNERS (1907) mit Entladungsschlägen im Blutpräparat zeigen Formveränderungen und Agglutination, wie wir sie bei NaOH-Wirkung in gleicher Weise sehen (s. auch NEUMANN 1865).

In 5 proz. wässeriger Traubenzuckerlösung werden die Erythrocyten radkäseförmig. Sie agglutinieren entweder in dieser Form oder nachdem sie Kugeln geworden sind. Die Aneinanderlagerung ist so stark, daß man die Zellgrenzen kaum mehr unterscheiden kann (Abb. 18). Einige Autoren sprechen dann sogar von Verschmelzung der Zellen und suchen diese gegen die Existenz einer Membran anzuführen. Desagglutiniert man sie jedoch mit NaCl 0,9 vH, so erscheinen wieder die alten isolierten Formen. In einer 2 proz. Lösung kommt es nur zur Annäherung der kugeligen Zellen, in einer 7 proz. bilden sich, da sie hypertonisch ist, Maulbeeren aus und diese agglutinieren. Bei 10 vH ist eine Agglutination kaum mehr wahrzunehmen.

In NaCl 0,9 Gelatine 1 proz. nähern sich die Erythrocyten einander und schieben sich übereinander zur Bildung kleiner Säulen. Diese fallen um und verbinden sich mit anderen Säulchen, und so entstehen lange Geldrollenformen, die bekanntlich ebenso in einem frischen Deckglaspräparat ohne NaCl-Zusatz nach einiger Zeit erkennbar sind (Abb. 19). An den Berührungsflächen der Körperchen sollen nach HEIDENHAIN (1904a) die Konkavitäten verschwinden. Ich möchte feststellen, daß die Erythrocyten entweder napfartig sind und auch so ohne Lücke aneinander gefügt sind, oder daß ihre Berührungsflächen mannigfach verbogen sind. HEIDEN-HAIN führt ebenda die Geldrollenform allein auf die Wirkung der Oberflächenkräfte zurück, ORSÓS (1909) auf die Saugwirkung der durch die Oberflächenkräfte zusammengedrückten Delle. Daß sich die Zellen aktiv einander nähern, wie die getrennten Furchungszellen von ROUX, wird außer acht gelassen. Die untere Grenze der Agglutination liegt bei NaCl 0,5, die obere bei NaCl 4 vH.

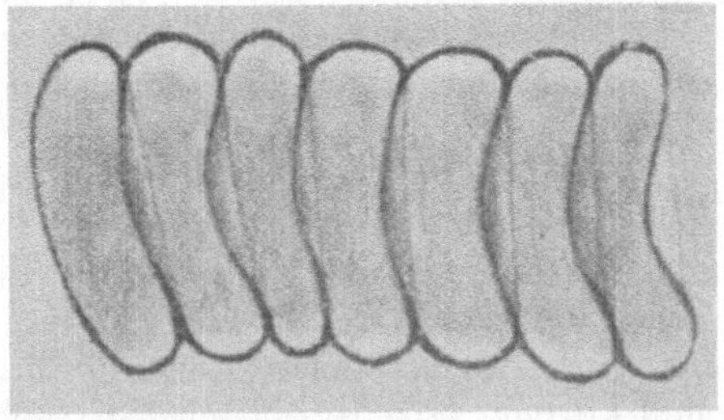

Abb. 19. Geldrollenagglutination in einem frischen, unvermischten Blutpräparat.

Von den vier behandelten Agglutinatoren ist jeder imstande, das Agglutinat, das durch einen der drei anderen hervorgerufen ist, mehr oder minder zu desagglutinieren. Traubenzucker-agglutinate können auch durch physiologische Kochsalzlösung aufgelöst werden, Salzsäureagglutinate durch Hypotonie oder Hypertonie. Theoretische Gedanken über die Agglutination findet man bei RUNNSTROEM (1921).

Einen interessanten Modellversuch machte NORRIS (1869) mit kleinen Kork- und Gelatinescheiben, die er zuerst mit Wasser netzte und dann in eine mit Wasser nicht mischbare Flüssigkeit wie Terpentin oder Petroleum tauchte. Hier liefen sie in Geldrollenform zusammen.

Der Mechanismus der Agglutination ist in umfassender Weise noch nicht bearbeitet worden.

J. Die Innensubstanz der roten Blutkörperchen.
1. Hämolyse, Hämoglobin, farblose Substanz.

Bei der Hämolyse wird ein Teil der Innensubstanz entfernt, den man außerhalb des Blutkörperchens mit verschiedenen Mitteln niederschlagen kann. Diese im durchscheinenden Tageslicht graugelb gefärbte Substanz ist das Hämoglobin. ROLLETT (1900) berechnet beim *Schweineblut*, daß das Hämoglobin in einer 33,65 proz. wässerigen Lösung vorhanden sein müsse, die aber unmöglich ist. Es könnte demnach nur in amorphem Zustande irgendwie im Körperchen fixiert sein. DE JONG (1924) berechnet den Gehalt eines Erythrocyten an Hämoglobin auf $26 \cdot 10^{-12}$ g, HADEN (1925) auf $3,12 \cdot 10^{-11}$ g $= 32,5$ vH des Volumens.

Die genauere chemische Beschreibung dieses Stoffes, seine Krystallisierung und Zerlegung kann in jedem Handbuch der physiologischen Chemie nachgesehen werden. Aber der Vorgang der Hämolyse dürfte für uns einiges Interesse haben, da er außer dem Farbstoff noch andere Substanzen als Bestandteile des Blutkörperchens aufdeckt.

In NaCl 0,2 vH erhält die Zelle rasch Kugelform, wobei sie heller wird und schließlich ganz erblaßt. Kurz vor dem Erblassen und kurz nachher kann man ihren Durchmesser ermitteln und daraus den Substanzverlust berechnen, den das Blutkörperchen in der letzten Phase der Hämolyse erleidet. Ohne genaue Messung ist die Abnahme des Durchmessers nicht zu erkennen. Das Volumen war in einem Falle vorher 129,8 μ^3 und nachher 113,1 μ^3. Der Substanzverlust war also nur

16,7 μ^3. Da dieser keine 13 vH ausmacht, nach Bunge aber 32 vH des Blutkörperchens Hämoglobin ist, so kann bei der Hämolyse nicht im letzten
Augenblick erst das gesamte Hämoglobin die Zelle verlassen, sondern es muß
schon bei der allmählichen Anschwellung durch die Hülle treten. Da außerdem
bei dem Vorgang das Blutkörperchen an Innenmasse zunimmt, bis es zuletzt nur
um ein weniges abnimmt, so muß gleichzeitig mit dem Hämoglobinexport ein
größerer Wasserimport vor sich gehen. Der Moment, in dem der Hämoglobinexport beginnt, ist nicht genau zu bestimmen.

Es ist nun von Interesse für uns zu wissen, was für eine Substanz im Körperchen nach dem Hämoglobinaustritt noch bleibt oder ob überhaupt nur noch die
Oberflächensubstanz übrig ist.

Wenn ich im Durchströmungsapparat für kurze Zeit Wasser einwirken lasse,
und darauf eine gesättigte wässerige Sublimatlösung, so kann ich ein Gesichtsfeld
erhalten, in dem eine Reihe verschiedener Stadien der Hämolyse fixiert ist. Die
Zellen am Rande des Capillarraumes, die also, da die Lösungen von außen nach
innen eindringen, am längsten unter der Einwirkung des Wassers gestanden haben,
sind kugelig, farblos, optisch leer. Ich vermute, daß in ihnen nur die Hülle mit
der wässerigen Lösung osmotisch wirksamer Substanzen vorliegt. Als solche sind
von Variot (1886) Kaliumphosphat und Kaliumchlorid angegeben worden. Dann
folgen ebenfalls kugelige Erythrocyten mit einem ungefärbten, körnig durch das
Sublimat gefällten Inhalt. Hier wollen wir uns an einen Versuch erinnern, den
wir mit NaCl 0,3 HCl 0,007 vH und nachfolgender NaCl 2 vH machten. Da fanden

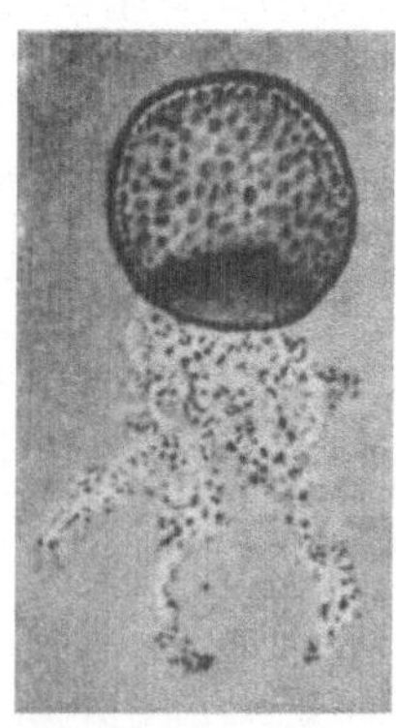

Abb. 20. Hämolyse eines
Erythrocyten nach Be-
handlung 1. mit NaCl
0.2 vH, 2. mit NaCl 0,2 vH
HgCl₂ konz.

wir in den Schatten eine ungefärbte Substanz, die sich von
der Hülle zentralwärts zurückgezogen hatte. Wir gehen wohl
nicht fehl, wenn diese mit der im Hämolyseversuch durch
Sublimat niedergeschlagenen farblosen Substanz gleichgesetzt wird. Cupp (1915) sieht nach Behandlung der Blutkörperchen mit Kaliumbichromat, Formol, Eisessig auf
Schnitten von 1 μ Dicke als Grundlage des Schattens ein
feines Maschennetz von Fäden. Der Beweis dafür, daß
dieses Netzwerk präformiert ist, kann nicht leicht erbracht
werden. Jedenfalls zeigt auch hier der Schatten eine Innensubstanz, wenn sie auch in diesem Falle nicht körnig niedergeschlagen ist. Auch Foà (1887 und 1889) stellt am Trockenpräparat ein feines mit Methylenblauglycerin gefärbtes Netz
dar, das ich jedoch in solcher Regelmäßigkeit nicht finden
kann. Ich sehe vielmehr in vielen Schatten blau gefärbte
Körnchen.

Das wichtige Resultat unserer einfachen Hämolyse-
experimente ist also, daß neben dem Hämoglobin noch eine
offenbar in verschiedener Form fällbare farblose Substanz vorhanden ist.

Weiterhin zeigt uns das Sublimatbild der Hämolyse Erythrocyten, die einen
körnigen, aber gelb gefärbten Inhalt haben, der sich an der Stelle, die zuerst vom
Sublimat getroffen wurde, zu einer homogenen gelblichen Masse verdichtet hat
und hier sieht man manchmal eine Rißstelle, aus der dieselbe Masse herausdringt
(Abb. 20). Maximow u. a. haben anscheinend diese für ein Blutplättchen gehalten.
Ähnliche Bilder hat auch v. Notthafft (1897) mit 1 proz. Sublimatlösung erhalten, sowie Gamna (1920) und Boccadoro (1921).

Es gibt in dieser Zone aber auch Zellen ohne Riß und ohne homogene Verdichtung, Zellen mit dichtstehenden gelblichen Körnern und endlich noch weiter
einwärts solche, deren Inhalt im ganzen homogen gefällt ist. Zwischen all diesen
Körperchen sieht man viele gelbe Körner wimmeln, die allmählich agglutinieren.

Diese Körner sind ausgetretenes Hämoglobin. Überall da, wo die Hämoglobinlösung in den Zellen durch das eintretende Wasser und durch teilweise Auswanderung des Farbstoffes verdünnt worden ist, da ist sie durch das Sublimat körnig gefällt; wo sie homogen gefällt ist, war sie auch noch unverdünnt.

Man könnte nun meinen, daß zum Austritt des Hämoglobins ein Platzen der Hülle erforderlich wäre, wie es sich an vielen Stellen des Sublimatpräparates zeigt. Das ist aber nicht der Fall; vielmehr ist die Zersprengung der Oberflächenschicht eine Eigentümlichkeit des Sublimats nach vorhergehender Wasserbehandlung. Berieseln wir die frischen Zellen mit Alcohol. absol. im Durchströmungsapparat, so verwandeln sie sich in dicke Scheiben mit langen, spitzen Stacheln. Diese Schrumpfungsform ist eine Art Maulbeere, die durch das besondere Mittel ihrer Entstehung nicht ganz die gewöhnliche Form der Maulbeeren bekommen hat. In einer nachfolgenden Fixierung mit Sublimat erhalten sie sich in ihrem Aussehen. Diejenigen Zellen, die länger unter der Einwirkung des Alkohols stehen, haben kürzere Stacheln. Ihr Inhalt ist vom Sublimat nicht mehr homogen, sondern körnig gefällt. Hier ist also schon Hämoglobin ausgetreten, sonst würde der Rest nicht körnig sein; also auch

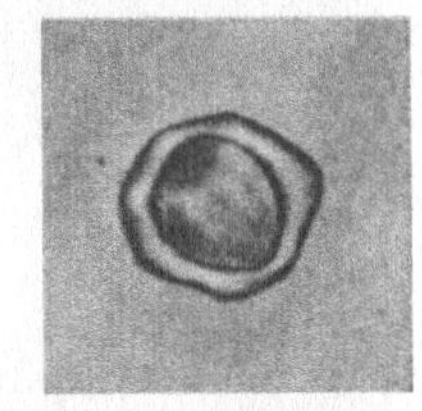

Abb. 21. Erythrocyt nach Behandlung mit Alcohol. absolutus.

hier ganz früh schon Hämoglobinabwanderung und nicht erst im Stadium des vollständigen Erblassens, und zwar ohne Rißstelle und ohne gleichzeitige Einwanderung von Medium. Die nächste Schicht führt kugelige Zellen und hat sich dem Sublimat gegenüber so verhalten, daß ihre Innenmasse auch an der Stelle, wo die fixierende Lösung zuerst auftraf, homogen ist und der übrige Zelleib körnig. Ich vermute, daß BOETTCHER (1876) mit Alkohol und nachfolgender Essigsäure ähnliche Bilder erhalten hat, wobei er dann die von der Fläche gesehene kompaktere Innenmasse als Kern gedeutet hat. Eine Rißstelle und ein Austritt von Innenmasse ist an keiner Zelle zu bemerken. Das Sublimat zertrümmert also die anders vorbereitete Oberflächenschicht nicht mehr. Dann finden wir Zellen, die optisch leer und farblos sind; sie sind noch von reiner Kugelform zum Unterschied von denjenigen, die noch länger unter Alkoholeinwirkung gestanden haben. Diese sehen wesentlich verkleinert aus und knitterig. An sie legt sich die ausgetretene Masse in Körnchenform an und umhüllt den Blutschatten schließlich als ein zusammenhängender unregelmäßig begrenzter Mantel (Abb. 21). Ich gebe diese Abbildung lediglich deshalb, weil solche Formen zu wesentlichen Trugschlüssen verleiten können, wenn man ihre Entstehung nicht gesehen hat. Wir müssen vermuten, daß der innere Kontur der

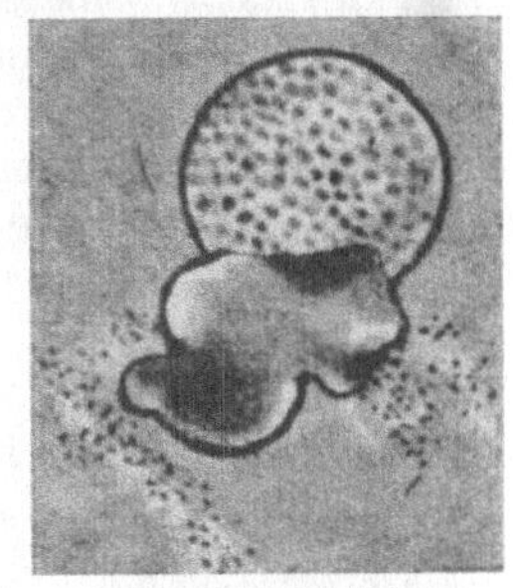

Abb. 22. Hämolyse eines Erythrocyten in 1 proz. Chromsäurelösung.

Abbildung die stark verkleinerte Hülle darstellt und erkennen demnach, daß die Hülle vom absoluten Alkohol durchaus nicht ganz aufgelöst wird, also auch nicht nur aus alkohollöslichen Stoffen bestehen kann.

Auch die Kondensierung des Hämoglobins an der Stelle der Zellperipherie, die zuerst von der Lösung getroffen wurde, ist eine Eigentümlichkeit des Sublimats, wie folgender Versuch zeigt. Nach kurzer Hämolysierung mit Aqua destillata wende ich 3 proz. Kaliumbichromat an: nirgends entsteht ein körniger Niederschlag. Sobald nun aber absoluter Alkohol auf die so vorbehandelten Zellen trifft, schlägt er ihren Inhalt körnig nieder, und zwar findet man an den Zellen mit geringem körnigen Niederschlag diesen nicht an der zuerst getroffenen Stelle, sondern gerade gegenüber. Ein Riß ist auch hier nicht zu sehen.

Dieselben Bilder wie durch Aqua und Sublimat hat Weidenreich (1903) durch Chromsäure erzielt. Läßt man 1 proz. wässerige Chromsäure einwirken, so sieht man nicht bei allen, aber bei vielen Erythrocyten die kugelig gewordenen

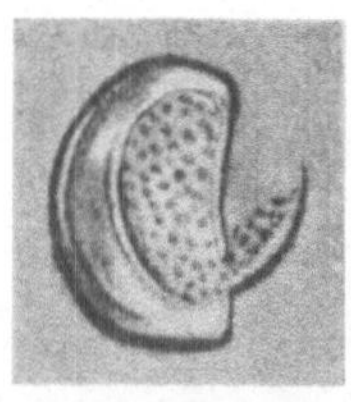

Körperchen platzen. An der Rißstelle quillt die homogen gefärbte Substanz heraus; der übrige Zelleib ist körnig gefällt (Abb. 22). Nach Scherer ist die herausquellende Masse identisch mit Brueckes Zooid und ist durch Zusatz von NaCl 0,7 vH löslich, ebenso in verdünnter Schwefelsäure, 20 proz. Essigsäure und in Alkalien. Unter Zooid verstand Bruecke die lebendige plasmatische Masse, die im Oikoid oder dem Gerüst sich unter normalen Verhältnissen gleichmäßig ausbreitet. Das in diesem Falle übrig bleibende Gerüst oder der Schatten wird nie gelöst; er gibt die Eiweißreaktion, indem er sich in Ferrocyankalium und nachfolgender verdünnter Eisenchloridlösung blau färbt. Gegen die Meinung Wlassows, daß das Oikoid ein Blutplättchen sei, wendet er sich mit Recht.

Abb. 23. Erythrocyt in konzentrierter Pikrinsäure. Von der Seite her gesehen.

Einer kurzen Besprechung bedürfen noch andere Arten der Hämolyse. Nach Weidenreich (1903) platzt der Erythrocyt nach Behandlung mit konzentrierter

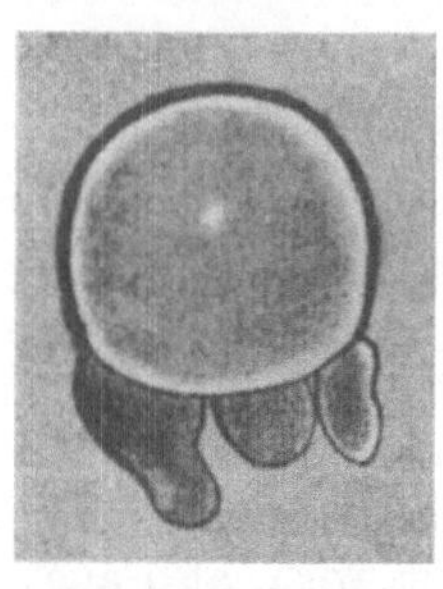

wässeriger Pikrinsäure. Ein kleiner deckelartiger Teil des vorher kugelig gewordenen Körpers hebt sich ab. Das Hämoglobin ist nur zum Teil hinausdiffundiert, zum Teil ist es noch im Körperchen und zwar so, daß es an der Peripherie stärker angehäuft ist als im Zentrum, wo wieder die körnige Fällung erscheint (Abb. 23 u. 24).

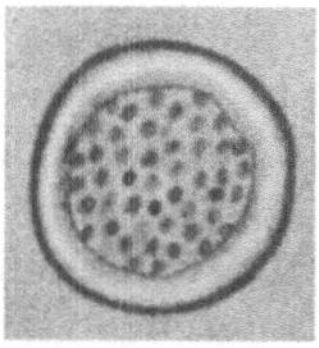

Ein etwas modifizierter Austritt von Hämoglobin ist nach Weidenreich (1903) so zu erreichen, daß man die Erythrocyten zuerst mit NaCl 0,9 Gerbsäure 0,75 vH behandelt, dann mit Aqua. Die Hämolyse findet erst im Wasser statt. Das homogen erscheinende Hämoglobin tritt an einer oder mehreren Stellen in Form von Tröpfchen heraus, die am Schatten sitzen bleiben.

Abb. 24. Erythrocyt in konzentrierter Pikrinsäure von der Fläche her gesehen.

Risse sind nicht zu erkennen. Ich habe nach Versuchen mit denselben Flüssigkeiten im Durchströmungsapparat den Eindruck, daß die gesamte Innenmasse durch die Gerbsäure quellbar, aber nicht lösbar gemacht wird, und daß im

nachfolgenden Wasser die Innenmasse sich ausdehnt und an einer oder mehreren Stellen durch die Hülle herausquillt. Gequollene Innenmasse durch Hämoglobin gefärbt, findet sich jetzt aber nicht nur außerhalb des Zellkonturs, sondern auch innerhalb. Es liegt also kein Schatten vor (Abb. 25). Ähnliche Bilder hat mit dünnen Tanninlösungen schon 1863 Roberts bekommen.

Erythrocyten, die mit Aqua destillata hämolysiert worden sind, können mit einer 1,8 proz. NaCl-Lösung ihr Hämoglobin zum Teil wieder aufnehmen: reversible Hämolyse (s. auch Brinkmann und v. Szent-Gyoergyi 1923, ferner Bogendoerfer und Halle 1925). Starlinger (1924) hat die Hämolyse mit vielen andern Salzen rückgängig gemacht. Solche Blutkörperchen sind gegen Hypotonie sehr resistent. Sie können tagelang in Aqua destillata stehen, ohne wesentliche Veränderungen. 1925 untersucht Starlinger die wei-

Abb. 25. Hervorquellende Innenmasse eines Erythrocyten nach Behandlung 1. mit NaCl 0,9 Tannin 0,75 vH, 2. mit Aqua destillata.

teren Bedingungen und das Wesen dieser Umkehr.

Worauf nun die Hämolyse beruht, das ist noch wenig erforscht. Lepeschkin (1924) führt sie auf eine Trennung des Hämoglobins vom Lipoidbestandteil zurück, womit freilich der Mechanismus nicht viel klarer geworden ist.

2. Der Innenkörper.

Je nach den Flüssigkeiten, mit denen die Erythrocyten behandelt wurden, ergaben sich sehr verschiedene und nicht immer leicht zu erklärende Bilder, wie sich bisher schon gezeigt hat. Je komplizierter aber das Verfahren wird, das man den Zellen gegenüber anwendet, um so merkwürdigere Bilder kann man auch erhalten und die Möglichkeiten sind gar nicht abzusehen. Diese in ihrer Entstehung zu erklären, ist bei den meisten noch nicht versucht oder überhaupt nicht möglich gewesen. So ist denn eine kritische Sichtung der Erfahrungen über die sogenannten Innenkörper, denen ich sehr skeptisch gegenüberstehe, heute nicht zu machen. Meine Aufgabe wäre es natürlich, alle die nun zu beschreibenden Bilder auf das Verhalten der drei bisher erkannten Substanzen zurückzuführen; indessen gelingt das nur bei wenigen.

So hat WLASSOW (1894) durch Kaliumbichromat von 2—5 vH einen Innenkörper erhalten, der meiner Meinung nach in das Blutkörperchen verlagertes Medium ist, wie ich es schon früher bei dem Versuch mit NaCl 0,9 NaOH 0,04 vH beschrieben habe. Darin verwandelt sich die Biskuitform in die Maulbeere und wieder in die Biskuitform und dann in die Glocke. Der Mund der Glockenhöhle nimmt sonderbare Formen an, und endlich schließen sich die Lippen und trennen somit Medium vom Außenmedium.

Den Innenkörper oder das Nucleoid LAVDOWSKYS (1893) möchte ich mit anderen auf eine unvollständige Hämolyse zurückführen. Er behandelt mit 2 proz. Jodsäure und Neuviktoriagrün und sieht entweder in der Mitte oder in der Peripherie der Erythrocyten eine kernähnliche, aber nicht sehr scharf abgegrenzte grüngefärbte Masse. Die Bilder zeigen sich immer nur an einer Minderzahl von Körperchen. HEIDENHAIN (1894) fand mit Bordeaux-R.-Eisenhämatoxylinfärbung einen ähnlichen Innenkörper, freilich in den Erythrocyten des *Hundes*. Er führt sie auf Spiegelfärbung zurück, die aber immerhin eine im Objekt gelegene Bedingung haben müßten. Noch ehe die Erklärung des Zustandekommens der Bilder gefunden ist, hat man weitgehende theoretische Erörterungen an sie geknüpft. GIGLIO-TOS (1897) nennt den Körper la sostanza emoglobigena und hält ihn für flüssig und umgeben von einem Hämoglobinring. PIGHINI (1905) läßt ihn von schwammartigem Gefüge sein und erteilt ihm ebenfalls eine hämoglobinbildende Tätigkeit. LAVDOWSKY selbst hielt ihn für eine Kernmasse und wird darin durch MAXIMOW (1899) unterstützt, der sie in Trockenpräparaten mit Eosin und LÖFFLERschem Methylenblau, das aber nicht zu alt und nicht zu jung sein darf, färbt. In seinen Nucleoiden können auch blau gefärbte Körper mit einem hellen Punkt gefunden werden. KRONBERGER (1912) färbt nach Methylalkoholfixierung mit LÖFFLERschem Methylenblau und Pikrinsäure „Kernreste" oder „Kerne" rot. GROSSO (1914) hat zwar dieselben Resultate erhalten, wendet sich aber gegen die Deutung. PETRONE (1914) fixiert mit Kaliumbichromat, Essigsäure und Osmiumsäure, behandelt mit Sublimat und Goldchlorid nach und erkennt nun Bilder, die eine gewisse Ähnlichkeit mit den durch Sublimat nach vorangegangener Aquawirkung erzielten haben. Er hält die Masse, die am Rande liegt, für den Kern des erwachsenen Erythrocyten. Die Umwandlung des Erythroblastenkernes in den Innenkörper des Erythrocyten denkt er sich (1901 b) folgendermaßen: Er unterscheidet eine substance chromatique und eine substance ferreuse im Kern. Die chromatische Substanz verschwinde immer mehr und die eisenhaltige vermehre sich. Die Lage der substance ferreuse macht er (1902 und 1903) im erwachsenen Blutkörperchen durch Darstellung eines rotbraunen Innenkörpers sichtbar, nach Anwendung von H_2SO_4 + Alcohol. absolut. oder durch Alcohol. absolut. + SO_2.

GOLGI (1920a) behandelt einen Blutausstrich, der 24—48 Stunden in einer gesättigten Sublimatlösung mit Kaliumbichromat ãã gelegen hat, mit einer 2proz. Lösung dieser Reagenzien, der 5—10 cm³ einer 1 proz. Goldchloridlösung und 5—10 Tropfen Essigsäure hinzugefügt werden. Nach drei Tagen fangen Gebilde, die kernähnlich aussehen, an, sich zu färben. Sie sind aber nach Ansicht GOLGIS nicht mit Kernen gleichzusetzen, zumal sich in den Leukocyten desselben Präparates die Kerne nicht färben und nur ihr Zelleib die rötlichbraune Färbung der Erythrocyteninnenkörper annimmt. SORRENTINI (1920) dagegen, der sie mit ähnlichen Methoden gefunden hat, hält sie für Kerne.

Andere Autoren haben in dem Innenkörper ein Blutplättchen sehen wollen und angeblich sogar dessen Ausstoßung beobachtet. Dagegen wendet sich aber schon 1900 FOλ.

PREISICH und HEIM (1904) färben einen Innenkörper im Trockenpräparat nach ROMANOWSKY. Er besteht bei ihnen aus roten Körnchen mit einem hellen Hof, dessen Grenze sich verliert. LOEWIT (1907) ebenfalls mit Trockenpräparaten arbeitend, färbt mit sauren Farben vor, mit basischen nach und erhält dann in der überwiegenden Anzahl von gelbtingierten Blutkörperchen einen blauen, verschieden gestalteten Innenkörper mit einem dunklen Korn. In der nächsten Umgebung ist der Leib granuliert. Derselbe Körper soll auch im Dunkelfeld nach einiger Zeit im unverdünnten frischen Präparat aufzufinden sein und soll sich sogar bewegen.

Seinen „Glaskörper" beschreibt SCHILLING (1912a und b) als einen scharf abgrenzbaren, eirunden hyalinen Körper, der nach Präparaten GRAEPERS außerhalb der hämoglobinhaltigen Innenmasse, aber mit ihr durch eine feine Haut eingeschlossen läge. Man könne ihn nur bei schlechter Fixierung zu sehen bekommen, da eine gute Fixierung ihn gerade so unsichtbar werden ließe wie am Lebenden, wo er als Delle erschiene. Auch ein zweiter normaler Bestandteil, der Kapselkörper, wäre im normalen Blute nur zufällig einmal zu sehen, während er im pathologischen als Heinzkörper lange bekannt wäre. Ich komme auf diese Bildungen noch einmal bei Besprechung des Zentralapparates zurück und will hier nur bemerken, daß Entwicklungsgeschichte und Pathologie nicht immer einwandfreie Führer in der Erforschung der normalen reifen Zellen zu sein brauchen, sondern daß man von ihnen aus vorgefaßte Meinungen bekommen kann, die einer reinen Erfahrung hinderlich sein können.

Eine ähnliche Anschauung, wie die SCHILLINGs, klingt bei RETTERER (1913) an. Er beschreibt einen glockenförmigen hämoglobinhaltigen Teil und den von ihm eingeschlossenen ménisque anhémoglobique.

Etwas ganz anderes als diese Einschlüsse sind die Körnchen, die KRONBERGER (1919) folgendermaßen darstellt: Er wendet auf ein Trockenpräparat GRAMsche Färbung an, indem er alle dazu gehörigen Reagenzien nur kurz einwirken läßt. So stellt er, wenn auch nicht immer mit dem gleichen Resultat, blauschwarz gefärbte Körnchen dar, von denen jedes mit einem hellen Hof versehen ist und die untereinander verschieden groß sind. Sie liegen im zentralen Teil des Erythrocyten. Die Mitte dieser Masse kann freilich auch granulafrei sein. Diesen Körnchenkörper hält KRONBERGER für ein echtes Nucleoid und hat mit Hilfe eines durchaus nicht indifferenten Nährbodens die Granula in Reagenzröhren gezüchtet, behauptet auch ihre extracelluläre Vermehrung durch Teilung und ihr Wachstum. Sie seien Bioblasten und seien Träger der Oxydasen.

Der Innenkörper von LARASS (1909) füllt fast den ganzen Erythrocyten aus. Er enthält außer einem feinen oder gröberen Netzwerk das ganze Hämoglobin. Die Randpartie sei homogen. Seine Darstellung geschieht durch Quecksilberchloridjodid am Trockenpräparat.

Ehe man weitere Folgerungen und Schlüsse aus diesen Beobachtungen zieht, ist man meiner Meinung nach verpflichtet, die Entstehung der Bilder nachzuprüfen und ich will nur noch erwähnen, daß GRAWITZ und GRUENEBERG (1906) im ultravioletten Lichte keine Spur von ihnen gesehen haben.

3. Vitalgranula.

Wir kommen mit diesem Kapitel ganz in die Nähe der Pathologie der Blutkörperchen, deren Darstellung nicht unsere Aufgabe ist. In bezug auf die Einschlüsse wird unsere Beschreibung der großen Literatur nicht ganz gerecht werden können, sondern nur die Feststellung machen, daß über Natur, Bedeutung und Verwandtschaft dieser Stoffe die Meinungen noch im Fluß sind. Hier zeigt sich besonders deutlich, daß die Färbemethoden allein nicht imstande sind, dem Hämatologen einen ganz sicheren Boden zu geben. Für die Morphologie der überwiegenden Mehrzahl der Erythrocyten scheinen diese Einschlüsse von keiner Bedeutung zu sein.

Was eigentlich unter Vitalgranula verstanden worden ist, erhellt nicht immer mit aller Klarheit aus den Berichten der Autoren. Morphologisch werden offenbar recht verschiedene Bildungen unter diesem Namen zusammengefaßt. Auch die Lagerung der Granula ist nicht immer deutlich.

In NaCl 0,3 Methylenblau med. 0,05 vH werden die Erythrocyten zuerst kugelig. Dann erscheinen an einzelnen blau gefärbte Körnchen in verschiedener Anordnung (Abb. 26). Wenn die Erythrocyten hämolysieren, treten die Körnchen am Schatten besonders stark hervor. Die so ausgezeichneten Zellen sind aber in der Minderzahl. Mit

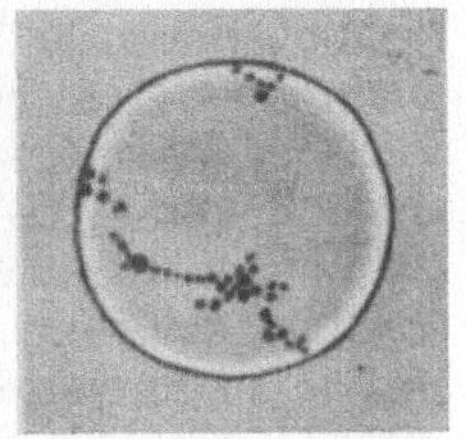

Abb. 26. Vitalgranula in einem Erythrocytenschatten nach Behandlung mit NaCl 0,3 Methylenblau med. 0,05 vH.

ähnlicher Methode hat WEIDENREICH (1907 a) dieselben Körnchen dargestellt. PAPPENHEIM (1907) ist der Ansicht, der ich beipflichten muß, daß diese Substanz vielfach deutlich dem Erythrocyten aufgelagert ist. Wenn sich das bestätigen sollte, so könnte sie nach meiner Meinung von anderen Bestandteilen des Blutes herrühren. Chemisch bestünden sie nach PAPPENHEIM (1911) aus Fettsäuren.

Hiervon unterscheidet sich morphologisch und auch wohl zelltopographisch die Substantia granulo-filamentosa. ROSIN und BIBERGEIL (1904) finden mit der schon von FELETTI (1891) angegebenen vitalen Deckglasfärbemethode (mit Toluidinblau) etwa in jedem fünfzigsten Erythrocyten (nach KRUMBHAAR 1923 in 0,3 vH) feine kurze Fäden statt der Körnchen, auch in Kranzform oder regellos oder radienförmig angeordnet. In seinem Brillantkresylblaupräparaten findet CESARIS-DEMEL (1906 und 1907) nicht nur die blau gefärbten Fäden, sondern auch einige wenige Körner, die sich metachromatisch rot-violett färben. Das ist seine metachromatische Substanz B, während die blauen Fäden Substanz A sind. Die Substanz B befände sich häufig in embryonalen Erythrocyten, aber auch in denen Erwachsener. Die Substanz A betrachtet er als Ausfällung eines Stoffes durch das Farbmittel. Derselben Meinung ist auch BLOCH (1901). Ich muß entschieden betonen, daß diese spirillenartig gewundenen Fäden morphologisch etwas anderes sind, als die im zuerst erwähnten Experiment durch Methylenblau dargestellten Körner. Man kann sie nur dann im fixierten Präparat demonstrieren, wenn man sie zuerst nach PAPPENHEIM (1907) vitalfärbend erzeugt und nach Fixation mit Giemsa nachfärbt. Die Fäden kann man auch, wie CESARIS-DEMEL (1901 b) nachweist, mit Neutralrot sichtbar machen. Nicht immer erscheint die Substanz bei dieser Technik in Form von Fäden, sondern auch teilweise in Form von Körnern, woraus sich der Name der Substantia granulo-filamentosa erklärt. Nach GAVIATI (1920) tritt die fädige Form gegenüber der körnigen nach Behandlung des Blutes mit Röntgenstrahlen mehr zurück, manchmal ist dann statt der Körner eine einzige größere Masse zu finden. Růžička (1903, 1904, 1905) fand ganze Netze sich blaufärbender Fäden, an deren Knotenpunkten Körner liegen. Schilling (1911 b) ist geneigt, in ihnen nicht ein Kunstprodukt, sondern den Ausdruck einer vorhandenen Struktur zu sehen, deren richtigster Eindruck durch die Netzzeichnung bei der Schüffnertüpfelung (Malaria) wiedergegeben würde. Foà (1900) sucht experimentell nachzuweisen, daß es junge Zellen sind, die sich vital färben lassen. Die Reifung der Erythroblasten bestünde darin, daß sie zuerst den Kern und dann die Vitalgranula verlören. Bei überstürzter Ausschüttung von Blutzellen in das Zirkulationssystem wäre die Reifung noch nicht vollendet und darum wären derartige Zellen in gewissen Krankheitzuständen reichlicher.

4. Polychromasie.

In seltenen Fällen erscheinen auch im Blute Gesunder Erythrocyten, die sich nicht gegen basische Farben ablehnend verhalten; sie werden also in Methylenblau leicht oder kräftiger in toto gefärbt. Zu Methylgrün und Hämatoxylin haben sie nach Tuerk (1904) wenig Verwandtschaft, ebenso nicht zu Thionin nach Dell' Isola (1901). Auch im frischen Präparat sollen sie nach Tuerk (1904) an ihrer matten hämoglobinarmen Färbung, an ihrem weniger regelmäßig gebauten Protoplasma und an ihrem nicht so scharf begrenzten Rande zu erkennen sein. Sacerdotti (1903) hält eine Beeinflussung der Erythrocyten durch in der Nähe liegende Leukocyten für möglich, so daß eben nur diese für basische Farben empfänglich werden. Solche Zellen verhalten sich zu den orthochromatischen wie 1 : 200 oder gar wie 1 : 500. Im ultravioletten Lichte läßt sich die offenbar sehr fein verteilte basophile Substanz in feinste Körnchen auflösen. Sie soll jugendliche, aber auch alte Elemente kennzeichnen. Verschiedene Autoren, wie Sabrazès, Biondi, Pappenheim, Schilling, stellen sie in Beziehung zur vital färbbaren Substanz. Schilling (1911 b) hält sie substantiell, wenn auch nicht morphologisch, für dieselbe. Morphologisch sei die „vitale Struktur" eine durch bessere Färbung, Sonderung und Fällung erreichte Modifikation der Polychromasie. Mir will auch hier scheinen, daß man sich viel zu schnell ans Hypothesenmachen wagt. Die Eigenschaften der Substanzen sind doch nur sehr ungenügend festgestellt.

5. Kernbröckel.

Als Reste des zugrunde gehenden Kernes werden die mehr oder minder großen Bröckel gedeutet, die sich in Giemsafärbung rot tingieren. Dazu gehören die Howell-Jollykörper, meistens nur ein rundes Granulum oder auch zwei, seltener mehr (s. aber Knoll 1925), ferner die Chromatinstäubchen Weidenreichs, die er (1906) nach Osmiumdampffixierung in Giemsafärbung darstellte. Cesaris-Demel (1907) hält sie aber nicht für Kernreste, son-

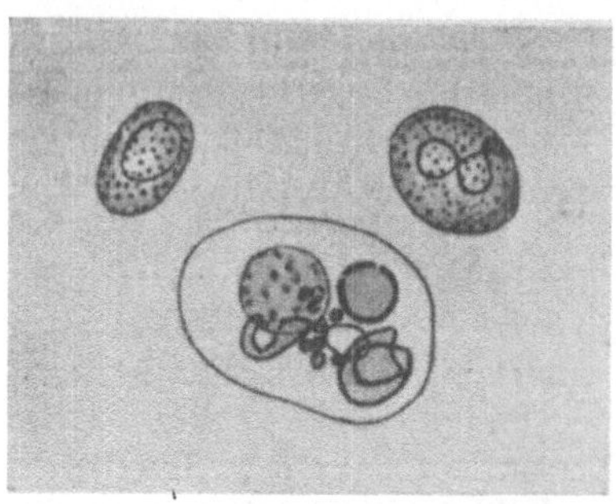

Abb. 27. Oben zwei Erythrocyten aus: Naegeli, Blutkrankheiten u. Blutdiagnostik mit Cabotschen Ringen. Unten eine Knorpelzelle vom Femurkopf des *Frosches* mit ähnlichen Bildungen. (Aus Brodersen 1915.)

dern für identisch mit seiner Substanz B, die man auch ohne Färbung und sogar in molekularer Bewegung sehen könne. Die größeren Brocken der Substanz B weisen nach demselben Autor (1913) im Ultramikroskop ein dunkles Zentrum auf. Hammar (1912) hält die Substanz B aber für Lipoidtröpfchen einer prämortalen Autolyse.

Auch sollen zu den Kernresten die Cabotschen Ringe gehören, die als Kernmembran gedeutet werden. Doch möchte ich, besonders da auch mehrere Ringe in einem Erythrocyten vorkommen können, darauf hinweisen, daß sie außerordentlich den von mir freilich im Knorpel des Oberschenkels beim hungernden *Winterfrosch* gefundenen Ringen und Schleifen ähnlich sehen (BRODERSEN 1915) (Abb. 27). Diese sind aber neben dem Kern vorhanden und dürften plasmogen sein. Die CABOTschen Ringe kommen übrigens nur bei schweren Anämien vor.

Als zerfallende CABOTsche Ringe werden endlich die azurophilen Granula gedeutet, von FERRATA und VIGLIOLI (1911 b) jedoch als Chromatinrest angesehen.

6. Basophile Punktierung.

An Trockenpräparaten kann man, wenn auch selten, bei Gesunden Zellen finden, die mit Methylenblau färbbare, grobe oder feine, eckige oder runde, mehr oder minder zahlreich vorhandene Körnchen führen. Sie können in orthochromatischen oder polychromatischen Erythrocyten sein. Nach DIETRICH (1921) sind sie auch im Dunkelfeld nachweisbar. Sie haben keine Verbindung miteinander. Im *Meerschweinchen*blut, das mit Phenylhydrazin vergiftet war, hat SCHILLING (1911 b) nach Zusatz von NaCl 0,9 KOH 0,1 vH die polychromen Zellen in solche mit basophiler Punktierung verwandelt, woraus er auf substantielle Gleichheit in diesem Blute schließt. Nach FERRATA und BOSELLI (1910a und b) sind die Körnchen frisch und ohne Färbung zu sehen und können durch Methylenblau gefärbt werden, während die Substantia granulo-filamentosa nicht zu erkennen wäre. Die Verfasser bilden Erythrocyten ab, in denen sowohl die basophile Substanz, als auch die Substantia granulo-filamentosa mit Methylenblau und Thionin, jene blau, diese rot gefärbt, in denselben Zellen zu sehen war. Nach HERTZ (1910a und b) ist die basophile Punktierung auch nicht mit Polychromasie in Verbindung zu bringen. In absolutem Alkohol, Wasser oder verdünnter Essigsäure sind sie, wie BLOCH (1901) mitteilt, unlösbar. Die Entscheidung darüber, ob sie nucleogen oder plasmogen sind, ist noch nicht gefallen. PAPPENHEIM (1909) hält die basophile Punktierung für wesensgleich der Substanz der Polychromasie, wenn es auch noch nicht strikte bewiesen sei. Er erwägt die mannigfachen möglichen Annahmen über die basophile Substanz, die Polychromasie und die vitale Granulation und nimmt an, daß sie alle auf Jugendlichkeit ihrer Zelle deuten. CESARIS-DEMEL (1907) glaubt, daß die basophile Punktierung von seinen Substanzen A und B geliefert werde. Beide stammten aber nicht vom Kern, da sie gleichzeitig mit ihm vorhanden sein können. Die Substanz B besteht nach PAPPENHEIM (1911) wahrscheinlich aus neutralem Cholesterin-Olein, eine Angabe, die MONTAGNANI (1919) für unbewiesen hält. SCHILLING (1921) sieht in Polychromasie, basischer Netzstruktur und basophiler Punktierung identische morphologische Modifikationen der gleichen basischen Jugendsubstanz im Protoplasma der Erythrocyten. LEHMANN (1924) sucht in der Streitfrage, ob nucleo- oder plasmogen, zu vermitteln. Er hält die Punktierung, die zunächst nach Vergiftung z. B. mit Alkohol auftritt, für Folge der Plasmaschädigung. Später erscheint ein neuer Schub von basophilen Erythrocyten, die ihre Granula von zerfallenden Kernen rasch sich bildender Erythroblasten haben. Nach v. DECASTELLO und KRJUKOFF (1911) besteht der Zelleib der basophil punktierten Erythrocyten aus rot gefärbten Fasern und aus blauen, die sich so durchflechten, daß eine blaue Punktierung erscheint.

7. Zentralapparat.

Nach HEIDENHAIN (1894) ist ein Zentralapparat in der völlig reifen Zelle nicht mehr vorhanden. GOLGI (1920b) behauptet auf Grund seiner mit komplizierter Methode hergestellten Präparate, daß auch bei den Erythrocyten des Erwachsenen ein Centrosoma vorhanden sei. Es bestehe aus 2—3 Körnchen mit hellem Hof. Seine Lage sei nicht bestimmt. Schilling (1912a und b) rechnet die Chromatinstäubchen Weidenreichs auch· zum Zentralapparat, den er auf verschiedene Art an den reifen Erythrocyten darstellt. Die Körnchen sind bei ihm in inniger Verbindung mit einem Idiozoma, das er Kapselkörper nennt und dieser wieder mit dem Glaskörper oder der Sphäre. Die Präparate, die als Unterlagen für die Schillingsche Hypothese dienen, sind, wie er selbst zugibt, mehr Zufallspräparate und es kann in der Histologie nicht genug betont werden, daß solche nur mit der allergrößten Zurückhaltung beurteilt werden müssen. Auch Nissle (1907) erkennt in den Chromatinstäubchen Weidenreichs Centriolen, findet sie aber nicht in normalen Erythrocyten, sondern nur in polychromatischen. Er vermutet, ähnlich wie Weidenreich, daß sie zu Hämokonien oder Blutstaub werden und hält sie für identisch mit den Plehnschen Körnern, die der Pathologie angehören.

8. Chemie der Innensubstanz.

Über die Chemie aller dieser Substanzen im Innern des Erythrocyten ist mit Ausnahme des schon erwähnten und mit Ausnahme vor allem des Hämoglobins und der Salze wenig bekannt. Der Wassergehalt des menschlichen Erythrocyten ist von Steinbach (1922) bei Männern zwischen 54,9 und 60,4, im Mittel auf 57,5 vH berechnet, bei Frauen auf 53—62,1 vH, im Mittel auf 57,3 vH.

Mit Joddampf behandelte feuchte Ausstriche ergeben eine homogene diffuse Braunfärbung der Erythrocyten, die auf Glykogengehalt (oder eine Vorstufe des Amyloids) hindeutet. 80—90 vH der Trockensubstanz sind Hämoglobin nach Halliburton und Friend (1889). Das übrige besteht aus Lecithin, Cholesterinproteid und anorganischen Salzen. Sie untersuchten die Proteide an *Schaf*erythrocyten und fanden, daß sie ein Globulin enthielten, das demjenigen der Leukocyten und Lymphocyten gleiche. Wahrscheinlich wäre es identisch mit dem Fibrinferment. In den Schatten wären Nuclein, Nucleoalbumin, Zellalbumin, Albumosen nicht gefunden worden. F. v. Krueger (1925) gibt an, daß neben Na, Ca, Mg, P, besonders viel K in den Erythrocyten des Menschen vorhanden sei.

K. Unterscheidung der Erythrocyten untereinander.

Die Erythrocyten sind nicht alle gleichartig. Schon der Hämoglobingehalt ist, wie Dominici (1900) hervorhebt, verschieden. Jedes Experiment zeigt, daß die Erythrocyten, auch wenn sie von einer Veränderung des Mediums gleichzeitig getroffen werden, entweder nicht gleichzeitig oder nicht gleichartig auf den Reiz reagieren. Die Resultate, die bisher beschrieben worden sind, beziehen sich immer auf die Mehrzahl der Erythrocyten. Da dauernd Blutkörperchen gebildet werden und zugrunde gehen, so müssen mindestens verschieden alte Zellen im Kreislauf sein, außerdem ist aber auch an individuelle Verschiedenheiten unter gleichaltrigen oder Verschiedenheiten, die auf den Erlebnissen der Blutkörperchen in verschiedenen Organen beruhen, zu denken, wenn auch nicht sicher ist, ob wir mit unseren Methoden diese feinen Unterschiede auch immer feststellen können.

Ein sichtbares Zeichen der Alterung will Pisani (1915) ohne Experimente an den Erythrocyten des normalen Blutes darin finden, daß sie blasser werden und in ihnen dann eine kleine Vakuole entsteht. Je mehr diese an Größe zunimmt, um so geringer wird der übrige, nun sichelförmige, noch stärker mit May-Giemsa färbbare Anteil, bis die Vakuole platzt.

Daneben hat man versucht, mit einigen besonders deutlich die Unterschiede gleich aussehender Erythrocyten hervorhebenden Reagenzien, zum mindesten die verschiedene Resistenz darzutun und zu messen, so z. B. mit hypotonischen Salzlösungen. Derartige Versuche sind natürlich auch wertvoll für die Vergleichung des normalen Blutes mit krankem oder dem Blut Kranker.

BRINKMAN (1922) mißt die Resistenz der Erythrocyten in Verdünnungen folgender Lösung: NaCl 0,7 NaHCO$_3$ 0,2 KCl 0,01 CaCl$_2$ 6 aq 0,02 vH und so viel Kohlensäure, daß die H-Ionenkonzentration = 0,45 · 10^{-7} ist. Er gibt an, daß das normale Blut 10—15 vH weniger resistente, ältere Blutkörperchen, 80—90 vH von mittlerer Resistenz und 5—10 vH sehr widerstandsfähige besäße. Nach dem Verhalten der Erythrocyten gegen Schädigungen unterscheidet auch MARCHESINI (1920) labili, semilabili und stabili. Daß die alten Erythrocyten weniger resistent sind und die jungen die stark resistenten, behaupten auch BAUER und ASCHNER (1919) und SNAPPER (1912). Nach HAFFNER (1920) liegt das Resistenzmaximum gegen Hypotonie bei alkalischer Reaktion (9,5 pH). v. LIEBERMANN (1912) gibt als Grenzlösung der Resistenz eine 0,5 proz. NaCl-Lösung an, von der 5 cm^3 mit 0,05 cm^3 frischen, nicht defibrinierten Blutes 2 Minuten lang geschüttelt werden und bei normalem Blut keine Hämolyse geben sollen, wohl aber, wenn die Resistenz geringer wäre, wie in pathologischen Fällen. Schon durch CO$_2$-Zuleitung würde die Resistenz herabgesetzt. BRINKMAN und v. DAMM (1920) stellen fest, daß in Kochsalzlösung die mittlere Resistenz schon herabgesetzt, in physiologisch äquilibrierter Salzlösung dagegen erhöht würde. In dieser würde aus dem Plasma adsorbiertes Lecithin ausgewaschen. Das Lecithin ist als resistenzvermindernd anzusehen und seine Wirkung kann durch kleine Gaben von Cholesterin aufgehoben werden. Statt der komplizierten äquilibrierten Salzlösung empfiehlt HAMBURGER (1922) Lösungen von Na$_2$SO$_4$ + 10 Aq. BETTMANN (1898) prüft das Blut mit Jod 1 Jodkali 2 Aqua dest. 150 Teilen. Es erscheinen hierin dunkel und heller gefärbte Erythrocyten. Das Verhältnis der dunklen zu den hellen wird festgestellt. Nehmen die hellen zu, so ist die mittlere Resistenz gesunken. Da die kernhaltigen Erythrocyten sich wie die dunkel gefärbten verhalten, schließt BETTMANN, daß sie junge Zellen sind. LUCAS usw. (1921) setzen sich zu den Altersbestimmungen insofern in Gegensatz, als sie behaupten, daß das Blut des Säuglings gerade leichter hämolysiert, also weniger resistent ist.

ECKSTEIN (1924) zeigt mit der ALZHEIMERschen Gliamethode, daß sich kohlensäurefreie Erythrocyten rot färben, kohlensäurereiche blau.

Literatur.

Acél, D. u. Lorber, L.: Über Hämolyse in hypertonischer Kochsalzlösung und ihr Mechanismus. Biochem. Zeitschr. Bd. 147. 1924. — **Albrecht, E.:** Neue Beiträge zur Pathologie der Zelle. Verhandl. d. dtsch. pathol. Ges., 5. Tag. 1902. — b) Über die Bedeutung myelinogener Substanzen im Zelleben. Ebenda, 6. Tag., 1903. — c) Die Hülle der roten Blutkörperchen, ihre physiologische und pathologische Bedeutung. Sitzungsber. d. Ges. f. Morphol. u. Physiol., Sitzung v. 18. XI. 1902. 1904. — d) Cytopathologische Mitteilungen. Verhandl. d. dtsch. pathol. Ges., 7. Tag., 1904. — e) Neue Beiträge zur Kenntnis der roten Blutkörperchen. Verhandl. d. 22. Kongr. f. inn. Med., Wiesbaden 1905. — **Arey, L. B.:** The normal shape of the mammalian red blood corpuscle. Americ. journ. of anat. Bd. 22. 1917. — **Arnold, J.:** a) Zur Biologie der roten Blutkörperchen. Münch. med. Wochenschr. Bd. 18. 1896. — b) Zur Morphologie und Biologie der roten Blutkörperchen. Virchows Arch. f. pathol. Anat. u. Physiol. Bd. 145. 1896. — **Aschner, Bertha:** Über die Unterscheidung normaler junger und alter Erythrocyten im strömenden Blute. Wien. med. Wochenschr. Bd. 72. 1922. — **Ascoli, M.:** Über das Vorkommen kernhaltiger Erythrocyten im normalen Blute. Arch. f. mikroskop. Anat. Bd. 55. 1900. — **Babák, E.:** Über die Oberflächenentwicklung bei Organismen und ihre Anpassungsfähigkeit. Biol. Zentralbl. Bd. 30. 1910. — **Bauer, J. u. Aschner, Bertha:** Studien über die Resistenzbreite der Erythrocyten. Dtsch. Arch. f. klin. Med. Bd. 130. 1919. — **Bechhold, H.:** Bau der roten Blutkörperchen und Hämolyse. Münch. med. Wochenschr. Bd. 68. 1921. — **Bechhold, H. u. Kraus, W.:** Kolloidstudien über den Bau der roten Blutkörperchen und über die Hämolyse. I. Sublimathärtung und Sublimathämolyse. Biochem. Zeitschr. Bd. 109. 1920. — **Becker, F.:** Über den Einfluß, welchen verschiedene Salze auf die roten Blutkörperchen ausüben. Diss.

Halle 1884. — **Berczeller, L.**: Über die „Membran" der roten Blutkörperchen. Biochem. Zeitschr. Bd. 133. 1922. — **Bergonié, J. et Tribondeau, L.**: Etude expérimentale de l'action des rayons X sur les globules du sang. Cpt. rend. des séances de la soc. de biol. Bd. 65. 1908. — **Bergonzini, C.**: Contributo allo studio della struttura e delle alterazioni estravasali dei globuli rossi del sangue. Estr. d. rassegna di scienze med. Jg. 5. 1890. — **Bernstein**: Über den Einfluß der Salze auf die Lösungen der roten Blutkörperchen durch verschiedene Agentien. Tagebl. d. Vers. dtsch. Ärzte u. Naturforsch., Magdeburg 1884. — **Bétancès, L. M.**: Sur le vieillissement de la cellule hématique. Cpt. rend. hebdom. des séances de l'acad. des sciences Bd. 176. 1923. — **Bethe, A.**: a) Zellgestalt, PLATEAUsche Flüssigkeitsfigur und Neurofibrille. Anat. Anz. Bd. 40. 1911. — b) Können intracelluläre Strukturen bestimmend für die Zellgestalt sein? Anat. Anz. Bd. 44. 1913. — **Bettmann**: Über den Einfluß des Arseniks auf das Blut und das Knochenmark des *Kaninchens*. Zieglers Beitr. z. pathol. Anat. u. z. allg. Pathol. Bd. 23. 1898. — **Bianchini, G.**: a) Nuove osservazioni sui corpuscoli rossi policromatofili e punteggiati. Haematologica Bd. 3. 1922. — b) La citologia del globulo rosso dal punto di vista biologico e medio-legale. Atti d. Reale accad. dei fisiocrit. in Siena. 1922. — **Biernacki, E.**: Über die Beziehungen des Plasmas zu den roten Blutkörperchen und über den Wert verschiedener Methoden der Blutkörperchenvolumenbestimmung. Hoppe-Seylers Zeitschr. f. physiol. Chem. 1894. — **Bizzozero**: Über Teilung der roten Blutkörperchen im Extrauterinleben. Zentralbl. f. med. Wiss. 1881. — **Bleibtreu, M.**: Über die Wasseraufnahmefähigkeit der roten Blutkörperchen. Pflügers Arch. f. d. ges. Physiol. Bd. 54. 1892. — **Bloch**: Beiträge zur Hämatologie. Zeitschr. f. klin. Med. Bd. 43. 1901. — **Boccadoro, Costanza**: Contributo allo studio delle alterazioni degli elementi del sangue in diversi stati patologici. Haematologica Bd. 2. 1921. — **Bockhorn, M.**: Über konstantes Vorkommen von Kernresten in Erythrocyten. Zeitschr. f. klin. Med. Bd. 89. 1920. — **Boellke, O.**: Über die klinische Bedeutung der wichtigsten morphologischen Veränderungen an den roten Blutkörperchen. Virchows Arch. f. pathol. Anat. u. Physiol. Bd. 176. 1904. — **Boettcher, A.**: a) Untersuchungen über die roten Blutkörperchen der *Wirbeltiere*. Ebenda Bd. 36. 1866. — b) Nachträgliche Mitteilung über die Entfärbung roter Blutkörperchen und über den Nachweis von Kernen in denselben. Ebenda Bd. 39. 1867. — c) Neue Untersuchungen über die roten Blutkörperchen. Mém. de l'acad. imp. de Petersbourg, Ser. 7, Bd. 22. 1876. — d) Über die feineren Strukturverhältnisse der roten Blutkörperchen. Arch. f. mikroskop. Anat. Bd. 14. 1877. — e) Über einige Veränderungen, welche die roten Blutkörperchen in Extravasaten erleiden. Virchows Arch. f. pathol. Anat. u. Physiol. Bd. 69. 1877. — **Bogendoerfer, L. u. Halle, B.**: Über reversible Hämolyse. Biochem. Zeitschr. Bd. 160. 1925. — **Botkin**: Untersuchungen über Diffusion organischer Stoffe. Virchows Arch. f. pathol. Anat. u. Physiol. Bd. 20. 1861. — **Boyd, M.**: Pseudo-nuclei of Erythrocytes. Journ. of med. research Bd. 24. 1911. — **Bremer**: a) Über die Paranuclearkörperchen der gekernten Erythrocyten usw. Arch. f. mikroskop. Anat. Bd. 45. 1895. — b) Die Identität des Paranuclearkörperchens der gekernten Erythrocyten mit dem Centrosom. Ebenda Bd. 46. 1895. — **Brieger, E.**: Zur Methodik der Resistenzprüfung der Erythrocyten gegen hypoton. Kochsalzlösung. Dtsch. Arch. f. klin. Med. Bd. 133. 1920. — **Brinkman, R.**: Résistance osmotique et phosphatides du sang. Arch. néerland. de physiol. de l'homme et des animaux 1922. — **Brinkman, R. u. v. Dam, E.**: Studien zur Biochemie der Phosphatide und Sterine. Drei Abhandlungen. Biochem. Zeitschr. Bd. 108. 1920. — **Brinkman, R. u. v. Szent-Gyoergyi**: The reversion of haemolysis. Journ. of physiol. Bd. 58. 1923. — **Brinkman, R. u. Wastl**: Studien zur Biochemie der Phosphatide und Sterine. IV. Über die Bedeutung des Verhältnisses Cholesterin-Lecithin der Körperoberfläche für die Stabilität der Blutkörperchensuspension und für die natürliche Hämolyse. Ebenda Bd. 124. 1921. — **Brodersen, J.**: a) Beobachtungen an der Ossifikationsgrenze des Knorpels. II. Die Färbung frischen Knorpels mit Toluidinblau. Anat. Anz. Bd. 47. 1915. — b) Die Entstehung der HÜNEFELD-HENSENschen Bilder im *Frosch*blut bei beschränktem Wasserzusatz. Ebenda Bd. 54. 1921. — c) Stechapfelformen und HÜNEFELD-HENSENsche Figuren sind analoge Veränderungen an verschiedenen Blutkörperchen. Ebenda Bd. 55. 1922. — d) Über die Entstehung der Glockenform aus der Biskuitform menschlicher Erythrocyten. Ebenda Bd. 56. 1923. — e) Über die Agglutination der Erythrocyten des Menschen. Zeitschr. f. d. ges. Anat., Abt. 1: Zeitschr. f. Anat. u. Entwicklungsgesch. Bd. 76. 1925. — **Bruecke, E.**: a) Die Elementarorganismen. Sitzungsber. d. Akad. Wien, Mathem.-naturw. Kl. II. Bd. 44. 1861. — b) Über den Bau der roten Blutkörperchen. Ebenda Bd. 56. 1867. — **v. Brunn**: Über die den roten Blutkörperchen zugeschriebenen Kerne. Arch. f. mikroskop. Anat. Bd. 14. 1877. — **Brunswick**: Der mikrochemische Nachweis der Phytosterine und von Cholesterin als Digitonin-Steride. Zeitschr. f. wiss. Mikroskopie Bd. 39. 1922. — **Buchner, H.**: Über den Einfluß der Neutralsalze auf Serumalexine, Enzyme, Toxalbumine, Blutkörperchen und Milzbrandsporen. Arch. f. Hyg. Bd. 17. 1893. — **Buffa, E.**: Resistenza dei globuli rossi del sangue. Un nuovo metodo di determinarla. Arch. per le scienze med. Bd. 25. 1901. — **Cesaris-Demel, A.**: a) Osservazioni istologiche sul sangue. Arch. ital. di biol. Bd. 36. 1901. — b) Sur la substance chromatophile endoglobulaire. Ebenda Bd. 36. 1901. — c) Sulla sostanza cromatofila endoglobulare in alcuni eritrociti. Atti d. R. accad. d. scienze di Torino Bd. 36. 1901. — d) Sulla reazione metachromatica degli eritrociti nello stato normale e nei vari stati pato-logici. Sperimentale Jg. 60. 1906. — e) Studien über die roten Blutkörperchen mit Me-thoden der Färbung in frischem Zustande. Fol. haematol. Jg. 4, Suppl. 1907. — f) L'ultra-microscopio nello studio del sangue. Atti della soc. Toscana d. scienze nat. residente in Pisa Bd. 29. 1913. — g) Sulla struttura del globulo rosso circolante messa in relievo dalla ipercolorazione. Ebenda. 1920. — **Champy, Ch.** et **Kritsch, N.**: Sur le sort des éléments du sang séparés de l'organisme. (Note prél.) Cpt. rend. des séances de la soc. de biol. Bd. 77. 1914. — **Cianci** e **Angiolella**: Sul' intima struttura dei corpuscoli rossi del sangue. Boll. d. soc. d. naturalisti in Napoli, Ser. 1, Bd. 1. 1887. — **Clamann, M.**: Be-obachtung der Veränderungen im Blute nach Zusatz von Dinatriumphosphat und Ver-wendung dieses Salzes bei Transfusionsexperimenten. Diss. Greifswald 1896. — **Clare, T.**: The stroma of red corpuscles. Lancet Bd. 207. 1924. — **Cluzet** et **Chevallier**: Action de l'émanation du thorium en inhalation sur les éléments figurés du sang. Cpt. rend. des séances de la soc. de biol. Bd. 86. 1922. — **Cohn, M.**: Einige Bemerkungen über die baso-philen Körnchen in den roten Blutscheiben. Münch. med. Wochenschr. Jg. 47. 1900. — **Coulter, C.**: The agglutination of red blood cells in the presence of blood sera. Journ. of gen. physiol. Bd. 4. 1922. — **Courmont, J.** et **André, Ch.**: Culture „in vitro" des globu-lins de l'homme. Cpt. rend. des séances de la soc. de biol. Bd. 64. 1908. — **Cumbo, E.**: Sulla resistenza dei corpuscoli rossi di fronte a soluzioni colloidali. Sperimentale Jg. 57. 1903. — **Cupp, Ch.**: On the structure of the erythrocyte. Anat. record Bd. 9. 1915. — **v. Decastello, A.** u. **Krjukoff, A.**: Untersuchungen über die Struktur der Blutzellen. Berlin-Wien 1911. — **Deetjen, H.**: Die Hülle der roten Blutzellen. Virchows Arch. f. pathol. Anat. u. Physiol. Bd. 165. 1901. — **Dell'Isola, G.**: Sulla colorabilità del sangue a fresco. Clin. med. ital. Jg. 39. 1901. — **Dewey, E. L.**: A new histology of red blood corpuscles and staining technic. Journ. of the Indiana state med. assoc. Bd. 15. 1922. — **Dietrich, A.**: Die roten Blutkörperchen in Dunkelfeldbeleuchtung. Münch. med. Wochenschr. Jg. 68. 1921. — **Dolega, M.**: Zur Ätiologie der Malaria. Verhandl. d. 9. Kongr. f. inn. Med. 1890. — **Dominici, H.**: Eléments figurés du sang. Leur morphologie. Presse méd. 1900. — **Dresbach, M.**: Elliptical human red corpuscles. Science, N. S., Bd. 19. 1904. — **Du Nony, P.**: Au sujet d'une couche monomoleculaire adsorbée sur les globules rouges et les parois des capillaires. Cpt. rend. des séances de la soc. de biol. Bd. 90. 1924. — **Eckstein, E.**: Über ein eigentümliches färberisches Verhalten der roten Blutkörperchen. Virchows Arch. f. pathol. Anat. u. Physiol. Bd. 249. 1924. — **Ege, R.**: a) Über die Bestimmungen des Blutkörperchenvolumens. Biochem. Zeitschr. Bd. 109. 1920. — b) Untersuchungen über das Volumen der Blutkörperchen in gegenseitig osmotischen Lösungen. Studien über das osmotische Verhältnis der Blutkörperchen. I. Ebenda Bd. 115. 1920. — c) Studien über das osmotische Verhalten der Blutkörperchen. 3.—6. Mitt. Ebenda Bd. 130. 1922. — d) Untersuchungen über die Volumenänderungen der Blutkörperchen in Lösungen von verschied. osmotischem Druck. Ebenda Bd. 130. 1922. — **Ehrlich, P.**: Zur Physiologie und Pathologie der Blutscheiben. Charité-Ann. Bd. 10. 1883. — **Engel, C.**: Über kernhaltige rote Blutkörperchen und deren Entwicklung. Dtsch. med. Wochenschr. Bd. 32. 1906. — **Epstein, H.**: Über eine neue Methode der Blutzellen- und Parasitenfärbung. Vorl. Mitt. Zentralbl. f. Bakteriol., Parasitenk. u. Infektionskrankh., Abt. I, Orig., Bd. 88. 1922. — **Fåhraeus, R.**: The suspension-stability of the blood. Acta med. Bd. 55. 1921. — **Feldbausch**: Der Einfluß verschiedener Stoffe auf die roten Blutkörperchen und die Bedeu-tung der letzteren für die Gerinnung. Virchows Arch. f. pathol. Anat. u. Physiol. Bd. 155. 1899. — **Feletti**: Nuovo metodo per colorire il sangue fresco. Zentralbl. f. klin. Med., Ref., Bd. 12. 1891. — **Felice, D.**: Un nuovo metodo di colorazione vitale del sangue. Rif. med. Bd. 38. 1922. — **Ferrata, A.**: a) Valeur clinique de recherches récentes sur les glo-bules rouges. Fol. haematol. Jg. 4, Suppl. 1. 1907. — b) Über die klinische und morpho-logische Bedeutung der vitalfärbbaren Substanz und die basophile Punktierung der Erythrocyten. Ebenda Bd. 9. 1910. — **Ferrata, A.** u. **Boselli, S.**: a) Über die basophilen Substanzen, welche in den Erythroblasten und Erythrocyten im frischen und fixierten Trockenpräparat enthalten sind. Ebenda Bd. 10. 1910. — b) Sul significato clinico ed ana-tomico delle sostanze basofile dei corpuscoli rossi. Boll. d. soc. med. di Parma, Ser. 2, Jg. 3. 1910. — **Ferrata, A.** e **Viglioli, G.**: a) Rapporti fra sostanza granulo-filamentosa (prep. secco) degli eritroblasti ed eritrociti. Ebenda, Ser. 2, Jg. 4. 1911. — b) Über den CABOTschen Ringkörper, die azurophilen Granulationen und die azurophile Polychromato-philie der Erythrocyten. Fol. haematol. Bd. 11. 1911. — **Foà, C.**: Ricerche fisico-chi-miche sul sangue normale. Giorn. d. R. accad. di med. di Torino Jg. 65. 1902. — **Foà, P.**: a) Sur la structure des globules rouges du sang. Arch. ital. de biol. Bd. 9. 1888. — b) Sulla struttura dei globuli rossi del sangue. Atti d. XII. congr. d. assoc. med. ital. Bd. 1. 1889.

— c) Beitrag zum Studium der Struktur der roten Blutkörperchen der *Säugetiere*. Zieglers Beitr. z. pathol. Anat. u. z. allg. Pathol. Bd. 5. 1889. — d) Sur les plaquettes du sang. Note prél. Arch. ital de biol. Bd. 33. 1900. — **Foà, P.** u. **Cesaris-Demel, A.**: a) Sui granuli eritrofili dei globuli rossi del sangue. 2a nota. Giorn. d. R. accad. di med. di Torino Jg. 62. 1899. — b) Sur les granules erythrophyles des globules rouges du sang. Arch. ital. de biol. Bd. 33. 1900. — c) Observations sur le sang. Ebenda Bd. 33. 1900. — **Focker, A.**: Über eigentümliche Evolutionsprodukte des Hämoglobins (Hämotocyten). Virchows Arch. f. pathol. Anat. u. Physiol. Bd. 119. 1890. — **Fukuhara**: Die morphologischen Veränderungen des Blutes bei der Hämolyse. Zieglers Beitr. z. pathol. Anat. u. z. allg. Pathol. Bd. 32. 1902. — **Fusco, G.**: Dimostrazione della membrana del corpuscolo rosso. Rif. med. Jg. 25. 1909. — **Galasescu, P.**: Stria bordanta in hematile omolui. Spitalul 1922. — **Gamna, C.**: Ricerche e considerazioni sulla costituzione normale e patol. dei globuli rossi. Haematologica Bd. 1. 1920. — **Garrigue, L.**: Preuves de la forme globuleuse de l'hématie. Cpt. rend. des séances de la soc. de biol. Bd. 59. 1905. — **Gaviati, L.**: Sulle alterazioni morfologiche e degenerative del sangue di animali sottoposti ai raggi X studiati col metodo della colorazione vitale. Haematologica Bd. 1. 1920. — **Giglio-Tos, E.**: La struttura e l'evoluzione dei corpuscoli rossi del sangue nei *vertebrati*. Mem. d. R. accad. d. scienze di Torino, Ser. 2, Bd. 47. 1897. — **Gilbert** et **Weinberg**: Traité du sang. Paris 1913. — **Golgi, C.**: a) Sulla struttura dei globuli rossi dell' uomo e di altri animali. Haematologica Bd. 1. 1920. — b) Sul centrosoma dei globuli rossi. Ebenda Bd. 1. 1920. — **Gongh, A.**: The nature of the red blood corpuscle. Biochem. journ. Bd. 18. 1924. — **Gorter, E.** and **Grendel, F.**: On bimolecular layers of lipoide on the chromocytes of the blood. Journ. of exp. med. Bd. 41. 1925. — **Grawitz, E.**: Bemerkungen zu dem Artikel von Georg Jawein über die basophilen Körnchen in den roten Blutkörperchen. Berlin. klin. Wochenschr. Jg. 38. 1901. — **Grawitz, E.** u. **Grueneberg**: Die Zellen des menschlichen Blutes im ultravioletten Lichte. Leipzig 1906. — **Grosso, G.**: Über die Methylenblau-Pikrinsäure-Farbmethode zur Darstellung der Kernpersistenz bei reifen Erythrocyten der *Säugetiere* und über die Anwendung von Methylgrünpikrinat in der hämatologischen und histologischen Technik. Fol. haematol., Arch. Bd. 18. 1914. — **Gumprecht, F.**: Die Fragmentation der roten Blutkörperchen und ihre Bedeutung für die Diagnose der Hämaturïen. Dtsch. Arch. f. klin. Med. Bd. 53. 1894. — **Haden, R.**: The volume and hemoglobin content of the erythrocytes in health and disease. Fol. haematol. Bd. 31. 1925. — **Haffner, F.**: Hämolyse und Zustandsänderung der Blutkörperchenkolloide. 3. Mitt. Hämolyse und Flockung durch Narkotica bei verschiedener H-Konzentration. 4. Mitt. Hämolyse durch Hypotonie bei verschiedener H-Konzentration. Pflügers Arch. f. d. ges. Physiol. Bd. 179. 1920. — **Halliburton, W.** and **Friend, W.**: The stromata of the red corpuscles. Journ. of physiol. Bd. 10. 1889. — **Hamburger, H. J.**: a) Die osmotische Spannkraft in den medizinischen Wissenschaften. Virchows Arch. f. pathol. Anat. u. Physiol. Bd. 140. 1895. — b) Über Formänderungen der roten Blutkörperchen usw. Ebenda Bd. 141. 1895. — c) Über den Einfluß der Atmung auf das Volum und die Form der Blutkörperchen. Zeitschr. f. Tiermed, N. F. Bd. 2. 1898. — d) Osmotischer Druck und Ionenlehre in den medizinischen Wissenschaften 1902. — e) Bestimmung der relativen Anzahl roter Blutkörperchen verschiedener Resistenz (osmotische Resistenzkurve) mittels Na_2SO_4. Einfluß der Nahrung auf Resistenz und Regeneration bei Blutungsanämie. Biochem. Zeitschr. Bd. 129. 1922. — f) Bestimmung der Resistenz der roten Blutkörperchen. Abderhaldens Handb. d. biochem. Arbeitsmeth., Abt. IV, Teil 3, H. 2, Lief. 106. 1923. — **Hammar, J.**: Lipoidbildung in den weißen Blutkörperchen. Mikroskop. Studien zur Autolyse des Blutes nebst einigen Beobachtungen über Vitalfärbung des Zellkerns. Kungl. svenska vetenskapsakad. handl. Bd. 49. 1912. — **Hattori, K.**: Kolloidstudien über den Bau der roten Blutkörperchen und über Hämolyse. III. Ultramikroskopische Untersuchungen an Lipoiden. Biochem. Zeitschr. Bd. 119. 1921. — **Hauer, A.**: Die Anordnung der basophilen Punktierung im Gerüstbau der roten Blutkörperchen. Dtsch. med. Wochenschr. Bd. 51. 1925. — **Hayem, G.**: Du sang et de ses altérations anatomiques. Paris 1889. — **Herres, P.** u. **Russchen, M.**: Über Formveränderungen der Erythrocyten in der Milzvene. Klin. Wochenschr. Bd. 3. 1924. — **Heidenhain, M.**: a) Neue Untersuchungen über die Zentralkörper und ihre Beziehungen zum Kern und Zellprotoplasma. Arch. f. mikrosokp. Anat. Bd. 43. 1894. — b) Über die Oberflächenkräfte als Ursache der sogenannten „Geldrollenform" der roten Blutkörperchen und verwandter Erscheinungen. Fol. haematol. Jg. 1. 1904. — c) Die allgemeine Ableitung der Oberflächenkräfte und die Anwendung der Theorie der Oberflächenspannung auf die Selbstordnung sich berührender Furchungszellen. Anat. Hefte Bd. 26. 1904. — **Heinz**: a) Arbeiten aus dem pharmakologischen Institut der Univ. Breslau. 1. Die Wirkung konzentrierter Salzlösungen. 2. Morphologische Veränderungen der roten Blutkörperchen durch Gifte. Virchows Arch. f. pathol. Anat. u. Physiol. Bd. 122. 1890. — b) Über Blutdegeneration und Regeneration. Zieglers Beitr. z. pathol. Anat. u. z. allg. Pathol. Bd. 29. 1901. — **Hermann, L.**: Die Wirkung hochgespannter Ströme auf das Blut. Pflügers Arch. f. d. ges. Physiol. Bd. 74.

1899. — **Hertz, R.**: a) Beziehungen der vitalfärbbaren Granularsubstanz der roten Blutkörperchen zu der sogenannten basophilen Punktierung derselben. Fol. haematol. Bd. 9. 1910. — b) Die vitalfärbbare Granularsubstanz der roten Blutkörperchen. Ihre Natur und Beziehungen zu der sogenannten basophilen Punktierung. Ebenda Bd. 10. 1910. — **Herzog, Fr.**: Über das Vorkommen von Blutschatten im Blutstrom und über den Bau der roten Blutkörperchen. Arch. f. mikroskop. Anat. Bd. 71. 1908. — **Hoeber, R. u. Mond, R.**: Physikalische Chemie der Blutkörperchensedimentierung. Klin. Wochenschr. Jg. 1. 1922. — **Hoppe-Seyler, F.**: a) Beitr. zur Kenntnis der Eigenschaften der Blutfarbstoffe. Hoppe-Seylers Zeitschr. f. physiol. Chem. Bd. 13. 1889. — b) Handbuch der physiologisch- und pathologisch-chemischen Analyse. Berlin 1893. — **Horsley**: Methylenblaufärbung der Blutkörperchen. Münch. med. Wochenschr. Jg. 44. 1897. — **v. Huenefeld, F.**: Der Chemismus in der tierischen Organisation. Gekrönte Preisschrift. Leipzig 1840. — **Jacobsthal, E.**: Morphologische Untersuchungen über die Einwirkung hypertonischer Kochsalzlösungen auf Erythrocyten. Virchows Arch. f. pathol. Anat. u. Physiol. Bd. 254. 1925. — **Jawein, G.**: a) Zur Frage über die Wirkung und Bedeutung der basophilen Körnchen und die polychromatophile Degeneration in den roten Blutkörperchen. Berlin. klin. Wochenschr. 1901. — b) Erwiderung auf die Bemerkungen von Prof. E. GRAWITZ zu meinem Artikel: Über die basophilen Körnchen in den roten Blutkörperchen. Ebenda Jg. 39. 1902. — **Jodlbauer, H. u. Haffner, F.**: Hämolyse und Zustandsänderung der Blutkörperchenkolloide. 1. Mitt. Hämolyse und Flockung durch Wärme bei verschiedener H-Ionenkonzentration. 2. Mitt. Einfluß von Na, K und Ca auf Wärmehämolyse bei verschiedener H-Ionenkonzentration. Pflügers Arch. f. d. ges. Physiol. Bd. 179. 1920. — **Jolly, J.**: Sur la forme des globules rouges à propos des communications de M. TRIOLO. Cpt. rend. des séances de la soc. de biol. Bd. 57. 1904. — **Jolly, J. u. Vallée, A.**: Sur les granulations basophiles des hématies. Ebenda Bd. 62. 1907. — **Jong, J. de**: Die Bestimmung des Hämoglobingehaltes des Blutes und des Volumens der roten Blutkörperchen in Beziehung zur Bedeutung des Farbenindicis. Diss. Leiden 1924. — **Juspa, V.**: Über den Entstehungsmechanismus der CABOTschen Körper und ihre diagnostische Bedeutung bei den experimentellen Anämien und den schweren Anämien des Menschen. Fol. haematol. Bd. 17. 1914. — **Kaiserling, C.**: Die Mikrometrie und ihre Anwendung auf die Bestimmung der Größenveränderungen der roten Blutkörperchen usw. Diss. Berlin 1893. — **King, R.**: The erythrocytic nuclei of normal human blood. Journ. of med. research Bd. 24. 1911. — **Klebs**: Die Formveränderungen der roten Blutkörperchen bei den *Säugetieren*. Zentralbl. f. d. med. Wiss. Bd. 1. 1863. — **Klein, A.**: Über die Untersuchungen der Formelemente des Blutes und ihre Bedeutung für die praktische Medizin. Wien. med. Zeit. Jg. 34. 1889. — **v. Knaffl-Lenz, E.**: a) Über die Beziehungen zwischen Lipoidverflüssigung und Cytolyse. Pflügers Arch. f. d. ges. Physiol. Bd. 123. 1908. — b) Über die kolloidchemischen Vorgänge bei der Hämolyse. Ebenda Bd. 171. 1918. — **Kneuttinger, G.**: Zur Histologie des Blutes 1865. — **Knoll, W.**: a) Jollykörper und menschliche Erythroblasten phylogenetisch betrachtet. Haematologica Bd. 6. 1925. — b) Über die Form menschlicher roter Blutkörperchen. Schweiz. med. Wochenschr. Bd. 55. 1925. — **Kobert, R.**: Über das Verhalten der Adstringentien zu roten Blutkörperchen. Sitzungsber. d. naturforsch. Ges., Rostock. N. F. Bd. 6. 1915. — **Koeppe, H.**: a) Über den Quellungsgrad der roten Blutscheiben durch äquimolekulare Salzlösungen und über osmotischen Druck des Blutplasmas. Arch. f. Anat. u. Physiol., physiol. Abt. Jg. 1895. — b) Die Volumsänderungen roter Blutscheiben in Salzlösungen. Ebenda Jg. 1899. — **Kollmann, J.**: Bau der roten Blutkörperchen. Zeitschr. f. wiss. Zool. Bd. 23. 1873. — **Koltzoff, N. K.**: a) Über formbestimmende elastische Gebilde in Zellen. Biol. Zentralbl. Bd. 23. 1903. — b) Studien über die Gestalt der Zelle. II. Unters. über das Kopfskelett des *tierischen* Spermiums. Arch. f. Zellforsch. Bd. 2. 1908. — **Kowalewski, N.**: Über die Veränderungen der roten Blutkörperchen unter dem Einfluß von Salzen, die das Hb. entziehen. Zentralbl. f. d. med. Wiss. 1890. — **Kreibich, C.**: Über die Natur der basophilen Erythrocytengranula. Berlin. klin. Wochenschr. Jg. 58. 1921. — **Křiženecký, J.**: Über amöboidähnliche Bewegungen der Erythrocyten. Zeitschr. f. allgem. Physiol. Bd. 17. 1918. — **Kronberger, H.**: a) Eine merkwürdige Granulation der Erythrocyten des menschlichen Blutes. Fol. haematol. Bd. 9. 1910. — b) Zur Frage der Persistenz von Kern und Kernresten in den normalen reifen Erythrocyten der *Säugetiere*. Ebenda Bd. 13. 1912. — c) Morphologie und Biologie der *Säugetier*erythrocyten als Beitrag zur Physiologie des Blutes und zur allgemeinen Zellenlehre. Arch. f. mikroskop. Anat. Bd. 92. 1919. — **v. Krueger, F.**: Die Chemie des Blutes. Handb. d. vergl. Physiol. von WINTERSTEIN Bd. 1, 1. Hälfte. 1925. — **Krumbhaar, E.**: Reticulosis, increased percentage of reticulated erythrocyt in the peripheral blood. Journ. of laborat. a. clin. med. Bd. 8. 1923. — **Laker, C.**: Beobachtungen an den geformten Bestandteilen des Blutes. Sitzungsber. d. Akad. Wien, Mathem.-naturw. Kl. III, Bd. 93. 1886. — **Lakschewitz**: Über die Wasseraufnahmefähigkeit der roten Blutkörperchen. Diss. Dorpat 1892. — **Laptschinsky, M.**: Über das Verhalten der roten Blutkörperchen zu einigen Tinktionsmitteln und zur Gerbsäure. Ebenda Bd. 68. 1873. — **Laraß**: Untersuchungen über die Struktur menschlicher Erythrocyten. Vierteljahrsschr. f. gerichtl. Med., Folge 3, Bd. 38. 1909. — **Lattes, L.**: Sulla proprietà emoimpilante dei sieri umani. Haematologica Bd. 5. 1924. — **Lavdowsky**: Blut und Jodsäure und der sogenannte Chemotropismus. Zeitschr. f. wiss. Mikroskopie Bd. 10. 1893. — **Lehmann, H.**: Die Bedeutung des Vorkommens gekörnter Erythrocyten im strömenden Blute. Dtsch. med. Wochenschr. Jg. 50. 1924. — **Lepeschinskaja, O.**: Zur Frage der Erythrocytenmembran. Fol. haematol. Bd. 31. 1925. — **Lepeschkin, W.**: a) Über die Ursache der Hämolyse. Meddel. fran k. vetenskapsakad. Nobelinst. Bd. 6. 1924. — b) Morphologische Eigentümlichkeiten der roten Blutkörperchen im Lichte der Kolloid chemie. Biol. gen. Bd. 1. 1925. — **Lewis**: The shape of mammalian red blood corpuscles. Journ. of med. research Bd. 10. 1904. — **v. Liebermann, L.**: Über Resistenzänderungen der roten Blutkörperchen gegen hypertonische Salzlösungen bei Krankheiten und unter dem Einfluß verschiedener Gifte. Biol. Zentralbl. Bd. 32. 1912. — **v. Liebermann, L. u. Acél, D.**: Über Resistenzänderungen der roten Blutkörperchen bei physischer Arbeit. Haematologica Bd. 3. 1922. — **Lindbom, O.**: Om vitalfärgning af röda blodkroppar. Nord. med. arkiv inre Med. 1914. — **Loehner, L.**: a) Über einige neue Beobachtungen am Blute nach Einwirkung des elektrischen Entladungsschlages. Pflügers Arch. f. d. ges. Physiol. Bd. 120. 1907. — b) Über die Glockenformen von *Säugetier*erythrocyten und ihre Ursachen. Ebenda Bd. 131. 1910. — c) Über das Osmiumtetroxyd als Blutfixationsmittel und die Form der *Säugetier*erythrocyten. Ebenda Bd. 140. 1911. — **Loele, W.**: Zur Naphtholreaktion der roten Blutkörperchen. Virchows Arch. f. pathol. Anat. u. Physiol. Bd. 251. 1924. — **Loewit, M.**: Über die Membran und den Innenkörper des *Säugetier*erythrocyten. Ein Beitrag zur Entstehung und zum Untergang der roten Blutkörperchen. Zieglers Beitr. z. pathol. Anat. u. z. allg. Pathol. Bd. 42. 1907. — **Manassein, W.**: Über die Dimensionen der roten Blutkörperchen unter verschiedenen Einflüssen. Tübingen 1872. — **Manca, G.**: Expériences relatives à l'action du chloroforme sur les propriétés osmotiques des globules rouges. Arch. ital. de biol. Bd. 29. 1898. — **Maragliano**: Über die Resistenz der roten Blutkörperchen. Berlin. klin. Wochenschr. 1887. — **Marcano, G.**: De l'action du formol sur les globules rouges du sang. Arch. de méd. exp. et d'anat. pathol., Ser. 1, Bd. 11. 1899. — **Marchesini, R.**: Sulla piastrinosi. Policlinico, sez. prat. Jg. 27. 1920. — **Maurer**: Die Malariaparasiten. Münch. med. Wochenschr. 1901. — **Maximow**: Über die Struktur und Entkernung der roten Blutkörperchen der *Säugetiere* und die Herkunft der Blutplättchen. Arch. f. Anat. u. Physiol., Anat. Abt. 1899. Dazu Bemerkung von PAPPENHEIM und MAXIMOW. — **Meltzer, S.**: The effects of shaking upon the red blood cells. Reports of Johns Hopkins hosp. Bd. 9. 1900. — **Meltzer, S. J. u. Welch, W. H.**: Histiophysik der roten Blutkörperchen. Zentralbl. f. d. med. Wiss. 1884. — **Meves, Fr.**: Die HÜNEFELD-HENSENschen Bilder der roten Blutkörperchen der *Amphibien*. Anat. Anz. Bd. 24. 1904. — **Mihájlovits, N.**: Ein neues Verfahren zur Färbung und Aufbewahrung der roten Blutzellen. Zentralbl. f. Physiol. Bd. 4. 1890. — **Millar, W. G.**: Note on the appearances of mammalian erythrocytes under darkground illumination. Quart. journ. of exp. physiol. Bd. 15. 1925. — **Minot, Ch.**: a) Morphology of the blood corpuscles. Americ. naturalist Bd. 24. 1890. — b) Morphology of the blood corpuscles. Proc. of the Americ. assoc. f. the advancement of science for the 33. meet. held at Indianopolis. Indiana, Aug. 1891. — **Mitulescu, J.**: Beiträge zum Studium der Hämatologie. Zeitschr. f. klin. Med. Bd. 52. 1904. — **Molon, C. e Gasparini, G.**: La resistenza delle emazie e la concentrazione molecolare del siero nel digiuno. Gazz. d. osp. e d. clin. Jg. 23. 1903. — **Mond, R.**: Hämolysestudien. 1. Mitt. Über den Mechanismus der Hämolyse durch H und OH. Pflügers Arch. f. d. ges. Physiol. Bd. 208. 1925. — **Montagnani, M.**: Con tributo allo studio delle granulazioni metachromatiche degli eritrociti. Sperimentale Jg. 73. 1919. — **Moser, V.**: The spontaneous motion of the red blood cells. New York med. journ. a. med. record Bd. 55. 1899. — **Moser, W.**: Have the red blood corpuscles amoeboid movement? Ebenda Bd. 46. 1894. — **Myers, W.**: The causes of the shape of non-nucleated red blood corpuscles. Journ. of anat. Bd. 34. 1900. — **Negri**: Nuove osservazioni sulla struttura dei globuli rossi. Comm. fatta alla soc. med.-chirurg. di Pavia 1901. — **Neumann, E.**: a) Mikroskopische Beobachtungen über die Einwirkung elektrischer Ströme auf die Blutkörperchen. Reichert-Du Bois' Arch. f. Anat. u. Physiol. 1865. — b) Blut und Pigmente. Gesammelte Abhandlungen mit Zusätzen versehen. Jena: Fischer 1917. — **Nißle, A.**: Über Centrosom und DEHLERsche Reifen in kernlosen Erythrocyten. Arch. f. Hyg. Bd. 61. 1907. — **Norris, R.**: a) On the laws and principles concerned in the aggregation of blood corpuscles both within and without the vessels. Proc. of the roy. soc. of London Bd. 17. 1869. — b) The physiology and pathology of the blood. 1882. — **Northrop, J. H. and Freund, J.**: The agglutination of red blood cells. Journ. of gen. physiol. Bd. 6. 1924. — **v. Notthaft**: Über Kunstprodukte aus roten Blutkörperchen. Münch. med. Wochenschr. Jg. 44. 1897 und Sitzungsber. d. Ges. f. Morphol. u. Physiol., München Bd. 13. 1897. — **Oliver, J. and Barnard, L.**: The nature of the surface of the red blood cell and mechanismus of suspension stability. Americ. journ. of physiol. Bd. 73. 1925. — **Orsós, Fr.**: Über die

Form und Formveränderungen der bikonkaven roten Blutkörperchen. Fol. haematol. Bd. 7. 1909. — **Panzer, Th.**: Blutfarbstoff und Blattgrün. Schriften des Ver. z. Verbr. naturw. Kenntnisse, Wien Bd. 47. 1906. — **Pappenheim, A.**: a) Einige Bemerkungen über Methoden und Ergebnisse der sogenannten Vitalfärbung an den Erythrocyten. Fol. haematol. Jg. 4, Suppl. 1907. — b) Über die Beziehung der sog. basophilen Punktierung (körniger Degeneration) der roten Blutkörperchen zur vital darstellbaren Substantia reticulo-filamentosa und zur Polychromatophilie. Ebenda Bd. 7. 1909. — c) Über die Vitalfärbung und die Natur der vitalfärbbaren Substanz der Blutkörperchen. Ebenda T. 1, Arch., Bd. 12. 1911. — **Pascucci, O.**: Die Zusammensetzung des Blutscheibenstromas und die Hämolyse. 1. Mitt. Die Zusammensetzung des Stromas. 2. Mitt. Die Wirkung von Blutgiften auf Membranen aus Lecithin und Cholesterin. Hofmeisters Beitr. z. chem. Physiol. u. Pathol. Bd. 6. 1905. — **Pelagatti, M.**: Di un nuovo metodo di colorazione elettiva degli eritrociti nelle sezioni di pezzi fissati per ricerche istologiche. Mon. zool. ital. Jg. 15. 1904. — **Pepper, O.**: Observations on vitally stainable reticulation and chromatic granules in erythrocytes preserved in vitro. Arch. of internal med. Bd. 30. 1922. — **Petrone, A.**: a) L'apparenza di cellula nell' globulo rosso. Boll. d. accad. Gioenia d. scienze nat. in Catania H. 64. 1900. — b) Ultime ricerche sul sangue. Atti d. accad. Gioenia d. scienze nat. in Catania, Ser. 4, Bd. 14. 1901. — c) Sur le sang. Résumé et conclusions des travaux publiés jusqu'à ce jour. Arch. ital. de biol. Bd. 36. 1901. — d) Il valore della reazione ferrica nella cellula sanguigna. Atti d'accad. med.-chirurg. di Napoli Jg. 55. 1901. — e) Studi ulteriori sulla reazione ferrica del globulo rosso. Ebenda Jg. 56. 1902. — f) Altre ricerche sulla reazione emato-porfirinica del globulo rosso. Communic. fatta alla soc. ital. d. patol., Firenze, 5. Ottobre 1903. — g) L'appareil réticulaire endoglobulaire de toutes les hématies. Arch. ital. de biol. Bd. 62. 1914. — **Petrone, L.**: a) Sulla istologia normale del sangue dell'uomo. Sperimentale Bd. 63. 1889. — b) Istologia normale del sangue dell'uomo e delle *lepre*. Anat. Anz. Jg. 4. 1889. — **Pighini, P.**: Sulla struttura dei globuli rossi. Arch. per le scienze med. Bd. 29. 1905. — **Pisani, S.**: Über einen bisher wenig bekannten besonderen histologischen Befund im Blute. Fol. haematol., Arch. Bd. 19. 1915. — **Poljakoff, P.**: Biologie der Zelle: Zur Frage von der Entstehung, dem Bau und der Lebenstätigkeit des Blutes. Arch. f. Anat. u. Physiol., Anat. Abt., Jg. 1901. — **Ponder, E.**: a) On the balloon-like structure of the mammalian erythrocyte. Proc. of the roy. soc. of London (B.) Bd. 97. 1924. — b) The shape of the mammalian erythrocyte and its respiratory function. Journ. of gen. physiol. Bd. 9. 1925. — **Ponder, E. u. Millar, W. G.**: Alterations in the form of mammalian erythrocyte in hypotonic plasma. Quart. journ. of exp. physiol. Bd. 15. 1925. — **Preisich, K. u. Heim, P.**: Über die Abstammung der Blutplättchen. Virchows Arch. f. pathol. Anat. u. Physiol. Bd. 178. 1904. — **Radasch, H.**: a) Observations upon the form of the red blood corpuscles of man. Americ. journ. of the med. sciences Bd. 131. 1906. — b) Ein Beitrag zur Gestalt des roten Blutkörpers beim Menschen. Anat. Anz. Bd. 28. 1906. — **Raehlmann, E.**: a) Über ultramikroskopisch sichtbare Blutbestandteile. Dtsch. med. Wochenschr. Bd. 29. 1904. — b) Ultramikroskopische Untersuchungen von Blut- und Sekretbestandteilen. Wien. med. Wochenschr. Bd. 55. 1905. — **Ranvier**: Recherches sur les éléments du sang. Arch. de physiol. Jg. 7. 1875. — **Retterer, E.**: a) Des leucocytes et des hématies. Journ. de l'anat. et de la physiol. Jg. 49. 1913. — b) De l'origine et de l'état du fer dans les hématies des *Mammifères*. Cpt. rend. des séances de la soc. de biol. Bd. 79. 1916. — **Retterer, E. u. Lelièvre, A.**: a) Origine, forme et valeur cellulaire des hématies des *Mammifères*. Ebenda Bd. 68. 1910. — b) Nouvelles observations sur la forme et la valeur cellulaire des hématies des *Mammifères*. Ebenda Bd. 71. 1911. — **Retterer, E. et Tilloy**: De la forme, de la taille des hématies humaines et de leurs parties constituantes. Ebenda Bd. 61. 1906. — **Rhumbler, L.**: Die anomogene Oberflächenspannung des lebenden Zelleibes. Zur Erwiderung an M. Heidenhain. Anat. Hefte Bd. 27. 1905. — **Ribierre, P.**: De la résistance des globules rouges et de ses variations. Fol. haematol. Jg. 2. 1905. — **Rieß, L.**: Über Vergiftung mit chlorsaurem Kalium. Berlin. klin. Wochenschr. Jg. 19. 1882. — **Riva, D.**: A proposito dei globuli rossi colorabili col bleu di metilene. Clin. med. ital. Jg. 39. 1901 und in Rendic. d'assoc. med.-chirurg. di Parma Jg. 1. 1901. — **Roberts, W.**: On peculiar appearances exhibited by blood corpuscles under the influence of solutions of magenta and tannin. Quarterl. journ. of microscop. science. New Series, Bd. 3. 1863. — **Rollett, A.**: a) Versuche und Beobachtungen am Blute. Sitzungsber. d. Akad. Wien, Mathem.-naturw. Kl. II, Bd. 46. 1862. — b) Über die sukzessiven Veränderungen, welche elektrische Schläge an den roten Blutkörperchen hervorbringen. Ebenda Bd. 50. 1864. — c) Versuche und Beobachtungen am Blute. Moleschotts Unters. Bd. 9. 1865. — d) Über Zersetzungsbilder der roten Blutkörperchen. Unters. a. d. Inst. f. Physiol. u. Histol., Graz 1870. — e) Vom Blute. Strickers Handb. d. Lehre v. d. Geweben d. Menschen u. d. Tiere 1871. — f) Physiologie des Blutes. Hermann, Handb. d. Physiol. 1880. — g) Über die Wirkung, welche Salze und Zucker auf die roten Blutkörperchen ausüben. Biol. Zentralbl. 1881. — h) Physiologisches und Geographisches über das Blut. Mitt. d. naturwiss. Ver. z. Steiermark 1894.

— i) Elektrische und thermische Einwirk. auf das Blut und die Struktur der roten Blutkörperchen. Pflügers Arch. f. d. ges. Physiol. Bd. 82. 1900. — **Romieu, M.:** Sur l'existence de la strie bordante dans les hématies de l'homme. Cpt. rend. des séances de la soc. de biol. Bd. 86. 1922. — **Rosin, H. u. Bibergeil, E.:** Über vitale Blutfärbung und deren Ergebnisse bei Erythrocyten und Blutplättchen. Zeitschr. f. klin. Med. Bd. 54. 1904. — **Runstroem, J.:** a) Die Einwirkung einiger Elektrolyte und Anelektrolyte auf die Senkungsgeschwindigkeit der roten Blutkörperchen des *Pferdes*. Biochem. Zeitschr. Bd. 123. 1921. — b) Was bedingt die Form und die Formveränderungen der *Säugetier*erythrocyten? Arch. f. Entwicklungsmech. d. Organismen Bd. 50. 1922. — **Ruszniák, St. u. Barát, Irene:** Über den Mechanismus der Resistenzveränderung der roten Blutkörperchen. Wien. Arch. f. inn. Med. Bd. 3. 1922. — **Růžička, V.:** a) Beiträge zur Kenntnis des Baues der roten Blutkörperchen. Anat. Anz. Bd. 23. 1903. — b) Weitere Bemerkungen zur Frage von der Struktur der Erythrocyten. Bull. internat. de l'acad. des sciences de l'emper. Fr. Jos. I., classe des sc. math.-natur. et de la méd., Prague Jg. 9. 1904. — c) Cytologische Studien über die roten Blutkörperchen. Ebenda Jg. 10. 1905. — d) Cytologische Untersuchungen über die roten Blutkörperchen. Arch. f. mikroskop. Anat. Bd. 67. 1906. — e) Kritische Bemerkungen zur Frage der Membran und inneren Struktur des *Säugetier*erythrocyten. Anat. Anz. Bd. 28. 1906. — **Sabrazès, J.:** Hématies à granulations basophiles. Cpt. rend. des séances de la soc. de biol. Bd. 62. 1907. — **Sacerdotti, C.:** Sugli eritrociti dei *mammiferi* colorabili a fresco con l'azzuro di metilene. Arch. per le scienze med. Bd. 27. 1903. — **Salén, E.:** a) Kolloidstudien über den Bau der roten Blutkörperchen und über Hämolyse. II. Ultramikroskopische Untersuchungen an Stromata. Biochem. Zeitschr. Bd. 110. 1920. — b) Die roten Blutkörperchen in Dunkelfeldbeleuchtung. Münch. med. Wochenschr. Bd. 68. 1921. — **Samele, E.:** Sulla policromatofilia e sulle granulazioni basofile dei corpuscoli rossi del sangue. Morgagni Bd. 48. 1906. — **Schaefer, E.:** a) On the structure of erythrocyte. Anat. Anz. Bd. 26. 1905. — b) Über die Struktur der roten Blutkörperchen. Zentralbl. f. Physiol. Bd. 20. 1906. — **Scherer, E.:** Über Zooid und Oekoidbildung in den roten Blutkörperchen und ihre Beziehung zur Thrombose. Zeitschr. f. Heilkunde Bd. 17. 1896. — **Schilling, V.:** a) Weitere Mitteilungen über die Struktur des vollständigen *Säugetier*erythrocyten. Anat. Anz. Bd. 40. 1912. — b) Die Zelltheorie des Erythrocyten als Grundlage der klinischen Wertung anämischer Blutbefunde. Virchows Arch. f. pathol. Anat. u. Physiol. Bd. 234. 1921. — **Schilling-Torgau, V.:** a) Neue Ansichten über die Anatomie des Erythrocyten und des Blutplättchens der *Säugetiere*. Verhandl. d. anat. Ges. Ergänzungsh. z. 38. Bd. d. Anat. Anz. 1911. — b) Arbeiten über die Erythrocyten. I. Über die Polychromophilie und verwandte Zustände. Fol. haematol. Bd. 11. 1911. — c) Arbeiten über den Erythrocyten (2—7). Ebenda Bd. 14. 1912. — **Schmidt, P.:** a) Zur Frage der Entstehung der basophilen Körner in den roten Blutkörperchen. Dtsch. med. Wochenschr. Bd. 44. 1902. — b) Erwiderung auf FR. WEIDENREICHS Bemerkungen zu meiner Arbeit: Über Jugendstadien der roten Blutkörperchen. Arch. f. mikroskop. Anat. Bd. 73. 1909. — **Schridde, H.:** Untersuchungen über die Bildung des Hämoglobins. Anat. Anz. Bd. 42. 1912. — **Schroeder, Meta** and **Stewart, G.:** So-called "reversed hemolysis" with further observations on the mechanism of hemolysis. Americ. journ. of physiol. Bd. 73. 1925. — **Schultze, M.:** Ein heizbarer Objekttisch und seine Verwendung bei Untersuchungen des Blutes. Arch. f. mikroskop. Anat. Bd. 1. 1865. — **Schwalbe, E.:** Der Einfluß der Salzlösungen auf die Morphologie der Gerinnung. Münch. med. Wochenschr. Jg. 48. 1901. — **Schwalbe, E. u. Solley, J.:** Die morphologischen Veränderungen der Blutkörperchen, speziell der Erythrocyten bei der Toluylendiaminvergiftung. Virchows Arch. f. pathol. Anat. u. Physiol. Bd. 168. 1902. — **Simmel, H. u. Einstein, O.:** Die osmotische Resistenz menschlicher Erythrocythen in verschiedenen Salzlösungen. Klin. Wochenschr. Jg. 2. 1923. — **Snapper, J.:** Vergleichende Untersuchungen über junge und alte rote Blutkörperchen. Resistenz und Regeneration. Biochem. Zeitschr. Bd. 43. 1912. — **Sorrentini, Emilia:** Alcune particolarità di struttura dei globuli rossi. Folia med. Jg. 6. 1920. — **Spiridonovitch, R.:** Some studies on the vital staining of blood cells. Proc. of the soc. f. exp. biol. a. med. Bd. 20. 1923. — **Starlinger, W.:** a) Über Wesen und Bedeutung des Vorganges der reversiblen Hämolyse. Wien. klin. Wochenschr. Jg. 37. 1924. — b) Über die sogenannte Reversion der Hämolyse. I. Mitt. Über die Reaktionsbedingungen des Umschlages der Lackfarbe hypotoniehämolysierten Blutes in Deckfarbe bei gleichzeitigem Wiederauftreten roter Blutkörperchen im mikroskopischen Gesichtsfeld. Zeitschr. f. d. ges. exp. Med. Bd. 47. 1925. — c) Über die sogenannte Reversion der Hämolyse. II. Mitt. Über das Wesen des Reaktionsablaufs. Ebenda Bd. 47. 1925. — **Starlinger, W. u. Strasser, U.:** a) Über die sogenannte Reversion der Hämolyse. III. Mitt. Über die Methodik der quantitativen Bestimmung der ursprünglich nicht in Lösung gegangenen, sowie der nachträglich wieder an die Stromen gebundenen Hämoglobinmengen. Ebenda Bd. 47. 1925. — b) Über die sogenannte Reversion der Hämolyse. IV. Mitt. Über einige vorläufige klinische Befunde. Ebenda Bd. 47. 1925. — **Steinbach, R.:** Der Wassergehalt der menschlichen Erythrocyten und seine Bestimmung. Zeitschr. f. Biol. Bd. 75. 1922. — **Suzue, M.:** Studies on haemolysis. Journ. of biophysics Bd. 1. 1923. — **v. Torday:** Die basophilen Körnchen der roten Blutkörperchen. Pester med.-chirurg. Presse Bd. 41. 1905. — **Triolo, G.:** a) Examen du sang humain in vitro par la méthode de la „lubrification" (Méthode à l'huile de vaseline). Cpt. rend. des séances de la soc. de biol. Bd. 57. 1904. — b) Nuove ricerche sperimentali sulla morfologia degli elementi figurati del sangue (homo). Gazz. d. osp. e d. clin. Jg. 26. 1905. — c) Sulla forma dei globuli rossi. Nuovo metodo per l'esame del sangue nei vasi del mesenterio. Giorn. accad. med. di Torino Jg. 81. 1917. — d) La forma dei globuli rossi. Rass. internaz. di clin. e terap. Bd. 2. 1921. — e) Nuova concezione sulla struttura del sangue. Haematologica Bd. 3. 1922. — **Tuerk, W.:** Vorlesungen über klinische Hämatologie. Wien 1904 u. 1912. — **Variot, G.:** Eléments figurés du sang. Anatomie et physiologie. Paris 1886. — **Walcher, A.:** Zur Morphologie der Erythrocyten. Diss. med. Freiburg i. B. 1913. — **Waller, W.:** On the microscopic appearance of human red blood corpuscles in hypertonic saline. Journ. of physiol. Bd. 56. 1922. — **Walterhoefer, G.:** Über azurophile Erythrocyteneinschlüsse. Dtsch. med. Wochenschr. Jg. 46. 1920. — **Weidenreich, F.:** a) Studien über das Blut und die blutbildenden und -zerstörenden Organe. I. Form und Bau der roten Blutkörperchen. Arch. f. mikroskop. Anat. Bd. 61. 1903. — b) Das Schicksal der roten Blutkörperchen im normalen Organismus. Anat. Anz. Bd. 24. 1904. — c) Die roten Blutkörperchen. I. II. Zeitschr. f. d. ges. Anat., Abt. 3: Ergebn. d. Anat. u. Entwicklungsgesch. Bd. 13. 1904 u. Bd. 14. 1905. — d) Über die Form der *Säugetier*erythrocyten und die formbestimmenden Ursachen. Fol. haematol. Jg. 2. 1905. — e) Berichtigung zu meinem Aufsatz: Über die Form der *Säugetier*erythrocyten usw. Ebenda Jg. 2. 1905. — f) Einige Bemerkungen über die roten Blutkörperchen. Anat. Anz. Bd. 27. 1905. — g) Neue und alte Beobachtungen an roten Blutkörperchen der *Säuger*. (Vorl. Mitt.) Fol. haematol. Jg. 3. 1906. — h) Einige Bemerkungen zu dem Aufsatze J. JOLLYs über die Form, Struktur und Fixation der roten Blutkörperchen der *Säugetiere*. Ebenda Jg. 3. 1906. — i) Studien über das Blut und die blutbildenden und -zerstörenden Organe. 4. Weitere Mitteilung über die roten Blutkörperchen. Technisches, *Tylopoden-* Erythrocyten, Kernreste, basophile Körnelung, Pseudostrukturen. Arch. f. mikroskop. Anat. Bd. 69. 1907. — k) Centrosomen oder Kernreste in den Erythrocyten des normalen strömenden Blutes. Arch. f. Hyg. Bd. 63. 1907. — l) Bemerkungen zu dem Aufsatz P. SCHMIDTs: Über Jugendstadien der roten Blutkörperchen. Arch. f. mikroskop. Anat. Bd. 73. 1909. — m) Über die Form der *Säugetier*erythrocyten. Erwiderung an LÖHNER. Pflügers Arch. f. d. ges. Physiol. Bd. 132. 1910. — **Weintraud:** Über morphologische Veränderungen der roten Blutkörperchen. Virchows Arch. f. pathol. Anat. u. Physiol. Bd. 131. 1892. — **White, C.** and **Pepper, W.:** Granular degeneration of the Erythrocyte. Americ. journ. of the med. sciences Bd. 122. 1901. — **Wissozky:** Über Eosin als Reagens auf Hämoglobin und die Bildung von Blutgefäßen und Blutkörperchen bei *Säugetier-* und *Hühner*embryonen. Arch. f. mikroskop. Anat. Bd. 13. 1871. — **Wlassow:** Untersuchungen über die histologischen Vorgänge bei der Gerinnung und Thrombose mit bes. Berücksichtigung der Entstehung der Blutplättchen. Zieglers Beitr. z. pathol. Anat. u. z. allg. Pathol. Bd. 15. 1894. — **Wooldridge, L.:** Zur Chemie der Blutkörperchen. Arch. f. Anat. u. Physiol., physiol. Abt. 1881. — **Wyss, O.:** Ist die Lebensform der roten Blutkörperchen bikonkav? Schweiz. med. Wochenschr. Bd. 50. 1920.

III. Die Leukocyten.

A. Die Gesamtmenge der weißen Blutkörperchen.

ARNETH (1920) gibt als normale Zahl sämtlicher weißer Blutkörperchen 5 bis 6000 im Kubikmillimeter an. Die Zahl hebe sich im Anschluß an die Nahrungsaufnahme. Tabellarisch veranschaulicht er die prozentuale Beteiligung der Leukocytensorten an dieser Gesamtzahl nach verschiedenen Autoren:

	Neutrophile	Eosinophile	Basophile	Lymphocyten	Monocyten
EHRLICH	70—72	2—4	etwa 0,5	22—25	2—4
GRAWITZ	60	2—5	0	30	5—10
NAEGELI	65—70	2—4	bis 0,5	20—25	6÷8
PAPPENHEIM a).	73—75	2—4	0—1	20—22	2—6
b).	65—70	2—4	selten	20—30	3—6
SCHILLING : ...	62—70	2—4	0—1	21—25	4—8
TUERK	55—65	1—3	etwa 0,5	20—30	4—8

Über die Schwankungen der Normalzahl wird verschieden geurteilt. MOLE-SCHOTT (1854) behauptet, daß mit zunehmendem Alter die Zahl der weißen im Verhältnis zu der der roten abnehme. Das Knabenblut sei am reichsten. Beim Weibe seien relativ weniger als beim Manne. Eiweißreiche Nahrung vermehre die Zahl. v. EBNER (1902) sagt, die Zahlen seien sehr wechselnd. In der Verdauungszeit sei sie erhöht. Nüchtern befänden sich beim Erwachsenen 8—9000 im Kubikmillimeter. v. TORDAY (1913) läßt die Zahl zwischen 3130—9800 schwanken. Der arithmetische Mittelwert liege bei 6700 und der häufigste Wert sei 7000. Einen Einfluß der Verdauung auf die Leukocytenzahl lehnt KOBRYNER (1924) ab, da die Zahl auch ohne diese in fortwährendem Wechsel begriffen sei, und ebenso findet v. LIEBENSTEIN (1924) bedeutende Schwankungen bei derselben Person in wenigen Minuten (s. auch MAURIAC und CABOAUT 1921). REINECKE (1889), der seine eigenen Leukocyten morgens, mittags und abends mehrfach zählte, stellte Schwankungen fest, die in den Mittagszählungen in einer Breite von 2360, bei den Abendzählungen von 2940 und bei den Morgenzählungen gar 4520 Differenz stattfanden. SCHENK (1920) machte Blutuntersuchungen an untrainierten Individuen, die einer großen, aber nicht extremen Anstrengung ausgesetzt wurden. Es ergab sich eine beträchtliche Zunahme aller Sorten von weißen Blutkörperchen, mit Ausnahme der Eosinophilen, deren Zahl sogar absinken könne. Bei Trainierten war die Zunahme geringer. Alle Sorten von Leukocyten nahmen auch nach Lichtbädern zu. MALASSEZ (1895) sah Vermehrungen der Leukocyten schon nach einfachen subcutanen Injektionen und nach Eröffnung der Bauchhöhle. LUCAS usw. (1921) geben die Anzahl der weißen Blutkörperchen bei Kindern in den ersten Lebenstagen in Mittelwerten:

1. Tag 19 200	4. Tag 10 300	7. Tag 12 100	10. Tag 12 200
2. „ 15 300	5. „ 10 900	8. „ 12 400	11. „ 12 700
3. „ 11 100	6. „ 11 500	9. „ 12 600	12. „ 13 200

Bei Kindern von $^{1}/_{2}$—15 Jahren ist die Zahl nach SCHLEIP (1907) 10000 im Kubikmillimeter, bei Männern 7500, bei Frauen ebensoviel. TUERK (1904 und 1912) findet bei Kindern am ersten Lebenstag 17—21000, zwischen dem dritten und zehnten Tag 9—14000, vom 5.—6. Lebensjahr an seien die Verhältnisse dieselben wie beim Erwachsenen, nämlich 6—9000. Bei Unterernährung oder Hungern könnten die Zahlen des Erwachsenen auf 2—4000 herabsinken. DINA RABINOWITSCH (1913) gibt an, daß bei gesunden Kindern im Alter von 1—15 Jahren die Gesamtzahl der Leukocyten 6—7000 ohne Unterschied der Geschlechter ausmache.

GRAWITZ (1902) rechnet aus, daß alle Leukocyten im zirkulierenden Blute zusammen die Größe eines Organs wie die Schilddrüse ergäben.

Bevor wir nicht eine größere Einigkeit unter den Meinungen der Autoren in betreff der näheren oder ferneren Verwandtschaft der weißen Blutzellen untereinander erkennen, wollen wir noch streng voneinander unterscheiden: Neutrophile, eosinophile, basophile Leukocyten, Monocyten und Lymphocyten.

B. Neutrophile Leukocyten.

1. Größe, Anzahl, Aussehen im frischen Präparat.

Sie sind es, die man unter den weißen Blutzellen am häufigsten antrifft, und deshalb ist über sie auch verhältnismäßig am meisten Material zusammengetragen worden. Gleich nach der Anfertigung des Präparates haben sie Kugelgestalt mit einem Durchmesser von meistens 8,7 μ. Finden sich wesentlich höhere Angaben, wie z. B. bei ARNETH, so sind sie von Trockenpräparaten entnommen, bei denen sich die Kugeln platt auf der Unterlage ausbreiten und so eintrocknen, wobei sie natürlich ganz andere Maße geben müssen. Unter 120 Messungen an frischen Neutrophilen in NaCl 0,9 vH verteilen sich die Durchmessergrößen folgendermaßen:

Durchmesser in μ:	8	8,1	8,2	8,3	8,4	8,5	8,6	8,7	8,8	8,9	9,0
Anzahl:	6	3	8	4	7	12	14	17	8	8	8

Durchmesser in μ:	9,1	9,2	9,3	9,4	9,5	9,6
Anzahl:	6	7	6	1	3	2

Nach WEIDENREICH (1909) machen die Neutrophilen am 6.—9. Tag nach der Geburt 50 vH aller Leukocyten aus; nach anderen Untersuchern sogar 69 vH im Durchschnitt; bei älteren Säuglingen sind es nach GUNDOBIN 34,6 vH, bei Erwachsenen 60—75 vH, und zwar bei 22—45 jährigen 61,5 vH, bei 67—81 jährigen 73 vH (DOBROVICI 1904), bei Greisen von über 80 Jahren 67,1 vH. Bei einer Prozentzahl von 70 würden das im Kubikmillimeter 5000 sein.

DINA RABINOWITSCH (1913) sagt, daß mit steigendem Alter der Kinder die Zahl der Neutrophilen von 30—70 vH zunimmt. Das würde den älteren Angaben nicht widersprechen. Vermehrungen kämen vor nach der Hauptmahlzeit (s. jedoch CARSTANJEN 1900), nach körperlicher Anstrengung, nach Bädern, in der Gravidität und beim Stillgeschäft, wie NAEGELI (1923) darlegt. Nach MAURIAC und CABOAUT (1921) schwankt die Zahl während der Verdauung zwischen 47 und 73 vH und in einem anderen Falle zwischen 43 und 67 vH. Überhaupt verändere sich die Leukocytenzahl von einem Augenblick zum anderen. Auch v. TORDAY (1913) bemerkt eine Schwankung der Neutrophilenzahl zwischen 45 und 81 vH, der häufigste Wert sei 65,1 vH. Da außerdem bei Blutdruckerhöhung sich die Zahl hebt, bei Blutdrucksenkung verringert (MICHELSOHN 1889) und ferner MIRONESCU (1922) darauf aufmerksam macht, daß

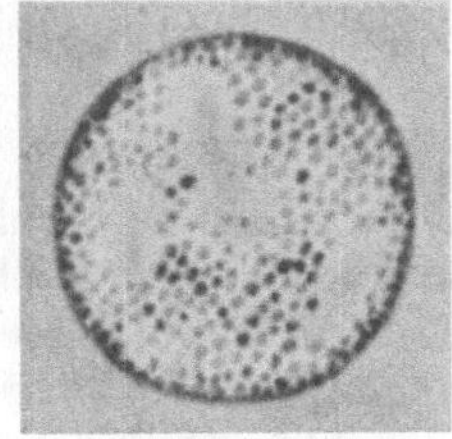

Abb. 28. Neutrophiler Leukocyt in NaCl 0,9 vH. Überlebend.

die Leukocytenzahl im Capillarblut und Venenblut desselben Individuums sehr verschieden sein kann, so braucht es sich bei einer Leukocytose durchaus nicht immer um eine wirkliche Vermehrung der weißen Blutkörperchen zu handeln, sondern vielfach nur um eine Verschiebung, eine verschiedene Verteilung der Leukocyten auf die Gefäßgebiete (s. auch HERRENKNECHT 1924).

Im frischen Präparat sind die Zellen deutlich granuliert, doch ist nicht bei allen die Körnelung gleich distinkt und klar. Der Kern ist nicht zu sehen, nur hier und da zeichnen sich Teile von ihm schärfer ab (Abb. 28). Auf dem geheizten (37° C) Objekttisch sieht PHILIPSBORN (1925) die Körnchen in fließender Bewegung, manchmal in mehreren Strömen.

Die Methode STARLINGERS (1922), große Mengen lebender Leukocyten ohne Erythrocyten zu erhalten, beruht auf Ausnutzung der schnelleren Sedimentierung der Erythrocyten bei den Krankheiten, die mit starkem Eiweißzerfall einhergehen.

2. Die Oberflächenschicht.

Bei Behandlung der Zelle mit Aqua destillata schwillt sie an und platzt schließlich, und zwar immer nur an einer Stelle. Mißt man nun den Durchmesser der sich vergrößernden Zelle bis zum Moment des Platzens, so kann man die Oberflächenzunahme in Prozenten der Anfangsoberfläche berechnen und erhält ganz verschiedene Zahlen, beispielsweise 21, 63,8, 84,9, 87,7 vH. Wir müssen annehmen, daß im Inneren osmotisch wirksame Substanzen und an der Peripherie eine besondere, festere gegen den Überdruck von innen her widerstandsfähige

Schicht vorhanden ist, die bei verschiedenen Zellindividuen eine verschiedene Ausdehnung verträgt. In der Wärme (37° C) ist die größte Oberflächenausdehnung kurz vor dem Platzen bedeutender als in Zimmertemperatur, z. B. 69, 90, 96, 125, 137, 140, 156 vH. Dehne ich die Zellen so weit durch Aqua aus, bis sich die Körnchen zu bewegen anfangen und behandle sie dann mit NaCl 0,9 Toluidinblau 0,002 vH, so dringt die Farbe nicht ein. Beströme ich dann aber wieder mit Aqua, bis die Zelle platzt, so färbt sich nunmehr der Kern sehr stark, obwohl nur noch Spuren von Farbstoff im Medium sein können. Die Oberflächenschicht hat also dem Farbstoff vorher den Eintritt verwehrt. In einer wässerigen Lösung von HCl 0,008 vH wird der Kern erst sichtbar sofort nach dem Platzen der Oberflächenschicht. Da diese beiden Versuche auch nach vorhergehender längerer Auswaschung mit NaCl 0,9 vH gelingen, kann die Oberflächenschicht nicht aus dem Medium niedergeschlagenes Eiweiß sein, sondern sie muß Zellsubstanz sein. Diese Substanz muß sich von derjenigen, die weiter einwärts gelegen ist, unterscheiden; denn diese wird in Aqua flüssiger, jene aber nicht. Welchen Aggregatzustand sie hat, aus welchen Stoffen sie besteht, das ist bisher nicht ermittelt worden.

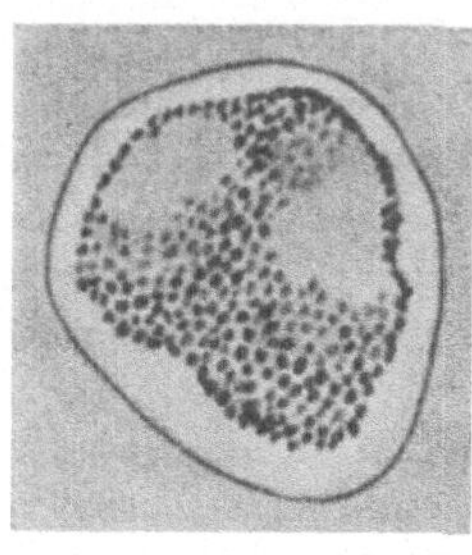

Abb. 29. Neutrophiler Leukocyt nach Behandlung 1. mit NaCl 0,9 NaOH 0,05 vH, 2. mit NaCl 0,9 vH HgCl₂ konz.

In einer Lösung von NaCl 0,9 NaOH 0,05 vH zieht sich der körnige Zelleib um ein weniges von einer Außenschicht zurück, so daß um ihn ein hyaliner Mantel entsteht. In diesem lassen sich nach Fixierung mit Sublimat konz. und Färbung mit Eisenhämatoxylin zwei Schichten erkennen. Die Außenschicht ist schwarz gefärbt, die Innenschicht farblos (Abb. 29).

Läßt man die frischen Zellen sieben Minuten in einer Lösung von NaCl 0,9 HCl 0,05 vH und bringt sie dann in Aqua, so zieht sich die körnige Innenmasse von einer Oberflächenschicht an einer Stelle zurück (Abb. 30). Es bildet sich hier eine optisch leere Blase. Dasselbe ist der Fall, wenn man die Zellen frisch mit 20 proz. Alkohol beströmt oder mit NaCl 0,4 Essigsäure 1 vH oder zuerst mit NaCl 0,4, dann mit Essigsäure 1 vH. Läßt man auf die so veränderte Zelle konzentrierte wässerige Sublimatlösung wirken, so werden in der Blase einige Körnchen und Fäden sichtbar. Die Außenschicht der Blase läßt sich mit Eisenhämatoxylin schwarz färben. Dasselbe ist auch zu erreichen, wenn die Zellen vor ihrer Behandlung mit Säure eine halbe Stunde lang mit fließender NaCl 0,9 proz. Lösung gewaschen sind.

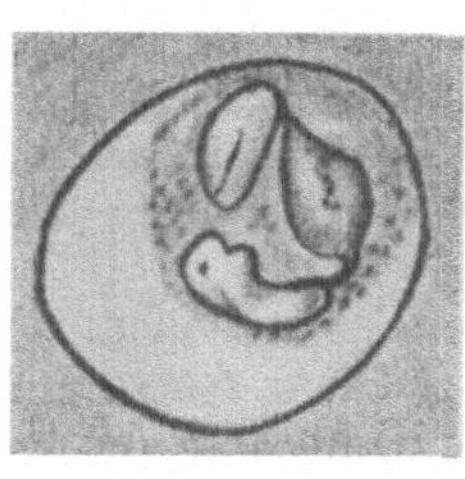

Abb. 30. Neutrophiler Leukocyt nach Behandlung 1. mit NaCl 0,9 HCl 0,05 vH, 2. Aqua destillata.

Aus diesen Versuchen läßt sich schließen, daß eine dünne Oberflächenschicht sich anders verhält als die übrige Innenmasse. Ob sie chemisch wesentlich different von jener ist, wie ALBRECHT (1903) meint, der sie für lipoid hält, ist damit noch nicht bewiesen. Es kann eine Verdichtung an der Grenzfläche, eine Anreicherung von Substanzen des Zelleibes an der Oberfläche sein.

Diese Schicht ist es auch, die bei verschiedenen Zellindividuen verschieden ausdehnungsfähig ist. VARIOT (1886) gibt ihre Existenz zu nach den Versuchen von SAPPEY. Sie würde in ganz schwacher Essigsäurelösung ganz blaß. PLATO (1900) sieht phagocytierte Leukocyten in der Weise zugrunde gehen, daß Kern und Cytoplasmateile des inneren Leukocyten in das Cytoplasma des äußeren überströmen, wobei man den Eindruck gewinnt, daß an der Grenze des eingeschlossenen ein gewisser Widerstand überwunden wird. LOEWIT (1888) beschreibt eine Veränderung der weißen Blutkörperchen nach Behandlung mit NaCl 0,6 vH mit einer

Spur Chromsäure. Sie quellen auf und lassen eine Differenzierung zwischen Wand-
schicht und Innenmasse eintreten, so daß Bilder wie bei der Plasmolyse entstehen.
Diese dürften mit unserer Abb. 30 übereinstimmen. Eine dünne Oberflächenschicht aus ölartiger Substanz nimmt QUINCKE (1888) zur Erklärung der amöboiden Bewegung an. Es bilde sich eine Art Eiweißseife auf der Grenze Fett-Wasser
aus, die durch ihre Ausbreitung zwischen den Grenzflächen die Bewegung ver-
anlasse. Mit derselben Schicht operiert auch MICHAELIS (1909) und erklärt die
amöboide Bewegung durch lokale Verseifung lipoider Stoffe.

Über die Eigenschaften der Oberflächenschicht ist wenig gearbeitet worden.
HAMBURGER (1902) spricht über ihre Permeabilität, FENN (1922a und b) über
ihre Klebrigkeit, die er sogar mißt und deren Variation er gegenüber verschiedenem
Material, wie Glas, Glimmer, Kohle, Paraffin, Quarz usw. sowie unter dem Einfluß von chemischen Änderungen des Mediums nachweist.

3. Das Cytoplasma.

In Aqua destillata nehmen die Zellen Wasser auf und dehnen sich dabei aus.
Die Körnchen werden deutlicher, weil die Lichtbrechung der Grundsubstanz, in
die sie eingebettet sind, schwächer wird. Früher oder später beginnen die Körnchen
in BROWNscher Bewegung zu tanzen und auch weitere Ortsbewegungen zu machen.
Das ist ein Zeichen dafür, daß die Innensubstanz der Zelle flüssiger geworden ist,
jedenfalls leichtflüssiger als Glycerin, in dem eine Molekularbewegung auch nicht
mehr zustande kommt. Die Bewegung der Körnchen setzt bei einer ganz verschieden starken Volumzunahme der Zellen ein. Geben wir diese in Prozenten
des Anfangsvolumens, so finden wir z. B. den Beginn der Bewegung bei Vergrößerungen um 25,9, 29,5, 33, 56, 77,1, 90, 104,8, 109,7, 114,6 vH. Diese Zahlen
können als relative Maße der Dichtigkeit des Cytoplasmas verschiedener Zellen
gelten. Über den Aggregatzustand des Cytoplasmas im frischen Präparat sind
keine Untersuchungen angestellt. Die cytoplasmatische Grundsubstanz hat nach
WEIDENREICH (1909) und NAEGELI (1923) mehr sauren Färbungscharakter. Nur
in jugendlichen Zellen ist sie schwach basophil. Im Cytoplasma wies WALLGREN
(1923) ein Netzwerk nach, das mit dem Mikrozentrum zusammenhängt. Ein Teil
der Fäden zeige auch Oxydasereaktion. Die Basophilie nimmt nach POLLITZER
(1907) allmählich ab.

4. Die Granula.

a) Neutrophile Körner oder Spezialkörner.

Nach MOULIN (1923 und 1925) sollen alle weißen Blutzellen homogen sein und
eine Granulierung erst beim Absterben zeigen. HERWERDEN (1924) weist diese
Annahme zurück. Nach GRAWITZ und GRUENEBERG (1906) sind die Granula der
Neutrophilen verschieden groß, wie sich unzweifelhaft in der Photographie der
lebenden Zelle mit ultraviolettem Licht zeigt und sie sind verschieden leicht durchlässig für diese Lichtsorte. GRAHAM (1920) stellt am Blutausstrich mit Benzidin-
färbung fest, daß bei Gesunden eine Reihe von Zellen, etwa 11 vH, nicht einen
regelmäßigen Granulagehalt habe, sondern leichte Defekte und macht aus diesen
eine besondere Klasse. Der Schwund ist im kranken Blut noch weitergehend.

GULLAND (1896) hält sie wie HEIDENHAIN für die Mikrosomen des Mitoms,
wie die Knoten in einem Netz. Demnach glaubt er an eine Verbindung der Körnchen durch Fäden miteinander, ebenso wie ARNOLD (1914). POLLITZER (1907)
schließt sich ihnen auf Grund seiner Studien an Trockenpräparaten an. Derselben
Meinung ist auch WALLGREN (1923 und 1925a). Er sah die Granula im Dunkelfeld
in Verbindung miteinander. Ich kann hier mit dem Wechselkondensor und der
Ölimmersion mit Blende von Zeiss keine Fäden zwischen den Körnern sehen.

Das Bild macht vielmehr den Eindruck, den Abb. 31 wiederzugeben versucht, daß die dunklen Zwischenräume zwischen den Körnerreihen in Form von gebogenen Stäbchen sich dem Beschauer eher aufdrängen, als die hellen Körnchen. Wallgren hat indessen die verbindenden Fäden auch in gefärbten Präparaten, die auf Agar mit OsO_4 fixiert waren, gesehen und abgebildet. Die Fäden stehen mit dem Mikrocentrum in Verbindung und können so manchmal radiär angeordnet sein. Man sollte denken, daß die Fäden bei vitaler Färbung doch sichtbar zu machen seien; indessen ist es Fischel (1901) niemals gelungen. In NaCl 0,2 HCl 0,005 vH ist sicher der Fadenapparat schon zerstört; denn hier beginnt eine starke Molekularbewegung, die zu einer Agglutination der Körnchen führt.

Die Granula sind, wie erwähnt, nicht in allen Zellindividuen gleich deutlich, treten aber bei Quellung der Grundsubstanz alle gleich scharf hervor. Wendet man dagegen auf die frischen Zellen eine 4 proz. Kochsalzlösung an, so werden sie fast ganz unsichtbar. Es ist klar, daß ihre Sichtbarkeit ganz von der Dichtigkeit der Einbettungsmasse abhängt.

Über die Chemie der Körnchen ist nur folgendes bekannt. Läßt man die frischen Zellen in Aqua destillata platzen, so wimmeln die Körnchen zum Teil hinaus. Daß sie dabei Geißeln entwickeln, wie Tiemer (1911) gesehen haben will, kann ich nicht bestätigen. Sie lösen sich auch bei längerer Versuchsdauer nicht im Wasser. Lasse ich dann aber eine wässerige Lösung von HCl 0,02 vH wirken, so verschwinden sie in 4—5 Minuten. In einer Lösung von NaCl 0,4 HCl 0,05 vH platzt die Zelle nicht, die Säure dringt aber ein und macht den Kern stärker lichtbrechend. Die Körnchen werden jedoch nur schwächer lichtbrechend, sie verschwinden nicht. Ebenso ist es,

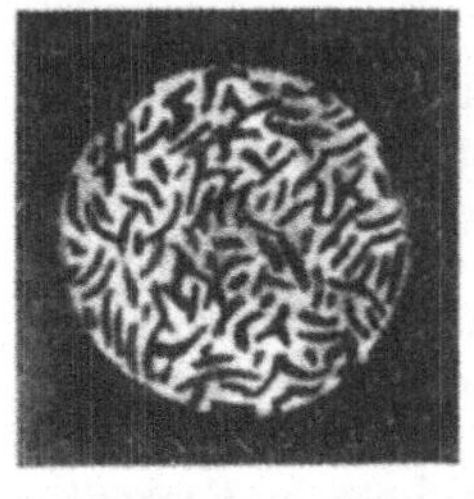

Abb. 31. Neutrophiler Leukocyt in Dunkelfeldbeleuchtung. (Wechselkondensor von Zeiß u. Ölimmersion $1/_{12}''$ H. J. 90 1,25.)

wenn man 2 vH HCl auf sie innerhalb oder außerhalb der Zelle anwendet. Im ersten Fall werden sie nur matter, im zweiten völlig aufgelöst.

Es ist demnach über die Lösbarkeit der Körnchen nur dann etwas auszusagen, wenn man sie im freien Zustande prüft.

In NaOH 0,02 vH ohne Kochsalz platzen die Zellen. Von den freien Körnchen bleiben nur wenige ungelöst, alle übrigen verschwinden völlig und sind auch mit Fixiermitteln nicht mehr nachzuweisen.

Auf diese Art sind die freien Körnchen noch mit Alcohol. absolut., Chloroform und Schwefelkohlenstoff behandelt, aber in keiner von diesen Flüssigkeiten löslich. Ehrlich (1880) behauptet freilich, daß Alkohol doch ein Lösungsmittel für sie sei. Ihre Substanz soll kein überschüssiges Wasser enthalten. Gegenüber der intracellulären Verdauung im phagocytierten Zustande sind sie sehr resistent.

Einen Farbstoff, der die neutrophilen Granula elektiv färbt, gibt es nach Weidenreich (1909) nicht. Auch sind sie nicht immer neutrophil, sondern können acidophil oder basophil werden, ein Verhalten, das nach Arnold (1899) folgende Ursachen haben kann. Entweder liegen in den verschieden gefärbten Körnchen verschiedene Entwicklungsstadien vor oder verschiedene Degenerationsphasen oder verschiedene Funktionsphasen. Bei Färbung mit Eosin sind auch diese Granula nach Tuerk (1904) rot gefärbt, ja sogar in Eosin-Methylenblau erscheinen sie durchaus nicht immer in der Mischfärbung violett, sondern häufig rein rot. Durch besonders starke Hitzefixation kann man viele Granula für basische Farbstoffe empfänglich machen. Fixiert man einen noch feuchten Ausstrich eine halbe Minute lang in Osmiumdampf und färbt sofort nach dem Trocknen 12 Minuten in Triazid, so nehmen die neutrophilen Granula aus diesem Gemisch von sauren und basischen Farben die neutrale Verbindung auf und färben sich rotviolett

(Abb. 32). Sie stellen sich so und auch im frischen Zustande als keineswegs, wie öfter angegeben wird, staubförmige Granula dar. Die Abbildung, die in derselben Vergrößerung wie die der frischen Zelle (Abb. 28) gemacht ist, zeigt auch die Zunahme des Durchmessers bei der Abplattung im Trockenpräparat.

Eine vitale Färbung der Granula mit Neutralrot gelingt nach MARCUS (1900) bei *Meerschweinchen* und *Kaninchen* nur dann, wenn der Leukocyt intakt ist. Bei vitaler Methylenblaufärbung werden einige blau und sind demnach basophil. SABRAZÈS (1922) findet basophile Einschlüsse in Neutrophilen wohl bei einer Reihe von Krankheiten, aber kaum im normalen Blut.

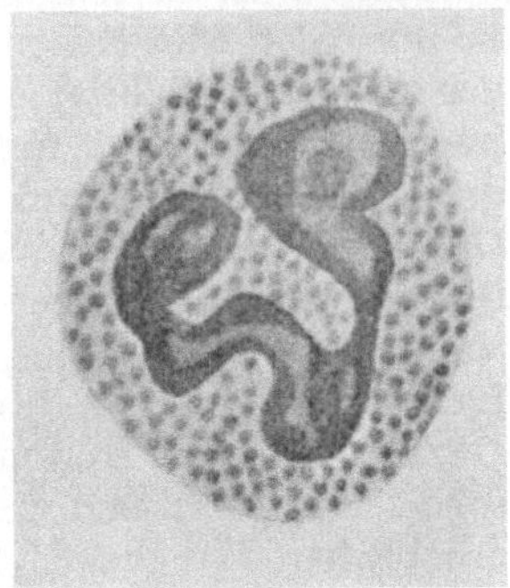

Abb. 32. Neutrophiler Leukocyt. Frischer Ausstrich noch feucht mit Osmiumdampf fixiert, getrocknet und mit Triacid vor- und nach GIEMSA nachgefärbt.

EHRLICH (1887) hält die neutrophilen Granula für Sekretionsprodukte, ARNOLD (1914) für lebende Zellorgane, die sich mannigfach umwandeln können und dargebotene Stoffe verarbeiten. So enthalten bei Eisenfütterung einige nachweisbares Eisen, bei Hämoglobinfütterung dieses, das in Hämosiderin umgewandelt wird. Auch Glykogen und Fett findet er in ihnen.

b) Plastosomen.

Wenn wir nun die BENDAsche Plastosomenfixierung und -färbung auf die Zellen anwenden, begeben wir uns der einfachen und übersichtlichen Forschungsweise der vorigen Versuche und lassen auf das lebende Objekt dreizehn verschiedene Stoffe einwirken, ohne noch kontrollieren zu können, was von ihnen und in welcher Weise es verändert wird. Im Durchströmungsapparat erzeugt schon die Fixierungsflüssigkeit durchgreifende Veränderungen, die sich am deutlichsten an den roten Blutkörperchen zeigen, die deformiert und agglutiniert werden und deren Innensubstanz nach Ausdehnung der Zelle körnig niedergeschlagen wird. Hier handelt es sich aber um Fixierung und Färbung eines Trockenpräparates. Beobachtet man eine neutrophile Körnelung sofort nach dem Ausstrich, so ist sie gut zu erkennen, solange das Präparat noch feucht ist. Sobald die Zellen aber antrocknen, verschwinden die meisten Körnchen und der Durchmesser der Zelle wird um ein Zehntel kleiner. Der warmen Befürwortung der EHRLICHschen Methode durch H. F. MÜLLER (1892) kann ich nicht zustimmen. Ein besseres Resultat ist zu erzielen, wenn man den noch feuchten Ausstrich eine halbe Minute lang mit Osmiumdampf fixiert. Auch im Durchströmungsapparat hat man die beste Erhaltung der Körnchen in Form, Anzahl und Größe durch Behandlung mit NaCl 0,9 OsO_4 0,08 vH. Ebenso findet schon Mosso (1888), daß das OsO_4 bei weitem das beste Fixierungsmittel für Blut ist. WEIDENREICH (1907) räuchert sogar nach dem Vorgang von JOLLY und MALASSEZ den Objektträger mit OsO_4 vor und nach dem Ausstrich des Blutes. P. SCHMIDT (1909) gibt zwar die gute Erhaltung der Form der Blutkörperchen durch OsO_4 zu, bestreitet aber, daß die Differenzierung der Granulationen mit der Giemsafärbung an diesen Präparaten noch gut gelinge.

Die BENDAsche Methode stellt in den Neutrophilen einige Körnchen scharf violett gefärbt dar. Das sind die SCHRIDDEschen Körner, die für Plastosomen gehalten werden und von den übrigen gänzlich verschieden sein sollen. COWDRY (1915) beschreibt neutrophile Zellen, die vital mit Janusgrün färbbare, verschieden große Plastosomen enthalten, die in nicht geringer Zahl vorhanden sind.

c) Jodophile Körner.

Körnchen, die sich mit Jodjodkalium braun färben, sind von Kaminer (1899) im normalen Blute nie gefunden worden. Dagegen stellt aber Zollikofer (1899), der die noch feuchten Ausstriche mit Joddämpfen behandelte, eine braune Färbung der Körnelung fest. Nach-Gabritschewsky (1891) ist bei *Tier*versuchen das Glykogen um so reichlicher in den Neutrophilen zu finden, je mehr das *Tier* (*Hund*) mit Kohlehydraten durch Injektion in die Bauchhöhle oder ins Blut versehen worden ist. Ebenso leicht nehmen die Leukocyten auch Pepton auf und wandeln es in Glykogen um. Naegeli (1909) hält die jodophile Substanz nicht für Glykogen, sondern für einen dem Amyloid nahestehenden Stoff. Auch de Haan (1922) will in der Jodophilie keinen Beweis für die Anwesenheit von Glykogen sehen. Bei *Pferd* und *Schwein* fand er jedoch mit makroskopischen Methoden in erheblichen Mengen Glykogen in den Leukocyten.

d) Sudanophile Körner.

Beim *Kaninchen* findet Cesaris-Demel (1907) sudanophile Granula, deren Anwesenheit er auf Phagocytose des Fettes und auch auf degenerative Prozesse zurückführt. Jousset und Troisier (1907) stellen mit Sudan III Kügelchen von $0,25$—$2,0\,\mu$ Durchmesser in einer Anzahl von 2—20 pro Zelle orange gefärbt dar, die sie für Fett halten, und zwar in 10—50 vH aller Leukocyten, am häufigsten in den Neutrophilen (s. auch Gorecki und Stonimski 1924).

e) Vakuolen.

Außer diesen Einschlüssen beschreibt Sabin (1923) auch eine oder zwei Vakuolen, die sich langsam in Neutralrot färben. Sie sind immer größer als die neutrophilen Granula; doch kommen sie wohl in ganz normalem Blute nicht vor.

5. Der Zentralapparat.

Ein Zentralapparat ist nach Weidenreich (1908) in Form eines Doppelkörnchens vorhanden. Die Körnchen sind meistens gleich groß, rund oder oval. Zwischen beiden ist die Andeutung einer Zentralbrücke. Sie werden von einem hellen Hof, der körnchenfrei und homogen ist, umgeben. Die von Heidenhain beschriebene Strahlenzone ist beim Menschen selten. Der ganze Apparat liegt in der Mitte der Zelle, wenn diese frei ist.

6. Der Kern.

Die Kernmasse ist in der lebenden und ruhenden Zelle entweder gar nicht oder nur stückweise zu sehen. Es ist darum in keiner Weise ein sicheres Urteil über ihre Form zu fällen.

Brugsch und Schilling (1908) beobachteten den Kern im Dunkelfeld, während der Bewegung der Leukocyten und fanden, daß Segmente und feine Fäden zwischen ihnen bestehen und keine Kunstprodukte sind. Die Form der Segmente sei aber nicht konstant. Größere Segmente können sich in kleinere teilen, die nur durch breitere Brücken noch miteinander verbunden sind und im nächsten Augenblick wieder zu einem Kernsegment verschmelzen. Die Kernfäden aber bleiben als solche erhalten; an ihrer Stelle verschmelzen niemals die anliegenden Segmente. Es könne aber bei längerer Beobachtung erkannt werden, wie aus Brücken Fäden würden, umgekehrt jedoch nicht. Demnach könne man eine Bildung echter Segmente bei der Bewegung beobachten. Ullmann (1911) ist der Ansicht, daß die Kernmasse am lebenden Leukocyten gleichmäßig zwischen den übrigen Zellschichten verteilt sei und nur durch Kontraktion sichtbar würde, die dann sehr verschiedene Formen erzeugen könne. Diese Anschauung dürfte schon durch die Versuche von GRAWITZ und GRUENEBERG (1906) mit ultravioletten Strahlen widerlegt sein; denn in diesem Lichte erscheinen die Kerne ähnlich wie im fixierten Zustande. Feine Kernfäden zwischen den gröberen Teilen haben die Verfasser übrigens nie gesehen. Die Durchlässigkeit der Kerne für dieses Licht ist viel größer als bei den Lymphocytenkernen.

Beobachtungen über die Wirkung gewisser Fixierungsmittel an einem im lebenden Leukocyten sichtbaren Kernteil lassen darauf schließen, daß die Form der Kernmasse durch OsO_4 in Verbindung mit NaCl oder in der HELLYschen Lösung keine bedeutenden Veränderungen erleidet. Fixiere ich also im Durchströmungsapparat in NaCl 0,9 OsO_4 0,08 vH und färbe mit Eisenhämatoxylin, so nimmt der Durchmesser der kugeligen Zelle etwa um 0,7 μ ab (Abb. 33). Die Kernmasse füllt einen großen Teil der Zelle aus. Sie ist wurstförmig und fast im Kreis gebogen, doch so, daß die beiden Enden in einiger Entfernung untereinander stehen, also wie eine kleine Spirale. An mehreren Stellen (bis zu fünf) kann die Masse eingekerbt sein, so daß sie Rosenkranzform annimmt; die einzelnen Glieder sind aber unregelmäßig geformt.

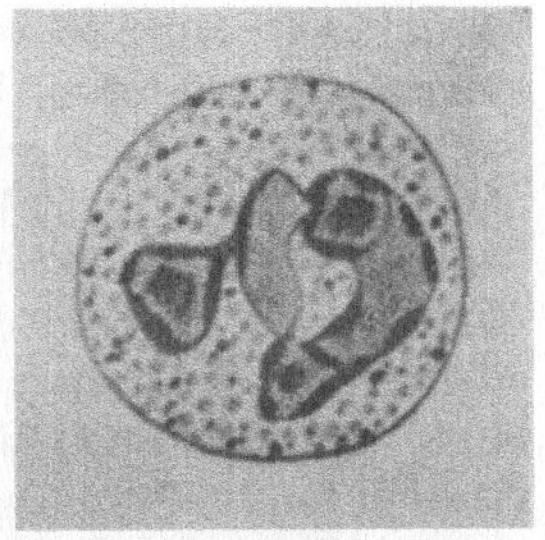

Abb. 33. Neutrophiler Leukocyt,
fixiert mit NaCl 0,9 OsO_4 0,08 vH,
gefärbt mit Toluidinblau.

POLLITZER (1907) glaubt an einen radartigen Bau der Kerne in dem Sinne, daß in der Mitte um den Zentralapparat herum eine achromatische Masse liegt, von der aus zu den im Kreis herumgelagerten Kernsegmenten achromatische Verbindungsfäden gehen. In diesem Zustande können die recht mobilen Kernsegmente in beliebiger Weise durcheinander geraten und die einzelnen Segmente können sich so einschnüren, daß ihre Teile nur noch durch einen dünnen Chromatinfaden miteinander verbunden wären. Zusammenballung der Segmente könne einen einzigen ungeteilten Kern vortäuschen.

WEIDENREICH (1909) unterscheidet kompakte und gelappte Kerne und bei beiden Sorten hufeisenförmige, S-förmige, schleifenförmige und spiralige. Eine völlige Trennung der Segmente ist im strömenden Blute selten. Nach DEKHUYZEN (1906) sind im *Kaninchen*blut 1,3 vH der Leukocytenkerne sicher fragmentiert. SCHILLING (1923) stellt in Trockenpräparaten folgende Kernformen auf: alle Kerne, die irgendwo einen Fadenabschnitt haben, sind segmentkernige. Die nicht segmentierten zerfallen in stabkernige und jugendliche. Die ersteren haben einen durchaus reifen, manchmal auffallend dunklen, schlecht gezeichneten zerfließlichen Kernstab, der in Hufeisen-, S- oder Knäuelform liegen kann. Die jugendlichen haben schön gefelderten, viel lockereren und breit wurstförmigen Kern.

ARNETH (1920) dagegen unterscheidet fünf große Klassen, je nach Anzahl der Segmente, so daß in die erste Klasse nicht segmentierte Kerne fallen, in die zweite solche mit zwei Segmenten usw., endlich in die fünfte Klasse solche mit fünf und mehr Segmenten. Indessen hat sich diese Klassifizierung ihm bei der Aufstellung seiner qualitativen Blutbilder nicht als genügend erwiesen. So macht er in Klasse 1 drei Unterabteilungen: 1. M-Zellen, das sind ein- und rundkernige Leukocyten, die wenig Chromatin enthalten; 2. W-Zellen, die einen Kern mit geringer Einbuchtung besitzen; 3. T-Zellen mit tief eingebuchtetem Kernstab. In der zweiten Klasse findet er 2 K-Zellen, deren Kern aus zwei runden Kernteilen besteht oder 2 S-Zellen, deren Kern zwei Kernschlingen hat oder 1 K-1 S-Zellen, deren Kern sich aus einem runden und einem schlingenförmigen Segment zusammensetzt. Nach schlingenförmigen und runden Kernanteilen werden auch weitere Unterabteilungen in Klasse 3—5 gemacht. M- und W-Zellen sind außerordentlich selten. Die feinen Verbindungsfäden werden nicht berücksichtigt.

Es ist immer wieder darauf hinzuweisen, daß diese Klassen am Trockenpräparate aufgestellt sind und somit den normalen Verhältnissen im lebenden Leukocyten nicht ohne weiteres gleichzustellen sind. Die Mischung der neutrophilen Leukocyten nach diesen Klassen beurteilt, soll beim gesunden Erwachsenen bis ins hohe Alter sehr wenig schwanken.

Über die Bedeutung der Segmentierung läßt sich zunächst wohl sagen, daß die Oberfläche des Kernes durch sie vergrößert wird. Nehmen wir an, daß ein Kern kugelig wäre mit dem Radius von 1,6, so hätte er eine Oberfläche von 32. Teilt sich diese Masse in vier gleiche Teile, die wiederum Kugelform annehmen, so würde jede dieser Kugeln einen Radius von 1 haben, wenn der Inhalt derselbe bliebe. Alle Teile zusammen haben nun eine Oberfläche von 50. Noch größer wird die Oberfläche, wenn die Teilstücke nicht kugelig, sondern unregelmäßig geformt sind, wie es in Wirklichkeit der Fall ist. Es ist nun anzunehmen, daß die auffallende Vergrößerung der Kernoberfläche mit der Funktion der Leukocyten in Zusammenhang steht. KOLMER (1925) und auch BENNINGHOF (1922) geben an, daß meistens eine besonders lebhafte Stoffwechseltätigkeit der Zelle für die Oberflächenvergrößerung des Kernes als maßgebend erkannt wurde. Die historisch denkenden Bearbeiter dieser Frage gebrauchen die Ausdrücke Alterung und Reifung, in denen auch eine Wertschätzung liegt. Reifung wird mit der Vorstellung einer intensiveren Leistungsfähigkeit verbunden, Alterung mit der einer Abnahme. Wenn man also derartige Ausdrücke verwendet, muß man mit ihnen wie mit Werturteilen überhaupt vorsichtig umgehen.

Naturwissenschaftlich scheint es mir richtiger, nur mit Begriffen, wie Substanzänderung und Zustandsänderung zu operieren. Ob hier eine Substanzänderung vorliegt, ist nicht erwiesen. Die Oberfläche ist vergrößert, ob die Substanz der Oberfläche oder die Membran vermehrt ist, ist damit nicht ausgemacht, sie kann ja nur eine andere Anordnung bekommen haben. Die Folge muß sein, daß alle Stoffe, die mit der Substanz der Oberfläche chemische oder physikalische Beziehungen eingehen, nach der Vergrößerung der Oberfläche mehr Gelegenheit dazu haben. Da eine Kenntnis dieser Beziehungen uns fehlt, so können wir nur vermuten, daß die vermehrte Reaktionsfähigkeit ihre Folgen hat und sich irgendwie in der Aktion der Zelle ausdrücken muß. Es fehlt aber leider jegliche Untersuchung darüber, ob die Zellen ihre Tätigkeit nach Ausbildung der Polymorphie wesentlich ändern, und zwar nicht nur die Leukocyten, sondern auch die andern polymorphkernigen Zellen, die vorher einfache Kerne hatten.

Diejenigen Autoren, die die Kernsegmentierung als einen Reifungs- und Alterungsvorgang bezeichnen, haben ganz richtig eingesehen, daß man ein Stadium als den Höhepunkt der Reife ansehen muß und nehmen als solchen die Teilung in drei Segmente; darüber hinausgehende Segmentierung ist dann schon Alterung, also Degenerierung, Abnahme der Funktionstüchtigkeit, Selbstauflösung usw ARNETH (1920) hält die Segmentierung für fortschreitende Reifung. Die Zellen mit reicher gelappten Kernen seien die älteren, in ihnen finde sich auch mehr Chromatin. Dieser Ansicht schließt sich SCHILLING (1920) insofern an, als auch er die Segmentierung für ein Reifezeichen hält; im übrigen aber sei die Anzahl und Form der Segmente bedeutungslos. Der Behauptung SCHILLINGS (1922), daß in neutrophilen Zwillingen, d. h. in Leukocyten mit zwei Kernen, diese stets die gleiche Ausbildung hätten, widerspricht CASTILLO (1923) und leitet daraus gerade eine Kritik der ARNETHschen Anschauungen her. POLLITZER wendet sich ebenfalls dagegen, daß die Segmentierung ein Reifezeichen sei, da auch die Myelocyten schon polymorphkernig sein könnten.

Über den Mechanismus der Segmentierung ist noch nicht viel bekannt. Hiller (1905) meint, daß sie durch die Zellbewegung zustande käme und begegnet sich in dieser Anschauung mit Gulland (1906) und Brugsch und Schilling. Pappenheim (1911) setzt dem seine Ansicht entgegen, daß die Sphäre vor allem Einfluß auf die Kernzerschnürung habe. Hammerschlag (1922) beobachtet, daß der Kernsegmentierung tiefgreifende Veränderungen in der Struktur des Basi- und Oxychromatins vorangehen, daß beide an die Kernwand verlagert werden, die Hülle dann gesprengt wird, und die weiteren Veränderungen an einem offenen schalen- oder rinnenförmigen Kern stattfinden.

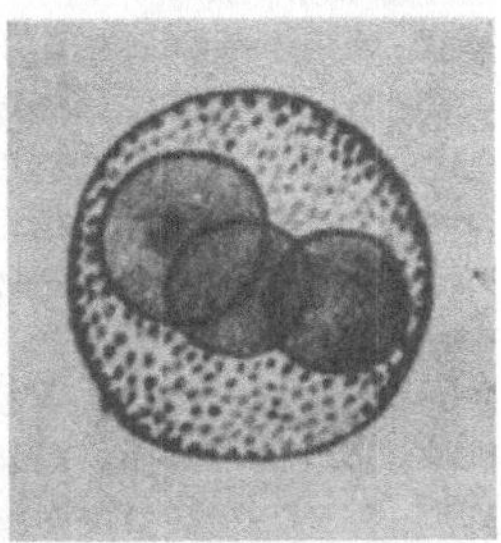

Abb. 34. Neutrophiler Leukocyt nach Behandlung 1. mit NaCl 0,4 HCl 0,05 vH, 2. mit NaCl 0,4 NaOH 0,02 vH. Fixierung mit NaCl 0,4 OsO₄, Färbung mit Toluidinblau.

Eine Verminderung der Segmente hat Kaplan (1909) in einem doppelt unterbundenen Gefäßstück gefunden, in dem sich die Zahl der unsegmentierten Neutrophilen von 36 auf 50 vH nach einer halben Stunde und auf 74 vH nach 4 Stunden vermehrte. Ebenso fanden Kaemmerer und E. Meyer (1909), daß polymorphkernige Leukocyten des Eiters im Eisschrank und danach im Brutschrank aufbewahrt, zum großen Teil kugelrunde Kernformen erhalten hatten.

Eine Segmentierung kann aber auch vorgetäuscht werden, wie Hammerschlag (1919) ausführt. Neben den wirklich segmentierten gäbe es bandförmige, die so gewunden sein könnten, daß man dünne Verbindungsfäden da zu sehen glaubte, wo in der Tat nur das Kernband in der Kantenansicht erschiene. Und endlich sind v. Decastello und Krjukoff (1911) der Ansicht, daß die Segmente nur aus Knäueln von Kernfäden bestünden.

Die Verbindungsfäden zwischen den einzelnen Segmenten sind nach Meinung der meisten Autoren entweder sehr fein oder breit und platt. Behandle ich die frischen Zellen mit NaCl 0,4 HCl 0,05 vH, so tritt der Kern stark glänzend hervor, besonders da die Körnchen weniger stark lichtbrechend werden. Ich suche mir eine Zelle aus, deren Kern in drei größere durch feine oder breite Verbindungsstücke zusammenhängende Teile zerfallen ist. Auf diese Zelle lasse ich eine Lösung von NaCl 0,4 NaOH 0,02 vH wirken. Der Kern schwillt an, aber es entsteht nicht ein einfacher kugeliger Kern, sondern drei große helle, schwach lichtbrechende Kugeln, die ohne erkennbare Verbindungsstücke sich im Zelleib zusammendrängen (Abb. 34). In Aquabehandlung der frischen Zellen finden wir ähnliche Bilder. Es muß sich also in den Verbindungsfäden und Brücken keine Innenmasse des Kernes, sondern nur Membran befinden. Nach Fixierung mit Formol, das neu-

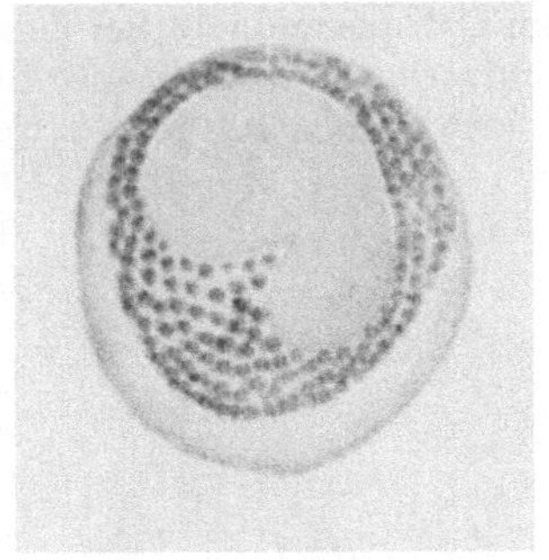

Abb. 35. Neutrophiler Leukocyt nach Behandlung mit NaCl 0,9 NaOH 0,08 vH, Fixierung mit NaCl 0,9 OsO₄, Färbung in NaCl 0,9 Triacid.

tral reagiert, und Färbung mit Methylgrün und Pyronin sind die Kerne homogen rot gefärbt ohne eine Spur grüner Farbe. In NaCl 0,9 NaOH 0,08 vH vergrößert sich der Kern nach 5 Minuten plötzlich in allen seinen Abschnitten. Darauf sprengt er den im übrigen nicht vergrößerten Zelleib und löst sich vollkommen auf. Auch mit schnell folgender OsO₄ ist nichts mehr zu fixieren. Läßt man das OsO₄ kurz vordem Platzen der Zelle wirken, so werden die Kernkugeln in ihrer geschwollenen Form fixiert und lassen sich mit Triazidlösung völlig homogen grün färben (Abb. 35). Nach Naegeli (1923) ist der Kern chromatinreich: das Oxychromatin liegt mehr zentral, das Basichromatin korbartig in der Peripherie und nur in

geringer Menge auch zentral. Nucleolen sind nicht vorhanden. Rosin und Bibergeil (1904) streichen eine alkoholische Lösung von Methylgrün und Magentarot
auf ein Deckglas und schichten nach dem Trocknen Blut darüber. Das Präparat
wird auf einem hohlgeschliffenen Objektträger vor dem Verdunsten geschützt beobachtet. Sie finden bald in einer grün gefärbten Grundsubstanz des Kernes rote
Bälkchen, aber keine Nucleolen. Nach meiner Erfahrung treten diese Bilder erst
auf, wenn die roten Blutkörperchen schon weitgehend zerstört sind und somit anzunehmen ist, daß auch die weißen verändert sind. Sie geben fernerhin an, daß
nach ihrer Methode Methylgrün die Kerne wenig, Neutralrot etwas und zwar gelb-
braun, am stärksten Toluidinblau, Dahlia, Safranin, Magentarot und Kresylblau
färbten. Nach Loele (1924) gibt der Kern die Naphtholreaktion, enthält also
aminartige, basische Substanzen. Die Hülle des Kernes ist gegen Wasser sehr
widerstandsfähig. Nach dem Platzen der Zelle ist sie in unmittelbarer Berührung
mit dem Wasser, platzt aber niemals. Kernteilungen findet Pollitzer (1907),
und zwar amitotischer Art. Er gibt an, daß sie außerordentlich selten wären.
Deetjen (1906) sah amitotische Teilungen des Kernes im überlebenden Präparat
auf Quarz bei 39—41° C, die von Zellteilungen gefolgt waren.

Verbindungen des Kernes, und zwar seines oxychromatischen Teiles mit dem
Zellplasma, beschreibt Knoll (1910) am überlebenden Präparat in Form vom
Kern breit ausgehender Fäden, die mit einem Korn, das weniger lichtbrechend
ist als die Granula des Zelleibes, endigen. An Ausstrichpräparaten von Blut, die
mit absolutem Alkohol oder Methylalkohol fixiert und mit Ehrlich-Biondi gefärbt
waren, fand er diese Kernbrücken zum Cytoplasma rosa gefärbt wie das Oxychromatin und das Basichromatin, sowohl wie die Endknöpfchen und die Plasmosomen grün. Er leugnet so eine strenge Abgrenzung des Kernes vom Cytoplasma.

7. Zellbewegung.

Eine Fließbewegung im Cytoplasma beschreibt Wallgren (1925 b). Er nimmt
ein Cytoplasmanetz bei den Neutrophilen an, dessen Knotenpunkte die Granula
sind. Diese verlassen sowohl im lebenden als im toten Leukocyten ihre Plätze und
verschieben sich im Netz, sie können auch ineinanderfließen, so daß sie für flüssig
gehalten werden müssen. Die Bewegung führt Wall-
gren auf Wärmeeinfluß zurück. Nicht an das Faden-
netz gebunden sei die amöboide Bewegung.

Man braucht das Präparat nicht auf die Körpertemperatur zu erwärmen, um die Bildung von Fortsätzen oder Pseudopodien und die Ortsbewegung der
Neutrophilen zu erkennen. Schon bei Zimmertemperatur, 16° C und besser werdend bei 25° C in NaCl
0,9 vH sieht man, wie die Zellen feine oder grobe
Fortsätze ausstrecken, die zunächst homogen sind, bis
plötzlich die Körnchen in sie hineinstürzen (Abb. 36,
37, 38). Schilling (1908) schildert den Beginn der
amöboiden Bewegung in der Dunkelfeldbeleuchtung
so, daß die Randlinie, die ihm fein rötlich erscheint,

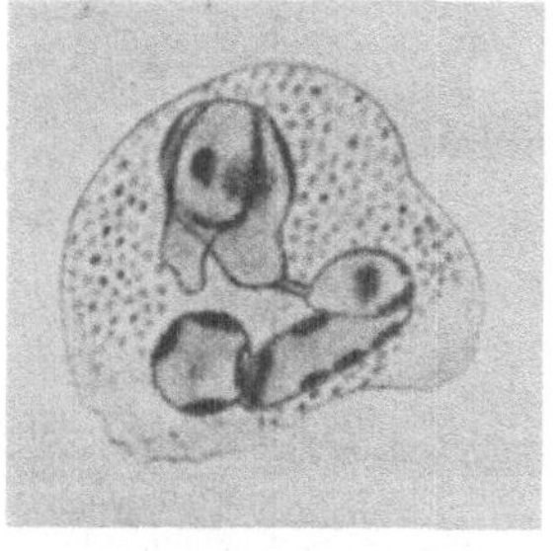

Abb. 36. Neutrophiler Leukocyt,
fixiert mit NaCl 0,9 OsO₄ 0,08 vH,
gefärbt mit Toluidinblau.

sich weiter von der Zelle in erst kleinwelligen Zeichnungen ausbreitet und
nun deutlich ein homogenes, nur ganz einzelne feine Körnchen enthaltendes
Ektoplasma umgrenzt. „Bald beginnen die kleinen Wellen sich zu langen, oft
gespaltenen bis fadendünnen Ausläufern auszugestalten: nach einer Seite erstrecken sie sich besonders lebhaft oder der ganze Saum rückt in breiter Front
mit geringer welliger Veränderung vor. Erst widerwillig, dann schneller, folgt
das körnige Endoplasma. Dabei entsteht an der Grenzlinie eine kleine Brandung

der glänzenden Körnchen, während die große Masse nur träge einige ziehende Bewegungen nach dem aktiveren Teile zu ausführt. Diese Körnchenbrandung ist der Anfang einer bald sich ausbreitenden Molekularbewegung. Je lebhafter die Zelle sich bewegt, um so allgemeiner wird die Körnchenflimmerung." Der Körnchenkörper wird dabei scharf gegen das Ektoplasma abgegrenzt; man sah sogar „eine deutliche feine Konturlinie, die sich durch Anprall der Körnchensubstanz verschiedentlich änderte, innerhalb des eigentlichen Ektoplasmas, so daß ich eine Membran, besser eine anders zusammengesetzte Intergranularsubstanz annehmen muß". Das Centrosom, dessen Anwesenheit man im Dunkelfeld an einem Defekt im Körnchenkörper erkennen kann, verläßt bei der Bewegung niemals eine gewisse zentrale Stellung, während der Kern freier beweglich ist. Eine Ortsbewegung machen sie nur, wenn sie an einer festen Oberfläche sich anheften können.

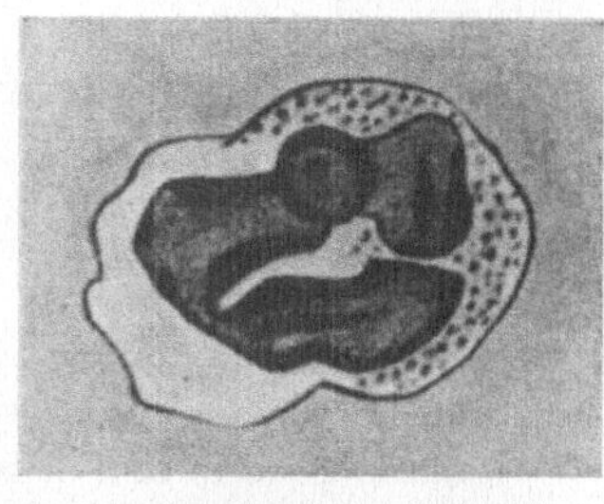

Abb. 37. Neutrophiler Leukocyt, in der Bewegung fixiert in NaCl 0,9 OsO₄ 0,08 vH, gefärbt mit Toluidinblau.

Die Bildung von sogenannten Bruchsackpseudopodien hat WALLGREN (1925a) auch hier gesehen. Die optisch leere intergranuläre Substanz durchbricht an einer Stelle die Oberflächenschicht und breitet sich auf dieser draußen aus. Durch die Bruchpforte stürzen die Granula nach und allmählich erweitert sich die Verbindung, und die bis dahin noch sichtbare Konturlinie verschwindet.

Beim Kriechen entsteht bei vielen Neutrophilen im Inneren des Zelleibes eine Vakuole, zuerst von der Größe eines Granulums, allmählich sich vergrößernd bis zu 4 μ im Durchmesser, bis sie sich plötzlich entleert, wie eine contractile Vakuole der Protozoen.

Zur Fixierung der amöboiden Bewegung stellt WEIDENREICH (1908) nach dem Vorgang von DEETJEN (1897) sich Plättchen von Agar 1,0 NaCl 0,8 proz. her, legt darauf das Deckgläschen mit Bluttropfen, erwärmt für 5—10 Minuten im Thermostaten auf 37° C und fixiert dann mit OsO₄ 1 vH. In Giemsafärbung erscheinen die Pseudopodien intensiver blau, also basophil. Pseudopodien von 30 μ Länge kommen vor. Gewöhnlich sind es nach meiner Erfahrung nur die Zellen, deren Körnchen sich nicht in Molekularbewegung befinden, die derartige Gestaltsveränderungen eingehen können. ROSIN und BIBERGELL (1904) haben jedoch auch solche, in denen die Körnchen schon tanzen, sich bewegen sehen. COMMANDON (1920) stellte eine Molekularbewegung der Granulationen dort fest, wo sich ein Pseudopodium befindet, woraus er auf eine flüssige Beschaffenheit der Grundmasse schließt. Wenn

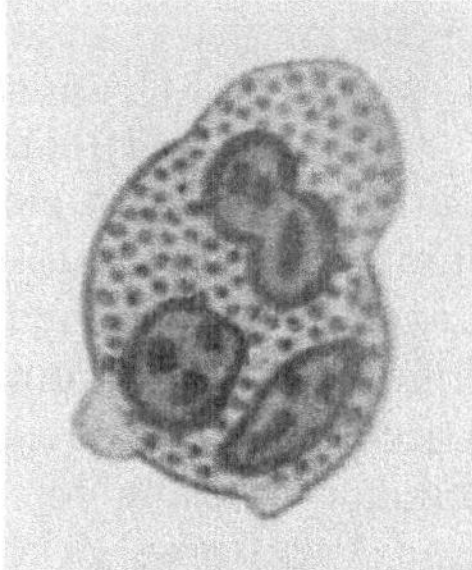

Abb. 38. Neutrophiler Leukocyt in Bewegung fixiert mit NaCl 0,9 OsO₄ 0,08 vH und gefärbt in Toluidinblau.

das sich so verhielte, so könnte die formgebende Substanz nur in der Oberfläche liegen. Von dieser erfuhren wir, daß sie bei den Neutrophilen von verschieden starker Ausdehnungsfähigkeit ist, und da die einzelnen Individuen auch verschieden starke amöboide Beweglichkeit zeigen, so wäre es möglich, daß beide Eigenschaften parallel gingen. Wenn ich die Zellen immer zuerst in NaCl 0,9 bei 37° C 10 Minuten lang beobachte, dann mit Aqua destillata von derselben Temperatur behandle und ihren Durchmesser bei Beginn des Körnchentanzes und beim Platzen notiere, sowie die Beweglichkeit anmerke, so finde ich in der Tat, daß die Zellen mit schwacher amöboider Bewegung auch eine geringe Ausdehnungsmöglichkeit ihrer Oberflächenschicht haben, während die mit starker amöboider Bewegung ihre Oberfläche bedeutend mehr vergrößern können.

Beispiel:

schwache Bewegung: 69, 90, 96 vH Ausdehnungsmöglichkeit der Oberfläche
starke „ 125, 137, 156 „ „ „ „

Auch die Dichtigkeit des Cytoplasmas scheint mit der Lebhaftigkeit der Bewegung zusammenzuhängen. Das Maß für die Dichtigkeit wäre in der prozentualen Volumvergrößerung bis zum Körnchentanz gegeben.

Beispiel:

schwache Bewegung: 60, 61, 72,8 vH Volumvergrößerung bis zum Körnchentanz
starke „ 119,7, 174,4, 119,7 „ „ „ „ „

Man kann also sagen, je dichter das Cytoplasma ist und je mehr die Oberflächenschicht dehnbar ist, um so lebhafter ist die amöboide Bewegung.

Wärme erhöht die Schnelligkeit der Bewegung, so daß der Gipfel bei 38° C erreicht wird (nach McCutcheon 1923 bei 40° C), während sie bei 13° C kugelig und unbeweglich werden. Aufhören der Bewegung sieht Philipsborn (1925) bei 14° und bei 47° C. Commandon stellt als größte mittlere Geschwindigkeit, die die Zellen bei 35° C erreichen, 46,8 μ in der Minute fest, McCutcheon 34,1 μ als Mittelwert und 47,4 μ als Maximum, Jolly (1913) bei 37° C 15,5 μ, Philipsborn (1925) bei 37° 10 μ. Bei einer Temperaturerhöhung von 10° C erhöht sich die Schnelligkeit um das 2—3 fache. Thoma behauptet (1874), daß bei größerem Wassergehalt des Blutes eine lebhaftere amöboide Beweglichkeit vorkomme, bei Wasserentzug höre sie überhaupt auf. Nach de Haan (1920) befördert die Anwesenheit von Kolloiden (Gummi arabicum), nach Fliessinger und Jannin (1924) die Anwesenheit von Magnesiumchlorid die Pseudopodienbildung. Von günstigem Einfluß seien auch HCO_3-Ionen. Ein intensives Licht hindert die Bewegungen und ultraviolette Strahlen vernichten sie sofort. Nach vitaler Färbung wird sie geringer. In Kulturen wandern die Neutrophilen, wie Awrorow und Timofejewsky (1914) angeben, am weitesten von allen Blutkörperchen.

Ullmann (1911) beobachtete, wie ein Leukocyt eine Geldrolle von Erythrocyten langsam an einer Stelle auseinanderdrängte und ein anderes Mal, wie er ein dünnes Pseudopodium durch die Reihe hindurchzwängte und den Leib durch den engen Kanal nachzog. So ist es verständlich, daß sie durch die Capillarwände hindurchtreten können, wie es ja Cohnheim (1867) u. a. sahen, wie es aber von Onimus (1913) geleugnet wird. Die nächste Veranlassung zur Auswanderung der Leukocyten aus den Gefäßen gibt nach Graeff (1922) und auch Feringa (1922 und 1924) eine Erhöhung der H-Ionenkonzentration des umgebenden Gewebes. Auf einem Agarboden bewegen sich die Leukocyten im Potentialgefälle anodenwärts (Feringa 1924). Brigidi erklärte schon 1886, daß ein mäßiger Gehalt des umgebenden Mediums an CO_2 von keinem Einfluß auf die Bewegung der *Frosch*leukocyten sei. Über Chemotaxis, also Anlockung der Leukocyten durch verschiedene Stoffe, auch außerhalb des Körpers, berichtet v. Sicherer (1896 und 1899).

8. Phagocytose.

Mit dem Amöboidismus hängt vielfach, wenn auch nicht immer (de Haan 1920), auch die Fähigkeit zur Phagocytose zusammen. Sie ist mit der Adhäsion der Leukocyten an feste Oberflächen zusammengebracht worden. Indessen hat Fenn (1922) nachgewiesen, daß ein Zusammenhang der Klebrigkeit der Zellen mit Phagocytose nicht so ohne weiteres festzustellen sei, und daß ferner die Oberflächenspannung zwar ein wichtiger Faktor bei dem Kontakt der Zellen mit festen Körpern sei, aber nicht der einzige. Struktur- und Viscositätsänderungen wirkten ebenfalls mit. KANAI (1923), der die Phagocytose mit einer Agglutination der aufzunehmenden Teilchen an die Leukocyten beginnen läßt, bringt Physikalisch-Chemisches über die Bedingungen dieser Anheftung. DE HAAN (1922) weist nach, daß auch tote Leukocyten noch phagocytieren können, z. B. nach Vergiftung mit Chloroform. Ihr Tod wurde daraus geschlossen, daß ihre Kerne sich vital färbten, die Zelleiber eine Neigung zur Agglutination hatten und keine Pseudopodien mehr bildeten. Dagegen spricht sich LUBARSCH (1925) aus, indem er die Phagocytose als einen aktiven Vorgang ansieht. DE HAAN (1920) weist in *Tier*versuchen nach, daß Chloroform in schwachen Lösungen fördernd, in starken abschwächend auf die Fähigkeit zur Phagocytose wirkt, daß Na-Propionat fördernd nur in NaCl 0,9 vH und auf Kohle als Objekt wirkt, $CaCl_2$ in jedem Milieu befördernd. In einem kolloiden Milieu läge das Optimum der Wirkung mehr nach der alkalischen Seite hin als in kolloidfreier Umgebung. Von 16° C an sei Phygocytose überhaupt erst möglich.

Nach NAEGELI (1923) sind die Neutrophilen Mikrophagen und nehmen Streptokokken, Staphylokokken, Gonokokken, Meningokokken und Tuberkelbazillen auf, indessen nur nach Sensibilisierung der Bakterien durch Opsonine. Hochvirulente Bazillen verzehrten sie nicht. Nach FIORITO (1911) findet man auch eingeführte Fibrinpartikel (*Kaninchen*) in ihnen wieder. Gegen die Ansicht, daß die Leukocyten nur die Leichen der Bakterien wegschaffen, wendet sich METSCHNIKOFF (1902), da z. B. lebende Milzbrandbazillen verschlungen werden. In den digestiven Vakuolen der *Frosch*leukocyten könne man bewegliche Pyocyaneusbazillen erkennen. Aber auch die Meinung, daß nur die in ihrer Virulenz abgeschwächten Bakterien aufgenommen würden, bestreitet METSCHNIKOFF, da Exsudate, die nur intracelluläre Milzbrandbazillen enthielten, noch tödliche Infektionen verursachen könnten. Die sich an die Aufnahme anschließenden Veränderungen der Bakterien schildert METSCHNIKOFF so: ,,Innerhalb der Phagocyten werden die Mikroorganismen von einer klaren Flüssigkeit umhüllt, deren Ansammlung zur Bildung von Vakuolen führt oder aber die Bakterien liegen unmittelbar in dem Protoplasma. In beiden Fällen werden die Bakterien der Verdauung unterworfen und meist völlig aufgelöst." Er kommt zu dem Gesamtresultat, ,,daß die Phagocytenverdauung meist in einem schwach sauren Medium vor sich geht, aber auch in einem alkalischen auftreten kann". Die bactericide Substanz wird nach ihm nicht von den Leukocyten nach außen sezerniert, sondern sie gelangt erst nach Zerstörung der Leukocyten in das Plasma des Blutes.

M. HAHN (1896) meint, daß die natürlichen Abwehrmittel, die Alexine, in den Leukocyten vorhanden sein müssen, da z. B. Typhusbazillen und Staphylokokken von Flüssigkeiten, die reichlich abgetötete Leukocyten enthielten, viel schneller vernichtet würden als von Serum, das entsprechend verdünnt war. Diese Versuche wurden von SCHATTENFROH (1897) vermehrt und ihre Resultate bestätigt. Ähnlich spricht sich auch SCHUSTER (1894) auf Grund von *Tier*versuchen aus. KOSSEL (1894) hält die Nucleinsäure für die gesuchte bactericide Substanz. Interessant ist eine Beobachtung von WERIGO (1892), daß ausnahmslos wenige Minuten nach einer Injektion von Fremdkörpern in die Blutbahn, seien es lebende oder tote Bakterien oder Farbstoffe, eine bedeutende Verminderung der weißen Blutkörperchen etwa auf ein Drittel eintritt und daß diese Verminderung vor allem die Neutrophilen betrifft, viel weniger die Lymphocyten. WERIGO erklärt den Leukocytensturz damit, daß sie das injizierte Material phagocytieren und in die Leber und auch in die Milz bringen.

9. Andere Funktionen.

Die Leukocyten sind früher als wandernde einzellige Drüsen betrachtet worden. Eine Sekretion wird von Arnold (1899) berichtet, Abscheidung von Körnchen und deren Ansammlung an den Scheidewänden der Holundermarkmaschen. Das Objekt gibt er freilich nicht an.

Wallgren (1925a) beschreibt die Bildung eines Sekretionshöckers, der im nachschleppenden Teil der kriechenden Zelle als eine Ausbuchtung mit feinen Fäden zu erkennen ist. Manchmal ist er im Dunkelfeld gelblich gefärbt. Der Inhalt der Blase kann nach außen entleert werden. Von *Triton*leukocyten gibt Jolly (1909) an, daß Teile des Protoplasmas sich absondern können und selbständig noch Bewegungen ausführen. Vielleicht dienten sie zur Ernährung oder zur Abgabe von Antikörpern. Endlich könnten sie ja eine Art Sekret nach ihrem Zerfall abgeben, wie die Talgdrüsenzellen. In dieser Weise stellt sich Hlava (1883) die Abgabe des Fibrinfermentes vor, das an den Kernen haften soll. Die von H. F. Mueller und von Stokes (1896) zuerst beschriebenen Hämokonien oder der Blutstaub, feine besonders gut im Dunkelfeld sichtbare Kügelchen, sollen nach Horder (1899) durch Zerfall der neutrophilen und auch eosinophilen Leukocyten frei gewordene Granula sein.

Daß sie durch ihre Sekrete nicht nur fremde Zellen vernichten, sondern auch den festen Gewebszellen des eigenen Wirtes Nahrung zubrächten, behaupten Carrel (1922) und Carrel und Ebeling (1922). Sie fanden freilich nicht, beim Menschen, sondern beim *Huhn*, daß der Saft der Kulturen von Leukocyten auf Fibroblastenkulturen derselben Art wachstumsfördernd wirkten und daß, wenn auch nur in 50 vH, die hämolytische Wirkung des Serums auf *Schaf*erythrocyten durch Zusatz von Saft der Leukocytenkultur zunähme, was für die Fähigkeit zur Vernichtung fremder Zellen spräche. Eine resorbierende, assimilierende und transportierende Tätigkeit wird auch von Grawitz (1904) besonders hervorgehoben (s. auch Tuerk 1912 und Stassano und Billon 1902). Kollmann (1908) hielt die Granulationen für Reservestoffe, deren Verwendung beim Nahrungsmangel in Betracht käme. Haberlandt (1920) wies — an *Meerschweinchen* — nach, daß nach subcutaner Einfuhr von Stärke innerhalb der Leukocyten aus ihr eine Glykogenbildung statthaben könne.

Außerdem hält man sie für Träger von Fermenten. Da Guajaktinktur von ihnen gebläut wird, sie Indophenolblausynthese geben und positive Peroxydasereaktion, so schließt man daraus, daß sie oxydierende Fermente besitzen, die an die Granula gebunden sind (Neumann 1925). Die Indophenolblausynthese ist nach Nakano (1913) am besten mit v. Gierkes Modifikation, bei der sowohl α-Naphthol als auch Dimethylphenylendiamin in physiologischer Kochsalzlösung angeboten wird, zu erzielen, sowohl an frischem als auch an Material, das mit Formoldämpfen fixiert worden ist. Die Reaktion soll hier aber schwächer sein als bei den Eosinophilen. Kurz vor dem Tode wird nach Fliessinger und Mathiew (1922) die Oxydasereaktion stark herabgesetzt.

Plato (1900) gibt an, daß nach seinen Versuchen mit Neutralrot Zelleinschlüsse, die sich rot gefärbt haben, die Farbe wieder verlieren, wenn nicht dauernd Farblösung angeboten wird und er schließt daraus, daß die Farbe im Innern reduziert wird, ihr also Sauerstoff entzogen wird. Darauf hat auch schon Ehrlich (1885) hingewiesen. Da Plato aber annimmt, daß das Neutralrot ins Innere der Zelle schon als Leukoprodukt eintritt, so muß sie auch hier oxydiert werden, so daß beide Vorgänge nebeneinander bestehen.

Da sie ferner Gewebspartien einschmelzen, so vermutet man in ihnen proteolytische und autolytische Fermente nach Mueller-Jochmann.

Die Beziehungen der Leukocyten zur Gerinnung, die von der Dorpater Schule aufgestellt wurden, bestätigte GUERBER (1892), der berichtet, daß bei der Fibrinfermentbildung nahezu die Hälfte der Leukocyten zugrunde gehe, und ferner MORAWITZ (1904), der Thrombokinase in ihnen fand.

TUERK (1912) erklärt die für ihn feststehende Vermehrung der Leukocyten bei körperlicher Arbeit so, daß sie wohl die bei der Muskelarbeit entstehenden Ermüdungstoxine unschädlich zu machen hätten.

Endlich sollen sie noch nach RIESS (1921) Blutplättchen abspalten, worauf auch die chemische Analyse durch LILIENFELD hinwiese.

Literatur.

Achard, Ch. et **Feuillée, E.**: Sur la résistance leucocytaire. Cpt. rend. des séances de la soc. de biol. Bd. 63. 1907. — b) Sur l'activité leucocytaire. Ebenda Bd. 64. 1908. — **Achard, Ch.** et **Ramond, L.**: a) Recherche de la résistance leucocytaire. Ebenda Bd. 66. 1909. — b) Sur les granulations leucocytaires étudiées à l'ultramicroscope. Ebenda Bd. 71. 1911. — **Albrecht, E.**: Über die Bedeutung myelogener Substanzen im Zelleben. Verhandl. d. dtsch. pathol. Ges., 6. Tag., 1903. — **Alexeieff, A.**: Physiologie des neutrophiles. Théorie de la digestion au second degré. Cpt. rend. des séances de la soc. de biol. Bd. 93. 1925. — **Anglas, J.**: Sur la signification des termes „Phagocytose" et „Lyocytose". Ebenda Bd. 52. 1900. — **Arneth, J.**: a) Qualitative Blutlehre. W. Klinckhardt 1920. — b) H. POLITZERS Anschauungen über die Kernbeschaffenheit der neutrophilen Leukocyten unter normalen und pathologischen Verhältnissen. Wien. med. Wochenschr. Jg. 57. 1907. — **Arneth u. Nienkemper**: Über das normale qualitative Leukocytenblutbild des Säuglings nach ARNETH. Zeitschr. f. Kinderheilk. Bd. 34. 1923. — **Arnold, J.**: a) Über Teilungsvorgänge an den Wanderzellen, ihre progressiven und regressiven Metamorphosen. Arch. f. mikroskop. Anat. Bd. 30. 1887. — b) Altes und Neues über Wanderzellen, insbesondere deren Herkunft und Umwandlungen. Virchows Arch. f. pathol. Anat. u. Physiol. Bd. 132. 1893. — c) Über Struktur und Architektur der Zellen. I. Mitt. Arch. f. mikroskop. Anat. Bd. 52. 1898. — d) Über Granulafärbung lebender und überlebender Leukocyten. Virchows Arch. f. pathol. Anat. u. Physiol. Bd. 157. 1899. — e) Die Rolle der Zellgranula bei der hämatogenen Pigmentierung nebst Bemerkungen über entzündliche Zellformen. Ebenda Bd. 190. 1907. — f) Über Plasmastrukturen und ihre funktionelle Bedeutung. 1914. — **Aschoff, L.**: Zur Frage der tropfigen Entmischung. Verhandl. d. dtsch. pathol. Ges., 17. Tag., 1914. — **Askanazy, M.**: Der Ursprung und die Schicksale der farblosen Blutzellen. Verhandl. d. Ges. dtsch. Naturforsch. u. Ärzte, 76. Vers., Breslau 1904. — **Awrorow, P. u. Timofejewskij, A.**: Kultivierungsversuche von leukämischem Blute. Virchows Arch. f. pathol. Anat. u. Physiol. Bd. 216. 1914. — **Benario**: Noch einmal die „Leukocytenschatten" KLEINS. Dtsch. med. Wochenschr. 1894. — **Benninghof, A.**: Zur Kenntnis und Bedeutung der Amitose und amitoseähnlicher Vorgänge. Sitzungsber. d. Ges. z. Förd. d. ges. Naturwiss., Marburg 1922. — **Blumenthal, A.**: Contribution à l'étude expérimentale des modifications morphologiques et fonctionelles des globules blancs. Mém. cour. publ. p. acad. d. méd. de Belgique Bd. 18. 1904. — **Borissow, P.**: Über die chemotaktische Wirkung verschiedener Substanzen auf amöboide Zellen und ihren Einfluß auf die Zusammensetzung des entzündlichen Exsudats. Zieglers Beitr. z. pathol. Anat. u. z. allg. Pathol. Bd. 16. 1894. — **Breuer, R.**: Zur Technik der Leukocytenzählung. Berlin. klin. Wochenschr. Jg. 39. 1903. — **Brigidi, V.**: Contributo alla biologia delle cellule bianche. Sperimentale. 1886. — **Brodie, W.**: On the destruction of leucocytes. Journ. of anat. a. physiol. Bd. 35. 1901. — **Brugsch, Th. u. Schilling, V.**: Die Kernform der lebenden neutrophilen Leukocyten beim Menschen. Fol. haematol. Bd. 6. 1908. — **Butterfield, Heineke, E. A., Meyer, E.**: Über das Vorkommen der ALTMANNschen Granula in den weißen Blutzellen. Ebenda Bd. 8. 1909. — **Caparelli**: Sulla fagocitosi. Atti dell' XI. congr. med. internaz., Roma Bd. 2. 1894. — **Carrel, A.**: Growth-promoting function of leucocytes. Journ. of exp. med. Bd. 35. 1922. — **Carrel, A. u. Ebeling, A.**: Leucocytic secretions. Ebenda Bd. 36. 1922. — **Carstanjen, M.**: Wie verhalten sich die prozentualen Verhältnisse der verschiedenen Formen der weißen Blutkörperchen beim Menschen unter normalen Verhältnissen? Jahrb. f. Kinderheilk. Bd. 52. 1900. — **Castellino, P.**: Contributo allo studio delle fagocitosi. Atti R. ist. venet. d. scienze lett. ed arti Bd. 4. 1892. — **Castillo**: Über die „neutrophilen Zwillinge". Virchows Arch. f. pathol. Anat. u. Physiol. Bd. 247. 1923. — **Cattaneo, G.**: I fenomeni biologici delle cellule ameboide. Atti della soc. ligust. d. scienze nat. e geogr. Bd. 7. 1896. — **Cesaris-Demel, A.**: a) Sulle modificazione cromatiche morfologiche e sul signifiato dei leucociti in attività fagocitaria nel sangue circolante. Giorn. d. accad. med. di Torino Jg. 70. 1907. — b) Über die morphologische Struktur und die morphologischen und chromatischen Veränderungen der Leukocyten. Virch. Arch. f. pathol. Anat. u. Physiol. Bd. 195. 1908. — **Ciaccio, C.**: Contributo allo studio delle, granulazioni neutrofile di EHRLICH nell'uomo. Policlinico Jg. 12, Bd. 12. 1905. — **Cohnheim, J.**: Über Entzündung und Eiterung. Virchows Arch. f. pathol. Anat. u. Physiol. Bd. 40. 1867. — **Commandon, J.**: Mouvements des leucocytes et quelques tactismes étudiés à l'aide de l'enregistrement cinématographique. Ann. de l'inst. Pasteur Jg. 34. 1920. — **Corti, A.**: Sui globuli bianchi del sangue dei *mammiferi*. Mon. zool. ital. Jg. 17. 1906. — **Cowdry, E.**: The vital staining of mitochondria with janus green and diethylsafranin in human blood cells. Internat. Monatsschr. f. Anat. u. Physiol. Bd. 31. 1915. — **v. Decastello, A.** u. **Czinner, H.**: Über den Einfluß von Veränderungen des Gefäßlumens und des Blutdrucks auf die Leukocytenzahl. Wien. klin. Wochenschr. Jg. 12. 1899. — **v. Decastello, A.** u. **Krjukoff, A.**: Untersuchungen über die Struktur der Blutzellen. Berlin-Wien 1911. — **Deetjen, H.**: a) Eine Methode zur Fixierung der Bewegungszustände der Leukocyten und Blutplättchen. Münch. med. Wochenschr. 1897. — b) Teilungen der Leukocyten des Menschen außerhalb des Körpers. Bewegungen der Lymphocyten. Arch. f. Anat. u. Physiol., physiol. Abt. 1906. — **Dekhuizen, M.**: Jets over de werking van zwakke keukenzoutoplossingen op leucocytenkernen. Nederlandsch tijdschr. v. geneesk. Jg. 50. 1906. — **v. Derschau, M.**: Der Austritt ungelöster Substanz aus dem Zellkerne. (Eine zusammenfassende Studie.) Arch. f. Zellforsch. Bd. 14. 1917. — **Detre, L.** u. **Sellei, J.**: Die Wirkung des Lecithins auf die Leukocyten. Berlin. klin. Wochenschr. Jg. 42. 1905. — **Dobrovici**: Les leucocytes du sang chez les vieillards. Cpt. rend. des séances de la soc. de biol. Jg. 56. 1904. — **Dominici**: Polynucléaires et macrophages. Arch. de méd. exp. et d'anat. pathol. Bd. 14, Ser. 1. 1902. — **v. Ebner**: Vom Gefäßsystem. A. KOELLIKERS Handb. der Gewebelehre Bd. 3. 1902. — **Ehrlich, P.**: a) Methodologische Beiträge zur Physiologie und Pathologie der verschiedenen Formen der Leukocyten. Zeitschr. f. klin. Med. Bd. 1. 1880. — b) Das Sauerstoffbedürfnis des Organismus. Berlin 1885. — c) Über die Bedeutung der neutrophilen Körnung. Charité-Ann. Bd. 12. 1887. — d) Farbenanalytische Untersuchungen zur Histologie und Klinik des Blutes. Gesammelte Mitteilungen. I. Berlin 1891. — **Erhard, H.**: Methoden zur Untersuchung der Protoplasmabewegung und anderer primitiver Bewegungsarten. ABDERHALDENS Handb. d. biol. Arbeitsmeth., Abt. 5, Teil 2. 1922. — **Etienne, G.** et **Perrin, M.**: Les leucocytes chez un vieillard bien portant. Cpt. rend. des séances de la soc. de biol. Bd. 65. 1908. — **Fenn, W.**: a) The adhensiveness of leucocytes to solid surfaces. Journ of gen. physiol. Bd. 5. 1922. — b) Effect of the hydrogen in concentration on the phagocytosis and adhensiveness of leucocytes. Journ. of gen. physiol. Bd. 5. 1922. — **Feringa, K.**: a) Over de emigratie van witte bloedlichampjes. Diss. Groningen 1922. — b) Über die Ursachen der Emigration der Leukocyten. V. Mitt. Die Änderung der Wasserstoffionenkonzentration als bestimmender Faktor der Emigration. Pflügers Arch. f. d. ges. Physiol. Bd. 203. 1924. — c) L'émigration des globules blancs du sang. Arch. néerl. d. physiol. de l'homme et des anim. Bd. 10. 1925. — **Feringa, K.** et **de Haan, J.**: Über die Ursachen der Emigration der Leukocyten. I. Ebenda Bd. 197. 1922. — **Ferrata, A.**: Über Klassifizierung der Leukocyten des Blutes. Fol. haematol. Bd. 5. 1908. — **Fiessinger, N.** et **Jamin, A.**: Influence de certaines solutions salines sur les pseudopodes des leucocytes normaux du sang de l'homme. Cpt. rend. des séances de la soc. de biol. Bd. 90. 1924. — **Fiessinger, N.** et **Mathieu, P.**: La réaction des oxydases des leucocytes de l'homme. Les dégénérescences des granulations neutrophiles envisagée à l'aide des réactions des oxydases directes et indirectes. Journ. de physiol. et de pathol. gén. Bd. 20. 1922. — **Fiorito, G.**: Su di alcune speciale granulazioni dei leucociti. Ann. di med. nav. e colon. Jg. 17, Bd. 1. 1911. — **Fischel, A.**: Untersuchungen über die vitale Färbung. Anat. Hefte Bd. 16. 1901. — **Flemming, W.**: a) Zellsubstanz, Kern, Zellteilung. Leipzig 1882. — b) Beitr. zur Kenntnis der Zelle und ihrer Lebenserscheinungen. Arch. f. mikroskop. Anat. Bd. 20. 1882. — c) Über Teilung von Leukocyten. Verhandl. d. 10. internat. med. Kongr., Berlin Bd. 2. Abt. 1. 1890. — d) Neue Beiträge zur Kenntnis der Zelle. II. Teil. Arch. f. mikroskop. Anat. Bd. 37. 1891. — e) Über Teilung und Kernformen bei Leukocyten und über deren Attraktionssphären. Arch. f. mikroskop. Anat. Bd. 37. 1891. — f) Morphologie der Zelle. Zeitschr. f. d. ges. Anat., Abt. 3: Ergebn. d. Anat. u. Entwicklungsgesch. Bd. 4, 5, 6. 1894—1896. — g) Über den morphologischen Bau der Zelle. Anat. Anz. Bd. 16, Erg. 1899. — **Friedenthal, H.**: Die Funktion der weißen Blutkörperchen. (Literaturübersicht.) Biol. Zentralbl. Bd. 17. 1897. — **Fuerth, O.**: Zur Theorie der amöboiden Bewegungen. Arch. néerland. de physiol. de l'homme et des anim. Bd. 7. 1922. — **Fukushima, K.**: Beiträge zur glykolytischen Wirkung der Leukocyten. I. Journ. of biochem. 1922. — **Gabritschewsky, V.**: a) Mikroskopische Untersuchungen über Glykogenreaktion im Blute. Arch. f. exp. Pathol. u. Pharmakol. Bd. 28. 1891. — b) Klinisch-hämatologische Notizen. Ebenda Bd. 28. 1891. — **Galeotti, G.**: Über die Granulationen in den Zellen. Internat. Monatsschr. f. Anat. u. Physiol. Bd. 12. 1895. — **Giersberg, H.**: Untersuchungen zum Plasmabau der Amöben im Hinblick auf die Wabentheorie. Arch. f. Entwicklungsmech. d. Organismen Bd. 51. 1922. — **Graham, G.**: The neutrophilic granules of the circulating blood in health and disease. A prel. report. New York state journ. of med. Bd. 20. 1920. — **Graeff, S.**: Die Abhängigkeit der Leukocytenbewegung von der H-Ionenkonzentration. Münch. med. Wochenschr. Bd. 69. 1922. — **Grawitz, E.**: a) Klin. Pathologie des Blutes. 2. Aufl. 1902. — b) Die farblosen Zellen des Blutes und ihre klinische Bedeutung. Verhandl. d. Ges. dtsch. Naturforsch. u. Ärzte, 76. Vers., Breslau 1904. — **Grawitz, E. u. Grueneberg**: Die Zellen des menschlichen Blutes im ultravioletten Lichte. Leipzig 1906. — **Grueneberg, C.**: Beiträge zur vergleichenden Morphologie der Leukocyten. Virchows Arch. f. pathol. Anat. u. Physiol. Bd. 163. 1901. — **Guerber**: Weiße Blutkörperchen und Blutgerinnung. Sitzungsber. d. physik.-med. Ges. Würzburg Jg. 1892. — **Gulland, G.**: a) The nature and varieties of leucocytes. Reports from the laboratory of the R. Coll. of physicians, Edinburgh Bd. 3. 1891. — b) On the granular leucocytes. Journ. of physiol. Bd. 19. 1896. — **Guyot, G.**: Sulla dimostrazione delle forme degenerative dei leucociti circolanti nel sangue. Metodo per la colorazione dei preparati fatti per strisciamento e fissati. Gazz. d. osp. e d. clin. Jg. 28. 1907. — **de Haan, J.**: a) Beitrag zur Kenntnis der Lebenserscheinungen weißer Blutkörperchen. Inaug.-Diss. Groningen 1920. — b) Über Glykogengehalt der weißen Blutkörperchen. Biochem. Zeitschr. Bd. 128, 1922. — c) Die Phagocytose als Ausdruck des Lebens der Leukocyten. Pflügers Arch. f. d. ges. Physiol. Bd. 194. 1922. — **Haberlandt, L.**: a) Über Glykogenbildung in Leukocyten nach subcutaner Stärkezufuhr. Zeitschr. f. Biol. Bd. 70. 1920. — b) Bemerkungen zu der Arbeit von J. DE HAAN: „Über Glykogengehalt der weißen Blutkörperchen." Biochem. Zeitschr. Bd. 134. 1922. — **Hahn, M.**: Über die Bedeutung der Leukocyten für den Schutz gegen Infektionen. Münch. med. Wochenschr. 1896. — **Hamburger, H. J.**: Osmotischer Druck und Ionenlehre in d. med. Wiss. 1902. — **Hammerschlag, R.**: a) Über den Kernbau der Leukocyten. Fol. haematol. Bd. 23. 1919. — b) Die Kernmorphologie der Myeloblasten und der neutrophilen Leukocyten. Frankfurt. Zeitschr. f. Pathol. Bd. 28. 1922. — c) Prinzipien der Leukocytengruppierung zu klinischen Zwecken. Dtsch. med. Wochenschr. Jg. 50. 1924. — **Harmsen, W.**: Über die weißen Zellen im lebenden und im defibrinierten menschlichen Blute nebst einem Anhange: Über die weißen Blutzellen im fieberfreien Hämatothorax. Diss. Jurjew 1894. — **Heidenhain, M.**: a) Über Zentralkörperchen und Attraktionssphären der Zellen. Anat. Anz. Bd. 6. 1891. — b) Plasma und Zelle. 1907. — **Herrenknecht, Thilde**: Untersuchungen über die Verteilung der Leukocyten innerhalb der Blutbahn. Verschiebungsleukocytose, myelogene Leukocytose. Fol. haematol. Bd. 30. 1924. — **van Herwerden, M. A.**: a) Die Fixierung eines Blutpräparates während der amöboiden Bewegung von Leukocyten und Thrombocyten. Anat. Anz. Bd. 52. 1920. — b) Bemerkungen über das mikroskopische Bild der lebenden Zelle. Nederlandsch tijdschr. v. geneesk Jg. 68, 2. Hälfte. 1924. — c) Einige Bemerkungen über das mikroskopische Bild der lebenden Zelle. Anat. Anz. Bd. 59. 1924. — **Hesse, F.**: Zur Kenntnis der Granula der Zellen des Knochenmarks bez. der Leukocyten. Virchows Arch. f. pathol. Anat. u. Physiol. Bd. 167. 1902. — **Hiller, E.**: Beiträge zur Morphologie der neutrophilen Leukocyten und ihrer klinischen Bedeutung. Fol. haematol. Jg. 2. 1905. — **Hirschfeld, H.**: Beiträge zur vergleichenden Morphologie der Leukocyten. Virchows Arch. f. pathol. Anat. u. Physiol. Bd. 149. 1897. — **Hirschfeld-Kaßmann, Hanna**: Beitrag zur vergleichenden Morphologie der weißen Blutkörperchen. Diss. Berlin 1908. — **Horder, E.**: Blood dust or blood granules, a new constituent of the blood? Lancet 1899. — **Jensen, P.**: Die Protoplasmabewegung. Ergebn. d. Physiol. v. ASHER u. SPIRO Jg. 1. 1902. — **Jolly, J.**: a) Sur la proportion des différentes variétés de globules blancs dans le sang normal de l'homme. Cpt. rend. des séances de la soc. de biol. Ser. 10, Bd. 4. 1897. — b) Recherches sur la valeur morphologique et la signification des differents types de globules blancs. Arch. de méd. exp. et d'anat. pathol., Ser. 1, Bd. 10. 1898. — c) Sur quelques points de la morphologie des leucocytes. Cpt. rend. des séances de la soc. de biol. Bd. 53. 1901. — d) Abandon par les leucocytes de particules protoplasmiques vivantes au cours de leur migration. Ebenda Bd. 66. 1909. — e) Sur la vitesse du mouvement, de reptation des leucocytes. Ebenda Bd. 74. 1913. — f) Nouvelles observations sur la survie des leucocytes. Limite de la survie. Ebenda Bd. 74. 1913. — **Jones, F.**: The enumeration of leucocytes. Lancet 1904. — **Jousset, A. et Troisier, J.**: Les granulations graisseuses des leucocytes du sang normal. Cpt. rend. des séances de la soc. de biol. Bd. 63. 1907. — **Kaemmerer, H. u. Meyer, F.**: Über morphologische Veränderungen von Leukocyten außerhalb des Tierkörpers. Fol. haematol. Bd. 7. 1909. — **Kaminer, G.**: Leukocytose und Jodreaktion in Leukocyten. Dtsch. med. Wochenschr. Jg. 25. 1899. — **Kanai, T.**: Physikalisch-chemische Untersuchungen über Phagocytose. Pflügers Arch. f. d. ges. Physiol. Bd. 198. 1923. — **Kaplan, D.**: Some features of the nucleus and protoplasm of the Neutrophiles. Fol. haematol. Bd. 7. 1909. — **Karczag, L. u. Sternberg, F.**: Studien an Blutzellen. I. Über die Säurebehandlung der Blutzellen. II. Über das Verhalten der Blutzellen gegen Wasserstoffsuperoxyd. III. Über die Anwendung der katalytischen Oxydationsmethode auf mikroskopischem Gebiete. Biochem. Zeitschr. Bd. 132. 1922. — **Kardos, E.**: Zur Kenntnis der neutrophilen und azurophilen Körnung nebst einer neuen Färbemodifikation. Fol. haematol. Bd. 12. 1911. — **v. Knaut, A.**: Die weißen Blutkörperchen. St. Petersburg. med. Wochenschr. Jg. 16, N. F. Jg. 8. 1891. — **Knoll, W.**: Bestehen direkte, mit unsern heutigen Hilfsmitteln darstellbare Verbindungen zwischen Kern und Cytoplasma? Ein Beitrag zur Morphologie und Physiologie der polymorphkernigen Leukocyten im strömenden Blut und im roten Knochenmark des Menschen. Zeitschr. f. wiss. Zool. Bd. 95. 1910. — **Kobryner, A.**: Über den physiologischen Verlauf der Leukocytose beim Menschen. Dtsch. med. Wochenschr. Jg. 50. 1924. — **Kollmann**: Sur le rôle physiologique des granulations leucocytaires. Cpt. rend. hebdom. des séances de l'acad. des sciences Bd. 147. 1908. — **Kolmer, W.**: Über Polymorphismus (Amöboidismus?) der Kerne des Plexus chorioideus bei *Selachiern*. Anat. Anz. Bd. 60. 1925. — **Komocki, W.**: Über die Bildungsart der Körner im Protoplasma der Leukocyten und über die Herkunft der Blutplättchen. Virchows Arch. f. pathol. Anat. u. Physiol. Bd. 248. 1924. — **Kossel, A.**: Über Lymphzellen. Dtsch. med. Wochenschrift Jg. 20. 1894. — **Kuehne, W.**: Untersuchungen über Protoplasma und die Contractilität. Leipzig 1864. — **Laguesse, A.**: La Classification des leucocytes. Echo méd. du Nord. Lille. Bd. 4. 1900. — **Landau, H.**: Der gegenwärtige Stand unserer Kenntnisse und die Morphologie und Genese der weißen Blutkörperchen. Sammlung klin. Vorträge, N. F., Nr. 415. Leipzig 1906. — **Larrabee, R.**: The estimation of leucocyte from stained blood-smears. Journ. of med. research Bd. 16. 1907. — **Lavdowsky**: Mikroskopische Untersuchungen einiger Lebensvorgänge des Blutes. Virchows Arch. f. pathol. Anat. u. Physiol. Bd. 96 u. 97. 1884. — **v. Liebenstein, A.**: Über die Veränderungen der Leukocytenzahlen unter verschiedenen Versuchsbedingungen. Klin. Wochenschr. Jg. 3. 1924. — **List, J.**: Zur Morphologie wandernder Leukocyten. Arch. f. mikroskop. Anat. Bd. 28. 1886. — **Loeb, L.**: Untersuchungen über die Granula der Amöbocyten. Fol. haematol. Jg. 4. 1907. — **Loele, W.**: a) Histologischer Nachweis und biologische Bedeutung oxydierender und reduzierender Substanzen. Ergebn. d. allg. Pathol. v. LUBARSCH u. OSTERTAG, Lit. Jg. 16. 1913. — b) Untersuchungen über die Naphthol-Peroxydase des Blutes. Virchows Arch. f. pathol. Anat. u. Physiol. Bd. 250. 1924. — **Loewit, M.**: a) Weitere Beobachtungen über Blutplättchen und Thrombose. Arch. f. exp. Pathol. u. Pharmakol. Bd. 24. 1888. -- b) Über Neubildung und Beschaffenheit der weißen Blutkörperchen. Zieglers Beitr. z. pathol. Anat. u. z. allg. Pathol. Bd. 10. 1891. — c) Über die Beziehung des Blutgefäßendothels zur Emigration und Diapedese. Ebenda Bd. 16. 1894. — **Loewy, A.** u. **Richter, P.**: Zur Biologie der Leukocyten. Virchows Arch. f. pathol. Anat. u. Physiol. Bd. 151. 1898. — **Lubarsch, O.**: Über Phagocytose und Phagocyten. Klin. Wochenschr. Jg. 4. 1925. — **Lucas, W. P., Dearing, B. F., Hoobler, H. R., Cox, Anita, Jones, Martha, R.** and **Smyth, Francis S.**: Blood studies in the new-born. Morphological; coagulation; urobilin and bilirubin. Americ. journ. of dis. of childr. Bd. 22. 1921. — **Lyonnet et Martel**: D'une méthode simple et rapide pour pratiquer la numération des globules blancs chez l'homme. Lyon méd. 1899. — **di Macco, G.**: a) Ricerche sperimentali sulla fagocitosi. XIII. Modificazioni del potere fagocitario per azione degli alcali sui batteri sul siero e sui leucociti. Hämatologica Bd. 3. 1922. — b) Ricerche sperimentali sulla fagocitosi. XIV. Influenza del alcool etilico sulla fagocitosi in vitro per azione sul siero e sui leucociti. Ebenda Bd. 3. 1922. — **Malassez, L.**: Sur le nombre des globules blancs dans le sang. Laborat. d'hist. du collège de France. Trav. des années 1891, 1892, 1893. 1895. — **Marcus, H.**: Zur „intravitalen" Neutralrotfärbung der Leukocyten. Wien. klin. Wochenschr. Jg. 13. 1900. — **Mauriac, P. et Caboaut, P.**: Contribution à l'étude des variations de la formule leucocytaire chez l'homme normal. Paris méd. Jg. 11. 1921. — **Mc Cutcheon**: Studies on the locomotion of leucocytes. II. The effect of temperature on the rate of locomotion of human neutrophilic leucocytes in vitro. Americ. journ. of physiol. Bd. 66. 1923. — **Mc Junkin, F. A.**: a) A benzidin-polychrome stain for blood. Journ. of the Americ. med. assoc. Bd. 74. 1920. — b) Peroxydase staining with benzidin in paraffin sections of human tissue. Sixth report of studies on the mononuclear leucocytes of the blood. Anat. record Bd. 24. 1922. — **Menren, M. L.**: Variations in the benzidine peroxidase reaction depending on fixative physiological activity and type of animal. Brit. journ. of exp. pathol. Bd. 1. 1920. — **Metschnikoff, E.**: Immunität bei Infektionskrankheiten. Übers. v. J. MEYER. Jena 1902. — **Michaelis, L.**: Über die Ursachen der amöboiden Beweglichkeit. Fol. serol. Bd. 2. 1909. — **Michelsohn, M.**: Ein Beitrag zur Lehre von den weißen Blutkörperchen. Diss. Würzburg 1889. — **Mironesco, Th.**: Rapport entre les leucocytes du sang des capillaires et ceux du sang veineux. Cpt. rend. des séances de la soc. de biol. Bd. 87. 1922. — **Moleschott**: Über das Verhältnis der farblosen Blutzellen zu den farbigen in verschiedenen Zuständen des Menschen. Wien. med. Wochenschr. 1854. — **Montagnard, L.**: Technique de la coloration des leucocytes. Lyon méd. 1901. — **Morawitz, P.**: Beiträge zur Blutgerinnung. Dtsch. Arch. f. klin. Med. Bd. 79. 1904. — **Mosso, A.**: a) De la transformation des globules rouges en leucocytes et de leur nécrobiose dans la coagulation et la suppuration. Arch. ital.

de biol. Bd. 8. 1887 und in Virchows Arch. f. pathol. Anat. u. Physiol. Bd. 109. 1887. — b) Kritische Untersuchungen der beim Studium der Blutkörperchen befolgten Methoden. Ebenda Bd. 113. 1888. — c) Anwendung des Methylgrüns zur Erkennung der chemischen Reaktion und des Todes der Zellen. Ebenda Bd. 113. 1888. — **de Moulin, F.**: a) Untersuchungen über das Wesen der Leukocytengranula. Arch. f. Zellforsch. Bd. 17. 1923. — b) Die Struktur der lebenden Zelle. Anat. Anz. Bd. 60. 1925. — **Mueller, F.**: Die morphologischen Veränderungen der Blutkörperchen und des Fibrins bei der vitalen extravasculären Gerinnung. Zieglers Beitr. f. pathol. Anat. u. Physiol. Bd. 23. 1898. — **Mueller, H. F.**: a) Die Methoden der Blutuntersuchung. Zentralbl. f. allg. Pathol. u. pathol. Anat. Bd. 3. 1892. — b) Über einen bisher nicht beachteten Formbestandteil des Blutes. Ebenda Bd. 7. 1896. — **Naegeli, O.**: a) Die weißen Blutkörperchen. 2. Aufl. von P. EHRLICH u. A. LAZARUS. Die Anämie 1909. — b) Die weißen Blutkörperchen. H. NOTHNAGEL, Spezielle Pathologie und Therapie Bd. 8. 1913. — c) Blutkrankheiten und Blutdiagnostik. 4. Aufl. Leipzig 1923. — **Nakano, J.**: Beiträge zur Kenntnis der histologischen Oxydasereaktion der Supravital- und Vitalfärbung. Fol. haematol. Bd. 15. 1913. — **Netschajeff, P.**: Über die Bedeutung der Leukocyten bei Infektion des Organismus durch Bakterien. Virch. Arch. f. pathol. Anat. u. Physiol. Bd. 125. 1891. — **Neumann, A.**: Zur Oxydasennatur der Leukocytengranula. Fol. haematol. Bd. 32. 1925. — **Onimus**: Expériences sur les leucocytes. Diapédèse-Phagocytose. Journ. de l'anat. et de la physiol. Jg. 49. 1913. — **Orland, F.**: Die neueren Ergebnisse über das Verhalten der Leukocyten mit Beiträgen zur Untersuchung des „neutrophilen Blutbildes" beim gesunden und kranken Säugling. Diss. Bonn 1908. — **Osler, W.**: On Phagocytes. An adress before the alumni Assoc. of Bellevue Hospit. Newyork delivered April 3. Med. news Bd. 54. 1889. — **Pappenheim, A.**: a) Von den gegenseitigen Beziehungen der verschiedenen farblosen Blutzellen zueinander. Virchows Arch. f. pathol. Anat. u. Physiol. Bd. 159 u. 160. 1900. — b) Prolegomena über die verschiedenen lymphoiden Zellformen des Blutes. Fol. haematol., T. 2, Zentralorg. Bd. 11. — c) Prinzipien der neueren morphologischen Hämocytologie nach cytogenetischer Grundlage. Fol. haematol. Bd. 21. 1917. — d) Morphologische Hämatologie. Ebenda Bd. 22. 1917. — **Patella**: Zur neuen Klassifizierung der Leukocyten des Blutes, vorgeschlagen von A. FERRATA. Ebenda Bd. 6. 1908. — **v. Philipsborn, E.**: Untersuchungen über die weißen Blutzellen auf dem geheizten Objekttisch. Dtsch. Arch. f. klin. Med. Bd. 146. 1925. — **Plato, J.**: Über die „vitale" Färbbarkeit der Phagocyten des Menschen und einiger *Säugetiere* mit Neutralrot. Arch. f. mikroskop. Anat. Bd. 56. 1900. — **Pollitzer, H.**: Beiträge zur Morphologie und Biologie der neutrophilen Leukocyten. Zeitschr. f. Heilkunde Bd. 28. 1907. — **Popper, M.**: Contribution à l'étude des ferments oxydants dans les leucocytes. Cpt. rend. des séances de la soc. de biol. Bd. 87. 1922. — **Quarelli, G. e Buttino, D.**: Sulla presenza e sul significato dei leucociti a granulazioni sudanofile nel sangue. Giorn. della accad. di med. di Torino Jg. 70. 1907. — **Quincke, G.**: Über periodische Ausbreitung an Flüssigkeitsoberflächen und dadurch hervorgerufene Bewegungserscheinungen. Sitzungsber. d. preuß. Akad. d. Wiss. Jg. 88, Bd. 2. 1888. — **Rabinowitsch, Dina**: Die Leukocyten verschiedener Altersstufen. Untersuchungen über die Leukocyten gesunder Kinder. Arch. f. Kinderheilk. Bd. 59. 1913. — **Reinecke, W.**: Über den Gehalt des Blutes an Körperchen. Virchows Arch. f. pathol. Anat. u. Physiol. Bd. 118. 1889. — **Retterer, E. et Lelièvre, A.**: a) Origine, valeur cellulaire et fonctions des leucocytes. Journ. de l'anat. et de la physiol. Jg. 48. 1912. — b) De la nature et de l'histoire du leucocyte de STÖHR (réponse à Fr. WEIDENREICH). Cpt. rend. des séances de la soc. de biol. Bd. 73. 1912. — **Renaut, J.**: Recherches sur les éléments cellulaires du sang. Arch. de physiol. norm. et pathol. 1881. — **Rhumbler, L.**: Die verschiedenartige Nahrungsaufnahme bei *Amöben* als Folge verschiedener Kolloidalzustände ihrer Oberfläche. Arch. f. Entwicklungsmech. d. Organismen Bd. 30. 1910. — **Rieß, L.**: Beobachtungen über Blutplättchen der *Säugetiere*. Arch. f. exp. Pathol. u. Pharmakol. Bd. 90. 1921. — **Rosin, H. u. Bibergeil, E.**: Über vitale Blutfärbung und deren Ergebnisse bei Erythrocyten und Blutplättchen. Zeitschr. f. klin. Med. Bd. 54. 1904. — **Rouget, Ch.**: La Phagocytose et les leucocytes hématophages. Cpt. rend. des séances de la soc. de biol. Bd. 52. 1900. — **Růžička, V.**: Untersuchungen über die ungefärbten Zellen des Blutes. Allg. Wien. med. Zeitschr. Jg. 39. 1894. — **Sabin, Florence**: Studies of living human blood cells. Bull. of Johns Hopkins hosp. Bd. 34. 1923. — **Sabrazès, J.**: a) Technique de l'examen des leucocytes neutrophiles envisagés d'après la classification d'ARNETH. Gaz. hebdom. d. sciences méd. de Bordeaux Bd. 31. 1910. — b) Examen des neutrophiles du sang circulant; leur valeur nucléaire en rapport avec les autres globules blancs; indice nucléaire et quotients neutro-leucocytaires. Arch. des maladies du cœur, des vaisseaux et du sang Bd. 3. 1910. — c) Enclaves basophiles des polynucléaires. Cpt. rend. des séances de la soc. de biol. Bd. 86. 1922. — **Schattenfroh, A.**: a) Über das Vorhandensein von bacterieiden Stoffen in den Leukocyten und deren Extraktion. Münch. med. Wochenschr. 1897. — b) Weitere Mitteilungen über die bactericiden Leukocytenstoffe. Ebenda 1897. — **Schenck, M.**: Beitrag zur physiologischen Veränderung des leukocytären Blutbildes. Schweiz. med. Wochenschr. Jg. 50. 1920. — **Schifone, G.**: Per la dottrina delle granulazioni neutrofile e anfofile di EHRLICH. Gli incurabili Jg. 22. 1907. — **Schilling, Cl.**: Versuche einer Verbesserung der Blutuntersuchung auf Leukocyten. Dtsch. med. Wochenschr. Jg. 48. 1922. — **Schilling, V.**: a) Lebende weiße Blutkörperchen im Dunkelfeld. Fol. haematol. Bd. 6. 1908. — b) Über die Notwendigkeit grundsätzlicher Beachtung der neutrophilen Kernverschiebung im Leukocytenbilde und über praktische Erfolge dieser Methode. Zeitschr. f. klin. Med. Bd. 89. 1920. — c) „Neutrophile Zwillinge" und andere Beiträge zum Kernformungsvorgang der Leukocyten. Zentralbl. f. allg. Pathol. Bd. 32. 1922. — d) Praktische Blutlehre. 1923. — **Schleip:** Atlas der Blutkrankheiten. Berlin 1907. — **Schmidt, P.**: Erwiderung auf FR. WEIDENREICHS Bemerkungen zu meiner Arbeit: Über Jugendstadien der roten Blutkörperchen. Arch. f. mikroskop. Anat. Bd. 73. 1909. — **Schridde, H.**: Studien über die farblosen Zellen des menschlichen Blutes. Münch. med. Wochenschr. Jg. 53. 1906. — **v. Schumacher, S.**: Über Phagocytose und die Abfuhrwege der Leukocyten in den Lymphdrüsen. Arch. f. mikroskop. Anat. Bd. 54. 1899. — **Schuster, C.**: Die Leukocyten in ihrer Beziehung zur bactericiden Wirkung des Blutes. Diss. München 1894. — **v. Sicherer, C.**: a) Chemotaxis der *Warmblüter*leukocyten außerhalb des Körpers. Münch. med. Wochenschr. Jg. 43. 1896. — b) Zur Chemotaxis der Leukocyten in vitro. Zentralbl. f. Bakteriol., Parasitenk. u. Infektionskrankh. Bd. 26. 1899. — **Simpson, Miriam:** On the reaction of the living blood cells to dyes. Proc. of the Americ. assoc. of anat., Anat. record Bd. 21. 1921. — **Starlinger, W.**: Zur Methodik der Reingewinnung nativer menschlicher Leukocyten. Wien. klin. Wochenschr. Bd. 35. 1922. — **Stassano, H.**: Sur une réaction histochimique différentielle des leucocytes et sur la production expérimentale et la nature des granulations chromatophiles de ces cellules. Cpt. rend. hebdom. des séances de l'acad. des sciences Bd. 132. 1901. — **Stassano, H.** u. **Billon, F.**: Nouvelles contributions à la physiologie des leucocytes. Ebenda Bd. 135. 1902. — **Strauch, F.**: Was wissen wir über die weißen Blutzellen? (Ref.) Med. Klinik Jg. 6. 1910. — **Stricker, S.**: Untersuchungen über das Leben der farblosen Blutkörperchen des Menschen. Sitzungsber. d. Akad. Wien, Mathem.-naturw. Kl. II, Bd. 55. 1867. — **v. d. Stricht, O.**: Nature et division mitosique des globules blancs des *Mammifères*. Verhandl. d. anat. Ges., 7. Vers., Göttingen 1893. — **Tamassia, A.**: Valore delle granulazioni neutrofile dei globuli bianchi nella determinazione specifica del sangue. Gazz. med. lomb. Jg. 54. 1894. — **Thoma, R.**: Über den Einfluß des Wassergehaltes des Blutes und der Gewebssäfte auf die Form- und Ortsveränderungen farbloser Blutkörperchen. Verhandl. d. Heidelb. naturhist.-med. Ver. N. S. Bd. 1. 1874. — **Tiemer, J.**: Neue Befunde im Blut und im Pflanzensaft. Biol. Stud. Riga 1911. — **v. Torday, A.**: Vom normalen qualitativen Blutbild. Virchows Arch. f. pathol. Anat. u. Physiol. Bd. 213. 1913. — **Tuerk, W.**: Vorlesungen über klinische Hämatologie. Wien 1904; 1912. — **Uhlmann, A.**: Über die morphologische Wirkung einiger Stoffe auf weiße Blutkörperchen. Zieglers Beitr. z. pathol. Anat. u. z. allg. Pathol. Bd. 19. 1896. — **Ullmann, B.**: Über physiologische und Reizbewegungserscheinungen an Leukocyten. Virchows Arch. f. pathol. Anat. u. Physiol. Bd. 205. 1911. — **Variot, G.**: Eléments du sang. Anatomie et physiologie. Paris 1886. — **de Waele, H.**: Recherches sur le rôle des globules blancs dans l'absorption chez les *Vertébrés*. Livre jubilaire dédié à CH. VAN BAMBEKE 1899. — **Walker, C.**: Observations on the life-history of leucocytes. Proc. of the roy. soc. of London (B.) Bd. 78. 1906. — **Wallgren, A.**: a) Über die Zelleibsstruktur des neutrophilen Leukocyten und seiner Vorstufen und über die neutrophilen Leukocyten in Dunkelfeldbeleuchtung. Arb. a. d. pathol. Inst. Helsingfors Bd. 3. 1923. — b) Über die Fließbewegung im Protoplasmanetz des neutrophilen Leukocyten. Ebenda 1925. — **Weidenreich, F.**: a) Studien über das Blut und die blutbildenden und -zerstörenden Organe. Weitere Mitt. über rote Blutkörperchen. Technisches, *Tylopoden*-Erythrocyten, Kernreste, basophile Körnelung, Pseudostrukturen. Arch. f. mikroskop. Anat. Bd. 69. 1907. — b) Beiträge zur Kenntnis der granulierten Leukocyten. Ebenda Bd. 72. 1908. — c) Die Leukocyten und verwandte Zellformen. Zeitschr. f. d. ges. Anat., Abt. 3: Ergebn. d. Anat. u. Entwicklungsgesch. Bd. 19. 1909. — **Weiß, H.**: Blutfärbung und Leukocyten. Wien. klin. Wochenschr. Jg. 11. 1898. — **Werigo:** Les globules blancs comme protecteurs du sang. Ann. de l'inst. Pasteur Jg. 6. 1892. — **Wilentschik, M.**: Über die Auswanderung farbloser Blutkörperchen unter dem Einfluß pharmakologischer Agentien. Diss. Dorpat 1894. — **Zeller, H.**: Über das Vorkommen faden- und stäbchenförmiger Gebilde im Blut. Dtsch. med. Wochenschrift Bd. 49. 1923. — **Zenoni, C.**: Über die Entstehung der verschiedenen Leukocytenformen des Blutes. Zieglers Beitr. z. pathol. Anat. u. z. allg. Pathol. Bd. 16. 1894. — **Ziegler:** Über die Bedeutung der Phagocytose innerhalb der Gewebe des *tierischen* Organismus. Atti dell' XI. congr. med. internaz. di Roma Bd. 2. 1894. — **Ziegler, K.**: Über die Verteilung der Blutzellen in der Blutbahn. Klin. Wochenschr. Bd. 3. 1924. — **Zollikofer:** Inaug.-Diss. Bern 1899.

C. Eosinophile Leukocyten.

1. Aussehen im frischen Präparat, Anzahl, Maße.

Sie sind im frischen Präparat leicht an ihren grobkörnigen Einschlüssen zu erkennen und zu finden, wenn sie auch in bedeutend geringerer Zahl als die Neutrophilen auftreten (Abb. 39). Die Granula sind stark lichtbrechend und in Form und Größe verschieden. Einige sind stäbchenförmig und plump, einige kugelig, einige wiederum vieleckig. Nach WEIDENREICH (1902) sollen sie, mit starken Trockensystemen betrachtet, manchmal eine gelbliche Farbe zeigen. Es sind etwa 210—220 in jeder Zelle. Der Kern ist nur teilweise und undeutlich zu sehen.

Im Durchschnitt sind nach NAEGELI (1923) 100—200 in 1 mm³. ZAPPERT (1892) gibt Schwankungen von 60—270 an; die Norm wäre freilich ohne Unterschied der Geschlechter 100—200. Ausnahmsweise steigerte sich die Zahl auch bei normalen Individuen auf 500—700 in 1 mm³; bei Kindern sei die Zahl vermehrt auf 200—1000. CANON (1892) sagt: bei gesunden Männern schwanke die Zahl zwischen 0,3—4,19 vH aller farblosen Blutkörperchen; die Durchschnittszahl bei Frauen sei 2,6, bei Greisen 2,09 vH. Doch hatte ein rüstiger Mann von 88 Jahren 7 vH, ein Knabe von 11 Jahren 14,7 vH und ein Mädchen von 5 Jahren überhaupt keine. WOLFF (1900) hält einen Prozentsatz von über 8 für pathologisch, bei Kindern seien nur 1—2 vH normal. WEIDENREICH (1909) gibt folgende Zahlen: bei Neugeborenen 2,3, bei Kindern 15—20, bei Erwachsenen von 22—81 Jahren 1,2, bei Personen von

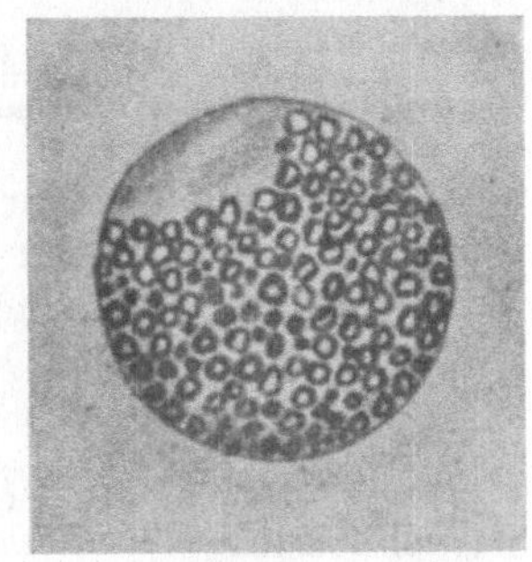

Abb. 39. Eosinophiler Leukocyt frisch in NaCl 0,9 vH. Überlebend.

über 80 Jahren 1,75 vH. Bei Kindern schwankt nach DINA RABINOWITSCH (1913) die Zahl in weiten Grenzen um den Mittelwert von 4—6 vH. CARSTANJEN (1900) läßt sie bei Neugeborenen nicht vermehrt gegenüber den Verhältnissen beim Erwachsenen sein.

ARNETH (1920) findet, daß sie im Trockenpräparat etwas größer sind als die Neutrophilen. TUERK (1904) ist derselben Meinung und gibt als mittleren Durchmesser 12 μ an, HUNTER (1898) 10—11 μ. Das sind aber Maße am Trockenpräparat. An frischen Zellen fällt ein Unterschied der Durchmessergröße der Eosinophilen und der Neutrophilen nicht auf.

2. Die Oberflächenschicht.

Ähnlich wie die Darstellung des Sarkolemm der quergestreiften Muskelfaser gelingt auch bei den Eosinophilen die Abhebung einer oberflächlichen Haut durch Aqua destillata. Im Wasser schwillt zunächst der Kern an, was man an den Verschiebungen im Körnchenkörper erkennt. Der Körnchenkörper selbst wird nicht größer, aber neben ihm bildet sich eine von feinem Kontur umzogene homogene Partie aus, die ihn von verschiedenen Seiten umrahmt. Fixiert man dieses Stadium und färbt mit Toluidinblau, so sieht man den Kern sehr gut (Abb. 40). Bei weiterer Aquabehandlung platzt endlich die frische Zelle und setzt den geschwollenen Kern heraus. Der Körnchenkörper ist auch nach dem Platzen nicht vergrößert, die homogene Schicht ist nicht mehr zu sehen. Nach meiner Meinung hat hier die Abhebung einer Oberflächenschicht vom Körnchenkörper stattgefunden und zwischen beiden war eine Flüssigkeit mit osmotisch wirkenden Substanzen, die beim Platzen herausbefördert wurde.

Wende ich auf die überlebende Zelle eine wässerige Lösung von HCl 0,008 vH an, so dringt zuerst nur Wasser in die Zelle ein. Man erkennt das daran, daß ebenso wie im vorigen Versuch der Kern anschwillt und Verschiebungen im Körnchenkörper bewirkt, ohne daß der Zusammenhang unter den Körnchen gestört würde. Dann sieht man den geschwollenen Kern, der optisch völlig leer ist und meistens aus zwei großen Blasen besteht. Nach der dritten bis fünften Minute der Beströmung dringt plötzlich Säure ein. Der Kern wird nun kleiner, stärker lichtbrechend und granuliert. Er färbt sich mit Triazid fast momentan grün. Gegenüber dem Verhalten der Neutrophilen ist hier ein Unterschied festzustellen. Bei ihnen trat die Säure erst nach dem Platzen der Oberflächenschicht ein, bei den Eosinophilen wird diese Schicht nach 3—5 Minuten, ohne daß man einen Riß sieht, durchgängig.

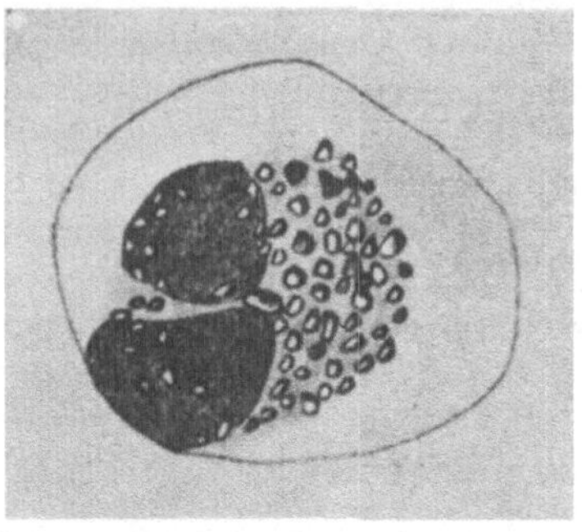

Abb. 40. Eosinophiler Leukocyt nach Behandlung mit Aqua destillata fixiert in OsO₄ und gefärbt in Toluidinblau.

Die Dehnungsfähigkeit der Oberflächenschicht ist sehr verschieden bei den einzelnen Zellindividuen; sie ging z. B. bei vier verschiedenen Zellen bis zu einer Zunahme der Oberfläche von 96, 98,8, 133,1, 192,4 vH der Anfangsgröße.

3. Das Cytoplasma.

Nach Weidenreich (1909) und Jacobsthal (1921) soll das Cytoplasma mehr basophil sein.

In einer Lösung von NaCl 0,9 Toluidinblau 0,002 vH färben sich in 2 Minuten die Granula hellblau. Lasse ich nun NaCl 0,9 Triazid 5 cm³ einwirken, so bleiben die Granula blau und die sie zusammenhaltende Grundsubstanz wird rot, der Kern ist ungefärbt.

Es liegt hier also eine dem Befunde am Trockenpräparate entgegengesetzte Färbung vor: die Granula nehmen die basische Farbe auf und das Cytoplasma die saure (Abb. 41). Ähnliches hat auch Marie Raskin (1910) beobachtet.

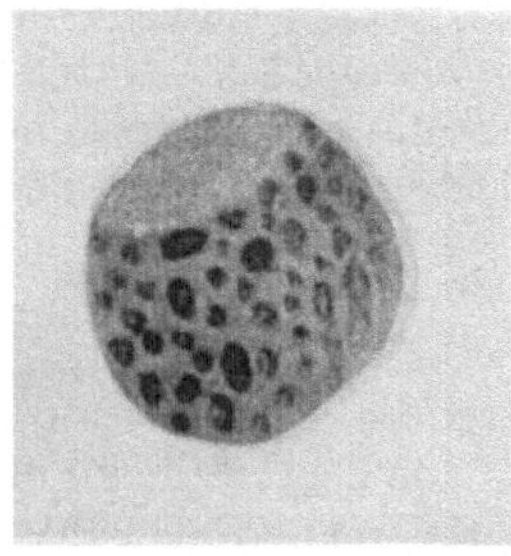

Abb. 41. Eosinophiler Leukocyt nach Behandlung 1. mit NaCl 0,9 vH Toluidinblau, 2. mit NaCl 0,9 vH Triacid.

Aus dem Versuch mit Aqua erhellt, daß die Gesamtheit der Körnchen durch die Substanz des Cytoplasmas zusammengehalten wird, daß dieses sich auch nur wenig mit Wasser durchtränkt, und daß darum die Körnchenbewegung gering ist. Nur am Rande gelegene Körnchen tanzen freier. Darum werden auch nach dem Platzen der Zelle außer diesen wenigen keine Granula herausgeschleudert. Im Gegensatz zur cytoplasmatischen Grundsubstanz und Einbettungsmasse der neutrophilen Körner, die ja sehr schnell dünnflüssiger wird, ist diese hier zäher.

In NaCl 0,9 NaOH 0,08 vH platzt schon nach 1¹/₂ Minuten die Oberflächenschicht und die cytoplasmatische Grundsubstanz quillt ein wenig, bleibt aber ungelöst. Der Körnchenkörper bleibt erhalten, ohne daß sich die Granula bewegen. Bei den Neutrophilen wimmeln in derselben Lösung nach dem Platzen die Körnchen heraus und werden aufgelöst.

4. Die Granula.

a) Eosinophile Körner.

Verbindungsfäden zwischen den Körnern fand GULLAND (1896) mit Hilfe der Eisenhämatoxylinfärbung, freilich am deutlichsten nur beim *Triton*. Ebenso ARNOLD (1914). Bei Fütterung von Fett, fettähnlichen Substanzen oder Eisen lassen sich diese Stoffe in den Körnchen nachweisen. v. DECASTELLO und KRJUKOFF (1911) stellen nicht nur eine Verbindung zwischen den Körnchen fest, sondern behaupten geradezu, daß die Granula nur Teile der Fasern des Cytoplasmas sind, ja manchmal nurWindungen, Bögen und Schlingen von verflochtenen kontinuierlichen Fasern.

Mit Neutralrot färben ROSIN und BIBERGEIL (1902) die Granula nach etwa 2 Stunden rehfarben und auch PLATO (1900) findet bei *Meerschweinchen*, daß die eosinophilen Granula mit Neutralrot nur schwach und wenig beständig färbbar sind., während andere Granulationen überhaupt keine Färbung annähmen. In Trockenpräparaten färben sie sich in Gemischen saurer und basischer Farbstoffe mit den sauren, weshalb sie auch acidophil genannt werden, so in Triazid

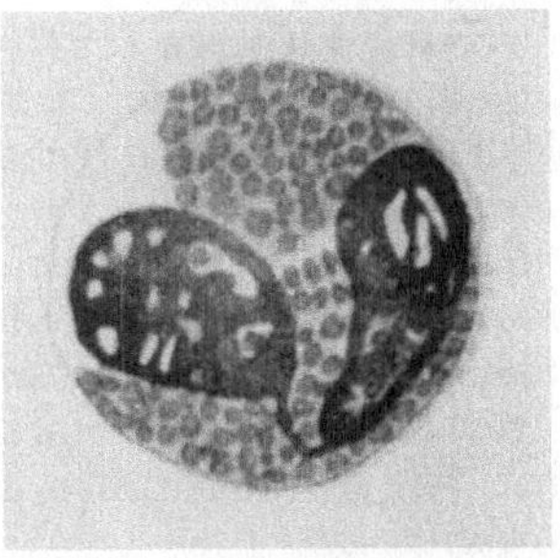

Abb. 42. Eosinophiler Leukocyt. Frischer Ausstrich mit Formoldampf fixiert, getrocknet und mit Giemsa und Eosin gefärbt.

leuchtend rot, in Eosin-Methylenblau intensiv rot, in Giemsalösung rotbräunlich (Abb. 42 und 43). NEUMANN (1925) färbt die Körnchen nach leichtem Druck auf das Deckglas im frischen Zustande mit einer 1 proz. Eosinlösung leuchtend gelb, während der Kern kräftig rot erscheint. Nach einer halben Stunde verliert der Kern seine Farbe fast ganz und die Körnchen werden nun dunkelrot. In einer zweiten Arbeit (1925) verlegt NEUMANN die Eosinophilie der Granula in den Lipoidanteil (*Pferd*) und nicht in den basischen Eiweißkörper, den er ebenfalls als Bestandteil der Körnchen annimmt. Die durch Natronlauge gewonnene Substanz der eosinophilen Granula dialysiert NEUMANN (1924) und findet, daß sie dann eisenfrei wird und auch einen geringeren Stickstoffwert besitzt. Daraus schließt er, daß die Granula zum wesentlichen aus einer Gerüstsubstanz bestehen, die zu verschiedenen Eiweißkörpern Verwandtschaft hat und sich mit ihnen beladen kann.

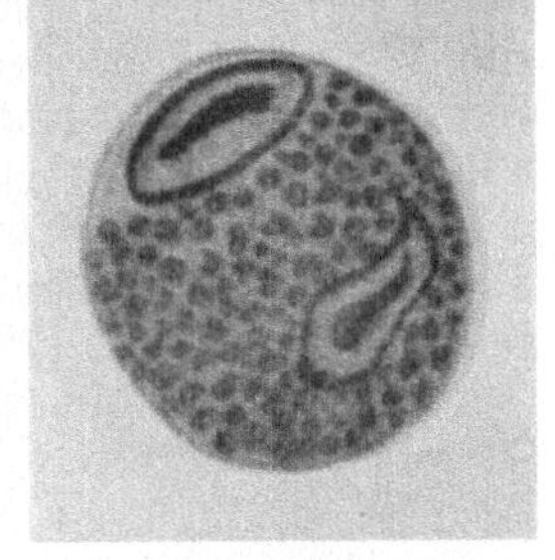

Abb. 43. Eosinophiler Leukocyt nach Fixierung mit NaCl 0,9 vH OsO₄ und Färbung in Toluidinblau und Eosin, beides in NaCl 0,9 vH gelöst.

Die Granula geben eine intensive Indophenolblausynthese und Peroxydasereaktion (NAKANO 1913 und auch NEUMANN 1925). Nach KODAMA und NAGAI (1921) zeigen sie, mit Jodeosin behandelt, starke Alkalireaktion. BARKER (1894) arbeitet mit der MACALLUMschen Methode des Eisennachweises und findet auch Eisen in ihnen, während ROMIEU (1924) kein Eisen feststellen konnte, wohl aber Phosphor als Phosphoralbumin ebenso wie in den CHARCOTschen Krystallen. LIEBREICH (1921) hält die Substanz der Granula und der CHARCOTschen Krystalle für identisch. Sie entstünden durch rasche und unvollkommene Krystallisation einer α-Substanz in den Leukocyten. Auch soll die Substanz α bei der Bildung des Fibrins beteiligt sein. JACOBSTHAL (1921) sah die Entstehung der CHARCOTschen Krystalle in großer Menge und in den verschiedensten Größen unterm Deckglas aus einem Brei von Eosinophilen. BUECKLERS (1894) verwendet seinen Befund, daß bei sämtlichen Darmparasiten CHARCOTsche Krystalle in den Faeces erscheinen, daß gleichzeitig die eosinophilen Zellen im Blute vermehrt sind, und daß nach erfolgreicher Kur die Krystalle aus den Faeces sofort verschwinden, die Zahl der Eosinophilen aber nur langsam zur Norm herabsinkt, für die Idee, daß die Charcotschen Krystalle von den Entozoen gebildet und von den Leukocyten aufgenommen werden. Über die Krystalle gibt er an, daß sie in Alkohol, Äther, Chloroform, Toluol, Benzin unlöslich seien. Konzentrierte Säuren und Alkalien lösen sie sofort auf, Glycerin langsamer, Wasser von 70—80° C ebenfalls.

Nach Ehrlich (1891) ist die eosinophile Substanz im Trockenpräparat in Alkohol unlöslich; sie ist kein Eiweiß, da sie in 8 proz. Karbolsäure und Glycerin löslich ist. Dagegen färbt Weiss (1891) sie mit Vanillinalkohol und nachfolgender Ferrisulfat-Schwefelsäuremischung dunkelviolett und schließt daraus gerade auf ihre Eiweißnatur. Weitere Reaktionen, die Eiweißsubstanzen in den Körnchen vermuten lassen, machte Weiss (1892 und 1896) mit Cinnamylaldehyd und Salicylaldehyd. Im künstlichen und natürlichen Magensaft, angewandt auf Trockenpräparate, erhielten sich nur die eosinophilen Zellen. Es handelt sich bei den Körnchen also um ein unverdaubares Eiweiß, das zu den Proteiden zu rechnen ist.

Schwarze (Ehrlich) (1891) gibt an, daß die Färbbarkeit ihrer Substanz nicht aufgehoben wird durch Wasser, wässerige Lösungen von Kaliumbichromat, Osmiumtetroxyd, Essigsäure, Glycerin, Alkohol, Amylalkohol, Äther, Schwefelkohlenstoff, Nelkenöl. Sie ist kein Fett, enthält kein Hämoglobin. Sie quellen etwas in Wasser und erleiden eine halbe Schmelzung bei Temperaturen über 160° C, so daß sie zu einer homogenen wachsartigen Masse zusammensintern.

Weidenreich (1909) behauptet aber, daß sie Hämoglobin enthalten, ja er sieht in ihnen phagocytierte Trümmer in besonderer Weise zerfallener Erythrocyten. Gegen diese Anschauung wendet sich Heidenhain (1894). Eine große Reihe von Unterschieden zwischen Hämoglobin und den eosinophilen Körnchen gibt Wolff (1900). Auch die Versuche mit Wasser sprechen gegen die Ansicht Weidenreichs. Pappenheim (1905) will zugeben, daß die eosinophile Substanz wohl mit dem Hämoglobin verwandt sei. Kaemmerer und E. Meyer (1909) stellen fest, daß phagocytierte Erythrocyten ihr Hämoglobin verlieren und bei Färbung mit Eosin niemals den hochroten Farbton der eosinophilen Granulationen annähmen. Arnold (1914), der sie für umgewandelte Strukturteile ansieht, sagt, wenn sie Hämoglobin enthielten, so sei das die Folge eines Assimilationsvorganges, bei welchem die präexistenten Granula das Hämoglobin umsetzen. Endlich hält Sacharoff (1895) sie für phagocytierte Kernkörperchen der aus den Hämatoblasten herausgefallenen Kerne, weil sie ähnliche Farbenreaktion gäben.

b) Säurefeste α-Granula.

Lasse ich die Zelle in Aqua destillata quellen und platzen, so werden die Granula nicht aufgelöst. Sobald man aber eine wässerige Lösung von HCl 0,02 vH an sie herantreten läßt, verschwinden sie sofort bis auf einige. Diese stellte Liebreich (1915) folgendermaßen dar. Er ließ Blut für $7^{1}/_{2}$ Stunden in 0,1—5 proz. Essigsäure und machte nun ein Ausstrichpräparat. In den eosinophilen Zellen, die an ihrem Kern erkennbar waren, befanden sich nur wenige Granula, die (wohl durch Hämoglobin) braunrot gefärbt waren. Liebreich nannte sie säurefeste α-Granula. Sie sind völlig kugelig in regelloser Anordnung und zu 10—15 in jeder Zelle vorhanden. Sie sind basophil und am besten mit Gentianaviolett färbbar, und geben Indophenolblaureaktion. Sie färben sich nicht mit Fettfarbstoffen (Osmiumtetroxyd, Sudan, Scharlach), auch nicht mit Ferro- oder Ferricyankalium, Rhodankalium, Bestschem Carmin, Mucicarmin, Silbernitrat, Nigrosin, Indulin.

Es läßt sich also in ihnen kein Fett, Eisen, Mucin oder Glykogen nachweisen. In Wasser, Alcohol. absolut. oder Xylol sind sie unlöslich. Inwiefern sie mit den β-Granulationen EHRLICHS (1911) in Beziehung stehen, wird nicht erörtert.

c) Andere Granula.

Fettkörnchen, die mit Sudan III darstellbar waren, fanden JOUSSET und TROISIER (1907) (s. auch GORECKI und STONIMSKI 1924).

Jodophile Körner beschreibt BIFFI (1901), hält sie aber nicht für Glykogen, sondern für Hämoglobin oder einen ihm verwandten Farbstoff.

Mitochondrien oder SCHRIDDEsche Körner sollen auch hier nach ALTMANNscher Methode darstellbar sein und auch vital durch Janusgrün nach COWDRY (1915).

5. Der Zentralapparat.

Nach WEIDENREICH (1908) gibt es in ihnen zwei Centriolen, die rund oder oval und meistens gleich groß sind mit Andeutung einer Zentralbrücke. Sie sind stets von einem hellen Hof umgeben, der wieder von einer dunklen Zone eingefaßt wird, die oval und fast homogen ist.

6. Der Kern.

Auch hier kann man die Kernform nicht nach Trockenpräparaten studieren, sondern man muß NaCl 0,9 OsO$_4$ 0,08 vH anwenden und darauf Toluidinblau, noch besser behandelt man nach der Fixierung noch mit NaCl 0,9 HCl 0,02 vH, welche Lösung keine Änderung der Form ergibt und färbt darauf und nach Wasserspülung. In der überwiegenden Mehrzahl sind die Kerne zweigeteilt. Die Teile sind fast gleich groß. Zwischen beiden ist eine mehr oder weniger lange Brücke. Mehrgeteilte Kerne sind aber keine Seltenheit, ebensowenig einfache nierenförmige. Auch NAEGELI (1923) sieht häufiger drei-, vier-, fünfgeteilte Kerne. Nach HAMMERSCHLAG (1919) sind die beiden Hälften eines zweigeteilten Kernes keine kugeligen oder ovoiden Körper, sondern nußschalenförmige. Die Schalen können zu Bändern auswachsen.

Bei Wasserbehandlung schwillt der Kern an in seinen Teilstücken. Nach Osmiumfixierung und Färbung mit Toluidinblau ist der Inhalt der geschwollenen Teilstücke homogen violett. Weder einzelne Chromatinbrocken noch Nucleolen sind zu sehen. Nach WEIDENREICH (1909) haben die Kerne ein deutliches Chromatingerüst, aber keine Nucleolen. Nach NAEGELI (1923) sind diese aber vital färbbar. ROSIN und BIBERGEIL (1904) färben im überlebenden Präparat mit Magentarot und Methylgrün die Grundsubstanz des Kernes grün und darin rote Bälkchen oder Körner. Nach LOELE (1924) gibt der Kern Naphtholreaktion.

ARNETH (1920) beschreibt die Kernformen folgendermaßen: Es gibt unsegmentierte und in zwei bis drei Teile zerfallende, seltener auch in vier Teile. Diese Teile sind plump, kurz und dick. Besonders häufig sind runde Kernteile; der Chromatingehalt ist geringer als bei den Neutrophilen. Die vollständige Kerntrennung ist häufiger. Das normale eosinophile Blutbild ergibt die größte Anzahl in der zweiten und fast gar keine in der vierten Klasse.

7. Zellbewegung.

Ihre amöboide Bewegung ist, wie die Wanderung in Kulturen zeigt, ebenso schnell wie die der Neutrophilen (AWROROW und TIMOFEJEWSKIJ 1914). Sie vermehren sich hier auch. Die Fortsätze oder Pseudopodien sind plumper. Nach SCHULTZE (1865) fließen die Granula langsam oder stürzen plötzlich in einen Fortsatz. Sie fließen nur nach einer Richtung, nicht hin und her. Bei Zimmertemperatur ist die Bewegung viel langsamer als bei 35—40° C. Eine besondere Art von Pseudopodienbildung beschreibt NEUMANN (1924). Es wird ein gerader Fortsatz ausgetrieben, der sich am Ende hirschgeweihähnlich spaltet und auch im Stiel kleine Seitenfortsätze aufweist.

8. Funktionen.

Die Phagocytose ist selten, jedenfalls viel geringer als bei den Neutrophilen (NATTAN-LARRIER und PARVU 1909). Man schreibt ihnen die Fähigkeit zu, artfremdes Eiweiß unschädlich zu machen und ebenso die Zerfallsprodukte des Eiweißes. Sie enthalten Oxydasen, und zwar mehr als die Neutrophilen und proteolytische Fermente (NAEGELI 1923). PAPPENHEIM (1912) bestreitet freilich das Vorkommen der proteolytischen Fermente. JACOBSTHAL (1921) beobachtete das Ausscheiden der eosinophilen Granula aus den lebenden Leukocyten und nach dieser Erleichterung habe die Zelle ein starkes Vermögen zur Phagocytose. AUDIBERT (1902) sah in den Eosinophilen einer myelogenen Leukämie ebenfalls Aussaat der Körnchen und Wiederaufnahme dieser Körnchen. STSCHASTNYI (1905) beschreibt nach Injektion von roten Blutkörperchen verschiedener Tiere ins Bauchfell bei *Meerschweinchen* eine Vermehrung der Eosinophilen im Exsudat, die er auf Phagocytose von Bluttrümmern bezieht und damit WEIDENREICHS Anschauungen stützt. Dieselben Resultate erhielt er auch nach Injektion von hämolytischem Serum. TUERK (1912) hält es für möglich, daß sie die Wirkungen tierischer Parasiten bekämpfen.

Literatur.

Aldehoff, G.: Beitrag zur Kenntnis der eosinophilen Zellen. Prag. med. Wochenschr. Jg. 16. 1891. — **Arneth, J.:** a) Über das normale eosinophile Blutbild. Dtsch. Arch. f. klin. Med. Bd. 99. 1910. — b) Qualitative Blutlehre. W. Klinckhardt 1920. — **Arnold, J.:** a) Der Farbenwechsel der Zellgranula, insbesondere der acidophilen. Zentralbl. f. allg. Pathol. u. pathol. Anat. Bd. 10. 1899. — b) Über Plasmastrukturen und ihre funktionelle Bedeutung. 1914. — **Audibert, V.:** a) Rôle du leucocyte éosinophile dans l'économie. Cpt. rend. des séances de la soc. de biol. Bd. 54. 1902. — b) De l'essaimage des granulations éosinophiles. Ebenda Bd. 54. 1902. — **Awrorow, P.** u. **Timofejewskij, A.:** Kultivierungsversuche von leukämischem Blute. Virchows Arch. f. pathol. Anat. u. Physiol. Bd. 216. 1914. — **Barker, L.:** On the presence of iron in the granules of the eosinophile-leucocytes. Bull. of Johns Hopkins hosp. Bd. 5. 1894. — **Bergonzini, C.:** Contributo allo studio delle cellule eosinofile. Rass. di scienze med. Jg. 7. 1892. — **Biffi, N.:** Sulla natura e sul significato delle granulazioni iodofile di quelle eosinofile nei leucociti. Policlinico Jg. 8. 1901. — **Bogdanoff:** Über das Vorkommen und die Bedeutung der eosinophilen Granulationen. Biol. Zentralbl. Bd. 18. 1898. — **Buecklers:** Über den Zusammenhang der Vermehrung der eosinophilen Zellen im Blute mit dem Vorkommen der CHARCOTschen Krystalle in den Faeces bei Wurmkranken. Münch. med. Wochenschr. Jg. 41. 1894. — **Canon:** Über eosinophile Zellen und Mastzellen im Blute Gesunder und Kranker. Dtsch. med. Wochenschr. 1892. — **Carriere, G.** et **Bournsville, P.:** Recherches histologiques sur les altérations du sang dans l'intoxication expérimentale par l'acide carbonique; contribution à l'étude de la génèse des cellules éosinophiles. Echo méd. du Nord 1899. — **Cowdry, E.:** The vital staining of mitochondria with janus green and diethylsafranin in human blood cells. Internat. Monatsschr. f. Anat. u. Physiol. Bd. 31. 1915. — **v. Decastello, A.** u. **Krjukoff, A.:** Untersuchungen über die Struktur der Blutzellen. Berlin-Wien 1911. — **Ehrlich, P.:** a) Über spezielle Granulationen des Blutes. Arch. f. Anat. u. Physiol., physiol. Abt. 1879. — b) Farbenanalytische Untersuchungen zur Histologie und Klinik des Blutes. Gesammelte Mitteilungen I. Berlin 1891. — **Fuchs, E.:** Beiträge zur Kenntnis der Entstehung, des Vorkommens und der Bedeutung „eosinophiler" Zellen usw. Dtsch. Arch. f. klin. Med. Bd. 63. 1899. — **Gorecki, Z.** u. **Stonimski, P.:** Sur la coloration du sang par le soudan III. Cpt. rend. des séances de la soc. de biol. Bd. 91. 1924. — **Gulland, G.:** On the granular leucocytes. Journ. of physiol. Bd. 19. 1896. — **Hammerschlag, R.:** Über den Kernbau der Leukocyten. Fol. haematol. Bd. 23. 1919. — **Heidenhain, M.:** Neue Untersuchungen über die Zentralkörper und ihre Beziehungen zum Kern und Zellprotoplasma. Arch. f. mikroskop. Anat. Bd. 43. 1894. — **Hunter, W.:** On white blood corpuscles. Glasgow med. journ. Bd. 49. 1898. — **Jacobsthal, E.:** Über Phagocytoseversuche mit Myeloblasten, Myelocyten und eosinophilen Leukocyten (mit Bemerkungen über den feineren Bau der eosinophilen Leukocyten). Virchows Arch. f. pathol. Anat. u. Physiol. Bd. 234. 1921. — **Jolly, J.:** a) Sur les mouvements amiboïdes et sur le noyau des cellules éosinophiles. Cpt. rend. des séances de la soc. de biol. Ser. 10, Bd. 5. 1898. — b) Sur les leucocytes granuleux du sang de l'homme, sur la valeur de l'altération dite surcharge hémoglobique des globules blancs. Ebenda Ser. 10, Bd. 6. 1898. — **Josset, A. et Troisier, J.:** Les granulations graisseuses des leucocytes du sang normal. Ebenda Bd. 63. 1907. — **Kaemmerer, H. u. Meyer, E.:** Über morphologische Veränderungen von Leukocyten außerhalb des *Tier*körpers. Fol. haematol. Bd. 7. 1909. — **Kodama, T. u. Nagai, J.:** Untersuch. der Blutzellen durch die Jodeosinmethode. Transact. of the japanese pathol. soc. Bd. 11. 1922. — **Liebreich, E.:** a) Beitrag zur Kenntnis der Leukocytengranula im strömenden Blute des Menschen. Die säurefesten Granula oder α-Granula. Zieglers Beitr. z. pathol. Anat. u. z. allg. Pathol. Bd. 62. 1915. — b) Le sang in vitro. Eosinophile, fibrogénèse, phagocytose des hématies. Paris 1921. — c) Recherches morpho-biologiques sur le sang. Procédés pour faire apparaître les „Cristaux de Charcot" dans chaque sang humain. La question de l'éosinophilie à la lumière de faits nouveaux. Contribution à l'étude de la coagulation du sang. Schweiz. med. Wochenschr. Jg. 51. 1921. — **Livi, C.:** Sulla specifità delle granulazioni dei leucociti. Riv. crit. d. clin. med. Jg. 12. 1911. — **Loele, W.:** Untersuchungen über die Naphthol-Peroxydase des Blutes. Virchows Arch. f. pathol. Anat. u. Physiol. Bd. 250. 1924. — **Michels, N. A.:** Sur l'origine des granulations éosinophiles. Cpt. rend. des séances de la soc. de biol. Bd. 87. 1922. — **Mueller, H. F.:** Über Mitose an eosinophilen Zellen. Arch. f. exp. Pathol. u. Pharmakol. Bd. 29. 1891. — **Mueller, H. u. Rieder, H.:** Über Vorkommen und klinische Bedeutung der eosinophilen Zellen (Ehrlich) im zirkulierenden Blute des Menschen. Dtsch. Arch. f. klin. Med. Bd. 48. 1891. — **Naegeli, O.:** Blutkrankheiten und Blutdiagnostik. 4. Aufl. Leipzig 1923. — **Nakano, J.:** Beiträge zur Kenntnis der histologischen Peroxydasereaktion der Supravital- und Vitalfärbung. Fol. haematol. Bd. 15. 1913. — **Nattan-Larrier, L. et Parvu:** Recherches sur le pouvoir phagocytaire des polynucléaires éosinophiles. Cpt. rend. des séances de la soc. de biol. Bd. 66. 1909. — **Neumann, A.:** a) Über einige bisher unbekannte Eigenschaften der eosinophilen Granula. Klin. Wochenschr. Bd. 3. 1924. — b) Die eosinophile Granulasubstanz des Blutes und ihre Darstellung. Untersuchungen über ihre Beschaffenheit und Eigenschaften. I. Mitt. Vorbemerkung, Technik der Darstellung. Biochem. Zeitschr. Bd. 148. 1924. II. Mitt. Chemisches und Physikalisches. Ebenda Bd. 150. 1924. — c) Über die amöboide Bewegung der eosinophilen Zellen, zugleich ein Beitrag zur Clasmatocytenfrage. Zeitschr. f. wiss. Biol., Abt. B: Zeitschr. f. Zellen- u. Gewebelehre Bd. 1. 1924. — d) Über die Möglichkeit einer Postvitalfärbung der Leukocyten durch Eosin. Zeitschr. f. wiss. Biol., Abt. B: Zeitschr. f. Zellforsch. u. mikroskop. Anat. Bd. 3. 1925. — e) Über makrochemische Untersuchungen der eosinophilen Granulasubstanz der Leukocyten mit Bemerkungen zur Begriffsbestimmung der „Eosinophilie" und zur Frage der Sauerstofforte. Ebenda Bd. 3. 1925. — **Neumann, A. u. Zimonjic, B.:** Die E. Liebreichschen Versuche und ihre Deutungsmöglichkeiten mit besonderer Berücksichtigung der Frage der Neuentstehung der eosinophilen Zellen in vitro. Wien. Arch. f. inn. Med. Bd. 7. 1924. — **Pappenheim, A.:** a) Zur Frage der Entstehung eosinophiler Leukocyten. Fol. haematol. Jg. 2. 1905. — b) Unsere derzeitigen Kenntnisse und Vorstellungen von der Morphologie, Genese, Histiogenese, Funktion, diagnostischen Bedeutung der Leukocyten. Ergebn. d. inn. Med. u. Kinderheilk. Bd. 8. 1912. — **Plato, J.:** Über „vitale" Färbbarkeit der Phagocyten des Menschen und einiger *Säugetiere* mit Neutralrot. Arch. f. mikroskop. Anat. Bd. 56. 1900. — **Rabinowitsch, Dina:** Die Leukocyten verschiedener Altersstufen. Untersuchungen über die Leukocyten gesunder Kinder. Arch. f. Kinderheilk. Bd. 59. 1913. — **Raskin, Marie:** Über den feineren Bau der Lymphocyten und verwandter Blutzellen. Fol. haematol. Bd. 9. 1910. — **Rieder, H.:** Über Vorkommen und klinische Bedeutung der eosinophilen Zellen im zirkulierenden Blute des Menschen. Münch. med. Wochenschr. Jg. 38. 1891. — **Romieu, M.:** Essais microchimiques sur les granulations des leucocytes éosinophiles de l'homme. Cpt. rend. hebdom. des séances de l'acad. des sciences Bd. 179. 1924. — **Rosin, H. u. Bibergeil, E.:** a) Ergebnisse vitaler Blutfärbung. Dtsch. med. Wochenschr. Jg. 28. 1902. — b) Das Verhalten der Leukocyten bei der vitalen Blutfärbung. Virchows Arch. f. pathol. Anat. u. Physiol. Bd. 178. 1904. — **Sacharoff, N.:** Über die Entstehung der eosinophilen Granulationen des Blutes. Arch. f. mikroskop. Anat. Bd. 45. 1895. — **Schoenbrod, K.:** Über den gegenwärtigen Stand der Beurteilung der eosinophilen Zellen im Blute und im Sputum. Diss. München 1895. — **Schultze, M.:** Ein heizbarer Objekttisch und seine Verwendung bei Untersuchungen des Blutes. Arch. f. mikroskop. Anat. Bd. 1. 1865. — **Schwarze, G.:** Über eosinophile Zellen. Diss. Berlin 1880. — **Stschastnyi:** Über Histogenese der eosinophilen Granulationen. Zieglers Beitr. z. pathol. Anat. u. z. allg. Pathol. Bd. 38. 1905. — **Tettenhamer, E.:** Über die Entstehung der acidophilen Leukocytengranula. 1892. — **Tuerk, W.:** Vorlesungen über klinische

Hämatologie. Wien 1904; 1912. — **Walldorff, P.**: Das normale Blutbild der eosinophilen Leukocyten. Diss. Heidelberg 1910. — **Weidenreich, F.**: a) Über Blutlymphdrüsen. Die Bedeutung der eosinophilen Leukocyten, über Phagocytose und Entstehung von Riesenzellen. Anat. Anz. Bd. 20. 1902. — b) Zur Frage nach der Entstehung der eosinophilen Leukocyten. Fol. haematol. Jg. 2. 1905. — c) Morphologische und experimentelle Untersuchungen über Entstehung und Bedeutung der eosinophilen Leukocyten. Verhandl. d. anat. Ges., 22. Vers., Berlin 1908. — d) Die Leukocyten und verwandte Zellformen. Zeitschr. f. d. ges. Anat., Abt. 3: Ergebn. d. Anat. u. Entwicklungsgesch. Bd. 19. 1909. — **Weiß, J.**: Das Vorkommen und die Bedeutung der eosinophilen Zellen und ihre Beziehungen zur Bioblastentheorie ALTMANNs. Wien. med. Presse Bd. 32. 1891. — b) Beiträge zur histologischen und mikrochemischen Kenntnis des Blutes. Mitt. a. d. embryol. Inst. d. Univ. Wien H. 12, 2. Folge H. 5. 1892. — c) Hämatologische Untersuchungen. Wien 1896. — **Wolff, A.**: Die eosinophilen Zellen, ihr Vorkommen und ihre Bedeutung. Zieglers Beitr. z. pathol. Anat. u. z. allg. Pathol. Bd. 28. 1900. — **Zappert, J.**: Über das Vorkommen der eosinophilen Zellen im menschlichen Blute. Wien. med. Presse Jg. 34. 1892 und Zeitschr. f. klin. Med. Bd. 23. 1892.

D. Basophile Leukocyten.

1. Anzahl, Größe und Aussehen im frischen Präparat.

Sie machen beim Erwachsenen 0,47—0,89 vH der Gesamtleukocytenzahl aus, das sind etwa 40 im Kubikmillimeter. ALDER (1923) stellt als Normalwert 0,45 vH, also etwa 35 Zellen fest, CANON (1892) 0,28 vH. Bei Kindern im 2.—6. Monat nach WEIDENREICH (1909) 0,3 vH. DINA RABINOWITSCH (1913) zählt bei Kindern 0,3—0,6 vH, manchmal aber auch gar keine. Bei Greisen von über 80 Jahren 0,65 vH, eventuell keine.

Sie sind kugelig und haben einen Durchmesser von 8—10 μ, doch kommen auch größere vor.

Nach PHILIPSBORN (1925) ist der Kern im frischen Zustande auf geheiztem (37° C) Objekttisch meist sichtbar, kompakt und ohne Struktur. Granula sind spärlich und von rundlicher, vieleckiger oder länglicher Form, ungleichmäßig verteilt und im Dunkelfeld schwach leuchtend.

2. Das Cytoplasma.

Bei der Größe des Kernes macht es eine nur geringe Masse aus. Es ist fast ganz oxyphil, nur geringe Reste eines basophilen Reticulums färben sich mit Methylenblau.

3. Die Granula.

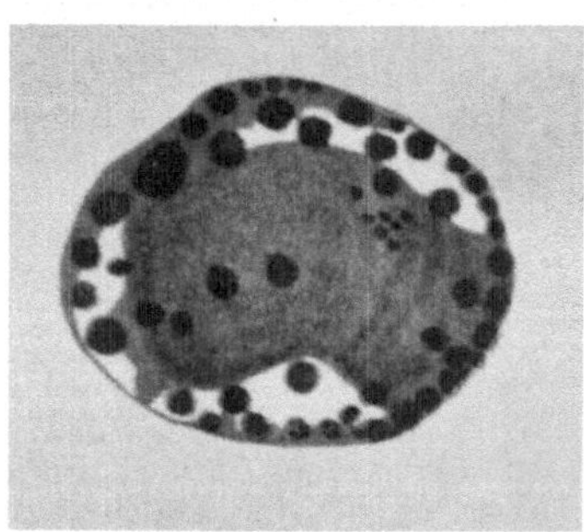

Abb. 44. Basophiler Leukocyt.
Kombinierte Giemsafärbung.

Ihre Wasserlöslichkeit, die immer wieder hervorgehoben wird, bestreitet MICHAELIS (1902). Nur die unreifen Granula wären wasserlöslich, die reifen sogar sehr widerstandsfähig. TUERK (1904) hält aber an der Wasserlöslichkeit fest und empfiehlt darum als einziges Konservierungsmittel der Körnchen Äthyl- oder Methylalkohol (Abb. 44).

Sie sind basophil und färben sich in Methylenblau mit einer Spur Azur metachromatisch blauviolett bis violett; in Jenner violett, in Giemsa malvenfarben, in Methylenblau-Jod nach TUERK tiefschwarz, in Dahlia violett, in Toluidinblau rotbraun, in Triazid bleiben sie ungefärbt (NAEGELI 1923). TUERK (1905) findet, daß die Granulation bei Methylenblau-Jodfärbung gleichmäßig durch die Zelle verteilt ist. Die Größe der Körnchen wechsle etwa so wie bei den Eosinophilen. MARIE RASKIN (1910) färbt sie im Trockenpräparat nach Hitzefixierung gut mit folgendem Gemisch: 50 cm³ Boraxlösung 5 vH + 50 Tropfen gesättigter wässeriger Methylenblaulösung +100 Tropfen Carbolfuchsin +50 cm³ absolutem Alkohol.

BÉTANCÈS (1922) hält die Substanz der Granula für ein Glykoproteid aus der Gruppe der Mucine. Sie können in verschiedenen Stadien der Bildung und Auflösung in derselben Zelle sein.

GULLAND (1896) stellt auch zwischen diesen Körnchen Verbindungsfäden dar. v. DECASTELLO und KRJUKOFF (1911) finden ihre Theorie bestätigt, daß die Granula Teile von Fäden sind, die mit einer besonderen basophilen Substanz imprägniert sind. Indophenolblausynthese ist positiv wie die Peroxydasereaktion. Mit BESTschem Carmin werden sie stark gefärbt.

WEIDENREICH (1908) hält sie für Kernderivate degenerativer Natur, wogegen ARNETH (1920) geltend macht, daß er nie entsprechende Bilder gesehen habe, die solche Schlüsse zuließen.

Außer diesen Körnchen färben JOUSSET und TROISIER (1907) spärliche Fettgranula mit Sudan III.

4. Der Zentralapparat.

Ein Zentralapparat ist nach NAEGELI (1923) vorhanden und in FREIFELDschen Färbungen nachzuweisen.

5. Der Kern.

Der Kern ist nach WEIDENREICH (1909) meistens kompakt, liegt bald zentral, bald exzentrisch, ist entweder gestreckt oder leicht eingeschnürt oder unregelmäßig lappig oder endlich in ungleich große Stücke vollkommen geteilt. ARNETH (1920) kann auch hier vier Klassen unterscheiden, je nach der Segmentierung. Dabei liegt der größte Prozentsatz (67 vH) in der zweiten Klasse, 21 vH in der dritten, 10 vH in der ersten und 2 vH in der vierten.

TUERK (1904) macht darauf aufmerksam, daß der Kern meistens noch nicht entknäuelt sei; wäre er es aber, wie bei den größeren Zellen, so unterschiede er sich kaum von dem der Neutrophilen.

Im Innern beschreibt NAEGELI (1923) eine zierliche Felderung von Basi- und Oxychromatin, das erstere nicht sehr reichlich. Nucleolen sind nicht sicher nachzuweisen.

Der Kern gibt nach LOELÉ (1924) Naphtholreaktion.

6. Zellbewegung.

Amöboide Bewegung ist vorhanden, doch ist die Gestaltsveränderung geringer als bei den Neutrophilen. In der Kultur wandern sie eben so weit wie die Neutrophilen.

7. Funktionen.

Ihre Funktion ist unklar. Mikrophagie ist nicht vorhanden. BÉTANCÈS (1922) schreibt ihnen auf der Höhe ihrer Funktion die Fähigkeit der Phagocytose zu. Sie enthalten Oxydasen. Proteolytische Fermente fehlen indessen nach PAPPENHEIM (1912).

Literatur.

Alder, A.: Über klinisches Verhalten und diagnostische Bedeutung der basophilen Leukocyten (Mastzellen). Fol. haematol. Bd. 28. 1923. — **Arneth, J.:** a) Über das Mastzellenblutbild. Berlin. klin. Wochenschr. Jg. 57. (1920). — b) Qualitative Blutlehre. W. Klinckhardt 1920. — **Bétancès, L. M.:** Quelques images dites artificielles dans les frottis du sang. À propos de la morphologie du sitistocyte, du megakaryocyte et de la plaquette. Haematologica Bd. 3. 1922. — **Canon:** Über ·eosinophile Zellen und Mastzellen im Blute Gesunder und Kranker. Dtsch. med. Wochenschr. 1892. — **v. Decastello, A. u. Krjukoff, A.:** Untersuchungen über die Struktur der Blutzellen. Berlin-Wien 1911. — **Dietrich, A.:**

Basophile Leukocyten in Dunkelfeldbeleuchtung und bei Lipoidfärbung. Fol. haematol. Bd. 9. 1910. — **Ferrata, A. e Golinelli, A.**: Sui globuli bianchi con granulazioni basofile. (Nota prel.) Boll. d. soc. med. di Parma Ser. 2, Jg. 3. 1910. — **Gulland, G.**: a) On the granular leucocytes. Journ. of physiol. Bd. 19. 1896. — b) Classification, origin and probable rôle of leucocytes, mastcells and plasmacells. Fol. haematol. Jg. 3. 1906. — **Jousset, A. et Troisier, J.**: Les granulations graisseuses des leucocytes du sang normal. Cpt. rend. des séances de la soc. de biol. Bd. 63. 1907. — **Lehner, J.**: Das Mastzellenproblem und die Metachromasiefrage. Zeitschr. f. d. ges. Anat., Abt. 3: Ergebn. d. Anat. u. Entwicklungsgesch. Bd. 25. 1924. — **Litten**: Über basophile Körnungen in roten Blutkörperchen. Dtsch. med. Wochenschr. 1899. — **Lutoslawski**: Die basophilen Granula der Erythrocyten. Diss. Zürich 1904. — **Michaelis, L.**: Über Mastzellen. Münch. med. Wochenschr. Jg. 49. 1902. — **Naegeli, O.**: a) Über die Entstehung der basophil gekörnten roten Blutkörperchen. Münch. med. Wochenschr. Jg. 51. 1904. — b) Blutkrankheiten und Blutdiagnostik. 4. Aufl. Leipzig 1923. — **Oorthuys, C.**: Onderzoekingen over basophile granula in roode bloedlichampjes. Diss. Leiden 1904. — **Pappenheim, A.**: Unsere derzeitigen Kenntnisse und Vorstellungen von der Morphologie, Genese, Histiogenese, Funktion, diagnostischen Bedeutung der Leukocyten. Ergebn. d. inn. Med. u. Kinderheilk. Bd. 8. 1912. — **v. Philipsborn, E.**: Untersuchungen über die weißen Blutzellen auf dem geheizten Objekttisch. Dtsch. Arch. f. klin. Med. Bd. 146. 1925. — **Rabinowitsch, Dina**: Die Leukocyten verschiedener Altersstufen. Untersuchungen über die Leukocyten gesunder Kinder. Arch. f. Kinderheilk. Bd. 59. 1913. — **Raskin, Marie**: Über den feineren Bau der Lymphocyten und verwandter Blutzellen. Fol. haematol. Bd. 9. 1910. — **Schreiber, H.**: Deutlichere Darstellungen von basischen Erythrocyten im dicken Blutstropfen. Dtsch. med. Wochenschr. Jg. 48. 1922. — **Tuerk, W.**: a) Vorlesungen über klinische Hämatologie. Wien 1904; 1912. — b) Kritische Bemerkungen über Blutzellenbildung und -benennung. Fol. haematol. Jg. 2. 1905. — **Weidenreich, F.**: a) Zur Kenntnis der Zellen mit basophilen Granulationen im Blute und Bindegewebe. Ebenda Bd. 5. 1908. — b) Die Leukocyten und verwandte Zellformen. Zeitschr. f. d. ges. Anat., Abt. 3: Ergebn. d. Anat. u. Entwicklungsgesch. Bd. 19. 1909.

IV. Monocyten.

A. Maße, Anzahl, Aussehen im frischen Präparat.

Gemäß der Absicht, die Zellen des Blutes morphologisch und nicht morphogenetisch darzustellen, fassen wir die Monocyten nicht wie PAPPENHEIM und FERRATA (1910) als fortentwickelte große Lymphocyten auf, sondern wie NAEGELI als besondere Klasse weißer Blutzellen. Solange die Genese nicht einwandfrei festgestellt ist, wird eine entwicklungsgeschichtliche Darstellung nicht am Platze sein. Sie würde die Herausarbeitung der Zelltypen wieder verwischen, wo es uns doch gerade daran gelegen sein muß, die Unterschiede klarzustellen.

Es gehören in diese Klasse die großen Mononucleären und die Übergangszellen EHRLICHS und es sind dieselben Zellen, die von anderen Autoren Splenocyten, Lympholeukocyten oder leukocytoide Lymphocyten genannt werden. Faßt man, wie ARNETH (1920), die Lymphocyten und Monocyten zusammen unter der Bezeichnung Lymphoidzellen, so machen die Monocyten 17,1 vH von diesen aus. Unter den Übergangszellen unterscheidet er drei Klassen: die erste umfaßt Zellen, deren Kern wenig oder tiefer eingebuchtet ist, die zweite solche mit zwei Segmenten und die dritte, die sehr selten ist, solche mit drei Segmenten.

Die Monocyten haben nach NAEGELI (1923) 12—20 μ im Durchmesser und sind in 6—8 vH der Gesamtleukocytenzahl vorhanden. Nach WEIDENREICH (1909) haben Säuglinge 6,4, Erwachsene 6—8 vH, und zwar 22—25 jährige 6,2 vH, 67—80 jährige 5,4 vH, über 80 jährige 5,65 vH. BENJAMIN (1909) gibt bei Säuglingen 15,4 vH an, RIEUX (1910) beim Erwachsenen 3—5 vH. DINA RABINOWITSCH (1913) zählt bei Kindern aller Altersstufen 1—3,3 vH. Nach CARSTANJEN (1900) sind die Übergangsformen beim Neugebornen relativ zahlreich, besonders zwischen dem 6. und 9. Tage nach der Geburt, und zwar 18,66 vH. Die Zahl sinkt im ersten Halbjahr auf 6,75—9,47 vH. Diese Schwankungsbreite bleibt bis ins Alter bestehen. Die großen Mononucleären seien in allen Lebensaltern in 1 vH vorhanden.

PATELLA (1906) unterscheidet drei Klassen: große, mittlere und kleine Mononucleäre. Sie seien alle platte Lamellen. Diese Form deute auf ihren Ursprung vom Endothel und die kleinen seien die ältesten. Außerdem erkennt er die Übergangsformen EHRLICHS an. KIYONO (1914) will nach Versuchen am *Kaninchen* noch eine Untergruppe der Monocyten feststellen, nämlich solche, die bei vitaler Färbung Carmin speichern (s. auch SCHILLING 1920). Er nennt sie Histiocyten, da sie nach seiner Meinung aus Reticulo-Endothelzellen von Milz, Leber, Knochenmark usw. herstammen. Sie sind besonders zahlreich in der Vena portae und hepatica anzutreffen. PETERSEN (1925) sagt, daß sie sich besonders im lebenden Zustande gut durch die zahlreichen dünnen spitzen Pseudopodien auf der ganzen Oberfläche von den Monocyten unterscheiden ließen. In der Panchromfärbung PAPPENHEIMS zeigten sie einen wurstförmigen Kern mit viel wandständigem Chromatin. Im Leib sind rote Granula, die jedoch keine Azurgranula sind, da sie sich schon in May-Gruenwald allein färben. PETERSEN betrachtet sie als Reste phagocytierter Massen. Andere Autoren, wie z. B. HOLLER (1923) wollen alle Monocyten von diesen Histiocyten ableiten und damit wären die Zellen KIYONOS nur Jugendstadien, die prämatur ins Blut geschwemmt würden (s. a. McJUNKIN 1925).

Im frischen Präparat bei 37° C konnte PHILIPSBORN den Kern meistens erkennen und ab und zu sogar Mitosen wahrnehmen. Feine Granula waren an manchen deutlich, an manchen nicht. Sie leuchteten im Dunkelfeld schwach silberweiß. Hier und da fand eine kleine strömende Bewegung im Plasma statt.

B. Das Cytoplasma.

Nach NAEGELI (1923) haben die Monocyten ein breites Cytoplasma, das in Methylenblau oder Hämatoxylin ein feines basophiles Netzwerk erkennen läßt, das

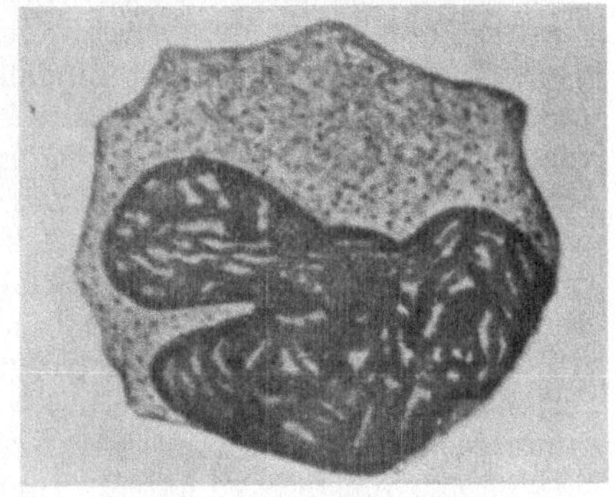

Abb. 45. Monocyt. Kombinierte Giemsafärbung.

bis an den Kern heranreicht. Eine perinucleäre Aufhellung wie bei den Lymphocyten besteht nicht. In Triazid erscheint das Cytoplasma rosa, in Jenner blau, in Giemsa düstergrau (Abb. 45).

C. Die Granula.

1. Azurophile Körner.

In der ungefärbten Zelle sieht man bei Dunkelfeldbeleuchtung zahlreiche Körnchen, die feiner als die neutrophile Granulation sind. Sie sind azurophil, aber feiner als die azurophilen Granula der Lymphzellen. Nach RIEUX (1910) ist die Körnelung stäbchenförmig und füllt manchmal die Zelle ganz aus, manchmal nur am Rande. MIRIAM SIMPSON (1922) färbt sie vital mit Neutralrot, Nilblausulfat und Brillantkresylblau. CHOSROJEFF (1910) arbeitet mit der Cibafärbung von MAY und behauptet, daß die Granulation niemals azurophil sei, sondern stets neutrophil.

An *Hunden*, *Kaninchen* und *Meerschweinchen* stellten SCHITTENHELM und EHRHARDT (1925) fest, daß nur ein kleiner Teil der Blutmonocyten in ihren Körnchen die Oxydasereaktion gibt.

Über die Bedeutung der Körner ist nichts bekannt. PATELLA (1906) hält ihr Auftreten für das Zeichen einer beginnenden Degeneration.

2. Jodophile Körner.

Stahl, Horstmann und Hilsnitz (1925) finden auch hier mit der Zollikoferschen Jodfixationsmethode braune Körnchen, die auf Glykogengehalt schließen
lassen.

3. Fettgranula.

Jousset und Troisier (1907) finden Fettkörnchen in den Monocyten; sie sind
mit Sudan III darstellbar. Nach Hammar (1912) kommen in ganz frischen Zellen
lipoide Körnchen als Gruppe staubfeiner Körnchen in der Nähe des Kernes vor.
Er faßt sie als Produkte einer prämortalen Autolyse auf.

4. Plastosomen.

Cowdry (1915) färbt vital mit Janusgrün eine Anzahl Plastosomen.

D. Der Kern.

Der große Kern hat nach Naegeli (1923) ein Chromatinnetzwerk mit kleinen
Verdickungen an den Knotenpunkten. Er ist vielfach gelappt. Diese Formen sind
identisch mit Ehrlichs Übergangsformen. Es gibt aber auch wenig gelappte oder
rundlich ovale mit geringer Eindellung oder hufeisenförmige. Zweilappige mit
dünner Verbindung hält er für alte Exemplare. Adler (1922) unterscheidet sechs
verschiedene Klassen nach Kernform und Granulation. Hammerschlag (1919)
arbeitet mit Formoldampffixierung eines feuchten Ausstrichs und Färbung mit
Neutralrot. Er findet überhaupt keine kugelförmigen Kerne, sondern nur eingedellte, die sich dann zu einer Schale entwickeln, die wieder in ein plattes Band
übergeht. Das Band faltet sich mannigfach. v. Decastello und Krjukoff
(1911) behaupten, daß sich die Kernfasern, aus denen die Hauptmasse des Kernes
bestehe, zu einem langen Kernstab formiert haben, der sich in Windungen zu-
sammenlegt, aber durchaus nicht einen echten, kompakten Kern darstellt, den
sie vielmehr nie gesehen haben. Im allgemeinen sind die Kerne lichter als bei den
übrigen Leukocyten. In Vitalfärbung zeigen sie sehr kleine Vakuolen. Nach
Schilling (1923) ist ein Kernhof nicht vorhanden.

E. Funktionen.

Nach Naegeli (1923) sollen sie Makrophagen sein, also Erythrocyten, auch
Leukocyten, Detritus und Plasmodien aufnehmen können. Sabin (1923) unterscheidet im überlebenden Präparat die großen Mononucleären und die Übergangszellen dadurch voneinander, daß letztere beweglicher sind und, da sie mehr zur
Phagocytose neigten, so hätten sie reichlicher Vakuolen. Metschnikoff (1902)
schildert die Aufnahme von *Gänse*erythrocyten durch Makrophagen des *Meerschweinchens* folgendermaßen: „Bald nach ihrem Auftreten, etwa 2—3 Stunden
nach der Blutinjektion, strecken die Makrophagen kleine Protoplasmafortsätze
aus und berühren mit denselben die Wand der roten Blutkörperchen. Die *Meerschweinchen*makrophagen verkleben sodann mit den roten Blutkörperchen der
Gänse, und es entstehen charakteristische Klumpen, in welchen man beide Zellarten erkennen kann. Dieses Ergreifen mit kleinsten Pseudopodien ist der Anfang des Auffressens der roten Blutkörperchen. Das nun durch die Protoplasmafortsätze ergriffene rote Blutkörperchen dringt ins Innere des Makrophagen ein.
Dieser begnügt sich nun nicht mit der Aufnahme eines einzelnen Erythrocyten;
meist verschlingt er eine größere Anzahl derselben, und man kann sehr große
Makrophagen finden, die 20 Erythrocyten enthalten . . . Allmählich werden die

roten Blutkörperchen im Innern der Phagocyten verdaut. Das Hämoglobin diffundiert in das Innere des Makrophagen, der Kern des verschlungenen roten Blutkörperchens färbt sich ebenfalls mit Hämoglobin. Ein Teil des Blutfarbstoffes wird vom Phagocyten ausgestoßen, der Körper der roten Blutkörperchen wird ziemlich schnell verdaut, aber der rot gefärbte Kern bleibt noch lange bestehen. Er teilt sich in mehrere an ihrer gelblichen Farbe erkennbare Fragmente, und manchmal kann man diese Blutkörperchenreste noch wochenlang innerhalb der Makrophagen beobachten.‘‘

Nach SABRAZÈS (1922) enthalten die großen Mononucleären keine Peroxydase, während die Übergangszellen sie besitzen, wenn auch nicht in dem Grade, wie die Eosinophilen und die Neutrophilen.

In Kulturen sind sie lange zu erhalten. FISCHER (1925) findet nach dem Vorgang von CARREL und EBELING, daß Kulturen von Leukocyten allmählich zu Reinkulturen von großen Mononucleären werden, indem alle anderen Formen absterben. Diese vermehren sich langsam und wandern isoliert oder in langen Reihen, bilden aber niemals Gewebe. Verschiedenen Einflüssen gegenüber sind sie sehr empfindlich, viel empfindlicher als Reinkulturen von Epithelzellen oder Fibroblasten.

Literatur.

Adler, A.: Zur Morphologie der Monocyten. Fol. haematol. Bd. 28. 1922. — **Arneth, J.:** a) Qualitative Blutlehre. W. Klinckhardt 1920. — b) Über das Lymphoidzellenblutbild (Lymphocyten und Monocytenblutbild). Wien. med. Wochenschr. Jg. 70. 1920. — **Benjamin, E.:** Die großen Mononucleären. Fol. haematol. Bd. 7. 1909. — **Carstanjen, M.:** Wie verhalten sich die prozent. Verhältnisse der verschiedenen Formen der weißen Blutkörperchen beim Menschen unter normalen Verhältnissen? Jahrb. f. Kinderheilk. Bd. 52. 1900. — **Chosrojeff, G.:** Beiträge zur Morphologie des normalen und pathologischen Blutes. Diss. München 1910. — **Cowdry, E.:** The vital staining of mitochondria with janus green and diethylsafranin in human blood cells. Internat. Monatsschr. f. Anat. u. Physiol. Bd. 31, 1915. — **v. Decastello, A. u. Krjukoff, A.:** Untersuchungen über die Struktur der Blutzellen. Berlin-Wien 1911. — **Ferrata, A.:** Über die plasmosomischen Körper und über die metachromatische Färbung des Protoplasmas der uninucleären Leukocyten im Blute und in den blutbildenden Organen. Virchows Arch. f. pathol. Anat. u. Physiol. Bd. 187. 1907. — **Fischer, A.:** Die Bedeutung der Reinkultur und Züchtung von Gewebezellen außerhalb des Organismus. Med. Klinik Jg. 21. 1925. — **Frehse, C.:** Beobachtungen über Monocyten. Fol. haematol. Bd. 28. 1922. — **Hammar, J.:** Lipoidbildung in den weißen Blutkörperchen. Mikroskopische Studien zur Autolyse des Blutes nebst einigen Beobachtungen über Vitalfärbung des Zellkerns. Kungl. svenska vetenskapsakad. handl. Bd. 49. 1912. — **Hammerschlag, R.:** a) Über den Kernbau der Leukocyten. Fol. haematol. Bd. 23. 1919. — b) Über den Kernbau der Übergangsformen. Ebenda Bd. 28. 1922. — **Holler, G.:** Studien über die Stellung der Monocyten im System der Blutzellen. Ebenda Bd. 29. 1923. — **McJunkin, F. A.:** Identification of three types of mononuclear phagocytes in the peripheral blood. Arch. of internal. med. Bd. 36. 1925. — **Kiyono, K.:** Die vitale Carminspeicherung. Jena 1914. — **Metschnikoff, E.:** Immunität bei Infektionskrankheiten. Übers. v. J. MEYER. Jena 1902. — **Naegeli, O.:** Blutkrankheiten und Blutdiagnostik. 4. Aufl. Leipzig 1923. — **Pappenheim, A. u. Ferrata, A.:** Über die verschiedenen lymphoiden Zellformen des normalen und pathologischen Blutes. Fol. haematol. Bd. 10. 1910. — **Petersen, H.:** Über die Endothelphagocyten des Menschen. Zeitschr. f. wiss. Biol., Abt. B: Zeitschr. f. Zellforsch. u. mikroskop. Anat. Bd. 2. 1925. — **v. Philipsborn, E.:** Untersuchungen über die weißen Blutzellen auf dem geheizten Objekttische. Dtsch. Arch. f. klin. Med. Bd. 146. — **Rabinowitsch, Dina:** Die Leukocyten verschiedener Altersstufen. Untersuchungen über die Leukocyten gesunder Kinder. Arch. f. Kinderheilk. Bd. 59. 1913. — **Rieux, J.:** Du grand mononucléaire du sang et de ses variations dans les divers états pathologiques. Fol. haematol. Bd. 10. 1910. — **Sabin, Florence:** Studies of living human blood cells. Bull. of Johns Hopkins hosp. Bd. 34. 1923. — **Sabrazès, J.:** Des oxydases et peroxydases du sang. Arch. des maladies du cœur, des vaisseaux et du sang Bd. 15. 1922. — **Scarlatti:** Sulla natura delle granulazioni dei grandi mononucleati del sangue circolante e sul loro significato morfologico. Il tommasi Bd. 8. 1913. — **Schilling, V.:** a) Über Technik der Leukocytenuntersuchungen und ihre praktischen Erfolge. Berlin. klin. Wochenschr. Jg. 57. 1920. — b) Praktische Blutlehre. 1923. — **Schittenhelm, A. u. Ehrhardt, W.:** Untersuchungen über die Beziehungen des reticulo-endothelialen Systems zu den großen Monocyten des Blutes mit Hilfe der Vitalspeicherung. Zeitschr. f. d. ges. exp. Med. Bd. 46. 1925. — **Simpson, Miriam:** Vital staining of human and mammalian blood with special reference to the separation of the monocytes. Proc. of the Americ. assoc. of anat. record Bd. 23. 1922. — **Stahl, R., Horstmann** u. **Hilsnitz:** Untersuchungen mittels der vitalen Jodfixation am strömenden Blute und am Knochenmark. Zugleich ein Beitrag zur Plättchengenese. Virchows Arch. f. pathol. Anat. u. Physiol. Bd. 257. 1925. — **Wallenberg, H.:** Beiträge zur Monocytenfrage. Zeitschr. f. klin. Med. Bd. 95. 1922. — **Weidenreich, F.:** Die Leukocyten und verwandte Zellformen. Zeitschr. f. d. ges. Anat., Abt. B: Ergebn. d. Anat. u. Entwicklungsgesch. Bd. 19. 1909.

V. Lymphocyten.

A. Aussehen im frischen Präparat, Maße, Anzahl.

In einer 0,9 proz. Kochsalzlösung erscheint der Zelleib hell und von verwaschener Zeichnung. Nur mit Mühe vermag man in ihm kleine graue Körnchen und feine Fäden zu entdecken. Einige sind jedoch ganz körnchenfrei. Die Peripherie der kugeligen Zelle ist entweder glatt oder, wie in dieser Lösung häufiger, mit kurzen feinen Stacheln bedeckt (Abb. 46 und 47).

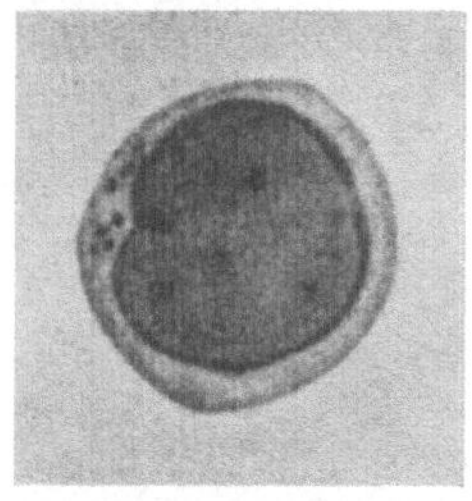

Abb. 46. Lymphocyt, fixiert mit NaCl 0,9 OsO₄, gefärbt mit Toluidinblau.

Der Kern ist in manchen Zellen unsichtbar; wenn er sich aber deutlich abzeichnet, so ist er meistens von ovoider Gestalt ohne besondere Struktur und so groß, daß er den größten Teil der Zelle einnimmt. Er liegt aber exzentrisch, der Peripherie an einer Seite bedeutend näher als an der gegenüberliegenden. Er kann aber auch kugelig sein oder in der Aufsicht nierenförmig mit einer leichten oder tiefen Delle oder sehr tief eingekerbt.

Es gibt kleine, mittlere und große Formen von Lymphocyten. Die kleinen Formen, die die Größe der roten Blutkörperchen erreichen, haben folgende Maße:

Durchmesser in μ:	6,3	6,5	6,6	6,8	6,9	7,0	7,2	7,4	7,5	7,6	7,7	7,8	7,9	8,4
Anzahl:	1	1	2	2	2	2	2	6	3	3	2	3	1	1

Nach Weidenreich (1909) machen sie bei Erwachsenen 20—25 vH aller Leukocyten aus, genauer bei Erwachsenen zwischen 22 und 45 Jahren 31,6 vH, zwischen 67 und 81 Jahren 20,4 vH, über 80 Jahren 24,85 vH, bei Säuglingen dagegen 59 vH. (Nach Tuerk 1912 nur 16—25 vH.) Arneth und Nienkemper (1923) stellen fest, daß die mit Muttermilch ernährten Säuglinge die Umstellung des Blutbildes im Sinne einer starken Vermehrung der Lymphocyten auf 62—70 vH und Zurückdrängung der Neutrophilen auf 22—30 vH viel langsamer bewirken, als die mit gemischter Nahrung oder nur mit künstlicher auferzogenen. Nach Dina Rabinowitsch (1913) beträgt die Zahl der Lymphocyten im ersten Jahre 60 vH aller weißen Zellen und nimmt bis zum 15.—16. Jahre kontinuierlich ab bis auf 30 vH. Nach Carstanjen (1900)

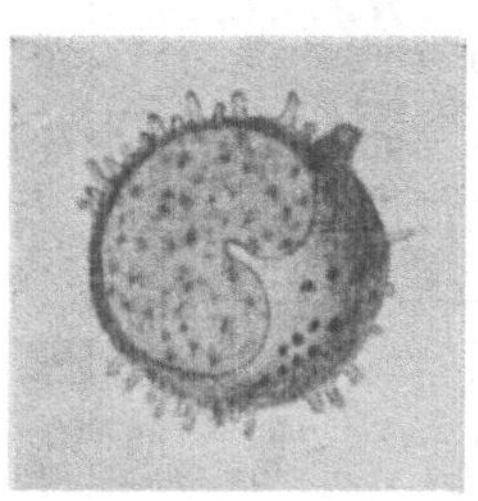

Abb. 47. Lymphocyt in NaCl 0,9 vH.

ist die Zahl in den ersten Stunden 16 vH, steigt dann rasch bis auf 45,6 vH am 12. Tage, dann wieder ein Absinken bis zum 5. Lebensjahre. Von nun an schwankt die Zahl zwischen 19,33 und 33,25 vH. Im Durchschnitt sind also beim Erwachsenen 1500—2000 im Kubikmillimeter. Die mittleren und die großen Lymphocyten sind seltener. Nach Arneth (1920) machen die kleinen Formen im normalen Blutbild etwa 62,7, die mittleren 34,6 und die großen 2,7 vH aller Lymphocyten aus. TUERK (1904) und PATELLA (1906) sehen überhaupt keine echten großen Lymphocyten im Blut, solange es normal ist. PATELLA hält die Unterscheidung nach der Größe für überflüssig; es stünde die Vergrößerung des Volumens in direkter Beziehung zu Alter und Reife; die größten wären am Anfang der Cytolyse.

B. Die Oberflächenschicht.

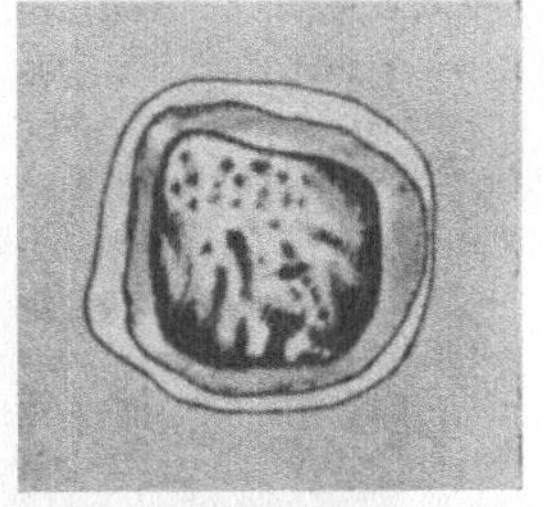

Abb. 48. Lymphocyt nach Behandlung 1. mit NaCl 0,2 HCl 0,02 vH, 2. mit NaCl 0,9 vH.

Der Zelleib wird durch eine besondere Schicht abgeschlossen. Beströmt man die frische Zelle mit NaCl 0,2 HCl 0,02 vH 6 Minuten lang und darauf mit NaCl 0,9 vH, so sieht man, wie sich die gedehnte Zelle wieder zusammenzieht und sich eine feine Membran von ihr abhebt (Abb. 48). Behandle ich mit NaCl 0,9 NaOH 0,08 vH, so wird nach 7 Minuten der Kern kugelig und voller Körnchen, der Leib dagegen völlig körnchenfrei. Dann vergrößert sich der Kern plötzlich, wobei er homogen wird und fast die ganze Zelle ausfüllt. Er wird dauernd noch größer, bis die Zelle platzt und sich ganz auflöst. In NaCl 0,9 NaOH 0,1 vH verhalten sich die Volumina von Kern und Leib während der Beströmung folgendermaßen:

	Leib	Kern
Beginn:	218,0 μ^3	91,7 μ^3
2 Minuten 10 Sek.	146,6 „	102,2 „
3 „ 20 „	175,9 „	113,1 „
4 „ 45 „	58,6 „	136,9 „
6 „	116,4 „	113,1 „

In NaCl 0,9 NaOH 0,05 vH verhält sich die Oberfläche so:

Beginn:	187,2 μ^2	nach 4 Min. 30 Sek.	187,2 μ^2
nach 30 Sekunden:	187,2 „	„ 5 „ 50 „	189,4 „
„ 1 Min. 20 Sek.:	184,7 „	„ 7 „ 15 „	191,9 „
„ 2 „ 45 „	184,7 „	„ 8 „ 25 „	227,4 „
„ 3 „ 25 „	184,7 „	„ 9 „ 20 „	235,6 „

Sie hat sich also um etwa 26 vH ihrer Anfangsgröße ausgedehnt; in anderen Fällen um 39 oder 43 vH. Wenn sie dann endlich reißt, zeigt sich, daß der Inhalt aufgelöst ist und ganz verschwindet.

Welcher Art diese Oberflächenschicht ist und in welchem Aggregatzustand sie sich befindet, das ist vorläufig nicht zu eruieren. ALBRECHT (1903) hält sie für lipoid.

In NaCl 0,2 vH wird die Zelle größer, die Körnchengruppe deutlicher, die Zelle platzt aber nicht, sondern bildet an vielen Stellen der Peripherie feine lange Ausläufer, die sich auch gabeln können (Abb. 49).

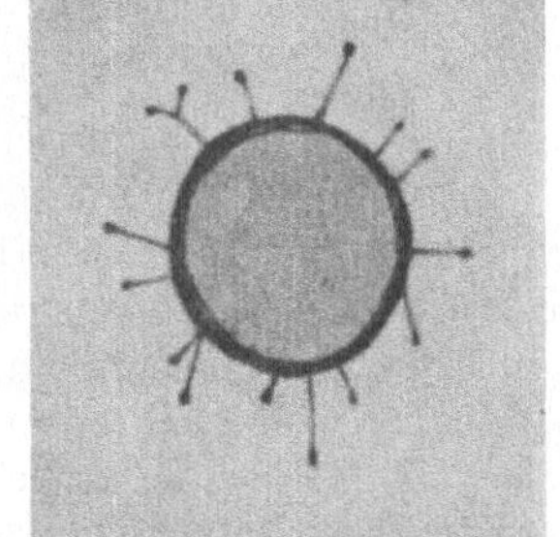

Abb. 49. Lymphocyt in NaCl 0,2 vH.

C. Das Cytoplasma.

Je breiter der Plasmasaum ist, sagt ARNETH (1920), um so blasser färbt er sich im allgemeinen mit basischen Farbstoffen. Bei den kleinen Lymphocyten übertreffen die schmalleibigen die breitleibigen außerordentlich. Das ist umgekehrt bei den mittelgroßen, und bei den großen sind von beiden Typen gleichviel. Alternde Zellen sollen einen breiten Plasmasaum haben, geringere Basophilie, einen kleineren Kern, der stärker basophil wird und sich einbuchtet. Grawitz und Grueneberg (1906) betonen ausdrücklich, daß der Zelleib im ultravioletten Lichte nicht homogen, sondern von wolkigen Trübungen erfüllt sei.

In Aqua destillata verschwinden die kleinen Fortsätze und die Zelle wird größer (Abb. 50). Der Zelleib ist ganz hell und durchsichtig. An einigen Stellen findet sich eine Anhäufung von sehr deutlichen, scharf voneinander unterscheidbaren, stärker lichtbrechenden Körnchen. Diese bewegen sich nicht. Das Zellvolumen kann sich um 200—300 vH des Anfangsvolumens vergrößern und die Oberfläche um 100—150 vH. Dann erst platzt der Zelleib und zieht sich etwas um den Kern zurück, die Körnchen bleiben am Kern sitzen, auch jetzt noch ohne Bewegung. Man kann aus diesem Versuch schließen, daß die Substanz des Zelleibes dicht sein muß, da sie trotz Wasseraufnahme nicht so dünnflüssig wird, daß die Körnchen sich bewegen und da auch nach dem Platzen der Zelle die Wasseraufnahme nicht zur Verflüssigung des Plasmas führt.

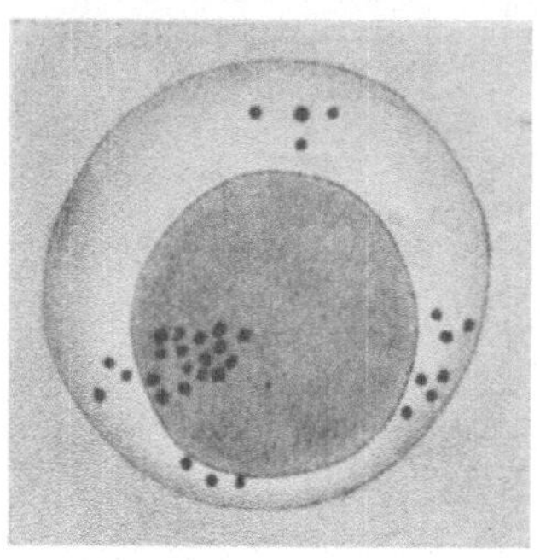

Abb. 50. Lymphocyt nach Behandlung mit Aqua destillata. Dieselbe Zelle wie in Abb. 47.

Nach Osmiumdampffixierung sieht Weidenreich (1909) ein helleres Endoplasma, das am Kern gelegen ist und fingerartige Fortsätze in ein dunkleres Exoplasma vorgeschoben hat.

In Methylenblau färbt sich ein sehr zierliches feines Maschenwerk basophiler Substanz oft mit Verdickungen an den Knotenpunkten. Im perinucleären Hof ist das Netzwerk schwächer. In Methylgrün-Pyronin färbt sich das Plasma leuchtend rot. Pappenheim (1912) erklärt diese Färbung für die spezifische Methode, die Lymphocyten zu erkennen. Rosin und Bibergeil (1904) färben es in Methylgrün-Magentarot intensiv rot.

v. Decastello und Krjukoff (1911) lassen die von ihnen dargestellten Plasmafäden arkadenförmig nach der Peripherie zu angeordnet sein. Die kleinen Fortsätze am Rande, die diesem ein ausgefranstes Aussehen verleihen, seien eben Fortsetzungen der basophilen Fäden. Aus dem Kern träten Fasern in den Zelleib, die ihre Kernfarbe verlören.

Floessner (1923) färbt mit Rubin den Leib der überlebenden Lymphocyten im Gegensatz zu allen anderen weißen Blutkörperchen.

D. Die Granula.

Die im frischen Präparat sichtbaren Granula sind in Aqua destillata und auch in alkalischer Kochsalzlösung löslich. Mit welchen der nachfolgend genannten Körnchen sie identisch sind, ist noch nicht erwiesen.

Mit der Giemsafärbung sieht Weidenreich (1909) an Osmiumpräparaten Körnchen sich leuchtend rot abheben. Das ist die azurophile Granulation (Abb.51). Sie sind nach seiner Angabe wenig zahlreich, rundlich und zerstreut liegend, bald gröber, bald feiner, sowohl im Exoplasma als im Endoplasma. Ob in den Reticulumknotenpunkten oder in den Maschen, ist nach Gulland (1906) nicht auszumachen. Das Plasma selbst färbt sich himmelblau. Sie können aber auch ganz fehlen. Wenn sie vorhanden sind, sind sie nach Grawitz und Grueneberg (1906) auch im ultravioletten Lichte zu erkennen. Gulland (1906) gibt an, daß sie größer und zahlreicher als im gewöhnlichen Trockenpräparat dann seien, wenn man den noch feuchten Ausstrich in WRIGHTscher Farbe und Methylalkohol eine halbe Stunde beläßt und dann erst trocknet. Die meisten Azurgranula haben nach ARNETH und STAHL (1922) die mittelgroßen, die kleinen weniger. Die älteren, großen rundkernigen Lymphocyten mit breitem Protoplasmaleib zeigten sogar bis zur Hälfte Azurgranula, und zwar feine Sorte, die grobe ist selten. Grobkörnige und gemischte Granulation käme noch am häufigsten bei den mittelgroßen vor. Sie finden sich nach BÉTANCÈS (1920) in etwa 750 mononucleären Zellen im Kubikmillimeter. Bei Schwangeren sind diese Zellen vermehrt. Sie kommen aber nicht nur im Blute, sondern auch an andern Körperzellen vor. ARNOLD (1914) hält auch die Azurgranula für plasmosomatische Bildungen. v. DE-CASTELLO und KRJUKOFF (1911) leiten sie wieder von Kernfäden ab, die ins Cytoplasma übergehen.

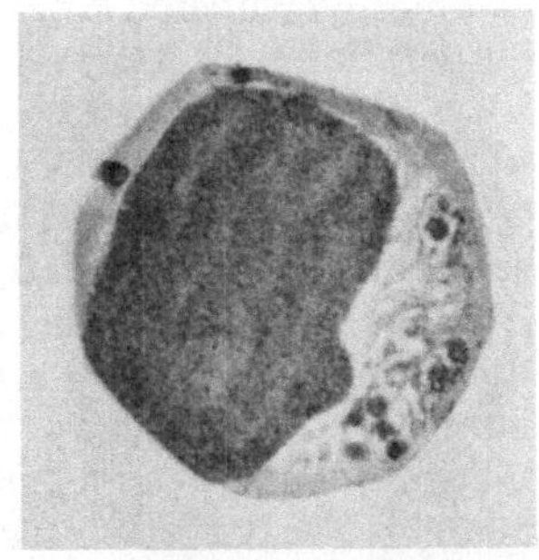

Abb. 51. Großer Lymphocyt mit Azurgranula. Kombinierte Giemsa-färbung.

1. Vakuolen.

FERRATA (1906) stellt vakuolenartige Einschlüsse dar, die bei Vitalfärbung mit Neutralrot oder Brillant-kresylblau zuerst diffus gefärbt sind, dann aber zieht sich die gefärbte Masse auf das Zentrum der Vakuole zu einer mehr oder minder großen Masse zusammen, die also in einem helleren Raume liegt.

2. Plastosomen.

Mit ALTMANNscher Granulafärbung können konstant fuchsinophile, am Kern gelegene kurze Stäbchen dargestellt werden, etwa 60—80 Stück. Das sind die SCHRIDDEschen Granula (SCHRIDDE 1905). Sie sind gelblich-karmoisinrot und werden für Plastosomen gehalten. COWDRY (1915) macht sie mit Janusgrün am überlebenden Lymphocyten deutlich. Im ultravioletten Licht sind sie nach GRAWITZ und GRUENEBERG (1906) auch zu erkennen. BECKTON (1909) färbt mit Säurefuchsin und Differenzierung mit Pikrinsäure-Alkohol auch Granula; doch läßt er es unentschieden, ob es sich hier um Artefakte oder präexistente Granula handelt und welchen sie im letzteren Falle zuzurechnen wären.

3. Fettkörnchen.

HAMMAR (1912) hält gewisse lipoide Körnchen, die in Lymphocyten vorkommen, für die Produkte einer prämortalen Autolyse.

E. Der Zentralapparat.

Centriolen finden sich in diesen Zellen gewöhnlich zwei, doch kommen nach WEIDENREICH (1908) auch drei vor.

F. Der Kern.

Tief eingebuchtete Kerne oder gar segmentierte sind nach ARNETH (1920) im normalen Blutbild selten, etwa bei 1,1 vH der Lymphocyten. Die segmentierten haben immer nur zwei Segmente und stellen die sogenannten Riederzellen vor. Die Delle ist vielfach rinnenförmig. Sicher ist sie bei vielen Zellen vorhanden, auch wenn ihre Lage sie unsichtbar macht. Dieser Meinung ist auch HAMMER-SCHLAG (1919).

Die kleinen Lymphocyten zeigen an den Kernen im ultravioletten Licht nach

Grawitz und Grueneberg (1906) eine unregelmäßige Struktur und sehr geringe Durchlässigkeit für dieses Licht, während die Kerne der größeren Formen es besser durchlassen.

Bei Färbung des überlebenden Präparates nach Rosin und Bibergell (1904) mit Methylgrün und Magentarot färbt sich die Grundsubstanz des Kernes grün und ein zentrales Balkenwerk rot.

v. Decastello und Krjukoff (1911) arbeiten mit Trockenpräparaten, die mit kombinierter Giemsafärbung behandelt sind und beschreiben die Zusammensetzung des Kernes aus Fäden. Die einzelnen Fasern sind derb, sie liegen manchmal so dicht beisammen, daß sie Schollen und Klumpen bilden; die Lücken zwischen den Faserbündeln täuschen Nucleolen vor. Hammerschlag (1919 und 1925) ist der Meinung, daß der Kern bandartig werden und einige wenige Faltungen machen kann. Nach Naegeli (1923) enthält er viel Basichromatin und wenig Oxychromatin. Er hat ein radspeichenartiges Chromatingerüst von plumper Form, das auch im ultravioletten Licht erkennbar ist. Ein bis zwei Nucleolen lassen sich darstellen. Das Chromatin ist nach v. Ebner (1902) in feine Lininfäden eingebettet. Kossel (1894) findet, daß bei Einwirkung von Methylgrün und Säurefuchsin auf Eiweißkörper und Nucleinsäure die letztere sich rein grün und die Eiweißkörper sich rein rot färben. Nuclein (= Nucleinsäure + Eiweiß) färbt sich blaugrün, Nucleohiston (= Nuclein + Histon) violett. In den ruhenden Kernen der Lymphzellen herrscht der violette Ton vor. Hier sei eine Übersicht der Zusammensetzung der Thymuslymphocyten von Kossels Schüler Lilienfeld (1894) wiedergegeben: Trockensubstanz: 11,49 vH.

Auf 100 Teile der Trockensubstanz kamen:

Gesamtphosphorgehalt	3,01	Teile
Gesamtstickstoffgehalt	15,03	„
Eiweißstoffe	1,76	„
Leukonuclein	66,78	„
Histon	8,67	„
Lecithin	7,51	„
Fette	4,02	„
Cholesterin	4,40	„
Glykogen	0,80	„
Silberverbindung der Nucleinbasen .	15,17	„

Aus den Lymphzellen läßt sich die Nucleinsäure am leichtesten darstellen.

Nach Kronberger (1907) färbt sich im Trockenpräparat, das mit Eosin und Malachitgrün behandelt ist, der Kern der Lymphocyten smaragdgrün im Gegensatz zu den himmelblauen Kernen der Leukocyten. Da Malachitgrün ein äußerst empfindlicher Indikator auf Säure und Alkalien ist, so schließt Kronberger, daß die Lymphocytenkerne sauer reagieren.

Kerne in Mitose wurden häufiger von Philipsborn (1925) im frischen Präparat gesehen.

G. Zellbewegung.

Wlassow und Sepp. (1904) betrachten Blut zwischen zwei Deckgläschen bei 37—38° C. Die Lymphocyten bekommen allmählich einen breiteren Protoplasmasaum und machen sehr träge Formveränderungen, die bei den größeren besser zu erkennen sind. Bei 40° C senden sie Pseudopodien aus, bei 44° C fangen sie an zu kriechen. Beim Sinken der Temperatur kommt diese Bewegung manchmal erst bei 35° C zum Stillstand. Durch wiederholte Temperaturerhöhungen kann man sie schon bei 36° C zur Bewegung veranlassen. Wolff (1901) hält die Bewegung der Lymphocyten, die sich auf Deetjens Nährboden zeigt und die eigentlich nur bei den großen deutlich ist, für eine Folge vom Reize des Nährbodens, ähnlich der Anregung der Spermienbewegung durch NaOH. JOLLY (1902) untersuchte sie im Blute kranker Personen (akute Leukämie und chronische Lymphocythämie) und fand, daß die Bewegung, die meist in Pseudopodienbildung, aber auch in Ortsbewegung bestand, bei 30° C begann, bei 40° C ihre größte Entwicklung hatte, aber durchaus nicht an allen Lymphocyten zu sehen war.

Nach SCHRIDDE (1905) können sie die Gefäßwand passieren. ÁLMQVIST (1902) trifft sie, wenn auch spärlich, in Bauchhöhlenexsudaten nach Einspritzung von Diphtheriekulturen und schließt daraus auf ihre Emigrationsfähigkeit. ASKANAZY (1905) sah die Pseudopodienbildung kleiner Lymphzellen am Lymphom im überlebenden Präparat in NaCl 0,9 vH. Der Kern ist dabei biegsam und modellierbar. Er wird aber nicht durch die Bewegung segmentiert. Auch DEETJEN (1906) sah außerhalb des Körpers die Lymphzellen sich auf Quarz bei 39—41°C bewegen und diese Bewegung bei Zimmertemperatur bis zu 10 Tagen anhalten. McCUTCHEON (1924) stellt fest, daß sich die Lymphocyten bei Körpertemperatur in der ersten Stunde der Beobachtung zu 54 vH bewegen, und zwar durchschnittlich 4 μ in der Minute. In der neunten Stunde bewegen sich alle, und zwar durchschnittlich 15 μ pro Minute.

H. Funktionen.

Nach NAEGELI (1923) sind sie keine Mikrophagen. Die Virulenz der Tuberkelbazillen wird durch Vermischung mit Lymphzellen nur geschwächt. Größere Formen sollen als Makrophagen auftreten. Sie enthalten keine Oxydasen, geben niemals Autolyse, schmelzen niemals das Gewebe ein.

Ihre wesentliche Funktion spricht sich nach BERGEL (1920 und 1925) darin aus, daß sie allein von allen weißen Blutkörperchen lipolytisch sind. Fette und Lipoide veranlassen die Lymphocyten zur Auswanderung und zur Phagocytose.

RESCH (1921) bestreitet die Richtigkeit dieser Anschauung, da Lymphocytose und lipolytisches Ferment keine Koinzidenz zeigten. Auch ASCHOFF und KAMIYA (1923) sprechen sich dagegen aus, während YOKOMORI (1922) eine Beziehung der Lymphocyten zum Fettstoffwechsel experimentell konstatierte. TUERK (1912) meint, daß sie wesentlich Bedeutung für die Resorption und vielleicht auch Assimilation von Substanzen besitzen, die bei der Ernährung mit Fetten und Kohlehydraten aufgenommen werden, außerdem zur Bekämpfung von krankmachenden Schädlichkeiten.

Literatur.

Albrecht, E.: Über die Bedeutung myelinogener Substanzen im Zelleben. Verhandl. d. dtsch. pathol. Ges., 6. Tag., 1903. — **Alexeieff, A.:** Rôle physiologique des lymphocytes. Théorie du mésenchyme. Cpt. rend. des séances de la soc. de biol. Bd. 93. 1925. — **Almqvist:** Über die Emigrationsfähigkeit der Lymphocyten. Virchows Arch. f. pathol. Anat. u. Physiol. Bd. 169. 1902. — **Arneth, J.:** a) Qualitative Blutlehre. W. Klinckhardt 1920. — b) Über das Lymphoidzellenblutbild. (Lymphocyten- und Monocytenblutbild.) Wien. med. Wochenschr. Jg. 70. 1920. — **Arneth, J. u. Stahl, Fr.:** Über die azurgranulierten Zellen und ik... normales qualitatives Blutbild nach ARNETH. Münch. med. Wochenschr. Jg. 69. 1922. — **Arneth, J. u. Nienkemper:** Über das normale qualitative Leukocytenblutbild des Säuglings nach ARNETH. Zeitschr. f. Kinderheilk. Bd. 34. 1923. — **Arnold, J.:** Über Diapedesis. 1. u. 2. Mitt. Virchows Arch. f. pathol. Anat. u. Physiol. Bd. 58. 1873. — **Aschoff, L. u. Kamiya, H.:** a) Über die „lipoidspaltende" Funktion der Lymphocyten. Dtsch. med. Wochenschr. Bd. 48. 1922. — b) Zur fettspaltenden Funktion der Lymphocyten. Ebenda Jg. 49. 1923. — **Askanazy:** Über amöboide Beweglichkeit der Lymphocyten. Zentralbl. f. allg. Pathol. u. pathol. Anat. Bd. 16. 1905. — **Beattie, J. M.:** Discussion on the rôle of the lymphocyte. Brit. med. journ. Bd. 2. 1904. — **Beckton, H.:** On the granules in plasma cells and lymphocytes. Journ. of pathol. a. bacteriol. Bd. 13. 1909. — **Bergel, S.:** a) Beiträge zur Biologie der Lymphocyten. Zeitschr. f. exp. Pathol. u. Therapie Bd. 21. 1920. — b) Zur fettspaltenden Funktion der Lymphocyten. Dtsch. med. Wochenschr.

Jg. 49. 1923. — c) Weiteres zur lipoidspaltenden Funktion der Lymphocyten. Zieglers Beitr. z. pathol. Anat. u. z. allg. Pathol. Bd. 73. 1925. — d) Zur Lymphocytenfrage. Klin. Wochenschr. Jg. 4. 1925. — **Bétancès, L.:** Contribution nouvelle à l'étude de la granulation dite azurophile. Arch. des maladies du cœur, des vaisseaux et du sang Jg. 13. 1920. — **Bonnin, H.:** Origine histiogène de la plupart des lymphocytes tissulaires et charactère spécifique des lymphocytes vrais. Cpt. rend. des séances de a soc. de biol. Bd. 87. 1922. — **Botkin, E.:** Zur Morphologie des Blutes und der Lymphe. Virchows Arch. f. pathol. Anat. u. Physiol. Bd. 145. 1896. — **Carstanjen, M.:** Wie verhalten sich die proz. Verhältnisse der verschiedenen Formen der weißen Blutkörperchen beim Menschen unter normalen Verhältnissen? Jahrb. f. Kinderheilk. Bd. 52. 1900. — **Ceconi, A.:** a) Randbemerkungen zur Publikation Schriddes usw. Münch. med. Wochenschr. 1905. — b) Per la storia delle granulazioni dei linfociti. Rif. med. Jg. 35. 1919. — **Cowdry, E.:** The vital staining of mitochondria with janus green and diethylsafranin in human blood cells. Internat. Monatsschr. f. Anat. u. Physiol. Bd. 31. 1915. — **Czermack, N.:** Einige Ergebnisse über die Entwicklung, Zusammensetzung und Funktion der Lymphknötchen der Darmwand. Arch. f. mikroskop. Anat. Bd. 42. 1893. — **v. Decastello, A. u. Krjukoff, A.:** Untersuchungen über die Struktur der Blutzellen. Berlin-Wien 1911. — **Deetjen, H.:** Teilungen der Leukocyten des Menschen außerhalb des Körpers. Bewegungen der Lymphocyten. Arch. f. Anat. u. Physiol., physiol. Abt. 1906. — **v. Ebner:** Vom Gefäßsystem. A. Köllikers Handb. d. Gewebelehre Bd. 3. 1902. — **Einhorn, M.:** Über das Verhalten der Lymphocyten zu den weißen Blutkörperchen. Diss. Berlin 1887. — **Ferrata, A.:** Sui globuli bianchi mononucleati. Arch. per le scienze med. Bd. 30. 1906. — **Floeßner, O.:** Frischfärbung von Blutelementen. Zeitschr. f. Biol. Bd. 78. 1923. — **Grawitz, E. u. Grueneberg:** Die Zellen des menschlichen Blutes im ultravioletten Lichte. Leipzig 1906. — **Gulland, G.:** Classification, origin and probable rôle of leucocytes, mastcells and plasmacells. Fol. haematol. Jg. 3. 1906. — **Gulland, L.:** Discussion on the rôle of the lymphocyte. The nature, relations, origin and function of lymphocytes. Brit. med. journ. 1904. — **Hammar, J.:** Lipoidbildung in den weißen Blutkörperchen. Mikroskopische Studien zur Autolyse des Blutes nebst einigen Beobachtungen über Vitalfärbung des Zellkerns. Kungl. svenska vetenskapsakad. handl. Bd. 49. 1912. — **Hammerschlag, R.:** a) Über den Kernbau der Leukocyten. Fol. haematol. Bd. 23. 1919. — b) Über die Morphologie der Lymphocytenkerne. Frankfurt. Zeitschr. f. Pathol. Bd. 32. 1925. — **Hayem, G.:** Des globules blancs mononucléaires du sang humain. Cpt. rend. des séances de la soc. de biol. Ser. 10, Bd. 6. 1899. — **Heidenhain, M.:** Über die Zentralkörpergruppe in den Lymphocyten der *Säugetiere,* während die Zellen ruhen und in Zellteilung. Verhandl. d. anat. Ges., 7. Vers., Göttingen 1893. — **Hirschfeld, H.:** Sind die Lymphocyten amöboider Bewegung fähig? Berlin. klin. Wochenschr. Jg. 38. 1901. — **Jolly, J.:** Sur les mouvements des lymphocytes. Cpt. rend. des séances de la soc. de biol. Bd. 54. 1902. — **Kossel, A.:** Über Lymphzellen. Dtsch. med. Wochenschr. Jg. 20. 1894. — **Kronberger, H.:** Über den Nachweis verschiedener Reaktion der Leukocyten- und Lymphocytenkerne durch Malachitgrün. Fol. haematol. Jg. 4, Suppl. 1. 1907. — **Lilienfeld, L.:** Zur Chemie der Leukocyten. Hoppe-Seylers Zeitschr. f. physiol. Chem. Bd. 18. 1894. — **Mc Cutcheon, M.:** Studies on the locomotion of leucocytes. III. The rate of locomotion of human lymphocytes in vitro. Americ. journ. of physiol. Bd. 69. 1924. — **Michaelis, L. u. Wolff, A.:** Die Lymphocyten. Dtsch. med. Wochenschr. Jg. 27. 1901. — **Naegeli, O.:** Blutkrankheiten und Blutdiagnostik. 4. Aufl. Leipzig 1923. — **Nagayo, M.:** On the function of the lymphocyte. Scient. reports from the government int. f. infect. dis. of the Tokyo imp. univ. Bd. 1. 1922. — **Pappenheim, A.:** a) Über Lymphocyten und aktive Lymphocytose. Fol. haematol. Bd. 3. 1906. — b) Einige Worte über Großlymphocyten, Myeloblasten und einige Lympholeukocyten in Anknüpfung an die vorstehende Mitteilung Schriddes. Ebenda Jg. 4. Suppl. 1907. — c) Über die Azurkörnung in den lymphoiden Blutzellen. Ebenda Bd. 9. 1910. — d) Zur Blutzellenfärbung im klinischen Bluttrockenpräparat und zur histologischen Schnittpräparatfärbung der hämatopoetischen Gewebe nach meinen Methoden. Ebenda Bd. 13. 1912. — **Patella, V.:** I leucociti non granulosi del sangue. Album di microfot. Siena 1906. — **v. Philipsborn, E.:** Untersuchungen über die weißen Blutzellen auf dem geheizten Objekttisch. Dtsch. Arch. f. klin. Med. Bd. 146. 1925. — **Rabinowitsch, Dina:** Die Leukocyten verschiedener Altersstufen. Untersuchungen über die Leukocyten gesunder Kinder. Arch. f. Kinderheilk. Bd. 59. 1913. — **Resch, A.:** Enthalten die Lymphocyten ein lipolytisches Ferment? Zugleich ein Beitrag über den Lipasegehalt des Liquor cerebrospinalis. Zeitschr. f. klin. Med. Jg. 92. 1921. — **Rosin, H. u. Bibergeil, E.:** Über vitale Blutfärbung und deren Ergebnisse bei Erythrocyten und Blutplättchen. Ebenda Bd. 54. 1904. — **Sabrazès, J.:** a) Le sang en coloration postvital au bleu de toluidine phéniqué. Cpt. rend. des séances de la soc. de biol. Bd. 88. 1923. — b) Bleu de toluidine phéniqué sous lamelle, sur frottis de sang desséchés. Granulations des lymphocytes, des monocytes et des globulins. Ebenda Bd. 88. 1923. — **Schridde, H.:** a) Die Wanderungsfähigkeit der Lymphocyten. Münch.

med. Wochenschr. Bd. 52. 1905. — b) Die Körnelungen der Lymphocyten des Blutes. Ebenda Jg. 52. 1905. — c) Weitere Beobachtungen über die lymphocytären Zellen des Menschen. Fol. haematol. Jg. 4, Suppl. 1907. — **Tuerk, W.:** Vorlesungen über klinische Hämatologie. Wien 1904; 1912. — **Weidenreich, F.:** a) Beiträge zur Kenntnis der granulierten Leukocyten. 5. Fortsetzung der Studien über das Blut und die blutbildenden und -zerstörenden Organe. Arch. f. mikroskop. Anat. Bd. 72. 1908. — b) Zur Morphologie und morphologischen Stellung der ungranulierten Leukocyten — Lymphocyten — des Blutes und der Lymphe. 6. Fortsetzung der Studien über das Blut und die blutbildenden und -zerstörenden Organe. Ebenda Bd. 73. 1909. — c) Une réponse. Bibliogr. anat. Bd. 22. 1912. — **Wlassow, K.** u. **Sepp, E.:** Zur Frage bezüglich der Bewegung und der Emigration der Lymphocyten des Blutes. Virchows Arch. f. pathol. Anat. u. Physiol. Bd. 176. 1904. — **Wolff, A.:** a) Gibt es eine aktive Lymphocytose? Dtsch. Ärztezeit. 1901. — b) Über die aktive Beweglichkeit der Lymphocyten. Berlin. klin. Wochenschr. Jg. 38. 1901. — **Yokomori, K.:** Experimentelle Untersuchungen über die Lymphocyten. Trans act. of the Japanese pathol. soc. Bd. 11. 1922.

VI. Die Blutplättchen.

(Hämatoblasten nach Hayem, plaquettes nach Bizzozero, globulins nach Donné, Thrombocyten nach Dekhuyzen.)

A. Aussehen im frischen Präparat, Anzahl, Maße.

Stellt man den Tubus des Mikroskops noch etwas höher ein, als zur Auffindung der Leukocyten erforderlich war, so sieht man im NaCl-Präparat mattglänzende, manchmal etwas grünliche Körperchen, die sich am Deckglas aufhalten, da sie spezifisch leichter als das Medium sind.

Diese Eigenschaft kann man auch benutzen, um ein Präparat zu erhalten, das nur aus Plättchen besteht. Man bringt nach Buerker (1904) einen Bluttropfen auf eine frisch geglättete Fläche von Paraffin, sorgt dafür, daß keine Verdunstung eintritt und läßt die roten und weißen Blutzellen absetzen. Die Plättchen sammeln sich in der Kuppe des Tropfens und können hier leicht abgenommen werden.

Schilling (1911 und 1921) behauptet, daß die Plättchen sich immer in Verbindung mit einem Erythrocyten befänden und daß man bei schneller Fixierung auch derartige Bilder konservieren könne. Brieger (1920) weist diese Angabe zurück.

Im normalen Blut sind die Plättchen sehr verschieden zahlreich. Die Zahlenwerte sind natürlich nur dann zu brauchen, wenn die Zählung vorgenommen ist, nachdem man die leicht eintretende Agglutination und die Verklebung mit dem Glas sowie mit dem Wundrand verhindert hat.

Die Grenzen der so gewonnenen Zahlen liegen bei 130000 und 750000 im Kubikmillimeter. Kemp (1906) führt die Verschiedenheit der Angaben auf die verschiedenen Methoden, aber auch auf die Jahreszeiten und die geographische Lage zurück.

Determann (1898) gibt das Verhältnis der Plättchen zu den Erythrocyten auf 1 : 18 bis 1 : 30, im Mittel auf 1 : 22 an. Van Emden fand (1898) eine Mittelzahl von 245000. Helber (1904) verdünnt das Blut mit einer 10 proz. Metaphosphatlösung und berechnet denselben Mittelwert wie Determann, nämlich 228000. Thomsen (1920) zählt nach einer neueren Methode beim Gesunden 250000—300000, Minimum 200000, Maximum 700000. Fonio (1912) fand als Mittelwert beim Manne 234000. Eine Schwankung zwischen 130000 und 350000 komme vor. Zahlen unter 200000 seien jedoch als vermindert zu betrachten. 348900 gibt aber Petri (1924) als Mittelwert und Kristenson (1922) 300000.

Bedeutend höhere Zahlen finden sich bei Brodie und Russel (1897), nämlich 635300. Sie berechnen diese nach der Erythrocytenzahl, die sie auf 5400000 annehmen und durch 8,5 dividieren. Der ebenfalls sorgfältig arbeitende Aynaud (1909) zählt 500000. Hofmann (1922) fängt das Blut in Paraffingefäßen mit Tyrodelösung, der Sublimat zugesetzt ist, auf und findet sogar 700000—900000.

Für Kinder in den ersten Lebenstagen bieten Lucas usw. (1921) folgende Mittelwerte:

1. Tag	305 000	5. Tag	295 000
2. „	300 000	6. „	278 000
3. „	308 000	7. „	278 000
4. „	310 000	8. „	266 000

Keilmann (1922) stellt bei gesunden Säuglingen nur 40000—200000 fest, Slawik (1920) bei 10 Tage alten Kindern 320000, Mc Lean usw. (1925) bei Neugebornen 278000, bei Kindern im 1. Lebensjahr 359000, im 2.—7. Lebensjahr 341000.

Bei Greisen zählt Demmer (1922) als Mittelzahl 85000 mit einer Amplitude von 20000—195000.

Über die Differenzen bei den Geschlechtern orientiert Floessner (1922): 760000 beim Manne, 682000 beim Weibe, wogegen Louros (1923) bei Frauen höhere Zahlen finden will als bei Männern.

Die geringe Übereinstimmung unter den Autoren kann zum Teil auch durch die physiologischen Schwankungen erklärt werden, die freilich Determann (1898) für den nüchternen Zustand, die Verdauungszeit, den Hunger und mäßige Körperanstrengungen nicht anerkennt. Bei chronisch schlechter Ernährung wären sie aber vermehrt. Arterielles und venöses Blut zeigten keine Unterschiede. Tagesschwankungen werden auch von Kristenson geleugnet. Caccuri (1924) stellt aber eine bedeutende Verminderung der Plättchen nach anstrengender Arbeit fest und erklärt sie mit einem Abwandern aus der Peripherie in tiefere Organe unter dem Einflusse der Ermüdungsstoffe. Degkwitz (1920) zählt 300000 als Mittelwert. Beim selben Individuum zur selben Tageszeit sei die Anzahl gleich, und zwar morgens am niedrigsten, nachmittags am höchsten. Tagesschwankungen geben auch Port und Akiyama (1912) als beträchtlich um eine Mittelzahl von 230000—240000 an. Van Emden (1898) hält auch die individuellen Schwankungen für sehr bedeutend. Beata Kranzfeld (1925) ermittelt regelmäßige Tagesschwankungen. Die größte Anzahl ist nachmittags von 4—6 Uhr vorhanden. Im Durchschnitt fand sie morgens 209000, nachmittags 313000 und abends 215000.

Nach Bauer und Blaettler (1919) weisen subnormale und supranormale Zahlen auf degenerative Konstitutionen hin.

Die Größe der Plättchen wird gewöhnlich auf 2—3 μ im Durchmesser angegeben. Degkwitz (1920) berichtet, daß nur 5,6 vH größer wären. Nach Hayem (1889) überschreiten sie nie ein Maß von 5—5,75 μ. Andere halten die großen Formen für pathologisch (Glanzmann 1918). Besonders wechselnd soll die Größe in den ersten Lebenstagen sein, wie Slawik (1920) gesehen hat.

B. Form der Plättchen.

Die Form soll nach Weidenreich (1906) kreisrund, oval, keulenförmig, zugespitzt, wurst- oder raupenähnlich sein. Zeller (1921) unterscheidet nach Form und Inhalt zwölf verschiedene Klassen. Eine besondere Form der Plättchen beschreibt Slawik (1920) bei Neugeborenen in den ersten Lebenstagen. Hier fand er Plättchen, „die eine blasse, von einem kapselartig sie umschließenden, rötlich (Giemsa) tingierten Ring begrenzte Scheibe darstellten. Sie enthalten entweder keine Granula oder vereinzelt ganz kleine und zeigen mitunter ein zentrales feines strahliges Netzwerk". Diese Form agglutinierte nicht. Nach Versuchen von

FLOESSNER gibt HOFMANN (1922) an, daß die Normalform in Tyrodelösung eine Art Spindel- oder flache Birnform ist. Bei beginnendem Zerfall träten stark lichtbrechende Körnchen im Innern auf und man sähe Fortsätze aussprießen. Diese Form will aber LAKER (1882) nicht gelten lassen. Sie seien vielmehr bikonkav wie die Erythrocyten und kreisrund. DEGKWITZ (1923) bringt einen Tropfen folgenden Gemisches auf die Fingerkuppe: NaCl 0,4 NaPO$_3$ 0,4 Formalin 40 vH 3 cm³ Aqua 100 und findet sie auf paraffiniertem Objektträger rund oder oval und plattgedrückt, in der Kantenansicht spindelförmig. Dieselben Formen erhält man nach meiner Erfahrung auch, wenn man durch einen mit etwas OsO$_4$ versehenen NaCl 0,9 vH-Tropfen hindurchsticht und auf gewöhnlichem Objektträger untersucht. (Abb. 52). HAYEM (1889) findet, daß die Plättchen im Nativpräparat und ebenso im Jodserum bei —1° C bis höchstens +1,5° C sich in der Form gut erhalten. Nach AYNAUD (1909) sind die Plättchen in vivo oder nach sorgfältigem Schutz vor Gewebssäften und bei 38° C stäbchenförmig. Allmählich werden sie dann

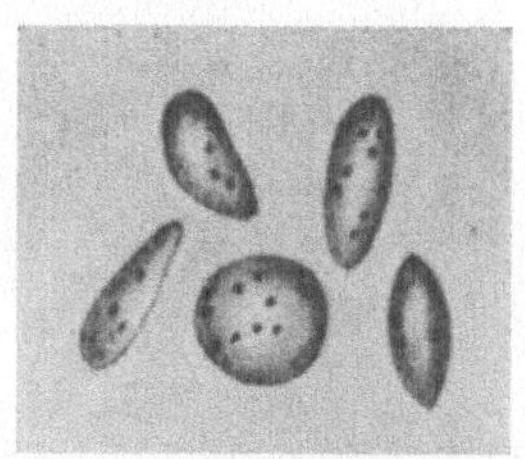

Abb. 52.   Blutplättchen in NaCl 0,9 OsO$_4$ 0,08 vH fixiert.

nach ACHARD und AYNAUD (1908) oval und dann rundlich, wenn man sie bei Laboratoriumstemperatur untersucht, nehmen aber in 38° C wieder Stäbchenform an. Diese Versuche sind an *Esels*blut gemacht. Bei längerer Beobachtung sieht man die Stäbchen sich krümmen und wieder strecken. Amöboide Bewegungen aber haben sie nicht beobachtet.

C. Das Hyalomer.

Nach Osmiumfixierung sieht man immer nur wenige Körnchen in ihnen. Streicht man aber einen solchen mit NaCl 0,9 OsO$_4$ 0,08 vH versetzten Bluttropfen auf den Objektträger aus und färbt mit kombiniertem Giemsaverfahren (Abb. 53), so erscheinen die nun ganz flach gedrückten Plättchen größer und enthalten sehr viel mehr Körnchen. Diese sind rotviolett und liegen in einer hellblau gefärbten Grundmasse entweder so, daß sie einen zentralen Körper ausmachen, der noch von einem blauen Saum eingefaßt ist, oder sie füllen das ganze Plättchen gleichmäßig aus. Ob die Körnchen als so geformte Substanz vorher nicht vorhanden waren oder ob sie jetzt erst alle durch die Färbung hervorgehoben werden, das ist meiner Meinung nach nicht mit Sicherheit zu sagen. Jedenfalls offenbaren sich als Bestandteile des Blutplättchens zwei Substanzen: die eine ist im Giemsapräparat hellblau und ist die Grundmasse, die zweite ist die Körnchensubstanz. Nun aber sieht man nach

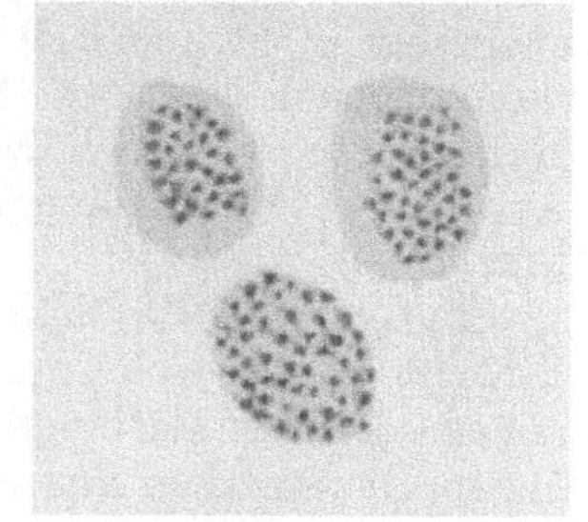

Abb. 53. Blutplättchen in NaCl 0,9 OsO$_4$ 0,08 vH aufgefangen. Abstrich, Trockenpräparat, Giemsafärbung.

gewissen Behandlungen eine dritte, ganz helle hyaline Substanz austreten und Ausläufer bilden, das ist das Hyalomer (PUCHBERGER 1903). Ob diese Masse eine Art Cytoplasma ist, kann, wie SCHWALBE (1902) meint, schwer nachgewiesen werden.

In 2proz. Kochsalzlösung bestehen die Plättchen alle aus einem hellglänzenden Klümpchen, von dem stachelige Fortsätze ausgehen und das im Innern einige Körnchen erkennen läßt (Abb. 54). Hier also sind alle drei Substanzen beieinander zu sehen: die Grundsubstanz, in ihr die Körnchen und an ihr das Hyalomer. Wir betrachten zunächst das Hyalomer, das hier durch die Stacheln repräsentiert wird.

Die Stacheln sind sehr ungleich lang; ich habe bis zu 6 μ gemessen. Sie machen einen steifen, unbeweglichen Eindruck. Wenn in einem gewöhnlichen Deckglaspräparat die Körnchen in rollender Bewegung sind, sieht man, daß die Mittelstücke platt sind mit einer oberen und einer unteren Fläche. Auch ohne Erwärmung und ohne besonderen Nährboden bemerkt man schon in NaCl 0,9 vH, daß die Form der Stacheln sich allmählich ändern kann, daß sie breiter werden, auch

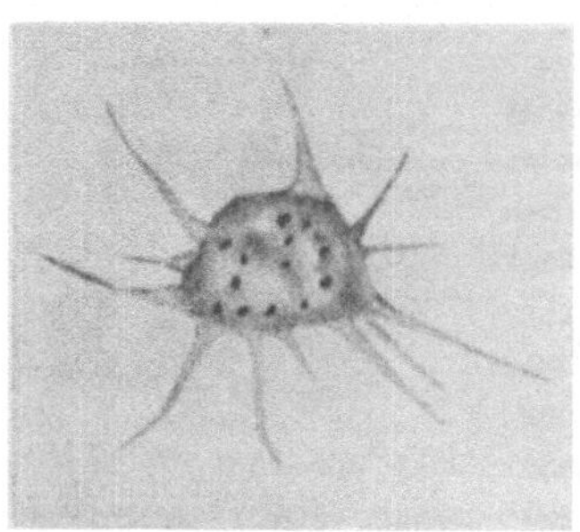

Abb. 54. Blutplättchen in NaCl 2,0 vH. Nicht fixiert.

länger oder ganz eingezogen werden und wieder neu hervorsprießen können. Dieselben feinen Ausläufer sieht VAN HERWERDEN (1920), wenn er einen kleinen Bluttropfen mit einem größeren DEETJENscher Lösung auf einem Deckglas vermischt und in feuchter Kammer bei 38° C aufbewahrt und dann mit Formoldämpfen fixiert. DEETJEN (1909) bemüht sich, die Plättchen, deren rascher Zerfall außerhalb der Gefäße bekannt ist, in normaler Form zu halten und die Ursachen des Zerfalls zu eruieren. Er findet zunächst, daß die alkalische Reaktion des der Kohlensäure beraubten Blutes außerhalb des Körpers ein wichtiger Faktor ist, daß eine Hydroxylionenkonzentration von $1 \cdot 10^{-5}$ dazu genüge. Aber auch eine H-Ionenkonzentration von $2 \cdot 10^{-4}$ bewirke dasselbe. Man könne aber den Zerfall auch in alkalischer Lösung durch Hirudin, Salze der Manganreihe, Wittepepton und Peroxyde hintanhalten. Auf Agar mit Natriummetaphoshpat bei 40° C sah DEETJEN (1891) besonders gut die Bewegung des Hyalomers, die 4 Stunden anhielt, bei Zimmertemperatur sogar 24 Stunden. Will man hierin den Ausdruck einer selbständigen Zellbewegung sehen, so erinnert SCHWALBE (1902) daran, daß auch abgeschnittene Pseudopodien von *Rhizopoden* wieder Pseudopodien aussenden können. WLASSOW und SEPP (1902) bestreiten sogar, daß es sich bei der Formänderung des Hyalomers um eine echte amöboide Bewegung handle, besonders deswegen, weil diese Bewegung unter dem Einfluß von Protoplasmagiften bei den Leukocyten zwar sistiere, bei den Plättchen aber nicht und weil sie nie innerhalb der Gefäße stattfinde. In dem Hyalomer soll nach DEETJEN (1897) eine feine Streifung vorkommen, niemals jedoch Hämoglobin, wie noch HAYEM glaubte. Blutplättchen machen auch in großer Anzahl den Eindruck einer weißen Masse ohne Spur von gelber Farbe (PAGNIEZ 1909).

SCHILLING (1918) hält das Hyalomer für ein Gerinnungshäutchen aus dem Blutplasma, das sich durch Apposition zu großen, zackigen Gebilden umwandeln könne. Beweise dafür gibt er jedoch nicht. Nach unserer Meinung ist sie eine Masse, die aus dem linsenförmigen Plättchen herausgedrückt wird und ist demnach bei wohlkonservierten Plättchen nicht zu erkennen. Wenn sie aber, wie in den Präparaten von DEETJEN und KOPSCH, in breiter Masse die Grundsubstanz umgibt, so erscheint diese Grundsubstanz kleiner, kompakter und kann als Kern einer Zelle imponieren.

D. Das Chromomer.

In den meisten Präparaten enthält die Grundsubstanz Körnchen. Nach ZELLER (1922) sind im Citratblut oder in dem in paraffinierten Gefäßen aufgefangenen Blut keine Granula zu sehen; sie träten erst nach längerer Zeit hervor. LOEWIT (1884), der die Plättchen für Globulinniederschläge aus dem Plasma hält, sagt, daß sie in 2—3 vH NaCl und 5—10 vH $MgSO_4$ ausschließlich aus körniger Substanz bestünden, was ich nicht zugeben kann. Ein reichliches Ausströmen

der hyalinen Substanz beobachtete er bei Bespülung mit NaCl 0,4 vH und gibt
an, daß sie sich in NaCl 10 vH auflöst, während die Grundmasse unversehrt bliebe.
Ebenso sei die körnige Masse in HCl 0,2 vH unlöslich, die hyaline aber löslich.
Das Auftreten der Granulierung sei schon eine Degeneration.

Grundmasse mit Körnchen werden von PUCHBERGER (1903) Chromomer genannt. FLOESSNER (1923) färbt Citratblut mit Rubinlösung in NaCl 0,9 vH und
erhält bei den Blutplättchen eine dunkler gefärbte Zentralsubstanz mit noch
dunkler gefärbten Körnchen. Im Durchströmungsapparat sieht man bei Wasserbehandlung die Grundsubstanz quellen, die Körnchen aber unverändert bleiben.
Die Form der Grundsubstanz bleibt auch im vergrößerten Zustande dieselbe, sie
wird also nicht kugelig. Bei einigen, aber nicht der Mehrzahl, wird der Körnchenkörper so flüssig, daß die Körnchen in Bewegung geraten. Das Hyalomer vergrößert sich ebenfalls, und zwar meistens
so, daß sich am Grunde der Stacheln kugelige oder ovoide Anschwellungen bilden, auf
denen noch die Stacheln sitzen. So erscheinen ein oder mehrere Buckel, die sich zu
einer größeren Masse vereinigen können und
dieser Masse sitzt das Chromomer auf. Man
sieht niemals den Körnchenkörper etwa aus
einer ihn umgebenden Masse herausschlüpfen. Die Lagerung beider Substanzen nebenund nicht ineinander wird so sehr deutlich,
und nur wenn man sie im Mikroskop übereinander erblickt, kann man sich in dem
Sinne täuschen lassen, als ob der Körnchenkörper oder das Chromomer nach Art eines
Kernes in der ihn umgebenden Substanz gelagert wäre. Schon BIZZOZERO (1891) beschreibt die Trennung einer hyalinen Substanz von einer körnigen, die ihr aufsitzt, als

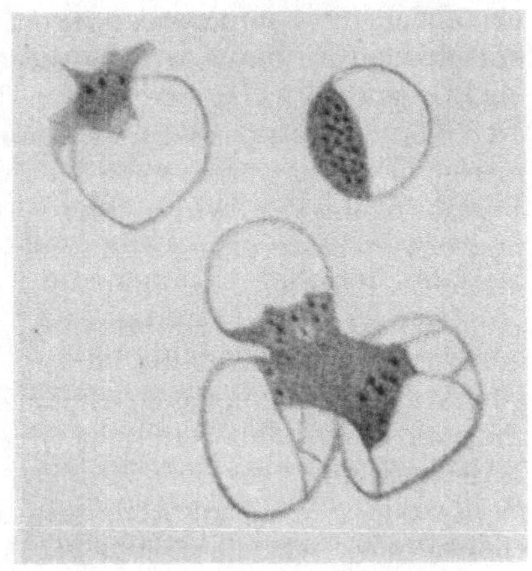

Abb. 55. Blutplättchen nach Behandlung 1. mit
Aqua destillata, 2. mit Giemsafärbung.

er die Experimente von LOEWIT mit starken Kochsalzlösungen wiederholte und
MUIR (1891) und später RIESS (1921) bilden sie ab (Abb. 55). Der Körnchenkörper läßt sich durch Beströmung mit NaCl 0,9 NaOH 0,05 vH isolieren, da
das Hyalomer sich hierin allein auflöst. Mit Hilfe ihrer vitalen Färbung mit
Eosin-Methylenblau finden ROSIN und BIBERGEIL (1904), daß die Grundsubstanz des Chromomers sich hellblau färbt und die Körnchen rot, während die
hyaline Substanz ungefärbt bleibt und nach STAHL (1923) in May-Gruenwald-
Giemsa neutrophil ist. DOWNEY (1913) findet auch Vakuolen in manchen Plättchen, freilich öfter in pathologischem Blut als in normalem. Die Granulationen
sind nach ihm nicht dieselbe Substanz wie in den Lymphocyten oder Monocyten,
obwohl sie auch azurophil sind. Sie stimmten vielmehr mit den Körnchen der
Megakaryocyten überein.

EISEN (1899) benutzt zum näheren Studium Trockenpräparate, die mit absolutem Alkohol fixiert und in Toluidinblau oder Hämalaun-Eosin gefärbt sind. Auf
Grund dieser Fixation kommt er zu einer Anschauung von dem Bau der Plättchen, die von der bisher gegebenen abweicht. Die Substanz besteht aus drei verschiedenen konzentrischen Zonen: im Zentrum liegt eine hell glänzende, verschieden gestaltete Masse, die sich nicht färbt. Sie wird von einer dunkleren Zone
umgeben, die eine oder mehrere dunkle Körner enthält, die meistens noch wieder
durch eine dunkle Masse zusammengehalten werden. Endlich eine Außenzone,
die sich wenig färbt und Ausläufer zeigt. Die Deutung, die EISEN diesen Teilen

gibt — er hält z. B. die dunklen Körner für Centriolen — wollen wir nicht näher erörtern. Die innerste ungefärbt bleibende Masse ist vielleicht dieselbe, die Downey (1913) und auch Brockband (1908) als Vakuole bezeichnen und Wright (1910) als vakuolenartiges Feld. An der Körnchenmasse zeigt sich nach Bestrahlung mit Röntgenstrahlen eine Verklumpung. Cowdry (1915) färbt mit Janusgrün in vielen Plättchen vital Körnchen, die er für Mitochondrien hält. Sabin (1923) unterscheidet zwei Typen von Körnern, solche, die zusammenlagern und sich mit Neutralrot färben und solche, die vereinzelt liegen und sich mit Janusgrün tingieren.

E. Morphologische Bedeutung der Substanzen.

Die viel erörterte Frage ist nun, ob das Chromomer ein Kern ist, das Hyalomer ein Zelleib und somit das ganze Plättchen eine Zelle. Deetjen (1897) hat sich entschieden für diese Ansicht ausgesprochen. Er hat die Plättchen auf einem mit $NaPO_3$ und K_2HPO_4 versetzten Nährboden beobachtet und mit OsO_4 fixiert. Der Körnchenkörper läßt sich dann mit Hämatoxylin und mit Anilinfarben tingieren. Ebenso war er auch im Trockenausstrich, der mit Alkohol vor- und mit Formol nachfixiert wurde, mit Hämatoxylin färbbar. Diese Resultate bestätigte und erweiterte Kopsch (1901 und 1904). Deetjen (1909) hat mit einer neuen Methode Plättchen erhalten, die einen runden, scharf vom Protoplasma abgegrenzten Kern mit Membran und Gerüst enthalten. Die Kernmembran ist eine dunklere, verhältnismäßig breite Zone, die freilich einen von gewöhnlichen Kernmembranen verschiedenen Eindruck macht. Ohne Schwierigkeit könne man an Präparaten, die mit Sublimat fixiert und nach Heidenhain gefärbt seien, nach Differenzierung ein netzförmiges Kerngerüst feststellen. Argutinski (1901) färbte den Körnchenkörper mit Eosin-Sodamethylenblaugemisch nach Nocht ebenso stark wie die Leukocytenkerne. Schimmelbusch (1885) bestreitet, daß die Kerne der Leukocyten und das Chromomer sich in gleicher Nuance färben. Besonders nach Fixierung mit 1 proz. OsO_4 und Färbung in Eosin-Anilingrün erschienen die Leukocytenkerne hellgrün, die Körner der Plättchen grau. Herwerden (1919) hat den Körnchenkörper nach Romanowsky purpurrot gefärbt und auch mit Heidenhainschem Hämatoxylin war er tingibel. Er beschreibt kleine pyknotische und große blasse „Kerne", niemals jedoch Mitosen, wohl Einschnürungen und Verdoppelungen. Aus diesen Versuchen wird nun ohne weiteres auf die Kernnatur des Chromomers geschlossen. Ebensowenig Bedenken tragen aber andere Autoren, wenn sie auf Grund weniger Versuche und Beobachtungen dem Körnchenkörper die Kernnatur absprechen. So behauptet Weidenreich (1906), daß das Chromomer in Essigsäure lösbar sei, eine Beobachtung, die nicht so ohne weiteres verwendet werden kann; denn Lilienfeld (zitiert nach Schneider 1903) weist nach, daß es in Eisessig und 60 proz. Essigsäure geschrumpft, in 5 proz. die homogene Masse stark abgeblaßt sei, in 1,3 proz. finde eine allmähliche Auflösung statt, bei 0,08 proz. sei die körnige Masse stark lichtbrechend und in 0,015 proz. fast homogen. Grawitz und Grueneberg (1906) sahen, daß der Körnchenkörper für ultraviolettes Licht durchgängig war, was gegen seine Kernnatur spräche, und als Anhänger der von Wright (1906) behaupteten Abstammung der Plättchen aus den Megakaryocyten des Knochenmarks verwirft Naegeli (1923) die Ansicht, daß der Körnchenkörper ein Kern sei. Kodama und Nagai (1922) geben bekannt, daß, mit der Jod-Eosinmethode behandelt, die Körnchen sehr intensiv alkalisch reagieren, was ebenfalls nicht zugunsten der Kerntheorie spricht. Mit Recht macht Schwalbe (1902) darauf aufmerksam, daß sich mit typischen Kernfarbstoffen auch andere Zelleinschlüsse färben lassen und es will mir auch scheinen, als ob mit Färbeversuchen allein die Frage nicht zu entscheiden sei. Hier wie überall in der Hämatologie wird noch ein übertrieben großes Gewicht auf die Färbungsresultate gelegt, und wenn irgendwo, so zeigt sich hier die Ohnmacht der von der rein morphologischen Richtung der Histologie erfundenen Methoden, zu klaren Entscheidungen vorzudringen. Untersuchungen mit der Nuclealreaktion wurden meines Wissens noch nicht an Plättchen gemacht (s. auch Voss 1925). Wenn HLAVA (1883) die Plättchen in toto für veränderte Kerne der weißen Blutkörperchen hält, und SCHILLING für Kerne der Erythroblasten, so ist ihre Beweisführung nicht unwidersprochen geblieben und wir können somit aus der Entwicklungsgeschichte keinen Anhalt für die Beurteilung der in den Plättchen vorhandenen Substanzen bekommen. Auch wenn auf serologischem Wege, den ROSENTHAL und FALKENHEIM (1922) betreten haben, erschlossen wird, daß die Plättchen dem leukopoetischen System näher stehen als dem erythropoetischen, können wir nicht mit Bestimmtheit sagen, daß Kernsubstanz nicht vorliegt. Im Gegenteil, der strikte Nachweis der Anwesenheit oder Abwesenheit von Kernsubstanz in den Plättchen würde uns vielmehr in der Forschung über ihre Genese auf die richtige Spur leiten. Eine Vermehrung der Kernmasse durch Mitose will freilich SCHILLING (1918) gesehen haben und eine Vermehrung mittels Durchschnürung MONDINO und SALA (1889). Sollte sich diese Beobachtung bestätigen, so wäre die Kernnatur des Körnchenkörpers wahrscheinlicher gemacht.

Auf der Suche nach der Herkunft der Plättchen fanden STAHL, HORSTMANN und HILSNITZ (1925), daß in ihnen besonders gestaltete Glykogenschollen vorkommen, die sich mit der ZOLLIKOFERschen Jodfixationsmethode kräftig braun färbten, ebenso wie ähnliche Massen in den Megakaryocyten.

F. Agglutination.

Im gewöhnlichen unverdünnten oder mit NaCl 0,9 vH verdünnten Blutpräparat sieht man die Plättchen vielfach zu größeren Haufen zusammenkleben. Wie die Verklebung vor sich gegangen ist, kann man am besten sehen, wenn man Wasser auf sie wirken läßt. Die Verklebung findet zwischen den Chromomeren statt (Abb. 55). Man erkennt das am deutlichsten da, wo nur zwei bis vier Körperchen vereinigt sind. Sie können so miteinander verschmelzen, daß man einen einzigen Körper vor sich zu haben glaubt und es erscheinen Bilder, wie sie SCHIMMELBUSCH (1885) und PUCHBERGER (1903) dargestellt haben. Sorgt man nun bei der Anfertigung des Präparates dafür, daß die Plättchen nicht agglutinieren, indem man das Blut in NaCl 2,0 vH auffängt und sofort mit NaCl 0,9 vH beströmt, so tritt keine aktive Annäherung der Plättchen auf; sie werden vielmehr nur durch die Molekularbewegung gegeneinander getrieben und während sie in der 2 proz. Lösung sich wieder nach der Berührung trennen, verkleben sie in der 0,9 proz. miteinander. Daraus kann man schließen, daß in dieser die Oberfläche klebrig wird.

G. Funktionen.

Die Beziehung der Plättchen zur Gerinnung, die von einigen Autoren ihnen allein zugeschrieben wird, von anderen völlig geleugnet wird, sind noch ungeklärt. BIZZOZERO (1882) findet, daß alle diejenigen Substanzen, die die Gerinnung verhindern, wie z. B. schwefelsaures Natron, schwefelsaure Magnesia, salpetersaures Natron, kohlensaures Natron, doppeltkohlensaures Natron und Glycerin auch konservierend auf die Plättchen wirken. Nach KRUSE (1922) kommen noch dazu Fluornatrium 1 vH, Kaliumoxalat 2 vH und Natriumcitrat 2 vH. In den Gefäßen eines getöteten *Tieres* seien die Plättchen so lange gut erhalten, als die Gerinnung noch nicht eingetreten sei. Das letztere leugnet WEIDENREICH (1906) und ebenso meinte schon HLAVA (1883) bewiesen zu haben, daß die Plättchen in höchst minimaler oder keiner Weise am Gerinnungsvorgang teilnähmen. SCHITTENHELM und BODONG (1906) bestätigen dagegen die Ergebnisse von MORAWITZ (1904), der in den Plättchen im Gegensatz zu den Erythrocyten, Leukocyten und Lymphocyten nicht nur Thrombokinasen, sondern auch Thrombogen fand. Ebenso meint BUERKER (1904 und 1908), daß für das Zustandekommen der Gerinnung der Zerfall der Plättchen maßgebend sei (s. auch BORDET und DELANGE 1911). Was mit den anderen körperlichen Elementen geschähe, sei gleichgültig. GOVAERTS (1921) sieht die vornehmste Funktion der Plättchen darin, daß sie fremdartige Substanzen, die ins Blut gelangt wären, einhüllten und mit ihnen dann in den Kapillaren festgehalten würden. Nach ROSKAM (1922) scheinen sie hier wie bei der Thrombenbildung eine rein passive Rolle zu spielen. Von ihrer Vitalität sei die Entstehung der Thromben nicht abgängig, sondern nur von der Opsonisation der Oberfläche, an die sie sich legen. Nach BIZZOZERO (1882) besteht der weiße Thrombus zum größten Teil aus Blutplättchen. Er findet auch (1891), daß bei *Hunden*, deren Blut nach wiederholtem Aderlaß und Transfusion defibrinierten Blutes fast vollständig plättchenfrei geworden ist, eine Gerinnung nicht mehr eintritt. Durch ein Antiserum konnte SACERDOTTI (1909) sie in wenigen Minuten innerhalb der Blutbahn eines *Versuchstieres* verschwinden lassen. Das Antiserum war so erhalten, daß ein *Tier* anderer Art mit einer Aufschwemmung von Plättchen des *Versuchstieres* versehen wurde und dessen Blut lieferte nach 10 Tagen das Serum. Wenn die Plättchen die Produktion spezifischer Antikörper veranlassen können, so, schließt SACERDOTTI, müssen sie Stoffe enthalten, die in keinem anderen Element des fließenden Blutes vorhanden sind, und demnach können sie auch von keinem dieser Elemente abstammen.

Oxydasen kommen nach SABRAZÈS (1922) nicht in ihnen vor. Phagocytose ist nach FIOROTO (1924) ausgeschlossen.

Literatur.

Achard, Ch. et **Aynaud, M.:** a) Forme et mouvements des globulins du sang. Cpt. rend. des séances de la soc. de biol. Bd. 64. 1908. — b) La survie des globulins hors de l'organisme. Ebenda Bd. 65. 1908. — c) Réduction du bleu de méthylène par les globulins. Ebenda Bd. 65. 1908. — **Argutinski, P.:** Zur Kenntnis der Blutplättchen. Anat. Anz. Bd. 19. 1901. — **Arnold, J.:** Über Herkunft der Blutplättchen. Zentralbl. f. allg. Pathol. u. pathol. Anat. Bd. 8. 1897. — **Aynaud, M.:** Le globulin des *Mammifères*. Thèse de Paris 1909. — **Bannermann, R.:** The technique of blood-plate counting in man. Lancet Bd. 204, 1923. — **Bauer, J.** u. **Blaettler, Hilde:** Beiträge zur klinischen Konstitutionspathologie. 6. Die Blutplättchen. Zeitschr. f. d. ges. Anat., Abt. 2: Zeitschr. f. Konstitutionslehre Bd. 5. 1919. — **Berger, J.:** Zur Blutplättchenzählung. Klin. Wochenschr. Bd. 2. 1923. — **Bétancès, L. M.:** Quelques images dites artificielles dans les frottis du sang. À propos de la morphologie du sitistocyte, du megakaryocyte et de la plaquette. Haematologica Bd. 3. 1922. — **Bianchini, G.:** Recherches sur les plaquettes du sang. Arch. ital. de biol. Bd. 73. 1924. — **Bizzozero, J.:** a) Über einen neuen Formbestandteil des Blutes und dessen Rolle bei der Thrombose und der Blutgerinnung. Virchows Arch. f. pathol. Anat. u. Physiol. Bd. 90. 1882 und Arch. ital. de biol. Bd. 1; 2. 1882. — b) Handbuch der klinischen Mikroskopie. 2. Aufl. 1887. — **Bizzozero, G.:** a) Sulle piastrine del sangue dei *Mammiferi*. Arch. per le scienze med. Jg. 15. 1891. — b) Sur les plaquettes du sang des *Mammifères*. 1. Sur la préexistence des plaquettes dans le sang circulant. Arch. ital. de biol. Bd. 16. 1891. — c) Über die Blutplättchen. Internat. Beitr. z. wiss. Med. Bd. 1. 1891. — **Bordet** et **Delange:** L'intervention des plaquettes sanguines dans la coagulation du sang. Bull. de l'acad. roy. de méd. de Belgique, Ser. 4, Bd. 25. 1911. — **Bremer, L.:** Über die Herkunft und Bedeutung der Blutplättchen. Zentralbl. f. d. med. Wiss. 1894. — **Brieger, E.:** Zur Blutplättchenfrage. Dtsch. med. Wochenschr. Jg. 46. 1920. — **Brockbank, E.:** Blood plates. Med. chronicle, Ser. 4, Bd. 14. 1908. — **Brodie, T.** and **Russell, A.:** The enumeration of blood-platelets. Journ. of physiol. Bd. 21. 1897. — **Buerker, K.:** a) Blutplättchen und Blutgerinnung. Pflügers Arch. f. d. ges. Physiol. Bd. 102. 1904. — b) Blutplättchen-

zerfall, Blutgerinnung und Muskelgerinnung. Münch. med. Wochenschr. Jg. 55. 1908.
— c) Probleme der Blutuntersuchung. Skandinav. Arch. f. Physiol. Bd. 43. 1923. —
Caccuri, S.: Piastrine e coagulazione del sangue nell'affaticamento. Policlinico, sez. prat.
Jg. 31. 1924. — **Cantieri, C.**: Le piastrine del sangue. Riv. sintetica. Riv. crit. d. clin.
med. Jg. 12. 1911. — **Castronuovo, G.**: Piastrine e pseudopiastrine nel sangue circolante.
Haematologica Bd. 1. 1920. — **Cesaris-Demel, A.**: Le piastrine: ricerche sulla loro origine,
sulla modalità della loro penetrazione nei vasi, sulle variazioni morfologiche che possono
presentare in circolo. Arch. per le scienze med. Bd. 42. 1919 und Arch. ital. de biol. Bd. 69.
1919. — **Cowdry, E.**: The vital staining of mitochondria with janus green and diethylsafranin in human blood cells. Internat. Monatsschr. f. Anat. u. Physiol. Bd. 31, 1915.
— **Deetjen, H.**: a) Untersuchungen über Blutplättchen. Virchows Arch. f. pathol. Anat.
u. Physiol. Bd. 164. 1891. — b) Eine Methode zur Fixierung der Bewegungszustände der
Leukocyten und Blutplättchen. Münch. med. Wochenschr. 1897. — c) Die Hülle der roten
Blutzellen. Virchows Arch. f. pathol. Anat. u. Physiol. Bd. 165. 1901. — d) Zerfall und
Leben der Blutplättchen. Hoppe-Seylers Zeitschr. f. physiol. Chem. Bd. 63. 1909. —
e) Entgegnung auf die Arbeit von F. MARINO: Sur la non-existence des plaquettes de
BIZZOZERO comme éléments constants . . . Fol. haematol., Arch. Bd. 13. 1912. — **Deck-
witz, R.**: a) Studien über Blutplättchen. Fol. haematol. Bd. 25. 1920. — b) Methodik
der Blutplättchenuntersuchung. ABDERHALDENS Handb. d. biochem. Arbeitsmeth., Abt. IV,
Teil 3, Lief. 106. 1923. — **Dekhuyzen**: Über Thrombocyten. Anat. Anz. Bd. 19. 1901. —
Demmer, Th.: Blutplättchen im Senium. Fol. haematol. Bd. 27. 1922. — **Determann**:
Klinische Untersuchungen über Blutplättchen. Dtsch. Arch. f. klin. Med. Bd. 61. 1898.
— **Downey, H.**: The origin of blood platelets. Fol. haematol., Arch. Bd. 15. 1913. —
Dubreuil, G.: Mitochondries des ostéoclastes et des cellules de BIZZOZERO. Cpt. rend. des
séances de la soc. de biol. Bd. 69. 1910. — **Eberth, C. J.** u. **Schimmelbusch**: Experimentelle
Untersuchungen über Thrombose. Virchows Arch. f. pathol. Anat. u. Physiol. Bd. 103;
105. 1886. — **Eisen, G.**: On the blood-plates of human blood with notes on the erythrocytes of *Amphiuma* and *Necturus*. Journ. of morphol. Bd. 15. 1899. — **Emden, J. van**:
a) Bijdragen tot de kennis van het blood. Diss. Leiden 1896. — b) Klinische Untersuchungen über die Blutplättchen. I. Das Zählen der Blutplättchen. II. Die Blutplättchen
in krankhaften Zuständen. Fortschr. d. Med. Bd. 16. 1898. — **Falkenheim**: Serologische
Untersuchungen über die Struktur und die Herkunft der Blutplättchen. Münch. med.
Wochenschr. Bd. 69. 1922. — **Farnos, Ilona**: Das Verhalten der Blutplättchen bei Neugebornen u. ganz jungen Säuglingen. Magyar orvosi arch. Bd. 26. 1925. — **Fiorito, G.**:
La fogocitosi delle piastrine. Haematologica Bd. 5. 1924. — **Firket, J.**: Sur la nature et
l'origine des plaquettes du sang circulant. Bull. histol. appl. Bd. 2. 1925. — **Floeßner, O.**:
a) Beobachtung und Zählung von Blutplättchen. Zeitschr. f. Biol. Bd. 77. 1922. — b) Zum
Vergleich der Spindelzellen des Blutes mit den Blutplättchen. Ebenda Bd. 78. 1923. —
Foà, P.: Sulle piastrine del sangue. Nota prel. Giorn. d. R. accad. d. med. di Torino
Jg. 62. 1899. — **Fonio, A.**: Über ein neues Verfahren der Blutplättchenzählung. Dtsch.
Zeitschr. f. Chirurg. Bd. 117. 1912. — **Fusari, R.**: Contributo allo studio delle piastrine del
sangue allo stato normale e patologico. Arch. per le scienze med. Bd. 10. 1886. — **Glanzmann, E.**: Hereditäre hämorrhagische Thrombasthenie. Ein Beitrag zur Pathologie der
Blutplättchen. Jahrb. f. Kinderheilk. Bd. 88. 1908. — **Goldhorn, L.**: The nature and origin
of blood plates. New York med. journ a. med. record Bd. 63. 1903. — **Govaerts, P.**: a) La
fonction antixénique des plaquettes sanguines. Arch. internat. de physiol. Bd. 16. 1921.
— b) Donnés actuelles sur l'origine et le rôle des plaquettes sanguines. Ann. et bull. de la
soc. roy. des sciences méd. et nat. de Bruxelles Jg. 1924. — **Grawitz, E.** u. **Grueneberg**: Die
Zellen des menschlichen Blutes im ultravioletten Lichte. Leipzig 1906. — **di Guglielmo, G.**:
Megacariociti e piastrine. Haematologica Bd. 1. 1920. — **Hanser, R.**: Zur Frage der Thrombose. Virchows Arch. f. pathol. Anat. u. Physiol. Bd. 213. 1913. — **Harris, V.**: LOEWIT
on the Pre-existence of blood-plates and the number of white blood corpuscles in normal
human blood. London med. recorder Bd. 3. 1890. — **Haycraft, J.** and **Carlier, E.**: Morphological changes that occur in the human blood during coagulation. Proc. of the roy. soc.
of Edinburgh, Sess. 1887—1888. — **Hayem, G.**: Du sang et de ses altérations anatomiques.
Paris 1889. — **Helber, E.**: Über Zählung der Blutplättchen im Blute des Menschen und
ihr Verhalten bei pathologischen Zuständen. Dtsch. Arch. f. klin. Med. Bd. 81. 1904. —
van Herwerden, M. A.: A method for fixing films of human blood cells during the ameboid
mouvement of leucocytes and thrombocytes. Journ. of exp. med. Bd. 32. 1920. — **Hirschfeld, H.**: a) Über die Entstehung der Blutplättchen. Virchows Arch. f. pathol. Anat. u.
Physiol. Bd. 166. 1901. — b) Zur Blutplättchenfrage. Anat. Anz. Bd. 20. 1902. — c) Über
Abstammung der Blutplättchen. Virchows Arch. f. pathol. Anat. u. Physiol. Bd. 178.
1904. — **Hlava, J.**: Die Beziehung der Blutplättchen BIZZOZEROS zur Blutgerinnung und
Thrombose. Arch. f. exp. Pathol. Bd. 17. 1883. — **Hofmann, F.**: Beobachtung und Zählung
von Blutplättchen. (Nach Vers. von Herrn Dr. FLOESSNER.) Sitzungsber. d. Ges. z. Förd.

d. ges. Naturwiss., Nr. 4. Marburg 1922. — **Holbrook, M.**: Hämatoblasts and blood-platelets. Americ. monthly microscop. journ., Bd. 15. Washington 1894. — **Keilmann, K.**: Zur Blutplättchenfrage im Säuglingsalter. Monatsschr. f. Kinderheilk. Bd. 23. 1922. — **Kemp, G.**: The blood plates. Their numeration in physiology and pathology. Journ. of the Americ. med. assoc. Bd. 46. 1906. — **Kemp, G. u. Calhonn, Henriette**: La numération des plaquettes du sang et la relation des plaquettes et des leucocytes avec la coagulation. Arch. ital. de biol. 1903. — **Klebs, E.**: Multiple Leberzellenthrombose. Ein Beitrag zur Entstehung schwerer Krankheitszustände in der Gravidität. Zieglers Beitr. z. pathol. Anat. u. z. allg. Pathol. Bd. 3. 1888. — **Kodama, T. u. Nagai, J.**: Untersuch. der Blutzellen durch die Jodeosinmethode. Transact. of the Japanese pathol. soc. Bd. 11. 1922. — **Kopsch, F.**: a) Die Thrombocyten (Blutplättchen) des Menschenblutes und ihre Veränderungen bei der Blutgerinnung. Anat. Anz. Bd. 19. 1901. — b) Über den Kern der Thrombocyten und über einige Methoden zur Einführung in das Studium der *Säugetier*thrombocyten. Internat. Monatsschrift f. Anat. u. Physiol. Bd. 21. 1904. — **Kranzfeld, Beata**: Zur Frage über die physiologischen Tagesschwankungen der Thrombocytenzahl. Pflügers Arch. f. d. ges. Physiol. Bd. 210. 1925. — **Kristenson, A.**: A new method for the direct counting of the so-called blood platelets in man. Acta med. scandinav. Bd. 57. 1922. — **Kruse, Th.**: A study of blood platelets. Americ. journ. of physiol. Bd. 59. 1922. — **Laguesse, E.**: Le troisième élément du sang ou thrombocyte. Echo méd. du Nord. Lille 1904. — **Laker, K.**: a) Studien über die Blutscheiben und den angeblichen Zerfall der weißen Blutkörperchen bei der Blutgerinnung. Sitzungsber. d. Akad. Wien, Mathem.-naturw. Kl. II, Bd. 86. 1882. — b) Die ersten Gerinnungserscheinungen des *Säugetier*blutes unter dem Mikroskop. Ebenda III, Bd. 90. 1884. — c) Die Blutscheibchen sind konstante Formelemente des normalen zirkulierenden *Säugetier*blutes. Virchows Arch. f. pathol. Anat. u. Physiol. Bd. 116. 1889. — **Le Sourd, L. et Pagniez, Ph.**: Recherches sur le rôle des plaquettes dans la renovation sanguine. Cpt. rend. des séances de la soc. de biol. Bd. 68. 1910. — **Lilienfeld, L.**: Über die chemische Beschaffenheit und die Abstammung der Plättchen. Arch. f. Anat. u. Physiol., physiol. Abt. 1891. — **Loeb, L.**: Über eine Methode, Blutplättchen in großer Menge rein zu erhalten. Zentralbl. f. Physiol. Bd. 17. 1903. — **Loeber, J.**: Zur Physiologie der Blutplättchen. Pflügers Arch. f. d. ges. Physiol. Bd. 140. 1911. — **Loewit, M.**: a) Beiträge zur Lehre von der Blutgerinnung. I. Mitt. Über das coagulative Vermögen der Blutplättchen. Sitzungsber. d. Akad. Wien, Mathem.-naturw. Kl. III, Bd. 89. 1884. — b) Beiträge zur Lehre von der Blutgerinnung. II. Mitt. Über die Bedeutung der Blutplättchen. Ebenda Bd. 90. 1884. — c) Über Blutplättchen und Thrombose. Fortschr. d. Med. Bd. 6. 1888. — d) Weitere Beobachtungen über Blutplättchen und Thrombose. Arch. f. exp. Pathol. u. Pharmakol. Bd. 24. 1888. — e) Über die Präexistenz der Blutplättchen und Zahl der weißen Blutkörperchen im normalen Blute des Menschen. Virchows Arch. f. pathol. Anat. u. Physiol. Bd. 117. 1889. — f) Über die Präexistenz der Blutplättchen. Zentralbl. f. allg. Pathol. u. pathol. Anat. Bd. 2. 1891. — g) Die Blutplättchen, ihre anatomische und chemische Bedeutung. Ergebn. d. allg. Pathol. u. pathol. Anat. Jg. 2. 1895. — **Louros, N.**: Zur Frage der Blutplättchenzahl bei der Frau. Arch. f. Gynäkol. Bd. 119. 1923. — **Lucas, W. P., Dearing, B. F., Hoobler, H. R., Cox, Anita, Jones, Martha R. and Smyth, Francis S.**: Blood studies in the new-born. Morphological; coagulation; urobilin and bilirubin. Americ. journ. of dis. of childr. Bd. 22. 1921. — **Marchesini, R.**: a) Cellule di BIZZOZERO o megacariociti e piastrine. Haematologica Bd. 3. 1922. — b) Sulle origini delle piastrine del sangue. Riv. di biol. Bd. 5. 1923. — **Marino, F.**: a) Recherches sur les plaquettes du sang. Cpt. rend. des séances de la soc. de biol. Bd. 58. 1904. — b) Remarques sur le travail de BIZZOZERO relatif aux plaquettes. Fol. haematol., Arch. Bd. 13. 1912. — c) Sur la non-existence des plaquettes de BIZZOZERO, comme éléments constants normaux et indépendants du sang des *Vertébrés*. Ebenda Bd. 13. 1912. — **Martelli, C.**: Su la genesi ed importanza delle piastrine. Pathologica Jg. 7. 1915. — **Maximow, A.**: Structure des globules rouges des *Mammifères* et production des plaquettes de BIZZOZERO. Arch. russe de pathol. Bd. 5. 1898. — **McLean, Stafford and Caffey, I. P.**: Blood platelet counts in infants and in young children. Americ. journ. of dis. of children. Bd. 30. 1925. — **Mondino, C. e Sala, L.**: Etude sur le sang. Arch. ital. de biol. Bd. 12. 1889. — **Morawitz, P.**: Beiträge zur Blutgerinnung. Dtsch. Arch. f. klin. Med. Bd. 79. 1904. — **Mueller, Helmut**: Zur Blutplättchenzählung nach SPITZ. Klin. Wochenschr. Bd. 3. 1924. — **Muir, R.**: Contributions to the physiology and pathology of the blood. Journ. of anat. a. physiol. Bd. 25. 1891. — **Naegeli, O.**: Blutkrankheiten und Blutdiagnostik. 4. Aufl. Leipzig 1923. — **Ogata**: Untersuchungen über die Herkunft der Blutplättchen. Zieglers Beitr. z. pathol. Anat. u. z. allg. Pathol. Bd. 52. 1912. — **Oselladore, G.**: Eine Methode zur histologischen Untersuchung und Zählung der Blutplättchen. Zeitschr. f. wiss. Mikroskopie Bd. 42. 1925. — **Pagniez, Ph.**: Aperçu sur l'état actuel de la question des plaquettes sanguines. Arch. des maladies du cœur, des vaisseaux et du sang Jg. 2. 1909. — **Petri, S.**: a) Sur la technique employée pour la numération des hématoblastes d'après la méthode de THOMSEN, dans les recherches expérimentales sur les *animaux*. Cpt. rend. des séances de la soc. de biol. Bd. 90. 1924. — b) Untersuchungen über die THOMSENschen Blutzählmethoden. Hospitaltidende Jg. 67. 1924. — **Petrone, A.**: Contributo alla quistione sull'esistenza dell'piastrine nel sangue normale. Boll. accad. Gioenia. N. S. Fasc. 48. 1897. — **Port u. Akiyama**: Klinische Untersuchungen über Blutplättchen. Dtsch. Arch. f. klin. Med. Bd. 106. 1912. — **Preisich, K. u. Heim, P.**: a) Durch Färbung lebhaft differenzierte Blutplättchen. Dtsch. med. Wochenschr. Jg. 29. 1903. — b) Antwort auf die Bemerkung H. HIRSCHFELDs zu unserer Arbeit: Die Abstammung der Blutplättchen. Virchows Arch. f. pathol. Anat. u. Physiol. Bd. 179. 1905. — **Puchberger, G.**: Bemerkungen zur vitalen Färbung der Blutplättchen des Menschen mit Brillantkresylblau. Ebenda Bd. 171. 1903. — **Rabl, H.**: Über die elektive Färbung der Blutplättchen im Trockenpräparat. Wien. klin. Wochenschr. Jg. 9. 1896. — **Rieß, L.**: Beobachtungen über Blutplättchen der *Säugetiere*. Arch. f. exp. Pathol. u. Pharmakol. Bd. 90. 1921. — **Rosenthal, F. u. Falkenheim, C.**: Serologische Untersuchungen über die Struktur und die Herkunft der Blutplättchen. Ebenda Bd. 92. 1922. — **Rosin, H. u. Bibergeil, E.**: Über vitale Blutfärbung und deren Ergebnisse bei den Erythrocyten und Blutplättchen. Zeitschr. f. klin. Med. Bd. 54. 1904. — **Roskam, J.**: a) Le rôle du plasma dans l'agglutination des globulins (plaquettes). Cpt. rend. des séances de la soc. de biol. Bd. 86. 1922. — b) De l'action, sur la pression sanguine, de l'extrait aqueux de globulins (plaquettes de BIZZOZERO). Ebenda Bd. 90. 1924. — c) Contribution à l'étude de la physiologie normale et pathol. du globulin (plaquette de BIZZOZERO). Arch. internat. de physiol. Bd. 20. 1922. — **Rowley, Mary**: Notes on the Morphology of blood plates. Journ. of the Americ. med. assoc. Bd. 46. 1906. — **Sabin, Florence**: Studies of living human blood cells. Bull. of Johns Hopkins hosp. Bd. 34. 1923. — **Sabrazès, J.**: Enclaves basophiles des polynucléaires. Cpt. rend. des séances de la soc. de biol. Bd. 86. 1922. — **Sacerdotti, C.**: a) Intorno alle piastrine del sangue. Arch. per le scienze med. Bd. 17. 1893. — b) Sur les plaquettes du sang. Arch. ital. de biol. Bd. 21. 1894. — c) Erythrocyten und Blutplättchen. Vorl. Mitt. Anat. Anz. Bd. 16. 1900 und Giorn. d. R. accad. d. med. di Torino Jg. 63. 1900. — d) Verhältnis der Erythrocyten zu den Blutplättchen im Blute der *Säuger*. Anat. Anz., Ergänzungsh. z. 18. Bd. 1900. — e) Sulle piastrine del sangue dei *Mammiferi*. Arch. per le scienze med. Bd. 25. 1901. — f) Les plaquettes des *Mammifères* et le sérum antiplaquettique. Arch. ital. de biol. Bd. 52. 1909. — **Schilling, V.**: a) Die Lösung der Blutplättchenfrage und ihre Ergebnisse für Klinik und Pathologie. Dtsch. med. Wochenschr. Bd. 44. 1918. — b) Ergänzungen zur Plättchenkerntheorie. Bemerkungen auf BRIEGERs Arbeit „Zur Plättchenfrage". Ebenda Bd. 46. 1920. — c) Die Zelltheorie des Erythrocyten als Grundlage der klinischen Wertung anämischer Blutbefunde. Virchows Arch. f. pathol. Anat. u. Physiol. Bd. 234. 1921. — **Schilling-Torgau, V.**: Neue Ansichten über die Anatomie der Erythrocyten und des Blutplättchens der *Säugetiere*. Verhandl. d. anat. Ges., Anat. Anz., Ergänzungsh. z. 38. Bd. 1911. — **Schimmelbusch**: Die Blutplättchen und die Blutgerinnung. Virchows Arch. f. pathol. Anat. u. Physiol. Bd. 101. 1885. — **Schittenhelm, A. u. Bodong, A.**: Beiträge zur Frage der Blutgerinnung mit besonderer Berücksichtigung der Hirudinwirkung. Arch. f. exp. Pathol. u. Pharmakol. Bd. 54. 1906. — **Schneider**: Beitrag zur Frage der Blutplättchengenese. Virchows Arch. f. pathol. Anat. u. Physiol. Bd. 174. 1903. — **Schultz, W.**: Die Blutplättchen. Klin. Wochenschr. Bd. 3. 1924. — **Schwalbe, E.**: a) Zur Blutplättchenfrage. Kritische Bemerkungen auf Grund eigener Untersuchungen. Anat. Anz. Bd. 20. 1902. — b) Die Blutplättchen, insbesondere ihr Bau und ihre Genese. Ergebn. d. allg. Pathol. u. pathol. Anat. Jg. 8. 1902. — c) Neuere Versuche zur Blutplättchenbildung. Verhandl. d. dtsch. pathol. Ges., 6. Tag., Jena 1903. — d) Die Morphologie des Thrombus und der Blutplättchen. Zieglers Beitr. z. pathol. Anat. u. z. allg. Pathol., Festschr. f. ARNOLD, Suppl. 7. 1905. — **Slawik, E.**: Studien über die physiologischen Verhältnisse des Blutes bei Neugeborenen mit besonderer Berücksichtigung der Blutplättchen. Zeitschr. f. Kinderheilk. Bd. 25. 1920. — **Spadaro, G.**: Le piastrine e loro derivazione dei globuli rossi: osservazioni nell' uomo e nei *Mammiferi* in condizioni normali e patologiche. Policlinico Jg. 14, Bd. 14. 1907. — **Stahl, R.**, Über die Blutplättchen bei Infektions- und Blutkrankheiten, insbesondere über die unreifen pathologischen Plättchenformen (Thromboblasten). Zeitschr. f. klin. Med. Bd. 96. 1923. — **Stahl, R., Horstmann u. Hilsnitz**: Untersuchungen mittels der vitalen Jodfixation am strömenden Blute und am Knochenmark. Zugleich ein Beitrag zur Plättchengenese. Virchows Arch. f. pathol. Anat. u. Physiol. Bd. 257. 1925. — **Tatarinoff, E.**: Zur Frage über die Blutplättchen. Bull. de l'inst. biol. de Perm Bd. 2. 1924. — **Thomsen, O.**: a) Methode zur direkten Zählung der Blutplättchen. Zentralbl. f. Herz- u. Gefäßkrankh. Jg. 12. 1920. — b) Micro-méthode pour la numération des plaquettes dans le sang. Cpt. rend. des séances de la soc. de biol. Bd. 89. 1923 — **Vallet, G.**: Deuxième note sur la coloration des plaquettes du sang. Ebenda Bd. 60. 1906. — **Voß, H.**: Untersuch. mit der Nuclealreaktion. Anat. Anz. Bd. 60, Ergänzungsh. 1925. — **Weicksel**: Zur Plättchenfrage. Münch. med. Wochenschr. Jg. 71. 1924. — **Weidenreich, F.**: Zur Morphologie der Blutplättchen. Anat. Anz. Bd. 29, Ergänzungsh. 1906. — **Werzberg, A.**: Über Blutplättchen und Thrombocyten, ihre Beziehung zu Erythrocyten und Lymphocyten nebst einem Anhang über die Erythrogenese. Fol. haematol. Bd. 10. 1910. — **Wittkower, E.**: a) Klinische und experimentelle Untersuchungen zur Blutplättchenfrage. Zeitschr. f. d. ges. exp. Med. Bd. 25. 1921. — b) Nachtrag zu meiner Arbeit: Klinische und experimentelle Untersuchungen zur Blutplättchenfrage. Ebenda Bd. 26. 1922. — **Wlassow, K. u. Sepp, E.**: Über den Kern und die amöboide Bewegung der Blutplättchen. Zentralbl. f. allg. Pathol. u. pathol. Anat. Bd. 13. 1902. — **Wright, J.**: a) Die Entstehung der Blutplättchen. Virchows Arch. f. pathol. Anat. u. Physiol. Bd. 186. 1906. — b) The histogenesis of the blood platelets. Journ. of morphol. Bd. 21. 1910. — **Zeller, H.**: a) Die Differenzierung der Blutplättchen. Dtsch. med. Wochenschr. Bd. 47. 1921. — b) Untersuchungen über Blutplättchen Gesunder und Kranker. Münch. med. Wochenschr. Bd. 69. 1922.

Namenverzeichnis.

Die *kursiv* gedruckten Zahlen weisen auf die Literaturverzeichnisse hin.

Foà, C. 41, *43*, 608, *619*.
— P. *619, 675*.
Focker *620.*
Foettinger *130.*
Fonio 667, *675.*
Fontana, F. 414, 461, *558.*
— L. *558.*
Foot, N. 349, 535, *558.*
Forssner, Hj. 3, 2/3, *24, 227.*
Fortunatow 51, *60.*
Fraisse 210, 224, *227.*
Francini *130.*
Franco, E. 285, *558.*
— und Ferrata, A. 414, *558.*
François, P. *558.*
Franitchevitch 169, *196.*
Fränkel 144.
Frattin 417.
Frehse 461.
Frehse, C. 461, *558, 659*
Freidsohn, A. 267, 430, 440, *558.*
Friederikse, A. 509, *558.*
Frenkel, S. *105.*
Frenzel 50.
Freund *622.*
Friboes, W. 10, *24, 43*, 73. 74.
Friedländer, C. 87, *89.*
Friedmann, Fr. 85, *89.*
Friedreich *60.*
Friend *620.*
Fries *119.*
v. Frisch, B. *74*, 80, *89*, 249, *558.*
Frumkin, S. 459, *558.*
Fuchs, E. 50, 136, *147, 652.*
— H. 34, 43, 58, *60*, 156, *196.*
Fuchs-Wolfring, S. 164, *196.*
Fukuhara *620.*
Fukushima *642.*
Funke 47, *60.*
Fürbringer 2, 3, *24.*
Fürst, C. M. 55, *60.*
v. Fürth 85, *89, 642.*
Fusari, R. *105, 675.*
Fusco *620.*

Gabritschewsky 632, *642.*
Gad *103.*
Gaebler 22, *24.*
Gage und Fisch 279.
— S. and Fish, P. *558.*
— S. W. und Gage, S. Ph. *60.*
Galasescu 601, *620.*
Galeotti 114, *119*, 121, *171, 196.*
Galleotti *642.*
Gamna 608, *620.*
Gandolfo 408.

Gandolfo, S. 469. *558.*
Ganfini *147.*
Gans, O. und Lutz, G. 86, 89.
Garcia 588.
Gardner, M. *558.*
Garnier *74.*
— et Bonin *196.*
Garrigue 590, *620.*
Garten 36, 40, *43.*
Gáspár, S. 447, 466, *558.*
Gatenby, J. 297, *558.*
Gaule *43*, 172, *196.*
Gaupp, E. *60*, 378, *558.*
Gaviati 613, *620.*
v. Gaza 288, *558.*
Gegenbaur 5, *24*, 108, 118, *119*, 135, *147*, 158, *196.*
— Leydig und Müller, H. 50.
van Gehuchten 50, 104, *106*, 132, *149*, 155, 171, *200.*
Gerlach, W. 288, *558.*
Ghon, A. und Roman, B. *558.*
de Giacomo 137, 138, *147.*
Gianelli 136, *147.*
— e Giacomini *130.*
Gianuzzi 173, 183, *196.*
Gierke, E. *558.*
Giersberg, H. 513, *558, 642.*
Giglio-Tos, E. 432, 434, *558*, 611, *620.*
Gil y Gil, C. 253, *558.*
Gilbert et Weinberg *620.*
di Giorgio *60.*
Gisler *147*, 215, *227.*
Glanzmann *675.*
Glas 135, *147.*
Gley 132, *147.*
Glinsky 51.
Godlewski jun., E. 210, *227.*
Goffaux, R. 378, *559.*
Goldhorn *675.*
Goldmann, E. *130*, 258, 261.
— H. 274, 301, 330, 344, 370, 445, 448, 450, 452, 528, *559.*
Goldner, J. 376, *559.*
Goldschmidt, R. 171, *196.*
Golgi, C. 30, *43*, 104, *106*, 612, 615, *620.*
Golowinski, J. 509, *559.*
Gontier de la Roche 224.
Goormaghtigh *559.*
Gordner 517.
Gordon, L. *559.*
Gorecki *652.*
Goroncy, C. 409, *559.*
Gorter and Grendel 602, *620.*
Gottesmann, J. 376.
— und Jaffe, H. *559.*

Gottstein 77, *79.*
Gough *620.*
Govaerts 674, *675.*
Graef 638, *643.*
Gräff, S. 440, *559.*
Graham, G. 402, *559, 643*, 629.
Gramz 592, 595.
Grawitz, P. 547, *559, 620*, 625, 640, *643*, 662, *666, 675.*
— Hannemann und Schläfke *559.*
— Schläfke und Uhlig *559.*
Green 25.
Greenwood, M. 56, *60.*
Greff, R. 121, *130.*
Greggio, E. 373, *559.*
Greppi, E. 453, *559.*
— e Ratti *588.*
Greschik, E. *130.*
Griesbach, W. *588*, 586.
Groll, H. und Krampf, F. *559.*
Grönroos 295, *559.*
de Groot, S. 373, *559.*
Grosser, O. 209, *227.*
Grosso 611, *620.*
Gruber, G. 503, *559.*
Gruby und Delafond *60 119.*
Grueneberg *620, 643*, 662, *666.*
Grund 84, 86, *89.*
Grundmann 176, *196.*
Grynfeltt, E. 51, *60*, 121, 281, *559.*
— et Enzière *130.*
Guerber 641, *643.*
di Guglielmo, G. 396, 407, 409, 412, 414, 469, *559, 675.*
Guieyesse-Pellissier, A. 28, *43*, 166, 196, *559.*
Guilliermond, V. 264.
— A. et Mawas *559.*
Gulland, G. 93, *97*, 387, *559*, 629, 635, *643*, 649, *652*, 656, *662, 666.*
Gumprecht *620.*
Gundobin 627.
Gurwitsch 51, 52, 56, 58, *60.*
Gutsell, R. 503, *559.*
Guttmann *196.*
Guyon, L. *559.*
Guyot *643.*
Gye, W. und Purdy, W. 539, *559.*

de Haan *642*, 638ff.
Haberlandt 640, *643.*
Hach, J. W. 56, *60.*

Sachverzeichnis.

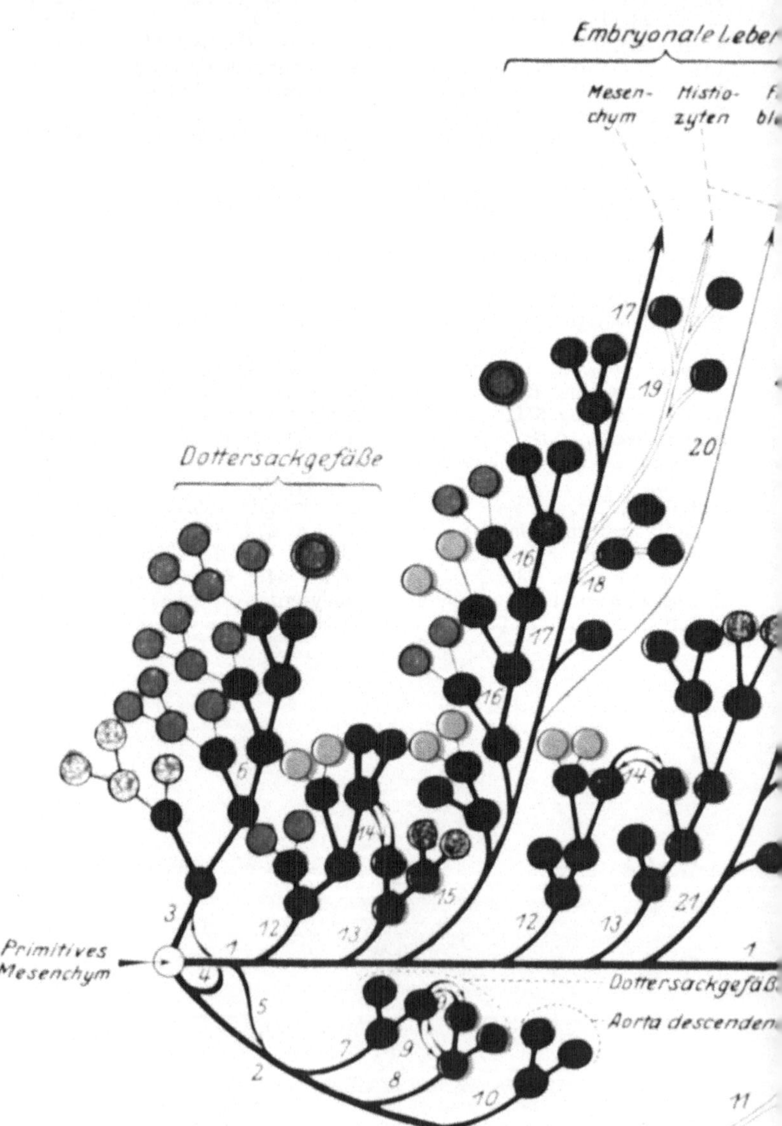

Handbuch der mikroskopischen Anatomie. II/1.

ochenmark
Lymphknoten u. Milz
Mesenchym
(Retikuläres
Synzytium)
Hämo-
zytoblasten
(Große
Lymphozyten)
Fibro-
blasten
Histio-
zyten
Mesenchym
(Retikuläres
Synzytium)
Große
Lymphozyten
(Hämo-
zytoblasten)
Entzündung
Plasmazelle
Polyblast.
Bildung von histiozytären
Uferzellen u. Histiozyten
(Netz) aus embryonalem
Endothel
Fetales Leben
Postfetales Leben

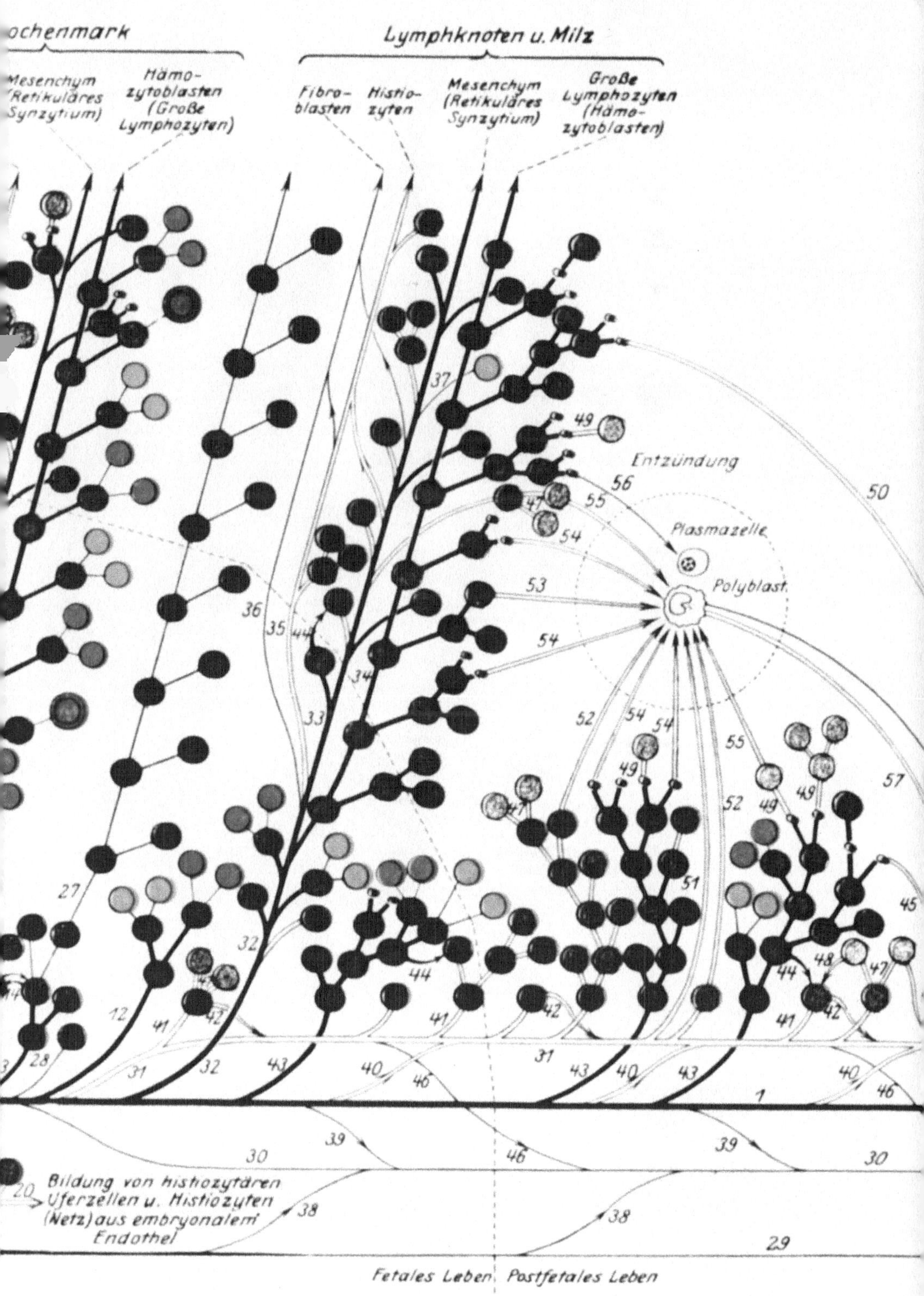

Schema 8.

Tafel 1.

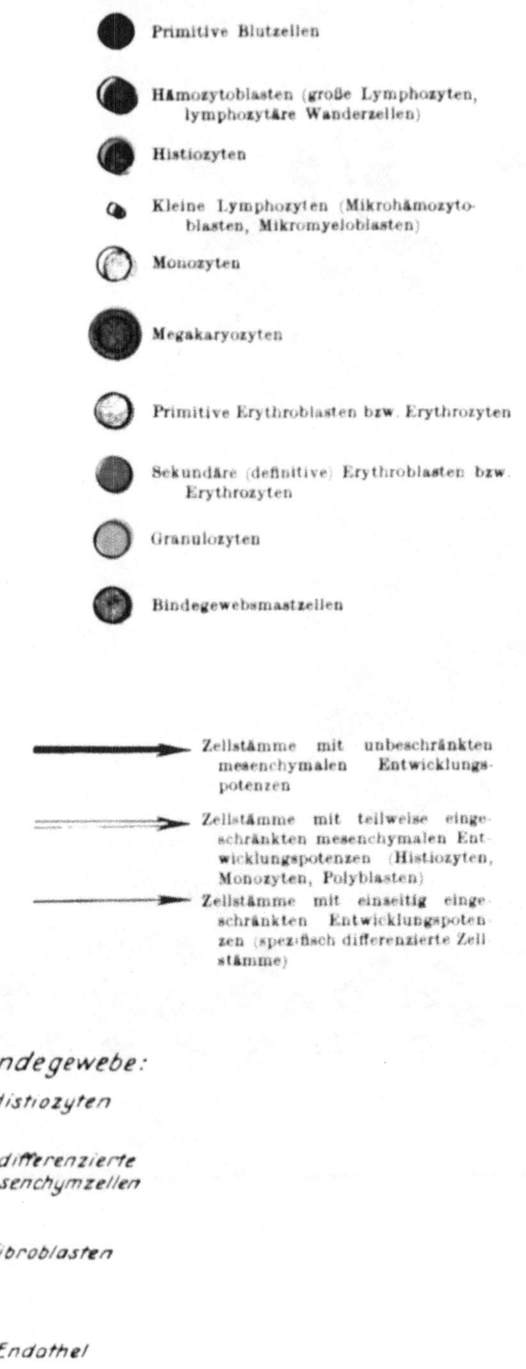

Verlag von Julius Springer in Berlin.